临床生物化学检验

主　编　徐克前

副主编　彭剑雄　易　斌　胡　敏　伍　勇　彭　军

编　者（以姓氏笔画为序）

王晓春　邓　爽　朱　燕　伍　勇　任碧琼　向跃芸
刘一凡　刘小兰　刘文恩　李闻文　李登清　汪　维
陈逸平　张文玲　易　斌　罗秀菊　罗建新　范　娘
郑兰香　胡　敏　钟白云　钟政永　侯　珏　顾孔珍
徐　慧　徐克前　卿之驹　高　戈　阎祖炜　唐爱国
黄建军　龚　霞　龚道科　彭　军　彭剑雄　蒋洪敏
曾俊萍　谢小兵

人民卫生出版社

图书在版编目（CIP）数据

临床生物化学检验/徐克前主编. —北京：人民卫生出版社，2014

ISBN 978-7-117-18044-3

Ⅰ. ①临… Ⅱ. ①徐… Ⅲ. ①生物化学-医学检验 Ⅳ. ①R446. 1

中国版本图书馆 CIP 数据核字(2014)第 005655 号

临床生物化学检验

主　　编：徐克前
出版发行：人民卫生出版社（中继线 010-59780011）
地　　址：北京市朝阳区潘家园南里 19 号
邮　　编：100021
E - mail：pmph @ pmph. com
购书热线：010-59787592　010-59787584　010-65264830
印　　刷：北京人卫印刷厂
经　　销：新华书店
开　　本：889×1194　1/16　　印张：61
字　　数：1882 千字
版　　次：2014 年 3 月第 1 版　2014 年 3 月第 1 版第 1 次印刷
标准书号：ISBN 978-7-117-18044-3/R · 18045
定　　价：178. 00 元
打击盗版举报电话：010 -59787491　E -mail：WQ @ pmph. com
（凡属印装质量问题请与本社市场营销中心联系退换）

前　言

随着科学技术的飞速发展,越来越多的现代物理的、化学的、生物的技术应用到医学领域,新的生物标志物在临床检验中的应用越来越广泛。据统计,大型医疗机构的检验项目一般在1000~2000项之间。临床实验室提供的医学检验信息的作用越来越大,占患者全部诊疗信息的60%以上。因此,医学检验已经成为医疗机构的重要部门,被誉为临床医学的"侦察兵"。

临床生物化学检验是用化学和生物化学技术检测人体体液标本,了解人体生理、病理状态下物质组成和代谢,为疾病的预防、诊断、治疗和预后提供依据。随着分析仪器自动化和信息化的不断发展,临床生物化学检验的项目越来越多。其结果是,一方面检验人员逐渐演变成了自动化仪器的附庸,对检验方法的原理和临床应用了解日渐式微;另一方面,临床医生面对众多的检验项目,感到无所适从。本书编写进行了新的尝试。其特点一是全面,收录了1511个临床生物化学检验项目;二是简明实用,以临床生物化学检验项目为线索进行编写,采取条目式的编写方式,便于检索和使用;三是体现转化医学理念,对于每个检测项目的编写,内容包括从基础到临床,涉及生化及生理、检测方法、标本要求与保存、参考区间、临床意义及注意事项等。

本书共46章,大体可分为五个部分。第一部分由2章组成,即第一章至第二章,主要介绍临床生物化学检验的原理、方法和技术;第二部分由14章组成,即第三章至第十六章,主要是以被检测的生物化学物质类型介绍检验项目;第三部分由18章组成,即第十七章至第三十四章,主要是按照器官系统疾病介绍检验项目;第四部分由8章组成,即第三十五章至第四十二章,主要是以被检测的体液标本类型介绍检验项目;最后一部分由4章组成,即第四十三章至第四十六章,主要介绍临床毒物和临床药物的检测,内容包括有毒金属、有毒有机物、成瘾性物质和治疗性药物。书后有4个附录,附录1(常用生物化学检验项目参考区间)、附录3(治疗药物和药物毒性水平)和附录4(常用生化检验项目危急值)主要参考Burtis CA等主编的"Tietz Textbook of Clinical Chemistry and Molecular Diagnostics" 2012年版;附录2(不同年龄组尿液有机酸参考值)主要参考乐俊河译的"代谢性疾病实验室诊断指南"2001年版。书的最后是"中英文名词对照索引",便于读者进行内容主题检索。本书主要供临床检验工作者和临床医生使用,对医药院校师生及其他实验室工作人员和研究生也有重要的参考价值。

在本书的编写过程中,得到中南大学湘雅医学院的大力支持。今年是湘雅医学院成立100周年,我们谨以此书的出版祝福湘雅百年华诞!限于编者的水平和时间仓促,书中难免存在不足之处,敬请读者和专家批评指正。

徐克前

中南大学湘雅医学院

2014年2月8日

目 录

第一章 临床生物化学检验原理和方法

临床生物化学检验(clinical biochemical laboratory science)是利用化学和生物化学技术检测人体体液标本,了解人体生理、病理状态下物质组成和代谢,为临床疾病的预防、诊断、治疗和预后提供依据的学科。其核心是向临床提供准确、可靠、及时的检验报告,得到患者和临床的信赖,满足患者和临床的要求。人体体液成分非常复杂,不同个体,同一个体在不同时间,健康和不同疾病状况下,检测结果存在很大差异。但是在临床生物化学检验中,仅仅一次测定即报告检验结果,这样报告检验结果可靠吗?临床生物化学检验是采取了哪些原理和方法来保证检验结果的准确和可靠的呢?又是如何满足患者和临床的要求的呢?这些问题是本章要回答的。

第一节 标准和标准化

临床生物化学检验结果事关疾病的预防、诊断、治疗和预后,临床实验室必须依据各级各类标准,特别是《中华人民共和国标准化法》的要求进行临床生物化学检验,从而不断提高临床生物化学检验水平。

一、标准

标准(standard)是为了在一定范围内获得最佳秩序,经协商一致制定并由公认机构批准,共同使用和重复使用的一种规范性文件。简单地说,标准就是一种规范性文件。标准是科学、技术和实践经验的总结。

(一) 标准的分级

按照《中华人民共和国标准化法》的规定,我国的技术标准体系分为国家标准、行业标准、地方标准和企业标准四级。其中国家标准和行业标准又分为强制性标准和推荐性标准两类。

1. 国家标准　国家标准是指由国家标准化主管机构批准发布,对全国经济、技术发展有重大意义,且在全国范围内统一的标准。国家标准是在全国范围内统一的技术要求,由国务院标准化行政主管部门编制计划,协调项目分工,组织制定(含修订),统一审批、编号、发布。法律对国家标准的制定另有规定的,依照法律的规定执行。国家标准的年限一般为5年,过了年限后,国家标准就要被修订或重新制定。

国家标准用GB、GB/T或者GB/Z作为标准代号,代号GB表示强制性标准,GB/T表示推荐性标准,GB/Z是指导性国家标准。标准后的数字22576、3100、622等,是该标准发布的序号,序号数越小说明此标准发布得越早。

例如:GB 20581-2006(化学品分类、警示标签和警示性说明安全规范 易燃液体)

GB 3100-1993(国际单位制及其应用)

GB/T 622-2006(化学试剂 盐酸)

GB/T 22576-2008(医学实验室质量和能力的专用要求)

需要特别说明的是,国际标准和国家标准是不同的。国际标准是由国际标准化组织(ISO)理事会审查,并由中央秘书处颁布。而一个国家是否采用国际标准,采用哪些国际标准是由每一个国家自行决定的。例如由ISO于2007年实施的ISO15189《医学实验室质量和能力的专用要求》,我国在2008年将其转换为国家标准GB/T22576-2008,并规定2010年2月正式开始实施。它是一个推荐标准,各医学实验室可以自愿采用。

2. 行业标准　由我国各主管部、委(局)批准发布,在该部门范围内统一使用的标准,称为行业标准。例如:机械、电子、建筑、化工、冶金、轻工、纺织、交通、能源、农业、林业、水利等不同部门,都制定有行业标准。行业标准由国务院有关行政主管部门制定,并报国务院标准化行政主管部门备案。当同一内容的国家标准公布后,则该内容的行业标准即行废止。

行业标准中,其标准编号中的标准代号用相应行业汉语拼音的第一个字母表示,如 WS(卫生)、GA(公安)、HG(化工)等。行业标准也分强制性标准和推荐性标准。

例如:GA 578-2005(超细干粉灭火剂)

HG/T 2499-2004(化学试剂 1,4-二氧六环)

在卫生行业中与临床生物化学检验相关的行业标准很多,现列举如表 1-1。

表 1-1　临床生物化学检验相关的卫生行业标准

编　　号	标 准 名 称	发布时间	实施时间
WS/T 403-2012	临床生物化学检验常规项目分析质量指标	20121225	20130801
WS/T 404. 1-2012	临床常用生化检验项目参考区间 第 1 部分:血清丙氨酸氨基转移酶、天门冬氨酸氨基转移酶、碱性磷酸酶和 γ-谷氨酰基转移酶	20121225	20130801
WS/T 404. 2-2012	临床常用生化检验项目参考区间 第 2 部分:血清总蛋白、白蛋白	20121225	20130801
WS/T 404. 3-2012	临床常用生化检验项目参考区间 第 3 部分:血清钾、钠、氯	20121225	20130801
	血细胞分析参考区间		
WS/T 405-2012	临床血液学检验常规项目分析质量要求	20121225	20130801
WS/T 406-2012	医疗机构内定量检验结果的可比性验证指南	20121225	20130801
WS/T 407-2012	临床化学设备线性评价指南	20121225	20130801
WS/T 408-2012	临床实验室检验项目参考区间的制定	20121225	20130801
WS/T 402-2012	临床检验医学　参考测量实验室	20121224	20130801
WS/T255-2005	体外诊断医学器具生物源样品中量的测量参考测量程序	20050616	20051201
WS/T254-2005	体外诊断医学器具生物源样品中量的测量参考物质	20050616	20051201
WS/T253-2005	体外诊断用品标识	20050616	20051201
WS/T252-2005	临床实验室安全准则	20050616	20051201
WS/T251-2005	临床实验室质量保证的要求	20050508	20051201
WS/T250-2005	临床实验室废物处理原则	20050508	20051201
S/T249-2005	甲型胎儿球蛋白监测产前监测和开放性神经管缺损诊断准则	20050508	20051201
WS/T247-2005	尿液物理、化学及沉淀分析	20050508	20051201
WS/T229-2002	定量临床检验方法的初步评价	20020420	20020701
WS/T228-2002	临床检验操作规程编写要求	20020420	20020701
WS/T227-2002	便携式血糖仪血液葡萄糖测定指南	20020420	20020701
WS/T226-2002	临床化学检验血液标本的收集与处理	20020420	20020701
WS/T225-2002	真空采血管及其添加剂	20020420	20020701
WS/T224-2002	临床酶活性浓度测定方法总则	20020420	20020701
WS/T222-2002	免疫沉淀分析标准有关应用材料的评价	20020420	20020701
WS/T221-2002	临床化学体外诊断试剂盒质量检验总则	20020420	20020701
WS/T124-1999	全血中血红蛋白的测定	19991209	20000501

续表

编　　号	标 准 名 称	发布时间	实施时间
WS/T122-1999	血清载脂蛋白 AI 及载脂蛋白 B 免疫透射比浊测定法	19991209	20000501
WS/T121-1999	血清总胆固醇的酶法测定	19991209	20000501
WS/T120-1999	临床检验项目分类与代码	19991209	20000501
WS/T102-1998	全血胆碱酯酶活性的分光光度测定方法硫代乙酰胆碱-联硫代双硝基苯甲酸法	19980525	19981001
WS/T67-1996	全血胆碱酯酶活性的分光光度测定方法羟胺三氯化铁法	19961014	19970501
WS/T66-1996		19961014	19970501

3. 地方标准　地方标准又称为区域标准。对没有国家标准和行业标准而又需要在省、自治区、直辖市范围内统一的工业产品的安全、卫生要求，可以制定地方标准。其管理部门是省级质量技术监督局。地方标准由省、自治区、直辖市标准化行政主管部门制定，并报国务院标准化行政主管部门和国务院有关行政主管部门备案，在公布国家标准或者行业标准之后，该地方标准即应废止。

地方标准的标准代码一律用 DBxx/或 DBxx/T 表示。其中 DB 代表“地方”、“标准”二词中的第一个汉字汉语拼音的第一个字母，xx 表示一个两位数，代表具体地方编号。各省、自治区、直辖市都有统一规定的地方编号。如北京为 11，天津为 12，上海为 31，湖南为 43，等等。

例如：DB11/T 064-2009（北京市行政区划代码）

DB43/T 267-2005（干辣椒）

4. 企业标准　企业生产的产品没有国家标准和行业标准的，应当制定企业标准，作为组织生产的依据。企业的产品标准须报当地政府标准化行政主管部门和有关行政主管部门备案。已有国家标准或者行业标准的，国家鼓励企业制定严于国家标准或者行业标准的企业标准，在企业内部适用。

企业标准编号中标准代号为 Q/XX△△△，其中 Q 为“企业”汉字拼音的第一个字母，XX 为企业标准报请备案地区名称的头字拼音，△△△为企业名称汉字拼音字头。

（二）标准的类型

从标准涉及的内容看，标准可以分为综合标准、产品标准、方法标准、安全标准、卫生标准、环境标准等多种类型。下面举几例与临床生物化学检验相关的予以说明。

1. 综合标准　包括质量控制标准、技术管理标准、基础性通用标准等，例如：

GB/T 19000-2000 质量管理体系基础与术语

GB/T 20001.4-2001 标准编写规则第 4 部分：化学分析方法

GB/T 3101-1993 有关量、单位和符号的一般规则

2. 产品标准　产品标准作为产品质量水平的衡量依据，代表生产者对自己产品在质量上的明确承诺。这类标准应具有显著的时效性。产品标准的内容应包括产品的技术条件、级别、质量指标、各类指标的检测方法、检验规则、包装及标志等项目。化学试剂、试剂盒等的标准均属于此类。

GB1258-1990（容量）工作基准试剂 碘酸钾

GB/T 626-2006 化学试剂 硝酸

3. 方法标准　这类标准分为基础标准和通用试验方法。标准分析方法是经过试验论证、取得可靠数据的成熟方法，但在技术上不一定是最先进、准确度最高的方法。临床生物化学检验中已经有许多国家方法标准，参见表 1-1。

二、标准化和标准化组织

标准化（standardization）是为在一定的范围内获得最佳秩序，对实际的或潜在的问题制定共同的和重复使用的规则的活动。标准化是一个系列活动过程，包括标准的制定、标准的发布、标准的实施，以及标准实施的信息反馈。标准化是有组织的活动，许多组织参与标准化的工作。

（一）国际标准化组织

国际标准化是全球范围内的标准化活动，组织这项活动的机构主要有三个。

1. 国际标准化组织（International Organization for Standardization，ISO）　成立于 1946 年，是各国标准化机构的一个国际性协会。其成员是各国的国家

标准化组织。ISO 的中央秘书处设在瑞士日内瓦。

2. 国际电工委员会(International Electrotechnical Commission,IEC)　成立于 1906 年,它是电工和电子工程领域世界标准的权威机构。

3. 国际电信联盟(International Telecommunication Union,ITU)　国际电信联盟是联合国的一个专门机构,也是联合国机构中历史最长的一个国际组织,它是主管信息通信技术事务的机构。

(二)中国标准化组织

我国实行的是在国家质量监督检验检疫总局领导下,由国家标准化管理委员会统一管理全国标准化工作的管理体制。

1. 国家质量监督检验检疫总局(General Administration of Quality Supervision, Inspection and Quarantine of the People's Republic of China,AQSIQ)　主管全国质量、计量、出入境商品检验、出入境卫生检疫、出入境动植物检疫、进出口食品安全和认证认可、标准化等工作,并行使行政执法职能的国务院直属机构。

2. 国家标准化管理委员会(Standardization Administration of the People's Republic of China,SAC)　国家标准化管理委员会是国务院授权的履行行政管理职能、统一管理全国标准化工作的主管机构。属于国家质量监督检验检疫总局管理的事业单位。国务院有关行政主管部门和有关行业协会也设有标准化管理机构,分工管理本部门本行业的标准化工作。各省、自治区、直辖市及市、县质量技术监督局统一管理本行政区域的标准化工作。各省、自治区、直辖市和市、县政府部门也设有标准化管理机构。国家标准化管理委员会对省、自治区、直辖市质量技术监督局的标准化工作实行业务领导。

国家标准化管理委员会下设了全国专业标准化技术委员会、分技术委员会及直属工作组。根据《全国专业标准化技术委员会管理办法》、《全国专业标准化技术委员会章程》的有关规定,成立了全国医用临床实验室和体外诊断系统标准化技术委员会,负责全国临床检验实验室质量管理、参考系统、体外诊断产品领域标准化工作。

3. 中国标准化协会(China Association for Standardization,CAS)　由全国从事标准化工作的单位和个人自愿参与组成,经国家民政主管部门批准成立的全国性法人社会团体。中国标准化协会是中国科学技术协会重要成员单位之一,接受国家质量监督检验检疫总局的领导和业务指导。

4. 中国标准化专家委员会　2006 年成立的中国标准化工作的咨询机构,是中国标准化工作的思想库和智慧库,接受国家质量监督检验检疫总局的领导和业务指导。

第二节　量和单位

在临床生物化学检验的分析前、分析中和分析后过程中,不论是标本采集、处理,还是分析检测、结果计算和数据处理,乃至发出检验报告,都离不开量和单位。必须按照《中华人民共和国法定计量单位》、《中华人民共和国国家计量技术规范——通用计量术语及定义》的要求进行相关工作,从而使临床生物化学检验规范化和标准化。

一、量和单位的国家标准

我国制定的"量和单位的国家标准"一共有三个版本,1982 年公布了第一版,1986 年按我国法定计量单位及其使用方法的法令修订为第二版,1993 年按 ISO1000 及 ISO31 的国际标准,并参考其他国家和地区的标准,结合我国国情进行第三版修订(简称 93 版)。第三版量和单位的国家标准在 1993 年 12 月 27 日正式发布,1994 年 7 月 1 日实施。目前使用的还是 93 版标准。这套标准共包括 15 项量和单位的国家标准,它们是:

GB3100-93 国际单位制及其应用

GB3101-93 有关量、单位和符号的一般应用

GB31002. 1-93 空间和时间的量和单位

GB31002. 2-93 周期及其有关现象的量和单位

GB31002. 3-93 力学的量和单位

GB31002. 4-93 热学的量和单位

GB31002. 5-93 电学和磁学的量和单位

GB31002. 6-93 光及有关电磁辐射的量和单位

GB31002. 7-93 声学的量和单位

GB31002. 8-93 物理化学和分子物理学的量和单位

GB31002. 9-93 原子物理学和核物理学的量和单位

GB31002.10-93 核反应和电离辐射的量和单位

GB31002.11-93 物理科学和技术中使用的数学符号

GB31002.12-93 特征数

GB31002.13-93 固体物理学的量和单位

量和单位的国家标准是强制性通用基础标准，这套系列标准涉及自然科学的各个领域及日常生活的各个方面，与临床生物化学检验密切相关，因此，需引起特别重视。在使用量、单位及它们的符号时，都必须严格以标准的规定为准，原则是：①凡标准中规定的量、单位的名称和符号，使用时一律以标准为准，不要自行改动和变更；②凡是本系列标准中未列出的名称和符号，一般不得使用，在个别特殊领域，如有必要用自定的量名称和符号，在它们第一次出现时，需加以说明。

另外，国家质量监督检验检疫总局于2011年11月30日发布了新的《中华人民共和国国家计量技术规范——通用计量术语及定义》（JJF 1001-2011），并要求在2012年3月1日开始在全国实施。

二、国际单位制

（一）国际单位制（international system of units，SI）

国际计量会议以米、千克、秒为基础所制定的单位制。后经修改和补充，成为世界上通用的一套单位制。即量和单位的国家标准中的GB3100-93。

国际单位制是一套完整的体系，它包括SI单位和SI单位的倍数单位。其中SI单位又由SI基本单位和SI导出单位组成。

在实际应用中，SI基本单位、导出单位以及它们的倍数单位是（或）单独，或交叉，或组合，或混合使用，由此构成可以覆盖整个科学技术领域的计量单位体系。

（二）SI单位组成

SI单位由SI基本单位和SI导出单位组成，它们是国际单位制的主体。SI单位都是一贯性单位，即各个单位的定义方程式中的比例系数一律均为1。这种一贯制单位可以使表述物理规律的方程式具有最简单的形式。

1. SI基本单位　分别是互相独立的最重要的基本物理量的单位。SI基本单位共7个（表1-2）。

表1-2　SI基本单位和基本量

基本量及符号	SI基本单位名称及符号
长度（l，L）	米（m）
质量（m）	千克（公斤）（kg）
时间（t）	秒（s）
电流（I）	安［培］（A）
热力学温度（T）	开［尔文］（K）
物质的量（n）	摩［尔］（mol）
发光强度（I）	坎［德拉］（cd）

2. SI导出单位　用基本单位以代数形式表示的单位。或者说，是借助于乘和除的数学符号，通过代数式用SI单位表示的单位。

SI导出单位又分为具有专门名称的SI导出单位和组合形式的SI导出单位。前者如摄氏温度（t）的单位摄氏度（℃）、［放射性］活度（A）的单位贝可（Bq）等，在临床生物化学检验中应用较少；后者应用较多，如体积的单位立方米（m^3），质量浓度单位千克每立方米（kg/m^3）等。

3. SI单位的倍数单位　包括十进倍数和十进分数单位。由SI词头和SI单位构成。SI词头共20个，每一个词头代表一个因数，具有特定的名称和符号。20个词头中因数从10^{-3}～10^3是十进位的，其他的都是千进位。

需要注意的是，SI词头和SI单位构成SI单位的倍数单位。SI词头既不是独立的数，也不是单位本身，只是代表10的不同指数。SI词头不能单独使用，只有加了单位符号才有意义。另外，词头也不能重叠使用，如10^{-9}m，应当写成nm（纳米），而不能写成mμm（毫微米）。

三、其他计量单位

从理论上讲，SI单位制可以覆盖科学技术的所有领域。但在实际应用中，由于历史的原因或在某些领域的重要作用，一些SI以外的单位还难以被完全取代。一些SI制外单位还在使用，因此需要对使用制外单位的规定有所了解。

SI制外单位（off-system unit）是指不属于给定单位制的单位。如时间单位日（d）、时（h）、分（min），对国际单位制来说都属于制外单位。而有些单位，如升（L）、原子质量单位（u），不属于任何单位制，也可称为制外单位。国际计量大会在公布 SI 的同时，还确定一些允许与 SI 单位并用的单位。

（一）允许并用的单位

国际计量大会允许并用的单位包括分、[小]时、日或天、升等，这些单位也被选定为我国的法定计量单位，与 SI 单位享有同等的地位。因此，在我国它们就不是制外单位。

（二）暂时保留的单位

为适应专门领域的需要，有些单位暂时保留，如海里、节、公顷等，这三个单位在我国也是法定计量单位。

（三）非法定单位

根据 GB3100 的规定，个别科学技术领域，如有特殊需要，可使用某些非法定计量单位，但也必须与国际组织规定的名称和符号一致，如屈光度（D）等。

四、量、单位和数值

（一）量

量（quantity）是现象、物体或物质的特性，其大小可用一个数和一个参照对象表示。量可指一般概念的量或特定量，如实体 B 的物质的量的浓度 c_B，血液样品 i 中葡萄糖的物质的量的浓度 $ci(C_6H_6O_6)$；参照对象可以是一个测量单位、测量程序、标准物质或其组合；量的符号用国家标准《量和单位》的现行有效版本，用斜体表示。一个给定符号可表示不同的量；国际理论与应用物理联合会（IUPAC）/国际临床化学联合会（IFCC）规定实验室医学的特定量格式为“系统-成分；量的类型”。例如：血浆（血液）-钠离子；特定人在特定时间内物质量的浓度等于 143mmol/L；这里定义的量是标量。然而，各分量是标量的向量或张量也可认为是量；“量”从概念上一般可分为诸如物理量、化学量、生物量，或分为基本量和导出量。

1. 基本量和导出量

（1）基本量（base quantity）是在给定量制中约定选取的一组不能用其他量表示的量。基本量可认为是相互独立的量，因其不能表示为其他基本量的幂的乘积。国际单位制（SI）所采用的量制，选定 7 个量作为基本量，即长度、质量、时间、电流、热力学温度、物质的量和发光强度，分别用符号 l、m、t、I、T、n、$I(Iv)$ 表示（见表 1-2）。注意它们与 SI 单位有对应关系，但是在名称和表示的符号方面完全不同。无论正文的其他字体如何，量的符号都必须用斜体印刷，符号后不加圆点，正常语法句子结尾的标点符号除外。

（2）导出量（derived quantity）是量制中由基本量定义的量。除了基本量之外的物理量一般为导出量。例：在以长度和质量为基本量的量制中，质量密度为导出量，定义为质量除以体积（长度的三次方）所得的商。

2. 量制　量制（system of quantities）是彼此间由非矛盾方程联系起来的一组量。在科学技术领域中，约定选取的基本量和与之存在确定关系的导出量的特定组合。量制是一组量的集合，它们之间存在着确定的关系，如力学量制中以长度、质量和时间为基本量；在电学量制中以长度、电流、质量和时间为基本量。

国际量制（international system of quantities，ISQ）：与联系各量的方程一起作为国际单位制基础的量制。国际单位制（SI）是建立在国际量制（ISQ）的基础上。

3. 量纲　量纲（dimension of quantity）是给定量与量制中各基本量的一种依从关系，它用与基本量相应的因子的幂的乘积去掉所有数字因子后的部分表示。量纲只用于定性地描述物理量，特别是定性地给出导出量和基本量之间的关系，即只表示量的属性，而不是指它的大小。

基本量的量纲就是其本身，用正体大写字母表示。SI 量制中的 7 个基本量 l、m、t、I、T、n、Iv，其量纲依次为 L、M、T、I、Θ、N 和 J。

导出量 Q 的量纲用符号 dim Q 表示，称为量纲积。在 SI 中，导出量 Q 的量纲表达式为：

$$\dim Q = L^{\alpha}M^{\beta}T^{\gamma}I^{\delta}\Theta^{\varepsilon}N^{\zeta}J^{\eta}$$

式中：L、M、T、……为基本量纲；α、β、γ、……为相应基本量的量纲指数，指数可以是正数、负数、分数或零。

量纲表达式可通过量的定义方程式而得到。即以基本量为量纲代替方程中的量符号，并令因数为 1 即可。遇到相加减运算的定义方程，只取其中一项即可。

例如浓度 $c_B = n_B/V$ 的量纲表达式为：

$$\dim c_B = \dim n_B/\dim V = \dim n_B/\dim l^3 = NL^{-3}$$

量纲表达式可按代数运算法则进行计算、简化。

例如，相对密度 $d=\rho_1/\rho_2$ 的量纲为：

$$\dim d = ML^{-3}/(ML^{-3}) = M^{(1-1)} \cdot L^{[-3-(-3)]} = M^0L^0 = 1$$

在其量纲表达式中与基本量相对应的因子的指数均为零的量，称为量纲为一的量（quantity of dimension one），又称无量纲量（dimensionless quantity）。对于量纲为一的量，第一，应肯定的是它们属于物理量，具有一切物理量的特性；第二，它们是可测量的；第三，可以给出特定的参考量作为其单位；第四，同类量之间可以进行加减运算。

4. 量和方程　在量和单位的国家标准中主要有三种方程，即量方程、数值方程和单位方程。

（1）量方程（quantity equation）：给定量制中各量之间的数学关系，它与测量单位无关。量方程式多采用量的符号表示量值，量＝数值×单位，写成通式就是：$A=\{A\}\cdot[A]$。有时也用量的名称表示。如 $v=15m\cdot s^{-1}$，其中 v 是"速度"的符号，$m\cdot s^{-1}$ 是"速度"的单位符号，15 就是以 $m\cdot s^{-1}$ 为单位时"速度"的数值。

由于量与所用单位无关，所以量方程也与所用单位无关，即无论用何种单位表达量方程中的量，都不影响量之间的关系。所以，和量的定义一样，在一切量方程中，都不必要，也不应该指定特定的单位。

GB3101 规定，在科学技术领域，通常都优先采用量方程式。在一些国际标准中，现在也推荐用量方程式代替过去习惯使用的数值方程式。

例如：摩尔质量 M_B 的定义是质量 m 除以物质的量 n_B，即

$$M_B=m/n_B$$

（2）数值方程：量的数值（numerical quantity, numerical value of quantity）简称数值（numerical value）。量值表示中的数，而不是参照对象的任何数字。

为了表示量本身和用特定单位表示的量的数值，数值可以用下列两种方式之一表示：

用量和单位的比值，例如 $m/g=1.258$

把量的符号加上花括号，并用单位符号作为下标，例如 $\{m\}_g=1.258$

写成通式就是：$\{A\}=A/[A]$ 或者 $\{A\}_{SI}$，但是，前一种方式较好。

数值方程（numerical value equation）：基于给定的量方程和特定的测量单位，联系各量的数值间的数学关系。它只给出数值间的关系，而不涉及量间的关系，因此，在数值方程式中，一定要指明所有单位，否则就毫无意义。

例如：量方程式 $v=15m\cdot s^{-1}$ 用数值方程式表示，即为：$\{v\}_{m/s}=15$。

（3）单位方程（equation of unit）：基本单位、一贯导出单位或其他测量单位间的数学关系。如 1L＝1000ml。

在实际应用中，为了区别量本身和用特定单位表示的量的数值，在带数值的图表中，采用量和单位的比值表示量的数值，即带数值的表格的表头和带数值的图像坐标的标注，须采用"量/单位"或者"$\{量\}_{单位}$"的方式，并指出以前者为好。以表示速度为例，最常采用 $v/(m\cdot s^{-1})$ 表示，$\{v\}_{m/s}$ 也正确，但是不常使用，而"$v(m\cdot s^{-1})$"、"$v, m\cdot s^{-1}$"、"$v/m\cdot s^{-1}$"或者"$v/m/s$"均是错误的用法。

单位间的换算因子（conversion factor between units）：两个同类量的测量单位之比。例如：km/m＝1000，即 1km＝1000m。值得注意的是，测量单位可属于不同的单位制，例如：h/s＝3600，即 1h＝3600s，(km/h)/(m/s)＝(1/3.6)，即 1km/h＝(1/3.6)m/s。

5. 量的表示法

（1）量值（quantity value）：全称量的值（value of a quantity），简称值（value）。是用数和参照对象一起表示的量的大小。例如：给定杆的长度：5.34m 或 534cm；给定物体的质量：0.152kg 或 152g；给定样品的摄氏温度：−5℃。量值可以是正值、负数或零。

其表示通式为：$Q=\{Q\}\cdot[Q]$

式中 Q：某物理量的量符号，代表量值；$\{Q\}$：以 $[Q]$ 为单位表示 Q 的数值；$[Q]$：某一单位的符号。

例如：某样品的质量 $m=1.248\ 2g$

在表示一个量值时，应该按照规范，否则很容易发生错误。应该注意以下几点：

1）数值在前，单位在后，数值与单位符号之间留一空隙（常为 1/4 字符距离）。

例如：$m=1.248\ 2$ g

$V=24.25$ ml

2）量的和或差的表示：应写成各个量值的和或差，或加圆括号将数值组合，置共同的单位符号于全部数值之后。

例如：$t=28.4℃\pm0.2℃=(28.4\pm0.2)℃$

但不得写成：$t=28.4\pm0.2℃$

3）量的范围表示：两个量之间用"～"表示，不能用"-"或者"/"表示。不论各量的单位是否相同，其单位符号必须全部写出，不得省略。

例如：2ml～3ml，不得写成 2～3ml

30%～50%，不得写成 30～50%

$2\times10^{-6}\sim5\times10^{-6}$，不得写成 $2\sim5\times10^{-6}$

4）公差的表示：例如：15.2mmol/L±0.2mmol/L可以写成（15.2±0.2）mmol/L。但不得写成 15.2±0.2mmol/L。（65±2）%不能写成 65±2%，或者 65%±2%。

5）单位相同的一组量的表示：例如：0.2ml，0.4ml，0.6ml，1.0ml，各量值用逗号或顿号隔开均可，但全文应统一。也可以写成 0.2，0.4，0.6，1.0ml。

（2）量的真值（true quantity value，true value of quantity）：简称真值（true value）。与量的定义一致的量值。

在描述关于测量的“误差方法”中，认为真值是唯一的，实际上是不可知的。在“不确定度方法”中认为，由于定义本身细节不完善，不存在单一真值，只存在与定义一致的一组真值，然而，从原理上和实际上，这一组值是不可知的。另一些方法免除了所有关于真值的概念，而依靠测量结果计量兼容性的概念去评定测量结果的有效性。

（3）约定量值（conventional quantity value）：又称量的约定值（conventional value of a quantity），简称约定值（conventional value）。对于给定目的，由协议赋予某量的量值。例如：标准自由落体加速度（以前称标准重力加速度）$g=9.806\ 65ms^{-2}$，给定质量标准的约定量值 m=100.003 47g。

（二）测量单位

1. 测量单位（measurement unit） 又称计量单位（measurement unit，unit of measurement），简称单位（unit）。根据约定定义和采用的标量，任何其他同类量可与其比较使两个量之比用一个数表示。

按约定所定义和采用的特定量，其他的同种量可与它进行比较，以表示其相当于该特定量的大小。定义中的“约定”，并未指明多大范围的约定，它可以是国际的约定（如国际单位制的单位），或是一国范围内的约定，或是更小范围内的约定。

2. 测量单位符号（symbol of measurement unit） 又称计量单位符号（symbol of unit of measurement）。表示测量单位的约定符号。例如：m 是米的符号；A 是安培的符号。GB3100 给出了两种计量单位符号，即法定符号（国际通用符号）和中文符号（单位名称的简称），并规定了它们的使用规则。法定符号可以使用在一切需要简单明了地表示量值的场合，如在公式、数据表、曲线图、刻度盘和产品铭牌等需要简单明了的地方使用，也用于叙述性文字中。而中文符号只在小学、初中教科书和普通书刊中在有必要时使用。

GB3100 规定了单位中文名称及其简称，它们可用于口述，也可用于叙述性文字中。例如：密度的单位 kg/m^3 的名称为“千克每立方米”，而不是“千克/立方米”或“千克·（立方米）$^{-1}$”等。临床生物化学检验常用的浓度单位摩尔每升，可以写成 mol/L 或者 $mol\cdot L^{-1}$，但不能写成 $molL^{-1}$。

3. 单位制（system of units） 又称计量单位制（system of measurement units）。对于给定量制的一组基本单位、导出单位、倍数单位和分数单位及使用这些单位的规则。例如：国际单位制；CGS 单位制。

（1）基本单位（base unit）：对于基本量，约定采用的测量单位。在每个一贯单位制中，每个基本量只有一个基本单位。例如：在 SI 中，米是长度的基本单位。在 CGS 制中，厘米是长度的基本单位。基本单位也可用于相同量纲的导出量。例如：当用面体积（体积除以面积）定义雨量时，米是其 SI 中的一贯导出单位。对于实体的数，数为一，符号为 1，可认为是任意一个单位制的基本单位。

（2）导出单位（derived unit）：导出量的测量单位。例如：在 SI 中，米每秒（m/s）、厘米每秒（cm/s）是速度的导出单位。千米每小时（km/h）是 S1 制外的速度单位，但被采纳与 SI 单位一起使用。节（等于一海里每小时）是 SI 制外的速度单位。

（3）制外测量单位（off-system measurement unit）：又称制外计量单位，简称制外单位（off-system unit）。不属于给定单位制的测量单位。例如：电子伏（约 $1.602\ 18\times10^{-19}$J）是能量的 SI 制外单位，日、时、分是时间的 SI 制外单位。

（4）倍数单位（multiple of a unit）：给定测量单位乘以大于 1 的整数得到的测量单位。例如：1 千米是米的十进倍数单位，2 小时是秒的非十进倍数单位。

（5）分数单位（submultiple of a unit）：给定测量单位除以大于 1 的整数得到的测量单位。例如：毫米是米的十进分数单位，对于平面角，秒是分的非十进分数单位。

4. 单位制的类型

（1）一贯导出单位（coherent derived unit）：对于给定量制和选定的一组基本单位，由比例因子为 1 的基本单位的幂的乘积表示的导出单位。基本单位的幂是按指数增长的基本单位。

一贯性仅取决于特定的量制和一组给定的基本单位。例如：在米、秒、摩尔是基本单位的情况下，如果速度由量方程 $v=\mathrm{d}r/\mathrm{d}t$ 定义，则米每秒是速度的一贯导出单位；如果物质的量的浓度由量方程 $c=n/V$ 定义，则摩尔每立方米是物质的量浓度的一贯导出单位。导出单位可以对于一个单位制是一贯的，但对于另一个单位制就不是一贯的。例如：厘米每秒是 CGS 单位制中速度的一贯导出单位，但在 SI 中就不是一贯导出单位。在给定单位制中，每个导出的量纲为一的量的一贯导出单位都是数一，符号为 1。测量单位为一的单位的名称和符号通常不写。

（2）一贯单位制（coherent system of units）：在给定量制中，每个导出量的测量单位均为一贯导出单位的单位制。例如：一组一贯国际单位制单位及其之间的关系。

（3）国际单位制（international system of units，SI）：由国际计量大会（CGPM）批准采用的基于国际量制的单位制，包括单位名称和符号、词头名称和符号及其使用规则。

（4）法定计量单位（legal unit of measurement）：国家法律、法规规定使用的测量单位。

（三）数

1. 数值　数值（numerical value）是指在表示量值是与计量单位相乘的数字。

表示量纲一的量值时，其数值就是量值。物理量 Q 的数值 $\{Q\}$ 与它所选用的单位 $[Q]$ 有关。它们三者的关系通常表述为：$Q=\{Q\}\cdot[Q]$。因此，只有当指明单位 $[Q]$ 后，才能确定数值 $\{Q\}$ 的大小。

指明单位的方式有两种，一是以量除以单位的形式表示数值，即 $\{Q\}=Q/[Q]$。如 l/m、m/g、$c_{\mathrm{B}}/(\mathrm{mol/L})$ 等。

另一种方式是将量符号加花括号，单位符号作为右下角标表示数值，即 $\{Q\}_{[Q]}$。如 $\{l\}_{\mathrm{m}}$、$\{m\}_{\mathrm{g}}$、$\{c_{\mathrm{B}}\}_{\mathrm{mol/L}}$ 等。

目前常用第一种方式。需要特别说明的是，物理量 pH 是个例外，无论书写或者印刷，量 pH 用正体。

2. 数值的书写　GB3101 规定，数的书写和印刷，应符号 GB/T 1.1-2000 的有关规定。在使用时应特别主要以下几点。

（1）为使多位数便于阅读，将数字分成组，从小数点起，向左和向右每三位分成一组，组间留一空隙，但不得用逗号、圆点或其他方式。

例如：数字　23 654　不宜写成 23654 或者 23,654。

数字　3. 141 59　不宜写成 3. 14159。

但是，年号或编序序号中数字的写法不受此限制，不用分组书写。

（2）带有计量单位符号的数字（及量值），数字与单位符号间要留空隙。

例如：温度值二十摄氏度，应该写成 20℃，不要写成 20℃。

浓度值三毫摩尔每升，应该写成 3mmol/L，不要写成 3mmol/L。

3. 准确值和近似值　在临床生物化学检验中涉及的数值，按照其准确程度，可分为准确值和近似值两类。它们的性质及在运算中的处理方法是不同的。

准确值是指有效位数是任意的、其准确程度不受数值位数限制的数值。有几种情况：①非测量的自然数，如重复测定的次数、SI 词头构成倍数单位时的倍数、计量单位的定义值（比如 1h = 60min）等；②数值不变的数学常数，如圆周率；③科学技术中的一些常量。

近似值是指通过实验得出的结果。实验结果给出的近似值应当明确其不确定度（uncertainty）或相对不确定度（relative uncertainty）。不确定度是指由于测量误差的存在，对被测量值不能肯定的程度。反过来，也表明该结果的可信赖程度。它是测量结果质量的指标。不确定度愈小，所述结果与被测量的真值愈接近，质量越高，水平越高，其使用价值越高；不确定度越大，测量结果的质量越低，水平越低，其使用价值也越低。在报告物理量测量的结果时，必须给出相应的不确定度，一方面便于使用它的人评定其可靠性，另一方面也增强了测量结果之间的可比性。不确定度的有效位数只能是一位或者两位，例如国际上公布的相对原子质量，其不确定度从来就只有一位有效数，如 $A_{\mathrm{r}}(\mathrm{C})=12.010\,7(7)$，或写成 $A_{\mathrm{r}}(\mathrm{C})=12.010\,7\pm0.000\,7$，$U=0.000\,7$。相对不确定度是不确定度与被测量值之比。

在实际工作中，给出的直接测量值都只是按测量用仪器的精度确定测量值的有效位，例如分析天平称样 $m=1.307\,2\mathrm{g}$，最末一位 2 是不准确的、可疑的。就是测量结果，往往也不明确其不确定值，常常是将其最末一位作为可疑数字对待，如血糖测定结果 7. 19mmol/L，最末一位 9 是不准确的、可疑的。

4. 有效数字和有效位数

（1）有效数字是指在分析工作中实际能够测

量到的数字。所谓能够测量到的是包括最后一位估计的、不确定的数字。把通过直读获得的准确数字叫做可靠数字,把通过估读得到的那部分数字叫做存疑数字。把测量结果中能够反映被测量大小的带有一位存疑数字的全部数字叫有效数字。

在实际工作中,所有测量、记录、计算所得的数值都应该、也必须是有效数字。或者说,该数值中的数字,除最末一位是可疑的外,其余均应该是准确的。例如用分析天平称量物质,应该称准并记录到万分之一克位,比如0.367 2g。用1ml吸量管量取溶液体积,应量准并记录到千分之一毫升位,比如0.350ml。

(2) 有效位数是指在一个表示量值大小的数值中,含有的对量值大小起作用的数字位数。在一个数值中,这些有效的数字有几个,这个数值的有效位数就是几。在一个数值中,数值1~9不论处在哪一位,都是有效的,数字"0"是否有效,则与它所处位置有关。

例如:0.234,0.023 4,0.002 34都是三位有效数字。

1 200,12.00,1.200都是四位有效数字。

25 000是五位有效数字,而2.50×10^4是三位有效数字。

(四) 数值修约

数值修约(rounding off for values)是指用修约后的数值来代替修约前的数值。其作用是修约前的数值有效数字太多,没有必要或者没有意义。修约的步骤是先修约,后计算,最后再修约。现在被广泛使用的数字修约规则主要有四舍五入规则和四舍六入五留双规则。

临床生物化学检验中,常进行数值修约。报告的结果大多只保留小数点后两位,以能满足临床需要为目标,便于医师和患者方便使用。

五、法定计量单位使用中的问题

按照《中华人民共和国法定计量单位》,法定计量单位是强制性的,各行业、各组织都必须遵照执行,以确保单位的一致。我国的法定计量单位主要特点是:完整、具体、简单、科学、方便,同时与国际上广泛采用的计量单位更加协调统一。在实行法定计量单位的过程中,当前存在的问题多种多样,概括起来,主要有如下几个方面。

(一) 错用量的名称和符号

1. 使用已废除的量名称　如比重、比热、分子量、原子量、重量、摩尔数、摩尔浓度、水的硬度、旋光度、比旋光度等量的名称已经废除,但在著作、教材、论文中还在使用。表1-3是临床生物化学检验中常见的标准化量名称与废弃名称的对照。

表1-3　常见标准化量名称与废弃名称的对照表

标准化名称	废弃的名称	说明
质量	重量	重量表达的是力的概念,其单位为N,而质量的单位为kg,二者不可混淆。在日常生活和贸易中,质量习惯称为重量,但国家标准不赞成这种习惯
密度或相对密度	比重	历史上"比重"有多种含义。当其单位为kg/m^3时,应称为密度;当其单位为1,即表示在相同条件下,某一物质的体积质量与另一参考物质的体积质量之比时,应称为相对密度
相对原子质量	原子量	
相对分子质量	分子量	量的单位为1
分子质量		单位为kg,常用u
物质的量	摩尔数,克原子数,克分子数,克离子数,克当量重量百分数	单位为mol。"摩尔数"是在量的单位名称"摩尔"后加上"数"字组成的量名称,这类做法是错误的。使用mol时必须指明基本单元
质量分数	质量百分比浓度,浓度	单位为1,是某物质的质量与混合物的质量之比
体积分数	体积百分比浓度,体积百分含量,浓度	单位为1,是某物质的体积与混合物的体积之比
质量浓度	浓度	单位为kg/m^3,是某物质的质量除以混合物的体积
浓度或物质的量浓度	摩尔浓度,体积克分子浓度,当量浓度	单位为mol/m^3,常用mol/L。是某物质的量除以混合物的体积

2. 不使用标准规定的量符号　如质量的规定符号为 m，而不是 W、P、Q 等。质量分数的符号为 w(B)，如铁的质量分数应表示为 w(Fe)，而不是 Fe% =××%。再如质量比应写成 m(A)∶m(B)，如 m(KNO_3)∶m(Na_2CO_3)=3∶1，而不是写成 KNO_3∶Na_2CO_3=3∶1等。

另外，量符号应用斜体字母表示，如 m、w、V 等，而不能用正体字母，如 m、w、V 等表示。量符号的下角标应用正体字母或数字，而不是用斜体字母或数字等。但在许多文献中还是存在以上错误。

3. 任意变更标准规定的量名称　如把相对分子质量改称为相对分子量，把质量分数称作质量百分数等，这些错误还是在一些文献中存在。表 1-3 列出了一些常见标准化量的名称。

4. 滥用"浓度"一词　标准规定，只有"物质的量的浓度"可简称为浓度，其他以"浓度"方式表示组成标度的物理量，必须以其全称表示，如质量浓度、溶质 B 的质量摩尔浓度等，都不能简称为浓度。有的文献和教材等将某物质的质量分数、体积分数、摩尔分数称为"浓度"是错误的。因此，在临床检验参考书和教材所说的"浓度的换算因子"等表述用语是不正确的。

（二）错用单位的名称和符号

1. 使用已废除的单位符号或非法定单位　一些常用法定计量单位的国际符号为：长度用 nm、μm、mm、cm、m、km（不用 mile、yd 等）；质量用 μg、mg、g、kg、t（不用 lb、qr、oz 等）；力用 N（不用 kgf、tf、dyn 等）；压力或压强用 Pa（不用 atm、mmHg、mmH_2O 等）；能量用 J（不用 Cal、erg 等）；功率用 W（不用 hp 等）；时间用 s、min、h、d、a）；物质的量用 mol（不用克分子等）；物质的量浓度用 mol/L、mol/m^3（不用克分子浓度 M、当量浓度 N、缩写 ppm、ppb 等）。组合单位中，用 r/min 代替 rpm 等也应注意。但在一些文献中还在使用废除的单位符号或非法定单位。

2. 错误书写单位名称　有的文献中把"米每秒"误为"米秒"，把"千克每立方米"误为"千克每米^3"或"千克/立方米"等，很容易引起误解。所以，在书写中应注意正确地书写单位名称。

3. 错误使用单位的大小写　字母的大小写不同，往往代表不同的意义。表 1-4 中列出了一些常见的单位符号大小写混淆的例子。

表 1-4　常见的单位符号大小写混淆示例

单位名称	错误符号	国际符号
米	M	m
秒	S、Sec	s
吨	T	t
千克	kg	kg
摩[尔]	Mol	mol
帕[斯卡]	pa	Pa
摄氏度	℃	℃
电子伏	ev	eV
分	Min，m	min
[小]时	H，hr	h
天	D，day	d
年	Yr，yr	a
焦[耳]	Joule	J
[细胞]个每升	cells/L	L^{-1}
赫[兹]	HZ	Hz

4. 其他错误

（1）在组合单位中并用中文符号与法定符号，如：摩/L，克/ml，m/秒等。

（2）把单位名称（不是简称）当作中文符号使用。如：p=100 帕斯卡，c=0.2 摩尔/升。

（3）对单位符号进行修饰。如：2g(Fe)/kg、%(m/m)、%(V/V)等。

（4）错用单位符号。如：把平面角单位符号(′)、(″)用作表示时间的符号，如新闻 30′（应为新闻 30min）；把时间单位符号 h、min、s 用来表示时刻，如把 8∶45∶12 写成 8h45min12s。

（5）错用一些既非单位名称，也非单位符号，将已废除的英文缩写作为单位符号，如 ppm、ppb、sec、hr、c. c 等。

第三节　实验数据的统计分析

临床生物化学检验的目的是要获得准确的检测结果，作为临床诊断和治疗的依据。但是，即使采用最准确的检测方法，选用最精密的仪器，由最有经验的检验人员操作，当对同一均匀样本进行多次重复测定时，所得的结果的数据也很难完全一致。这就表明，检验误差是客观存在的。另外，不同个体之间或者个体内也存在差异。

为了得到准确、可靠的检验结果，通常都是在尽可能消除了系统误差的前提下，重复测量多次，然后对测量数据用统计方法进行整理、分析、判断，给分析结果作出可靠性评价。以概率论为理论基础的统计学方法，常用于确定方法误差、对比不同试验方法、比较不同仪器精度、评价检验人员的操作技术水平等。

一、统计分析的几个基本概念

（一）总体与样本

1. 总体　总体（population）是根据研究目的确定的同质的研究对象的全体。更确切地说，是性质相同的所有观察单位某种变量值的集合。

2. 样本　样本（sample）是指从总体中随机抽取的有代表性的一部分。统计分析正是通过对具体样本值的分析、研究，从而正确地推断出总体所具有的特性来。

（二）变异与误差

1. 变异　变异（variation）是普遍的现象，即使样本来自同质的总体，它们彼此之间也存在差异，这种差异就是变异。产生变异的原因是多方面的，如同一指标不同个体之间，同一个体不同时间或不同状态之间，不同测量方法之间，同一方法不同重复之间，等等。

2. 误差　误差（error）表示上述差异的形式，包括系统误差、随机误差和过失误差。统计学上的误差指的是随机误差，包括抽样误差和重复测量误差。抽样误差（sample error）是由于样本内各个体之间变异情况与总体内各个体变异情况不会完全相同，因此，样本指标与总体指标（如均数）之间也必定不会完全相同。统计学设计的任务之一就是如何减少抽样误差，统计检验的目的就是回答来自抽样误差的概率。

（三）随机现象与随机变量

1. 随机现象　随机现象（random phenomenon）指在大量重复试验中呈现规律性，但在个别试验中呈现不确定的现象。如新生儿的男女性别。观察随机现象的试验，称为随机试验（random experiment）。在随机试验中出现的事件称为随机事件（random event）。

2. 随机变量　随机变量（random variable）指取值不能事先确定的观察结果，通常称为变量（variable）。其特点是不能用一个常数来表示。随机变量服从一定的概率分布。

（四）概率与分布

1. 概率　概率（probability，P）是度量某随机事件 A 发生可能性大小的变量，记为 $P(A)$，$0<P(A)<1$。

2. 分布　分布（distribution）指概率的分布。概率分布分为离散型和非离散型两类。离散型分布包括二项分布、Poission 分布、负二项分布等，多属于计数资料。而非离散型分布常见的是连续性随机变量，如正态分布、卡方分布、t 分布、F 分布等，计量资料多属于连续型分布。

（五）统计描述与统计推断

1. 统计描述　统计描述（statistical description）就是对样本特征进行描述，这种描述使用统计量。统计量使用集中性描述（如计量资料的均数、计数资料的相对数）和离散性描述（如标准差、标准误）。

2. 统计推断　统计推断（statistical inference）就是对总体特征进行推断。统计推断包括参数估计和假设检验。参数估计就是用样本指标（统计量）来估计总体指标（参数）。参数估计又分为点估计和区间估计。例如某地抽样调查 125 名健康男性成人的血浆纤维蛋白原含量，已知属于正态分布，则以均值 2.92g/L 作为该地健康男性成人的总体均值的估计值，此即点估计。如果同时已知标准误为 0.04g/L，并确定概率为 0.95，则该地健康男性成人血浆纤维蛋白原均值有 95% 的可能在（2.92±1.981×0.04）g/L，即 2.84～3.00g/L 范围内，此即区间估计。假设检验是根据一定假设条件由样本推断总体的一种方法。常用的假设检验方法有 u 检验、t 检验、卡方检验、F 检验、秩和检验等。

（六）实验资料的类型

不同类型的实验资料其统计方法各有不同，因此合理地确定资料类型十分重要。

1. 计量资料　计量资料（measurement data）又称数值变量资料，是指用定量方法测定每个观察单位某项指标量的大小的资料。如一组患者的年龄、体重、血红蛋白、白蛋白、胆红素、肌酐和尿素等。计量资料的特征通常包括集中趋势与离散程度。由于计量资料可以得到较多的信息，所以凡能计量的，尽量采用计量资料。

2. 计数资料　计数资料（numeration data）又称

无序分类资料，指先将观察单位按其性质或类别分组，然后清点各组观察单位个数所得的资料。其特点是：对每组观察单位只研究其数量的多少，而不具体考虑某指标的质量特征，属非连续性资料。如调查胃溃疡患者的血型分布，可以用 A、B、O、AB 四种血型分组得到每组人数便是多项分布资料。

3. 等级资料 等级资料(ranked data)又称有序分类资料，是将观察单位按照某种属性的不同程度进行分类，进而计得各类的观察单位数。如临床疗效研究中按照治愈、显效、有效、无效四类分别清点病例数；尿中蛋白半定量测定结果按-、±、+、++、+++程度清点观察单位数。等级资料又称为半定量资料。

二、统计数据的收集与整理

在临床研究中，数据的收集与整理非常重要。原始数据的真实可靠，是临床研究成果的重要保证。

(一) 临床研究数据来源

临床研究的数据来源很多，如病历、调查表或问卷、实验记录、检验结果、统计报表等。

(二) 收集内容和范围

临床研究的资料常见有以下三类：研究对象特征指标(population/patients，P)、干预或暴露测量指标(intervention/exposure，I/E)、结局测量指标(outcome，O)，总称为 PIO 类指标。这些指标大致归为四种类型。

1. 单纯生物学指标 临床常用的一些硬指标，如病死率、不良事件发生率、痊愈率、复发率以及其他一些有关人体生化、生理的检验指标。

2. 疾病常用测量指标 如潜在减寿年数(PYLL)、质量调整生存年数(QALY)、伤残调整生存年数(DALY)等。

3. 临床经济学指标 如直接医疗成本、间接医疗成本等一系列费用指标，可用于成本效果分析、成本效益分析、成本效用分析等方面。

4. 人口特征指标 包括性别、年龄、种族、职业、教育程度及其他一些社会经济学指标。

(三) 数据收集方法

1. 设计专门的资料收集工具 根据研究内容，设置基本条目和备查条目，形成专门的资料收集工具，如调查/研究记录表等。基本条目是指与研究目的密切相关、必不可少的内容。备查条目是用于质量控制的一些项目。

2. 确定采集方式 采集方式主要有直接观测和访问。直接观测是指研究人员直接在现场对观察对象进行观测与测量，得到相关数据信息。访问包括面对面访问、电话访问、信函访问等。

(四) 数据的整理与管理

原始数据需要经过进一步的整理与归纳，方能用于统计分析。

1. 赋值与定量化 对于数值变量资料，如血糖、血脂水平，本身就已被准确测量，因此不存在赋值和定量化的问题，只是在有缺失值时，才需作相应的处理。但是对于分类变量资料，则需要重新赋值，使其定量化。

在赋值时，对于有序分类资料，可根据实际测量尺度采用等间距或非等间距赋值。如临床疗效分类中，无效为 0，有效为 1，显效为 2，痊愈为 3。而对于无序多分类资料，就要复杂一些，需采用哑变量方法赋值。如研究 ABO 血型，涉及 A、B、AB、O 四种类型，不能直接将 A、B、AB、O 型依次赋值为 1、2、3、4。这是因为四种血型并没有等级之分，但在赋值后反而人为出现不同级别。对此，可通过设置 3 个哑变量加以解决。如规定凡是 A 型，哑变量 1 赋值为 1，其余为 0；凡是 B 型，哑变量 2 赋值为 1，其余为 0，依次转换。

2. 数据录入与建库 一般采用数据库管理软件，如 ACCESS、EXCEL、Visual Foxpro 等，建立数据库。

三、统计数据的质量评价和分析

在统计分析前，需要从整体上把握数据的基本特征及质量，发现有无极端值、异常值和缺失值。

(一) 极端值、异常值和缺失值

1. 极端值 极端值(extreme value)又称离群值，是指那些远离大多数测量值的极端数值，要么极大，要么极小。初接触分析工作的人员，甚至总想弃去它以使其他数据显得更接近，精密度似乎更好些，这是很不应该的。出现这种数据时，首先应当尽量从技术上寻找原因，实在解释不了时才可以借助统计方法来决定取舍。

2. 异常值 异常值(outlier)常为临床专业知识无法解释的测量值。一般来说，测定值中与平均值的偏差超过两倍标准差即可称为异常值，与平均值的偏差超过三倍标准差的测定值，称为高度异常的异常值。在处理数据时，应剔除高度异常的异常值。

异常值是否剔除，视具体情况而定。在统计检验时，指定为检出异常值的显著性水平 $\alpha=0.05$，称为检出水平；指定为检出高度异常的异常值的显著性水平 $\alpha=0.01$，称为舍弃水平，又称剔除水平（reject level）。

3. 缺失值　缺失值（missing value）是指因为种种原因不能得到观测指标的具体测量值，出现了数据缺失。判断临床研究中数据缺失的影响大小，应视缺失属性而定。对于随机性缺失，如临床试验中试验组与对照组均可能出现缺失值，缺失比例相近，缺失与临床干预措施无关，如缺失比例不超过20%，对结果影响不大；而对于非随机性缺失，如药物的毒副反应过大，造成患者的大量失访，此时试验组与对照组的缺失比例会不同，这种缺失与干预措施有关，会对研究结果造成较大影响。

（二）如何发现与识别极端值、异常值

可结合 SPSS 软件等来识别，具体方法有以下几种。

1. 变量排序　最常用的方法，这也是最简单的方法。排序后对照最大值和最小值、全距等统计量可以看出数据的离群状况。

2. 散点图法　其优势就在于直观地呈现两两变量间的关系，尤其在两变量间的线性关联比较强的时候，如果有离群值，图形侦察的结果会很明显，不过（也包括矩阵散点等图形）其局限在于，其本质还是变量间的两两间的关系，更多的多维信息的提供还是需要经验去判断。

3. 箱体图法　可以提供数据百分位数的概念，例如四分位数（25% 和 75%）是将该变量分成约 4 个部分，分别提供了数据不同分位点附件的离散性，而且同时提供描述数据集中性的中位数，这样在中间 50% 的数据上提供的信息将是异常丰富的。

4. 统计建模法　在统计建模过程中大多会提供异常值或极端值的诊断，例如距离的测算：cook 距离、杠杆值等；影响统计量：DfBeta、协方差比率等。它们均有相应的判断标准，如果有些指标没有相应的判断异常值的标准，则可以通过排序的方式，找到其相对大小。

5. 标识异常个例　提供的是统计建模的方式侦查异常个案。这种方法主要通过两步聚类的思想，找到不同个案间的相似性，通过对所在类别的评价计算出异常索引，然后找到对应的 ID 号，则该个案可能为异常值，至于对这些异常个案怎么处理，分析人员作出何种决定，这个最好结合专业背景综合判断后续的处理方法。

6. 控制图法　如果涉及的是时序数据，控制图是不错的选择，在控制规则里提供了异常丰富的侦查异常个例的选项。

当然其他过程里也有一些细节的处理，例如，排列图、误差条形图、可视离散化、缺失值诊断、数据验证过程等。

（三）设计统计分析路线图

在一个临床研究中，如果要分析的内容较多，为避免重复或遗漏，不管是定量分析还是定性分析，均要做详细周密的安排，设计统计分析的路线图，其流程包括：①确定研究目的；②确定统计分析目的；③选择合适的统计分析方法；④统计分析；⑤统计结果真实性评价。

四、实验资料的统计描述

（一）数值变量资料的统计描述

数值变量资料的基本特征需要采用两类指标进行描述：一类是集中趋势指标，用于反映一组数据的平均水平，如均数、中位数、几何均数等；另一类是描述离散程度的指标，用以反映一组数据的变异大小，如标准差、四分位数间距、变异系数等。这两类指标需要联合应用才能全面反映一组数值变量资料的基本特征。

1. 描述集中趋势的指标　描述集中趋势的指标统称平均数，常用的有算术平均数、几何平均数、中位数、百分位数及众数等，前三种较为常用。

（1）算术平均数：算术平均数（arithmetic mean）简称均数（mean）或均值，用拉丁字母 $\bar{x}$ 表示。是 n 次测量值的算术平均值，它表示一组测定数据的集中趋势。算术平均数适合于正态分布资料。临床上大部分资料，如一组患者的年龄、体重、血红蛋白、白蛋白、胆红素、肌酐和尿素等，均服从正态分布，因此，其集中趋势通常用均数来描述。

$$\bar{x}=\frac{x_1+x_2+x_3+\cdots+x_k}{n}=\frac{1}{n}\sum_{i=1}^{n}x_i$$

（2）几何平均数：几何平均数（geometric mean）是用于反映一组经对数转换后呈对称分布的变量值在数量上的平均水平。对于变量值呈倍数关系或呈对数正态分布（正偏态分布），如抗体效价及抗体滴度、某些传染病的潜伏期、细菌计数等，宜用几何均数表示其平均水平。

（3）中位数：中位数（median）是一组测量数据按大小顺序排列，中间一个数据即为中位数。当测量值的个数为偶数时，中位数为中间相邻两个测量值的平均值。它的优点是能简单直观说明一组测量数据的结果，且不受两端具有过大误差数据的影响；缺点是不能充分利用数据，因而不如平均值准确。对于偏态数据，通常用中位数表示其中心位置，如研究急性肝炎时 ALT、AST 等范围从数十到上千变动较大，且每个患者的变化情况不一致。

2. 描述离散程度的指标

（1）极差：极差（range，R）也称范围（range）。指总体各单位的标志值中，最大标志值与最小标志值之差。

$$R=X_{max}-X_{min}$$

（2）四分位数间距：四分位数间距（inter-quartile range，IR）为上四分位数（即 P75）与下四分位数（即 P25）之差。四分位数间距可看成是中间 50% 观察值的极差，其数值越大，变异度越大，反之，变异度越小。对于偏态数据，可以用四分位间距描述离散程度。

（3）标准差：标准差（standard deviation）是对同一被测量进行 n 次测量，表征测量结果分散性的量。用符号 s 表示。常与均数结合描述正态分布特征，能反映一个数据集的离散程度，标准差越大，变量值分布越散，均数的代表性越差。临床检验结果如果是正态分布，以$\bar{x}$±1.96s 计算出 95% 观察值所在范围界限，作为临床的参考区间。

n 次测量中某单个测得值 x_k 的实验标准差 s（x_k）可按贝塞尔公式计算：

sxk＝i＝1n（xi－x）2n－1

式中：X_i—第 i 次测量的测得值；n—测量次数；$\bar{x}$—n 次测量所得一组测得值的算术平均值。

利用标准差可计算变异系数，结合样本含量可计算标准误。

（4）变异系数：标准差与均数的比值称为变异系数（coefficient of variation），记为 *CV*。表示一种相对离散度。*CV* 越小，表明数据的离散性越小，均数代表集中趋势的正确性越好。

（5）标准误：标准误（standard error）指均数的标准差，用符号 $S_{\bar{X}}$表示。标准误表示样本均数的离散程度，标准误的大小与标准差成正比。均数与标准误相结合，可对总体均数进行可信区间估计。

在定量描述时，应该特别注意选择合适的指标。对于正态分布或近似正态分布资料，可用“均数±标准差”来描述；而对于偏态分布或未知分布资料的特征描述则使用中位数与四分位数间距。临床生化检验资料大部分呈正态分布，可用“均数±标准差”来描述，但是有些指标如转氨酶、部分肿瘤标志物（如 AFP 等）属于偏态分布，只能用中位数来描述。

另外，还应注意资料的同质性，如不分性别、年龄计算一组对象血红蛋白的均数和标准差，既不能描述老年人、儿童血红蛋白的集中趋势，也不能反映女性的变异水平，意义不大。

（二）分类变量资料的统计描述

分类变量（categorical variable）是指其变量值是定性的，表现为互不相容的类别或属性。分类变量资料包括计数资料和等级资料。常用率（rate）和构成比（proportion）定量描述分类变量资料。如病死率、治愈率、感染率等。

五、假设检验方法

假设检验的方法很多，应结合研究目的、资料性质、设计类型、样本含量等选择合适的方法。

（一）数值变量资料的假设检验方法

1. 当比较两组小样本数值变量资料时，可以考虑用 t 检验。根据设计类型可以分为三种类型：单个样本均值与总体均值比较 t 检验、配对设计 t 检验和两个独立样本均数比较的成组 t 检验。t 检验的目的是推断两组数值变量（计量）资料的样本所代表的总体均数是否相等。

2. 当比较组数是三组及以上时，就不能用 t 检验，可考虑使用方差分析（analysis of variance，ANOVA）。方差分析又称“变异数分析”或“F 检验”，用于两个及两个以上样本均数差别的显著性检验。由于各种因素的影响，研究所得的数据呈现波动状。造成波动的原因可分成两类，一是不可控的随机因素，另一是研究中施加的对结果形成影响的可控因素。

方差分析的应用条件为：①各组为相互独立的随机样本；②各组来自正态分布总体，服从正态分布；③各组总体方差相等或近似，即方差齐性。

（二）分类变量资料的假设检验方法

进行两组或多组分类变量资料间比较的假设检验可选用卡方检验。卡方检验是一种用途很广的计数资料的假设检验方法。它属于非参数检验的范畴，主要是比较两个及两个以上样本率（构成比）以及两个分类变量的关联性分析。卡方检验的类型有四格表资料的卡方检验、行X列表资料的卡方检验、列联表资料的卡方检验。四格表资料的卡方检验用于进行两个率或两个构成比的比较，常用于诊断试验的研究与评价。

六、区间估计

区间估计与假设检验一样也属于统计分析中的统计推断，它可以对均数、率、相对危险度（relative risk，RR）、比值比（odds ratio，OR）等参数的95%可信区间进行估计。

（一）可信区间及用途

1. 可信区间（confidence interval，CI）　按一定的概率（1-a，常取95%或99%）去估计总体参数（均数或率）所在的范围，对某事件的总体进行推断。可信区间包括准确度和精密度两种属性。准确度是指区间内包括总体参数的可能性，如95%可信区间，准确度为95%，就是从被估计的总体中随机抽取含量为n的样本，由每一个样本计算一个可信区间，理论上其中有95%的可能性（概率）将包含被估计的参数。故任何一个样本所得95%可信区间用于估计总体参数时，被估计的参数不在该区间内的可能性（概率）仅有5%。精密度是指可信区间的宽度，宽度越小，则精密度越高。精密度与样本量和准确度有关，在样本量固定的情况下，准确度不能太高，准确度越高，精密度越差，反之亦然。

2. 可信区间的用途　主要有两个：①估计总体参数：在临床科研工作，许多指标都是从样本资料获取，若要得到某个指标的总体值（参数）时，常用可信区间来估计。如率的可信区间是用于估计总体率，均数的可信区间用于估计总体均数。②假设检验：95%的可信区间与a为0.05的假设检验等价。若某研究的样本RR或OR的95%可信区间不包含1，即上下限均大于1或上下限均小于1时，有统计学意义（$p<0.05$）；若它的RR或OR值95%可信区间包含1时，没有统计学意义（$p>0.05$）。

各种指标的可信区间计算，最常采用正态近似法，其中标准误的计算是其关键。标准误是由于抽样所致的样本与总体间的误差，用以衡量样本指标估计总体参数的可靠性，标准误越大，用样本估计总体的误差也就越大，反之就越小。在数值资料（计量资料）中，标准误的大小与个体变异（s）成正比，与样本含量（n）的平方根成反比。在分类资料（计数资料）中，标准误主要受样本含量（n）和某事件发生率（p）大小的影响，样本含量愈大，抽样误差愈小；某事件发生率愈接近于0.5，其抽样误差愈小，某事件发生率离0.5愈远（即发生率愈接近于0或1），抽样误差愈大。

可信区间的范围愈窄，样本估计总体的可靠性愈好；可信区间的范围愈宽，样本估计总体的可靠性愈差。

（二）均数的可信区间

总体均数据的可信区间可用于估计总体均数、样本均数与总体均数比较、两均数比较。计算时当总体标准差未知时用t分布原理，而s已知时，按正态分布原理计算。

1. 均数的可信区间　通常，均数的95%的可信区间可按下式计算：

$\overline{X}\pm t_{0.05,n}SE$，即95% CI的下限为：$\overline{X}-t_{0.05,n}SE$，上限为：$\overline{X}+t_{0.05,n}SE$

式中n为样本含量，$\overline{X}$、s分别为样本均数和标准差，SE为标准误，SE = s/n，$t_{a,n}$的值可用自由度（n）与检验水准（a）查t界值表得到。

当样本含量足够大时，如n>100，其95%的可信间可按下式近似计算，n越大近似程度愈好。$\overline{X}\pm1.96SE$即95% CI的下限为：$\overline{X}-1.96\ SE$，上限为：$\overline{X}+1.96SE$

例：某医师测定某工厂144名健康男性工人血清高密度脂蛋白（mmol/L）的均数$\overline{X}=1.3207$，标准差s=0.3565，试估计该厂健康男性工人血清高密度脂蛋白总体均数的95%可信区间？

本例n=144，$\overline{X}=1.3207$，s=0.3565，可用大样本公式$\overline{X}\pm1.96s/n$计算：

下限为：$\overline{X}-1.96s/n=1.3207-(1.96)(0.3565)/144=1.2625$

上限为：$\overline{X}+1.96s/n=1.3207+(1.96)(0.3565)/144=1.3789$

故该例总体均数的95%可信区间为（1.2625mmol/L，1.3789mmol/L）。

2. 两个均数差值的可信区间　95% CI为：$d\pm t_{0.05,n}\ SE$，即95% CI的下限为：$d-t_{0.05,n}\ SE$ 上限为：$d+t_{0.05,n}\ SE$

式中d为两均数之差，即$d=|\overline{X}1-\overline{X}2|$；

SE 为两均数差值的标准误，其计算公式为：

SE＝(n1－1)s12＋(n2－1)s22n1＋n2－2×(1n1＋1n2)

例如：某研究的$\overline{X}1$＝17.2，s1＝6.4，n1＝38，$\overline{X}2$＝15.9，s2＝5.6，n2＝45，其均数的差值为：d＝|$\overline{X}1$－$\overline{X}2$|＝17.2－15.9＝1.3

其差值的标准误为：SE＝(38－1)′6.42＋(45－1)′5.6238＋45－2×(138＋145)＝1.317

该例自由度 n＝38＋45－2＝81″80，故以自由度为 80，a＝0.05，查表得 $t_{0.05,80}$＝1.99，将其代入 95% CI 的计算公式，得：

$d \pm t_{0.05,n}$ SE＝1.3±1.99×1.317＝(－1.32，3.92)

（三）率的可信区间

总体率的可信区间可用于估计总体率、样本率与总体率比较，两样本率比较。计算总体率的可信区间时要考虑样本率(p)的大小。

1. 正态近似法　当 n 足够大，如 n>100，且样本率 p 与 1－p 均不太小，且 np 与 n(1－p)均大于 5 时，可用下式求总体率的 1－a 可信区间：

率的标准误：SE＝p(1－p)/n

率的可信区间：$p \pm u_a SE = (p - u_a SE, p + u_a SE)$

式中 u_a 以 a 查 u 值表，若计算 95% 的可信区间，这时 $u_{0.05}$＝1.96，a＝0.05。

例如：采用某治疗措施治疗 60 例某病患者，治愈 24 例，其治愈率为 24/60＝40%，该治愈率的 95% 的可信区间为：

SE＝p(1－p)/n＝0.4(1－0.4)/60＝0.063

$p \pm u_a SE$ ＝($p - u_a SE$，$p + u_a SE$)

＝(0.4－1.96×0.063，0.4＋1.96×0.063)

＝(27.6%，52.4%)

因此，该治愈率的 95% 的可信区间是 27.6%～52.4%。

2. 当样本率 p<0.30 或 p>0.70 时，对百分数采用平方根反正弦变换，即

$$y = \sin^{-1} p \text{ 或 } \sin y = p$$

当 p 从 0～100% 时，y 从 0～90(角度)，若以弧度表示则 y 从 0～1.57(π/2)。

y 的标准误，按角度计算 s_y＝820.7/n；若按弧度计算 s_y＝1/(4n)，总体率的 1－a 的可信区间按下式计算：

$$(y - u_a s_y, y + u_a s_y)$$

然后再按下式变换求出百分数表示的可信区间：

$$PL = \sin^2(y - u_a s_y); PU = \sin^2(y + u_a s_y)$$

例如：某医师调查某厂工人高血压病的患病情况，检查 4553 人，257 人有高血压，患病率为 5.6446%，求该厂高血压患病率的 95% 可信区间？

本例 $u_{0.05}$＝1.96，按上式计算：

y＝$\sin^2$0.056446＝0.239878，s_y＝1/(4×4553)＝0.00741(以弧度计)

则 y 的 95% 可信区间为：

(0.239878－1.96×0.007410，0.239878＋1.96×0.007410)＝(0.2254，0.2544)

而率的 95% 可信区间为：

PL＝$\sin^2$(0.2254)＝0.0499

PU＝$\sin^2$(0.2544)＝0.0633

故该厂高血压患病率的 95% 可信区间为(4.99%，6.33%)。

（四）相对危险度的可信区间

相对危险度(relative risk，RR)的可信区间，应先计算 RR，再求 RR 的自然对数 ln(RR)，其 ln(RR)的标准误 SE(lnRR)按下式计算：

SE(lnRR)＝1a＋1c－1a＋b－1c＋d＝1 r1＋1 r2－1 n1－1 n2

ln(RR)的可信区间为：ln(RR)±u_a SE(lnRR)

RR 的可信区间为：exp[ln(RR)±u_a SE(lnRR)]

例如：某医师研究了阿司匹林治疗心肌梗死的效果，其资料见表 1-5，试估计其 RR 的 95% 可信区间。

表 1-5　阿司匹林治疗心肌梗死的效果

组别	有效	无效	合计
心肌梗死组	15(r1)	110	125(n1)
对照组	30(r2)	90	120(n2)
合计	45	200	245(N)

RR＝p1 p2＝r1/n1 r2/n2＝15/125 30/120＝0.48

ln(RR)＝ln(0.48)＝－0.734

SE(lnRR)＝1 r1＋1 r2－1 n1－1 n2

＝1 15＋1 30－1125－1120

＝0.289

ln(RR)的 95% 可信区间为：

ln(RR)±1.96SE(lnRR)＝－0.734±1.96×0.289＝(－1.301，－0.167)

RR 的 95% 可信区间为：

exp[ln(RR)±1.96SE(lnRR)]=exp(-1.301,-0.167)=(0.272,0.846)

因此,该例 RR 的 95% 可信区间为 0.272～0.846,其上、下限均小于 1,可以认为阿司匹林治疗心肌梗死有效。

(五) 比值比的可信区间

比值比(odds ratio,OR)指病例组中暴露人数与非暴露人数的比值除以对照组中暴露人数与非暴露人数的比值,反映的是该因素对疾病的发生是否起作用,>1 说明是危险因素,<1 说明是保护因素。

由于队列资料的 RR 的 1-a 可信区间与 OR 的 1-a 可信区间很相近,且后者计算简便,因而临床医学可用 OR 的可信区间计算法来代替 RR 的可信区间的计算。OR 的可信区间的计算,应先计算 OR,再求 OR 的自然对数值 ln(OR),其 ln(OR)的标准误 SE(lnOR)按下式计算:

SE(lnOR)=1/a+1/b+1/c+1/d

ln(OR)的可信区间为:ln(OR)±u_aSE(lnOR)

OR 的可信区间为:exp[ln(OR)±u_aSE(lnOR)]

例如:前述阿司匹林治疗心肌梗死的效果,试估计其 OR 的 95% 可信区间。

OR=15×90 30×110=0.409

ln(OR)=ln(2.44)=-0.894

SE(lnOR)=1/a+1/b+1/c+1/d=1/30+1/90+1/15+1/110=0.347

ln(OR)的 95% 可信区间为:

ln(OR)±1.96SE(lnOR)=-0.892±1.96×0.347=(-1.573,-0.214)

OR 的 95% 可信区间为:

exp[ln(OR)±1.96SE(lnOR)]=exp(-1.573,-0.214)=(0.207,0.807)

因此,该例 OR 的 95% 可信区间为 0.207～0.807,而该例的 RR 的 95% 可信区间为 0.272～0.846,可见 OR 是 RR 的估计值。

(六) 相对危险度减少率的可信区间

相对危险度减少率(relative risk reduction,RRR)可信区间的计算,由于 RRR=1-RR,故 RRR 的可信区间可由 1-RR 的可信区间得到,如上例 RR=0.48,其95% 的可信区间为0.272～0.846,故 RRR=1-0.48=0.52,其95% 的可信区间为0.154～0.728。

(七) 绝对危险度减少率(absolute risk reduction,ARR)的可信区间

ARR 的标准误为:SE=p1(1-p1)n1+p2(1-p2)n2

ARR 的可信区间:ARR±u_aSE=(ARR-u_aSE,ARR+u_aSE)

例如:试验组某病发生率为 15/125=12%,而对照组人群的发生率为 30/120=25%,其 ARR=25%-12%=13%,标准误为:

SE=p1(1-p1)n1+p2(1-p2)n2=0.12(1-0.12)125+0.25(1-0.25)120=0.049

其 95% 的可信区间为:

ARR±u_aSE=(ARR-u_aSE,ARR+u_aSE)

=(0.13-1.96×0.049,0.13+1.96×0.049)=(3.4%,22.6%)

因此,该治愈率的 95% 的可信区间为 3.4%～22.6%。

(八) 需要处理的患者数的可信区间

需要处理的患者数(number needed to treat,NNT)可信区间,由于无法计算 NNT 的标准误,可由 ARR 的 95% 的可信区间来计算。因为 NNT=1/ARR,故 NNT 的 95% 的可信区间为:

NNT95% 可信区间的下限:1/(ARR95% 可信区间的上限值)

NNT95% 可信区间的上限:1/(ARR95% 可信区间的下限值)

例如上述 ARR 的 95% 可信区间为 3.4%～22.6%,其 NNT 的 95% 可信区间下限为 1/22.6%=4.4;上限:1/3.4%=29.4,故该 NNT 的 95% 可信区间为 4.4～29.4。

七、相关分析

相关分析(correlation analysis)是研究现象之间是否存在某种依存关系,并对具体有依存关系的现象探讨其相关方向以及相关程度,是研究随机变量之间的相关关系的一种统计方法。相关分析有不同的类型,包括线性相关分析、偏相关分析、距离分析等。在临床生化检验中最常用的是线性相关分析。

线性相关分析是研究两个变量(X 与 Y)间线性关系的程度。用相关系数 r 来描述。根据 r 值的不同,两变量间相关关系可分为(图 1-1):

(1) 正相关:0<r<1,表示两变量变化的方向一致。一般的,r>0.95,存在显著性相关;r≥0.8 高度相关;0.5≤r<0.8 中度相关;0.3≤r<0.5 低度相关;r<0.3 关系极弱,认为不相关。

(2) 负相关:-1<r<0,表示两变量变化的方向

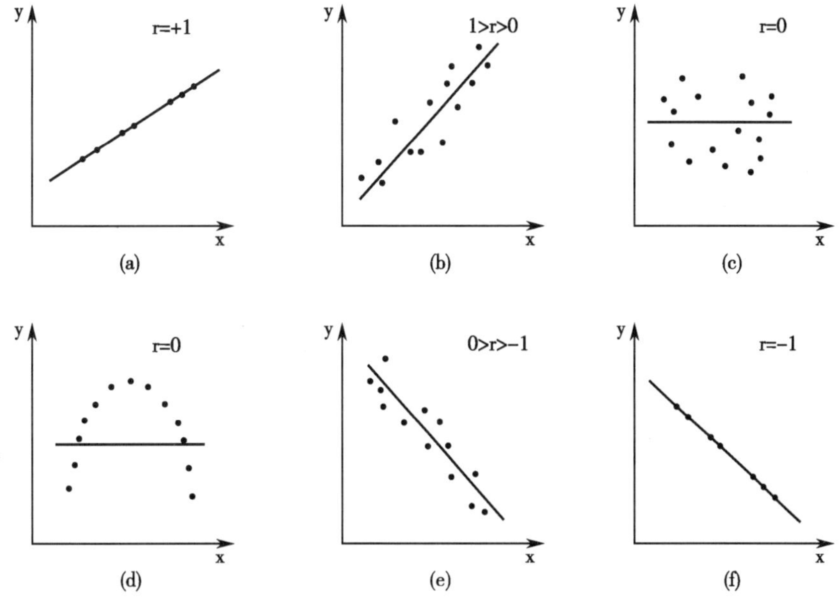

图 1-1　变量 X、Y 之间的相关性

相反,如吸烟与肺功能的关系。

(3) 零相关:r=0,表示两变量之间无任何关系。

(4) 完全相关:分为完全正相关(r=1)和完全负相关(r=-1)。表示两变量之间呈完全线性关系。

进行线性相关分析,要求两个变量满足独立性、随机性及正态性等基本条件。

为探讨患者血糖与胰岛素水平的关系,某研究者同时测量了 7 名糖尿病患者中胰岛素和血糖水平,结果如下表 1-6。血糖与胰岛素之间是否相关呢?

表 1-6　7 名糖尿病患者胰岛素和血糖水平

检测项目	1	2	3	4	5	6	7
胰岛素(mU/L)	24	17	17	12	14	12	9
血糖(mg/dl)	142	170	194	213	214	238	249

首先根据下列公式计算相关系数 r:

$$r=\frac{\sum_{i=1}^{n}(x_i-\bar{x})(y_i-\bar{y})}{\sqrt{\sum_{i=1}^{n}(x_i-\bar{x})^2\sum_{i=1}^{n}(y_i-y)^2}}$$

计算 r=-0.956,说明它们之间存在负相关。应该特别注意,不能仅根据相关系数的大小来判断相关程度,一定还要进行假设检验及区间估计,以推断两变量间是否存在总体相关关系。

八、回归分析

(一) 概念

回归分析(regression analysis)是研究一个随机变量 Y 对另一个(X)或一组(X1,X2,……,Xn)变量的相依关系的统计分析方法。可分为线性回归分析和非线性回归分析。常用的是一元线性回归,只有一个自变量的直线回归。其目的就是找到一条回归直线,使得所有的实验点间偏差的二次方和达到最小。一般采用最小二乘法原理求出回归直线的斜率和截距,最后写成直线方程即为回归方程。常用于测量精密度较差的标准曲线的绘制。

(二) 标准曲线

标准曲线(standard curve)也称工作曲线。它是以标准溶液及介质组成的标准系列,标绘出来的曲线。通常是一条直线。标准曲线的横坐标(X)表示可以精确测量的变量(如标准溶液的浓度),称为普通变量,纵坐标(Y)表示仪器的响应值(也称测量值,如吸光度、电极电位等),称为随机变量。当 X 取值为 X1、X2、……Xn 时,仪器测得的 Y 值分别为 Y1、Y2、……Yn。将这些测量点 Xi、Yi 描绘在坐标系中,绘出一条直线表示 X 与 Y 之间的直线线性关系,这就是常用的标准曲线法。用作绘制标准曲线的标准物质,它的含量范围应包括试样中被测物质的含量,标准曲线不能任意延长。

在精密度很好的检测中,代表数据对的坐标点(X,Y),一般都能落在一条直线上,偏差很小。此时,以各坐标点为依据,直接判断,用尺子画出一条直线代表标准曲线,被测组分的含量可以从标准曲线上直接查得。

当测量精密度较差时,各数据对的坐标点(X,Y)往往不在一条直线上。由于数据分散,画线时任意性比较大,要画出一条对所有实验数据点偏差都小的直线很困难。此时,最好进行回归分析。

九、统计分析方法的选择

统计方法的选择对正确的研究结果的取得至关重要。用错了统计方法,会影响研究的真实性,甚至得到错误的结论。在临床研究中,要正确使用统计方法,应充分考虑研究目的、设计方案、数据类型以及统计方法的应用条件等因素,避免统计方法的误用与滥用。

(一) 根据研究目的和分析目的进行选择

1. 根据研究目的选择

(1) 分析两种或多种干预措施间的效果有无差别:常用的统计方法有 t 检验、方差分析、卡方检验、秩和检验等。

(2) 研究两个或多个因素间的关系,进行关联分析时,可选用相关分析来衡量各因素间的密切程度和方向,用回归分析来揭示某个因素与一个或多个因素间的依存关系或因果关系。

2. 根据分析目的选择 临床研究中的单向有序分类变量资料,如临床试验的疗效,按照痊愈、显效、有效、无效等分类汇总,如果采用卡方检验,则只能回答两组在疗效分类构成上有无差别,而不能回答两组中何者的疗效更好,要达到此目的,只能采用秩和检验。

(二) 根据数据类型和变量个数进行选择

1. 根据数据类型选择 例如同样是组间差异比较,数值变量资料采用 t 检验或方差分析,而分类变量资料则用卡方检验。

2. 根据变量个数选择

(1) 对于只有一个自变量与一个应变量,可选择表1-7中的方法。例如应变量为数值变量,选用 t 检验与单因素方差分析。应变量为分类变量资料时,选用卡方检验。

表1-7 涉及两变量的主要统计分析方法

独立变量	应变量	统计学方法
分类变量	分类变量	卡方检验
分类变量(二分类)	数值变量	t 检验
分类变量(多分类)	数值变量	单因素方差分析
分类变量	数值变量(有截尾值)	生存分析
数值变量	数值变量	直线回归

(2) 对于多个自变量与一个应变量,可选择表1-8中的统计学方法。例如应变量是数值变量,可选择多元线性回归,如果应变量为分类变量资料,可选用 Logistic 回归分析。

表1-8 涉及三个或三个以上变量的统计分析方法

多个独立变量	应变量	统计学方法
分类变量	分类变量	对数线性回归
分类变量或数值变量	二分类或多分类变量	Logistic 回归
分类变量或数值变量	二分类或多分类变量	判别分析
分类变量	数值变量	方差分析
数值变量	数值变量	多元线性回归
分类变量或数值变量	数值变量(有截尾值)	COX 风险比例回归
分类变量伴混杂因素	数值变量	协方差分析
	分类变量	Mantel-Haenszel 法
多个数值变量	无	因子分析或聚类分析

(三) 根据设计方案选择

不同的设计方案,采用不同的统计方法。例如数值变量资料中,配对设计的两组差别的比较,应选用配对设计 t 检验,如果选用成组 t 检验则会降低检验效能。

(四) 根据应用条件选择

统计分析方法是基于数理统计与概率论,并在一定假设条件下推导建立的。只有满足了这些条件,数理推导才成立。例如,许多方法的应用条件都与样本含量有关,如成组 t 检验要求样本含量不小于30例,四格表卡方检验要求样本量大于40,而且最小的理论频数大于5。

十、统计分析结果的正确解释与评价

（一）统计分析结果的正确表达

应同时包括假设检验与区间估计结果，即将p值与可信区间相结合，两者同时报告。

（二）正确解释统计结果

统计结论具有概率性，不能绝对肯定或否定；无统计学意义的结果（即阴性结果）与有统计学意义的结果（即阳性结果）同样重要。

（三）统计学意义与临床意义的综合评价

临床研究的最终目的是创造最佳研究证据，为临床实践服务。因此，一个临床研究仅有统计学意义是不够的，还应结合临床专业知识，考察其临床价值。统计学意义上的差异有时与临床意义上的差异并不完全一致（表1-9）。有时，差异有临床价值，即使没有统计学意义，也应重点关注，必要时可以扩大样本量，进一步研究。

（四）统计分析结果的真实性评价原则

（1）研究方案的设计应该科学合理：比如对照设置、组间均衡性、随机等问题。

表1-9 临床意义与统计学意义评价判断表

统计学意义	临床意义	结果评价
有	有	可取
有	无	临床价值不大
无	有	?
无	无	不可取

（2）统计分析结果应该全面：临床研究中的利弊结果应同时报告，不能只包括疗效，而不报告副作用或不良反应与费用问题。此外还应对失访、未纳入分析的研究对象与原因进行分析。

（3）选择合适的统计方法：如数据资料应满足应用条件，选择的统计方法与分析目的应该匹配。

（4）应将混杂与偏倚因素进行分析：混杂与偏倚直接影响结果的真实性，导致真实效应低估及假阴性结果。

（5）结果解释应综合考虑统计学意义与临床价值：统计学分析结果实际反映的是效应的平均水平，个体效应可能高于或低于平均水平，因此在临床应用时应特别注意。

第四节 测量误差和不确定度

一、测量的概念

测量（measurement）是通过实验获得并可赋予某一个或多个量值的过程。测量意味着量的比较并包括实体的计数。测量的先决条件是对测量结果预期用途相适应的量的描述、测量程序以及根据规定测量程序（包括测量条件）进行操作的经校准的测量系统。

（一）测量原理

测量原理（measurement principle）用作测量基础的现象。现象可以是物理现象、化学现象或生物现象。例如用于测量温度的热电效应；用于测量物质的量浓度的能量吸收；快速奔跑的兔子血液中葡萄糖浓度下降现象，用于测量制备中的胰岛素浓度，等等。

（二）测量方法

测量方法（measurement method）对测量过程中使用的操作所给出的逻辑性安排的一般性描述。测量方法可用不同方式表述，如替代测量法、微差测量法、零位测量法、直接测量法、间接测量法。

（三）测量程序

测量程序（measurement procedure）根据一种或多种测量原理及给定的测量方法，在测量模型和获得测量结果所需计算的基础上，对测量所做的详细描述。测量程序通常要写成充分而详尽的文件，以便操作者能进行测量。测量程序可包括有关目标测量不确定度的陈述。测量程序有时被称作标准操作程序（standard operating procedure，SOP），即临床检验中常说的SOP文件。

测量程序包括参考测量程序和原级参考测量程序。参考测量程序（reference measurement procedure）是在校准或表征标准物质时为提供测量结果所采用的测量程序，它适用于评定由同类量的其他测量程序获得的被测量值的测量正确度。原级参考测量程序（primary reference measurement procedure），或称原级参考程序(primary reference procedure)是用于获得与同类量测量标准没有关系的测量结果所用的参考测量程序。物质的量咨询委员会-化学计量(CCQM)对于这个概念使用术语“原级测量方法”。

二、测量误差

测量误差(measurement error, error of measurement)简称误差(error),是指测得的量值减去参考量值。测量误差的概念在以下两种情况下均可使用:①当涉及存在单个参考量值,如用测得值的测量不确定度可忽略的测量标准进行校准,或约定量值给定时,测量误差是已知的;②假设被测量使用唯一的真值或范围可忽略的一组真值表征时,测量误差是未知的。测量误差包括系统测量误差和随机测量误差。

(一) 系统测量误差

系统测量误差(systematic measurement error, systematic error of measurement)简称系统误差(systematic error),是指在重复测量中保持不变或按可预见方式变化的测量误差的分量。系统测量误差的参考量值是真值,或是测量不确定度可忽略不计的测量标准的测得值,或是约定量值。系统测量误差等于测量误差减随机测量误差。

系统测量误差及其来源可以是已知或未知的。对于已知的系统测量误差可采用修正(correction)补偿。特点是重复检验时,常按一定的规律重复出现,具有一定的方向性,或偏高或偏低。增加测定次数也不能使之消除。系统误差是由一些固有的因素(如测量方法的缺陷)产生的,理论上总是可以通过一定的手段来消除。系统误差又有两种类型,一是恒定误差,指具有相同大小的误差,与被测物的浓度无关;二是比例误差,与被测物浓度有相同的百分比误差,且误差随被测物浓度改变而成比例变化。

系统误差主要见于:①方法不够完善,如副反应的发生,标本中非测定成分的干扰,被测物不能全部回收等。这是生化检验中最严重而又最不易消除的误差。②仪器和试剂不良,如天平的灵敏度不够,砝码未经校准,吸管不合格等。③操作误差,是指在正常操作条件下,实验室技术人员所掌握操作规程和实验条件有出入而引起的误差,如pH值调节过高或过低、标准液配制不准确等。④环境改变,如温度和气压的改变、阳光直接照射等都可以引入系统误差。

(二) 随机测量误差

随机测量误差(random measurement error, random error of measurement)简称随机误差(random error),是在重复测量中按不可预见方式变化的测量误差的分量。随机测量误差的参考量值是对同一被测量由无穷多次重复测量得到的平均值。一组重复测量的随机测量误差形成一种分布,该分布可用期望和方差描述,其期望通常可假设为零。随机误差等于测量误差减系统测量误差。

造成随机误差的原因有:①检验人员的操作不规范;②标准曲线制定时测量范围不够宽,一旦标本结果超出范围,结果就会不可靠;③实验条件改变,如室温过高过低,混匀不良,作用时间掌握不一致等。

需要注意的是,测量误差不包括测量中出现的错误或过失。测量过失主要是由于粗枝大叶,操作不正确等所致,如吸管刻度读错、加错试剂、计算错误等。这类误差无规律可循,只要操作者仔细,认真负责就能加以避免。测量误差不应与出现的错误或过失相混淆。

三、测量不确定度

(一) 含义

测量不确定度(measurement uncertainty, uncertainty of measurement)简称不确定度(uncertainty),是根据所用到的信息,表征赋予被测量值分散性的非负参数。或者说是指由于测量误差的存在,对被测量值的不能肯定的程度。测量不确定度一般由若干分量组成。其中一些分量可根据一系列测量值的统计分布,按测量不确定度的A类评定进行评定,并可用标准差表征。而另一些分量则可根据基于经验或其他信息所获得的概率密度函数,按测量不确定度的B类评定进行评定,也用标准偏差表征。

(二) 测量不确定度分类

测量不确定度分为不确定度和相对不确定度。不确定度又分为标准不确定度(A类标准不确定度、B类标准不确定度和合成标准不确定度)和扩展不确定度。

(1) 标准不确定度:用标准差给出的不确定度。

(2) A类标准不确定度:用统计方法评定出的不确定度,用u_A表示。其评定方法称为A类评定。

(3) B类标准不确定度：用非统计方法评定出的不确定度，用 u_B 表示。其评定方法称为B类评定。此类评定一般基于以下信息，如权威机构发布的量值、有证标准物质的量值、校准证书、仪器的漂移、经检定的测量仪器的准确度等级、根据人员经验推断的极限值等。

(4) 合成不确定度：当测量结果的标准不确定度由若干标准不确定度分量构成时，由方和根(必要时加协方差)得到的标准不确定度。用 u_C 表示。

(5) 扩展不确定度：确定测量结果区间的量，合理赋予被测量之值分布在指定概率内含于此区间。包括u(k=2)、u(k=3)、u_{95}、u_{99}。其中k称为包含因子，是为了获得扩展不确定度，而对合成标准不确定度所乘的数字因子，$u=ku_c$，k为2或3，大多数情况下推荐k为2。

(6) 相对不确定度：不确定度除以被测量之值。

(三) 误差与不确定度

不确定度和误差均反映测量值的质量。但是它们二者之间还是存在差异。测量不确定度表示的是被测量的真值所处测量范围，常用一个区间的形式表示按某一置信概率给出真值可能落入的区间。而误差是测量结果与被测量真值之差，由于真值理论上是无法获得的，因此测量真正的误差也无法得到。不确定度用于评价测量的准确性越来越广泛，现在常用随机不确定度和系统不确定度分别取代了随机误差和系统误差。

(四) 不确定度评估在临床检验中的应用

根据室内质控数据计算标准差(s)和变异系数(CV)，可以用于该项目测量不确定度的评估。标准不确定度即为室内质控品测量所得出的标准差，即 $u_A=s$；相对标准不确定度即为室内质控品测量所得出的变异系数，即 $u_{Arel}=CV\%$；扩展不确定度，当包含因子k=2时，$u=2s$；相对扩展不确定度，当包含因子k=2时，$u_{rel}=2CV\%$。此方法适用于临床定量测定方法的不确定度评定。

四、参考物质

(一) 参考物质

参考物质(reference material, RM)又称标准物质，是具有足够均匀和稳定的特定特性的物质，其特性被证实适用于测量特性检查中的预期用途。它可以用于校准测量装置、评价测量方法或给材料赋值。参考物质可以是纯的或混合的气体、液体或固体。标准物质是以特性量值的均匀性、稳定性和准确性等特性为主要特征的。

(二) 有证参考物质

有证参考物质(certified reference material, CRM)是附有由权威机构发布的文件，提供使用有效程序获得的具有不确定度和溯源性的一个或多个特性量值的标准物质。

例如在所附证书中，给出胆固醇浓度赋值及其测量不确定度的人体血清，用作校准器或测量正确度控制的物质。有证标准物质一般成批制备，其特性值是通过对代表整批物质的样品进行测量而确定，并具有规定的不确定度。有证参考物(CRM)是参考物(RM)中的一个特殊类别。

(三) 参考物的分类

根据定值标准的不同，参考物分不同的等级，它们与实验方法的等级间有密切关系(图1-2)。

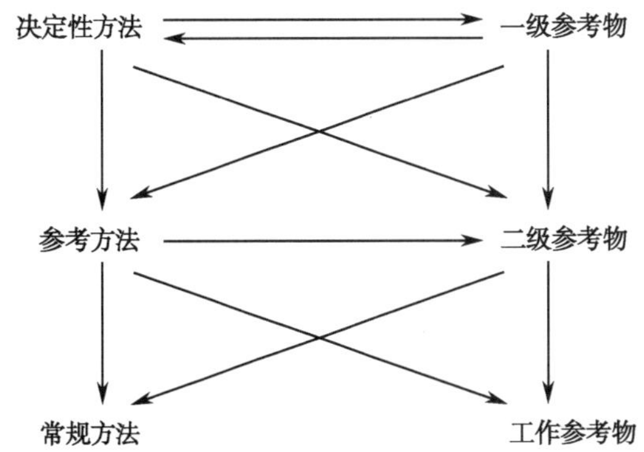

图1-2　各级实验方法及参考物质之间的相互关系

1. 一级参考物(primary reference material)　是一种稳定而均一的物质，它的数值已由决定性方法确定，或由高度准确的若干方法确定，所含杂质也已经定量，且有证书。用于校正决定性方法，评价及校正参考方法以及为二级标准品定值。

2. 二级标准物质(secondary reference material)也称校准品，包括用于常规分析的标准液。这类标准品可由实验室自己配制或为商品，其所含物质的量必须用一级标准物质和参考方法并由训练有素的，能熟练掌握参考方法的操作者确定。主要用于常规方法的评价或为控制物定值。

3. 工作参考物(working reference material)　临床用的工作标准物质有冻干或溶液两种。以参考方法用一级或二级标准品定值，用于实验室质量控制，一般不用标化，如质控品等。

五、计量溯源性

（一）校准

在规定条件下的一组操作，其第一步是确定由测量标准提供的量值与相应示值之间的关系，第二步则是用此信息确定由示值获得测量结果的关系，这里测量标准提供的量值与相应示值都具有测量不确定度。通常，只把上述定义中的第一步认为是校准(calibration)。校准可以用文字说明、校准函数、校准图、校准曲线或校准表格的形式表示。某些情况下，可以包含示值的具有测量不确定度的修正值或修正因子。校准不应与测量系统的调整(常被错误称作"自校准")相混淆，也不应与校准的验证相混淆。

（二）计量溯源性

计量溯源性(metrological traceability)是通过文件规定的不间断的校准链，测量结果与参照对象联系起来的特性，校准链中的每项校准均会引入测量不确定度。国际实验室认可合作组织(ILAC)认为确认计量溯源性的要素是向国际测量标准或国家测量标准的不间断的溯源链、文件规定的测量不确定度、文件规定的测量程序、认可的技术能力、向SI的计量溯源性以及校准间隔。计量溯源性要求建立校准等级序列。校准等级序列(calibration hierarchy)是从参照对象到最终测量系统之间校准的次序，其中每一等级校准的结果取决于前一等级校准的结果。

（三）计量溯源链

计量溯源链(metrological traceability chain)简称溯源链(traceability chain)，用于将测量结果与参照对象联系起来的测量标准和校准的次序。计量溯源链是通过校准等级关系规定的。计量溯源链用于建立测量结果的计量溯源性(图1-3)。

实现量值溯源的最主要的技术手段是校准和检定。临床实验室的检测结果应该有证据来证明是准确而且是有依据的。通过校准，为检测系统确定标准值，以保证检验结果的准确性和一致性。在检验过程中使用可溯源的校准品是保证检验结果准确性的前提。

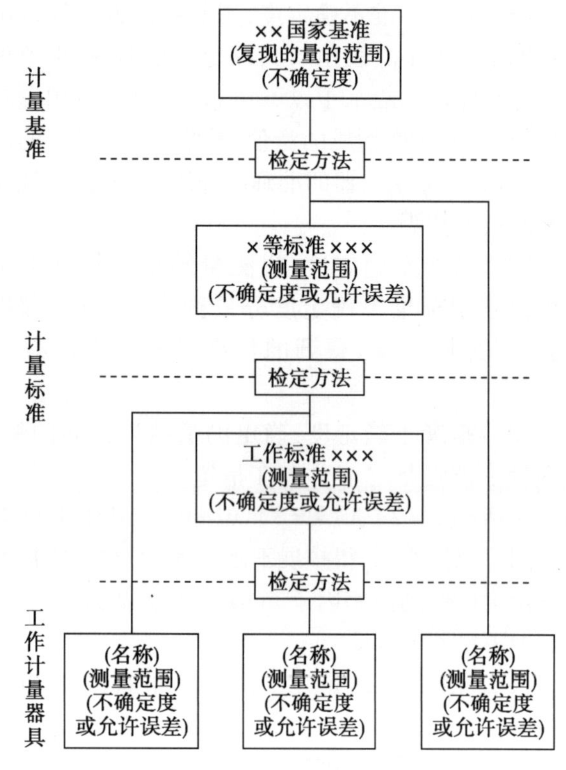

图1-3　计量溯源链

六、测量方法的分级

国际临床化学和检验医学联合会(International Federation of Clinical Chemistry and Laboratory Medicine，IFCC)根据方法准确度与精密度的不同，将诸多的临床化学测量方法分为决定性方法、参考方法、常规方法三级(表1-10)。

表1-10　临床化学决定性方法、参考方法及常规方法

项目	决定性方法	参考方法	常规方法
钾	ID-MS、中子活化法	火焰光度法	离子选择电极法、火焰光度法
钠	中子活化法	火焰光度法	离子选择电极法、火焰光度法
钙	ID-MS	原子吸收分光光度法	邻甲酚酞络合铜法、MTB法
氯	ID-MS、中子活化法	电量滴定法	硫氰酸汞法、离子选择电极法
镁	ID-MS	原子吸收分光光度法	MTB法
总蛋白	—	凯氏定氮法	双缩脲法
白蛋白	—	免疫化学法	溴甲酚绿法

续表

项目	决定性方法	参考方法	常规方法
肌酐	ID-MS	离子交换层析法	苦味酸比色法、酶法
尿素	ID-MS	尿素酶法	二乙酰一肟法、酶法
尿酸	ID-MS	尿酸酶法（紫外法）	磷钨酸比色法
胆红素	—	重氮反应法	J-G 法、钒酸盐氧化法
葡萄糖	ID-MS	己糖激酶法	葡萄糖氧化酶法
胆固醇	ID-MS	Abell-Kendall 法	胆固醇氧化酶法
甘油三酯	ID-MS	变色酸显色法	酶法

（一）决定性方法

决定性方法（definitive method）是指准确度最高、系统误差最小、经过详细的研究、没有发现产生误差的原因或在某些方面不够明确的方法。其测定结果与"真值"最为接近，因此具有权威性。主要方法有重量分析法、中子活化法、放射性核素稀释-质谱分析法（ID-MS）。主要用于评价参考方法和对一级标准品进行定值。

（二）参考方法

参考方法（reference method）是指准确度与精密度已经充分证实的分析方法，干扰因素少，系统误差与重复测定的随机误差相比可以忽略不计，有适当的灵敏度、特异性及较宽的分析范围。参考方法多在条件优越的实验室使用，其实用性并非首要，主要用于评价常规方法和试剂盒、鉴定二级标准品等。

（三）常规方法

常规方法（routine method）是指性能指标符合临床或其他目的的需要，有足够的精密度、准确度、特异性和适当的分析范围，而且经济实用的方法。这类方法经有关学术组织认可后可称为推荐方法（recommended method），推荐方法应具有足够的实验证据。

第五节　测量方法选择和评价

近年来，临床生物化学检验发展迅速，新的项目、新的方法以及与测定方法有关的新仪器、新的试剂盒不断涌现，许多旧的方法正在逐步淘汰。因此，每个临床实验室都必须根据临床要求和实验室的条件，选择合适的测量方法。对于实验室所选择的方法，无论文献报道如何详细，最好都通过本实验室进行评价实验才能用于临床。一个测量方法的特性主要是误差的大小，方法本身的误差是不能通过质量控制加以限制的。测量方法的评价（evaluation of measurement methods）就是根据临床需要，通过实验途径来测定误差、分析方法的技术性能，并评价其可接受性。其目的在于明确候选方法的误差大小，分析其是否能够满足临床的需要。一个新的测量方法应用到常规检验之前必须对其性能进行完整的评价，它包括一系列方法评价步骤（图 1-4）。

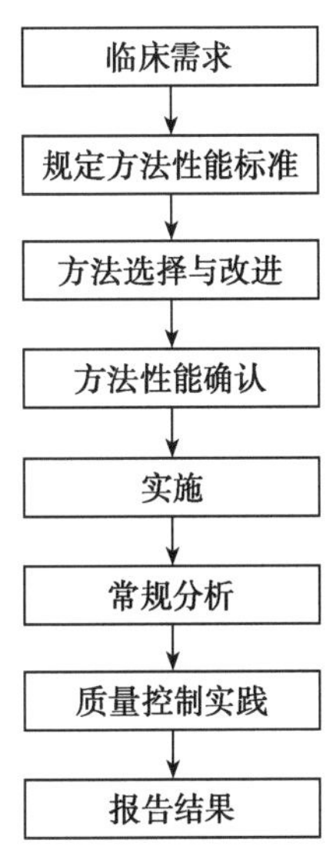

图 1-4　临床检验方法评价流程

美国临床和实验室标准化协会（CLSI）制定了一系列与方法学评价有关的文件：如 EP5-A：临床化学设备操作精密度评价；EP6-A：定量分析的线性评价；EP7-A：临床化学干扰试验；EP9-A2：用患者样本进行方法对比及偏差评估；EP10-A2：定量临床实验室方法的初步评价；EP12-A：定性实验评价；EP14-A：基质效应的评价；EP15-A：精密度和准确度性能应用；EP17-A：确定检测低限和定量检测限的方

案等。

一、临床需求和方法性能标准

（一）新的测量方法进入常规检验的原则

方法的选择和评价必须始于临床需要。这种需求可能出于以下目的：①临床医师建议增加新的诊断试验；②新的方法与已经采用的方法相比，能够改进方法的准确度和（或）精密度；③新的方法在TAT、费用、劳动强度、环境保护等方面能够得到改进。

（二）方法性能标准

为了客观地选择和评价候选方法，必须根据临床需要首先确定性能标准。性能标准（performance standards，PS）：也称分析目标，是根据不同的应用目的（筛选、诊断、预后、监测）而采用不同的允许误差。一般由医学决定水平和允许分析误差这两项内容决定。

1. 医学决定水平（medical decision levels）　是临床判断结果具有临床意义的被分析物浓度，用 X_C 表示。对于每一医学决定水平都应规定相应的性能标准，即在一定 X_C 值下的 TE_A 值。

2. 允许总误差

（1）总误差（total error，TE）：测定结果与真值的差异，是随机误差和系统误差的总和。可用 TE＝1.96s+Bias 表示（95%允许误差限）。

（2）允许总误差（allowable total error）：所选用的检测方法的总误差必须在临床可接受的水平范围内，只有这样的检测方法才能用于临床常规检测。上述所指的临床可接受的水平范围，即为允许总误差，用 TE_A 表示。

（3）允许总误差的制定：制定允许总误差既应反映临床应用的要求，又不能超过实验室所能达到的技术水平。因此，需要由临床医学家和临床化学家共同研究制定。Tonks 于 1963 年从理论上研究此问题，提出根据参考值与参考值范围而设定，其公式是：允许总误差（%）＝（1/4）［（参考值上界-参考值下界）/参考值均值 100%］。目前一般根据生物学变异制定标准或者以室间质量评价的准则作为分析质量的要求。例如国际上推荐根据生物学变异制定不精密度标准。生物学变异（CV_B）包括个体内变异（CV_I）和个体间变异（CV_G）。通过生物学变异可以导出临床实验室检测项目的不精密度、不准确度和总误差等性能参数。在实际应用中，生化检验项目通常参考美国实验室改进法案（CLIA'88）中能力验证推荐的允许总误差。我国卫生部临床检验中也推荐使用上述标准。

二、候选方法的选择和改进

方法选择的目的是将精密度和准确度符合临床要求、快速、简便，而且成本低的分析方法应用到临床生物化学检验。对所选择的方法可以根据临床需求和自身实验室的技术条件进行改进。

（一）方法选择的原则

IFCC 认为，常规方法应具有实用性和可靠性两方面的性能指标。至于某一项具体分析方法所应具有的性能标准，可由临床化学家根据采用这一试验的目的决定。①适用性：一般应具备微量快速、操作简便、费用低廉、安全可靠等特点；②可靠性：一般具有较高的精密度和准确度，以及较大的检测能力。

（二）测量方法选择的程序

1. 提出要求　为满足临床需要实验室根据设备条件、人员技术水平等具体情况提出某项新的检测方法，或为提高实验诊断准确度和灵敏度对实验室的方法性能进行改进，提出检测方法要求的设想。

2. 收集资料　在本实验室工作基础上，查阅相关文献等资料，充分了解各种方法特点，根据方法选择的要求对已发表的各种检测方法进行比较与检验，确定哪些方法有充分的科学根据及真实的使用价值。

3. 选定候选方法　初步选定所采用的方法即候选方法。候选方法确定后，要熟悉该法的原理、性能指标及相应的条件等。

4. 进行初步试验　即评价候选方法所有的性能指标。通过初步试验使分析工作人员熟悉有关技术；掌握各分析步骤的特征，操作是否可以改进或简化，试验中得到的一切资料用于确定是否有必要作进一步的研究。如需要在技术上进行某些改进，应在评价实验前做好。

三、测量方法性能确认和实施

（一）方法评价实验

1. 测量正确度（measurement trueness）　简称正确度（trueness），无穷多次重复测量所得量值的平均值与一个参考量值之间的一致程度。表示测量结果中系统误差大小的程度。用偏倚（bias）表示。测量正确度不是一个量，不能用数值表示。测量正确度与系统测量误差有关，与随机误差无关。应特别注意的是术语“测量正确度”不能用“测量准确度”表示，反之亦然。评价正确度的方法：①与标准方法比较；②与标准物质比较：如回收实验；③与标准实验室比较：如实验室间比对或能力验证。

2. 测量精密度（measurement precision）　简称精密度（precision），是在规定条件下，对同一或类似被测对象重复测量所得示值或测得值间的一致程度。规定条件可以是重复性测量条件、期间精密度测量条件或复现性测量条件。测量精密度通常用不精密程度以数字形式表示，如在规定测量条件下的标准偏差、方差或变差系数。一种好的定量分析方法，首先应该具有较高的精密度。精密度反映的是随机误差。“测量精密度”不能代表“测量准确度”。

测量精密度可以用于定义测量重复性、期间测量精密度或测量复现性。

（1）测量重复性（measurement repeatability）：简称重复性（repeatability），在一组重复性测量条件下的测量精密度。

（2）期间测量精密度（intermediate measurement precision）：简称期间精密度（intermediate precision），在一组期间精密度测量条件下的测量精密度。

（3）测量复现性（measurement reproducibility）：简称复现性（reproducibility），在复现性测量条件下的测量精密度。

一般用批内精密度、日内精密度或批间精密度、日间精密度表示。当测定样品的精密度要求不明确时，可通过与标准方法或文献方法的精密度比较，判断该定量分析方法的相对优劣。

3. 测量准确度（measurement accuracy）　简称准确度（accuracy），被测量的测得值与其真值间的一致程度。概念“测量准确度”不是一个量，不给出有数字的量值。当测量提供较小的测量误差时就说该测量是较准确的。一个检验方法用于测定标本时测定值与标本中所含的该成分的真值一致或接近，则说明该方法的准确度好；相反，准确度就差。在实际工作中，不可能得到标本中某待测物质的真值，常用决定性方法、参考方法、可比较的方法均值、参考实验室均值，以及同组的均值来表示“真值”。

临床生化检验中，准确度包含了检测结果正确度和精密度两方面的要求。常用误差表示。一个检验方法，良好的准确度来自于良好的精密度和正确度。但是，精密度是基础，一个方法精密度不好，即使是正确度高，也不能用于临床。

评价准确度的方法可以用回收试验、干扰试验和方法对比试验，也可用线性试验。

4. 分析灵敏度（analytical sensitivity）　简称灵敏度（sensitivity），表示分析过程中能检测出的最小量。可用3个参数来表示：①空白限（limit of blank，LOB）：测量空白样本时可能得到的最高检测结果。表示方法：空白样本测定20次，得到的标准差（SD）乘以3。②检测限（limit of detection，LOD）：又名检测低限（lower limit of detection，LLD），检测方法可检测出的最低被测物浓度。③定量限（limit of quantitation）：指在精密度和正确度可接受的情况下检测系统能够得到可靠结果的被测物最低浓度。一般来说，LOB、LOD和LOQ的关系应符合LOB＜LOD≤LOQ。

灵敏度与检验报告有着密切的关系：①如果检测结果低于LOB，检验报告应为“分析物未检出（阴性）”；②如果检测结果介于LOB和LOQ之间时，检验报告应为“检出分析物，浓度小于LOQ值”，同时提示临床医师有高不确定度的可能；③如果检测结果大于LOQ，检验报告应为“检出分析物（阳性）”，临床医师可以放心使用结果用于临床诊断和治疗。

5. 分析范围（analytical range）　又称线性范围（linearity range），是指检测信号（响应值）与样品浓度成线性关系时对应的样品浓度范围。理想的定量分析方法应该具有较宽的线性范围。通常把响应值相当于10倍空白响应值标准偏差的样品浓度定为方法线性范围的下限，工作曲线上端弯曲处对应的样品浓度作为方法线性范围的上限。也可以利用系列标准溶液进行试验，对试验数据进行统计分析，求得线性范围。

临床可报告范围（clinical reportable range）是指对临床诊断治疗有意义的待测物浓度范围。它是根据方法的分析范围确定的。临床生物化学检测时，样本的浓度必须在方法的临床可报告范围之内，可通过样本稀释或浓缩等方法使得待测物浓度在分析测量范围内，否则，测定的准确度将得不到保证。

6. 分析特异性（analytical specificity）　简称特异性（specificity），用于描述检测程序在样本中有其他物质存在时只测量被测量物的能力。特异性与准确度相关，例如GOD法检测葡萄糖，只对葡萄糖起反应，其他类似的己糖如半乳糖、果糖等均不参加反应，显示酶对底物的高度特异性。邻甲苯胺法对葡萄糖的特异性略差，因为它对其他糖也有弱反应，使结果略偏高，但因临床上存在其他糖的机会很少，故影响不严重。其他如胆红素、血红蛋白和脂类等由于导致颜色、浊度和其他特征的改变而致潜在的误差，称为干扰（interference）。应通过干扰实验等进行评价，包括不同干扰物和交叉反应物。

7. 基质效应（matrix effect）　基质（matrix）指的是样品中被分析物以外的组分。基质效应是指基质对分析物的分析过程有显著的干扰，并影响分析结果的准确性。例如，血清/血浆成分对于待测物。去除基质效应的方法：通过已知分析物浓度的标准样品，同时尽可能保持样品中基质不变，建立一个校正曲线（calibration curve）。

8. 参考区间的确立和应用　医学中的参考区间（reference interval）指在特定条件下，对健康人群抽样的个体进行某个检验项目测定，其测定值分布的一个百分位数区间。通常选取2.5～97.5百分位数。参考范围也称参考范围（reference range），是指从选择的参考群体上获得的所有检验结果，用统计方法建立界限时所得到的范围。

（1）参考区间的确立：临床实验室应为检验项目提供可靠的参考区间，才能使临床对健康普查者的检验结果作出判断，对患者的检验结果有大致的了解，从而发挥检验报告的作用。因此，获得检验项目的可靠的参考区间是实验室的重要任务。

建立参考区间建立的步骤包括：①选择参考个体，组成参考人群；②由参考人群选定参考样本组，采集处理样品；③通过测定参考样本组的样本，获得参考值；④统计分析参考值，明确参考分布；⑤计算参考限，建立参考区间。

（2）参考区间的表示：参考区间常见有两种表示方法：①双侧参考限：参考下限～参考上限（通常包括抽样的95%的参考个体）。如果呈正态分布，则是“均值±1.96标准差”，如果偏态分布，非参数统计，用 $P_{2.5}$～$P_{97.5}$ 表示。②单侧参考限：根据检验结果的临床意义确定，一般采用参考上限，如 ALT≤40U/L。

（3）参考区间的评估、验证：临床实验室给临床提供检验项目可靠的生物参考区间，才能使临床对患者或健康体检者的诊断治疗有明确的指引。临床实验室必须保证给临床提供的生物参考区间正确适用，否则会导致误诊，甚至错误的治疗。一般采用以下两种方式确立不同临床实验室的参考区间。

1）参考区间直接采用：对本实验室分析质量和服务人群进行评估，如有理由认为与参考区间研究的分析质量和参考人群有足够的可比性，可直接采用所提供的参考区间。

2）用20个参考值数据进行验证：实验室在检验服务的总体中抽出20个合格的参考个体，应用比较小样本参考值来验证和调用的原始的相对较大样本群体的参考值之间的可比性。参考个体的选择和参考值的获得必须和厂商或其他提供参考区间的实验室制定的方案保持一致。将20个检验结果与参考区间比较，如果超出参考区间的数据不超过两个，则通过验证；如果超过两个，则另选20个合格参考个体重新按照上述判断标准进行验证。验证结果如果符合要求，可直接使用参考区间，否则应查找原因。

（4）参考区间的应用：生物参考区间是临床判断健康与否的标准，是解释检验结果、分析检验信息的一个基本尺度和依据。①区分“健康人群”和“患者”。大于上限或小于下限意味着“异常”。应特别注意，参考区间有5%的健康人群排除在外，因此一个健康人在某项检验中出现异常结果的概率是5%。表1-11列出一个健康人在多项检验中出现异常结果的概率。②参考区间是医师诊断的重要依据，检验报告必须注明参考区间。③如果测定值在参考区间上限、下限附近，不要轻易下正常或异常的判断，最好复查（可能发生两类错误）。④参考区间可以引用或自行建立。⑤不同的测定方法有不同的参考区间。

表1-11　一个健康人在多项检验中出现异常结果的概率

独立试验数量	异常检验结果概率（%）
1	5
2	10
5	23
10	40
20	64
50	92
90	99
无穷大	100

（二）方法性能确认和实施

通过上述各种方法评价实验可以明确此方法各种误差（表1-12）。方法性能确认和实施就是通过实验途径来确定该方法的分析误差是否可被接受，其具体内容和过程大致可分为3步：预试性评价实验、正式评价实验、评价后实验。每一过程都是为了确认方法的性能。

表 1-12　评价实验与误差类型间的关系

分析误差的类型	评价实验	
	初步试验	最后实验
随机误差	重复性实验(批内或天内)	重复性实验(天间重复)
恒定误差	干扰实验	方法学比较实验(与比较方法对比)
比例误差	回收实验	方法学比较实验(与比较方法对比)

某一测量方法的总误差是由系统误差和随机误差组成。通过一系列试验,如重复试验、回收试验、干扰试验、方法比较试验等,可以明确误差的大小,即对每一类型的误差可获得定量的值。这些值可以与规范的允许误差进行比较,其误差大小是否可接受应该遵循一定准则(表 1-13)。

表 1-13　不同评价试验估计的误差判断其可接受性准则

误差类别	判断准则	评价试验
随机误差	$s<s_A$ 或 $4s<TE_A$	重复试验
比例误差	$(\mid \bar{R}-100\mid)(X_C/100)<B_A$	回收试验
恒定误差	$\mid Bias\mid <B_A$	干扰试验
系统误差	$\mid (a+bX_c)-X_c\mid <B_A$	方法比较
总误差	$4s+\mid (a+bX_c)-X_c\mid <TE_A$	重复试验和比较试验

注:s 是重复试验确定的标准差;$\bar{R}$ 是回收试验确定的平均回收率;Bias 是干扰试验确定的平均差;a 和 b 是采用方法比较试验数据由回归分析确定的 y 轴上的截距和斜率;X_c 为医学决定水平;s_A、B_A、TE_A 分别为允许误差、允许偏倚和允许总误差

1. 预试性评价实验

(1) 评价前实验:主要研究候选方法的最佳条件。对文献报道的最适条件可作必要的验证,如欲改变条件,则需要通过实验证明改变的条件比原来条件为优。最适条件包括试剂的浓度,缓冲液的种类、离子强度和 pH,选择标准品,反应温度和时间,波长选择等。在初步熟悉操作方法的基础上,分析一系列不同浓度的标准液及适当稀释的异常高值或低值的患者标本,以试验其分析范围。如分析范围达不到,则需改进方法或排除该方法。

(2) 初步评价:作重复性试验(批内与天内重复试验)、回收试验及干扰试验。用正常或异常的混合患者标本或质控血清作批内和天内重复性试验,并估量其可接受性。

2. 正式评价实验　当预试性实验证明某种方法无较大的误差时,即可进行如下的正式评价实验。

(1) 天间重复性试验:进行天与天之间的重复性试验,采用正常及异常浓度的控制物进行。所选择的控制物应能继续用于质量控制系统中。

(2) 方法比较试验:用候选的实验方法和对比方法对许多患者标本同时进行对照分析。

(3) 方法性能的可接受性判断:当积累起足够的实验数据后,就可进行评价该方法的分析误差,判断其方法性能是否可接受。如果误差太大,不能接受时,或排除该方法,或研究造成误差的原因,采取措施减少误差,再进行评价。

(4) 临床相关研究:如果得出方法性能为可接受的结论,就可进行临床相关研究,包括确定参考值、特殊患者标本的测定、取得正常人测定值变化的范围及各种患者标本结果的资料。

3. 评价后实验　如果候选方法被得出可接受性的结论,那么接着就要进行评价后实验,包括:参考区间的制定,制定的参考区间应符合以前公认的调查报告;质控观察,应符合室内质控的要求;临床病例的观察等。最后进入方法应用阶段。

四、常规分析和质量控制

某分析方法一旦被判断为可接受,即可引进到常规工作中应用。不要以为一经评价合格的方法就可产生高质量的结果,还须建立质控系统,以便随时发现合格的方法在实施过程中出现的问题,要善于发现其中还存在的不足并进一步研究解决使其日臻完善。

第六节　临床生化检验项目的临床应用评价

任何一个生物化学检验项目用于临床之前都必须经过方法评价和临床应用评价。方法评价主要是

解决技术问题,明确方法的测量误差,即检验项目的方法是否准确可靠。该检验项目能否用于临床,还必须通过临床应用评价。临床应用评价主要是评价其临床应用的效能(efficiency),换句话说,评价该检验项目在临床诊断和治疗决策中到底能起多大作用。

诊断性试验(diagnostic test)是从患者获得有关疾病的信息的方法,包括病史采集及体格检查、实验室检查(如临床生化检验项目)、影像学检查等。诊断性试验对于诊断疾病、筛查无症状患者、疾病随访、判断疾病的严重性、估计疾病的临床过程及其预后、估计对治疗的反应等具有重要作用。临床上已经建立了一系列诊断试验的研究和评价方法。

一、诊断准确性评价指标

诊断准确性(diagnostic accuracy)对临床来说是至关重要的,临床上有一系列指标来评价诊断准确性,包括灵敏度和特异度、预测值、ROC 曲线以及似然比等。

(一) 灵敏度和特异度

用于诊断的任何试验必须具备敏感性和特异性两个基本特征,二者缺一不可。

1. 灵敏度(sensitivity,SEN) 即真阳性率(true positive rate,TPR),用金标准判断为有病的人中,诊断性试验为阳性者的比例。它反映的是使用该试验可以检出本病的性能。

$$SEN(TPR) = TP/(TP+FN)$$

1 - SEN 称为假阴性率(false negative rate, FNR),即在金标准判断为有病的人中,诊断性试验为阴性者的比例。

2. 特异度(specificity,SPE) 即真阴性率(true negative rate,TNR),用金标准判断为无病的人中,诊断性试验为阴性者的比例。它反映的是使用该试验不致将非本病误诊为本病的性能。

$$SPE(TNR) = TN/(TN+FP)$$

1-SPE 称为假阳性率(false positive rate,FRP),用金标准判断为无病的人中,诊断性试验为阳性者的比例。

3. 诊断试验结果与疾病的关系 理想的诊断试验应该具有绝对的敏感性和特异性,阳性只出现在患有本病的患者中,不存在本病的一定是阴性。但是,在目前的条件下,由于存在生物个体差异和疾病过程的多样性,对于绝大多数诊断试验而言,患本病与未患本病的受试对象检查结果分布总是有不同程度的重叠现象(图 1-5)。也就是说,大部分本病患者检验结果呈阳性,即真阳性(true positive,TP),但有少部分呈阴性,即假阴性(false negative,FN);而未患本病的大部分呈阴性,即真阴性(true negative,TN),但有少部分为阳性,即假阳性(false positive,FP)。这种交错分布关系常用 2×2 四格表来表示(表 1-14)。

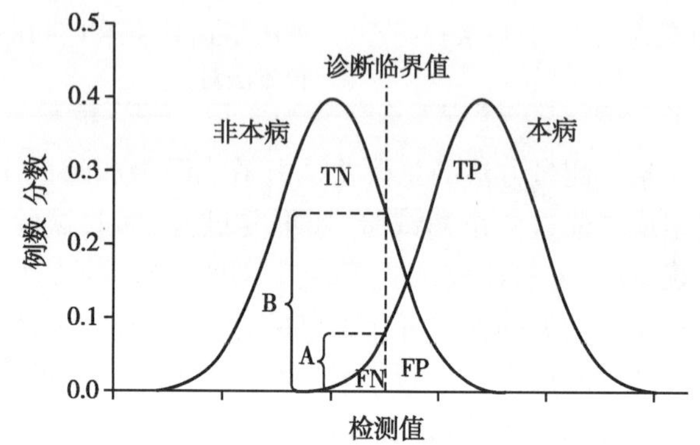

图 1-5 患本病与未患本病的受试对象检查结果分布

表 1-14 临床检验诊断性试验评价中的四格表

	患者检验结果阳性	患者检验结果阴性
患者有病	真阳性(TP)	假阴性(FN)
患者无病	假阳性(FP)	真阴性(TN)

4. 诊断界点水平与敏感度和特异度 对于某些诊断试验,如果健康人的分布与患者的分布没有重叠,这时假阳性和假阴性均为 0,这时一种理想的模式,目前还没有这样的检验项目。实际上,许多检验项目在健康人和患者间结果分布是交叉的,此时确定诊断界点就非常重要。诊断临界点(cut-off point)就是指诊断试验中用以划分阳性和阴性的分界值,因此又称为诊断临界值(cut-off value)。

如图 1-5 所示,当诊断界值向右移时,假阳性减少,假阴性增加,灵敏度降低,而特异性增加;反之,当诊断界值向左移动时,假阳性增加,假阴性减少,灵敏度增大,而特异度减少。由此可见,诊断界值的高低直接影响检验项目的诊断评价。

划分诊断临界点的总原则是选择能够区分本病患者与非本病患者的最适水平。在实际工作中,通常依据该指标在本病患者与非本病患者的试验结果的不同分布情况,采取不同的诊断临界点确定方法。

对于试验结果分布重叠面积较小,如假阳性与假阴性面积均接近5%左右时,可将重叠区的中间值定为诊断临界值,如肿瘤标志物的检测项目,相当部分属于这种情况。对于试验结果分布重叠面积较大,如血中激素及其他生物活性物质的含量,大多属于这种类型,可采取设立两个诊断临界点的办法,在两个诊断临界点之间属于可疑区间,应改用其他试验或定期复查的办法。另外,在确定诊断临界点时,还应考虑检验项目是用于筛查、诊断、疗效,还是预后等不同临床目的。作为筛查指标,其敏感度要求较高;而作为诊断指标,其特异度要求较高。如前列腺特异性抗原(PSA)在前列腺增生和前列腺癌时均出现升高,但是提高诊断临界值,如从4μg/L升高到10μg/L,可以提高前列腺癌诊断的特异度,但是降低了其敏感度(图1-6)。

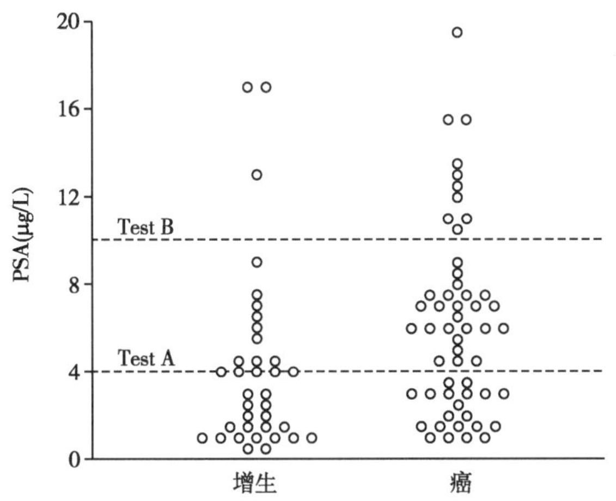

图1-6　前列腺特异性抗原两个不同诊断临界点与前列腺癌的诊断

(二) 概率性指标

对于诊断试验结果的判断,一般认为阳性表示本病存在,阴性表示本病不存在。实际上,这种看法是不准确的。在大多数情况下,阳性只是使本病的存在的概率增加;阴性仅仅是使非本病的概率增加。因此,引入一些概率性指标可以更全面地评价检验指标的诊断性能。

1. 患病率(prevalence,PREV)　指某特定时间内总人口中某病新旧病例所占比例。患病率通常用来表示病程较长的慢性病的发生或流行情况,如冠心病、肺结核等。例如通过对患病率的分析,年龄超过50岁男性患前列腺癌的概率大大增加。

2. 预测值(predictive value,PV)　表示诊断试验能作出正确判断的概率。有阳性预测值和阴性预测值之分。

(1) 阳性预测值(positive predictive value,PPV):指某检验项目的真阳性在全部阳性病例中(真阳性和假阳性)所占比例。确定患者真正有病的把握度。

$$PPV=TP/(TP+FP)$$

(2) 阴性预测值(negative predictive value,NPV):指某检验项目的真阴性在全部阴性病例中(真阴性和假阴性)所占比例。排除患者真正无病的把握度。

$$NPV=TN/(TN+FN)$$

一般来说,试验的灵敏度越高,阳性预测值就越高;特异度越高的试验,阴性预测值就越好。患病率影响阳性或阴性预测值。

3. 比值比(odds ratio,OR)　指人群中患某种疾病的概率与不患此疾病的概率之比。它反映的是特定疾病在人群中的患病率。

比值比=患某种疾病的概率/1-患某种疾病的概率

4. 似然比(likelihood ratio,LR)　是反映真实性的一种指标,属于同时反映灵敏度和特异度的复合指标。即有病者中得出某一筛检试验结果的概率与无病者得出这一概率的比值。因检验结果有阳性与阴性之分,似然比可相应地区分为阳性似然比(positive likelihood ratio,PLR)和阴性似然比(negative likelihood ratio,NLR)。

$$PLR=TPR/FPR=SEN/(1-SPE)$$
$$NLR=FNR/TNR=SPE/(1-SEN)$$

5. 贝叶斯定理(Bayes' theorem)　一般来说,事件A在事件B(发生)的条件下的概率,与事件B在事件A的条件下的概率是不一样的。然而,这两者是有确定的关系,贝叶斯定理就是这种关系的描述。贝叶斯定理是关于随机事件A和B的条件概率的定理,其公式如下:

$$P(A|B)=[P(B|A)P(A)]/P(B)$$

在诊断试验评价中,假设A代表某种疾病,B代表检测阳性结果,$P(A|B)$代表检验结果为阳性时疾病发生的可能性;同样,$P(B|A)$代表疾病发生时检验结果阳性的可能性,即诊断试验的敏感度;$P(A)$是不考虑任何B的因素时的概率,即该疾病的患病率;$P(B)$是不考虑任何A的因素时的概率,即检测阳性结果的总概率。于是,贝叶斯公式可转化成:

$$P(A|B)=[SEN\times PREV]/[SEN\times PREV+(1-SPE)\times(1-PREV)]$$

（三）受试者工作特征曲线

受试者工作特征曲线（receiver operator characteristic curve，ROC 曲线）是以敏感度为纵坐标，“1—特异度”为横坐标作图所得的曲线（图 1-7）。ROC 曲线反映了灵敏度和特异度间的平衡，通过 ROC 曲线，可以观察敏感度和特异度之间的关系，一般来说，敏感度增高，则特异度降低，反之亦然。

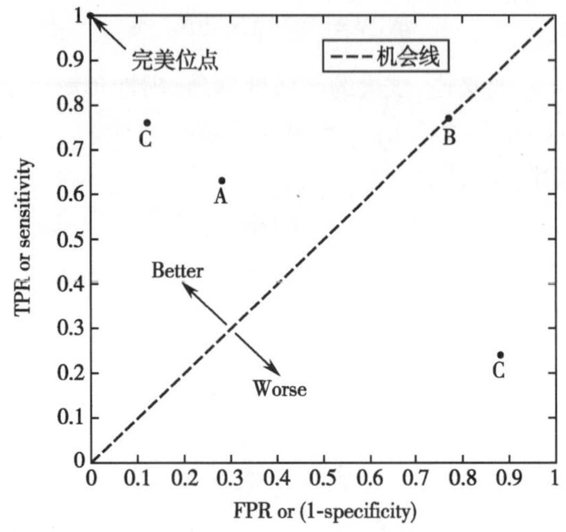

图 1-7　受试者工作特征曲线

理论上说，一个完美的诊断试验的 ROC 曲线需要通过左上角，左上角代表敏感度是 100%，假阳性率是 0，称为完美位点。这样的诊断性试验可以区分所有的患者和非患者。如果一个诊断性试验的 ROC 曲线是一条从左下角到右上角的直线，称之为机会线，则说明这个诊断性试验的敏感度和特异度均为 0，完全没有能力区分有病还是无病，说明是无用诊断试验。

ROC 曲线下面积（area under curve，AUC）是试验准确性的重要指标。在 ROC 曲线内，如果曲线沿着左边线，然后沿着上边线越紧密，则试验准确度越高，如果完全一致，说明是完美试验；如果沿着机会线越紧密，则试验准确度越低。

ROC 曲线的应用主要包括：①确定诊断性试验的临界值；②诊断效率分析，利用 ROC 曲线的曲线下面积来评价不同检验项目或者不同检测方法对某种疾病的诊断价值，AUC 越大，其诊断价值就越大；③对检验结果进行评价，从 ROC 曲线可知，诊断试验的灵敏度和特异度随着诊断临界点的升高或降低而发生变化，而且预测值也随之发生改变。

二、评价检验项目诊断准确性的方法

（一）确定研究目标

检验项目的临床评价必须明确研究目标，包括评价的项目、观察的内容、研究的临床意义等。应特别注意一些影响研究目标实现的因素，如临床研究设计方案，meta 分析最优，随后是随机对照试验、病例-对照试验等。

（二）确定诊断试验的金标准

金标准（gold standard）指当前临床医学界公认的诊断疾病的最可靠、最准确、最好的诊断方法。包括：①组织病理学检查（活检、尸检）；②手术发现；③影像诊断；④病原体的分离培养；⑤长期随访所得的结论等。

（三）试验对象的选择和样本量的确定

纳入研究的受试对象包括两组，一组是被金标准诊断为患有某种靶疾病的病例组，另一组为金标准确定为无病的对照组。受试对象的选择应有广泛的代表性，而且样本量也应该足够，否则影响结果的真实性。

（四）诊断性试验的数据简化

将诊断性试验的数据根据不同的临床目的分成阳性（有病）和阴性（无病）两类。列四格表，四格表是诊断性试验分析和评估的基本形式。

（五）盲法比较诊断性试验结果

诊断性试验与金标准诊断应同期进行，诊断性试验研究者应该不知道金标准的诊断结果或临床信息。

三、提高检验项目的诊断准确性的方法

除症状体征外，实验室检验也是临床诊断的重要依据。对于每个患者，不仅面临如何选择诊断试验，而且涉及如何提高诊断试验的准确性的问题。

（一）提高试验的预测值

由于预测值是由敏感度、特异度和检前拟诊率三者共同确定的，因此在面对具体受检对象时，每项诊断试验的预测值不仅取决于该试验的敏感度和特异度，而且与检前拟诊率有关。所谓检前拟诊率（pretest likelihood of disease），在流行病学调查与健康普查中，就是该人群中本病的患病率；对于每个就诊患者就是根据病史、症状、体征及其他检查，初步估计本病存在的可能概率。通过提高检前拟诊率，

可以提高试验的预测值。

1. 设立专科门诊　医院设立专科门诊或针对某一疾病的门诊，必然使就诊人员中患有此类疾病的检前拟诊率大大提高。

2. 选择高危人群　许多疾病的患病率与性别、年龄等因素相关。如胆囊炎的患病率女性是男性的3倍，65岁以上的男性比30岁以下的大15倍。汽车司机消化道溃疡的发病率是办公室人员的3倍。许多疾病与遗传相关，如有糖尿病家族史的人群糖尿病的患病率较普通人群高。某些疾病的发生与生活习惯及嗜好有关，如吸烟者易患慢性支气管炎，肺癌患病率也比普通人群高，经常酗酒的人易患肝硬化。此外，有些疾病的发生率与职业相关。因此，针对高危人群进行检查，其诊断预测值可以得到提高。

3. 选择有特殊临床表现的人群　特殊的临床表现是决定选择何种诊断试验的重要依据，因此根据试验目的，有意识地选择具有特殊临床表现的人群，可以提高试验诊断效率。同样是"胸膜炎"的症状，如果有口服避孕药史并伴有小腿肿痛，则患肺栓塞的可能性大，否则可能性极小。

（二）应用联合试验

在临床实践中，很少根据一个试验或检查的结果肯定或否定某一诊断。为了确定诊断，往往需要采用多个诊断试验，以提高诊断的敏感度和特异度。

1. 并联试验　同时做两个或多个诊断试验，故又称平行试验（parallel test）。在并联试验时，只要这些试验中的任何一个呈阳性，即被接受为阳性；两个或多个均为阴性，才接受为阴性。并联试验提高了诊断的灵敏度，降低了特异度。并联试验一般用于需尽快做出诊断的情况，如危重患者的确诊等。

2. 串联试验　采用一系列诊断试验，故又称系列试验（serial test）。在串联试验中，要求每一个试验均是阳性，才被接受为阳性；其中有一项为阴性，即被视为阴性。这种联合提高了特异度，降低了敏感度。凡无需急速做出诊断的情况均可采用串联试验，如一些慢性病或者是进展性疾病。

（三）灵活运用临界点

对于绝大多数诊断试验，其灵敏度和特异度均非100%，由于临界点不同，同一试验的敏感度和特异度也是不同的。如果为了筛选或排除某一疾病，应该用高敏感度但特异度相对较低的临界点；如果为了确诊某一疾病，则必须采用高特异度但敏感度相对较低的临界点；在急于做出基本诊断的情况下，便可运用灵敏度、特异度兼顾的临界点。

（四）注意临界点的个体化

制定参考范围是从总体考虑的。但由于个体差异的存在，一项检验结果虽然在群体参考范围之内，可能已经是病理过程的反映了，因此临床工作者必须注意参考范围的相对性。在诊断学上，个体参考值更有价值。遇到具体患者，医师可将就诊时的检查结果与他（她）过去健康状态良好时的检查数据（个体临界点）相比较。

（五）进行动态观察

重复检查，进行动态观察，这样相互对照参考，便可以了解病理过程的变化。对于可疑疾病或某些慢性疾病进行定期检查或长期观察，提高试验诊断的准确性。

四、诊断试验的成本效率分析

价-效医学（cost-effective medicine）就是让患者花较少的钱而得到有效治疗，这已在全世界引起政府部门以及医务人员的广泛重视。价-效医学是一整套诊断、治疗策略，目的是用最低的费用达到治疗目的。因此，在临床生化检验项目的临床应用评价也应注意进行成本效率分析，为降低疾病诊断的费用做出努力。

第七节　循证检验医学

一个检验项目应用到临床，首先需要根据临床需要建立准确可靠的检测方法，接着要进行临床效能评价，前两节分别介绍了方法评价和临床效能评价的方法。但是，在文献中，在不同的医院或临床实验室研究了大量不同检测方法和诊断试验结果，那么，如何将这些研究成果有效地运用到临床，更好地促进人类健康呢？这就是本节要介绍的内容。

一、循证医学

（一）循证医学的含义

循证医学（evidence-based medicine，EBM）是临

床医师根据自己的临床经验和知识技能，应用最佳、最新的科学证据对患者的诊治做出决策。循证医学并不是取代传统医学模式，经验医学能解决的问题将不需要循证医学的研究；经验医学解决不了的问题，循证医学若能解决，则必定提供高质量证据予以证实，若解决不了，则还需经验医学和循证医学研究并行探索。因此，它们之间的区别是相对的（表1-15）。

表1-15 传统医学与循证医学的区别

	传统医学	循证医学
证据来源	实验室研究	临床试验
收集证据	不系统、不全面	系统、全面
评价证据	不重视	重视
判效指标	中间指标	终点指标
诊治依据	基础研究	最佳临床研究证据
医疗模式	疾病/医师为中心	患者为中心

（二）循证医学的要素

循证医学包括临床经验、临床研究证据、患者诉求三大核心要素。

1. 临床经验 包括：①临床问诊、查体和操作的基本知识和基本技能；②与患者沟通的能力；③临床综合判断和决策能力。

2. 临床研究证据 主要来自大样本的随机对照临床试验和meta分析。

3. 患者诉求 循证医学的目的是服务患者，医师的诊治决策必须通过患者的合作才能取得最佳效果。临床决策时必须考虑患者的知识背景、信仰和需求，患者对诊治方法、费用、诊治效果等的关系和期待都将影响医师的临床决策。

（三）循证医学实践的基本步骤

循证医学实践包括发现和提出问题、检索相关研究证据、证据真实性和重要性的评价、应用最佳证据指导临床实践四个步骤。

二、循证检验医学

（一）循证检验医学的含义

循证检验医学（evidence-based laboratory medicine，EBLM）就是将循证医学的原理和技术应用到检验医学。或者是指根据实验室检测的最佳研究证据，医师的临床专业知识，患者的需求、期望和关心的问题，做出临床决策，以改善患者个体的医疗效果，更加有效地利用卫生资源。循证检验医学是将临床流行病学、统计学、社会科学与传统的分子和生化病理相结合，以评价诊断性试验在临床决策及患者结局中的效果。

（二）循证检验医学的研究范围

研究范围包括：①按照循证医学的思想，进行诊断试验的设计、研究、评价及应用，包括进行诊断性试验的系统评价。②对诊断试验的应用所带来的效果、效益、患者功能恢复及生活质量改善的研究，即证明检验医学的发展和进步能够改善患者的最终结局。③开展卫生技术评估（heath technology assessment，HTA），即对诊断实验和诊断技术的临床意义进行系统的评价，为决策者提供科学信息和决策依据。④建立临床指南，指南代表建立临床路径的系统方法，临床指南是提高患者医疗质量的重要手段。

（三）循证检验医学的任务

①按临床流行病学科研方法学，制订检验医学的各种类型研究的设计原则，使之做到规范化。②按临床流行病学方法学，制订检验医学文献的评价原则，并运用这些原则对各种检验医学研究结果和文献进行评价。在使用证据的时候，必须对他人的研究结果和文献，进行严格地评价，以判断其是否为当前的最佳证据。循证检验医学的单个研究评价和系统评价主要包括两方面内容：诊断试验的技术质量评价，主要从研究设计、方法的精确性、准确性、重复性、敏感性、特异性等方面进行评价。诊断试验的诊断准确性评价，主要采用meta分析，对目标疾病的敏感性、特异性进行评价，对似然比（likelihood ratio，LR）、相对风险性（odds ratio，OR）进行分析。③对检验医学技术，包括检验试剂进行评估。到目前为止，无论是Cochrane协作网（Cochrane collaboration，CC）还是中国循证医学中心，只建立了防治性研究的系统评价资料库，虽已有诊断试验方法学组，但尚未建立起诊断试验的系统评价资料库。作为诊断试验的重要组成部分的检验医学，其方法技术数以千计，且新技术新试剂层出不穷，日新月异。检验医学的系统评价必将进入CC和中国循证医学中心的资料库。④为临床医师提供真实可靠的诊断证据，这也是循证检验医学的根本目的。归根结底，检验医学的任务就是向临床医师提供最真实的诊断依据，循证检验医学就是制订和实施一系列科学性强的措施来保障证据的真实性。⑤向临床医师提供最有利于患者的诊断方案，这是“以患者利益为核心”

的循证医学基本思想的体现。临床医师在选择诊断方案的时候,与做治疗决策一样,要充分考虑患者的价值取向,要对患者具有高度负责的精神。实验医学家为临床医师提供的诊断方案中,应该有各诊断试验的诊断效能、成本-效果分析等的信息,以供临床医师抉择,并使卫生资源得到合理使用,使患者真正享受到合理优质的服务。

(四)循证检验医学的实施步骤

循证检验医学的核心就是更好地解决临床问题。或者说,给临床提供检验医学的解决方案来促进患者的健康。循证检验医学的研究和实践遵循循证医学同样的方法和路径,一般通过5个步骤进行,即提出临床问题(ask)、获得证据(acquire)、评阅证据(appraise)、结果应用于患者(apply)、效果评价(assess)。如果证据(可能出现在临床诊治的方案中)未正确应用,要适当修订方案,再次培训人员、应用证据、评价实施效果。这一过程不断循环进行,因此也称为5A循环。

1. 提出临床问题　提出临床问题是循证检验医学的第一步。检验医学的重要工具就是诊断试验(diagnostic tests)。虽然称为诊断性试验,但其作用并不只限于疾病的诊断,它还与疾病的预防、治疗、治疗监测以及预后判断等密切相关(图1-8)。检验医学就是围绕这一过程提出临床问题,主要问题包括:①在没有症状或者症状的早期是否有诊断性试验?②是否有诊断性试验进行某种疾病的确诊或排除?③在治疗过程中,是否能提供诊断性试验帮助医师选择和优化治疗方案?④能否提高治疗监控指标?⑤患者的预后如何?通过这些问题的提出和有效的解决,可以帮助医师采取更有效的临床措施,确保临床效果。下面以B型尿钠肽(BNP)对呼吸困难的患者为例进行说明(表1-16)。

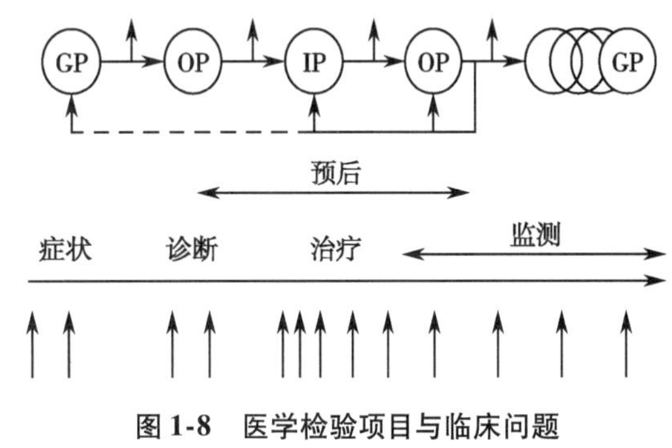

图1-8　医学检验项目与临床问题

表1-16　诊断性试验B型尿钠肽在临床中的作用

临床问题	诊断性试验	临床措施	临床结局
患者是否存在心衰	50ng/L	无心衰,继续诊断学试验	避免误诊
患者是否存在心衰	450ng/L	超声检查确认,进行治疗	症状减轻
β-受体阻滞药是否有效	无变化	审查药物剂量、患者依从性	加强监护
病情是否加重	2400ng/L	姑息治疗	避免误诊预后差

循证检验医学问题的提出遵循PICO原则,即提出问题的内容应该包括:①人群、患者或临床问题(population,patient或problem of interest);②干预措施或暴露因素(intervention);③对照(comparator或control);④临床结局(outcome)。在上面提到的临床问题,检验指标BNP是否能用于呼吸困难患者的鉴别诊断,按照PICO原则如表1-17。

表1-17　PICO原则在诊断性试验中的应用

PICO原则	状况
患者(P)	呼吸困难
干预(I)	BNP检测
对照(C)	参考区间
结局(O)	是否心衰

2. 获得证据　回答临床问题需检索有关医学文献数据库。循证医学资源主要有系统评价数据库(systematic reviews)、临床实践指南数据库(practice guideline)、循证医学期刊及其他相关实践。医学文献数据库是循证医学证据的重要来源。常用的医学文献数据库有以下几个,国外的有:①Cochrane library(http://www.Cochranelibrary.com)中的系统评价数据库(coehrane database of systematic Reviews,CDSR),当前主要提供有关临床随机对照治疗性研究证据。②循证医学杂志(evidence based medicine),提供临床医学研究的最佳证据,为二次研究资料资源库(http://www.cebm.bmjjouma.com)。③经筛查或评价收集的随机对照试验或对照临床试验记录的数据库,如Cochrane临床对照试验中心注册库。

④临床书目数据库，如 MEDLINE、EMBASE 等。国内则包括中国循证医学 Cochrane 中心数据库（CEBM/CCD）、中国生物医学文献数据库（CBM）、中国学术期刊网（CNKI）、维普数据库及万方数据库等。

3. 评阅证据　对收集到的临床资料，循证医学强调证据分析。主要回答以下问题，结果是什么？结果是否真实？目前国际上对不同类型的临床研究建立了不同的规范和标准，如临床随机对照试验的报告标准（consolidated standards of reporting trials, CONSORT）、STROBE（观察性研究的报告标准）、非随机对照研究报告标准（TREND）、诊断试验正确性的报告标准（standards for reporting of diagnostic accuracy, STARD）、系统综述或 meta 分析报告标准（preferred reporting items for systematic reviews and meta-analyses, PRISMA），它们分别规定了不同的流程图和报告清单。

评价治疗研究的证据按质量及可靠程度分为 5 级（可靠性依次降低）。一级：所有随机对照试验（randomized controlled trial, RCT）的系统评价（meta-analysis）。二级：单个的样本量足够的 RCT。三级：设有对照组但未用随机方法分组的研究。四级：无对照组的系列病例观察。五级：专家意见。国际公认 RCT 的系统评价或 RCT 的结果是证明某种疗效的有效性和安全性最可靠的依据（金标准），在没有这些金标准的情况下，可依次使用其他依据及时找出更好的证据来使用。

4. 结果应用于患者　主要涉及的问题包括：①通过证据评阅认为真实可靠的结果能否应用到我们的患者；②利弊分析，如治疗作用、不良反应、费用问题等。

5. 效果评价　主要是评价干预措施的临床效果。诊断性试验也是一种干预措施，和其他干预措施一样，如果一项诊断性试验不能影响医师对患者诊断、治疗的决策或对患者的临床结果没有影响，那么说明它没有临床意义。

第八节　检验结果的分析前变量和生物学变异

检验结果的临床应用与检验项目的总随机变异关系密切，判断一个检验结果是否异常，或有无明显变化，需根据该项目总随机变异的大小。一个检测结果的总随机变异由 3 部分组成：分析变异、分析前变量、个体内生物学变异。第 5 节介绍了检验结果的分析变异，本节重点介绍分析前变量和生物学变异。临床实验室人员在应用检验结果时必须要考虑到分析前变量和生物学变异对实验室检测及对结果的解释的影响。

一、分析前变量

分析前变量（preanalytical variables）是指自抽血开始至样品分析期间各环节，包括取样、运输、离心、储存等环节或因素等。包括可控变量和不可控变量。

（一）可控变量

可控变量（controllable variables）是指这类分析前变量是通过改变可以得到控制，主要包括以下一些情况。

1. 生理学变量

（1）体位：长期以来，人们忽视了患者体位变化对生化检测结果的影响。当患者由卧位变为直立或坐位时，机体内的水分由血管内移至组织间隙，使不能通过血管的大分子物质浓度升高。与仰卧相比，坐位时多数大分子物质的浓度升高 5% ~15%（表 1-18）。为了减少由于体位的变化产生的影响，建议门诊患者坐 15 分钟后再采血。

表 1-18　由卧姿到站姿时部分生化检验结果的改变

检验项目	结果增加(%)
丙氨酸氨基转移酶	7
白蛋白	9
碱性磷酸酶	7
淀粉酶	6
天冬氨酸氨基转移酶	5
钙	3
胆固醇	7
IgA	7
IgG	7
IgM	5
甲状腺素	11
甘油三酯	6

(2) 长时间卧床:长时间卧床时,血浆和细胞外液的体积减少。如血浆1,25-二羟维生素D、25-羟维生素D、天冬氨酸氨基转移酶、钾等降低,而尿素、钙等会出现增加。

(3) 运动:运动时肾上腺素、去甲肾上腺素、糖皮质激素、促肾上腺皮质激素和生长激素升高,而胰岛素降低。剧烈运动会产生一定程度的血管内溶血,使血浆中结合珠蛋白水平降低。为了减少由于运动引起的分析前的变异,建议患者在试验前一晚上避免剧烈活动并在采血前避免长距离行走、跑步或爬楼。

运动员有较高的骨骼肌相关的酶活性,如CK-MB。通过运动减肥可增加血清中HDL-Ch,降低LDL-Ch水平。

(4) 昼夜节律变化:某些分析项目有时间节律的变化。例如:皮质醇一般在早上6点左右出现峰值,晚上和午夜降低;促甲状腺激素峰值出现在深夜,中午时最低;生长激素在清晨最低,睡眠中升高。一般情况,激素均存在时间节律变化,但不必为不同的时间制定不同的参考范围,而需要统一采集标本的时间。

(5) 旅行:跨时区旅行时,儿茶酚胺增加,皮质醇减少,而且血糖和甘油三酯的水平也会增加。太空旅行会引起血浆体积的减少、许多内分泌激素的增加。

2. 饮食　饮食影响一些分析物的测定结果。非素食者的饮食是高蛋白或高嘌呤,其尿酸、尿素和氨的水平比素食者高。富含鱼油的饮食会降低血清中甘油三酯和极低密度脂蛋白(VLDL)的水平,可能是鱼油具有抑制VLDL和甘油三酯合成的能力。摄入咖啡因会影响一些分析物的结果,咖啡因抑制磷酸二酯酶的活性,使cAMP水平增高,cAMP活化甘油三酯酯酶导致游离脂肪酸浓度增加3倍,游离脂肪酸竞争白蛋白分子结合位点,取代结合在白蛋白上的药物或激素,从而影响游离药物或激素浓度的测定。

3. 生活方式　吸烟与饮酒会影响生化检验结果。如在1小时内抽4支香烟,血浆中肾上腺素、醛固酮、皮质醇、胆固醇、甘油三酯、LDL-Ch、葡萄糖、尿素浓度会升高。少量饮酒并不会引起生化检验指标的明显改变。大量酒精会引起血糖升高20%～50%,γ-GT等酶活性升高,长期大量饮酒会导致肝脏损伤,转氨酶活性增加。

4. 药物和毒物　对生化检验结果的影响包括两个方面。一是影响分析方法,即药物本身或其代谢物干扰化学反应,如维生素C是一种还原剂,它会影响葡萄糖氧化酶法测定血糖;另外,药物可以通过其生理、药理及毒理作用改变生化检验指标的值,如口服含黄体酮成分的避孕药可引起血清胆固醇升高,很多药物影响肝功能试验。

5. 精神状态　在劳动、寒冷、饥饿、精神刺激等情况下,交感神经兴奋,通过下丘脑刺激垂体前叶产生促肾上腺皮质激素、肾上腺皮质激素分泌过多。情绪激动、精神紧张时儿茶酚胺、肾上腺素分泌异常。

(二) 不可控变量

不可控变量(uncontrolled variables)指不能改变的一些分析前变量,如生物学影响、环境因素、季节改变、疾病等状况。

1. 生物学影响

(1) 年龄:年龄对检验结果有很大影响,因此临床上常用不同的参考范围来区别,特别应区分新生儿、儿童、成人及老年等几个不同阶段。健康的生长期儿童的骨骼生长和发育表现为成骨细胞分泌碱性磷酸酶增加,因此,生长期儿童的碱性磷酸酶的活性比健康成人大约高3倍。新生儿出生后红细胞(RBC)被大量破坏,间接胆红素生成增加,而新生儿肝中缺乏葡萄糖醛酸转移酶,不能将间接胆红素转变成水溶性的结合胆红素,表现为血清中总胆红素和间接胆红素水平增加。年龄可以影响肾功能,表现肌酐清除率的变化,肌酐清除率每隔10年会渐渐减少。抗利尿激素的水平与年龄相关,研究表明53到87岁的健康人抗利尿激素水平比21至51岁的健康人明显增高。甲状腺素水平明显地受到年龄的影响,促甲状腺素水平在老年人群(平均年龄79.6岁)比青年人群(平均年龄39.4岁)高38%,而老年组血清三碘甲腺原氨酸水平比青年组低11%。

另外,女性发生绝经前后其血清内许多生化检验指标也会出现明显改变(表1-19)。

表1-19　女性绝经前后血清生化检验结果改变

检验项目	结果增加(%)
丙氨酸氨基转移酶	12
白蛋白	2
碱性磷酸酶	25
Apo A1	4
天冬氨酸氨基转移酶	11

续表

检验项目	结果增加(%)
胆固醇	10
葡萄糖	2
磷	10
磷脂	8
钠	1.5
总蛋白	0.7
尿酸	10

(2) 性别:在15岁到55岁之间,总胆固醇(TC)和低密度脂蛋白(LDL)的水平女性比男性稍高,而高密度脂蛋白(HDL)的水平在15~55岁的男性和女性没有差异。和肌肉有关的分析项目如肌酐和肌酸激酶,男性的水平明显高于女性的水平。但是,运动量大的女性,其肌肉质量增加,肌酐及CK和男性相比没有差异。由于这些项目有性别差异存在,有时需要对不同的性别制定不同的参考范围。

(3) 种族:不同的种族生化检验结果存在差异,如黑人的总蛋白、CK、LD、γGT、ALP等比白人高。另外,糖和脂类物质的代谢在黑人和白人之间也存在差异。

2. 环境因素

(1) 海拔高度:在海平面与较高的海拔高度相比较,血清中某些成分的水平会发生变化。例如C反应蛋白在3560m高度时升高65%。一些分析物的浓度因高度增加而减少,如血浆中的肾素、转铁蛋白、尿肌酐、雌三醇及肌酐清除率等。当患者在两个差别很大的海拔高度做相同的检查时,对于结果的分析应该考虑高度的影响。

(2) 气温:环境温度影响体液的组成。高温环境导致血浆容量增大,可使血浆蛋白下降10%。另外,出汗会导致盐分和水的丢失。

(3) 居住地:居住的地理位置也会影响体液组成,如微量元素等。我国东北的克山县由于硒缺乏出现"克山病"。血液中碳氧血红蛋白浓度在交通拥挤的城市比乡村高。

3. 周期性变化

(1) 季节变化:由于夏季暴露于日光中的时间较长,因而维生素D的水平会升高;总胆固醇水平在冬季比夏季增高2.5%,甲状腺三碘甲腺原氨酸水平在冬季比夏季增高20%。因此,当患者在不同的季节检查这些项目时,应考虑季节变化带来的影响。

(2) 月经周期:月经周期是成熟女性的正常生理过程,在月经周期的三个不同时期,和生殖有关的多种激素发生不同的变化,因此,雌二醇、促卵泡激素、黄体生成素的参考范围随月经周期的各阶段(即卵泡期、中期、黄体期)而不同。

4. 医疗状况下

(1) 肥胖:血清胆固醇、甘油三酯、β-脂蛋白的浓度与肥胖呈正相关。肥胖时,皮质醇分泌增加。另外,大部分急性时相反应蛋白也会升高。

(2) 失明:由于失明,下丘脑-垂体轴的刺激减弱,因此出现垂体功能减退症和肾上腺功能减退症。血浆皮质醇浓度下降,尿中17-酮类固醇、17-羟皮质类固醇降低。

(3) 妊娠:妊娠时血容量增加导致血液稀释,使微量元素的测定结果明显降低;在妊娠后期,胎盘产生雌激素和绒毛膜促生长激素,使血清葡萄糖的水平升高;妊娠期代谢需求增加使脂肪动员增加,血清载脂蛋白AⅠ、AⅡ、甘油三酯和总胆固醇(特别是LDL-Ch)大大增加。妊娠时胎盘生成热稳定碱性磷酸酶、甲胎蛋白、铜蓝蛋白、急性时相蛋白和凝血因子,使相应的检查结果升高。由于妊娠是特殊的生理过程,对于孕妇的检测结果应充分考虑妊娠的影响。

(4) 发热:发热会导致激素分泌,如胰岛素,还会影响蛋白质、脂类代谢。血液中钠、氯、钾、钙、磷、镁出现降低,而尿素、尿酸会升高。

(5) 休克和创伤:发生休克或创伤时会引起一系列生化改变。如血清皮质醇浓度大大升高。作为休克的反应,脂代谢发生变化。外科手术会引起多种酶活性的增加,如CK的酶活性增加76%,另外,天冬氨酸氨基转移酶、乳酸脱氢酶同工酶1、5的活性也会增加。

(6) 输血和输液:输血会影响血液蛋白、电解质。一般情况下,输入脂肪乳剂的患者应在8小时后才能采取血样;输入碳水化合物、氨基酸、蛋白质或电解质的患者在1小时后采血。

二、生物学变异

生物学变异(biological variation)又称个体变异(individual variation),它是指在稳定机体状态下,排除已知可能影响因素(例如,对于某些检验项目,疾病、用药、禁食、运动等因素)和已知节律性变化(例如,对于某些检验项目,昼夜或季节性变化等),依然存在着随机变异。

（一）个体变异的类型

个体变异可分为个体间变异和个体内变异两类。任何人的检验结果都会随时间而变化，而在不同个体间结果的均值也不可能是完全相同的数值，这种个体间的差异被称为个体间变异（interindividual variation）。由于个体的内环境稳态点不同导致的变异被称为个体内变异（intraindividual variation）。表1-20表示部分生化检验项目的个体变异。

表1-20　部分生化检验项目的个体生物学变异

检验项目	个体内生物学变异（%）	个体间生物学变异（%）	个体指数
丙氨酸氨基转移酶	24.3	41.6	0.58
白蛋白	3.1	4.2	0.74
碱性磷酸酶	32.6	39.0	0.84
胆红素	25.6	30.5	0.85
钙	1.9	2.8	0.68
氯	1.2	1.5	0.80
肌酸激酶	22.8	40.0	0.57
肌酐	4.3	12.9	0.33
乳酸脱氢酶	6.6	14.7	0.45
镁	3.6	6.4	0.56
磷	8.5	9.4	0.90
钾	13.6	13.4	1.02
蛋白	2.7	4.0	0.68
钠	0.7	1.0	0.70
尿素	12.3	18.3	0.67
尿酸	8.6	17.2	0.50

（二）个体检验结果的总变异

1. 个体检验结果的总变异　包括分析前变异、分析变异和个体内变异。如果用标准差（SD）的平方来表示变异的大小，那么，个体检验结果总变异（SD_T^2）为：

$$SD_T^2=SD_P^2+SD_A^2+SD_I^2$$

式中SD_P、SD_A、SD_I分别表示分析前变异、分析变异和个体内变异的标准差。

如果用变异系数（CV）表示，则个体检验结果总的变异系数（CV_T）：

$$CV_T=(CV_P^2+CV_A^2+CV_I^2)^{1/2}$$

式中CV_P、CV_A、CV_I分别表示分析前变异、分析变异和个体内变异的变异系数。

检验结果主要用于监测和诊断两种目的。就监测性检验而言，是将某个个体当前的检验结果与以前的检验结果相比较，判断有无变化，其有效性主要与分析灵敏度有关，此时可以忽略分析前变异的影响，因此个体总变异可表示为：

$$CV_T=(CV_A^2+CV_I^2)^{1/2}$$

当$CV_A<0.5CV_I$时，由CV_A造成的CV_T增加<12%，被认为是可以接受的额外个体变异。

对于诊断性检验，是将某个体的检验结果与参考区间相比较，判断有无异常，主要与检验方法的准确度有关。参考区间是基于人群分布，人群总的生物学变异（CV_T）主要由个体内变异（CV_I）和个体间变异（CV_G）构成，因此，人群总的生物学变异可表示为：

$$CV_T=(CV_I^2+CV_G^2)^{1/2}$$

如果取人群分布两端各2.5%（共5%）作为“异常”，则当分析偏差$<0.25(CV_I^2+CV_G^2)^{1/2}$时，被误判为“异常”的人数低于14%，此误判率是可以接受的。

2. 个体检验结果总允许误差标准　目前被广泛接受的基于生物学变异检验结果总允许误差标准为：

分析偏差（analytical bias）$\leqslant 0.25(CV_I^2+CV_G^2)$

总允许分析误差（total allowable analytical error）$<1.65\times 0.50\times CV_I+0.25(CV_I^2+CV_G^2)$

干扰率（%）$<CV_I-(1.96CV_A+SE)$

（其中SE代表系统误差的比例，即不准确度）

（三）评价检验项目个体化程度的指标

对人体生物学变异进行分析和研究，有助于了解不同个体处于不同状况下检测值的变化，以便建立个体化的参考值；另外，也可以将其与检测方法的分析变异相联系，更好地观察检验结果是否可信，从而提高检验质量。

1. 个体指数（index of individuality，II）　检验项目的个体指数表示了检验项目的参考值与个体内和个体间生物学变异的关系。它是将个体内变异与个体间变异进行比较的指数。计算公式如下：

$$II=[CV_A^2+CV_I^2]^{1/2}/CV_G$$

（CV_G代表个体内变异系数）

对于大多数分析方法来说，分析变异系数远比个体内变异系数和个体间变异系数小。如果忽略CV_A，那么Ⅱ$=CV_I/CV_G$。

如果Ⅱ值小，说明检验项目的个体专一性高，参考区间的参考价值有限，采用参考区间可能误导医师的诊疗；如果Ⅱ值大，说明检验项目的个体专一性弱，表示该参考区间的参考价值较高。

2. 可靠性系数（reliability coefficient，R）　反映个体间变异与群体总变异之间关系。

$$R=CV_G^2/(CV_G^2+CV_I^2+CV_A^2)$$

R值总在0至1之间，越接近于1，则说明此次检测结果越可靠，无需再做重复实验。

3. 参考变化值（reference change values，RCV）　评价某一个体一系列检验结果差异显著性的指标。假如忽略分析前变异，那么它可以用下面的公式计算：

$$RCV=2^{1/2}\times Z\times(CV_A^2+CV_I^2)^{1/2}$$

Z与所取标准差有关，如果是两倍标准差，那么它的值就是1.96，因此：

$$RCV=2.77\times(CV_A^2+CV_I^2)^{1/2}$$

第九节　标本的采集与处理

临床生化检验常用的标本包括全血、血清、血浆、尿液、粪便、唾液、脑脊液、滑膜液、羊水等。下面介绍常见标本的采集及对检验结果的影响。

一、血液标本

血液标本是指为完成某项或多项临床化学检验项目而采集的一定量的血液，包括抗凝血和非抗凝血。临床化学检验血液标本分为血清、血浆和全血。血清和血浆为临床常用，除前者不含纤维蛋白原外，其余多数化学成分差异较少；全血只有在红细胞内成分与血浆成分相似时才用，血气分析、血红蛋白电泳等时用全血，一般临床化学分析多不用全血。按照采血部位的不同，又可分为静脉血、动脉血和毛细血管血。

（一）采血部位

1. 静脉采血　应用最多的采血方式。常用的静脉为肘前静脉、腕背静脉，小儿和新生儿有时用颈静脉和前囟静脉。目前一般采用真空采血。真空采血采用国际通用的头盖和标签颜色显示采血管内添加剂的种类和检测用途（表1-21）。

表1-21　临床常用真空采血管及用途

试管类型	头盖颜色	添加剂	用　途
普通血清管	红色	—	常规血清生化、血库
快速血清管	橘红色	促凝剂	急诊血清生化
惰性分离胶促凝管	金黄色	惰性分离胶、促凝剂	急诊血清生化
肝素抗凝管	绿色	肝素	红细胞脆性试验、血气分析、红细胞比容、血沉
血浆分离管	浅绿色	肝素锂	电解质、血浆生化
EDTA抗凝管	紫色	EDTA	一般血液学、血库
枸橼酸钠抗凝管	浅蓝色	枸橼酸钠	凝血试验
枸橼酸钠血沉管	黑色	枸橼酸钠	血沉试验
草酸钾/氟化钠管	灰色	草酸钾、氟化钠	血糖

2. 动脉采血　主要用于血气分析。常用的动脉为股动脉、肱动脉、桡动脉和脐动脉。

3. 毛细血管采血　适用于仅需微量血液的试验或婴幼儿。常用部位为耳垂、指端，小儿有时为大趾和足跟。采血针刺入皮肤深度应为2mm（<2.5mm），采血局部应无炎症、水肿等。

（二）血液标本的处理与保存

血液标本采取后应尽可能早地自然地使血清

(浆)从与血细胞接触的全血中分离出来。一般应于采血后两小时内分离出血清或血浆。全血处理为血清或血浆分为离心前、离心中和离心后三个阶段,对各不同阶段均有具体要求。

1. 离心前阶段　即指标本采集到离心处理前的一段时间。

(1) 血清:标本离心前一般应令其自行凝集,不可用木棍等剥离凝血块。通常于室温(22~25℃)放置30~60分钟,血标本可自发完全凝集;冷藏标本凝集缓慢;加促凝剂时凝集加快,此时标本采集后应轻轻颠倒混合5~10次,以确保促凝剂作用。

(2) 血浆:需用血浆标本时,必须使用含抗凝剂的血液标本收集管,而且采血后必须立即轻轻颠倒采血管混合5~10次,以确保抗凝剂发挥作用,5~10分钟后即可分离出血浆。

(3) 冷藏标本:标本冷藏可抑制细胞代谢,稳定某些温度依赖性成分。但全血标本一般不能冷藏;血钾测定标本冷藏不得超过两小时。血液中儿茶酚胺、pH/血气、氨、乳酸、丙酮酸、胃泌素、甲状腺激素等检测时需用制冷的标本。标本需要冷藏(2~8℃)时,标本采取后应立即将标本置于冰屑或冰水混合物,并且必须保证标本与制冷物充分接触。

2. 离心阶段　即指标本处于离心机里的一段时间。临床化学检验血液标本离心时,相对离心力为(1000~1200)×g,离心时间为5~10分钟。

离心时产热不利于分析物稳定,临床化学分析血液标本离心时必须采用温度控制离心机。一些温度依赖性分析物(如促肾上腺皮质激素、环腺苷酸、儿茶酚胺等)应在4℃分离;无特殊温度要求的分析物,离心温度应设定在20~22℃,温度低于15℃可以人为地使血钾测定值增高;冷藏运送的标本必须在要求的温度下离心。

标本离心最好一次完成,若需再次离心,应距上次离心相隔时间很短;对于含有分离物质的血标本绝不可以再离心。

3. 离心后阶段　指标本离心后和用于检测的血清或血浆被取出一定量之前的一段时间。血清或血浆分离后,应尽快进行检测分析;如果由于种种原因,不能进行测定,应将分离的血清或血浆的合适贮存。

一般来说,22~25℃血清或血浆的保存不超过8小时;如果8小时内不能完成检测,血清或血浆应置2~8℃保存;如果48小时内不能完成的实验项目,或分离的血清或血浆需贮存48小时以上时,应于-20℃保存。标本保存时应特别注意,标本不可反复冻融(只能冻融一次),且不可贮存于无霜冰箱(可造成样品温度变化);离心后分离凝胶上面的血清可保存2~5天,但必须保证凝胶的完整性;在应用非凝胶分离物质时,离心后必须立即将血清或血浆移出;血清或血浆必须保存于密闭的试管中。

(三) 影响因素

1. 禁食时间　被采血者在标本收集前应禁食一整夜(即至少12小时),其原因是脂肪餐后血清中甘油三酯的水平可持续升高近9小时,而总胆固醇和载脂蛋白AⅠ、AⅡ的浓度几乎无影响。但是,过长的禁食时间也会影响实验结果,如48小时禁食,肝脏胆红素清除能力比一般情况下高240%,使血清间接胆红素浓度降低。如果延长禁食,一些特异性蛋白质,如补体、前白蛋白和白蛋白水平降低。因此,应统一禁食的时间,一般为12小时。

2. 标本采集时间　标本采集时间要依据血循环中分析物水平的变化而定,保持每天标本采集时间恒定对于消除由日内变异造成的影响很重要。如激素的测定需要严格控制标本采集的时间。

3. 采血时体位　长期以来,人们忽视了采血时体位变化对生化检测的影响。为了减少由于采血体位的变化产生的影响,建议门诊患者坐15分钟后再采血。

4. 压脉带的影响　使用压脉带可降低血管内压力,使其低于心脏收缩压,使小分子和液体从血管内移出至组织间隙,而不能通过毛细血管的大分子物质的浓度增加。使用压脉带过久,局部缺氧使无氧酵解增加,血浆中乳酸增高而pH值降低,pH值降低使钾从细胞内移出,引起血清钾假性升高。在静脉采血时避免过度的握拳,以及避免使用压脉带超过1分钟。

5. 抗凝剂　临床生化常用的抗凝剂为肝素、EDTA、氟化钠、枸橼酸盐等。例如肝素包括肝素钠、肝素锂和肝素铵,三种盐用于电解质的测定可得到相同的结果,但肝素锂优于其他两类。因为肝素钠可能引起钠水平的假性升高,用尿素酶测定尿素时,肝素铵可引起血清尿素浓度的假性升高。

6. 溶血　溶血可影响测定结果。溶血严重影响的检验项目有:乳酸脱氢酶、血清天冬氨酸氨基转移酶、血清钾和血红蛋白;中度影响的项目有:血清铁(↑)、血清丙氨酸氨基转移酶(↑)和血清甲状腺素(↓);轻度受影响项目有:总蛋白、白蛋白、血清磷、血清镁、血清钙和酸性磷酸酶。

7. 阳光　应避免对光线敏感的分析物暴露在人造光或太阳光(紫外线)照射下。如维生素 A、维生素 B_6、β-胡萝卜素、卟啉、胆红素等测定时,标本管应该用铝箔或类似物质包裹保护起来。

8. 标本运送　全血标本应尽快从采血现场运送至实验室,如果运送距离较远,特别是因分析物稳定性有影响,必要时可于采血现场分离出血清或血浆后,再送往实验室;标本运送过程中要注意标本的包装、温度要求、处理方法等,要确保分析成分的稳定性;标本管在运送过程中要保持管口封闭、向上垂直放置。

二、尿液标本

同血标本一样,尿液标本受饮食、运动、药物量等因素的影响也较大,特别是饮食的影响,故一般来说晨尿优于随机尿。

(一) 标本类型

1. 首次晨尿　指清晨起床后的第一次尿标本。首次晨尿较浓缩和酸化,有形成分,如血细胞、上皮细胞、管型等,相对集中便于观察。适合于做各种有形成分检查,尿蛋白、尿糖等测定。

2. 随机尿　即随意一次尿。留取方便,但受饮食、运动、药物影响较甚,易于出现假阳性和假阴性结果,如饮食性蛋白尿、饮食性糖尿,维生素 C 干扰潜血结果等。适合于门诊、急诊的常规检测。

3. 24 小时尿　第一天晨 8:00 排空膀胱后留取至次日晨 8:00 的所有尿液。测量并记录 24 小时尿液总量,混匀后进行检测。常用于尿液成分定量测定。如果 24 小时尿液收集不完全或不准确,可以用尿肌酐作为参比基准物,即同时测定尿液中待测物和肌酐浓度,用待测物浓度比肌酐浓度表示结果,如尿钾 30mmol/g Cr。

(二) 尿液保存

尿液标本应在采集后两小时内送检,最好在 30 分钟内完成检验。如不能及时检验,应正确保存,包括冷藏和加防腐剂。

1. 冷藏　多保存于 2~8℃的冰箱内,时间最好不超过 6 小时。

2. 防腐剂　临床常用防腐剂保存尿液见表 1-22。

表 1-22　临床常用尿液防腐剂

种类	加入量	应用
盐酸	24 小时尿液中加入 30ml 的 6mol/L 盐酸	定量测定尿 17-羟、17-酮、肾上腺素、儿茶酚胺等
甲苯	24 小时尿液中加入 30ml	尿糖、尿蛋白等定量或定性检查
甲醛	每升尿液中加 400g/L 甲醛 5~10ml	尿液有形成分检查
麝香草酚	每升尿液中加 0.1g 麝香草酚	尿液镜检

三、粪便

一般情况下,采集自然排便的标本,尽量采集可疑有阳性的部分。一般常规检测,3~5g 即可。隐血试验时,应在实验前 3 日禁食肉类、动物血及某些蔬菜类食物,并禁服铁剂及维生素 C 等干扰试验的药物。脂肪定量试验应该先定量服食脂肪膳食,每日 50~150g,连续 6 日,从第 3 天开始收集 72 小时内的粪便,混合称重,取 60g 送检。

四、脑脊液

脑脊液由临床医师进行腰椎穿刺采集,必要时可从小脑延髓池或侧脑室穿刺获得。穿刺后应由医师用压力测定,正常人脑脊液压力卧位为 80~180mmHg,儿童为 40~100mmHg。任何病变使脑组织体积或脑脊液量增加时,脑脊液压力均可升高。待压力测定后将脑脊液分别收集于 3 个无菌试管中,每管收集 1~2ml。第 1 管做细菌培养,第 2 管做化学分析和免疫学检查,第 3 管做一般性状及显微镜检查。脑脊液标本必须立即送验及时检查,以免细菌状态破坏、糖分解或出现凝块。

五、羊水

羊水检查多在妊娠 16~20 周期间进行,通过羊膜穿刺术,采取羊水进行检查。检查项目包括细胞培养、性染色体鉴定、染色体核型分析、羊水甲胎蛋白测定、羊水生化检查等，以确定胎儿成熟程度和健康状况，诊断胎儿是否正常或患有某些遗传病。抽出的羊水应立即送检。若不能立即送检，应放在4℃冰箱内保存，但不得超过24小时。羊水经1000～2000r/min离心10分钟后，取其上清液做多项生化检查。属中期妊娠的羊水细胞，用作染色体核型分析或先天性代谢缺陷病检查；属晚期妊娠的羊水沉渣，用作含脂肪细胞及其他有形成分的检查。

六、精液

在采集精液前必须停止性生活2～7天，并且不得有手淫、梦遗等现象，不得沾染烟酒，不能服对生精功能有影响的药物等。采精时间以晨起为佳，采精前用温水将双手、阴部，尤其是龟头洗净。可采用手淫法或电动按摩射精法引起排精。精液的排出具有一定顺序，开头部分来自前列腺、附睾及壶腹，伴有大量精子，最后部分来自精囊，故应收集整份精液，不要遗漏任何部分，尤其是开头部分。正因为易丢失精液的第一部分，故不能用体外射精法收集精液。盛精液的容器应干净、无菌、干燥，采精前容器的温度应与室温相同；瓶子不应过大，但瓶口不应过小，以免将精液射出瓶外；还应贴上标签，记录姓名及取精时间。在冷天应将精液标本保温，放置在贴身内衣袋中，不可倾斜或倒置，尽可能在1小时内送到实验室。

七、前列腺液

采集前列腺液前要禁欲3～7天。因为前列腺液是精液的一个主要的组成成分，如果最近有性行为的话则可能会使采集失败。另外，排精及情绪兴奋可使前列腺液的白细胞计数增高，从而影响结果。但如禁欲超过7天，前列腺会有白细胞积聚，同样会造成炎症的假象。

采集前列腺液时，患者先排尿。一般弯腰检查即可，臀部要抬高，或取右侧卧位。当医师用手指缓慢从肛门插入并触摸前列腺时，患者要张口呼吸并放松肛门，以配合医师操作。医师用按摩法使前列腺液从尿道口流出或滴出，弃去第1滴，再用玻璃片或玻璃管收集进行检验。

八、浆膜腔液

浆膜腔液包括胸腔、腹腔、心包腔及关节腔等，一般由临床医师用浆膜腔穿刺技术采集获得标本。正常时，浆膜腔液量少，一般送检标本均为病理性积液。

九、痰液

留取痰液的方法有自然咳痰、气管穿刺吸取、支气管镜抽取。后两种操作复杂且有一定创伤，常用自然咳痰法。一般以清晨第1口痰作标本最适宜。

第十节 临床实验室质量管理

一、临床实验室全面质量管理

（一）什么是全面质量管理

20世纪50年代末，美国通用电气公司的费根堡姆和质量管理专家朱兰提出了“全面质量管理”的概念，认为“全面质量管理是为了能够在最经济的水平上，并考虑到充分满足客户要求的条件下进行生产和提供服务，把企业各部门在研制质量、维持质量和提高质量的活动中构成为一体的一种有效体系”。20世纪60年代初，美国一些企业根据行为管理科学的理论，在企业的质量管理中开展了依靠职工“自我控制”的“无缺陷运动”，日本在工业企业中开展质量管理小组活动，使全面质量管理活动迅速发展起来。全面质量管理(total quality management，TQM)就是一个组织以质量为中心，以全员参与为基础，目的在于通过让顾客满意和本组织所有成员及社会受益而达到长期成功的管理途径。需要特别指出的是，全面质量管理中的“质量”一词并不具有绝对意义上的“最好”的一般含义，质量是指“最适合于一定顾客的要求”。这些要求主要是指产品的实际用途和产品的售价。

（二）全面质量管理的特点

全面质量管理是一种预先控制和全面控制制度。它的主要特点就在于“全”字，它包含三层含义：①管理的对象是全面的，这是就横向而言；②管理的范围是全面的,这是就纵向而言;③参加管理的人员是全面的。从这个意义上说,全面质量管理就是全员参加的质量管理、全过程的质量管理和全面的质量管理。

（三）全面质量管理的基本方法

可以概况为四句话十八字,即一个过程、四个阶段、八个步骤和数理统计方法。

1. 一个过程　即管理是一个过程,在不同时间内,应完成不同的工作任务。对于每项生产经营活动,都有一个产生、形成、实施和验证的过程。

2. PDCA 循环　根据管理是一个过程的理论,美国的戴明博士把它运用到质量管理中来,总结出"计划(plan)—执行(do)—检查(check)—处理(act)"四阶段的循环方式,简称 PDCA 循环,又称"戴明循环"。

3. 八个步骤　为了解决和改进质量问题,PDCA 循环中的四个阶段还可以具体划分为八个步骤。计划阶段包括 4 个步骤:分析现状、找出存在的质量问题;分析产生质量问题的各种原因或影响因素;找出影响质量的主要因素;针对影响质量的主要因素,提出计划,制定措施。执行阶段:执行计划,落实措施。检查阶段:检查计划的实施情况。处理阶段包括 2 个步骤:总结经验,巩固成绩,工作结果标准化;提出尚未解决的问题,转入下一个循环(图 1-9)。

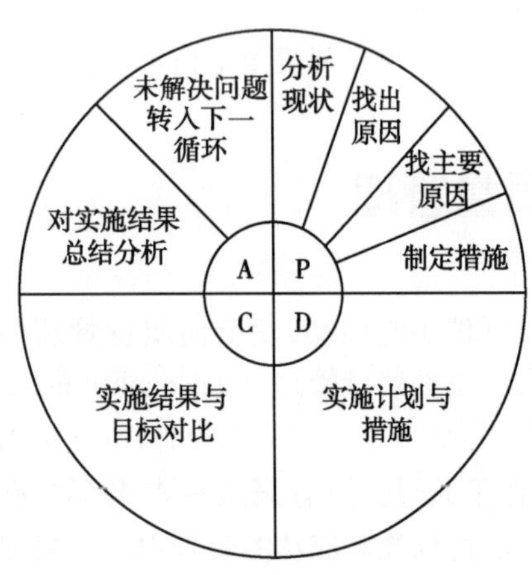

图 1-9　全面质量管理的 PDCA 循环

4. 数理统计方法　在应用 PDCA 四个循环阶段、八个步骤来解决质量问题时,需要收集和整理大量的书籍资料,并用科学的方法进行系统的分析。最常用的七种统计方法,它们是排列图、因果图、直方图、分层法、相关图、控制图及统计分析表。这套方法是以数理统计为理论基础,不仅科学可靠,而且比较直观。

（四）临床实验室全面质量管理

Westgard 等将上述介绍的工业全面质量管理的有关概念应用到临床实验室,认为完全适用于盈利和非盈利医院临床实验室全面的质量管理,强调根据患者和医师的需求不断改进质量这一重要原则。

临床实验室全面质量管理的"5Q 循环":即要实施临床实验室的全面质量管理,必须在医学检验的全过程进行管理,包括质量计划、检验过程、质量控制、质量评价、质量改进 5 个部分。"5Q 循环"是由 PDCA 循环衍生而来的(表 1-23)。

表 1-23　"5Q 循环"与 PDCA 循环的关系

PDCA 循环	5Q 循环
计划(plan)	质量计划(QP)
执行(do)	检验过程(QLP)
检查(check)	质量控制(QC)
	质量评价(QA)
处理(act)	质量改进(QI)

1. 质量计划(quality planning,QP)　需要回答的是如何通过各种质量相关活动来保证检验项目达到预期的质量目标。质量计划中的重要内容是质量目标,而质量目标来源于临床的需求,尽量满足患者和医师的愿望。项目质量计划根据质量目标制定,包括质量保证计划和质量跟踪控制计划。临床检验的质量属性包括了结果准确、具有临床意义等功能性属性,也包括了性能、安全、易用、可维护等非功能性属性。

2. 检验过程(quality laboratory process,QLP)　临床生物化学检验流程从医师填写检验报告申请单到报告单发出整个过程,包括分析前阶段、分析中阶段、分析后阶段。

3. 质量控制(quality control,QC)　其目的是检测分析中的误差,控制和分析各个环节,防止得出不可靠的结果。包括室内质量控制和室间质量评价。

4. 质量评价(quality assessment,QA)　也称为质量保证(quality assurance,QA)。它是通过有计划、系统的活动提供对正确操作过程的信心。主要关注点包括患者的确认、标本的确认、周转时间(TAT)、试验的效用等。

5. 质量改进(quality improvement,QI)　根据临床需要,不断提出新的目标,临床实验室根据临床要求尽量改进以达到这个目标。

需要特别指出的是，我们现在对全面质量管理的认识还存在错误，认为对分析前、分析中、分析后各个阶段进行质量控制，就是全面质量管理。其实这只是全面质量管理的一个方面。目前我国临床实验室开展得较好的是检验过程管理和质量控制，其他部分重视得还不够。全面质量管理的核心是关注临床的需求并不断改进质量，临床实验室就是要关注医师和患者的需求。

二、检验过程的质量控制

临床生物化学检验过程包括从医师填写检验报告申请单到报告单发出整个过程。经过检验报告单申请、患者准备、标本采集、标本运输、标本检测、报告单发放、标本存储与复检、质量信息反馈等程序。目前临床上将上述检验过程分为分析前、分析中和分析后三个阶段。

（一）分析前质量控制

分析前阶段始于临床医师提出检验申请，止于分析检验程序的启动。分析前变异是指在样本分析之前，所有对患者及标本产生影响进而影响检验结果的因素。Wiwanitkit、Kalra、Bernard 等通过对不同临床实验室调查后发现，分析前误差（包括过失误差）占检验全部误差的 60% ~80%。分析前质量控制就是减少分析前阶段的误差。分析前质量控制涉及多个部门，需要医师、患者、护士和检验人员的密切配合。主要涉及以下几个环节。

1. 检验项目的申请　合适的检验是质量控制的前提，应该防止过度检验、不当检验的发生，医院可以根据实际情况设立检验项目使用指南；另外，检验申请单的格式和填写也应符合要求。

2. 患者确认　患者、报告单和标本应该一致，否则会导致误差。这是误差高发的一个环节。分析前标本采集系统的应用可以减少误差的发生。

3. 周转时间　样本周转时间（turnaround time，TAT）指从医师申请检查至获得检验报告所需时间，分为申请、付费、采样、送检、检测、审核、报告等多个阶段。TAT 过长，会严重影响检验的质量。

4. 患者准备　对患者采集标本前以及采集时提出要求，采取各种措施，称之为患者准备。应该特别注意生理性变异、生活习性和药物对检验结果的影响。另外，标本采集的时间、采集方式、采集量、抗凝剂的使用等也应注意。

5. 标本收集与处理　临床生化检验主要用血液作标本，其他体液如尿液、脑脊液、胸腹腔积液、精液和各种分泌液等也常用作标本。正确地收集与处理标本是临床生化检验的重要环节。不恰当的标本收集与处理，不注意影响标本成分变化的有关事项，会导致实验结果不可靠，且又不易被发现，因而必须加以重视。

（1）影响血液成分变化的因素：标本采集前影响血液成分变化的因素主要有生理、饮食、药物和采血时间等。

（2）标本采集时应注意的事项：①严格执行患者、检验申请单及标本收集盛器的核对制度，保证无差错。②按照采集要求做好各项检查和记录，严格执行。③熟练采样技术，保证采集标本符合要求。④及时做好标本预处理。⑤正确使用抗凝剂。

（3）标本采集后应注意的事项：标本采集后，应尽量减少运输和储存时间，及时处理和检验。

（4）标本处理：采血后应尽快分离血清（浆），一般不应超过两小时，并及时测定。

6. 标本的保存　如果标本不能及时测定，必要时可置冰箱保存。血清中多数代谢物和酶在室温下 6 小时，或 4℃ 加塞存放 24 小时，无明显变化。但要保存更久则应冰冻或冰冻干燥，冰冻半年后，一般代谢物变化较小，但酶的变化却较大，值得注意。

（二）分析中的质量控制

分析中阶段是指患者标本到达实验室后，分析检测程序启动到获得检验结果为止的阶段。做好分析中质量控制，必须做到检验程序的标准化、规范化，建立文件化的检验程序体系。分析中质量控制主要包括以下环节。

1. 标本前处理　如果是新采集的标本，涉及标本的分离和保留；如果是冻存标本，需要正确解冻。

2. 分析方法的选择　一般选择国际性的标准方法或国家推荐的方法。如果没有标准方法，也可选择行业认可的方法或权威刊物上发表的方法。对于所选方法要在精密度、准确度、分析范围、特异性、检测限等方面进行评价。

3. 仪器和试剂　试剂包括试剂盒和标准品。购买后应进行产品验证试验，包括精密度、准确度、分析范围、特异性、检测限等。仪器设备应定期检查和维护，确保其性能标准。

4. 室内质量控制（internal quality control，IQC）简称室内质控，指在实验室内部对影响质量的每个工作环节进行系统控制。室内质量控制包括标准化分析程序的建立和实施、仪器的校准和维护、统计质量控制。室内质控的目的是检测和控制本实验室测定的精密度，提高常规工作中天内和天间标本检测结果的一致性。室内质控的基本内容包括控制物或质控品、质控图、质控品的检测频度、质控规则及控制值判断等。

5. 室间质量评价（external quality assessment，EQA）　也被称为能力验证（proficiency testing，PT）。指多家实验室分析同一标本，并由外部独立机构收集和反馈实验室检测结果，以此评价实验室常规工作的质量，观察试验的准确性，建立各实验室分析结果间的可比性。

（三）分析后的质量控制

分析后阶段是指患者标本分析后检验结果的发出直至临床应用这一阶段。为使检验结果准确、真实、无误并转化为临床能直接采用的疾病诊疗信息而采取的措施和方法，称为分析后质量控制。分析后质量评估的内容主要有三个方面：①检验结果的审核与发放；②咨询服务及与临床沟通；③检验标本的保存及处理。

1. 检验结果的审核和发放　检验结果报告是临床实验室工作的最终产品，检验结果报告的正确与及时发出是分析后质量保证工作的核心。因此，必须严格审核发放检验报告单，以保证发出的检验结果"完整、准确、及时、有效"。

（1）异常结果的复核和复查制度：对检验结果的正确判断是这一工作的前提。判断检验结果与否的重要依据是室内质量控制是否合格，即室内质控结果"在控"时，是检验结果可报告的必要条件；如果室内质控"失控"，则检验报告不能发出，须认真寻找原因，待质控结果正常后再对标本再进行检测，保证结果可靠后，由审核人对检验全过程每一环节进行质控分析审核，从而确认和保证检验结果的真实性和可靠性，方可发出检验报告。审核人应当具有临床检验资格，是主管检验师以上的工作人员、本专业实验室负责人、高年资的检验人员或临床实验室主任授权人员，他们熟悉检验管理的流程，有对检验结果的准确性和可靠性进行判断的能力。

（2）危急值紧急报告制度：危急值（critical value）是特殊的医学决定水平，指某些检测结果出现异常，超过一定界值，可危及患者生命。危急值是累积临床经验而得的，不可能用参考区间进行估计。如成年人血清钾≥6.2mmol/L或≤2.8mmol/L等都属于危急值。检验结果为危急值时，临床实验室应立即通知临床，临床往往需要立即对患者进行处理。附录中列出了临床上需要报告危急值的检验项目及危急值。

危急值的报告与急诊报告不同。急诊检验结果不论正常与否必须立即报告。而危急值的项目不一定是急诊检验，但一旦发现危急值时需迅速报告。

2. 咨询服务及与临床沟通　检验结果的解释与咨询服务是临床实验室工作的重要方面。临床检验工作者不仅为临床医师提供及时、准确的检验信息，还应全方位地面向临床医师和患者提供检验医学咨询服务，把有限的实验室数据转变为高效的诊断信息，更多、更直接地参与临床的诊断和治疗，充分发挥检验医学在疾病诊治中的作用。

与临床沟通主要是围绕检验项目的设置和选择，检验工作者应将实验室所开设项目的有关信息主动告知临床，包括检验项目的临床意义、检验方法的影响因素和不精密度、测得值的正常参考范围，以及需要的患者准备、样本采集、运输要求、注意事项等。总之，临床实验室工作，要以完整的质量控制体系为基础，将合格的标本由高素质的检验人员在正常运行的仪器上进行测定和严格的分析，认真严肃地审核后发出，这需要检验、临床、患者三方面共同努力协作，才能保证检验结果的准确。

3. 检验标本的保存及处理　检验后标本储存的主要目的是为了必要的复查，当对检验结果提出质疑时，只有对原始标本进行复检，才能说明初次检验是否有误。而且，标本保存也有利于科研工作中开展的回顾性调查。因此，要建立标本储存的规章制度，专人专管。

在标本的保存中，必须考虑到不同检验项目、不同标本保存时间和条件是不同的，一些被测物质在保存期内会发生变异。通常血液标本应放在4～8℃冰箱保存，一般临床生化检验项目的标本保存时间不应超过1周，必要时可冰冻保存，激素类3天为宜，尿液、脑脊液、胸腹水等一般不作保存。保存的标本应按日期分别保存，到保存期后，标本、容器以及检验过程中接触标本的材料应按《医疗卫生机构医疗废物管理办法》和《医疗废物管理条例》的相关规定处理。

（徐克前）

第二章 临床生物化学检验技术

临床生物化学检验是一个交叉应用性学科,是由化学、生物化学、临床医学等学科交叉融合而逐步发展起来的。近年来,化学的、生物化学的、自动化和信息化技术大量应用到临床生物化学检验。临床生物化学检验技术的发展突飞猛进,对医学科学的进步产生了巨大的推动作用。对于每一位现代临床生化检验工作者而言,系统学习并掌握各种临床生物化学检验技术尤为重要。

第一节 光学分析技术

一、概述

(一) 光学分析方法及分类

光学分析方法(optical method of analysis)是利用物质的光学性质进行化学分析的方法。它是建立在物质发射的电磁辐射或电磁辐射与物质相互作用的基础上的。光学分析方法分为光谱法和非光谱法两大类。光谱分析(spectral analysis)是利用各种化学物质(包括原子、基团、分子及高分子化合物)所具有的发射、吸收或散射光谱谱系的特征,来确定其性质、结构或含量的技术。光谱法是临床生化检验中主要应用技术。非光谱分析(nonspectral analysis)主要是利用电磁辐射与物质相互作用时产生的电磁辐射在方向上或物理性质上的变化来进行分析,不涉及试样光谱的测定,没有物质能级之间的跃迁,与其相对应的方法有比浊法、折射法、旋光法等。

(二) 常用光学分析术语

1. 光吸收(optical absorption) 当一定波长的光通过某介质时,该介质有选择地吸收某一波长的光,使入射光的强度减弱,这种现象称为光吸收。透过介质产生的光谱称为吸收光谱(absorption spectrum)。

2. 吸光度(absorbance, A) 又称光密度(optical density, OD),指光线通过溶液或某一物质前的入射光强度与该光线通过溶液或物质后的透射光强度比值的以10为底的对数。影响它的因素有溶剂、浓度、温度等。表示溶液吸收光的强弱或吸收程度,A值愈大,溶液对光吸收的程度愈大。

3. 消光系数(extinction coefficient) 溶液对光吸收大小的比例常数,用K表示,K值取决于溶质性质、入射光波长和温度。被测溶液浓度高,溶液显色后颜色深,对光吸收大,光透射率低,反之就小。

摩尔消光系数(molar extinction coefficient):指在一定波长下,溶液浓度为1mol/L,光程厚度为1cm时的消光系数,其单位是L/(mol·cm),用ε表示。ε值是物质的一个特征常数,由物质的性质与光的波长而定。同一物质在不同的波长所测得的ε值不同。一般采用ε值最大的波长进行比色测定。

质量消光系数(mass extinction coefficient):又称百分消光系数,是指被测物质的浓度以质量浓度表示时的消光系数。当溶液浓度为1%(1g/100ml),光程为1cm时的消光系数,其单位是100ml/(g·cm),用E1%表示。E1%值是生物大分子常用的消光系数,由于生物大分子的分子量太大,一般不用摩尔浓度,它是表示生物大分子的一个特征常数。

两种消光系数之间的关系是:$\varepsilon = 0.1M \times E1\%$($M$为吸光物质的摩尔质量)。

4. 光互补色(complementary color) 溶液颜色与相应颜色的单色光生成互补色能形成白光,这种物理现象称之为光互补色。同种溶液对不同波长的光谱有不同的吸收峰，为了提高灵敏度，一般选用光的互补色来作为波长的优选条件，蓝色对黄色光是互为补色，595nm 波长正是此范围，可以测出最大吸收值，提高了灵敏度。而 465nm 是绿色光，蓝色溶液吸收低，灵敏度自然低了。

5. 发色基团和助色基团　发色基团（chromophoric group）亦称生色基团。它是指有机化合物或生物大分子中的某些基团，在紫外-可见光波区具有特殊的吸收峰，这些基团称为发色团。一般不饱和的基团都是发色基团，如酮基、醛基、羧基、硝基等。如果一个化合物的分子含有多个生色基团，但它们并不发生共轭作用，则该化合物的吸收光谱将包括这些个别生色基团原有的吸收带，这些吸收带的位置及强度互相影响不大。

有机化合物的某些基团本身并不产生特殊吸收峰，但与发色团同存于同一分子中时，能引起生色集团吸收峰发生位移和光吸收的强度增加，这些基团称为助色基团（auxochromic group），如—OH、—NH_2、—SH 及一些卤元素等。

6. 红移和蓝移　某些化合物通过取代反应引入了含有未共享电子对的基团之后，如—OH、—NH_2、—SH、—OR、—SR 等，能使该化合物的最大吸收峰的波长 λ_{max} 向长波长的方向移动，这种现象称之为红移效应（bathochromic effect），或称红移（red shift）。与红移效应相反，某些化合物的生色基团的碳原子一端引入了某些取代基以后，如═C ═O 基，能使该化合物的最大吸收峰的波长 λ_{max} 向短波长的方向移动，这种现象称之为蓝移效应（hypsochromic effect），或称蓝移（blue shift）。

7. 增色效应和减色效应　由于化合物分子结构中引入取代基或受溶剂的影响，使吸收带的强度即摩尔吸光系数增大或减少的现象称为增色效应（hyperchromic effect）或减色效应（hypochromic effect）（图 2-1）。例如，双链 DNA 发生变性时，原子磷摩尔消光系数 ε（P）值升高，复性后 ε（P）值降低，分别发生增色效应和减色效应。

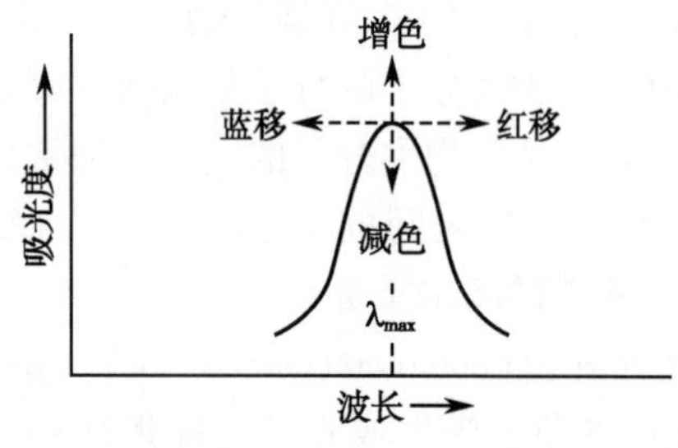

图 2-1　红移和蓝移、增色效应和减色效应示意图

（三）朗伯-比耳定律

朗伯-比耳定律（Lambert-Beer law）也称之为光吸收定律。在一定的条件下，一束单色光通过吸收介质的溶液后，因吸收介质吸收部分光能，引起该单束光的强度降低。吸收介质的厚度和吸光物质的浓度与光降低的程度成正比。

用公式表示：$A = \varepsilon bc$

式中　A——吸光值；ε——常数；c——溶液浓度；b——光程。

朗伯-比耳定律同时反映了溶液厚度 b 和浓度 c 对光吸收的关系，其数值随光的波长、溶液浓度和溶液的性质变化而变化。

二、光谱法

根据光谱谱系的特征不同，可把光谱分析技术分为吸收光谱分析、发射光谱分析和散射光谱分析三大类。不同光谱分析技术都有特定的仪器，虽然它们在构造上各有不同，但是不同类型的光谱仪相同部件的功能都大体相同，主要包括五个部分：光源（辐射源）、单色器、试样池、检测器和信号显示系统。

（一）吸收光谱法

利用物质特征吸收光谱进行分析的方法称为吸收光谱法。根据吸收光谱所在光谱区不同，吸收光谱可分为莫斯鲍尔光谱法、X 射线吸收光谱法、原子吸收光谱法、紫外-可见吸收光谱法、红外吸收光谱法和核磁共振波谱法。下面介绍在临床生化检验中常用的几种技术。

1. 紫外-可见吸收光谱法　紫外-可见吸收光谱法（ultraviolet-visible absorption spectrometry，UV-VIS）是利用某些物质的分子吸收 200～800nm 光谱区的辐射来进行分析测定的方法。这种分子吸收光谱产生于价电子和分子轨道上的电子在电子能级间的跃迁，广泛用于有机和无机物质的定性和定量测定。

（1）基本构造：紫外可见吸收光谱仪由光源、单色器、吸收池、检测器以及显示器等五部分组成。

光源：一般采用钨灯和氢灯（或氘灯），在可见光区、近紫外区、近红外区常用钨灯，其发射连续波长范围在 320～2500nm 之间。在紫外区用氢灯或氘灯，氢灯发射连续辐射光谱波长在 190～360nm，而氘灯在 180～500nm 之间。氘灯的辐射强度比氢灯大 3～5 倍，使用寿命也长，因此氘灯更好。

单色器:由色散元件、狭缝及准直镜组成。分光光度法根据单色器和样品池的位置可分为前分光和后分光。一般的紫外-可见分光光度计大多采用前分光,而自动生化分析仪多采用后分光,即光源光线先通过样品池,再通过单色器(图 2-2)。其优点在于同一体系中检测多种成分。

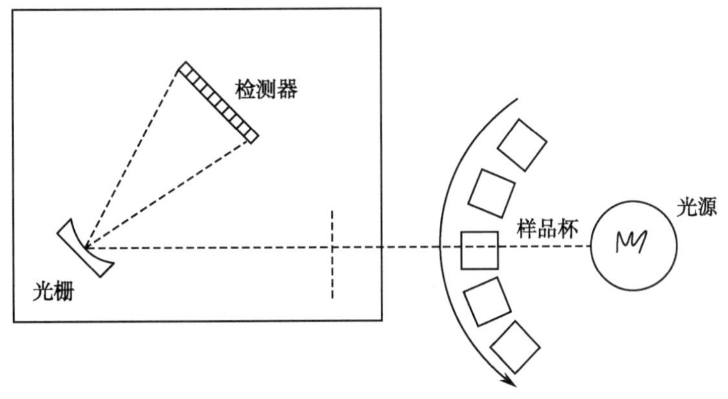

图 2-2 后分光技术光路示意图

色散元件主要有棱镜和光栅。棱镜是根据光的折射原理进行的分光系统。光栅是利用光的衍射和干涉原理进行分光的元件,常用的光栅单色器元件有透射光栅和反射光栅,使用较多的是反射光栅。反射光栅又分为平面和凹面反射光栅。反射光栅是在抛物线玻璃或镀铝金属表面刻制平行线而制成的(每毫米 600 ~ 1200 条)。由于刻线处不透光,通过光的干涉和衍射使较长的光波偏折角度大,较短的光波偏折角度小,因而形成光谱(图 2-3)。

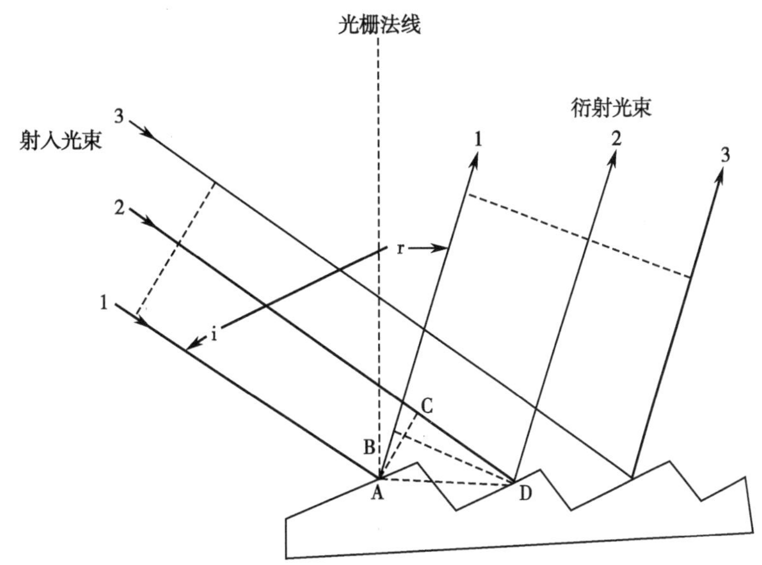

图 2-3 平面反射光栅单色器衍射示意图

吸收池:亦称比色池或样品池,是盛装空白和样品溶液的器皿。它由透明材料组成,在可见光区或近红外光波区一般用光学玻璃或有机玻璃,在紫外光波区应该用石英玻璃。

检测器:一种光电换能器,将光信号转变为电信号,再通过放大器将信号输送到显示器。常用的有光电管和光电倍增管。

(2)类型:按照仪器使用的光学系统,可将其分为单光束紫外-可见分光光度计、双光束紫外-可见分光光度计、双波长紫外-可见分光光度计、双波长-双光束紫外-可见分光光度计、动力学分光光度计。

单光束紫外-可见分光光度计:这类仪器的波长范围通常在 190 ~ 800nm。光源在低波段用的是氘灯或氢灯,高波段用的是钨灯或碘钨灯。单色器一般用棱镜或光栅。其原理如图 2-4。

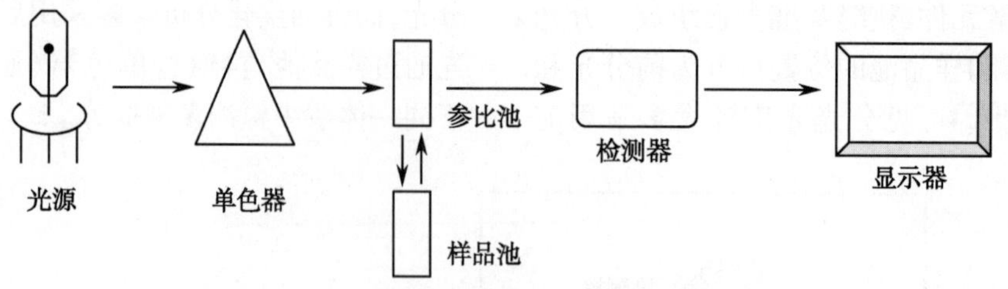

图 2-4　单光束紫外-可见分光光度计原理示意图

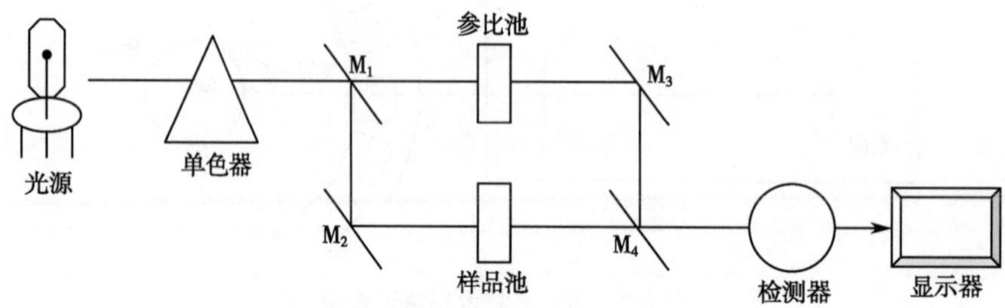

图 2-5　双光束紫外-可见分光光度计原理示意图

双光束紫外-可见分光光度计：其设计与单光束紫外-可见分光光度计对区别在于出射狭缝的光路中增加了一个斩波器，将一束光分为两束，一次测量即可得到样液的吸光值（图 2-5）。

双波长紫外-可见分光光度计：具有两个独立的单色器，可以任意选择各自不同的波长，经斩波器使两种波长的光交替通过溶液（图 2-6）。

双波长-双光束紫外-可见分光光度计：将两个单色器产生的单色光，通过斩波器以一定的频率交替通过样品池，然后由检测器接受峰顶和峰谷信号（图 2-7）。

动力学分光光度计：利用时间分辨的能力，对分

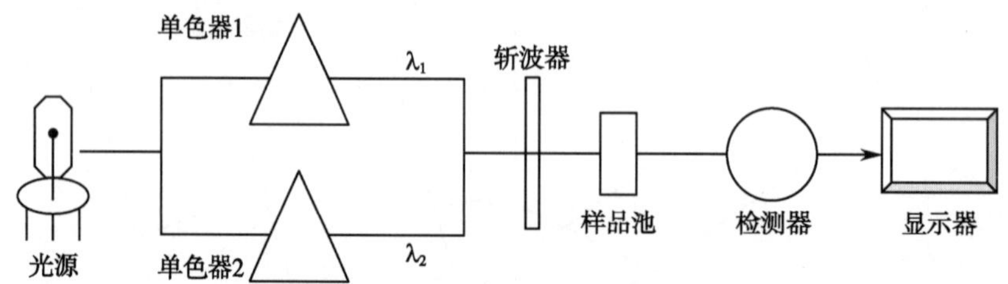

图 2-6　双波长紫外-可见分光光度计原理示意图

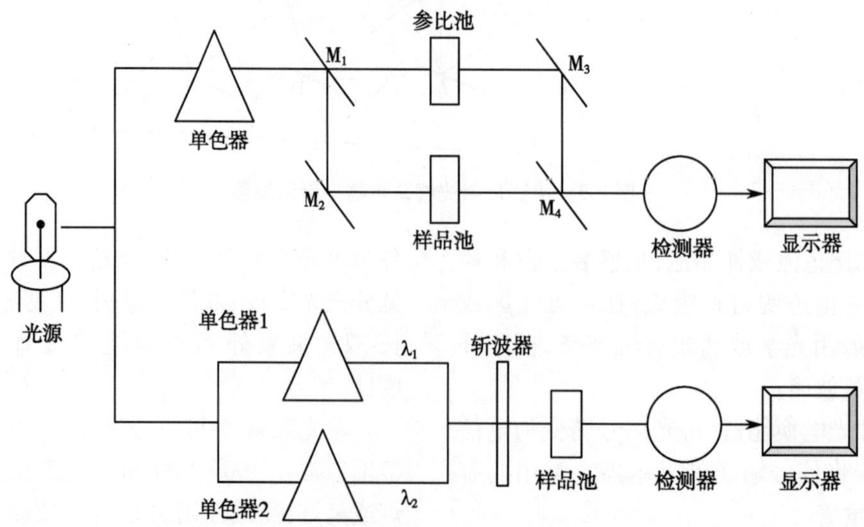

图 2-7　双波长-双光束紫外-可见分光光度计原理示意图

子吸收光谱进行扫描,测定生物化学瞬间反应产物的吸收光谱和随时间变化值,常应用于酶催化反应的动力学分析等方面。

2. 原子吸收光谱法　原子吸收光谱(atomic absorption spectroscopy,AAS)是基于气态的基态原子外层电子对紫外光和可见光范围的相对应原子共振辐射线的吸收强度来定量被测元素含量为基础的分析方法,每一种元素的原子不仅可以发射一系列特征谱线,也可以吸收与发射线波长相同的特征谱线。当光源发射的某一特征波长的光通过原子蒸气时,即入射辐射的频率等于原子中的电子由基态跃迁到较高能态(一般情况下都是第一激发态)所需要的能量频率时,原子中的外层电子将选择性地吸收其同种元素所发射的特征谱线,使入射光减弱。特征谱线因吸收而减弱的程度称吸光度 A,与被测元素的含量成正比是一种测量特定气态原子对光辐射的吸收的方法。此法是20世纪50年代中期出现并在以后逐渐发展起来的一种新型的仪器分析方法,它在生物医药等领域有广泛的应用。该法主要适用样品中微量及痕量组分分析。

原子吸收光谱仪主要由光源、原子化器、分光系统和检测系统四个部分组成。一般采用空心阴极灯作为光源,发射被测元素的特征共振辐射。原子化器的作用是提供能量将液态试样中的待测元素干燥蒸发使之转化为原子态的蒸气,如火焰原子化器、石墨炉原子化器、氢化物原子化器。分光系统由入射狭缝、反射镜、色散元件、出射狭缝组成,其作用是将所需要的共振吸收线分离出来。检测系统由检测器(光电倍增管)、放大器、对数转换器和电脑组成(图2-8)。

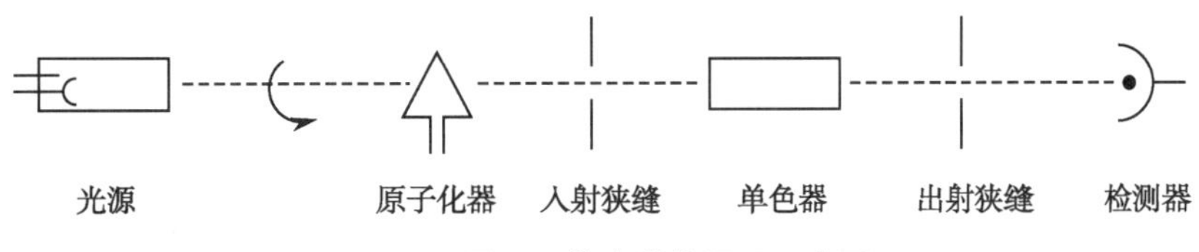

图2-8　原子吸收光谱仪原理示意图

原子吸收光谱仪可测定多种元素,火焰原子吸收光谱法可测到 10^{-9} g/ml 数量级,石墨炉原子吸收法可测到 10^{-13} g/ml 数量级。氢化物原子化器可对易形成氢化物的元素如汞、砷、铅、硒、锡、碲、锑、锗等进行微痕量测定。

(二) 发射光谱法

通过测量原子或分子的特征发射光谱来研究物质结构和测定其化学组成的方法称为发射光谱法。根据发射光谱所在的光谱区和激发方式的不同,发射光谱法可分为荧光光谱法、原子发射光谱法、γ 射线光谱法。

1. 荧光光谱法(fluorescence spectrometry)　某些物质被一定波长的光照射时,会在较短时间内发射出波长比入射光长的光,这种光称为荧光(fluorescence)。物质吸收的光,称为激发光;物质受激后所发射的光,称为发射光或荧光。荧光光谱包括激发光谱(excitation spectrum)和荧光光谱(fluorescence spectrum)两种。如果将激发光用单色器分光后,连续改变激发光波长,固定荧光发射波长,测定不同波长的激发光照射下物质溶液发射的荧光强度的变化曲线,称为该荧光物质的激发光谱。从激发光谱图中,可以找到发生荧光强度最强的激发波长 λ_{ex}。在激发光谱中最大吸收处的波长处,固定强度,检测物质所发射的荧光的波长和强度,所得到的曲线称为该物质的荧光发射光谱,简称荧光光谱。荧光光谱中荧光强度最强的波长 λ_{em}。激发光谱和荧光光谱是荧光物质定性的依据。激发光谱与发射光谱呈镜像对称关系。

按照荧光的来源不同,可分为分子荧光和原子荧光。原子荧光光谱法(atomic fluorescence spectrometry,AFS)是利用原子荧光谱线的波长和强度进行物质定性和定量分析的方法。原子荧光光谱仪由激发光源、原子化器、光学系统和检测器组成。原子荧光光谱仪是我国少数几个具有自主知识产权的分析仪器。它可进行多种元素分析,如砷、汞、硒、铅、镉等。分子荧光应用较多,包括荧光计或荧光分光光度计、时间分辨荧光,此外流式细胞仪和血液荧光计也利用荧光进行检测。

(1) 荧光计或荧光分光光度计:分子荧光光谱法又称分子发光光谱法或荧光分光光度法,即通常所谓的荧光分析法,采用荧光计或荧光分光光度计进行分析。荧光计(fluorometer)或荧光分光光度计(spectrofluorometer)由激发光源、激发单色器、样品池、发射单色器、检测器和记录显示系统组成(图2-9)。前者使用滤光片,不能连续改变波长,后者可以连续改变波长。

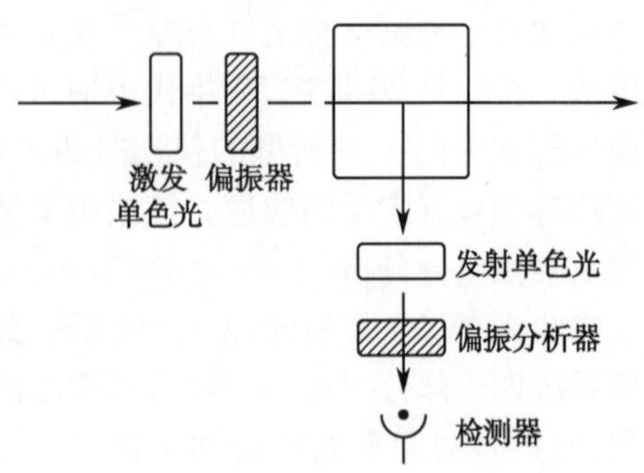

图 2-9　荧光分光光度原理示意图

荧光分析法近年来取得飞速发展，除了经典的荧光分光光度法外，还有荧光免疫分析法、时间分辨荧光法等应用于临床生物化学检验。可用于氨基酸、蛋白质、酶和辅酶、嘌呤、嘧啶、核酸、维生素、无机元素和药物等检测。

(2) 时间分辨荧光分析(time resolved fluorescence,TRF)：是利用稀土配合物(由稀土金属离子如 Sm^{3+}、Eu^{3+}等与有机配位体形成)具有长寿命这一特点，在样品被脉冲光激发后、荧光信号采集前，根据样品中所包含的荧光物质的荧光寿命的不同引入一定的延迟时间，待短寿命的背景荧光完全淬灭后，再对长寿命的特异性荧光信号进行检测。此方法可以有效消除来自样品、试剂、仪器等的短寿命非特异性荧光的干扰，从而大大提高检测的灵敏度。临床检验中用的时间分辨荧光免疫分析法就是采用了此技术，还用于时间分辨荧光显微镜生物成像技术。

2. 原子发射光谱法(atomic emission spectrometry,AES)　根据处于激发态的待测元素原子回到基态时发射的特征谱线对待测元素进行分析的方法。利用试样中原子或离子所发射的特征谱线的波长或强度来检测元素的存在和含量的仪器称为原子发射光谱仪。主要有火焰光度计(flame photometer)、火焰分光光度计(flame spectrophotometer)、摄谱仪(spectrograph)、光电直读光谱仪(photo-electric direct reading spectrometer)等。它们的基本原理相同，结构上稍有差别。

火焰光度计是以发射光谱为基本原理的一种分析仪器。其组成包括气体和火焰燃烧部分、光学部分、光电转换器及检测记录部分。其原理是利用火焰的热能使某元素的原子激发发光，并用仪器检测其光谱能量的强弱，进而判断物质中某元素含量的高低。可用于钠、钾、锂、钙、钡等金属元素的含量测定。

(三) 散射光谱法

用单色光照射透明试样时，大部分按原来方向透射，而一小部分则按不同的角度散射开来，该现象称为光的散射。散射是光子和试样分子相互作用的结果。如果在相互作用时，光子和分子之间发生能量交换，光子把一部分能量给予分子，或者从分子获得一部分能量，光子的能量就会减少或增加，这就是拉曼散射(Raman spectra)；反之，就是瑞利散射。

根据分子的特征拉曼散射光谱来研究物质的结构和测定化学成分的方法，称为拉曼散射光谱法。临床上常用的无创测定血糖就是采用拉曼散射分析技术。

三、非光谱法

非光谱法在临床生化检测中常应用的是比浊法和化学发光法。

(一) 比浊法

悬浮颗粒在液体中造成透过溶液的光减弱，减弱的程度与悬浮颗粒的量相关，据此可定量测定物质在溶液中呈悬浮状态时浓度的方法称为比浊法(turbidimetry)。根据形成浊度的原理的不同，比浊法可分为免疫比浊法、散射比浊法、光扫描比浊法、乳胶比浊法、光电比浊法、微生物比浊法等十余类。免疫比浊法(immunoturbidimetry)在临床生化检验中最常用，它是在一定量的抗体中分别加入递增量的抗原，经一定时间后形成抗原抗体复合物，用浊度计测量反映液体的浊度，并由此推算样品中的抗原含量。它又可分为免疫透射比浊法、免疫散射比浊法和免疫胶乳比浊法。

1. 透射比浊法和散射比浊法　免疫浊度法按照仪器设计的不同可以分为两种，即透射比浊仪(turbidimetry)和散射比浊仪(nephelometry)。透射比浊仪是测量由于反射、吸收或散射引起的入射光衰减，其读数以吸光度 A 表示。A 反映了入射光与透射光的比率。散射比浊仪是测量入射光遇到质点(复合物)后呈一定角度散射的光量，该散射光经放大后以散射值表示(图 2-10)。

2. 免疫胶乳比浊法　免疫胶乳比浊法(latex immunoturbidimetry)是一种带载体的免疫比浊法。其基本原理是选择一种大小适中(15～60nm)、均匀一致的胶乳颗粒(常用聚苯乙烯)，吸附抗体后，当遇到相应抗原时，则发生凝集，单个胶乳颗粒在入射光波长之内，光线可透过，当两个胶乳凝集时，则使透过光减少。这种减少的程度与胶乳凝集成正比，也就是与抗原量成正比。它可使免疫比浊法速度更

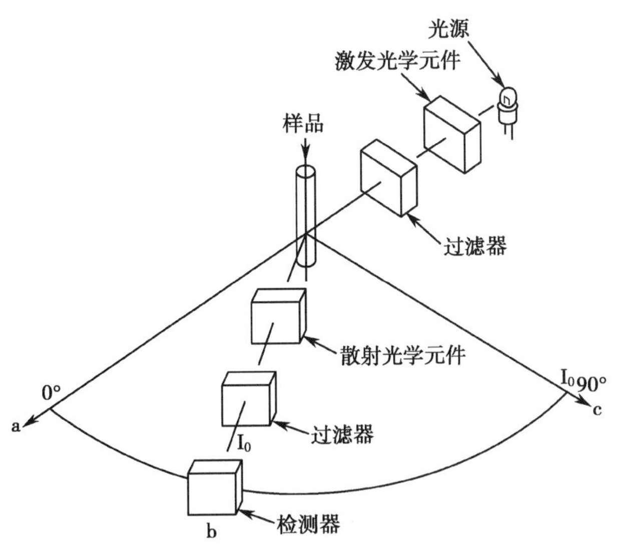

图 2-10　透射比浊仪和散射比浊仪原理示意图

快、检测更敏感。

免疫比浊法具有高敏感、高特异等特点，现主要用于临床微量蛋白的测定和治疗性药物检测。

（二）化学发光法

化学发光（chemiluminescence，CL）是化学发光物质在特定化学反应中产生的光辐射。通过高能中间体的分解在化学反应中激发单态分子形成，分子被激发后是不稳定的，它要释放出多余的能量而恢复到基态，其中部分能量以发光的形式释放出来。CL 与荧光不同，后者能源来自入射的辐射能。

化学发光需要发光剂。化学发光剂是指在化学反应中参与能量转移并最终以发射光子的形式释放能量的化合物。常用的化学发光剂有三种：直接化学发光剂、酶促反应的发光底物的发光剂和电化学发光剂。根据化学发光剂的种类不同将化学发光分析分为三种类型，即直接化学发光分析、酶化学发光分析法和电化学发光分析法。在临床生化检验中，它们常与免疫反应结合，分别形成了化学发光免疫分析、化学发光酶免疫分析和电化学发光酶免疫分析方法，可用于药物、代谢物、激素、微量蛋白等的检测。具体见免疫化学分析技术。

此外，它还与其他技术联用，尤其是流动注射技术、传感器技术、HPLC 技术及各种固定化试剂技术的联用，更显示出化学发光分析快速、灵敏、简便等优点。

第二节　电泳技术

一、电泳技术的基本原理和分类

（一）电泳

带电颗粒在电场作用下向着与其电性相反的电极移动的现象称为电泳（electrophoresis）。不同的带电颗粒在同一电场中的运动速度不同，其泳动速度用迁移率（或称泳动度）来表示。

迁移率 μ 指带电颗粒在单位电场强度下的泳动速度。它与球形分子的半径（r）、介质黏度（η）、颗粒所带电荷（Q）有关。

$$\mu=\frac{v}{E}=\frac{Q}{6\pi r\eta}$$

（二）分类

根据电泳是在溶液还是在固体支持物中进行，可将电泳分为自由电泳和支持物电泳。自由电泳包括显微电泳（也称细胞电泳）、移界电泳、柱电泳、等速电泳等。区带电泳则包括滤纸电泳（常压及高压）、薄层电泳（薄膜及薄板）、凝胶电泳（琼脂、琼脂糖、淀粉胶、聚丙烯酰胺凝胶）等。临床检验中常用的是区带电泳。

二、影响电泳迁移率的外界因素

（一）电场强度

电场强度是指单位长度（cm）的电位降。电场强度越高，则带电颗粒泳动越快。当电压在 500V 以下，电场强度在 2～10v/cm 时为常压电泳。电压在 500V 以上，电场强度在 20～200V/cm 时为高压电泳。

（二）溶液的 pH 值

溶液的 pH 决定被分离物质的解离程度和质点的带电性质及所带净电荷量。例如蛋白质分子，它是既有酸性基团（—COOH），又有碱性基团（$—NH_2$）的两性电解质。在某一溶液中所带正负电荷相等，即分子的净电荷等于零，此时，蛋白质在电场中不再移动，溶液的这个 pH 值为该蛋白质的等电点(isoelctric point,pI);若溶液 pH 处于等电点酸侧,即 pH<pI,则蛋白质带正电荷,在电场中向负极移动;若溶液 pH 处于等电点碱侧,即 pH>pI,则蛋白质带负电荷,向正极移动。溶液的 pH 离 pI 越远,质点所带净电荷越多,电泳迁移率越大。因此在电泳时,应根据样品性质,选择合适的 pH 值缓冲液。

(三) 溶液的离子强度

电泳液中的离子浓度增加时会引起电泳颗粒迁移率的降低。其原因是离子强度影响电泳颗粒的电动势。另外,离子强度过低会导致缓冲能力减弱,也会影响泳动速度。一般最适合的离子强度在0.02～0.2之间。

(四) 电渗现象

电场作用下液体对于固体支持物的相对移动称为电渗(electroosmosis)。其产生的原因是固体支持物多孔,且带有可解离的化学基团,因此常吸附溶液中的正离子或负离子,使溶液相对带负电或正电。因此,在电泳时,带电颗粒泳动的表观速度是颗粒本身的泳动速度和电渗携带颗粒的移动速度的矢量和。

(五) 支持物的选择

一般要求支持物均匀,吸附力小,否则电场强度不均匀,影响区带的分离。

(六) 焦耳热的影响

电泳过程中产生焦耳热,其大小与电流强度的平方成正比。热对电泳影响很大,温度升高时,迁移率增加,分辨率下降。可通过控制电压或电流,也可配备冷却装置以维持恒温。

三、电泳分析常用方法

(一) 醋酸纤维素薄膜电泳

以醋酸纤维素薄膜为支持介质的电泳称为醋酸纤维素薄膜电泳(cellulose acetate membrane electrophoresis)。醋酸纤维素是将纤维素的羟基经过乙酰化而形成,是纤维素醋酸酯。由该物质制成的薄膜称为醋酸纤维素薄膜。醋酸纤维素膜经过冰醋酸乙醇溶液或其他透明液处理后可使膜透明化有利于对电泳图谱的光吸收扫描测定和膜的长期保存。

醋酸纤维素薄膜电泳具有操作简单、快速、价廉等特点,目前广泛用于分析检测血液、脑脊液、尿液中蛋白、酶等的分析检测中。

(二) 琼脂糖凝胶电泳

以琼脂糖为支持物的电泳称为琼脂糖凝胶电泳(agarose gel electrophoresis)。琼脂糖的结构单元是D-半乳糖和3,6-脱水-L-半乳糖。许多琼脂糖链依氢键及其他力的作用使其互相盘绕形成绳状琼脂糖束,构成大网孔型凝胶。目前,临床上常用琼脂糖作为电压支持物,用于分析血清蛋白、血红蛋白、脂蛋白、糖蛋白,以及乳酸脱氢酶、碱性磷酸酶等同工酶的分离和鉴定。

临床上常用的免疫电泳也是以琼脂糖为支持物。免疫电泳(immune electrophoresis)是将琼脂糖凝胶电泳和双向琼脂扩散结合起来,用于分析抗原组成的一种定性方法。此项技术既有抗原抗体反应的高度特异性,又有电泳分离技术的快速、灵敏和高分辨力。近年来本法主要用于:血清蛋白组分的分析,如多发性骨髓瘤、肝病、全身性红斑狼疮等;抗原、抗体的纯度的检测;抗体各组分的研究等。也常用于检测血清中乙型肝炎表面抗原(HBsAg)、甲胎蛋白,各类免疫球蛋白的定性和半定量。

此外,以琼脂糖为支持物的电泳还可用于核酸的分离与鉴定。普通的琼脂糖凝胶电泳可以分离小于20kb 的 DNA。更大的 DNA 分子可用脉冲场凝胶电泳(pulsed field gel electrophoresis,PFGE)。

(三) 聚丙烯酰胺凝胶电泳

聚丙烯酰胺凝胶是由丙烯酰胺单体和甲叉双丙烯酰胺交联剂在催化剂(如过硫酸铵)和加速剂作用下形成的凝胶,以此为支持物的电泳称为聚丙烯酰胺凝胶电泳(polyacrylamide gel electrophoresis,PAGE)。目前有不同类型的聚丙烯酰胺凝胶电泳。

1. 连续和不连续聚丙烯酰胺凝胶电泳　根据其有无浓缩效应,将其分为连续系统和不连续系统。前者电泳体系中缓冲液 pH 及凝胶浓度相同,带电颗粒在电场作用下主要靠电荷效应和分子筛效应进行分离;后一电泳体系中,缓冲液的离子成分、pH、凝胶浓度及电位梯度均不连续,带电颗粒在电场中不仅有电荷效应、分子筛效应,还有浓缩效应,因此其分离条带的清晰度和分辨率都比前者好。

2. 变性和非变性聚丙烯酰胺凝胶电泳　在电泳的过程中,非变性聚丙烯酰胺凝胶电泳中的蛋白质能够保持完整状态,并依据蛋白质的分子量大小、蛋白质的形状及其所附带的电荷量而逐渐呈梯度分开。而变性聚丙烯酰胺凝胶电泳是在电泳体系中加入了十二烷基硫酸钠(SDS),SDS 是阴离子去污剂,它能断裂分子内和分子间的氢键,使分子去折叠,破坏蛋白分子的二、三级结构。因此,SDS-PAGE 仅根据蛋白质亚基分子量的不同分离蛋白质，而与所带电荷和形状无关。SDS-PAGE 也可分为连续和不连续两种。

3. 聚丙烯酰胺梯度凝胶电泳 利用梯度装置形成聚丙烯酰胺凝胶由高到低的浓度梯度，即孔径梯度（pore gradient，PG），由此形成聚丙烯酰胺梯度凝胶电泳（PG-PAGE）。浓度越大，形成的孔径越小。蛋白质的最终迁移位置仅取决于其本身分子大小。

4. 聚丙烯酰胺凝胶等电聚焦电泳 等电聚焦（isoelectric focusing，IEF）是一种利用有 pH 梯度的介质分离等电点不同的蛋白质的电泳技术。利用各种蛋白质等电点（pI）不同，以聚丙烯酰胺凝胶为电泳支持物，并在其中加入两性电解质载体（carrier ampholyte），在电场的作用下，蛋白质在 pH 梯度凝胶中泳动，当迁移至其 pI=pH 处，则不再泳动，而浓缩成狭窄的区带，这种分类蛋白质的方法称为聚丙烯酰胺凝胶等电聚焦电泳（IEF-PAGE）。在 IEF 的电泳中，具有 pH 梯度的介质其分布是从阳极到阴极，pH 值逐渐增大。由于其分辨率可达 0.01pH 单位，因此特别适合于分离分子量相近而等电点不同的蛋白质组分。

IEF-PAGE 操作简单，一般的电泳设备就可进行，电泳时间短，分辨率高。应用范围广，可用于分离蛋白质和 pI 测定，也可用于临床检验。

5. 聚丙烯酰胺凝胶双向电泳 即二维电泳（two-dimensional electrophoresis，2DE），由两种类型的 PAGE 组合而成。样品经第一向电泳分离后，再以垂直它的方向进行第二向电泳。双向电泳目前已经发展出多种组合。例如 IEF/SDS-PAGE，就是根据生物分子间等电点及相对分子质量不同的特点，建立了以第一向为 IEF-PAGE、第二向为 SDS-PAGE 的双向电泳技术。再如 IEF/PG-PAGE，第一向为 IEF-PAGE，第二向为 PG-PAGE。

由于双向电泳具有高分辨率，在蛋白质分离鉴定，特别是蛋白质组学研究中广泛应用。

6. 毛细管电泳 毛细管电泳（capillary electrophoresis，CE）又称高效毛细管电泳（high performance capillary electrophoresis，HPCE），是一类以高压直流电场为驱动力，以极细管道为分离通道，依据样品中各组分的分子质量、电荷、淌度等差异而实现分离的液相分离技术。

毛细管电泳系统的基本结构包括高压电源、毛细管柱、进样系统、两个缓冲液槽、检测器、冷却系统和数据处理系统（图 2-11）。根据其分离介质不同，毛细管电泳可分为不同类型，如毛细管区带电泳（capillary zone electrophoresis，CZE）、毛细管凝胶电泳（capillary gel electrophoresis，CGE）、胶束电动毛细管色谱（micellar electrokinetic capillary chromatography，MECC）、毛细管等速电泳（capillary isotachophoresis，CITP）、毛细管等电聚焦（capillary isoelectric focusing electrophoresis，CIFE）、毛细管电色谱（capillary electrokinetic chromatography，CEC）和亲和毛细管电泳（affinity capillary electrophoresis，ACE）等。

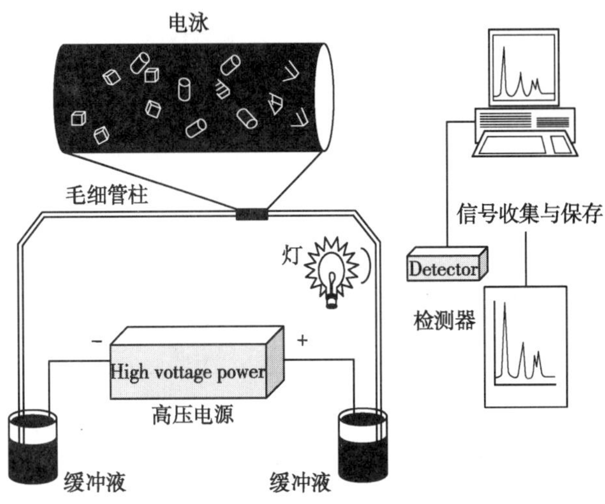

图 2-11 毛细管电泳原理示意图

毛细管电泳在生物医学领域得到广泛应用，可用于多种有机、无机离子分析，药物测定，蛋白质、多肽、核酸分析，具有分析速度快、高灵敏度、高分辨率和高重复性等优点。

四、电泳染色方法

经醋酸纤维素薄膜、琼脂糖凝胶、聚丙烯酰胺凝胶等支持物电泳分离的各种生物分子需要通过染色使其在支持物相应位置上显示出谱带，从而检测其纯度、含量及生物活性。不同的分离物质选择不同的染色方法。

（一）蛋白质染色

蛋白质染色常采用染料，各种染料染色蛋白质的原理不同，灵敏度各异，使用时根据需要加以选择。对于糖蛋白、脂蛋白需要特殊染料（表 2-1）。

（二）同工酶染色

同工酶经电泳分离后可用不同染色法加以鉴定，常用的染色方法有以下几种。

表 2-1　蛋白质染色方法及其特点

染色对象	染　料	特　点
蛋白质	氨基黑 10B	普通蛋白染色，灵敏度较低
	马斯亮蓝 R-250/G250	灵敏度高，适合于定量分析
	固绿	常用于组蛋白染色
	荧光染料	可用于蛋白质标记或直接染色
	银染色	染色灵敏度高，适合于微量检测
糖蛋白	过碘酸-Schiff 试剂	灵敏度高
	阿尔辛蓝染色	操作简单
脂蛋白	浊红 O 染色	操作简单
	苏丹黑 B	适合琼脂糖、PAGE 电泳预染
	亚硫酸品红染色	适合于醋酸纤维素薄膜电泳

1. 底物显色法　利用酶促反应的底物本身无色，而反应后的产物显色，证实酶的存在。此法常用于水解酶的鉴定。例如酸性磷酸酶可将磷酸酚酞分解为磷酸盐和酚酞，酚酞在碱性条件下呈红色。

2. 化学反应染色法　用各种化学试剂使酶促反应的产物或未分解的底物显色。例如酸性磷酸酶可催化 α-萘酚磷酸盐生成磷酸盐和 α-萘酚，生成的 α-萘酚可用偶氮染料染色。

3. 荧光染色法　无荧光的底物在酶促反应后产物呈荧光，或者使有荧光的底物转变成无荧光的产物。例如磷酸酶或糖苷酶可催化 4-甲基伞形基磷酸酯（或糖苷）生成 4-甲基伞形酮而呈现荧光。

4. 电子转移染色法　以 NAD^+ 或 $NADP^+$ 为辅酶的脱氢酶，在顺向反应产生的 NADH 或 NADPH 可将氢原子转移至甲硫吩嗪（PMS），后者再将电子不可逆地转移给氯化硝基四氮唑蓝（NBT）类化合物，生成有色化合物，从而显示酶带。这种方法可显示各种脱氢酶的存在。

5. 酶偶联染色法　这种方法主要用于酶促反应直接底物或产物均不显色，加入另一种指示酶则可使产物通过电子转移而显色。如用葡萄糖-6-磷酸脱氢酶（G-6-PD）为指示酶可用于己糖激酶、葡萄糖磷酸异构酶同工酶的显色，而乳酸脱氢酶为指示酶，可用于丙氨酸氨基转移酶、磷酸激酶、肌酸激酶等同工酶的显色。

第三节　离心技术

离心技术（centrifugal technique）是根据颗粒在做匀速圆周运动时受到一个外向的离心力的行为而发展起来的一种分离技术。这项技术应用很广，诸如分离出化学反应后的沉淀物，天然的生物大分子、无机物、有机物，在生物化学以及其他的生物学领域常用来收集细胞、细胞器及生物大分子物质。

一、离心技术原理

（一）离心力

离心作用是根据在一定角度速度下做圆周运动的任何物体都受到一个向外的离心力进行的。离心力（centrifugal force，Fc）的大小等于离心加速度 ω^2X 与颗粒质量 m 的乘积，即：

$$Fc = m\omega^2X$$

其中 ω 是旋转角速度，以弧度/秒为单位；X 是颗粒离开旋转中心的距离，以 cm 为单位；m 是质量，以克为单位。

（二）相对离心力

由于各种离心机转子的半径或者离心管至旋转轴中心的距离不同，离心力会发生变化，因此在文献中常用“相对离心力”或“数字×g”表示离心力，只要 RCF 值不变，一个样品可以在不同的离心机上获得相同的结果。

相对离心力（relative centrifugal force，RCF）就是实际离心场转化为重力加速度的倍数。

$$RCF = \frac{F\,离心力}{F\,重力} = \frac{m\omega^2X}{mg} = \frac{\omega^2X}{g} = \frac{(2\pi n/60)}{980} \cdot X = 1.118\times10^{-5} \cdot n \cdot X$$

式中 X 为离心转子的半径距离，以 cm 为单位；g 为地球重力加速度（$980cm/sec^2$）；n 为转子每分钟的转数（rpm）。

在上式的基础上，Dole 和 Cotzias 制作了与转子速度和半径相对应的离心力的转换列线图，将离心机转数换成相对离心力时，先在离心机半径标尺上取已知的离心机半径和在转数标尺上取已知的离心机转数，然后将这两点间画一条直线，在离心力的转换列线图中间 RCF 标尺上的交叉点，即为相应的离心力数值。例已知离心机转数为 2500rpm，离心机的半径为 7.7cm，将两点连接起来交于 RCF 标尺，此交点 500×g 即是 RCF 值。

（三）沉降系数

根据 1924 年 Svedberg 对沉降系数下的定义：沉降系数（sedimentation coefficient，S）是指颗粒在单位离心力场中粒子移动的速度。

$$S=\frac{dx/dt}{\omega^2 X}=\frac{1}{\omega^2 dt}\cdot\frac{dx}{X}$$

$$\text{积分得：}S=2.303\cdot\frac{\log X_2-\log X_1}{\omega^2(t_2-t_1)}$$

若 ω 用 2πn/60 表示，则

$$S=\frac{2.1\times10^2\log X_2/X_1}{n^2(t_2-t_1)}$$

式中 X_1 为离心前粒子离旋转轴的距离；X_2 为离心后粒子离旋转轴的距离。S 实际上时常在 10^{-13} 秒左右，故把沉降系数 10^{-13} 秒称为一个 Svedberg 单位，简写 S，量纲为秒。

（四）沉降速度

沉降速度（sedimentation velocity）是指在强大离心力作用下，单位时间内物质运动的距离。

$$\frac{dx}{dt}=\frac{2r^2(\rho_p-\rho_m)}{9\eta}\cdot\omega^2 X-\frac{d(\rho_p-\rho_m)}{18\eta}\cdot\omega^2 X$$

式中 r 为球形粒子半径；d 为球形粒子直径；η 为流体介质的黏度；ρ_p 为粒子的密度；ρ_m 为介质的密度。

从上式可知，粒子的沉降速度与粒子直径的平方、粒子的密度和介质密度之差成正比；离心力场增大，粒子的沉降速度也增加，将此式代入上项沉降系数公式中，则 S 的表示式也可表示为：

$$S=\frac{dx/dt}{\omega^2 X}-\frac{d^2}{18}\cdot\frac{(\rho_p-\rho_m)}{\eta}$$

从该式中可看出：①当 $\rho_p>\rho_m$，则 S>0，粒子顺着离心方向沉降。②当 $\rho_p=\rho_m$，则 S=0，粒子到达某一位置后达到平衡。③当 $\rho_p<\rho_m$，则 S<0，粒子逆着离心方向上浮。

（五）沉降时间

在实际工作中，常常遇到要求在已有的离心机上把某一种溶质从溶液中全部沉降分离出来的问题，这就必须首先知道用多大转速与多长时间可达到目的。如果转速已知，则需解决沉降时间（sedimentation time，Ts）来确定分离某粒子所需的时间。

根据沉降系数（S）式可得：

$$S=\frac{dx/dt}{\omega^2 X}\qquad dt=\frac{1}{\omega^2 S}\cdot\frac{dx}{X}$$

将左侧 r 点与右侧 n 点连成一条直线，与中间 RCF 相交的点即为相对离心力（×g）RCF = $1.118\times10^2\times r\times n^2$。

积分得

$$t_2-t_1=\frac{1}{S}\cdot\frac{\ln X_2/\ln X_1}{\omega^2}$$

式中 X_2 为离心转轴中心至离心管底内壁的距离；X_1 为离心转轴至样品溶液弯月面之间的距离，那么样品粒子完全沉降到底管内壁的时间（t_2-t_1）用 Ts 表示，则式可改为：

$$Ts=\frac{1}{S}\cdot\frac{\ln X_{max}-\ln X_{min}}{\omega^2}$$

式中 Ts 以小时为单位，S 以 Svedberg 为单位。

（六）K 系数

K 系数（K factor）是用来描述在一个转子中，将粒子沉降下来的效率，也就是溶液恢复成澄清程度的一个指数，所以也叫“cleaning factor”。原则上，K 系数愈小的，愈容易，也愈快将粒子沉降。

$$K=\frac{2.53\times10^{11}\ln(R_{max}/R_{min})}{(rpm)^2}$$

其中 R_{max} 为转子最大半径；R_{min} 为转子最小半径。由其公式可知，K 系数与离心转速及粒子沉降的路径有关。所以 K 系数是一个变数。当转速，或者离心管的溶液量不同，即粒子沉降的路径改变时，K 系数就改变了。通常，离心机的转子说明书中提供的 K 系数，都是根据最大路径及在最大转速下所计算出来的数值。如果已知粒子的沉降系数为 80S 的 Polysome，采用的转子的 K 系数是 323，那么预计沉降到管底所需的离心时间是 T = k/S = 4 小时，利用此公式预估的离心时间，对水平式转子最适合；对固定角式转子而言，实际时间将比预估的时间来得快些。

二、离心的基本方法

离心方式多样，目前使用得比较多的有沉淀离心、差速离心、密度梯度离心、分析型超速离心等。

（一）沉淀离心

沉淀离心技术是目前应用最广的一种离心方法，一般是指介质密度约 1g/ml，选用一种离心速度，使悬浮溶液中的悬浮颗粒在离心力的作用下完全沉淀下来的方法。沉降速度与离心力和颗粒大小有关。

（二）差速离心法

它利用不同的粒子在离心力场中沉降的差别，在同一离心条件下，沉降速度不同，通过不断增加相对离心力，使一个非均匀混合液内的大小、形状不同的粒子分步沉淀的方法。操作过程中一般是在离心后用倾倒的办法把上清液与沉淀分开，然后将上清液加高转速离心，分离出第二部分沉淀，如此往复加高转速，逐级分离出所需要的物质。主要是利用颗粒的大小、密度和形状差异进行分离。

（三）密度梯度离心

凡使用密度梯度介质离心的方法均称为密度梯度离心，或称区带离心。密度梯度离心主要有两种类型，即速度区带离心和等密度区带离心。

1. 速率区带离心法（rate-zone centrifugation）根据大小不同、形状不同的颗粒在梯度液中沉降速度不同建立起来的分离方法。在离心前于离心管内先装入密度梯度介质（如蔗糖、CsCl 等），待分离的样品位于梯度液的上面，同梯度液一起离心。梯度液在离心过程中以及离心完毕后，取样时起着支持介质和稳定剂的作用，避免因机械振动而引起已分层的粒子再混合。

由于此法是一种不完全的沉降，沉降受物质本身大小的影响较大，一般是应用在物质大小相异而密度相同的情况。

2. 等密度区带离心法（isopycnic zone centrifugation）　根据颗粒密度的差异进行分离的方法。离心时，选择相应的密度介质和使用合适的密度范围是非常重要的。在等密度介质中的密度范围正好包括所有待分离颗粒的密度。样品可以加在密度梯度介质的上面，也可以与密度介质混合在一起，待离心后形成自成型的梯度。颗粒在这两种梯度介质中，经过离心，最终都停留在与其浮力密度相等的区域中，形成一个区带。等密度区带离心法只与样品颗粒的密度有关，而与颗粒的大小和其他参数无关，因此只要转速、温度不变，则延长离心时间也不能改变这些颗粒的成带位置。

此法一般应用于物质的大小相近，而密度差异较大时。常用的梯度液是 CsCl。

（四）分析性超速离心

与制备性超速离心不同，分析性超速离心主要是为了研究生物大分子的沉降特性和结构，而不是专门收集某一特定组分。因此它使用了特殊的转子和检测手段，以便连续监视物质在一个离心场中的沉降过程。分析性超速离心机主要由一个椭圆形的转子、一套真空系统和一套光学系统所组成。该转子通过一个柔性的轴联接成一个高速的驱动装置，此轴可使转子在旋转时形成自己的轴。转子在一个冷冻的真空腔中旋转，其容纳两个小室：分析室和配衡室。配衡室是一个经过精密加工的金属块，作为分析室的平衡用。分析室的容量一般为 1ml，呈扇形排列在转子中，其工作原理与一个普遍水平转子相同。分析室有上下两个平面的石英窗，离心机中装有的光学系统可保证在整个离心期间都能观察小室中正在沉降的物质，可以通过对紫外光的吸收（如对蛋白质和 DNA）或折射率的不同对沉降物进行监视。

分析性超速离心一般应用于测定生物大分子的相对分子重量、研究生物大分子的纯度和分析生物大分子中的构象变化。

第四节　层 析 技 术

层析技术（chromatographic technique）又称色谱法，是一种基于被分离物质的物理、化学及生物学特性的不同，使它们在某种基质中移动速度不同而进行分离和分析的方法。例如：物质在溶解度、吸附能力、立体化学特性及分子的大小、带电情况及离子交换、亲和力的大小及特异的生物学反应等方面的差异，可以利用其在流动相与固定相之间的分配系数不同，达到彼此分离的目的。

一、层析的基本概念

（一）固定相

固定相是层析的一个基质。它可以是固体物质（如吸附剂、凝胶、离子交换剂等），也可以是液体物质（如固定在硅胶或纤维素上的溶液），这些基质能与待分离的化合物进行可逆的吸附、溶解、交换等作用。它对层析的效果起着关键的作用。

（二）流动相

在层析过程中，推动固定相上待分离的物质朝着一个方向移动的液体、气体或超临界体等，都称为流动相。柱层析中一般称为洗脱剂，薄层层析中称为展层剂。它也是层析分离中的重要影响因素之一。

（三）分配系数

分配系数是指在一定的条件下，某种组分在固定相和流动相中含量（浓度）的比值，常用 K 来表示。分配系数是层析中分离纯化物质的主要依据。

$$K=Cs/Cm$$

其中 Cs：固定相中的浓度，Cm：流动相中的浓度。

（四）迁移率

在一定条件下，在相同的时间内某一组分在固定相移动的距离与流动相本身移动的距离之比值。常用 Rf 来表示，Rf 大于或等于 1。可以看出，K 增加，Rf 减少；反之，K 减少，Rf 增加。

实验中还常用相对迁移率的概念。相对迁移率是指：在一定条件下，在相同时间内，某一组分在固定相中移动的距离与某一标准物质在固定相中移动的距离之比值。它可以小于等于 1，也可以大于 1。用 Rx 来表示。

不同物质的分配系数或迁移率是不同的。分配系数或迁移率的差异程度是决定几种物质采用层析方法能否分离的先决条件。很显然，差异越大，分离效果越理想。

分配系数主要与下列因素有关：①被分离物质本身的性质；②固定相和流动相的性质；③层析柱的温度。

（五）分辨率

分辨率一般定义为相邻两个峰的分开程度，用 Rs 来表示，作为衡量层析柱分离总效能的综合指标。层析峰之间距离远，层析峰峰宽窄，代表分辨率高。如图 2-12 代表 HPLC 分离体液中的氨基酸组分的层析图谱。

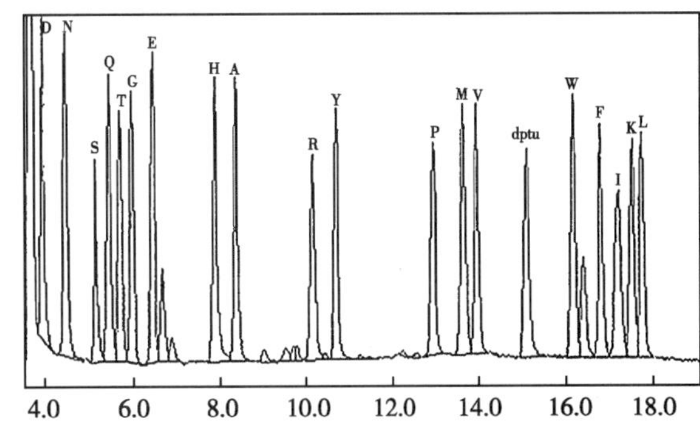

图 2-12 HPLC 分离体液中的氨基酸组分

二、层析技术分类

层析根据不同的标准可以分为多种类型。

（一）根据固定相基质的形式分类

层析可以分为纸层析、薄层层析和柱层析。

（1）纸层析：指以滤纸作为基质的层析。

（2）薄层层析：将基质在玻璃或塑料等光滑表面铺成一薄层，在薄层上进行层析。

（3）柱层析则是指将基质填装在管中形成柱形，在柱中进行层析。

纸层析和薄层层析主要适用于小分子物质的快速检测分析和少量分离制备，通常为一次性使用，而柱层析是常用的层析形式，适用于样品分析、分离。生物化学中常用的凝胶层析、离子交换层析、亲和层析、高效液相色谱等都通常采用柱层析形式。

（二）根据流动相的形式分类

层析可以分为液相层析和气相层析。

（1）气相层析是指流动相为气体的层析。气相层析测定样品时需要气化，大大限制了其在生化领域的应用。

（2）液相层析指流动相为液体的层析。根据其流动相的压力大小分为普通液相层析、高压液相层析和超高压液相层析。液相层析是生物领域最常用的层析形式，适用于许多生物样品的分析、分离。

（三）根据流动相和固定性的极性分类

可分为正相色谱与反相色谱。

（1）正相色谱是指固定相的极性高于流动相的极性，因此，在这种层析过程中非极性分子或极性小的分子比极性大的分子移动的速度快，先从柱中流出来。

（2）反相色谱是指固定相的极性低于流动相的极性，在这种层析过程中，极性大的分子比极性小的分子移动的速度快而先从柱中流出。

一般来说，分离纯化极性大的分子（带电离子等）采用正相色谱（或正相柱），而分离纯化极性小的有机分子（有机酸、醇、酚等）多采用反相色谱（或反相柱）。

（四）根据分离的原理不同分类

层析主要可以分为吸附层析、分配层析、凝胶过滤层析、离子交换层析、亲和层析等。

（1）离子交换层析（ion exchange chromatography）：以离子交换剂为固定相，根据物质的带电性质不同而进行分离的一种层析技术［图 2-13（a）］。

（2）分配层析（partition chromatography）：根据在一个有两相同时存在的溶剂系统中，不同物质的分配系数不同而达到分离目的的一种层析技术［图 2-13（b）］。

（3）吸附层析（adsorption chromatography）：以吸附剂为固定相，根据待分离物与吸附剂之间吸附力不同而达到分离目的的一种层析技术［图 2-13（c）］。

（4）凝胶过滤层析（gel filtration chromatography）：以具有网状结构的凝胶颗粒作为固定相，根据物质的分子大小进行分离的一种层析技术［图 2-13（d）］。

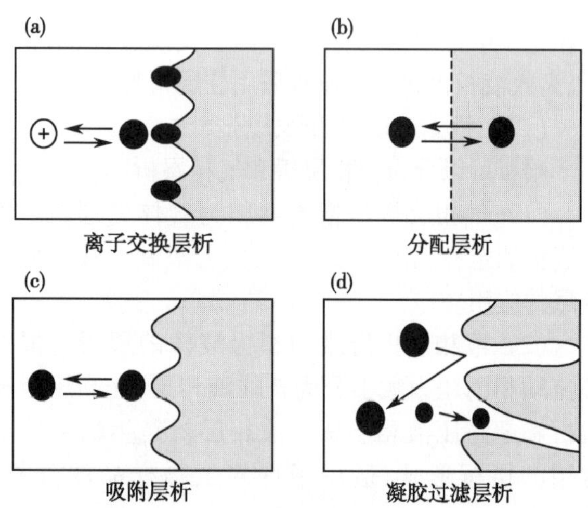

图 2-13　不同层析分离机制原理示意图

（5）亲和层析（affinity chromatography）：根据生物大分子和配体之间的特异性亲和力（如酶和底物、抗体和抗原、激素和受体等），将某种配体连接在载体上作为固定相，而对能与配体特异性结合的生物大分子进行分离的一种层析技术（图 2-14）。亲和层析是分离生物大分子最为有效的层析技术，具有很高的分辨率。

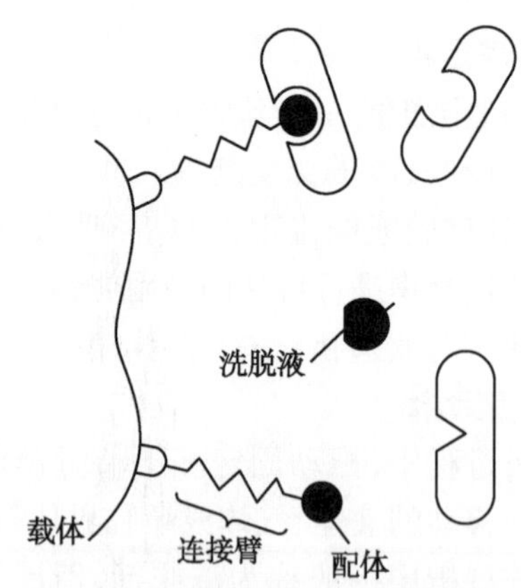

图 2-14　亲和层析原理示意图

三、主要的层析技术

（一）薄层层析

薄层层析（thin-layer chromatography，TLC）是将固定相与支持物制作成薄板或薄片，流动相流经该薄层固定相而将样品分离的层析系统（图 2-15）。按所用固定相材料不同，有吸附、分配、离子交换、凝胶过滤等薄层层析。其特点是样品用量少、分析快速、设备简单。

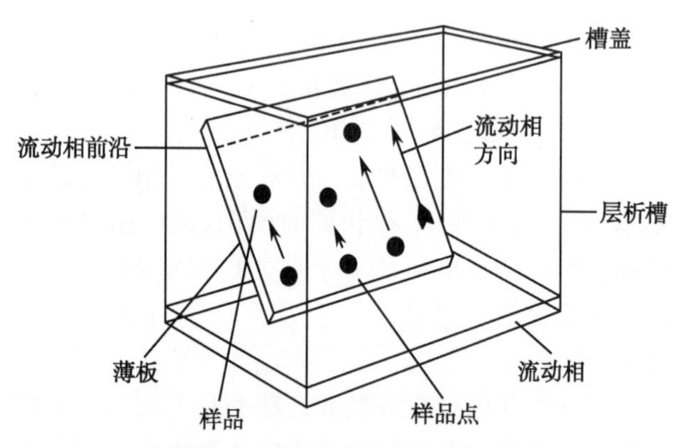

图 2-15　薄层层析分离原理示意图

（二）柱层析

柱层析（column chromatography）是最常用的层析类型。普通柱层析装置简单，一般包括固定性、流动相、层析柱和检测器等。其过程包括：首先根据分离物质的特性，选择合适的固定性（离子交换剂、凝胶、亲和吸附剂等）和流动相；对固定性进行预处理；装柱；平衡；样品上柱及洗脱；洗脱液的检测分析等。

柱层析在临床生化检验中常用。例如用 Bio-

Rex 70 阳离子交换树脂作为固定性，不同 pH 的磷酸盐缓冲液作为流动性检测糖化血红蛋白。如采用硼酸缓冲液作为流动性还可用于儿茶酚胺激素的测定。

（三）气相层析

气相层析（gas chromatography，GC）是一种特殊的柱层析，是用气体作流动相的色谱。气相层析由于所用的固定相不同，可以分为两种，用固体吸附剂作固定相的叫气固层析，用涂有固定液的单体作固定相的叫气液层析。按层析分离原理来分，气相层析法亦可分为吸附层析和分配层析两类，在气固层析中，固定相为吸附剂，气固层析属于吸附层析，气液层析属于分配层析。

气相层析一般用气相色谱仪完成。其基本构造有两部分，即分析单元和显示单元。前者主要包括气源及控制计量装置、进样装置、恒温器和色谱柱。后者主要包括检测器和自动记录仪。色谱柱（包括固定相）和检测器是气相色谱仪的核心部件，应根据被分离物质的性质来选择合适的色谱柱和检测器。通常采用的检测器有热导检测器、火焰离子化检测器、氦离子化检测器、超声波检测器、光离子化检测器、电子捕获检测器、火焰光度检测器、电化学检测器、质谱检测器等。

气相色谱法主要用于：①临床毒物的检测：包括药物、毒物、成瘾性物质、兴奋剂等；②激素类物质：如雌三醇、孕二醇、孕三醇、睾丸激素等；③其他生化物质，如血液、尿液等体液中的脂肪酸、氨基酸、甘油三酯、糖类、维生素多肽、寡核苷酸等小分子的分析鉴定。

（四）高效液相色谱法

高效液相层析法（high-performance liquid chromatography，HPLC）是在经典液相层析法基础上，引进了气相层析的理论，通过高压输液系统，形成的分离能力强、测定灵敏度高分析检测技术。

典型的高效液相层析仪包括输液系统、层析柱与检测系统三部分。流动相用高压泵输入。HPLC 中所用的检测器最多应用的是紫外吸收检测，灵敏度可达纳克水平。此外，还有荧光检测器、示差折光检测器、电化学检测器、质谱仪等。

HPLC 应用范围极广，无论是极性还是非极性，小分子还是大分子，热稳定还是不稳定的化合物均可用此法测定。对蛋白质、核酸、氨基酸、生物碱、类固醇和类脂等尤为有利。

（五）超高效液相色谱

超高效液相色谱（ultra-high performance liquid chromatography，UHPLC）是为了提高 HPLC 层析柱的柱效，采用粒径低于 2μm 的小颗粒形成新型液相层析柱。小颗粒层析柱要求有更高的工作压力，需要更小的系统体积（死体积），并且需要能适应可能只有几秒峰宽的高速检测器，由此构成超高效液相色谱。它具有高速度、高分离度和高灵敏度等特点。

第五节　质 谱 技 术

一、质谱分析法

质谱分析（mass spectrometry，MS）是一种测量离子电荷质量比（简称荷质比，m/z）的分析方法。它是通过将试样转化为运动的气态离子，然后利用不同离子在电场或磁场运动行为的差异，将其按质量电荷比（m/z）的大小进行检测的技术。

质谱图（mass spectrum）是不同质荷比的离子经质量分析器分开后，到检测器被检测并记录下来，经计算机处理后以质谱图的形式表示出来。在质谱图中，横坐标表示离子的质荷比（m/z）值，从左到右质荷比的值增大，对于带有单电荷的离子，横坐标表示的数值即为离子的质量；纵坐标表示离子流的强度，通常用相对强度来表示，即把最强的离子流强度定为 100%，其他离子流的强度以其百分数表示，有时也以所有被记录离子的总离子流强度作为 100%，各种离子以其所占的百分数来表示。

从有机化合物的质谱图中可以看到许多离子峰。这些峰的 m/z 和相对强度取决于分子结构，并与仪器类型、实验条件有关。有机化合物分子在离子化过程中可产生各种电离和断裂，即同一分子形成各种各样的离子。因此，在质谱分析中出现不同的离子峰，包括分子离子峰、碎片离子峰、同位素离子峰、重排离子峰、亚稳离子峰等。正是这些离子峰给出了丰富的质谱信息，为质谱分析法提供依据。根据质谱图中峰的位置，可以进行定性和结构分析；根据峰的强度可以进行定量分析。

二、质谱仪

质谱仪是使被分析的试样离子化并按质荷比的大小进行分离、检测和记录的仪器。其基本原理是使试样中的成分在离子化器中发生电离，生成不同荷质比的带正电荷离子，经加速电场的作用，形成离子束，进入质量分析器。在质量分析器中，再利用电场或磁场使不同质荷比的离子在空间上或时间上分离，或是通过过滤的方式，将它们分别聚焦到检测器而得到质谱图，从而获得质量与浓度相关的图谱。

质谱仪由真空系统、进样系统、离子化器、质量分析器、检测器、计算机系统（质谱工作站）等组成。其中最核心的是离子化器、质量分析器（图 2-16）。

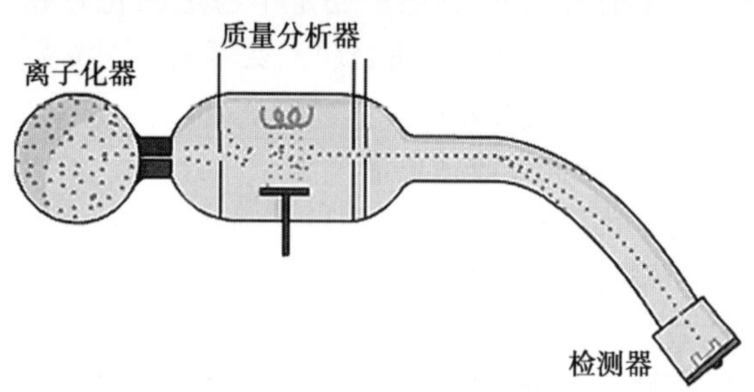

图 2-16 质谱仪原理示意图

（一）真空系统

一般真空系统由机械真空泵和扩散泵或涡轮分子泵组成。质谱仪的离子源、质量分析器、检测器都必须在高真空条件下工作，一般要求 $10^{-6} \sim 10^{-4}$ Pa。其中质量分析器对真空的要求最为严格。因为无论哪种类型的质量分析器都是利用离子运动状态的差异将其按 m/z 分开，所有离子在从离子源到达检测器整个运动过程中应避免与其他粒子（气体分子）相互作用。

（二）进样系统

目前用于有机分析的有机质谱仪的进样装置包括直接进样器、气相色谱仪和液相色谱仪。直接进样器是一个专门设计的进样装置，它是将试样置于离子源的高真空下加热气化。此进样方式一般用于固体或难挥发的液体纯试样，缺点是不能分析混合物。

将气相色谱仪（GC）和液相色谱仪（HPLC）当作进样装置与质谱仪（MS）连接，成为 GC-MS 和 HPLC-MS，可起到进样的作用，同时也将色谱强的分离能力和质谱的高鉴别能力结合起来。

（三）离子化器

离子化器（ionization detector）是使中性原子或分子电离，并从中引出离子束流的装置。针对不同类型的样品采用不同的离子源。采用气态样品的有电子电离源（electron ionization，EI）、化学电离源（chemical ionization，CI）。采用液态样品的有电喷雾电离源（electrospray ionization，ESI）、声波喷雾电离（sonic spray ionization，SSI）、大气压力化学电离源（atmospheric pressure chemical ionization，APCI）、大气压光离子源（atmospheric pressure photoionization，APPI）。其他离子化源包括基质辅助激光解吸电离源（matrix-assisted laser desorption/ionization，MALDI）、表面增强激光解析电离源（surface-enhanced laser desorption/ionization，SELDI）、电感耦合等离子体（inductively coupled plasma，ICP）、快离子轰击离子源（fast atom bombardment，FAB）（表 2-2）。

表 2-2 常用的离子化器及用途

离子源	离子化试剂	适宜样品
电子电离源	电子	有机物分析（气态样品）
化学电离源	气态离子	有机物分析（气态样品）
电喷雾电离源	高能电场	有机物分析（液态样品）
大气压力化学电离源	高能电场	有机物分析（液态样品）
基质辅助激光解吸电离源	光子、高能离子	有机物分析（固态样品）
电感耦合等离子体	电感耦合高频放电	无机物、同位素分析
辉光放电	辉光放电	无机物、同位素分析

在 MS 技术发展过程中，由于电离技术的制约，在相当长的一段时间内，MS 只能对小分子的分子质量进行准确、灵敏的测定，但随着电喷雾电离、基质辅助激光解吸电离以及大气压化学电离等电离技术的出现，MS 的测定范围大大提高。它们在高极性、难挥发性和热不稳定性生物大分子（如蛋白质和核酸）的分析研究中极具应用潜力，其能在 10^{-15}mol 甚至 10^{-18}mol 的水平上准确地分析分子质量高达几十万的生物大分子，从而开拓了质谱学中一个崭新的

领域——生物 MS，促使 MS 技术在生命科学领域获得广泛应用。

1. 电子电离源（electron ionization，EI）　EI 是应用最为广泛的离子源，它主要用于挥发性样品的电离。图 2-17 是电子电离源的原理图，由 GC 或直接进样杆进入的样品，以气体形式进入离子源，由灯丝（阴极）发出的电子与样品分子发生碰撞使样品分子电离。一般情况下，阴极与接收极（阳极）之间的电压为 70V，所有的标准质谱图都是在 70ev 下做出的。在 70ev 电子碰撞作用下，有机物分子可能被打掉一个电子形成分子离子，也可能会发生化学键的断裂形成碎片离子。由分子离子可以确定化合物分子量，由碎片离子可以得到化合物的结构。

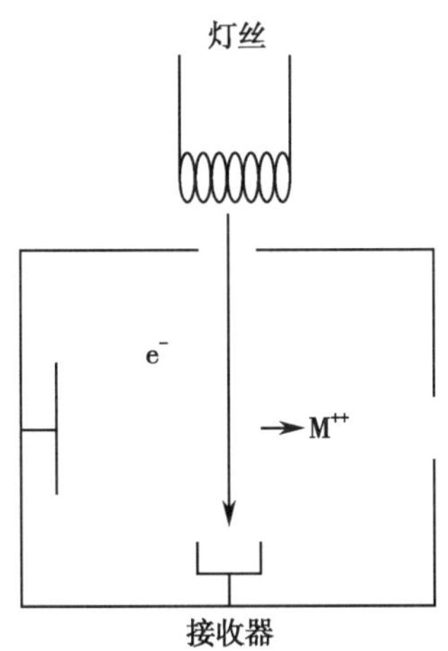

图 2-17　电子电离源原理示意图

电子电离源主要适用于易挥发有机样品的电离，GC-MS 联用仪中都有这种离子源。其优点是工作稳定可靠，结构信息丰富，有标准质谱图可以检索。缺点是只适用于易汽化的有机物样品分析。

2. 化学电离源（chemical ionization，CI）　有些化合物稳定性差，用 EI 方式不易得到分子离子，因而也就得不到分子量。为了得到分子量可以采用 CI 电离方式。CI 和 EI 在结构上没有多大差别，或者说主体部件是共用的。其主要差别是 CI 源工作过程中要引进一种反应气体。反应气体可以是甲烷、异丁烷、氨等。反应气的量比样品气要大得多。灯丝发出的电子首先将反应气电离，然后反应气离子与样品分子进行离子-分子反应，并使样品气电离。

CI 的主要用途是通过准分子离子峰确定有机化合物的相对分子质量。CI 的重复性差，由 CI 得到的质谱不是标准质谱。

3. 电喷雾电离源（electrospray ionization，ESI）　电喷雾过程实质上是电泳过程。样品溶液流出质谱仪进样端毛细管喷口后，在强电场（3～6kV）作用下迅速雾化，在雾化气中形成带电雾滴（taylor 锥体）。通过高压电场可以分离溶液中的正离子和负离子，例如在正离子模式下，电喷雾电离针相对真空取样小孔保持很高的正电位，负电荷离子被吸引到针的另一端，在半月形的液体表面聚集着大量的正电荷离子。带电粒子前进的路径设计成真空度不断增加的差动抽气形式，带电离子中的溶解不断蒸发，随着溶剂的蒸发，液滴的变小，电场强度逐渐加强，通过离子蒸发（离子向液滴表面移动并从表面挥发）等机制，大部分分析物形成带单电荷或多电荷的气态离子，进入质量分析器。ESI 的特点是产生多电荷离子而不是碎片离子，所形成的多电荷离子可直接用来灵敏准确地确定多肽与蛋白质的分子质量（图 2-18）。

ESI-MS 的最新技术之一是极低流速下的电喷雾技术，称为毫微电喷雾（nano-ESI）。与常规 ESI 不同，nano-ESI 的喷雾毛细管末端由镀金的硼硅玻璃制成，孔径仅 1～3μm。样品溶液依靠毛细管作用，在高电场作用下以 10～100nl/min 的流速流出，在毛细管末端形成电喷雾，产生极细的带电液滴，其体积仅为常规 ESI 所产生的液滴的 1/1000～1/100。nano-ESI 产生的液滴体积小，其去溶剂化效率、离子化效率及离子转移至分析器的效率都比常规 ESI

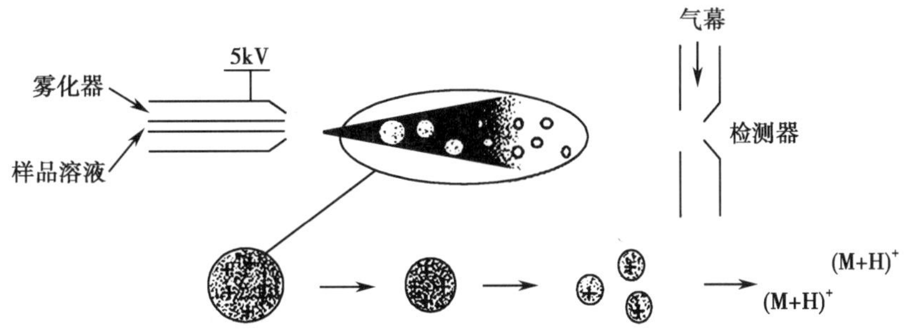

图 2-18　电喷雾电离源原理示意图

高，且喷雾稳定性好。在分析痕量样品时，能在很长时间内采集 MS 信号，通过累加获得较高的检测灵敏度。nano-ESI 固有的低流速（30nl/min）和高离子信号强度恰好与离子阱 MS 相匹配，连续断裂可达七级 MS 裂解，用于分析复杂低聚糖可得到有价值的结构信息。

目前商品化 ESI-MS 仪的接口方式已采用 nano-ESI。它分为静态和动态两种。静态 mano-ESI 装置常用于鉴定蛋白质，其工作原理为：将细孔 nano-ESI 尖端装满蛋白液置于探针上，将探针放在离子源中，蛋白液以 10～100nl/min 的流速喷射，进入质量分析器进行检测。而动态 nano-ESI 装置常与毛细管电泳、毫微毛细管液相色谱或毛细管电层析联用，将 LC 的高分离效能与 MS 准确鉴定化合物结构的特点相结合，可用于复杂样品的分析。

ESI 技术的优势是容易与最常见的肽分离技术，如 HPLC 和 CE 在线联用。电喷雾电离源是一种软电离方式，即使分子量大、稳定性差的物质，也不会在电离过程中发生分解，它适合于分析极性强的大分子有机物，如蛋白质、糖等。

4. 大气压化学电离源（atmospheric pressure chemical ionization，APCI）　它的结构与电喷雾电离源基本相同。不同之处在于 APCI 喷嘴的下游放置一个针状放电电极，通过放电电极的高压放电，使得空气中某些中性分子电离，产生 H_3O^+、N_2^+、O_2^+等离子，溶剂分子也会被电离，这些离子与被分析物分子进行离子-分子反应，使分析物分子离子化（图 2-19）。

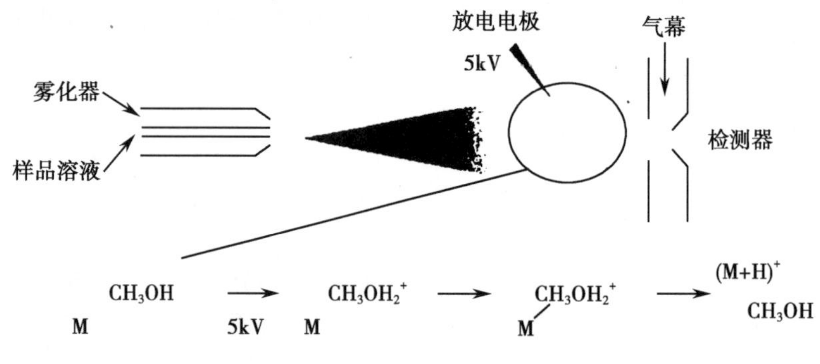

图 2-19　大气压化学电离源原理示意图

大气压化学电离源的用途与 ESI 类似，但是它特别适合于分析中等极性的有机化合物。也常采用与 LC 联用的方式。

5. 基质辅助激光解吸电离（matrix-assisted laser desorption/ionization，MALDI）　基质辅助激光解吸电离是在激光解吸电离质谱（LDI-MS）的基础上发展起来的。LDI-MS 是分析难挥发性有机物的手段之一，曾用于分析合成聚合物和热不稳定性生物小分子。直至 1988 年，由 K Tanaka 和 F Hillenkamp 领导的两个研究小组分别提出基质辅助激光解吸电离质谱技术，使 LDI-MS 可以用于生物大分子的分析。

MALDI 的原理是：首先将分析样品和基质形成共结晶，即将试样溶液（μmol/L 级浓度）与适当的基质溶液（mmol/L 级浓度），例如芥子酸、2，5-二羟基苯甲酸等，混合涂敷到不锈钢的靶面上，溶液挥发后即有固体混合物形成。然后用高功率（其频率与基质分子的最大吸收频率相一致）的紫外激光照射到样靶上，激光光束的能量优先被基质的发色团吸收，从而保护了样品。基质分子吸收激光的能量，并以最快的速度传递给试样分子，使微量的试样产生瞬间相变，即刻被解吸和电离，避免了热不稳定物质的分解。分析物所产生的离子被引入质量分析器（如飞行时间质谱仪）进行分析处理（图 2-20）。

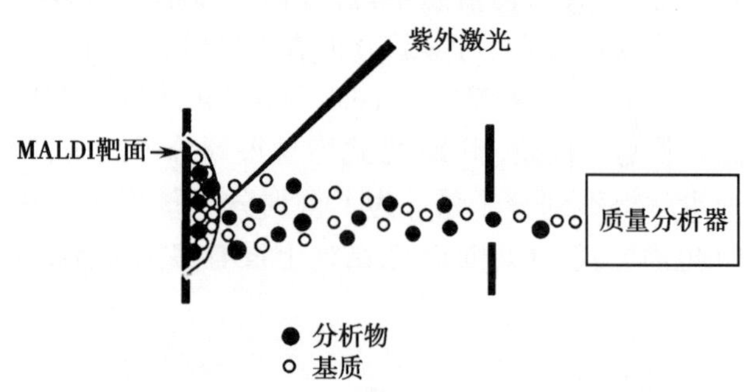

图 2-20　基质辅助激光解吸电离原理示意图

MALDI 特别适合于难挥发、热不稳定的生物大分子的分析。与 ESI 相比，它的最大优点是允许样品中含有较高浓度的缓冲液、盐、非挥发性成分及去垢剂，只要这些物质不影响共结晶的性质，便可直接用冷水冲去样品靶上过量的这些物质。此外，

MALDI 还具有以下优点：灵敏度比其他离子化方法高，可对混合样品进行直接分析；易产生分子离子峰，便于光谱解析；可直接与双向凝胶电泳（2-DE）技术联用，加快了蛋白质快速鉴别及大规模筛选进程。但 MALDI-MS 存在重复性差的缺点，因此不适用于定量分析。尽管 MALDI-MS 在分析蛋白质和较小或中等片段的寡聚核苷酸方面已取得了很大进展，但由于受到基质选择的限制，它还不能成为多糖、糖蛋白、核苷酸等的有效分析手段。

6. 表面增强激光解吸电离（surface-enhanced laser desorption/ionization，SELDI）　它是激光解吸电离的另一种形式，与 MALDI 分析原理基本相同，只是在样品处理上存在差异。它是将样品经过简单的预处理后直接滴加到表面经过特殊修饰的芯片上，样品中待分析的分子通过特异的作用得到捕获。之后再经紫外激光照射离子化，最后进入质量分析器（如飞行时间质谱仪）进行分析处理。

SELDI 可比较两个样品之间的差异蛋白，也可获得样品的蛋白质谱，因此，在应用方面具有显著优势。SELDI 技术分析的样品不需用液相色谱或气相色谱预先纯化，因此可用于分析复杂的生物样品。SELDI 技术可以分析疏水性蛋白质、PI 过高或过低的蛋白质以及低分子质量的蛋白质（<25 000），还可以发现在未经处理的样品中许多被掩盖的低浓度蛋白质，增加发现生物标志物的机会。SELDI 技术只需少量样品，在较短时间内就可以得到结果，且试验重复性好，适合临床诊断及大规模筛选与疾病相关的生物标志物，特别是它可直接检测不经处理的尿液、血液、脑脊液、关节腔滑液、支气管洗出液、细胞裂解液和各种分泌物等，从而可检测到样品中目标蛋白质的分子量、PI、糖基化位点、磷酸化位点等参数。

7. 电感耦合等离子体（inductively coupled plasma，ICP）　等离子体（plasma）是一种由自由电子、离子、中性原子与分子组成的具有一定电离度，但在整体上呈电中性气体。简单地说，它就是“电离气体”。

ICP 的原理是：当有高频电流通过线圈时，产生轴向磁场，用高频点火装置产生火花，以触发少量气体电离，形成的离子与电子在电磁场作用下，与其他原子碰撞并使之电离，形成更多的离子和电子。当离子和电子累积到使气体的电导率足够大时，在垂直于磁场方向的截面上就会感应出涡流，强大的涡流产生高热将气体加热，瞬间使气体形成最高温度可达 10 000K 左右的等离子焰炬。当载气携带试样气溶胶通过等离子体时，可被加热至 6000～8000K，从而进行离子化。

ICP 常与四极杆质量分析器联用，用于痕量、超痕量元素分析和同位素比值分析。

（四）质量分析器

质量分析器（mass spectrometer）是质谱仪的重要组成部件，位于离子源和检测器之间，依据不同方式将离子源中生成的样品离子按质荷比 m/z 的大小分开。用于有机质谱仪的质量分析器有四极杆质量分析器、飞行时间质量分析器、磁质量分析器、离子阱质量分析器、傅里叶变换离子回旋共振质量分析器。用于无机质谱的质量分析器有四极杆质量分析器（滤质器）、飞行时间质量分析器、双聚焦质量分析器等。

1. 四极杆质量分析器（quadrupole mass spectrometer）　又称四极杆滤质器（quadrupole mass filter）。四极杆是其核心，它是由四根精密加工的电极杆以及分别施加于 x、y 方向两组高压高频射频组成的电场分析器。由四根平行的截面为双曲面或圆形的不锈钢杆组成，对角电极相连构成两组，在两组电极上施加直流电压 U 和射频交流电压 $V_0\cos\Omega t$，在极间形成一个射频场，正电极的电压为 $+(U-V_0\cos\Omega t)$，负电极为 $-(U-V_0\cos\Omega t)$，如图 2-21。

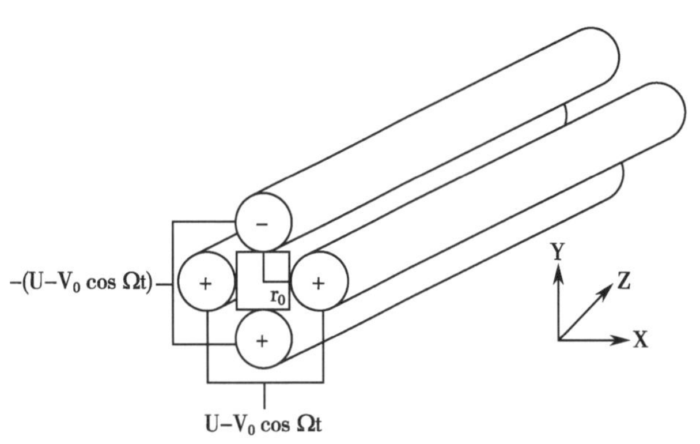

图 2-21　四极杆质量分析器示意图

离子被高达 20V 的加速电压从离子源引入四极电场。进入四极场空间的正离子被瞬间带正电的极杆排斥，而被带负电的极杆吸引。因为极杆组的正负电位不断交变，所以离子沿着不规则的震荡路径在极间运动。在一定条件下，只有一种特定质荷比的离子才会通过稳定的震荡进入检测器，发出信号。其他离子则因震荡轨迹不稳定，在运动过程中撞击到电极上而被“过滤”掉，最后被真空泵抽走。

四极杆质量分析器是目前最成熟、应用最广泛的质量分析器之一。对于单一的分析任务，可用常规的 GC/MS 和 LC/MS 完成。在研究级应用中，常涉及质谱仪器多级串联 MS 系统，而四极杆质量分析器则是串联 MS 中最常用的类型。最常见的系统为三级串联四极杆质谱中，将 3 个四极杆质量分析器串联起来，组成 QqQ 序列，如图 2-22 所示。其中，Q（包括 Q_1 和 Q_3）是正常的质量分析器，q 上没有直流电压而只有射频成分，该射频场使所有离子聚焦并允许所有离子通过。因此，q 相当于磁质谱中的无场区，离子在其中可发生亚稳碎裂或碰撞诱导解离（CID）。Q_1 能够从离子源中选择感兴趣的离子，使其在 q_2 中发生解离反应，最后将解离产物送至 Q_3 进行常规质谱分析，从而可推断分子的组成结构。更复杂的串联系统可将 5 个四极杆组成 QqQqQ 序列，形成三个分析器和两个反应室，从而可进行 MS/MS/MS 实验。理论上最多可实现十级串联四极杆，但在实际应用中，最常用的是三级串联四极杆质量分析系统，是目前串联质谱中最主流的形式。

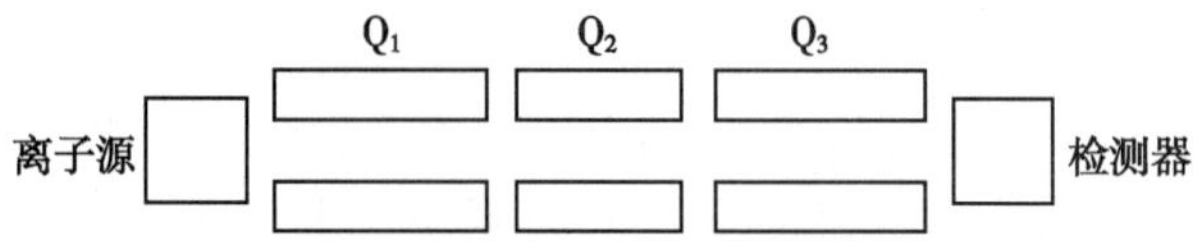

图 2-22　三级串联四极杆质量分析系统示意图

四极杆质量分析器应用广泛，与四极杆质量分析器联用的离子源，用于气体分析常用 EI 和 CI。其他有机物分析常用 API 和激光解吸电离（LDI）。对于无机物的分析，可与 ICP 组成电感耦合等离子体四极杆质谱仪。四极杆质量分析器还可与飞行时间质量分析器组成四极杆飞行时间串联质谱（QTOF），它可以看作是将三重四极杆质谱的第三重四极杆换为 TOF 质量分析器。它采用四极杆作为质量过滤器，以 TOF 作为质量分析器，分辨率和质量精度明显优于三重四极杆质谱，是一类能够同时定性定量的质谱。

2. 飞行时间质量分析器（time-of-flight，TOF）　用一个脉冲将离子源中的离子瞬间引出，经加速电压加速，它们具有相同的动能而进入漂移管，荷质比最小的离子具有最快的速度因而首先到达检测器，而重的离子由于速度较慢会最后到达检测器。由此形成的 TOF 的线性模式（图 2-23）。

此外，还有 TOF 反射模式，即在原来单个飞行管的反射角度上再增加一个飞行管、检测器、反射电场，这样进一步增加了飞行距离，提高了分辨率。其原理是：初始化能量不同的相同离子，到达反射电场

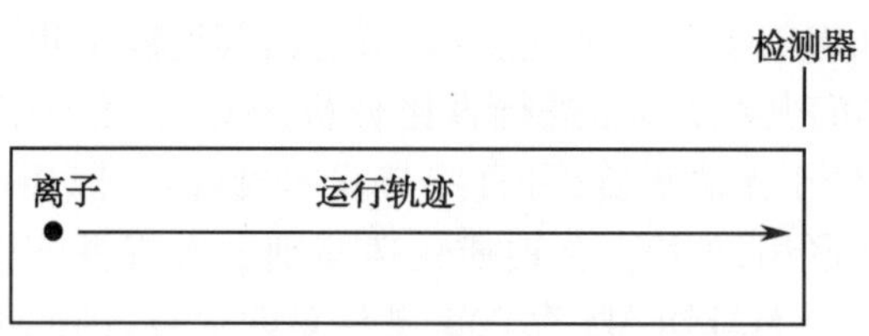

图 2-23　飞行时间质量分析器原理示意图

后，动能大的“刺”得深，动能小的“刺”得浅，反射到检测器即可实现时间聚焦。反射飞行器（reflectron）技术的运用进一步提高了仪器的质量精度、分辨率和灵敏度。为了进一步提高分辨率，近年在 TOF 仪上引进了一项新技术，称为“延迟引出（DE）”技术或称“脉冲离子引出（PIE）”技术。

与 TOF 联用的离子源最常见的是 MALDI，由于 MALDI 分析时激光是以脉冲方式使分子电离，恰好与 TOF 检测器相匹配，并组成了基质辅助激光解吸电离飞行时间质谱（MALDI-TOF-MS）。此外 EI、ESI 和 APCI 也可作为离子源。

3. 离子阱质量分析器（ion trap，IT）　离子阱质谱仪属于动态质谱，与四极杆质量分析器有很多相似之处。在环电极上接入变化的射频电压，此时处于阱中具有合适的 m/z 离子将在环中指定的轨道上稳定旋转，若增加该电压，则较重离子转至指定稳定轨道，而轻些的离子将偏出轨道并与环电极发生碰撞。当一组由电离源（化学电离源或电子轰击源）产生的离子由上端小孔进入阱中后，射频电压开始扫描，陷入阱中离子的轨道则会依次发生变化而从底端离开环电极腔，从而被检测器检测。

与四极杆质谱类似，离子阱质量分析器也可实现多级串联质谱。它还可以与四极杆联用，形成四极杆离子阱质谱仪（quadrupole ion trap，QIT），例如用胰蛋白酶酶解蛋白质，HPLC 分离酶解肽段，电喷雾四极杆离子阱质谱（ESI-QIT-MS）在线测定完整肽段的分子量，同时结合碰撞诱导解离（CID）技术获得肽段的 MS/MS 谱。

离子阱具有很多优点，如结构简单，性价比高；灵敏度高，较四极质量分析器高 10～1000 倍；质量范围大，早期只能用于无机分析，目前采用新的离子源可用于有机物分析。这些优点使得离子阱质谱计在物理学、分析化学、医学、环境科学、生命科学等领域中获得了广泛的应用。

4. 傅里叶变换离子回旋共振质量分析器（Fourier transform ion cyclotron resonance，FT-ICR）　简称傅里叶变换质谱仪（FT-MS）。这是一种根据给

定磁场中的离子回旋频率来测量离子质荷比(m/z)的质谱分析方法。它具有几个优点:①分辨率极高,远远超过其他质量分析器;②分析灵敏度高;③可与任何离子源联用,应用范围广。缺点是仪器售价和运行费用昂贵,目前在常规分析中很少用。

（五）检测器

其作用是接收被分离的离子,放大和测量离子流的强度。最常用的是电子倍增器。为了提高分析效率,可采用隧道电子倍增器。此外,还有法拉第筒、照相版等。

三、质谱仪类型

质谱仪种类非常多,工作原理和应用范围也有很大的不同。从应用角度进行分类,视分析对象是有机物还是无机物可分为有机质谱仪和无机质谱仪。

（一）有机质谱仪

主要用于有机化合物的结构鉴定,它能提供化合物的分子量、元素组成以及官能团等结构信息。由于应用特点不同,又可分为:

1. 气相色谱-质谱联用仪(GC-MS)　在这类仪器中,由于质谱仪工作原理不同,又有气相色谱-四极质谱仪、气相色谱-飞行时间质谱仪、气相色谱-离子阱质谱仪等。

2. 液相色谱-质谱联用仪(LC-MS)　液相色谱-四极质谱仪、液相色谱-离子阱质谱仪、液相色谱-飞行时间质谱仪,以及各种各样的液相色谱-质谱-质谱联用仪。

3. 其他有机质谱仪　主要有基质辅助激光解吸飞行时间质谱仪(MALDI-TOF-MS)、傅里叶变换质谱仪(FT-MS)等。

（二）无机质谱仪

无机质谱仪主要用于无机元素微量分析和同位素分析等方面。无机质谱仪与有机质谱仪工作原理不同的是物质离子化的方式不一样,无机质谱仪是以电感耦合高频放电(ICP)或其他的方式使被测物质离子化。包括辉光放电质谱仪(GD-MS)、二次离子质谱仪(SI-MS)、火花源质谱仪(SS-MS)、加速器质谱仪(A-MS)、激光电离质谱仪(LI-MS)、热电离质谱仪(TI-MS)、电感耦合等离子体质谱仪(ICP-MS)等。

四、串联质谱

串联质谱(tandem mass spectrometry,TMS 或 MS/MS)是在单极 MS 基础上引入第二级质谱形成(图 2-24)。串联质谱可分为空间串联和时间串联两种。空间串联是由几个质量分析器串联而成,不同的分析器和离子源间可进行多种组合,构成不同性能的 MS 仪,如 ESI-IT-MS、MALDI-TOF-MS 等。两种不同类型的 MS 串接在一起可以形成二维 MS,如四极杆 MS 与 TOF-MS 的串联(Q-TOF-MS)。另外,为降低复杂样品的分析难度,可将具有很好分离能力的毛细管 HPLC、CE 或 CEC 与 MS 联用,从而充分利用二者的优点,既能提高分离效率,简化分析体系,又能保证分析的准确性,大大扩展了 MS 的应用范围。

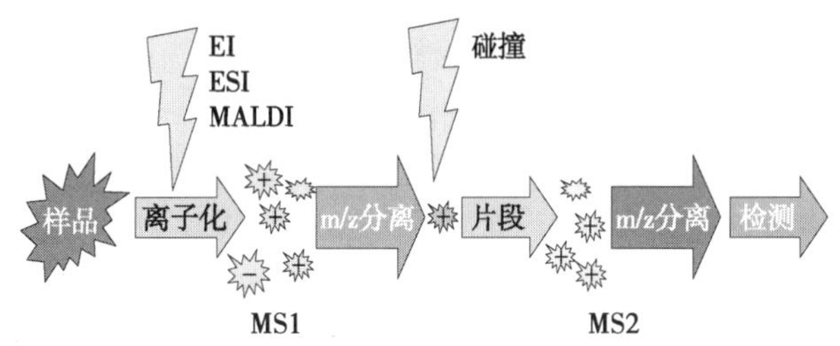

图 2-24　串联质谱原理示意图

目前,串联 MS 以三重四极杆串联 MS(TQ-MS)为主,它可进行二级 MS 裂解。TQ-MS 的一个显著优点是可对未知化合物进行定量和定性分析,尤其是 ESI 与 TQ-MS 联用后,可扩大 TQ-MS 的质量检测范围,但其缺点是分辨率较低。

MALDI-Q-TOF-MS 将 MALDI 离子源与四极杆和 TOF 二个质量分析器串联,既可测定肽质量指纹谱,又可通过 MS-MS 测定肽序列标签。MALDI-TOF-TOF-MS 则是将两个 TOF 质量分析器串联在一起,不但具有 MALDI-Q-TOF-MS 的优点,同时还具有高能碰撞诱导解离(CID)能力,使 MS 真正成为高通量的蛋白质测序工具。

傅里叶变换离子回旋共振质谱(FT-ICR-MS)是时间串联 MS,分辨率和准确度很高,并有多级 MS 功能,且可直接与 2-DE 联用。离子阱 MS 可通过改变阱里射频场达到 10 级 MS 裂解。

五、质谱在临床检验中的应用

（一）新生儿筛查

遗传代谢病就是有代谢功能缺陷的一类遗传病,多为单基因遗传病,包括代谢大分子类疾病:包括溶酶体贮积症(三十几种病)、线粒体病等,代谢小分子类疾病:氨基酸、有机酸、脂肪酸等。传统检测方法需要对每一种筛查项目进行一次单独实验，LC-MS/MS 则可对一份标本同时检测多种项目。目前已报道的遗传代谢病有 600 余种，MS/MS 的遗传代谢病筛查可以对其中约 50 种进行筛查，具体病种依不同地区而异，做到用一滴血样，在几分钟内一次分析近百种代谢物，检测多种遗传代谢病。

一般采用软电离，如电喷雾电离，结合三级串联四极杆质量分析系统，组成 ESI-QqQ 串联质谱进行检测。使用一次性采血针刺新生儿足跟，时间为出生后 72 小时 ~7 天，将血滴在特殊的滤纸样本卡上，打孔后置于 96 孔板中，加入同位素内标，经甲醇抽提，氮气吹干，盐酸加热酸化，再次氮气吹干完全干燥，在有机相中溶解，进行上样测定。

（二）固醇类物质的测定

固醇类物质的特征是有一个四环的母核，其结构是环戊烷多氢菲，都是从乙酰辅酶 A 生物合成路径所衍生的。种类繁多，包括固醇类、维生素 D、胆汁酸、肾上腺皮质素、性激素以及致癌烃类等。

传统上采用免疫学方法测定，GC-MS 可用于未结合型类固醇的检测，快原子轰击离子源质谱（FAB-MS）可检测结合型类固醇，而 HPLC-MS 可同时检测结合型和未结合型类固醇。但是 HPLC 结合串联质谱具有敏感性高、重复性好、特异性强等特点，目前在临床常规生化检验中应用越来越广泛。离子化源一般采用电喷雾离子源（ESI）或大气压化学电离（APCI），结合三级串联四极杆质量分析系统组成 HPLC-MS/MS。

激素水平检测和先天性肾上腺增生等疾病的诊断。固醇类激素一般可用 GC-MS 或免疫分析方法检测，运用 LC-MS/MS 可提高特异性，并且不需要复杂的样品处理；LC-MS/MS 在药物滥用及兴奋剂检测方面也具有重要意义，它可以检测合成代谢类激素，如雄烯二酮、睾酮和双氢睾酮等，相对其他方法灵敏度更高；诊断先天性肾上腺增生通常采用免疫学方法测定 17-羟孕酮、氢化可的松、雄烯二酮，假阳性率非常高，用 LC-MS/MS，可将假阳性率降低约 85%；LC-MS/MS 的检测结果对良性前列腺增生与其他有临床表现的雄激素依赖性疾病的鉴别诊断也有重要价值，还可用于甲状腺疾病的诊断。

血液中维生素 D 的检测：维生素 D 在血液中主要以 25-（OH）-D 的形式运输，其浓度最高，最稳定，半衰期最长（两周左右），因此血清 25-（OH）-D 浓度是评价体内维生素 D 营养状况最为有效的指标。通常将 25-（OH）-D>30ng/mL、20 ~ 30ng/mL、<20ng/mL 分别定义为维生素 D 充足、不足或缺乏。目前认为 LC-MS/MS 同时测定 25-（OH）-D_2 和 25-（OH）-D_3 是最理想的临床检测方法。

（三）治疗药物监测

目前治疗药物监测（TDM）主要通过免疫化学方法，简单易行但所测药物种类较少。LC-MS/MS 技术准确性更高而且可用于绝大部分药物的监测。研究证明大多数抗癌药都可以通过 LC-MS/MS 进行准确检测，比如环磷酰胺、顺铂、5-氟尿嘧啶等，而且还可以对多种抗癌药物进行同时检测，不仅减轻了患者负担，而且加快了临床工作效率。移植后患者需要应用大量免疫抑制剂以减少免疫排斥反应发生，免疫抑制剂只有在特定浓度范围内才能发挥理想作用。免疫抑制剂在不同个体以及人群之间的药物动力学特征差别很大，LC-MS/MS 可更加准确地进行测定。LC-MS/MS 还可以测定唾液样本中的环孢素浓度，这也是其他方法无法实现的。LC-MS/MS 还可用于抗 HIV 感染的逆转录酶抑制剂拉米夫定和齐多夫定浓度监测、抗生素临床用量以及心血管药物浓度监测等方面。

（四）无机离子的检测

1. 电感耦合等离子体质谱仪（inductively coupled plasma mass spectrometry，ICP-MS）　以独特的接口技术将电感耦合等离子体（ICP）的高温电离特性与四极杆质谱仪的灵敏快速扫描的优点相结合而形成的一种新型的元素和同位素分析技术。该技术具有检出限极低、动态线性范围极宽、谱线简单、干扰少、分析精密度高、分析速度快以及可提供同位素信息等分析特性，是目前公认的多元素同时分析的最好技术，应用非常广泛。

构造包括进样系统、电感耦合等离子体离子源（ICP）、接口（采样锥和截取锥）、离子光学系统、四极杆质谱仪（MS）、检测器和内置于质谱仪中的真空泵系统，外部连接有循环冷却水装置、气路。整个仪器由计算机软件进行控制。

2. 同位素稀释质谱法（isotopie dilution mass spectrometry，ID-MS）　ID-MS 是一种准确的化学成分定量分析方法，该方法是借助于同位素质谱的精密测量与化学计量的准确称重，来求得某一基体中的同位素、元素或分子个数。国际化学计量委员会的物质量咨询委员会（ICPM-CCQM）在 1995 年的会议上确认了同位素稀释-质谱法、精密库仑法、重量法、电位滴定法、凝固点下降法是具有可提供权威性的化学测量方法。其中，同位素稀释质谱法，是唯一能直接提供微量、痕量和超痕量的权威方法。

同位素稀释质谱法原理：在未知样品中加入已知量的浓缩同位素（即稀释剂），在稀释剂与样品中的天然丰度同位素达到混合平衡后，用质谱测量混合样品中同位素丰度比，待测元素含量可直接由测量比值计算出来。由于被测量的同位素比值精密度很高，重复性很好。因此，可获得高精度和准确度的浓度测量结果。在临床生化检验中一般作为决定性方法。

（五）蛋白质标志物的筛查和鉴定

1. 基质辅助激光解吸电离飞行时间质谱（matrix-assisted laser desorption/ionization time of flight mass spectrometry，MALDI-TOF-MS）　用基质辅助激光解吸电离（MALDI）作为离子化源，飞行时间（TOF）作为质量分析器组成的质谱仪。MALDI-TOF-MS具有灵敏度高、准确度高及分辨率高等特点，为生命科学等领域提供了一种强有力的分析测试手段，并正扮演着越来越重要的作用。它可用于肽质量指纹谱分析（peptide mass fingerprinting，PMF）、肽序列标签分析（peptide sequence tag，PST）、蛋白质分子量的测定和寡核苷酸分析等。

2. 表面增强激光解析电离飞行时间质谱（surface-enhanced laser desorption/ionization-time of flight-mass spectrometry，SELDI-TOF-MS）　主要由三部分组成，即蛋白质芯片（protein Chip）、芯片阅读器（protein chip reader）和分析软件。芯片阅读器就是SELDI-TOF-MS。

（1）蛋白质芯片：SELDI-TOF-MS的核心技术。根据芯片表面修饰的不同可分为：化学表面芯片和生物表面芯片。化学表面芯片又可分为疏水（hydrophobic surface，HS）、亲水（normal phase，NP）、弱阳离子交换（weak cation exchange，WCX）、强阴离子交换（strong anion exchange，SAX）、金属离子螯合（immobilized metal affinity capture，IMAC）等。这些芯片可以根据蛋白质的化学特性如疏水或亲水性及所带电荷而选择性地捕获特异蛋白质。其优点是：①直接用体液样本进行分析，如血清、尿、脑脊液等。②样品量少，只需0.5～5μl，或2000个细胞即可检测。③高通量，操作自动化。④可发现低丰度、小分子量蛋白质，并能测定疏水蛋白质特别是膜蛋白质。生物表面芯片是利用特异的生物学反应从而分离某一特异蛋白质。可分为抗原-抗体、受体-配体、DNA-蛋白质、酶-底物等芯片。其特点是：①特异性高；②可以定量，如利用单克隆抗体芯片，由于结合至芯片上的抗体是定量的，故可以测定抗原量，但一般飞行质谱不能用于定量分析；③功能广，如利用单克隆抗体芯片，可鉴定未知抗原/蛋白质，以减少测定蛋白质序列的工作量，还可替代Western Blot等。

蛋白质芯片上有8～24个上样点，根据检测目的不同选用不同种类的芯片。将样本加到芯片上以后，经过一段时间的结合反应，芯片能和复杂样本中的特定蛋白质结合，然后用缓冲液或水洗去不结合的非特异分子，就可获得保留的高分辨率的蛋白质谱，再加上能量吸收分子溶液，当溶液干燥后，就可以把芯片放到芯片阅读器中进行质谱分析。

（2）芯片阅读器：就是激光解析电离飞行时间质谱仪。在一定强度的激光打击下，结合在芯片上的蛋白质发生电离和解吸附，不同质量的带电离子在通过电场时被加速。由于这些离子的质量电荷比不同，它们在真空场中飞行的时间长短不一致，记录仪通过检测飞行时间的长短，得出质量电荷比。被测定的蛋白质以一系列峰的形式出现，绘制成质谱图，直接显示样本中各种蛋白质的分子量、含量等信息。整个测定过程可在几十分钟内完成，方法敏感、特异性高，不会破坏所测定的蛋白质的结构。该技术可检测微量蛋白质，检测极限为1fmol。

（3）分析软件：SELDI软件能快速处理、分析大量的质谱图信息。将正常人与某种疾病患者的图谱比较，就能发现和捕获疾病的特异性相关蛋白质。

（六）微生物鉴定

LC-MS/MS可对细菌的多种成分进行分析，包括蛋白质、脂类、脂多糖（LPS）和脂寡糖（LOS）、DNA、多肽及其他可被离子化的分子。菌体内某些成分，能给出唯一的m/z作为生物标志特异地鉴定细菌。例如，通过对种间和株间特异保守峰如3-羧基脂肪酸（内毒素的标志物）、麦角固醇（真菌数量的标志物）、胞壁酸（肽聚糖的标志物）等进行分析，可以进行细菌识别。蛋白质在细菌体内的含量较高，常用于细菌属、种和株的鉴定。LPS和LOS是革兰阴性菌的外部细胞膜成分，是细菌毒性的主要组成部分，其混合物易于提取，去除脂肪酸残基后肼解，对产物进行质谱分析，可用于血清型分类。

第六节 电化学和传感技术

传感器(transducer/sensor)是接收信号或刺激并产生反应的器件,能将待测物理量或化学量转换成另一对应输出的装置,可以用于物质成分的分析、自动化控制等多种领域。常见的有光敏传感器(视觉)、声敏传感器(听觉)、气敏传感器(嗅觉)、化学传感器(味觉)、压敏、温敏、流体传感器(触觉)。与临床检测相关的是化学传感器,电化学分析是一类重要的化学传感技术,而生物传感器是一类特殊的化学传感器。

一、电化学分析

溶液的电化学性质是指电解质溶液通电时,其电位、电流、电导和电量等电化学特性随化学组分和浓度而变化的性质。电化学分析法(electrochemical analysis)是建立在溶液电化学性质基础上并利用这些性质,通过电极这个变换器,将被测物质的浓度转变成电学参数而进行检测的方法。根据所测量的电参数的不同,电化学分析法分为电导法、电位法、电解法、库仑法、伏安与极谱法等。与临床生化检验相关的主要是电位分析法、伏安与极谱法、电导分析法、库仑分析法等。

(一) 电位分析法

电位分析法(potentiometry)是利用电极电位与化学电池电解质溶液中某种组分浓度的对应关系,而实现定量测定的电化学分析法。主要通过电化学电极实现测定,临床生化检验中常用的电极有离子选择性电极、氧化还原电极和 PCO_2 电极。

1. 离子选择性电极 离子选择性电极(ion selective electrode,ISE),又称离子电极,是一类利用膜电位测定溶液中离子活度或浓度的电化学传感器。它采用的是膜电极(membrane electrode),仅对溶液中特定离子有选择性响应,把被测离子的活度表现为电极电位。在一定离子强度时,活度又可转换为浓度,而实现分析测定。离子选择电极的构造主要包括:①电极腔体,由玻璃或高分子聚合物材料做成;②内参比电极,通常为 Ag/AgCl 电极;③内参比溶液,由氯化物及响应离子的强电解质溶液组成;④敏感膜,是对离子具有高选择性的响应膜(图 2-25)。根据膜组成的差异可分为两类:一类是玻璃膜电极(glass membrane electrode),通过改变玻璃膜的成分可以测定 H^+、Na^+、K^+、Li^+、Rb^+、Cs^+、Ag^+、Tl^+、$NH_4{}^+$等不同离子,但能用于临床测定的仅有 H^+ 和 Na^+;另一类是聚合物膜电极(polymer membrane electrode),它由特殊敏感膜组成,可以测定临床样本中的 H^+、Na^+、K^+、Cl^-、Ca^{2+}、Mg^{2+}、Li^+、$CO_3{}^{2-}$ 等的测定。

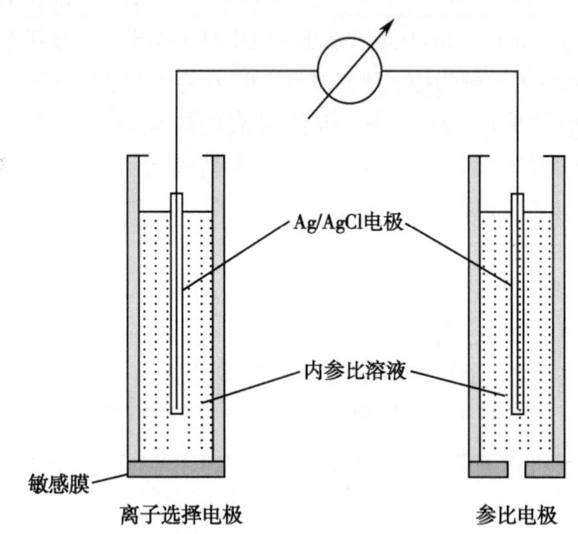

图 2-25 离子选择性电极原理示意图

其测定原理是离子选择性电极的电极电位 E 可用能斯特方程表示,其关系式:

$$E=K\pm\frac{2.303RT}{nF}\ln C_X f_x$$

式中,阳离子选择性电极为+,阴离子选择性电极为-;n 为离子电荷数;C_x 为被测离子浓度;f_x 为被测离子活度系数;K 在测量条件恒定时为常数。公式表明,在一定条件下,电极的电极电位与被测离子浓度的对数呈线性关系。

离子选择性电极的 E 值不能直接测定,必须将离子选择性电极与参比电极浸入被测溶液中组成原电池,通过测定原电池的电动势 E,便可求得被测离子的活度或浓度。

$$E=K'\pm\frac{2.303RT}{nF}\lg a_i$$

一般来说,参比电极通常为负极,离子选择性电极为正极。此时,对阳离子响应的电极,取正号;对阴离子响应的电极，取负号。

2. 氧化还原电极　PO_2 电极是氧化还原电极，对氧的测量是基于电解氧的原理实现的。目前用得最多的氧电极是电解式 Clark 氧电极，由铂阴极、Ag/AgCl 阳极、KCl 电解质和透气膜所构成（图 2-26）。待测溶液中的 O_2 可以借助电极外表面的 O_2 渗透膜（约 20 μm 的聚丙烯或聚乙烯或聚四氟乙烯），依靠 PO_2 梯度透过膜而进入电极。在测定时，O_2 在铂阴极表面发生的反应如下：

$$O_2+2H_2O \rightarrow 2H_2O_2$$
$$H_2O_2+2e^- \rightarrow 2OH^-$$

当阴极表面附近的氧被消耗后，阴极表面氧气分压 PO_2 为 0.00kPa/mmHg，此时样品中的氧将通过渗透膜向阴极发生浓度扩散。当氧浓度扩散梯度相对稳定时，就产生一个稳定的电解电流，称之为极限扩散电流 I_0。极限扩散电流 I_0 与样本中的 PO_2 成正比。通过测定电流变化即可测定血液标本中的氧气分压。

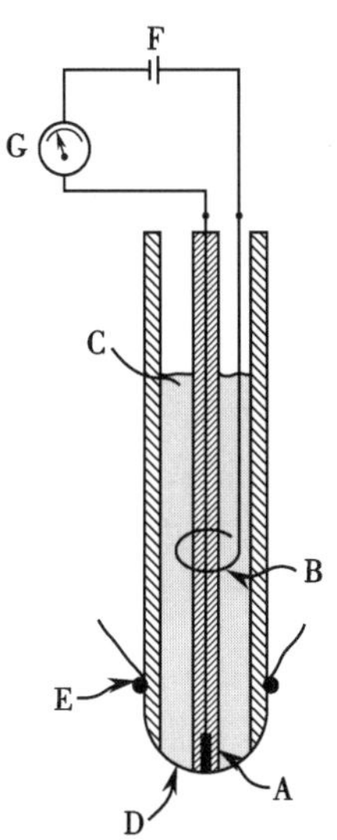

图 2-26　Clark 氧电极原理示意图
A. 铂阴极；B. Ag/AgCl 阳极；C. KCl 电解质；D. 透气膜；E. "O"型环；F. 电池；G. 电流表

3. PCO_2 电极　PCO_2 电极是气敏电极（gas sensing electrode），是由 pH 玻璃电极和银-氯化银电极组装在一起的复合电极。复合电极装入有机玻璃筒中，塑料套上有气体渗透膜，内装 PCO_2 电极外缓冲液，它的 pH 值可因血液的 PCO_2 而改变。待测溶液中的 pH 值的变化与 $lgPCO_2$ 有线性关系，因此，可由 pH 电极测得的 pH 值变化量计算出 PCO_2。

（二）溶出伏安法

溶出伏安法（stripping voltammetry）实质上是电解法和极谱法相结合的一种电化学分析法，由 Jaroslav Heyrovsky 发明，并获得 1959 年诺贝尔化学奖。它包括两个过程：首先在一定的电压下，将被测物质电解沉积在工作电极上，这个过程称为"电解富集"。然后，改变电极的极性，进行电位扫描，使沉积在工作电极上的被测物质溶出，，这个过程称为"溶出过程"。在此过程中，电流随电位变化的关系图称为"溶出伏安图"。溶出伏安图中的峰值电流是定量的依据，而峰值电位是定性的依据。

溶出伏安法分为阳极溶出伏安法和阴极溶出伏安法。阳极溶出伏安法（anodic stripping voltammetry，ASV）预先在恒定的电位（相当于该离子的阴极上产生极限电流的电位）下将被测物富集在电极上，然后使微电极的电位由负向正的方向移动，富集的物质反向溶出（阳极溶出），并通过伏安曲线进行测定的方法。阳极溶出伏安法的工作电极有悬汞电极、汞膜电极和固体电极。常用于金属离子的检测，临床上常用于微量元素的测定。

例如在盐酸介质中测定痕量铜、铅、镉时，首先将悬汞电极的电位固定在-0.8V，电解一定的时间，此时溶液中的一部分 Cu^{2+}、Pb^{2+}、Cd^{2+} 在电极上还原，并生成汞齐，富集在悬汞滴上。电解完毕后，使悬汞电极的电位均匀地由负向正变化，首先达到可以使镉汞齐氧化的电位，这时，由于镉的氧化，产生氧化电流。当电位继续变正时，由于电极表面层中的镉已被氧化得差不多了，而电极内部的镉又还来不及扩散出来，所以电流就迅速减小，这样就形成了峰状的溶出伏安曲线。同样，当悬汞电极的电位继续变正，达到铅汞齐和铜汞齐的氧化电位时，也得到相应的溶出峰。如图 2-27 所示。

阴极溶出伏安法（cathodic stripping voltammetry），顾名思义，它是利用阴极溶出反应。将被测离子在

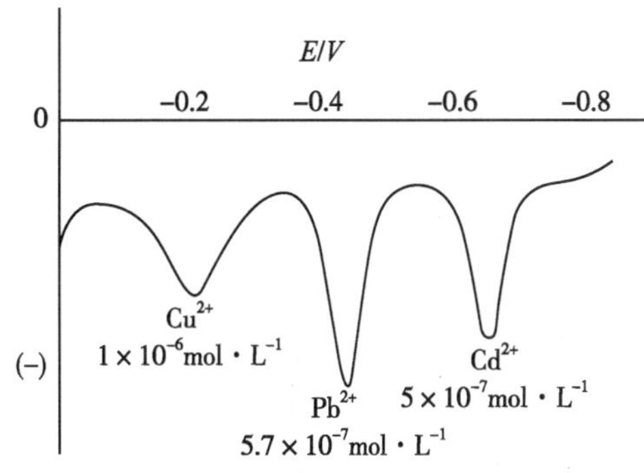

图 2-27　盐酸底液中镉、铅、铜的溶出伏安曲线

预电解的阳极过程中形成一层难溶化合物，然后当工作电极向负的方向扫描时，这一难溶化合物被还原而产生还原电流的峰。阴极溶出伏安法可用于卤素、硫、钨酸根等阴离子的测定。

溶出伏安法的全部过程都可以在普通极谱仪上进行，也可与单扫描极谱法和脉冲极谱法结合使用。其方法灵敏度很高，特别是阳极溶出伏安法，其灵敏度可达 10^{-12}mol/L。主要原因是工作电极的表面积很小，通过电解富集，使得电极表面汞齐中金属的浓度相当大，起了浓缩的作用，所以溶出时产生的电流也就很大。

（三）安培分析法

安培分析法（amperometric analysis）是一种电化学检测技术，是用于测量电活性物质在工作电极表面发生氧化或还原反应时产生电流变化的技术。其主要优点是灵敏度高、选择性好、响应范围宽及结构简单。安培分析法有3种电极，它们分别是工作电极、参比电极和对电极。电化学反应发生在工作电极上，但反应的前提是需要在工作电极与参比电极之间施加一个适当的电位（电压）。根据施加电位方式的不同，安培分析法可分为恒电位安培分析法（constant potential amperometric analysis，CPAA）、脉冲安培分析法（pulsed amperometric analysis，PAA）和积分脉冲安培分析法（integrated pulsed amperometric analysis，IPAA）。

恒电位安培分析法是将一个恒定的直流电位连续地施加于检测池的电极上，当待测物被氧化时，电子从待测物转移至电极，得到电流信号。在此过程中，电极本身为惰性，不参与氧化反应。恒电位安培检测法具有较高的灵敏度，可以测定pmol级的无机和有机离子，如与环境有关的阴离子、硫化物、氰化物、砷、卤素等。

脉冲安培分析法在实验中使用三阶电位 E_1、E_2 和 E_3，每个电位需要相应的持续时间 t_1、t_2 和 t_3，见图2-28。E_1 是工作电位，在该电位下测量待测物的氧化电流；E_2 为比 E_1 高的氧化清洗电位，用于完全氧化电极表面，使吸附的反应产物脱离电极；E_3 为比 E_1 负得多的还原清洗电位，使贵金属电极表面还原为金属本身。三电位连续自动循环。工作电位 E_1 下的时间 t_1 由延迟时间和积分时间两部分组成。由电位 E_3 到 E_1 的脉冲过程中，会引起电极P溶液界面的充电电流，因此，施加脉冲电位产生的电流是由电极表面的充电电流和分析物的氧化电流两部分组成，而前者是必须扣除的。在检测时，延迟一定时间检测，此时，充电电流迅速衰减为零，所测电流仅为分析物氧化电流。延迟时间一般为12s，足以使充电电流衰减为零。

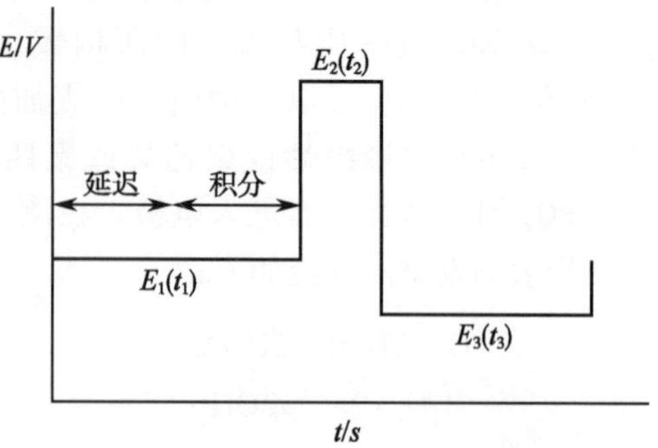

图2-28 脉冲安培分析法电位波形图

脉冲安培检测法可用于糖、糖醇、醛、醇、脂肪胺和氨基糖等的检测。糖类化合物的pKa值为12～14，在强碱性介质中以阴离子形式存在，可以用阴离子交换色谱分离。由于糖的分离是在碱性条件下完成的，检测方法必须与此相匹配。用金电极的脉冲安培检测法正好满足此条件。金电极的表面可为糖的电化学氧化反应提供一个反应环境。用脉冲安培检测法可检测pmol到fmol级的糖，而且不需要衍生反应和复杂的样品纯化过程。

积分脉冲安培分析法是另一种新形式的脉冲安培检测法，于1989年由Welch等首先提出，并运用此技术，用金电极实现了对氨基酸的检测。用安培法检测氨基酸时，通常采用金工作电极、Ag/AgCl（或玻璃-Ag/AgCl）参比电极和钛对电极。在pH 12～13溶液中，于金工作电极和Ag/AgCl参比电极之间施加一个较高的电位，氨基酸在金电极表面被氧化为亚胺，然后大多数亚胺进一步氧化为腈基化合物，另外少量的亚胺则发生水解生成醛类化合物。由于在金电极上得到使氨基氧化的最大氧化电流所需的电位已超过金表面被氧化的电位，因此，在这么高的电位下，金电极本身形成了表面氧化层和氨基酸氧化产物的附着，使得金电极会很快失效。此外，金电极表面氧化时所产生的电流无疑会增加背景和基线噪音以及基线的不稳定性。为了得到氨基氧化时所产生的检测信号，抑制金电极氧化所产生的背景信号，Welch等引入了积分脉冲安培分析法。与脉冲安培分析法相似，积分脉冲安培分析法中加到工作电极上的也是一种自动重复的电位对时间的脉冲电位波形（图2-29）。其不同之处是：脉冲安培分析法是对每次脉冲前的单电位下产生的电流积分，而积分脉冲安培分析法是对每次脉冲前循环方波或三角波电位下产生的电流积分，即对电极被氧化形成氧化物和氧化物还原为其初始状态的一个循环电位扫描过程中产生的电流积分。由积分整个高-低采样电位下的电流所得到的信号仅仅是被分析物产生的信号。在没有待测物（可氧化物）存在时，静电荷为零。积分脉冲安培分析法的优点在于通过施加方波或三角波电位消除了氧化物形成和还原过程中产生的电流。正、反脉冲方向的积分有效地扣除了电极氧化产生的背景效应，使得那些可受金属氧化物催化氧化的分子产生较强的检测信号和获得稳定的检测基线成为现实。

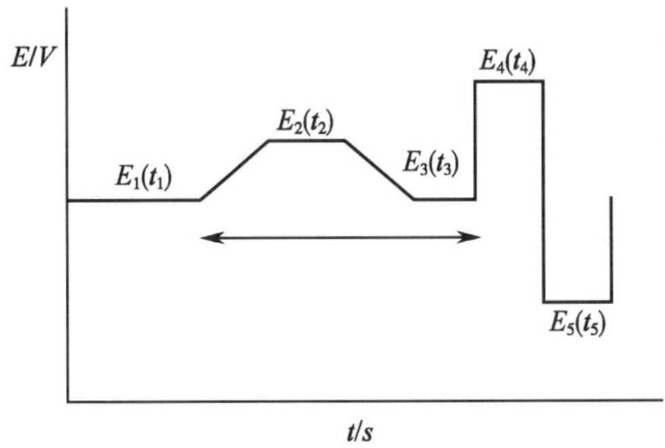

图 2-29　积分脉冲安培分析法电位波形图

临床上测定血液中 PO_2 采用了安培分析技术。此外在液相分析、毛细管电泳分析的检测器中也采用了安培分析技术。下图为 HPLC 的电化学检测器工作原理（图 2-30）。

（四）电导分析法

电解质溶液能导电，而且当溶液中离子浓度发生变化时，其电导也随之而改变。通过测定溶液的电导而求得溶液中电解质浓度的方法称为电导分析法（conductometric analysis）。

电导分析方法及应用：①直接电导法（direct conductance method）：直接根据溶液的电导与被测离子浓度的关系来进行分析的方法。主要应用于水质纯度的鉴定、一氧化碳、二氧化碳等的监测。②电导滴定（conductometric titration）：根据滴定过程中溶液电导的变化来确定滴定终点。在滴定过程中，滴定剂与溶液中的被测离子生成水、沉淀或难离解的化合物，使溶液的电导发生变化，而在计量点时滴定曲线上出现转折点，指示滴定终点。一般用于酸碱滴定和沉淀滴定。③高频分析法，其独有的优点：电极不直接与试液接触，避免电解和电极极化现象。适用于沉淀滴定，也可用于一般金属离子（铜、锌、铝、铁等）的 EDTA 配合的滴定，能测定电容变化、非水溶剂中的滴定分析。对于介电常数相差甚远的两组分混合物的分析，高频滴定法能得到比较理想的结果。

临床测定血液中的各种细胞的分类检测常用电导分析法。

（五）库仑分析法

电解分析（electrolytic analysis）是经典的电化学分析方法。电解分析包括两个方面的内容：一是应用外加直流电源电解试液，电解后直接称量电极上析出物质的质量的分析方法，称为电重量法（electrolytic gravimetry）；二是将电解分析用于物质的分离，则称为电解分离法（electrolytic separation）。库仑分析法（coulometric analysis）是在电解分析法的基础上发展起来的。它是根据电解过程中消耗的电量求得被测物质的含量。电重量法即库仑分析法，均建立在法拉第电解定律基础上。电重量法和库仑分析法的共同特点是：分析时不需要基准物质和标准溶液，它们是一种绝对分析方法，并且准确度极高。电重

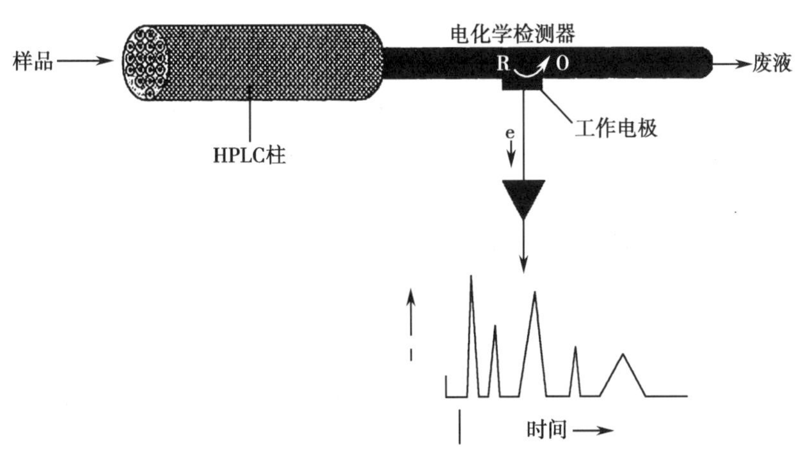

图 2-30　HPLC 电化学检测器工作原理示意图

量法只能用来测定高含量物质，而库仑分析法特别适用于微量、痕量成分的测定。

法拉第电解定律指出，电流通过电解质溶液时，发生电解反应的物质的量与通过的电量成正比。电解过程中析出或溶解一个克当量任何物质，需要消耗96 487库仑的电量，仪器通过测量析出或溶解某物质消耗的电量，显示出待测物质的量。

$$m=\frac{1}{F}\cdot\frac{A}{Z}\cdot Q$$

式中：Q代表通过电解质的总电流；A/Z代表原子量A与原子价Z的比值；m代表在电极上析出（或溶解）的物质的质量；F代表法拉第常数，96 475库仑/摩尔。

临床上氯离子的测定，就可以采用库仑分析法。其原理是在稳定的电流下，银离子从银电极释放出，与样品中的氯离子结合生产氯化银沉淀。此时由另一对指示电极感应到过量的银离子，使指示电极的电流突然增高，激活继电器，使计时器自动关闭而停止滴定。这个时间段的长短与样品中氯离子浓度成正比，由此可以计算出氯离子的浓度。

库仑分析法是测定血清/血浆中氯离子的金标准。

二、传感器

（一）光化学传感器

光化学传感器（photochemical sensor）是利用敏感层与被测物质相互作用前后物理、化学性质的改变而引起的传播光特性的变化检测物质的一类传感器。光化学传感器与其他原理的传感器相比，具有安全性好、可远距离检测、分辨力高、工作温度低、耗用功率低、可连续实时监控、易转换成电信号等优点。随着光纤技术及光集成技术的迅猛发展，光化学传感器在生物医学检测分析领域应用广泛。

光纤化学传感器（optical fiber chemical sensor）又称光极（optrode，optode）。它是在一根单臂或双臂光纤上的适当位置，安装一个固定化试剂相的薄膜，作为敏感元件，用于提取与各种化学量和生物量有关的光信息，再通过光的波导作用进行检测。按照光信息的种类，可分为吸收（或反射）、荧光、磷光、化学发光、拉曼和红外等六种传感器。

光极可用于pH、血气分析和电解质的测定。与临床目前常用的离子选择电极法相比，其优点是微型化、低干扰、高稳定性，而且不需参比电极。

下面以基于荧光淬灭的光极氧传感器测定血液中 PO_2 为例说明其原理。这种氧传感器具有许多独特的优点，包括不耗氧、无需参比电极、没有电磁场的干扰等。光极氧传感器克服了Winkler滴定分析法和Clark电化学探头法的不足，已成为在线监测血液中氧分压的重要方法。血液中的与光纤探头接触时，引起化学传感膜荧光强度的减弱，这一现象可由Stern-Volmer方程定量表达：

$$F_0/F=1+kPO_2$$

式中：F_0与F分别为体系在无氧和有氧状态下测得的荧光强度，k称为Stern-Volmer常数，PO_2 为氧分压。Stern-Volmer方程式表明，F_0/F 与 PO_2 呈线性关系。

基于荧光猝灭的光极氧传感膜，通常由荧光分子探针、固相支持剂和增塑稳定剂组成（图2-31）。增加分子探针的量将有助于提高响应的灵敏度，但过高会导致荧光的自熄灭。适当减少支持剂的用量，降低膜的厚度，可增加膜的通透性，缩短响应时间。

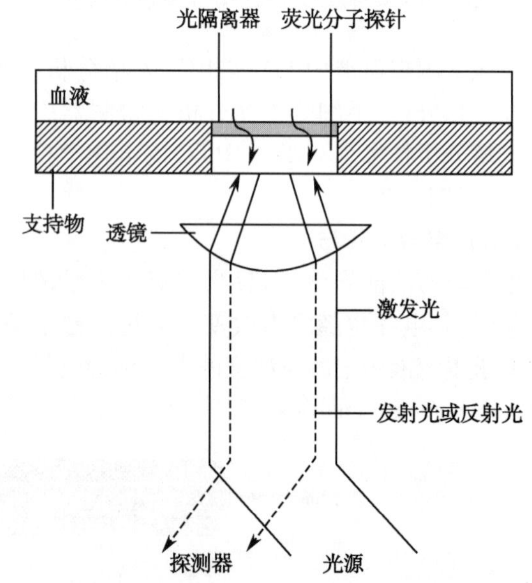

图2-31　基于荧光淬灭的光极氧传感器测定血液中 PO_2 原理示意图

（二）生物传感器

生物传感器（biosensor）是一类特殊的化学传感器，它由固定化的生物敏感材料作识别元件（包括酶、抗体、抗原、微生物、细胞、组织、核酸等生物活性物质），与适当的理化换能器（如氧电极、光敏管、场效应管、压电晶体等）及信号放大装置构成的分析工具或系统。生物传感器主要由识别元件和换能器组成。

1. 生物传感器的分类　主要有下面三种分类命名方式，三种分类方法之间实际互相交叉使用。

（1）根据生物传感器中分子识别元件即敏感元件的不同可分为五类，它们分别是酶传感器（enzymesensor）、微生物传感器（microbialsensor）、细胞传感器（organallsensor）、组织传感器（tissuesensor）和免疫传感器（immunolsensor）。它们所使用的敏感材料依次为酶、微生物、细胞器、动植物组织、抗原或抗体。

（2）根据生物传感器的换能器即信号转换器的不同，可分为生物电极传感器（bioelectrode biosensor）、半导体生物传感器（semiconductor biosensor）、光生物传感器（optical biosensor）、热生物传感器（calorimetric biosensor）、压电晶体生物传感器（piezoelectric biosensor）等，换能器依次为电化学电极、半导体、光电转换器、热敏电阻、压电晶体等。

（3）以被测目标与分子识别元件的相互作用方式进行分类，有亲合型生物传感器（affinity biosensor）和反应型生物传感器（reaction biosensor）。前者如受体与配体、抗原与抗体、DNA 探针等，后者主要是酶催化反应。

2. 临床生化检验中的应用　酶生物传感器在临床生化检验中应用最为广泛。它是将酶作为敏感元件，把酶催化反应过程中的物理或化学信号转化为电信号以检测被测物（图 2-32）。它是由固定化酶与离子选择电极、气敏电极、氧化还原电极等电化学反应组合而成的生物传感器，因而既具有酶促反应的高效性与专一性，又有电化学反应的响应快、操作简单的特点。酶生物传感器在临床生化检验中应用广泛，可以检测组织细胞、体液中的糖类、醇类、有机酸、激素、三磷酸腺苷等。

（1）电流型酶生物传感器：通过检测酶促反应中发生氧化或还原反应产生的电流信号，来反映被测物质浓度的大小。其基础电极可采用氧电极、过氧化氢电极等，还可采用介体修饰的铂、金、碳等作为基础电极。表 2-3 为常见的电流型酶传感器。

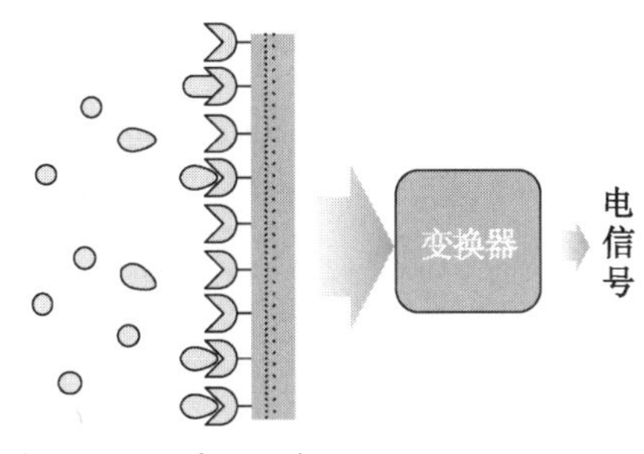

图 2-32　酶生物传感器原理示意图

表 2-3　常见的电流型酶传感器

检测对象	酶	检测电极
葡萄糖	葡萄糖氧化酶	O_2，H_2O_2
麦芽糖	淀粉酶	Pt
蔗糖	转化酶+变旋光酶+葡萄糖酶	O_2
半乳糖	半乳糖酶	Pt
尿酸	尿酸酶	O_2
乳酸	乳酸氧化酶	O_2
胆固醇	胆固醇氧化酶	O_2，H_2O_2
L-氨基酸	L-氨基酸酶	H_2O_2，O_2
磷脂质	磷脂酶	Pt
单胺	单胺氧化酶	O_2
苯酚	酪氨酸酶	Pt
乙醇	乙醇氧化酶	O_2
丙酮酸	丙酮酸脱氢酶	O_2

以葡萄糖酶传感器为例来说明其原理（图 2-33）。葡萄糖酶传感器是由葡萄糖氧化酶膜和电化学电极组成。当葡萄糖溶液与酶膜接触时，葡萄糖氧化酶催化下列反应：

$$葡萄糖+2H_2O+O_2 \rightarrow 葡萄糖酸+2H_2O_2$$

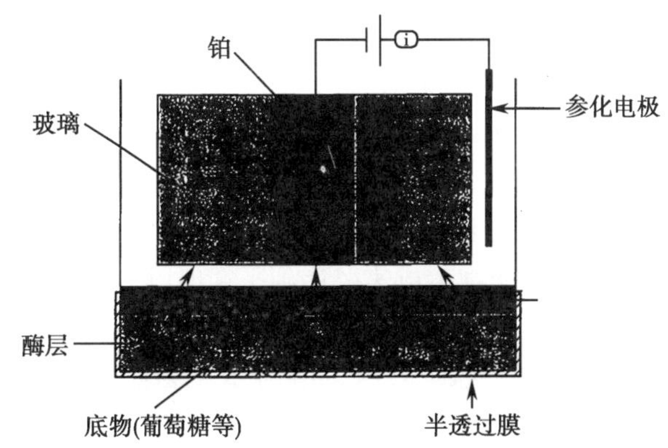

图 2-33　葡萄糖酶传感器原理示意图

依据反应中消耗的氧、生成的葡萄糖酸和过氧化氢的量，分别可用氧电极、pH 电极和铂电极来测定葡萄糖的含量。Clark 氧电极和 pH 电极测定的最低检测限分别是 10^{-4}mol/L 和 10^{-3}mol/L。而利用酶促反应产物 H_2O_2 扩散到铂电极上时，加一定的外电压，H_2O_2 被氧化，放出电子产生电流：

$$H_2O_2 \rightarrow O_2 + 2H^+ + 2e$$

此时，铂电极为阳极，铂电极的电位相对于 Ag/AgCl 电极为 0.6V。H_2O_2 产生的分解电流与葡萄糖的浓度成正比。该法的本底电流小，灵敏度高，其最低检测限为 10^{-8}mol/L。其他如胆固醇酶传感器、乳酸酶传感器也是用同样的原理设计的。

（2）电位型酶传感器：将酶促反应所引起的物质量的变化转变为电位信号输出，电位信号的大小与底物浓度的对数值呈线性关系。采用的基础电极有 pH 电极、CO_2、NH_3 等气敏电极。表 2-4 为常见的电位型酶传感器。

表 2-4　常见的电位型酶传感器

检测对象	酶	检测电极
尿素	脲酶	NH_3，CO_2，pH
中性脂质	蛋白脂酶	pH
L-精氨酸	精氨酸酶	NH_3
L-谷氨酸	谷氨酸脱氨酶	NH_4^+，CO_2
L-天冬氨酸	天冬酰胺酶	NH_4^+
L-赖氨酸	赖氨酸脱羧酶	CO_2
青霉素	青霉素酶	pH
苦杏仁苷	苦杏仁苷酶	CN^-
硝基化合物	硝基还原酶	NH_4^+
亚硝基化合物	亚硝基还原酶	NH_3

体液中的尿素的检测可采用电位型酶传感器，其原理如图 2-34。

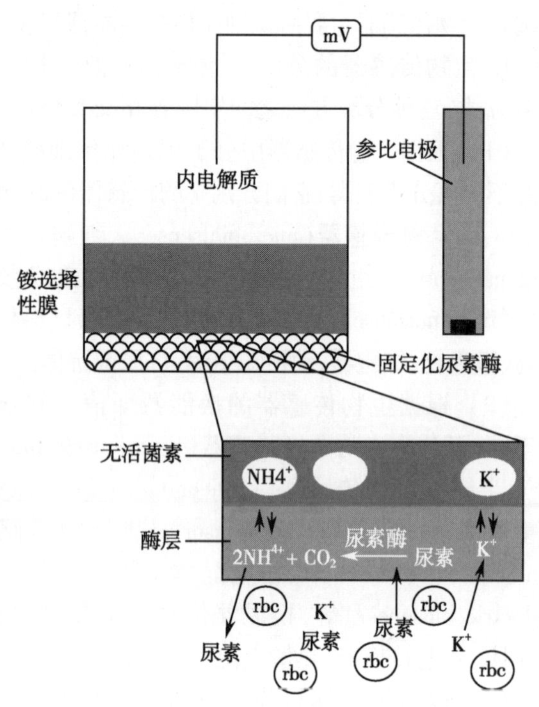

图 2-34　电位型酶传感器检测体液中的尿素原理示意图

（3）光纤光学型酶传感器：亦称光极酶传感器。这类传感器利用酶的高选择性，待测物质（相应酶的底物）从样品溶液中扩散到生物催化层，在固定化酶的催化下生成一种待检测的物质。当底物扩散速度与催化产物生成速度达到平衡时，即可得到一个稳定的光信号。信号的大小与底物浓度成正比。

利用固定化酯酶或脂肪酶制成生物催化层进行分子识别，再通过产物的光吸收对底物进行传感。如碱性磷酸酶催化下列反应：

$$\text{对硝基苯磷酸酯} + H_2O \rightarrow \text{对硝基苯酚} + \text{磷酸}$$

测量在 404nm 波长时光吸收的变化，即可确定对硝基苯磷酸酯的含量，体液中的许多酯类和脂肪类物质均可采用类似的传感器进行检测。

还有一种在临床检测中最有应用价值的检测 NADH 光纤光学型酶传感器。这类传感器是基于脱氢酶进行分子识别。例如乳酸脱氢酶催化下列反应：

$$\text{乳酸} + NAD^+ \rightarrow \text{丙酮酸} + NADH$$

在生物催化层中生成的 NADH 可用荧光法直接进行检测。生成 NADH 也可利用偶合的黄素单核苷酸（FMN）生物发光反应，通过光导纤维进行传感。在此传感器中，用固定化的谷氨酸脱氢酶、NADH、FMN 氧化还原酶和荧光素酶制成混合生物催化层。在酶的作用下，被测底物（如青霉素 G、胆固醇、苏氨酸、谷氨酸、尿酸等）的浓度是酶层微环境中 H^+、O_2、NH_3、CO_2 或 H_2O_2 浓度的函数，它们的含量变化可被光导纤维传感层中相应的 pH、O_2、NH_3、CO_2 或 H_2O_2 的光极所检测。

第七节　酶分析技术

酶分析技术是一种常用的临床生物化学检验技术，其应用主要有两个方面：第一，以酶为分析对象，根据需要对体液中的酶和同工酶的含量或酶活性进行测定，称为酶分析法；第二，利用酶的特点，以酶作为分析工具或分析试剂,用于测定体液样品中用一般化学方法难于检测的物质,如底物、辅酶、抑制剂和激动剂(活化剂)或辅助因子含量的方法称为酶法分析。

一、酶活性浓度测定

酶活性(enzyme activity)是指酶催化特定化学反应的能力,可用在一定条件下其所催化某一化学反应的速度表示。酶活性单位可用来表示酶活性的大小。

(一) 酶活性单位

酶活性大小是用酶活性单位来表示。酶活性单位,或称酶单位(enzyme unit)是指在最适条件下,使酶反应达到某一速度所需要的酶量。酶单位常有三种表示方法。

1. 惯用单位　20 世纪 60 年代以前,各种酶活性的表示法的定义没有统一标准,不同的酶,甚至同一种酶采用不同的测定方法都有不同的定义。如丙氨酸氨基转移酶测定时的金氏法、赖氏法,磷酸酶的布氏法、金-阿二式法、皮-劳二氏法的定义均不相同,因此参考区间也不一致,容易造成混乱,目前基本上已经淘汰。

2. 国际单位　1963 年国际生化协会通过广泛讨论,提出一个国际单位定义来表示酶量的多少,即 1 分钟能转化 1 微摩尔底物的酶量为一个国际单位(international unit,IU),在临床检验中常以 U 表示。

3. Katal 单位　在国际单位制中,规定酶活性单位为开特(Katal,Kat),即 1 秒中转化 1 个摩尔底物的酶量。Kat 对体液中酶量而言显然过大,常用单位为 nkat。

在我国不论实验室还是临床医师对 kat 都不太熟悉,如报告使用 kat/L 报告酶活性的结果时,最好同时注明相应的 U/L。上述国际单位和 kat 单位间关系如下:

$$1U = 1\mu mol \cdot min^{-1} = 16.67 nmol \cdot s^{-1} = 16.67 nkat$$

(二) 酶活性浓度单位及计算

1. 酶活性浓度单位表示法　临床上测定的不是酶的绝对量而是浓度,酶活性浓度以每单位体积所含的酶活性单位数表示。在临床化学中,各国学者几乎都习惯用 U/L 来表示体液中酶催化浓度。考虑到各级医护人员都对 kat 不太熟悉,如使用 kat/L 报告酶活性浓度结果时,最好同时注明相应的 U/L,两者的换算关系为:1U/L = 16.67nkat/L。

2. 正常上限升高倍数表示酶活性浓度　酶催化活性或活性浓度是一个相对的概念,与测定方法及测定条件有关,表 2-5 所示是临床常用血清酶的测定方法与参考区间。不同的测定方法,酶活性的结果可以相差数倍,以致各实验室之间的测定结果难以比较,参考值也难以统一,给临床医师带来不少麻烦。

表 2-5　临床常用血清酶的测定方法与参考区间(37℃)

酶	方法	参考区间
ALT	连续监测法　底物中含磷酸吡哆醛 底物中不含磷酸吡哆醛	男:≤45U/L;女:≤34U/L* 5~40U/L
AST	连续监测法　底物中含磷酸吡哆醛 底物中不含磷酸吡哆醛	男:≤35U/L;女:≤33U/L* 8~40U/L
ALP	连续监测法(磷酸对硝基苯酚法)	1~12 岁<500U/L; 男:12~15 岁<750U/L, >25 岁 40~150U/L; 女:>15 岁 40~150U/L
ACP	比色法(磷酸麝香草酚法)	0.5~1.9U/L
LD	连续监测法 L→P,即 LD-L 法 P→L,即 LD-P 法	≤252U/L* 200~380U/L
CK	连续监测法(酶偶联法)	男:≤169U/L;女:≤143U/L*

续表

酶	方法	参考区间
γ-GT	连续监测法(L-γ-谷氨酰-3-羧基-对硝基苯胺法) 连续监测法(L-γ-谷氨酰-对硝基苯胺法)	男:≤55U/L;女:≤38U/L* 男:≤50U/L;女:≤30U/L
AMY	连续监测法[对-硝基苯麦芽庚糖苷($4NP-G_7$)法]	≤220U/L
LPS	固定时间法(乳化液比浊法)	≤110U/L
ChE#	连续监测法(丁酰硫代胆碱法)	5000～12 000U/L

注:* 国际临床化学联合会(IFCC)参考方法;#实际为拟胆碱酯酶(PChE)

为了更直观地反映酶含量的变化,很多实验室不局限传统的报告方式(U/L),而开始使用正常上限升高倍数(upper limits of normal,ULN)这一表示方法作为酶活性浓度的表示法。所谓 ULN 是指把酶测定值转换为正常上限值的倍数。简单地说,就是用测得的酶活性结果除以参考范围的上限值。由于酶学测定中,一般以酶增加的异常较多,故不取正常下限值作为倍数指数。如将 ULN 进一步适当分级,还可制定出轻度、中度及极度增加的范围。这样做的好处是显而易见的,临床医师可以不要因记参考值范围而烦恼,但是对于临界升高的病情判断将带来新问题。在目前尚缺乏统一的校正品或标准以前,测定方法也不能完全统一的前提下,使用 ULN 有一定的好处,但对其临床意义应重新进行评价。

3. 酶活性浓度单位的计算　可根据所测定的酶所用方法的不同,利用标准管法、标准曲线法或摩尔吸光系数法进行计算求取酶活性浓度单位。前两种方法目前已较少使用。

用连续监测法进行酶活性测定时,不需作标准管或标准曲线,根据摩尔吸光系数很容易进行酶活性浓度的计算。摩尔吸光系数(ε)的定义为:在特定条件下,一定波长的光通过光径为 1.00cm、所含吸光物质的浓度为 1.00mol/L 时的吸光度。如用连续监测法测定在线性范围内每分钟吸光度的变化(ΔA/min),以 U/L 表示酶活性浓度时,则可按下式进行计算:

$$U/L=\frac{\Delta A}{min}\times\frac{V\times10^6}{\varepsilon\times v\times L}$$

式中:V—反应体系体积(ml)

ε—摩尔吸光系数(cm^2/mol)

v—样品量(ml)

L—比色杯光径(cm)

ΔA—吸光度变化

10^6—将 mol 换算成 μmol

(三) 酶活性测定

1. 酶促反应的时间进程　酶活性的大小是通过测定酶促反应过程中单位时间内底物的减少量或产物的生成量,即测定酶促反应的速率来获得的。如将酶促反应过程中的底物或产物变化量对时间作图,可以得到酶促反应时间进程曲线(图 2-35)。图中底物 S 或产物 P 浓度变化的曲线的斜率就代表酶反应速度。

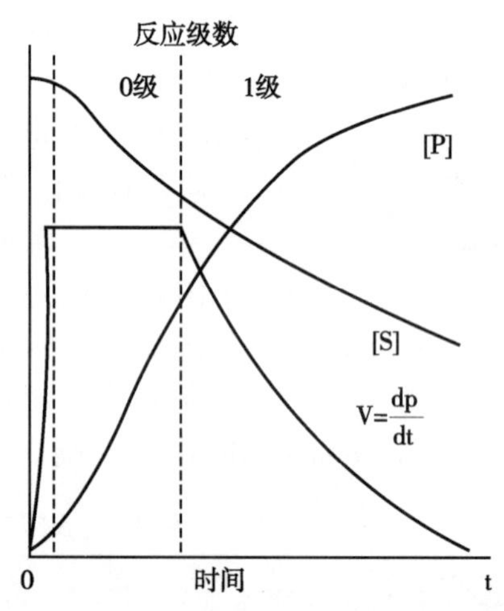

图 2-35　酶促反应时间进程曲线

在大多数酶反应的初期,此时底物常处于过量,[S]或[P]的变化量一般随反应时间而线性地增加,即单位时间内[S]或[P]的变化量或反应速度是恒定的,这段时间称为 0 级反应期;随着反应时间的延长,底物不断消耗,使酶不能被其饱和,[S]或[P]的变化曲线会趋于平坦,即反应速度下降,这段时间被称为 I 级反应期。反应速度与底物浓度成正比。因此,在 I 级反应期所得到的反应速度并不能代表酶的真正活性,真正代表酶催化活性的是反应初阶段(0 级反应期)的速度,即反应的初速度。此时,反应速度与酶浓度[E]之间有线性关系,这也是检验酶反应和酶检测系统是否适宜、正确的标准。

2. 酶活性测定方法　根据酶促反应时间进程

曲线可知,酶活性的测定应该符合两个原则,一是在0级反应期进行测定;二是反应速度与酶量成线性关系。

(1) 定时法(fixed time assay):又称两点法,测定酶反应开始后某一时间内(t1 到 t2)产物或底物浓度的总变化量来求取酶反应初速度的方法。

此法的优点是简单,因最后检测时反应已被终止,故检测仪器无需保温装置,显色剂的选择也可不考虑其对酶活性的影响。缺点是如果不用预试验确定,无法了解酶作用的这段时间是否都是0级反应。

(2) 连续监测法(continuous monitoring assay):连续测定酶反应过程中某一反应产物或底物的浓度随时间变化的多点数据,求出酶反应初速度,间接计算酶活性浓度的方法。又称动力学法或速率法。其优点是能确保反应在0级反应进行测定,因此测定结果准确,是目前最常用的方法。缺点是仪器必须有保温装置,如果利用显色反应,加入的显色剂或酶试剂对酶活性应该没影响。连续监测法分直接法和间接法两类。

直接法:这类方法是在不终止酶促反应条件下,直接通过测定反应体系中底物或产物理化特性的变化如吸光度、荧光、旋光性、pH、电导率、黏度等,从而计算出酶活性浓度。直接法虽然简单,但只有底物与产物之间,在理化性质等方面有显著差异时,才能使用直接法。故至今也只有很少一部分酶能用直接法进行测定。

间接法:在酶活性测定时,如果底物或产物不能直接测定或难于准确测定,可采用酶偶联法测定,即在反应体系中加入一个或几个工具酶,将待测酶生成的某一产物转化为新的可直接测定的产物,当加入酶的反应速度与待测酶反应速度达到平衡时,可以用指示酶的反应速度来代表待测酶的活性。

工具酶根据其作用不同可分为辅助酶和指示酶。辅助酶在酶偶联反应中可以一个或多个,也可以不需要;指示酶是指能监测反应速度的酶。临床酶学分析中,以 NAD(P)H/NAD(P)$^+$为辅酶的脱氢酶和以 H_2O_2 为底物的过氧化物酶(POD)是最常用的指示酶。

最简单的酶偶联反应(单底物反应且只有一个工具酶)模式为:

$$A \xrightarrow{Ex} B \xrightarrow{Ei} C$$

被测定酶(Ex)催化的反应称为始发反应;产生被检测物质产物 C(如 NADH)的反应称为指示反应,相应的偶联酶(第二个酶)称指示酶(Ei)。

如果一些酶促反应找不到合适的指示酶与其直接偶联,此时往往还可在始发反应和指示反应之间加入另一种酶,将二者连接起来,此反应称为辅助反应。模式为:

$$A \xrightarrow{Ex} B \xrightarrow{Ea} C \xrightarrow{Ei} D$$

用酶偶联法测定酶活性浓度时,并不是一开始反应就全部反映了测定酶活性。这是因为偶联反应存在三个时相:一是延滞期(lag phase),加入底物启动反应,在启动后的一段短时间内,产物 B 开始出现并逐渐增加,但仍处于较低水平,指示酶反应速度也较低,不能代表待测酶的反应速率 Vx;二是线性期(linear phase),随着产物 B 增加到一定程度时,Ex 和 Ei 催化的反应速率相同,此阶段在特定波长处(如340nm)吸光度会有明显的线性变化,一般在此时相测定酶活性;最后是非线性期(non linear phase),由于底物消耗,反应速度又复减慢。

在酶偶联测定法中,指示酶的用量是一个重要的问题。最简单的方法是根据 Vx/(Km)x = Vi/(Km)i 的比值来选择指示酶的用量 Vi,式中 Vx 为测定酶的测定上限,(Km)x 和(Km)i 分别是测定酶和指示酶的米氏常数。

另一种方法是根据米-曼氏方程进行计算。在酶偶联反应中,指示酶催化反应速率 Vi 的计算公式为:

$$Vx=\frac{Vi\times P}{P+(Km)i}\text{可换算为 } Vi=Vx\left[1+\frac{(Km)i}{P}\right]$$

式中 Vx 为测定酶的测定上限,(Km)i 为指示酶的米氏常数,P 为中间产物浓度。

(3) 平衡法:通过测定酶反应开始至反应达到平衡时产物或底物浓度变化量来求出酶活性的方法。此法无需终止反应,但是反应平衡时往往不在0级反应期,因此平衡法只在0级反应期很短的酶促反应,用定时法或连续监测法很难测出其初速度时采用。

(四) 酶活性测定的标准化

临床酶活性测定的样品几乎都是体液,如血液、尿液等。酶活性浓度受诸多因素的影响,如样品的处理(如溶血、抗凝剂、样品的存储与稀释等)、测定条件(如温度、pH、底物浓度、激活剂、抑制剂等)、所用仪器与试剂的差异等。为了提高酶测定实验的准确性和精密度,使酶测定结果有可比性,消除参考区间的混乱,以利于临床应用,开展酶测定的标准化工作势在必行。

1. 标准化途径　通过使用推荐方法和参考方法,以及使用公认的酶校准物或酶参考物等,使酶学测定标准化。

(1) 使用推荐方法和参考方法:IFCC 于 1979 年首先发表测定人血清(血浆)中酶催化浓度方法总则。以后相继提出了一些酶的推荐方法。这些推荐方法的使用,使各实验室间对同一种酶的测定结果具有可比性、可互换性。但这些推荐方法原以手工测定为基础,不适应自动化分析仪器的要求。我国也于 1994 年发表了《测定人血清(血浆)中酶催化浓度方法总则》,并于 1995 年、1996 年相继通过了 ALT、γ-GT、CK、LD、ALP、AST 等 6 项推荐方法草案。卫生行业标准《临床酶活性浓度测定方法总则》(编号 WS/T222-2002)也已由卫生部批准实施。

(2) 使用公认的酶校准物或酶参考物:酶测定中最理想的校准方法是用稳定的、定值准确的酶校准物或酶参考物对测定全过程进行校准。虽然早在 1989 年 IFCC 已提出了一个关于《酶测定参考物》的文件(草案),但由于酶不易制成纯品,又不稳定,且提纯酶与血清酶反应性不一定相似,所以此校准方法长期未解决。近年这方面来进展很大,各种动物源性(如猪)、人源性酶制品,特别是源于基因工程的酶制品相继研制成功。

2. 酶活性浓度测定的参考系统　IFCC 于 1998 年决定建立包括下列要素的测定酶催化浓度的参考系统:①参考测定方法,以现有的 IFCC 30℃的参考方法作为基础,制定了一套 37℃的标准操作方法(SOPs);②参考实验室网络,选择一组参考实验室(包括厂家实验室),为之提供必要的技术和仪器,使之在计量学高水平上按参考测定方法(SOPs)进行测定;③参考物,参考实验室网络对现有的 BCR 参考物进行重新认证。

(1) 建立原级参考方法:在酶活性浓度测定中所使用的不同层次的方法(原级和次级参考方法、实验室常规方法、厂家选用方法)应具有相似的分析特性,测定系统的微小变化都有可能引起测定结果的持久性改变。

(2) 制备原级参考物:原级参考物最重要的特性是基质效应(matrix effect)无或者很小(可忽略不计),或者说是否有可交换性。应该用参考方法或常规测定方法对一系列相关的人类(常规)标本进行比较和评估。

(3) 建立参考实验室网络:参加网络的实验室最好是已根据 ISO 17025 的标准通过校准或检测实验室认可,或者至少已准备进行实验室认可;应定期接受网络组织者的检查;定期参加网络组织者的室间比对活动。参加网络的实验室应是动态的,如多次通不过室间比对,或不接受定期检查,以及由于各种原因,都可随时退出。

二、酶质量浓度的测定

酶是有催化活性的蛋白质。由于有催化活性,因此通常用活性浓度来表示其催化能力。但实际上它是一个蛋白质,因此可以用酶质量浓度(enzyme mass concentration)表示其量的多少,质量单位多以 ng/ml、μg/L 来表示。临床上大多数情况下是用活性浓度来表示酶的浓度,但是在有些情况下,用质量浓度表示酶浓度更有临床意义。另外,采用高灵敏度的检测方法,还可检测到一些以前不易测定的酶,为临床提供了更多新的信息和资料。

(一) 酶质量浓度的测定方法

本质上说,凡是能定量测定蛋白质的方法都可用于酶的定量测定。但是在临床检测中,目前常用免疫化学方法来测定酶质量浓度。利用酶蛋白的抗原性,制备特异性抗体,然后以免疫学方法测定酶蛋白质量。

1. 放射免疫测定(RIA)　分为直接法与间接法。直接法是将放射性核素标记的酶分子与相应抗体作用产生沉淀,然后将沉淀分离并进行定量测定。

2. 其他免疫方法　主要有免疫抑制法、化学发光免疫测定(CLIA)、酶免疫测定(EIA)、荧光酶免疫测定(FEIA)等。

与传统的酶活性测定法相比,免疫化学测定法的优点主要有:①灵敏度高,能测定样品中用原有其他方法不易测出的少量或痕量酶;②特异性高,几乎不受体液中其他物质,如酶抑制剂、激活剂等的影响;③能用于一些不表现酶活性的酶蛋白,如各种酶原或去辅基酶蛋白,或因遗传变异而导致合成无活性的酶蛋白的酶测定;④特别适用于同工酶的测定。

酶的免疫化学测定也有其局限性,主要表现在:①要制备足够量的提纯酶作为抗原和具有免疫化学性质的抗血清常常是很困难的,且工作量较大;②测定步骤多,操作烦琐;③测定成本高。

(二) 酶质量浓度测定的临床应用

1. 酶质量浓度比酶活性浓度更能反映疾病状

况　如 CK-MB 酶活性是以 U/L 为检测单位，反映心肌细胞损伤的一个检测指标，但由于目前该项目测定方法本身的局限，偶尔会产生测定结果的假性升高。在脑部疾病、脑手术等产生脑组织损伤或肿瘤患者等常出现 CK-MB 酶活性测定结果失真。CK-MB 质量浓度（CK-MBmass），以 ng/ml 为检测单位，其特异性和敏感性都高于 CK-MB 酶活性测定，目前是国际和国内心血管学会所推荐的方法。临床上可采用自动发光免疫分析法测定 CK-MB 质量浓度。

2. 胰蛋白酶等消化酶　在血液中常存在其抑制剂，影响其活性浓度测定，因此常用免疫化学方法测定其酶质量浓度。

三、同工酶和亚型的测定

同工酶是指催化相同化学反应，但酶蛋白的分子结构、理化性质乃至免疫学性质不同的一组酶。根据国际生化学会的建议，同工酶是由不同基因编码的多肽链，或由同一基因转录生成的不同 mRNA 所翻译的不同多肽链组成的蛋白质。同工酶存在于同一种属或同一个体的不同组织或同一细胞的不同亚细胞结构中，它使不同的组织、器官和不同的亚细胞结构具有不同的代谢特征，这为同工酶用来诊断不同器官的疾病提供了理论依据。

由于同工酶（或亚型）一级结构的不同，导致其在理化性质、催化性质、生物学特性等方面有明显的差异，这些差异为同工酶（或亚型）的分析和鉴定提供了理论基础（表 2-6）。临床同工酶（或亚型）的分析大致可分为两步，即首先精确地分离出某酶的各同工酶（或亚型）组分，然后测定酶的总活性和各同工酶（或亚型）组分的活性。

表 2-6　常用同工酶（或亚型）的分析方法

方法	同工酶（或亚型）的性质差异	同工酶、亚型
电泳法	电荷不同	所有同工酶、亚型
（区带电泳、等电聚焦）		
层析法（离子交换层析）	电荷不同	CK、LD、ALP
（亲和层析）	生物学性质差异	CK、LD
免疫分析法		
免疫抑制法	特异性抗体反应性不同	CK、LD、ACP
免疫化学测定法（RIA、EIA、FIA、CLIA）	特异性抗体反应性不同	CK、LD、ACP、ALP、AMY
动力学分析法		
底物特异性分析法	底物 Km、亲和力不同	ACP、CK、LD（α-羟丁酸）
抑制剂分析法	对小分子量的抑制剂的特异性抑制不同	LD（草酸）、ACP（L-酒石酸）、ALP（尿素和 L-苯丙氨酸）、ChE（氟和可卡因）
pH 分析法	最适 pH 不同	AST
热失活分析法	热稳定性不同	ALP

（一）电泳法

同工酶氨基酸组成不同，等电点不同，电泳迁移率也就不同，据此可用电泳法分离鉴定。常用于分离同工酶电泳方法有醋酸纤维素薄膜电泳、琼脂糖凝胶电泳、聚丙烯酰胺凝胶电泳等。以 LD 同工酶为例，它是由 H 亚基和 M 亚基组成四聚体。H 亚基含酸性氨基酸比 M 亚基多，在 pH 8.6 的碱性缓冲溶液中带负电荷较多，电泳速度比 M 亚基块，电泳结束时由正极向负极依次有 LD_1、LD_2、LD_3、LD_4、LD_5 共五条同工酶条带。电泳结束后，可用含乳酸、NAD^+、酚嗪二甲酯硫酸盐（PMS）和氯化硝基四氮唑蓝（NBT）的染色液将区带染色，染色原理为：LD 催化乳酸脱氢，脱下的氢由 NAD^+ 传递给 PMS，再由 PMS 传递给 NBT，NBT 还原为紫红色的化合物而使区带染色。染色后洗脱支持介质背景染料，用光密度扫描仪扫描区带，或将区带切下洗脱比色测定。

电泳法简便、快速、分离效果良好，并且一般不会破坏酶的天然状态，是研究同工酶最为广泛的方法。

电泳分离后区带显色是电泳法分析的关键步骤之一。

用电泳法进行同工酶分析时，如显示的区带数与同工酶数不一致时，要特别注意巨分子酶的存在。巨分子酶形成的原因主要有：①酶与免疫球蛋白形成的复合物，如CK-BB-IgG、CK-MM-IgA、LD-IgA等；②酶与其他蛋白质形成的复合物，如LD-β-脂蛋白等；③酶亚基或酶分子之间形成的聚合物，如CK-Mt聚合物、LD亚基自身聚合等。现已有关于CK、LD、AST、AMY、γ-GT和ALP等巨分子酶的报道。如，将可疑血清进行琼脂糖凝胶电泳结合荧光染色扫描分析，发现巨CK_1位于CK-MM与CK-MB之间，巨CK_2位于CK-MM的阴极侧。

（二）层析法

离子交换层析和亲和层析等常用于同工酶的提纯与制备，也可用于临床同工酶常规检测。同工酶分子带电量不同是离子交换层析法分离的基础，常用的离子交换剂有二乙氨基乙基纤维素（DEAE-C）、二乙氨基乙基葡聚糖A-50（DEAE-Sephadex A-50）、二乙二羟丙氨乙基葡聚糖A-50（QAE-Sephadex A-50）等。亲和层析也常用于同工酶的分析，如根据同工酶免疫学特性不同，可以将其抗体结合于葡聚糖凝胶或琼脂糖凝胶上作为固定相，用亲和层析法加以分离；根据同工酶底物专一性不同，亦可以将底物结合于葡聚糖凝胶或琼脂糖凝胶上作为固定相，用亲和层析法加以分离。如应用阴离子交换层析结合免疫化学法进行CK亚型，应用麦胚凝集素（WGA）亲和层析法测定骨ALP等。

（三）免疫分析法

由于同工酶的一级结构不同，因而免疫化学性质也不同。利用纯化的同工酶免疫动物制备特异性的抗血清，此抗体只与该同工酶产生特异性免疫反应。因此，抗原决定簇不同的同工酶可用特异的免疫反应来识别。应用较多的免疫分析法有免疫抑制法、免疫沉淀法和免疫化学分析等。

（四）同工酶的其他分析方法

1. 底物专一性分析法　不同的同工酶底物专一性不同，Km值也不同，如果同工酶之间Km差别足够大，可通过测定其Km值加以鉴定。如胞质AST（s-AST）Km为5.07mmol/L，而线粒体AST（m-AST）Km仅为0.7mmol/L。

2. 选择性抑制法　利用同工酶各亚型对抑制剂敏感程度不同，或同一抑制剂对不同同工酶有不同的抑制作用。如前列腺释放的酸性磷酸酶（ACP）受L-酒石酸的抑制，而由破骨细胞、红细胞等释放的ACP则不受L-酒石酸抑制。待测标本在不含L-酒石酸反应体系中测定，可得总ACP活性；在含L-酒石酸基质中测定，得到破骨细胞、红细胞型ACP，而总活性与后者之差则为前列腺ACP活性。

3. pH分析法　不同同工酶可有不同的最适pH，如同工酶之间最适pH差别足够大，可通过调节缓冲液pH，使待测同工酶维持完整活性的同时，其他同工酶活性受到抑制。

4. 热失活分析法　利用不同同工酶的耐热性不同进行分析与鉴定。如将可疑血清在45℃置20分钟，测定CK活性，发现CK-BB和CK-MB几乎完全失活，而CK-MM不受影响。

四、酶法分析技术

（一）代谢物浓度的酶法测定技术

由于酶作用的特异性，成分复杂的血清等体液样品往往不需进行预处理，通过温和的酶促反应条件，简单的实验程序，即可对各种代谢物浓度进行定量分析。这类代谢物浓度的酶法测定通常分为平衡法（equilibrium method）和动力学法（kinetic method）两大类，已有许多工具酶被应用到各种代谢物检测试剂盒的制备及临床标本的自动化分析之中。

1. 平衡法　在代谢物酶促反应中，随着时间的延续，待测物浓度逐渐减少而产物逐渐增多，一定时间后反应趋于平衡，测定反应达到平衡后待测物（底物）或产物变化的总量，即平衡法（又称终点法）。代谢物酶促终点法测定的基本条件是：①待测物浓度[S]应远小于其米氏常数Km，此时任何时刻的反应速率V=Vmax[S]/Km，呈一级反应；②反应配方中所用酶量（V）应足够大，而Km应小，以保证有较快的反应速度完成测定。

（1）直接法：如果待测物与产物在理化性质上有可直接进行检测的差异，如吸收光谱不同，则可直接测定待测物或产物本身信号的改变来进行定量分析，这是最简单的代谢物浓度测定方法。

（2）酶偶联法：如果酶促反应的底物或产物无可直接检测的成分，则可将反应某一产物偶联到另一个酶促反应中，而达到检测的目的，即为酶偶联法。一般把第一步反应称为辅助反应，所用工具酶叫辅助酶，偶联的反应称为指示反应，指示反应所用的工具酶叫指示酶。如血浆葡萄糖测定的氧化酶法（GOD法）和己糖激酶法（HK法）等。偶联反应应设计为非限速反应，即偶联反应中所用酶、辅酶等底物用量应过量,在指示酶用量固定后,指示反应的速度是恒定的,不影响"表观"速度,为"零级反应";辅助反应设定为一级反应,如果辅助反应为双底物,在实验设计时也应将试剂中加的另一种底物浓度设计得相当大。此时,整个反应只受待测物浓度的影响。

酶循环法(enzymatic cycling methods)采用两类工具酶进行循环催化反应,使被测物放大扩增,从而使检测灵敏度提高。目前临床上已应用于总胆汁酸的测定。胆汁酸在3α-羟基类固醇脱氢酶作用下生成3α-酮类固醇,同时将硫代NAD变为其还原形式(硫代-NADH);生成的3α-酮类固醇与NADH又在3α-羟基类固醇脱氢酶作用下,生成胆汁酸和NAD^+,如此循环从而放大微量胆汁酸的量,在一定的反应时间内,生成的硫代NADH(405nm)的量与样品中胆汁酸的量成正比,测定405nm吸光度的改变即可计算胆汁酸的含量。

终点法测定的实验设计中,主要应考虑以下问题:①工具酶的特异性:因为酶作用具有特异性,所以复杂的生物样品不经分离就可以对其中特定成分进行定量检测,而不受其他物质的干扰。在酶促反应中,要求指示酶要有更高特异性,这样测定所受的干扰会更小。②Km大小要合适:在保证测定线性的前提下,Km要尽量小。③酶的用量:终点法测定代谢物的酶用量要足够大,以保证反应能在临床化学检验可接受的较短的时间内(一般为1~3分钟)达到终点。④工具酶中的杂酶应低于允许限。⑤反应平衡点:反应应朝正反应方向进行,反应体系中所用底物对酶应构成"零级反应"。如果反应的平衡常数太低,为使反应朝正反应方向进行,主要有增加底物浓度、偶联反应移去生成物、改变反应pH等方法(如乳酸测定)。⑥附加剂:对于试剂中的附加剂(如稳定剂、防腐剂、赋形剂)加入后,应不抑制酶的活性,不影响试剂的稳定性,不与底物和体液中的物质作用。和其他测定方法学一样,酶法测定还要考虑到试剂的稳定性、均一性,测定的准确性、精密度。

2. 动力学法 根据米氏方程,当$[S] \ll Km$,一般$[S]/Km<0.2$,最好<0.05,$[S]+Km \approx Km$,此时呈一级反应,反应初速度$v=k[S]$。如果能准确测定反应的初速度(v),采用标准浓度对照法即可求得待测物的浓度。实际上,准确测定反应的初速度是很困难的。由于反应呈一级或伪一级,故在t2-t1时间内吸光度的变化与所测物质浓度呈正比。实际操作中,测定两个固定时间的吸光度差值,只要此期间待测物消耗<5%,就可以采用标准浓度对照法计算样本浓度,所以动力学法有时又称为定时法。应用自动生化分析仪能很容易完成这项工作。

(二) 酶免疫分析

酶免疫分析(enzyme immunoassay,EIA)是以酶标记抗原或抗体作为示踪物,由高活性的酶催化底物显色或发光,达到定量分析的目的。用于EIA的标记酶有过氧化物酶、碱性磷酸酶、β-半乳糖苷酶、尿素酶、葡萄糖-6-磷酸脱氢酶、葡萄糖氧化酶、苹果酸脱氢酶等,至今有二十多种酶被应用于EIA,但应用最多的是辣根过氧化物酶和碱性磷酸酶。此部分内容详见"免疫化学分析"。

(三) 固定化酶

为了简化操作过程,并使酶试剂得以方便或反复使用,已有许多研究将水溶性的酶通过吸附、包埋、载体共价结合或通过酶分子间共价交联等方法固定在支持物上,并保持其原有的活性,这样制备的酶称为固定化酶(immobilized enzymes)。近些年来,固定化酶技术发展迅速,特别是固定化酶膜的应用使临床生化检验进入了干化学的时代,一些测定变得更加方便、快速。酶电极、酶探针等也在不断研制开发中,相信此类技术将成为临床生化发展的一个新方向。

第八节 免疫化学技术

免疫化学技术(immunochemical technique)亦称免疫分析(immunoassay),基于抗原抗体结合的原理对特定的生物化学物质所进行的定性或定量分析技术。

一、抗原抗体反应

抗原抗体反应(antigen-antibody reaction)是抗原和对应抗体在一定条件下特异结合形成可逆性抗原-抗体复合物的过程。

(一) 反应机制

抗体都是蛋白质(免疫球蛋白)。多数抗原也是蛋白质,少数为多糖、类脂、核酸等物质。抗原-抗体是免疫球蛋白分子上的抗原结合簇与抗原分子上的抗原决定簇相互吸引以及多种分子间的引力参与发生的，主要有范德华力、疏水作用、库仑吸引力和氢键。这种反应没有化学键的形成。

一定的酸碱度下，抗原和抗体在以水为分散介质的胶体中，其分子中的极性基（如羧基、氨基、肽基等）发生电离而使胶体粒子带电荷，同种粒子所带电荷相同，彼此互相排斥。这些极性基团与水有很强的亲和力，使胶体粒子外围构成水层成为亲水胶体，因而胶体粒子能均匀地分布在溶液中。如果抗原-抗体发生特异性结合，就不能与周围水分子结合，而构成疏水胶体。疏水胶体在溶液中的稳定性取决于胶体离子的表面电荷。若在溶液中加入一定量的电解质，则可中和胶体离子表面上的电荷，促使粒子相互吸引而出现凝集反应或沉淀反应等。

（二）反应特点

抗原抗体反应具有三个特点，即抗原与抗体反应具有高度的特异性；反应是可逆的，这一反应是分子表面的结合，虽然相当稳定，但因抗原-抗体本身未受到破坏，它们仍可分离；此外，抗原分子与抗体分子的结合有一定的比例。一般来说，抗原是多价的，抗体是双价的，因而一个抗体分子可结合两个抗原分子，而一个抗原分子可结合多个抗体。所以，在比例适合时它们可形成高度交联的抗原-抗体大分子复合物，沉淀下降。抗体过多或抗原过多，都不能形成高度交联的抗原-抗体大分子复合物，不产生沉淀或沉淀很少。

抗原-抗体反应可分为两个阶段。第一阶段为抗原与抗体的特异性结合阶段。这一阶段使亲水系统变为疏水系统，反应很快，几秒钟至几分钟即可完成，但无可见反应。第二阶段为抗原与抗体反应的可见阶段，出现凝集、沉淀、补体结合等反应。这一阶段的反应比较慢，需要几分钟至几十分钟，并受电解质、温度、酸碱度等因素的影响。

（三）沉淀反应

可溶性抗原与抗体结合，形成不溶性的、可以看见的沉淀物的过程。利用沉淀反应，形成各种有关抗原、抗体的定性或定量方法。只有合适的抗原与抗体的比例才会形成沉淀（图 2-36）。同相应抗体比较，抗原的分子小，单位体积内含有的抗原量多，做定量试验时，为了不使抗原过剩，应稀释抗原，并以抗原的稀释度作为沉淀反应的效价。

除了抗原抗体的比例外，一些化学因素如离子的种类和离子强度等也影响抗原抗体的结合。例如有些阳离子会抑制抗体与带正电荷的半抗原的结合，其抑制作用由大到小依次是 Cs^+、Rb^+、NH_4^+、K^+、

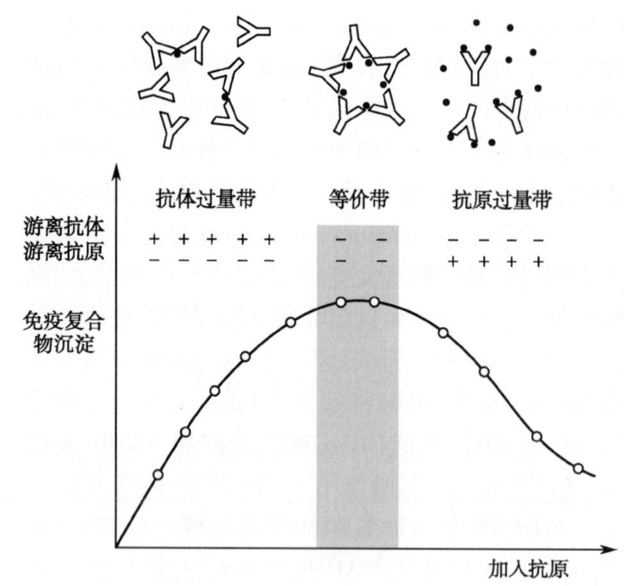

图 2-36　抗原抗体反应曲线

Na^+、Li^+，带负电荷的半抗原与抗体的结合，受有些阴离子的抑制，其抑制作用由大到小依次是 CNS^-、NO_3^-、I^-、Br^-、Cl^-、F^-。另外，右旋糖苷、聚乙二醇等可加快抗原抗体的结合反应。

根据沉淀反应中使用的介质和检测方法的不同，可分为液体内沉淀反应和凝胶内沉淀反应。液体内沉淀反应又分为絮状沉淀试验、免疫浊度测定和环状沉淀试验。凝胶内沉淀反应包括单向免疫扩散试验和双向免疫扩散试验。

二、免疫定性分析方法

免疫化学技术用于定性分析主要有免疫扩散、免疫电泳和蛋白质印迹。

（一）免疫扩散试验

以适当浓度的凝胶（如琼脂糖）作为介质，利用可溶性抗原和抗体在凝胶中扩散，形成浓度梯度，在抗原与抗体比例适当的位置出现可见的沉淀环或沉淀线。可以用于检测特定抗原或抗体。它是一种被动扩散，抗原或抗体与支持介质没有分子作用。抗原抗体在均匀介质中的扩散符合菲克定律，在单位时间内通过垂直于扩散方向的单位截面积的扩散物质流量（用 J 表示）与该截面处的浓度梯度（dC/dx）成正比，也就是说，浓度梯度越大，扩散通量越大。其方程式为（式中 D 代表扩散系数）：

$$J=-D\frac{dC}{dx}$$

1. 单向免疫扩散（single immunodiffusion）　又称

单向辐射状免疫扩散(single radial immunodiffusion,SRID)。它是将一定量的抗体混于琼脂凝胶中制成琼脂板,在适当位置打孔后将抗原加入孔中扩散,抗原在扩散过程中与板中抗体相遇,形成以抗原孔为中心的沉淀环。沉淀环的大小与抗原量成正比。

2. 双向免疫扩散(double immunodiffusion) 在支持介质上打孔分别加入抗原和抗体,抗原和抗体分子在凝胶板上扩散,二者相遇并达到最适比例时形成沉淀线。此法可用于抗原或抗体的定性分析,也可用于纯度鉴定和免疫血清抗体效价测定。

(二)免疫电泳

免疫电泳(immunoelectrophoresis)是将琼脂电泳和双向琼脂扩散结合起来,用于分析抗原组成的一种定性方法。随着实验技术的发展,在经典免疫电泳的基础上又发展了对流免疫电泳、火箭电泳、交叉电泳、荧光免疫技术等多种技术和方法。

1. 经典免疫电泳 先将抗原加到琼脂板的小孔内进行电泳,然后在琼脂板中央挖一横槽,加入已知相应的免疫血清,两者经一定时间相互扩散后,就会在抗原、抗体最适比例处形成沉淀弧。根据沉淀弧的数量、位置和外形,参照已知抗原、抗体形成的电泳图,即可分析样品中所含成分。此方法样品用量少、特异性高、分辨力强。但所分析的物质必须有抗原性,而且抗血清必须含所有的抗体组分。此法可用于抗原、抗体的纯度的检测,抗体各组分的研究等。

2. 免疫固定电泳(immunofixation electrophoresis,IFE) 一种用于分析样品中特异性抗原的技术。即将蛋白质混合物在固相载体上进行区带电泳,再与特异性抗体反应,从而检出与抗体结合的相应抗原。免疫固定电泳技术包括琼脂凝胶蛋白电泳和免疫沉淀两个过程。

免疫固定电泳最常用于M蛋白的鉴定。方法是:①先将患者血清或血浆在醋酸纤维膜或琼脂上作区带电泳(6孔),根据血清蛋白质的电荷不同将其分开;②将IgG、IgA、IgM、κ轻链和λ轻链的抗血清加于分离的蛋白质泳道上,参考泳道(SP)加抗正常人全血清用于区带对照;③作用一定时间后,洗去游离蛋白质,待干燥后用氨基黑染色;④结果判新,M蛋白被固定,形成窄而致密的沉淀带(图2-37)。

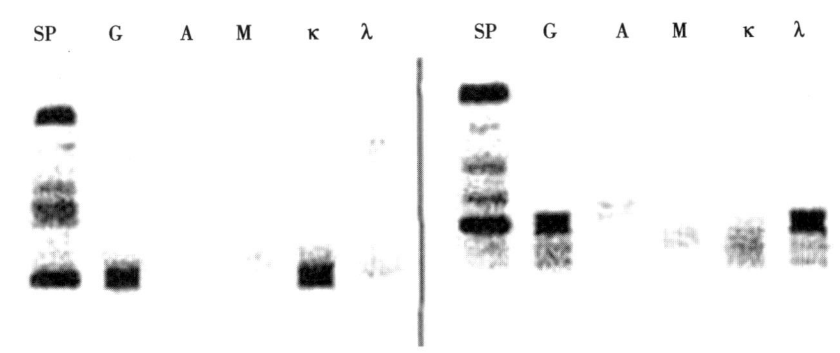

图2-37 免疫固定电泳分析血清蛋白组分

左图为IgGκ型;右图为IgGλ型

本法可用于鉴定迁移率近似的蛋白和M蛋白、免疫球蛋白轻链、尿液和脑脊液等微量蛋白、游离轻链、补体裂解产物等。免疫固定电泳最大的优势是分辨率强,敏感度高,操作周期短,仅需数小时,结果易于分析,目前已作为常规检测。

3. 火箭免疫电泳(rocket immunoelectrophoresis,RIEP) 抗原在含有定量抗体的琼脂糖中泳动,两者比例适宜时,在较短时间内生成锥形的沉淀峰。在一定浓度范围内,沉淀峰的高度与抗原含量成正比(图2-38)。RIEP可半定量检测血清中某一蛋白

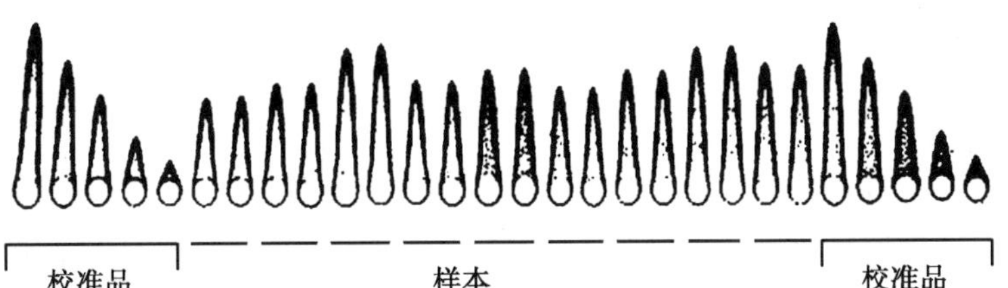

图2-38 火箭免疫电泳检测血清白蛋白(患者标本进行平行试验)

质的含量（如 AFP、IgG、C3 等）、粪便中 α1-抗胰蛋白酶，诊断蛋白质丢失性肠病。

4. 交叉免疫电泳（crossed immunoelectrophoresis，CRIE）　是将区带电泳和火箭免疫电泳相结合的免疫电泳分析技术。首先抗原样品在琼脂糖中进行电泳分离，然后在与原泳动方向呈垂直的方向泳向含抗体的琼脂糖凝胶中，因此相对应的抗原抗体依次形成若干锥形沉淀线。CIEP 是一种有效的抗原蛋白定量技术，可一次同时对多种抗原定量。分辨率较高，有利于各种蛋白组分的比较，对于蛋白质遗传多态性、微小异质性、蛋白质裂解产物和不正常片段等进行定性分析。

5. 对流免疫电泳（counter immunoelectrophoresis，CIE）　多数蛋白质抗原在碱性缓冲液（pH 8.6）中带负电荷，在电泳时从负极向正极移动。抗体在碱性缓冲液只带微弱的负电荷，且相对分子质量较大，电泳力较小，在琼脂电渗力作用下由正极向负极移动。结果抗原和抗体定向对流，在两孔间相遇时发生反应，并在比例合适处形成肉眼可见白色沉淀线。图 2-39 显示采用对流免疫电泳检测脑脊液中乙型流感嗜血杆菌。

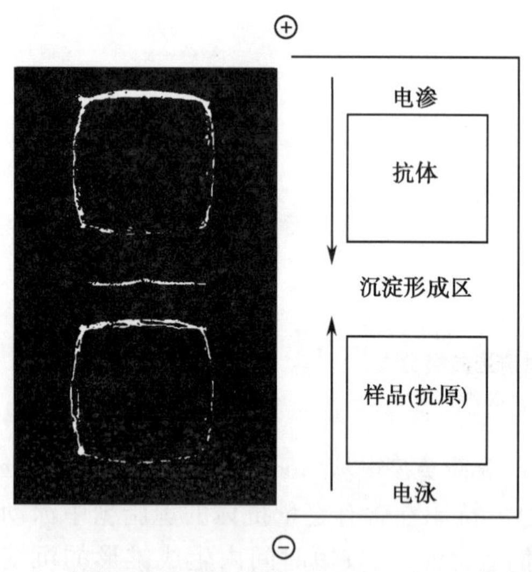

图 2-39　对流免疫电泳检测脑脊液中乙型流感嗜血杆菌

（三）免疫印迹

免疫印迹（immunoblotting，IB）又称蛋白质印迹或 Western 印迹（Western blotting，WB），是将抗原抗体反应与蛋白质显色反应结合起来，通过级联放大效应检测微量蛋白的方法。蛋白质显色方法有以下几种：①放射性核素标记的放射自显影法；②采用荧光素（FITC）标记的底物荧光 ECF 法；③采用酶（HRP、AKP）和生物素标记的底物生色法。目前常用的是 HRP 标记抗体，结合化学发光法。

其操作过程是首先抽提组织、细胞或体液中的蛋白质样品，进行 SDS-PAGE，再将其转移到膜固相载体上，选择特异性抗体进行抗原抗体反应，接着用化学发光检测。

斑点印迹法（dot blotting）是一种特殊的免疫印迹法。它是将蛋白质抗原样品直接点样到膜固相载体上，然后加入抗体形成抗原抗体反应，利用酶联发光或显色原理将结果显示到膜或底片上，进行抗原检测的方法。

免疫印迹法可用于鉴定蛋白质抗原，检测样品中特异抗原的分布、表达水平。经典的免疫印迹法用于定性和半定量分析，近年来改进后的方法可进行定量分析。

三、免疫定量分析方法

免疫化学技术用于定量分析主要有标记免疫分析和免疫浊度测定。浊度测定在"光学分析技术"中已经介绍，下面重点介绍标记免疫分析技术。

（一）标记免疫分析分类和原理

标记免疫分析是采用同位素或非同位素标记物标记抗体（或抗原）进行抗原-抗体反应，通过对免疫复合物中的标记物信号强弱的测定，达到对免疫反应进行监测的目的。标记免疫分析存在不同的分类方法。

1. 根据其定量原理的不同，标记免疫分析可分为竞争性免疫分析和非竞争性免疫分析。

（1）竞争性免疫分析（competitive immunoassay）：标记抗原与未标记抗原竞争有限量的抗体，反应达到平衡后，形成标记抗原-抗体复合物和非标记抗原-抗体复合物，分离并测定抗原-抗体复合物的标记物信号和游离抗原标记物信号。生成的标记抗原-抗体复合物与非标记抗原的含量在一定的限度内是成反比的，利用这一原理可以测定未标记抗原（即样品中的抗原）。在竞争性分析设计中，标记抗原与抗体的量都是有限的。而且对抗体均一性的要求一般不是太高，重要的是要有高纯度的标记抗原。

（2）非竞争免疫分析（non competitive immunoassay）：用过量的标记抗体与待测抗原反应，形成抗原-标记抗体复合物，待充分反应后，除去游离的标记抗体，抗原-标记抗体复合物的放射性强度与待测抗原的量成正比。一般是先将待测抗原与过量的标记抗体进行温育，使二者结合，然后加入固相抗原免疫吸附剂再次温育，吸附游离的标记抗体。离心除去沉淀物，测定上清液中的标记信号强度（图 2-40）。最经典的是 1968 年 Miles 和 Hales 建立了利用核素标记的抗体检测抗原的放射分析法，为了与放射免疫分析区别，故称免疫放射分析技术（immunoradiometric assay，IRMA）。

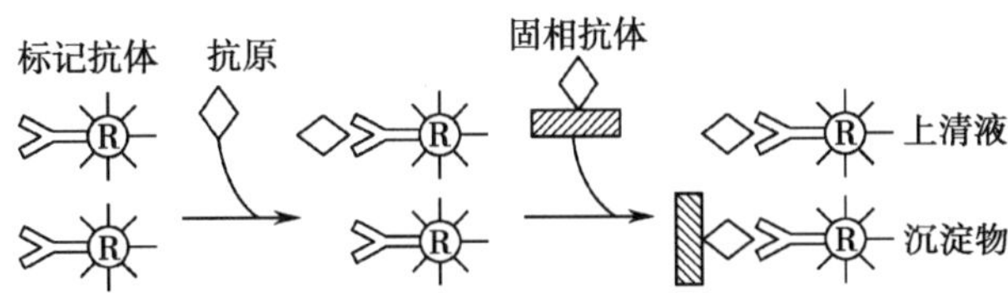

图 2-40　非竞争免疫分析原理示意图

2. 根据标记物的性质不同，标记免疫分析可分为同位素标记免疫分析和非同位素标记免疫分析。

（1）同位素标记免疫分析（isotope-labeled immunoassay）：一种以放射性同位素为标记物的体外免疫分析方法，自提出至 20 世纪 80 年代初，可测定的生物活性物质已达 300 种以上，已广泛应用于医学生物学和临床诊断。常用的放射性核素有 ^{125}I、^{131}I、^{14}C 等，标记的原理是放射性同位素取代分子中酪氨酸或酪胺残基及组胺残基上的氢原子。

（2）非同位素标记免疫分析（nonisotope-labeled immunoassay）：用酶、化学发光剂、荧光素、金属等物质进行标记的免疫分析技术，目前在临床应用非常广泛。

3. 根据分析过程中是否需要分离过程，标记免疫分析可分为非均相免疫分析和均相免疫分析两大类。

（1）非均相免疫分析（heterogeneous immunoassay）：需对结合和游离的标记物进行分离，才能测定各自的浓度。

（2）均相免疫分析（homogeneous immunoassay）：在抗原-抗体反应达到平衡时，对结合与游离的标记物无需进行分离，可在自动生化分析仪器上直接测定。

免疫反应本身是一种均相反应，但是标记免疫技术往往是非均相分析技术。因此载体技术的引入可以将发生反应的抗原抗体和未发生反应的抗原抗体进行有效的区分。微孔板是最早采用的载体，此外还有膜、磁珠、胶乳等。载体的作用主要是分离作用以及加速和放大反应作用。

（二）临床常用的标记免疫分析方法

临床采用的标记免疫分析方法很多，不同的方法分析的敏感性存在差异（表 2-7）。在临床检验中，可根据检测项目的不同选择合适的方法，达到既能满足临床需要，又能节省检验费用的目的。

表 2-7　不同的标记免疫分析方法的检测限

标记物	检测限（10^{-21}mol）	方法
碱性磷酸酶	50 000	光度法
	300	时间分辨荧光
	100	荧光分光法
	10	酶联放大
	1	化学发光
β-D-葡萄糖苷酶	5000	化学发光
	1000	荧光分光法
铕等稀土金属	10 000	时间分辨荧光
葡萄糖-6-磷酸脱氢酶	1000	化学发光
辣根过氧化物酶	2 000 000	光度法
	1	化学发光
^{125}I	1000	放射免疫分析
钌联吡啶	20	电化学发光

1. 放射免疫分析（radio immunoassay，RIA）　根据抗原抗体特异性结合的原理，以放射性同位素标记抗原或抗体，根据射线的多少定性或定量测定待检标本中的抗体或抗原。

2. 酶免疫分析（enzyme immunoassay，EIA）　以酶标记抗体或抗原的免疫检测方法。它将抗原抗体结合的高特异性与酶促反应的高灵敏度有机结合起来，用酶（如辣根过氧化物、碱性磷酸酶和葡萄糖氧化酶等）标记抗体（抗原），检测待测标本中未知抗原（抗体），当相应的抗原抗体特异性结合后，加入相应的酶的底物，酶可以高效专一催化和分解底物，生成有颜色的产物。根据颜色有无和深浅，可以判断待测标本中有无特异性抗原（抗体）以及量的多少。酶免疫分析法可以定性、定量，是一种敏感、特异、简便、只需一般光谱分析仪器的微量测定技术。临床常用的有酶联免疫吸附法、酶增强免疫分析技术、克隆酶供体免疫分析。

（1）酶联免疫吸附法（enzyme linked immunosorbent assay，ELISA）：指将可溶性的抗原或抗体吸附到聚苯乙烯等固相载体上，进行免疫反应的定性和定量方法。

（2）酶增强免疫分析技术（enzyme-multiplied

immunoassay technique，EMIT）：基本原理是半抗原与酶结合成酶标半抗原，保留半抗原和酶的活性。当酶标半抗原与抗体结合后，所标的酶与抗体密切接触，使酶的活性中心受到影响而活性被抑制。反应后酶活力大小与标本中的半抗原量呈一定的比例，从酶活力的测定结果就可推算出标本中半抗原的量（图2-41）。此法不需要分离过程，是典型的均相免疫分析，特别适合药物、代谢物和激素等小分子物质的自动化检测。

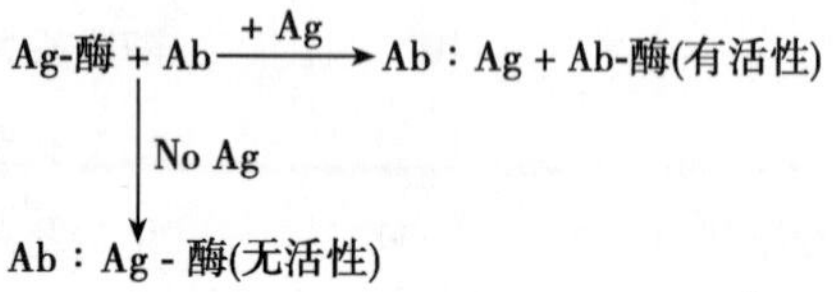

Ag-酶 + Ab —(+Ag)→ Ab：Ag + Ab-酶(有活性)

↓ No Ag

Ab：Ag - 酶(无活性)

图2-41　酶增强免疫分析技术原理示意图

（3）克隆酶供体免疫分析（cloned enzyme donor immunoassay，CEDIA）：DNA重组技术可分别合成某种功能酶（如β-D-半乳糖苷酶）分子的两个片段，大片段称为酶受体（enzyme acceptor，EA），小分子称作酶供体（enzyme donor，ED），两者单独均无酶活性，一定条件下结合形成四聚体方具酶活性。利用这两相片段的特性建立的均相酶免疫测定称为克隆酶供体免疫测定（图2-42）。

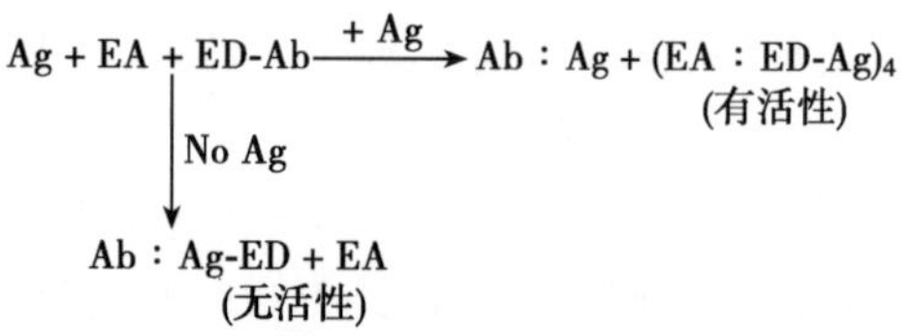

Ag + EA + ED-Ab —(+Ag)→ Ab：Ag + $(EA：ED\text{-}Ag)_4$ (有活性)

↓ No Ag

Ab：Ag-ED + EA (无活性)

图2-42　克隆酶供体免疫分析原理示意图

克隆酶供体免疫测定（CDEIA）的反应模式为竞争法，测定原理为：标本中的抗原和酶供体（ED）标记的抗原与特异性抗体竞争结合，形成两种抗原抗体复合物。ED标记的抗原与抗体结合后由于空间位阻，不再能与酶受体（EA）结合，而游离的ED标记的抗原上的ED可和EA结合，形成具有活性的酶。加入底物测定酶活性，酶活力的大小与标本中抗原含量成正比。CEDIA主要用于药物和小分子物质的测定。

3. 荧光免疫分析（fluoroimmunoassay，FIA）　以荧光素标记抗体或抗原作为标记物的免疫分析技术，其原理与ELISA相似。一般以镧系元素作为荧光标记物，用荧光仪检测荧光现象或测量荧光强度。该法既可对液体中的抗原和抗体定量，也可对组织切片中的抗原、抗体进行定性和定量。样品、试剂的自身荧光、激发光的散射、本底荧光等会影响测定的灵敏度。

（1）时间分辨荧光免疫分析法（time resolved fluoroimmunoassay，TRFIA）：以稀土元素，常用的是能发射离子荧光的铕（Eu）、铽（Tb）、钐（Sm）和镝（Dy）四种元素，标记蛋白质、多肽、激素、抗体、核酸探针或生物活性细胞，稀土元素在紫外光的激发下，可产生持续一定时间、一定光峰的荧光。当体系反应发生后，用特别的TRF仪测定最后产物中荧光强度，根据荧光强度或相对荧光强度比值来判断反应体系中被分析物质的浓度，达到定量分析的目的。时间分辨荧光分析法具有灵敏度高、稳定性高等优点。

（2）荧光偏振免疫分析（fluorescent polarization immunoassay，FPIA）：其基本原理是荧光物质经单一平面的蓝偏振光（485nm）照射后，吸收光能跃入激发态，随后恢复至基态，并发出单一平面的偏振荧光（525nm）。偏振荧光的强弱程度与荧光分子的大小呈正相关，与其受激发时转动的速度呈反相关。

反应系统内除待测抗原外，同时加入一定量用荧光素标记的小分子抗原，使二者与有限量的特异性大分子抗体竞争结合。当待测抗原浓度高时，经过竞争反应，大部分抗体被其结合，而荧光素标记的抗原多呈游离的小分子状态。由于其分子小，在液相中转动速度较快，测量到的荧光偏振程度也较低。反之，如果待测抗原浓度低时，大部分荧光素标记抗原与抗体结合，形成大分子的抗原抗体复合物，此时检测到的荧光偏振程度也较高。荧光偏振程度与待测抗原浓度呈反比关系（图2-43）。

FPIA最适宜检测小至中等分子物质，常用于药物、激素的测定。

4. 化学发光免疫分析（chemiluminescence immunoassay，CLIA）　是将具有高灵敏度的化学发光

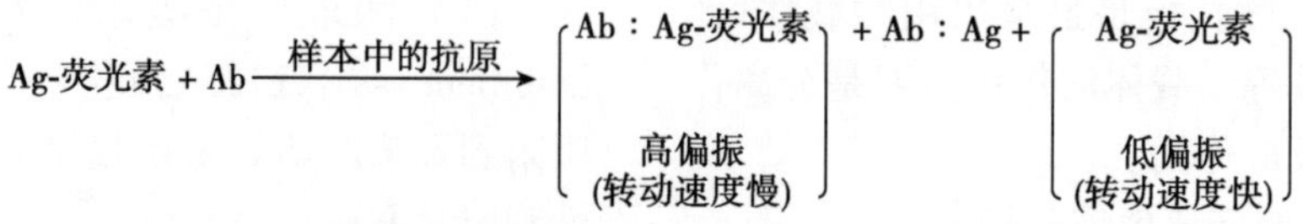

Ag-荧光素 + Ab —(样本中的抗原)→ (Ab：Ag-荧光素　高偏振（转动速度慢）) + Ab：Ag + (Ag-荧光素　低偏振（转动速度快）)

图2-43　荧光偏振免疫分析原理示意图

测定与高特异性的免疫反应相结合的分析技术。化学发光免疫分析包含两个部分，即免疫反应系统和化学发光分析系统。免疫分析系统是将化学发光物质或酶作为标记物，直接标记在抗原或抗体上，经过抗原与抗体反应形成抗原-抗体免疫复合物。化学发光分析系统是在免疫反应结束后，利用化学发光反应，利用发光信号测量仪检测发光物质发光强度，根据化学发光物与发光强度的关系，可计算出被测物的含量。

用于各种抗原、半抗原、抗体、激素、酶、脂肪酸、维生素和药物等的检测。

（1）化学发光免疫分析（chemiluminescence immunoassay，CLIA）：采用直接化学发光剂。它们不需酶的催化作用，只需改变溶液的 pH 等条件就能发光，如鲁米诺、异鲁米诺、鲁米诺衍生物或吖啶盐类化合物（光泽精）等。目前，临床生化检验中通常用新型发光剂如吖啶盐类化合物直接标记抗原或者抗体进行分析测定，形成化学发光免疫分析。

（2）化学发光酶免疫分析（chemiluminescence enzyme immunoassay，CLEIA）：采用酶促反应的发光底物。它们是指经酶的降解作用而发出光的一类发光底物。目前化学发光酶免疫技术中常用的酶有辣根过氧化物酶（HRP）和碱性磷酸酶（AP）。HRP 的发光底物为鲁米诺或其衍生物和对-羟基苯乙酸。AP 的发光底物为 3-(2-螺旋金刚烷-4-甲氧基-4-甲基-4-(3-磷酸氧基)-苯基-1，2-二氧乙烷（AMPPD）和 4-甲基伞形酮磷酸盐（4-MUP，荧光底物）。临床检测中，常用 HRP 或 AP 标记抗原或抗体，由此构建成化学发光酶免疫分析。

（3）电化学发光分析（electrochemiluminescence immunoassay，ECLIA）：指由电化学反应引起的化学发光过程。在电极上施加一定的电压或电流时，电极上发生电化学反应，在电极反应产物之间，或电极反应产物与溶液中某种组分之间发生化学反应而产生激发态，当激发态返回到基态时产生发光现象。

目前，在实际应用中的电化学发光体系主要是钌联吡啶[$Ru(bpy)_3$]$^{2+}$体系。它可以通过活化“手臂”实现与蛋白的连接。这种标记物非常稳定，且由于分子量小（~1000），可实现一分子蛋白标记多个[$Ru(bpy)_3$]”。[$Ru(bpy)_3$]$^{2+}$电化学发光过程如图 2-44 所示：

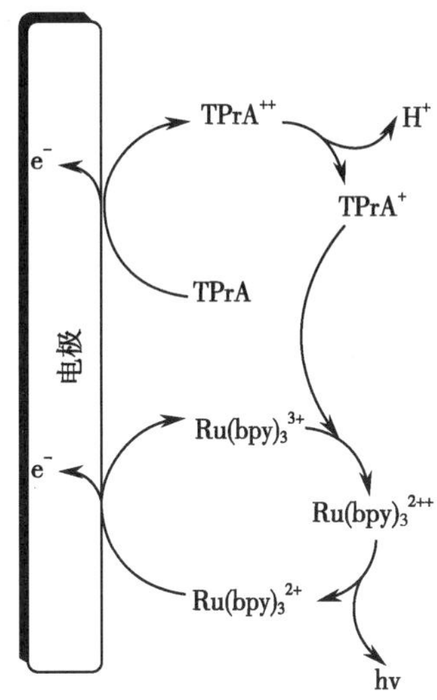

图 2-44　[$Ru(bpy)_3$]$^{2+}$电化学发光过程

[$Ru(bpy)_3$]$^{2+}$和三丙胺（TPrA）分别在阳极表面氧化成[$Ru(bpy)_3$]$^{3+}$和 TPrA 阳离子自由基（$TPrA^{*+}$），（$TPrA^{*+}$）迅速脱去一质子形成三丙胺自由基 $TPrA^{*}$，$TPrA^{*}$ 具有还原性，从而把[$Ru(bpy)_3$]$^{3+}$还原为激发态的[$Ru(bpy)_3$]$^{2+*}$；后者发射一个 620nm 的光子回到基态，再参与下一次电化学发光。只需 0.01 毫秒就可发出稳定的光，300 毫秒达到最高峰，每秒几十万次的循环电化学发光大大提高了测定分析的灵敏度。

临床上常用的电化学发光免疫分析法就是用三联吡啶钌标记抗原或抗体，通过抗原抗体反应和磁颗粒分离技术，根据三联吡啶钌在电极上发出的光强度的大小对抗体或抗原进行定量分析的方法。

第九节　即时检验

一、即时检验的含义与特点

（一）即时检验的含义

即时检验（point-of-care testing，POCT）是指在患者身边进行的临床检测。point-of-care testing 具有复杂的含义，其他许多词也从不同方面表达了它的内容，如 bedside testing（床旁检验）、near-patient testing（患者身边检验）、physician's office testing（医师诊所检验）、extralaboratory testing（检验科外的检验）、

decentralized testing（分散检验）、off site testing（现场检验）、ancillary testing（辅助检验）、alternative site testing（替代现场检验）、home use testing（家用检验）等。POCT 通常不一定是临床检验师来进行，是在采样现场即刻进行分析，省去标本在实验室检验时的复杂处理程序，快速得到检验结果的一类新方法。实际上“即时检验”的中文翻译也没有表达出 POCT 的完整含义。

（二）即时检验的特点

POCT 具有以下几个特点：①快速，POCT 的主要目的就是减少 TAT，更快地得到实验结果；②提高了诊治效率，例如对于急性心肌梗死的诊断，心肌损伤标志物 cTnI 即时检验的应用可使此类急性患者的诊断和治疗方案的确定变得更容易和更准确，整个过程只需要 15 分钟；③减少了诊治不及时的风险。

二、即时检验仪器分类

POCT 之所以得到迅速应用，很重要的是 POCT 仪器得到迅速发展。POCT 仪器具有小型化、操作方法简单化、结果报告即时化等特点。

（一）根据即时检验仪器的大小和重量分

可分为桌面（benchtop）型、便携型、手提式及手提式一次性使用型。

（二）根据所用的一次性装置来分

可分为单一或多垫试剂条、卡片式装置、生物传感器装置、微制造装置以及其他多孔材料等多种装置。

（三）按照仪器用途来分

可分为血液分析仪、快速血糖检测仪、电解质分析仪、血气分析仪、药物应用监测仪、抗凝测定仪、心肌损伤标志物检测仪、甲状腺激素检测仪、酶联免疫检验仪、放射免疫分析仪等。

（四）根据仪器检测项目的用途分类

（1）用于疾病的一级预防的检测项目：葡萄糖、HbA1C、微量白蛋白尿、电解质、胆固醇、C 反应蛋白、尿分析、凝血标志物、沙眼衣原体、HIV、链球菌等。

（2）用于急诊室的检验项目：电解质、血气分析、葡萄糖、肌酐、淀粉酶、心脏标志物、脑损伤标志物、凝血标志物等。

（3）用于重症监护的检验项目：电解质、离子钙、离子镁、血气分析、葡萄糖、乳酸、渗透压、肌酐、血红蛋白、凝血酶原时间等。

三、即时检验原理

（一）干化学法

干化学法（dry chemical assay）是以被检测样品中的液体作为反应媒介，待测物直接与固化于载体上的干粉试剂反应的一种方式。所谓“干化学”是与传统的“湿化学”（即溶液化学）相对比较而言的。它与传统湿化学的最大区别就在于参与化学反应的媒介不同。它可以与光度计、传感器和电极技术等检测技术联用进行临床样本分析。包括双层膜法、多层膜法。此技术目前已被广泛应用于血糖、血尿素氮、血脂、血氨及心脏、肝脏等酶学血生化指标的 POCT 检测。图 2-45 代表用干化学技术对 cTnT 进行检测原理示意图。

（二）免疫胶体金技术

免疫胶体金技术（immune colloidal gold technique）

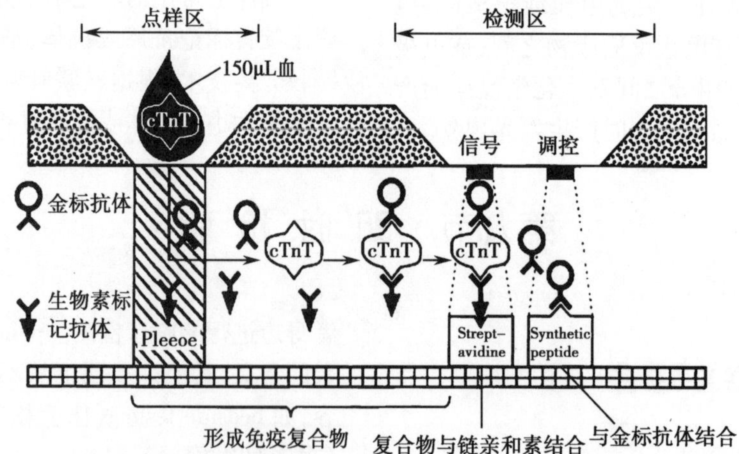

图 2-45 干化学技术对 cTnT 进行检测原理示意图

是以胶体金标记结合抗原-抗体反应的免疫标记技术。胶体金颗粒具有高电子密度的特性，金标蛋白结合处，在显微镜下可见黑褐色颗粒，当这些标记物在相应的标记处大量聚集时，肉眼可见红色或粉红色斑点，这一反应可以通过银颗粒的沉积被放大。该类技术主要有斑点免疫金渗滤法（dot-immunogold filtration assay，DIGFA）和免疫层析法（immunochromatography assay，ICA），被广泛应用于快速检测蛋白质类和多肽类抗原。

（三）化学生物传感器技术

利用离子选择电极、底物特异性电极、电导传感器等特定的生物检测器进行分析检测。该类技术是酶化学、免疫化学、电化学与计算机技术结合的产物。

（四）免疫荧光技术

通过检测板条上激光激发的荧光，定量检测以pg/ml为单位的检测板条上单个或多个标志物。检测系统通常由荧光读数仪和检测板组成（图2-46）。检测板采用层析技术，分析物在移动的过程中形成了免疫复合物。如检测HbA1c使用的是免疫竞争法。当检测缓冲液与加入了溶血缓冲液后的全血混匀时，荧光标记的抗HbA1c抗体与血样中的HbA1c结合，然后当该样品混合液加入到检测板的加样孔后，样品中的HbA1c和固定在检测板上的糖化血红蛋白则会与检测抗体（荧光标记抗体）竞争性地结合，反应平衡后，样品中的HbA1c越多，固定在检测板上的糖化血红蛋白与荧光标记抗体结合的机会就越少，最后读出检测板所示荧光强度。荧光信号强弱与HbA1c的量成反比。仪器内部有两个光学系统。荧光检测系统监测HbA1c浓度；另一个光学系统检测总血红蛋白浓度。仪器将这两个参数转换为比值（%）显示在屏幕上，就是HbA1c的相对浓度（占总Hb的比率）。测定HbA1c的检测板含有一个固定了HbA1c的检测线和一个固定了抗生物素蛋白的质控线。

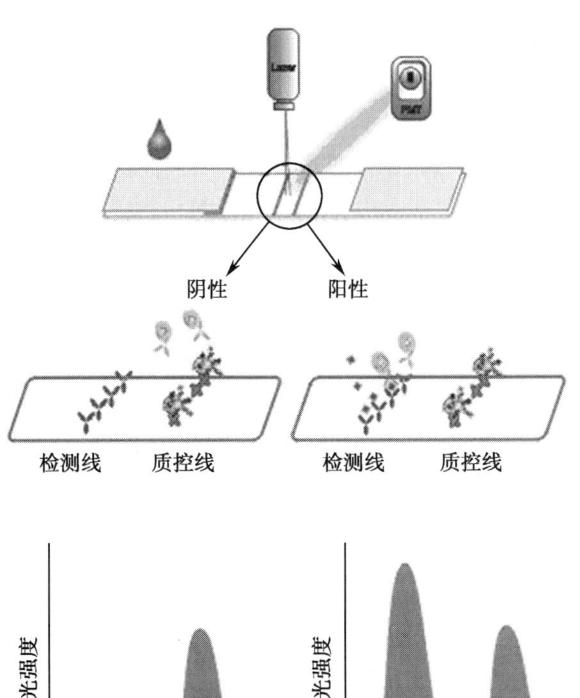

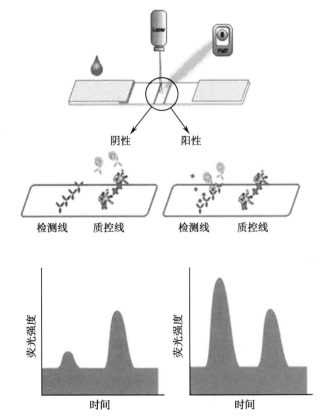

图2-46　免疫荧光技术快速检测血液HbA1c

（五）红外和远红外分光光度技术

此类技术常用于无创性检测POCT仪器。如用于儿科经皮检测新生儿胆红素，不用采血，可直接观测，减少了新生儿采血的麻烦，患儿家长易于接受。

（六）生物芯片技术

生物芯片技术是最新发展起来的技术，特点芯片面积小，制作方便，多个项目可在一个芯片上同时检测。

未来的POCT技术将向图形分析、纳米技术、微流体技术、表面等离子共振技术等方向发展。

四、即时检验的质量控制

临床检测的质量控制包括分析前、分析中和分析后3个阶段共十多个步骤。POCT的优点是减少或去除了检测过程中的部分问题（如样品转运、结果传输等），但产生一些新的问题和潜在的误差（如检测结果的质量）。

（一）分析前

1. 选择合适的POCT检测装置　采用或接受POCT方式应重视与提高患者的医疗护理水平、医疗结果的改进、医疗费用水平的关系。选择时不仅应考虑速度快，更应考虑所在医疗机构的实际需求，适合临床实践应用。

2. POCT设置的检测项目（尤其是组合项目）是否合适　不适当的组合项目有可能给临床一些没有更多价值的信息，无谓地增加费用，甚至可能误导临床。

（二）分析中

1. 正确评价POCT的准确性和精密度　一般来说POCT主要关注的是简单、快速和价廉，其检测的准确性和精密度比临床实验室的要求要低。例如cTnI或cTnT是诊断心肌损伤的重要标志物，检测的灵敏度对早期诊断意义重大。目前临床实验室采用免疫分析仪检测cTn时最低可检测到1ng/L的cTnI，或3ng/L的cTnT，而采用POCT方法最低只能检测到50ng/L的cTnI，或30ng/L的cTnT，即POCT检测cTn在临床应用时的检测灵敏度明显不能满足早期诊断的需求。因此在POCT用于心肌损伤的早期诊断时应该慎重。

2. 质量控制的方式　无论是标本采集、加样方式，还是检测方式，POCT均不等同于传统的临床实验室检测方式，因此，质控方式不能完全照搬一般的模式。例如，对便携式血糖仪的质控管理，有些文章报道采用静脉全血或血浆标本作为质控物，通过定量加样的方式检测，以观察判定检测结果是否准确可靠，而这种方式与患者检测的实际方式（采用外周毛细血管血、非定量加样）有较大不同。这样的质控方式难以真正达到了解进而控制检测质量的目的。

3. 使用人员　POCT检测的分析误差在相当程度上是由于使用人员引起的。因此，使用者在操作POCT之前应得到良好的操作培训。

4. POCT装置的校准和维护　POCT装置的定期校准十分重要，尤其是操作者为非检验专业人员时。应该认识到不准确的检测结果比没有结果对临床诊治的影响更坏。而校准和定期维护对保证检测结果的准确性至关重要。校准和维护要有一定的专业化知识，要严格按照生产厂商规定的要求和操作程序进行，有疑问时应请相关检验专业人员协助解决。

（三）分析后

在很多情况下，POCT是非专业人员进行操作和使用，检测得到的结果如何应用也是应该关注的问题。

第十节　芯片实验室

芯片实验室（lab-on-a-chip）又称微流控芯片（microfluidic chip）或微全分析系统（micro total analysis systems，μTAS），是一种在一块几平方厘米的芯片上构建的生物或化学实验室。它把生物和化学领域中所涉及的反应、分离、细胞培养、分选等基本操作单元分别做成微米量级的构件，集成到一块很小的芯片上，由微通道形成网络，以可控流体贯穿整个系统，用以取代常规生物或化学实验室的各种功能。

一、芯片实验室的发展

从芯片实验室的发展历史上看，这一技术的孕育和发展具有一定的必然性。科研市场和医疗的需求，加上在微电子领域的相关加工技术日渐成熟，催生了芯片实验室并加速了它的发展。早在1979年，斯坦福大学的Terry等人利用微加工手段，在一片硅晶片上蚀刻出了微细的管道，用作气相色谱的色谱柱，进行微量气体分离分析的研究，这个器件可能是第一个现代意义上的微流控装置。但是由于技术等因素的制约，这种芯片并未引起足够广泛的重视。随后，微流控技术的发展进入了相对迟滞的时期。直到1990年，Manz等人提出微全分析系统（micro total analysis system，μTAS）的概念，微流控芯片进入快速发展时期。Manz和Harrison等进行了深入合作，开展了一系列早期芯片毛细管电泳的开拓性研究工作。这一时期，绝大多数芯片都是在硅和玻璃基底上制备的，直接借鉴微电子领域成熟的硅基微加工技术。1998年，Whitesides GM提出了软蚀刻（soft lithography）技术的概念，从此宣告微流控芯片进入了以弹性材料聚二甲基硅氧烷（poly dimethlysiloxane，PDMS）为关键材料的时代，微流控芯片技术又进入了新一阶段的快速发展时期。2000年，Quake SR等在加州理工学院提出了一种基于PDMS材料的多层软蚀刻技术（multilayer soft lithography）制作新型的气动微阀和微泵的概念。2002年10月，Quake研究组正式应用气动微阀技术以"大规模集成微流控芯片"为题在美国《科学》杂志上发表文章，介绍集成了上千个微阀和反应器的微流控芯片，标志着芯片从简单的电泳分离到大规模集成化的技术飞跃。如今微流控芯片已经成为涵盖了分离分析、化学合成、实验诊断学、细胞生物学、神经生物学、系统生物学、结构生物学、微生物学等一系列应用研究领域的综合性交叉学科。

二、微流控芯片

微流控芯片亦称微反应器，它是芯片实验室的核心。通常所说的微反应器是指在制造技术上至少部分采用了微技术或超精密加工技术，其内部结构（如流道）的特征尺寸在亚微米与亚毫米之间。广义上的微反应器是指以反应为主要目的，以一个或多个微反应器为主，同时还可能包括有微混合、微换热、微分离、微萃取等辅助装置以及微传感器和微执行器等关键组件的一个微反应系统。

（一）微流控芯片的结构

微流控芯片在结构上常采用一种层次结构方式（hierarchic manner），它先以亚单元（subunit）形成单元（unit），再以单元来形成更大的单元，以此类推。这种特点与传统的自动生化分析仪有所不同，它便于微反应器以数增放大（numbering-up）的方式（而不是传统的尺度放大方式）来对生产规模进行方便的扩大和灵活的调节。图 2-47 是微流控芯片的层次结构图，其中最小的部分常被称做微结构（micros-turcture），多为槽形通道（channel），如图 a 所示；当这些微结构以不同的方式（多为交错形式）排列起来，加上周围的进出口，就构成了微部件（element），如图 b 所示；微部件和管线相连，再加上支撑部分，就构成了微单元（unit），如图 c 所示；为了增加流量，微单元经常采用堆叠形式，尤其是在气相反应器中。当用器室把微单元封闭起来时，就构成了微装置（device），如图 d 所示，它是微反应系统中可独立操作的最小单元，有时一个密闭器室内会有几种不同的微单元，从而构成一种复合微装置（component）；把微装置串联、并联或混联起来，就构成了微系统，如图 e 所示。

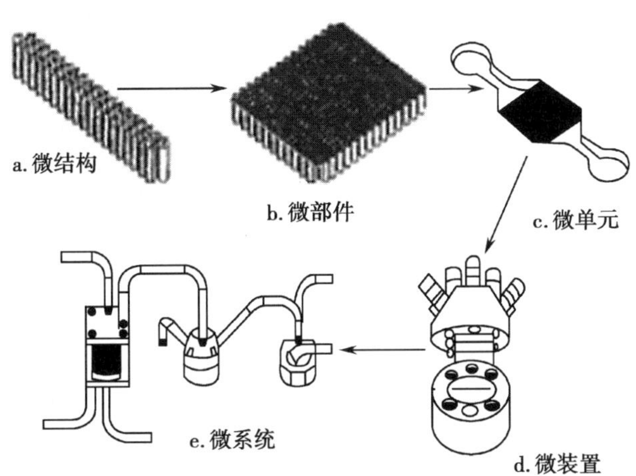

图 2-47　微流控芯片的结构与组成

（二）微流控芯片的制作

微反应器的制作就是在工艺计算、结构设计和强度校核以后，选择适宜的材料和加工方法，制备出微结构和微部件，然后再选择合适的连接方式，将其组装成微单元、微装置和微系统，最后通过试验验证其效果。如不能满足预期要求，则须重来。

1. 材料的选择　取决于介质和工况等因素，如介质的腐蚀性能、操作温度、操作压力等，且影响着加工方法的选取，因为对于不同材料而言其加工方法也不同。另一方面，加工方法又反过来影响材料的选择，比如因为精度或安全要求而必须采用某一种加工方法时，就须采用与此加工方法相适宜的材料。常用的材料有硅、不锈钢、玻璃和陶瓷，近年来塑料和聚合物等材料在光刻电镀和压模成型加工（lithographie galvanoformung abformung，LIGA）出现以后，也在微反应器中得到了越来越广泛的应用。

2. 微加工技术（microfabrication technique）　微反应器常用加工技术大体可分为三类：一是由 IC（集成电路）平面制作工艺延伸而来的硅体微加工技术；二是超精密加工技术；三是 LIAG 工艺。复杂的微反应器往往需要综合使用多种材料和加工方法。

3. 连接技术　微反应器中常用的连接方法有键合、高能束焊接、扩散焊接和粘接。键合是硅及玻璃制作微反应器的主要连接方法，常用的有硅热键合（silicon fusion bonding）和阳极键合（anodic bond-ing）。高能束焊接分为激光焊接和电子束焊接，常用于微反应器中金属薄片之间的密封连接。扩散焊接（diffusion bonding）是压焊的一种，它是指在高温和压力的作用下，将被连接表面相互靠近和挤压，致使局部发生塑性变形，经一定时间后结合层原子间相互扩散而形成一个整体的连接方法。黏接法在微反应器中常用于异种材料的连接，是一种简便廉价的方法，但不适于温度太高的场合。

三、微流控检测技术

芯片实验室主要有 4 种检测模式：激光诱导荧光检测（laser-induced fluorescent，LIF）、质谱检测（mass spectrometry，MS）、电化学检测（electrochemical，EC）以及较为简单的光学检测等。激光诱导荧光检测尽管灵敏度很高，甚至可以达到单分子检测水平，但只有部分化合物经激光激发后自身能发出荧光，且检测设备价格昂贵，限制了其应用范围；质谱检测法的瓶颈在于质谱仪与芯片实验室的接口问题，所以它主要应用于对物质结构分析要求比较高的领域；

而光学检测和电化学检测则具有无需监测器探头与微芯片基底接触的优点，检测时不受光程和样品浊度影响，其灵敏度高、选择性好、成本低，而且其制作工艺与目前的微反应器技术兼容，目前应用最为广泛。

四、临床生化检验中的应用

（一）微芯片电泳技术

微芯片电泳（microchip electrophoresis）是将传统毛细管电泳（CE）技术与微流控芯片相结合的一种分离分析技术。它以刻蚀在芯片上的纤细管道为分离通道，以高压直流电场为驱动力，是毛细管电泳技术的重大技术延伸。具有微系统体积小、检测效率高、时间短、耐用性好、成本低廉、可以在一块微芯片上实现多路并行检测等优势。

采用石英玻璃等材料制作毛细管电泳芯片，散热快，可承受的分离电压高，缩短分离时间并提高分离效率，且石英玻璃材料有较小的紫外吸收，便于利用紫外蛋白吸光度分析法来检测各类蛋白质。如图2-48为微芯片电泳装置，包括十字、双T型管道，管道及缓冲液池，样品池，废液池，样品废液池等结构。主要用于体液中各种蛋白质的检测和分析。

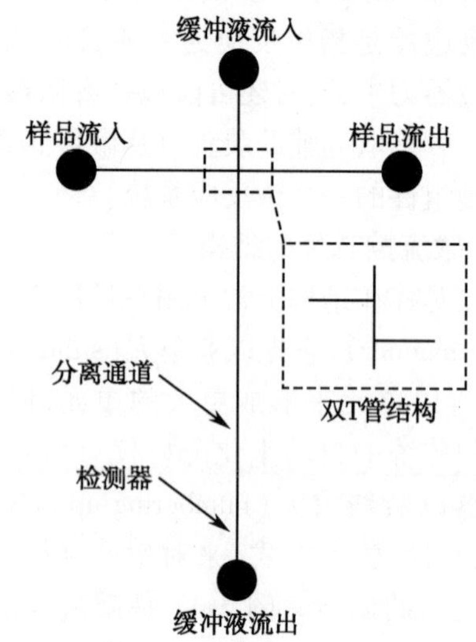

图 2-48 微芯片电泳原理示意图

（二）分离小分子和离子

微流控芯片可用于检测氨基酸、葡萄糖、尿酸、锂等离子。

（三）用于基因突变的检测。

第十一节 临床实验室信息系统和自动化

一、临床实验室信息系统

实验室信息系统（laboratory information system, LIS）是一类用来处理实验室过程信息的软件。这套系统通常与其他信息系统比如医院信息系统（HIS）连接。实验室信息系统由多种实验室流程模块构成，这些模块可以依据客户的实际情况进行选择和配置，比如临床生化检验、临床血液学检验、临床免疫学检验、临床微生物检验血库、病理学等。

实验室信息系统的基本功能包括定制检查项目、患者登录、接收样本、记录结果、生成报告、患者数量统计、医师数量统计。

此外，实验室信息系统还可以支持以下功能：①基于网络的定制检查项目、结果查询；②通过传真和电子邮件传送实验报告，生成客户报告；③与医院管理系统软件的交互，生成预报告、最终报告；④生成医学检验工作表，平衡工作量；⑤医疗保险必要性的检查，划价，生成公共卫生报告，制定管理规则。

二、临床实验室自动化

临床实验室自动化是指实验室利用各种自动检测设备和计算机等手段实现测量、实验和数据处理的自动化，借以减轻实验人员的手工操作，提高科研工作效率。或者是将临床实验室的各种操作行为均实现自动化处理的过程。医学检验是一个连续的过程，包括标本的采集、标本的运送、标本的确认、标本的处理、分析检测、数据的处理、检验结果的审核、检验结果报告及结果解释等过程。临床实验室自动化就是将此过程中的部分或者大部分自动化。目前在临床常见的类型包括模块式实验室自动化（modular laboratory automation, MLA）和全实验室自动化（total laboratory automation, TLA）。

（一）模块式实验室自动化

只对实验室影响分析质量和周转时间（turnaround time）的关键部分实现自动化，一般是提高设备的自动化水平。目前可自动化的模块主要有以下几部分。

1. 临床实验室前处理系统　或者称为样品工作站(sample working station),包括确认样品/条码识别、归类、离心、样品质地识别及提示、去盖、分样、标本管标记、插入仪器样品架和转运等。目前临床使用最多的是血液工作站。

2. 分析系统自动化　不同的检验项目使用不同的自动化分析仪,如全自动生化分析仪、全自动血细胞分析仪、全自动凝血分析仪、全自动尿液分析仪、全自动化学发光免疫分析仪、全自动酶联免疫分析仪、全自动血气分析仪、全自动细菌鉴定仪等等,且自动化分析仪与实验室信息管理系统(LIS)相连,组成工作区管理系统。

3. 样本后处理系统　主要包括样品的自动分类、保存和生物安全处理。

(二) 全实验室自动化

从检验标本处理开始到结果报告与传送全过程实现自动化和网络化。包括标本检测和信息处理两个部分。标本检测过程如图2-49,过程包括首先由条形码识别器对标本进行识别、分类,机器人自动混匀、开盖或离心分离血清,分配到不同的自动化分析系统(如生化系统、免疫系统等)进行检测、打印及储存结果,测试完毕后分析系统处于待命状态。信息处理过程包括计算机软件系统采集系统中各个部分的临床检验数据传送至临床实验室信息系统(LIS)并与其中的样品信息融合,按照一定的规则进行智能化审核,自动提示异常值或危急值,LIS连接到医院信息系统(HIS)上,所有检验信息可为整个医院共享。

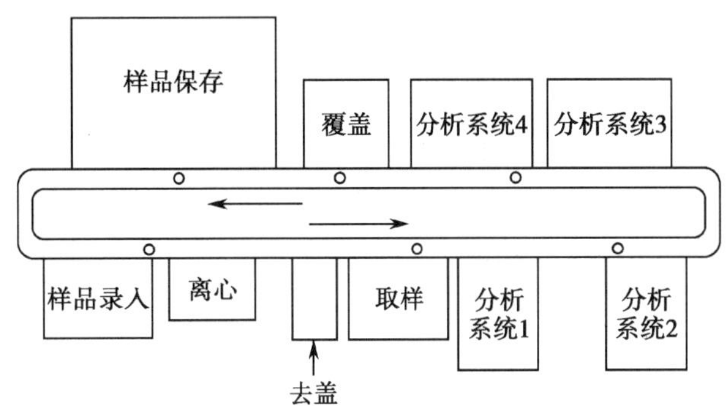

图2-49　全实验室自动化检测临床样本的过程

(徐克前)

第三章 体液氨基酸的测定

氨基酸(amino acid,AA)是蛋白质的基本组成单位,是生物体内不可缺少的营养成分之一,在组织的代谢、生长、维护和修复过程中起重要作用。氨基酸的重要生理功能之一是作为合成蛋白质的原料,它也可以合成多肽及转变为其他含氮的生理活性物质,具有特殊的生理功能。正常人尿中排出的氨基酸很少。体液氨基酸的检测对疾病的诊断和治疗具有重要意义。

第一节 概 述

一、氨基酸的理化性质

氨基酸是指含有氨基的羧酸。构成人体的基本氨基酸有20多种,它们是:天冬酰胺、谷氨酰胺、色氨酸、蛋氨酸、苏氨酸、缬氨酸、赖氨酸、组氨酸、亮氨酸、异亮氨酸、丙氨酸、苯丙氨酸、半胱氨酸、精氨酸、甘氨酸、丝氨酸、酪氨酸、谷氨酸、天冬氨酸、脯氨酸等。除甘氨酸外均为L-α-氨基酸,其中脯氨酸是一种L-α-亚氨基酸。

色氨酸、苏氨酸、蛋氨酸、缬氨酸、赖氨酸、亮氨酸、异亮氨酸和苯丙氨酸,这8种氨基酸人体不能合成,必须由食物中获得,称为必需氨基酸(essential amino acid,EAA)。成人必需氨基酸的需要量为蛋白质需要量的20% ~37%,其余的则是非必需氨基酸(nonessential amino acid,NEAA)。氨基酸还可按照其在体内代谢途径进行分类,可分为成酮氨基酸和成糖氨基酸;按其侧链基团的性质又可分为非极性氨基酸和极性氨基酸(中性氨基酸、酸性氨基酸和碱性氨基酸);按侧链的化学结构可分为脂肪族氨基酸、芳香族氨基酸和杂环族氨基酸。

氨基酸是两性电解质,不同氨基酸具有不同的等电点。使氨基酸所带正负电荷数相等即净电荷为零时的溶液pH值称为该氨基酸的等电点。氨基酸的带电状况取决于所处环境的pH值,改变pH值可以使氨基酸带正电荷或负电荷,也可使它处于正负电荷数相等,即净电荷为零的两性离子状态。氨基酸具有光学性质,除甘氨酸外,其余氨基酸都有手性碳原子,都具有旋光性。苯丙氨酸、酪氨酸、色氨酸有芳香环共轭双键系统,这三种氨基酸具有紫外吸收能力。氨基酸的理化性质见表3-1。

表3-1 基本氨基酸的性质

中文名称	英文名称	符号与缩写	分子量	侧链结构	类型	等电点
丙氨酸	Alanine	A或Ala	89.079	CH_3—	非必需氨基酸	6.11
精氨酸	Arginine	R或Arg	174.188	HN=C(NH_2)—NH—(CH_2)$_3$—	非必需氨基酸,碱性氨基酸	10.76
天冬酰胺	Asparagine	N或Asn	132.104	H_2N—CO—CH_2—	酸性氨基酸	5.41

续表

中文名称	英文名称	符号与缩写	分子量	侧链结构	类型	等电点
天冬氨酸	Aspartic acid	D 或 Asp	133.089	HOOC—CH_2—	酸性氨基酸	2.85
半胱氨酸	Cysteine	C 或 Cys	121.145	HS—CH_2—	非必需氨基酸	5.05
谷氨酰胺	Glutamine	Q 或 Gln	146.131	H_2N—CO—$(CH_2)_2$—	非必需氨基酸	5.65
谷氨酸	Glutamic acid	E 或 Glu	147.116	HOOC—$(CH_2)_2$—	非必需氨基酸，酸性氨基酸类	3.15
甘氨酸	Glycine	G 或 Gly	75.052	H—	非必需氨基酸。20种氨基酸中唯一的非手性氨基酸	6.06
组氨酸	Histidine	H 或 His	155.141	N═CH—NH—CH═C—CH_2—（N与C成环）	非必需氨基酸，碱性氨基酸	7.60
异亮氨酸	Isoleucine	I 或 Ile	131.160	CH_3—CH_2—CH(CH_3)—	必需氨基酸	6.05
亮氨酸	Leucine	L 或 Leu	131.160	$(CH_3)_2$—CH—CH_2—	必需氨基酸	6.01
赖氨酸	Lysine	K 或 Lys	146.17	H_2N—$(CH_2)_4$—	必需氨基酸，碱性氨基酸	9.60
蛋氨酸	Methionine	M 或 Met	149.199	CH_3—S—$(CH_2)_2$—	非必需氨基酸	5.74
苯丙氨酸	Phenylalanine	F 或 Phe	165.177	Phenyl-CH_2—	必需氨基酸，芳香族氨基酸	5.49
脯氨酸	Proline	P 或 Pro	115.117	—N—$(CH_2)_3$—CH—（N与CH成环）	非必需氨基酸	6.30
丝氨酸	Serine	S 或 Ser	105.078	HO—CH_2—	非必需氨基酸	5.68
苏氨酸	Threonine	T 或 Thr	119.105	CH_3—CH(OH)—	必需氨基酸	5.60
色氨酸	Tryptophan	W 或 Trp	204.213	Phenyl—NH—CH═C—CH_2—（Phenyl与C成环）	必需氨基酸，芳香族氨基酸	5.89
酪氨酸	Tyrosine	Y 或 Tyr	181.176	4—OH—Phenyl—CH_2—	非必需氨基酸，芳香族氨基酸	5.64
缬氨酸	Valine	V 或 Val	117.133	CH_3—CH(CH_2)—	必需氨基酸	6.00

二、氨基酸的主要功能

蛋白质的基本单位是氨基酸。如果人体缺乏任何一种必需氨基酸，就可导致生理功能异常，影响机体代谢的正常进行，最后导致疾病。同样，如果人体内缺乏某些非必需氨基酸，也会产生机体代谢障碍。氨基酸在人体内具有以下作用：①参与构成蛋白质；②生成多种活性物质如激素、抗体、酶类、肌酸等含氮物质（例如，一氧化氮、多胺、谷胱甘肽、牛磺酸、甲状腺激素和血清素等），都是人体所需要的；③转变为碳水化合物和脂肪，产生能量；④参与细胞信息传递；⑤营养代谢和氧化防御，增强免疫功能；⑥降低肥胖、糖尿病、代谢综合征的发生；⑦调控基因表达和蛋白质的磷酸化。此外，近年来发现氨基酸及其代谢产物（如氨、同型半胱氨酸）的含量升高是神经系统、氧化应激和心血管疾病的致病因素。一些氨基酸还参与机体代谢、生长、繁殖和免疫的关键调节路径，它们被称为功能性氨基酸（functional amino acid），其中包括精氨酸、半胱氨酸、谷氨酸、亮氨酸、脯氨酸和色氨酸。各氨基酸主要功能见表 3-2。

表 3-2　氨基酸在营养和代谢中的主要功能

氨基酸	主要功能
丙氨酸	合成蛋白质,渗透因子,调控激素分泌,基因表达和细胞信号转导
精氨酸	丙酮酸激酶抑制剂;糖原异生,转氨基作用;葡萄糖丙氨酸循环
精氨酸	mTOR 信号激活,抗氧化,调节激素分泌;NAG 合成酶的变构激活;氨解毒;基因表达调控;免疫功能;BH4 合成的活化;蛋白质的甲基化
天冬酰胺	细胞的新陈代谢和生理功能,基因表达和免疫功能的调节;氨解毒;神经系统的功能
瓜氨酸	抗氧化剂;精氨酸的合成;渗透调节;氨解毒,N(氮)储蓄池
半胱氨酸	蛋白质的二硫键,硫的转运
谷氨酰胺	通过调节细胞 mTOR 信号传递调控蛋白质转换,基因表达,免疫功能,刺激细胞快速增殖,抑制细胞凋亡;合成嘌呤,嘧啶,鸟氨酸,瓜氨酸,精氨酸,脯氨酸和天冬氨酸,N(氮)储蓄库;合成 NAD(P)
甘氨酸	细胞膜甘氨酸钙离子门控通道,嘌呤和丝氨酸,卟啉合成;中枢神经系统的抑制性神经递质,谷氨酸 NMDA 受体激动剂
组氨酸	蛋白质甲基化,血红蛋白的结构和功能,抗氧化肽,一碳单位代谢
异亮氨酸	谷氨酰胺和丙氨酸的合成;平衡支链氨基酸
亮氨酸	通过调节细胞 mTOR 信号传递调控蛋白质转换,基因表达,激活谷氨酸脱氢酶;平衡支链氨基酸;鲜味剂
赖氨酸	调控 NO 合成;抗病毒活性(治疗单纯疱疹病毒);蛋白甲基化,乙酰化,泛素化和 O-糖基化
蛋氨酸	氧化剂,心血管疾病的独立危险因素,抑制 NO 合成
苯丙氨酸	激活 BH4(辅助为 NOS)合成,合成酪氨酸;神经学的发展和功能
脯氨酸	胶原蛋白的结构与功能;神经系统的功能;渗透保护剂
丝氨酸	一碳单位代谢,半胱氨酸、嘌呤、嘧啶、神经酰胺、磷脂酰丝氨酸的合成,蛋白质磷酸化
苏氨酸	合成黏蛋白,以维持肠道的完整性和功能、免疫功能;蛋白质磷酸化;甘氨酸的合成
色氨酸	神经传递素,抑制炎症因子和过氧化物合成,乙酰胆碱酯酶抑制剂,BH4 合成,抗氧化剂,抑制炎症因子和过氧化物
酪氨酸	蛋白质磷酸化,亚硝化作用,硫化作用,神经递质;调节免疫反应
缬氨酸	合成谷氨酰胺和丙氨酸,平衡支链氨基酸

三、氨基酸的合成与代谢

组成蛋白质的大部分氨基酸是以糖酵解途径与三羧酸循环所生成的中间物为碳链骨架进行生物合成的(图 3-1)。体内的氨基酸具有共同的结构特点,故它们有共同的代谢途径,但不同的氨基酸由于结构的差异,也各有其特有的代谢方式。体内氨基酸代谢的概况见图 3-2。氨基酸在体内的代谢包括两个方面:一方面主要用以合成机体自身所特有的蛋白质、多肽及其他含氮物质;另一方面可通过脱氨作用、转氨作用、联合脱氨或脱羧作用,分解成 α-酮酸、胺类及二氧化碳。氨基酸分解所生成的 α-酮酸可以转变成糖、脂类或再合成某些非必需氨基酸,也可以经过三羧酸循环氧化生成二氧化碳和水,并释放出能量(图 3-2)。

四、氨基酸代谢紊乱

正常情况下,体内 20 多种氨基酸各自在一系列酶的催化下,分别沿着特有的分解代谢途径降解,若相关的酶或辅因子活性降低或丧失,代谢途径必然

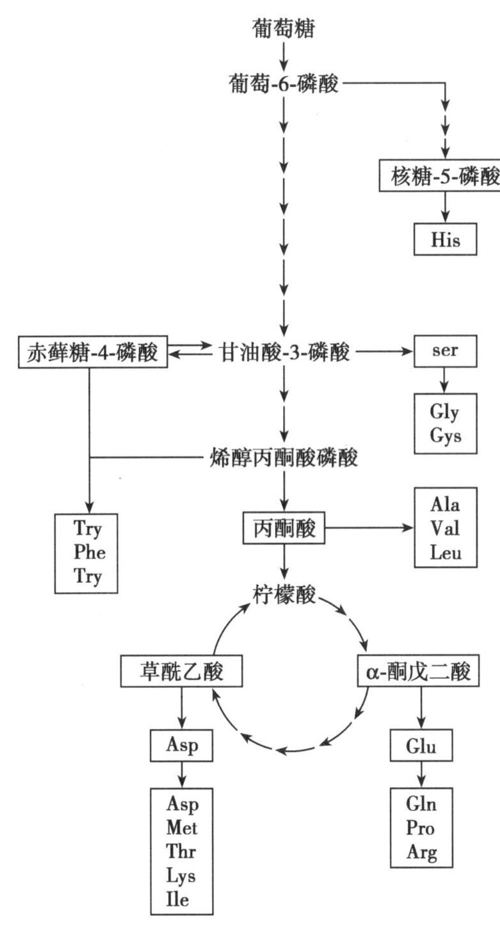

图 3-1　氨基酸生物合成途径示意图

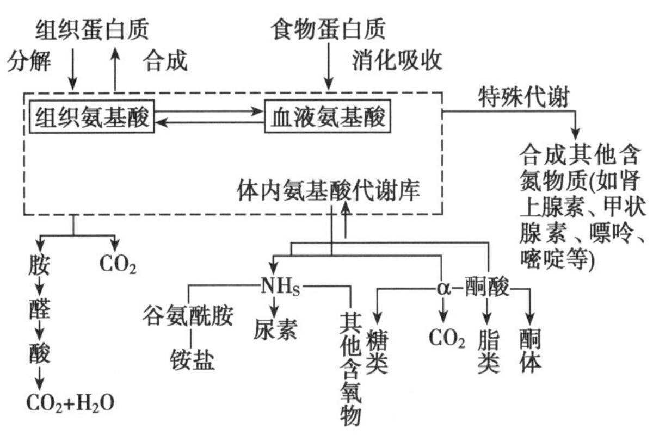

图 3-2　氨基酸的代谢

受阻。氨基酸代谢紊乱主要包括遗传性氨基酸代谢紊乱和继发性氨基酸代谢紊乱。

遗传性氨基酸代谢紊乱是由于参与代谢的酶或其他蛋白因子缺乏或相关基因突变而引起的遗传性疾病。其发病率虽然很低，但种类繁多，至今已发现70余种。多数疾病罕见，若能早期诊断，某些疾病便可以得到及时的治疗。若代谢过程中发生酶缺陷，使其氨基酸代谢障碍，出现氨基酸无法正常分解或转化，形成氨基酸血症，血中增加的氨基酸会从尿中排出，称为氨基酸尿症。此外，还有一些遗传性氨基酸转运系统缺陷，比如与氨基酸吸收相关的载体转运蛋白缺陷，当某种载体缺乏时，尿中相应的氨基酸排出增加，血中这些氨基酸的浓度可在正常范围或偏低。临床上相关基因突变所致的遗传性氨基酸代谢紊乱疾病常见的有苯丙酮尿症、酪氨酸血症、尿黑酸尿症、同型半胱氨酸尿症等。如苯丙酮酸尿症，由于缺乏苯丙氨酸羟化酶，苯丙氨酸变为酪氨酸的主要代谢途径受阻，血、尿中苯丙氨酸增加，苯丙氨酸经转氨作用生成苯丙酮酸及羟苯乙酸，这些异常产物在血、尿中的浓度增高。常见氨基酸遗传病的发病机制和检测结果见表3-3。

继发性氨基酸代谢紊乱主要发生在肝脏和肾脏疾患以及烧伤患者等，其氨基酸异常是该类患者机体代谢普遍异常的一部分，体液氨基酸检测对其诊治有参考意义。

(一) 肝功能衰竭和氨基酸代谢紊乱

大多数氨基酸如芳香族氨基酸、丙氨酸主要在肝脏降解，而支链氨基酸及异亮氨基酸、亮氨酸、缬氨酸主要在肌肉、肾及脑中降解。肝功能衰竭时有明显的氨基酸代谢紊乱，芳香族氨基酸在肝脏中降解减少，引起血浆芳香族氨基酸浓度增高。而支链氨基酸在肌肉等组织中的分解没有减少，相反因肝脏降解胰岛素减少致血浆胰岛素含量增高，促进支链氨基酸进入肌肉而降解增多，导致血浆支链氨基酸浓度降低。正常情况下支链氨基酸/芳香族氨基酸比值为3.0～3.5，慢性肝病可降至2，心功能衰竭低于1.8，若比值降至1左右，往往发生肝性脑病，肝昏迷时刻降到0.71～0.77，临床上给肝性脑病患者以含高支链氨基酸的膳食后输液，提高其血液的支链氨基酸/芳香族氨基酸比值，能有效缓解症状。

(二) 肾脏疾病

肾功能衰竭常有蛋白质营养紊乱，表现为血清中必需氨基酸浓度降低，静脉补充氨基酸后，可使氨基酸浓度接近正常，见表3-4。

一般来说，继发性肾性氨基酸尿是由于肾小管损害、肾近曲小管的功能障碍引起的，如肾中毒、急性肾小管坏死等。某些肾脏疾病仅表现为肾小管重吸收氨基酸障碍而导致氨基酸尿。

表 3-3　常见氨基酸遗传病的发病机制和血尿检测结果

疾病名称	缺乏的酶	血浆中增高的成分	尿液中增高的成分
苯丙酮酸尿症	苯丙氨酸羟化酶	苯丙氨酸、苯丙酮酸	苯丙氨酸、苯丙酮酸
Ⅰ型酪氨酸血症	乙酰乙酸水解酶	酪氨酸、蛋氨酸	酪氨酸、对-羟苯丙酮酸
尿黑酸尿症	尿黑酸氧化酶	尿黑酸(轻度)	尿黑酸
同型胱氨酸尿症	胱硫醚合成酶	蛋氨酸、同型胱氨酸	同型胱氨酸
组氨酸血症	组氨酸酶	组氨酸,丙氨酸	丙酮酸、其他组氨酸代谢物
甘氨酸血症	甘氨酸氧化酶	甘氨酸	甘氨酸
精氨酸血症	精氨酸酶	精氨酸	胱氨酸、精氨酸
Ⅰ型高脯氨酸血症	脯氨酸氧化酶	脯氨酸	脯氨酸、羟脯氨酸
胱氨酸尿症	肾小管碱性氨基酸载体		胱氨酸、精氨酸、赖氨酸、鸟氨酸
二羧基氨基酸尿症	肾小管酸性氨基酸载体		谷氨酸、天冬氨酸
亚氨基甘氨酸尿症	肾小管亚氨基酸载体		脯氨酸、羟脯氨酸、甘氨酸

表 3-4　继发性氨基酸代谢紊乱

疾病名称	血清浓度	
	升高	降低
肝脏疾病	Phe,Tyr,Met,Ser,Gly	Val,Ile,Leu
肾功能衰竭	非必需氨基酸	必需氨基酸,Thr,His,Tyr
胰岛素分泌增多血症	Ala	Val,Ile,Leu,Tyr,Phe,Met
胰岛素血症	Val,Ile,Leu	Ala,Gly,Thr,Ser
恶性营养不良病	Ala	Val,Ile,Leu,Tyr
心源性恶病质	Phe,Tyr,Met	Val,Ile,Leu,His,Pro,Asn
败血症	Phe,Trp	Val,Ile,Leu

五、氨基酸的测定

氨基酸种类繁多,理化性质相似,并同时存在于各种生物样品中,因此检测各种氨基酸时,必须先将它们分离再分别检测。氨基酸分析技术的发展始于 1820 年,由 Braconnot 最早将甘氨酸从白明胶水解物中分离出来,但直到 20 世纪初,用化学方法或微生物方法测定氨基酸,仍是一项持续数周或数月的繁琐工作。色谱技术的引入为氨基酸分析打开了一扇新的大门。1941 年,Martin 等运用色层法分析氨基酸,主要是将乙酰化的氨基酸在硅胶柱上或滤纸上进行半定量分析;1958 年,Moore 和 Stein 应用离子交换柱直接分离游离的氨基酸,并制造了自动化的氨基酸分析仪,使氨基酸定量分析进入了一个崭新的阶段,至今这仍是经典的方法。随着技术的进步,分析一个样品的时间从一周减少到一个小时左右,样品用量也从 mmol 减少到 nmol,灵敏度提高了千万倍,从而使氨基酸自动分析仪在临床医学中发挥重要作用。各种体液,如血浆、血清、胃液、脑脊液、羊水、房水、精液乃至细胞内液(如红细胞、白细胞、肌肉)的用量,只需数十至数百微升,注入自动化分析仪,2～4 小时即可得出各种氨基酸的含量。

测定氨基酸含量的方法主要有高效液相色谱法、纸层析和薄层色谱法、化学分析仪、酶法及高压电泳等方法。

(一) 高效液相色谱法

氨基酸自动分析仪采用高效液相色谱技术。主要由五个部分组成,即色谱系统、检测系统、加样系统、控制系统和数据处理系统。从衍生角度看,氨基酸分析可以分为柱后反应法和柱前衍生法两大类。

前者是将游离氨基酸经过色谱柱分离后，各种氨基酸再与显色剂（茚三酮、荧光胺、邻苯二甲醛）作用，这种方法比较稳定，对样品预处理要求低，容易定量和自动化操作，不足之处在于检测灵敏度不高（100pmol 以上），分析时间长（蛋白质水解液需 1 小时而某些生理样品则需 4 小时以上）。而柱前衍生法是将氨基酸和化学偶联试剂先反应生成氨基酸的衍生物，然后再用色谱柱将各种衍生物分离，直接检测衍生物的光吸收或荧光发射，此法可检测 OPA-、PTC-、Dabsyl-、Dansyl-氨基酸，分析灵敏度高，可利用 HPLC 进行氨基酸分析，缺点是有的衍生物不稳定，衍生试剂可能干扰氨基酸检测。根据氨基酸的显色反应的不同，目前常用的方法包括：①茚三酮法：20 世纪 70 年代以前的分析仪都是利用氨基酸与茚三酮加热产生紫色产物的原理进行检测，产物在 570nm 处吸光最强，亚氨基酸（脯氨酸与羟脯氨酸）与茚三酮反应生成黄色化合物，在 440nm 处吸光最强。但茚三酮法只能检出 nmol 水平的氨基酸。②柱后荧光胺法：荧光胺它能在室温下迅速和一级胺发生反应，其荧光产物的激发波长为 390nm，发射波长为 475nm。③邻苯二甲醛（OPA）法：20 世纪 70 年代以后的检测系统中的比色法有的被荧光法取代。所用的荧光试剂是邻苯二醛，它可检出 pmol 水平的氨基酸，但缺点是不与亚氨基酸反应，必须加入某些氧化剂后才发生荧光反应，使仪器结构复杂化。④PTC-AA 分析法：属柱前衍生法，源于 Edman 降解法测定蛋白质的一级结构。异硫氰酸苯酯（PITC）能在碱性条件下和氨基酸反应，生成 PTC-AA，此法分析灵敏度和荧光胺、OPA 荧光法相同，优点是能同时检出初级和次级氨基酸，在 254nm 检出，缺点是操作烦琐、水和盐的副反应敏感、操作技术要求较高。

（二）纸层析和薄层层析法

由于氨基酸分析仪价格昂贵，限制了它的广泛应用。纸层析不需特殊设备、经济且操作简单，但其灵敏度低、分辨力差、费时，近几年已逐渐由速度快、分辨力和灵敏度高的薄层层析代替。薄层层析是将吸附剂涂布在玻璃板上，形成薄薄的平面涂层。干燥后在涂层的一端点样，放入一个盛有少量展开剂的有盖容器中。展开剂接触到吸附剂涂层，借助毛细作用向上移动。经过在吸附剂和展开剂之间的多次吸附-溶解作用，将混合物中各组分分离成孤立的样点，实现混合物的分离。纸层析和薄层层析又分为单向和双向两种形式。单向层析一般适用于某一个或一组氨基酸增高时的筛检检测，双向层析能分离全部氨基酸，可作为确诊依据。

（三）氨基酸的化学法测定

主要测定方法有：①尿液氨基酸测定：磷酸铜试剂与尿液中的氨基酸和肽类生成蓝色化合物，尿液中肽类极微，所以主要为氨基酸的反应物。蛋白质、尿素和氨等在此条件下不产生反应。本法对多种氨基酸均有反应，但色氨酸、亮氨酸和异亮氨酸反应不佳，因它们在尿液中含量较少，其影响可忽略不计。②色氨酸测定：色氨酸与甲醛缩合，并被三氯化铁氧化，形成具有荧光的去甲哈尔曼（noreharman），用荧光光度计测定其荧光可实现色氨酸定量。③尿液羟脯氨酸测定：尿中羟脯氨酸主要以多肽形式存在，先用盐酸加热使结合型羟脯氨酸水解为游离的羟脯氨酸，再用氯胺 T 氧化使其成为吡咯类化合物，后者与对二甲氨基苯甲醛作用生成红色化合物。

（四）氨基酸的酶法分析

有些氨基酸可用酶法进行分析。①苯丙氨酸测定：采用 L-苯丙氨酸氧化酶氧化 L-苯丙氨酸，产生的过氧化氢与 4-氨基安替比林和 N，N'-二甲苯胺生成醌亚胺，505nm 测定吸光度；还可用 L-苯丙氨酸脱氢酶催化 L-苯丙氨酸，同时 NAD^+ 被还原成 NADH，检测 340nm 处吸光度的增加速率可反映苯丙氨酸含量。②支链氨基酸测定：亮氨酸、异亮氨酸和缬氨酸均可被亮氨酸脱氢酶催化氧化脱氨生成相应酮酸，同时 NAD^+ 被还原成 NADH，检测 340nm 处吸光度变化。

第二节　氨基酸的检测

一、血浆氨基酸谱（plasma amino acid profile）

【生化及生理】

血浆氨基酸是氨基酸在各组织间转运和代谢的主要形式，氨基酸的变化不仅反映体内蛋白质的代谢状态，也反映氨基酸自身代谢情况。测定血浆氨基酸水平对于判断体内蛋白质代谢及氨基酸代谢状况具有重要的意义。血浆中氨基酸除了 20 种基本氨基酸外，还有一些其他氨基酸。血浆中的全部氨基酸总称为氨基酸谱。影响血浆氨基酸水平的因素较多，如种族、年龄、性别、疾病、饮食、营养状况、运动、生理节律等。

【检测方法】

氨基酸自动分析仪、高效液相色谱、毛细管电泳、高效液相色谱-串联质谱（LC/MS-MS）、薄层层析法。氨基酸组分检测最早是用氨基酸分析仪，现在用HPLC的比较多，一般采用HPLC柱后衍生的方法。目前临床检测最好的方法是LC/MS-MS，可检测多达43种氨基酸，和传统的毛细管电泳法、HPLC法、氨基酸分析仪比较，无论是从精度上，还是检测的范围上和检测结果的准确度上都有很大提高。

【标本要求与保存】

血浆，肝素抗凝。血液标本采集后应及时离心分离，避免红细胞与血浆之间氨基酸的转移或者红细胞对血中氨基酸的利用对检测结果的影响，离心时转速应大于2500g，离心20分钟（最好用低温离心机），可以获取满意的血浆样本。标本量0.5ml，至少0.25ml。标本在室温（25℃）、冷藏（4℃）不稳定，冷冻（-20℃）可保存14天。

【参考区间】

不同年龄组血浆氨基酸参考区间见表3-5。

表3-5　不同年龄组血浆氨基酸参考区间

	新生儿<1个月（μmol/L）	1个月~2岁（μmol/L）	2~16岁（μmol/L）	≥16岁（μmol/L）
α-丙氨酸	121.0~571.0	112.5~500.4	155.8~597.3	124.8~564.2
β-丙氨酸	1.6~11.8	1.8~9.0	1.2~7.8	1.1~9.0
别异亮氨酸	0.3~2.0	0.3~2.0	0.5~2.5	0.4~3.2
α-氨基己二酸	0.0~3.0	0.0~2.7	0.0~2.0	0.0~2.3
γ-氨基丁酸	0.0~0.7	0.0~0.9	0.0~0.5	0.0~0.4
β-氨基异丁酸	0.1~9.6	0.4~6.4	0.3~3.3	0.3~4.3
α-氨基-N-丁酸	4.5~31.6	3.9~31.7	6.2~33.5	5.4~34.5
精氨酸	19.4~171.0	25.0~140.7	32.7~121.6	32.0~150.0
精氨琥珀酸	0.0~3.0	0.0~3.0	0.0~3.0	0.0~3.0
天冬酰胺	20.2~106.6	31.6~100.5	29.5~84.5	20.0~220.0
天冬氨酸	1.8~32.3	1.6~13.4	1.1~8.2	0.9~7.9
瓜氨酸	4.7~44.3	11.2~48.8	12.0~47.3	13.7~63.2
胱硫醚	0.1~2.1	0.0~0.7	0.0~0.3	0.0~0.8
半胱氨酸	6.1~38.7	5.4~29.4	8.8~36.3	13.5~60.2
谷氨酸	38.0~398.9	27.0~195.5	18.4~142.2	18.1~155.9
谷氨酰胺	264.0~835.0	280.0~779.0	330.0~726.0	332.0~754.0
甘氨酸	145.6~518.9	120.0~365.0	129.1~429.7	132.0~467.0
组氨酸	42.9~115.2	44.1~106.5	49.8~103.8	47.2~98.5
同型瓜氨酸	0.0~7.1	0.0~1.4	0.0~1.3	0.0~1.8
同型半胱氨酸	0.0~0.2	0.0~0.2	0.0~0.2	0.0~0.2
羟赖氨酸	0.4~3.0	0.3~1.7	0.2~1.0	0.1~0.8
羟脯氨酸	19.0~115.6	9.6~71.4	8.6~45.2	4.7~35.2
异亮氨酸	19.3~127.4	25.2~126.4	27.7~110.3	27.7~112.8
亮氨酸	37.0~210.0	43.0~200.0	56.6~193.6	54.9~205.0

续表

	新生儿<1个月（μmol/L）	1个月～2岁（μmol/L）	2～16岁（μmol/L）	≥16岁（μmol/L）
赖氨酸	83.2～334.2	70.4～279.2	82.7～239.5	94.0～278.0
蛋氨酸	13.9～68.7	11.6～52.0	12.5～40.2	12.7～41.1
鸟氨酸	30.5～205.7	25.7～131.3	27.3～135.6	30.5～131.4
苯丙氨酸	28.5～108.2	30.3～103.3	31.9～103.4	33.6～101.9
脯氨酸	84.3～417.0	79.9～358.3	84.5～365.0	84.8～352.5
肌氨酸	0.0～4.5	0.0～5.4	0.0～4.5	0.0～4.0.0
丝氨酸	60.6～236.2	65.4～205.6	60.1～171.9	48.7～145.2
牛磺酸	28.7～238.4	31.1～139.0	33.3～126.0	29.2～132.3
苏氨酸	60.7～326.8	53.3～262.3	55.9～192.6	67.8～211.6
色氨酸	20.0～86.0	22.2～95.7	23.9～99.3	23.5～93.0
酪氨酸	21.4～186.9	26.0～140.2	32.2～123.2	31.1～118.1
缬氨酸	73.5～309.4	84.9～345.0	110.0～333.9	102.6～345

【临床意义】

检测血液标本的氨基酸含量，有两方面的意义：一是发现氨基酸代谢异常的疾病；二是在经非口服提供营养时，检测其浓度，以便调整各种氨基酸的用量。氨基酸及其产物测定是反映大多数氨基酸代谢疾病最敏感的指标，它的含量变化对于相关疾病的诊断和疗效监测有很大意义。增高多见于急性肝坏死、尿毒症、大面积烧伤、休克等；降低多见于肾病综合征、重症营养不良、胰岛素治疗后等。

【影响因素】

（1）正常人血浆氨基酸浓度呈昼夜性波动，一般以早晨8～10时之间为高峰，午夜时为低谷。

（2）确保受试者没有服用影响氨基酸测定的药物。要避免食物消化吸收后的影响，应在清晨空腹采血。标本溶血时不宜采用，以免由于红细胞中的氨基酸进入血浆导致测定结果假性增高。

（3）薄层层析法测定氨基酸时，薄层板的制备要厚薄均匀，表面平整光洁；展开剂的选择主要根据样品中各组分的极性、溶剂对于样品中各组分溶解度等因素来考虑，更多的是采用试验的方法，在一块薄层板上进行试验来选择展开剂。茚三酮法测定时茚三酮试剂易氧化，必须隔绝空气避光保存，试剂本身黏性大，需要有柱后混合器才能与氨基酸充分反应，对仪器要求较高。

二、24小时尿氨基酸谱（24h urine amino acid profile）

三、随机尿氨基酸谱（random urine amino acid profile）

【生化及生理】

血液中氨基酸可以自由通过肾小球，在正常状况下，原尿中99%以上的氨基酸经肾小管上皮细胞上特异性的氨基酸转运蛋白重吸收。由于血氨基酸的肾阈值较高，正常尿中只能出现少量氨基酸，即使被肾小球滤出，也很易被肾小管重吸收，并维持在比较恒定的水平。正常尿中氨基酸含量与血浆中明显不同，尿中氨基酸以甘氨酸、组氨酸、赖氨酸、丝氨酸及氨基乙磺酸为主。排泄量在年龄组上有较大差异，某些氨基酸儿童的排出量高于成人，可能由于儿童肾小管发育未成熟，重吸收减少之故。但成人的β-氨基异丁酸、甘氨酸、天冬氨酸等又明显高于儿童。尿氨基酸除与年龄有关外，也因饮食、遗传和生理变化而有明显差别，如妊娠期尿中组氨酸、苏氨酸可明显增加。正常尿中氨基酸分为游离氨基酸和结合氨基酸两型。当发生先天性或获得性代谢缺陷时，尿中一种或数种氨基酸量比正常增多，称为氨基酸尿（aminoaciduria）。当肾小管功能减退时，尿中氨基酸排出也会增加。

【检测方法】

尿液氨基酸定性：薄层层析法或尿液颜色试验。

尿液氨基酸定量：氨基酸自动分析仪、高效液相色谱、毛细管电泳、高效液相色谱-串联质谱（LC/MS-MS）、薄层层析法。

【标本要求与保存】

用塑料容器收集尿液，不加任何防腐剂。标本量5ml，至少2ml。立即检测，否则冷冻保存。标本在室温（25℃）、冷藏（4℃）不稳定，冷冻（-20℃）可保存14天。

【参考区间】

不同年龄组随机尿液氨基酸参考区间见表3-6。

表3-6　不同年龄组随机尿液氨基酸参考区间

	新生儿<1个月（μmol/g Cr）	1个月~2岁（μmol/g Cr）	2~12岁（μmol/g Cr）	12~18岁（μmol/g Cr）	≥18岁（μmol/g Cr）
α-丙氨酸	0.0~3784.4	0.0~3133.2	15.1~1869.3	0.0~693.9	2.1~1337.0
β-丙氨酸	0.0~1318.7	0.0~1158.2	0.5~128.2	0.0~810.1	1.3~869.8
别异亮氨酸	0.0~35.1	0.0~40.2	0.0~17.4	0.0~8.1	0.0~13.6
α-氨基己二酸	0.0~299.8	0.0~403.2	2.0~211.1	0.0~167.1	0.3~146.7
γ-氨基丁酸	0.0~22.3	0.0~73.1	0.0~10.3	0.2~22.7	0.0~13.2
β-氨基异丁酸	0.0~115.9	0.0~80.7	1.0~746.2	0.0~83.3	0.3~168.7
α-氨基-N-丁酸	0.0~110.6	0.0~85.1	0.3~45.2	0.0~76.5	0.0~34.7
精氨酸	0.0~105.9	0.0~259.9	0.3~69.4	2.0~107.7	0.0~69.7
精氨琥珀酸	0.0~85.5	0.0~74.9	0.5~74.7	1.5~173.1	0.0~51.3
天冬酰胺	0.0~2100.4	0.0~1329.0	6.9~687.8	13.7~913.9	1.3~454.2
天冬氨酸	0.0~62.1	0.0~223.7	0.0~39.2	0.0~41.0	0.0~86.8
瓜氨酸	0.0~55.2	0.0~56.2	0.3~23.2	0.4~27.4	0.0~27.5
胱硫醚	0.0~110.0	0.0~164.3	0.2~42.5	0.9~82.6	0.0~57.2
半胱氨酸	0.0~532.9	0.0~300.1	1.2~141.4	5.1~337.6	0.9~223.8
谷氨酸	0.0~565.3	0.0~212.7	0.5~92.4	5.1~49.6	0.9~92.4
谷氨酰胺	0.0~2279.5	0.0~4544.4	23.5~1920.6	111.0~822.0	5.0~1756.2
甘氨酸	0.0~15,088.0	0.0~1421.6	66.0~8319.0	170.3~6346.3	19.4~7996.9
组氨酸	0.0~2369.0	0.0~5923.7	23.0~2982.9	0.0~5280.4	2.7~2534.2
同型瓜氨酸	0.0~347.8	0.0~189.5	1.0~103.7	0.0~123.5	0.4~80.0
同型半胱氨酸	0.0~0.5	0.0~2.6	0.0~1.6	0.0~6.7	0.0~2.1
羟赖氨酸	0.0~155.6	0.0~132.6	0.6~59.7	0.0~83.0	0.0~37.4
羟脯氨酸	0.0~4751.0	0.0~1281.5	0.5~59.5	0.6~105.8	0.0~88.0
异亮氨酸	0.0~88.7	0.0~115.6	0.6~46.4	0.5~78.9	0.0~48.2
亮氨酸	0.0~208.7	0.0~242.2	1.3~111.2	0.0~209.5	0.4~129.1
赖氨酸	0.0~4913.6	0.0~929.1	3.8~562.2	9.7~824.0	2.0~1020.6
蛋氨酸	0.0~119.0	0.0~59.8	0.2~32.2	0.0~66.5	0.0~37.2
鸟氨酸	0.0~558.3	0.0~155.5	1.0~66.6	1.4~112.6	0.4~76.3
苯丙氨酸	0.0~230.0	0.0~433.5	2.2~202.8	0.0~450.7	1.0~239.0
脯氨酸	0.0~4938.0	0.0~1238.4	1.2~111.6	0.0~189.4	1.3~168.6

续表

	新生儿<1 个月 (μmol/g Cr)	1 个月~2 岁 (μmol/g Cr)	2~12 岁 (μmol/g Cr)	12~18 岁 (μmol/g Cr)	≥18 岁 (μmol/g Cr)
肌氨酸	0.0~188.8	0.0~193.6	0.2~34.2	0.4~51.4	0.3~27.3
丝氨酸	0.0~3004.7	0.0~3523.0	7.1~1385.5	3.7~2284.1	3.5~1052.8
牛磺酸	0.0~19,952.2	0.0~5941.7	10.6~3681.1	19.7~1868.7	4.7~5335.7
苏氨酸	0.0~1638.9	0.0~1451.7	9.3~789.6	49.6~387.93	1.0~714.9
色氨酸	0.0~385.5	0.0~391.7	2.0~210.9	21.4~106.0	0.5~207.5
酪氨酸	0.0~1072.0	0.0~711.0	2.7~351.4	22.8~217.4	0.4~388.9
缬氨酸	0.0~549.0	0.0~347.9	1.9~164.0	17.4~81.1	0.3~147.4

【临床意义】

检查尿中氨基酸及其代谢产物,可作为遗传性疾病氨基酸异常的筛选试验。血中氨基酸浓度增加,可溢出在尿中,见于某些先天性疾病。如因肾受毒物或药物的损伤,肾小管重吸收障碍,肾阈值降低,所致肾型氨基酸尿时,患者血中氨基酸浓度则不高。

(1) 肾性氨基酸尿:由于肾小管对某些氨基酸的重吸收发生障碍所致。①非特异性:Fanconi 综合征(多发性肾近曲小管功能不全)、胱氰酸病、Wilson 病(进行性肝豆状核变性)、半乳糖血症;②特异性:胱氨酸尿、甘氨酸尿。

(2) 溢出性氨基酸尿:由于氨基酸中间代谢的缺陷,导致血浆中某些氨基酸水平的升高,超过正常肾小管重吸收能力,使氨基酸溢入尿中。①非特异性:肝病、早产儿和新生儿、巨幼细胞性贫血、铅中毒、肌肉营养不良、Wilson 病及白血病等。②糖尿病、Hartnup 病(遗传性尼克酰胺缺乏)、苯丙酮尿症。

(3) 氨基酸衍生物的异常排泄:黑酸尿、草酸盐沉积症、苯丙酮尿及吡哆醇缺乏。

【影响因素】

(1) 随机尿宜早晨空腹留取,及时检测。

(2) 尿液不宜放置过久以免细菌等微生物繁殖,造成标本中化学物质分解或增多。

四、脑脊液氨基酸谱(cerebrospinal fluid amino acid profile)

【生化及生理】

神经系统中存在有大量的游离氨基酸,这些物质除参与神经系统的一般代谢过程与维持细胞内、外水分及电解质平衡外,还作为化学传递物质参与神经兴奋及抑制调节。对神经细胞有兴奋作用的氨基酸,如谷氨酸、天冬氨酸等酸性氨基酸,具有抑制作用的如 γ-氨基丁酸(GABA)与甘氨酸等。

【检测方法】

氨基酸自动分析仪、高效液相色谱、毛细管电泳、高效液相色谱-串联质谱(LC/MS-MS)、薄层层析法。

【标本要求与保存】

脑脊液标本,不能凝固和混入血液,否则拒收。标本量 0.5ml,最少 0.25ml。立即检测,否则冷冻保存。标本在室温(25℃)、冷藏(4℃)不稳定,冷冻(-20℃)可保存 14 天。

【参考区间】

不同年龄组脑脊液氨基酸参考区间见表 3-7。

表 3-7 不同年龄组脑脊液氨基酸参考区间

	新生儿<1 个月(μmol/L)	1 个月~1 岁(μmol/L)	1~18 岁(μmol/L)	≥18 岁(μmol/L)
α-丙氨酸	16.7~82.9	17.2~96.0	15.6~91.1	13.2~132.3
β-丙氨酸	0.0~1.2	0.0~1.3	0.0~1.3	0.0~2.8
γ-氨基丁酸	0.0~2.2	0.0~5.8	0.0~6.3	0.0~4.4
精氨酸	4.5~50.3	8.4~56.3	8.8~51.9	9.2~54.7
天冬酰胺	1.4~26.5	3.4~22.8	2.9~21.9	1.7~26.9

续表

	新生儿<1 个月(μmol/L)	1 个月 ~1 岁(μmol/L)	1 ~18 岁(μmol/L)	≥18 岁(μmol/L)
天冬氨酸	0.0 ~17.7	0.0 ~13.4	0.0 ~12.8	0.0 ~14.7
瓜氨酸	1.0 ~12.3	1.0 ~12.0	0.9 ~10.4	0.7 ~11.1
半胱氨酸	0.0 ~4.4	0.0 ~5.3	0.0 ~4.9	0.0 ~13.1
谷氨酸	1.3 ~61.3	0.0 ~58.5	0.0 ~104.1	0.0 ~84.1
谷氨酰胺	80.7 ~1247.3	110.8 ~788.3	111.5 ~846.7	131.1 ~660.1
甘氨酸	2.7 ~44.5	2.4 ~39.7	2.3 ~34.1	2.3 ~72.7
组氨酸	6.9 ~61.2	7.3 ~42.4	7.5 ~39.0	6.0 ~38.1
异亮氨酸	2.7 ~26.4	2.9 ~19.7	2.3 ~19.1	1.8 ~26.3
亮氨酸	6.9 ~57.3	7.0 ~37.5	6.6 ~38.1	5.0 ~60.7
赖氨酸	10.7 ~71.8	11.2 ~60.7	10.3 ~57.4	11.5 ~84.9
蛋氨酸	1.4 ~20.4	1.3 ~14.7	1.2 ~13.5	1.3 ~14.2
鸟氨酸	1.7 ~30.3	2.5 ~33.0	1.9 ~30.2	1.9 ~23.6
苯丙氨酸	6.1 ~55.7	5.5 ~34.9	5.7 ~36.0	4.0 ~46.4
丝氨酸	20.0 ~130.5	22.3 ~114.4	17.5 ~110.3	10.4 ~57.8
牛磺酸	3.5 ~42.9	3.9 ~34.1	3.1 ~31.2	2.5 ~30.2
苏氨酸	17.2 ~186.9	14.3 ~128.9	11.5 ~120.2	13.2 ~90.8
酪氨酸	5.8 ~64.8	5.3 ~46.6	4.8 ~42.9	3.6 ~38.4
缬氨酸	10.5 ~67.6	10.3 ~55.3	8.7 ~53.3	6.8 ~87.2

【临床意义】

正常情况下脑脊液中氨基酸总量为血浆中含量的 10% ~30%。脑脊液氨基酸总量增高:各种脑膜炎、椎管梗阻而出现黄疸时,脑脊液氨基酸含量显著增高;Shilder 病、锥虫病、果糖血症等,脑脊液中氨基酸含量增高;遗传性小脑共济失调患者,总氨基酸增高;晚期神经性梅毒患者氨基酸量轻度升高。减少见于:Huntinton 舞蹈症、老年性神经病。多发性硬化症时脑脊液中 11 种氨基酸减少,但谷氨酸和鸟氨酸增高。

脑脊液中的氨基酸用色谱法可分离出 20 余种,各组分含量变化的临床意义见下:

(1) 细菌性脑膜炎时,脑脊液谷氨酸、谷酰胺较正常增高 3 ~4 倍,而且出现 γ-酪氨酸;浆液性脑膜炎谷氨酸改变与细菌性脑膜炎相似,但不出现 γ-酪氨酸。脑膜神经根炎、癌性脑膜炎、Garin-Bujadox-Bannnarth 等,脑脊液谷氨酸、甘氨酸、异亮氨酸、亮氨酸、胱氨酸、苯丙氨酸、脯氨酸含量升高;无菌性脑膜炎脑脊液中甘氨酸、亮氨酸升高;结核性脑膜炎、乙型脑炎、脊髓灰质炎脑脊液色氨酸升高。

(2) 脑脓肿、全身性感染、精神分裂症时,甘氨酸、谷氨酸、缬氨酸、天冬氨酸含量升高;精神分裂症还可见丙氨酸增高。

(3) 肝昏迷、脑出血、癫痫、严重嗜睡时,谷氨酰胺升高,而癫痫患者脑脊液 γ-氨基丁酸浓度降低;中枢神经系统变性疾患,如震颤麻痹、脊髓小脑变性和运动神经元病时,脑脊液中天冬氨酸含量增高;癌症、胶质细胞瘤脑脊液中赖氨酸、苯丙氨酸浓度增高。

五、丙氨酸(alanine,Ala)

【生化及生理】

丙氨酸是构成蛋白质的基本单位,是组成人体蛋白质的 21 种氨基酸之一,有 α-丙氨酸和 β-丙氨酸两种同分异构体。丙氨酸参与组织和肝脏间的葡萄糖-丙氨酸循环,并起关键作用。在肌肉和其他降解氨基酸的组织中,氨基基团可以通过转氨基作用以谷氨酰胺的形式储存起来。谷氨酰胺再将氨基基团通过丙氨酸氨基转移酶转移到丙酮酸上去,形成

丙氨酸和 α-酮戊二酸。丙氨酸可进入血液继而运入肝脏。肝脏中丙氨酸氨基转移酶可催化与上述反应相反的过程,丙酮酸可以用于糖异生作用,形成葡萄糖并被循环系统运回各组织器官中。这个过程受丙氨酸水平、血压水平、能量摄取、甾醇水平以及体重指数的影响。

【检测方法】

氨基酸自动分析仪、高效液相色谱、毛细管电泳、高效液相色谱-串联质谱(LC/MS-MS)、薄层层析法。

【标本要求与保存】

可以检测血浆、随机尿液、24 小时尿液和脑脊液,标本要求与保存见“氨基酸谱”。

【参考区间】

见“氨基酸谱”。

【临床意义】

升高见于高丙氨酸血症、库欣病、痛风、糖尿病等。

六、甘氨酸(glycine,Gly)

【生化及生理】

甘氨酸又名氨基乙酸,是氨基酸系列中结构最为简单、人体非必需的一种氨基酸。甘氨酸分子结构中同时具有酸性和碱性官能团,在水溶液中为强电解质,在强极性溶剂中溶解度较大,基本不溶于非极性溶剂,具有较高的沸点和熔点,通过水溶液酸碱性的调节可以使甘氨酸呈现不同的分子形态。在中枢神经系统,尤其是在脊椎里,甘氨酸是一个抑制性神经递质。如果甘氨酸接受器被激活,氯离子通过离子接受器进入神经细胞可导致抑制性突触后电位。人体若摄入甘氨酸的量过多,不仅不能被人体吸收利用,而且会打破人体对氨基酸的吸收平衡而影响其他氨基酸的吸收,导致营养失衡而影响健康。

【检测方法】

氨基酸自动分析仪、高效液相色谱、毛细管电泳、高效液相色谱-串联质谱(LC/MS-MS)、薄层层析法。

【标本要求与保存】

可以检测血浆、随机尿液、24 小时尿液和脑脊液,标本要求与保存见“氨基酸谱”。

【参考区间】

见“氨基酸谱”。

【临床意义】

(1)升高见于特发性高甘氨酸血症、低血糖、败血症、高血氨症。

(2)降低见于痛风、糖尿病等。

七、精氨酸(arginine,Arg)

【生化及生理】

精氨酸是一种 α-氨基酸,亦是 20 种普遍的自然氨基酸之一。在哺乳动物,精氨酸被分类为半必要或条件性必要的氨基酸,视生物的发育阶段及健康状况而定。在幼儿生长期,精氨酸是一种必需氨基酸。精氨酸可以作为一种双性氨基酸,是由瓜氨酸透过胞质酵素精氨基琥珀酸合成酶及精氨基琥珀酸裂解酶合成。精氨酸在细胞分裂、伤口复原、排出氨、免疫功能、分泌激素等过程中有着重要的作用。精氨酸是一氧化氮、尿素、鸟氨酸及肌丁胺的直接前体,是合成肌肉素的重要元素,且被用作聚胺、瓜氨酸及谷氨酰胺的合成。作为一氧化氮的前体,精氨酸可以协助舒张血管。

【检测方法】

氨基酸自动分析仪、高效液相色谱、毛细管电泳、高效液相色谱-串联质谱(LC/MS-MS)、薄层层析法。

【标本要求与保存】

可以检测血浆、随机尿液、24 小时尿液和脑脊液,标本要求与保存见“氨基酸谱”。

【参考区间】

见“氨基酸谱”。

【临床意义】

升高见于遗传性和获得性高精氨酸血症。

八、半胱氨酸(cysteine,Cys)

【生化及生理】

半胱氨酸是一种脂肪族的含巯基的极性 α-氨基酸,在中性或碱性溶液中易被空气氧化成胱氨酸。L-半胱氨酸是蛋白质合成编码氨基酸,在哺乳动物中是非必需氨基酸和生糖氨基酸。它是一种生物体内常见的氨基酸,可由体内的蛋氨酸转化而来,可与胱氨酸互相转化。半胱氨酸除了主要分布在肝、脾、肾中外,还大量积聚在人体表面包括皮肤、黏膜、消化道表面等,在异物包括经口摄取的、从大气吸入的、与皮肤接触侵入的异物侵入时可强化生物体自身的防卫能力、调整生物体的防御机构。同时具有溶解角质的作用，所以对角质肥厚的皮肤病也有效。另外，它还具有防止生物体衰老的功能。

【检测方法】

氨基酸自动分析仪、高效液相色谱、毛细管电泳、高效液相色谱-串联质谱（LC/MS-MS）、薄层层析法。

【标本要求与保存】

可以检测血浆、随机尿液、24 小时尿液和脑脊液，标本要求与保存见“氨基酸谱”。

【参考区间】

见“氨基酸谱”。

【临床意义】

（1）胱氨酸尿症（cystinuria）：尿中排出含有胱氨酸结晶的一种遗传病。极为罕见。本病患者的胱氨酸代谢异常，并伴有赖氨酸、精氨酸和鸟氨酸的代谢异常。出现肾脏细尿管再吸收障碍。本病特征是体内不积累胱氨酸，而有尿道结石。尿液半胱氨酸检测非常有价值。

（2）肾结石：有助于区分肾结石的类型，确认是否是胱氨酸结石。

九、血浆同型半胱氨酸（plasma homocysteine）

【生化及生理】

同型半胱氨酸（Hcy）又称高半胱氨酸，是甲硫氨酸（蛋氨酸）代谢的中间产物，是一种含硫的氨基酸，体内的同型半胱氨酸全部来源于蛋氨酸的分解代谢。在正常人和高同型半胱氨酸血症患者血浆中，Hcy 大部分（70%）是与蛋白质结合，在血浆中与白蛋白结合。Hcy 在血液中的存在方式有：部分以同型半胱氨酸-半胱氨酸二硫化物存在，微量以还原型同型半胱氨酸存在，大部分通过二硫键与白蛋白结合而存在。引起同型半胱氨酸升高的原因主要有生活习惯、饮食、年龄、性别、药物和有关疾病。同型半胱氨酸致病机制有：内皮毒性作用、致血栓作用、干扰谷胱甘肽的合成、影响体内的转甲基化反应和脂肪、糖、蛋白代谢紊乱。

【检测方法】

酶法。

【标本要求与保存】

可以检测血浆、血清标本，血浆优于血清。可用 EDTA、肝素抗凝，不能用 ACD、枸橼酸钠抗凝剂。应尽快分离血浆/血清，溶血标本拒收。标本量 2ml，至少 1ml。标本 20℃ 室温、4℃ 冷藏稳定 14 天，-20℃冷冻稳定 6 个月。

【参考区间】

见“氨基酸谱”。

另外，血浆总同型半胱氨酸受叶酸的影响。

叶酸饮食：<15 岁：0.0 ~ 8μmol/L。
15 ~ 65 岁：0.0 ~ 12μmol/L。
>65 岁：0.0 ~ 16μmol/L。

非叶酸饮食：<15 岁：0.0 ~ 10μmol/L。
15 ~ 65 岁：0.0 ~ 15μmol/L。
>65 岁：0.0 ~ 20μmol/L。

【临床意义】

主要用于心脏疾病、脑卒中的筛查。高同型半胱氨酸血症与心、脑、外周血管尤其是冠心病、动脉粥样硬化和中风相关。在心、脑及外周血管疾病、慢性肾功能不全、牛皮癣、维生素 B_{12} 缺乏等疾病患者中存在同型半胱氨酸代谢紊乱。

十、谷氨酸（glutamic acid，Glu）

【生化及生理】

谷氨酸是构成蛋白质的 20 种常见 α-氨基酸之一。作为谷氨酰胺、脯氨酸以及精氨酸的前体，L-谷氨酸是蛋白质合成中的编码氨基酸，是哺乳动物非必需氨基酸，在体内可以由葡萄糖转变而来。D-谷氨酸参与多种细菌细胞壁和某些细菌杆菌肽的组成。

【检测方法】

氨基酸自动分析仪、高效液相色谱、毛细管电泳、高效液相色谱-串联质谱（LC/MS-MS）、薄层层析法。

【标本要求与保存】

可以检测血浆、随机尿液、24 小时尿液和脑脊液，标本要求与保存见“氨基酸谱”。

【参考区间】

见“氨基酸谱”。

【临床意义】

谷氨酸不仅是人体一种重要的营养成分，而且是治疗肝病、神经系统疾病和精神病的常用药物，对肝病、精神分裂症、神经衰弱均有疗效。

十一、谷氨酰胺（glutamine，Gln）

【生化及生理】

谷氨酰胺是最常见的一种氨基酸，是谷氨酸的酰胺。L-谷氨酰胺是蛋白质合成中的编码氨基酸，哺乳动物的非必需氨基酸，在体内可以由葡萄糖转变而来。谷氨酰胺是体内含量最丰富的非必需氨基酸，约占总游离氨基酸的50%，是合成氨基酸、蛋白质、核酸和许多其他生物分子的前体物质，在肝、肾、小肠和骨骼肌代谢中起重要的调节作用，是身体内各器官之间转运氨基酸和氮的主要载体。

【检测方法】

氨基酸自动分析仪、高效液相色谱、毛细管电泳、高效液相色谱-串联质谱（LC/MS-MS）、薄层层析法。

【标本要求与保存】

可以检测血浆、随机尿液、24小时尿液和脑脊液，标本要求与保存见“氨基酸谱”。

【参考区间】

见“氨基酸谱”。

【临床意义】

升高见于肝性昏迷、脑膜炎、脑出血、Rege综合征等。

十二、脯氨酸（proline，Pro）

【生化及生理】

脯氨酸学名吡咯烷酮羧酸。一种环状的亚氨基酸，在组成蛋白质的常见20种氨基酸中唯一的亚氨基酸。在肽链中有其特殊的作用，易于形成顺式的肽键，不利于α-螺旋的形成。脯氨酸是植物蛋白质的组分之一，并可以游离状态广泛存在于植物体中。

【检测方法】

氨基酸自动分析仪、高效液相色谱、毛细管电泳、高效液相色谱-串联质谱（LC/MS-MS）、薄层层析法。

【标本要求与保存】

可以检测血浆、随机尿液、24小时尿液和脑脊液，标本要求与保存见“氨基酸谱”。

【参考区间】

见“氨基酸谱”。

【临床意义】

升高见于遗传性高脯氨酸血症。

十三、游离羟脯氨酸（free hydroxyproline）

【生化及生理】

羟脯氨酸（Hyp）是胶原肽链合成后在脯氨酸羟化酶的作用下将肽链上的脯氨酸羟化而形成的。同时胶原形成后又在胶原酶的作用下分解，羟脯氨酸被释放，血中羟脯氨酸增加。羟脯氨酸有3-羟基脯氨酸（3-Hyp）和4-羟基脯氨酸（4-Hyp）两种不同形式。羟脯氨酸是胶原蛋白所特有的氨基酸，占其氨基酸总量的13%，胶原中约50%的脯氨酸被羟基化成为4-Hyp和少量3-Hyp。此外，还存在于弹性蛋白、牙齿珐琅、补体C1和伸展蛋白中。它的分解作用类似脯氨酸，但以带着羟基的状态进行，生成4-羟基谷氨酸。Hyp与茚三酮反应会形成黄色溶液。测定Hyp含量可明确胶原总体水平，评定纤维化病变程度。

【检测方法】

化学比色法、电泳法、氨基酸自动分析仪、高效液相色谱、毛细管电泳、高效液相色谱-串联质谱（LC/MS-MS）、薄层层析法。

氯胺T法：经典Hyp测定方法，其基本原理是：血或尿中与肽结合的羟脯氨酸，经酸水解后释出。用氯胺T（N-氯-对甲基苯磺酰胺钠）将羟脯氨酸氧化，使其形成含吡咯环的氧化物。再用过氯酸破坏多余的氯胺T，中止氧化过程。同时，使氧化物与对二甲氨基苯甲醛反应，生成红色化合物进行比色定量。

【标本要求与保存】

可以检测血浆、随机尿液、24小时尿液和脑脊液，标本要求与保存见“氨基酸谱”。

【参考区间】

见“氨基酸谱”。

【临床意义】

胶原蛋白是构成结缔组织的主要成分，也是人体内含量最多的蛋白质，当体内结缔组织较大量增生或破坏时，如严重骨折、烧伤、重症肺结核和肝硬化、Hodgkin病、甲状腺功能亢进、羟脯氨酸血症均可造成血、尿中羟脯氨酸含量的增加。

（1）升高：肢端肥大症、甲状腺功能亢进、甲状旁腺功能亢进、糖尿病、多发性骨折。

（2）降低：侏儒症、甲状腺功能减退、单纯性肥胖症。

十四、亮氨酸（leucine，Leu）

【生化及生理】

一种含有6个碳原子的脂肪族支链非极性的α-氨基酸。L-亮氨酸是组成蛋白质的常见20种氨基酸之一，是必需氨基酸和生酮生糖氨基酸。亮氨酸、异亮氨酸和缬氨酸都是支链氨基酸，它们有助于促进训练后的肌肉恢复。其中亮氨酸是最有效的一种支链氨基酸，可以有效防止肌肉损失，因其能够更快地分解转化为葡萄糖，为机体组织提供能量。它还能提高生长激素的产量，并帮助燃烧内脏脂肪。它还可以促进骨骼，皮肤，以及受损肌肉组织的愈合。

【检测方法】

氨基酸自动分析仪、高效液相色谱、毛细管电泳、高效液相色谱-串联质谱（LC/MS-MS）、薄层层析法。

【标本要求与保存】

可以检测血浆、随机尿液、24 小时尿液和脑脊液，标本要求与保存见“氨基酸谱”。

【参考区间】

见“氨基酸谱”。

【临床意义】

（1）由于亮氨酸很容易转化为葡萄糖，因此它有助于调节血糖水平。亮氨酸缺乏的人会出现类似低血糖的症状，如头痛、头晕、疲劳、抑郁、精神错乱和易怒等。

（2）亮氨酸血浆中升高见于高亮氨酸血症、痛风、枫糖尿症、糖尿病；降低见于：婴儿腹泻。尿液中升高见于：Hartunp 病、糖尿病、妊娠 3 个月等；减少见于：痛风。

十五、异亮氨酸（isoleucine，Ile）

【生化及生理】

异亮氨酸为疏水性氨基酸，L-异亮氨酸是组成蛋白质的常见 20 种氨基酸之一，有两个不对称碳原子，是一种必需氨基酸和生酮氨基酸，是三种支链氨基酸之一，因其特殊的结构和功能，在人类生命代谢中占有特别重要的地位。在生物体内从异亮氨酸经氨基转移及脱羧反应生成的 α-甲基丁酰辅酶 A，进行类似脂肪酸的分解后，生成乙酰辅酶 A 与丙酰辅酶 A，后者成为琥珀酰辅酶 A，进入柠檬酸循环。异亮氨酸的作用包括与亮氨酸和缬氨酸一起合作修复肌肉，控制血糖，并给身体组织提供能量。它还提高生长激素的产量，并帮助燃烧内脏脂肪。

【检测方法】

氨基酸自动分析仪、高效液相色谱、毛细管电泳、高效液相色谱-串联质谱（LC/MS-MS）、薄层层析法。

【标本要求与保存】

可以检测血浆、随机尿液、24 小时尿液和脑脊液，标本要求与保存见“氨基酸谱”。

【参考区间】

见“氨基酸谱”。

【临床意义】

异亮氨酸浓度升高见于：

（1）高亮氨酸-异亮氨酸血症：为一种少见的氨基酸代谢病。

（2）枫糖尿症：血和尿中均有亮氨酸、异亮氨酸以及缬氨酸浓度升高。

十六、赖氨酸（lysine，Lys）

【生化及生理】

赖氨酸是蛋白质中唯一带有侧链伯氨基的氨基酸，是一种必需氨基酸和生酮氨基酸。在蛋白质中的赖氨酸可以被修饰为多种形式的衍生物。赖氨酸为碱性氨基酸，能促进人体发育、增强免疫功能，并有提高中枢神经组织功能的作用。同时，它还和其他营养一起形成胶原蛋白，胶原蛋白在结缔组织、骨骼、肌肉、肌腱和关节软骨中扮演了重要角色。此外，赖氨酸也有助于身体吸收钙。

【检测方法】

氨基酸自动分析仪、高效液相色谱、毛细管电泳、高效液相色谱-串联质谱（LC/MS-MS）、薄层层析法。

【标本要求与保存】

可以检测血浆、随机尿液、24 小时尿液标本，标本要求与保存见“氨基酸谱”。

【参考区间】

见“氨基酸谱”。

【临床意义】

高赖氨酸血症，血和尿中赖氨酸浓度都升高。

十七、鸟氨酸（ornithine，Orn）

【生化及生理】

鸟氨酸为一种碱性氨基酸，虽在普通蛋白质中不能找到（不属于组成蛋白质的 20 种氨基酸），但存在于短杆菌酪肽、短杆菌肽 S 等的抗菌性肽中，由精氨酸降解脱去尿素而产生。作为尿素循环的一部分与尿素生成相关，胺甲酰磷酸与鸟氨酸化合生成瓜氨酸和磷酸，瓜氨酸再转化为精氨酸，精氨酸再裂解为尿素和鸟氨酸，其在代谢上具有重要的作用。鸟氨酸在生物体内与精氨酸、谷氨酸、脯氨酸能相互转变，可与α-酮酸、乙醛酸进行氨基转移，在鸟氨酸脱羟酶作用下脱羧而生成丁二胺，丁二胺能进一步合成至多胺。

【检测方法】

氨基酸自动分析仪、高效液相色谱、毛细管电泳、高效液相色谱-串联质谱（LC/MS-MS）、薄层层析法。

【标本要求与保存】

可以检测血浆、随机尿液、24小时尿液和脑脊液，标本要求与保存见“氨基酸谱”。

【参考区间】

见“氨基酸谱”。

【临床意义】

L-鸟氨酸是尿素生成的中间产物，精氨酸、瓜氨酸等多种氨基酸代谢的前体物质，主要参与产尿素的鸟氨酸循环中，对体内集聚的氨具有解毒作用，对人体肝脏细胞具有重大意义。升高主要见于鸟氨酸血症。

十八、瓜氨酸（citrulline，Cit）

【生化及生理】

瓜氨酸是一种α-氨基酸，因最先从西瓜中获取，而得名“瓜氨酸”。瓜氨酸是动物体内氨基酸代谢尿素循环的中间产物，由鸟氨酸及胺基甲酰磷酸盐在尿素循环中生成，或是通过一氧化氮合酶催化生成精氨酸的副产物。

【检测方法】

氨基酸自动分析仪、高效液相色谱、毛细管电泳、高效液相色谱-串联质谱（LC/MS-MS）、薄层层析法。

【标本要求与保存】

可以检测血浆、随机尿液、24小时尿液标本，标本要求与保存见“氨基酸谱”。

【参考区间】

见“氨基酸谱”。

【临床意义】

一定的瓜氨酸含量对于保持肌肉和肝脏健康是很重要的，瓜氨酸还是体内氮和代谢平衡的重要营养补充。患有类风湿性关节炎的患者（约80%）会发生一系列免疫反应产生抗瓜氨酸的抗体。虽然这种反应机制的起因不明，但发现该抗体可以帮助这类病的诊断。升高主要见于瓜氨酸血症，血和尿中瓜氨酸浓度均升高。

十九、苯丙氨酸（phenylalanine，Phe）

【生化及生理】

苯丙氨酸是一种芳香族的非极性的α-氨基酸，是一种必需氨基酸和生酮生糖氨基酸。L-苯丙氨酸在生物体内可被辅酶四氢生物蝶呤不可逆地转化为L-酪氨酸，后者继续分解，经转氨基生成少量苯丙酮酸。苯丙氨酸是苯丙氨苄、甲酸溶肉瘤素等氨基酸类抗癌药物的中间体，也是生成肾上腺素、甲状腺素和黑色素的原料。已有研究表明，L-苯丙氨酸可作为抗癌药物的载体将药物分子直接导入癌瘤区，其效果是其他氨基酸的3～5倍。这样既可以抑制癌瘤生长，又可以降低药物的毒副作用。

【检测方法】

氨基酸自动分析仪、高效液相色谱、毛细管电泳、高效液相色谱-串联质谱（LC/MS-MS）、薄层层析法。

【标本要求与保存】

可以检测血浆、随机尿液、24小时尿液和脑脊液，标本要求与保存见“氨基酸谱”。

【参考区间】

见“氨基酸谱”。

【临床意义】

先天性苯丙氨酸羟化酶缺陷患者，苯丙氨酸不能羟化生成酪氨酸，苯丙酮酸生成就增多，在血和尿中出现苯丙酮酸，导致智力发育障碍，称为苯丙酮尿症。血液中苯丙氨酸升高见于：苯丙氨酸血症、苯丙酮尿症及各型肝炎。尿液中苯丙氨酸升高：苯丙酮尿症、Hartnup病及早期妊娠。

二十、酪氨酸（tyrosine，Tyr）

【生化及生理】

酪氨酸也是一种芳香族氨基酸，含有酚羟基的极性α-氨基酸。是一种必需氨基酸，又是生酮和生糖氨基酸。酪氨酸是神经递质的前体之一，可以产生神经传导素，如左旋多巴、多巴胺、正肾上腺素，及肾上腺素，帮助消除焦虑、忧郁、过敏、头痛等症。它能帮助黑色素的制造及协助肾上腺、甲状腺与脑下腺的功能。

【检测方法】

氨基酸自动分析仪、高效液相色谱、毛细管电泳、高效液相色谱-串联质谱(LC/MS-MS)、薄层层析法。

【标本要求与保存】

可以检测血浆、随机尿液、24小时尿液标本,标本要求与保存见“氨基酸谱”。

【参考区间】

见“氨基酸谱”。

【临床意义】

(1)升高:遗传性高酪氨酸血症、各型肝炎(慢性活动性肝炎平均增高43.74%,肝硬化平均增高58.68%,重症肝炎平均增高119.19%)。

(2)降低:苯丙酮尿症(具有苯丙酮尿症遗传基因缺陷但无症状的儿童,血清苯丙氨酸浓度与血清酪氨酸浓度之比值>1.6)。

二十一、缬氨酸(valine,Val)

【生化及生理】

缬氨酸是人体必需氨基酸,它作用于黄体、乳腺及卵巢,它的缺乏将导致体内蛋白质合成障碍、老鼠中枢神经系统功能紊乱和相应的器官组织功能障碍,共济失调而出现四肢震颤。由于必需氨基酸只能从外界摄取获得而不能在体内通过其他物质转化而获得,因此它们在体内的含量由摄取量和体内代谢所决定。缬氨酸是一种支链氨基酸,主要在肌肉组织进行代谢,脱羧后的产物可以作为合成糖的原料。

【检测方法】

氨基酸自动分析仪、高效液相色谱、毛细管电泳、高效液相色谱-串联质谱(LC/MS-MS)、薄层层析法。

【标本要求与保存】

可以检测血浆、随机尿液、24小时尿液和脑脊液,标本要求与保存见“氨基酸谱”。

【参考区间】

见“氨基酸谱”。

【临床意义】

(1)升高见于高缬氨酸血症,是由于患者缺乏缬氨酸转氨酶,缬氨酸在体内转化发生障碍,使得尿液的缬氨酸浓度特异的增高,本病为常染色体隐性遗传。此外还可见于枫糖尿症、糖尿病。

(2)降低见于类癌综合征、慢性肾炎、婴儿腹泻、蛋白质营养不良、重症肝炎、肝硬化、充血性心功能不全、胰岛细胞瘤、烧伤、术后及重症感染等。

二十二、色氨酸(tryptophan,Trp)

【生化及生理】

色氨酸是一种必需氨基酸,有着重要的生理作用,它可以调控蛋白质的合成,同时其在人体内是否以正常状态存在(游离或是结合)与精神障碍、抗炎类风湿药物的作用机制以及肝昏迷的发生等有关。色氨酸在体内浓度主要由摄取和代谢所决定,作为芳香族氨基酸,主要在肝脏代谢,其代谢过程中会产生一系列具有生物活性的化学物质,比如5-羟色胺、尼克酸和褪黑素。肝硬化时芳香族氨基酸和5-羟色胺浓度增高,是肝性脑病的一个重要发病机制。尿液中色氨酸的测定可反映食物成分的变化、体内代谢状况的改变和肾脏的功能。

【检测方法】

氨基酸自动分析仪、高效液相色谱、毛细管电泳、高效液相色谱-串联质谱(LC/MS-MS)、薄层层析法、荧光法。

色氨酸与甲醛结合,并被三氧化铁氧化,形成具有荧光的去甲哈尔曼,可用荧光分光光度计测定其荧光强度。

【标本要求与保存】

可以检测血浆、随机尿液、24小时尿液和脑脊液,标本要求与保存见“氨基酸谱”。

【参考区间】

见“氨基酸谱”。

【临床意义】

色氨酸增高见于代谢过程发生障碍所致的疾病如:肝功能衰退、色氨酸尿症、羟基犬尿氨酸尿症和黄酸尿症等,后三者为遗传性疾病,是由于从色氨酸到烟酸及辅酶Ⅰ的主要代谢途径发生障碍。色氨酸尿症:空腹时血清色氨酸增高,用色氨酸经口服时,血中色氨酸明显增高,并且不易恢复到口服前的水平。同时尿中色氨酸、吲哚乙酸的排出增加。术后、外伤、烧伤及败血症亦可增高。

色氨酸降低可见于肾功能不全、营养障碍。

二十三、丝氨酸(serine,Ser)

【生化及生理】

丝氨酸是一种非必需氨基酸,它在脂肪和脂肪酸的新陈代谢及肌肉的生长中发挥着作用。它是合成嘌呤、胸腺嘧啶、胆碱的前体同时也是磷脂的主要成分之一。丝氨酸蛋白酶是一个蛋白酶家族，其激活是通过活性中心一组氨基酸残基变化实现的，它们之中一定有一个是丝氨酸。在哺乳类动物里面，丝氨酸蛋白酶扮演着很重要的角色，特别是在消化、凝血和补体系统方面。在体内丝氨酸可以通过其他物质转化形成而不依赖外界摄取，其浓度同样由摄入和代谢两方面决定。

【检测方法】

氨基酸自动分析仪、高效液相色谱、毛细管电泳、高效液相色谱-串联质谱（LC/MS-MS）、薄层层析法。

【标本要求与保存】

可以检测血浆、随机尿液、24 小时尿液和脑脊液，标本要求与保存见“氨基酸谱”。

【参考区间】

见“氨基酸谱”。

【临床意义】

丝氨酸升高可见于痛风、婴儿腹泻。而降低可见于糖尿病以及尿毒症。内源性丝氨酸主要由肾脏中的甘氨酸转化而来。尿毒症时这一转化过程有缺陷，从而导致血浆中甘氨酸水平增高，丝氨酸下降。

二十四、组氨酸（histidine，His）

【生化及生理】

组氨酸对成人为非必需氨基酸，但对幼儿和尿毒症患者却为必需氨基酸。在组氨酸脱羧酶的作用下，组氨酸脱羧形成组胺。组胺具有很强的血管舒张作用，并与多种变态反应及发炎有关。此外，组胺会刺激胃蛋白酶与胃酸。组氨酸是碱性氨基酸，生理条件下带正电荷。此外它还可以作为生化试剂和药剂，可用于治疗心脏病、贫血、风湿性关节炎等。

【检测方法】

氨基酸自动分析仪、高效液相色谱、毛细管电泳、高效液相色谱-串联质谱（LC/MS-MS）、薄层层析法。

【标本要求与保存】

可以检测血浆、随机尿液、24 小时尿液和脑脊液，标本要求与保存见“氨基酸谱”。

【参考区间】

见“氨基酸谱”。

【临床意义】

增高见于组氨酸血症，当血液的组氨酸达到 0.5mmol/L 时，组氨酸在转氨酶作用下使咪唑丙酮酸向尿中排泄，氯化高铁试验可阳性。本症呈常染色体隐性遗传。妊娠期尿组氨酸也可增加。

类风湿性关节炎患者血中组氨酸含量显著减少，使用组氨酸后发现其握力、走路与血沉等指标均有好转。10 岁以下儿童不能合成，所以营养不良时会导致降低。

二十五、蛋氨酸（methionine，Met）

【生化及生理】

蛋氨酸又称甲硫氨酸，是构成人体的必需氨基酸之一。如果甲硫氨酸缺乏就会导致体内蛋白质合成受阻，造成机体损害。甲硫氨酸通过多种途径抗击体内氧自由基造成的膜脂质过度氧化导致机体的多种损害。同时甲硫氨酸是体内最重要的甲基供体，很多含氮物质在生物合成时甲硫氨酸提供甲基如肌酸、松果素、肾上腺素等，也可以起到保护肝脏、心脏和中枢神经系统的作用。

【检测方法】

氨基酸自动分析仪、高效液相色谱、毛细管电泳、高效液相色谱-串联质谱（LC/MS-MS）、薄层层析法。

【标本要求与保存】

可以检测血浆、随机尿液、24 小时尿液和脑脊液，标本要求与保存见“氨基酸谱”。

【参考区间】

见“氨基酸谱”。

【临床意义】

尿蛋氨酸增高见于胱氨酸尿症、同型胱氨酸尿症、酪氨酸代谢病、肝疾病和心脏疾病。蛋氨酸缺乏会引起食欲减退、生长减缓或体重不增加、肾脏肿大和肝脏铁堆积等现象，最后导致肝坏死或纤维化。

二十六、肌氨酸（sarcosine）

【生化及生理】

肌氨酸又名 N-甲基甘氨酸。它是胆碱自然代谢为甘氨酸过程中的一个中间体。可以提高人的智力，增长肌肉无氧力量和爆发力。肌氨酸在肌肉中以磷酸肌酸的形式存在，人体在高强度运动时主要靠 ATP 提供能量，但人体内 ATP 储备量很少，需要不断的合成，而磷酸肌酸可促进 ATP 的合成。肌氨酸可有效地改善运动表现、力量、恢复时间。

【检测方法】

氨基酸自动分析仪、高效液相色谱、毛细管电泳、高效液相色谱-串联质谱(LC/MS-MS)、薄层层析法。

【标本要求与保存】

可以检测血浆、随机尿液、24小时尿液和脑脊液,标本要求与保存见“氨基酸谱”。

【参考区间】

见“氨基酸谱”。

【临床意义】

有研究表明肌氨酸可由前列腺癌细胞生成,存在于尿液中,含量越高提示癌症越严重。另外,它与精神分裂症、抑郁等疾病有密切关系。

二十七、苏氨酸(threonine,Thr)

【生化及生理】

苏氨酸是一种必需氨基酸,其主要作用是维持身体蛋白质平衡,促进正常生长。此外,它还支持心血管、肝、中枢神经系统的正常活动和免疫系统功能。它还可以结合天冬氨酸和蛋氨酸有助于肝抗脂肪或增强消化不饱和脂肪的功能。

【检测方法】

氨基酸自动分析仪、高效液相色谱、毛细管电泳、高效液相色谱-串联质谱(LC/MS-MS)、薄层层析法。

【标本要求与保存】

可以检测血浆、随机尿液、24小时尿液和脑脊液,标本要求与保存见“氨基酸谱”。

【参考区间】

见“氨基酸谱”。

【临床意义】

肾功能不全和蛋白质营养障碍可导致苏氨酸降低。苏氨酸缺乏会抑制免疫球蛋白及T、B淋巴细胞的产生,进而影响免疫功能。同时它对机体脂肪代谢有明显的影响,它能促进磷脂合成和脂肪酸氧化。人体如果缺乏苏氨酸,脂肪会积累在肝中,并最终导致肝功能衰竭。

(唐爱国)

第四章 非蛋白氮类化合物的测定

临床上所说的非蛋白氮类化合物是指血浆中除蛋白以外的含氮物质总称，主要包括：尿素、尿酸、肌酸、肌酐、多肽、氨基酸、氨和胆红素等物质。肾功能障碍时，影响非蛋白质含氮化合物的排泄，血液中非蛋白氮的氮含量升高。本章介绍主要的非蛋白氮类化合物，如尿素、尿酸、肌酸、肌酐、肉碱、氨、一氧化氮、谷胱甘肽、环磷酸腺苷、环磷酸鸟苷、乳清酸、牛磺酸等的检测和临床应用。

第一节 概 述

非蛋白氮（nonprotein nitrogen，NPN）是指体液中除去蛋白质外的各种含氮化合物中氮的总量。正常成人血中非蛋白氮类化合物含量为200～300mmol/L，这些化合物绝大多数为蛋白质和核酸分解代谢的终产物，可经血液运输到肾脏随尿液排出体外。当肾功能障碍影响排泄时会导致其在血中浓度升高，这也是血中NPN升高最常见的原因。此外，当肾血流量下降、体内蛋白质摄入过多、消化道出血或蛋白质分解增加等也会导致血中NPN升高。临床上许多疾病与NPN升高有关。

一、氮质血症

氮质血症（azotemia）是一个生化名词，有广义和狭义的概念。广义的氮质血症是只要血中的尿素、肌酐等非蛋白氮超出正常范围，均可称为氮质血症。狭义的概念是当肾脏疾病患者慢性肾功能不全阶段，血中尿素、肌酐均超过正常范围，这一时期称为氮质血症期，或称尿毒症前期。不管何种定义，尿素和肌酐是判断氮质血症的重要指标。

（一）尿素

血清尿素浓度受多种因素的影响，分生理性因素和病理性因素两个方面。

1. 生理性因素　高蛋白饮食引起血清尿素浓度和尿液中排出量显著增高，血清尿素浓度男性比女性平均高0.3～0.5mmol/L，随着年龄的增加尿素浓度有增高的倾向，成人日间生理变动平均为0.63mmol/L，妊娠妇女由于血容量增加，尿素浓度比非妊娠妇女低。

2. 病理性因素　有肾脏因素和非肾脏因素，血液尿素增加的原因可分为肾前性、肾性和肾后性三个方面。①肾前性：最重要的原因是失水，引起血液浓缩，使肾血流量减少，肾小球滤过率减低而使血液中尿素滞留，常见于剧烈呕吐、幽门梗阻、肠梗阻和长期腹泻等；②肾性：急性肾小球肾炎、肾病晚期、肾衰竭、慢性肾盂肾炎及中毒性肾炎都可出现血液中尿素浓度增高；③肾后性：前列腺肿大、尿路结石、尿道狭窄、膀胱肿瘤致使尿道受压等都可能使尿路阻塞，引起血液中尿素含量增加。

（二）肌酐

血清肌酐浓度是评价肾小球滤过率（GFR）的有效指标，恒定的肌酐代谢必须是肌酐的产生与肾脏排泄相等，这种情况存在于正常饮食且无肾脏疾病的个体中。由于GFR和血清肌酐浓度的双效应曲线，直到GFR明显下降，肌酐才成为其减退的标志，GFR的轻度减退不能依靠肌酐的上升来发现。引起血清肌酐浓度变化的因素见表4-1。

表 4-1　引起血清肌酐浓度变化的因素

疾病/情况	评　价
年龄	尽管随着年龄的增长,肌酐清除率从平均 140ml/(min · 1.73m^2)下降至 100ml/(min · 1.73m^2),但血清肌酐浓度并不升高或仅升高很小程度,这是由于肌酐的清除和产生成比例下降。年轻人和老年人相比,相同的肌酐浓度并不意味着相同的 GFR。使用经肾脏清除的药物后,GFR 下降,血清肌酐上升,由于老年患者 GFR 比年轻者更低,其药物剂量必须减少
怀孕	由于 GFR 增高,肌酐清除率上升大约 20%。使用酶法或 HPLC 测定,血清肌酐常波动于 35 ~ 53μmol/L(0.4 ~ 0.6mg/dl),用 Jaffe 法测定,当肌酐浓度>71μmol/L(0.8mg/dl)时,需要进一步观察
糖尿病	在Ⅰ型糖尿病初发的数年内,GFR 升高 20% ~ 50%,糖尿病患者血清肌酐波动范围很大,显著的高血糖、渗透性利尿和细胞外容量减少均可引起 GFR 升高。另外,发生酮症酸中毒时,用 Jaffe 法测定肌酐浓度会偏高,用肌酐亚氨水解酶法测定则会偏低
治疗药物	药物可能通过降低 GFR 或抑制肾小管分泌肌酐来升高血清肌酐浓度,由于药物引起的肾小管肌酐分泌抑制是可逆的,通常不需要停药。糖皮质激素可导致 GFR 快速升高,故血清肌酐浓度可能下降
急性肾功能衰竭	GFR 下降数小时至数天后,血清肌酐和尿素升高,少尿比较常见,无尿少见。尿液检查:渗透压<300mmol/kg H_2O,FENa>1%,钠浓度>20mmol/L,尿/血浆肌酐比,可见蛋白质管型、颗粒管型、上皮细胞管型,血清肌酐浓度一般≥884μmol/L(10mg/dl)。是否需要透析要根据临床症状决定,特别是胃肠道症状,较少参考血清肌酐浓度
慢性肾功能衰竭	慢性肾功能衰竭可经过数年至数十年进展到终末期,在过渡期,血清肌酐浓度上升缓慢,某些患者最后发展到终末期尿毒症。导致慢性肾功能衰竭的常见原因为肾小球肾炎、间质性肾炎、系统性疾病、囊性肾病和肾血管性疾病

二、高尿酸血症

血清尿酸浓度≥387μmol/L(6.5mg/dl)被定义为高尿酸血症(hyperuricemia)。此定义是以多个生理生化因素为基础的,包括 37℃时尿酸钠的溶解度为 381μmol/L(6.4mg/dl)。超过该浓度时,血浆就饱和,在特定生理条件下会发生尿酸钠沉淀,该上限男女性均适用。高尿酸血症分为原发性和继发性。

(一) 原发性高尿酸血症

指自发的或家族性高尿酸血症,99% 的患者尿酸小管分泌下降,约 1% 尿酸合成过量的患者是由于嘌呤代谢过程中酶的缺陷导致的,后者尿酸排泄与尿酸/肌酐比值分别增高。

(二) 继发性高尿酸血症

可由以下原因引起:①饮食中嘌呤摄入增加引起尿液中尿酸排泄增加;②内源性嘌呤代谢增加,如骨髓增生性疾病;③肾脏尿酸排泄减低,如肾功能不全;④尿酸生成增加合并肾尿酸排泄减少,如过量酒精消耗或Ⅰ型糖原储积病。高尿酸血症的实验室检查见表 4-2。

表 4-2　高尿酸血症的实验室检查

疾　病	评　价
原发性高尿酸血症	
急性痛风	急性痛风时尿酸常>535μmol/L(9.0mg/dl),除急性关节炎外,还有红细胞沉降率加快,中性粒细胞核左移。发作的诱因有:过量进食,大量的酒精消耗,运动过度,心理压力,气温与气候的改变。采用尿酸排泄的方法治疗急性发作可在 24 小时内解决症状
Lesch-Nyhan	幼年期发生痛风的伴隐性遗传病,其特征为 HPRT 酶活性缺乏的综合征。典型的临床症状为:尿酸在肾脏和远端尿路中沉积,累及关节,性格的改变以及贫血,在 HPRT 缺乏的杂合子患者中尿酸生成过量伴肾石病、急性痛风可能是仅有的症状
继发性高尿酸血症	
肾功能不全	大多数肾功能不全的患者都有尿酸的升高,但很少高于 595μmol/L(10.0mg/dl),且尿酸水平与肾功能不全的进程无关

续表

疾　病	评　　价
恶性肿瘤/骨髓增殖病/真性红细胞增多症	细胞死亡导致高尿酸血症，在急性白血病中，尿酸水平达 1190μmol/L(20.0mg/dl)或更高，严重的高尿酸血症还出现在慢性髓细胞性白血病中，但很少见于慢性淋巴细胞性白血病，真性红细胞增多症尿酸很少高于 535μmol/L(9.0mg/dl)
继发性红细胞增多症	儿童和成人先天性心脏病发生青紫的患者有尿酸水平的增高，且与血红蛋白和血细胞比容相关
恶性肿瘤放疗与化疗	恶性肿瘤在治疗的头 10 天内会发生尿酸性肾病和高尿酸血症，尿酸水平可高达 2970μmol/L(50.0mg/dl)
移植相关的高尿酸血症	有报道心脏和肾脏移植后使用环孢素 A 会产生高尿酸血症，移植后 35 个月，81% 的女性和 72% 的男性患者分别较移植前增高 446μmol/L(7.5mg/dl)和 506μmol/L(8.5mg/dl)以上
长时间禁食饥饿	禁食与营养不均衡可能导致尿酸的升高，严格的节制饮食可导致 1 周内尿酸上升至 595μmol/L(10.0mg/dl)，血肌酐上升约 20%，尿素上升约 50%
中毒	铅、镉、铍等可损伤肾小管的物质，减低了肾脏对尿酸的排泄而导致高尿酸血症
内分泌疾病/糖原贮积病	继发于肾脏排泄尿酸减低而产生的尿酸滞留见于甲状腺功能亢进、甲状旁腺功能亢进、糖原贮积病和肢端肥大症
酒精	酒精抑制尿酸排泄而使尿酸水平增高，酒精饮料如啤酒本身含有大量的嘌呤，嗜酒者发生痛风的概率比一般人要高
利尿剂	约 30% 使用利尿剂的患者尿酸浓度升高，尤其是使用噻嗪类药物的患者，利尿剂使尿酸排泄分数减低的原因为：①竞争抑制肾小管尿酸的分泌；②尿酸重吸收增加

三、高氨血症

血液中的氨来源于体内氨基酸代谢产生的氨，通常由肝脏合成尿素以尿液排出体外。此过程所需的尿素合成酶中含有生物素成分，如体内生物素不足，酶活性下降，氨便不能顺利代谢，则可引起血液中氨浓度升高，称为高氨血症(hyperammonemia)。高血氨症按病因可分为继发性和遗传性。

(一) 继发性高氨血症

继发性高氨血症在成人多见，且临床上有明显的肝性脑病综合征，其他非肝源性的高血氨则很少见，病因通常为接受大剂量化疗、丙戊酸治疗或多发性骨髓瘤累及脑膜。

肝门脉性脑病是由于慢性肝脏疾病或急性大片肝实质损伤所导致的功能性、潜在可逆的大脑与神经肌肉病变。高血氨和肝性脑病通常由于：①肝脏合成尿素和谷氨酰胺能力减低，肝脏不能充分代谢内源性蛋白质与肠源性细菌分解蛋白质产生的氨，此种功能紊乱发生于慢性肝脏疾病有严重的肝实质病变，如肝硬化、急性肝功能衰竭伴大量肝实质损伤；②血流不经肝脏，从小肠直接进入全身循环。肝硬化与门脉高压的患者，小肠生成的氨，经由门脉系统侧支循环通路直接进入全身循环。经分流手术后的患者，血液经由门-腔或脾肾分流。急性肝功能衰竭时，肝脏血液未经门静脉而直接分流至肝静脉。

继发性高氨血症的实验室检查见表 4-3。

表 4-3　继发性高氨血症的实验室检查

疾　病	评　　价
肝性脑病	临床表现：临床症状由轻微的智力改变到烦躁不安，个性改变，最后导致昏迷，最初与运动相关的不安到扑翼样震颤 实验室检查：静脉血浆氨>88μmol/L(150μg/dl)，血氨浓度与肝性脑病的发展程度相关，昏迷患者的血氨>175μmol/L(300μg/dl)，约 10% 的肝性脑病患者血氨浓度不增高
大剂量化疗	接受大剂量化疗的患者即使无肝功能异常也可出现高血氨，临床表现与肝性脑病相似 实验室检查：高血氨，高通气导致的呼吸性碱中毒；有报道显示，急性白血病在治疗前血氨 17～70μmol/L(29～119μg/dl)，治疗后升至 72～347μmol/L(123～590μg/dl)，14% 的患者血氨>200μmol/L(340μg/dl)同时伴肝性脑病

续表

疾　病	评　　价
多发性骨髓瘤	多发性骨髓瘤,尤其是累及脑膜的患者可有高血氨,浓度为 114～194μmol/L(195～330μg/dl)
Reye 综合征	15 岁以下儿童,病因不明,可能与线粒体功能障碍有关,形态学发现肝细胞与肾小管有脂肪空泡 临床表现:呕吐、中枢神经与肝脏功能紊乱,病毒感染或毒素被认为是诱导发病的因素 实验室检查:转氨酶升高,凝血酶原时间延长,代谢性酸中毒,血浆酮体降低,血氨浓度 100～350μmol/L(170～600μg/dl)
丙戊酸治疗	治疗可能会有一过性高血氨,尤其在儿童,约 20% 的儿童有轻微、短暂的高血氨,血氨水平 100～200μmol/L(170～340μg/dl)
尿路感染	远端尿路与膀胱疾病往往有反复或慢性的尿路感染,如大量可分解尿素的细菌可利用尿素形成铵离子,pH 9 条件下,50% 以氨形式被上皮细胞吸收产生高氨血症
低体重新生儿	<2500g 的新生儿有无症状的高血氨,可达正常的两倍,4 周以后降至成人水平,有报道低体重新生儿血氨浓度 71μmol/L±26μmol/L(121μmol/L±45μg/dl)
新生儿短暂性高血氨	这一罕见情况见于未成熟新生儿出生后 2 天,常伴肺功能障碍,血浆氨较遗传性尿素循环缺陷的新生儿高

（二）遗传性高氨血症

遗传性高氨血症可分为：①尿素循环中某一酶缺乏而导致的原发性高血氨，其每一个酶缺陷的发病率在出生时为 1/25 000，其中 2/3 的儿童在新生儿时期就有临床表现，而且超过 17% 则在 1 岁以内发病。②由于遗传性酶缺乏导致有机酸增加，减弱尿素循环功能，从而继发产生高血氨。

原发型和继发型高氨血症的区分,需要检测血氨、血糖、酮体、乳酸与阴离子间隙等(表 4-4)。

表 4-4　遗传性高氨血症实验室检查

疾　病	评　　价
尿素循环缺陷	所有的尿素循环缺陷,除了鸟氨酸氨甲酰转移酶缺陷是 X 连锁的,其他的都为常染色体隐性遗传病。在出生时没有临床症状,可在以后出现,如营养改变、高蛋白饮食或感染性疾病。肝肿大通常见于高氨血症急性期,包括新生儿黄疸 实验室检查:高血氨,高达 500～2000μmol/L(850～3400g/dl),氨基酸如谷氨酰胺、丙氨酸的升高,如果瓜氨酸也升高,则存在 N-乙酰谷氨酰胺合成酶或精氨酸琥珀酸合成酶缺陷,尿液乳清酸排泄提示了鸟氨酸氨甲酰转移酶缺陷。尿素循环障碍通常不引起低甘油血症、酮血症、酮尿或高乳酸血症,阴离子间隙正常
氨基酸血症	常染色体隐性遗传,通常是支链氨基酸代谢中酶的缺陷,如亮氨酸、异亮氨酸、缬氨酸。异亮氨酸、缬氨酸代谢缺陷会导致甲基丙二酸血症与丙酸血症,亮氨酸代谢异常导致异戊酸血症 实验室检查:高血氨,高达 100～200μmol/L(170～340μg/dl),由于非检测阴离子的上升,存在代谢性酸中毒和阴离子间隙的升高,新生儿 pH 6.9～7.1,可见酮血症、酮尿与高乳酸血症,偶见低血糖症。贫血时有粒细胞减少,而血小板减少只出现于新生儿患者
脂肪酸氧化障碍	脂肪酸氧化障碍是线粒体脂肪酸 β-氧化酶或线粒体膜转运长链脂肪酸的肉毒碱-软脂酰转移酶系统的缺陷,临床上往往在禁食或感染性疾病时才发病 实验室检查:禁食时,血氨>100μmol/L(170μg/dl),尿素升高。低糖血症和游离脂肪酸升高并不同酮体升高平行,ALT 中度升高至参考范围上限的 2～10 倍,有不同程度的代谢性酸中毒
丙酮酸代谢障碍	丙酮酸代谢障碍是由于丙酮酸脱羧酶或丙酮酸脱氢酶复合体的缺陷 实验室检查:出生第一周有代谢性酸中毒、阴离子间隙升高、低血糖症、酮血症、酮尿、高乳酸血症,并不一定有高血氨,若存在,则在新生儿期较后一段时期里显著上升并伴有高乳酸血症

四、肉碱缺乏综合征

肉碱(L-carnitine)是赖氨酸经甲基化后,再进一步修饰而成的衍生物。长链脂酰辅酶A(CoA)被转运到线粒体的过程需要肉碱。肉毒碱棕榈转化酶催化CoA中的脂酰基转移到肉碱的转脂化作用,然后通过线粒体的内膜被转运。第二个转酯化发生在线粒体内,重新产生脂酰CoA参与β氧化反应。肉碱是线粒体内长链脂肪酸β-氧化的必需因子,它的功能基于下列事实:长链脂肪酸在线粒体外活化,而脂酰辅酶A复合物不能通过线粒体内膜,肉碱系统以酰基肉碱活化的脂肪酸形式运送到β-氧化地点,这一转运还涉及特殊的肉碱酰基转移酶和易位酶的参与。因此,肉碱缺乏综合征(carnitine deficiency syndrome)是与脂肪酸氧化所产生的能量不足和依赖辅酶A的代谢抑制相关联的。

(一) 肉碱缺乏综合征原因

肉碱缺乏综合征的临床表现为低血糖、高氨血症、酸中毒、血总/游离肉碱低、肌病、心肌病、脑病及Reye-Liked综合征等。临床还可见肌肉坏死、肌蛋白尿症、贮脂性肌病、低血糖症、脂肪肝和伴肌肉疼痛、疲倦及意识模糊的高氨血症。导致肉碱缺乏综合征发生的原因包括:①生物合成能力减低,肉碱棕榈酰转移酶水平低;②肉碱转运的细胞机制改变;③由腹泻、多尿或血液透析引起的肉碱过度丢失;④酮症和脂肪氧化需求增高状态下肉碱需要量增高;⑤长期进行全胃肠外营养(TPN)而摄入量不足;⑥肉碱生物合成,转运或代谢过程所需要的酶发生突变(例如肉碱棕榈酰转移酶缺乏症、甲基丙二酸尿症、丙酸血症及异戊酸血症)也可引起肉碱缺乏症;⑦严重肝病时肉碱合成减少及慢性肾衰时因透析而使肉碱过度丢失均可使体内的肉碱减低;⑧长期全胃肠外营养期间,伴有肉碱缺乏生化证据的低糖血症和骨骼肌无力;⑨早产儿、低体重儿、新生儿及小于1岁内的婴儿内源性生物合成L-carnitine能力不足;⑩许多种小儿遗传性代谢疾病致继发性肉碱缺乏等。

(二) 肉碱缺乏综合征分类

主要按以下两个标准分类:①累及器官:肌原型肉碱缺乏,表现为血清肉碱浓度正常只累及肌肉;系统型肉碱缺乏,累及肝、心、肌肉与成纤维细胞,其血清肉碱水平下降。②发病机制:原发性肉碱缺乏,由于肉碱系统本身紊乱引起的;继发性肉碱缺乏,继发于其他因素、特定的遗传缺陷或复杂疾病。

1. 原发性肌原型肉碱缺乏　肉碱缺乏局限于肌肉,血清肉碱水平在参考范围内,临床症状包括肌无力和肌痛发作,多累及肢体和颈部的肌肉。空腹与高脂肪餐后出现代偿性的生酮作用,在体外,肌肉匀浆中可检测到脂肪酸氧化的刺激,组织化学上存在脂肪堆积性肌病。肌原型肉碱缺乏症是以常染色体隐性模式遗传的。

2. 继发性肌原型肉碱缺乏　此型肉碱缺乏也局限于肌肉,但同时伴随有其他肌疾病,如Duchenne肌营养不良或代谢性肌病(线粒体病)。

3. 原发性系统型肉碱缺乏　在血清中可检测到肉碱缺乏并可进一步累及其他器官如肝、心与骨骼肌,器官受损程度不同临床表现亦不同。原发性系统型肉碱缺乏的病因是细胞膜肉碱运输系统明显缺陷,抑制病变小肠的吸收,累及肾脏导致肉碱从肾小球滤过后的重吸收减少,在其他组织细胞内肉碱累积减少。原发性系统型肉碱缺乏的家族调查显示常染色体隐性遗传,杂合子个体的肉碱受体亲和力减低。

4. 继发性系统型肉碱缺乏　此型肉碱缺乏是与肉碱系统外的特定遗传缺陷相关联的,复杂疾病或严重的营养不良也属于这一类别。血清游离肉碱明显减低($<18\mu mol/L$),在功能性肉碱缺乏症中,总肉碱水平仍在参考范围内,但游离肉碱显著减低(表4-5)。

表4-5　继发性系统型肉碱缺乏的病因

疾病、缺陷、代谢状态	评　价
氨基酸尿 　异戊酸尿 　丙酸尿 　甲基丙二酸尿 　Ⅰ型戊二酸尿	速率增加时存积的酰基辅酶A复合物有损伤或毒性作用,它占据了线粒体中的辅酶A池,阻断了依赖辅酶A供能的过程,这样逐渐导致能量缺乏;在肉碱酰基转移酶的催化下,肉碱是辅酶A酰基团的转移受体,同时肉碱又将酰基团转运出线粒体和细胞,被释放的辅酶A继续参与其生理反应;在肾脏酰基肉碱的重吸收明显低于游离肉碱,从而导致由酰基肉碱的排泌而导致的继发性血清和组织肉碱缺乏

续表

疾病、缺陷、代谢状态	评 价
脂肪酸氧化障碍与呼吸链酶缺陷	组织中脂肪堆积、低血糖和低酮血症所证实的禁食不耐受性，是脂肪酸 β-氧化减少的临床结果。酰基肉碱运出细胞，肾脏排泌增加导致继发性肉碱缺乏，在尿液中可检测到特异的酰基肉碱
长时间游离肉碱营养 插管给养 完全胃肠外给养 低营养和严格的素食	尽管插管营养和完全胃肠外营养治疗的患者都特别注意调整了必需氨基酸、脂肪酸、矿物质、维生素和碳水化合物的摄入，但肉碱生物合成的内源性过程本身还不能较长时间地维持其特定浓度，还需考虑胆汁的肉碱排泄以保持平衡，尤其是长链酰基肉碱，食物与口服药物中的肉碱在胃肠道内可被细菌降解
药物引起的肉碱缺乏	酸化反应合成了酰基辅酶 A 复合物，同时也产生了依赖辅酶 A 代谢途径的抑制物，Valproyl-L-肉碱与三甲基乙酰-L-肉碱的排泄是医源性肉碱缺乏的结果
肾功能不全血液透析者	作为水溶性的小分子，肉碱很容易被透析掉，然而肾透析患者继发性肉碱缺乏不能简单地以肉碱因透析丢失来解释，生物合成减低、摄入减少、胆汁丢失以及在肠道中的降解过程都应该考虑进去
妊娠	早在妊娠 12 周时，血清游离肉碱已经显著下降了，直到分娩降至原发性系统型肉碱缺乏症中观察到的低值（10.0μmol/L±5.1μmol/L），而酰基肉碱浓度无显著下降，表明酯化部分占总肉碱比例超过 50%，此外，妊娠期脂肪酸代谢增高使酰基肉碱比例升高，由于酰基肉碱的肾清除率较高及胎儿肉碱的需求量增加，这两个因素导致继发性肉碱缺乏

原发性肉碱缺乏较继发性少见，经注射肉碱，临床缺乏症状可改善。不同的肌原型患者对肉碱注射的反应有差异，而系统型患者对替代治疗的反应通常明确有效。

第二节 非蛋白氮类化合物的检测

一、非蛋白氮（non protein nitrogen，NPN）

【生化及生理】

非蛋白氮是指血液中除去蛋白质的其他含氮物质，主要是蛋白质的代谢产物，包括尿素、尿酸、肌酐、肌酸、氨基酸和氨等，另外还有含量很少的所谓未鉴定氮，如谷胱甘肽和核苷酸的氮等，它们的分子量小，很容易从肾脏排出，肾功能降低时，这些代谢产物便在血液中滞留，临床常用于检测肾脏功能。

【检测方法】

1. 硫酸铜沉淀法 非蛋白氮大部分溶于水，一部分在常温下不溶于水，但在沸水中溶解。根据此种性质，可以先将样品煮沸，用硫酸铜将样品中的蛋白质沉淀下来，由于非蛋白氮已经溶于水，故可用过滤法的方法将其与样品中的蛋白质分离。

2. 氨基酸测定法 将所测定的氨基酸总量相加得到一个总氨基酸数值，然后将此数值乘以 6.25 为 M，和用凯氏定氮法测定的粗蛋白质 N 相比较，M 至少为 N 的 85%，如果低于此数值，则可以判定该样品中含有非蛋白氮。

【标本要求与保存】

最好采用血清。标本量 1ml，至少 0.5ml。需在 45 分钟内分离血清。分离后标本在室温（25℃）、冷藏（4℃）或冷冻（-20℃）条件下稳定 14 天。

【参考区间】

血清：200～300mg/L。

【临床意义】

尿排泄非蛋白氮（NPN）和尿素氮（BUN）的量受饮食中蛋白质含量的影响，也与体内蛋白质分解和合成代谢平衡有关，NPN 和 BUN 检测的临床意义基本相同。

（1）增高：①肾前性：它的原因是肾血流量不足、肾脏供血减少，NPN 不能排出而在血液中滞留，如各种原因所致的休克、末梢循环障碍、急性心力衰竭等，也可因胃肠道大出血、血压降低、组织大量坏死及大量摄入蛋白质引起。这些情况多数是暂时性和可逆性的，原因解除后可逐渐恢复正常。②肾性：是因肾脏本身原因引起的，如各种肾脏疾病。③肾后性：是指尿路排泄障碍引起的 NPN 增高。

（2）降低：较为少见，因严重肝脏疾病（如急性肝坏死、肝移植的无肝期）致合成减少而减低。

【影响因素】

硫酸铜沉淀法过滤时，水温一定不能太低，否则双缩脲一类的物质会因为不溶于常温水而不能被过滤掉。

二、血清尿素氮(serum urea nitrogen)

三、24小时尿液尿素氮(24h urine urea nitrogen)

【生化及生理】

尿素是人体蛋白质代谢的终末产物，体内氨基酸经脱氨基作用分解成α-酮酸和NH_3，NH_3在肝细胞内进入尿素循环与CO_2生成尿素。尿素的生成量取决于饮食蛋白质摄入量、组织蛋白质分解代谢和肝功能状况，生成的尿素经血液循环主要由肾脏排出。血浆中的尿素可全部从肾小球滤过，正常情况下30%～40%被肾小管重吸收，肾小管亦可少量排泄尿素。血浆尿素浓度在一定程度上可反映肾小球的滤过功能。

【检测方法】

临床尿素测定方法主要为脲酶法，酶法有多种，均由脲酶分解尿素生成NH_4^+和CO_3^{2-}，根据氨检测方法可分为：脲酶-波氏比色法、脲酶-谷氨酸脱氢酶偶联法和脲酶-离子选择性电极法。

脲酶-波氏比色法：利用NH_4^+在碱性介质中与苯酚及次氯酸钠反应，经亚硝基铁氰化钠催化生成蓝色的吲哚酚阴离子，蓝色吲哚酚的生成量与尿素含量成正比。

脲酶-谷氨酸脱氢酶偶联法：主要利用脲酶催化尿素水解生成2分子NH_4^+及1分子CO_3^{2-}，NH_4^+在α-酮戊二酸和还原型辅酶Ⅰ存在下，经谷氨酸脱氢酶催化生成谷氨酸和氧化型辅酶Ⅰ。还原型辅酶Ⅰ在340nm波长处有吸收峰，其吸光度下降的速度与待测样品中尿素的含量成正比。

【标本要求与保存】

血清或血浆，血清首选，肝素锂或EDTA抗凝，不能用肝素铵抗凝。标本量1ml，至少0.5ml。需在45分钟内分离血清/血浆。分离后标本在室温(25℃)、冷藏(4℃)或冷冻(-20℃)条件下稳定14天。

收集24小时尿液，不加防腐剂。标本量10ml，至少1ml。标本在室温(25℃)、冷藏(4℃)或冷冻(-20℃)条件下稳定14天。

【参考区间】

脲酶-波氏反应比色测定法：

血清尿素氮：脐带血：7.5～14.3mmol/L。
早产儿(1周)：1.1～8.9mmol/L。
新生儿：1.4～4.3mmol/L。
儿童：1.4～4.3mmol/L。
成人：2.1～7.1mmol/L。
成人(>60岁)：2.9～8.2mmol/L。

24小时尿液尿素氮：0.43～0.71mmol/L。

【临床意义】

(1) 尿素产生过多：即肾前性氮质血症。糖尿病性酸中毒、高热、饥饿、某些癌症及脓毒血症等使蛋白质分解加快，或胃肠出血后消化蛋白质的重吸收使血浆尿素浓度增加。

(2) 尿素排泄障碍：急性肠炎、烧伤、脱水、休克、心功能不全等引起肾供血不足，肾小球肾炎、肾盂肾炎、肾间质性肾炎、肾病综合征等肾实质损伤，尿路结石、泌尿生殖系统肿瘤、前列腺增生等造成排尿受阻均可引起血浆尿素浓度升高。

(3) 重症肝脏疾病：尿素产生量下降时，血浆尿素浓度降低。

【影响因素】

血浆尿素测定不是反映肾小球功能损伤的灵敏指标，只有当肾小球滤过功能下降到正常的1/2以上时，血浆尿素浓度才会升高。此外，肾外因素如组织分解代谢加快、消化道出血、摄食过多蛋白质等都可引起血浆尿素浓度升高，因而血浆尿素测定亦不是肾功能损伤的特异指标。

四、血清尿酸(serum uric acid)

五、24小时尿液尿酸(24h urine uric acid)

六、血清尿酸/肌酐比值(serum uric acid/creatinine)

【生化及生理】

尿酸是嘌呤代谢的终末产物，可来自机体本身或食物中嘌呤的分解代谢，小部分尿酸可经肝脏随胆汁排泄，其余大部分均从肾脏排泄。尿酸可被肾小球自由滤过，也可经肾小管排泌，进入原尿的尿酸90%左右被肾小管重吸收。排除外源性尿酸干扰，血尿酸浓度主要受肾小球滤过功能和肾小管重吸收功能的影响,因此严格限制饮食,血尿酸水平可作为评估肾功能损伤的指标之一。

【检测方法】

尿酸测定的常用方法主要有磷钨酸法和尿酸酶-过氧化物酶偶联法。

磷钨酸法:无蛋白滤液中的尿酸在碱性条件下被磷钨酸氧化成尿囊素和二氧化碳,加入还原剂使磷钨酸还原为钨蓝,尿酸含量与钨蓝的吸光度成正比。

尿酸酶-过氧化物酶偶联法:尿酸酶氧化尿酸,生成尿囊素和过氧化氢,在过氧化物酶催化下,过氧化氢使3,5-二氯-2-羟苯磺酸(DHBS)和4-氨基安替比林(4-AAP)缩合成红色醌类化合物,尿酸浓度与吸光度成正比。

$$尿酸+O_2+H_2O \xrightarrow{尿酸酶} 尿囊素+CO_2+H_2O_2$$

$$2H_2O_2+4\text{-AAP}+DHBS \xrightarrow{过氧化物酶} 醌亚胺化合物+H_2O$$

【标本要求与保存】

血清或血浆,血清首选,肝素或EDTA抗凝。标本量1ml,至少0.5ml。需在45分钟内分离血清/血浆。分离后标本在室温(25℃)、冷藏(4℃)或冷冻(-20℃)条件下稳定14天。

收集24小时尿液,不加防腐剂。标本量10ml,至少1ml。标本在室温(25℃)、冷藏(4℃)或冷冻(-20℃)条件下稳定14天。

【参考区间】

(1) 尿酸酶-POD-DHBS法:

血清:成人:男性:210~420μmol/L。

女性:150~350μmol/L。

血清:儿童:120~320μmol/L。

血清尿酸/肌酐比值:正常饮食时男女性<0.80。

24小时尿液尿酸2.4~5.9mmol/d。

(2) 磷钨酸盐法:

血清:成人,男性:0.26~0.45mmol/L,女性:0.13~0.39mmol/L。

>60岁,男性:0.25~0.47mmol/L,女性:0.20~0.43mmol/L。

儿童:0.12~0.32mmol/L。

【临床意义】

(1) 低尿酸血症:由于代谢紊乱,尿酸生成不足或肾小管对尿酸的转运异常,尿中尿酸排出异常增加所致。低尿酸血症可见于尿酸的生成障碍,如遗传性黄嘌呤尿症。由尿酸排泄异常增加引起的低尿酸血症,又名肾性低尿酸血症,可见于Wilson病及Fanconi综合征、镰状红细胞性贫血及血糖控制不良的糖尿病。

(2) 高尿酸血症:可见于多种疾病,因发病原因不同,可将其分为原发性高尿酸血症和继发性高尿酸血症。原发性高尿酸血症大多由原因不明的尿酸生成亢进引起,如遗传性嘌呤核苷酸代谢相关酶异常。继发性高尿酸血症可因尿酸生成增多引起,如白血病、淋巴瘤、真性红细胞增多症等;也可因尿酸排泄减少引起,如各种慢性肾病及肾功能不全、充血性心功能不全、高血压及高脂血症等。此外,在应用噻嗪类利尿药物后,可抑制肾小管分泌尿酸,引起血尿酸升高。

(3) 高尿酸血症的鉴别诊断:高尿酸血症分为原发性和继发性两类,其病因和诊断因素分别为尿酸生成过多和肾脏排泄减少,两者之间的鉴别是以24小时尿液样本中检测到的尿酸排泄量或血清尿酸/肌酐比值来评估。原发性尿酸肾病患者,血清尿酸/肌酐比值大于2.5,以尿酸升高为突出,高尿酸血症出现在氮质血症之前;而肾脏疾病引发的继发性高尿酸血症患者,血清尿酸/肌酐比值小于2.5,且氮质血症出现在高尿酸血症之前。

【影响因素】

血标本采集尽量在清晨空腹时进行,避免在过度的肌肉运动后或暴露于强光下,否则会使结果升高。EDTA、枸橼酸、草酸盐、氟化钠、氰化物、甲醛因能抑制尿酸酶而使尿酸测定浓度偏低。与男性相比,女性尿酸水平偏低,这是由于女性尿酸清除较快引起的。

七、血清肌酐(serum creatinine)

八、24小时尿液肌酐(24h urine creatinine)

九、随机尿肌酐(random urine creatinine)

【生化及生理】

肌酐是一种低分子量含氮化合物,是肌酸代谢的终末产物,主要由肌肉产生,同一个体其产生量较为恒定。血中肌酐浓度主要取决于肾小球的滤过能力,故血(尿)肌酐在一定程度上可反映肾小球滤过能力。

【检测方法】

碱性苦味酸法(Jaffe法):自动生化分析仪根据

肌酐与碱性苦味酸反应生成橘红色苦味酸肌酐复合物的速度与假肌酐不同，而设置适宜的检测时间。一些假肌酐如乙酰乙酸在20秒内已与碱性苦味酸反应，而在20～80秒之间，肌酐反应占绝对优势，80秒后有较多慢反应干扰物，故而选择25～60秒的反应速率来反映真肌酐的含量。此法为目前测定尿和血清肌酐常用方法。

酶法：酶法主要有肌氨酸氧化酶法和肌酐亚氨水解酶法，目前国内采用前者较多。

高效液相色谱法：高效液相色谱法测定血、尿中的肌酐特异性高、准确性好，但需特殊设备，临床常规使用困难，一般用来作为参考方法评价常规肌酐测定法的准确度。

【标本要求与保存】

血清或血浆，血清首选，肝素或EDTA抗凝。溶血标本拒收。标本量1ml，至少0.5ml。需在45分钟内分离血清/血浆。分离后标本在室温（25℃）、冷藏（4℃）或冷冻（-20℃）条件下稳定14天。

收集24小时尿液，可加入6N盐酸。标本量10ml，至少1ml。标本在室温（25℃）保存7天，冷藏（4℃）或冷冻（-20℃）条件下稳定14天。

【参考区间】

碱性苦味酸测定法：

血清肌酐：脐带血：53～106μmol/L。
新生儿（1～4天）：27～88μmol/L。
婴儿：18～35μmol/L。
儿童：27～62μmol/L。
青少年：44～88μmol/L。
18～60岁：男性：80～115μmol/L；女性：53～97μmol/L。
60～90岁：男性：71～115μmol/L；女性：53～106μmol/L。
>90岁：男性：88～150μmol/L；女性：53～115μmol/L。

24小时尿：婴儿：71～117μmol/（kg·d）。
儿童：71～194μmol/（kg·d）。
青少年：71～265μmol/（kg·d）。
成年：男性：124～230μmol/（kg·d）；女性：97～177μmol/（kg·d）。

【临床意义】

（1）血清肌酐浓度与肾小球滤过率（GFR）相关，加上体重、性别和年龄等因素可推算肌酐清除率，以代表GFR。凡GFR下降的疾病，如急性肾小球肾炎、慢性肾小球肾炎（失代偿期）、急性或慢性肾功能不全等时均有血清肌酐浓度升高。

（2）血清肌酐可用于慢性肾功能不全的分期及尿毒症的诊断，对判断患者预后、制定临床治疗方案等具有指导意义。透析治疗前后，血清肌酐测定可用于选择透析指征，判断透析治疗效果。

【影响因素】

（1）血清肌酐来自肌肉组织，故采集血、尿标本前3天应禁食肉类食物，避免剧烈活动或运动。

（2）红细胞必须在采血后5小时内从血清中分离，否则，在Jaffe反应中，溶血会使红细胞释放一些物质引起肌酐浓度假性增高。

十、血清肌酸（serum creatine）

十一、24小时尿液肌酸（24h urine creatine）

【生化及生理】

人体肌酸总量约为1.7g/kg，其中约95%存在于骨骼肌，其余约5%存在于心肌、脑、睾丸等组织。骨骼肌中约2/3为磷酸肌酸，是肌肉的重要能源，1/3为游离型。肌酸每日代谢量约为总量的1.6%，代谢量的1/2由体内合成，1/2由食物供给。肌酸在体内由甘氨酸、精氨酸和甲硫氨酸合成，在肾脏甘氨酸和精氨酸由精氨酸甘氨酸脒基转移酶（AGAT）催化合成胍乙酸。胍乙酸与腺苷酰甲硫氨酸在肝脏经胍乙酸甲基转移酶（GAMT）催化合成肌酸。再由肌酸转送体1（CrT1）转送至肌肉和脑细胞进行磷酸化反应，生成磷酸肌酸作为肌肉和脑细胞的能源。血液中的肌酸绝大部分存在于红细胞内，其浓度与红细胞寿命相关，血清肌酸仅为1mg/dl，正常肾排泄阈值为0.6mg/dl，故肌酸代谢异常时检测尿肌酸更为灵敏。

【检测方法】

Jaffe法：为经典方法，肌酸加热脱水生成肌酐，与碱性苦味酸反应，同肌酐测定Jaffe法。

偶联酶速率法：肌酸经肌酸激酶（CK）作用，生成磷酸肌酸和二磷酸腺苷（ADP），试剂中的磷酸烯醇式丙酮酸转变为丙酮酸，伴有NADH的消耗，340nm波长处测定每分钟吸光度减少值。

高效液相色谱法（HPLC）。

【标本要求与保存】

采用血清。溶血标本拒收，红细胞中肌酸约是血清的10倍，标本量2ml，至少0.2ml。需在45分钟内分离血清/血浆。分离后标本应立即检测，否则冷冻保存,防止反复冻融。

收集24小时尿液,不加防腐剂。标本量2ml,至少0.2ml。标本应立即检测,否则冷冻保存。

【参考区间】

血清肌酸(Jaffe法):

男性:0.3~0.8mg/dl(22.8~61.0μmol/L)。

女性:0.3~1.2mg/dl(22.8~91.4μmol/L)。

血清肌酸(酶法):

男性:0.17~0.97mg/dl(13~74μmol/L)。

女性:0.17~1.17mg/dl(13~89μmol/L)。

尿液肌酸(酶法):

男性:22.9~91.8mg/d(175~700μmol/d)。

女性:19.6~157.3mg/d(150~1200μmol/d)。

【临床意义】

肌酸检测主要用于肌病和肌酸代谢异常性疾病的诊断,近年,先天性代谢异常的GAMT、AGAT或CrT1受到关注。GAMT和AGAT缺陷症为常染色体隐性遗传,CrT1缺陷为伴性隐性遗传。脑内肌酸/磷酸肌酸减少主要表现为小儿精神运动发育迟缓、癫痫、语言障碍,GAMT和AGAT缺陷症补充肌酸可改善症状。

肌酸增高见于:

(1) 神经肌肉疾病:肌紧张性营养不良、多发性肌炎-皮肌炎、类固醇性肌病、运动神经元疾病、小儿麻痹症等。

(2) 其他:①急性心肌梗死早期诊断,肌酸分子量131,心肌坏死时容易逸脱进入血液,发病3~8小时可见血肌酸水平增高,早于CK;②甲状腺功能亢进症、Cushing综合征、皮质类固醇使用期、糖尿病;③睾丸障碍,肌酸在睾丸中有较高浓度,实验研究提示,镉或2-甲氧基乙醇中毒尿肌酸升高水平反映睾丸损害程度。

(3) 肝脏合成亢进:小儿期或蛋白同化激素使用。

(4) CrT1异常症:血、尿肌酸升高。

肌酸降低见于:

(1) 甲状腺功能减退症、肝功能障碍。

(2) 先天性代谢异常:①GAMT缺陷症血清肌酸减少,胍乙酸升高;②AGAT缺陷症肌酸正常,而胍乙酸减少。

【影响因素】

肌酸因年龄、性别而不同,饮食、运动有影响。新生儿期最高,15岁后逐渐降至成人水平。女性血清肌酸水平高于男性,妊娠,特别是妊娠后期增高,产后1天最高,然后急剧降低,到4~5天恢复正常水平。Jaffe反应受还原糖、酮体、维生素C、多巴胺、头孢菌素类影响。酶法是偶联还原-氧化反应酶系,氧化还原剂、维生素C、多巴胺干扰测试反应。

十二、血清总肉碱(serum total carnitine)

十三、血清游离肉碱(serum free carnitine)

十四、尿液总肉碱(urine total carnitine)

十五、尿液游离肉碱(urine free carnitine)

十六、精浆总肉碱(semen total carnitine)

十七、精浆游离肉碱(semen free carnitine)

十八、血清酰基肉碱(serum acylcarnitine)

十九、尿液酰基肉碱(urine acylcarnitine)

【生化及生理】

肉碱是一种基本细胞成分,主要位于线粒体内膜上,是活化长链脂肪酸穿越线粒体内膜进入线粒体内进行氧化供能的唯一转运载体。因此,肉碱缺乏综合征是与脂肪酸氧化所产生的能量不足和依赖辅酶A的代谢抑制相关联的。血清肉碱包括游离肉碱(free carnitine)和酰基肉碱(acylcarnitine),二者共同构成血清总肉碱水平,是反映机体肉碱代谢水平的重要指标。除了在肝脏、肾及脑中可少量自身合成外,人体所需肉碱大部分通过从食物,特别是动物性食物中获得。当体内肉碱合成水平偏低或外源性摄入不足时将导致脂肪酸代谢障碍,造成脂肪酸在细胞内蓄积,引起甘油三酯、胆固醇等水平升高,促使形成高脂血症。精浆中的肉碱由附睾从血浆中主动摄取而来,主要以游离形式存在,精浆中的肉碱在精子的能量代谢、发育成熟过程中起着重要作用。

【检测方法】

酶法:应用肉碱酰基转移酶(CAT),此酶对肉碱作用是特异的,它催化肉碱与辅酶A之间酰基团的可逆转化。

肉碱+酰基辅酶 A $\xrightarrow{CA}$ T 酰基肉碱+辅酶 A

放射化学-酶法：具有低检测限，极少受干扰因子的影响，体液可以不经预处理直接检测的特点。本检测用酰基-^{14}C 或酰基-^{3}H 标记酰基辅酶 A，反应完成后将残余的放射活性结合到离子交换柱上，再用液体闪烁计数器测定标记的酰基肉碱。

酶循环法：游离肉碱由肉碱脱氢酶（Carnitine dehydrogenase，CDH）作用，在 NADH 和 thio NAD^+ 同时存在时，氧化成脱水肉碱，肉碱和脱水肉碱在 CDH 反复作用下互相转换（即酶循环反应）。当反应达平衡时，thio-NADH 的产生和吸光度升高速率恒定，该速率与肉碱浓度成正比。酰基肉碱经酰基肉碱酯酶（acylcarnitine esterase，ACE）的水解作用生成肉碱，可进行总肉碱测定。

LC/MS-MS 法：目前临床测定肉碱最好的方法，可测定不同类型的肉碱。

【标本要求与保存】

采用血清标本。标本量 2.5ml，至少 1.5ml。标本应立即检测，否则冷冻保存，防止反复冻融。

收集 24 小时尿液，不加防腐剂。标本量 2.5ml，至少 1.5ml。标本应立即检测，否则冷冻保存。

【参考区间】

血清总肉碱：男性：29.0～58.2μmol/L。
女性：22.9～52.3μmol/L。

血清游离肉碱：男性：24.6～51.0μmol/L。
女性：17.9～45.6μmol/L。

尿液总肉碱：男性：363.2～409.0μmol/24h
女性：204.5～275.7μmol/24h

尿液游离肉碱：男性：148.7～212.3μmol/24h
女性：90.1～135.3μmol/24h

精浆总肉碱：180～1120μmol/L。

精浆游离肉碱：150～517μmol/L。

【临床意义】

（1）肉碱缺乏症的诊断和鉴别诊断：肌原型肉碱缺乏，表现为血清肉碱浓度正常只累及肌肉；系统型肉碱缺乏，累及肝脏、心、肌肉与成纤维组织，血清肉碱水平下降。

（2）肌原型原发性肉碱缺乏：肉碱缺乏局限于肌肉，血清肉碱水平在参考范围内，临床症状包括肌无力和肌痛发作，多累及肢体和颈部的肌肉。空腹与高脂肪餐后出现代偿性的生酮作用，在体外，肌肉匀浆中可检测到脂肪酸氧化的刺激，组织化学上存在脂肪堆积性肌病。肌原型肉碱缺乏症是以常染色体隐性模式遗传的。

（3）继发性肌原型肉碱缺乏：此型肉碱缺乏也局限于肌肉，但同时伴随有其他肌疾病，如 Duchenne肌营养不良或代谢性肌病（线粒体病）。

（4）原发性系统型肉碱缺乏：在血清中可检测到肉碱缺乏并可进一步累及其他器官如肝、心与骨骼肌，器官受损程度不同临床表现亦不同。原发性系统型肉碱缺乏的病因是细胞膜肉碱运输系统明显缺陷，抑制病变小肠的吸收，累及肾脏导致肉碱从肾小球滤过后的重吸收减少，在其他组织细胞内肉碱累积减少。原发性系统型肉碱缺乏的家族调查显示常染色体隐性遗传，杂合子个体的肉碱受体亲和力减低。

（5）继发性系统型肉碱缺乏：此型肉碱缺乏是与肉碱系统外的特定遗传缺陷相关联的，复杂疾病或严重的营养不良也属于这一类别。血清游离肉碱明显减低（<18μmol/L），在功能性肉碱缺乏症中，总肉碱水平仍在参考范围内，但游离肉碱显著减低。

（6）原发性肉碱缺乏较继发性少见，经注射肉碱，临床缺乏症状可改善。不同的肌型患者对肉碱注射的反应有差异，而系统型患者对替代治疗的反应通常明确有效。

【影响因素】

（1）内源性-SH 基团会干扰比色法测定，因该试验使用二硫对硝基苯来检测游离辅酶 A 的硫氢基团，可以加入 H_2O_2 进行氧化作用来避免内源性干扰作用，之后 H_2O_2 被过氧化氢酶降解。

（2）低温冷冻样本中的肉碱分子是稳定的，在样本的采集与处理过程中，由于水解作用会使游离肉碱与酰基肉碱之间的比例发生改变，尤其是短链的酰基肉碱。

（3）简单地近似认为全部红细胞与血清肉碱浓度相等，而红细胞与血清肉碱酰化程度不同，白细胞内肉碱浓度明显高于血清，这取决于活化程度。

二十、血浆氨（plasma ammonia）

【生化及生理】

血液中氨的来源主要由氨基酸脱氨基作用和肠道细菌分解尿素产生，在正常情况下，氨的主要去路是在肝脏通过鸟氨酸循环合成尿素和运送至肾脏以铵盐的形式随尿排出。正常生理情况下，血氨的来源与去路保持动态平衡，血氨浓度处于较低的水平。氨在肝脏形成尿素是维持这种平衡的关键，当肝功能严重受损时，尿素合成发生障碍，血氨浓度升高，称为高血氨症。

【检测方法】

采用血浆氨酶法测定。

$$\alpha\text{-酮戊二酸}+NH_3+NADPH+H^+ \longrightarrow \text{谷氨酸}+NADP^+ +H_2O$$

NADPH 在 340nm 波长处有最大吸收峰，当反应达到平衡时，测定加入谷氨酸脱氢酶（GDH）前后吸光度的变化，通过与同样处理的标准液比较即可计算出样品中氨的浓度。

【标本要求与保存】

血浆氨测定的准确性在很大程度上取决于标本收集是否符合要求。必须用 EDTA 抗凝，溶血标本不能用于检测，因红细胞中氨浓度为血浆的 2.8 倍。应尽快分离血浆进行检测，否则冷冻（-20℃）保存，可稳定 14 天。

【参考区间】

11.2 ~ 72μmol/L。

【临床意义】

重症肝病时尿素生成功能低下、门静脉侧支循环增加、先天性鸟氨酸循环有关酶缺乏等都可引起血氨增高。高血氨有神经毒性，引起肝性脑病，故血氨测定主要用于肝性脑病的诊断及疗效观察。此外，血氨测定对儿科诊断 Reye 综合征有重要作用，该征有严重低血糖、大块肝坏死、急性肝衰并伴有肝脂肪变性，在肝酶谱增高前，即见血氨增高。对诊断某些先天性代谢紊乱，如鸟氨酸循环的氨基酸代谢缺陷也很重要。

【影响因素】

（1）血小板数量和 GGT 水平影响血氨测定，样本中增高的 GGT 会使谷氨酸盐分解产生 NH_3。红细胞中氨浓度是血浆的 2 ~ 3 倍，溶血会导致假阳性升高。

（2）毛细血管血高于静脉血，静息状态下无肝胆疾病者动脉和静脉血浆无明显不同，采血时运动或压迫肌肉会使静脉血浆氨浓度升高。

二十一、一氧化氮（nitrogen monoxide）

【生化及生理】

一氧化氮（NO）是一种无色微溶于水的气体，易被氧化破坏。在生物体内 NO 半衰期很短，仅 1 ~ 5 秒，易形成硝酸盐 NO_3^- 和亚硝酸盐 NO_2^-，在体内 NO 由 L-精氨酸在一氧化氮合酶（NOS）催化下生成。研究表明，NO 在细胞信号传递中起着重要作用，参与调节心血管、神经和免疫系统功能，与许多疾病发病过程有关。NO 是目前人们非常关注的一种简单且不稳定的自由基，人和其他哺乳动物细胞都能产生 NO，并且它可作为介质、信使或细胞功能调节因子，参与机体的许多生理活动和病理过程。

【检测方法】

测定方法有比色法、化学发光法和 HPLC 法等。

还原测定法：用镀有铜的镉颗粒将 NO_3^- 还原为 NO_2^-，然后与磺胺进行重氮化反应，并与 N-1 萘乙二胺盐酸盐进行偶联反应，在波长 545nm 处测吸光度。

【标本要求与保存】

采用血浆，采血前 3 天内不进硝酸盐、亚硝酸盐饮食。应尽快分离血浆进行检测。

【参考区间】

57 ~ 89.2μmol/L。

【临床意义】

（1）心脑血管疾病：NO 是一种抗动脉粥样硬化形成的重要因子，可减轻低密度脂蛋白对血管壁的损害、抑制血小板聚集、抑制血管平滑肌细胞增殖，血清中 NO 降低可增加冠心病和心肌梗死的发病率。NO 可调控血管阻力、抑制肾素作用，长期 NO 合成不足可造成血压调节机制失衡，引起高血压。

（2）消化道疾病：NO 存在于肠肌层和胃肠丛，肠壁神经丛释放的 NO 对维持胃肠道正常的舒张和蠕动功能具有重要作用。内源性 NO 对肝细胞蛋白合成、肝脏解毒功能和肝硬化的血流动力学变化起着重要调节作用。肝硬化患者血清中 NO 水平显著升高，慢性病毒性肝炎 NO 合成减少。

（3）呼吸系统疾病：过敏反应产生的 IgE 介导呼吸道上皮细胞及炎症细胞合成过多 NO 导致炎症介质释放。NO 产生过多，虽可松弛和扩张气管平滑肌，但更重要的是扩张血管，增加气道内渗出，并能损伤气道上皮，最终结果是引发气管炎症和气道狭窄，导致哮喘的发生。NO 可以选择性地舒张肺血管，增加肺动脉的氧合作用，并选择性地逆转缺氧性肺血管收缩，而对全身血压并无影响，因此，被用作一种药物吸入治疗肺病。

【影响因素】

Na_2HPO_4 和维生素 C 可抑制 NO_3^-，蛋白质可引起浑浊，干扰重氮反应。

二十二、谷胱甘肽（glutathione）

【生化及生理】

谷胱甘肽存在于人体许多组织细胞中，血液中的谷胱甘肽主要存在于红细胞中，是细胞内最主要的巯基和含量最丰富的低分子多肽。它参与细胞许多功能活动，是一种水溶性自由基清除剂，保护组织细胞免受氧化损伤。还原型谷胱甘肽是由谷氨酸、半胱氨酸、甘氨酸残基组成的三肽。还原型谷胱甘肽（GSH）能可逆性地转变成氧化型谷胱甘肽（GSSG），GSH和GSSG随细胞内物质代谢的情况而发生相互转变，它们总称为总谷胱甘肽（total glutathione，tG）。临床上常检测的谷胱甘肽为还原型谷胱甘肽（GSH）。

【检测方法】

四氧嘧啶紫外分光光度法：血液中还原型谷胱甘肽（GSH）在实验条件下与四氧嘧啶作用生成一种物质，在305nm处有最大吸光度值，可用于定量测定。

高效液相色谱法（HPLC）。

【标本要求与保存】

EDTA抗凝血浆，溶血影响结果。标本量0.5ml，至少0.2ml。立即检测，否则冷冻（-20℃）保存。

【参考区间】

四氧嘧啶紫外分光光度法：全血GSH为0.912～1.238mmol/L。

高效液相色谱法：全血GSH为786～912μmol/L。

血浆GSH为2.35～4.43μmol/L。

【临床意义】

GSH是细胞内的抗氧化剂，在清除自由基、预防疾病、机体损伤、调节免疫功能、抗衰老及维持自身内环境稳定上都具有重要作用。

（1）GSH与自由基清除：GSH的巯基具有还原性，可以和自由基直接反应使之转变成稳定的分子，是细胞内重要的自由基清除剂。

（2）GSH与溶血性贫血：红细胞中的GSH含量对于红细胞的完整性有重要意义，当红细胞中的GSH含量降低时，红细胞脆性增加而易发生溶血。G-6-PD缺陷患者红细胞中NADPH生成受阻，因而GSH减少，使含巯基的膜蛋白和酶得不到保护，而易发生溶血。

（3）GSH与肝脏疾病：研究证明酒精性肝炎、病毒性肝炎、肝硬化、肝癌的发病机制与自由基有关，在上述肝病患者中，血液中GSH显著减少，恢复期GSH上升。

【影响因素】

（1）GSH浓度随着红细胞寿命增长而下降，可从新生红细胞的2.44mmol/L下降到衰老红细胞的1.95mmol/L，血液中的谷胱甘肽浓度与血细胞比容成正比。

（2）全血tG、GSH与每天吸烟数量、体育锻炼成正比，与乙醇节制程度成反比，全血tG与胆固醇、钙浓度呈负相关。

二十三、血浆环磷酸腺苷（plasma cAMP）

二十四、24小时尿液环磷酸腺苷（24h urine cAMP）

【生化及生理】

cAMP分泌有赖于肾小球滤过率（GFR）和甲状旁腺激素（PTH）浓度，总的cAMP分泌既与肌酐分泌有关，也与肾小球滤过率相关。在前一种情况，除检测cAMP外，还必须检测尿肌酐，而由于和肾小球滤过率相关，检测血肌酐也成为必需。除了检测尿中cAMP和肌酐、EDTA、血浆中cAMP和肌酐外，还必须检测肾源性cAMP。正常人总的cAMP分泌量为2～8μmol/24h。50%以上的尿cAMP来源于血浆（肾小球滤过作用），其余为肾源性。肾源性cAMP最依赖于肾小管数目和PTH浓度，在肾皮质中PTH刺激腺苷酸环化酶（从ATP合成cAMP），PTH浓度越高，肾小管细胞就释放越多的cAMP。

【检测方法】

竞争结合蛋白分析法：血尿标本用H^3标记的cAMP和结合蛋白（蛋白激酶或小牛心脏或骨骼肌来源的亚单位）4℃孵育3小时，这是一个平衡过程。此方法的原理就是样本中的cAMP与放射性的cAMP竞争结合蛋白，结合到结合蛋白上的H^3放射活性与样本中的cAMP量成反比，结合的放射活性用活性炭分离并用液相闪烁计数仪测量，此方法为cAMP所特有。

【标本要求与保存】

EDTA抗凝血浆，溶血影响结果。标本量0.5ml，至少0.2ml。立即检测，否则冷冻（-20℃）保存。

收集24小时尿液，不加防腐剂。立即检测，否则冷冻（-20℃）保存。

【参考区间】

EDTA血浆：8～28μmol/L。

随机尿液：1.9～4.6μmol/g Cr。

24h尿液：250～420mmol/L。

【临床意义】

在原发性甲状旁腺功能亢进和恶性肿瘤所致的高钙血症中，由于产生甲状旁腺素相关蛋白或其他未知因子刺激腺苷酸环化酶，使cAMP增高。在原发性甲状旁腺功能减退时，cAMP降低（PTH不足）。

在Ⅰ型假性甲状旁腺功能减退（终末器官抗PTH）中，PTH受体或G单位或催化单位本身缺陷，注射PTH后，cAMP和磷酸盐分泌无明显上升，上升量少于注射前两倍水平。

Ⅱ型甲状旁腺功能减退中PTH受体完整，导致PTH注射后，cAMP分泌增加，然而由于随后的传导受损，磷酸盐分泌不会增多或最多是微弱的磷酸盐反应。

【影响因素】

尿液必须储存在4℃以下，如不可能，容器内必须在收集前加入1g钠氮化物，冷冻样本可稳定数月。

二十五、血浆环磷酸鸟苷（plasma cGMP）

【生化及生理】

血浆中可检测到的cGMP主要是利钠肽（ANP、BNP、CNP）及其具有活性的裂解产物刺激后释放的，因此cGMP的检测有助于通过第二信使cGMP测定心脏利钠肽系统（ANP和BNP）和血管利钠肽系统（CNP）。

细胞膜结合的鸟苷酸环化酶影响利钠肽的作用，受利钠肽的刺激，细胞内cGMP含量增加，从而进入细胞外并最终进入血浆。血中可检测到的cGMP受利钠肽与其受体结合的程度以及细胞膜结合的鸟苷酸环化酶活性的影响。

细胞内含量增加的cGMP（如利钠作用和血管扩张作用）主要通过控制cGMP调节的蛋白激酶、磷酸二酯酶和离子通道途径发挥生物效应，细胞外cGMP的生物作用尚不知。

【检测方法】

放射免疫测定和酶免疫测定，是否需要乙醇萃取，视试剂盒而定。

【标本要求与保存】

EDTA抗凝血浆，溶血影响结果。标本量0.5ml，至少0.2ml。立即检测，否则冷冻（-20℃）保存。

【参考区间】

血浆：1.6～6.9nmol/L（经乙醇萃取）。

3.0～9.4nmol/L（未经萃取）。

尿：<1μmol/g Cr。

【临床意义】

（1）心衰：由于cGMP是心房利钠肽的第二信使，其释放量与心衰的程度明显相关，NYHAⅠ级患者cGMP量明显高于健康人群，随心衰级别增高，血浆中cGMP含量也逐渐增高。

（2）体液超负荷：连续进行血液透析患者体内利钠肽及其第二信使cGMP含量显著增高，在血液透析过程中液体去除，血浆中ANP、BNP和cGMP含量明显下降，但仍维持在参考范围之上。血液透析后血浆中的cGMP含量能较好地反映透析患者的水合状态。

（3）肝硬化：尿液中cGMP分泌增加，但是血浆中浓度并不增加。

（4）肾病：由于cGMP经肾脏排泄，肾病时血浆中cGMP大量增加，尿液中基本检测不出。由于心脏病例中血浆和尿液中cGMP浓度均增加，因此同时检测血浆和尿液中cGMP可用于鉴别诊断。

【影响因素】

心脏患者尿液中cGMP可增高，样本无需萃取。尿液中的cGMP不能作为血浆浓度的可靠指示，因为尿液中的cGMP可从血中滤过，也可直接由肾利钠肽形成，无法精确鉴别不同心功能障碍阶段间的差别。血液和尿液中的cGMP含量相关性尚未得到证实。

二十六、尿液乳清酸（urine orotic acid）

【生化及生理】

乳清酸是嘧啶核苷酸合成过程中的中间产物。嘧啶核苷酸从头合成途径的原料来自谷氨酰胺、CO_2和天冬氨酸，其先合成嘧啶环，然后再与磷酸核糖相连而成。在合成过程中，中间产物乳清酸在乳清酸磷酸核糖转移酶和乳清酸核苷酸脱羧酶的催化作用下形成尿嘧啶核苷酸。当乳清酸磷酸核糖转移酶和乳清酸核苷酸脱羧酶缺乏时，乳清酸不能转化为尿嘧啶核苷酸，在血中堆积，并且随尿排出增多，称为乳清酸尿症，它是一种罕见的嘧啶核苷酸代谢紊乱。因乳清酸在尿中溶解度较低，患者尿液中可见无色针状乳清酸结晶。此外，尿液乳清酸检测也是遗传代谢性疾病，特别是尿素循环障碍筛查和诊断需依赖的特殊生化检查，高乳清酸尿症对尿素循环障碍的诊断有重要意义。

【检测方法】

紫外-可见分光光度法、荧光光度法、电化学分析法、HPLC、LC/MS-MS等。

【标本要求与保存】

收集24小时尿液，不加防腐剂。标本量3ml，至少0.5ml。立即检测，否则冷冻（-20℃）保存。

【参考区间】

0～1个月：1.4～5.3mmol/mol Cr。

1～6个月：1.0～3.2mmol/mol Cr。

6个月～5岁：0.5～3.3mmol/mol Cr。

>5岁：0.4～1.2mmol/mol Cr。

【临床意义】

乳清酸尿症是常染色体隐性遗传病。纯合子型极少见，其酶缺陷严重，活性仅为正常人的1%～5%。患儿出生后数月内表现低色素巨幼红细胞性贫血，并有生长迟缓和明显智力障碍，患儿每日可排出乳清酸0.5～1.5g，故尿液常呈乳状混浊。杂合子患者酶缺陷较轻，尿中乳清酸量仅轻度增加，临床无明显症状。

尿素循环障碍是先天性高血氨症的一组重要病因，包括6种酶缺陷，是一种遗传代谢性疾病。血氨测定是发现尿素循环障碍的关键手段，但体内血氨水平受多种因素影响，其升高并不具备特异性，高血氨症的病因分析及尿素循环障碍的筛查与诊断需依赖特殊生化检查，尿液乳清酸检测水平升高对尿素循环障碍的诊断和病型分析具有重要意义。

【影响因素】

每天用大剂量尿嘧啶治疗（150mg/kg），可迅速解除乳清酸尿。

二十七、牛磺酸（taurine）

【生化及生理】

牛磺酸因最初从牛胆汁中提取而得名，是人体生长发育必需的一种β-硫氨基酸，不参与体内蛋白质合成，以游离形式广泛存在于动物体内各个组织间液和细胞内液中，特别是脑、内脏、胆汁、血液、肌肉和母乳中含量较高。体内牛磺酸由半胱氨酸代谢转变而来，半胱氨酸首先氧化成磺酸丙氨酸，再脱去羧基生成牛磺酸。此外，活性硫酸根转移也可产生牛磺酸。

牛磺酸具有重要的生理作用，主要表现在以下几个方面：①促进大脑发育；②调节视神经传导；③增强视力；④促进吸收、消化脂肪、参与胆汁酸代谢；⑤对心脏、肝脏、内分泌功能也具有生理功能。

【检测方法】

HPLC、LC/MS-MS。

【标本要求与保存】

血清或血浆，EDTA或肝素钠抗凝。标本量1ml，至少0.3ml。立即检测，否则冷冻（-20℃）保存。

【参考区间】

41.1～56.4μmol/L。

【临床意义】

牛磺酸的代谢作用主要包括：与胆酸结合形成胆盐、解毒作用、保持膜结构的稳定性、调节渗透压、调节细胞内钙离子水平。在临床上，牛磺酸已经成功用于治疗不同病症，其中包括：心脏血管的疾病、血脂过高、癫痫症和其他行为失调症、恶性肿瘤、肝功能失调、酒精中毒以及胆囊纤维化等疾病。

【影响因素】

受标准品、检测仪器、衍生化时间、流动相种类等因素影响。

（王晓春）

第五章 血浆蛋白质的测定

蛋白质(protein)是人体生命活动中最重要的物质,许多疾病情况下可出现体液蛋白质代谢紊乱。本章主要介绍血浆蛋白质的代谢紊乱,以及相关指标的变化和临床价值。

第一节 概 述

血浆蛋白质(plasma protein)的含量在血浆成分中最多,其种类有一千种以上,目前已有所了解的血浆蛋白约有 500 种之多,其中已被分离的约有 200 种。关于血浆蛋白质的结构、功能、代谢以及在病理情况下的变化资料已经被越来越多地获得。随着技术的发展,许多微量血浆蛋白的分析已变得容易。当患疾病时,出现蛋白质代谢紊乱,可以反映到血浆蛋白质中,因此,血浆蛋白质在临床诊断和病情监测等方面的应用日益广泛。

一、血浆蛋白质的功能和分类

(一) 血浆蛋白质的功能

血浆蛋白质有多方面的功能,可概括为:①营养作用,修补组织蛋白;②维持血浆胶体渗透压;③作为激素、维生素、脂类、代谢产物、离子、药物等的载体;④作为 pH 缓冲系统的一部分;⑤抑制组织蛋白酶;⑥一些酶在血浆中起催化作用;⑦代谢调控作用;⑧参与凝血与纤维蛋白溶解;⑨作为免疫球蛋白与补体等免疫分子组成体液免疫防御系统。

(二) 血浆蛋白质的分类

血浆蛋白质的分类是一个较为复杂的问题,随着分离方法的进展和对血浆蛋白质功能了解的增多,可以从不同角度来进行归纳分类。最简单的是将血浆蛋白质分为清蛋白和球蛋白两大类。目前常见的血浆蛋白分类是通过电泳获得血浆蛋白质图谱的电泳分类法。而功能分类比较复杂,但有利于对血浆蛋白质进行研究。

1. 电泳分类法 利用醋酸纤维素薄膜电泳将血浆蛋白质分为白蛋白和 α_1、α_2、β、γ-球蛋白 5 个主要区带,在分辨率高时 β 区带中还可分出 β_1 和 β_2 区带,有时甚至在 α_2 区带中又可分出两个区带。在琼脂糖凝胶电泳中血浆蛋白质同样可分 5 个区带。如果采用聚丙烯酰胺凝胶电泳,在适当条件下可以分出 30 多个区带。近年来免疫化学分析技术的进展,使许多血浆蛋白质,尤其是微量血浆蛋白质的检测成为可能,与电泳法结合可以为血浆蛋白质的分析和临床意义提供更有价值的资料。表 5-1 列出了这些蛋白质的性质、功能及其与电泳区带的关系。

表 5-1 血浆蛋白质的性质功能及其与电泳区带的关系

电泳区带	蛋白质种类	成人参考区间(g/L)	半衰期(d)	分子量(kD)	等电点	含糖量(%)	功 能
前白蛋白	前白蛋白	0.2~0.4	0.5	54	4.7	0	营养、运载
白蛋白	白蛋白	35~52	15~19	66.3	4~5.8	0	营养、运载维持胶压等
α_1-球蛋白	α_1-抗胰蛋白酶	0.9~2.0	4	51	4.8	12	蛋白酶抑制剂

续表

电泳区带	蛋白质种类	成人参考区间(g/L)	半衰期(d)	分子量(kD)	等电点	含糖量(%)	功　能
	α_1-酸性糖蛋白	0.5～1.2	5	40	2.7～4	45	免疫应答修饰剂
	甲胎蛋白	<1.5×10^{-5}			6.9		胎儿期蛋白
	高密度脂蛋白	1.7～3.25		200			胆固醇逆转运
α_2-球蛋白	结合珠蛋白	0.3～2.0	2	85～400	4.1	12	结合血红蛋白
	α_2-巨球蛋白	1.3～3.0	5	715	5.4	8	蛋白酶抑制剂
	铜蓝蛋白	0.2～0.6	4.5	160	4.4		铁氧化酶
β-球蛋白	转铁蛋白	2.0～3.5	7	79.5	5.7	6	运铁到细胞内
	低密度脂蛋白	0.6～1.55		300			运胆固醇到组织
	C4	0.1～0.4		206		7	补体成分
	β_2-微球蛋白	0.0019(平均数)		11.8			
	纤维蛋白原	2.0～4.0	2.5	340	5.5	3	凝血因子
	C3	0.9～1.8		180		2	补体成分
γ-球蛋白	IgA	0.7～4.0	6	170		8	免疫球蛋白
	IgG	7.0～16.0	24	160	6～7.3	3	免疫球蛋白
	IgM	0.4～2.3	5	900		12	免疫球蛋白
	C 反应蛋白	<0.005		120	6.2	0	炎症介质

2. 功能分类法　许多学者试图将血浆蛋白质按功能进行分类,如脂蛋白、免疫球蛋白、补体蛋白、凝血系统蛋白、纤溶系统蛋白、受体等。

二、异常电泳图谱及临床意义

(一) 异常血清蛋白电泳图谱分型

在疾病情况下血清蛋白质可以出现多种变化。根据它们在电泳图谱上的异常特征,不少学者将其进行分型,使其有助于临床疾病的判断,参见表5-2。

在某些蛋白质异常增多的情况下,还可出现异常区带。如高浓度的甲胎蛋白可以在白蛋白与 α_1 区带间出现一条清晰的新带,C 反应蛋白异常增高可出现特殊界限的 γ 区带,单核细胞白血病可出现由于溶菌酶异常增多的 γ 后区带等。

(二) 典型异常血清蛋白电泳图谱

在异常电泳图谱中,肾病综合征、肝硬化较多见,且最具有特征性,在临床上诊断意义较大(图5-1)。

表5-2　异常血清蛋白质电泳图谱的分型及其特征

图谱类型	TP	Alb	α_1	α_2	β	γ
低蛋白血症型	↓↓	↓↓	N 或↑	N	↓	N 或↑
肾病型	↓↓	↓↓	N 或↑	↑↑	↑	
肝硬化型		↓↓	N 或↓	N 或↓	β-γ↑(融合)	
弥漫性肝损害型	N 或↓	↓↓	↑或↓			↑
慢性炎症型		↓	↑	↑		↑
急性时相反应型	N	↓或 N	↑	↑		N
M 蛋白血症型	在 α-γ 区带中出现 M 蛋白区带					
高 α_2(β)-球蛋白血症型		↓		↑↑	↑	
妊娠型	↓或 N	↓	↑		↑	N
蛋白质缺陷型	个别区带出现特征性缺乏					

注:"N"正常;"↑"轻度升高;"↑↑"显著升高;"↓"轻度减少;"↓↓"显著减少

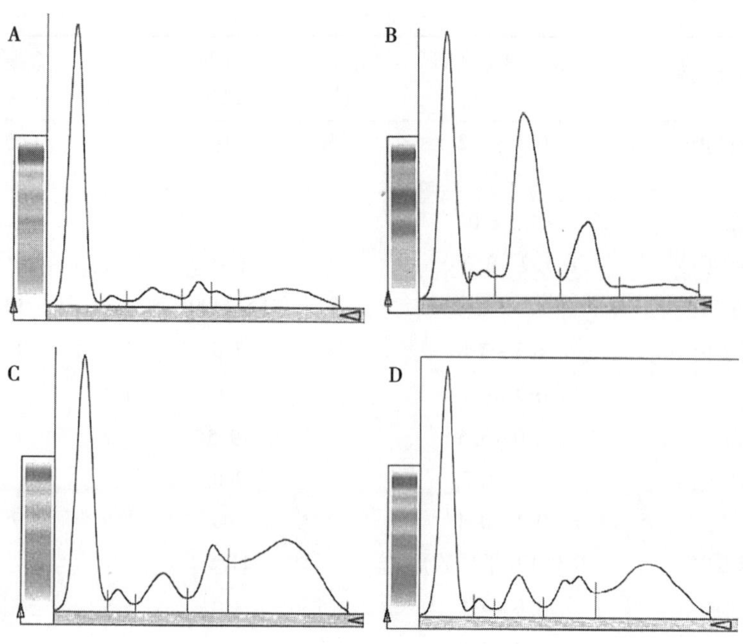

图 5-1　几种典型电泳图谱及其扫描曲线

A. 正常图谱；B. 肾病综合征；C. 肝硬化（β-γ 桥）；D. 肝硬化（不典型 β-γ 桥）

（三）浆细胞病与 M 蛋白

正常血清蛋白电泳上显示的宽 γ 区带主要成分是免疫球蛋白，免疫球蛋白由多株（克隆）浆细胞所产生。发生浆细胞病（plasma cell disorders）时，异常浆细胞克隆增殖，产生大量单克隆免疫球蛋白或其轻链或重链片段，患者血清或尿液中可出现结构单一的 M 蛋白（monoclonal protein），在蛋白电泳时呈现一个色泽深染的窄区带，此区带较多出现在 γ 或 β 区，偶见于 α 区。M 蛋白有三种类型：①免疫球蛋白型，即为 IgM、IgA、IgE 或 IgD 中的一种；②轻链型，由于 κ 或 λ 轻链的合成超过重链，使轻链游离于血清中本周蛋白；③重链型，浆细胞只产生免疫球蛋白的重链或有缺陷的重链。

三、疾病时血浆蛋白质的变化

机体在疾病状态时，如炎症、创伤、肝疾病、肾疾病、风湿性疾病、遗传性缺陷等，血浆蛋白质的含量均会发生改变。

（一）炎症和创伤

当机体处于炎症或损伤状态时，由于组织坏死及组织更新的增加，血浆蛋白质相继出现一系列特征性变化，这些变化与炎症创伤的时间进程相关，可用于鉴别急性、亚急性与病理状态。在一定程度上与病理损伤的性质和范围也有相关。

（二）肝脏疾病

肝是合成大多数血浆蛋白质的主要器官，肝的库普弗细胞（Kupffer cell）可参与免疫细胞的生成调节，因此肝疾病中可以影响到很多血浆蛋白质的变化。在急性肝炎时，可以出现非典型的急性时相反应，如乙型肝炎活动期 α_1-抗胰蛋白酶增高，α_1-酸性糖蛋白大致正常，而触珠蛋白常偏低，IgM 起病时即可上升，前白蛋白、白蛋白往往下降，特别是前白蛋白为肝功能损害的敏感指标。

肝硬化时可有以下特征：①IgG 出现弥散性的增高，以及 IgA 明显升高。②α_1-酸性糖蛋白是肝细胞损害的一个敏感指标，升高显著。③C-反应蛋白、铜蓝蛋白及纤维蛋白原轻度降低。④α_1-酸性糖蛋白、触珠蛋白、C3 可由于肝细胞损害而偏低。⑤前白蛋白、白蛋白、α_1-脂蛋白及转铁蛋白明显降低。⑥α_2-巨球蛋白则可出现明显增高。

（三）肾脏疾病

不少肾病变早期就可以出现蛋白尿而导致血浆蛋白质丢失，丢失的蛋白质与其相对分子质量有关。小分子蛋白质丢失最为明显，而大分子蛋白质因肝细胞代偿性合成增加，绝对含量可升高。其特征往往表现为：①白蛋白明显低下，同时前白蛋白、α_1-酸性糖蛋白、α_1-抗胰蛋白酶及转铁蛋白下降。②α_2-巨球蛋白、β-脂蛋白及触珠蛋白多聚体增加（Hp21、Hp22）。③免疫球蛋白中 IgG 降低，而 IgM 可有增加。以上称选择性蛋白质丢失，某些肠道疾病也可出现上述情况。严重肾病时肾小球失去分子筛作用,或严重肠道炎症导致非选择性的蛋白质丢失,以及全血丧失均可表现为广泛的低血浆蛋白质血症。这类低血浆蛋白质图谱也可以在充血性心力衰竭、肝衰竭、全血稀释及营养不良时见到。

(四) 风湿病

风湿病可表现急性或慢性炎症过程,包括多方面的变化。炎症主要累及结缔组织,但可伴有多系统的损害。患者血浆蛋白的异常改变主要包括急性炎症反应和由于抗原刺激引起的免疫系统增强的反应,其特征为:①免疫球蛋白升高,特别是 IgA,并可有 IgG 及 IgM 的升高。②炎症活动期可有 α_1-酸性糖蛋白、触珠蛋白及 C3 成分升高。

(五) 遗传性缺陷

血浆蛋白质的遗传性缺陷,包括个别蛋白质发生变异或其量的完全缺乏与基本缺乏,这一现象多数是由于编码的相应蛋白质基因发生遗传上的突变或缺失。①α_1-抗胰蛋白酶缺乏病:患者血浆中 α_1-抗胰蛋白酶可仅为正常的 10%,是一种常染色体的隐性遗传。杂合子患者血清中 α_1-抗胰蛋白酶含量也低于正常。由于 α_1-抗胰蛋白酶占 α_1 区带中蛋白质的大部分,这种异常在血清电泳中可以初步识别。进一步作免疫化学检查可以确诊。②结合珠蛋白缺乏病。③转铁蛋白缺乏病,为常染色体显性遗传。④铜蓝蛋白缺乏病,为常染色体隐性遗传。⑤补体成分缺失,此病少见。患者可完全缺乏某种补体成分,对感染的易感性增加。⑥免疫球蛋白缺乏,可表现为反复感染,可有一种或多种免疫球蛋白的缺陷。如无 γ-球蛋白血症或低 γ 球蛋白血症,全部免疫球蛋白组分均可降低。⑦无清蛋白血症,为极罕见的遗传病,完全缺乏时患者可以不发生严重症状,这是由于球蛋白代偿性的增加。

第二节　血清(浆)蛋白质检测

临床上既测定血浆中的总蛋白,也测定不同类的蛋白质,如球蛋白。目前,特定蛋白或个别蛋白在机体某些疾病中的诊断作用也越来越受到人们的关注。

一、血清蛋白电泳(serum protein electrophoresis,SPE)

【生化及生理】

蛋白质都是两性电解质,可采用电泳进行分离。血清蛋白电泳通常采用 CAM 或琼脂糖凝胶,分离后的蛋白质区带经氨基黑或丽春红 S 等染色后,由光密度扫描仪对各条区带进行吸光度检测,并可自动画出吸光度积分曲线。目前临床实验室已采用自动电泳仪进行血清蛋白质电泳分析,其电泳区带整齐,分离效果好,操作速度快,电泳时间短,重复性好,值得推广应用。血清蛋白电泳初步了解血清白蛋白中主要组分的一种技术方法,通过血清蛋白电泳来反映肝细胞损伤程度和病变范围,也可用于反映其他疾病如肾脏疾病,风湿免疫系统疾病等。

【检测方法】

可采用醋酸纤维薄膜电泳、琼脂糖凝胶电泳或聚丙烯酰胺凝胶电泳。临床常用琼脂糖凝胶电泳。

【标本要求与保存】

采用血清标本。防止溶血。标本量 2ml,至少 1ml。分离后标本冷藏(4℃)保存。

【参考区间】

(1) 琼脂糖法:白蛋白 48% ~64%;α_1-球蛋白 2.5% ~5.4%;α_2-球蛋白 8.3% ~14%;β-球蛋白 8.7% ~15%;γ-球蛋白 12% ~15%。

(2) 醋酸纤维薄膜法:白蛋白 57% ~68%;α_1-球蛋白 0.8% ~5.7%;α_2-球蛋白 4.9% ~11.2%;β-球蛋白 7.0% ~13%;γ-球蛋白 9.8% ~18.2%。

(3) 聚丙烯酰胺凝胶电泳:泳动度/($cm^2 \cdot V^{-1} \cdot s^{-1}$):白蛋白 -5.9×10^{-5};α_1-球蛋白 -5.1×10^{-5};α_2-球蛋白 -4.1×10^{-5};β-球蛋白 -2.8×10^{-5};γ-球蛋白 -1.0×10^{-5}。

【临床意义】

(1) 骨髓瘤:呈现特异的电泳图形,大多在 γ-球蛋白区(个别在 β-球蛋白区)出现一个尖峰,称为 M 蛋白。

(2) 肾脏疾病:①肾病综合征:有特异的电泳图形,α_2-球蛋白明显增加,α_1-球蛋白轻度增高,白蛋白降低,γ-球蛋白可能下降。②肾炎:急性肾炎时 α_2-球蛋白可增高,有时合并 γ-球蛋白轻度增高;慢性肾炎时常可见到 γ-球蛋白中度增高。

(3) 肝脏疾病:①肝硬化:有典型的蛋白电泳

图形，γ-球蛋白明显增加，γ 和 β-球蛋白连成一片不易分开，同时白蛋白降低。②急性肝坏死：白蛋白明显下降，球蛋白显著升高。③传染性肝炎患者血清白蛋白轻度下降，α_2-球蛋白增高并伴有 γ-球蛋白增高。④肝癌：此类患者血清蛋白电泳均有改变，α_1、α_2-球蛋白明显增高，有时可见于白蛋白和 α_1-球蛋白的区带之间出现一条甲胎蛋白区带，具有诊断意义。

（4）炎症、感染：在急性感染的发病初期，可见 α_1 或 α_2 球蛋白增加；在慢性炎症或感染后期，可见 γ 球蛋白增加。

（5）低 γ-球蛋白血症或无 γ-球蛋白血症：血清 γ-球蛋白极度下降或缺乏。

（6）结缔组织病：系统性红斑狼疮，风湿性关节炎等自身免疫性患者可有不同程度的白蛋白下降及 γ-球蛋白升高。

【影响因素】

影响电泳的主要因素有电场强度、溶液 pH 值、溶液的离子强度、电渗、温度、分子大小、吸附作用等。

二、血清总蛋白（serum total protein，STP）

【生化及生理】

血清总蛋白是血浆中全部蛋白质的总称，可利用不同的方法将其分离，其含量变化对临床疾病诊断和治疗监测具有重要临床意义。血清中的白蛋白，α_1、α_2、β-球蛋白，纤维蛋白原，凝血酶原和其他凝血因子等均由肝细胞合成。γ-球蛋白主要来自浆细胞。当肝脏发生病变时，肝细胞合成蛋白质的功能减退，血浆中蛋白质即会发生质和量的变化。临床上用各种方法检测血清蛋白的含量来协助诊断肝脏疾患，并作为疗效观察、预后判断的指标。

【检测方法】

凯氏定氮法：经典的蛋白质测定方法。测得样品中氮含量后，根据蛋白质平均含氮量 16% 计算蛋白浓度。该法结果准确性好，精密度高，灵敏度高，是公认的参考方法，目前用于标准蛋白质的定值和校正其他方法等，并适用于一切形态（固体和液体）的样品。但该法操作复杂、费时，不适合体液总蛋白常规测定，而且样品中各种蛋白质含氮量有一定的差异，尤其在疾病状态时差异可能更大，故本法不适于临床应用。

双缩脲法：两个尿素分子缩合后生成的双缩脲，可在碱性溶液中与铜离子作用形成紫红色的反应物；蛋白质中的连续肽键在碱性溶液中也能与铜离子作用产生紫红色络合物，因此将蛋白质与碱性铜反应的方法称为双缩脲法。该法对各种蛋白质呈色基本相同，特异性和准确度好，且显色稳定性好，试剂单一，方法简便。该法灵敏度虽不高，但对血清总蛋白定量很适宜，胸腹腔积液中蛋白质含量多数大于 10g/L，基本上也能用该法测定，而对蛋白质浓度很低的其他体液尤其是脑脊液和尿液，不是合适的定量方法。

染料结合法：在酸性环境下，蛋白质带正电荷，可与染料阴离子反应而产生颜色改变，常用染料有氨基黑、丽春红、考马斯亮蓝、邻苯三酚红钼等。前两种常用作为血清蛋白电泳的染料。考马斯亮蓝常用于需更高呈色灵敏度的蛋白电泳中，也可用于尿液、脑脊液等样品的蛋白质定量测定，优点是鉴别、快速、灵敏，但比色杯对染料有吸附作用，在自动生化分析仪中无法很好地清洗（手工清洗常采用乙醇）。染料结合法均存在不同蛋白质与染料结合力不一致的问题。目前临床上最常用的是邻苯三酚红钼法。

比浊法：某些酸如三氯乙酸、磺基水杨酸等能与蛋白质结合而产生微细沉淀，由此产生的悬浮液浊度大小与蛋白质的浓度成正比。该法的优点是操作简便、灵敏度高，可用于测定尿液、脑脊液等蛋白质浓度较低的样品；缺点是影响浊度大小的因素较多，包括加入试剂的手法、混匀技术、反应温度等，且各种蛋白质形成的浊度亦有较大的差别。目前临床上较多应用的是苄乙氯铵法。

酚试剂法：原理是运用蛋白质中酪氨酸和色氨酸使磷钨酸和磷钼酸还原为钨蓝和钼蓝。该法灵敏度较高。Lowry 将酚试剂法进行了改良，先用碱性铜溶液与蛋白质反应，再将铜-肽键络合物中的酪氨酸和色氨酸与酚试剂反应，产生最大吸收在 745～750nm 的颜色，使呈色灵敏度更为提高，达到双缩脲法的 100 倍左右，有利于检出较微量的蛋白质。各种蛋白质中酪氨酸和色氨酸的含量不同，如白蛋白含色氨酸 0.2%，而球蛋白含色氨酸 2%～3%，因此本法不适合测定混合蛋白质，只适合测定单一蛋白质，如测定组织中某一蛋白质抽提物。该法易受还原性化合物的干扰，如带—SH 的化合物、糖类、酚类等。

直接紫外吸收法：根据蛋白质分子在 280nm 处

的紫外吸光度值计算蛋白质含量。其原理是：芳香族氨基酸在280nm处有一吸收峰，可用于蛋白质的测定。因生物样品常混有核酸，核酸最大吸收峰为260nm，在280nm也有较强的吸收，因而测得的蛋白质浓度可采用两个波长的吸光度予以校正，即蛋白质浓度(g/L) = $1.45A_{280nm} - 0.74A_{260nm}$。该法准确性受蛋白质分子中芳香族氨基酸的含量影响甚大，而且尿酸和胆红素在280nm附近有干扰，所以不适合血清、尿液等组成复杂的体液蛋白质测定，常用于较纯的酶、免疫球蛋白等测定。本法不加任何试剂且不需要任何处理，可保留制剂的生物活性，可回收全部蛋白质。

【标本要求与保存】

采用血清或血浆，血清首选，血浆用肝素或EDTA抗凝。标本量1ml，至少0.5ml。最好在4小时内分离血清/血浆。分离后标本在室温(25℃)、冷藏(4℃)或冷冻(-20℃)稳定保存14天。可反复冻融3次。

【参考区间】

血清：脐带血：48～80g/L。
早产儿：36～60g/L。
新生儿：46～70g/L。
1周：44～76g/L。
7个月～1岁：51～73g/L。
1～2岁：56～75g/L。
>2岁：60～80g/L。
成人(活动)：64～83g/L。
成人(休息)：60～78g/L。
>60岁：比成人低0～2g/L。

【临床意义】

(1) 升高：脱水、水分摄取不足、腹泻、呕吐、静脉淤血、糖尿病酸中毒、发热、肠梗阻和穿孔、外伤、急性感染等；单核-巨噬细胞系统疾患(球蛋白增多)；多发性骨髓瘤、巨球蛋白血症、白血病等；慢性感染性疾病(球蛋白增多)：细菌、病毒、寄生虫感染，关节炎等。

(2) 降低：血浆蛋白漏出：出血、溃疡、蛋白质尿、胃肠炎的蛋白漏出；营养不良(清蛋白减少)：营养失调症、低清蛋白血症、维生素缺乏症、恶病质、恶性贫血、糖尿病、妊娠中毒等；肝功能障碍(清蛋白合成减少)：肝硬化、肝癌、磷中毒等。

血清总蛋白存在生理变动：脐带血、新生儿等与成人比较约低15g/L，血浆总蛋白随年龄增长而增加，13～14岁则达到成人水平，呈稳定的平衡状态，但随年龄老化有降低趋势。成人女性比男性低1.0～2.0g/L，妊娠中期会下降。

血清总蛋白含量正常者，并不表明其组分也正常，例如肝硬化患者往往呈现血浆清蛋白减少，而γ-球蛋白增加，两因素相互抵消则血浆总蛋白仍处于正常范围。为了使其结果有临床意义，除测定总蛋白外，还需加测Hb和血细胞比容(Hct)或者循环血液量，进行综合判断。

【影响因素】

严重溶血、明显的脂血、高胆红素会引起蛋白质浓度的假性上升。检测前应离心去除样品中的沉淀。

三、白蛋白(albumin, Alb)

【生化及生理】

白蛋白是580个氨基酸残基的单链多肽，分子量为66 300，分子结构中含17个二硫键，不含糖。在体液pH 7.4的环境中，白蛋白为负离子，每分子可以带有200个以上负电荷。白蛋白(albumin, Alb)由肝实质细胞合成，在血浆中其半衰期15～19天，是血浆中含量最多的蛋白质，占血浆总蛋白的57%～68%。各种细胞外液中均含微量的白蛋白；正常情况下白蛋白在肾小球中滤过量甚微，约为血浆中白蛋白量的0.04%，即使如此，每天从肾小球滤过液中排出的白蛋白即可达3.6g，为终尿中蛋白质排出量的30～40倍，由此可见滤过液中多数清蛋白可被肾小管重新吸收。

其主要生理功能包括：①血浆的主要载体蛋白：许多水溶性差的物质可以通过与白蛋白的结合而被运输，具有活性的激素或药物等一旦与白蛋白结合时，则不呈现活性；这种结合是可逆性的，当白蛋白含量改变或血液pH等因素变化时，与白蛋白结合的激素和药物结合量发生改变使其游离型含量也随之变化，从而导致生理活性增强或减弱。②维持血浆胶体渗透压：病理状态下，因为血浆白蛋白丢失或浓度过低时，可引起水肿、腹水等症状。③具有缓冲酸碱的能力：蛋白质是两性电解质，含有许多$—NH_2$和—COOH基团；当血液偏酸时，以$—NH_3^+$和—COOH形式存在，当血液碱性过强时，则以$—NH_2$和$—COO^-$形式存在。④重要的营养蛋白：白蛋白可以在不同组织中被细胞内吞而摄取，其氨基酸用于组织修补。因疾病等食物摄入不足或手术后患者常给予静脉白蛋白注射液。

【检测方法】

体液白蛋白浓度的测定方法包括电泳法、免疫化学法和染料结合法。电泳法只能测定其百分含量，乘以总蛋白浓度可得其浓度，用于白蛋白定量操作不方便，且精密度不如直接定量。免疫化学法包括免疫比浊法和放射免疫法等，这类方法特异性好、灵敏度高，且白蛋白易纯化，因而其抗血清容易制备，较适合于尿液和脑脊液等低浓度白蛋白的测定。血清中白蛋白浓度很高，以染料结合法最多用，其原理是：阴离子染料溴甲酚绿（bromcresol green，BCG）或溴甲酚紫（bromcresol purple，BCP）能与白蛋白结合，其最大吸收峰发生转移，BCG 与白蛋白反应形成的蓝绿色复合物在 630nm 处有吸收峰，BCP 与白蛋白反应形成的绿色复合物在 603nm 处有吸收峰。而球蛋白基本不结合这些染料。

【标本要求与保存】

血清或血浆，血清首选，血浆用肝素或 EDTA 抗凝。标本量 1.0ml，至少 0.5ml。最好在 45 分钟内分离血清/血浆。分离后标本在室温(25℃)、冷藏(4℃)或冷冻(-20℃)稳定保存 14 天。可反复冻融 3 次。

【参考区间】

血清白蛋白随年龄有所变化，0～4 天为 28～44g/L，4 天～14 岁为 38～54g/L，此后下降；14～18 岁为 32～45g/L，成人为 35～52g/L，60～90 岁为 32～46g/L，>90 岁为 29～45g/L。走动者比卧床者平均高 3g/L。

医学决定水平：>35g/L 时正常，28～34g/L 为轻度缺乏，21～27g/L 为中度缺乏，<21g/L 则严重缺乏。低于 28g/L 时，会出现组织水肿。

【临床意义】

血浆白蛋白增高仅见于严重脱水时，无重要的临床意义。低白蛋白血症见于下列疾病。

（1）白蛋白合成不足：严重的肝脏合成功能下降如肝硬化、重症肝炎；蛋白质营养不良或吸收不良，血浆白蛋白受饮食中蛋白质摄入量影响，可作为个体营养状态的评价指标，但体内总量多、生物半衰期长，早期缺乏时不易检出。

（2）白蛋白丢失：白蛋白在尿中丢失，如肾病综合征、慢性肾小球肾炎、糖尿病性肾病、系统性红斑狼疮性肾病等；胃肠道蛋白质丢失，如肠道炎症性疾病时因黏膜炎症坏死等丢失；皮肤丢失，如烧伤及渗出性皮炎等。

（3）白蛋白分解代谢增加：组织损伤，如外科手术和创伤；组织分解增加，如感染性炎症疾病等。

（4）白蛋白的分布异常：如门静脉高压时大量蛋白质尤其是白蛋白从血管内漏入腹腔；肝硬化导致门脉高压时，由于白蛋白合成减少和大量漏入腹水的双重原因，使血浆白蛋白显著下降。

（5）无白蛋白血症：是极少见的遗传性缺陷，血浆白蛋白含量常低于 1g/L。但没有水肿等症状，部分原因可能是血管中球蛋白含量代偿性升高。

【影响因素】

不能使用氟化物血浆；实验前需离心含沉淀物的标本。

四、白蛋白/球蛋白比值（albumin/globulin ratio，A/G ratio）

【生化及生理】

血清球蛋白是多种蛋白质的混合物，其中包括含量较多的免疫球蛋白和补体、多种糖蛋白、金属结合蛋白、多种脂蛋白及酶类，与机体免疫功能和血浆黏度密切相关。根据白蛋白与球蛋白的量，可计算出白蛋白与球蛋白的比值（A/G）。

【检测方法】

先测定血清总蛋白，再测定血清白蛋白，根据两者结果计算出血清球蛋白及白/球（A/G）比值。

【标本要求与保存】

见“血清白蛋白”。

【参考区间】

A/G 比值：1.5～2.5。

【临床意义】

当肝功能受损时，白蛋白产生减少，其降低程度与肝炎的严重程度是相平行的。慢性和重型肝炎及肝硬化患者血清白蛋白浓度降低。当白蛋白减少时，血管内渗透压降低，患者可出现腹水。球蛋白是机体免疫器官制造的，当体内存在病毒等抗原时，机体的 B 淋巴细胞合成免疫球蛋白增加。慢性肝炎和肝硬化患者的白蛋白产生减少，而同时球蛋白产生增加，造成 A/G 比值倒置。

五、前白蛋白（prealbumin，PA）

【生化及生理】

前白蛋白分子量 55 000，由肝细胞合成，在电泳中显示在白蛋白前方，其半衰期很短，仅约 12 小时。前白蛋白（prealbumin，PA）的生理功能是作为组织修补材料和运载蛋白，可结合大约 10% 的 T_4 和 T_3，

对 T_3 的亲和力更大，还有运载维生素 A 的作用。

【检测方法】

免疫透射比浊法或免疫散射比浊法。散射比浊法是在光源光路垂直方向上测定浊度的散射光强度，计算被测物质含量，灵敏度较高，但需要专门的免疫分析仪和配套的试剂盒。透射比浊法是在光源的光路方向上测量浊度的投射光强度，计算被测物质的含量，灵敏度可满足常规工作的要求，且可在具有 340nm 波长的任何生化分析仪上进行，实用性较广。测定原理为：血清中的 PA 与抗 PA 抗体在液相中反应生成抗原抗体复合物，使反应液呈现浊度。当一定量抗体存在时，浊度与血清中的 PA(抗原)的含量成正比。利用散射比浊或透射比浊技术，与同样处理的 PA 标准比较，求得样品中 PA 含量。

【标本要求与保存】

采用血清。标本量 1ml，至少 0.5ml，新生儿 0.1ml。分离后标本在室温(25℃)、冷藏(4℃)或冷冻(-20℃)稳定保存 14 天。可反复冻融 3 次。

【参考区间】

健康成年人血清 PA 浓度为 250～400mg/l，儿童水平约为成年人的一半，青春期则急剧增加达到成人水平。散射比浊法结果稍低，为 160～350mg/l。各单位可根据自身条件建立本实验室的参考值。

【临床意义】

(1) 营养不良指标：其评价标准是：PA 在 200～400mg/L 之间为正常，100～150mg/L 之间为轻度缺乏，50～100mg/L 之间为中度缺乏，<50mg/L 为严重缺乏。

(2) 肝功能不全指标：白蛋白和转铁蛋白同时也可作为营养不良和肝功能不全的指标，但 PA 具有更高的敏感性。

(3) 在急性炎症、恶性肿瘤、创伤等任何急需合成蛋白质的情况下，血清 PA 均迅速下降，PA 属负性急性时相反应蛋白。

【影响因素】

(1) 本法属于浊度反应，试剂有任何可见的浑浊，应弃去不用，否则对结果有较大的影响。

(2) 本法的线性范围可达 800mg/L，如样本浓度超过此值时，应用生理盐水稀释后重测。

六、α_1-抗胰蛋白酶(α_1-antitrypsin，α_1AT 或 AAT)

【生化及生理】

α_1-抗胰蛋白酶(α_1-antitrypsin，α_1AT 或 AAT)是具有蛋白酶抑制作用的一种急性时相反应蛋白，分子量为 51 000，pI 值 4.8，含糖 10%～12%。在蛋白质琼脂糖电泳中泳动于 α_1 区带，属这一区带的主要组分；因含糖量特别高，故该蛋白质的染色都很浅。AAT 有多种遗传表型，已知至少有 75 种，其表达的蛋白质有 M 型、Z 型和 S 型。人群中最多见的是 PiMM 型，占 95% 以上，其他还有 PiZZ、PiSS、PiSZ、PiMZ 和 PiMS 型，对蛋白酶的抑制作用主要依赖于 M 型蛋白的浓度。

AAT 是蛋白酶的抑制物，占血清中抑制蛋白酶活力的 90% 左右，不仅抑制胰蛋白酶，同时也抑制糜蛋白酶、尿激酶、肾素、胶原酶、弹性蛋白酶、纤溶酶和凝血酶等酶活性。AAT 的抑制作用有明显的 pH 依赖性，最大活力处于中性和弱碱性，当 pH 4.5 时活性基本丧失。多形核粒细胞进行吞噬时，释放溶酶体蛋白水解酶，AAT 是其生理抑制物。由于 AAT 的分子量较小，它可透过毛细血管进入组织液与蛋白酶结合而又回到血管内，其复合物有可能转移到 α_2-巨球蛋白分子上，经血循环转运并在单核-巨噬细胞系统中降解消失。

【检测方法】

AAT 浓度：单向扩散试验、免疫透射比浊法或免疫散射比浊法。

蛋白酶抑制剂(Pi)容量：根据患者样本内 AAT 浓度，将患者血清加入已被催化的胰蛋白酶反应中。抑制先前已限定定量加入的胰蛋白酶的活性。在试验中，残留的活性胰蛋白酶从加入的基质(苯甲基-精氨酸-P-硝基酰基苯胺或甲苯磺酰-甘氨酸-赖氨酸-4-硝基酰基苯胺醋酸盐)中释放出对硝基苯胺，用分光光度计在 405nm 处测量这一反应产物吸光度的增加。以 1L 血清所抑制的胰蛋白酶活性作为评价的标准。

【标本要求与保存】

血清或血浆，血清首选，血浆用肝素或 EDTA 抗凝。标本量 1.0ml，至少 0.5ml。最好在 45 分钟内分离血清/血浆。乳糜状血清拒用。分离后标本在室温(25℃)、冷藏(4℃)或冷冻(-20℃)稳定保存 14 天。可反复冻融 3 次。

【参考区间】

AAT 浓度：0.9～2.0g/L。

α_1-Pi 容量：1.4～2.4U/L。

【临床意义】

AAT 缺陷：ZZ 型、SS 型甚至 MS 表型常伴有早年(20～30 岁)出现的肺气肿。当吸入尘埃和细菌引起肺部多形核粒细胞的吞噬活跃时，导致溶酶体弹性蛋白酶释放，如果AAT的M型有蛋白缺陷，对蛋白酶抑制作用减弱，蛋白水解酶可过度地作用于肺泡壁的弹性纤维而导致肺气肿的发生。低AAT活性型还可出现于胎儿呼吸窘迫综合征。ZZ表型表现有肝细胞损害，如ZZ表型的新生儿中10%～20%在出生数周后发生肝炎，最后因活动性肝硬化致死；ZZ表型的某些成人有发生肝损害者，也有相当数量人群不发生肝损害者，结果表明导致肝损害者还有其他因素共同作用。

【影响因素】

枸橼酸盐、草酸钾、氟化钠或EDTA用于单扩散方法测定会产生AAT浓度假性降低和胰蛋白酶抑制能力减弱。

七、α_1-酸性糖蛋白（α_1-acid glycoprotein，AAG）

【生化及生理】

AAG主要由肝脏实质细胞合成，某些肿瘤组织也可合成。AAG含糖约45%，其中包括11%～20%的唾液酸，是血清中黏蛋白的主要成分，黏蛋白是可以被高氯酸或其他强酸沉淀的一组蛋白质。AAG是主要的急性时相反应蛋白，在急性炎症时增高，与免疫防御功能有关。

α_1-酸性糖蛋白是主要的急性时相反应蛋白，在急性炎症时增高，与免疫防御功能有关。早期认为肝脏是合成AAG的唯一器官，近年有证据认为某些肿瘤组织亦可以合成。AAG分解代谢首先是其唾液酸的分子降解而后蛋白质部分在肝中很快消失。AAG可以结合利多卡因和普萘洛尔等，在急性心肌梗死时，AAG作为一种急性时相反应蛋白升高后，使药物结合状态增加而游离状态减少，因而使药物的有效浓度也下降。

【检测方法】

免疫比浊法。

【标本要求与保存】

血清或血浆，肝素或EDTA抗凝。标本量1ml，至少0.5ml。分离后标本在室温（25℃）、冷藏（4℃）或冷冻（-20℃）稳定保存14天。可反复冻融3次。

【参考区间】

0.5～1.2g/L。

【临床意义】

（1）AAG目前主要作为急性时相反应的指标，在风湿病、恶性肿瘤及心肌梗死等炎症或组织坏死时一般增加3～4倍，3～5天时出现浓度高峰，AAG增高是活动性溃疡性结肠炎最可靠的指标之一。

（2）糖皮质激素增加，包括内源性的库欣综合征和外源性强的松、地塞米松等药物治疗时，可引起AAG升高。

（3）在营养不良、严重肝损害、肾病综合征以及胃肠道疾病致蛋白严重丢失等情况下AAG降低。

（4）雌激素使AAG降低。

八、触珠蛋白（haptoglobin，Hp）

【生化及生理】

触珠蛋白（haptoglobin，Hp）由肝脏合成，在血清蛋白电泳中位于α_2区带，为$\alpha_2\beta_2$四聚体。α链有α^1及α^2两种，α^1又有α^{1F}及α^{1S}两种遗传变异体，α^{1F}、α^{1S}、α^2三种等位基因编码形成αβ聚合体，因此个体之间可有多种遗传表型。Hp能与红细胞中释放出的游离血红蛋白（Hb）结合，每分子Hp可集合两分子Hb，从而防止Hb从肾丢失，为机体有效地保留铁，避免Hb对肾脏的损伤。Hp-Hb复合物不可逆，转运到网状内皮系统分解，其氨基酸和铁可被再利用。同时Hp-Hb复合物也是局部炎症的重要控制因子，具有潜在的过氧化氢酶作用。Hp不能被重新利用，溶血后其含量急剧降低，血浆浓度多在1周内再生恢复到原有水平。其作用是运输血管内游离的血红蛋白至网状内皮系统降解。血管内溶血后，1分子的触珠蛋白可结合1分子的游离血红蛋白，此种结合体很快地从血中被肝实质细胞清除。3～4日后，血浆中Hp才复原。

【检测方法】

放射免疫扩散法、免疫比浊法。

【标本要求与保存】

血清或血浆，血清首选，血浆用肝素或EDTA抗凝。标本量2.0ml。防止过度溶血或脂血。分离后标本在室温（25℃）、冷藏（4℃）或冷冻（-20℃）稳定保存14天。可反复冻融3次。

【参考区间】

儿童：0.2～1.6g/L。

成人（20～60岁）：0.3～2.0g/L。

【临床意义】

（1）各种溶血性贫血，无论血管内溶血或血管外溶血，血清中Hp含量都明显减低，甚至测不出，这是因为Hp可与游离血红蛋白结合，清除了循环血中的游离血红蛋白所致。如果血管内溶血超出Hp的结合能力,即可出现血红蛋白尿。

(2) 鉴别肝内和肝外阻塞性黄疸,前者Hp显著减少或缺乏,后者Hp正常或增高。

(3) 传染性单核细胞增多症、先天性触珠蛋白血症等血清Hp可下降或缺如。

(4) 急性或慢性感染、结核病、组织损伤、风湿性和类风湿性关节炎、恶性肿瘤、淋巴瘤、系统性红斑狼疮(SLE)等,血清Hp含量可增高,在此情况下,如测得Hp正常,不能排除溶血。

【影响因素】

从出生至40岁左右,血清中的浓度不断升高。女性高于男性。

九、α_2-巨球蛋白(α_2-macroglobulin, α_2MG 或 AMG)

【生化及生理】

α_2-巨球蛋白(α_2-macroglobulin,α_2MG 或 AMG)主要由肝实质细胞合成,分子量约为720kD,是血浆中最大的蛋白质,含糖量约8%,由4个亚单位组成。AMG是由肝细胞和单核-巨噬细胞系统合成,半衰期约5天。它与淋巴网状细胞系统的发育和功能有密切联系。

AMG突出的特性是能与多种离子和分子结合,特别是能与蛋白水解酶结合而影响酶的活性,此类蛋白水解酶包括纤维蛋白溶解酶、胃蛋白酶、糜蛋白酶、胰蛋白酶及组织蛋白酶D等。当酶与AMG处于复合物状态时,酶的活性虽没有失活,但不能作用于大分子底物;若底物为分子量小的蛋白质,AMG-蛋白酶复合物可以使其催化水解,因此,AMG具有选择性地保护某些大分子蛋白酶活性的作用。

【检测方法】

免疫透射比浊法或免疫散射比浊法。

【标本要求与保存】

采用血清。标本量1ml,至少0.5ml。过度脂血拒收。分离后标本在室温(25℃)稳定保存3天,冷藏(4℃)或冷冻(-20℃)稳定保存14天。可反复冻融3次。

【参考区间】

成人:1.3~3.0g/L。

【临床意义】

升高:低白蛋白血症,尤其是肾病综合征时,血液AMG含量显著增高,可能属于一种代偿机制以保持血浆胶体渗透压。

十、铜蓝蛋白(ceruloplasmin,Cp)

【生化及生理】

铜蓝蛋白由肝脏实质细胞合成,是一种含铜的α_2-球蛋白,由1046个氨基酸组成的单链多肽,每分子含6~8个铜原子,由于含铜而呈蓝色,含糖量8%~9.5%,肽链和碳水化合物总分子量平均为13 2000。血清铜95%存在于Cp中,Cp可视为铜的无毒性代谢库。

Cp的主要生理功能与氧化还原反应有关,其化学性质决定了它具有氧化和抗氧化双重作用。Cp既有铁氧化酶作用,能将Fe^{2+}氧化为Fe^{3+},Fe^{3+}再与转铁蛋白结合,进行运输,还有抑制膜脂质氧化的作用。

【检测方法】

免疫透射比浊法或免疫散射比浊法。利用抗原铜蓝蛋白和特异性抗体(羊抗人铜蓝蛋白抗血清)相结合,形成不溶性免疫复合物,使反应液产生浑浊,其浊度高低即透光度减少、吸光度增加反映血清样品中铜蓝蛋白的浓度。

【标本要求与保存】

采用血清或血浆,血清首选,血浆用肝素抗凝。标本量1ml,至少0.1ml。最好在45分钟内分离血清/血浆。分离后标本在室温(25℃)稳定保存7天,冷藏(4℃)或冷冻(-20℃)稳定保存14天。可反复冻融3次。

【参考区间】

血清:成人(20~60岁):0.2~0.6g/L。

血浆:脐带血:0.050~0.33g/L。

出生~4个月:0.15~0.56g/L。

5~6个月:0.26~0.83g/L。

7~36个月:0.31~0.90g/L。

4~12岁:0.25~0.45g/L。

13~19岁:男性:0.15~0.37g/L。

女性:0.22~0.50g/L。

成人,男性:0.22~0.40g/L。

女性,未避孕:0.25~0.60g/L。

避孕:0.27~0.66g/L。

有孕:0.3~1.20g/L。

【临床意义】

(1) 协助诊断Wilson病。Wilson病是一种常染色体隐性遗传病,因血浆Cp减少,血浆游离铜增加，铜沉积在肝可引起肝硬化，沉积在脑基底节的豆状核则导致豆状核变性。肝豆状核变性的病因不全是因为Cp减少，因为有一小部分患者Cp仍处于正常水平，患者可能因为铜掺入Cp时所需的携带的蛋白量减少，从而导致Cp结合铜减少，而血浆游离铜增加，大部分受损者Cp不低于300mg/L，如果不及时治疗，此病是进行性和致命的。该病还有血清总铜降低、游离铜增加和尿铜排出增加等指标的改变。

（2）Cp也属于一种急性时相反应蛋白，在感染、创伤和肿瘤时血浆浓度增加。但在营养不良、严重肝病及肾病综合征时往往下降。

十一、转铁蛋白（transferrin，TRF）

【生化及生理】

TRF主要由肝细胞合成，电泳位置在β区带。TRF能可逆地结合多价阳离子，包括铁、铜、锌、钴等，每一分子TRF可结合两个三价铁原子。从小肠进入血液的Fe^{2+}被铜蓝蛋白氧化为Fe^{3+}，再被TRF的载体蛋白结合。机体各种细胞表面都有TRF受体，该受体对TRF-Fe^{3+}复合物比对TRF的载体蛋白亲和力高得多。与受体结合后，TRF-Fe^{3+}复合物被摄入细胞，从而将大部分Fe^{3+}运输到骨髓，用于Hb合成，小部分则运输到各组织细胞，用于形成铁蛋白，以及合成肌红蛋白、细胞色素等。血浆中TRF浓度受食物铁供应的影响，缺铁时血浆TRF浓度上升，经铁剂有效治疗后恢复到正常水平。

【检测方法】

TRF的测定方法有免疫散射比浊法、放射免疫法和电泳免疫扩散法。目前临床常用的是免疫散射比浊法，利用抗人TRF血清与待检测的TRF结合形成抗原抗体复合物，其光吸收和散射浊度增加，与标准曲线比较，可计算出TRF含量。

【标本要求与保存】

采用血清或血浆，血清首选，血浆用肝素抗凝，不能用EDTA抗凝。标本量1ml。避免溶血。分离后标本在室温（25℃）、冷藏（4℃）或冷冻（-20℃）稳定保存14天。可反复冻融3次。

【参考区间】

血清：新生儿：1.17～2.5g/L。

20～60岁：2.0～3.6g/L。

>60岁：1.6～3.4g/L。

【临床意义】

（1）转铁蛋白增高：见于妊娠中、晚期及口服避孕药、反复出血、铁缺乏等，尤其是缺铁性贫血。

（2）转铁蛋白减低：见于遗传性转铁蛋白减低症、营养不良、严重蛋白质缺乏、腹泻、肾病综合征、溶血性贫血、类风湿关节炎、心肌梗死、某些炎症及恶病质等。

（3）转铁蛋白饱和度降低：血清铁饱和度<15%，结合病史可诊断缺铁，其准确性仅次于铁蛋白，比总铁结合力和血清铁灵敏，但某些贫血也可降低。增高见于血色病、过量铁摄入、珠蛋白产生障碍性贫血。

【影响因素】

TRF的浓度受食物供应的影响，机体在缺铁状态时，TRF浓度上升，经铁有效治疗后恢复到正常水平，所以测定时应统一空腹测定。

十二、C-反应蛋白（C-reactive protein，CRP）

【生化及生理】

C-反应蛋白由肝细胞所合成，含5个多肽链亚单位，非共价结合为盘形多聚体，分子量为115 000～140 000，电泳分布在慢γ区带，时而可以延伸到β区带，其电泳迁移率易受一些因素影响，如钙离子及缓冲液的成分等。CRP不仅结合多种细菌、真菌及原虫等体内的多糖物质，在钙离子存在下，还可以结合卵磷脂和核酸。CRP可以引发对侵入细菌的免疫调节作用和吞噬作用，结合后的复合体具有对补体系统的激活作用，表现炎症反应。CRP也能识别和结合由损伤组织释放的内源性毒性物质，然后将其进行去毒或从血液中清除，同时CRP则自身降解。

【检测方法】

散射免疫比浊法或透射免疫比浊法。

【标本要求与保存】

采用血清。标本量1ml。避免溶血。分离后标本在室温（25℃）、冷藏（4℃）或冷冻（-20℃）稳定保存14天。可反复冻融3次。

【参考区间】

成人（20～60岁）：<5mg/L。

【临床意义】

CRP是第一个被认识的急性时相反应蛋白，作为急性时相反应一个极灵敏的指标，血浆中CRP浓度在急性心肌梗死、创伤、感染、炎症、外科手术、肿瘤浸润时迅速地增高，可达正常水平的2000倍。CRP是非特异指标，主要用于结合临床病史监测疾病：如炎症性疾病的活动度、监测系统性红斑狼疮、白血病、外科手术后的感染、监测肾移植后的排斥反应等。

【影响因素】

高浓度的类风湿因子与免疫球蛋白结核可产生假性升高。脂血对结果存在干扰。

十三、胱抑素 C(cystatin C)

【生化及生理】

1983 年 Anastasi 等首次在鸡蛋清中分离纯化得到高纯度的半胱氨酸蛋白酶抑制剂(cysteine proteinase inhibitor,CPI),后被命名为胱抑素 C。胱抑素属非糖基化的碱性蛋白质,分子量约 13kD,由 122 个氨基酸残基组成,属半胱氨酸蛋白酶抑制物 cystatin 超家族,机体内几乎所有的有核细胞均能产生 cystatin C,且其产生率多处在相对衡定状态。胱抑素 C 抑制了半胱氨酸蛋白酶,在细胞内参与蛋白质和肽类的分解代谢。胱抑素 C 完全经由肾小球滤过并几乎全部被近曲小管重吸收和分解,因此尿胱抑素 C 的浓度很低,仅 0.03～0.3mg/L。循环中的胱抑素 C 仅经肾小球滤过而被清除,是一种反映肾小球滤过率变化的内源性标志物,并在近曲小管重吸收,但重吸收后被完全代谢分解,不返回血液,因此,其血中浓度由肾小球滤过决定,而不依赖任何外来因素,如性别、年龄、饮食的影响,是一种反映肾小球滤过率变化的理想同源性标志物。

【检测方法】

胶乳增强免疫透射比浊法　样本中的胱抑素 C 与胶乳颗粒增强的抗胱抑素 C 抗体特异性反应,形成免疫复合物,在 546nm 波长处检测其吸光度的变化,其变化程度与样本中的胱抑素 C 的含量成正比。

【标本要求与保存】

采用血清或血浆,血清首选,血浆用肝素抗凝。标本量 1ml,至少 0.2ml。避免脂血。分离后标本在室温(25℃)、冷藏(4℃)或冷冻(-20℃)稳定保存 14 天。可反复冻融 3 次。

【参考区间】

0.6～2.5mg/L。

【临床意义】

血胱抑素 C 是一种可反映肾小球滤过功能的较为理想的内源性物质。血 cystatin C 浓度与肾小球滤过率呈良好的线性关系,其线性关系显著优于血肌酐,因而能更精确反映 GFR,特别是在肾功能仅轻度减退时,血胱抑素 C 的敏感性高于血肌酐。

【影响因素】

避免使用溶血或混浊样本。血浆标本只能用肝素抗凝。

十四、β_2-微球蛋白(β_2-microglobulin,β_2-m)

【生化及生理】

β_2-微球蛋白是由淋巴细胞、血小板、多形核白细胞产生的一种内源性低分子量血清蛋白质,它是主要组织相容性抗原(HLA)的 β 链(轻链)部分(为一条单链多肽),存在于细胞的表面,由人第 15 号染色体的基因编码,分子内含一对二硫键,不含糖。β_2-微球蛋白分子量为 11 800。是由 100 个氨基酸残基组成的单一肽链,与免疫球蛋白的 C 结构域类似。β_2-m 存在于所有有核细胞膜表面,作为 HLA 抗原的轻链构成成分。β_2-m 在血液、尿液、唾液、髓液、乳汁、羊水中微量而广泛分布。体内产生的 β_2-m 的量较为恒定,分泌入血中的 β_2-m 迅速从肾脏滤过,血中浓度为 0.8～2.0mg/L,每日尿中排出量为 0.03～0.1mg。

【检测方法】

免疫测定法,如免疫化学发光法(ICMA)、放射免疫测定、酶或发光免疫测定、胶乳增强散射免疫测定。

【标本要求与保存】

采用血清。标本量 0.5ml,至少 0.3ml。避免脂血。分离后标本在室温(25℃)稳定保存 7 天,冷藏(4℃)或冷冻(-20℃)稳定保存 14 天。可反复冻融 3 次。

【参考区间】

血清:婴儿:3.0mg/L(平均数)。

0～59 岁:1.9mg/L(平均数)。

60～69 岁:2.1mg/L(平均数)。

>70 岁:2.4mg/L(平均数)。

【临床意义】

(1) 肾功能损害:血中 β_2-m 与 GFR 呈负相关,与血清肌酐呈正相关,评价 GFR,采用 β_2-m 更优于肌酐。肾透析者,β_2-m 持续呈高值,表明肾出现淀粉样变,有引起腕管综合征的可能性。

(2) 恶性肿瘤:网质内皮肿瘤、多发性骨髓瘤、慢性淋巴细胞白血病,治疗前血清 β_2-m 为 6mg/L,治疗后仍在 3mg/L 以上,表明生存率低,可以用于判断预后。

(3) SLE 等免疫异常者:淋巴功能活化亢进以

及免疫刺激，使肝细胞合成 $β_2$-m 增加，这也是肝病患者 $β_2$-m 升高的原因。

（4）尿中排出增加：肾小管重吸收障碍时，血中浓度升高（阈值 4.5mg/L 以上）。

【影响因素】

儿童血清内 $β_2$-m 浓度比青年、成年人以及 60 岁以上者稍高。不同年龄其浓度有变化。

十五、备解素因子 B（properdin factor B）

【生化及生理】

P 因子又称备解素（properdin），是替代途径中除 C3 以外最先发现的一种血浆蛋白。现已探明，P 因子以聚合体形式而存在，三聚体（54%）、二聚体（26%）和四聚体（20%）都有，但特异活性的顺序依次为：四聚体>三聚体>二聚体。P 因子为由 4 条相同的肽链（分子量各 55kDa）组成的四聚体分子，链间以非共价键相连接，分子量为 220kD。P 因子的生物学活性是以高亲和力与 C3bBb 和 C3bnBb 相结合，结合后通过发生构象改变而加固 C3b 与 Bb 间的结合力，从而可使其半衰期由两分钟延长至 26 分钟。另外，P 因子还可封闭 H 因子的抑制作用，更增加了上述两种酶的稳定性及活性，有利于促进替代途径级联反应的继续进行。因此，P 因子实际上是替代途径中的一个重要的正调节分子。

【检测方法】

免疫比浊法。

【标本要求与保存】

EDTA 抗凝血浆。分离血浆前，需存放于4～8℃。

【参考区间】

0.05～0.025g/L。

【临床意义】

备解素 B 因子又叫 C3 激活物，在怀疑 B 因子有遗传缺陷以及鉴别 C3 转化酶的激活途径时测定。其临床意义为：①诊断补体系统的先天缺陷。缺乏备解素 B 因子的患者临床表现为反复感染、爆发性脑膜炎血症。②鉴别 C3 转化酶的激活途径。C3 转化酶经典途径激活，B 因子水平正常；C3 转化酶旁路途径激活，B 因子降低。

【影响因素】

血浆应新鲜，无溶血。

十六、p24 蛋白（protein p24）

【生化及生理】

HIV-1 是引起全球艾滋病流行的病原体，其基因组由两条拷贝的单股正链 RNA 在 5′-端通过氢键结合而形成的二聚体。基因组从 5′到 3′端依次排列为 *LTR*、*gag*、*pol*、*env*、*ltr*，还有 6 个调节基因，即 *tat*、*rev*、*nef*、*vif*、*vpr*、*vpu*/*vpx*。*gag* 基因编码病毒的核心蛋白，其中衣壳蛋白 p24 特异性最强。p24 蛋白为 HIV 核心蛋白，分子量 $24×10^3$，故名。p24 抗原阳性主要见于 HIV-1 感染。在 HIV 感染的急性期和在艾滋病病症充分发展的后期，许多病毒颗粒释放使 p24 抗原通过免疫测定检出。由于结合抗体使得血液中 p24 的浓度减少。在酸性或碱性解离下，血清中 p24 抗原可从免疫复合物中释放并可更敏感地检出。在感染以后，抗体检测前 1～2 周 p24 抗原检测已呈阳性。

【检测方法】

酶联免疫法，免疫印迹法。

【标本要求与保存】

采用血清或血浆，血浆用 EDTA 抗凝。标本量 2ml，至少 1ml。分离后标本冷冻（-20℃）保存。

【参考区间】

阴性。

【临床意义】

酶联免疫法检测血浆 p24 蛋白主要用于 HIV-1 感染的初筛，而免疫印迹法用于 HIV-1 感染的确证。

【影响因素】

待测样本应避免溶血及细菌污染等。

（王晓春）

第六章 酶的测定

随着生物科学理论和技术的不断发展与应用，人们对酶学的研究越来越深入、具体，对于血清酶类在机体各组织器官发生病变时的变化规律有了较为详尽的了解。除血清酶外，国内外学者对其他体液，如脑脊液、尿液、浆膜腔积液、精液、羊水、唾液、泪液等所包含的酶的种类、活性、变化规律及其诊断价值进行了广泛的研究。目前，酶学检测结果已成为许多疾病诊断、鉴别诊断、疗效评价和预后判断的重要依据。

第一节 概 述

酶(enzyme)是生物催化剂，为催化特定化学反应的蛋白质、RNA 或其复合体，能通过降低反应的活化能加快反应速度，但不改变反应的平衡点。绝大多数酶的化学本质是蛋白质，具有催化效率高、专一性强、作用条件温和等特点。

一、血清酶

酶作为生物催化剂存在于血清、血浆、分泌物和组织液中。组织器官的疾病可致血液中某些酶活性异常。正常时，组织细胞内发挥催化作用的酶在血清中含量甚微。当组织器官受损造成细胞膜通透性增高或细胞破坏时，细胞内的某些酶可大量释放入血；细胞的转换率增高或细胞的增殖加快，其特异的标志酶亦可释放入血；此外细胞内酶的合成或诱导增强或酶的清除受阻也可引起血清酶活性升高。

（一）血清酶的来源

根据酶的来源及其在血浆中所发挥的催化功能，可将血清酶分成两大类。

1. 血浆特异酶　主要是指作为血浆蛋白的固有成分，在血浆中发挥特定催化作用的酶，也称血浆固有酶。如与凝血过程有关的凝血酶原及属于蛋白酶的一些凝血因子，与纤溶有关的纤溶酶原等。它们以酶原形式分泌入血，在一定条件下被激活，引起相应的生理或病理变化。大多数在肝脏合成，当肝功能减退时，可见血浆中这些酶活性降低。属于这一类性质的酶还有胆碱酯酶(ChE)、铜氧化酶(铜蓝蛋白)、卵磷脂胆固醇酰基转移酶(LCAT)和脂蛋白脂酶等。

2. 非血浆特异酶　这类酶在血浆中浓度很低，并且在血浆中很少发挥催化作用。可进一步再分为：①外分泌酶，指来源于消化腺或其他外分泌腺的酶。如胰淀粉酶、胰脂肪酶、胃蛋白酶、胰蛋白酶和前列腺酸性磷酸酶等。它们在血液中含量与相应的分泌腺的功能及疾病有关。②细胞酶，指存在于各组织细胞中进行代谢的酶类。随着细胞的新陈代谢，有少量酶释放入血液。其中大部分无器官专一性，只有小部分来源于特定组织，有器官专一性。这类酶细胞内外浓度差异悬殊，病理情况下极易升高，其下降的临床意义很少。这些酶最常用于临床诊断，如转氨酶、乳酸脱氢酶(LD)、肌酸激酶(CK)等。

（二）血清酶的去路

一般认为，血清中酶的清除方式与其他血浆蛋白质类似，但是具体清除途径尚不十分明了。

1. 血清酶的半衰期　酶失活至原来活性一半时所需时间称为酶的半衰期($t_{1/2}$)。一般以半衰期来评定酶从血中清除的快慢。表 6-1 是一些常用酶的半衰期与分子量。血清酶甚至同工酶之间半衰期差别很大。这些有助于了解同一疾病不同酶升高持续时间的差异，半衰期长的酶，在血清中持续时间长。

表 6-1 几种血清酶的半衰期与分子量

酶	半衰期	相对分子量
ALT	37~57 小时	110 000
AST	12~22 小时	—
ASTs	约 14 小时	120 000
ASTm	约 6 小时	100 000
CK	约 15 小时	86 000
CK1(CK-BB)	约 3 小时	88 000
CK2(CK-MB)	约 10 小时	87 000
CK3(CK-MM)	约 20 小时	85 000
LD	—	—
LD-1	53~173 小时	13 500
LD-5	8~12 小时	13 500
ALP	3~7 天	120 000
肠 ALP	<1 小时	—
骨 ALP	约 40 小时	—
胎盘 ALP	约 170 小时	—
GLD	约 16 小时	350 000
AMY	3~6 小时	55 000
LPS	3~6 小时	48 000
γ-GT	3~4 天	—

2. 血清酶的失活和排泄 研究表明酶主要是在血管内失活或分解,酶的清除与血浆蛋白的清除途径并不完全相同。用放射性核素标记纯酶后的实验证明,血清酶受蛋白酶水解而产生的低分子多肽或氨基酸可经小肠黏膜排至肠腔,再彻底分解成氨基酸后重吸收,其中大部分氨基酸可被组织利用,不能利用的氨基酸可经尿排出体外。各种酶的变性、失活或清除的次序先后不一,并有明显的选择性,可能与特异性受体及个体差异有关。少数分子量低于60kD 的血清酶,如 AMY(分子量 45kD)可通过肾小球的毛细管壁而滤过,但分子量较大的酶则一般很难滤过不能随尿排出。少数以酶原形式存在的血清酶在活化后可迅速被肝脏清除。单核-巨噬细胞系统可能也参与血清酶的清除。

(三) 血清酶变化的病理机制

正常情况下血清酶活性相对恒定。但在一些病理状况下,如细胞膜通透性增加或细胞坏死,细胞内酶合成增加,酶排泄障碍,恶性肿瘤异位分泌,酶合成障碍,中毒及遗传缺陷等,常导致血清中酶活性的改变。血清酶变化的原因包括:

1. 酶合成异常

(1) 合成减少:肝损害时合成酶的能力受损,血清中相应酶减少,慢性肝病时更为显著。如血清中 ChE 常和清蛋白的浓度相平行,肝病时因卵磷脂胆固醇酰基转移酶(LCAT)合成的减少而使血清中该酶浓度降低,并且比血清清蛋白的减少更为灵敏。由于酶基因变异,也可引起酶合成减少,如肝脑豆状核变性(Wilson 病)患者,血中铜氧化酶可明显下降。

(2) 合成增多:细胞对血清酶的合成增加或酶的诱导作用是血清酶活性升高的重要原因。增生性疾病如骨骼疾病时,可因成骨细胞增生(分别见于成骨肉瘤及佝偻病),合成分泌更多的 ALP 而使血清中此酶升高。一部分恶性肿瘤患者血中酶升高有可能与肿瘤细胞中酶的合成增加有关,如前列腺癌细胞可产生大量 ACP。此外,酶的诱导作用也可引起血中一些酶浓度增高,如巴比妥类、乙醇和杜冷丁类药物可以诱导肝 γ-GT 的合成,血清中的酶活性也随之相应增高。

2. 酶释放增加 酶从病变(或损伤)细胞中释放增加是疾病时大多数血清酶增高的主要机制。研究表明,炎症、缺血/缺氧、能源供应缺乏、坏死和创伤等是细胞释放大分子酶蛋白的重要原因。细胞酶的释放量还受下述一些因素影响:

(1) 细胞内外酶浓度的差异:细胞内外酶浓度差因酶而异,且随组织而不同。如肝细胞内乳酸脱氢酶(LD)大于细胞外液的 3000 倍以上,而红细胞中此酶亦大于血浆的 200 倍。这种差异影响血清酶增加速率,特别对于非血浆特异酶而言,只要有少量细胞受损伤,酶从细胞中释出,就可使血液中酶明显升高。

(2) 酶的相对分子量:酶的相对分子量大小是影响细胞内酶释出的关键,各种酶从胞内释出的速度与酶的相对分子量成反比。分子量愈小的酶从细胞中释出的速度也愈快,可能因分子小易从膜孔逸出所致。

(3) 酶的组织分布:同一种酶可分布于多种脏器组织,如临床常用的天冬氨酸氨基转移酶(AST)、丙氨酸氨基转移酶(ALT)和肌酸激酶(CK)三种酶分别以心、肝和骨骼肌含量最丰富。含酶量高且血流丰富的组织器官,其细胞内酶进入血流的可能性较大,发生病变时可引起血清酶活性变化。除了少数组织专一性的酶以外,大多数血清酶不能特异地反映某个特定组织的病变。

(4) 酶在细胞内的定位和存在形式:凡存在于线粒体中的酶,如谷氨酸脱氢酶(GLD)、ASTm及苹果酸脱氢酶(MDm)均不易从细胞中释出。有些酶在细胞内可能和结构蛋白结合,或以多酶复合物的形式存在,因而较难释出细胞。而胞质的可溶性酶则较易释出。

3. 酶排出异常　约有24%的血清淀粉酶(AMY)由肾脏排出,肾功能减退时,血清AMY活性升高可能因酶排泄障碍而在血液中滞留所致。胆道梗阻时,血清ALP升高的原因是梗阻区碱性磷酸酶(ALP)合成加强,ALP排泄受阻而逆流入血。但对于大多数酶而言,并不存在酶经肾脏或胆道排出异常而导致血清酶升高的这种清除机制。

应注意的是,很多疾病时血清酶增高的机制是多方面的,常常是上述多种因素综合作用的结果。

(四) 血清酶的生理差异

许多因素可引起人血清中某些酶浓度的生理性变化,如性别、年龄、饮食、锻炼或日周期节律等。人种、地理及其他环境因素也对酶活性浓度有影响。临床酶学测定,尤其是在参考值的制定及结果分析时,应注意生理变异对测定结果的影响。

1. 性别　多数血清酶的男女性别差异不大,但少数酶如CK、ALP及γ-GT等有性别差异,男性高于女性。其原因可能和血清酶的来源组织的重量不同有关。如男子的肌肉比女子发达,含CK较多,释放至血清中也相应增多;也可能和酶受激素的直接调节有关,如雌激素可以抑制γ-GT的合成。性别差异也见于同工酶,年轻女性因含雌激素较多,血清LD-1含量明显高于老年女性和各种年龄的男性。

2. 年龄　血清中有些酶的活性常随年龄而变化。最明显的一个例子是ALP,新生儿血清中ALP略高于成人,1~5岁增至成人的2~3倍,然后逐渐下降,到10~15岁,ALP又明显升高,可达成人的3~5倍,20岁后降至成人值;酸性磷酸酶(ACP)也有类似的情况。CK在出生后24小时内可达成人的3倍,1~12岁内保持较稳定的水平,青春期再增高,以后逐渐降低,直至20岁后趋向恒定。而LD在出生时也为成人的两倍,以后逐渐下降,至14岁和成人值一致。年龄差异也见于同工酶,如与成人不同,儿童尤其是新生儿,常出现LD-1>LD-2。也有少数酶如AMY,新生儿比成人低。有些酶如γ-GT、CK、ALP等老年人都有轻度升高。

3. 进食　血清中大多数酶不受进食的影响,故测酶活性不一定需要空腹采血。高脂、高糖饮食后血清ALP活性升高。而酗酒可使血清γ-GT升高,如未累及肝脏,戒酒后酶活性下降。此外,禁食数天可导致血清AMY下降。

4. 运动　激烈的肌肉运动可使血清中多种酶,如CK、LD、AST、ALD和ALT等活性升高,升高幅度与运动量、运动时间、运动频率及骨骼肌所含酶量有关。长时间剧烈运动,血清酶活性升高幅度最大,而训练有素的运动员,其血清酶升高幅度比常人小。短时间剧烈运动后,血清AST升高出现的时间最早,当运动停止后,酶活性逐渐下降,其中ALD和CK恢复最快,AST和LD次之,而ALT最慢。但长时间运动时,CK上升最快,升高程度也最显著。

5. 妊娠　妊娠时随着胎盘的形成和长大,胎盘组织可分泌一些酶进入母体血液,如耐热ALP、LD、LAP和ALT(少数)等,引起血清中这些酶升高。在妊娠后期(7~9个月)更为明显。孕妇血清CK活性仅为月经初潮前的一半左右,但在分娩时因子宫肌肉强烈收缩,可导致CK活性升高,且同工酶分析发现,CK-BB亦增高。

6. 其他　血清中有些酶与同工酶有种族差异,如G-6-PD的缺陷和变异,在美国黑人的发生率为11%,土耳其南部犹太人可高达60%,我国广东为8.6%,江南为3.3%。CK同工酶,黑人血清CK-BB也高于白人。此外,一些酶活性还与体重、身高的增长、体位改变、昼夜变化及家庭因素等有关。

二、酶的测定方法

目前临床上酶活性的测定绝大多数仍为针对反应物的特征建立检测方法,并以其测定酶催化反应速度,由此推算酶含量。酶活性测定根据对反应物(底物或产物)特性监测的方法不同可分为:量气法、分光光度法、荧光法、放射性核素法、电极法等。而依测定酶反应速度方法的不同则分为:定时法、连续监测法和平衡法。由于该法根据酶促反应中底物的减少量或产物的生成量来计算酶活性浓度的高低,因此又称为"酶的催化活性浓度"或简称为"酶活性浓度"测定法。此外,临床亦常应用免疫学方法进行酶质量的测定。

(一) 酶反应物特性测定的方法

在酶促反应中,针对反应物(底物或产物)特性不同可建立相应的检测方法,以监测反应物浓度的变化,确定反应的速度。这些监测方法包括量气法、分光光度法、荧光法、放射性核素法、电极法和其他的方法。其中分光光度法为最常用的方法。

（二）酶活性浓度测定法

测定酶的催化活性浓度，即通过测酶反应速度计量活性的方法，为临床最常用的方法，具有迅速、灵敏、成本低等特点。根据酶促反应进程，进行酶活性浓度测定的方法包括定时法、连续监测法和平衡法。

（三）酶质量测定

酶浓度严格来说是指酶分子的质量浓度，常用酶蛋白浓度来表示。人体体液中大多数酶的含量在μg/L水平，甚至更低，因此酶活性浓度的测定是目前主要测定方法。但20世纪70年代以后，随着免疫学技术的发展，酶的定量分析技术中出现了许多利用酶的抗原性，通过抗原抗体反应直接测定酶蛋白质量的新方法。与经典的测定酶活性方法比较，这些免疫化学测定法不仅灵敏度高，并可能测定一些以前不易测定的酶，为临床提供了更多新的信息和资料。

（四）酶促反应的影响因素

测定酶活性浓度方法所选择的测定条件应是酶促反应的“最适条件”，即指在所选择温度下能使酶促反应的催化活性达到最大。主要与下述一些因素有关：①底物、辅因子、活化剂、缓冲液和变构剂种类和浓度；②指示酶和辅助酶的种类和浓度；③反应混合液的pH和离子强度；④其他可变因素，如已知抑制剂的去除。在某些情况下，为了使最终测定系统达到最大的测定重复性，可考虑对最适条件进行适当修改。

（五）酶活性浓度测定的干扰因素

临床测定酶活性浓度标本多是体液，其中除被测定酶外，还存在着其他各种酶和其他物质，因此在实测反应中可能出现一些副反应或旁路反应，这些都会对测定反应产生干扰。包括：①其他酶和物质的干扰：反应体系各成分除可能引起被测定酶反应外，有可能引起其他酶的反应而干扰测定。②酶的污染：因试剂用酶多从动物组织或细菌中提取，易污染其他酶，如不设法除去将引起测定误差。③非酶反应：有些底物不稳定，没有酶的作用亦会自行反应。④分析容器的污染：如分析容器或管道污染而混杂有其他一些物质，可能影响酶的活性。⑤沉淀形成：使用分光光度法测定酶活性时，如有沉淀形成或组织匀浆中颗粒的下沉都会引起吸光度变化。

（六）影响酶活性测定的分析前因素

1. 溶血　部分酶在红细胞膜或红细胞内的浓度远高于细胞外，如乳酸脱氢酶、苹果酸脱氢酶、己糖激酶等，少量血细胞的破坏就可能引起血清中酶明显升高。

2. 抗凝剂　草酸盐、柠檬酸盐和EDTA等抗凝剂为金属螯合剂，可抑制需Ca^{2+}的AMY，也可抑制需Mg^{2+}的CK和5′-NT；草酸盐既可与丙酮酸或乳酸发生竞争性抑制，又能与LDH及NADH或NAD^+形成复合物，从而抑制催化的还原或氧化反应。柠檬酸盐、草酸盐对CP、ChE均有抑制作用；EDTA还能抑制ALP；氟化物也可抑制ChE。故用上述抗凝剂分离之血浆一般不宜做酶活性测定。肝素是黏多糖，对ALT、AST、CK、LDH和ACP无影响，适于急诊时迅速分离血浆进行测定，但可使γ-GT升高，使AMY降低，需加注意。

3. 标本储存温度　血清清蛋白对酶蛋白有稳定作用，如无细菌污染，某些酶（如AST、γ-GT和ALP等）存在于清蛋白中可在室温保存1～3天，而活性受影响不大。有些酶极不稳定，如血清前列腺ACP，在37℃放置1小时，活性可下降50%。大部分酶在低温中可稳定较长时间，标本如在离体后不能及时测定，应及时分离血清或血浆并置冰箱冷藏。现将有关酶在不同温度下能保持稳定的时间列于表6-2，以供参考。

表6-2　不同贮存温度时体液酶的稳定性（活性变化小于10%）

酶	室温（25℃）	冷藏（0～4℃）	冷冻（-20℃）
LDH	1周	1～3天§	1～3天§
γ-GT	2天	1周	1个月
ALD	2天	2天	不稳定*
ALT	2天	5天	不稳定*
AST	3天	1周	1月
CK	1周	1周	1月
ChE	1周	1周	1周
ALP	2～3天	2～3天	1个月
ACP	4小时※	3天#	3天#
5′-NT	24小时	1周	3个月
AMY	1个月	7个月	2个月
LPS	1周	3周	3周
LAP	1周	1周	1周

注：*酶不耐融化；§与同工酶类型有关；※标本未酸化；#标本加枸橼酸或醋酸至pH 5

三、酶在临床诊断中的应用

通过检测血清或血浆酶可提示:是否存在组织器官的损伤;引起组织器官损伤的原因;组织器官损伤的程度;细胞损伤的严重性(可修复或不可修复);诊断潜在的疾病;器官疾病的鉴别诊断(器官内细胞损伤的定位)。从其中可得到的诊断信息包括:样本中酶活性的水平;酶形式(谱)的变化(同一时间内血清中所有的酶活性);评价酶之间酶活性的比值;监测酶活性;同工酶的检测。酶活性的水平与随时间变化的多种原因有关,为了解释酶活性升高的原因,有必要回答下列问题:酶的升高是否由于器官释放酶的增加,例如组织是否损伤?血流中消除酶的清除机制有无损害,例如:是否有肾衰或肝硬化?是否存在酶与血清成分的结合,例如:是否有巨酶的存在?酶活性升高是否由于酶的合成增加,例如:是否有酶的诱导。检测血清或血浆酶主要的临床应用如下。

(一) 确定病变的部位(器官定位)

组织或器官的损伤定位可通过下列酶的检测进行分析:组织特异性酶的检测;同工酶的分析;与症状相适应的酶形式的评价;组织特异性酶;这些酶仅在特定组织中出现,或在特定组织内有非常高的活性。这些酶释放入血增加,表明特定组织损害(表6-3)。

表6-3 酶与重要器官的特异性

特异性酶	器官	提示
AMY	胰腺,唾液腺	急性胰腺炎
ALT(GPT)	肝脏	肝实质疾病
AST(GOT)	肝脏	心肌梗死,肝实质病变,骨骼肌病
ALP	肝脏,骨骼,肠,胎盘	骨骼疾病,肝胆疾病
CK	骨骼肌,心脏,平滑肌	心肌梗死,肌肉疾病
ChE	肝脏	有机磷中毒,肝实质损伤
GLD	肝脏	严重的肝实质损伤
GGT	肝脏	肝胆疾病,酒精中毒
LD	肝,心,骨骼肌,红细胞,血小板,淋巴结	肝实质病变,心肌梗死,溶血,红细胞无效生成,淋巴结
酯酶	胰腺	急性胰腺炎

同工酶:每一组织的同工酶是由基因决定的。通过同工酶的分析,可以明确酶增高来源的组织。

酶型:酶活性的比率可以提供临床的诊断信息。在酶型中最基本的酶是 ALT 和 AST,有意义的判断标准是酶的比率,90%以上酶的增加都是在肝脏、心肌、骨骼肌和红细胞等重要组织中。通过分析 CK/AST 和 LD/AST 的比率可了解酶来源于哪一个组织。

(二) 确定病理过程的阶段

酶释放到血液中和从血液中清除的机制具有典型时间曲线的动态变化规律。这种时间曲线与酶活性时间曲线特征相吻合。这些酶活性时间曲线为临床提供了诊断时间窗口,疾病存在时预期酶活性增高,也可用于评估临床疾病的阶段。如果病变器官是已知的,疾病急性期酶活性通常比慢性期高。在急性器质性病变时,用半衰期短和半衰期长的酶之间的比率可预测疾病的阶段。酶半衰期的不同改变了血清中器官特异性酶谱。因此,为评价疾病处于什么阶段提供了重要信息。如在急性肝炎,半衰期较长的 ALT 与相对半衰期较短的 AST 相比,假定 AST/ALT 之比是下降的,则为肝炎炎症消退的信号。

(三) 确定细胞损伤的严重性

以线粒体与细胞质的酶活性比率表示,细胞轻度损伤后,细胞质酶释放,如 ALT,细胞质中的 AST。严重损伤后细胞坏死导致线粒体酶释放入血液中,如线粒体中的 AST 和 GLD。肝脏病变时,AST/ALT 和(AST+ALT)/GLD 的比率用于估量细胞损伤。严重的细胞损伤在血清中的酶型与在组织中的酶型是相同的。

(四) 确定细胞损伤程度

酶活性水平和活性时间曲线下面积与组织损害的范围相关。酶大量增加表明组织大量损伤,如肝脏、骨骼肌。

(五) 确定疾病的诊断

患者伴有急性临床症状,且酶的来源不明,可为疾病的诊断提供重要的信息。例如,伴有胸痛或腹痛的患者检测 CK、AST、ALT、酯酶等,疼痛 12 小时后 CK 正常就可在很大程度上排除心脏疾病,ALT 正常可除外肝病,酯酶正常可排除胰腺炎。

(六) 同一器官疾病的鉴别诊断

血清酶水平仅源于同一器官内某特殊结构或组织,该器官所有细胞内产生的酶活性大致相同,如在肝脏疾病中,GGT、ALT 或 GLD 的活性与氨基转移酶有关,这些酶比率可运用于下列急性肝脏病变。GGT/AST 鉴别急性酒精中毒肝炎(>6)和急性病毒肝炎(<1)。(AST+ALT)/GLD 区分急性肝灌注紊乱(<10),急性右心衰和急性病毒肝炎(>50)。AST/ALT 鉴别新近的梗阻性黄疸(<1)和慢性活动性肝炎(>1)。

(七) 外科手术

主要涉及与肌肉有关的酶,其次是与肝脏有关的酶。在无并发症的手术后,酶活性一般在 24~36 小时后达到高峰,酶活性的水平和升高持续的时间与手术的性质和范围有关。在无并发症的情况下,一般手术后 1 周内酶恢复正常。

(八) 重点监护患者的酶水平

危急患者,如伴脓毒血症、其他严重感染、手术或外伤后、严重胃肠并发症、伴心脏收缩力衰竭的心脏病、持续休克状态或血液病,检测到血清中与肝相关的酶和(或)与胰腺相关的酶的变化都可得出继发性肝功能紊乱的结论,尽管没有原发性肝或胰腺病变。

(九) 脑癫痫时的酶变化

癫痫大发作常伴有 CK 的升高,CK 可超过参考范围上限 50~100 倍。CK 在 1~3 天内达到高峰,4 天至 2 周后恢复正常。在自发性癫痫大发作时 CK 的升高最小,酒精戒除时癫痫大发作 CK 升高的水平较高,在癫痫持续发作时 CK 升高的水平最为显著。AST、LD 和 ALT 也有升高但没有 CK 这样的过程。

第二节 血清酶的检测

一、丙氨酸氨基转移酶(alanine aminotransferase,ALT)

【生化及生理】

转氨酶是催化 α-氨基酸和 α-酮酸之间氨基移换反应的一组酶。其中,丙氨酸氨基转移酶(ALT)和天冬氨酸氨基转移酶(AST)最具有临床意义,是临床实验室中最常用的检测项目之一。磷酸吡哆醛是转氨酶的辅基,与酶蛋白结合后 ALT(或 AST)才具有催化活性。转氨酶广泛存在于肝脏、心肌、骨骼肌、肾、脑、胰、肺、白细胞和红细胞中。这些组织损伤或坏死时,酶从这些组织细胞中释出,致使血清中 ALT 或 AST 活性增高。

【检测方法】

赖氏比色法:ALT 在适宜的温度及 pH 条件下作用于丙氨酸及 α-酮戊二酸组成的基质,生成丙酮酸及谷氨酸,反应至所规定时间后加 2,4-二硝基苯肼-盐酸溶液终止反应,同时 2,4-二硝基苯肼与酮酸中羰基加成,生成丙酮酸苯腙。苯腙在碱性条件下呈红棕色,根据颜色深浅确定其酶的活力强弱。

速率法:在 ALT 速率法测定中,酶偶联反应为:L-丙氨酸与 α-酮戊二酸在 ALT 催化下生成丙酮酸和 L-谷氨酸,丙酮酸和还原型辅酶Ⅰ在 LDH 催化下生成 L-乳酸和辅酶Ⅰ。上述偶联反应中,NADH 的氧化速率与标本中酶活性呈正比,可在 340nm 波长处监测吸光度下降速率,计算出 ALT 的活力单位。

【标本要求与保存】

血清或血浆,血清首选,血浆用肝素或 EDTA 抗凝。避免过度溶血或脂血。标本量 1ml,至少 0.5ml。最好在 45 分钟内分离血清/血浆。分离后标本在室温(25℃)稳定保存 7 天,冷藏(4℃)稳定保存 14 天。

【参考区间】

赖氏比色法:反应温度为 37℃,健康成年人血清 ALT 为 5~25 卡门单位/毫升血清。

速率法:反应温度 37℃,试剂中不含 PSP 时,健康成年人男性 5~40U/L;女性 5~35U/L。IFCC,反应温度 37℃,试剂中含 PSP,国外健康成年人为男性<0.77μkat/L;女性<0.58μkat/L。

【临床意义】

由于肝组织中所含的 ALT 浓度最高,所以 ALT 升高常是由肝病引起的。但 ALT 升高也见于不少肝外疾病,应多方分析,综合考虑。

ALT 活性增高:

(1) 肝胆疾病传染性肝炎、肝癌、肝硬化、中毒性肝炎、脂肪肝和胆管炎等。

(2) 心血管疾病心肌梗死、心肌炎、心力衰竭时肝淤血和脑出血等。

(3) 药物和毒物氯丙嗪、异烟肼、奎宁、水杨酸制剂及乙醇,铅、汞、四氯化碳或有机磷等引起 ALT 活性增高。

ALT 活性降低:磷酸吡哆醛缺乏症。

【影响因素】

（1）严重脂血、黄疸或溶血等血清，可能会引起测定管吸光度增加。因此，检测此类病理标本时，应做自身血清标本对照管。当血清标本酶活力超过150卡门单位时，应将血清用生理盐水稀释5倍或10倍后再进行测定。

（2）草酸盐、肝素、枸橼酸盐虽不抑制酶活性，但可引起反应液轻度混浊。红细胞内ALT含量为血清中3～5倍，应避免标本溶血。尿液中ALT的含量很少或无，不推荐做尿液中ALT的活性测定。在常规ALT测定中，不推荐冰冻保存血清标本。

二、天冬氨酸氨基转移酶（aspartate aminotransferase，AST）

【生化及生理】

天冬氨酸氨基转移酶在心、肝及骨骼肌的胞质和线粒体中含量最为丰富。因此，测定该酶对心肌梗死、肝病及肌营养不良有很大的临床价值。

【检测方法】

赖氏比色法：血清中AST作用于由天冬氨酸和α-酮戊二酸组成的基质，在一定的反应条件下，产生一定量的草酰乙酸，草酰乙酸在反应过程中脱羧成为丙酮酸，在酶促反应达到规定时间时，加入2，4-二硝基苯肼，在酸性条件下形成苯腙。在碱性条件下，苯腙呈红棕色。根据颜色深浅即可确定AST的活力。

速率法：在AST速率法测定中酶偶联反应为：L-天冬氨酸和α-酮戊二酸在AST的催化下生成草酰乙酸和L-谷氨酸，草酰乙酸和$NADH+H^+$在MDH催化下生成L-苹果酸和NAD^+。分光光度计波长340nm，监测NADH被氧化引起吸光度的下降速率，该下降速率与AST活性成正比。

【标本要求与保存】

采用血清或血浆，血清首选，血浆用肝素或EDTA抗凝。避免溶血。标本量1ml，至少0.5ml。最好在45分钟内分离血清/血浆。分离后标本在室温（25℃）稳定保存7天，冷藏（4℃）或冷冻（-20℃）稳定保存14天。可反复冻融3次。

【参考区间】

赖氏比色法：健康成年人血清AST为8～28卡门单位。

速率法：酶活性测定温度37℃，底物中不加PSP时健康成年人参考区间为8～40U/L；IFCC，反应温度37℃，试剂中含PSP，国外健康成年人为男性<0.60μkat/L，女性<0.53μkat/L。

【临床意义】

（1）AST在心肌细胞内含量较多，当心肌梗死时，血清中AST活力增高，在发病后6～12小时之内显著增高，在48小时达到高峰，在3～5天恢复正常。血清中AST也可来源于肝细胞，各种肝病可引起血清AST的升高，有时可达1200U，中毒性肝炎还可更高。

（2）肌炎、胸膜炎、肾炎及肺炎等也可引起血清AST的轻度增高。

【影响因素】

测定结果超过200U时应将血清稀释后再进行测定，结果乘以稀释倍数。

三、γ-谷氨酰基转移酶（γ-glutamyltransferase，γ-GT或GGT）

【生化及生理】

γ-谷氨酰基转移酶（GGT）是催化γ-谷氨酰基移换反应的一种酶。在这一反应中，γ-谷氨酰基从谷胱甘肽或其他含γ-谷氨酰基物质中转移到另一肽或氨基酸分子上。最适pH因底物缓冲液种类而异。甘氨酰甘氨酸（双甘肽）作为酶促反应的受体，可以加速反应的进行。人体各器官中GGT含量按下列顺序排列：肾、前列腺、胰、肝、盲肠和脑。在肾脏、胰腺和肝脏中，此酶含量之比约为100∶8∶4。肾脏中GGT含量最高，但肾脏疾病时，血液中该酶活性增高却不明显。有人认为，肾单位病变时，GGT经尿排出，测定尿中酶活力可能有助于诊断肾脏疾患。

【检测方法】

对硝基苯胺法：以L-谷氨酰-3-羧基-对硝基苯胺为底物，双甘肽为γ-谷氨酰基的受体，在GGT的催化下，谷氨酰基转移到双甘肽分子上，同时释放出黄色的2-硝基-5-氨基苯甲酸，引起405～410nm波长处吸光度的增高。吸光度增高速率与GGT活性呈正比关系。

重氮反应比色法：以L-γ-谷氨酰-α-萘胺为底物，在GGT催化下，γ-谷氨酰基转移到双甘肽分子上，同时释放出游离的α-萘胺，后者与重氮试剂反应，产生红色化合物。

【标本要求与保存】

采用血清或血浆，血清首选，血浆用肝素或EDTA抗凝。避免溶血或脂血。标本量1ml，至少

0.5ml。最好在45分钟内分离血清/血浆。分离后标本在室温(25℃)、冷藏(4℃)或冷冻(-20℃)稳定保存14天。可反复冻融3次。

【参考区间】

对硝基苯胺法：健康成年男性11～50U/L(37℃)，健康成年女性7～32U/L(37℃)。

重氮反应比色法：男性：<0.94μkat/L，女性：<0.65μkat/L。

【临床意义】

(1) GGT主要用于诊断肝胆疾病。原发性肝癌、胰腺癌和乏特壶腹癌时，血清GGT活力显著升高，特别在诊断恶性肿瘤患者有无肝转移和肝癌术后有无复发时，阳性率可达90%。

(2) 嗜酒或长期接受某些药物如苯巴比妥、苯妥因、安替比林者，血清GGT活性常常升高。口服避孕药会使GGT值增高20%。

(3) GGT作为肝癌标志物的特异性较差，急性肝炎、慢性肝炎活动期、阻塞性黄疸、胆道感染、胆石症、急性胰腺炎时都可以升高。

【影响因素】

标本应该注意溶血。采用对硝基苯胺法，红细胞中L-γ-谷胺酰基移换酶含量低，溶血标本对测定结果影响不大。酶活力超过1000U时，血清可用150mmol/L NaCl稀释后再测定。采用重氮反应比色法，应用无溶血的血清标本测定，亦可用EDTA·2Na(1mg/ml)抗凝血浆。肝素抗凝血浆会引起反应液混浊。柠檬酸盐、草酸盐和氟化物抗凝剂会抑制10%～15%的酶活性。

四、谷氨酸脱氢酶(glutamate dehydrogenase，GLD)

【生化及生理】

谷氨酸脱氢酶仅含于线粒体内。它主要存在于肝脏、心肌及肾脏，少量存在于脑、骨骼肌及白细胞中：在肝脏中的浓度是心肌中浓度的17倍，骨骼肌的80倍，胰腺的28倍，是肝实质损害的一个敏感指标。GLD的生理性功能在于谷氨酸的氧化脱氨作用，例如此酶可以催化L-谷氨酸的氢转移，形成相应的酮亚胺酸，然后自发水解成2-氧化谷氨酸。此逆向反应可以用于测定体内GLD的活性。

【检测方法】

GLD在NADH存在下催化转移氨到2-氧化谷氨酸上，形成谷氨酸和NAD^+。在334、340或366nm处用分光光度计可测得每单位时间内NADH的吸光度下降，且与反应体系中GLD的活性成正比。

目前推荐的两种方法：①DGKC的动力学法测定，温度为25℃。②DGKC的动力学法，温度为37℃。这种方法的血清可以不预温。此反应通过加入样本或底物到反应混合物中来启动反应。

【标本要求与保存】

采用血清或血浆，血清首选，血浆用肝素或EDTA抗凝。避免溶血或脂血。标本量1ml，至少0.5ml。最好在45分钟内分离血清/血浆。分离后标本在室温(25℃)稳定保存两天，冷藏(4℃)或冷冻(-20℃)稳定保存14天。

【参考区间】

(1) DGKC方法(25℃，单位：U/L)

成人：女性≤3.0；男性≤4.0。

儿童：1～30天，≤6.6；1～6个月，≤4.3；7～12个月，≤3.5；13～24个月，≤2.8；2～3岁，≤2.6；13～15岁，≤3.2。

(2) DGKC方法(37℃，单位：U/L)

成人：男性≤7.0；女性≤5.0。

【临床意义】

肝内GLD的特异活性是其他器官，例如，肾脏、脑、肺的10倍左右，是骨骼肌内GLD的80倍左右。血浆内GLD活性的增高总是源于肝脏。虽然GLD是一个肝特异性酶，但作为肝胆疾病的筛选试验并不合适，因为它的诊断灵敏度仅为47%。

然而GLD对肝病的鉴别诊断起重要作用，特别是连同转氨酶。这是由于GLD单独位于线粒体内，不像ALT仅存在细胞内，而AST位于细胞质和线粒体内。GLD不会在一般性的肝炎症性疾病例如病毒性肝炎时释放。在一些主要是肝细胞坏死的肝病中，大量的GLD会释放是值得注意的事态。例如缺氧性肝病和中毒性肝损伤。

相比ALT而言，GLD的另一鉴别诊断意义在于它主要位于肝小叶中心的肝细胞内，很少的GLD位于门静脉周的肝细胞内。因此，相比ALT而言，相对较大增加的GLD就提示肝小叶中心部位发生病变。连同转氨酶，GLD具有鉴别诊断的重要性。评价标准就是(ALT+AST)/GLD的比值(表6-4)。

【影响因素】

氟化钠的存在可以使测得的GLD活性下降。

表 6-4 (ALT+AST)/GLD 的比值及其鉴别诊断意义

比值	评 价
<20	阻塞性黄疸、胆汁性肝硬化、转移性肝病、急性肝缺氧性损伤
20～50	慢性肝病急性发作、胆汁淤积性肝病
>50	急性病毒性肝炎(胆汁淤积的一种形式)、急性酒精性肝炎

五、肌酸激酶(creatine kinase,CK)

【生化及生理】

人类的肌酸激酶(CK)的亚基可由不同的基因编码而合成,各自的基因产物分别称 CK-M(肌肉)、CK-B(脑)、CK-Mi(线粒体)。血清中可测定的总 CK 活性由细胞质、二聚体同工酶 CK-MM、CK-MB、CK-BB 和合成后修饰形成的巨 CK 活性组成。在正常人群中,所测到的总 CK 活性主要是 CK-MM,其他 CK 同工酶和变异体仅微量或不易测出。若总 CK 活性增加,尤其是某一型同工酶活性增加,其酶型可提供有关器官受损的信息。

【检测方法】

肌酸激酶(creatine kinase,CK)活性测定有比色法、分光光度法和酶偶联法。这些方法可根据 CK 的正向反应(Cr-CrP)或逆向反应(CrP-Cr)而建立。从分析技术上,人们喜欢采用根据逆向反应建立的方法,因为逆向反应速度比正向反应快得多,但反应启始物质,CrP(磷酸肌酸)和 ADP(二磷酸腺苷)的价格要比 Cr(肌酸)和 ATP(三磷酸腺苷)高得多。原理:在 CK 催化作用下将磷酸基从肌酸磷酸盐可逆性地转移到 Mg-ADP 上,产生的 ATP 在以己糖激酶(HK)作辅酶、葡萄糖-6-磷酸酶作指示酶的组合光学试验中做测定。根据 NADPH2 浓度的增加,直接与总 CK 活性成比例,计算总 CK 活性。

【标本要求与保存】

采用血清或血浆,血清首选,血浆用肝素或 EDTA 抗凝。避免溶血。标本量 2ml,至少 0.5ml。尽快分离血清/血浆。分离后标本在室温(25℃)、冷藏(4℃)或冷冻(-20℃)稳定保存 14 天。可反复冻融 3 次。

【参考区间】

37℃,健康成年男性:0.78～2.90μkat/L;健康成年女性:0.58～2.47μkat/L。

【临床意义】

(1) CK 主要存在于骨骼肌和心肌,在脑组织中也存在。各种类型的进行性肌萎缩时,血清 CK 活性增高。神经因素引起的肌萎缩如脊髓灰白质炎时,CK 活性正常。皮肌炎时 CK 活性可轻度或中度增高。急性心肌梗死后 2～4 小时 CK 活性开始增高,可高达正常上限的 10～12 倍。CK 对心肌梗死诊断较 AST、LDH 的特异性高。但此酶增高的持续时间较短,2～4 天就恢复正常。病毒性心肌炎时,CK 活性也明显升高,对诊断及判断预后有参考价值。

(2) CK 增高还见于脑血管意外、脑膜炎、甲状腺功能低下等患者。还应注意到,一些非疾病因素如剧烈运动、各种插管及手术、肌内注射氯丙嗪和抗生素等也可能引起 CK 活性增高。

【影响因素】

血液凝固后应及时分离血清。红细胞不含 CK,轻度溶血无影响。溶血标本如 Hb<320mg/L 仍可使用,这样的血清标本 CK 值稍微增加或无改变。中度及重度溶血时,因红细胞释放出 AK、ATP 及 G-6-PD,影响延滞时间和产生副反应。对本酶有激活作用的物质有 Mg^{2+}、Ca^{2+} 以及 Mn^{2+}。抑制剂有磷酸腺苷化合物、L-甲状腺素、丙二酸、Cl^-、SO_4^{2-}、PO_4^{3-} 以及 $P_2O_7^{2-}$ 等。

六、乳酸脱氢酶(lactate dehydrogenase,LDH 或 LD)

【生化及生理】

乳酸脱氢酶是一种糖酵解酶,此酶含锌,广泛存在于人体及动物的各种组织内。人体以心、肾及骨骼肌内最为丰富,其次以肝、脾,胰及肺组织内较多,是临床应用较多的一种脱氢酶,属于氧化还原酶类。它催化乳酸氧化成丙酮酸,NAD 为受氢体;或催化丙酮酸还原成乳酸,NADH 为供氢体。正向反应(乳酸-丙酮酸)最适 pH 为 8.8～9.8;逆向反应(丙酮酸-乳酸)最适 pH 为 7.4～7.8。最适 pH 随着酶的来源、反应温度以及底物和缓冲液的不同而有所差异。

血清中可检测的总 LD 由 LD_1 到 LD_5 五种同工酶组成。同工酶 LD_1 和 LD_2 中 H 亚基活性催化基质 α-酮丁酸成为 α-羟丁酸的速度比其他同工酶要高,因此可以单独用 α-羟丁酸脱氢酶测定 LD_1 的活性。

体内所有细胞的细胞质中存在着不同的 LDH

同工酶，总LD活性升高可见于很多病理条件，但由于其缺乏器官特异性，此酶活性升高的诊断和鉴别诊断的价值受到限制。但是如果LD总活性升高，那么同工酶的定量区别就可以在诊断上提供相关器官有用的信息。

【检测方法】

LD-L法：为从乳酸氧化成丙酮酸的正向反应，乳酸和NAD作为酶底物，在340nm波长监测吸光度上升速率。

LD-P法：为从丙酮酸还原成乳酸的逆向反应，丙酮酸和NADH作为酶底物，在340nm波长监测吸光度下降速率。340nm波长吸光度上升或下降速率与标本中LD活性成正比关系。

两法相比，LD-L法的主要优点有：①乳酸盐和NAD^+底物溶液的稳定性比丙酮酸盐和NADH底物溶液的稳定性大，试剂若冰冻保存，前者可稳定6个月以上，而后者只能保存数天；②保持线性速率反应的时间范围较宽；③重复性比LD-P法好。由于逆向反应速度比正向反应速度快，所以测定方法不同，正常值也有差别。LD-P法的参考区间约二倍于LD-L法。

【标本要求与保存】

采用血清。避免溶血。标本量2ml，至少0.5ml。45分钟内分离血清。分离后标本在室温(25℃)保存7天，冷藏(4℃)保存3天，冷冻(-20℃)不稳定。不可反复冻融。

【参考区间】

LD-L法：健康成年人，37℃，109～245U/L。

LD-P法：健康成年人，37℃，200～380U/L。

【临床意义】

乳酸脱氢酶增高见于心肌梗死、肝炎、肺梗死、某些恶性肿瘤、白血病等。某些肿瘤转移所引起的腹水中乳酸脱氢酶活力往往升高。目前，常用于心肌梗死、肝病和某些恶性肿瘤的临床诊断。

【影响因素】

草酸盐抗凝剂对LD活性有抑制。红细胞内LD活力较血清中约高100倍，标本应严格避免溶血。

七、碱性磷酸酶(alkaline phosphatase，ALP/AKP)

【生化及生理】

碱性磷酸酶是一组基质特异性很低，在碱性环境中能水解很多磷酸单酯化合物的酶。该酶含有Zn^{2+}，活性中心含有丝氨酸残基，Mg^{2+}和Mn^{2+}是该酶的激活剂；磷酸盐、硼酸盐、草酸盐和EDTA为各型ALP的抑制剂，据报道，ALP是属于常见的一系列酶实验中精密度最低的。

【检测方法】

比色法：ALP在碱性环境中作用于磷酸苯二钠，使之水解释出酚和磷酸。酚在碱性溶液中与4-氨基安替比林作用，经铁氰化钾氧化而成红色醌的衍生物，根据红色深浅确定ALP的活力。

速率法：血清中ALP能将对硝基苯磷酸二钠水解，生成无机磷和对硝基酚，对硝基酚在稀酸溶液是无色的，但在碱性溶液下转变为对硝基酚离子，为一种黄色的醌式结构。酶作用所释放的对硝基酚的量由标准曲线求得。

【标本要求与保存】

采用血清或血浆，血清首选，血浆用肝素抗凝。避免溶血。标本量2ml，至少0.5ml。在45分钟内分离血清/血浆。分离后标本在室温(25℃)、冷藏(4℃)或冷冻(-20℃)稳定保存14天。可反复冻融3次。

【参考区间】

(1) 比色法：健康成年人：3～13金氏单位，儿童：5～28金氏单位。

(2) 速率法：

女性：测定温度37℃，1～12岁<500U/L，15岁以上40～150U/L。

男性：测定温度37℃，1～12岁<500U/L；12～15岁<750U/L；25岁以上40～150U/L。

(3) IFCC，37℃：

4～5岁：男性0.91～6.23μkat/L。
女性0.91～6.23μkat/L。

20～50岁：男性0.90～2.18μkat/L。
女性0.71～1.67μkat/L。

>60岁：男性0.95～2.02μkat/L。
女性0.90～2.40μkat/L。

【临床意义】

碱性磷酸酶活力测定常作为肝胆疾病和骨骼疾病的临床辅助诊断的指标。血清碱性磷酸酶活力增高可见于下列疾病。

(1) 肝胆疾病阻塞性黄疸、急性或慢性黄疸型肝炎、肝癌等。

(2) 骨骼疾病由于骨的损伤或疾病使成骨细胞内所含高浓度的碱性磷酸酶释放入血液中，引起血清碱性磷酸酶活力增高。如纤维性骨炎、成骨不全症、佝偻病、骨软化病、骨转移癌和骨折修复愈合期等。

【影响因素】

(1) 血清ALP活力过高时,酶的含量与其分解基质的能力不完全成直线关系,故当酶活力超过40U时,应将血清用生理盐水稀释5倍,重新测定,将结果乘以稀释倍数。黄疸血清或溶血标本中的色素对比色法有干扰,应作测定空白。

(2) 抗凝剂如草酸盐、柠檬酸盐和EDTA·2Na能抑制ALP的活性,不能使用这类抗凝剂的血浆做ALP活性测定。血清置室温(25℃),ALP活性显示轻度升高。例如,室温6小时活性约增高1%,置1～4天,酶活性增高3%～6%。血清贮存冰箱(4℃),酶活性亦出现缓慢地升高。冰冻血清,ALP活性降低,但当血清复温后,酶活性会慢慢恢复。质控血清或冻干质控血清亦呈现类似的ALP活性升高现象。

八、酸性磷酸酶(acid phosphatase,ACP)

【生化及生理】

酸性磷酸酶名称是指pH 7.0以下,酶活性最大的所有磷酸酶,所有的ACP在血清中可测定,它由几种不同的酶混合而成,它的主要来源是血小板、红细胞和骨、网状内皮系统的细胞和前列腺。衍生于前列腺的同工酶,在诊断前列腺癌时起重要作用,前列腺ACP可作为肿瘤标记。来自于前列腺和血小板活性可以被酒石酸盐抑制。全部ACP被酒石酸盐抑制的一部分,可称作为前列腺ACP。

【检测方法】

在pH 5.4的反应条件下,血清酸性磷酸酶水解磷酸麝香草酚酞,生成麝香草酚酞和无机磷酸。加入NaOH-Na_2CO_3,碱性缓冲液中止酶促反应,并使游离麝香草酚酞呈蓝色。在波长595nm处,比色测定麝香草酚酞的生成量,计算出酸性磷酸酶的活力单位。

【标本要求与保存】

采用血清。避免溶血。标本量2ml,至少0.5ml。45分钟内分离血清。分离后标本尽快检测,否则冷藏(4℃)或冷冻(-20℃)保存。

【参考区间】

本法主要测定血清前列腺酸性磷酸酶。测定温度37℃,儿童:0.05～0.15μkat/L,成人:0.03～0.08μkat/L。

【临床意义】

前列腺癌,特别是有转移时,血清酸性磷酸酶明显升高。溶血性疾病、变形性骨炎、急性尿潴留及近期做过直肠指检和前列腺按摩者,此酶活力可轻度升高。

【影响因素】

不能用血浆标本。因红细胞及血小板中富含ACP,应尽快分离血清。血清置室温中1小时,前列腺ACP活性将丧失50%。如果不能立即测定,应将血清试管紧塞,冰冻保存,或每毫升血清中加5mol/L醋酸50μl,使pH降至近5.4(测定结果要乘以血清被醋酸稀释的倍数1.05)。酸化后血清置室温可稳定数小时,冰箱内可稳定1周。

九、5′-核苷酸酶(5′-nucleotidase,5′-NT)

【生化及生理】

5′-核苷酸酶是一种特殊的磷酸酯水解酶,它不像ALP那样能作用于多种底物,只特异地水解5′-核苷酸(5′-核苷-磷酸)连于戊糖的5′-磷酸,生成核苷和无机磷酸。它对四种5′-核糖核苷-磷酸均能水解。此酶广泛分布于人和动物各种组织的细胞膜上,在植物和细菌中也有发现,最适pH为6.6～7.0,受Mg^{2+}或Mn^{2+}激活,但却受Ni^{2+}的抑制,这点恰和ALP相反。

1954年Dixon和Purdom在人血清中发现有5′-核苷酸酶活力,并报道在肝胆疾病患者的血清中酶活力异常增高,但是在成骨性疾病患者的血清中酶活力则正常。由于非特异的碱性磷酸酶也水解5′-核苷酸,所以许多作者曾试图用各种方法校正非特异的碱性磷酸酶的影响。

【检测方法】

测定血清5′-NT活性时,必须采用一种方法校正非特异性磷酸酶水解底物的影响。例如,有些方法在底物中加入过量的β-甘油磷酸钠,由于ALP与β-甘油磷酸钠有高度的亲和力而结合成复合物,阻止了ALP对AMP的水解(如连续监测法);也有方法采用选择性抑制剂(如镍离子)的方法(如钼蓝显色法)。

速率法:在波长340nm处监测吸光度下降速率,计算出5′-核苷酸酶活性。为避免碱性磷酸酶的干扰,在底物中加入过量的β-甘油磷酸钠(β-GP)。当β-GP浓度为AMP浓度的50～100倍时,由于碱性磷酸酶对β-GP亲和力高而生成ALP-β-GP复合物,此时碱性磷酸酶仅水解 β-GP 而不水解 AMP。5′-NT 不水解 β-GP,仅水解 AMP。因此,在本反应体系中的反应速率,仅代表 5′-NT 的反应速率。

钼蓝显色法:5′-NT 催化 AMP 水解,生成腺苷和磷酸,后者与钼酸铵反应生成钼蓝,可用比色法测定无机磷的含量,计算 5′-NT 的活性。利用镍离子能选择性地抑制 5′-NT 活性,在测定管中,不加入抑制剂镍离子,测出的酶活性是 5′-NT 活性和 ALP 活性的总和;在对照管中,加入抑制剂镍离子(抑制 5′-NT 活性),测出的酶活性是 ALP 的活性。测定管中的酶活性减去对照管中的酶活性,即是 5′-NT 活性。试剂中的锰离子(Mn^{2+})为激活剂,铜离子(Cu^{2+})可促进呈色反应。

【标本要求与保存】

采用血清或血浆,血清首选,血浆用 EDTA 或肝素抗凝。避免溶血。标本量 2ml,至少 0.5ml。在 45 分钟内分离血清/血浆。分离后尽快检测,否则标本冷藏(4℃)保存 7 天,或冷冻(-20℃)稳定保存 14 天。

【参考区间】

速率法:健康成年人:0 ~ 11U/L。

钼蓝显色法:健康成年人:2 ~ 17U/L;儿童稍低;60 岁以上老人的均值约为青壮年的两倍。

【临床意义】

5′-NT 广泛存在于肝脏和各种组织中。血清中 5′-NT 活力增高主要见于肝胆系统疾病,如阻塞性黄疸、原发及继发性肝癌等,通常酶活力变化与 ALP 活力变化相平行。但在骨骼系统的疾病中,如肿瘤骨转移、畸形性骨炎、甲状旁腺功能亢进、佝偻病等,通常 ALP 活力增高,而 5′-NT 活力正常。所以,对 ALP 活力增高的患者,测定 5′-NT 活力有助于临床判断 ALP 活力增高原因是肝胆系统疾病,还是骨骼系统疾病。

【影响因素】

由于红细胞内含有较大量的 5′-NT,因此溶血会使测定结果升高(因红细胞内含 5′-NT 为血清的 4 倍)。钼蓝显色法用血浆测定可引起混浊,与金属离子螯合的抗凝剂会干扰锰的激活作用,故不能用。脂血症不引起酶活性改变,但可能影响吸光度。

十、5′-核苷酸磷酸二酯酶(5′-nucleotide phosphodiesterase,5′-NPD)

【生化及生理】

5′-核苷酸磷酸二酯酶属水解酶类。5′-NPD 广泛分布于哺乳动物各组织,主要定位于核膜、内质网、线粒体外膜和溶酶体,是一种核酸外切酶。此酶为脱氧核糖核酸(DNA)分解代谢酶系之一,参与 DNA 的分解代谢。位于线粒体外膜的 5′-NPD,可能还具有环磷酸腺苷磷酸二酯酶的作用,能水解 3′,5′-环化腺苷酸(cAMP),因而直接影响 cAMP 的含量。

【检测方法】

4-甲基香豆素荧光法以 7-羟基-4-甲基香豆素(4-MU)和胸腺嘧啶脱氧核苷酸的缩合物(MU-P-TdR)为基质(底物),经 5′-NPD 催化生成荧光物质 4-MU,用荧光比色计测定 4-MU 的生成量,以每毫克蛋白质每小时生成 1 微克分子 4-MU 为酶的活性单位[pmol/(hr · mg Pr)]。

【标本要求与保存】

采用血清标本。血清经冰冻冷藏 12 个月,酶谱不发生变化,储于-20℃可保存数年。

【参考区间】

正常:8 ~ 9U。

【临床意义】

肿瘤及糖尿病患者血清酶活性亦在正常范围内,故只测定 5′-NPD 总活性,对肝癌无诊断价值。其同工酶对原发性或继发性肝癌诊断有辅助价值。

十一、淀粉酶(amylase,AMS 或 AMY)

【生化及生理】

淀粉酶(α-1,4-葡聚糖,4-葡聚糖水解酶)是一组水解以 α-D-葡萄糖组成的多糖的酶,可分为 α、β 二类。植物及细菌中的 β-淀粉酶又称为淀粉外切酶,仅作用于淀粉外端的 α-1,4-糖苷键,每次分解出一个麦芽糖。动物中的淀粉酶属于 α-淀粉酶,是一种淀粉内切酶,可在直链淀粉或支链淀粉(或糖原)的内部水解 α-1,4-糖苷键,产生麦芽糖、麦芽三糖、寡聚葡萄糖及 α-糊精(含 1,6-糖苷键)。α-淀粉酶主要存在于胰腺、唾液腺及其分泌液中,正常血清中的淀粉酶也主要来源于这两种组织。淀粉酶分子量较小,40 000 ~ 50 000 道尔顿,很易由肾脏排出,尿中 AMS 活性高于血中 AMS 活性。

【检测方法】

测定 AMS 活性的方法分为四类,具体方法不少于 200 种。第一类是测定基质淀粉的消耗量,有黏度法、浊度法及碘-淀粉比色法。第二类为糖化法,测定产物葡萄糖。第三类为染料释放法,测定游离出的染料含量。第四类是酶偶联法，AMS 作用后释放出的产物，用多种工具酶和指示酶偶联到反应中进行测定。

碘-淀粉比色法：人体中淀粉酶属于 α-淀粉酶，它能促进淀粉、糖原及糊精分子中 α-1,4-葡萄糖苷键的水解。一定量的淀粉经与标本中的淀粉酶在37℃水浴中作用一定时间后，剩余的淀粉与碘作用生成蓝色。由蓝色的消退程度（即淀粉被水解的多少）来表示淀粉酶的活性。本法亦适用于其他体液淀粉酶的测定，十二指肠液或胰液内淀粉酶的含量极高，约为血清内含量的100倍，因此可将标本作1∶1000稀释后测定。尿液先作1∶20稀释，然后同上测定。

染色淀粉法：淀粉分子上的羟基与活性染料中的活性基团起共价键结合，形成不溶性染色淀粉。染色淀粉经淀粉酶作用，水解 α-1,4-葡萄糖苷键，生成可溶性有色产物，产物的多少与酶活性成正比。

酶偶联法：用组成确定的淀粉酶底物及辅助酶与指示酶系统测定 AMS，可改进反应的化学计量关系，试剂稳定，产物恒定，化学计量关系明确，有利于实现连续监测及应用国际单位，应用最多的基质是4-硝基酚麦芽庚糖苷（4-NP-G7）。其检测原理为：用化学方法封闭4-NP-G7的非还原端（封闭的4-NP-G），制备出了一种新的色原基质4,6-苯亚甲基-α-D-4-硝基苯麦芽庚糖苷，用以测定 AMS 活力。酶促反应的主要产物是4-硝基苯糖苷（4-NP-Gn），它在 α-葡萄糖苷酶及葡萄糖化酶的共同催化下，95%以上水解成游离的4-硝基酚（4-NP），所产生的4-NP的量与淀粉酶的活力呈比例。

【标本要求与保存】

采用血清或血浆，血清首选，血浆用肝素或EDTA抗凝。标本量1ml，至少0.5ml。在45分钟内分离血清/血浆。分离后标本在室温（25℃）或冷藏（4℃）保存14天，冷冻（-20℃）稳定保存3天。可反复冻融3次。

收集尿液，24小时尿液或随机尿，不加防腐剂，特别是酸。标本量10ml，至少0.5ml。标本在室温（25℃）、冷藏（4℃）或冷冻（-20℃）稳定保存14天。可反复冻融3次。

其他体液，如十二指肠液、腹水、胸水等。收集标本1ml。标本在室温（25℃）、冷藏（4℃）或冷冻（-20℃）稳定保存14天。可反复冻融3次。

【参考区间】

碘-淀粉比色法：血清：40～160U；尿液：100～1200U；十二指肠液：40U（吴氏）。

染色淀粉法：血清：76～145U/dl。

酶偶联法：血清：30℃时，15～85IU/L；37℃时，20～115IU/L。

【临床意义】

淀粉酶主要来源于胰腺与腮腺，由肾脏排泄，在婴儿两个月以前可能血清中测不出淀粉酶活力，1年后才达到成人水平。年龄性别对酶活力无影响。

流行性腮腺炎，血和尿中的 AMS 活性显著增高。血清及尿内淀粉酶主要在临床上用于胰腺炎的诊断，当急性胰腺炎时，血清淀粉酶迅速增高（阳性率约为92%），可持续48～72小时，而尿淀粉酶则尚可在此后持续7天左右。一般而言，当血、尿淀粉酶活力较正常最高值大两倍以上时才有意义。有时要不断追踪测定，才能判断其意义。除了胰腺炎以外，在胰腺外伤、胰腺癌、总胆管阻塞、某些胆道疾患，由于胰管受阻，也可有淀粉酶增加，此外，当胃穿孔、腹膜炎波及胰腺时也可有淀粉酶增高。肾脏功能不全由于淀粉酶排泄障碍，血清中淀粉酶可增高，尿中则减低。当糖尿病、肝炎、肝硬化、肝癌、肝脏充血性肿大及其他肝损害情况时，可有血清及尿中的淀粉酶减低。淀粉酶降低，临床意义不大。

AMS 增高程度与病情轻重不成正相关，病情轻者可能很高，病情重者（如暴发性胰腺炎）因腺泡组织受到严重破坏，AMS 生成减少，故血清（或尿）AMS 可能不升高。

血循环中的 AMS 与大分子携带物（多半是 IgG 与 IgA，也可能是 α_1-胰蛋白酶、糖蛋白、多糖类等）形成复合物，这种复合物分子量太大（150 000～1 000 000），以致不能被肾小球滤过。此时血清中 AMS 升高，尿 AMS 则正常，称巨淀粉酶血症。

【影响因素】

（1）如淀粉溶液出现混浊或絮状物，表示淀粉溶液污染或变质，不能再用。淀粉在水中不能形成真溶液，而是形成含有大小不同的水化淀粉胶粒的胶体溶液，其分散程度取决于温度，在较低温度时，淀粉聚集成大胶粒，效果不好。

（2）样品中 AMS 活性大于2000IU/L时，需用生理盐水作1∶1稀释，结果乘以2。

十二、脂肪酶（lipase，LPS）

【生化及生理】

脂肪酶是一组特异性较低的脂肪水解酶类，主要来源于胰腺，其次为胃及小肠，能水解多种含长链（8～18碳链）脂肪酸的甘油酯。LPS应和另一组特异性很低的酯酶（esterase）相区别。酯酶作用于能溶于水的含短链脂肪酸的酯类；而脂肪酶仅作用于酯和水界面的脂肪，只有当底物呈乳剂状态时，LPS才发挥作用。脂肪酶的最大催化活性及特异性，必须要有胆汁酸盐、脂肪酶及共脂肪酶的共同参加。在乳化的三油酸甘油酯底物中应含有胆汁酸盐、共脂肪酶和 Ca^{2+}。胆汁酸盐的作用是清除底物-水界面的蛋白质，包括有干扰作用的酶。共脂肪酶与胆汁酸结合后生成胆汁酸盐-共脂肪酶复合物，便于脂肪酶与共脂肪酶结合。在胆汁酸盐-共脂肪酶-脂肪酶结合物中，脂肪酶方可催化底物反应。Ca^{2+} 在胆汁酸盐的存在下，促进酶对底物的结合，缩短酶促反应的延滞期，可轻度增加酶对底物的分解作用。脂肪酶对长链脂肪酸甘油酯酰基水解的特异性高，而对短链脂肪酸甘油酯酰基水解的特异性低，但水解速度快，例如脂肪酶对三丁酸甘油酯比对三油酸甘油酯的水解速度大12倍。

通常胰腺以等量分泌脂肪酶及共脂肪酶进入循环，但因共脂肪酶相对分子质量小，可以从肾小球滤出，急性胰腺炎时，共脂肪酶/脂肪酶比例下降。所以，在试剂盒中需加入一定量的共脂肪酶加速酶的催化反应。

【检测方法】

所有测定催化活性的方法都基于甘油三酯或二酯的水解。甘油碳1或碳3释放的脂肪酸通过滴定来测定或使用浊度计在反应混合物中测定浊度的下降的方法进行测定。其他一些方法其原理是用酯酶或一甘油酯酶除去剩余的乙酰残基后测定甘油的量。这些方法的特异性是有疑问的，因为可溶性底物会被酯酶分解。脂肪酶的浓度用免疫化学的方法（免疫测定法）检测，不作常规使用。

检测脂肪酶最可靠的方法是动力学法。自动滴定从甘油三酯乳剂中释放的油酸或用氢氧化钠在pH 9.0时酶水解纯橄榄油释放的油酸。因为，在此过程中被酶活性裂解的每一个脂被一个单位中和，这可直接测定。该方法中，使用的稳定乳剂能很好地达到标准化，因此适合作为参考方法，但作为常规使用，它的技术要求太复杂。此外，关于诊断使用的临床资料很缺乏。

原理为血清中脂肪酶作用于橄榄油（为一种中性脂肪）水解而释出脂肪酸，以氢氧化钠滴定，即求得脂肪酶的单位。

【标本要求与保存】

采用血清或血浆，血清首选，血浆用肝素抗凝。标本量1ml，至少0.5ml。在45分钟内分离血清/血浆。分离后标本在室温（25℃）或冷藏（4℃）保存14天，冷冻（-20℃）稳定保存3天。可反复冻融3次。

【参考区间】

水解法：0.06～0.09U（水解4小时）；0.2～1.5U（水解24小时）。

动力学法：<0.65μkat/L（37℃）。

【临床意义】

胰腺是人体LPS最主要来源。LPS系分解脂肪的酶，在血中存在少量。脂肪酶升高见于：

（1）急性胰腺时明显增高，可持续10～15天，而血清淀粉酶持续时间较短。

（2）腺癌与胆管炎时也常见增加。

（3）脂肪组织破坏时，如骨折、软组织损伤手术后可稍增高。

（4）慢性胰腺炎、肝癌、乳腺癌，均有10%病例血清脂肪酶增高。

脂肪酶减少无临床意义。

【影响因素】

（1）脂肪酶结构中含有巯基，含巯基的化合物，如半胱氨酸、硫代乙醇酸等有激活作用。在碱性条件下，胆酸盐、白蛋白及钙离子有明显激活作用。奎宁、重金属离子、一些醛类化合物、脂肪酸、毒扁豆碱、二异丙氟磷酸等对脂肪酶亦有抑制作用。

（2）血红蛋白对脂肪酶有抑制作用，故溶血标本不宜采用。

十三、胆碱酯酶（cholinesterase，ChE）

【生化及生理】

人和动物的胆碱酯酶有两类，它们都能水解乙酰胆碱。一类是乙酰胆碱酯酶（acetylcholinesterase，AChE），系统名为乙酰胆碱乙酰水解酶（acetylcholine acetyl hydrolase），又叫真胆碱酯酶，或胆碱酯酶Ⅰ。它分布于红细胞、肺、脾、神经末梢及脑灰质中。当神经受刺激兴奋时，神经末梢均可释放出乙酰胆碱以传递冲动到效应器。正常情况下，乙酰胆碱又很快被胆碱酯酶水解，以免效应器一直处于兴奋状态。另一类是酰基胆碱酰基水解酶（acylcholineacylhydrolase，SChE），又叫“假”胆碱酯酶、丁酰胆碱酯酶或胆碱酯酶Ⅱ。它分布于肝、胰，心、脑白质及血清中，生物学作用尚不清楚。通常测定胆碱酯酶活性的目的有3种：最常见的是测定血清胆碱酯酶活性的降低，作为有机磷中毒的指标；其次是鉴定遗传性胆碱酯酶异常变种的存在；第三是作为一项肝功能指标，肝实质性损害时SChE活性降低。

目前测定胆碱酯酶活性的方法，大都采用酰基（如丙酰基、丁酰基）硫代胆碱的碘盐作为底物，在酶水解反应中生成硫代胆碱，后者用色原性二硫化合物试剂，如DTNB（Ellman试剂）或4，4′二硫双吡啶显色，进行比色法或速率法测定。

【检测方法】

两种胆碱酯酶均可催化酰基胆碱水解，但对各种底物的特异性及亲和力有差异。SChE不能催化乙酰-β-甲基胆碱的水解，能迅速催化苯甲酰胆碱的水解，AChE则相反；AChE对乙酰胆碱的亲和力大，对丁酰胆碱的亲和力小，SChE则相反；过量乙酰胆碱对AChE有强烈抑制作用，但对SChE无影响。

速率法：即Ellman动力学法。血清SChE催化丙酰硫代胆碱水解，产生丙酸和硫代胆碱，后者可与5，5′-二硫双硝基苯甲酸（DTNB）反应生成黄色的5-巯基-2硝基苯甲酸，在410nm进行比色定量。

比色法：血清中胆碱酯酶催化乙酰胆碱水解生成胆碱和乙酸。未被水解的剩余乙酰胆碱与碱性羟胺作用，生成乙酰羟胺。乙酰羟胺在酸性溶液中与高铁离子作用，形成棕色复合物。用比色法测定，计算剩余乙酰胆碱含量，从而推算出胆碱酯酶活力。

全血胆碱酯酶的检测原理同血清。

【标本要求与保存】

采用血清或血浆，必须用EDTA抗凝。标本量0.5ml，至少0.2ml。避免溶血，在45分钟内分离血清/血浆。分离后标本在室温（25℃）或冷藏（4℃）保存14天，冷冻（-20℃）稳定保存3天。可反复冻融3次。

全血标本，EDTA抗凝管收集。标本量5ml，至少1ml。标本在室温（25℃）或冷藏（4℃）保存14天，冷冻（-20℃）不稳定。

【参考区间】

Ellman动力学法：

血清：1900～3800IU/L。

血浆：1000～3500IU/L。

红细胞：5300～10 000IU/L。

【临床意义】

与其他酶活力增高反映病理改变的情况相反，血清胆碱酯酶测定的临床意义在于酶活力降低。肝脏合成SChE，故肝实质细胞损害时降低。有机磷毒剂是AChE及SChE的强烈抑制剂，测定血清ChE与测定全血ChE一样，是协助有机磷中毒诊断及预后估计的重要手段。

测定全血胆碱酯酶活力，主要是红细胞胆碱酯酶的活力，以了解接触有机磷杀虫药所造成的身体功能改变，有助于诊断和鉴别诊断。神经毒剂或有机磷农药中毒后，胆碱酯酶活力受抑制，50～70U时为酶活力中度抑制，25U以下时为酶活力重度被抑制。

【影响因素】

比色速度要快，否则被硫酸奎尼丁抑制的酶活性会重新活化。血清经稀释后，SChE易失活，如需稀释必须在用前进行。

十四、地布卡因指数（dibucaine number，DN）

【生化及生理】

地布卡因指数是用来鉴别正常或异常假性胆碱酯酶活性的最重要的方法，在标准的测定条件下，地布卡因将正常假性胆碱酯酶活性抑制80%，但对异常的假性胆碱酯酶的活性只抑制20%。

【检测方法】

通过地布卡因抑制，用分光光度法（Ellman）检测胆碱酯酶活性。

【标本要求与保存】

见“胆碱酯酶”。

【参考区间】

正常：70%～90%抑制。

杂合子：30%～70%抑制。

纯合子：0%～30%的抑制。

【临床意义】

在患者血清或血浆胆碱酯酶测定结果降低、及给予琥珀胆碱肌肉松弛剂可能出现呼吸暂停的风险时，用于评估“非典型的”胆碱酯酶纯合或杂合变异体的存在。

【影响因素】

患者应避免24小时内使用肌肉松弛剂，目前没有一个简单的测试可以检测所有的酶变异。

十五、乙酰胆碱酯酶（acetylcholine esterase，AChE）

【生化及生理】

AChE是一种降解（通过其水解活性）神经递质

乙酰胆碱成为胆碱和乙酸的酶。该酶主要存在于神经肌肉接头与胆碱能神经系统中，在这些地方该酶的活性就是为了终止突触传递。乙酰胆碱酯酶具有极高的水解活性，每秒钟一分子的乙酰胆碱酯酶可以水解 25 000 分子的乙酰胆碱。经乙酰胆碱酯酶作用而产生的胆碱通过重摄取被转运进入神经末梢，在那里被重新利用以合成新的乙酰胆碱分子。AChE 具有羧肽酶和氨肽酶的活性，参与细胞的发育和成熟，能促进神经元发育和神经再生。

【检测方法】

常用碱性羟胺法、比色法、免疫扩散法等。

【标本要求与保存】

血清标本，见“胆碱酯酶”。

【参考区间】

碱性羟胺法:2 ~4kU/L。

比色法:40 ~80kU/L。

免疫扩散法:5.0 ~15.0mg/L。

【临床意义】

肝病与肿瘤患者血清 AChE 活性减少。网状红细胞增多症、家族性球形红细胞贫血、地中海贫血及镰形红细胞贫血的患者，血清 AChE 活性升高。

【影响因素】

(1) 空腹 12 小时取静脉血 2ml，分离血清进行测定，避免溶血。

(2) 升高还可见于肥胖者，降低还可以见于饥饿者，妊娠晚期，以及摄入雌激素、氢化可的松、奎宁、吗啡、可待因、可可碱、巴比妥等药物后。

十六、氨基肽酶(leucine aminopeptidase, LAP)

【生化及生理】

氨基肽酶又名亮氨酸氨基肽酶，是一种蛋白水解酶，可以水解一些氨基酸和芳香族胺所形成的酰胺类化合物，生成游离的氨基酸和芳香族胺。因为它对亮氨酸化合物反应最快，所以命名为亮氨酸氨基肽酶。此酶应和另一种氨基肽酶(细胞质)相区分，二者不仅在细胞中存在部位不同，对基质的作用也有明显差异，本酶不能水解二肽。LAP 广泛分布于人体各组织，以肝、胰、胆、肾、小肠以及子宫肌层内含量最丰富。本酶最适 pH 7.2 ~7.5，镁和锰离子是激活剂，EDTA 有抑制作用。

【检测方法】

样品中的亮氨酸氨基肽酶作用于 L-亮氨酸-β-萘胺，水解产物 β-萘胺与二甲氨基苯甲醛反应形成偶氮化合物，根据 β-萘胺的生成量推算此酶的活性。

【标本要求与保存】

采用血清。抗凝剂对本法有影响，尤其是 EDTA，本法只适用于血清作试验。轻度溶血对本试验无影响。血清在室温放置 24 小时或 4℃ 放置 3 周，酶活性无改变。

【参考区间】

男性:18.3 ~36.7U/L。

女性:16.3 ~29.2U/L。

【临床意义】

亮氨酸氨基肽酶是一种蛋白水解酶，广泛分布于人体各组织中，在肝、胰、肾及小肠中活力很高，在人血清、尿、粪便、胆汁及十二指肠液中也有活力。对肝脏疾病及胰腺癌的诊断较有价值。

(1) 肝癌、胆道癌、胰腺癌明显增高。

(2) 传染性肝炎可中度增高，常为正常值的 2 ~4 倍。慢性肝炎及肝硬化多为正常或稍高。

(3) 阻塞性黄疸明显增高，常达正常值 5 倍以上，并常出现在胆红素或碱性磷酸酶上升之前。

(4) 胰腺炎时正常。妇女妊娠期可稍有增高，但葡萄胎与绒癌患者则正常，此点有鉴别诊断意义。此外，有饮酒习惯者亦可稍增高。

(5) 此酶最初用来诊断胰腺癌，几乎所有胰腺癌不论是胰头或胰尾癌此酶都升高，但特异性不高。虽然如此，有人认为测定此酶有证实胰腺癌的价值，如果此酶活力正常，可以否定胰腺癌的诊断。

十七、精氨酰琥珀酸裂解酶(argininosuccinatelyase, ASAL)

【生化及生理】

精氨酰琥珀酸裂解酶是鸟氨酸循环中的一个酶，参与尿素的生成。它在肝中活性很高，主要存在于肝细胞质中，和诊断肝病常用的 ALT 相比，精氨酰琥珀酸裂解酶急性期升高达正常值上限的 14 倍，比较敏感，恢复到正常时间也明显长于 ALT。先天性精氨酰琥珀酸裂解酶缺乏症患者，红细胞中查不出此酶活力，且伴有精神障碍，尿中排出精氨酰琥珀酸。

【检测方法】

精氨酰琥珀酸作基质，在一定的反应条件下，血清中的 ASAL 作用于基质，产生延胡索酸和精氨酸。

加入三氯乙酸停止酶反应，同时沉淀蛋白，测定无蛋白血滤液中的精氨酸的量，可反映酶活力的大小。

【标本要求与保存】

血清标本，见“胆碱酯酶”。

【参考区间】

健康成人 0.2～5.3U。

【临床意义】

ASAL 是尿素合成代谢中的一种酶，肝脏中含量丰富。当肝脏发生病变时，随肝细胞破坏而进入血液，所以测定此酶对肝病诊断的特异性较 ALT 高，尤其是 HBsAg 阳性而 ALT 升高不显著的患者，此酶已显著升高。

【影响因素】

（1）呈色和温度有关，低温时显色较好，因此需在冰水浴中呈色。

（2）比色前用力摇匀，要在半小时内比色完毕，放置时间过久会形成丝状物，影响测定结果。

（3）此酶低于 pH 6.4，高于 pH 7，活力都会下降，因此，每次配基质液都应保持 pH 7.0。

十八、精氨酸酶(arginase，ARG)

【生化及生理】

精氨酸酶，即 L-精氨酸脒基水解酶，是一种作用于 C-N 键的水解酶，此酶主要存在于肝脏，在肝脏它催化尿素合成的最终反应，即精氨酸水解成鸟氨酸和尿素。然而在其他组织中（肾、脑、肺，心肌和红细胞）也存在少量 ARG 活力，但在数量上比肝脏中的含量要少很多，正常血清中只含微量的精氨酸酶活力，Porembska 报道心肌梗死时血清中酶活力显著升高，Straus 等报道在乳腺癌时，血清 ARG 活力升高，它是乳腺癌的一个新的标志物。

【检测方法】

在 pH 9.5 的巴比妥缓冲剂中，精氨酸酶催化精氨酸水解生成尿素及鸟氨酸。所形成的鸟氨酸在浓醋酸存在时与茚三酮作用生成红色产物，颜色的深浅与酶含量成正比，以此可以推算出酶活力。

【标本要求与保存】

血清或血浆。红细胞中精氨酸酶含量很高，标本应绝对无溶血。肝素、草酸盐和柠檬酸盐抗凝的血浆对精氨酸酶测定无影响。

标本放室温两小时精氨酸酶活力降低到原来值的 50%，5 小时降低到 30%。血清保存于 4℃，酶活力 3 天无改变，4 天以后仅减少 10%。冰冻到 -10℃，3 个月未发现酶活力显著减少，然而，反复冻融出现显著失活。因此，采集标本以后立即贮于 4℃冰箱两小时，然后离心分离血清。

【参考区间】

Porembska 等测定了 60 名健康人（男 40 名，女 20 名）血清中精氨酸酶活力，其范围为 0～5U/L，男女之间无差别，但有 30% 被检血清中没有测出精氨酸酶活力（此项目暂无公认的参考区间）。

【临床意义】

心肌梗死患者由于冠状动脉供血不足引起心绞痛，在发作 4～6 小时血清精氨酸酶活力即开始升高，达 4～6U/L，10～30 小时后达 20～30U/L，在3～5 天后渐渐下降到正常值。酶活力的增加与坏死区域呈明显相关，与心电图特征呈高度相关，且比心电图异常出现更早。在心绞痛、急性冠状动脉供血不足、心力衰竭、心功能不全而无心肌梗死的患者中，血清中精氨酸酶活力无一例增加，对于鉴别诊断有价值。患病毒性肝炎时血清中精氨酸酶活力亦增加，它与心肌梗死所表现的曲线不同，在疾病开始 3 天酶活力逐渐增加，然后保持较高的数值几天，仅在第 3 周末才恢复到正常。Straus 报道乳腺癌时血清精氨酸酶活力增加，手术切除后，血清 ARG 活力在第 1 周即迅速下降，在 15～30 天内趋向正常。如果 ARG 酶活力持续升高或进一步增加，表明原发肿瘤转移或不全摘除，可能表明预后不良。

【影响因素】

尿素对本试验没有影响，甚至其含量超过正常血清含量的几倍时亦无影响。甘氨酸干扰鸟氨酸测定，故不能用甘氨酸缓冲剂。

十九、腺苷脱氨酶(adenosine deaminase，ADA)

【生化及生理】

腺苷脱氨酶是核酸分解代谢中起重要作用的一种酶，它广泛分布于动物各组织中，阑尾、小肠黏膜和脾中含量最高，肝脏中含量仅为小肠的 7%～10%。

【检测方法】

腺苷脱氨酶催化腺嘌呤核苷水解，产生次黄嘌呤核苷和氨，所生成的氨用波氏显色反应测其含量，从而计算出 ADA 活性单位。

【标本要求与保存】

血清或血浆。红细胞中 ADA 含量为血清 40 ~ 70 倍,所以溶血标本不宜采用。

【参考区间】

健康人群参考区间:0 ~ 25U。

【临床意义】

肝脏疾病时,本酶活性往往升高,有助于黄疸的鉴别诊断。在阻塞性黄疸时,此酶活性很少升高,而在肝实质性损伤时,此酶和转氨酶往往同时升高,特别是在慢性活动性肝炎和肝硬化时,转氨酶阳性率较低,增高幅度也不明显,而 ADA 活性阳性率可达 90% 左右,增高程度也较明显。测定胸、腹水及脑脊液标本中 ADA 活力,有鉴别诊断价值。结核性胸、腹水中 ADA 活力显著高于癌性及炎性胸腹水中 ADA 活力,对早期诊断结核性胸、腹膜炎有较高的敏感性和一定的特异性。最近又有报道,结核性脑膜炎脑脊液中 ADA 活力升高,有助于结核性脑膜炎与病毒性脑膜炎的鉴别诊断。

【影响因素】

不同来源酶的最适 pH 有所不同。一般在 pH 6.5 ~ 8.0 之间,此酶透析后活性无明显下降,说明此酶作用时不需辅酶。有人报道 Tris、巴比妥、甘氨酸、双甘肽、三乙醇胺缓冲剂可干扰此酶测定。

二十、胰蛋白酶(trypsin)

【生化及生理】

胰蛋白酶是胰腺分泌的主要消化酶之一,它能水解精氨酸或赖氨酸间之肽键,此系该酶的特性。由胰腺分泌的为无活性的胰蛋白酶原。经由胰管、胆总管进入小肠,小肠黏膜可分泌一种肠激酶,能从胰蛋白酶原上水解下一小段多肽而变成有催化活性的胰蛋白酶,胰蛋白酶也能催化胰蛋白酶原变为胰蛋白酶,所以在体外测定胰蛋白酶时往往加入少量胰蛋白酶。

胰蛋白酶测定主要用于诊断胰腺功能不全,可以检测血液、十二指肠液或粪便内胰蛋白酶活力。由于此酶可被肠道内细菌分解,另外也不能排除有些细菌可能分泌蛋白水解酶,所以不可能准确测定粪便内胰蛋白酶。目前使用的酶促化学反应法都不能检测血清中胰蛋白酶,因为血清中所有蛋白酶活性都立即被抑制物所抑制。检测分子(有或无活性)的免疫学方法提供了一个成功的手段,现已有商品化的放射免疫试剂盒出售。

【检测方法】

采用 RIA 或比色法。

比色法:胰蛋白酶可水解苯甲酰-1-精氨酸-对硝基苯胺,水解产物对硝基苯胺为黄色,可在 405nm 波长处进行比色测定或连续监测,从而推算出酶含量(或活力单位)。

【标本要求与保存】

采用血清或血浆,肝素或 EDTA 抗凝。标本量 1ml,至少 0.3ml。分离后标本立即检测,否则冷冻(-20℃)保存。

在刺激胰腺后,用 Lundh 法收集至少 2ml 十二指肠液,用以测定胰蛋白酶,标本取出后如不能立即分析,应保存于冰箱中。

【参考区间】

血清/血浆(RIA 法):10.0 ~ 57.0ng/L。

正常人十二指肠液酶含量为 150 ~ 600μg/ml,但尚无以 IU/L 报告的参考值。

【临床意义】

胰蛋白酶测定用于检查胰外分泌功能,最好是直接测定从插管中取出的十二指肠液中的胰蛋白酶含量。最近,有了能检测具有免疫反应性的血清胰蛋白酶的方法,有助于胰腺病之诊断。大多数急性胰腺炎患者及慢性肾功能衰竭患者胰蛋白酶明显升高,半数以上的胰腺癌及慢性胰腺炎患者胰蛋白酶也升高。但亦有 20% 非胰性腹痛患者,特别是胆囊炎及十二指肠溃疡穿孔时,胰蛋白酶也会升高。

二十一、单胺氧化酶(monoamine oxidase, MAO)

【生化及生理】

单胺氧化酶可能不是单一的酶,而是一群作用于不同单胺类化合物的酶。主要作用于-CH_2-NH 基团,在氧参与下氧化脱氨生成相应的醛、氨和过氧化氢。此酶特异性不强,不仅作用于体内各种单胺类化合物如多巴胺等,对很多烷基胺、苯基胺化合物如正丁胺、苄胺也有作用。在高等动物中,此酶在脑、肝、肾组织中含量很多,在胰、脾、甲状腺、肺、血液和胎盘中也存在,组织中 MAO 主要存在于线粒体,和膜紧密结合,少量存在于细胞质可溶成分中,血清中 MAO 是水溶性,与线粒体的 MAO 不同,而和结缔组织中 MAO 相似。MAO 电泳可分出 4 条区带,其中两条向阳极移动,两条向阴极移动。阳极 MAO 来自肝细胞线粒体,阴极 MAO 来自结缔组织。它能促进结缔组织的成熟，在胶原形成过程中，参与胶原成熟最后阶段的架桥形成使胶原和弹性硬蛋白结合。肝纤维化是肝硬化形成过程中主要病理变化，MAO 能反映纤维化的生化过程。

【检测方法】

以苄胺-偶氮-β 萘酚作为基质，在 37℃ 经 MAO 作用 60 分钟，生成苄醛-偶氮-β-萘酚，用环己烷提取苄醛-偶氮-β-萘酚，被提取物与 MAO 活性成正比例，故与已知量的苄醛-偶氮-β-萘酚直接比色，即可求出 MAO 活性单位。

【标本要求与保存】

血清或血浆。溶血对结果无甚影响。标本置冰箱 3 天，结果无甚变化。MAO 活力高于 80U 时，应将标本稀释后重做。

【参考区间】

健康人群参考区间：12 ~ 40U/L。

【临床意义】

（1）肝硬化患者 80% 以上血清 MAO 水平增高，其阳性率高于其他常规肝功能试验，在早期肝硬化的患者中尤为明显。肝活检证明血中 MAO 水平和肝纤维化的程度成正比。

（2）暴发性肝炎时 MAO 亦可增高，此系 MAO 从坏死的肝细胞的线粒体内释出，而非来源于结缔组织。此外甲状腺功能亢进、糖尿病、肢端肥大症、结缔组织病，严重脂肪肝、慢性右心衰竭伴肝淤血等疾病时，血清 MAO 亦增高。

（3）急性肝炎时血清 MAO 水平大多正常，慢性肝炎非活动期不增高，活动期有半数增高，急性肝炎伴有肝坏死时，血清中 MAO 水平可增高。

二十二、脯氨酰羟化酶（prolyl hydroxylase，PH）

【生化及生理】

脯氨酰羟化酶是催化肽链上的脯氨酸羟化的肽酰羟化酶，是胶原维持三螺旋稳定结构的基础，是由前胶原肽链上的脯氨酰基经 PH 催化后产生，是胶原合成的关键步骤。PH 是一种糖蛋白，由 α、β 两个亚单位构成二聚体，两个二聚体构成四聚体才具有酶活性。肝内 PH 活性随肝纤维化进展而逐渐升高。在血液中，α 亚单位易降解，β 亚单位稳定，且有许多 PH 的抑制物，故测定血中 PH 活性很困难，其催化的 pH 适宜范围较窄，为 7.8 ~ 8.3。血中 PH 活性型四聚体仅占总 PH 的 10%，其余多为无活性。

该酶活性主要反映肝纤维化的活动情况。用单克隆抗体测定血清免疫反应性 PH 含量，慢性活动性肝炎和肝硬化者分别增加 55% 和 72%，在慢性活动性肝炎伴有碎屑样坏死、炎症及活动性肝硬化时明显增加，血清 PH 水平与肝纤维化程度、血清 PⅢP 水平相关。

【检测方法】

放射免疫法测定。

【标本要求与保存】

血清标本，见“胆碱酯酶”。

【参考区间】

放射免疫法（RIA）：20.8 ~ 58.2μg/L。

【临床意义】

升高见于肝硬化、慢性肝炎活动期、酒精性肝炎患者。非肝纤维化者，如阻塞性黄疸、急性肝炎、转移性肝癌及某感染性疾病亦可升高。

【影响因素】

PH 测定受 O_2、Fe^{2+}、α-酮戊二酸及维生素 C 影响。

二十三、异柠檬酸脱氢酶（isocitrate dehydrogenase，ICDH）

【生化及生理】

异柠檬酸脱氢酶（ICDH）是体内重要的有脱羧作用的氧化还原酶，在人体内分两类，一类以 NAD^+ 为辅酶，主要参与三羧酸循环，与临床诊断无关；另一类以 $NADP^+$ 为辅酶，存在于肝脏、心脏、骨骼肌、肾脏、肾上腺以及血小板和红细胞中；在肝脏中含量最多，存在于肝细胞线粒体和胞质中，所以检测 ICDH 活性能较准确地反映出肝细胞病变程度，尤其是坏死性变化。因此测定人体血清中 ICDH 活性可为判断肝细胞病变估计肝病患者预后提供准确依据。

【检测方法】

比色法：ICDH 被锰离子激活后，在辅酶Ⅱ的参与下，催化异柠檬酸的脱氢、脱羟反应，产生 α-酮戊二酸与 2，4-二硝基苯肼形成苯腙，在碱性溶液中比色，其浓度与样品中的 ICDH 活性成正比。

【标本要求与保存】

血清标本，见“胆碱酯酶”。

【参考区间】

健康人群参考区间：2 ~ 12U/L。

【临床意义】

（1）ICDH 在肝脏中含量最多，存在于肝细胞线粒体和胞质中，检测 ICDH 的变化能较准确地反映出肝细胞病变程度，尤其是坏死性变化。因此测定人体血清中 ICDH 含量可为判断肝细胞病变、估计肝病患者预后提供准确依据。

（2）ICDH 可用于肝癌与肝外恶性肿瘤的鉴别诊断。肝癌时 ICDH/ALT 比值显著增高，肝外恶性肿瘤不变或降低。恶性肿瘤患者 ICDH 增高是肝转移的信号，若仅限于淋巴结转移，而无肝转移则不升高，要定期复查，如逐渐增高则提示肝癌的可能性较大。

【影响因素】

本方法可能受维生素 C、三酰甘油、血红蛋白、胆红素等内源性物质影响。

二十四、α-羟丁酸脱氢酶（α-hydroxybutyrate dehydroenase，HBD）

【生化及生理】

α-羟丁酸脱氢酶能够还原 α-酮丁酸为 α-羟丁酸，它的性质还是一个有争论的问题，Wilkirlson 和 Rosalki 用电泳和沉淀技术证实在缺乏 LD 时是不能检出 HBD 活力的。他们发现 LD 的快速和慢速同工酶部分对丙酮酸和 α-酮丁酸作用的相对活力方面是有区别的，快速同工酶（LD_1、LD_2）中的 LD-HBD 的比率大约是 1，而慢速部分（LD_4，LD_5）中的比率通常是 3。Wieme 用已知的酶电泳法证实所有的 LD 均同 α-酮丁酸作用，他指出酶作用于 α-酮丁酸同酶作用于丙酮酸是一样的，快速同工酶比慢速同工酶更迅速地作用于 α-酮丁酸。不管 HBD 的性质怎样，它的活力升高表明 LD_1 和 LD_2 比例增加。Elliot 等研究了 148 例心肌梗死的患者发现凡心电图证实有心肌梗死者，HBD 值均升高。

【检测方法】

在还原型辅酶 I 存在下，血清 HBD 可将 α-酮丁酸还原为 α-羟丁酸。加入 2，4-二硝基苯肼终止反应，它同剩余的未还原的 α-酮丁酸作用形成 α-酮丁酸苯腙，在碱性溶液中产生棕色，颜色强度与酶活性成正比。

【标本要求与保存】

血清或血浆。血清必须无任何溶血的痕迹，在采集标本后两小时内应分离血清。肝素和草酸盐抑制此酶活力，故不能采用此两种抗凝剂抗凝的标本。在 4℃ 酶活力至少可稳定 7 天。

【参考区间】

健康人群参考区间：33 ~ 135mIU/ml。

【临床意义】

急性心肌梗死时血清 HBD 活性显著升高。一些研究报告指出：肝脏和心脏疾病均能引起 LDH 活性升高，而 HBD 活性在肝脏疾患时则没有多大变化，心脏病患者则出现明显升高，此外，心包炎或胆囊炎都不会引起 HBD 活性的变化。因此，计算 HBD/LD 的比值可以帮助诊断肝病或心脏病。HBD/LD 的比值健康人为 0.67，急性心肌梗死患者超过 0.8，肝病患者在 0.6 以下，HBD 对确诊心肌梗死是有价值的。

【影响因素】

酶活力超过 310mU 时，应将血清作 1∶5 稀释（1 体积血清/4 体积磷酸盐缓冲剂）重做，由校正曲线查出的结果乘以 5。

二十五、苹果酸脱氢酶（malate dehydrogenase，MDH）

【生化及生理】

苹果酸脱氢酶是细胞溶酶体中的一种氧化还原酶，存在于所有的生物体中，是生物糖代谢的关键酶之一，能催化苹果酸与草酰乙酸之间的可逆转换。MDH 在细胞的多种生理活动中起着重要的作用，包括线粒体的能量代谢以及植物的活性氧代谢等。

根据不同的辅酶特异性，MDHs 分为 NAD 依赖性的 MDHs（NAD-MDHs）和 NADP 依赖性的 MDHs（NADP-MDHs）。细菌中通常只含有 NAD-MDHs，存在于细胞膜上。在真核细胞中，NAD-MDHs 分布于细胞质和线粒体中，NADP-MDHs 位于叶绿体。苹果酸脱氢酶活性增高见于心肌梗死、溶血性疾病、巨幼红细胞贫血、镰刀型红细胞贫血、急性肝病、癌转移。

【检测方法】

紫外比色法：苹果酸脱氢酶（MDH）催化的氧化还原反应伴随着 340nm 处吸光度的降低，通过测定每分钟吸光度的变化来计算苹果酸脱氢酶的活力。

【标本要求与保存】

血清。清晨空腹肘静脉取血，分离血清。

【参考区间】

紫外比色法：12.5 ~ 50.0U/L。

MDH 同工酶：C-MDH：34.5 ~ 40.3mU/L；M-MDH：1.0 ~ 12.8mU/L。

【临床意义】

（1）急性心肌梗死患者血清的 MDH 活性多在 24～48 小时达峰值，一般可超过参考值 2～3 倍以上，10～14 天内恢复正常。小灶性心肌梗死患者，其血清 MDH 活性升高的幅度较大面积心肌梗死患者小，恢复正常的时间亦较快，发病后 12～24 小时升高，2～3 天达峰值，3 天后恢复正常。急性心肌梗死患者血清 M-MDH 升高的阳性率为 91%，在 12～24 小时升高，40 小时后达峰值。

（2）病毒性肝炎患者血清 MDH 总活性和 M-MDH 的升高幅度与病性的严重性相关，发病初期测定 M-MDH 意义更大，当急性肝炎发生坏死时，C-MDH 升高更为突出，并对病情有预后意义。血中出现或持续存在 M-MDH 是患者肝细胞广泛坏死和细胞功能高度障碍的反映，多数患者预后极差。

（3）恶性肿瘤特别是转移至肝的病例，其血清 MDH 活性升高的阳性率约为 62%，其次为乳腺癌（40%）、胃肠道癌或胰腺癌（37%）等。

（4）创伤性休克患者血清中，同时含 M-MDH 和 C-MDH 者的死亡率高达 53%。

（5）肾脏疾病、类风湿关节炎、血液系统各种疾病等，亦可见患者血清 MDH 活性增强。

【影响因素】

（1）抽血前一天不吃过于油腻、高蛋白食物，避免大量饮酒。血液中的酒精成分会直接影响检验结果。体检前一天的晚八时以后，应开始禁食 12 小时，以免影响检测结果。

（2）新生儿血清 MDH 活性高于成人，可达健康成人上限的两倍。激烈运动亦可使酶活性升高。妊娠期血清 MDH 随孕周呈进行性升高，分娩后下降。甲状腺素可抑制 MD 的活性，全溶血样品 MDH 活性为血清的 100～150 倍。

（3）K^+有激活作用；Mg^{2+}和 Ca^{2+}对酶活影响不大；Zn^{2+}、Pb^{2+}和 Cu^{2+}对酶活有不同程度的抑制作用，其中 Cu^{2+}抑制程度最强。

二十六、山梨醇脱氢酶（sorbitol dehydrogenase，SDH）

【生化及生理】

山梨醇脱氢酶几乎主要见于肝脏，在前列腺中也有发现，肾脏中存在少量，血清中此酶活力很低，如酶活力升高，强烈提示肝损害。

【检测方法】

山梨醇脱氢酶在辅酶Ⅰ的参与下，可使山梨醇脱氢而生成果糖，果糖同间苯二酚作用生成玫瑰红色复合物。颜色深浅与果糖浓度成正比，然后与标准液相比较，可以求得山梨醇脱氢酶活力。

【标本要求与保存】

标本类型：血清。

【参考区间】

健康人群参考区间：0～0.3mIU/ml。

【临床意义】

（1）正常人血清中山梨醇脱氢酶大多数测不出。

（2）急性肝炎时此酶活力明显增高，一般在 10 天以内可达 40IU 以上，20 天以内下降至 20IU 左右，以后逐渐下降至正常范围。因此，它对肝炎的早期诊断有很大价值。

（3）轻型肝炎时此酶活力恢复到正常范围较中间型肝炎要早一些，可以作为预后的指征。

（4）慢性肝炎及肝硬化静止期此酶活力在正常范围，活动期则稍增加。癌肿肝转移时，此酶活力可增高。

【影响因素】

辅酶Ⅰ价格昂贵，每次试验时视需要量临时配制，剩余的溶液于冰冻下可保存 1 周。果糖标准液于室温下可保存数天，为方便起见，可作标准曲线作为计算的基础。

二十七、糖原磷酸化酶（glycogen phosphorylase，GP）

【生化及生理】

糖原磷酸化酶（GP）是糖原分解代谢中的关键酶，催化糖原的磷酸化反应。糖原磷酸化酶具有许多特性，并已证明它是一种可表示心肌损伤的酶。这种酶以蛋白质-糖原复合物的形式存在于肌肉中。缺氧时，由于糖原分解，它由微粒状态转变成可溶的形式。在心肌中有三种磷酸化酶同工酶，Davis 等分别命名为磷酸化酶同工酶Ⅰ、Ⅱ和Ⅲ。在骨骼肌中仅含有磷酸化酶同工酶Ⅲ。在人的心肌中较大一部分磷酸化酶活性来自同工酶Ⅰ。因此，通过测定磷酸化酶同工酶Ⅰ和Ⅲ，可以鉴别心肌和骨骼肌的磷酸化酶。

【检测方法】

化学定量法。

【标本要求与保存】

标本类型:血清。

标本保存:低温保存。

【参考区间】

正常:未检出有磷酸化酶活性(n=73)。

急性心肌梗死的患者:1.5～18mU/ml(n=57)(此项目暂无公认的参考区间)。

【临床意义】

急性心肌梗死的患者(n=57)在梗死发生后4～8小时,磷酸化酶活性即在血清中出现,20～30小时后达高峰,72或96小时血中仅遗留少量酶的活性,再经过24～48小时一般就完全消失。

二十八、谷胱甘肽转移酶(glutathione transferase,GST)

【生化及生理】

谷胱甘肽转移酶是生物体内一种重要的解毒酶,催化外源或内源性毒素与谷胱甘肽结合,形成易溶于水或毒性较小的络合物排出体外,从而保护机体的正常功能。人体中,GST是一组与肝脏解毒功能有关的酶,该酶主要存在于肝脏内,微量存在于肾、小肠、睾丸、卵巢等组织中。由于肝细胞质内富含GST,当肝细胞损害时,酶迅速释放入血,导致血清GST活性升高。GST在肝脏的水平较高、分布均匀并且半衰期较短,它比转氨酶能更灵敏地指示肝细胞在移植、药物损伤后的状态。

【检测方法】

测定GSTs活性常用的有比色法、荧光法。比色法中广泛使用的底物是2,4-二硝基氯苯、1,2-二氯-4-硝基苯,其分子上氯原子在GSTs催化下与谷胱甘肽上的巯基发生亲电反应,产物在340、344nm处有吸收,通过紫外-可见分光光度计可进行酶活性测定。

【标本要求与保存】

标本类型:血清。

【参考区间】

酶活性法:<21U/L。

【临床意义】

急性肝炎时,CST变化与ALT呈正相关;重症肝炎和慢性肝炎时,GST升高者显著多于ALT升高者;重症肝炎患者,血清CST明显升高,多数为正常人的5～8倍;急性重症肝炎患者的GST有时升高至正常值的数十倍。

二十九、谷胱甘肽还原酶(glutathione reductase,GR)

【生化及生理】

谷胱甘肽还原酶是一种利用还原型NAD(P)将氧化型谷胱甘肽(GSSG)催化反应成还原型(GSH)的酶。在动植物组织、微生物、酵母中均可以见到,反应是不可逆的。鼠肝脏的酶几乎只能利用NADP作为辅酶,但是在人的红细胞的酶也利用NAD进行作用。对胱氨酸和高胱氨酸均无作用。

谷胱甘肽是一种重要的细胞抗氧化剂。缺失谷胱甘肽还原酶会使细胞对氧化剂和抗生素更为敏感。

【检测方法】

酶联免疫法:用双抗体夹心法测定血清中人谷胱甘肽还原酶(GSR)水平。用纯化的人谷胱甘肽还原酶(GSR)抗体包被微孔板,制成固相抗体,往包被单抗的微孔中依次加入谷胱甘肽还原酶(GSR),再与HRP标记的谷胱甘肽还原酶(GSR)抗体结合,形成抗体-抗原-酶标抗体复合物,经过彻底洗涤后加底物四甲基联苯胺(TMB)显色。TMB在辣根过氧化物酶(HRP)的催化下转化成蓝色,并在酸的作用下转化成最终的黄色。颜色的深浅和样品中的谷胱甘肽还原酶(GSR)呈正相关。用酶标仪在450nm波长下测定吸光度(OD值),通过标准曲线计算样品中人谷胱甘肽还原酶(GSR)含量。

【标本要求与保存】

血清。室温血液自然凝固10～20分钟,离心20分钟左右(2000～3000转/分)。仔细收集上清,保存过程中如出现沉淀,应再次离心。标本采集后尽早进行实验,若不能马上进行实验,可将标本放于-20℃保存,但应避免反复冻融。

【参考区间】

健康人群参考区间:62～114U/L。

【临床意义】

(1) 急性传染性肝炎患者血清GR活性升高,并随黄疸加深而增高,待黄疸达峰值后1周内恢复正常。

(2) 未经治疗的急性白血病及慢性粒细胞性白血病患者,血清GR活性多数超过对照值的3倍以上。

(3) 多数巨幼红细胞性贫血和镰形红细胞贫血患者的血清GR活性升高。先天性红细胞葡萄糖-

6-磷酸酶缺乏的患者，红细胞容易破裂，胞内 GR 大量释入血流致使血清 GR 活性升高。未经治疗的恶性贫血患者，其红细胞 GR 活性正常。先天性非球形红细胞溶血性贫血患者缺乏此酶。

（4）个别脑膜炎病例的脑脊液中 GR 活性升高，各型关节炎患者的关节滑液中的 GR 活性升高。

【影响因素】

（1）透析可使 GR 失活，通过添加 Mg^{2+} 或 Mn^{2+} 使之活化。

（2）酶联免疫法不能检测含 NaN_3 的样品，因 NaN_3 抑制辣根过氧化物酶（HRP）的活性。

三十、N-乙酰-β-D-氨基葡萄糖苷酶（N-acetyl-β-D-glucosaminidase，NAG）

【生化及生理】

N-乙酰-β-D-氨基葡萄糖苷酶广泛存在于各种组织器官、体液、红细胞、白细胞及血小板中，是溶酶体中的一种酸性水解酶。脏器中以肾脏含量最为丰富，尿中该酶主要来源于肾近曲小管上皮细胞。尿 NAG 作为检测肾功能损伤的敏感指标，已作为非侵入性的肾功能试验。

【检测方法】

样品中 NAG 在规定温度和 pH 下作用于人工合成色原底物的糖苷键进行水解，游离出色原在规定时间加入碱性终止液显色后比色（测定波长根据所用色原而定），通过标准曲线求出酶活性。

【标本要求与保存】

标本类型：尿液。血尿、脓尿、菌尿等病理性尿液离心后取透明上清液供测定。

标本保存：尿样品最好用新鲜尿，必要时可以在 2～8℃保存 1 周。不可冷冻，不能加防腐剂。

【参考区间】

尿 NAG 人群分布呈正偏态。健康男女性成人 240 名（男 130，女 110），用上述方法测尿 NAG/肌酐比值，用百分位数法统计：中位数：9. 13IU/g Cr；P_{95}：16. 10IU/g Cr（参考范围上限）（此项目暂无公认的参考区间）。

【临床意义】

（1）尿 NAG 在多种肾实质疾患中有不同程度的升高，是肾脏损害的较敏感指征，增高见于急慢性肾炎，休克引起的肾功能衰竭，肾病综合征，流行性出血热，中毒性肾病等。

（2）用于肾肿瘤的辅助诊断。据报道肾恶性肿瘤尿 NAG 显著升高，其高低与肿瘤大小、肾实质破损程度有关。

（3）肾移植患者，尿 NAG 测定可早期发现排斥反应，一般都在临床各种指征出现前 1～3 天即有尿 NAG 酶升高。

（4）一侧肾切除后留存肾状态的监测。已有报道，50 岁以上切肾者其留存肾属于“低代偿肾”概念，指出中老年人肾切除后始终存在发生肾功能不全的潜在危险。因此对留存肾的监护和监测手段已成为必须解决的课题。尿 NAG 测定可望成为简便有效的监测方法之一。

（5）氨基糖苷类抗菌药物的肾毒性监测。此药物进入血循环后主要富集在肾皮质近曲小管段，继而引起细胞质内变化和发生坏死，释放溶酶体酶，导致尿 NAG 升高，它比尿蛋白、肌酐及尿素氮敏感。

（6）糖尿病肾病，尿 NAG 明显升高。

【影响因素】

底物溶液在用前配制，冷藏 7 天以内有效。尿肌酐浓度不宜过高，否则结果可偏低。超过 2g/L 者宜重新留尿测定。本方法线性范围可达 120IU/L。超过线性范围者可稀释再测，结果乘以稀释倍数。

三十一、α-L-岩藻糖苷酶（fucosidase，AFU）

【生化及生理】

α-L-岩藻糖苷酶属于溶酶体酸性水解酶类，存在于人体肝、脑、肺、肾、胰、纤维细胞和白细胞等的溶酶体内，血清及尿液中亦含有一定量的酶。岩藻糖苷酶的主要生理功能是参与含岩藻糖基的糖蛋白、糖脂等生物活性大分子的分解代谢。遗传性岩藻糖苷酶缺乏症患者，从上述生物大分子中水解岩藻糖基的反应受阻，引起岩藻糖苷蓄积病，患儿多在 5～6 岁死亡。血清 AFU 测定，过去主要用于岩藻糖苷蓄积病的诊断，20 世纪 80 年代以来，国内外有许多文献报道，在肝细胞癌时血清 AFU 活力升高，其敏感性及特异性均较好，尤其是对甲胎蛋白阴性肝细胞癌与肝脏其他占位性病变的鉴别诊断有着重要的临床参考价值。

【检测方法】

在 pH 5.0 醋酸盐缓冲剂中，血清中的 AFU 催化对硝基苯 α-L-岩藻糖苷发生水解，生成 α-L-岩藻糖和对硝基酚，后者在碱性溶液中呈黄色，借助于分光光度法测定，可计算出酶活力。

【标本要求与保存】

标本类型:血清。

【参考区间】

健康人血清 AFU 水平呈正态分布,男女间无显著差异。

酶活性为:3.5~10.3U/L,n=128(此项目暂无公认的参考区间)。

【临床意义】

(1) 血清 AFU 测定对肝占位性病变有鉴别诊断价值。肝细胞癌血清 AFU 显著升高。>125nKat·L(450nmol/L·h)为肝细胞癌阳性诊断标准,其他肝占位性病变的阳性率均显著低于肝细胞癌组。

(2) 对肝细胞癌的疗效观察、监测复发有重要参考价值。肝癌手术后血清 AFU 活性很快下降,其下降速度根据切除肝标本断面眼观血管内有无癌栓而不同。有癌栓者术后两周内 AFU 不能降至正常,而无癌栓者术后 1 周内即可恢复正常水平。若以后 AFU 水平再度上升,则提示肝癌复发。

【影响因素】

测定 AFU 用醋酸盐缓冲剂和柠檬酸盐缓冲剂实验结果基本相同,最适 pH 均在 5.0 左右。缓冲剂浓度在 0.05~0.20mmol/L 之间对酶活性无显著影响。Cu^{2+}、Hg^{2+}和对氯汞苯甲酸对酶活性有强烈的抑制作用,巯基乙醇能解除抑制作用,提示 α-岩藻糖苷酶分子中含有保持酶活性所必需的巯基。Zn^{2+}和 Fe^{3+}对酶活性有弱的抑制作用。

三十二、醛缩酶(aldolase,ALD)

【生化及生理】

醛缩酶(果糖-1,6-二磷酸:D-甘油醛-3-磷酸裂解酶)属糖酵解酶,它催化 1,6-二磷酸果糖裂解成两分子丙糖(3-磷酸甘油醛和磷酸二羟丙酮),此反应是可逆反应,平衡点偏向于形成 1,6-二磷酸果糖(FDP)。重金属离子(Cu^{2+}、Ag^{+}及 Fe^{3+})、磷酸盐和硼酸盐对该酶有抑制作用。ALD 是由 3 个独立基因决定 A、B、C 亚单位,亚单位以纯聚体或杂化的方式组成四聚体。在大多数组织中,只有产生 A、B 亚单位的两个基因位点是活泼的。同型亚单位组成 A_4、B_4、C_4,它们具有相似的最适 pH 范围、米氏常数及分子量。C 亚单位组成各种杂化酶,尚未发现 B 与 C 亚单位的杂化酶。肌肉中 A_4 含量高,肝脏中 B_4 占优势,脑和其他组织中 C_4 为主,正常人血清中主要为 A_4,含少量 A_3C。

【检测方法】

血清中的醛缩酶在三甲基吡啶缓冲溶液中,可水解 1,6-二磷酸果糖,生成为磷酸二羟丙酮及 3-磷酸甘油醛。用硫酸肼使分解产物固定,用一碘乙酸抑制 3-磷酸甘油醛脱氢酶的作用。二羟丙酮在碱性溶液中与 2,4-二硝基苯肼结合成棕红色的苯腙。将二羟丙酮标准液用同样方法显色,制成标准曲线,而求得醛缩酶的活力单位。

【标本要求与保存】

标本类型:血清或血浆。必须清晨空腹抽血,因醛缩酶是机体促进糖酵解的重要酶类,饭后 1~2 小时血清含量比空腹增加 7%~140%。草酸盐、枸橼酸盐、氟化物、肝素、EDTA 等抗凝剂对醛缩酶活性没有影响。

标本保存:血清必须新鲜。抽血后立即分离血清 4℃保存 24 小时,酶活力仅为原来的 1/4~1/2。故分离血清后应即刻试验,不应超过 4 小时。抽血后应及时分离血清。因醛缩酶在血细胞内含量高,放置过久将从血细胞释入血清中来。如不分离血清,放 4℃ 冰箱一夜,虽未溶血,酶活力亦增高 33%~100%。标本不能溶血,根据溶血程度的不同,酶活力可增高 0~3 倍。

【参考区间】

成人为 5~27U,新生儿的酶活力约为成人的 4 倍,儿童约为成人的两倍。

【临床意义】

醛缩酶广泛存在于组织中,所以很多疾病都增高,主要用于诊断肌肉和肝脏疾病。

(1) 血清醛缩酶测定对肌肉疾患的诊断和鉴别诊断有很大价值。最高值可见于进行性肌营养不良症,可达正常值的 5~10 倍,在急性肌肉坏死时,酶也明显增高。但由于神经原因引起的肌肉萎缩时则醛缩酶活力正常,如脊髓灰白质炎、多发性神经炎、多发性硬化症、重症肌无力时均不增高。

(2) 心肌梗死时血清醛缩酶活力增高,上升和下降的变化与 AST 相平行,发病后 24~50 小时出现高峰,4~6 天下降到正常水平。

(3) 急性病毒肝炎活力可比正常增高 5~20 倍。与 ALT 活力呈平行变化。在慢性肝炎、肝硬化、阻塞性黄疸时,只有边缘性增高。

【影响因素】

(1) 使用可的松、促肾上腺皮质激素治疗时,可促使血清醛缩酶明显增高。在解释此酶活性升高时应加注意。

（2）制备标准曲线时标准溶液呈色后，若不及时比色，色泽消退极显著。应严格在8分钟内比完。本法标准曲线不易成直线，故不能用标准管直接计算，而应每次作标准曲线以求得结果。标准曲线不成直线时，可利用直线回归方程作标准曲线。

三十三、磷酸己糖异构酶（phosphohexoisomerase，PHI）

【生化及生理】

磷酸己糖异构酶属于同分异构酶类，是机体糖代谢过程中促进糖酵解的重要酶类，它催化基质分子内氢原子的位移所形成的同分异构体，即6-磷酸葡萄糖转变成6-磷酸果糖的可逆反应。1933年Lohmanll就发现了磷酸己糖异构酶，但是长期没有引起临床医师们的注意，仅在1954年Bruns和Hinsberg证实患恶性肿瘤时，特别是患病毒性肝炎时血清内该酶活性增高，才陆续开展此方面的临床与生化研究。

【检测方法】

磷酸己糖异构酶在缓冲溶液中可将6-磷酸葡萄糖转变成6-磷酸果糖，后者同浓盐酸一起共热脱水生成5-羟甲基糠醛，5-羟甲基糠醛再同间苯二酚作用，形成玫瑰红色复合物（Salivanoff反应）。再与同样处理之果糖标准液比较，即可求得酶活力单位。

【标本要求与保存】

标本类型：血清。

【参考区间】

此项目暂无公认的参考区间。Bodansky测定了31例正常人，酶活力平均为21U，最高值为40U。

【临床意义】

大多数研究者认为，由于磷酸己糖异构酶从糖代谢旺盛的组织（例如肝脏或肿瘤组织及白血病）细胞释放到血液中，于是血清中该酶活力即升高。

（1）患急性肝炎时酶活力极度升高，可达正常值的4～5倍。

（2）患恶性肿瘤，急性和慢性粒性白血病时，酶活性亦增高。在癌肿发生转移时，磷酸己糖异构酶活力增高。

（3）慢性肝炎、肝硬化、阻塞性黄疸时酶活力正常或稍升高。

（4）在心肌梗死、肺梗死、巨幼细胞性贫血、肝坏死及肌病时，血清PHI亦可升高。

【影响因素】

如果酶活性很高，应将血清稀释5～10倍再测定，将所得结果乘以稀释倍数即可。

三十四、鸟氨酸氨基甲酰转移酶（ornithine-carbamoyltransferase，OCT）

【生化及生理】

鸟氨酸氨基甲酰转移酶催化鸟氨酸到瓜氨酸的可逆转变，提示它涉及尿素的合成。它几乎只在肝脏中发现，位于肝细胞的线粒体中。肠OCT的含量只有肝脏的1%，在其他组织实质上没有OCT活力，正常人血清OCT水平很低，但是在急性病毒性肝炎及其他类型的肝坏死时却显著升高。

【检测方法】

血清中之OCT可将磷酸氨基甲酰分子中的氨基甲酰基转移到鸟氨酸分子上，生成瓜氨酸和磷酸。用二乙酰一肟测定瓜氨酸含量，即可推算出OCT之活力。

本法操作简便，不必除去蛋白质，所产生的颜色复合物对光稳定，系由于在显色剂中加有三氯化铁之故。

【标本要求与保存】

标本类型：血清。

【参考区间】

Ohshita测定了45例正常人，其OCT活力正常范围为0～10IU/（L·min）。此项目暂无公认的参考区间。

【临床意义】

（1）急性肝炎时OCT急速升高，可达正常值的5～10倍以上，数天即可达高峰，与转氨酶同时下降。

（2）肝癌时本酶明显升高，胆结石常轻度升高，迁延性肝炎本酶亦迁延不降，故本酶可视为病情是否好转的指标。

（3）慢性肝炎和肝硬化活动期可轻度升高。

（4）阻塞性黄疸、转移性癌、心力衰竭、震颤性谵妄、胆囊炎及肠梗阻时出现轻度升高。血清OCT活力显然是肝细胞损伤的非常特异和敏感的指标。

【影响因素】

（1）酸度变化的影响：在测定瓜氨酸同二乙酰一肟、氨基硫脲和三氯化铁产生的颜色复合物时，需要用酸离子。有人曾研究了硫酸、磷酸和其他酸对此测定的影响：用低浓度的磷酸时，敏感度低；用高浓度的磷酸,敏感度增加,但是导致很高的黏滞性;磷酸浓度为45%时手工操作较为方便,此外,加少量的硫酸可显著地增进敏感度。然而,高浓度的硫酸由于蛋白质的水解,致空白吸光度增加,而硫酸浓度为4%时是适宜的。

(2) 二乙酰一肟浓度的影响:发现在DAMO-TSC溶液中,二乙酰一肟的最适浓度为2~6g/L,在达到这个限度以后,敏感度降低或显色受到抑制。

(3) 氨基硫脲浓度的影响:在DAMO-TSC溶液中,TSC的最适浓度大约是30mg/L,如果增加TSC浓度,则空白吸光度亦增加。

(4) 三氯化铁浓度的影响:在酸性铁溶液中,发现三氯化铁最适浓度为200~400mg/L。三氯化铁可大大地增进所产生颜色复合物的敏感性和稳定性。

(5) 煮沸时间的影响:煮沸15分钟以后颜色达到最深,延长煮沸时间,则产生的颜色降低。

(6) 颜色的稳定性:瓜氨酸和上述显色剂所产生的颜色复合物,当露置于光线下时是稳定的,发现在显色后至少3小时吸光度不会降低。

(7) 瓜氨酸的吸收光谱:尽管有血清蛋白质存在,颜色复合物仍是光亮、透明的粉红色,最大吸光度在515nm处。

(8) 溶血和黄疸的影响:高浓度的血红蛋白加到血清中使吸光度增加,但是,空白管吸光度亦同时增加,实际上吸光度值之差是比较恒定的,因此,OCT活力不受溶血影响。加入胆红素到血清中达50mg/dl没有看到什么影响。

三十五、超氧化物歧化酶(superoxide dismutase,SOD)

【生化及生理】

超氧化物歧化酶广泛存在于生物体内,是一类存在于细胞内的金属酶,其活性以肝组织最高,肾脏次之,心脏相对较低,红细胞亦含有很多SOD。按辅基不同分为CuZn-SOD、Mn-SOD和Fe-SOD,人体内存在CuZn-SOD和Mn-SOD。红细胞内SOD是一种铜蛋白,又叫红细胞铜蛋白,它占人红细胞铜含量大约60%。目前认为SOD的功能为保护细胞免受内源性产生的超氧化物自由基阴离子($O_2^-\cdot$)的毒性效应,它是消除自由基对机体损伤的关键酶。此酶可将毒性最大的$O_2^-\cdot$歧化成O_2和H_2O_2,这种歧化反应属自身氧化还原反应,H_2O_2再由过氧化氢酶等催化分解,从而解除$O_2^-\cdot$的毒害作用。

【检测方法】

核黄素光照产生的超氧自由基与羟胺反应生成亚硝酸根,在酸性条件下,亚硝酸与氨基苯磺酸和N-甲萘基二氨基乙烯反应生成红色化合物,而SOD则抑制此反应,根据抑制率高低,计算出SOD活力。

由于CuZn-SOD在1~2mmol/L氰化钠存在下完全失活,而Mn-SOD活力不变。因此,在测定体系中,根据氰化钠的存在与否,可分别测出总SOD(T-SOD)和Mn-SOD活力,而CuZn-SOD活力即可计算出来。

测定SOD的方法有很多,常用的有肾上腺素自氧化法、邻苯三酚自氧化法、联大茴香胺法(光化学扩增法)和四氮唑蓝法,这些方法常用于测定红细胞溶血液内的SOD。

【标本要求与保存】

标本类型:血清。

【参考区间】

性别及各年龄组之间SOD无显著差异,血清参考范围为:

T-SOD:43.5~61.3U。

Mn-SOD:13.4~20.6U。

CuZn-SOD:27.5~43.3U。

【临床意义】

$O_2^-\cdot$能使细胞膜中不饱和脂肪酸过氧化,使含-SH基的酶钝化,大量的$O_2^-\cdot$也使细胞中SOD钝化,从而使细胞受到毒害甚至死亡。而SOD能专一清除超氧自由基,以保护细胞免受$O_2^-\cdot$的损伤。现已证实随着年龄增长,SOD活力逐渐降低,这是造成衰老的主要原因。

肝癌患者Mn-SOD活力显著升高,这是由于Mn-SOD主要存在于线粒体中,并以肝中含量最高.肝癌患者由于线粒体受损,Mn-SOD释放到血清中所致。

三十六、生物素酶(biotinidase,BTD)

【生化及生理】

生物素又称维生素H或维生素B_8,是一种水溶性的含硫维生素,也属于维生素B族,大部分从食物中摄取,少数在机体肠道中的细菌体内合成。生物素广泛存在于天然食物中,但食物中的生物素为蛋白结合状态,需在肠道中经过生物素酶的作用生成游离的生物素才能发挥作用。生物素酶缺乏症是一种由 BTD 基因突变所造成的常染色体隐性遗传病，致病基因位于 3p25，发病率约为 1/6 万。常表现为严重神经及皮肤损害，发病年龄不一，病死率、致残率极高。生物素酶缺乏症患者血清、尿液生物素水平显著降低。通过血清、白细胞或皮肤成纤维细胞生物素酶活性测定，可明确是否为生物素酶缺乏。

【检测方法】

生物素-4-氨基苯酸法。

【标本要求与保存】

标本类型：血清。采集标本后 30 分钟内分离血清置于塑料试管中。

标本保存：可冰冻保存 1 个月。

【参考区间】

健康人群参考区间：5.1 ~ 11.9nmol/(ml·min)。

【临床意义】

通过血清生物素酶活性测定，可明确是否为生物素酶缺乏症。

【影响因素】

（1）磺酰胺类药物治疗可能干扰试验。

（2）新生儿可能比成人酶活性更低。新生儿部分酶缺陷应在 3 ~6 个月时重复检测以确定结果。

三十七、巯基嘌呤甲基转移酶（thiopurine methyltransferase，TPMT）

【生化及生理】

巯基嘌呤甲基转移酶是一种广泛存在于肝、肾、心、脑、肺、胃肠道黏膜、血液等组织器官中的非金属依赖性细胞内酶，其中肝肾组织中含量最高，脑组织中最低。TPMT 专门催化芳香族和杂环化合物的巯基甲基化反应，与临床上使用的巯基嘌呤类药物的代谢有重要关系。

巯基嘌呤类抗癌药物 6-巯基嘌呤（MP）、6-硫鸟嘌呤（TG）和咪唑硫嘌呤（AT），均为无活性的药物前体，在体内需经过一系列的代谢过程生成巯基鸟嘌呤磷酸盐（TGNs）方能发挥其细胞毒性作用，临床上常作为急性白血病化疗、器官移植及自身免疫性疾病治疗的免疫抑制剂。巯基嘌呤甲基转移酶（TPMT）是上述三种药物代谢过程中决定 TGNs 浓度的关键酶。临床上给予标准剂量的嘌呤类药物治疗时，部分患者发生严重的造血毒性反应，这种对药物的不耐受现象提示可能存在 TPMT 活性缺陷。对此类患者的研究表明，其中绝大多数患者存在遗传性 TPMT 活性降低或缺失，因而导致对药物毒性的敏感性增加，造成骨髓抑制和肝细胞损害等。用药之前对患者的 TPMT 活性进行测定，可以预测并避免或减少毒性反应的发生。

【检测方法】

放射化学法：利用该酶的转甲基作用，以 ^{14}C 标记的 S-甲基 ^{14}C-腺苷-甲硫氨酸（^{14}-SAM）为标记甲基的供者，在 RBC 溶解物中 TPMT 的催化下使 MP 接受 ^{14}C 标记的甲基，再以液体闪烁计数测定 DPM 值，最后计算 TMPT 活性单位（U/ml pRBC）。

【标本要求与保存】

标本类型：RBC 溶解物。就具体的放射化学法操作而言，抽取外周血标本后肝素抗凝，精确量取红细胞压积，并分离 RBC 和充分洗涤，再用冷蒸馏水低渗溶解 RBC，高速离心后收集上清即为待测的 RBC 溶解物。

【参考区间】

正常人外周血 RBC 溶解物的 TPMT 为 12 ~ 15U/ml pRBC。

【临床意义】

临床上广为使用的巯基嘌呤类药物主要有 6-巯基嘌呤（MP）、6-硫鸟嘌呤（TG）和咪唑硫嘌呤（AG）。MP 用于治疗急性淋巴母细胞白血病（ALL）已 40 多年，至今仍是 ALL 治疗方案中不可缺少的药物。而 AT 则已成为免疫抑制治疗的三联药物之一，已广泛用于肾移植患者。近来报道还可用于治疗自身免疫性肝炎，且效果良好。巯基嘌呤类药物在体内的代谢主要有两条途径，一是在 TPMT 的催化下使硫基甲基化，二是在黄嘌呤氧化酶的作用下氧化成硫尿酸。由于造血组织中缺乏黄嘌呤氧化酶，该组织中的嘌呤类药物主要靠 TPMT 催化分解，因而 TPMT 缺陷的患者，如果使用了常规剂量的 MP、AT 和 TG 时，则会引起巯基嘌呤类药物在体内堆积，而且主要影响造血系统，轻者引起中毒和影响治疗效果，重者可致死亡。

【影响因素】

4-羟基 3,5-二甲氧苯甲酸是 TPMT 最强的抑制物，可抑制 TPMT 99% 的活性。S-腺苷-2-半胱氨酸等抑制物对 TPMT 的抑制作用呈剂量依赖关系。泼尼松、脱氨皮质甾醇、环磷酰胺和甲氨蝶呤这些临床上常用的抗癌药物对 TPMT 活性影响很小。需要注意的是，对氨基水杨酸衍生物如柳氮磺胺吡啶和奥沙拉嗪是 TPMT 的强抑制剂，TPMT 低活性的克罗恩病患者在同时接受硫嘌呤类药物和对氨基水杨酸药物治疗时,部分患者出现了严重的骨髓抑制现象。

三十八、类胰蛋白酶(tryptase)

【生化及生理】

类胰蛋白酶是主要由肥大细胞(MC)分泌的一种炎症介质,具有多重生物活性效应,可启动多种疾病反应的进程,并与其发生和发展有关。在很多肥大细胞相关疾病中,血清类胰蛋白酶都伴随肥大细胞的脱颗粒过程而升高。检测此类疾病时类胰蛋白酶血清水平的变化,有望为疾病的临床诊断和治疗提供重要的依据。

类胰蛋白酶分子质量为134 000,在人类其编码基因位于染色体16p13.3。以完全激活的方式贮存于肥大细胞的分泌颗粒内,类胰蛋白酶属于胰蛋白酶家族,为丝氨酸蛋白水解酶,作用于肽键的精氨酸和赖氨酸残基的羧基端。按分子结构可分为α和β两种类型:β型类胰蛋白酶为一指环状同源四聚体,由4个单体(A、B、C、D)构成,需与肝素糖蛋白结合才能保持其稳定性,否则迅速解聚成为单体而失去活性,它以活性状态贮存于肥大细胞中,当全身性过敏反应发生时,随肥大细胞脱颗粒释放入血,人β型类胰蛋白酶的血清水平与速发性超敏反应的严重程度相平行。α类胰蛋白酶不存在四聚体结构,只有单体形式。以无活性的酶原形式存在于肥大细胞中,并由静止的肥大细胞自发分泌到细胞外,因而其在外周血中的含量与肥大细胞的数量相关。健康人及系统性肥大细胞增多症患者血清中的类胰蛋白酶主要为α型类胰酶。

【检测方法】

免疫法测定。

【标本要求与保存】

标本类型:血清。

【参考区间】

健康人群参考区间:2~10ng/ml。

【临床意义】

(1)类胰蛋白酶与过敏性疾病:过敏性炎症发生时可见肥大细胞数量增加,并于活化后释放多种炎性介质,引起过敏反应的症状和体征。急性过敏反应发生后,外周血中类胰蛋白酶的含量增高。在全身性过敏反应患者的血清中,类胰蛋白酶的含量明显增高。

(2)类胰蛋白酶与肿瘤:肥大细胞通过释放类胰蛋白酶促进肿瘤细胞的分化增殖及血管增生。肥大细胞增生病是一种肿瘤性疾病,该病的一系列症状源于肥大细胞释放的包括类胰蛋白酶在内的生物活性介质。在肥大细胞增生病的诊断中,血清类胰蛋白酶水平可作为诊断标准,其数值的高低可以反映疾病的严重程度。

(3)类胰蛋白酶与外伤:在机体受到创伤时类胰蛋白酶水平也有一定程度的增高,且外伤后存活时间的长短与类胰蛋白酶水平明显相关,存活时间越长,类胰蛋白酶水平越低。

(4)类胰蛋白酶与其他疾病:老年慢性阻塞性肺病(COPD)患者(重、中度)急性期血清类胰蛋白酶水平升高,且重度COPD患者治疗后血清类胰蛋白酶水平明显下降。重、轻度COPD患者急性期血清类胰蛋白酶水平均高于缓解期。皮肤瘙痒的血透患者的血清类胰蛋白酶水平升高,且其瘙痒程度和类胰蛋白酶水平呈明显正相关,可能是由于肥大细胞释放的组胺、类胰蛋白酶等可致瘙痒。此外,高热患者血清类胰蛋白酶显著升高。

(5)非肥大细胞源性类胰蛋白酶与白血病:非肥大细胞系的髓系肿瘤细胞内也表达相当数量的类胰蛋白酶。急性髓细胞性白血病(AML)患者血清类胰蛋白酶水平明显升高,AML患者血清类胰蛋白酶水平与病情显著相关,特别是在诱导治疗期间可见血清类胰蛋白酶水平明显降低,完全缓解时大多数病例恢复到正常水平。

三十九、血管紧张素转化酶(angiotensin converting enzyme,ACE)

【生化及生理】

血管紧张素转化酶是一个具有分子量170 000的单体锌金属蛋白酶,它是一种糖蛋白,也称激肽酶Ⅱ,主要活性是肽基二肽水解酶。这个酶主要位于血管内皮细胞腔内的表面,同时也存在单核-巨噬系统的细胞。组织中ACE的生理功能如下:血管紧张肽原在血管紧张肽原酶作用下转变成血管紧张素Ⅰ(十肽),后者在血管紧张素转化酶的作用下生成血管紧张素Ⅱ(八肽+组氨酸-亮氨酸);激肽在激肽释放酶的作用下生成缓激肽,后者在血管紧张素转化酶的作用下变成失活的肽。作为血管紧张肽原酶-血管紧张素系统的关键酶,ACE能使血管紧张素Ⅰ转变成有效能的、有血管加压素作用的血管紧张素Ⅱ,同时从血管紧张素Ⅰ的羧基末端释放二肽组氨酸-亮氨酸。

具有血管舒张作用的缓激肽的灭活是通过对它的两个羧基末端的二肽连续脱羧作用而形成的。血浆 ACE 不包括这些反应,而且病理生理意义也不清楚。血浆 ACE 水平的评价可见于许多疾病,特别是肉样瘤病。

【检测方法】

ACE 将呋喃丙烯基苯丙氨酸-1-甘氨酰-甘氨酸催化水解成呋喃丙烯基苯丙氨酸和甘氨酸,变成蓝色,在波长 340nm 处检测吸光度的下降,它与样本 ACE 活性直接成比例。

【标本要求与保存】

采用血清。标本量 2ml,至少 0.2ml。最好在 45 分钟内分离血清。分离后标本在室温(25℃)或冷藏(4℃)保存 7 天,或冷冻(-20℃)稳定保存 3 天。可反复冻融 3 次。

【参考区间】

0~2 岁:5~83U/L。

3~7 岁:8~76U/L。

8~14 岁:6~89U/L。

>14 岁:12~68U/L。

【临床意义】

肉样瘤病和其他的疾病时 ACE 活性增高。ACE 升高 25% 以上通常见于下列其他病例中,例如:戈谢病、甲亢、视网膜病变的糖尿病、肝硬化、硅沉着病、石棉沉着病、淋巴管肉瘤、铍中毒以及慢性疲劳综合征。

ACE 活性下降,与血管床内皮功能障碍有关。例如:中毒性肺损害或甲状腺功能减退。对于血清 ACE 活性下降的临床意义还没有足够的调查。

【影响因素】

ACE 抑制剂,例如:甲巯丙脯酸、依若普利。必须在测试 ACE 前 4 周终止用药。这些药可以使 ACE 水平下降,锌元素螯合物如 EDTA 不能用作抗凝剂,会导致 ACE 活性下降。

四十、溶菌酶(lysozyme,LZM)

【生化及生理】

溶菌酶又称胞壁质酶(muramidase)或 N-乙酰胞壁质聚糖水解酶(N-acetylmuramide glycanohydrolase),是一种能水解致病菌中黏多糖的碱性酶。主要通过破坏细胞壁中的 N-乙酰胞壁酸和 N-乙酰氨基葡萄糖之间的 β-1,4-糖苷键,使细胞壁不溶性黏多糖分解成可溶性糖肽,导致细胞壁破裂内容物溢出而使细菌溶解。溶菌酶还可与带负电荷的病毒蛋白直接结合,与 DNA、RNA、脱辅基蛋白形成复盐,使病毒失活。因此,该酶具有抗菌、消炎、抗病毒等作用。

【检测方法】

常用酶法,还有免疫比浊法(37℃)、琼脂平板溶菌法、紫外测定和 HPLC 等。

【标本要求与保存】

采用血清。标本量 1ml,至少 0.2ml。最好在 45 分钟内分离血清。分离后标本在室温(25℃)或冷藏(4℃)保存 4 天,或冷冻(-20℃)稳定保存 14 天。可反复冻融两次。

收集随机尿液,不加防腐剂。标本量 1ml,至少 0.2ml。标本在室温(25℃)、冷藏(4℃)或冷冻(-20℃)稳定保存 14 天。可反复冻融 3 次。

其他标本包括脐血、羊水、CSF、母乳、胃液、胆汁和胸、腹腔积液等。

【参考区间】

酶法:血清:男性 3.0~12.8μg/ml。

女性 2.5~12.9μg/ml。

尿液:男性 0.0~2.1μg/ml。

女性 0.0~2.9μg/ml。

免疫比浊法(37℃):血 0~20mg/L;尿 0~2mg/L。

琼脂平板溶菌法:2~37μg/ml。

【临床意义】

(1) 升高见于 Chediak-Higashi 综合征、粒细胞白血病、单核细胞白血病、结核、肾脏病变、泌尿系感染和细菌性脑膜炎;降低见于急、慢性淋巴细胞白血病。

(2) 矽肺患者血清 LZM 活性均高于参考值。其他疾病,如流行性出血热、胆道感染、肺癌、慢性支气管炎、肺结节病患者的血清 LZM 亦可升高。

(3) 在慢性肠炎的鉴别诊断中,高于 20mg/L 多倾向于 Crohn 病,低于 20mg/L 多见于溃疡性结肠炎;在白血病的鉴别诊断中,高于 40mg/L 多见于急性粒-单核细胞白血病和急性单核细胞白血病,若 LZM 浓度低于参考范围的上限,则常为急性淋巴细胞白血病。

【影响因素】

肝素可和溶菌酶结合干扰 LZM 活性。试剂的 pH、离子、盐类性质、浓度及反应温度影响测试结果。

(向跃芸　徐慧　彭剑雄)

第七章 同工酶的测定

同工酶是指性质不同但催化反应相同的酶。它们可能以不同的量出现在一种生物的不同组织或器官中，也可以出现在任何真核生物细胞不同的细胞器。其差异可以是在蛋白质的一级结构上，也可以是在四级结构或翻译后加工上。其存在可被细胞用来根据细胞内特定的生理状况而对酶活性进行调节。在人体中，不同的同工酶具有一定的器官组织特异性。例如，通过观测患者血清中LD同工酶的电泳图谱，辅助诊断哪些器官组织发生病变，这远较单纯测定血清LD总活性的方法特异。心肌受损患者血清LD_1含量上升，肝细胞受损者血清LD_5含量增高。因此，同工酶的检测对临床的诊断和治疗具有重要意义。

第一节　概　　述

一、同工酶的概念

同工酶(isozyme，isoenzyme)是同一种属中由不同基因或等位基因所编码的多肽链单体、纯聚体或杂化体，具有相同的催化功能，但其分子组成、空间构象、理化性质、生物学性质以及器官分布和细胞内定位不同的一类酶。同工酶的存在使得代谢能得到精细的调节，以满足不同组织或发育阶段的特殊要求。由在进化过程中趋异(diverged)的同源基因编码。严格地说，等位酶(allozyme)代表了同一基因的不同等位类型决定的酶，而同工酶则代表了由不同基因编码而又催化相同反应的酶。真正的同工酶源于存在一个以上的基因位点为酶蛋白结构编码。人类很多酶(约三分之一以上)由一个以上的结构基因编码。位于不同位点的基因由于在进化过程中经过变异而不同，导致由其编码的酶蛋白不再拥有相同的结构，虽然功能相似，因而称为同工酶。另外某些酶或同工酶在翻译后，酶分子经不同修饰而形成酶的多型体(multiple forms)被称为亚型(isoform)，这是一类非遗传改变(nongenetic modification)所致呈现多种形式的酶，这些修饰包括去掉部分肽段、糖链改变、乙酰化、磷酸化和脱氨基等。亚型往往在基因编码产物从细胞内释放入血时因肽酶作用降解而形成。

二、同工酶的测定

由于同工酶(或亚型)一级结构的不同，导致其在理化性质、催化性质、生物学等方面有明显的性质差异，这些差异为同工酶(或亚型)的分析和鉴定提供了理论基础(表7-1)。临床同工酶(或亚型)的分

表7-1　常用同工酶/亚型的分析方法

方　　法	同工酶/亚型的性质差异	同工酶/亚型
电泳法(区带电泳、等电聚焦)	电荷不同	所有同工酶、亚型
层析法(离子交换层析、亲和层析)	电荷不同	CK、LD、ALP
免疫分析法		

续表

方　　法	同工酶/亚型的性质差异	同工酶/亚型
免疫抑制法	特异性抗体反应性不同	CK、LDH、ACP
免疫化学测定法(RIA、EIA、FIA、CLIA)	特异性抗体反应性不同	CK、LDH、ACP、ALP、AMY
动力学分析法		
底物特异性分析法	底物 Km、亲和力不同	ACP、CK、LDH(α-羟丁酸)
抑制剂分析法	对小分子量的抑制剂的特异性抑制不同	LDH(草酸)、ACP(L-酒石酸)、ALP(尿素和 L-苯丙氨酸)、ChE(氟和可卡因)
pH 分析法	最适 pH 不同	AST
热失活分析法	热稳定性不同	ALP

析大致可分为两步,即首先精确地分离出某酶的各同工酶(或亚型)组分,然后测定酶的总活性和各同工酶(或亚型)组分的活性。

三、同工酶在疾病诊断中的应用

临床上根据酶浓度的变化可辅助诊断。酶浓度变化由细胞坏死或细胞膜通透性变化引起,表示脏器或组织损伤;若为细胞内酶合成增加所致,提示组织再生、修复、成骨或异位分泌,或提示有恶性肿瘤的可能;若为酶排泄障碍引起则说明有梗阻存在。同工酶的分析与鉴定则能反应疾病的部位、性质和程度。

由于酶广泛分布于全身各器官、组织,在血清中升高的机制又不尽相同,因此单凭某一酶的活性变化,很难作出独立诊断。若同时测定一组性质不同的酶,比较各酶活性的变化,就能根据酶增高或减少的“谱型”作出诊断,此种同时检测一组酶,称为酶谱。如:①心肌酶谱:传统的心肌酶谱由 CK、AST、LD 和 HBD 组成,这一组合在我国临床化学实验室一直应用至今。目前最简单而有效的心肌酶谱可由 CK、CK-MB、CK-MB 亚型或 CK-MM 亚型组成。近年来心肌酶谱在 AMI 的早期诊断中的应用价值受到了心肌肌钙蛋白的挑战。②肌酶谱:主要用于对骨骼肌疾病的诊断和监护。可供选择的酶有 CK、LD、AST 及其各自同工酶。若能再加 CK-MM 亚型则更为理想。③肝酶谱:主要是用来判断有无肝实质细胞损伤、肝内外胆汁淤积等肝胆疾病。可供选择的有 ALT、AST 及其同工酶、LD 及其同工酶、γ-GT 及其同工酶、ALP 及其同工酶、ChE、MD、单胺氧化酶(MAO)等。④肿瘤酶谱:具有器官特异性的有 ACP 及其同工酶、ALP 及其同工酶、γ-GT 及其同工酶、AFU、AMY 及其同工酶、LPS 等;非器官特异性的有 ALT、CK 同工酶、ALD 同工酶、LD 同工酶等。⑤胰酶谱:主要用于急性胰腺炎的诊断和鉴别诊断。可供选择的有 AMY 及其同工酶、LPS、弹力蛋白酶-1、磷脂酶 A2、尿胰蛋白酶原-2 等。

第二节　血清同工酶的检测

一、乳酸脱氢酶同工酶(lactate dehydrogenase isoenzyme)

【生化及生理】

LD 是一种含锌的糖酵解酶,广泛存在于人体各组织中,以肝、心肌、肾、肌肉、红细胞中含量较多。LD 是由两种不同亚基(M 和 H)组成的四聚体,形成 5 种结构不同的同工酶,即 $LD_1(H_4)$,$LD_2(H_3M_1)$,$LD_3(H_2M_2)$,$LD_4(H_1M_3)$ 和 $LD_5(M_4)$。这 5 种同工酶大致可分为三类:一类以 LD_1 为主,主要在心肌,可占总 LD 活性 50% 以上,也存在于红细胞内;另一类以 LD_5 为主,以骨骼肌为代表,肝脏中也有;第三类以 LD_3 为主,存在于脾、肺、胰、甲状腺、肾上腺和淋巴结。

【检测方法】

琼脂糖凝胶或醋酸纤维薄膜电泳法结合氯化硝基四氮唑蓝(NBT)显色的方法。

【标本要求与保存】

采用血清。避免溶血。标本量 2ml,至少 0.5ml。45 分钟内分离血清。分离后标本在室温(25℃)保存

7天，冷藏(4℃)保存3天，冷冻(-20℃)不稳定。不可反复冻融。

【参考区间】

正常人血清：LD_1：24%～34%；LD_2：35%～44%；LD_3：19%～27%；LD_4：0%～5%；LD_5：0%～2%

一般成年人血清：$LD_2>LD_1>LD_3>LD_4>LD_5$

部分正常儿童血清：$LD_1>LD_2$

【临床意义】

心肌梗死和心肌炎时以LD_1和LD_2升高为主，且绝大多数的AMI患者血中LD同工酶都出现$LD_1/LD_2>1$，即所谓"反转比率"(flipped LD ratio)现象，且持续的时间长。骨骼肌和肝细胞损伤时常出现$LD_5>LD_4$。急性肝炎时LD_1和LD_2相对下降，LD_5升高；肝硬化时仅表现LD_2下降和LD_5升高；肝癌时LD_5升高，但$LD_1>LD_3$。当心梗并发充血性心力衰竭、心源性休克时，LD_5也可升高。肺、胰、脾、淋巴结坏死和炎症及各种恶性疾病时LD_2、LD_3、LD_4升高；溶血性疾病、镰形细胞性贫血、地中海贫血、体外循环术后引起溶血、阵发性睡眠性血红蛋白尿时均有LD_1和LD_2升高，但仍为$LD_2>LD_1$；恶性肿瘤如转移到肝脏往往伴有LD_4、LD_5升高。

【影响因素】

血清应新鲜，非新鲜血清可影响测定结果。

二、肌酸激酶同工酶(creatine kinase isoenzyme)

【生化及生理】

CK催化肌酸和ATP或磷酸肌酸和ADP之间的磷酸转移的可逆性反应，所产生的磷酸肌酸含高能磷酸键，是肌肉收缩时能量的直接来源。CK分布广泛，在骨骼肌含量最高，其次是心肌和脑。CK是由M和B两类亚基组成的二聚体。在细胞质内存在3种同工酶，即CK-BB(CK_1)，CK-MB(CK_2)和CK-MM(CK_3)。在细胞线粒体内还存在另一CK同工酶，即所谓线粒体CK(CK-Mt)，也称CK_4。

各种CK同工酶还可进一步根据所带电荷和等电点(pI)不同分离出数目不等的亚型。人体组织内的CK-MM主要为CK-MM_3，从组织进入血液后，在羧基肽酶-N的作用下，通过不可逆的水解酶切反应，分别形成CK-MM_2和CK-MM_1。电泳时CK-MM_1相对靠近阳极，CK-MM_2次之，CK-MM_3留在靠阴极侧。同样CK-MB可分为CK-MB_2和CK-MB_1两种亚型。CK-BB可分为氧化型CK-BB，中间型CK-BB和还原型CK-BB三种，其中氧化型CK-BB与IgG的亲和力高于其他二型，易形成巨CK_1，电泳时位于CK-MB和CK-BB之间。CK-Mt的寡聚体称为巨CK_2，电泳时CK-MM带偏阴极端。

【检测方法】

临床常规测定CK同工酶多用电泳和免疫抑制法，但二法均会受溶血和巨CK的干扰，免疫抑制法还会受到CK-BB的干扰。因此现推荐用免疫化学方法直接测定CK-MBmass，可不受溶血和巨CK的干扰。CK同工酶亚型(CK-MM亚型和CK-MB亚型)多用琼脂糖凝胶高压电泳和等电聚焦电泳等。

【标本要求与保存】

采用血清。避免溶血。标本量1ml，至少0.5ml。尽快分离血清。分离后标本在冷藏(4℃)保存两天，冷冻(-20℃)稳定保存14天。

【参考区间】

电泳法：成人CK-MM占CK总活力的95%以上，CK-MB占5%以下，CK-BB很低，电泳法常不显色。

免疫抑制法：CK-MB活力小于12U/L。

琼脂糖电泳：CK-MM_1：57.2%～69.4%；CK-MM_2：22.5%～31.7%；CK-MM_3：6.2%～13%。

等电聚焦电泳：CK-MM_1：35.5%～53.1%；CK-MM_2：32.6%～45.2%；CK-MM_3：11.1%～21.9%。

质量测定(电化学发光法)：血清CK-MB<5.0μg/L，相对指数(MB/总CK)<0.039活动分数(即3.9%)。

【临床意义】

(1)心肌疾病：检查CK-MM亚型对诊断早期心肌梗死较为敏感。正常组织中95%为CK-MM_3(组织型)，入血后很快被水解脱掉羧基末端的赖氨酸成为CK-MM_2(中间型)，最后再切掉羧端-赖氨酸为CK-MM_1，CK-MM_3/CK-MM_1的比值为0.15～0.35，大于0.5可诊断为心肌梗死，但应排除急性骨骼肌损伤。急性心肌梗死发病后0.5～2小时，血清CK-MM_3升高，CK-MM_1下降，CK-MM_3/CK-MM_1比值大于1。CK-MB轻度增高，对小儿心肌炎的诊断较为重要。心脏手术后，CK总活力和CK-MB都可增加，上升程度与手术对心脏的损伤程度有关。

(2)骨骼肌疾病：升高的疾病有重症肌无力、肌萎缩、进行性肌营养不良、多发性肌炎、皮肌炎、挤压综合征和手术等。严重的全身性骨骼肌疾病时，均以 CK-MM 增高为主。手术、创伤、惊厥和癫痫发作等引起骨骼肌受损；肌内注射某些药物、正常分娩、剧烈运动后，血清 CK 总活力及 CK-MM 均增高，可达参考值的数倍。

（3）中枢神经疾病：每克脑组织约含 CK-BB 200U。脑部疾病如脑梗死、急性颅脑损伤、脑出血、脑膜炎时，患者血清 CK 总活力及 CK-BB 轻度或中度增高。新生儿脑缺氧和缺血性脑病、脑外伤、梗死和血栓形成都可使患者血清 CK 和 CK-BB 活力上升，其升高幅度与损伤严重程度、范围和预后成正比。

（4）肿瘤：各种恶性肿瘤患者的血清 CK-BB 和巨 CK（macro-CK，m-CK）检出率为 25% ～41%，多为巨 CK。约有 43% 的小细胞肺癌患者血清 m-CK 升高，胃肠道肿瘤患者 m-CK 的升高率达55%。CK-BB 由脑合成，如成人无颅脑组织损伤，而血清 CK-BB 上升，应考虑有肿瘤发生。

（5）其他：肺和前列腺等富含 CK-BB 的器官组织损伤或疾病时，血清 CK-BB 可升高。甲状腺功能减退时其活性上升。

【影响因素】

EDTA、柠檬酸和氟化物抑制 CK 活性；血细胞中腺苷酸激酶干扰底物，应避免溶血；CK 对光、热及 pH 敏感，应尽快分离血清保存。

三、碱性磷酸酶同工酶（alkaline phosphatase isoenzyme）

【生化及生理】

碱性磷酸酶由两个亚单位组成。人体 ALP 大致可分为 4 种类型：一般型即肝型、胎盘型、小肠型、精原细胞型。热、苯丙氨酸、尿素等对不同组织来源的 ALP 有不同的抑制作用，常利用上述抑制作用鉴别 ALP 的组织来源。用醋酸纤维膜或琼脂糖凝胶电泳可将 ALP 分离为 6 条（1～6）区带；用聚丙烯酰胺凝胶电泳则分离为 7 条（Ⅰ～Ⅶ）区带。分子量最大、负电荷强的 ALP，称为高分子快肝型 ALP，它在醋酸纤维膜电泳中移动最快，在聚丙烯酰胺凝胶电泳中移动最慢，分别命名为 ALP_1 和 ALPⅦ。正常血清无 ALP_1 或 ALP-Ⅶ。此同工酶是由 ALP_2 和脂蛋白结合而成。肝主要含 ALP_2（ALP-Ⅱ），骨主要含 ALP_3（ALP-Ⅲ），胎盘主要含 ALP_4（ALP-Ⅳ），小肠主要含 ALP_5（ALP-Ⅴ），ALP_6（ALP-Ⅵ）为 ALP 与 IgG 结合的巨型 ALP。

【检测方法】

一般采用电泳法。各个同工酶的量可用活性分数或总活性百分比表示。

对于骨 ALP 质量测定可采用免疫化学发光法。

【标本要求与保存】

采用血清。避免溶血。标本量 1ml，至少 0.5ml。尽快分离血清。分离后标本在冷藏（4℃）保存 1～2 天，否则应冷冻（-20℃）保存。

【参考区间】

正常血清：ALP_1（-）；ALP_2：90%；ALP_3：少量；ALP_4：（-）；ALP_5：微量；ALP_6：（-）（表 7-2）。

【临床意义】

（1）ALP_1（ALP-Ⅶ）在肝外胆道阻塞、肝癌、肝脓肿、肝淤血时增高，癌性阻塞者，100% 出现 ALP_1，且 ALP_1 大于 ALP_2。

表 7-2　碱性磷酸酶同工酶活性分数

	<1 岁	1～15 岁	成人	孕妇	绝经后妇女
胆汁	0.03～0.06	0.02～0.05	0.01～0.03	0.01～0.03	0.0～0.12
肝	0.20～0.34	0.22～0.34	0.17～0.35	0.05～0.17	0.17～0.48
骨	0.20～0.30	0.21～0.30	0.13～0.19	0.08～0.14	0.08～0.21
胎盘	0.08～0.19	0.05～0.17	0.13～0.21	0.53～0.69	0.07～0.15
肾	0.01～0.03	0.0～0.01	0.0～0.02	0.03～0.06	0.0～0.02
肠	0.0～0.02	0.0～0.01	0.0～0.01	0.0～0.01	0.0～0.01

（2）ALP_2（ALP-Ⅱ）增高见于肝及胆道疾病、原发性肝癌、急性肝炎、肠梗阻等。

（3）ALP_3（ALP-Ⅲ）的活力与成骨细胞密切相关。骨肿瘤、肿瘤骨转移、畸形性骨炎、佝偻病、软骨病、骨折愈合期、甲状旁腺功能亢进时，ALP_3 活力增高，畸形性骨炎增高最显著。

（4）ALP_4（ALP-Ⅳ）在妇科恶性肿瘤（如宫颈癌、卵巢癌、乳腺癌）时增高，阳性率为 23% ～68%，支气管肺癌、胰腺癌、睾丸癌时，血清 ALP_4 增高。妊娠中期妇女的血清中出现耐热并抵抗 EDTA 抑制的 ALP_4（简称 HS-ALP），并逐渐增高，可占 ALP 总活力的 50%，当胎盘受损和先兆子痫时，血清 HS-ALP 显著增高；若血清 HS-ALP 明显降低，提示胎盘发育不良。

（5）ALP_5（ALP-Ⅴ）在某些小肠疾病、慢性肾透析、酒精性肝硬化、高脂饮食、O 及 B 血型血清 ALP_5 增高；肝硬化患者，血清 ALP_5 明显增高，达 40% 左右。

（6）ALP_6（ALP-Ⅵ）为 ALP 与免疫球蛋白形成的复合物，见于各种自身免疫性疾病、溃疡性结肠炎。

（7）ALP-Ⅰ仅在聚丙烯酰胺凝胶电泳时被检出。见于肝细胞癌患者，尤其对甲胎蛋白阳性的肝癌患者有诊断价值。

【影响因素】

高脂饮食会使 ALP_5（ALP-Ⅴ）假性升高。

四、酸性磷酸酶同工酶（acid phosphatase isoenzyme）

【生化及生理】

酸性磷酸酶（ACP）是作用类似 ALP 的磷酸酶（最适 pH 在 7.0 以下），存在于人体不同组织，大致可分为 3 类。细胞溶酶体型：广泛存在于各种组织细胞的溶酶体中；前列腺型：前列腺含量最高，大于其他组织百倍以上，称为前列腺酸性磷酸酶（prostatic acid phosphatase，PAP），分泌于精浆，活力可达 50 000U/L 以上，能被酒石酸抑制；红细胞型：存在于红细胞，活力为血清的 100 倍，酒石酸对其无抑制作用。正常男性血清 ACP 主要来自前列腺，其余部分可能来自破碎的血小板、红细胞、白细胞及破骨细胞；女性 ACP 来源可能与红细胞、白细胞和血小板释放有关。应用聚丙烯酰胺凝胶可将血清 ACP 分离出 8 条区带，即 ACP_0、ACP_1、ACP_{2a}、ACP_{2b}、ACP_3、ACP_4、ACP_{5a}、ACP_{5b}，其中 ACP_2、ACP_4 来自前列腺，ACP_5 来自破骨细胞，ACP_3 来自溶解酶体、血小板和白细胞。L-酒石酸是 PAP 的抑制剂，但 PAP 不被甲醛和 Cu^{2+} 抑制；红细胞 ACP 被甲醛和 Cu^{2+} 抑制，L-酒石酸无抑制作用。

【检测方法】

电泳法。

【标本要求与保存】

测定标本以血清或肝素抗凝血浆为宜，应及时分离血清（浆）并尽早测定。标本需酸性条件（pH 5.4）下冷冻保存。

【参考区间】

电泳法：ACP_5（+）；ACP_4（-）；ACP_{3b}（-）；ACP_3（+）；ACP_2（-）；ACP_1（-）；ACP_3>ACP_5。

【临床意义】

（1）ACP_2 增高见于前列腺疾病、慢性粒细胞白血病。

（2）ACP_3 增高见于血小板增多性疾病、血小板破坏增多所致血小板减少症、淋巴细胞性白血病。

（3）ACP_{3b} 增高见于急性粒细胞白血病和慢性粒细胞白血病急变。

（4）ACP_4 增高见于单核细胞白血病。

（5）ACP_5 增高见于巨细胞性白血病、骨病、甲状腺功能亢进及红细胞 ACP 释放增高，如溶血性贫血、巨幼细胞贫血、镰状细胞贫血。

【影响因素】

（1）ACP 稳定性较差，温度高于 37℃ 及 pH>7.0 时很快失活，故高热患者不能准确测 ACP；草酸盐、氰化物抑制酶活性。

（2）溶血使红细胞和血小板中 ACP 释放出来，引起 ACP 升高。

五、胆碱酯酶同工酶（cholinesterase isoenzyme）

【生化及生理】

人体有两种胆碱酯酶——乙酰胆碱酯酶和酯酰胆碱酯酶，都能水解乙酰胆碱，但生成组织和生理功能各有不同。

乙酰胆碱酯酶（acetylcholinesterase，AChE）又称红细胞胆碱酯酶、真性胆碱酯酶或 ChE-Ⅰ。系统命名为乙酰胆碱：乙酰水解酶。它存在于中枢神经系统的灰质、交感神经节、肾上腺髓质、血小板和红细胞中，功能是水解神经递质乙酰胆碱成为乙酸和胆碱，保证神经传递的兴奋和抑制的平衡。AChE 占全血 ChE 的 80%。测定全血 ChE，可反映该酶活性。用电泳法可将脊椎动物脑和肌肉组织 AChE 分离成三种同工酶：AChE-1、AChE-2、AChE-3。三种同工酶净表面电荷无明显区别，但分子量不同，AChE-1 为 220 000，AChE-2 为 300 000，AChE-3 为 420 000。

酯酰胆碱酯酶（acylcholinesterase）又称拟或假胆碱酯酶（psuedocholinesterase，PChE）或 ChE-Ⅱ，因血清主要含此酶，故称为血清 ChE。临床一般测定的 ChE 即指此酶。系统命名为酯酰胆碱:酯酰水解酶。它对基质特异要求较低,除乙酰胆碱外,还能水解一些短链脂肪酸烷酯。利用基质不同,测定时可区别两种 ChE。它是由肝细胞内质网合成的羧酸酯水解酶,其基本结构是一个亚基(G)的多聚体,一般为四聚体(G4),分子量 280 000 ~ 350 000,也可有 G8、G12 和 G16 等。用聚丙烯酰胺凝胶电泳将正常人血清 ChE 分离成 12 条活性带,其中以 ChE-7 为主,占总活力的 80%。

【检测方法】

聚丙烯酰胺凝胶电泳。

乙酰胆碱酯酶的检测方法:Ellman 法,基质为乙酰胆碱。

酯酰胆碱酯酶:酶速率法。

【标本要求与保存】

血清或肝素抗凝血浆。

【参考区间】

乙酰胆碱酯酶 Ellman 法,基质为乙酰胆碱:75 ~ 140U。

酯酰胆碱酯酶(酶速率法):基质为丁酰硫代胆碱或丙酰硫代胆碱,37℃,4000 ~ 9000U/L,酶蛋白 8 ~ 10mg。

【临床意义】

乙酰胆碱酯酶主要用于诊断有机磷农药中毒和神经性化学武器中毒。中毒后,AChE 被抑制,使乙酰胆碱蓄积,引起乙酰胆碱样中毒症状,检查可以判断中毒轻重,指导治疗及判定疗效。病情严重时,ChE 活力可降至 0;治疗有效时,酶活力可迅速恢复。升高还见于精神分裂症、溶血性贫血和巨幼细胞贫血等。AChE 活力在孕育神经管缺陷胎儿的羊水中显著增高。

ChE 由肝细胞合成,当肝实质损害如急性肝炎、慢性活动性肝炎、肝硬化活动期时,血清 ChE 总活力降低,降低程度与肝功能损害的严重程度相平行;低于 2000U/L,提示预后不良,脂肪肝患者的血清 ChE 活力增高,可能是 ChE 的降解减慢所致。肝病时营养不良、急性感染、全身消耗性疾病、甲状腺功能低下、进行性肌营养不良、重症肌无力、皮肌炎等,血清 ChE 活力降低。

肾病综合征、甲状腺功能亢进、肥胖型糖尿病、癫痫患者,血清 ChE 活力常增高。有机磷农药中毒和神经性化学武器损伤时,血清 ChE 活力下降,其变化与 AChE 相同。

有人将血清 ChE 同工酶的检测用于重症肌无力和肝脏疾病的研究,有待取得更多的资料。

【影响因素】

标本不宜污染。

六、γ-谷氨酰基转移酶同工酶(γ-glutamyl-transferase isoenzyme)

【生化及生理】

γ-谷氨酰基转移酶(γ-GT 或 GGT)又称 γ-谷氨酰基转肽酶(γ-GTP 或 GGT),在人体细胞的微粒体中合成。GGT 参与了 γ-谷氨酰循环和氨基酸的跨膜转运,与机体内谷胱甘肽水平的调节有关,对氨基酸和蛋白质的吸收、转运、合成具有重要作用。组织分布以肾脏含量最多,其次为胰、肺、肝等。在肝脏主要存在于肝细胞胞质和胆管上皮细胞中。血清中的 γ-GT 则主要来自肝胆。血清 γ-GT 在琼脂糖凝胶电泳时分离为 4 条区带。聚丙烯酰胺凝胶电泳时分离为 13 条区带,从阳极到阴极依次为Ⅰ、Ⅰ'、Ⅱ、Ⅱ'、Ⅲ、Ⅳ、Ⅴ、Ⅵ、Ⅶa、Ⅶb、Ⅷa、Ⅷb、Ⅷc。

【检测方法】

琼脂糖凝胶电泳法、聚丙烯酰胺凝胶电泳法。

【标本要求与保存】

血清、肝素或 EDTA 抗凝血浆,室温和冷藏条件下可稳定 7 天,冰冻条件下可稳定 28 天。

【参考区间】

琼脂糖凝胶电泳:γ-GT_1:58.3% ~ 68.1%;γ-GT_2:11.8% ~ 16.2%;γ-GT_3:15.3% ~ 21.5%;γ-GT_4:9.3% ~ 13.5%。

聚丙烯酰胺凝胶电泳:健康人仅有 10 条区带,无Ⅰ'、Ⅱ、Ⅱ'。

【临床意义】

(1) 正常人无Ⅱ区带,在原发性及继发性肝癌患者血清Ⅱ区带的检出率达 90% 以上,Ⅱ对诊断肝细胞癌有较好的特异性。

(2) Ⅰ'、Ⅱ、Ⅱ'区带称为肝癌的特异性新带(novel γ-GT),肝癌患者特异性新带出现率为 55%,其他疾患假阳性为 3%,如转移性肝硬化、酒精性肝损伤、胆管细胞癌不出现新带。

七、淀粉酶同工酶(amylase isoenzyme)

【生化及生理】

AMY 是一种需钙的金属酶,人 AMY 同工酶的命名方法有两种:一是根据脏器来源分为胰型同工酶(P-AMY)和唾液型同工酶(S-AMY),两者再可用醋酸纤维薄膜电泳进一步分成 P_1、P_2、P_3、S_1、S_2 和 S_3 等同工酶亚型;另一种是根据聚丙烯酰胺凝胶电泳区带命名为 1 ~7,其中 1、2、4、6 四条区带属于 P-AMY,3、5、7 三条区带属于 S-AMY,第 3 与第 1 为两条主要区带分别相当于 S_1 和 P_2。此外,血清中有时可出现巨淀粉酶,该酶可能是由 S-AMY 与 IgG 或 IgA 等聚合而成。电泳时位于 γ-球蛋白区,发生率 0% ~1%。

【检测方法】

酶抑制法、电泳法。

【标本要求与保存】

血清或肝素抗凝血浆,室温条件下可稳定 7 天,冷藏和冰冻条件下均可稳定 1 个月。

【参考区间】

酶抑制法:AMY-P 型 8 ~45U/L;AMY-S 型 8 ~70U/L。

电泳法:血清 P 型 23% ~61%;S 型 39% ~77%。

【临床意义】

急性胰腺炎时,P 型升高。非胰腺疾病以 S 型升高为主,如肾功能衰竭、恶性肿瘤、唾液腺炎症、腺管阻塞和流行性腮腺炎等。

【影响因素】

禁用螯合 Ca^{2+} 类抗凝剂如草酸盐、枸橼酸盐、EDTA,氰化物对 AMY 有抑制作用,故采用以上抗凝剂的血浆标本 AMY 值下降。血清标本若有唾液污染,可致 AMY-S 型结果升高;巨淀粉酶血症时结果会有偏差。

八、丙氨酸氨基转移酶同工酶(alanine aminotransferase isoenzyme)

【生化及生理】

ALT 大量存在于肝脏组织中,其次为肾、心、骨骼肌等。ALT 同工酶(ALT isoenzyme, iso-ALT)分线粒体型(m-ALT)和胞质型(s-ALT),正常人血清中主要是 s-ALT,m-ALT 几乎为零。

【检测方法】

检测方法有免疫沉淀后酶法和电泳法。

【标本要求与保存】

血清、肝素或 EDTA 抗凝血浆,室温条件下可稳定 7 天,冷藏条件下可稳定 14 天,冰冻条件下可稳定 1 天,可反复冻融 1 次。

【参考区间】

免疫沉淀后酶法:线粒体型 ALT<4.2U/L。

电泳法:m-ALT 占 ALT 的 7% ~13%。

【临床意义】

ALT 是反映肝损伤的一个很灵敏的指标,临床上主要用于肝脏疾病的诊断。

当肝脏、心肌疾患致使线粒体损伤时,m-ALT 在血清中含量增加。m-ALT 反映亚细胞水平的损害程度,是评估肝坏死及预后的客观指标。

【影响因素】

(1) 标本应避免溶血,高脂血标本会影响检测结果。

(2) 有些药物或毒物,如异烟肼、利福平、氯丙嗪、氨苄青霉素、水杨酸、四氯化碳、有机磷等也可引起血中 ALT 升高。

九、天冬氨酸氨基转移酶同工酶(aspartate aminotransferase isoenzyme)

【生化及生理】

AST 广泛存在于多种器官中,按含量多少顺序为心、肝、骨骼肌和肾等,肝中 70% 存在于肝细胞线粒体中。AST 有两种同工酶 ASTs 和 ASTm,分别存在于可溶性的细胞质和线粒体。细胞轻度损伤时 ASTs 升高显著,而严重损伤时,则 ASTm 大量出现于血清中。正常血清所含 AST 的同工酶主要为 ASTs,但在病理状态下,如细胞坏死,则血清中以 ASTm 为主。血清 AST 活性升高,多来自心肌或肝脏损伤;肾脏或胰腺细胞损伤时,也可出现很高的 AST 活性。

【检测方法】

酶抑制法、电泳法。

【标本要求与保存】

血清、肝素或 EDTA 抗凝血浆,室温条件下可稳定 7 天,冷藏和冰冻条件下分别可稳定 14 天,可反复冻融 3 次。

【参考区间】

酶抑制法:线粒体型 AST 2.8 ~6.2U/L。

电泳法:线粒体型 AST 占 AST 总量的 9.0% ~16.5%。

【临床意义】

正常血清中 AST 同工酶主要为 ASTs。ASTm 同工酶变化反映肝细胞结构性损伤的程度,如急、慢性肝炎以及活动性肝硬化患者,血清 ASTm 活性升高明显，恢复期时 ASTm 比 ASTs 消失得快。急性病毒性肝炎患者如 ASTm 持续升高表示病变迁延。ASTm 还可作为监测乙醇中毒的指标，恶性胆道梗阻时，m-AST 也可增高；急性心肌梗死 m-AST 升高较明显，升高幅度与心肌细胞损伤程度一致。

【影响因素】

草酸盐对 m-AST 有抑制作用；m-AST 不稳定，对 pH 敏感。

十、糖原磷酸化酶同工酶(glycogen phosphorylase isoenzyme)

【生化及生理】

在生理状况下，GP 以两个相同亚基组成的二聚体形式存在。在人类组织中最少已发现三种类型的 GP 同工酶，依据其优势表达的组织分别被命名为 GPBB(脑型)、GPLL(肝型)、GPMM(肌型)；它们由三个独立的基因编码，分别定位于 20、14、11 号染色体；成人骨骼肌仅有一种 GP 同工酶——GPMM。GPLL 主要由肝脏和除心脏、脑、骨骼肌以外的其他组织表达。GPBB 为胎儿时期的主要同工酶，成年后则主要在脑和心脏表达，两器官间表达量相近。尽管电泳、Western blot、Northern blot 等检测结果有部分矛盾之处，但大多数文献表明，其他组织或器官如白细胞、脾、肾、睾丸、膀胱、消化道和主动脉等也可极低量地表达 GPBB；这些组织中 GPLL 的表达占绝对优势。人体心脏可同时表达 GPBB 和 GPMM，但 GPBB 的表达量占绝对优势。

【检测方法】

常用免疫化学发光法、ELISA。

【标本要求与保存】

血清。

【参考区间】

GPBB：1.05～6.53μg/L。

【临床意义】

由于 GPBB 于出生后只选择性高水平地表达于心脏和脑，以及其作为糖酵解代谢限速酶对缺氧非常敏感的特性，故其在缺血性心肌损伤早期即可显著升高，可作为临床诊断心肌缺血的早期敏感指标。另外，由于它是胎儿时期的主要同工酶，就像甲胎蛋白、癌胚抗原一样，可能作为某些消化道肿瘤的标志物。

十一、谷胱甘肽转移酶同工酶(glutathione transferase isoenzyme)

【生化及生理】

谷胱甘肽转移酶又名谷胱甘肽硫转移酶，主要存在细胞液中，是催化具有亲电取代基的外源性化合物与内源的还原谷胱甘肽(GSH)反应的酶。在哺乳动物各组织中均含有不同种类的 GST，其含量和活性亦各不相同。GST 可分为膜结合微粒体家族和胞质家族两大类。哺乳动物 GST 至少具有 8 类同工酶：α、μ、κ、π、σ、θ、ξ、ω 和内质网膜结合微粒体型。而在人 GST 家族中有 5 种胞质型同工酶：α、μ、π、θ、ξ，主要组织分布分别为“肝、肾、小肠”、“肝、心脏、肌肉”、“红细胞、胃肠道”、“胎盘、肺”和“肝、外周血”。

【检测方法】

连续监测法。

【标本要求与保存】

血清。

【参考区间】

4.7～10.3U/L。

【临床意义】

急性肝炎时此酶活性显著增高，峰值出现比 ALT 早且高；慢性活动性肝炎、慢性迁延性肝炎、肝硬化活动期均增高；胆管癌、胰腺癌、肝癌、胃癌、非小细胞肺癌时升高。

【影响因素】

(1) 抽血前一天不吃油腻、高蛋白食物，避免大量饮酒。血液中的酒精成分会直接影响检验结果。

(2) 体检前一天的晚八时以后，应开始禁食 12 小时，以免影响检测结果。

十二、醛缩酶同工酶(aldolase isoenzyme)

【生化及生理】

人体醛缩酶同工酶分为醛缩酶 A(肌型)、醛缩酶 B(肝型)和醛缩酶 C(脑型)。人在胚胎发育期以 ALD-A 为主，发育成熟后 ALD-A 降低至最低水平，代之以 ALD-B 为主。

【检测方法】

电泳法或放射免疫法。

【标本要求与保存】

空腹血清。

【参考区间】

放射免疫法：ALD-A：132 ~ 210ng/ml；ALD-B：19.3 ~ 37.7ng/ml；ALD-C：1.7 ~ 3.1ng/ml。

【临床意义】

肝细胞癌变时，ALD-A 显著升高；慢性肝炎、肝硬化时，ALD-A 无变化；无肝转移的胃癌、食管癌、肺癌、甲状腺癌等，血中 ALD-A 呈中度升高；白血病、霍奇金病时轻度升高。肿瘤患者血中 ALD-B 降低，且与肿瘤的治疗效果相关。

【影响因素】

须清晨空腹抽血，餐后结果升高；血清必须新鲜，4℃血清保存 24 小时，酶失活 50%；避免溶血，因血细胞内 ALD 含量高。Cu^{2+} 等多种金属离子抑制酶活性。

十三、N-乙酰-β-D-氨基葡萄糖苷酶同工酶 (N-acetyl-β-D-glucosaminidase isoenzyme)

【生化及生理】

NAG 是一种位于溶酶体内的酸性水解酶，分子量约 140 000，存在于所有组织，以前列腺和肾近曲小管溶酶体含量最高。NAG 中有多种同工酶，大多数组织中有 A 型和 B 型同工酶。少数组织中还有微量的 I1、I2S、P 型同工酶。肾组织中有 NAG-A、NAG-B 及 NAG-I 三种同工酶。

【检测方法】

电泳法，高效液相色谱法。

【标本要求与保存】

血清、尿液，尿液标本可在冷藏条件下稳定 7 天，冰冻条件下稳定 1 个月。

【参考区间】

此项目暂无参考区间。

【临床意义】

肾组织损害时主要是 NAG-B 同工酶升高。肾小管细胞，尤其是皮质近曲小管细胞内含有丰富的 NAG，主要来自近曲小管的溶酶体。当自身组织受损时，特别是近曲小管受到损伤时，尿中 NAG 的活性显著增高，且较其他酶的增高更早出现。因此测定 NAG 对肾小管损害的早期诊断有较大的价值。

（龚霞　彭剑雄）

第八章 免疫球蛋白及补体测定

免疫球蛋白及补体为人体内重要的免疫分子，在介导免疫应答及免疫调节中具有重要的作用。在病原体感染、免疫性疾病及一些遗传性疾病中，可以出现免疫球蛋白及补体的质和量的变化，免疫球蛋白及补体的测定对于某些疾病的诊断、机体免疫状况的评价具有重要的意义。

第一节 概　　述

一、免疫球蛋白

抗体(antibody,Ab)是B细胞接受抗原刺激后增殖分化为浆细胞所分泌的糖蛋白，能与相应的抗原特异性结合形成抗原抗体复合物。免疫球蛋白(immunoglobulin,Ig)是指具有抗体活性或化学结构与抗体相似的球蛋白，是免疫应答中的重要反应物质。

免疫球蛋白单体由四条肽链通过二硫键连接构成，呈Y形。其中两条分子量较大的肽链称为重链(heavy chain,H)，两条分子量较小的称为轻链(leavy chain,L)。同一天然免疫球蛋白分子两条H链和两条L链氨基酸组成完全相同。根据免疫球蛋白重链恒定区的不同分为五类，即IgG、IgA、IgM、IgD和IgE，其重链分别用γ、α、μ、δ、ε等表示。某些类别还有一些亚类。免疫球蛋白的轻链有lambda(λ)和kappa(κ)两型。

人类Ig主要存在于血液中，约占血浆蛋白总量的20%，也可存在于其他体液如尿液、脑脊液及外分泌液中。IgG、IgA、IgM在血清中含量较高，为g/L水平，IgD、IgE和其他液中的IgG、IgA、IgM含量仅为mg/L水平。免疫球蛋白的测定方法主要有单向环状免疫扩散法、免疫电泳法、免疫比浊法、ELISA、放射免疫分析法等。临床上常选用测定结果准确、稳定性好、操作方便的方法。

二、补体

补体(complement,C)是由存在于人和脊椎动物血清及组织液中的一组经活化后具有酶活性且不耐热的球蛋白以及多种具有精确调节作用的蛋白质和相关膜蛋白(受体)共同组成的一个复杂系统，又称为补体系统。目前，已发现该系统有30多种成分，其中大部分由肝、脾中的巨噬细胞合成，少数成分在机体其他部位合成。补体的合成速率为0.5～1.5mg/(kg·h)，代谢速度很快，每天约有1/2的补体成分更新。血清中各成分含量不等，C3含量最多，D因子最少。补体具有溶解靶细胞、促进吞噬、参与炎症反应等功能，同时补体还在免疫调节、清除免疫复合物、稳定机体内环境、参与变态反应及自身免疫性疾病等方面起重要作用。

在生理情况下，血清中大多数补体成分都以无活性的形式存在，但在特定的表面或在某些活化物刺激时，补体各成分会依次活化，发生连锁酶促反应，表现出各种生物学活性。补体系统的激活分为经典途径和旁路途径两种。免疫复合物、C反应蛋白、线粒体及甘露醇结合凝集素等活化物可依次活化C1q、C1r、C1s、C4、C2、C3而形成C3和C5转化酶，这一激活途径为经典激活途径。活化物(如内毒素等)直接活化C3，在B因子和D因子参与下发生级联酶促反应，称为旁路激活途径。两条途径形成的C5转化酶依次活化C5～C9，形成C5b～C9膜攻击复合物导致细胞溶解,这个过程称为共同末端效应。

补体系统及其单个成分的活性与含量,在参与机体的各种生理、病理状态中发挥重要的生物学效应。检测补体的单个成分及补体的活性测定对于机体免疫系统的功能评价、疾病的诊断与治疗、流行病学调查均有重要作用。

第二节　体液免疫球蛋白的检测

一、血清免疫球蛋白 G(serum immunoglobulin G,IgG)

【生化及生理】

IgG 是生物体液内含量最高的 Ig,占血液中 Ig 总量的 70% ~75%。IgG 分子量约为 150 000,按重链氨基酸的不同分为四个亚类,根据其在血液中含量的高低依次称为 IgG1、IgG2、IgG3、IgG4。由于 IgG 能通过胎盘,所以新生儿从母体获得的 IgG 在抵抗感染方面起重要作用。婴儿出生后 2 ~4 周开始合成 IgG,8 岁以后血清中 IgG 可达到成人水平。由于 IgG 较其他类 Ig 更易扩散到血管外的间隙内,因而在结合补体、增强免疫细胞吞噬病原微生物和中和细菌毒素的能力方面,具有重要作用,能有效地抗感染。但某些自身免疫病,如自身免疫性溶血性贫血、血小板减少性紫癜、红斑狼疮以及类风湿等的自身抗体都是 IgG。一旦它与相应的自身细胞结合,反而加重组织损伤。

【检测方法】

目前定量检测 IgG 最常用的主要为速率散射免疫比浊法,根据抗原和抗体形成的复合物粒子对光的散射和吸收度来判断特测 IgG 的量,分为散射比浊和透射比浊法。对于血清中含量较高 IgG 的多采用散射免疫比浊法定量检测。单向环状免疫扩散法也可用于测定 IgG,但是临床应用不广泛。

【标本要求与保存】

血清。标本量成人 1ml,儿童 0.4ml。过度脂血需处理。分离后标本在室温(25℃)、冷藏(4℃)或冷冻(-20℃)稳定保存 14 天。可反复冻融 3 次。疑含有巨球蛋白或冷球蛋白的标本宜室温保存。

【参考区间】

各年龄段血清中 IgG、IgA、IgM 的正常参考值见表 8-1。

【临床意义】

(1) 多克隆免疫球蛋白血症:肝脏疾病如慢性活动性肝炎、原发性胆汁性肝硬化等患者血清中三种免疫球蛋白可升高。慢性细菌感染如肺结核、麻风、慢性支气管炎等 IgG 可升高。自身免疫性疾病时 Ig 均可升高,SLE 患者以 IgG、IgA 升高较多见,类风湿关节炎患者以 IgM 升高为主。

表 8-1　各年龄段血清中 IgG、IgA、IgM 的正常参考值区间(mg/dl)

年龄(岁)	IgG	IgA	IgM
0 ~1	231 ~1411	0 ~83	0 ~145
1 ~3	453 ~916	20 ~100	19 ~146
4 ~6	504 ~1464	27 ~195	24 ~210
7 ~9	572 ~1474	34 ~305	31 ~208
10 ~11	698 ~1560	53 ~204	31 ~179
12 ~13	759 ~1549	58 ~358	35 ~239
14 ~15	716 ~1711	47 ~249	15 ~188
16 ~19	549 ~1584	61 ~348	23 ~259
>19	700 ~1600	70 ~400	40 ~230

(2) 单克隆免疫球蛋白升高:主要指患者血清中某一类免疫球蛋白含量显著升高,大多在 30g/L 以上,这种异常增高的免疫球蛋白理化性质十分均一,称为单克隆蛋白(monoclonal protein,MP,M 蛋白)。由它所致的疾病称为免疫增殖性病,如多发性骨髓瘤、巨球蛋白血症、恶性淋巴瘤、重链病、轻链病等。

(3) 低免疫球蛋白血症:常见于:①先天性低免疫球蛋白血症:主要见于免疫缺陷病和联合免疫缺陷病。②获得性低免疫球蛋白血症:患者血清中 IgG 常小于 5g/L,引起的原因较多。大量蛋白丢失的病症(如烧伤、剥脱性皮炎、胃病综合征等)、淋巴系统肿瘤(如白血病、淋巴肉瘤、霍奇金病等)、重症传染病、中毒性骨髓疾病、长期使用免疫抑制剂的患者均可造成获得性低 Ig 血症。

【影响因素】

(1) 抗原抗体比例:保持抗体过量是免疫比浊测定的必要条件,但抗体过量必须适当。在测定中抗原过量是引起误差的重要因素，检测过程中应有抗原过量的监测程序。

（2）抗体的质量：R 型抗体是免疫比浊法的理想试剂，要求特异性和亲和力好，纯度和效价高。

（3）增浊剂的使用：增浊剂（如 PEG）浓度过高，分子量过大会引起血清中其他蛋白非特异性沉淀，形成伪浊度。因此，需使用分子量恰当、浓度合适的增浊剂，才能准确地检测抗原。

（4）伪浊度：以下原因可引起非抗原抗体特异性结合形成浊度：①混浊标本、高血脂标本、反复冻融标本；②抗体效价低、抗血清灭活处理、交叉反应等；③增浊剂（如 PEG）浓度过高；④抗血清细菌污染或变质；⑤器材不清洁；⑥缓冲液的离子强度太高，pH 和温度不适合等。

二、脑脊液免疫球蛋白 G（cerebrospinal fluid immunoglobulin G，IgG）

【生化及生理】

脑脊液中的 Ig 可由中枢神经系统局部合成，也可通过血脑屏障（blood-brain barrier，BBB）进入 CSF 中，IgG 分子量较小，较易通过血脑屏障，IgA 略难，IgM 更难，CSF 中 IgG、IgA、IgM 在 CSF 中的含量依次递减。IgE、IgD 含量甚微，正常情况下难以在脑脊液中检测出。

【检测方法】

脑脊液 IgG 测定方法采用速率散射免疫比浊法。

【标本要求与保存】

脑脊液采集以腰椎穿刺最常用，也可进行小脑延髓池穿刺及脑室穿刺。以常规法消毒抽取脑脊液，开始第 1～5 滴弃去，留取中段脑脊液测定。脑脊液中有过多血液拒用。采集脑脊液标本后离心再行测定。

分离后标本在室温（25℃）、冷藏（4℃）或冷冻（-20℃）稳定保存 14 天。可反复冻融两次。

【参考区间】

各年龄段脑脊液中 IgG、IgA、IgM 的正常参考值见表 8-2。

【临床意义】

（1）脑脊液 IgG 升高见于化脓性感染恢复期、脑血栓、缺血性脑血管病、多发性硬化症、重症肌无力、吉兰-巴雷综合征（Guillain-Barre syndrome，GBS）、神经性梅毒等。

表 8-2　各年龄段脑脊液中 IgG、IgA、IgM 的正常参考值区间（mg/L）

年龄（岁）	IgG	IgA	IgM
15～20	15～55	0.3～1.1	0.11～0.29
21～40	28～56	0.4～1.0	0.13～0.19
41～60	37～57	0.7～1.3	0.13～0.21
61～87	42～47	0.5～1.7	0.12～0.22

（2）脑脊液 IgG 减少见于癫痫、X 线照射、服用类固醇药物等。

（3）脑脊液 IgG、IgA、IgM 均升高见于脑外伤合并蛛网膜下腔出血；结核性脑膜炎、化脓性脑膜炎、散发性脑脊髓膜炎、颅内感染等以 IgG 增高最为明显，而化脓性脑膜炎则 IgM 显著增加；神经系统肿瘤以 IgA、IgM 增高更加明显。

【影响因素】

腰椎穿刺时血液混入脑脊液，可导致检测的结果无效。

三、免疫球蛋白 G 生成指数（immunoglobulin G index）

四、免疫球蛋白 G 合成率（immunoglobulin G synthesis rate）

【生化及生理】

在生理情况下，血液中的 Ig 可以通过血脑屏障（blood-brain barrier，BBB）进入 CSF 中。在病理情况下，血脑屏障发生破坏，通透性增加，使脑脊液成分发生变化。由于免疫球蛋白也可以在鞘内自身合成，因此需区分鞘内免疫球蛋白的来源。通过测定脑脊液 IgG（IgG_{CSF}）、血清 IgG（IgG_S），并计算 IgG 生成指数和 IgG 合成率来判断鞘内免疫球蛋白的来源。IgG 生成指数、IgG 合成率升高，表明 CSF 中的 IgG 合成增加。

【检测方法】

通过测定脑脊液 IgG、血清 IgG，运用公式计算 IgG 生成指数（IgG index）和 IgG 合成率（synthesis rate）。

IgG 生成指数（IgG index）$=(IgG_{CSF}\times Alb_S)/(IgG_S\times Alb_{CSF})$

IgG 合成率（Synthesis Rate，IgG_{syn}）

$$IgG_{syn}=[(IgG_{csf}-IgG_s/369)-(Alb_{csf}-Alb_s/230)\times(IgG_s/Alb_s)\times 0.43]\times 5$$

式中 IgG_{csf}、IgG_s、Alb_{csf}、Alb_s 的表达单位均为 mg/dl。369 是正常情况下血中 IgG 通过完整血脑屏障进入脑脊液的比例，由正常人群中平均 IgG_s 除以平均 IgG_{csf} 而得。$Alb_{csf}-Alb_s/230$ 是通过损害的血脑屏障进入脑脊液 Alb 的量。$[(IgG_{csf}-IgG_s/369)-(Alb_{csf}-Alb_s/230)\times(IgG_s/Alb_s)\times0.43]$ 得到的是 100ml 脑脊液内产生的 IgG 量（mg），成人每天产生 500ml 脑脊液，乘以 5，即转化为每天鞘内自身合成的 IgG 量。

【标本要求与保存】

血清和脑脊液，见“血清免疫球蛋白 G”和“脑脊液免疫球蛋白 G”。

【参考区间】

IgG index：0.0～0.7。

IgG 合成率（Synthesis Rate）：-9.9～3.3mg/24h。

【临床意义】

（1）脑脊液蛋白增高或正常，IgG 指数>0.7 提示中枢神经系统合成异常脑脊液蛋白；70% 多发性硬化患者 IgG 指数升高；如脑脊液蛋白升高，IgG 指数<0.7 提示异常蛋白来源于血液。

（2）IgG 合成率升高，表明 CSF 中的 IgG 主要由中枢神经系统鞘内合成，多见于多发性硬化症。

五、免疫球蛋白 G 亚类（immunoglobulin G subclass）

【生化及生理】

IgG 亚类包括 IgG1、IgG2、IgG3、IgG4，它们在人体血液中含量依次减少，不同年龄、种族 IgG 亚类含量都存在差异。IgG1、IgG3 的含量在 6 个月时为成年人的 50%，3 岁时达到成人水平。而 IgG2、IgG4 的含量在 1 岁时为成人的 25%，3 岁时为 50%，直到青春期才达到成人水平。IgG1、IgG2、IgG3 可穿过胎盘屏障，在新生儿抗感染免疫中起重要作用。IgG1、IgG2、IgG3 能通过经典途径激活补体，并可增强巨噬细胞、NK 细胞的免疫功能。

【检测方法】

IgG 亚型检测方法有放射免疫法、酶联免疫吸附试验、单向琼脂扩散试法、速率散射免疫比浊法等。酶联免疫吸附试验操作简单、成本低廉，临床应用最为广泛。

【标本要求与保存】

血清。标本量成人 2ml，至少 1ml。防止过度脂血和溶血。分离后标本在室温（25℃）保存 3 天、冷藏（4℃）7 天或冷冻（-20℃）稳定保存 13 天。可反复冻融 3 次。

【参考区间】

血清中 IgG 亚类参考区间见表 8-3。

表 8-3　血清中 IgG 亚类参考区间（mg/dl）

年龄	IgG1	IgG2	IgG3	IgG4
0～2 个月	218～496	40～167	4～23	1～33
3～5 个月	143～394	23～147	4～100	1～14
6～8 个月	190～388	37～60	12～62	1～30
9～35 个月	286～680	30～327	13～82	1～65
3～4 岁	381～884	70～443	17～90	1～116
5～6 岁	292～816	83～513	8～111	1～121
7～8 岁	422～802	113～480	15～133	1～84
9～10 岁	456～938	163～513	26～113	1～121
11～12 岁	456～952	147～493	12～179	1～168
13～14 岁	347～993	140～440	23～117	1～83
成人	422～1292	117～747	41～129	1～291

【临床意义】

（1）当某一 IgG 亚型含量低于年龄对应的参考值区间时，就称为 IgG 亚型缺陷。IgG 亚型缺陷可表现为反复呼吸道感染、腹泻、中耳炎、鼻窦炎、支气管扩张以及哮喘等。有些患者 IgG 亚类出现异常，而血清总 IgG 仍正常或稍高。

（2）IgG 亚型缺陷可单独存在，也可与其他免疫缺陷共同存在。IgA 缺乏常伴有 IgG2 缺陷；肾病综合征患者出现低 IgG 血症时，以 IgG1 下降为主，而 IgG3 代偿性增高；糖尿病以 IgG1 下降为主。

（3）IgG 亚类升高主要见于 I 型超敏反应。变应原刺激机体，可导致 IgG4 含量的增加。

【影响因素】

（1）标本中含有类风湿因子（RF）可导致假阳性结果的出现。

（2）溶血、脂血及严重细菌污染均可干扰实验结果。

六、血清免疫球蛋白 A（serum immunoglobulin A，IgA）

七、脑脊液免疫球蛋白 A（cerebrospinal fluid immunoglobulin A，IgA）

【生化及生理】

IgA 是具有 α 重链的免疫球蛋白，分子量约为

160 000,分为 IgA1 和 IgA2 两个亚类。体内存在两种形式:血清型和分泌型。血清型 IgA 主要是由肠系膜淋巴组织中的浆细胞产生,主要以单体形式存在,占人血清免疫球蛋白的 10% ~15%,具有中和毒素、调理吞噬的作用。分泌型 IgA(sIgA)由两个 IgA 单体、一条 J 链和一个分泌片组成,主要分布于各种黏膜表面和各种外分泌液中,参与机体的黏膜局部抗感染免疫反应。IgA 不能通过胎盘屏障,初生婴儿可从母乳中获得 IgA,出生后 4 ~6 个月可自身合成,1 岁后血清 IgA 含量可达成人的 25%,16 岁达成人水平。

脑脊液 IgA 可由血中 IgA 通过血脑屏障的改变进入脑脊液,也可在中枢神经系统局部合成。脑脊液 IgA 含量低于 IgG。

【检测方法】

可采用单向免疫扩散法、免疫比浊法进行检测。临床常采用速率散射免疫比浊法。

【标本要求与保存】

血清和脑脊液,见"血清免疫球蛋白 G"和"脑脊液免疫球蛋白 G"。

【参考区间】

血清 IgA 参考区间见表 8-1;脑脊液 IgA 参考区间见表 8-2。

【临床意义】

(1) 血清 IgA 升高:①多克隆免疫球蛋白血症:肝脏疾病如慢性活动性肝炎、原发性胆汁性肝硬化、自身免疫性疾病。②单克隆免疫球蛋白升高,如:免疫增殖性疾病。

(2) 血清 IgA 降低:①先天性低免疫球蛋白血症:主要见于免疫缺陷病和联合免疫缺陷病;②获得性低免疫球蛋白血症。

(3) 脑脊液 IgA 升高:见于脑血管病、各种类型脑膜炎、多发性硬化症急性期、30% 急性感染性多发性神经根神经炎等。脑脊液 IgA 减少见于支原体脑脊髓膜炎、20% ~30% 癫痫、小脑共济失调等。

八、免疫球蛋白 A 亚类(immunoglobulin A subclass)

【生化及生理】

人的 IgA 有两个亚类:IgA1 和 IgA2,形成黏膜表面主要的特异性体液防御机制。

【检测方法】

临床常采用的方法为酶联免疫吸附试验(ELISA)。

【标本要求与保存】

血清,见"血清免疫球蛋白 G"。

【参考区间】

正常血清 IgA 亚类正常参考区间见表 8-4。

表 8-4　正常血清 IgA 亚类正常参考区间(mg/dl)

年龄	IgA1	IgA2
0 ~11 个月	13.8 ~69.1	0.9 ~8.6
1 ~2 岁	21.6 ~82.2	1.8 ~15.8
3 ~6 岁	36.3 ~148.5	4.7 ~26.2
7 ~12 岁	46.6 ~182.7	5.8 ~32.4
13 ~17 岁	63.0 ~206.2	9.5 ~41.9
≥18 岁	73.2 ~301.2	13.4 ~97.9

【临床意义】

IgA1、IgA2 降低见于免疫缺陷病,升高见于 IgA 型骨髓瘤。

【影响因素】

过度溶血、脂血、黄疸等。

九、血清免疫球蛋白 M(serum immunoglobulin M, IgM)

十、脑脊液免疫球蛋白 M(cerebrospinal fluid immunoglobulin M, IgM)

【生化及生理】

免疫球蛋白 M 主要由脾脏和淋巴结中浆细胞分泌合成,分为 IgMl 和 IgM2 两个亚型。单体 IgM 以膜结合型(mIgM)表达于 B 细胞表面。分泌型 IgM 为五聚体,由五个单体通过 J 链连接而成,分子量约 971 000,是分子量最大的免疫球蛋白,又称巨球蛋白(macroglobulin),一般不能通过血管壁,具有强大的抗感染作用。IgM 主要分布在血液中,是个体发育过程中最早合成和分泌的抗体。天然的血型抗体为 IgM,血型不符的输血可致严重的溶血反应。IgM 也是初次免疫应答中最早出现的抗体,可用于感染的早期诊断。

【检测方法】

可采用单向免疫扩散法、免疫比浊法进行检测。临床常采用速率散射免疫比浊法。

【标本要求与保存】

血清、脑脊液。见"血清免疫球蛋白 G"和"脑脊液免疫球蛋白 G”。

【参考区间】

血清 IgM 参考区间见表 8-1；脑脊液 IgM 参考区间见表 8-2。

【临床意义】

（1）血清 IgM 升高：①多克隆免疫球蛋白血症；②单克隆免疫球蛋白升高：如：巨球蛋白血症；③宫内感染时脐血或出生后的新生儿血清中 IgM 含量可升高；④感染性疾病最早出现的抗体是 IgM，故可用于早期诊断。

（2）血清 IgM 降低：①先天性低免疫球蛋白血症，主要见于免疫缺陷病和联合免疫缺陷病；②获得性低免疫球蛋白血症。

（3）脑脊液 IgM 升高：提示中枢神经系统的感染；IgM 轻度增高是急性病毒性脑膜炎的特征，如超过 30mg/L 则可排除病毒感染的可能；IgM 明显增高是急性化脓性脑膜炎的特点，可达(43.0±58.0)mg/L；SLE 脑病、神经性梅毒、多发性硬化症急性期、精神分裂症等也可出现 IgM 升高。

十一、血清免疫球蛋白 D(serum immunoglobulin D，IgD)

【生化及生理】

IgD 是 B 细胞的重要的表面标志。B 细胞在由干细胞分化的过程中，表面先出现 SmIgM，后出现 SmIgD；未成熟的细胞表面只有 IgM，随着成熟而获得 IgD。IgD 分子量约为 180 000，正常人血液中 IgD 含量很低，仅占血液免疫球蛋白总量的 0.2%，IgD 不激活补体，也不通过胎盘，功能尚不是很清楚。

【检测方法】

IgD 的检测方法有放射免疫分析法、乳胶颗粒免疫比浊分析、酶联免疫吸附试验等。临床测定 IgD 常用酶联免疫吸附试验。

【标本要求与保存】

血清，见“血清免疫球蛋白 G”。

【参考区间】

0～384μg/L。

正常人血液中 IgD 含量波动较大，各试验室最好使用固定的试剂盒，建立自己的参考值范围。

【临床意义】

血清 IgD 升高主要见 IgD 型骨髓瘤、甲状腺炎、流行性出血热、过敏性哮喘、特应性皮炎。妊娠末期、大量吸烟者可出现生理性 IgD 升高。

血清 IgD 降低可见于原发性无丙种球蛋白血症、肺硅沉着病和细胞毒药物治疗后。

【影响因素】

溶血、脂血等。正常人血清中 IgD 含量变动较大，单次测定意义不大。最好连续动态测定，观察其变化情况。

十二、血清免疫球蛋白 E(serum immunoglobulin E，IgE)

【生化及生理】

IgE 是血清中含量最少的 Ig，主要由黏膜下淋巴组织中的浆细胞分泌，分子量约为 190 000。IgE 为亲细胞抗体，具有独特的 Fc 区，能结合到肥大细胞和嗜碱性粒细胞表面，与抗原一起介导这些细胞释放血管活性物质，引起Ⅰ型超敏反应，并与机体抗寄生虫免疫有关。IgE 加热到 56℃ 30 分钟即被破坏。IgE 不能通过胎盘，因此正常婴儿脐带血 IgE 水平很低，小于 0.5U/ml，出生后随年龄增长而逐渐升高，12 岁时达成人水平。老年人总 IgE 水平较低。男性总 IgE 水平高于女性。

【检测方法】

（1）血清总 IgE 检测方法有化学发光免疫分析法、电化学发光免疫分析法（ECLIA）、放射免疫分析法、乳胶颗粒免疫比浊法及酶联免疫吸附试验。临床常用电化学发光免疫分析法（ECLIA）、酶联免疫吸附试验（ELISA）测定血清总 IgE。

（2）特异性 IgE 的检测方法主要有免疫斑点法和酶联免疫吸附试验。商品化的试剂盒可以提供多种特异性的变应原（如食物或药物等），利用这些变应原可以检测出血清中特异性的 IgE 抗体。

【标本要求与保存】

血清。标本量成人 1ml，至少 0.5ml。防止过度脂血和溶血。分离后标本在室温（25℃）保存 2 天、冷藏（4℃）7 天或冷冻（-20℃）稳定保存 14 天。可反复冻融 3 次。

【参考区间】

电化学发光免疫分析法（血清总 IgE）：

<1 岁：0～15IU/ml。

1～5 岁：0～60IU/ml。

6～9 岁：0～90IU/ml。

10～15 岁：0～200IU/ml。

成人：0～160IU/ml。

【临床意义】

（1）IgE 升高常见于：① Ⅰ 型超敏反应性疾病，如过敏性支气管哮喘、特异性皮炎、过敏性鼻炎等；②IgE 型骨髓瘤、寄生虫感染；③急性或慢性肝炎、SLE、类风湿性关节炎。

（2）IgE 下降常见于原发性无丙种球蛋白血症、肿瘤及化疗药物应用后。

（3）特异性的 IgE 抗体检测有助于找出针对患者特异的变应原。

【影响因素】

标本过度溶血、脂血、细菌污染等。

十三、血清免疫球蛋白轻链 kappa（serum immunoglobulin light chain kappa）

十四、血清免疫球蛋白轻链 lamda（serum immunoglobulin light chain lamda）

十五、血清 κ/λ 比（serum κ/λ ratio）

【生化及生理】

血清免疫球蛋白轻链，又称游离轻链（free light chain，FLC），为免疫球蛋白中未与重链相结合的轻链，包括游离 κ 和 λ，分子量约为 25 000，可出现在许多恶性浆细胞病患者的血清和尿液中。

【检测方法】

通过血清免疫固定电泳分析，可进行定性分析。

定量检测方法有色谱法、放射免疫法、酶联免疫法及比浊法等，近年建立的乳粒增强免疫比浊法，得到较广泛地认可和应用。

【标本要求与保存】

血清。标本量 0.5ml，至少 0.2ml。血液凝固后尽快分离血清。避免溶血、脂血和微生物污染。分离后标本在室温（25℃）保存 7 天、冷藏（4℃）4 周或冷冻（-20℃）稳定保存。

【参考区间】

免疫比浊法：

血清免疫球蛋白轻链 kappa：3.30 ~ 19.40mg/L。

血清免疫球蛋白轻链 lamda：5.71 ~ 26.30mg/L。

血清 κ/λ 比（free light chain ratio）：0.26 ~ 1.65。

【临床意义】

血清游离轻链（free light chains，FLC）检测适用于浆细胞病（PCD）患者的诊断与鉴别。包括多发性骨髓瘤、原发性淀粉样变性（AL）、意义未明单克隆丙种球蛋白血症（MGUS）、浆细胞瘤等。

患 κ 型 M 蛋白血症，κ-Ig 明显高于正常，λ-Ig 则低于正常；患 λ 型 M 蛋白血症，κ-Ig 降低，λ-Ig 则高于正常。

正常情况下，κ/λ 比值维持在一个相对恒定的范围内，Skvaril 等研究认为任何原因引起的免疫球蛋白多克隆增殖，尽管有免疫球蛋白绝对值的增加，但因涉及多个克隆，所以 κ/λ 比值变化较小仍然维持在正常范围内，而多发性骨髓瘤时由于是单克隆细胞的恶性增殖，其必然结果一定是某一轻链型的免疫球蛋白明显升高，而其他浆细胞功能降低导致另一种轻链型免疫球蛋白降低，κ/λ 的平衡被破坏，使其比值发生明显变化。通过血清 κ/λ 比测定，有助于判断疾病类型和监测治疗效果。

【影响因素】

（1）细菌污染、血脂过高、溶血、标本中含有颗粒样的物质，均影响检测的准确性。

（2）临床可动态定量监测血清游离轻链 κ 和 λ，并计算 κ/λ 比。

十六、尿液免疫球蛋白轻链 kappa（urine immunoglobulin light chain kappa）

十七、尿液免疫球蛋白轻链 lamda（urine immunoglobulin light chain lamda）

十八、尿液 κ/λ 比（urine κ/λ ratio）

【生化及生理】

尿液游离轻链又称本周蛋白（Bence-Jones protein，BJP），是血液中过多的 FLC 经肾小球滤过过程中，超过肾小管重吸收能力后，自尿中排泄出的蛋白，其排泄受肾功能影响较大。本周蛋白在 pH 5.0 和条件下，加热至 50 ~ 60℃ 时出现沉淀，继续加热至 90℃ 后又重新溶解。利用这一特点，临床上常采用化学法检测尿液游离轻链。

【检测方法】

测定方法有化学法、免疫法和免疫比浊法。临床常用免疫比浊法。

化学法:加热沉淀法,敏感性低(30% ~40% 的检出率),不能确定轻链的类型。

免疫法:免疫电泳分析法:尿标本可先用聚乙二醇通过半透膜浓缩后,再与抗 κ 和抗 λ 型轻链抗血清进行免疫电泳分析,确定轻链类型。

【标本要求与保存】

随机或 24 小时尿。标本量 0.5ml,至少 0.2ml。尽可能快地送检。标本在室温(25℃)保存 7 天、冷藏(4℃)4 周或冷冻(-20℃)稳定保存。

【参考区间】

比浊法:尿液游离轻链 κ:1.35 ~24.19mg/L。

尿液游离轻链 λ:0.24 ~6.66mg/L。

尿液游离轻链 κ/λ 比:2.04 ~10.37。

【临床意义】

(1) 35% ~65% 的多发性骨髓瘤患者产生大量本周蛋白。本周蛋白阳性也见于良性单克隆免疫球蛋白血症、巨球蛋白血症、淀粉样变、恶性淋巴瘤、慢性肾炎、转移癌等。摄入如氨基水杨酸、氯丙嗪、大剂量青霉素等药物可出现假阳性。碱性尿、严重尿道感染等可出现假阴性。

(2) 血清及尿液 κ、λ 定量和 κ/λ 比率对良性单克隆丙种球蛋白症、恶性单克隆丙种球蛋白症、轻链病、单克隆与多克隆丙种球蛋白病的诊断与鉴别诊断有确诊意义。

【影响因素】

标本被细菌污染、标本中含有微粒样物质。

十九、循环免疫复合物(circular immune complex,CIC)

【生化及生理】

循环免疫复合物是一类在抗原量稍过剩时,形成中等大小的可溶性免疫复合物(8.8 ~19S),它既不能被吞噬细胞清除,又不能通过肾小球滤孔排出、可较长时间游离于血液和其他体液中,当血管壁通透性增加时,此类免疫复合物(IC)可随血流沉积在某些部位的毛细血管壁或嵌合在肾小球基底膜上,激活补体导致炎症反应和组织损伤的发生。检查组织内或循环 IC 的存在有助于某些疾病的诊断、发病机制的研究、预后估计、病情活动观察和疗效判断等。

【检测方法】

物理方法:根据 IC 分子量大小,表面电荷和溶解度等特性而设计。例如:PEC 测定法、冷沉淀法、选择性超滤、超速离心法等。

分子受体法:根据某些活性分子上的补体和 Fc 受体能与 IC 结合的原理设计。例如:根据 CIq 能与免疫球蛋白分子 Fc 段上的补体结合点结合,设计了 CIq 结合试验,如简便 CIq 结合试验、CIq 偏离试验、固相 CIq 结合试验、PEG-CIq 免疫扩散试验和 CIq 溶解性试验以及抗补体试验、胶固素结合试验等。

细胞受体法:根据某些细胞上具有补体受体和(或)Fc 受体能与 IC 结合的原理设计。例如:Raji 细胞技术、巨噬细胞法、血小板凝聚试验等。这类方法的灵敏度和特异性较好,但需进行活细胞培养或细胞分离,影响因素多,重复性较差。

其他方法:葡萄球菌 A 蛋白试验。

【标本要求与保存】

血清或血浆,EDTA 抗凝。标本量 1.0ml,至少 0.1ml。分离标本,立即检测,否则冷冻(-70℃)保存。

【参考区间】

聚乙二醇沉淀法:各家判断阳性标准不同而有差异,有以<正常均值+2SD 为阴性或者以 OD 值≤0.12 为阴性。

Raji 细胞酶免疫测定法:

正常:≤15.0μg Eq/ml。

可疑:15.1 ~19.9μg Eq/ml。

阳性:≥20.0μg Eq/ml。

【临床意义】

CIC 升高见于系统性红斑狼疮、类风湿性关节炎、部分肾小球肾炎和血管炎等免疫复合物疾病,CIC 检测对这些疾病的辅助诊断指标,对判断疾病活动和治疗效果也有一定意义。在发现紫癜、关节痛、蛋白尿、血管炎和浆膜炎等情况时,可考虑免疫复合物病的可能性,进行 CIC 和组织沉积 IC 的检测。另外,患有恶性肿瘤时 CIC 检出率也增高,但不出现Ⅲ型变态反应的损伤症状,称之为临床隐匿的 IC 病,然而这种状态常与肿瘤的病情和预后相关。

二十、冷球蛋白(cryoglobulin,CG)

【生化及生理】

冷球蛋白是血清中的一种病理性蛋白质,又称冷免疫球蛋白(cryoimmunoglobulin)。该蛋白在 0 ~4℃时发生沉淀,在 37℃又溶解。冷球蛋白本质是免疫球蛋白,可致血管堵塞,并具有免疫复合物性质，能激活补体系统，引发炎症反应，常引起全身性血管炎。冷球蛋白可分为三种类型：

Ⅰ型为单克隆冷球蛋白，由 IgM、IgG、IgA 或本周蛋白组成，大约 25% 的冷球蛋白属于此类型。

Ⅱ型为单克隆混合冷球蛋白，由单克隆 Ig 与自身 IgG 组成，分为 IgM-IgG、IgG-IgG、IgA-IgG，大约 25% 的冷球蛋白属于此类型。

Ⅲ型为多克隆混合冷球蛋白，由两类或两类以上的多克隆免疫球蛋白组成，大约 50% 的冷球蛋白属于此类型。

Ⅰ型冷球蛋白能在低温条件下发生沉淀，造成的血液高度黏性和血管淤塞是致病的主要机制。Ⅱ型、Ⅲ型冷球蛋白可通过形成免疫复合物，沉积在血管和组织中，并激活补体引起弥漫性血管炎，常累及皮肤、肾、关节、淋巴结、肝、脾和神经系统。

【检测方法】

定性测定法：血细胞比容管法。

定量测定法：分光光度法。

【标本要求与保存】

血清标本。空腹采集血液后，必须在 37℃ 条件下血液自然凝固，分离血清待检。标本量 4ml，至少 3ml。

【参考区间】

血细胞比容管法：阴性。

分光光度法：<80mg/L。

【临床意义】

Ⅰ型冷球蛋白血症常出现于多发性骨髓瘤、淋巴瘤、巨球蛋白血症、慢性淋巴细胞白血病等。一般在疾病的晚期，当冷球蛋白含量达 5～30g/L 时才表现症状。由于血管内出现冷球蛋白沉淀物所造成的高度黏性和淤塞，临床上可出现雷诺现象、血栓形成、溃疡、坏疽等。

Ⅱ型冷球蛋白血症主要见于类风湿关节炎、系统性红斑狼疮、干燥综合征等疾病。其临床表现如血管炎、血管性紫癜以及免疫复合物所致的炎症作用与Ⅱ型冷球蛋白增高有关。

Ⅲ型冷球蛋白血症主要见于传染性单核细胞增多症、急性病毒性肝炎、链球菌感染后肾小球肾炎、原发性胆汁性肝硬化、亚急性细菌性心内膜炎等。其临床表现与免疫复合物所致的炎症作用有关。

【影响因素】

血液凝固时温度不足 37℃、患者非空腹抽血、高脂血症等都能干扰检测。

二十一、M 蛋白（M protein，MP）

【生化及生理】

M 蛋白是浆细胞或 B 淋巴细胞单克隆大量增殖时所产生的一种异常免疫球蛋白，其氨基酸组成及排列顺序十分均一，空间构象、电泳特征也完全相同，本质为免疫球蛋白或其片段（轻链、重链等）。由于它产生于单一克隆，因此称为单克隆蛋白（monoclonal protein），又常出现于多发性骨髓瘤（multiple myeloma）、巨球蛋白血症（macroglobulinemia）、淋巴瘤（lymphoma）患者的血或尿中，它们的英文都以 M 开头，故称 M 蛋白。这些 M 蛋白大多无抗体活性，所以又称为副蛋白。

【检测方法】

M 蛋白的检测方法主要有血清蛋白琼脂糖电泳、免疫固定电泳、血清 Ig 检测、本周蛋白测定等。

【标本要求与保存】

血清。室温可保存 7 天，4℃ 可保存 4 周，-20℃ 可保存更长的时间。

【参考区间】

蛋白电泳：M 蛋白在 α_2-γ 区形成浓密区带，从扫描图中可见基底较窄、高而尖锐的蛋白峰。在 γ 区，蛋白峰的高与宽之比>2∶1；在 β 区和 α_2 区>1∶1。

免疫电泳：M 蛋白与相应的抗血清形成迁移范围十分局限的浓密沉淀弧。免疫电泳主要用于 M 蛋白血症的分型。

血清 Ig 定量：血清中某一类 Ig 出现大量的单克隆免疫球蛋白（M 蛋白），如 IgG>35g/L、IgA>20g/L、IgD>2.0g/L、IgE>2.0g/L 或 IgM>15g/L，而其他类 Ig 则显著降低或维持正常。

尿本周蛋白检测：如出现阳性，则为尿中含有游离的免疫球蛋白轻链，是诊断轻链病的一项指标。

【临床意义】

M 蛋白阳性见于：恶性单克隆丙种球蛋白血症，如多发性骨髓瘤、重链病、淋巴瘤、慢性淋巴细胞白血病、巨球蛋白血症等；继发性单克隆丙种球蛋白血症，如非淋巴网状系统肿瘤、单核细胞白血病、冷球蛋白血症等；良性 M 蛋白血症，70 岁以上的老年人发生率约为 3%。

【影响因素】

陈旧血清中聚合 IgG 形成的近原位窄区带，溶血标本中的血红蛋白常可导致蛋白电泳出现假的狭窄蛋白区带，类风湿因子形成的位于 γ 区中间的细区带都易与 M 蛋白混淆。用血浆来进行检测，也易出现假阳性结果。出现这些情况时，应进一步做免疫电泳等分析加以区别。

二十二、免疫球蛋白电泳(immunoglobulin electrophoresis)

【生化及生理】

免疫球蛋白主要存在于血浆中，也见于其他体液、组织和一些分泌液中。人血浆内的免疫球蛋白大多数存在于 γ-球蛋白中。可以通过电泳的方法检测不同类型的免疫球蛋白。

【检测方法】

免疫球蛋白的电泳分析包括血清蛋白区带电泳、免疫固定电泳、免疫电泳、对流免疫电泳、火箭免疫电泳。前两种方法在临床常用。

血清蛋白区带电泳：血清蛋白区带电泳是检测蛋白质的经典分析方法，血清标本中不同性质的蛋白质在一定条件下电泳，形成不同的蛋白区带，与正常的电泳图谱进行比较分析，可发现异常的蛋白区带，将这些区带电泳图谱扫描，可计算出异常蛋白的总量和百分比。该法应用方便，费时短，是筛选 M 蛋白的最基本方法。这种 M 区带较多见于 γ 或 β 区，偶亦可见于 α 区。M 区带的电泳位置可大致反映出免疫球蛋白的类型，IgG 型多位于 α 区至 γ 慢区，IgA 型多位于 γ_1 与 β 区，IgM 型多位于 β_2 或 γ 区，IgD 型多位于 β 或 γ 区。但是区带电泳不能完全确定免疫球蛋白的类型，最终确定还需用特异性抗体进行鉴定。(图 8-1，图 8-2)

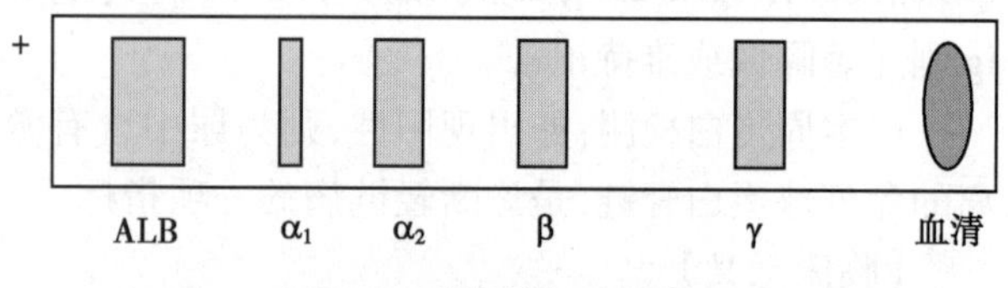

图 8-1　琼脂糖凝胶电泳图

免疫固定电泳：免疫固定电泳(immunofixation electrophoresis，IFE)是区带电泳和沉淀反应相结合的一项免疫分析技术。先将血清蛋白质在琼脂糖凝胶介质上经区带电泳分离，再将固定剂和各型免疫球蛋白及轻链抗血清加于凝胶表面的泳道上，经孵育，固定剂和抗血清在凝胶内渗透并扩散，抗原抗体直接发生沉淀反应，洗脱游离的抗体，形成抗原抗体复合物则保留在凝胶中。经氨基黑染色，参考泳道和抗原抗体沉淀区带被着色，根据电泳移动距离分离单克隆组分，可对各类免疫球蛋白及轻链进行分型。见图 8-3。

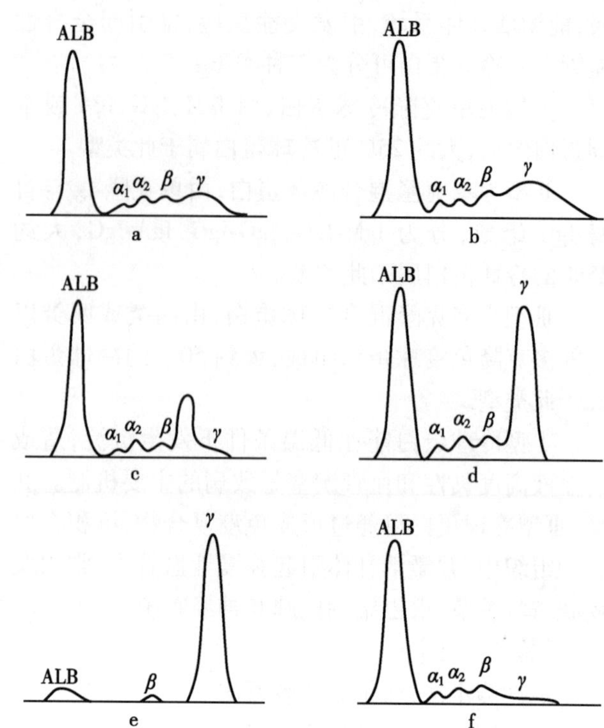

图 8-2　正常人与浆细胞疾病患者的血清蛋白电泳图
a. 正常血清蛋白；b. 多克隆 γ 球蛋白；c. 巨球蛋白血症；d. 多发性骨髓瘤；e. 轻链骨髓瘤的尿蛋白；f. 轻链骨髓瘤的血清蛋白

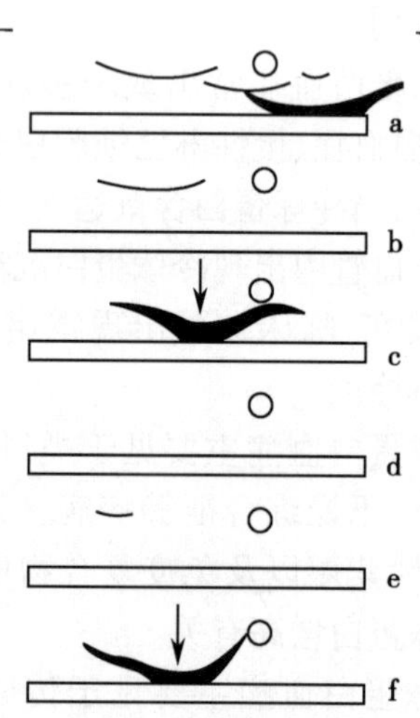

图 8-3　IgA λ 型骨髓瘤的免疫电泳图谱
孔中为血清标本，槽中为抗血清，箭头所指为骨髓瘤蛋白　a. 抗正常人血清；b. 抗 IgG 血清；c. 抗 IgA 血清；d. 抗 IgM 血清；e. 抗 κ 血清；f. 抗 λ 血清

免疫电泳：免疫电泳(immunoelectrophoresis，IEP)是区带电泳技术与特异性抗血清的免疫沉淀反应相结合的一种免疫学分析方法，先将蛋白质抗原

在凝胶中作区带电泳，根据其所带电荷、分子量和构型不同分成不可见的若干区带，然后，沿电泳方向挖一与之平行的抗体槽，加入相应抗血清，进行双向扩散，两者比例合适处形成弧形沉淀线。通过对沉淀线的数量、位置和形态与已知标准抗原抗体生成的沉淀线比较，可对待测样品中所含成分种类和性质进行分析。

该法是鉴定M蛋白的常规方法之一，一般在区带电泳和Ig定量发现异常疑似M蛋白时使用（图8-4，图8-5）。

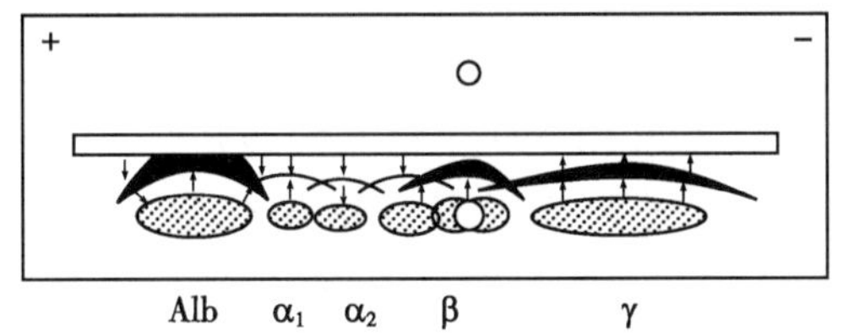

图8-4　免疫电泳扩散模式图

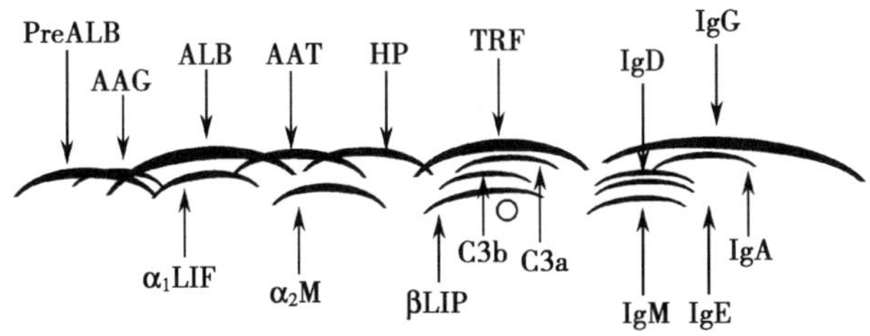

图8-5　血浆蛋白各区带位置示意图

PreALB：前白蛋白；HP：触珠蛋白；α_1 脂蛋白；ALB：白蛋白；TRF：转铁蛋白；βLIP：β 脂蛋白；AAT：抗胰蛋白酶；AAG：酸糖蛋白；α_2M：α_2 巨球蛋白

对流免疫电泳：对流免疫电泳（counter immunoelectrophoresis，CIEP）是将双向免疫扩散与电泳相结合在直流电场中的定向加速的免疫扩散技术。其基本原理是：在琼脂板上打两排孔，左侧各孔加入待测抗原，右侧孔内放入相应抗体，抗原在阴极侧，抗体在阳极侧。通电后，带负电荷的抗原泳向阳极抗体侧，而抗体借电渗作用流向阴极抗原侧，在两者之间或

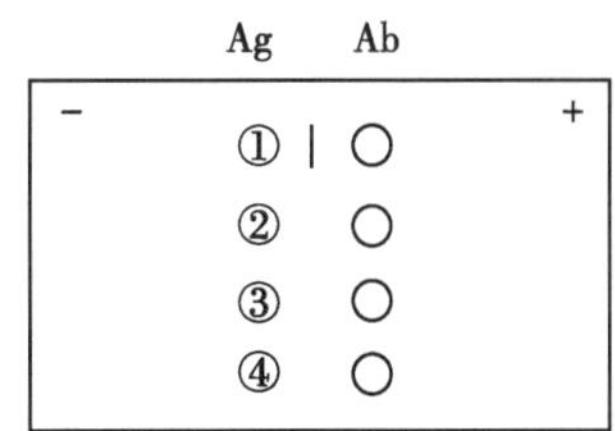

图8-6　对流电泳结果示意图

①Ag为阳性；②Ag为弱阳性；③Ag为强阳性；④Ag为强阳性

抗体的另一侧（抗原过量时）形成沉淀线（图8-6）。

火箭免疫电泳：火箭免疫电泳（rocket immunoelectrophoresis，RIE）是单向免疫扩散与电泳相结合的一项定向加速的单向扩散试验。在含抗体的琼脂板一端打一排抗原孔；加入待测标本后，将抗原置阴极端，用横距2～3mA/cm的电流强度进行电泳。抗原泳向阳极，在抗原抗体比例恰当处发生结合沉淀。随着泳动抗原的减少，沉淀逐渐减少，形成峰状的沉淀区，状似火箭（图8-7）。抗体浓度保持不变，峰的高度与抗原量呈正相关。

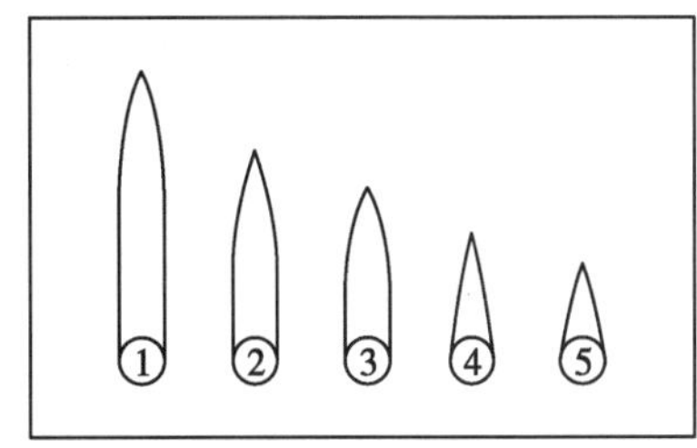

图8-7　火箭免疫电泳

【标本要求与保存】

血清标本。标本量3ml，至少1ml。避免溶血、脂血。分离后标本在室温（25℃）、冷藏（4℃）或冷冻（−20℃）稳定保存14天。可反复冻融3次。

随机尿，最好是晨尿，不加防腐剂，标本量20ml，至少5ml。冷藏（4℃）保存。

（龚道科）

第三节　补体的检测

最重要的补体主要有9种，即C1～C9。他们的作用是消除外源异物，如细菌和病毒。一种或几种补体成分的先天性或获得性缺乏或异常会影响免疫功能的完整性和功能。补体缺乏也可能是由于一种或多种补体蛋白的生成减少或利用增加所致。

补体成分既可分别测定又可组合来评价功能是否正常。C3和C4是最常测定的补体蛋白。当医师认为补体缺乏不是由于C3和C4引起时，可进行总补体活性（如 CH_{50}）或其他单个补体的测定。

一、补体 C1q(complement 1q,C1q)

【生化及生理】

C1q 分子量为 410kD,是补体成分中最大的分子,化学组成为胶原蛋白,由 18 条多肽链组成,肽链间通过二硫键相连,多肽链的末端呈球形,每 3 条不同的多肽链(α,β,γ)组合形成 6 个亚单位,可与 6 个 IgG 分子结合,其结合部位在球形头部。血清含量 70μg/ml。C1 由小肠上皮细胞、巨噬细胞和脾脏产生。

C1q 与免疫复合物结合后触发补体激活的经典途径。

【检测方法】

补体 C1q 测定常用的方法有单向免疫扩散法和散射免疫比浊法。

单向免疫扩散法(radial immunodiffusion,RID):将含有抗 C1q 抗体的琼脂铺在玻璃板上,然后打孔,加抗原(C1q),在合适的温度(37℃)、湿度环境中,经过一定时间(48 小时)扩散,抗原与混匀在琼脂中的抗体在比例合适处可形成清晰的沉淀环。沉淀环直径大小与抗原的浓度在一定范围内成正相关。用标准抗原制成标准曲线,可查出被测抗原的含量。

散射免疫比浊法:当比浊仪光源的光通过待检样品时,样品中的抗原 C1q 与其对应抗体结合形成抗原抗体复合物,使得溶质颗粒增大,光散射增强,散射光的强度变化与抗原的含量成一定的数量关系,通过这一数量关系可从散射光强度变化来求得抗原(C1q)的量。用标准抗原制成标准曲线,可查出被测抗原的含量。

【标本要求与保存】

血清标本,不能用血浆。标本量 1ml,至少 0.1ml。避免乳糜血,防止细菌污染。分离后标本在室温(25℃)、冷藏(4℃)或冷冻(-20℃)稳定保存 14 天。可反复冻融 3 次。

【参考区间】

男性 0.118~0.238g/L。

女性 0.118~0.244g/L。

【临床意义】

(1) C1q 含量增高:骨髓炎、类风湿性关节炎、SLE、血管炎、硬皮病、痛风、活动期过敏性紫癜患者显著增加。

(2) C1q 含量降低:活动性混合性结缔组织病患者显著降低。

二、补体 C2(complement 2,C2)

【生化及生理】

C2 是一种 β-球蛋白,单链,由 723 个氨基酸残基组成,分子量为 117kD,血清含量 30μg/ml,是血清中含量最少的补体成分,主要由巨噬细胞分泌。当 C2 与已固定于细胞膜固相上的 C4b 结合为复合物时,C1s 丝氨酸蛋白酶可从 C2 肽链的精氨酸和赖氨酸(223~234)间,将 C2 裂解为两个片段 C2a 和 C2b。C2b 由 N 端 223 个氨基酸残基构成,分子量为 35kDa,由细胞膜表面释放入液相中,其生物学活性至今不明。C2a 由 509 个氨基酸残基组成,分子量为 75kDa,它是构成经典激活途径中 C5 转化酶(C4b2a3b)和 C3 转化酶(C4b2a)的酶原部分。C2a 的肽链上含有裂解 C5 和 C3 的蛋白酶活性点,C5 转化酶与 C3 转化酶对 C5 和 C3 的裂解,均是由 C2a 的酶活性点起催化作用。激活后的 C2 极不稳定,易衰变,形成补体系统中的一种自身调节机制,以控制补体的激活过程。C2a 能增加血管的通透性,引起炎症充血,具有激肽样作用,故又称其为补体激肽。编码 C2 的基因定位于人的第 6 号染色体短臂 21 区(基因长度 8kb)。C2 缺乏可导致一些疾病发生。

【检测方法】

单向免疫扩散法:将 0.5% 早期抗原与缺乏 C2 的人血清混合,加入到 50℃ 的 1% 琼脂糖中,混匀,制成 2mm 厚的凝胶板,用直径 2mm 的打孔器打一系列孔,分别将不同稀释度的参考血清和待测样本加入孔中(每孔 5μl),4℃ 过夜后 37℃ 温育 1~2 小时。以参考血清溶血环直径(横坐标)和其 C2 含量(纵坐标)绘制标准曲线,根据标准曲线计算待测样本中 C2 的浓度。

【标本要求与保存】

血清标本,不能用血浆。标本量 2ml,至少 0.1ml。避免溶血。分离后标本在室温(25℃)、冷藏(4℃)或冷冻(-20℃)稳定保存 12 天。可反复冻融 3 次。

【参考区间】

16.0~41.0mg/L。

【临床意义】

降低见于过敏性紫癜、慢性肾小球肾炎、坏死性皮肌炎、滑膜炎、霍奇金病、关节疼痛、细菌及病毒的反复感染等。

三、血清补体 C3(serum complement 3,C3)

四、尿液补体 C3(urine complement 3,C3)

【生化及生理】

C3 是一种 β-微球蛋白,它由 α 和 β 两条多肽链组成,分子量分别是 110kD 和 75kD,α 链有 998 个氨基酸残基,β 链有 669 个氨基酸残基;两链间以氢键、疏水键及二硫键相连,相互平行。α 链参与 C3 活化,链的第 77 位精氨酸和 78 位丝氨酸之间的肽键是 C3 裂解酶的作用部位。含糖为 2.2%(主要是干露糖和岩藻糖),半衰期为 45.7~69.5 小时,主要由肝细胞合成,一部分由单核-巨噬细胞产生。C3 是补体系统中血清含量最多的成分,可达 550~1300μg/ml。C3 也是补体系统中最重要的一个组分,它是补体两条主要激活途径的中心环节,有着重要的生物学功能。C3 裂解后产生小片段 C3a 和大片段 C3b;C3b 受 H 因子、I 因子和 CR1 的协同作用降解为无活性的 iC3b;iC3b 可以被水解为 C3c 和 C3dg,C3dg 还可被进一步降解成 c3d 和 C3g。

【检测方法】

速率散射比浊法:光线沿水平轴照射时,碰到抗体(抗 C3 血清)与待测血清中的抗原(C3)结合所形成的免疫复合物颗粒,可导致光散射,散射光的强度与复合物的含量和结合速率成正比。速率散射比浊法是一种抗原抗体结合动态测定法。在抗原抗体反应的最高峰(约 1 分钟内)测定其复合物形成的量,具有快速准确的特性。

【标本要求与保存】

血清或血浆,首选血清,血浆用肝素抗凝。标本量成人 1ml,儿童 0.5ml。避免溶血。在 45 分钟内分离血清/血浆。分离后标本在室温(25℃)保存两天、冷藏(4℃)3 天或冷冻(-20℃)稳定保存 7 天。可反复冻融 3 次。

尿液(或其他体液)1ml,立即检测,否则冷冻保存。

【参考区间】

血清:成人(20~60 岁):0.9~1.8g/L。

尿:0/24h。

【临床意义】

(1) 血清 C3 含量增高:见于各种传染病及组织损伤和急性炎症、肝癌、手术急性期反应等,生理情况,60~90 岁年龄段 C3 浓度有轻微升高,妊娠末期最后 3 个月 C3 浓度显著升高。

(2) 血清 C3 含量降低:主要见于免疫复合物引起的肾炎、SLE、皮疹、反复感染、关节炎、肝炎、肝硬化等。生理情况下,90 岁以上者补体 C3 浓度下降。

(3) 尿 C3:阳性见于免疫复合物肾炎(肾病综合征Ⅱ型、急性肾炎、慢性肾炎)、肾移植术后。而肾病综合征Ⅰ型与肾小管疾病为阴性。

【影响因素】

(1) 待测血清(血浆)应澄清,溶血、黄疸、脂血标本会干扰测定结果。试剂有任何可见的浑浊,都会对结果有较大的影响。

(2) 除测定尿液外,还可测其他体液中的 C3。

五、补体 C3a(complement 3a,C3a)

【生化及生理】

C3a 是补体 C3 转化酶将补体 C3α 链分解后产生的 77 个氨基酸残基组成的小分子肽,C3a、C4a 和 C5a 被称为过敏毒素,它们作为配体与细胞表面相应受体结合后,通过激发细胞脱颗粒,释放组胺类的血管活性介质,从而增强血管通透性并刺激平滑肌收缩。

【检测方法】

放射免疫测定法:将 ^{125}I-C3(标记抗原)/待检样品和抗人 C3a 抗体共同温育,两种抗原竞争性地与特异性抗体结合,若待检样品中抗原含量高,则 C3a(B)复合物增加,^{125}I-C3(F)游离出来,根据 B% 来判断待检样品中 C3a 的含量。

【标本要求与保存】

血浆,EDTA 抗凝,而且需加小分子肝素 Fushan。标本量成人 1ml,至少 0.5ml。避免溶血。在 45 分钟内分离血清/血浆。分离后标本立即检测,否则冷冻(-20℃)稳定保存 14 天。

【参考区间】

0.68~2.42nmol/L。

【临床意义】

(1) C3 裂解产物(C3 split product,C3SP)有助于对 C3 的变化做综合分析,不论血清 C3 水平是否正常,C3SP 增多表明有补体的活化;C3 含量降低,C3SP 不增多表明合成减少;C3 含量正常,C3SP 增多提示 C3 的合成与分解同时存在。

(2) C3SP 增高:常见于自身免疫病、肾脏疾病、肝脏疾病、细菌感染、寄生虫感染、外伤、血肿等,此外,运动、吸烟都会导致 C3a 浓度升高。

【影响因素】

对于应用丙种球蛋白和肾上腺皮质激素等药物治疗的患者,应在用药前采集标本。检测结果应与患者的病情结合分析,如有可能,结合 CH_{50} 结果进行分析。本法最低检测限为 0. 66nmol/L。

六、补体 C3b(complement 3b,C3b)

【生化及生理】

C3 裂解后产生小片段 C3a 和大片段 C3b,C3b 受 H 因子、I 因子和 CR1 的协同作用降解为无活性的 iC3b,iC3b 可以被水解为 C3c 和 C3dg。C3b 可和 C4b2a 结合形成经典的 C6 转化酶(C4b2a3b),与 B 因子结合形成替代途径的 C3 转化酶(C3bBb)。C3b 可与含 C3b 受体的细胞结合,产生免疫黏附,起调理作用等。

【检测方法】

酶联免疫吸附试验。

【标本要求与保存】

见“补体 3a”。

【参考区间】

方法不同参考范围有差异,参看试剂盒提供的参考值范围。

【临床意义】

(1) C3 裂解产物(C3split product,C3SP)有助于对 C3 的变化做综合分析,不论血清 C3 水平是否正常,C3SP 增多表明有补体的活化;C3 含量降低,C3SP 不增多表明合成减少;C3 含量正常,C3SP 增多提示 C3 的合成与分解同时存在。

(2) C3SP 增高常见于自身免疫病、肾脏疾病、肝脏疾病、细菌感染、寄生虫感染等。

七、补体 C3c(complement 3c,C3c)

【生化及生理】

C3 裂解产物,C3 裂解后产生小片段 C3a 和大片段 C3b;C3b 受 H 因子、I 因子和 CR1 的协同作用降解为无活性的 iC3b;iC3b 可以被水解为 C3c 和 C3dg,C3dg 还可被进一步降解成 c3d 和 C3g。

【检测方法】

双层火箭免疫电泳:待测样品中的 C3c 在电场力作用下,通过含有抗 C3c 的琼脂糖凝胶向前泳动,当二者比例适当时形成沉淀峰,若抗体浓度保持不变,则沉淀峰的高度与抗原浓度成正比。

【标本要求与保存】

见“补体 3a”。

【参考区间】

0. 030 ~ 0. 094g/L。

【临床意义】

(1) C3 裂解产物(C3split product,C3SP)有助于对 C3 的变化做综合分析,不论血清 C3 水平是否正常,C3SP 增多表明有补体的活化;C3 含量降低,C3SP 不增多表明合成减少;C3 含量正常,C3SP 增多提示 C3 的合成与分解同时存在。

(2) C3SP 增高常见于自身免疫病、肾脏疾病、肝脏疾病、细菌感染、寄生虫感染等。

【影响因素】

(1) 采集标本患者是否应用丙种球蛋白和肾上腺皮质激素等药物治疗。

(2) 检测结果应与患者的病情结合分析,如有可能,结合 CH_{50} 结果进行分析。

(3) 补体 C3c 浓度随标本贮存时间的延长而增加。

八、补体 C3d(complement 3d,C3d)

【生化及生理】

C3d 为天然 C3 分子上一个分子量约为 4kD 的片段,可共价结合于 IC 上,载有 C3d 是 IC 激活补体的标志。

【检测方法】

ELISA:根据 C3、C3b、C3bi 能与抗 C3d 发生交叉反应,以及 C3SP 与 C3 在不同浓度 PEG 中的溶解度不同,用 11% PEG 溶解待测样品中的 C3d,再加至已包被抗 C3d 反应板中,并一次加入 HRP 标记的抗 C3d 和底物等,于 490nm 读取 OD 值,C3d 含量与其 OD 值呈正相关。

【标本要求与保存】

见“补体 3a”。

【参考区间】

血浆:6. 57 ~ 10. 39AU/L。

尿液:0. 26 ~ 1. 48mAU/L。

(AU 为设想单位,C3d 标准品 1∶250 稀释度被指定为 1600SU/L)

【临床意义】

(1) C3 裂解产物(C3split product,C3SP)有助于对 C3 的变化做综合分析,不论血清 C3 水平是否正常，C3SP 增多表明有补体的活化；C3 含量降低，C3SP 不增多表明合成减少；C3 含量正常，C3SP 增多提示 C3 的合成与分解同时存在。

（2）C3SP 增高：常见于自身免疫病、肾脏疾病、肝脏疾病、细菌感染、寄生虫感染等。

【影响因素】

（1）对于应用丙种球蛋白和肾上腺皮质激素等药物治疗的患者，应在用药前采集标本。

（2）检测结果应与患者的病情结合分析，如有可能，结合 CH_{50}结果进行分析。

九、补体 C4（complement 4，C4）

【生化及生理】

C4 是一种 β-球蛋白，由 3 条多肽链通过二硫键组成（α，β，γ），分子量分别为 95kD、78kD 和 33kD。C4 的分子结构较为特殊，其 α 链中含有一个在半胱氨酸和谷氨酸残其间形成的内硫酯键。α 链的 N 端有 C1s 丝氨酸蛋白酶的作用点。C4 由巨噬细胞和肝脏产生，血清含量 430μg/ml。C1s 可将 3 条链中最大的 α 链裂解，释放出一较小的片段 C4a 和一大片段 C4b，C4a 有较弱的过敏毒素活性，余下的大片段 C4b 结合在靶细胞上，进行补体经典途径 C3 转化酶的形成。C4 对 NH_4 敏感。

【检测方法】

RIA 等免疫学方法。

【标本要求与保存】

采用血清或血浆，血清首选，血浆用肝素锂或 EDTA-K3 抗凝。标本量 1ml，儿童 0.5ml。尽快分离血清/血浆。分离后标本在室温（25℃）或冷藏（4℃）3 天，冷冻（-20℃）稳定保存 14 天。可反复冻融 3 次。

【参考区间】

90～360mg/L。

【临床意义】

（1）C4 含量增高：见于风湿热的急性期、结节性动脉周围炎、皮肌炎、Reiter 综合征、心肌梗死及各种类型的关节炎、组织损伤、多发性骨髓瘤等。

（2）C4 含量降低：常见于自身免疫性慢性活动性肝炎、多发性硬化、SLE、类风湿性关节炎、亚急性硬化性全脑炎、肾病等。在 SLE，C4 的降低常早于其他补体成分，且较其他成分回升慢。狼疮性肾炎患者 C4 值较非狼疮性肾炎患者明显低下。此外，分娩和手术后血清 C4 浓度明显下降。

【影响因素】

血脂过高（>250mg/dl）或类风湿因子过高（>200IU/dl）会导致 C4 结果偏高。

十、补体 C4a（complement 4a，C4a）

【生化及生理】

补体 4 以无活性的酶前体形式，存在于血清，为补体固定成分，由 α、β、γ 3 条多态链经二硫键连接而成。补体系统激活后，在 C1 作用下，C4 裂解为小分子片段即 C4a 释放入液相参与机体的免疫调节和炎症反应，而大分子 C4b 参与补体激活的经典途径。

【检测方法】

RIA 等免疫学方法。

【标本要求与保存】

血浆，EDTA 抗凝，而且需加小分子肝素 Fushan。标本量成人 1ml，至少 0.5ml。避免溶血，尽快分离血浆。分离后标本立即检测，否则冷冻（-20℃）稳定保存 14 天。

【参考区间】

50～310mg/L。

【临床意义】

与感染、炎症密切相关。

十一、补体 C5a（complement 5a，C5a）

【生化及生理】

C5 是一种 β-球蛋白，由 2 条多肽链通过二硫键组成，分子量 190kD，其中 α 链为 115kD，β 链为 75kD。C5 与 C3 和 C4 的结构相似，但没有链内硫酯键，靠近 N 端的第 74～75 位精氨酸-亮氨酸键为 C5 转化酶作用的部位。C5 由巨噬细胞产生，血清含量 75μg/ml。C5 分子能被两种 C5 转化酶裂解，裂解后均可游离出一小分子片段 C5a 和一大分子片段 C5b，C5a 具有特殊生物活性（过敏毒素活性和趋化作用、促代谢作用、免疫调节作用），C5b 参与后续的补体活化和膜攻击作用。

【检测方法】

ELISA。

【标本要求与保存】

血清，4℃保存 1 天，-20℃可放置 1 个月。

【参考区间】

38～90mg/L。

【临床意义】

（1）C5 降低：见于系统性红斑狼疮、反复感染等。

（2）C5 缺乏：见于一种罕见的常染色体隐性遗传病。纯合子 C5 缺乏患者血清中 C5 含量不到正常人的 1%，患者反复发生奈瑟菌感染。杂合子患者血清中 C5 含量为正常人的 50%，临床上未见异常。C5 缺乏于小鼠常见。

【影响因素】

（1）患者在采集标本前不能使用丙种球蛋白和肾上腺皮质激素等药物治疗。检测结果应与患者的病情结合分析，如有可能，结合 CH_{50} 结果进行分析。

（2）本法最低检测限为 0.66nmol/L。标本首选血清，如果用血浆，只使用 EDTA 时，每冻融一次，补体 C5a 浓度加倍。但 EDTA 与甲磺酸同时使用时，C5a 浓度不受影响。

十二、补体 C5b～C9（complement C5b～C9，C5b～C9）

【生化及生理】

补体活化最终形成补体终末复合物 C5b～C9。C5b～C9 存在于靶细胞膜上时为 MC5b～C9，导致细胞膜攻击和损伤；若 C5b～C9 存在于体液中则与 S 蛋白结合形成失活的 C5b～C9。

【检测方法】

ABC-ELISA：补体 C5b～C9 活化后，产生 C5b～C9 复合物新生抗原。用抗 C5b～C9 新生抗原的 McAb 包被酶标反应板，加入待测样本，然后逐次加入兔抗人 C5b～C9-IgG 多克隆抗体、生物素标记的驴抗兔 IgG、辣根过氧化物酶标记的生物素-亲和素复合物及底物邻苯二胺，反应后于酶标仪 492nm 处读取吸光度，吸光度值与 C5b～C9 含量呈正相关。

【标本要求与保存】

血清，4℃保存 1 天，0℃可保存 5 天，-20℃可放置 1 个月。

【参考区间】

100～250ng/ml。

【临床意义】

C5b～C9 的检测直接反映体内补体活化的程度，补体活化及 C5b～C9 复合物增高与妊娠高血压综合征发病及肾脏疾病的发生发展有关。

十三、补体 C6（complement 6，C6）

【生化及生理】

C6 是一种 β-球蛋白，单链，分子量 128kD，由肝脏合成分泌。血清含量 60μg/ml。C6 分子被活化后参与膜攻击作用。

【检测方法】

常用 ELISA 检测。

【标本要求与保存】

血清。4℃保存 1 天，-20℃可放置两个月。

【参考区间】

40～72mg/L（具体参考值根据各实验室而定）。

【临床意义】

C6 缺乏见于一种罕见的常染色体隐性遗传病。纯合子 C6 缺乏患者血清中 C6 含量不到正常人的 1%，患者反复发生奈瑟菌感染。杂合子患者血清中 C6 含量为正常人的 50%，临床上未见异常。C6 缺乏于兔子常见。

十四、补体 C7（complement 7，C7）

【生化及生理】

C7 是一种 β-球蛋白，单链，由 843 个氨基酸组成，分子量 120kD。血清含量约 55μg/ml。C7 分子被活化后参与膜攻击作用。还可参与趋化因子 C567 的组成。

【检测方法】

常用 ELISA 检测。

【标本要求与保存】

血清，4℃保存 1 天，-20℃可放置两个月。

【参考区间】

49～70mg/L（具体参考值根据各实验室而定）。

【临床意义】

（1）C7 降低：见于强直性脊柱炎、免疫介导性肾脏疾病、肾脏损伤等。

（2）C7 缺乏：见于一种罕见的常染色体隐性遗传病。纯合子 C7 缺乏患者血清中 C7 含量不到正常人的 1%，患者反复发生奈瑟菌感染。杂合子患者血清中 C7 含量为正常人的 50%，临床上无异常。

十五、补体 C8（complement 8，C8）

【生化及生理】

C8 是一种 γ-球蛋白，分子量 163kD，由 3 条多肽链组成，α 链和 γ 链间以二硫键共价结合，而 α 链与 β 链间则为非共价键结合，C8 由肝脏合成分泌，血清含量约 55μg/ml。C8 的基因定位较复杂，其中编码 α 链和 β 链的基因 C8a 和 C8b 定位于人的第 1 号染色体，而编码 γ 链的基因 C8g 则定位于第 9 号染色体的长臂。C8 分子被活化后参与膜攻击作用。

【检测方法】

常用 ELISA 检测。

【标本要求与保存】

血清，4℃保存 1 天，-20℃可放置两个月。

【参考区间】

43 ~63mg/L(具体参考值根据各实验室而定)。

【临床意义】

C8 缺乏见于一种罕见的常染色体隐性遗传病。C8 的 α 链、γ 链缺乏主要见于黑色人种，而 β 链缺乏则主要见于白种人。此类患者易反复发生奈瑟菌感染。

十六、补体 C9(complement 9，C9)

【生化及生理】

C9 是一种 α-球蛋白，单链，由 537 个氨基酸组成，分子量 79kD，由肝脏合成分泌，血清含量 200μg/ml。C9 分子活化后结构发生改变，亲水结构暴露，能与脂质双层反应，伸入细胞膜中形成一膜通道，从而导致细胞溶解。

【检测方法】

单向琼脂扩散法、ELISA 等。

【标本要求与保存】

血清，4℃保存 1 天，-20℃可放置 1 个月。

【参考区间】

47 ~69mg/L(具体参考值根据各实验室而定)。

【临床意义】

(1) C9 降低见于肝脏疾病、肾脏疾病等。

(2) C9 缺乏见于一种少见的常染色体隐性遗传病。纯合子 C9 缺乏患者血清中 C9 含量不到正常人的 1%，但临床上多无异常表现。杂合子患者血清中 C9 含量为正常人的 50%，C9 缺乏于日本人多见，约 1/40 为杂合子 C9 缺乏患者。

十七、总溶血补体活性(50% hemolytic complement，CH_{50})

【生化及生理】

CH_{50} 试验即总补体活性(total complement)测定，是测定经典途径总补体溶血活性，所反映的是补体 9 种成分的综合水平。如果测定值过低或者完全无活性，首先考虑补体缺陷，可分别检测 C4、C2、C3 和 C5 等成分的含量；严重肝病时血浆蛋白合成能力受损，营养不良时蛋白合成原料不足，也可以不同程度地引起血清补体水平下降。

【检测方法】

常用改良试管法(改良 Mayer 法)和脂质体-免疫分析法(LIA)，后者常用。

改良试管法：将新鲜的待检血清作一系列稀释后，分别加入抗 E 抗体(溶血素)致敏绵羊红细胞，经过一定时间的反应后，根据溶血程度可判断待检血清中的总补体活性。总补体测定现在所使用的是 50% 溶血活性测定，即 CH_{50} 试验。

脂质体-免疫分析法(LIA)：利用包裹了葡萄糖-6-磷酸脱氢酶(G-6-PD)并标记对氨基苯酚(DNP)作为抗原的脂质体与相应抗体结合代替致敏绵羊红细胞，在与人血清一起孵育时，血清中的补体通过经典途径激活，破坏脂质体，释放出 G-6-PD，再加入底物 NAD 和 G-6-P，通过测定 340nm 处光密度的变化来计算。

【参考区间】

脂质体-免疫分析法：22 ~60U/ml。

【临床意义】

(1) CH_{50} 增高：常见于风湿热、慢性类风湿性关节炎(RA)、银屑病关节炎、Reiter 综合征、结节性动脉周围炎、皮肌炎、全身性硬化症、结节病、白塞病、盘状红斑狼疮、急慢性感染等。恶性肿瘤患者可较正常人高 2 ~3 倍，某些传染病如流脑、伤寒、麻疹等也可呈代偿性增高。此外，妊娠 6 ~9 个月女性浓度有显著增高。

(2) CH_{50} 降低：①CH_{50} 降低伴补体 C4 含量下降：多为以传统途径活化为主的疾病，如血清病、遗传性血管神经性水肿、SLE、弥漫性血管内凝血、急性病毒性肝炎初期、冷球蛋白血症、皮肤血管炎、获得性 C1INK 缺陷、疟疾、登革热、自身免疫性溶血性贫血等。②CH_{50} 降低，C3 也降低，C4 正常，多为以旁路途径活化为主的疾病，如膜性增生性肾小球肾炎、急性肾小球肾炎、内毒素休克、C3bINA 缺陷等。此外，健康人群精神紧张时浓度明显降低。

【影响因素】

(1) 新鲜血清标本，如室温放置两小时以上，会使补体活性下降。

(2) 补体的溶血活性受多种因素的影响，如绵羊红细胞的浓度和致敏抗体的量等。试验时需严格控制各环节。

十八、补体旁路途径溶血活性(alternative pathway CH_{50},AP-CH_{50})

【生化及生理】

补体旁路途径活化,参与的成分为补体 C3、C5~9、P因子、B因子、D因子等,其中任何成分的异常都可引起补体旁路途径溶血活性的改变。

【检测方法】

AP-CH_{50}原理:用 EGTA(乙二醇双 α-氨基乙基醚四乙酸)螯合待检样中 Ca^{2+},封闭 C1 作用,阻断补体活化的传统途径。加入可使B因子活化的兔红细胞(RE)导致补体旁路途径激活,RE 被损伤而发生溶血。溶血素与补体旁路溶血活性间的关系类似于 CH_{50},故也以50%溶血作为判断终点。

【标本要求与保存】

血清,4℃保存1小时,0℃可保存5天,-20℃可放置1个月。

【参考区间】

16.3~27.1U/ml。

【临床意义】

(1) AP-CH_{50}增高:AP-CH_{50}溶血活性显著增高常见于某些自身免疫病、慢性肾炎、肾病综合征、感染及肿瘤等。

(2) AP-CH_{50}降低:见于慢性活动性肝炎、肝硬化、急性肾炎等。

十九、补体 C1 酯酶抑制物(complement 1 esterase inhibitor,C1INH)

【生化及生理】

C1 抑制物是血清中高度糖基化的一种蛋白质,单链,分子量为105kD,含糖量达35%~49%。主要在肝脏合成,单核-巨噬细胞、成纤维细胞、内皮细胞也能合成。主要存在于血浆中,是丝氨酸蛋白酶抑制物,能与 C1s 不可逆结合,使 C1s 失去酯酶活性,不能再裂解 C4 和 C2,从而抑制补体激活经典途径中 C3 转化酶的形成。此外,C1INH 对与丝氨酸蛋白酶有关的补体系统、纤溶系统、凝血系统、激肽系统有广泛的调节作用。

【检测方法】

用 EIA 方法检测 C1 酯酶的活性百分比,或者是抑制率。

【标本要求与保存】

血清或血浆,EDTA 抗凝。标本量 0.5ml,至少 0.1ml。分离标本,立即检测,否则冷冻(-20℃)保存。

【参考区间】

正常:>67%;异常:<41%。

【临床意义】

C1INH 减低主要见于 C1INH 缺乏症,它可分为遗传性和获得性两种类型。遗传性 C1INH 缺乏症又称遗传性血管性水肿(hereditaryangioedema,HAE),是一种罕见的常染色体显性遗传病。病因为编码 C1INH 的基因缺陷,导致血浆 C1INH 缺乏,发病率为1/50 000~1/50 000。获得性 C1INH 缺乏症(AAE)是由于免疫等原因造成 C1INH 过度消耗引起,其发病率远低于 HAE。

二十、补体 C4 结合蛋白(C4 binding protein,C4bp)

【生化及生理】

C4 结合蛋白是一种含量丰富的可溶性血清糖蛋白,分子量为550kDa,C4bp 由8个亚单位组成,电镜下观察形似蜘蛛,其中有7条分子量相同(均为70kDa)的长链(α链),每条由549个氨基酸残基组成,链间以二硫键相连结,并共同连结于同一中心体。人编码 C4bp 基因位于染色体 1q3.2。C4bp 可以抑制补体的活化,能竞争性抑制 C2a 和 C4b 结合,促进 C4b2a 解离成 C4b 与 C2a。增强 I 因子裂解 C4b 为 C4bi,以及裂解 C4bi 为 C4c 和 C4d。

【检测方法】

常用方法为 ELISA。

【标本要求与保存】

血浆,枸橼酸钠抗凝。标本量 2.0ml,至少 1.0ml。室温保存8小时。立即测定,否则冷冻保存。

【参考区间】

180~320mg/L。

【临床意义】

(1) C4bp 降低:常见于血栓形成有关的疾病如 SLE 等。

(2) C4bp 增高:常见于凝血功能障碍性疾病。

(阎祖炜)

第九章 糖及糖蛋白测定

糖类是生物体中最重要的结构和能源物质。在人体中分布广泛，存在形式多样，根据其分子构成主要分为四大类，即单糖、双糖、多糖以及糖类衍生物。葡萄糖、果糖及半乳糖是最常见的单糖，主要作为新陈代谢中的主要能源为机体提供能量，单糖亦是生物合成的主要原料。最常见的双糖为蔗糖、麦芽糖和乳糖，在小肠黏膜内双糖酶的作用下水解为单糖后吸收供机体利用。多糖在机体中主要表现为储存养分的功能，如肝糖原和肌糖原等。糖类的众多衍生物如糖蛋白和糖脂则在膜结构维持、信号转导、免疫应答、受精、疾病预防、止血与抗凝以及生长调控等重要生理过程中发挥着极为重要的作用。

第一节　概　　述

机体在进食后，食物中的碳水化合物如淀粉和糖原首先在口腔中唾液淀粉酶的作用下生成中间产物糊精和麦芽糖。进入小肠后在胰淀粉酶的作用下产生麦芽糖及少量乳糖和蔗糖，而后再由小肠黏膜分泌的双糖酶（麦芽糖酶、乳糖酶和蔗糖酶）水解生成葡萄糖、果糖、半乳糖等单糖。这些单糖经吸收后进入血循环，转运至细胞后转化进入糖的有氧氧化为细胞提供能量或在肝脏、肌肉等组织合成糖原储存起来，或转化成甘油三酯、蛋白质或氨基酸等非糖物质，或转换为体内广泛分布的糖蛋白和糖脂等糖类衍生物。当血清中某种糖浓度高于肾糖阈时，可经肾从尿中排出。而某些糖如木糖等，因人体缺乏利用木糖的酶，因此只能经肠道吸收后经肾排出，因此可作为反映肠道吸收功能的指标。

一、单糖代谢异常

单糖是机体糖吸收和代谢的最基本的单元，其过程在多种酶的精细调控下完成的，当机体某些酶缺乏或某些疾病状态时，机体单糖代谢可以不正常，使某些经肠道吸收的单糖不能转化和利用，导致血和尿中该类糖升高，并进一步导致某些糖类衍生物的含量呈现显著的变化。

（一）葡萄糖代谢异常

见“第二十五章糖代谢紊乱的生物化学检验”。

（二）果糖代谢异常

果糖是食物中糖的重要组成部分，与果糖代谢有关的酶类先天性的异常或缺乏导致果糖代谢异常。

1\. 原发性果糖尿　原发性果糖尿（essential fructosuria）是由于果糖激酶先天缺乏所致，为常染色体隐性遗传疾病。正常人血中果糖比葡萄糖代谢快，果糖半衰期为20分钟，葡萄糖为45分钟。一次服用50g果糖后，通常在两小时之内血中果糖浓度就降至空腹水平（0～0.44mmol/L）。果糖激酶缺乏者一次服用50g果糖，患者两小时后血中果糖仍在较高浓度，并出现果糖尿。此型果糖尿又称为Ⅰ型果糖尿。

2\. 遗传性果糖不耐受　遗传性果糖不耐受（hereditary fructose intolerance）为罕见常染色体隐性遗传疾病，杂合子无症状。多数患者在断奶后给予蔗糖饮食时才发病，患者有低血糖和肝衰竭，重症可致死。此症是由于1-磷酸果糖醛缩酶（醛缩酶D）缺陷所引起。患者肝内1-磷酸果糖醛缩酶活性几乎完全缺乏，而1，6-二磷酸果糖醛缩酶活性降低50%以上，即可造成肝内1-磷酸果糖的堆积及磷酸和ATP的消耗。由于磷酸大量消耗，肝线粒体氧化磷酸化减少，造成ATP缺乏。后者缺乏使肝细胞ATP依赖性离子泵功能障碍，膜内外离子梯度不能维持，细胞肿胀破裂。

3. 遗传性1,6-二磷酸果糖酶缺乏　遗传性1,6-二磷酸果糖酶缺乏（hereditary fructose-1,6-diphosphatase deficiency）为常染色体隐性遗传疾病，多在婴儿期发病。患儿表现为肌无力、呕吐、嗜睡、生长停滞和肝肿大等，感染可诱发急性发作。若不治疗在婴儿期就可死亡。实验室检查可见空腹低血糖、酮血症、乳酸血症和血浆丙氨酸水平增高。确诊需用肝、肾、肠活检标本测定该酶活性。

（三）半乳糖代谢异常

半乳糖代谢异常（disorders of galactose metabolism）是指某些参与半乳糖代谢的酶缺陷导致的半乳糖血症（galactosemia）。半乳糖来源于饮食中的乳制品，其结构与葡萄糖相似，但羟基在C-4上。半乳糖可由多种酶催化转变为葡萄糖。

1. 1-磷酸半乳糖苷转移酶缺乏　因乳制品中的糖50%为半乳糖，1-磷酸半乳糖苷转移酶缺乏使半乳糖不能转化为葡萄糖，所以患儿用奶喂养数天后，表现为呕吐和腹泻，随后有生长停滞等半乳糖血症表现。早期发现和治疗可以防止不可逆的病变发生。当血中发现有半乳糖和1-磷酸半乳糖时可提示该疾病，并可直接测定红细胞上1-磷酸半乳糖苷转移酶活性而进行确诊。

2. 尿苷二磷酸半乳糖-4-异构酶缺乏　此型很少见。

3. 半乳糖激酶缺乏　症状较轻，主要表现为晶状体半乳糖沉积而致白内障，通过测定红细胞1-磷酸半乳糖苷转移酶活性和半乳糖激酶诊断。

二、糖类及其蛋白衍生物代谢异常

糖蛋白是蛋白质和糖类的共价复合物，蛋白质肽链可在不同部位结合多个糖基或聚糖。糖蛋白在机体中的分布十分广泛。糖蛋白在细胞质膜、细胞间质上含量非常丰富。目前已知的六、七十种血浆蛋白质中，绝大多数是糖蛋白，其功能多种多样，包括酶、激素、载体、凝集素、抗体等，详见表9-1。即使同是糖蛋白，它们的糖组分含量也可能不同，含糖量可低至2%，高至50%。糖蛋白所含的糖可分为四组，己糖、氨基己糖、唾液酸和岩藻糖（甲基戊糖）。

表9-1　部分糖蛋白及其功能

功　能	糖　蛋　白
结构分子	胶原蛋白
润滑剂和保护剂	黏蛋白
转运蛋白	转铁蛋白，血浆铜蓝蛋白
免疫分子	免疫球蛋白，组织相容性抗原
激素	人绒毛膜促性腺激素（HCG），促甲状腺激素
酶	如碱性磷酸酶等多种
细胞附着-识别位点	包括多种与细胞-细胞（如精子-卵子），病毒-细胞，细菌-细胞以及激素-细胞间作用相关的蛋白
与特定碳水化合物的作用	选择素（细胞黏附凝集素，凝集素），抗体
受体	多种与激素和药物作用有关的蛋白质
影响某些蛋白质的折叠	钙黏蛋白，钙网蛋白
调节发育	Notch及其类似物，发育过程中关键蛋白质
止血（和血栓形成）	如血小板膜表面特定糖蛋白

当机体处于炎症或损伤状态如创伤、心肌梗死、感染、肿瘤等时，由于组织坏死及组织更新的增加，某些血浆蛋白质包括糖蛋白相继出现一系列特征性变化，其血浆浓度显著上升，其上升程度与炎症或损伤的性质、范围及时间进程显著相关，可用于疾病的辅助诊断等。

目前糖蛋白及其糖组分的测定已广泛地应用于临床的疾病和肿瘤的诊断，如唾液酸（SA）的测定、甲胎蛋白（AFP）测定、α_1 酸性糖蛋白测定（AAG）、α_2-癌胚糖蛋白测定（α_2-GP）、α_1-抗胰蛋白酶测定（α_1-AT）。糖蛋白类抗原如癌胚抗原（CEA）CA199、CA125等则在肿瘤的诊断和鉴别诊断中都起到了重要的作用。

第二节　血清糖及糖蛋白的检测

一、葡萄糖(glucose)

见“第二十五章”。

二、果糖(fructose)

【生化及生理】

果糖,分子式为 $C_6H_{12}O_6$,是葡萄糖的同分异构体,最常见的己酮糖。在自然界中以游离状态大量存在于水果的浆汁和蜂蜜中,果糖还能与葡萄糖结合生成蔗糖。果糖是自然界最甜的单糖,因此作为甜味剂广泛地添加在各种食品中,近年来,随着这些食品的消费增加,人体平均果糖摄入量显著增加,与肥胖,高血脂、糖尿病以及冠心病的增高有着重要的关系。果糖的摄入量不能过大。健康人每天果糖摄入量阈值为30~80g(平均40g),过多摄入尤其是一次性过多摄入,会导致果糖吸收不良,引起肠胃反应。

【检测方法】

己糖激酶法:在ATP和 Mg^{2+} 的存在下,果糖被己糖激酶催化为6-磷酸果糖,后者在磷酸葡萄糖异构酶的作用下可变构为葡萄糖-6-磷酸。产生的葡萄糖-6-磷酸在 $NADP^+$ 的存在下被葡萄糖-6-磷酸脱氢酶氧化生成6-磷酸葡萄糖酸,同时使 $NADP^+$ 还原成NADPH,NADPH在340nm处有吸收峰。

果糖脱氢酶法:果糖在果糖脱氢酶的作用下转化为5-酮果糖,使MTT[3-(4,5-dimethylthiaze-syl)-2,5-diphenyltetrazolium bromide,汉语化学名为3-(4,5-二甲基噻唑-2)-2,5-二苯基四氮唑溴盐,商品名:噻唑蓝]还原为难溶性的蓝紫色结晶复合物formazan,采用分光光度计在490nm处直接扫描计算结果。

果糖耐量试验:受检者服用一定量(0.25g/kg)果糖后,定时测定血液、尿液中的果糖及葡萄糖含量。

【标本要求与保存】

新鲜血清。立即检测,否则冷冻(-20℃)保存。

【参考区间】

血清:空腹0~0.56mmol/L;服糖30分钟0.83~1.38mmol/L;服糖120分钟0~0.44mmol/L。

【临床意义】

正常人服用果糖两小时后恢复正常,而服用果糖两小时后血液、尿液果糖增高见于果糖尿症和遗传性果糖不耐受症,前者因果糖激酶缺陷所致,而后者在果糖升高的同时有低血糖的现象,果糖尿症血糖是正常的。果糖-1,6-二磷酸酶缺乏症果糖测定可增高。

【注意事项】

(1)果糖尿症患者血糖正常:遗传性果糖不耐症患者血糖降低。

(2)尿液中果糖参考值0.17~0.36mmol/L。

三、半乳糖(galactose)

【生化及生理】

半乳糖,分子式为 $CH_2OH(CHOH)_4CHO$,是一种由六个碳和一个醛组成的单糖,归类为己醛糖。与葡萄糖相比,是C-4位的差向异构体,半乳糖是哺乳动物的乳汁中乳糖的组成成分,和葡萄糖结合后构成乳汁中的重要双糖——乳糖。半乳糖可参与组成的多糖出现在多种组织中。还常以D-半乳糖苷的形式存在于大脑和神经组织中,也是某些糖蛋白的重要成分。正常情况下,乳糖进入肠道后即被水解成半乳糖和葡萄糖经肠黏膜吸收。半乳糖被吸收后在肝细胞内先后经半乳糖激酶(GALK)、半乳糖-1-磷酸尿苷酰转移酶(GALT)和尿苷二磷酸半乳糖表异构酶(EPIM)的作用,最终生成1-磷酸葡萄糖进入葡萄糖代谢途径。人体肝脏将半乳糖转化为葡萄糖的能力很强,摄入血中的半乳糖在半小时内即有50%被转化。

【检测方法】

碱性磷酸酶-半乳糖脱氢酶法:先用碱性磷酸酯酶水解半乳糖-1-磷酸盐为简单的半乳糖,在半乳糖脱氢酶存在的条件下,总半乳糖被辅酶I(NAD)氧化生成半乳糖酸内酯和NADH(还原型NAD),通过生成的NADH的量来检测总半乳糖的含量。每个样品中所产生的NADH的量由荧光光度计定量检测,其激发波长为365nm,发射波长为465nm,荧光强度与样品中总半乳糖的浓度成比例。

半乳糖氧化酶法：半乳糖和氧在半乳糖氧化酶的作用下生成二已糖醛及过氧化氢，而过氧化氢可以和高香草酸在过氧化物酶的作用下生成荧光产物和水。用仪器检测其荧光产物可以判断半乳糖的含量。

大肠杆菌生长法：Paigen 等利用一种细胞突变的大肠杆菌，将血片放在含有此种大肠杆菌及 C21 噬菌体的环境中，如果存在半乳糖或者 1-磷酸半乳糖，便可见到大肠杆菌在血片周围生长，反之则无，且血中半乳糖的浓度与细菌生长带的直径成正比。此法诊断小儿半乳糖血症方便迅速，可以用于新生儿筛查或半乳糖血症患儿治疗后的疗效观察。然而，这种方法需要规范采血滤纸的厚度以及采血量，且存在细菌老化的可能性，噬菌体和细菌含量的比例要合适，突变株的稳定性也需要考虑在内，否则可能产生假阴性和假阳性结果。

【标本要求与保存】

新生儿足跟血，滴加在滤纸片上自然渗透两面形成直径约 1cm 的两个全血斑点，水平空置，室温自然干燥后立即放入密实袋内密封，置冰箱冷冻室保存 5 个工作日以内检测。

【参考区间】

成人：0mmol/L。

儿童：<1. 1mmol/L。

【临床意义】

开展新生儿疾病筛查，减少出生缺陷和残疾。早期发现、早期诊断半乳糖血症、葡萄糖-6-磷酸脱氢酶缺乏症等某些先天性遗传性代谢异常疾病，给予及时治疗或预防，减少疾病对患儿的影响，使患儿得以正常生长发育。

【注意事项】

(1) 半乳糖氧化酶法检测血中半乳糖，发现葡萄糖、乳糖及果糖反应后不产生荧光，但是 1-磷酸半乳糖会产生 10% 的荧光，可能对结果造成干扰。

(2) 由于半乳糖水平和饮食有很大关系，如果限制半乳糖饮食会导致结果出现假阴性。

四、木糖吸收试验（xylose absorption test）

【生化及生理】

木糖，分子式 $C_5H_{10}O_5$，是一种戊醛糖。D-木糖以多糖的形式天然存在于植物中，动物中羊几乎能完全利用木糖，猪能利用约 70%，人体无法消化和利用木糖，所摄入的木糖不能为消化酶分解，而是直接经空肠黏膜吸收，不在体内代谢，直接经肾排出。因此木糖被用作无热量的甜味剂，以满足糖尿病患者和爱吃甜食却又担心发胖者的需求。将木糖催化氢化还原后就得到木糖醇，木糖醇用作甜味剂，用途更加广泛。

【检测方法】

比色法：在碱性条件下，DNS（3，5-二硝基水杨酸）与还原糖共热后被还原生成棕红色的氨基化合物，在一定范围内，还原糖量与棕红色物质颜色的深浅成正比关系，利用分光光度计在 540nm 波长下测定吸光度值，便可测出样品中还原糖的量。

高效液相色谱法：留取待测者血和尿样，将乙腈与水（88：12）作流动相，氨基柱作为分析柱，45 分钟完成分离。

D-木糖吸收试验：亦称木糖耐受试验（xylose tolerance test）。患者空腹至少 8 小时后，口服 5g 或 25g D-木糖。测定患者在空腹口服 D-木糖 2 两小时的血浆和（或）5 小时尿液中的木糖排出量而反映出患者的小肠吸收功能。对于儿童也可采用 1 小时血浆和（或）5 小时尿液。

【标本要求与保存】

血浆，氟化钠抗凝。每个标本量 2ml，至少 0. 5ml。

收集 5 小时的尿液。检测标本量 10ml，至少 0. 5ml。

【参考区间】

比色法：

血液：成人：2 小时（剂量 5g）>1. 33mmol/L；2 小时（剂量 25g）>1. 67mmol/L。

尿液：（收集 5 小时）成人：剂量 5g>8. 00mmol/L；剂量 25g>26. 64mmol/L。

儿童（每 kg 体重口服 0. 5g），5 小时尿中应排出 25%，但血浆中水平只有 0. 53 ~ 1. 86mmol/L（80 ~ 280mg/L）。

高效液相色谱法：

血清（剂量 25g）：1 小时木糖水平为 1. 44 ~ 3. 08mmol/L；2 小时为 1. 22 ~ 2. 90mmol/L。

【临床意义】

在正常情况下，D-木糖在血液中几乎不存在。口服木糖后，大约 60% 在近端小肠被肠黏膜吸收，大部分随即经肾脏排出。因此，在口服一定剂量的木糖后间隔特定的时间测定血液或尿液中的木糖含量，可作为胃肠道疾病检查指标，评价肠黏膜的吸收功能。

（1）作为临床应用目的，推荐用25g口服剂量，收集5小时尿，不必用血浆。空肠的各种病理情况下，血清木糖水平降低，或5小时尿中排泄木糖减少。多见于小肠吸收不良的腹泻患者。木糖吸收减少代表肠黏膜吸收能力减弱。

（2）腹水（一部分木糖可能潴积在腹腔）、呕吐、胃排空迟缓、尿收集不准、乙酰水杨酸治疗用量大及新霉素、秋水仙碱、消炎痛、阿托品治疗D-木糖排泄亦可减低。

（3）肾功能损害者D-木糖排泄显著减少。若是高血值低尿值，则更表明肾功能异常。

（4）胰腺功能引起的吸收不良，木糖吸收仍为正常。

五、唾液酸（sialic acid，SA）

【生化及生理】

唾液酸是9碳单糖的衍生物，学名叫N-乙酰基神经氨酸，由于常与脂类物质结合，因此亦称脂类唾液酸（lipid associated sialic acid，LASA）。最初由颌下腺黏蛋白中分离而得名，唾液酸通常以低聚糖、糖脂及糖蛋白的形式存在于细胞膜线粒体、内质网等膜性细胞器上。含有唾液酸的糖脂叫做神经节苷脂，在脑灰质中含量最高，对于促进大脑和神经系统的产生和发育具有非常重要的作用，正常情况下，血清中唾液酸含量低且较恒定，当机体发生某些恶性病变时，细胞合成SA增多，分泌进入血液，使得血清中唾液酸含量显著升高，故血清SA测定可作为一种肿瘤标志物用于肿瘤的诊断和病情监测等。

【检测方法】

间苯二酚显色法：本法系用酸水解方法将结合状态的唾液酸变成游离状态，游离状态的唾液酸与间苯二酚反应生成有色化合物，再用有机酸萃取后，测定唾液酸的含量。

高效液相色谱法：取血清与0.1mol/L硫酸在80℃共孵育1小时，使得含有唾液酸的糖脂及糖蛋白与硫酸反应释放出游离唾液酸，在20℃下加入乙腈，立即冷却到4℃，离心后取上清液，在波长210nm处进行检测分析。

【标本要求与保存】

采用血清或血浆，血浆用EDTA抗凝。标本量2ml，至少0.1ml。最好在4小时内分离血清/血浆。分离后标本在室温（25℃）、冷藏（4℃）或冷冻（-20℃）稳定保存14天。可反复冻融3次。

【参考范围】

<0.61g/L（HPLC法）。

1.29～2.42mmol/L（40～75mg/dl）（NANA-ALD比色法）。

【注意事项】

采用间苯二酚与SA反应虽然吸光度较高，但存在血清介质和标准品显色不同步，这可能与血清介质中少数类SA物质亦与间苯二酚反应，这样，测定结果将会受温度、时间、煮沸水的水位等因素影响。

【临床意义】

（1）SA作为一个急性时相反应指标，在一些炎症性疾病如肺炎、关节炎等等患者中均有不同程度的升高，随着炎症的治疗转归，SA水平逐渐下降至正常水平。

（2）恶性肿瘤患者SA水平显著升高，血清SA水平与恶性肿瘤病理学类型无关，只与癌肿是否存在有关，并受肿瘤大小及病程的影响，所以测定血清SA水平对肿瘤的诊断，及疗效的观察具有一定的价值。

（3）血清SA含量动态的测定，不仅可区分肿瘤性及非肿瘤性因素引起的SA的升高，亦可排除某些基础SA水平较高个体，而且对肿瘤的复发、转移及预后判断具有一定意义。SA与其他的肿瘤标志物进行联合测定，可提高诊断的准确性。

六、岩藻糖（fucose）

【生化及生理】

岩藻糖是六碳糖的一种C-6位脱氧的半乳糖。在自然界中，常以L-岩藻糖构型存在，故又称6-脱氧-L-半乳糖，也被看作是一种甲基戊糖。自然界中L-岩藻糖主要存在于海藻及树胶中，也发现于某些细菌的多糖中。人体中，岩藻糖作为糖蛋白中糖链的组成部分之一，广泛存在于各类细胞表面的质膜上。岩藻糖比一般六碳糖在第六碳原子上少一个羟基，所以岩藻糖比其他单糖亲水性弱，而疏水性强一些。在某些血型物质分子中的岩藻糖是一定的血型的标记。含岩藻糖基的各种糖脂、糖蛋白、黏多糖等大分子物质在α-岩藻糖苷酶（AFU）的作用下分解代谢。

【测定方法】

Winzler改良法：被检血清加入95%乙醇溶液后离心取沉淀，在试管内沉淀物中加入0.1mol/L NaOH溶液0.5ml溶解后，置冷水浴中加入浓硫酸3.0ml，在沸水中加热3分钟，流水冷却4～5分钟后,加入盐酸半胱氨酸溶液(170.8μmol/L)0.1ml,25℃反应90分钟。测定其396nm处吸光度值,根据标准品计算待测血清中岩藻糖含量。

【标本要求与保存】

采用血清或血浆,血浆用EDTA抗凝。最好在4小时内分离血清/血浆。分离后标本在室温(25℃)、冷藏(4℃)或冷冻(-20℃)稳定保存14天。可反复冻融3次。

【参考范围】

416.1~760.1μmol/L。

【临床意义】

血清岩藻糖在乳腺癌、子宫颈癌、卵巢癌及口腔癌等恶性肿瘤患者以及肾病综合征患者中明显升高。

【注意事项】

本反应中岩藻糖生成物遇水易被破坏,故需观察加水对生成物 A_{396} 的影响。岩藻糖浓度较高时,需注意温度对其生成物 A_{396} 的影响差异。

七、黏蛋白(mucoprotein,M)

【生化及生理】

黏蛋白是一种由黏多糖和蛋白质结合形成的耐热复合蛋白质,占血清总蛋白量的1%~2%,黏蛋白是一种酸性糖蛋白,其等电点为pH 3~5,因此可在稀醋酸溶液中析出,产生白色沉淀。电泳时与α-球蛋白一起泳动,主要存在于 α_1 和 α_2-球蛋白部分。其黏多糖往往是由氨基葡萄糖、氨基半乳糖、甘露糖、岩藻糖及唾液酸等。黏蛋白成分复杂,分类和命名尚未一致,Meyer将糖与蛋白质的复合物以氨基己糖的含量进行分类,氨基己糖含量大于4%为黏蛋白,小于4%为糖蛋白,测定血清黏蛋白对肝肾疾病的诊断和某些疾病的动态观察,病程转归有一定的参考意义。

【检测方法】

以0.6mmol/L过氯酸沉淀血清中蛋白质时,黏蛋白不被沉淀,而存在于上清液中,再加磷钨酸使黏蛋白沉淀,然后以酚试剂法测定其中蛋白质的含量。

【标本要求与保存】

采用血清或血浆,血浆用EDTA抗凝。分离后标本在室温(25℃)、冷藏(4℃)或冷冻(-20℃)稳定保存14天。

【参考范围】

血清黏蛋白(SM)正常值:

以蛋白计:710~870mg/L。

以酪氨酸计:31.1~36.5mg/L。

【临床意义】

(1)升高:急慢性炎症(如结核,肺炎,胸膜炎,亚急性细菌性心内膜炎等),恶性肿瘤(尤其是女性生殖性器肿瘤),结缔组织疾病(如风湿热,类风湿性关节炎,痛风等),阻塞性黄疸,糖尿病,肝癌等,也可见于烧伤以及妊娠等。

(2)降低:肝实质性病变(病毒性肝炎,中毒性肝炎,肝细胞性黄疸,肝硬化),肾病综合征,垂体及慢性肾上腺皮质功能减退,甲状腺功能亢进或减退,内脏退化,血管退化等。

(3)血清黏蛋白的连续测定对于同一病例病程的转归(病变的扩大或缩小、肿瘤有无转移、肿瘤手术切除或其他治疗效果)的判断有一定的参考价值。

【注意事项】

(1)黏蛋白是一种糖蛋白,其蛋白质分子中酪氨酸含量为4.2%,因此两种报告方式可互换。

(2)采用过氯酸沉淀蛋白后,需放置10分钟后进行过滤。加磷钨酸后,也需放置10分钟后再离心。倾去上清液时,须细心操作,不能使沉淀丢失,否则结果偏低。

八、类黏蛋白(orosomucoid)

【生化及生理】

血清类黏蛋白,目前主要称作α-1-酸性糖蛋白(alpha-1-acid glycoprotein,AGP或AAG),是血浆中一种急性时相反应蛋白,属于α-球蛋白的一种,主要由肝脏合成。近年有证据认为某些肿瘤组织亦可以合成。其血浆浓度受怀孕,某些特定药物,以及疾病状态尤其是与HIV感染有关。目前唯一确定的ORM的功能是作为基本的中性电荷的脂溶性复合物,在药理学中,被公认为基本药物(而白蛋白则主要运载酸性药物)类固醇类以及蛋白酶抑制剂的主要载体。

【检测方法】

使用AAG的抗体制成免疫化学试剂盒,可设计成免疫扩散或浊度法检测。使用AAG的抗体制成ELISA酶联免疫检测试剂盒。可采用过氯酸和磷钨酸分级沉淀AAG后,测定蛋白质。

【标本要求与保存】

采用血清或血浆,血浆用EDTA抗凝。分离后标本在室温(25℃)、冷藏(4℃)或冷冻(-20℃)稳定保存14天。

【参考范围】

正常血清/血浆浓度为0.5~1.2g/L(1%~3%血浆蛋白)。

正常参考值为500~1500mg/L(免疫比浊法)。

【临床意义】

(1) AAG的测定目前主要作为急性时相反应的指标,在急性炎症反应、心肌梗死、组织损伤、类风湿性关节炎、恶性肿瘤(肝癌,骨髓瘤等)和妊娠等患者常增高。

(2) 血清类黏蛋白在阻塞性黄疸时显著升高。

(3) 血清类黏蛋白在营养不良、严重肝损害如肝细胞性黄疸、肝硬化和肠道感染及肾病综合症等情况下下降或消失。

九、蛋白结合己糖(protein-bound hexose)

【生化及生理】

己糖是组成糖蛋白和氨基葡萄糖苷的主要成分,许多研究表明,在心肌梗死过程中,由于组织的破坏,使血清中的蛋白结合己糖的含量发生改变。

【检测方法】

在测定总己糖的同时,测定氨基葡萄糖苷和己糖糖蛋白。其原理是,在浓硫酸存在下,二羟基甲苯和己糖产生颜色反应而定量测定之,总己糖减去氨基葡萄糖苷得己糖糖蛋白得含量。

【标本要求与保存】

采用血清或血浆,血浆用EDTA抗凝。分离后标本在室温(25℃)、冷藏(4℃)或冷冻(-20℃)稳定保存14天。

【参考范围】

总己糖:774~802mg/L。

氨基葡萄糖苷:59.9~66.9mg/L。

己糖糖蛋白:652.5~656.6mg/L。

【临床意义】

在大片性心肌梗死过程中,己糖蛋白组分与正常人比较,增加并不明显,而氨基葡萄糖苷在心肌梗死一开始即有所增加,一周末达到高峰,且与总己糖的含量增减相平行。说明测定血清中蛋白结合己糖及其不同组分在心肌梗死的过程中具有临床意义。

十、糖蛋白电泳(glycoprotein electrophoresis)

【生化及生理】

糖蛋白是由短的寡糖链与蛋白质共价相连构成的分子。糖基化修饰使蛋白质分子的性质和功能更为丰富和多样。分泌蛋白质和质膜外表面的蛋白质大都为糖蛋白。在糖蛋白中,糖的组成常比较复杂,有甘露糖、半乳糖、岩藻糖、葡萄糖胺、半乳糖胺、唾液酸等。寡糖和蛋白质有两种结合方式:①糖的半缩醛羟基和含羟基的氨基酸(丝氨酸、苏氨酸、羟基赖氨酸等)以O-糖苷键结合;②糖的半缩醛羟基和天冬酰胺的酰胺基以N-糖苷键连接。糖蛋白在自然界中的分布十分广泛。已研究过的六、七十种血浆蛋白质中,绝大多数是糖蛋白。有些酶和激素是糖蛋白。糖蛋白也是细胞质膜、细胞间质、血浆黏液等的重要组分。糖蛋白因含有大量的糖,煮沸时不发生沉淀为其特点。

糖蛋白具有种属专一性,一种蛋白质在某种动物中是以糖蛋白形式存在,在另一种动物中则不同。即使同是糖蛋白,它们的糖组分含量也可能不同。糖蛋白通常分泌到体液中或是膜蛋白,后者定位于细胞外,在机体各项生理活动中发挥着极其重要的作用。不同糖蛋白可以与特定的凝集素结合。

【检测方法】

在糖蛋白的各项研究分析中,由于凝胶电泳分离技术可以对多个复杂混合物同时分离,并可直接在胶上对糖蛋白进行酸水解或酶解后进行后续的鉴定分析,亦可以通过电印迹到PVDF膜上进行肽链、糖链的结构以及糖肽连接位点的分析,具有较高的精确度和特异性,因而具有明显的优势。由于生物体内的糖蛋白含量很低,就需要高灵敏度的检测方法,即如何识别凝胶上或电印迹中的蛋白点是不是糖蛋白。目前,凝胶中或电印迹中糖蛋白的检测技术主要有两条途径:一种是基于PAS反应机制的染色方法;另一种是利用凝集素与特定碳水化合物的抗原决定簇的非共价结合的检测系统。随着电泳技术和后续检测技术的发展,糖蛋白的鉴定技术的灵敏度也在不断提高,以荧光显色为基础的糖蛋白染色技术检测的灵敏度可达到ng级以及pg级。并且与下游的鉴定技术如质谱技术有很强的兼容性。

基于PAS染色方法:即高碘酸-希夫染色(periodic acid-Schiff stain,PAS),它可特异显示组织和细胞内的糖原、黏多糖和黏蛋白等。其原理是在过碘酸的作用下，糖蛋白中糖链上相邻两个碳原子上的羟基被氧化成醛基，醛基再与带有紫外或荧光基团的氨基形成希夫碱，在紫外或荧光灯下检测即可。目前用于糖蛋白分析的荧光染料包括：酸性品红，丹酰肼荧光试剂，丹磺酰甘氨酰肼荧光试剂，荧光素-5-氨基硫脲以及 Pro-Q Emerald 类染料等。

基于凝集素的方法：凝集素是一类能识别、结合特异单糖或糖链结构的糖蛋白，糖结合专一性不同的凝集素，可以区别糖残基的连接方式、分支以及修饰情况，因此凝集素不仅能用于寡糖和糖复合物的分离纯化，还能用于糖链的结构分析。目前，糖蛋白检测最常用的植物凝集素有五、六种，如伴刀豆凝集素 A（concanavalin A，ConA）、半乳糖苷结合凝集素（galectin，LEC-6 或 Gal6）、花生凝集素（PNA）、橙黄网孢盘菌凝集素（AAI）等。不同的植物凝集素用于分离不同类型的糖蛋白和糖肽。凝集素和糖链的专一性结合类似于抗原抗体反应，利用凝集素可与糖链特异性结合的原理，可用不同种类的凝集素作为探针，检测生物来源的糖蛋白，在该体系中，凝集素与报告酶相连接，在加入报告酶的底物时，报告酶可将底物降解，显色或发出荧光位置即是特定糖蛋白所在，常用的报告酶是辣根过氧化物酶。

【参考区间】

糖蛋白电泳经显色后生成五条区带，从阳极端开始依次为糖蛋白 A，α1，α2，β，γ，其百分率分别为（22.09 ± 6.86）%，（14.35 ± 5.76）%，（22.48 ± 5.11）%，（21.92±3.48）%，（19.16±4.18）%。

【临床意义】

（1）肝脏疾病诊断：①A 糖蛋白带各型肝病都明显低于正常对照，其中重症肝炎、肝癌、慢性活动性肝炎、肝硬化与正常对照相比差异非常显著。②α1-糖蛋白带显著降低见于肝硬化、慢性活动性肝炎、慢性迁延性肝炎，其中以肝硬化降低最为显著，α1-糖蛋白带明显增高见于肝癌患者。③α2-糖蛋白带显著降低见于肝硬化、慢性活动性肝炎、重症肝炎、慢性迁延性肝炎等。α2-糖蛋白带明显增高见于肝癌患者。④β-糖蛋白带明显降低见于肝癌患者，其他各型肝病与正常值均无显著差异。⑤γ-糖蛋白带显著降低见于肝癌患者，急性肝炎与正常无显著差异外，其他各型肝病 γ-糖蛋白都异常增高。

（2）风湿性疾病诊断：风湿性疾病患者 α1、α2-糖蛋白显著升高，A、β、γ-糖蛋白下降。

（3）中枢神经系统疾病：中枢神经系统疾病患者 A 糖蛋白明显下降，恶性肿瘤、良性肿瘤和脑炎组 α1-糖蛋白均降低，以良性肿瘤最明显。除了非炎症非占位性疾病，其余各组的 α2 均显著增高。恶性肿瘤、良性肿瘤、脑炎以及颅内出血等非肿瘤占位组的 β-糖蛋白均明显下降，γ-糖蛋白改变不明显。

（4）矽肺患者及接尘工人血清糖蛋白的变化：矽肺患者血清糖蛋白的变化主要表现为 α2-糖蛋白的增高，A 糖蛋白的下降，晚期有 γ-球蛋白增高。

【注意事项】

血清糖蛋白电泳前标本用浓胶浓缩 3～5 倍，电泳条件和方法同一般血清蛋白电泳；为各区带便于定位，在做血清糖蛋白电泳同时做血清蛋白电泳。

（罗建新）

第十章 血浆脂类和脂蛋白测定

脂质是一类疏水性物质，在血液中只有与载脂蛋白结合构成脂蛋白颗粒才能向机体所需组织和细胞进行正常运输。正常情况下，由于血脂在机体内代谢活跃，通过不断的降解和重新合成而维持动态平衡，故其含量可以保持相对的稳定。机体在某些生理或病理状态时，血脂动态平衡遭受破坏而引发人体脂质代谢紊乱。现在普遍认为，异常脂质血症，特别是高胆固醇血症与动脉粥样硬化的关系密切，是引起冠心病的主要危险因素之一，也是其他心、脑血管疾病的一个重要发病原因。因此，临床常规的血脂检测已逐渐开始发展成为人群筛检、疾病预测及评估动脉粥样硬化和冠心病风险的一项必不可少的指标，也可以用于心血管病患者饮食调理和药物治疗效果监测。

第一节 概 述

血浆脂类简称血脂，是血清（浆）中能被人体所利用的脂肪酸、脂肪酸酯和能生成酯，不溶于水而溶于有机溶剂的一类有机化合物的总称。血脂的来源分内源性和外源性两种，内源性血脂以甘油三酯为主，伴少量磷脂和胆固醇的外源性脂质，经膳食进入人体内后由小肠吸收，以乳糜微粒的形式经淋巴进入血液循环。肝脏可以利用葡萄糖代谢相关产物合成内源性的脂质，另外储存在脂肪组织中的脂肪动员也是内源性脂质补充的一个重要部分。血脂占血液中总有机成分的比例虽不大，但却有着重要的生理功能，进入细胞后可参与构成细胞膜，维持细胞膜的稳定性和流动性，从而控制物质的进出，是类固醇激素、胆汁酸等合成的重要原料，还可作为营养物质为细胞新陈代谢提供能量等。

一、血浆脂类与脂蛋白

（一）血脂

血浆脂类包括游离胆固醇（free cholesterol，FC）、胆固醇酯（cholesterol ester，CE）、磷脂（phospholipid，PL）、甘油三酯（triacylglycerol/triglyceride，TG）、糖酯、游离脂肪酸（free fatty acid，FFA）等。其种类繁多，受饮食、运动、吸烟、喝酒等因素影响在血液中的成分及含量波动大。无论是外源性或内源性脂类均以溶解度较大的脂蛋白复合体形式在血液循环中运输，自由脂肪酸除外，它与清蛋白结合而运输。

（二）脂蛋白结构

脂蛋白（lipoprotein）是一类微溶于水的由血浆脂质与蛋白质结合在一起形成的脂质-蛋白质复合物。脂蛋白中脂质与蛋白质之间没有共价键结合，多数是通过脂质的非极性部分与蛋白质组分之间以疏水性相互作用而结合在一起。形态结构亦有许多相似之处，其核心均由不溶于水的 TG 和 CE 组成，表面覆盖有少量蛋白质和极性的 PL、FFA，亲水基因则暴露在表面突入周围水相，使脂蛋白颗粒稳定地分散在水相血液中。

（三）脂蛋白分类

由于不同种类的脂蛋白颗粒结合的蛋白质种类和数量可能不同，所含脂质成分种类和含量也存在一定的差异，因此很难按理化性质来进行分类。目前脂蛋白的分离方法按照各种脂蛋白的水化密度及电泳迁移率的不同主要分为超速离心法和电泳法两类。

1. 超速离心法　根据各种脂蛋白在一定密度的介质中进行离心时，因漂浮速率不同而进行分离的方法。通常可将血浆脂蛋白分为乳糜微粒（chylo-

micron，CM）、极低密度脂蛋白（very low density lipoprotein，VLDL）、低密度脂蛋白（low density lipoprotein，LDL）和高密度脂蛋白（high density lipoprotein，HDL）等四大类。另外还有中密度脂蛋白（intermediate density lipoprotein，IDL）存在。人主要血浆脂蛋白特征见表 10-1。

表 10-1　人主要血浆脂蛋白的特征

	CM	VLDL	LDL	HDL
密度（g/ml）	<0.96	0.96～1.006	1.019～1.063	1.063～1.200
漂浮速率（Sf）	>400	200～400	0～12，12～20	不上浮
电泳位置	原点	前 β（α_2）	β	α_1
分子量（daltons）	$(0.4\sim30)\times10^9$	$(5\sim10)\times10^6$	2.75×10^6	$(1.8\sim3.6)\times10^5$
颗粒直径（nm）	>70	25～70	19～23	4～10
蛋白质含量（%）	0.5～2	2～13	20～25	45～50
各种脂质含量（%）	TG 80～90 PL 5～7 CH 1～4 CE　3 FC 1～2	TG 50～70 PL 15 CH 15 CE 10～12 FC 5～7	CH 45～50 CE 40～42 PL 20 TG 10 FC 8	PL 25 CH 20 CE 15～17 TG 5 FC 5
脂质：蛋白质比	99：1	99：10	80：20	50：50
载脂蛋白（%）	AI　7 AⅡ　5 B48　9 CI　11 CⅡ　15 CⅢ　41 E　微量	B100　20～60 CI　3 CⅡ　6 CⅢ　40 E　7～15 AI<1	B100　95 E　<5 CⅡ　微量	AI　65～70 AⅡ　20～25 CI　6 CⅡ　1 CⅢ　4 E　2 D　3
合成部位	小肠黏膜细胞	肝细胞	血浆	肝、肠、血浆
功能	转运外源性 TG	转运内源性 TG	转运内源性 CE	逆向转运 CE

2. 电泳法　由于血浆脂蛋白表面电荷量大小不同，在电场中，其迁移速率也不同，常规将血浆脂蛋白分为乳糜微粒、β-脂蛋白、前 β-脂蛋白和 α-脂蛋白四种。依靠电泳-免疫印迹法还可将 HDL 继续分为较小而圆盘状的 pre-β-HDL 和较大的球状 α-HDL 两大类亚型，其中 pre-β-HDL 包括 pre-β1-HDL 和 pre-β2-HDL；α-HDL 包括 HDL3c、HDL3b、HDL3a、HDL2a、HDL2b。

3. 脂蛋白亚型　通过敏感性更高的技术，可以将上述脂蛋白进一步分离，形成脂蛋白亚型（lipoprotein subclasses）。目前在 HDL、LDL 等脂蛋白中都分离了不同的亚型。

由于 HDL 的颗粒大小、组成及功能极不均一，具高度异质性，应用密度梯度超速离心还可对其进行亚型的分离，可分为 HDL_1、HDL_2、HDL_3 三种亚型，血浆中以 HDL_2、HDL_3 为主。

LDL 经密度梯度离心法和非变性梯度凝胶电泳法还可继续分为四个主要的亚组分，依次为大颗粒 LDL（LDL_1）、中间颗粒 LDL（LDL_2）、小颗粒 LDL（LDL_3）、极小颗粒 LDL（LDL_4）。根据梯度凝胶电泳分离光密度计扫描后 LDL 颗粒分布的图谱特征，把 LDL 亚组分谱分成 A、B 两种表型。亚组分谱 A 是由直径>25.5nm 的大颗粒 LDL（相当于 $LDL_{1\sim2}$）为主峰与小颗粒的次峰组成，而亚组分谱 B 则由大颗粒 LDL 为次峰与小颗粒 LDL（相当于 $LDL_{3\sim4}$）主峰构成。

（四）载脂蛋白

脂蛋白中的蛋白部分称为载脂蛋白（apolipoprotein，Apo）。载脂蛋白是决定脂蛋白性质的主要蛋白成分，在脂蛋白代谢中具有重要的生理功能。不同脂蛋白中的 Apo 种类、含量和功能均不同。载脂蛋白构成脂蛋白并稳定其的结构，使疏水性的脂质成为水溶性；修饰、激活或抑制脂蛋白代谢有关的酶的活性；识别脂蛋白受体，作为配体与特异脂蛋白受体结合，调节和控制组织和细胞对脂质的吸收利用。目前已经发现的载脂蛋白包括 ApoAⅠ、ApoAⅡ、ApoAⅣ、ApoB100、ApoB48、ApoCⅠ、ApoCⅡ、ApoCⅢ、ApoD、ApoE、ApoH、ApoJ、Apo(a)等，其结构特征和功能见表 10-2。

表 10-2 常见血浆载脂蛋白种类和特征

载脂蛋白	分子量(kD)	氨基酸残基数	脂蛋白载体	功 能	合成部位	血浆浓度(g/L)
AⅠ	28.3	243	HDL,CM	稳定 HDL 结构，LCAT 辅因子，识别 HDL 受体	肝、肠	1.00～1.60
AⅡ	17.5	77×2	HDL	激活 HTGL，抑制 LCAT，参与识别 HDL 受体	肝、肠	0.30～0.40
AⅣ	46	371	CM,HDL	参与脂肪吸收，胆固醇酯逆向转运，活化 LCAT	肠	0.10～0.18
B100	513	4536	VLDL,IDL,LDL	转运 TG、TC，识别 LDL 受体	肝	0.60～1.12
B48	264	2152	CM	促进肠 CM 形成，转运外源 TG	肠	
CⅠ	6.5	57	CM,VLDL,HDL	激活 LCAT(?)	肝	0.03～0.07
CⅡ	8.8	79	CM,VLDL,HDL	LPL 辅因子	肝	0.03～0.05
CⅢ	8.9	79	CM,VLDL,HDL	抑制 ApoCⅡ激活 LPL	肝	0.08～0.12
D	22	169	HDL	转运胆固醇酯	肝	0.02～0.04
E	34	299	CM,VLDL,HDL	促进 CM 残粒和 IDL 的摄取	肝	0.03～0.06
H	36	326	CM,VLDL,IDL,HDL	激活 LPL，抑制内源凝血旁路激活	?	
J	70	427	HDL,VHDL	溶解和转运脂质	肝	
(a)	187～662	4529	Lp(a)	抑制纤维蛋白溶解酶活性	肝	0～0.3

另还有几种新近发现的载脂蛋白，主要有 ApoF、ApoL、ApoAⅤ、ApoM、ApoO 等，研究均尚未成熟。ApoF 是一种分子量约为 29kD 的唾液酸蛋白，主要存在于 LDL 和 HDL 中，是一种内源性的脂质转运抑制剂，可抑制胆固醇酯转运蛋白介导的 CE 和 TG 在人体内的转运过程。体外试验已证明它可以选择性抑制脂质向 LDL 转运，增加 CE 和 TG 由 HDL 向 VLDL 转运的速度，在胆固醇逆转运过程中起重要作用。ApoL 同样是一种被怀疑与胆固醇的逆转运过程关系密切的一类脂蛋白家族，但其具体作用机制和功能尚不详。ApoAⅤ是一类含量较少的载脂蛋白，最近研究发现其降低 TG 是通过激活脂蛋白酯酶(lipoprotein lipase,LPL)和抑制 ApoCⅢ以加速 VLDL 的分解代谢而实现的。另外还发现在大鼠和小鼠体内，ApoAⅤ主要与 HDL 结合，结合方式和其他脂蛋白相似，ApoAⅤ可激活卵磷脂胆固醇酰基转移酶(lecithin:cholesterol acyl transferase,LCAT)，预测其与 HDL 结合后可控制胆固醇在脂蛋白中的流出和促进脂蛋白之间的脂质交换。ApoM 主要存在于 HDL，其在 HDL 中的含量仅次于 ApoAⅠ，与 HDL 的胆固醇流出作用关系紧密，但其具体机制还不清楚。人类基因 ApoM 定位于 MHCⅢ区域，由于定位于该区域的多种基因与免疫应答有关，因此推测 ApoM 可能参与调节机体的免疫调节机制。ApoO 生物学功能不详。

二、脂蛋白代谢紊乱

由于大部分血脂成分均以脂蛋白形式存在于血液之中，因此脂蛋白代谢紊乱是造成人体各种脂蛋白水平异常和血脂含量异常的最主要原因。依据脂蛋白在血液中的表达水平，脂蛋白代谢紊乱可表现为高脂蛋白血症(hyperlipoproteinemia)和低脂蛋白血症(hypolipoproteinemia)，以前者较为多见，又叫高脂血症(hyperlipidemia,HLP)，它是指血浆中脂蛋白有一种或几种浓度过高，以高胆固醇血症和高甘油三酯血症多见。高脂血症分类，按原因可分为原发性和继发性两大类。由遗传缺陷所致的高脂血症属原发性，如家族性高胆固醇血症。而由糖尿病、肾病等继发引起的高脂蛋白血症属继发性。

（一）高脂蛋白血症

高脂蛋白血症是指各种因素导致的血浆中胆固醇和(或)甘油三酯水平升高的一类疾病，常表现为血浆中某一类或某几类脂蛋白水平升高。分为原发性高脂蛋白血症和继发性高脂蛋白血症，其中原发性高脂血症又包括家族性和散发性两种类型，前者发病可能受家族遗传因素的影响，后者既无遗传因素，又无继发因素。

1. 原发性高脂蛋白血症 原发性高脂蛋白血症是一组遗传性血浆脂类代谢障碍疾病，以血浆脂类升高为主要特征。原发性高脂蛋白血症的Fredrickson分型始于1967年，其主要依据是脂蛋白电泳，分型方式忽略了分子缺陷这一导致脂质代谢异常的重要病因，也没有能够考虑到HDL，但因其分型方法简便而被广而熟知。1970年经WHO修订并补充完善后演变至今。根据空腹血清外观、生化检测指标TG、TC和脂蛋白电泳图谱，将原发性高脂蛋白血症分为6型。详见表10-3。目前已知的原发性高脂蛋白血症的发病原因主要包括脂蛋白代谢相关酶、载脂蛋白、脂蛋白受体基因突变或缺陷三个方面。LPL是脂蛋白代谢过程水解甘油三酯的一个重要酶，其基因突变或缺陷，使得LPL不能合成或活性下降造成血清甘油三酯水平显著增高，导致Ⅰ型高脂蛋白血症的发生。ApoCⅡ在激活LPL中起重要作用，缺陷后造成LPL不能激活，也能导致Ⅰ型高脂蛋白血症。LPL活性降低还与Ⅳ型高脂蛋白血症有关。ApoCⅢ表达增多而ApoCⅡ缺陷导致LPL活性降低是Ⅴ型高脂蛋白血症的重要发病因素之一。ApoE缺陷常与Ⅲ型高脂蛋白血症的发生关系密切。载脂蛋白E、B受体缺陷与Ⅱ型高脂蛋白血症有关。

表10-3 原发性高脂蛋白血症分型

	Ⅰ型	Ⅱa型	Ⅱb型	Ⅲ型	Ⅳ型	Ⅴ型
同义词	①脂蛋白缺乏症；②外源性高甘油三酯血症；③家族性脂肪诱导性脂血症；④高乳糜微粒血症	高胆固醇血症	混合性高脂蛋白血症	①宽β病；②异常β-脂蛋白血症	①内源性高甘油血脂症；②高β-脂蛋白血症；③宽β-脂蛋白血症	①混合性高甘油三酯血症；②混合性高脂血症；③伴乳糜微粒型宽前β-脂蛋白血症
遗传方式	常染色体隐性遗传	常染色体显性遗传	常染色体显性遗传	常染色体显性遗传	常染色体显性遗传	常染色体显性遗传
血清外观	上层奶油状下层澄清	澄清	轻微浑浊	浑浊	浑浊	浑浊并奶油状上层
生化指标	①TG显著升高；②TC升高；③HDL-C降低；④LDL-C降低	①TG正常；②TC升高；③HDL-C时常降低；④LDL-C升高	①TG升高；②TC升高；③HDL-C时常降低；④LDL-C升高	①TG升高；②TC升高；③HDL-C时常降低；④LDL-C升高或正常	①TG正常或升高；②TC升高；③HDL-C时常降低；④LDL-C正常	①TG正常或升高；②TC升高；③HDL-C时常降低；④LDL-C升高或正常
脂蛋白电泳	CM原点部分条带深染	β-脂蛋白条带加深	β-脂蛋白、前β-脂蛋白条带均加深	前β-脂蛋白条带加深	前β-脂蛋白条带加深	CM和前β-脂蛋白条带均加深
黄色素瘤	暴发	腱状结节状	腱状结节状	平面，结节暴发状	结节暴发状	结节暴发状
致动脉硬化危险	一般	较高	较高	较高	高	一般

2. 高HDL血症 高HDL血症是指血浆中的HDL含量过高，定义血浆HDL-C含量超过2.6mmol/L为高HDL血症。虽然HDL已被公认为具有抗动脉粥样硬化作用，但是其血液浓度过高亦属病理状态。高HDL血症的原因也包括原发和继发。原发性高HDL血症的病因可能为胆固醇酯转移蛋白缺陷或肝脂酶活性降低所致。继发性高HDL血症的发病原因包括运动失调、饮酒过量、原发性肝硬化、服用高脂血症药物等。无论是原发还是继发，均与胆固醇酯转移蛋白和肝脂酶活

性关系密切。

3. 继发性高脂蛋白血症　某些原发性疾病在发病过程中可能导致脂质代谢紊乱，进而引发高脂蛋白血症，由于该类高脂蛋白血症可随原发疾病的治愈而逐渐消退，故将其称为继发性高脂蛋白血症。引起血脂升高的系统性疾病主要有糖尿病、肾病综合症、甲状腺功能减退症等。此外，药物（如利尿剂）、食物（高胆固醇食物）以及吸烟、喝酒等因素也可引起继发性高脂蛋白血症。继发性高脂蛋白血症在临床上常见，准确查出继发原因是临床诊断的关键。

4. 高脂蛋白血症临床表现　高脂蛋白血症的临床表现主要包括两大方面：脂质在真皮内沉积所引起的黄色素瘤和在血管内皮沉积所引起的动脉粥样硬化。黄色素瘤是一种异常的，颜色可为黄色、橘黄色或棕红色的，多结节、斑块或丘疹形状局限性皮肤隆起，质地一般柔软。主要是由于真皮内积聚了吞噬脂质的巨噬细胞（泡沫细胞），又称黄色素瘤细胞所致。家族性高胆固醇血症可能出现角膜弓，又称老年环的相关症状。富含甘油三酯的大颗粒脂蛋白沉积在眼底小动脉上可致眼视力光散射。明显的高甘油三酯血症还能引起急性胰腺炎。严重的高胆固醇血症特别是纯合子类型可出现游走性关节炎，不过此种情况临床较为少见。

5. 高脂蛋白血症诊断标准　根据流行病学调查结果显示人体内血脂水平与人群、种族、地区、年龄、性别、生活方式、习惯、劳动强度、文化水平和遗传因素均相关。而正常与异常血脂的界定也都是人为划分的。关于高脂血症的诊断标准，目前国际和国内尚无一个比较明确的统一方法。为防治动脉粥样硬化和冠心病的发生，合适的血浆胆固醇水平应控制在5.17mmol/L（200mg/dl）以下。国内多数学者认为血浆TC>5.17mmol/L（200mg/dl）可定义为高胆固醇血症，血浆TG>2.3mmol/L（200mg/dl）为高甘油三酯血症。各地区由于受所检测的人群不同以及采取的检测方法差异等影响，所制定的高脂血症的诊断标准也不同。2001年美国胆固醇教育计划委员会成人治疗组（adult treatment panel，ATP）所制定的高脂血症诊断标准见表10-4。我国1997年发表的“血脂异常防治建议”的标准见表10-5。

表10-4　美国ATPⅢ高脂血症的诊断标准（2001年）

判断	TC（mg/dl）	TG（mg/dl）	LDL-C（mg/dl）	HDL-C（mg/dl）
合适水平	<200	150	<100	
准合适水平			100~300	
临界	200~240	150~199	130~160	
增高	>240	200~499	160~189	>60
极高		500	>190	
降低				<40

表10-5　中国血脂异常防治建议（1997年）

判断	TC（mg/dl）	TG（mg/dl）	LDL-C（mg/dl）	HDL-C（mg/dl）
合适水平	<200	<150	<120	>40
边缘升高	201~219		121~139	
升高	>220	>150	>140	
降低				<35

（二）低脂蛋白血症

相对高脂蛋白血症而言，临床上低脂蛋白血症较为少见。常见的有四种类型，详见表10-6。

（三）脂蛋白代谢紊乱与动脉粥样硬化

动脉粥样硬化（atherosclerosis，AS）是指动脉内膜的脂质、血液成分的沉积、平滑肌细胞及胶原纤维增生，伴有坏死及钙化等不同程度病变的一类慢性进行性病变过程。以高脂蛋白血症为主的脂蛋白代

表 10-6 低脂蛋白血症分类

类 型	遗传类型	病 因	生化检查	动脉粥样硬化、冠心病危险性
低 LDL 血症	常染色体显性遗传	$ApoB_{100}$低下	血浆 LDL 减少,TC 下降	无
无 LDL 血症	常染色体隐性遗传	$ApoB_{100}$、B_{48}缺损	血浆中无 LDL TC 显著下降	无
低 HDL 血症	尚不清楚	不详	血清 TG 升高	高
无 HDL 血症(Tangier 病)	常染色体隐性遗传	$ApoA_{I}$、A_{II}缺损	血浆 TC 下降 HDL-C 下降	不详

谢紊乱可通过加速脂质在动脉内膜沉积形成粥样斑块而促进动脉粥样硬化的形成。

1. 致动脉粥样硬化因素 脂质在动脉内膜沉积的过程是形成动脉粥样硬化的一个重要步骤。因此凡是能增加胆固醇内流和沉积的脂蛋白均被认为是致动脉粥样硬化因素,主要包括脂蛋白残粒、变性LDL、B 型 LDL、LP(a)、OxHDL 等。

(1) 脂蛋白残粒:富含 TG 脂蛋白(triglycerienrich lipoproteins,TRL)残粒是由 CM 和 VLDL 经LPL 水解生成的脂蛋白残粒,继续分解代谢的产物为残粒样微粒(remnant-like particle,RLP)。RLP 中富含 ApoE,ApoE 作为配基,通过巨噬细胞(MΦ)、血小板、血管内皮细胞和其他表达 LDL 受体或残粒受体的细胞摄取 RLP,在血浆 CH 和 TG 清除中起重要作用。但与此同时,摄取富含 ApoE 的 RLP 后,上述细胞的功能可明显改变,RLP 主要通过损伤动脉内皮细胞、降低其屏障功能而促进 AS 的形成。RLP 可损伤对乙酰胆碱等物质应答的内皮依赖性血管舒张,并损伤红细胞膜。这种损伤可能是受体以脱辅基蛋白的独立方式作用,可能与降低冠脉的 NO 生物活性有关。RLP 含大量的卵磷脂过氧化物,这些脂质成分也导致细胞膜的氧化损伤,这种损伤可被抗氧化剂抑制。RLP 在全血中增强血小板在 ADP和胶原诱导下的聚集活性,可引致 ADP 从红细胞中渗漏,介导血小板聚集,并可单独诱导血小板在红细胞表面聚集。RLP 这种作用可能是 RLP 依赖性红细胞-血小板相互作用的结果。这也许是高脂血症患者通过刺激血小板产生血栓性并发症的部分原因。

(2) 修饰 LDL:修饰 LDL(modification of LDL)亦称变性 LDL,是 LDL 的蛋白组分经化学修饰后的产物,经修饰后的 LDL 不仅正常形态发生了变化,生物活性也发生了相应的改变。目前已知的变性LDL 包括 AcLDL、OxLDL 和 GlyLDL。AcLDL 是 LDL中的 ApoB100 赖氨酸残基被乙酰化后产生的修饰LDL,它可以激活巨噬细胞,并经清道夫受体介导,使巨噬细胞提取 AcLDL 而转化为泡沫细胞,促进AS 形成。天然低密度脂蛋白(LDL)中含有大量不饱和脂肪酸经过氧化引起一系列的自由基链式反应,生成多种活性醛;再与 LDL 中的载脂蛋白 ApoB结合,产生新的抗原决定簇,最终形成 Ox-LDL。经过氧化修饰后形成的 Ox-LDL 可促进炎性因子和黏附分子的分泌,增加巨噬细胞摄入 LDL 的速度,导致胆固醇在巨噬细胞内的蓄积并使之转变为泡沫细胞;许多源于巨噬细胞的泡沫细胞在动脉内皮下蓄积则导致动脉粥样硬化形成。Ox-LDL 还可通过毒性损坏血管壁内皮细胞、直接刺激平滑肌细胞增生或作用于血管内皮细胞、巨噬细胞、血小板引起生物活性因子释放,继而引起血管平滑肌细胞的增生,如内皮细胞产生碱性成纤维细胞生长因子、表皮生长因子、内皮素-1 等加速 AS 的形成。LDL 糖化修饰过程始于还原糖与蛋白质氨基的共价结合,这种结合形成的 Schiff 碱经过一系列连续的分子内结构重新排列、脱水和氧化还原反应后,最终形成不可逆的晚糖基化终产物(AGEs)。已有研究发现,AGEs 存在于 LDL 的 ApoB 和脂质部分上。GlyLDL 可通过一种独特的、低亲和力性、高能受体被巨噬细胞吞噬并将巨噬细胞转化为泡沫细胞,且 GlyLDL 在巨噬细胞中的聚集速率显著快于非糖基化 LDL。有人还发现糖基化的 LDL 更容易被继续氧化修饰。

(3) B 型 LDL:LDL 一般分为 A 型和 B 型亚组分,其中 B 型为小而密的 LDL,是 AS 发生的高危因素。其致 AS 的作用原理主要为易于氧化、血浆清除速度慢、易黏附于血管壁、易进入动脉壁内,使血管内皮细胞的血栓素(TXA_2)合成增加,内皮细胞及血小板合成前列环素(PGI_2)从而破坏了 PGI_2/TXA_2间的平衡,导致血小板的聚集从而促进 AS 形成。体外实验还表明其较大而轻的 LDL 能显著升高血管平滑肌细胞内钙离子浓度,钙离子作为细胞内的重要第二信使,参与AS形成的多个过程。

(4) LP(a):高LP(a)作为心脑血管AS性疾病的独立危险因素已得到公认。脂蛋白(a)是一种特殊独立的高分子质量血浆脂蛋白,主要由载脂蛋白A与低密度脂蛋白成分通过二硫键共价结合形成的,1963年由挪威遗传学家Berg在研究低密度脂蛋白的遗传变异时发现脂蛋白(a)易沉积于血管壁,并且可促进平滑肌细胞生长和抑制纤维蛋白溶解,促进动脉粥样硬化和血栓形成。

(5) 氧化型HDL(OxHDL):氧化型HDL(OxHDL)是一种新近被发现的致动脉粥样硬化的修饰蛋白,它由天然HDL氧化修饰而来。众所周知,天然HDL被认为是一种保护性脂蛋白,与心血管疾病的发生呈负相关性,但其被氧化修饰后不仅丧失了抗AS作用,反而具备了致AS作用,可能的致病机制包括:通过抑制内皮细胞内的一氧化氮合成及一氧化氮合酶活性促进内皮细胞的损伤;减弱胆固醇从血管平滑肌细胞中移出的过程;趋化单核细胞迁入血管内皮下间隙,经活化分化成MΦ,摄取脂质形成泡沫细胞;抑制胆固醇的逆向转运;丧失抑制LDL氧化修饰能力;影响血凝及纤溶活性等。

2. 抗动脉粥样硬化因素　HDL是最常见的抗AS的脂蛋白,其主要通过参与体内胆固醇逆转运、抑制LDL氧化、中和修饰LDL配基活性、抑制内皮细胞黏附分子的表达等发挥其抗AS的功能。

第二节　血浆脂类检测

一、总脂质(total lipids)

【生化及生理】

血清总脂是血清各种脂质组分的总称,包括甘油三酯、胆固醇以及磷脂、糖脂、固醇和类固醇等类脂,成分以甘油三酯和胆固醇为主。血脂在人体内分布广泛,是各种细胞肌醇代谢必不可少的物质。甘油三酯与人体能量代谢有关,而胆固醇则可用于合成细胞质膜、类固醇激素和胆汁酸。血清总脂含量水平不稳定,受多种生理和病理因素的影响较大,如饮食、吸烟、喝酒、肝肾疾病等。

【检测方法】

脂质抽提法:先用有机溶剂,如甲醇、乙醇、Bloor溶剂(醚:醇为1:3,V/V)、FovCh溶剂(氯仿:甲醇为2:1,V/V)等游离并溶解结合于脂蛋白中的脂质,然后蒸发干涸,除去有机溶液,直接称重或通过加热氧化,再显色定量。

直接测量法:指不通过抽提步骤,采用比色法或比浊法对血清总脂进行直接测定。常用的直接比色法有脂质染料染色法和香草醛法。

香草醛法:血清中的脂质,尤其是不饱和脂类能与浓硫酸作用,并经水解后生成碳正离子,被活化的羰基即与碳正离子起反应生成红色的醌化物质,其强度与碳正离子成正比。

【标本要求与保存】

患者应该在采标本前2~3周稳定饮食。禁食12~14小时,采用血清或血浆,血清首选,血浆用肝素或EDTA抗凝。标本量2ml,至少0.5ml。避免溶血,最好在45分钟内分离血清/血浆。分离后标本在室温(25℃)保存3天、冷藏(4℃)或冷冻(-20℃)稳定保存14天。可反复冻融两次。

【参考区间】

4~7g/L。

【临床意义】

血中脂质成分复杂,各组分功能各不相同,在血中的变化的规律不同,疾病时各个脂质成分有增有减,即便脂质代谢有明显障碍,总脂质的量仍可不变,故从总脂量的变化判定机体代谢情况临床意义并不大,不属于常规检测项目,但却对静脉高营养治疗等临床患者则可作为常规监测项目。

血清总脂最主要的是TC和TG,血清TC和(或)TG的增高或降低均能影响总脂含量。生理性增高见于进食脂肪食物,进食后两小时开始升高,6小时达高峰,14小时左右可恢复正常。病理性增高见于各种原因引起的高脂血症、糖尿病、甲状腺功能减退、糖原贮积症、慢性肾炎、肾病综合征、动脉粥样硬化等。减低见于重症肝病疾患、甲状腺功能亢进、恶病质及吸收不良综合征等。

【影响因素】

(1) 称量法准确,不仅适用于血清总脂质测定，也适用于组织匀浆、食物和粪便等总脂测定，但该法较费时。比色法简便、较准确，适合临床一般要求，而比浊法虽操作简单，但准确性差。

（2）香草醛法测总脂质时由于受饱和脂类和不饱和脂类与浓硫酸的作用效果差异的影响，可能导致部分脂类不能生成碳正离子而致检测结果偏低。

（3）血总脂一般随年龄增加而升高，40 岁以上人群显著增加，65～70 岁者反而降低。测定方法不同，正常参考值有一定的差异。

二、胆固醇（cholesterol）

三、酯化胆固醇（esterified cholesterol）

【生化及生理】

胆固醇学名 5-胆烯-3-β-醇，为非饱和固醇，又称胆甾醇，是一种环戊烷多氢菲的衍生物，在类固醇核的 C-3 上连接一羟基，而在 C-17 位上接有一条八碳或更多碳原子的脂族侧链。其不溶于水，易溶于乙醇、氯仿等溶剂。体内胆固醇来自食物经小肠吸收的外源性途径约占 1/3，而来自体细胞合成的胆固醇占 2/3。胆固醇在血清中的存在形式有两种：约 1/4 游离，2/4 酯化。大多数的组织细胞中的 CH 是游离胆固醇（free cholesterol），又叫非酯化胆固醇（non-esterified cholesterol），它是一切细胞膜的必要成分，又是类固醇（甾类）激素（雄性激素、雌性激素、肾上腺皮质激素等）、维生素 D 和胆汁酸的前体。酯化胆固醇（esterified cholesterol）主要存在于血液中，与蛋白结合形成脂蛋白。CH 是人身体组织细胞的基本成分，人体组织内除脑组织外，其他所有组织都能合成 CH，因此除特殊情况（如先天性 β-脂蛋白缺乏症等），人体一般不会缺乏 CH。一般情况下，血清 CH 降低临床表现常不明显，但长期低胆固醇却能对人体的记忆力和反应能力产生一定的影响。过多地摄食胆固醇含量较高的食物、吸烟、喝酒或在某些病理状态下，如肝肾疾病等可能导致人体内胆固醇含量过高而引起高胆固醇血症。它是一种临床上极为重视的脂质代谢紊乱性疾病，被认为是动脉粥样硬化和冠心病发生的重要原因和危险因素之一。

【检测方法】

总胆固醇的测定方法目前已超过 200 种，可分为比色法、酶分析法、荧光法、气相和高效液相色谱法等五大类。由于气相和高效液相色谱法要求高，临床实验室最常用的是化学试剂法和酶法。总胆固醇检测的参考方法是 Lieberman-Burchard 改良法；常规法是全酶法；推荐法有邻苯二甲醛法及高铁-硫酸显色法；同位素稀释液相色谱串联质谱是一种新建方法，现被建议为该项目确证方法。

非酯化胆固醇的检测可采用与总胆固醇相同的方法，值得注意的是：由于检测的是游离胆固醇，故无需对标本进行胆固醇酯酶的处理。酯化胆固醇一般由总胆固醇与非酯化胆固醇之差求得。

Lieberman-Burchard 反应原理：将血清用胆固醇酯酶处理后溶于冰醋酸，加入乙酸酐-浓硫酸（20∶1），反应液由淡紫/粉红-蓝-绿-墨绿，发生一系列颜色变化，便可判断为阳性。

全酶法原理：胆固醇酯被胆固醇酯酶分解成游离的胆固醇和脂肪酸。游离胆固醇在胆固醇氧酶的辅助下消耗氧，然后被氧化，造成 H_2O_2 增加。这个反应可以通过一整套程序被检测出来，包括过氧化物酶+显色剂或荧光剂光度法；过氧化氢酶+甲醛荧光法；NADH+NAD 过氧化物酶光度法或荧光法等。在这些方法中，Trinder 反应最常用，它是由酚和 4-氨基安替比林通过过氧化物酶的催化形成苯醌亚胺非那腙的红色醌类化合物，在 550nm 有最大吸收峰，光密度值与胆固醇浓度成正比。酶法是目前常规应用方法，其优点是快速准确、特异性强、样本用量少、不需抽提，便于自动化分析和批量测定，是中华医学会检验学分会推荐的胆固醇测定的常规方法。

CHO-PAP 法：胆固醇酯 + $H_2O \xrightarrow{CHER}$ 胆固醇 + 脂肪酸

胆固醇酯 + $H_2O \xrightarrow{CHOD}$ △4-胆甾烯酮 + H_2O_2

$2H_2O_2$ + 4-AAP + 苯酚 $\xrightarrow{POD}$ 醌亚胺 + $4H_2O$

邻苯二甲醛法：胆固醇 + 胆固醇酯 $\xrightarrow{\text{硫酸}}$ 邻苯二甲醛（紫红色）

高铁-硫酸显色法：胆固醇 + 胆固醇酯 $\xrightarrow{\text{高铁-硫酸}}$ 紫红色物质

同位素稀释液相色谱串联质谱法为新建方法，所需仪器试剂相对昂贵，操作复杂，难于临床推广应用。

【标本要求与保存】

采用血清或血浆，血清首选，血浆用肝素或 EDTA 抗凝。标本量 1ml，至少 0.5ml。避免溶血，最好在 45 分钟内分离血清/血浆。分离后标本在室温（25℃）保存 3 天；冷藏（4℃）或冷冻（-20℃）稳定保存 14 天。可反复冻融 2 次。

【参考区间】

TC：0～4 岁：男 2.96～5.26mmol/L；女 2.90～5.18mmol/L。

5～9 岁：男 3.23～4.89mmol/L；女 3.39～5.10mmol/L。

10～14 岁：男 3.21～5.29mmol/L；女 3.24～5.31mmol/L。

15～19 岁：男 3.06～4.95mmol/L；女 3.08～5.39mmol/L。

20～24 岁：男 3.06～5.19mmol/L；女 3.14～6.14mmol/L。

25～29 岁：男 3.37～6.06mmol/L；女 3.37～5.99mmol/L。

30～34 岁：男 3.68～6.68mmol/L；女 3.45～5.87mmol/L。

35～39 岁：男 3.81～6.92mmol/L；女 3.60～6.45mmol/L。

40～44 岁：男 3.89～6.74mmol/L；女 3.78～6.71mmol/L。

45～49 岁：男 4.22～7.12mmol/L；女 3.83～6.94mmol/L。

50～54 岁：男 4.04～7.10mmol/L；女 4.22～7.28mmol/L。

55～59 岁：男 4.17～7.25mmol/L；女 4.33～7.61mmol/L。

60～64 岁：男 4.22～7.43mmol/L；女 4.46～7.77mmol/L。

65～69 岁：男 4.30～7.46mmol/L；女 4.33～7.54mmol/L。

>69 岁：男 3.73～6.87mmol/L；女 4.48～7.25mmol/L。

冠心病风险：

儿童：正常　　<4.4mmol/L。

边缘升高　　4.40～5.15mmol/L。

升高　　>5.15mmol/L。

成人：正常　　<5.18mmol/L。

边缘升高　　5.18～6.19mmol/L。

升高　　>6.19mmol/L。

酯化胆固醇：无公认参考区间。

【临床意义】

（1）TC 主要用于原发性和继发性脂代谢异常症的诊断，动脉粥样硬化疾病的危险性预测，重症肝病及营养学评价。TC 浓度可以作为一个基线值，提示是否需要进一步进行脂蛋白代谢的其他实验指标的检测；可以预测 AS、冠心病、心肌梗死等心脑血管疾病发生概率。一般认为 TC<4.1mmol/L(160mg/dl)时心脑血管疾病的危险性一般；同时将5.2mmol/L(200mg/dl)作为阈值，TC 超过该值时冠心病的危险性会开始增加；当高于 5.4mmol/L(250mg/dl)时危险性将大大增加。胆固醇减低，提示蛋白质热能营养不良，其发生感染及肿瘤性疾病的概率会增高。

（2）血清 TC 增高可见于：①原发性高 TC 血症，如家族性高胆固醇血症(低密度脂蛋白受体缺陷)、家族性 ApoB 缺陷症、多源性高三酰甘油(TC)、混合性高脂蛋白血症；②继发性高 TC 血症，如动脉粥样硬化、肾病综合征、甲状腺功能减退、糖尿病、妊娠、肠道梗阻等；③长期的高胆固醇、高饱和脂肪酸和高热量饮食及饮酒过量。

（3）血清 TC 降低可见于：①原发性低 TC 血症，如家族性无 β 或低 β-脂蛋白血症；②继发性低 TC 血症，如甲状腺功能亢进、严重肝功能衰竭、溶血性贫血、感染和营养不良等。

（4）酯化胆固醇、非酯化胆固醇均为非临床脂质分析常规检测项目，但亦可辅助预测多种心血管疾病风险(特别是具有先天和家族遗传因素的人群)和监测脂质代谢紊乱患者的饮食运动调理和药物治疗情况。

【影响因素】

（1）血液采集时静脉压迫 3 分钟可使总胆固醇值升高 10%。站立体位采血较卧位胆固醇值也有升高。

（2）胆红素>171μmol/L 时对反应结果有明显的负干扰。溶血时会引起正干扰，但 Hb 在 1g/L 以下时干扰可忽略。高血尿酸也可引起负干扰。

（3）大量还原性药物，如维生素 C、酚磺乙胺、盐酸异丙嗪、复方丹参等，也可干扰反应使结果偏低。

四、高密度脂蛋白胆固醇(HDL cholesterol, HDL-C)

五、2,3-高密度胆固醇(2,3 HDL cholesterol)

六、总胆固醇/高密度脂蛋白胆固醇比值(TC/HDL-C ratio)

【生化及生理】

人血浆 HDL 的颗粒大小、组成及功能很不均一。采用密度梯度超速离心法可将 HDL 颗粒分离成三种密度大小不同的颗粒：HDL_1、HDL_2 和 HDL_3。而血浆中的 HDL 主要以 HDL_2(1/3) 和 HDL_3(2/3) 为主。HDL-C 为存在于高密度脂蛋白中的酯化胆固醇；HDL_2-C 和 HDL_3-C 分别为上述两种亚型 HDL 中的胆固醇。HDL 是公认的抗 AS 因素，因此 HDL-C 被称为好胆固醇，据现有文献报道，HDL_2-C 理论上比 HDL_3-C 更具保护性。

【检测方法】

HDL-C 的检测一般采用的是先采取一定的方法沉淀 VLDL 和 LDL，再利用检测总胆固醇的相关方法(以酶法应用最广)检测 HDL 中胆固醇的含量。目前还没有参考方法，可采用的沉淀方法包括磷钨酸/$MgCl_2$、肝素/$MnCl_2$、葡聚糖硫酸盐/$MgCl_2$、聚乙二醇 6000 及定量脂蛋白电泳等，以上方法中葡聚糖硫酸盐/$MgCl_2$ 被建议为临床化学实验室首选的方法。疾病控制中心常先采用 d = 1.006g/ml 的超速离心法来分离 CM 和 VLDL，然后用肝素/$MnCl_2$ 沉淀 LDL。磷钨酸/$MgCl_2$ 沉淀法在欧洲应用广泛。目前某些科研机构也有应用 ELISA 法检测 HDL-C。以双抗体夹心 ABC-ELISA 法最为常见。高效液相色谱法分离并检测 HDL-C 在某些科学研究机构应用。

HDL_2-C 和 HDL_3-C 的检测必须首先通过区带转子的密度梯度离心、电泳法或化学沉淀法将 HDL 的三种亚型分离开来，分别取 HDL_2 和 HDL_3 部分按胆固醇的检测方法检测其中的胆固醇含量。

密度梯度超速离心法：将 HDL 在一定梯度介质中进行离心沉淀或沉降平衡，在一定离心力下把不同的 HDL 亚组分颗粒分配到梯度液中某些特定位置上，形成不同区带，从而 HDL 各亚组分互相分离。该法的优点是：分辨率好，准确度高，分离效果好，可一次获得较纯颗粒，颗粒不会积压变形，能保持颗粒活性，并防止已形成的区带由于对流而引起混合。缺点是设备昂贵，离心时间较长，需要制备梯度液，操作严格，不宜掌握。

电泳法：根据 HDL 颗粒电荷大小和组成成分不同的特点分离 HDL 亚组分，包括琼脂糖凝胶电泳和梯度凝胶电泳。前者对仪器试剂的要求简单，操作相对简单；后者对凝胶质量和实验室条件要求很高，需要专门定制的凝胶并且要严密监测实验室条件的变化，以确保其准确性。

化学沉淀法：利用硫酸葡聚糖和聚乙二醇等作为沉淀剂，调整溶液密度和 pH 值，将 HDL_2 和 HDL_3 分离，通过测定溶液中胆固醇含量进行定量。该法操作过程简单，无需专门设备，但易受高三酰甘油水平的影响。后来又有复合溶液选择性沉淀法来分离和测定 HDL 亚组分，这类方法成本相对较小分离较快，但是同一标本可因实验室不同而得出不同的结果，实验稳定性和重复性不够，并难以实现标准化。

TC/HDL-C 比值是通过检测的 TC 和 HDL-C 的值计算出来的值。

【标本要求与保存】

见“胆固醇”。

【参考区间】

HDL-C：5 ~ 9 岁：男 0.99 ~ 1.94mmol/L；女 0.93 ~ 1.89mmol/L。

10 ~ 14 岁：男 0.96 ~ 1.92mmol/L；女 0.96 ~ 1.82mmol/L。

15 ~ 19 岁：男 0.78 ~ 1.63mmol/L；女 0.91 ~ 1.92mmol/L。

20 ~ 24 岁：男 0.78 ~ 1.63mmol/L；女 0.86 ~ 2.05mmol/L。

25 ~ 29 岁：男 0.81 ~ 1.63mmol/L；女 0.96 ~ 2.15mmol/L。

30 ~ 34 岁：男 0.73 ~ 1.63mmol/L；女 0.94 ~ 2.00mmol/L。

35 ~ 39 岁：男 0.75 ~ 1.61mmol/L；女 0.88 ~ 2.13mmol/L。

40 ~ 44 岁：男 0.70 ~ 1.74mmol/L；女 0.88 ~ 2.28mmol/L。

45 ~ 49 岁：男 0.78 ~ 1.66mmol/L；女 0.88 ~ 2.26mmol/L。

50 ~ 54 岁：男 0.73 ~ 1.63mmol/L；女 0.96 ~ 2.39mmol/L。

55 ~ 59 岁：男 0.73 ~ 1.84mmol/L；女 0.96 ~ 2.36mmol/L。

60 ~ 64 岁：男 0.78 ~ 1.92mmol/L；女 0.99 ~ 2.39mmol/L。

65 ~ 69 岁：男 0.78 ~ 1.95mmol/L；女 0.91 ~ 2.49mmol/L。

> 69 岁：男 0.80 ~ 1.95mmol/L；女 0.86 ~ 2.39mmol/L。

ATPⅢ划分标准：低 <0.40mmol/L。

高 >0.59mmol/L。

TC/HDL-C：男性<4.5。

女性<3.5。

【临床意义】

(1) HDL 是 AS 的保护因素，HDL-C 可用于评价 AS 和冠心病发病风险，是监测高脂血症患者饮食调节、运动效果和药物治疗效果等的重要指标。

(2) HDL-C 含量降低见于：吸烟、高脂饮食、肥胖、运动少、低 α-脂蛋白血症、高甘油三酯血症、类固醇激素增多、糖尿病、尿毒症、某些药物（如利尿剂、β-受体阻滞剂、普罗布考、新霉素等）。

(3) HDL-C 升高见于：适量运动、节食后；胆固醇酯转移蛋白（CETP）缺乏症、慢性阻塞性肺病（COPD）及原发性胆汁性肝硬化等；饮酒及长期体力劳动者。

(4) HDL_2-C 是 HDL-C 中防护冠心病发生的主要成分，HDL_3-C 防护效果极少或没有。因此检测 HDL_2-C 的含量可能比检测 HDL-C 更有意义。

(5) TC/HDL-C 比值对预测冠心病的发生具有一定的意义，TC/HDL-C≤4.0 时，冠脉病变的发生率很低，而 TC/HDL-C≥8.0 则将来发生心脏病事件的危险性很高。

【影响因素】

(1) 标本未及时分离或储存温度不当可导致 HDL-C 测量值偏离实际值一定范围。高脂蛋白血症可影响 HDL-C 的测量。

(2) 溶血（血红蛋白>5g/L）；严重黄疸（胆红素>171μmol/L）；LDL-C>6.0mmol/L 时，对 HDL-C 检测有干扰。

七、低密度胆固醇（LDL cholesterol，LDL-C）

【生化及生理】

LDL 是富含胆固醇和脂蛋白的颗粒，LDL-C 是 LDL 中的胆固醇成分，由于 LDL 是促 AS 形成因素，LDL-C 被称为坏胆固醇。

【检测方法】

LDL-C 检测的经典方法包括均相直接测定法和计算法，免疫透射比浊法是近来建立的适应于全自动生化分析仪检测的一种全新方法，便于临床批量检测。市面上也有和 HDL-C 类似的 LDL-C ELISA 检测试剂盒，一般仅限用于科学研究。

均相直接测定法：和 HDL-C 相同，为检测 LDL-C，必须先沉淀 VLDL 或 HDL，沉淀试剂包括高分子葡聚糖硫酸盐、多聚阴离子、聚乙烯硫酸盐、pH 5.12 的肝素等。通常以总胆固醇和沉淀 VLDL、HDL 后获得的上清液中的胆固醇之间的差值来计算 LDL-C。但采用多聚阴离子沉淀时，检测的是沉淀物中的胆固醇。电泳法亦可沉淀 LDL，但方法的准确性难以保证。

Friedewald 计算法：LDL-C 还可以根据胆固醇、甘油三酯和 HDL-C 的浓度通过 Friedewald 的公式用数学的方法计算得来。

LDL-C＝TC－TG/5－HDL-C（mg/dl）

LDL-C＝TC－TG/2.2－HDL-C（mmol/L）

以上两个计算公式仅适用于 CM 和 TG 浓度低于 400mg/dl（4.7mmol/L）的空腹血清。

临床推荐采用超速离心法和多聚阴离子沉淀法相结合作为检测 LDL-C 的参考方法，但不适合临床常规应用。

透射比浊法的原理：利用特殊的表面活性剂修饰 LDL-C 部分，用分散剂控制 LDL-C 部分，防止产生大颗粒沉淀，使其反应呈溶胶状，600～630nm 波长下其吸光度与 LDL-C 含量成正比。

【标本要求与保存】

标本采集前需禁食 12～14 小时。见“胆固醇”。

【参考区间】

5～9 岁：男 1.63～3.34mmol/L；女 1.76～3.63mmol/L。

10～14 岁：男 1.66～3.44mmol/L；女 1.76～3.52mmol/L。

15～19 岁：男 1.61～3.37mmol/L；女 1.53～3.55mmol/L。

20～24 岁：男 1.53～3.81mmol/L；女 1.48～4.12mmol/L。

25～29 岁：男 1.81～4.27mmol/L；女 1.84～4.25mmol/L。

30～34 岁：男 2.02～4.79mmol/L；女 1.81～4.04mmol/L。

35～39 岁：男 2.10～4.90mmol/L；女 1.94～4.45mmol/L。

40～44 岁：男 2.25～4.82mmol/L；女 1.92～4.51mmol/L。

45～49 岁：男 2.51～5.23mmol/L；女 2.05～4.82mmol/L。

50～54 岁：男 2.31～5.10mmol/L；女 2.28～5.21mmol/L。

55～59 岁：男 2.28～5.26mmol/L；女 2.31～5.44mmol/L。

60～64 岁：男 2.15～5.44mmol/L；女 2.59～5.81mmol/L。

65～69 岁：男 2.54～5.44mmol/L；女 2.39～5.73mmol/L。

>69 岁：男 2.28 ~ 4.82mmol/L；女 2.49 ~ 5.34mmol/L。

冠心病风险：理 想 值：<2.59mmol/L。

临　　界：2.59 ~ 3.34mmol/L。

边缘升高：3.37 ~ 4.12mmol/L。

升　　高：4.15 ~ 4.90mmol/L。

极　　高：>4.90mmol/L。

【临床意义】

（1）LDL-C 升高是 AS 发生和发展的危险因素，是引起动脉粥样硬化斑块沉积的主要诱因。LDL-C 的含量与心脑血管疾病的发病率及病变程度呈显著正相关。因而，临床检测 LDL-C 浓度，主要用于脂代谢紊乱评价和动脉粥样硬化的危险性预测。

（2）LDL-C 增高见于：吸烟、高脂饮食、肥胖、运动少、低 α-脂蛋白血症、高甘油三酯症、糖尿病、尿毒症、家族性胆固醇增高症、Ⅱa 型高脂蛋白血症、某些药物（如利尿剂、β-受体阻滞剂、普罗布考、新霉素等）的使用等。

（3）LDL-C 降低见于：适量的运动、节食后；高甲状腺素血症、急性心肌梗死、骨髓瘤、创伤、严重肝脏疾病及 Reye 综合征等。

【影响因素】

（1）标本分离速度、储存条件及高脂蛋白血症均可影响 LDL-C 的测量。

（2）溶血标本在血红蛋白>5g/L，严重黄疸标本在胆红素 > 171μmol/L，高密度脂蛋白胆固醇（HDL-C）>2.8mmol/L 时，LDL-C 检测受影响。

（3）肝功能障碍（滥用酒精）的患者标本可能由于高甘油三酯，LDL-C 采用 Friedwald 公式计算得到的是错误的结果，只能采用直接检测法。

（4）不需禁食，其结果仅比禁食结果稍低。

八、类胆固醇颗粒样残留物（remnant like particles-cholesterol，RLP-C）

【生化及生理】

RLP-C 是指是由 CM 和 VLDL 经 LPL 水解生成的脂蛋白残粒，继续分解代谢产物 RLP 中的胆固醇成分。有研究表明它与Ⅲ型高脂血症关系密切，是致 AS 和冠心病发生的危险因素之一。

【检测方法】

RLP-C 检测必须先分离 RLP，然后再检测其中的胆固醇含量。传统的分离方法包括超速离心法和凝胶电泳法。二者需特殊的仪器设备且操作复杂，较难在常规的实验室开展。近年来在实验室研究中出现了一种基于 RLP 中载脂蛋白成分的免疫特性发展起来的新型分离方法，其所需材料简单，操作方便，试剂盒稳定性好，满足了实验室检测需要。

RLP 免疫分离原理：含有 ApoB100 和 ApoA1 单克隆抗体和促进剂混合液与待测血清中含有的 ApoB100 和 ApoA1 抗原的脂蛋白结合形成免疫复合物，剩余的与抗体未结合的部分主要是 CM 残粒和 VLDL 残粒，总称为 RLP。RLP 中的胆固醇检测方法同总胆固醇检测。

【标本要求与保存】

见“胆固醇”。

【参考区间】

此项目暂时无公认的参考区间。

【临床意义】

RLP-C 是 AS 和冠心病发生的危险因素之一，其检测对以上两种疾病风险评估和预测价值较高。最近有研究发现血管痉挛性心绞痛的患者无论有无心肌梗死病史，其血浆 RLP-C 浓度是预测心肌梗死的一个主要危险因素，其机制可能与上调冠脉血管平滑肌细胞内 Rho 激酶以及增强冠状动脉血管痉挛有关。此外，还发现血浆 RLPC 浓度与移植血管中 AS 形成有着重要的关系。定量冠脉造影研究提示，动脉血管狭窄患者 RLP-C 显著升高而 HDL-C 降低，它们的比值是冠状动脉血管狭窄具高显著性的预测因子，累及血管数增加，比值也显著增加。对于继发性血脂紊乱性疾病，RLP 也是一个重要的危险因素。例如在胰岛素抵抗者中，空腹 RLP-C 升高比正常人群更为常见。

【影响因素】

RLP-C 免疫分离效果受 ApoB100 和 ApoA1 单克隆抗体的特异性和纯度的影响。

九、甘油三酯（triglyceride，TG）

十、游离甘油（free glycerol，FG）

【生化及生理】

甘油三酯是血脂的主要成分之一，是人体内含量最多的脂类，又称三酰甘油或中性脂肪，是由三分子长链脂肪酸和一分子甘油形成的脂肪分子。人体以 18 或 16 个碳原子组成的偶数的、无侧支的一元羧酸（可含或不含双链）的形式储存脂肪，特别是油酸和棕榈酸。所以，甘油三酯是一种由不同种三酰甘油组成的混合物，平均分子量大约为875kD。甘油三酯不溶于水，在血液中只能依靠与脂蛋白结合，位于脂蛋白的核心才能被运输。血浆中TG的来源有二：一为外源性TG，来自食物，在小肠经胆盐乳化，被胰脂肪酶水解为甘油、脂肪酸及少量的半水解产物——甘油二酯、甘油一酯。水解产物在小肠被吸收后，在小肠黏膜细胞滑面内质网转酰酶作用下再酯化为TG，在粗面内质网与多种载脂蛋白和少量磷脂、胆固醇组合成含大量TG的CM，经由胸导管淋巴管进入血。CM中的TG可被脂解素和LPL水解为甘油和脂肪酸，为机体供能，人体内大部分组织均可利用甘油三酯的分解供能。过剩的甘油和脂肪酸可重新转化成TG。所以在外周血中除TG外，还可能存在少量甘油二酯、甘油一酯（二者之和还不足TG的3%）和游离甘油（free glycerol，FG），正常情况下，血液中的游离甘油含量约为1.1mmol/L（10mg/dl）。二是内源性的TG，主要在肝脏和脂肪组织中合成，其中肝脏组织只能合成甘油三酯而不能对其进行储存，而脂肪组织既能合成甘油三酯，还可将多余的甘油三酯储存起来，待细胞供能不足的时候通过脂肪动员为体内细胞新陈代谢提供能量。

【检测方法】

TG的检测方法主要包括化学法、酶法、色谱法三大类，早期也有通过采用总脂质与胆固醇和磷脂之差来估算TG的。目前酶法测定为推荐方法。

化学法：先用有机溶剂抽提标本中的TG，去除抽提液中的磷脂等干扰物后后，用碱性水解液皂化TG，以过碘酸氧化甘油生成甲醛，然后用显色反应测甲醛含量。比较准确的是二氯甲烷-硅酸-变色酸法（Van Handel-Caslson法），此法抽提完全、能去除磷脂及甘油干扰、变色酸显色灵敏度高、显色稳定，至今还是美国疾病控制与预防中心（CDC）的参考方法。但因操作步骤繁多、技术要求高而不适于常规工作应用。

酶法：一般包括3个基本步骤：先用最合适的LPL水解TG生成甘油和FFA；然后酶转化（例如采用甘油激酶将甘油磷酸化）或生成中间待测物；最后是有色染料（常为醌亚胺等）或者紫外吸收物质的形成，通过分光光度法计算相应的TG浓度。脂蛋白脂肪酶-甘油磷酸氧化酶-过氧化物酶-4-氨基安替比林和酚法（GPO-PAP法）是最常用的一种酶法。此法具有简便快速、微量、精密度高的优点，且特异性强，易于达到终点，线性范围宽。此方法的一步酶法测定的是血清总甘油酯（定义为TG和FG及少量甘油二酯、甘油一酯之和，习惯统称为TG）。为了消除FG的干扰，中华医学会检验分会曾推荐GPO-PAP两步酶法作为血清TG常规测定方法，该法不增加试剂成本和工作量，适合自动化分析，由于试剂分成两部分加入，对正确设置分析测定参数有较高要求。对此法能否去净游离甘油方面也有人提出质疑。针对这一情况，近来中华医学会检验分会在《关于临床血脂测定的建议》文件中建议有条件的实验室（如三甲以上医院）应考虑开展FG的测定。准确的血清TG含量应该是总甘油浓度与游离甘油之差。

GPO-PAP法原理：

$$\text{甘油三酯}+H_2O \xrightarrow{LPL} \text{甘油}+\text{脂肪酸}$$

$$\text{甘油}+ATP \xrightarrow{GK} \text{3-磷酸-甘油}+ADP$$

$$\text{甘油三酯}+H_2O \xrightarrow{GPO} \text{甘油}+\text{脂肪酸}$$

$$\text{3-磷酸-甘油}+\text{4-AAP} \xrightarrow{POD} \text{醌亚胺}+H_2O$$

色谱法是一种TG直接检测法，包括气相色谱法、气液相色谱法等，核素稀释/气相色谱/质谱技术（ID/GC/MS）主要用作参考系统中决定性方法的建立及参考物质的制备与定值，此法费用昂贵，样品处理复杂，难以推广应用。

FG的检测可使用TG检测中的酶法，只是不需水解步骤。另外市面上还出现了应用异鲁米诺-过氧化物酶的化学发光反应进行血清甘油分析的试剂盒，灵敏度较一般的酶法高、线性范围宽、成本低、准确度高，便于普及，对手工检测、半自动和全自动检测均适用。色谱法也可用于甘油的检测，但仅限实验研究，临床难以开展。

【标本要求与保存】

患者应该在采标本前2～3周稳定饮食，需禁食12～14小时。见“胆固醇”。

【参考区间】

TG：0～4岁：男0.33～1.12mmol/L；女0.39～1.27mmol/L。

5～9岁：男0.32～0.96mmol/L；女0.36～1.43mmol/L。

10～14岁：男0.38～1.26mmol/L；女0.44～1.36mmol/L。

15～19岁：男0.43～1.62mmol/L；女0.41～1.43mmol/L。

20～24 岁：男 0.50～1.87mmol/L；女 0.42～1.90mmol/L。

25～29 岁：男 0.57～2.31mmol/L；女 0.48～1.80mmol/L。

30～34 岁：男 0.52～2.86mmol/L；女 0.45～1.84mmol/L。

35～39 岁：男 0.59～3.57mmol/L；女 0.45～2.32mmol/L。

40～44 岁：男 0.63～3.60mmol/L；女 0.51～2.16mmol/L。

45～49 岁：男 0.64～3.16mmol/L；女 0.50～2.52mmol/L。

50～54 岁：男 0.71～3.54mmol/L；女 0.60～2.52mmol/L。

55～59 岁：男 0.68～2.95mmol/L；女 0.67～3.16mmol/L。

60～64 岁：男 0.64～2.71mmol/L；女 0.65～2.90mmol/L。

65～69 岁：男 0.61～2.90mmol/L；女 0.64～2.94mmol/L。

>69 岁：男 0.71～2.70mmol/L；女 0.68～3.27mmol/L。

推荐分段标准：正常：<1.70mmol/L。

高：1.70～2.25mmol/L。

高甘油三酯血症：2.26～5.64mmol/L。

极高：>5.64mmol/L。

FG：暂无参考区间。

【临床意义】

（1）健康人群 TG 水平受生活习惯、饮食条件、年龄等影响，TG 水平在个体间的波动较大。我国人群因饮食脂肪量较西方国家低，血清 TG 水平亦较西方国家低，与日本人较接近。为排除饮食干扰，标本必须空腹采集。较久不进食者也可能因体内脂肪动员而使内源性的 TG 升高。一般而言，儿童 TG 水平低于成人，30 岁以后 TG 含量随年龄增长而升高。成年男性稍高于女性，60 岁以后可有下降，更年期后女性高于男性。血清中 TG 主要存在于 VLDL 和 CM 中，高 TG 血症是心血管疾病的危险因素之一。临床检测 TG 浓度主要用于高脂血症、胰腺炎、肝肾疾病、动脉粥样硬化症和营养学评价。

（2）TG 增高见于：冠心病、肥胖症、糖尿病、胰腺炎、甲状腺功能减退、糖原贮积病、肾病综合征等病理因素；原发性高脂蛋白血症Ⅰ、Ⅱb、Ⅲ、Ⅳ、Ⅴ型；长期禁食或高脂饮食以及大量饮酒。

（3）TG 降低见于：甲亢、肝衰竭、肾上腺功能减低。

（4）LDL-C 和 TG 一起升高增加了心血管疾病发病发生的风险性。TG 伴 HDL-C 减低，并有其他冠心病危险因子（如冠心病家族史、饮酒、吸烟、喝酒等），对冠心病、心肌梗死等心脑血管疾病的发病风险评价尤具意义。

（5）FG 的检测主要是为了排除人体血清中少量的游离甘油对甘油三酯检测的干扰。特别是在脂代谢异常或病理情况下，如应激反应（肾上腺素激活 LPL 促进体内脂肪水解），剧烈运动，服用含甘油的药物如硝酸甘油，静脉输入含甘油的营养液，肝素治疗后，某些严重的糖尿病、肝病与肾病，取血器材或试管塞上带有甘油等时，血清 FG 显著升高，若不单独检测此部分甘油而将其排除的话，将导致检测的 TG 严重偏离实际值，可能给临床决策带来误导。

【影响因素】

（1）标本采集时静脉压迫时间过长和将带有血凝块的血清保存时间太长都会造成检测值升高。卧位采血者其 TG 测定值比坐位及站位时要低。标本长时期保存在室温中可使 TG 自发水解而导致血清标本中 TG 含量降低而 FG 含量升高。

（2）由于血清中 FG 的少量存在，在检测 TG 时应尽量采用二步酶法或设置一个未水解的空白对照。有条件的实验室应通过开展 FG 的检测以排除其对 TG 准确检测值的干扰。

（3）TG 检测时，严重黄疸标本血清胆红素>100μmol/L 时对检测有负干扰，可选择合适的色原并加入亚铁氰化物可在一定范围内消除干扰。维生素 E 对检测有负干扰，甲状腺素、类固醇激素、口服避孕药等也可干扰测定结果。溶血标本中的 Hb、ALP 亦干扰检测结果。

十一、类甘油三酯颗粒样残留物（remnant like particles-triglyceride，RLP-G）

【生化及生理】

各种脂蛋白中，CM、VLDL 中 TG 含量最高，二者经 LPL 水解后生成的 CM 残粒、IDL、β-VLDL 等被称为是脂蛋白残粒，又称残粒样脂蛋白（RLP）。残存在 RLP 中的甘油三酯即类甘油三酯颗粒样残留物。有研究证明 RLP-G 在 AS 形成中扮演重要的角色，其沉积于动脉血管壁上，可能作用于 AS 发生的早期，因此 RLP-G 很可能是多种心脑血管发生的一个重要危险因素，特别是 AS、冠心病、心肌梗死等。

【检测方法】

RLP-G 的检测需先分离 RLP，再单独检测 RLP 中的残余甘油三酯的含量。RLP 的分离方法亦包括超速离心、凝胶电泳及免疫分离。

【标本要求与保存】

见"胆固醇"。

【参考区间】

此项目暂时无公认的参考范围。

【临床意义】

RLP-G 的检测主要用于衡量血清中 RLP 的水平，而 RLP 已被证明不仅是继发性高脂血症的危险因素，还是 AS、冠心病等心脑血管疾病发病的一个重要影响因素。

【影响因素】

RLP 采用超速离心、凝胶电泳及免疫分离时分别会受到离心、电泳条件及相应抗体纯度及特异性的影响，另外在甘油三酯的检测过程中，由于采用的是与 TG 检测相同的方法，故一切影响 TG 检测否认因素均会影响到 RLP-G 的测定。

十二、游离脂肪酸(free fatty acid, FFA)

【生化及生理】

人体脂肪酸通常以酯的形式存在于各种血清脂质之中。游离脂肪酸又称非酯化脂肪酸（non-esterified fatty acid, NEFA），由油酸、软脂酸和亚油酸等组成，是最活跃的代谢脂质，在血清中与白蛋白结合而运输。NEFA 主要由中性脂肪分解释放入血而来，在末梢组织可以以能源形式被利用。正常情况下，血清中的 NEFA 含量极微，主要成分为油酸（$C_{18:1}$）54%、软脂酸（$C_{16:1}$）34%、硬脂酸（$C_{18:1}$）6%，另外还有少量月桂酸（$C_{22:1}$）、肉豆蔻酸（$C_{14:1}$）、花生四烯酸（$C_{20:1}$）等，而且容易受到各种生理和病理变化的影响，特别是脂质代谢、糖代谢和内分泌功能等。如饥饿、运动、情绪激动、糖尿病及某些内分泌因素改变时，可使 FFA 升高，饭后及用葡萄糖后可致其降低。

【检测方法】

FFA 的检测方法目前主要包括非酶法测定和酶法测定。非酶法测定包括滴定法、比色法、原子吸收分光光度法和高压液相层析法，液相色谱荧光测定及质谱鉴定等。前三种方法准确性差；后两种方法仪器太昂贵，不便于批量操作。酶法检测结果准确可靠、快速，适合临床检测。

FFA 比色法原理：血清中游离脂肪酸经抽提到高密度铜试剂中，在上层溶剂中形成铜皂，再用二苯卡巴肼与铜显色，进行定量。

酶法检测原理：血清中游离脂肪酸，经酶试剂作用生成紫色化合物，其颜色深浅与 FFA 含量成正比。

$$\text{FFA+ATP+CoA} \xrightarrow{\text{乙酰 }CoA\text{ 合成酶}} \text{乙酰 CoA+AMP+PPi}$$

$$\text{乙酰 CoA} + O_2 \xrightarrow{\text{乙酰 }CoA\text{ 氧化酶}} \text{2,3-过-烯醇酰 CoA} + H_2O_2$$

$$2H_2O_2\text{+N-乙酰-N-(2-羟-3-硫代丙酰)3-甲苯胺 CoA(TOOS)+4-氨基安替比林} \xrightarrow{\text{过氧化物酶}} \text{紫色化合物} + 4H_2O$$

【标本要求和保存】

采用血清。标本量 1ml，至少 0.2ml。避免溶血，尽快分离血清。分离后标本立即检测，否则冷冻（-20℃）保存。

【参考区间】

0.1～0.6mEq/L。

【临床意义】

(1) 生理性增高见于饥饿、运动、情绪激动和喝过多咖啡饮料。生理性降低多见于饭后。

(2) 病理性升高：糖尿病、糖原累积病、甲状腺功能亢进症、褐色细胞瘤、肢端肥大症、巨人症、库欣综合征、重症肝损害、心肌梗死、妊娠后期、阻塞性黄疸、肝炎、肝硬化、急性胰腺炎、血色病等。

(3) 病理性降低：甲状腺功能减低症、艾迪生病、胰岛细胞瘤、脑垂体功能减退症、降糖药或胰岛素使用过量等。

【影响因素】

(1) 正常情况下，人血浆中存在 LPL，若采集的标本未能及时分离和检测，可能会使检测的 FFA 偏高。肝素有激活 LPL 的功能，故如果标本在患者接受肝素治疗期间采集或采集的标本采用肝素抗凝都会使测得的 FFA 偏高。由于酶的作用，标本在室温放置也会导致结果升高。

(2) 肾上腺素、去甲肾上腺素、咖啡因、烟碱等可使血清 FFA 测定结果偏高，而乙酰水杨酸、烟酸等则可使测定结果偏低。

(3) 由于 FFA 受人体生理因素影响大，所以如果用它来诊断疾病或评价治疗效果，不能只凭借一次的检验结果，必须要做长期的动态检测分析。

十三、总脂肪酸片段（total fatty acids fractionation）

十四、超长链脂肪酸（very long chain fatty acids，VLC-FA）

【生化及生理】

脂肪酸（fatty acid）是由碳、氢、氧三种元素组成的一类一端含有一个羧基的长脂肪族碳氢链有机物，直链饱和脂肪酸的通式是 $C_{(n)}H_{(2n+1)}COOH$。脂肪酸是中性脂肪、磷脂和糖脂等的主要成分，是机体主要能量来源之一。在有充足氧供给的情况下，可氧化分解为 CO_2 和 H_2O，释放大量能量，氧化形式以β-氧化为主，另外还有几种特殊的氧化形式如1-丙酸的氧化、2α-氧化、3ω-氧化等。机体内的脂肪酸大部分来源于食物，为外源性脂肪酸，在体内可通过改造加工被机体利用。机体利用糖和蛋白质合成的脂肪酸称为内源性脂肪酸，用于甘油三酯的生成和贮存能量。合成脂肪酸的主要器官是肝脏和哺乳期乳腺，另外脂肪组织、肾脏、小肠均可以合成脂肪酸，合成脂肪酸的直接原料是乙酰CoA，消耗ATP和NADPH，首先生成十六碳的软脂酸，经过加工生成机体各种脂肪酸，其合成在细胞质中进行。

脂肪酸根据碳链长度的不同可将其分为短链脂肪酸（short chain fatty acids，SCFA），其碳链上的碳原子数小于6（一般碳原子数目为4～6），也称作挥发性脂肪酸（volatile fatty acids，VFA）；中链脂肪酸（midchain fatty acids，MCFA），指碳链上碳原子数为8～14的脂肪酸，主要成分是辛酸（C8）和癸酸（C10）；长链脂肪酸（longchain fatty acids，LCFA），其碳链上碳原子数16～18；超长链脂肪酸（very long chain fatty acids，VLCFA）。一般食物所含的脂肪酸大多是长链脂肪酸。脂肪酸根据碳氢链饱和与不饱和的不同可分为三类，即：饱和脂肪酸（saturated fatty acids，SFA），碳氢上没有不饱和键；单不饱和脂肪酸（monounsaturated fatty acids，MUFA），其碳氢链有一个不饱和键；多不饱和脂肪酸（polyunsaturated fatty acids，PUFA），其碳氢链有两个或两个以上不饱和键。其中不饱和脂肪酸按第一个双键出现的位置的不同分为ω3族、ω6族、ω9族等。从营养学角度出发，还可将脂肪酸分为非必需脂肪酸和必需脂肪酸。非必需脂肪酸是机体可以自行合成、不必依靠食物供应的脂肪酸，它包括饱和脂肪酸和一些单不饱和脂肪酸。而必需脂肪酸为人体健康和生命所必需，但机体自己不能合成，必须依赖食物供应，它们都是不饱和脂肪酸，均属于ω3族和ω6族多不饱和脂肪酸，如亚油酸、亚麻酸等。

超长链多不饱和脂肪酸（very long chain polyunsaturated fatty acids，VLCPUFAs）是指含有20或22个碳原子及4～6个亚甲基间隔的顺式双键的脂肪酸链，包括花生四烯酸（AA，20:4n6）、二十碳五烯酸（EPA，20:5n3）和二十二碳六烯酸（DHA，22:6n3）。近来研究表明，VLCPUFAs对人类健康非常重要。AA和EPA是哺乳动物细胞膜的组分，也是生成前列腺素、白三烯和血栓素等激素的前体。EPA在凝血、免疫和抗炎等各种生理反应中起重要作用。DHA对胎儿神经系统的形成至关重要，还影响着视网膜视紫红质的活性，并与某些疾病如关节炎、动脉硬化、抑郁症的预防和治疗有关。人体合成EPA和DHA的效率极低，在日常饮食中补充足够的EPA和DHA对维持身体健康极为重要。目前该类脂肪酸的主要来源是深海鱼油，但是鱼类自身并不能合成VLCPUFAs，而是通过摄食富含VLCPUFAs的海藻等进行有限的积累。另外随着新型技术领域的不断扩展，转基因植物在将来也有望成为稳定而廉价的EPA和DHA的来源。

【检测方法】

血清总脂肪酸、VLCFA检测的主要方法是气相色谱法，又叫气相层析法。

气相色谱法的原理：气相色谱以气体作为流动相，用固体吸附剂或液体作固定相，利用试样中各组分在色谱柱中的气相和固定液液相间的分配系数不同，当气化后的试样被载气带入色谱柱中运行时，组分就在其中的两相间进行反复多次的分配（吸附-解吸附或溶解-放出），由于固定相对各组分的吸附或溶解能力不同，因此各组分在色谱柱中的运行速度就不同，经过一定的柱长后，试样中被分离的各组分即能达到完全分离。单纯用气象色谱法检测时因其不能对所检测物质定性检测，所以检测时样品要加入内标或用外标矫正。

目前的气相色谱与质谱分析联用比较常见。样品经GC分离为单一组分，各组分依次与载气同时流出色谱柱，再经接口进入质谱仪，样品分子在离子源内电离，产生各种各样的离子，这些离子经过质量分析器按其质荷比分离，分离后的离子依次被检测器检测，并形成一个按离子质荷比排列的质谱图，再由计算机自动检索并迅速识别样品。

由于脂肪酸类成分多是以甘油脂肪酸酯的形式存在，因此样品多经过甲酯化处理以提高样品的挥发性，还可以改善色谱峰形状。甲酯化的条件较为温和，可以避免脂肪酸的氧化。目前样品前处理过程中常用的甲酯化方法有以下几种：氢氧化钾-甲醇法，该方法多采用有机试剂；氢氧化钠-甲醇法；硫酸-甲醇法和 F3B-甲醇法。

【标本要求和保存】

见“胆固醇”。

【参考区间】

总脂肪酸和超长链脂肪酸暂无公认参考区间。

【临床意义】

（1）血清总脂肪酸的种类繁多，各种脂肪酸的生理作用亦不相同，尤其是多种必需脂肪酸，在人体内有维持水平衡、调节胆固醇代谢、促进儿童生长发育、维持皮肤健康、促进毛发增长、维持生殖系统功能、供应能量等作用。长链多不饱和脂肪酸具有防治心脑血管疾病、促进脑组织及视网膜的正常生长发育等生理作用。对总脂肪酸进行成分分析和量化，不仅可以帮助指导人们的饮食调节和必需脂肪酸的摄入量，还可以辅助筛检一些由于某种脂肪酸含量过高而引起的心脑血管性疾病，或诊断某些必需脂肪酸缺乏症。

（2）超长链脂肪酸尤其是多种超长链不饱和脂肪酸在人体内具有十分重要的生理功能，如花生四烯酸是一类重要的炎症介质白三烯的前体，它能引起气管平滑肌收缩、刺激血管通透性、吸引及激活白细胞，与哮喘及过敏有关，可能与炎症性疾病和动脉粥样硬化等血管疾病有关联。

（3）用于确诊过氧化体病，它是一类由于过氧化体数量/结构异常或一种/一种以上过氧化体酶缺陷所致的遗传代谢性疾病，其中以 X 连锁肾上腺白质营养不良（X-linked adrenoleukodystrophy，X-ALD）最为常见。该病系 X 连锁隐性遗传病，为过氧化体极长链脂肪酸-CoA 合成酶缺陷并导致 VLCFA 的 β-氧化障碍，从而表现为 VLCFA 的异常累积。X-ALD 的表型多样，从影像学检查中又缺乏特异性的指标。目前主要依靠 VLCFA 的检测结果来对此疾病进行确诊。

【影响因素】

（1）总脂肪酸和超长链脂肪酸的分析结果主要受色谱柱条件的影响。

（2）固定相的选择是影响气相色谱分离效果最重要的因素之一。一般通过考察固定相的稳定性、极性、黏度、选择性等来选择适宜的固定相。脂肪酸的化学成分复杂，极性范围较宽，要达到较理想的分离度，一般采取改变柱子极性的方法来提高柱子的选择性。

（3）适宜的载气对分离效果也有一定的影响。载气的选择主要从载气分子量、流速、柱压降和检测器灵敏度四个方面考虑。当载气流速较低时，分子扩散占主导地位，为提高柱效，宜用分子量较大的载气 N_2。相反，当载气流速高时，传质抗阻占主导地位，宜用分子量低的载气 He，有利于提高线速，实现快速分离。

十五、脂肪酸结合蛋白 4（fatty acid binding protein 4，FABP-4）

【生化及生理】

脂肪酸结合蛋白 4 是脂肪酸结合蛋白家族（FABPs）中的一种，FABPs 是一组小分子（相对分子量 12 000 ~ 16 000）细胞内胞液蛋白，在长链脂肪酸摄取、转运及代谢调节中发挥重要作用。它广泛分布于哺乳动物的小肠、肝脏、脂肪、心肌、脑、骨骼肌等多种细胞中并发挥不同的作用。目前已证实至少有 9 种不同类型的 FABP，按其组织来源分为：肝型（L-）FABP、小肠型（I-）FABP、心型（H-）FABP、脂肪细胞型（A-）FABP、表皮型（E-）FABP、回肠型（IL-）FABP、脑型（B-）FABP、髓磷脂型（M-）FABP 和睾丸型（T-）FABP。FABP-4 是 A-FABP，又称脂肪细胞脂类结合蛋白（adipocyte lipid binding protein，ALBP），也称 422 蛋白或 aP2 或 P15 蛋白。它有 132 个氨基酸残基，人和小鼠的氨基酸同源性是 91%。A-FABP 分布广泛，存在于各种正常组织和细胞中，如肌纤维细胞、皮肤、胎盘等，主要的表达合成部位是脂肪细胞和巨噬泡沫细胞。A-FABP 内生的配体包括油酸、视黄酸、花生四烯酸等，主要功能是作为脂质转运蛋白结合长链脂肪酸和维甲酸（视黄酸），调节体内脂质代谢。A-FABP 通过 c-Jun JNK 和 AP-1 正反馈作用调整炎性反应。在糖代谢和炎症反应中起着重要的作用。近年研究资料表明，脂肪酸结合蛋白 FABP4 过表达，血浆含量增加是可以反映代谢综合征的一个可靠生物标示物。此外还发现 FABP4 的高水平表达还会加剧体内脂质在动脉壁的沉积，参与 toll 受体激活巨噬细胞的活化过程，与 AS 的形成密切相关,很有可能成为AS形成的又一危险因素。FABP4缺陷可改善胰岛素抵抗,并抑制动脉粥样硬化的产生。

【检测方法】

酶联免疫吸附试验(ELISA)或蛋白印迹法检测。前者操作简便,适于临床检测,后者操作步骤繁琐,但特异性相对较好,常用于实验室研究。

ELISA:一般试剂盒应用的是双抗体夹心法测定标本中血清FABP4水平。用纯化的人FABP4抗体包被微孔板,制成固相抗体,往包被单抗的微孔中依次加入待测样本,再与HRP标记的FABP4抗体结合,形成抗体-抗原-酶标抗体复合物,经过彻底洗涤后加底物TMB显色。TMB在HRP酶的催化下转化成蓝色,并在酸的作用下转化成最终的黄色。颜色的深浅和样品中的FABP4呈正相关。用酶标仪在450nm波长下测定吸光度(OD值),通过标准曲线计算样品中人FABP4浓度。

蛋白印迹:待测血清标本经一定处理后经PAGE分离,转移到固相载体,一般为硝酸纤维素薄膜上,固相载体以非共价键形式吸附血清中的FABP4,且能保持电泳分离的FABP4类型及其生物学活性不变。以固相载体上的FABP4作为抗原,与对应的FABP4抗体反应,再与酶或同位素标记的第二抗体反应,经底物显色或放射自显影检测电泳分离的血清FABP4水平含量。目前常用的方法有ECL化学发光和DAB显色。

【标本要求和保存】

采集手指血或静脉血,血清或常规抗凝血浆。对收集后当天进行检测的标本,储存在4℃备用,如有特殊原因需要周期收集标本,将标本及时分装后放在-20℃或-70℃条件下保存。避免反复冻融。标本2～8℃可保存48小时,-20℃可保存1个月。-70℃可保存6个月。部分激素类标本需添加抑肽酶。

【参考范围】

0.9～2.7μg/L。

【临床意义】

(1) FABP4与肥胖、脂质代谢紊乱、糖尿病、高血压等目前被公认为是AS形成的主要危险因素均有十分密切的关系,检测血清FABP4的水平可以同常规脂质代谢检测指标结合起来,预测多种心脑血管发生的概率,评估疾病的患病风险,特别是AS和冠心病。

(2) FABP4在急性心肌梗死早期血清水平可见升高,不仅对急性心肌梗死具有良好的早期诊断价值,还可用于辅助判断预后。

十六、过氧化脂质(lipid peroxide,LPO)

【生化及生理】

过氧化脂质是指作为脂质成分的多价不饱和脂肪酸在酶和二价铁离子等触酶存在下,结合了分子态氧而形成的脂质。携带了氧自由基后,其性质活泼、反应性强,易造成组织和细胞的氧化损伤,可使巯基酶类、RNA酶等失活,使RNA与DNA交联,破坏RNA和DNA的正常结构,促发DNA突变;可使线粒体变形,影响三羧酸循环和细胞色素体系,阻碍氧化磷酸化,影响细胞呼吸;可破坏核蛋白结构,使之解聚,影响蛋白质和酶类的合成,产生某些变性的蛋白质,增强血小板聚集活性;使溶酶体通透性增加,释放多种水解蛋白酶,破坏组织的正常结构;使结缔组织的胶原发生交联,形成大分子物质,并失去柔韧性、弹性和膨胀性,使皮肤硬化,出现皱纹和老化,与衰老有关;可抑制免疫功能,并与肿瘤有关。LPO分解后可形成紫褐质及老年斑,不仅可沉积在皮肤上,还能沉积于心脏、脑组织和肾脏等多个器官。沉积于脑可使记忆力和智力减退而引发相关疾病。

【检测方法】

比色法和荧光检测法。

硫代巴比妥酸(TBA)比色法:LPO在稀酸中加热水解生成的丙二醛(MDA),MDA与TBA反应,形成红色缩合物,经正丁醇抽提后,红色色素可用分光光度计在532nm处比色定量。此方法在进行过程中产生的蛋白质沉淀对结果精密度影响较大,特别是在检测高蛋白标本时,检测受干扰物质影响尤其大,检测效果较差。

荧光法检测:利用硫代巴比妥酸(TBA)比色法反应产物具有荧光的性质,可直接用荧光分光光度计在激发波515nm、发射波553nm测定荧光强度定量。另一种荧光检测的原理是:LPO经过一系列反应产生的MDA可与蛋白质、氨基酸反应生成含N—C＝C—C＝N结构并发荧光的希夫碱(Schiff base),此碱具有典型荧光激发光谱和发射光谱(420～470nm),用荧光分光光度计测定其荧光相对强度,即可反映血液标本中LPO的水平。此法虽机制复杂、需特殊的仪器设备且成本高,但其灵敏度和精密度都较光度法显著增高,并且第二种荧光检测法还可以反映出MDA与体内蛋白质的相互作用,具有重要的生物学意义，近年来被普遍采用。

【标本要求和保存】

见“胆固醇”。

【参考范围】

8.79～11.87μmol/L（此项目暂无公认的参考区间）。

【临床意义】

（1）生理性血清水平随年龄增长而升高，超过60岁后有降低的趋势，男性高于女性。

（2）病理性升高见于动脉硬化、脑梗死、心肌梗死、高脂血症、肝脏病变（急性肝炎、慢性肝炎活动期、肝硬化）、肾脏疾病（慢性肾炎、肾功能不全）、糖尿病、恶性肿瘤和未成熟儿网膜症等。

【影响因素】

（1）由于溶血、脂血、黄疸血清 LPO 检测结果偏高，故以上三种标本均不能用于检测 LPO。血清蛋白浓度过高的标本会使比色法检测结果偏高，有条件的话，可改用荧光法检测以消除干扰。

（2）TBA 显色反应稳定性：显色后反应生成的色素在两小时内稳定。

（3）采用 TBA 反应测定 LPO 时，氢离子浓度影响正丁醇抽提反应生成物的效果。一般认为在酸性条件下（pH 2.1～3.0），抽提效果最佳；在中性（pH 6.0）时，尚有 10% 反应生成物残留于水层中，未被抽提出来；在碱性（pH 9.5）时，则不能抽出。

十七、总胆汁酸（total bile acids，TBA）

十八、游离胆汁酸（free bile acids）

十九、结合胆汁酸（conjugated bile acids）

二十、甘氨胆汁酸（glycocholic acid，GC）

【生化及生理】

胆汁酸（bile acids，BA）是一大类胆烷酸的总称，是胆汁的重要组成成分，由胆固醇在肝中代谢产生。胆汁酸按结构可分为游离胆汁酸（free bile acids）和结合胆汁酸（conjugated bile acids）两大类。游离胆汁酸包括胆酸、鹅脱氧胆酸、脱氧胆酸和少量石胆酸 4 种。上述四种胆汁酸与甘氨酸或牛磺酸结合可形成结合胆汁酸。胆汁中所含的胆汁酸以结合型为主，其中甘氨胆汁酸，又称（胆酰甘氨酸，cholylglycine，GC）与牛黄胆汁酸的比例是 3∶1。按胆汁酸的来源分类，胆酸、鹅脱氧胆酸及其相应的结合胆汁酸被称为初级胆汁酸，是由胆固醇为原料在肝脏中直接合成的。初级胆汁酸在肠道中受细菌的作用可生成次级胆汁酸，主要包括脱氧胆酸和少量石胆酸及其相应的结合胆汁酸。胆汁中的初级胆汁酸与次级胆汁酸均以钠盐和钾盐的形式存在，形成相应的胆汁酸盐。胆汁酸盐随胆汁排泄，95% 以上在肠道的回肠末端重吸收，经门静脉回到肝脏，进行肠-肝循环，其余残余部分由粪便排出。正常情况下血液中的胆汁酸含量极微，只有当肝实质遭到破坏或胆管阻塞时，血液中的胆汁酸浓度才会有不同程度的升高。

【检测方法】

胆汁酸测定常用方法有酶比色法、荧光法、化学发光法和色谱法。酶比色法为常规临床检测方法。荧光法和化学发光法因检测试剂太贵，难以适用临床检测需要。色谱法有气相色谱法、普通高效液相色谱法、固相萃取高效液相色谱紫外检测法、高效液相色谱-串联质谱检测法等。色谱法所需仪器复杂，价格贵，标本检测难以批量化，一般仅限于实验室研究使用。但是游离胆汁酸、结合胆汁酸以及甘氨胆汁酸必须采用普通高效液相色谱法、反相液相色谱法、固相萃取高效液相色谱紫外检测法、高效液相色谱-串联质谱等液相色谱法分离检测。

酶比色法的原理：在 3α-羟类固醇脱氢酶（3α-HSD）作用下，各种胆汁酸 C3 上 α 位的烃基（3α—OH）脱氢形成碳基（3α ═O）。同时 NAD^+ 还原成 NADH。随后，NADH 上的氢由黄递酶催化转移给碘化硝基四氮唑（INT），产生红色的甲臜。甲臜的产量与总胆汁酸（TBA）成正比，在 500nm 波长比色。

循环法原理：胆汁酸被 3α-羟基类固醇脱氢酶及 Thio-NAD^+（二核苷酸氧化型）特异性地氧化，生成 3-酮类固醇及 Thio-NADH（二核苷酸还原型），此外，生成的 3-酮类固醇在 3α-羟基类固醇脱氢酶及还原性辅酶Ⅰ（NADH）存在下，生成胆汁酸和 NAD^+。如此循环往复从而放大微量的胆汁酸量，在 405nm 处测定生成的 Thio-NADH 的吸光度变化，求得胆汁酸量。

【标本要求和保存】

采用血清，不能用血浆。标本量 1ml，至少 0.2ml。尽快分离血清进行检测，否则冷冻（-20℃）保存。

【参考范围】

总胆汁酸：

酶循环法：0～9.67μmol/L。

酶比色法：0.14～9.66μmol/L。

游离胆汁酸：0.53～3.06μmol/L(LC/GC-GC)。

结合胆汁酸：0.67～2.88μmol/L(LC/GC-GC)。

游离胆汁酸、结合胆汁酸以及甘氨胆汁酸项目无公认的参考区间。

【临床意义】

(1) 血清胆汁酸水平是反映肝实质损伤的一个重要指标。TBA测定对肝病的诊断有十分重要的价值。急性肝炎时血清TBA显著增高，可达正常人水平的10～100倍，甚至更高，急性肝炎初愈患者血清TBA若持续不降或反而上升者则有发展为慢性肝炎的可能。空腹总胆汁酸(F-TBA)和餐后两小时总胆汁酸(P-TBA)测定对慢性肝炎的分型、监测、预后及疗效有着重要意义。血清TBA在肝硬化的不同阶段均增高，增高幅度一般高于慢性活动性肝炎。乙醇性肝病患者血清TBA可增高，肝严重损伤时，血清TBA明显增高，而轻、中度损伤增高不明显。有人建议将血清TBA再加上β-氨基己糖苷酶作为乙醇性肝病的诊断指标，而餐后60分钟TBA测定可能更有诊断意义。中毒性肝病时血清TBA也异常。

血清TBA测定对胆汁淤积的诊断有较高灵敏度和特异性。肝外胆管阻塞及肝内胆汁淤积包括急性肝炎、初期胆管性肝硬化、新生儿胆汁淤积、妊娠性胆汁淤积等均可引起TBA增高。

所有肝病中，餐后血清TBA水平及异常率均比空腹时测定更灵敏，有人甚至认为餐后测定TBA对各种肝病的诊断灵敏度和特异性高达100%，而同时测定空腹血清胆汁酸有40%的患者在正常范围。急性肝炎是否转为慢性，连续监测餐后血清TBA可以观察慢性过程，慢性活动性肝炎是否发生纤维化改变，连续监测餐后血清TBA可以了解纤维化过程，不做肝活检即可获得肝损伤的程度。

(2) 不同种类的胆汁酸对结石形成的作用不同，鹅脱氧胆酸可以使胆固醇溶解，而胆酸和脱氧胆酸则无此作用。体内游离胆汁酸的毒性作用要明显强于结合胆汁酸。故游离胆汁酸和结合胆汁酸的成分分析和定量检测对胆石的成因、治疗以及了解肝脏代谢情况等方面有很重要的意义。

(3) 妊娠期肝内胆汁淤积症(intrahepatic cholestasis of pregnancy，ICP)的患者血清GC含量高出正常孕妇数倍或几十倍。目前血清GC水平已被认为是早期诊断ICP最灵敏的指标。多数学者建议将GC血清浓度测定作为孕妇(特别是中晚期孕妇)的常规检测项目。

【影响因素】

(1) 酶比色法检测TBA时，由于血清中TBA含量低，样品中存在干扰物质的影响相对就大，其中乳酸脱氢酶(LD)是主要的干扰物质，由LD反应中生成的NADH往往比TBA反应中生成的量要大得多，因此测定前去除血清中LD的影响至关重要，方法有：血清67℃加温30分钟；加草氨酸作为LD的封闭剂；碱或酸处理；用丙酮酸钠抑制LD活性。以丙酮酸钠法最好，可免去前处理步骤，直接加入反应体系，不影响体系的pH，且对反应体系无干扰。

(2) 酶法检测TBA时，手工法测定TBA需做标本、标准的对照管，样品和试剂用量大，试剂价格高，费用昂贵。分析仪测定能避免以上缺点，但去干扰能力不如手工法分析。

(3) 临床采用生化自动分析仪检测标本时，脂肪酶、胆固醇(包括HDL-C、LDL-C)和甘油三酯测定试剂中均加有胆酸盐，自动分析时会引起携带污染，必须引起注意。某些先进的仪器可以设定试剂针、样品针和反应杯的补充清洗程序，亦可将TBA编排在上述有污染的项目前测定。对某些不具备上述功能的仪器，最好将TBA单批测定。试剂中加适量表面活性剂可防止甲臜沉淀。

(4) 游离脂肪酸、结合脂肪酸和GC的成分分离和测定的灵敏度和特异性主要受色谱柱条件的影响。

第三节 血浆脂蛋白的检测

一、脂蛋白电泳(lipoprotein electrophoresis)

【生化及生理】

用电泳法可以将脂蛋白分为乳糜微粒、前β-脂蛋白、β-脂蛋白和α-脂蛋白。

【检测方法】

血清脂蛋白电泳可采用醋酸纤维素薄膜电泳、琼脂糖凝胶电泳、聚丙烯酰胺凝胶电泳等方法。临床上常用琼脂糖凝胶电泳。

脂蛋白电泳分析与血清蛋白质电泳分析最大区别是使用不同的染色剂。电泳分离法不论用何种支持物，血浆脂蛋白需用亲脂染料如苏丹黑 B、油红 O 等进行染色。根据染色方式不同，分为预染法和电泳后染色两大类。目前临床较多的是预染法，即预染后再电泳，电泳完毕，脂蛋白根据电荷量不同，移动在不同的位置，再置于光密度计内进行扫描，计算出各种脂蛋白的百分比，该数值乘以血浆总脂量，即可求出 α-脂蛋白、β-脂蛋白和前 β-脂蛋白含量，乳糜微粒停留在原点，无法测出其含量，正常空腹 12 小时后，血浆中无 CM 存在。也可将电泳完毕的琼脂糖凝胶脂蛋白区带切割置于试管中，加水溶解，进行比色，测出各自百分比。

【标本要求和保存】

脂蛋白电泳采用血清。标本量 5ml，至少 1.0ml。最好在 45 分钟内分离血清。分离后标本在室温(25℃)不稳定，需立即检测，否则冷藏(4℃)或冷冻(-20℃)稳定保存 14 天。可反复冻融两次。

电泳的标本要求是新鲜、未冷冻的血清(空腹静脉采集)，血浆标本不适合电泳检测，因为会产生很多纤维条带，干扰试验结果。

超速离心法血清和血浆标本均可。标本采集后尽快分离检测，来不及检测的标本一般 4℃保存。

用于免疫比浊法的标本一般为血清标本，溶血或脂血标本会影响比浊法测定的结果，应尽量舍弃。标本一般 4℃保存。

【参考范围】

乳糜微粒：阴性。

前 β-脂蛋白：11.0% ~19.2%。

β-脂蛋白：48% ~58.2%。

α-脂蛋白：26.5% ~37.1%。

【临床意义】

主要是用于原发性高脂蛋白血症分型。1967 年 Fredrickson 将原发性高脂蛋白血症分为 6 种表型。

【影响因素】

(1) 带有清晰的分离组分的脂蛋白图形是电泳法分离和测定脂蛋白准确性和精密度的前提。各组分的精密度可能存在差异，但用变异系数表示一般都在 5% 以下。电泳时偶尔 α-脂蛋白会消失或出现一条舌状的窄 α-脂蛋白条带，可能是因为游离脂肪酸在 α-脂蛋白上聚集，造成了这些微粒带有的电荷相等的缘故。

(2) 脂蛋白的免疫比浊测定对血清标本的清亮度要求较高，任何能够影响标本本身浊度的因素如溶血、脂血、蛋白沉淀物等都会对检测结果造成一定的干扰。

二、LDL/HDL 比值(LDL/HDL ratio)

【生理及生化】

LDL 和 HDL 都是体内血浆的重要脂蛋白成分，均主要由肝脏合成。前者的主要生理功能是转运肝脏合成的内源性胆固醇，还能调节周围组织合成胆固醇，抑制胆固醇合成限速酶(HMG-CoA)的活性，与脂质在动脉壁内的沉积作用有关，被公认为 AS 等心血管疾病发生的危险因素；而后者不仅可将周围组织中的胆固醇转移到肝脏，形成胆汁酸而排出，还可以通过胆固醇的逆转运作用减少血脂在血管壁的沉积，在一定程度上可以防止该类疾病的发生，所以临床上亦常用 LDL/HDL 比值结合其他脂质分析项目结果一起来评估 AS 和冠心病的发病风险。

【检测方法】

LDL 和 HDL 的分离和含量检测临床上常用电泳法和免疫比浊法。实验室精密分离和检测还可用超速离心法或高效液相色谱法。

【标本要求和保存】

见“脂蛋白电泳”。

【参考范围】

比值为 1.19 ~2.49。

【临床意义】

LDL 是致 AS 因素，HDL 是防 AS 因素，所以 LDL/HDL 比值可用于间接评价 AS 和冠心病的发病风险。但是由于 HDL 血清含量过高会导致高 HDL 血症而致病，所以并非 LDL/HDL 比值越低越好，其比值一般是要结合具体的 LDL 和 HDL 血清含量才具备良好的预测疾病的效果。

【影响因素】

采用免疫比浊法检测时不宜选用溶血、脂血、蛋白沉淀过多的标本，否则将严重影响所检测的结果正确性。

三、高密度亚型(HDL subclasses)

【生化及生理】

人类血浆 HDL 是颗粒大小、组成及功能极不均一的一组脂蛋白，具有高度异质性，可分为三种亚型 HDL_1、HDL_2 和 HDL_3，血浆中以 HDL_2 和 HDL_3 为主

（各占1/3和2/3），其中 HDL_2 为大的、密度较小、成熟的颗粒，HDL_3 为小的、密度较大、未成熟的颗粒。

HDL亚组分的代谢过程：在肝脏（主要）和小肠合成的ApoAⅠ和ApoAⅡ被分泌成为富含三酰甘油的脂蛋白（来自小肠的CM和来自肝脏的VLDL）的组成成分。构成HDL外壳的磷脂、胆固醇和Apo，在脂解过程中从CM、VLDL上分离，在磷脂转运蛋白的作用下形成新生的 HDL_2 或结合到现有的HDL上。肝细胞亦可分泌含脂质少的ApoAⅠ，这种ApoAⅠ需要与转运体A1（ABCA1）相互作用结合磷脂和胆固醇才能生成 HDL_2。在血循环过程中，HDL_2 在卵磷脂胆固醇酰基转移酶作用下将胆固醇转化生成胆固醇酯，无极性的胆固醇酯穿过双分子层分布于HDL的亲水性中心，从而形成成熟的球状 HDL_3。富含胆固醇酯的 HDL_3 在胆固醇酯转移蛋白的作用下，将胆固醇酯与富含三酰甘油的脂蛋白（CM、VLDL）交换获得三酰甘油，形成含胆固醇少而三酰甘油多的大颗粒HDL即 HDL_2。球状 HDL_3 可在脂解酶（脂蛋白脂酶、肝脂酶、内皮脂肪酶）的作用下将其磷脂和三酰甘油水解，转化成盘状的 HDL_2。在此过程中，部分ApoAⅠ从HDL上解离，主要经肾脏中被清除。富含胆固醇酯的 HDL_3 可被位于肝脏和肾上腺细胞表面的清道夫受体BI（SR-BI）识别，从而介导HDL上的胆固醇酯和游离胆固醇的摄取。所含胆固醇酯变少的小颗粒HDL可结合已存在的HDL转变成大的HDL，或经由肾脏被清除。

【检测方法】

超速离心法、电泳法、化学沉淀法和核磁共振分光光度法。目前最常用的是超速离心法。

超速离心法：最经典的分离HDL亚型的方法，分为密度梯度离心、速率区带离心、差速离心、单直转子超速离心等多种类型，其中以密度梯度离心法最为常用。它是测定脂蛋白亚组分的金标准，这种方法将HDL在一定梯度介质中进行离心沉淀或沉降平衡，在一定离心力下把不同的HDL亚组分颗粒分配到梯度液中某些特定位置上，形成不同区带，从而将HDL各亚组分互相分离。该法的优点是：具有很好的分辨率，准确度高，分离效果好，可一次获得较纯颗粒；颗粒不会积压变形，能保持颗粒活性，并防止已形成的区带由于对流而引起混合。缺点是：设备昂贵、离心时间较长、需要制备梯度液、操作严格、不易掌握。

电泳法：利用HDL颗粒电荷大小或Apo组成成分不同的特点分离HDL亚组分，然后可通过脂质染色或免疫印迹（用抗ApoA抗体）来直接检测。琼脂糖凝胶电泳、梯度电泳和2D凝胶电泳均可使用。琼脂糖凝胶电泳最简单，梯度电泳容易操作且可重复，但对凝胶质量和实验室条件要求很高，需要专门定制的凝胶并且要严密监测实验室条件的变化，以确保其准确性。2D凝胶电泳率，且颗粒逐渐变小，具有准确性高的优点，但耗时较长且对实验室的条件、技术要求较高。

化学沉淀法：利用硫酸葡聚糖和聚乙二醇等作为沉淀剂，调整溶液浓度和pH值，将 HDL_2 和 HDL_3 分离，通过测定其胆固醇含量进行定量。该法操作过程简单、无需专门设备，但易受高三酰甘油水平的影响。后来又有复合沉淀、选择性沉淀用来分离和测定HDL亚组分。这类方法成本相对较小、分离较快，但是同一标本可因实验室不同而得出不同的结果，这对疾病诊断和治疗方面造成一定的障碍。

核磁共振分光测定法：是近年来一种新的检测HDL亚组分的方法，这种方法基于血浆中不同大小脂蛋白其脂质（磷脂、胆固醇、胆固醇酯、三酰甘油）所带甲基有特异的核磁共振信号，通过记录血浆中HDL颗粒其脂质甲基的信号，计算出HDL各亚组分的浓度、数目及大小。与传统方法（超速离心法、电泳法、沉淀法等）不同的是，该法无需对血浆中脂蛋白进行分离，直接用于HDL亚组分测定，并具有准确度高、耗时短且花费少的优点。

【标本要求和保存】

见“脂蛋白电泳”。

【参考范围】

HDL_2：0.36～0.72mmol/L。

HDL_3：0.39～0.61mmol/L。

【临床意义】

一般认为HDL可通过逆转运胆固醇、保护血管内皮、抗炎症、抗氧化作用等机制抵抗AS的发生。两种HDL亚型，对AS有保护作用的HDL主要是较大颗粒的 HDL_2，而小颗粒的 HDL_3 则无保护作用，甚至与AS发生发展相联系。有研究发现 HDL_2 与冠心病呈负相关，其对冠心病发生的预测值比HDL-C更大。另有报道冠心病的发生可能与低 HDL_3 水平有关。在降低冠心病的发病率方面 HDL_2 比 HDL_3 更强。

四、低密度脂蛋白亚型（LDL subclasses）

【生化及生理】

LDL是非单一的脂蛋白颗粒，按颗粒大小，LDL

分为 LDLa 和 LDLb。研究显示 30% ~40% 的冠心病患者没有明显的 LDL-C 升高。对 LDL 亚型的分析显示 LDL-C 正常的冠心病患者中小颗粒的 LDL 占优势，而小而密的 LDL（LDLb）有更强的致 As 的作用。其主要原因是 LDLb 容易进入动脉壁，在内膜下被氧化修饰，并最终导致 AS。

【检测方法】

超速离心法。

【标本要求和保存】

见“脂蛋白电泳”。

【参考范围】

LDLa：1.51 ~3.07mmol/L。

LDLb：0.26 ~0.86mmol/L。

【临床意义】

动脉粥样硬化危险性评估。

五、氧化高密度脂蛋白（oxidized HDL，ox-HDL）

【生化及生理】

氧化高密度脂蛋白是由 HDL 氧化修饰而来。体外 HDL 可被铜离子、次氯酸、内皮细胞、平滑肌细胞、巨噬细胞等氧化修饰。在体内 HDL 的氧化机制未明。经氧化修饰后的 HDL，其磷脂、胆固醇酯和三酰甘油中的多不饱和脂肪酸双键重排，硫代巴比妥酸反应物质增加，产生共轭二烯，负电荷增加，电泳迁移率增加。HDL 氧化过程中产生新的表位，使原有的 HDL 具有免疫原性。HDL 被氧化修饰后 ApoA Ⅰ 含量减少，其表面的抗氧化酶如二乙基对硝基苯磷酸脂酶 1（paraoxonase-1，PON-1）、胆固醇酰酰转移酶和血小板活化因子乙醇水解酶等功能失调活性下降。HDL 发生氧化修饰后更易被细胞摄取，而从细胞内转运出的能力显著下降。众所周知，HDL 是一种已经被医学界公认已久的抗 AS 因素，但其转变成 OxHDL 后不仅失去了原本的防护作用，反而成为了一种全新的致 AS 作用的物质。OxHDL 致 AS 作用机制可能与其促使内皮细胞损伤、趋化巨噬细胞或单核等炎症细胞聚集/促泡沫化、抑制胆固醇的逆转运、LDL 的氧化修饰和人体纤溶解活性等有关。

【检测方法】

ELISA 法、免疫印迹、免疫比浊法、免疫荧光、免疫化学发光法。

【标本要求和保存】

见“脂蛋白电泳”。

【参考范围】

此项目无公认的参考区间。

【临床意义】

HDL 可以被氧化，并且被氧化修饰后，不但减弱其抵抗 AS 的作用，并且能通过多种途径导致 AS 程度的加剧。其检测的主要意义在于评价和预测 AS、冠心病及其他心血管疾病的发生的风险概率。

【影响因素】

基于 OxHDL 是近年来才发现的一种新的致 AS 发病的氧化修饰脂蛋白，因此目前关于 OxHDL 的检测方法还不十分成熟，缺乏检测指标的标准化和统一规范，其血浆检测水平的准确性受各种免疫方法的条件和抗体的纯度和特异性的限制较大。

六、修饰型低密度脂蛋白（modified LDL）

【生化及生理】

修饰型 LDL 是 LDL 的蛋白组分经化学修饰后的产物，修饰后的 LDL 结构和生物活性都发生了一定的变化。现在发现的修饰型 LDL 主要有三种：氧化 LDL（oxidized LDL，OxLDL）、乙酰 LDL（acetyl LDL，AcLDL）和糖化 LDL（glycated LDL，GlyLDL）。AcLDL 是 LDL 中的 ApoB100 赖氨酸残基被乙酰化后产生的修饰 LDL；OxLDL 是 LDL 经过氧化而形成的；GlyLDL 是指糖基化的 LDL。正常的 LDL 经各种修饰以后导致其更容易造成血管内皮细胞的损伤、增强脂质在血管壁的沉积作用、趋化巨噬细胞泡沫化从而促进 AS 的形成。

【检测方法】

免疫学酶法检测，最简单的是 ELISA，其次还有荧光酶法、化学发光酶法和免疫印迹等。

【标本要求和采集】

见“脂蛋白电泳”。

【参考范围】

OxLDL：53.6 ~111.8mg/L。

GlyLDL：0.14 ~0.44mmol/L。

AcLDL 无公认的参考区间。

【临床意义】

修饰型 LDL（OxLDL、AcLDL、GlyLDL）通过各种机制在 AS 的早发和进程中发挥着重要的生理学作用，检测其在人体内的含量不仅可以对 AS 进行早期预测和发病风险评估，而且还可以用于监测 AS 患者的药物治疗效果和疾病恢复情况。指导临床治疗方案的及时调整。修饰型 LDL 还与 AS 相关的一些疾病，如冠心病、心肌梗死等关系密切。

【影响因素】

血浆 OxLDL、AcLDL、GlyLDL 的检测水平主要受免疫学方法检测中抗体的纯度、稳定性、特异性以及不同种方法的精密度、准确度等方面的影响。目前虽已证明上述三种修饰 LDL 对 AS 的形成有重要作用，但是其人体不同血浆含量水平的临床意义是否一致还不清楚，具体检测方法和标准也还没有建立，因此其检测暂时还无法推广至临床应用。

七、脂蛋白(a)[lipoprotein(a)，Lp(a)]

【生化及生理】

脂蛋白(a)是人体内一种独特脂蛋白，由载脂蛋白(a)和 ApoB 经二硫键连接而成，其结构与 LDL 相似，除含有 ApoB 外，还含有一个特异的与纤维蛋白溶酶原结构相似的 Apo(a)，两者通过二硫键连接。Apo(a)和纤维蛋白溶酶原结构高度相似，均含有 3 对二硫键构成的 kringle(K，相对分子量约 12 700)样结构。Apo(a)中包括多个 K4 拷贝、1 个 K5 和蛋白水解酶区域。K4 分为 10 种不同类型，K4-1 至 K4-10，其中 K4-2 为可变数目的重复，从 3 个到 40 个拷贝，形成了 Apo(a)分子量从 187 000～662 000的多态性。血浆 Lp(a)水平主要受基因控制，与 Apo(a)多态性相关。Apo(a)与 AS、冠心病、心肌梗死、脑卒中等呈正相关，它参与 AS 脂质沉积和泡沫细胞的形成，促进 AS 的发生。Lp(a)亦可被氧化修饰，氧化修饰后的 Lp(a)能使纤溶酶原激活抑制剂I过量产生，从而抑制纤溶和导致血栓形成。Lp(a)还能与 LDL 相互作用形成聚合物，延长其在内膜的存留时间，有助于泡沫细胞的形成。Lp(a)能激活转化生长因子 β(TGF-β)，刺激平滑肌细胞增生并增强其活力。Lp(a)中的 Apo100 在内膜下易与细胞外基质(蛋白多黏多糖、纤维连接蛋白)结合，而游离的 Apo(a)部分则能诱捕更多的富含胆固醇的颗粒，使巨噬细胞更大量地摄取经受体介导的 LDL 和 Apo(a)，表明 Lp(a)与 AS 关系密切。虽然目前 Lp(a)生理功能尚不清楚，但许多临床流行病学资料证明，Lp(a)是冠心病重要的且与遗传密切相关的危险因素。

【检测方法】

Lp(a)的检测方法主要包括两大方面：免疫学检测和非免疫学检测，非免疫学法主要检测的是 Lp(a)中的胆固醇含量。

国内目前常用的 Lp(a)免疫化学定量方法有免疫透射比浊法、乳胶增强免疫透射比浊法、电泳免疫扩散法、放射免疫扩散法、免疫散射法和 ELISA。其中双抗体夹心法为检测的参考方法。捕获抗体为 a-6(针对 K4-2 位点)或 a-40(针对 K4-9 位点)，检测抗体为 a-40。由于 Apo(a)分子仅含有 1 个拷贝的 K4-9，该法对 Apo(a)多态性大小不敏感。

Lp(a)中胆固醇含量测定可消除 Apo(a)多态性的影响，早期采用超速离心或凝集素亲和层析分离 Lp(a)，酶法测定胆固醇含量，操作复杂，临床应用不便。新近采用电泳技术结合原位酶法显色或光密度扫描测定 Lp(a)中胆固醇含量。但测定 Lp(a)胆固醇的临床价值尚待研究。

【标本要求和保存】

采用血清或血浆，血浆用 EDTA 抗凝。标本量 1ml，至少 0.1ml。尽快分离血清/血浆。分离后立即检测，否则标本在冷藏(4℃)保存。

【参考区间】

0～300mg/L。

【临床意义】

(1) 心血管疾病独立危险因素。<200mg/L，低风险；200～300mg/L，中度风险；310～500mg/L，高风险；>500mg/L，非常高风险。

(2) 病理性增高：缺血性心脑血管疾病、高脂血症、AS、冠心病、脑梗死患者 Lp(a)水平显著增高，与高血压、吸烟、饮食和其他血脂无相关性。亦有人提出，高 Lp(a)只有与高 LDL 同时存在时才有危险；心肌梗死、外科手术、急性创伤和急性炎症时，Lp(a)有急性时相蛋白反应性，在上述急性反应时增高；其他如肾病综合征、未经控制的糖尿病、甲状腺功能不全、尿毒症以及除肝癌以外的恶性肿瘤。

(3) 减低：肝脏疾病，Lp(a)主要在肝脏中合成，肝脏疾病可影响其正常的生物合成。甲状腺功能亢进、接受雌激素、烟酸、新霉素治疗的患者也会出现不同程度的 Lp(a)水平降低。

【影响因素】

(1) 一般而言，人体 Lp(a)水平高低主要由遗传因素决定，基本上不受性别、年龄、饮食、营养和环境影响，同一个体的 Lp(a)相当恒定。但也有报道，新生儿 Lp(a)为成年人的 1/10，6 个月后达成年人水平；妊娠妇女可出现生理性变动，闭经后又上升趋势；黑种人 Lp(a)水平明显高于白种和黄种人，但黑种人冠心病发病率并不高。

(2) Apo(a)结构特征对免疫化学测定 Lp(a)提出了严峻的挑战，因为测定系统标准品多态性的大小不能与待测的所有血浆样本 Apo(a)一致。如果抗体对 K4-2 特异,则抗体的反应性除取决于 Lp(a)分子数外,亦与 Apo(a)分子的大小(K4-2 重复数目)密切相关,导致目前任何商业 Lp(a)测定试剂都受到 Apo(a)多态性的影响。Lp(a)测定的国际标准化工作已取得系列进展,已确立了国际标准化程序,建立了参考方法和参考物质,但目前仍不能提供可广泛推广的不受 Apo(a)多态性影响的理想 Lp(a)测定试剂。

(3) Lp(a)有凝聚的趋势,放射免疫扩散法和电泳免疫扩散法检测要用新鲜血清。用 ELISA 和免疫比浊法检测时即使长时间冷冻后也能获得正确的结果。

八、脂蛋白-X(lipoprotein-X,Lp-X)

【生化及生理】

脂蛋白-X 为胆汁淤积时出现的异常脂蛋白,存在于低密度脂蛋白中,其生成可能与胆汁中的磷脂的反流有关。因等电点高,在 pH 8.6 缓冲液中进行血清脂蛋白电泳时向阴极泳动(与其他脂蛋白泳动方向相反),是胆汁淤积诊断的重要生物化学指标。检测方法有脂蛋白电泳法、沉淀分离化学测定和超速离心法等。超速离心法可将其分为两类:$Lp\text{-}X_1$(其蛋白部分以白蛋白为主,肝外性胆汁淤积时增加)和 $Lp\text{-}X_2$(其蛋白部分除白蛋白外,还有 ApoE、ApoC 等,在肝内性胆汁淤积时增加)。组成成分以磷脂和游离胆固醇为其特征(磷脂占 66%,游离胆固醇占 22%,胆固醇酯占 3%,甘油三酯占 3%,胆汁酸占 2%,蛋白占 6%)。蛋白成分中 40% 为白蛋白,60% 为 ApoC。

【检测方法】

Lp-X 检测包括乙醚提取测磷法、乙醚提取硫氰酸铁铵络合法、免疫透射比浊法、琼脂糖凝胶电泳、多阴离子沉淀法等,临床常用乙醚提取测磷法和免疫透射比浊法。

乙醚提取测磷法:Lp-X 中的磷脂结合相对疏松,能被乙醚选择性抽提。经乙醚提取的磷脂经灼烧五氧化二磷,被热盐酸转化为磷酸,遇钼酸钠生成磷钼酸钠,再被硫酸联氨还原为钼蓝,利用分光光度计比色检测,吸光度大小与 Lp-X 血清含量成正比。

【标本要求和保存】

见“脂蛋白电泳”。

【参考区间】

乙醚提取测磷法:0 ~0. 10g/L。

免疫透射比浊法:0 ~0. 09g/L。

【临床意义】

(1) Lp-X 是胆汁淤积的灵敏生化指标,其灵敏性及特异性优于总胆红素、碱性磷酸酶和 γ-谷氨酰转肽酶。Lp-X 含量与胆汁淤积程度有关,可用于鉴别胆汁阻塞类型,肝外性阻塞时高于肝内性阻塞,恶性阻塞高于良性阻塞。

(2) 凡是能引起胆汁淤积的有关疾病都能导致体内血清 Lp-X 水平升高,急性肝炎早期、肝癌、胆结石、原发性胆汁性肝硬化、梗阻性黄疸(尤其是肝外胆汁淤积性黄疸)、家族性卵磷脂胆固醇酰基转移酶缺乏症。

【影响因素】

(1) 标本采集后未及时分离和检测可能会造成检测结果的偏低。因为血液中原本就含有一定量的磷脂酸酶,在标本贮存过程中会解离 Lp-X 中的结合疏松的磷脂从而导致检测的 Lp-X 血清含量偏低。

(2) 由于乙醚提取法和琼脂糖电泳法的方法精密度不同,后者可能在方法上更为精准,故两种方法的参考范围亦有少许差异。

第四节　载脂蛋白的检测

一、载脂蛋白 AⅠ(apolipoprotein AⅠ,ApoAⅠ)

【生化及生理】

载脂蛋白 AⅠ和载脂蛋白 AⅡ是 HDL 的主要载脂蛋白,在肝脏和小肠合成,也存在于小肠的 CM 中。ApoAⅠ约占 ApoA 的 75%,能活化 LCAT,使胆固醇转化为胆固醇酯,促进胆固醇的运输和调节 HDL 代谢。血浆 ApoAⅠ浓度与 HDL-C 水平正相关。有研究表明 ApoAⅠ本身还能控制 HDL 的颗粒大小和分布,这一功能解释了人类 HDL 颗粒大小的多态型。血浆 ApoAⅠ的调控环节主要存在于转录后水平,而不是转录水平;在很大的生理甚至病理范围内,ApoAⅠ或 HDL 受体被饱和的可能性很小。在 AS 的发病研究方面,

ApoAⅠ基因的增强表达能减少动脉壁内泡沫细胞的形成和堆积。高浓度血浆ApoAⅠ和HDL能预防和对抗AS的形成，低浓度血浆ApoAⅠ和低浓度HDL-C本身却不足以诱发动脉粥样硬化。

【检测方法】

ApoAⅠ的检测多采用的是免疫学方法，包括免疫扩散（RID）、酶免疫分析、免疫比浊、ELISA、放射性免疫分析等。其中以免疫比浊法临床应用最广泛。免疫比浊法是抗原抗体结合动态测定方法，免疫比浊法又可分为免疫透射比浊法、免疫散射比浊法和免疫胶乳比浊法。

免疫透射比浊法：抗原抗体结合后，形成免疫复合物，在一定时间内复合物聚合出现浊度。当光线通过溶液时，可被免疫复合物吸收。免疫复合物量越多，光线吸收越多。光线被吸收的量在一定范围内与免疫复合物的量成正比。利用比浊计测定光密度值，复合物的含量与光密度值成正比，同样当抗体量一定时，光密度值也与抗原含量成正比。本法较单向琼脂扩散试验和火箭电泳等一般免疫化学定量方法敏感、快速简便，但要求免疫复合物的数量和分子量达到一定高度，否则就难以测出。

免疫散射比浊法：一定波长的光沿水平轴照射，通过溶液如果遇到抗原抗体复合物粒子，光线被粒子颗粒折射，发生偏转，光线偏转的角度与发射光的波长和抗原抗体复合物颗粒大小和多少密切相关。散射光的强度与复合物的含量成正比，即待测抗原越多，形成的复合物也越多，散射光也越强。散射光的强度还与各种物理因素，如加入抗原或抗体的时间、光源的强弱和波长、测量角度等密切相关。散射比浊法又分为速率散射比浊法和终点散射比浊法。

免疫胶乳比浊法：胶乳比浊法即是将待测物质相对应的抗体包被在直径为15～60nm的胶乳颗粒上，使抗原抗体结合物的体积增大，光通过之后，透射光和散射光的强度变化更为显著，从而提高试验的敏感性。

【标本要求和保存】

患者必须禁食12～14小时。采用血清或血浆，血清首选，血浆用肝素或EDTA抗凝。标本量2ml。最好在4小时内分离血清/血浆。分离后标本在室温（25℃）、冷藏（4℃）或冷冻（-20℃）稳定保存14天。可反复冻融3次。

【参考范围】

4～5岁：男1.09～1.72g/L；女1.04～1.63g/L。

6～11岁：男1.11～1.77g/L；女1.10～1.66g/L。

12～19岁：男0.99～1.65g/L；女1.05～1.80g/L。

20～29岁：男1.05～1.73g/L；女1.11～2.09g/L。

30～39岁：男1.05～1.73g/L；女1.10～1.89g/L。

40～49岁：男1.03～1.78g/L；女1.15～1.95g/L。

50～59岁：男1.07～1.73g/L；女1.17～2.11g/L。

60～69岁：男1.11～1.84g/L；女1.20～2.05g/L。

>69岁：男1.09～1.80g/L；女1.18～1.99g/L。

【临床意义】

（1）血中ApoA水平受一些药物和激素的影响，如避孕药、雌激素、更年期、饮酒等。ApoAⅠ随年龄波动较小，女性稍高于男性，但差异不明显；80岁以后，男女ApoAⅠ均下降。中国人的ApoAⅠ水平与美国人接近。

（2）ApoAⅠ降低是心、脑血管病的危险因素。ApoAⅠ降低可见于急慢性肝炎、肝硬化、肝外胆道阻塞、缺血性疾患、人工透析、冠心病、糖尿病、肾病综合征、营养不良等。

（3）ApoAⅠ增高比较少见，对酒精性肝炎、高α-脂蛋白血症时ApoAⅠ增高有一定的意义。

（4）ApoAⅠ常与血清胆固醇、甘油三酯及载脂蛋白B同时测定时进行分析，对于判断心血管疾病的危险性在临床受到高度重视。

【影响因素】

（1）标本脂血、溶血影响免疫比浊法的检测结果。总胆红素>68.4μmol/L、高脂血清检测结果有影响。Hb浓度>20g/L时，ApoAⅠ的测定结果有所下降。

（2）抗体血清的效价（滴度）不可低于1:16。

（3）使用免疫化学法时，所使用的抗体必须具有高度特异性且要准确鉴定相关单克隆抗体的特性，否则其他蛋白也会被同时检测而造成检测结果的偏差。

二、载脂蛋白B（apolipoprotein B，ApoB）

【生化及生理】

载脂蛋白B是人体内最大的载脂蛋白，主要存在于 LDL 和 CM 中，是二者的结构蛋白。目前发现的 ApoB 类型主要有两种：ApoB100 和 ApoB40，前者来源于肝脏，后者来源于小肠，仅在肠源性的脂蛋白中（如 CM）存在，参与外源性胆固醇的转运，不与 LDL 受体结合，在正常情况下很难在循环中检测到（除外Ⅰ、Ⅲ、Ⅳ型高脂蛋白血症）。ApoB100 是 ApoB 的最主要的作用成分，构成了95%以上的 LDL 蛋白成分。正常人空腹所测的 ApoB 即 ApoB100。ApoB100 在肝脏合成以后，转运内源性胆固醇，结合于周围组织细胞表面的 LDL 受体，与细胞内胆固醇的沉积关系密切。ApoB100 在体内的降解产物包括：ApoB48、75、41、36 等。流行病学调查和临床治疗均显示 ApoB100 与 AS 和冠心病的发生有很大的关系。有研究表明 LDL-C 和 ApoB100 水平同时增高的患者中冠心病的风险水平增加两倍。ApoB100 致 AS 的机制包括：与内膜下细胞受体结合直接导致 LDL-C 在动脉内膜下沉积；直接刺激平滑肌细胞增殖并进入内膜下层；通过激活内皮细胞中一种参与信号传导的蛋白激酶-p38，导致动脉粥样硬化斑块中的泡沫细胞坏死形成脂质条纹等。

【检测方法】

ApoB 检测以免疫学方法为主，临床常用免疫比浊法。

【标本要求和保存】

见“载脂蛋白 AⅠ”。

【参考范围】

4～5 岁：男 0.58～1.03g/L；女 0.58～1.04g/L。

6～11 岁：男 0.56～1.05g/L；女 0.57～1.13g/L。

12～19 岁：男 0.55～1.10g/L；女 0.53～1.19g/L。

20～29 岁：男 0.59～1.30g/L；女 0.59～1.32g/L。

30～39 岁：男 0.63～1.43g/L；女 0.70～1.32g/L。

40～49 岁：男 0.71～1.52g/L；女 0.75～1.36g/L。

50～59 岁：男 0.75～1.60g/L；女 0.75～1.68g/L。

60～69 岁：男 0.81～1.56g/L；女 0.75～1.73g/L。

>69 岁：男 0.73～1.52g/L；女 0.79～1.68g/L。

【临床意义】

（1）不论男女，ApoB 的血浆水平均随年龄升高而上升，至 70 岁后，ApoB 不再上升或开始下降；50 岁以前男性高于女性，50 岁以后女性高于男性。中国人的 ApoB 水平低于欧美水平。正常情况下，ApoB 的水平随 TG 和 LDL-C 水平波动。

（2）ApoB 的人体血浆含量与 ApoAⅠ呈负相关。即使 TG 和 LDL 水平在正常范围内，ApoB 水平升高也可直接预示面临心血管类疾病的风险性上升。ApoB 增高见于 AS、肥胖、Ⅱ型高脂血症、胆汁淤积、肾病和甲状腺功能低下等。

（3）ApoB 血浆水平降低见于肝脏相关疾病和甲状腺功能亢进。

【影响因素】

（1）总胆红素>68.4μmol/L、Hb 浓度>20g/L、高脂血清对结果有影响。

（2）抗体血清的效价（滴度）不可低于 1∶128。

三、载脂蛋白 B/载脂蛋白 AⅠ比值（ApoB/ApoAⅠ ratio）

【生化及生理】

载脂蛋白 B（ApoB）是 LDL 的主要载脂蛋白，而载脂蛋白 AⅠ（ApoAⅠ）是 HDL 的主要蛋白，测定二者在血浆中的含量水平可直接反映人体血浆 LDL 和 HDL 的水平。脂蛋白中的胆固醇含量在某些病理情况下会发生变化，因此 LDL-C 和 HDL-C 不能代替 ApoB 和 ApoAⅠ的检测。一般认为 AS 和冠心病时，ApoAⅠ下降而 ApoB 升高，特别是冠心病时，ApoB 升高比 TG、LDL-C 升高更具意义。有资料显示血浆内 ApoB 水平升高，尤其是那些升高明显的人，其冠心病的危险大约比 ApoB 者高 90%。脑血管疾病时，ApoAⅠ和 HDL-C 下降更明显，而 ApoB 往往正常；脑出血时，ApoB 还可能偏低。有关研究利用多元逐步回归分析后的结果显示：ApoB/ApoAⅠ与 HDL 呈明显正相关，与 TG、LDL 呈明显负相关，提示 ApoB/ApoAⅠ是预示和判断 AS 的可靠指标，ApoB/ApoAⅠ比值较 ApoB、ApoAⅠ单项指标更有意义。所以有人主张用 ApoB/ApoAⅠ比值代替 LDL-C/HDL-C 比值作为 AS 的发病风险指标。

【检测方法】

ApoB、ApoAⅠ的检测主要是免疫学方法，包括免疫扩散（RID）、酶免疫分析、免疫比浊、ELISA、放射性免疫分析等。其中以免疫透射比浊法临床应用最广泛。

【标本要求和保存】

见“载脂蛋白 AⅠ”。

【参考范围】

0.35～0.60g/L。

【临床意义】

（1）评价冠状动脉疾病（CAD）的重要指标，比胆固醇、LDL/HDL 比值更有价值。ApoB/ApoAⅠ比值 0.7，表示风险一般；比值 0.9 表示两倍风险；1.0 表示 3 倍风险。

（2）ApoB/ApoAⅠ比值病理性显著降低见于：AS、冠心病、糖尿病、高脂血症和肥胖等。

四、载脂蛋白 CⅡ（apolipoprotein CⅡ，ApoCⅡ）

五、载脂蛋白 CⅢ（apolipoprotein CⅢ，ApoCⅢ）

【生化及生理】

载脂蛋白 C 是 VLDL 的主要载脂蛋白，也存在于 HDL 和 LDL 中，有 3 种不同的载脂蛋白 C，即 ApoCⅠ、ApoCⅡ、ApoCⅢ，它是 CM、VLDL 和 HDL 的少量结构蛋白。目前，ApoC 的生理功能尚未完全阐明，大量研究资料均表明，它对参与脂蛋白代谢的许多酶及受体均有影响，主要包括：LPL 和 HL 的活性；抑制肝脏脂蛋白受体对富含 TG 脂蛋白的摄取；参与调节 LCAT 和 CETP 的活性等。

ApoCⅡ是 LPL 的必需激活剂，但高浓度时可能反而会抑制 LPL 的活性，其具体机制仍不完全清楚。但大量实验研究都证明 ApoCⅡ只有与脂质结合后才能激活 LPL，可见 ApoCⅡ的脂质结合区域是其激活脂蛋白酶所必需的。ApoCⅡ还能抑制 ApoE 介导的 β-VLDL 与 LDL 受体和 LDL 受体相关蛋白（LRP）的结合、CM 和 VLDL 对脂解刺激受体（lipolysis stimulated receptor，LSR）的结合以及 LCAT 和 CETP 的活性。体内 ApoCⅡ不足预示高甘油三酯血症的发生，ApoCⅡ不足的患者基本上都伴有乳糜微粒血症、黄色素瘤和周期性胰腺炎。

ApoCⅢ是 LPL 的一种非常强的抑制剂。有研究利用血清 LPL 和纯化的 ApoCⅢ进行体内动力学实验发现，它能非竞争性地抑制 LPL 对 ApoCⅡ和油酸甘油的作用，提示 ApoCⅢ可能直接对 LPL 起抑制作用，而 ApoCⅢ的 N2 末端区为抑制脂蛋白脂酶活性所必需。此外，ApoCⅢ还可能通过载脂蛋白 CⅢ受体影响血浆 VLDL 的清除。ApoCⅢ受体是新发现的一种存在于肝细胞膜上的特殊受体，它不同于已发现的脂蛋白受体，不依赖于 Ca^{2+}，不受 EDTA 抑制，对胰蛋白酶敏感。当载脂蛋白 CⅢ受体活性增高的同时，肝脏结合 VLDL 的活性降低，推测当 VLDL 中的载脂蛋白 CⅢ与肝细胞膜上的载脂蛋白 CⅢ受体结合后，可使肝细胞膜上清除 VLDL 的受体功能发生改变，识别结合 VLDL 的作用下降和（或）内在化减少，引起血浆 VLDL 清除减少。与 ApoCⅡ类似，ApoCⅢ也有抑制 LCAT 和 CETP 的生理功能。ApoCⅢ体内血浆浓度升高往往伴随着初期和中期的高甘油三酯血症。

【检测方法】

免疫透射比浊法。

【标本要求和保存】

见“载脂蛋白 AⅠ”。

【参考范围】

ApoCⅡ：25.3～48.1mg/L。

ApoCⅢ：53.6～101.0mg/L。

【临床意义】

（1）ApoCⅡ增高见于Ⅰ、Ⅱb、Ⅲ、Ⅳ、Ⅴ型高脂血症和阻塞性黄疸，降低见于肝硬化，ApoCⅡ缺乏是高乳糜微粒血症综合征的病因之一。

（2）近来发现 ApoCⅢ是血脂障碍和代谢综合征的分子连接，CVD 的特征表现。血浆 ApoCⅢ浓度（尤其在含有 ApoB 的脂蛋白中）作为 CVD 进展的预测因子比血浆三酰甘油浓度可能更为合适。ApoCⅢ浓度升高是胰岛素抵抗和肥胖症患者血脂异常的共同特点。调节 ApoCⅢ代谢也许是控制代谢综合征患者血脂代谢异常和治疗 CVD 发病的一重要靶点。

【影响因素】

血清总胆红素＞68.4μmol/L，Hb＞20g/L，高脂血清对检测结果有影响。

六、载脂蛋白 E（apolipoprotein E，ApoE）

【生化及生理】

载脂蛋白 E 是一种富含精氨酸的碱性蛋白，最早是从正常人的 VLDL 中发现的，ApoE 主要存在于 VLDL、CM 及 CM 残基和某些高密度脂蛋白亚型中，是 LDL 受体、VLDL 受体和 LDL 受体相关蛋白等的配体。它主要在肝脏和大脑中合成，在中枢神经系统主要是星形胶质细胞产生，在周围神经系统通过巨噬细胞合成。ApoE 可通过调节胆固醇及其脂类物质的储存和再分布影响血浆脂蛋白代谢，同时参与组织修复、抑制血小板聚集、免疫调节和抑制细胞增殖以及老年性痴呆的病理生理过程，并在神经系统的正常生长过程及损伤后的修复过程中发挥作用。

ApoE 基因具有多态性，多态性分子学基础在于氨基酸序列 112 位半胱氨酸（Cys）和 158 位精氨酸（Arg）互换。ApoE2 在这两个位置均为 Cys，ApoE4 均为 Arg，ApoE3 分别为 Cys 和 Arg。ApoE 异构体受一个基因点上的 3 个等位基因控制，这 3 个等位基因分别为 ε2、ε3 及 ε4，其多态性导致了人群中存在 6 种不同的遗传表型，即 3 种杂合体（E2/3、E3/4、E2/4）和 3 种纯合体（E2/2、E3/3、E4/4），其中 ε3，ApoE3/3 分别是最常见的等位基因和遗传表型。

【检测方法】

ApoE 血清定量检测采用免疫透射比浊法。

ApoE 基因型检测常采用 PCR-RFLP。

ApoE 表型检测可采用等电聚焦后的免疫印迹法。

【标本要求和保存】

见“载脂蛋白 AⅠ”。

【参考范围】

血清 ApoE：27.7～55.9mg/L。

【临床意义】

（1）可用于评价心血管疾病发生的风险。ε2/ε2 基因型是高风险型，特别容易导致Ⅲ型高脂蛋白血症的发生，其诊断必须有总胆固醇和甘油三酯的升高。

（2）基因型分析禁止用于 Alzheimer 病的风险评价。

【影响因素】

（1）ApoE 基因频率和表现型分布有种族和地域的差别。欧洲人 ε4 等位基因频率从北到南呈下降梯度分布，亚洲人 ε4 频率低，相比之下，非洲黑种人组及巴布亚新几内亚人 ε4 频率高。一些学者认为，ε4 等位基因频率不同可以解释不同种族间血浆胆固醇水平高低和心脑血管疾病不同的流行频率。不同人种和地域中 ApoE 基因频率和表分布可能存在差别，但无性别差别。在相同的人群中，如亚洲人的 ApoE 基因型出现频率较一致（ε3 为 0.802～0.886，ε4<0.064），欧美人群 ε3<0.79，而芬兰人 ε4>0.227。中国人群 ε2、ε3、ε4 频率的分布分别为 5.3%、88.4% 和 61.3%；ApoE3/3 分布频率为目前国际调查结果中最高，为 78.8%。

（2）ApoE 基因多态性是导致个体间血脂和脂蛋白水平差异的常见遗传因素之一，血浆胆固醇 14% 的变异由 ApoE 的多态性决定，影响血浆总胆固醇浓度和早期动脉粥样硬化生；ApoE 基因多态性是决定血脂水平进而影响 CAD 及脑血管病（脑出血、缺血性脑卒中、阿尔茨海默病、精神分裂症等）发生、发展的遗传因素之一，但 ApoE 多态性与上述疾病的具体关系仍存在着很大争论。不同的 ApoE 基因型作用可能不同，如 $ApoE_2$ 由于不和 LDL 受体结合，使含有 $ApoE_2$ 的 VLDL 和残粒清除缓慢而具有潜在的致 AS 作用，$ApoE_4$ 则相反具有一定的保护作用。在阿尔茨海默病中 $ApoE_4$ 纯合子的频率显示有增加。

（3）人体血浆 ApoE 水平升高常见于Ⅰ、Ⅲ、Ⅴ型高脂血症和急性肝炎和阻塞性黄疸，临床上 ApoE 水平降低的情况较为少见。

（4）由于 $ApoE_2$ 纯合子与更多的脂质代谢异常的疾病相关，并可导致Ⅲ型高脂血症，因此 ApoE 与 ApoB 的比率也可以作为Ⅲ型高脂血症的标志。

七、载脂蛋白 H（apolipoprotein H，ApoH）

【生化及生理】

载脂蛋白 H 又称 B2 微球蛋白 I，是 Schultze 及其同事在 1961 年分离发现。ApoH 是一种分子量为 50kD 的糖蛋白，它是由 326 个氨基酸残基组成的单一多肽链，其氨基酸组成中，以脯氨酸（pro）的含量最高，其次为半胱氨酸（cys）。血清载脂蛋白 H 总量中，约 16% 存在于乳糜微粒及极低密度脂蛋白中，2% 在低密度脂蛋白中，17% 在高密度脂蛋白中，其余 65% 在底层脂蛋白成分中。血浆中的 ApoH 参与甘油三酯和胆固醇等脂质的代谢，与 AS 和多种心脑血管疾病的发生相关。ApoH 还具有一定的抗凝血功能。

人类的 ApoH 具有多态性，它是由单一基因点上的四个不同等位基因所编码，现确认 ApoH 基因位于 17 条染色体上，三个最常见的等位基因拷贝出六种表型，即三种纯合体表型 H1/1、H2/2、H3/3 和三种杂合体表型 H2/1、H3/1、H3/2。ApoH2 是最常见的等位基因。ApoH4 仅在黑人中出现，频率为 0.11%，目前认为它是黑人特有的标志。

【检测方法】

ApoH 血清定量检测采用免疫透射比浊法。

ApoH 基因型检测常采用 PCR-RFLP。

ApoH 表现型检测可采用等电聚焦后的免疫印

迹法。

【标本要求和保存】

见"载脂蛋白 AⅠ"。

【参考范围】

185～327mg/L。

【临床意义】

载脂蛋白 H 与抗磷脂抗体、高血压、血脂代谢紊乱及凝血机制异常等脑卒中危险因素密切相关，ApoH 基因具有遗传多态性，其表型影响脂质代谢、高血压及抗磷脂抗体的产生。

血清 ApoH 主要用于心血管疾病的诊断和风险评估。基因多态性分析主要用于疾病风险预测。如脑出血高发率与 ApoH 基因 3 号外显子 G341A（Ser88Asn）多态性相关，ApoH 基因 G341A（Ser88Asn）多态有可能作为遗传易感性的检测指标，用于脑出血易感个体的预报及脑出血的早期预防。

【影响因素】

（1）ApoH 基因多态性分析和血清水平含量测定对脂类代谢紊乱、AS、冠心病和其他心脑血管疾病具有一定的风险评估意义。

（2）ApoH 在生理条件稳定下，-25℃中至少能稳定两年，其测定比 α_1 球蛋白或视黄醇结合蛋白更灵敏，比 β_2 球蛋白和 N-乙酰糖胺酶更可信，对肾小球与肾小管疾患的区分也优于视黄醇结合蛋白，故有望作为反映肾小管功能性异常的新指标。

第五节　脂蛋白相关的酶和蛋白的检测

一、脂蛋白脂肪酶（lipoprotein lipase，LPL）

脂蛋白脂肪酶是催化乳糜微粒和极低密度脂蛋白中甘油三酯水解的关键酶，其结构和功能异常可引起高 TG 血症和肥胖。人 LPL 基因位于 8 号染色体短臂，长 30～35kb，由 10 个外显子和 9 个内含子组成，编码由 475 个氨基酸组成的蛋白质。LPL 主要由心脏、肌肉和脂肪组织等实质细胞的粗面内质网合成，新合成的 LPL 存在于核周围的内质网，属于无活性前体，呈单聚体。经糖基化后转化为活性 LPL，呈同源二聚体。LPL 基因突变可能通过阻碍 LPL 同源二聚体的形成或其他机制引起 LPL 的功能缺陷。LPL 在脂质代谢和运输过程中起重要作用，不仅使 TG 分解为甘油和游离脂肪酸，还可通过调控 TG 在脂肪组织与其他组织器官中的表达水平，对机体脂质沉积状况产生决定性影响。

循环血液中仅有微量无活性的 LPL 存在。LPL 的活性测定，首先需要将其活性化。

【检测方法】

脂蛋白脂肪酶活性测定常用酶法、EIA。

【标本要求和保存】

肝素静脉注射后血浆（post-heparin plasma，PHP）。

【参考范围】

成人≥150mg/L。

【临床意义】

（1）血浆 LPL 活性检测可用于判定 TG 升高的原因，Ⅰ、Ⅳ、Ⅴ型高脂血症时，LPL 活性会降低。

（2）LPL 基因多态性可能与 AS、CVD 及其他心脑血管疾病关系密切。低于 40mg/L 属于 LPL 纯合子缺乏，40～150mg/L 属于杂合子缺乏。

二、肝脂酶（hepatiltriglyceridase，HTGL）

【生化及生理】

HTGL 属于与血液循环中内源性 TG 代谢有关的酶之一，与 LPL 在功能上有相似之处，是肝素化血浆中存在的另一种酶。主要作用于 VLDL、β-VLDL 及 VLDL 残粒中的 TG。HDL 中积累的未酯化胆固醇在 HTGL 作用下由肝摄取，在 HDL3 转化为 HDL2 的过程中可防止肝外组织过量胆固醇的积累，其中 HTGL 起重要作用。

【检测方法】

常用酶法、EIA。

【标本要求和保存】

肝素静脉注射后血浆（post-heparin plasma，PHP）。

【参考范围】

此项目暂无公认的参考区间。

【临床意义】

肝脂酶活性的改变会引起脂蛋白代谢变化，特别是血浆高密度脂蛋白胆固醇浓度的改变；肝脂酶基因变异是血浆高密度脂蛋白胆固醇水平的重要遗传决定因素之一，与动脉粥样硬化及冠心病等密切相关。

三、脂蛋白磷脂酶 A2（lipoprotein-associated phospholipase A2，Lp-PLA$_2$）

【生化及生理】

脂蛋白磷脂酶 A2 亦称血小板活化因子乙酰水解酶（PAF-AH），由 PLA$_2$G7 基因编码，由 441 个氨基酸残基构成，相对分子量为 50kDa，是 PLA$_2$ 超家族中的一员，PLA$_2$ 属于Ⅶ PLA$_2$。人血浆中的 Lp-PLA$_2$ 主要由成熟的巨噬细胞和淋巴细胞合成、分泌。Lp-PLA$_2$ 是一种新的血管炎症标志物，Lp-PLA$_2$ 分解氧化卵磷脂所生成的产物——溶血卵磷脂和氧化型游离脂肪酸是更强的炎性介质，不仅能够刺激白细胞黏附因子等多种炎症细胞因子的产生，成为单核细胞的化学诱导物，并可损害动脉内皮细胞，从而促进单核-巨噬细胞向动脉内膜聚集和浸润，吞噬氧化卵磷脂成泡沫细胞，参与 AS 的发生和发展，甚至可能引发心肌梗死等更严重的心血管疾病，而且可能还在刺激单核-巨噬细胞的凋亡中起重要作用。

【检测方法】

免疫比浊法、酶免疫分析（EIA）。

【标本要求和保存】

血清或血浆，EDTA 或肝素抗凝。标本量 0.5ml，至少 0.2ml。标本立即检测，否则冷藏保存。

【参考范围】

低风险：<200ng/ml；中度风险：200～235ng/ml；高度风险：>235ng/ml。

【临床意义】

Lp-PLA$_2$ 作为一种独立的炎症因子，具有促 AS 形成的作用。美国心脏协会（AHA/CDC）和国家胆固醇教育计划（NCEP Ⅲ）提出，Lp-PLA$_2$ 可以作为目前冠心病（CHD）最好的预测因子。Lp-PLA$_2$ 血浆水平的检测，对 CHD 及其他心脑血管的早期诊断、治疗、疗效评估等均有一定的临床参考价值。另外近来有研究证明应用 Lp-PLA$_2$ 抑制剂后，能预防动脉斑块的不稳定、破裂，因此降低血浆 Lp-PLA$_2$ 含量和其在体内的活性水平，将可能成为预防和治疗 CHD 的新靶点。

【影响因素】

标本溶血或脂血对 ELISA 检测影响较大，但对蛋白印迹法检测无影响。

四、卵磷脂胆固醇酯酰转移酶（lecithin cholesterol acyltransferase，LCAT）

【生化及生理】

卵磷脂胆固醇酯酰转移酶是一种由 416 个氨基酸残基组成，分子量为 6.3ku 的糖蛋白。LCAT 主要由肝脏合成和分泌。但近年来在小肠、脾、胰、胎盘、肾上腺等组织细胞也发现了 LCAT 的 mRNA，推测这些部位也可合成 LCAT。LCAT 释放入血后以游离或与脂蛋白结合的形式存在，可被 ApoA Ⅰ、ApoAⅣ和 ApoC Ⅱ激活，ApoD 对其有稳定作用，而 ApoA Ⅱ对其可能有抑制作用。LCAT 的生理学作用是将 HDL 的卵磷脂的 C2 位不饱和脂肪酸转移给游离胆固醇，生成溶血卵磷脂和胆固醇酯。血浆胆固醇几乎 70%～80% 是胆固醇酯，均是 LCAT 催化生成所致。HDL 为 LCAT 的选择性底物，LCAT 与 HDL 结合后，在 HDL 颗粒表面活性很高并起催化作用，而对 VLDL 和 LDL 的颗粒几乎不起作用。

卵磷脂胆固醇酰转移酶是促进胆固醇从外周组织向肝脏逆向运输的一个关键酶，它催化卵磷脂 2 位上的酰基向胆固醇分子转移，生成胆固醇酯，使脂蛋白表面的游离胆固醇浓度降低，维持胆固醇逆向运输的浓度梯度，是调节血浆中高密度脂蛋白浓度的一个重要酶。除了在脂蛋白代谢中的重要作用，LCAT 还参与其他一些与肝脏相关的代谢，在急性肝炎、肝硬化、黄疸、肝癌和酒精肝、脂肪肝等疾病中都表现出活性异常，因此它的活性测定具有重要的临床医学价值。

【检测方法】

经典的 LCAT 的检测方法主要包括比色法和同位素标记法两种。比色法是通过加入或不加入双棕榈酸酰卵磷脂孵育血浆测定血浆中游离胆固醇的减少量来衡量 LCAT 的活性。同位素标记法是通过检测^{14}C、^{5}H 等标记的胆固醇转化为胆固醇酯的量来反映 LCAT 的活性。

【标本要求和保存】

采用空腹静脉血，血清最好，或是常规抗凝的血浆。隔天检测的标本于4℃保存，有条件的可于-20℃冷冻保存或-70℃冰冻保存，但应避免标本反复冻融。

【参考范围】

此项目暂无公认的参考区间。

【临床意义】

（1）LCAT 升高见于原发性高脂蛋白血症

（Ⅰa、Ⅰb、Ⅳ、Ⅴ型）、肥胖、糖尿病等。

（2）LCAT 降低见于肝实质细胞受损致肝功能降低的相关疾病和先天性 LCAT 缺乏症等。

【影响因素】

无论是比色法还是同位素标记法所测的酶活力都不仅受到酶浓度的影响而且也易受到患者血浆脂蛋白成分和浓度的影响。于是后来演变出了一种较为理想的新型检测方法：此法以除去全部脂蛋白的血浆作为酶制剂；以脂质体为作用物，因而检测结果不受患者血浆脂蛋白的成分与浓度的影响，为临床检测常用方法，简称共通基质法。

近来 LCAT 的免疫学检测方法也逐步发展起来，比如 ELISA 或荧光免疫学检测等，但这些基于免疫学 LCAT 抗体建立起来的免疫学方法的研究还仅仅限于实验室的研究，技术路线不成熟，还不能用于临床检测。

五、羟甲基戊二酰辅酶 A 还原酶（HMG-CoA reductase）

【生化及生理】

羟甲基戊二酰辅酶 A（HMG-CoA）还原酶是一种存在于细胞内质网上的膜整合糖蛋白，其蛋白结构包括 N 端的膜结合区域，连接区域和 C 端的催化区域。它是胆固醇合成的限速酶，催化合成甲基二羟戊酸（mevalonicacid），并生成体内多种代谢产物，称之为甲基二羟戊酸途径，参与催化细胞合成游离胆固醇的过程。由于细胞内胆固醇水平调节主要依赖于内源性胆固醇合成途径和 LDL 受体摄取细胞外胆固醇的外源性途径两条，因此 HMG-CoA 还原酶是人体内调节胆固醇代谢的一个重要的酶。HMG-CoA 还原酶对胆固醇的调节存在一定的反馈机制：一方面它可以催化人体游离胆固醇的合成，但是当 LDL 由于受体作用被细胞内吞、水解释放出游离胆固醇，使细胞内游离胆固醇的浓度升高时，游离胆固醇又称为 HMG-CoA 还原酶的抑制剂，使该酶的合成受到抑制，从而使细胞合成游离胆固醇的能力降低以达到降低细胞内游离胆固醇浓度的作用；与此同时使肝脏细胞膜上的 LDL 受体增加，从血中摄取的胆固醇增加，使血中胆固醇浓度降低。

【检测方法】

比色法和同位素标记法。比色法所需设备和试剂较同位素法简单且易于操作，应用较同位素标记法广泛。

HMG-CoA 还原酶比色法：在 HMG-CoA 还原酶的催化下，将 4 个电子的 3-羟-3-甲戊二酰辅酶 A（HMG-CoA）还原为甲戊二羟酸（mevalonate），同时产生还原型烟酰胺腺嘌呤二核苷酸磷酸（reduced nicotinamide adenine dinucleotide phosphate；NADPH）被氧化为氧化型烟酰胺腺嘌呤二核苷酸磷酸（oxidized nicotinamide adenine dinucleotide phosph-ate；NADP），其氧化后的吸光峰值变化（340nm 波长），来定量分析 3-羟-3-甲戊二酰辅酶 A（HMG-CoA）还原酶的活性。

【标本要求和保存】

见“卵磷脂胆固醇酯酰转移酶”。

【参考范围】

此项目暂时无公认的参考区间。

【临床意义】

人体内 HMG-CoA 还原酶可催化乙酰辅酶 A 合成甲羟戊酸，甲羟戊酸再作为异戊二烯的共同前体进一步合成胆固醇和非甾醇类异戊二烯（如：长萜醇、泛醌、异戊烯基 tRNA 和异戊二烯基蛋白质等）二类终产物。疾病状态下，这些二类终产物参与动脉粥样硬化、肿瘤、肾衰等的病理生理过程，因此通过调节 HMG-CoA 还原酶的活性而改变体内这些终产物的水平，为人们认识和治疗上述疾病开辟了一条新的途径。目前 HMG-CoA 还原酶已成为多种治疗动脉粥样硬化和脂类代谢性疾病的靶位点，如阿伐他丁等。因此人体内 HMG-CoA 还原酶的活性可辅助临床监测某些降脂药的疗效。

六、酰基辅酶 A 胆固醇酰基转移酶-1（acyl-coenzyme A cholesterol acyltransferase-1，ACAT-1）

七、酰基辅酶 A 胆固醇酰基转移酶-2（acyl-coenzyme A cholesterol acyltransferase-2，ACAT-2）

【生化及生理】

酰基辅酶 A 胆固醇酰基转移酶是细胞内唯一的合成胆固醇酯的酶，催化游离胆固醇和长链脂肪酸合成胆固醇酯。ACAT-1 和 ACAT-2 是 ACAT 的两种形式。ACAT-1 几乎在各种组织和细胞中都有表达，主要作用是将人体内多余的游离胆固醇转化为以脂滴形式储存于细胞质中的胆固醇酯，维持细胞内胆固醇的代谢平衡，减少过高的游离胆固醇对细胞的毒性作用；ACAT-2 则只在肝脏和小肠细胞中表达，主要参与胆固醇的吸收和脂蛋白的装配。

【检测方法】

ELISA 和蛋白印迹。

【标本要求和保存】

见“卵磷脂胆固醇酯酰转移酶”。

【参考范围】

此项目暂时无公认的参考区间。

【临床意义】

(1) ACAT-1 在胆固醇的代谢平衡中发挥重大的作用,而且与某些疾病,如 AS、阿尔茨海默病和胆石症等关系密切。随着 ACAT-1 研究的逐步深入,其很有可能作为寻找降低 AS 发生率和治疗 AS 的药物新靶点。

(2) ACAT-2 与多种疾病,如 AS、胆石症、阿尔茨海默病、肝癌、前列腺癌等均有一定的相关性。同时它和 ACAT-1 一样也有望成为新一代降脂药的作用靶点。

【影响因素】

标本溶血或脂血对 ELISA 检测影响较大,但对蛋白印迹法检测无影响。

八、低密度脂蛋白受体相关蛋白(LDL receptor related protein,LRP)

【生化及生理】

LDL 受体相关蛋白是一种由 4526 个氨基酸残基组成的大分子量的糖蛋白,大多数分布于细胞内膜。LRP 的组成及结构与 LDL 受体相同,可能属于残粒受体(remnant receptor)的一种。同时 LRP 又是 α_2-巨球蛋白(α_2-macroglobulin,α_2-MG)受体。LPR 在人体内主要分布于肝实质细胞,但在巨噬细胞、平滑肌细胞、神经细胞、肾细胞等也有不同程度的表达。LPR 可以与多种结构和功能各异的配体结合而具有摄取含 ApoE 的 β-VLDL、抑制含 ApoC 群的脂蛋白摄取、介导 LPL 进入细胞、促纤溶等生理功能,参与多种生长因子、细胞激酶生物学效应的发挥,是动脉粥样硬化灶中泡沫细胞生成的重要条件。LPR 是一种 Ca^{2+}依赖性受体,与配体结合时需要 Ca^{2+}的存在。LPR 对 β-VLDL 摄取与 ApoE 的含量有关。

【检测方法】

ELISA、蛋白印迹。

【标本要求和保存】

见“卵磷脂胆固醇酯酰转移酶”。

【参考范围】

此项目暂时无公认的参考区间。

【临床意义】

LRP 参与动脉粥样硬化的血管损伤、泡沫细胞的形成以及血栓的形成过程,近来发现其人体内的含量高低可能与 AS 有关。亦有发现其与肾脏疾病特别是肾硬化有关。因此 LRP 的含量检测对以上两种疾病的早期诊断、治疗、预后可能均有重要的临床意义。

【影响因素】

标本溶血或脂血对 ELISA 检测影响较大,但对蛋白印迹法检测无影响。

九、微粒体甘油三酯转移蛋白(microsomal triglyceride transfer protein,MTTP)

【生化及生理】

微粒体甘油三酯转移蛋白是由分子量为 97ku 的 M 大亚基和 58ku 的 P 小亚基以非共价键组合而成的一种可溶性二聚体。人体内 MTTP 主要在肝脏和小肠中表达,此外在睾丸、卵巢、肾脏和心脏中也有低水平的表达。MTTP 存在于细胞微粒体和内质网内,肝细胞中 VLDL 和小肠细胞 CM 合成和分泌所必需的脂质转移蛋白,可促进膜两侧的甘油三酯、胆固醇酯和磷脂转运,在脂质代谢中发挥着重要的作用。

【检测方法】

ELISA 和蛋白印迹。

【标本要求和保存】

见“卵磷脂胆固醇酯酰转移酶”。

【参考范围】

此项目暂时无公认的参考区间。

【临床意义】

MTTP 是脂蛋白组装、成熟及代谢中的关键蛋白,在脂类代谢性疾病形成过程中具有重要作用,现研究表明与糖尿病、血脂障碍、肝脂肪变性等均有关系。可能成为以上几种疾病和其他心血管疾病治疗的一个新的药物作用靶点,其含量检测可作为上述疾病临床药物治疗效果的监测指标。

【影响因素】

标本溶血或脂血对 ELISA 检测影响较大,但对蛋白印迹法检测无影响。

十、胆固醇调节元件结合蛋白(cholesterol regulatory element binding proteins,SREBPs)

【生化及生理】

胆固醇调节元件结合蛋白是一类重要的转录因

子，是一种能与胆固醇调节组件1（SRE-1）发生特异性结合的“碱性螺旋-环-螺旋-亮氨酸拉链”（bHLH-ZZP）蛋白。SREBPs的前体蛋白是分子量约125kDa的膜蛋白，以发夹的结构定位于内质网和核包被上，含有三个结构域：N端结构域，约480个氨基酸；C端结构域，约590个氨基酸，这两个结构域均位于细胞质表面；80个氨基酸的中间结构域，它包括两个跨膜区及一位于内质网或核包被腔面的31个氨基酸的环。SREBPs作为一种脂质稳态的转录调节物，在细胞内缺乏胆固醇的情况下，可通过和SRE-1的结合，激活SRE-1的基因，使其翻译增强而发挥生理学作用，直接激活多个参与胆固醇、脂肪酸、甘油三酯、磷脂合成和摄取，辅助因子NADPH等基因的表达，从而调控胆固醇及脂肪酸等脂类的代谢过程。

【检测方法】

ELISA和蛋白印迹。

【标本要求和保存】

见“卵磷脂胆固醇酯酰转移酶”。

【参考范围】

此项目暂时无公认的参考区间。

【临床意义】

SREBPs在调节脂质合成及代谢动态平衡中起着较为重要的作用，其过度表达将引起脂类代谢紊乱而造成非脂肪组织的脂质积聚，引发胰岛素抵抗、脂肪肝、2型糖尿病等临床表现。采用各种干预方法造成SREBPs的不适当表达可能是预防和治疗上述疾病的一条有效途径。

【影响因素】

标本溶血或脂血对ELISA检测影响较大，但对蛋白印迹法检测无影响。

十一、肺表面活性载脂蛋白A（pulmonary surfactant apolipoprotein A，SP-A）

十二、肺表面活性蛋白质D（pulmonary surfactant protein D，SP-D）

【生化及生理】

肺表面活性载脂蛋白A和肺表面活性蛋白质D是构成肺表面活性物质中的其中两种表面蛋白。肺表面活性物质由脂质和表面蛋白构成，是一种具有高度表面活性的复合物，具有降低肺泡表面张力、预防低容量肺的肺泡塌陷、维持细支气管开放等重要作用。其中与磷脂分子相互作用的特异蛋白质被称为肺表面活性物质相关蛋白（pulmonary surfactant-associated protein，SP），成分约占整个肺表面活性物质的10%。目前发现的SP有四种，按发现的先后顺序命名为SP-A、SP-B、SP-C、SP-D，SP-A是其中含量最高、功能最重要的一种，SP-D的含量最低。

成熟的SP-A肽链由248个氨基酸组成，包括N端区、胶原样区、茎区、C端凝集素糖识别域4个结构域。其四级结构变化较大，一般多以三聚体形式存在，各亚基在茎部相互平行排列，花冠部相互对称，形成“郁金香束”排列。SP-A主要表达于肺泡Ⅱ型上皮细胞（ACEⅡ），是ACEⅡ的重要标志蛋白，另外在人的耳蜗Corti器、咽鼓管和肾、皮肤组织中也有少量表达。SP-A参与肺表面活性膜的形成和代谢，可稳定细胞内外肺表面活性物质水平，同时发挥调理素作用，参与局部防御、调节免疫和炎性反应，具有维护肺泡结构和功能等作用。

SP-D最开始发现于呼吸系统，现在普遍认为它主要是由ACEⅡ和位于下呼吸道的Clara细胞所分泌。但近期研究发现SP-D在几乎所有的黏膜表面都有表达，包括汗腺的上皮细胞、胃肠道黏膜、泌尿生殖器表面，甚至是在眼泪中。SP-D不仅能参与人体病原体的清除，而且在免疫、炎症及过敏反应中起着很重要的调节作用。

【检测方法】

ELISA和蛋白印迹。

【标本要求和保存】

见“卵磷脂胆固醇酯酰转移酶”。

【参考范围】

此项目暂时无公认的参考区间。

【临床意义】

（1）由于SP-A在人体内具有十分复杂的调控作用，尤其对于肺泡表面活性物质的形成和代谢至关重要，与多种肺部疾病（包括感染性和非感染性肺部疾病、急性呼吸窘迫综合征和急性肺损伤等）的发生发展、结构及功能均有关，因此SP-A的检测对于以上疾病的临床早期诊断、治疗和预后效果均有一定的作用。另外SP-A的检测在诊断新生儿心肺疾病亦具有相当重要的价值。

（2）SP-D在肺的主动防御中起着核心作用，能够增强抗原的清除，调和过敏反应，有利于炎症的消退，与哮喘、间质性肺炎、急性肺损伤等肺部疾病的发生发展关系密切。SP-D可作为哮喘患者支气管炎症程度的血清标记物，其检测对于间质性肺炎的早期诊断也有较大的提示意义，并能较好地反映间质性肺炎患者对激素的敏感性以及其具体的预后效果。血清 SP-D 还可作为系统性硬化病或皮肌炎患者是否有间质性肺损伤的标志。

(3) 由于人体内 SP-A 的含量要大大地高于 SP-D 的含量,SP-A 的体内代偿能力亦要强于 SP-D,因此人体 SP-D 含量变化与疾病的关系可能要较 SP-A 更密切一些。SP-D 含量越低,疾病临床表现越严重。

【影响因素】

标本溶血或脂血对 ELISA 检测影响较大,但对蛋白印迹法检测无影响。

十三、胆固醇酯转移蛋白(cholesterol ester transfer protein,CETP)

【生化及生理】

胆固醇酯转移蛋白是由 467 个氨基酸残基组成的单链多肽,其中非极性氨基酸残基高达 45%,是一种疏水性蛋白质,很容易被氧化而失活。CETP 由肝脏、小肠、肾上腺、脾脏、脂肪组织及巨噬细胞合成,细胞内成熟蛋白分子量为 74 000。CETP 是 HDL 的重要调控因子,属于脂肪转运和脂多糖结合蛋白家族成员。它是脂质转运蛋白(lipid transfer protein,LTP)中的一种,其主要生理学作用是促进 CE 和 TG 在 HDL、VLDL 和 LDL 之间的转运,介导胆固醇的逆向转运过程。CETP 可催化 HDL3 上的胆固醇酯转运到富含 ApoB 的脂蛋白 VLDL 和 LDL 上,其中的 TG 经 HTGL 作用水解,使 HDL 颗粒缩小;周围组织细胞膜的游离胆固醇与 HDL 结合后,被 LCAT 酯化成胆固醇酯,移入 HDL 核心,并可通过 CETP 转移给 VLDL、LDL,再被肝脏的 LDL 及 VLDL 受体摄取入肝细胞。

【检测方法】

ELISA 和蛋白印迹。

【标本要求和保存】

(1) 尽量为静脉血。血清最好,或是常规抗凝的血浆。

(2) 隔天检测的标本于 4℃ 保存,有条件的可于-20℃ 冷冻保存或-70℃ 冰冻保存,但应避免标本反复冻融。

【参考范围】

此项目暂无公认的参考区间。

【临床意义】

CETP 是脂代谢中的一种重要的转运蛋白,在胆固醇的逆转运过程中发挥重要的作用,其含量减低或表达缺陷可能与 AS 的发生和发展有关。另外近年来基于流行病学和动物实验的最新研究结果,抑制 CETP 被认为是 CHD 预防和治疗的潜在新靶标。

【影响因素】

标本溶血或脂血对 ELISA 检测影响较大,但对蛋白印迹法检测无影响。

十四、脂质转移抑制蛋白(lipid transfer inhibitor protein,LTIP)

【生化及生理】

脂质转移抑制蛋白又名载脂蛋白 F(apolipoprotein F,ApoF),是一种分子量为 33kDa 的唾液酸糖蛋白。在肝细胞中产生的 LTIP 前体由 326 个氨基酸构成,含有一段信号肽和 290 个氨基酸的前体蛋白。前体蛋白被剪切掉 C 段 162 个氨基酸而为成熟的分泌形式的蛋白。LTIP 主要存在于 HDL,少量存在于 LDL 和 VLDL 中。LTIP 的生理功能是抑制胆固醇酯转运蛋白 CETP 介导的脂蛋白之间的脂质转运,此作用主要是通过 LTIP 与血浆中的各种脂蛋白竞争 CETP 的结合位点来实现。有研究表明 LTIP 参与 CETP 对 HDL 的重塑作用的调节,故而可能在胆固醇的逆转运过程中发挥重要的作用。

【检测方法】

ELISA 和蛋白印迹。

【标本要求和保存】

见“卵磷脂胆固醇酯酰转移酶”。

【参考范围】

此项目暂时无公认的参考区间。

【临床意义】

LTIP 是新近才发现的一类参与脂质代谢过程的新蛋白质分子,其病理生理意义还有待进一步的深入研究。目前虽然还没有资料显示其与 AS 有直接的关系,但有研究表明其含量与甘油三酯水平呈负相关,而且在胆固醇的逆转运过程中有一定的作用,因此其可能与 AS 的发生和发展有着间接的联系。

【影响因素】

标本溶血或脂血对 ELISA 检测影响较大,但对蛋白印迹法检测无影响。

十五、瘦素(leptin,LP)

【生化及生理】

瘦素是一种由肥胖基因(OB)编码的激素样蛋

白质。LP 在人体血浆中通常以单体形式存在，由 146 个氨基酸构成，分子量为 16kD。人体内的 LP 主要由脂肪组织分泌，其次骨骼肌、胃黏膜、卵母细胞、子宫内膜、胎盘、胎儿心脏和脑垂体等器官组织也已被证实可以分泌少部分。LP 在血液循环中有两种存在形式：结合型和游离型，只有游离型的才具有生物学活性。LP 具有参与摄食调控、能量代谢、脂质代谢、生殖发育、骨代谢、造血和免疫等过程的多种生物学功能，其生物学作用主要是通过 LP 与 LP 受体结合而完成的。LP 受体是由糖尿病基因编码产生的一类蛋白质受体，属于Ⅰ型细胞因子受体超家族成员。目前发现的瘦素受体存在六种不同的亚型，依据其不同胞内区域分为长型（OBRb）、短型（OBRa、OBRc、OBRd、OBRf）和可溶型（OBRe）。一般认为长型受体 OBRb 为最主要的功能受体，主要存在下丘脑神经元，其次在血管内皮、T 淋巴细胞、骨髓干细胞等也有少量表达。当外周脂肪增多时，血中 LP 水平升高，一方面可以通过直接抑制乙酰辅酶 A 羧化酶来抑制脂肪的合成，另一方面可以与下丘脑长型受体结合，通过酪氨酸激酶信号转导子、转录活化因子信号转导通路、丝裂原活化蛋白激酶和磷脂酰肌醇-3 激酶途径等多种复杂的激素作用过程，引起食欲下降、机体消耗增加、体重减轻。同时下丘脑还可以发出神经冲动兴奋交感神经以促进去甲肾上腺素的分泌，使大量储存的能量转变为热量，从而减少体内脂肪含量。瘦素还可作用于外周组织器官，影响机体很多生理系统和代谢通路。

【检测方法】

ELISA 和蛋白印迹。

【标本要求和保存】

见“卵磷脂胆固醇酯酰转移酶”。

【参考范围】

此项目暂时无公认的参考区间。

【临床意义】

（1）LP 可通过下丘脑-垂体有效调节性腺激素分泌、促进动物生殖功能发育。有研究表明 LP 6μg/ml 作为多囊卵巢综合征的临界值的灵敏度达 86.1%，特异性 65%，认为血清 LP 可作为多囊卵巢综合征的辅助诊断指标。

（2）肥胖预测。多种研究均表明体重和体脂的百分比与血浆 LP 水平呈正相关，肥胖者体脂百分比越高，血浆瘦素浓度也越高，75% 的肥胖者血浆瘦素水平高于正常人两倍。因此血浆 LP 可以作为肥胖尤其是青春期前儿童肥胖的预测指标。

（3）评价肾功能衰竭。对慢性肾功能衰竭透析患者的相关研究表明，血浆瘦素水平高的患者每日蛋白质摄入量低于瘦素水平低的患者，前者肌肉组织含量也低于后者，提示在慢性肾功能衰竭时，高瘦素血症可能是蛋白质摄入量减少、导致营养不良的重要因素。由此可见瘦素水平可作为评价慢性肾功能衰竭营养不良的常用指标。

（4）由于 LP 具有调节脂质代谢、免疫炎症、生殖等多种生物学功能，故而现研究发现其血浆水平可能与多种疾病有关，如 AS、妊娠期糖尿病、类风湿性关节炎、肺癌等。另外 LP 水平对结核性和恶性胸腔积液的诊断与鉴别有一定的参考价值。

【影响因素】

标本溶血或脂血对 ELISA 检测影响较大，但对蛋白印迹法检测无影响。

十六、脂联素（adiponectin，APN）

【生化及生理】

脂联素是一种由 apM1 基因编码的相对分子质量约为 28 000 的脂肪组织特异性血浆蛋白，属于可溶性防御性胶原家族成员，与肿瘤坏死因子 α（TNF-α）、补体 C1q、Ⅷ型和Ⅹ型胶原等具有同源性，有结构同源性。APN 是脂肪组织基因表达最丰富的蛋白质之一，以 3～30μg/ml 的浓度大量存在于血液循环中。APN 是唯一一个由脂肪组织分泌的随脂肪组织体积增大血液浓度反而降低的因子。人 APN 由 244 个氨基酸组成，含有 4 个功能区：氨基端的信号序列、非同源序列、胶原蛋白样结构域、羧基端的球状结构域。APN 受体有两种：APN 受体 1（adipoR1）和 APN 受体 2（adipoR2），二者结构高度相关，同源性达 66.7%，其中 adipoR1 可在全身各组织中表达，以骨骼肌最丰富，而 adipoR2 则主要在肝脏中表达。APN 的单聚体和三聚体是其生物活性形式或受体亲和配基，可以特异性结合骨骼肌或肝脏细胞膜上 APN 受体以发挥其生物学活性，参与到调节糖代谢、脂代谢、内皮功能、炎症反应、纤溶活动等多种病理生理过程。

【检测方法】

ELISA 和蛋白印迹。

【标本要求和保存】

见“卵磷脂胆固醇酯酰转移酶”。

【参考范围】

此项目暂时无公认的参考区间。

【临床意义】

(1) APN 与糖代谢关系密切,近来研究表明 2 型糖尿病患者血浆 APN 水平较健康人高,因此推测 APN 可能参与了糖尿病早期的免疫炎症过程,检测 APN 血浆水平为糖尿病的早期诊断、预防和治疗提供了一种新的选择。

(2) APN 与肥胖、脂质代谢关系密切,具有抗动脉硬化和抗炎的作用。许多研究都表明冠心病患者血浆 APN 水平明显低于健康体检者,因此检测血浆 APN 水平,对于冠心病的发生、发展及评估冠心病的严重程度均有重要的临床意义。

(3) APN 与肿瘤的发生和发展有着密切的联系,低血清脂联素水平可能是肿瘤发生的一个新的危险因子,它在一定程度上成为了肥胖和肿瘤之间的桥梁。有人还提出脂联素可能成为一种新的有效的抗肿瘤因子,至于具体的抗肿瘤机制还有待进一步的研究。

【影响因素】

标本溶血或脂血对 ELISA 检测影响较大,但对蛋白印迹法检测无影响。

第六节 磷脂和抗磷脂抗体的检测

一、磷脂(phospholipids)

【生化及生理】

含磷酸的脂类被称为磷脂,主要由甘油或鞘氨醇、脂酸、磷脂和含氮化合物等组成。机体中的磷脂根据甘油骨架组成成分的不同主要分为两大类,一类是由甘油构成的磷脂称为甘油磷脂(phosphoglyceride);另一类是由神经鞘氨醇构成的磷脂,称为鞘磷脂(sphingolipid)。血清中的磷脂主要包括卵磷脂(60%)、鞘磷脂(20%)、溶血卵磷脂(2% ~10%)、磷脂酰乙醇胺(2%)等。

【检测方法】

无机磷化学法和酶法。

【标本要求和保存】

采用血清。标本量 1ml,至少 0.2ml。最好在 4 小时内分离血清/血浆。分离后标本在室温(25℃)保存 7 天、冷藏(4℃)或冷冻(-20℃)稳定保存 14 天。可反复冻融 3 次。

【参考范围】

1.5 ~2.5g/L。

【临床意义】

血清磷脂检测与阻塞性黄疸、脂蛋白异常、Tangier 病、LCAT 缺乏有关。

二、抗磷脂抗体(antiphospholipid antibody, APL Ab)

【生化及生理】

抗磷脂抗体是一组能与多种含有磷脂结构的抗原物质发生免疫反应的抗体,主要有狼疮抗凝物(lupus anti-coagulant, LA)、抗心磷脂抗体(anti-cardiolipid antibody, ACA 抗体)、抗磷脂酸抗体、抗磷脂酰丝氨酸抗体(Antiphosphatidylserine)、抗磷脂酰胺醇抗体、抗磷脂酰甘油抗体等。其中以抗心磷脂抗体和抗磷脂酰丝氨酸抗体最为多见,二者均可分为 IgG、IgA、IgM 三类。以往认为抗磷脂抗体只针对带负电荷的磷脂,现在发现抗磷脂抗体可能更直接作用于一种或多种与磷脂结合的血浆蛋白质或这些蛋白质与磷脂结合的复合物,其中最重要的是 β2-糖蛋白 1(β2-Glycoprotein 1, β2-GP1)和凝血酶原。因此抗 β2-糖蛋白 1 抗体(β2-Glycoprotein 1 Antibodies)也应当归于 APL 抗体这一类,而且其抗体种类亦分为 IgG、IgA 和 IgM。APL 抗体是抗磷脂综合征中的重要自身抗体,可引起一系列的临床表现,主要包括血栓形成、习惯性流产、血小板减少和神经精神症状等。

【检测方法】

一般采用的是酶联免疫吸附试验(ELISA)。

【标本要求和保存】

尽量为空腹静脉血。血清建议用无溶血和无脂样本;避免样本过热(56℃以上 30 分钟);血浆需按照试剂盒规定的要求使用合适的抗凝剂,样本中的血小板含量应小于 10 000/μl。隔天检测的标本于 4℃保存,有条件的可于-20℃冷冻保存或-70℃冰冻保存,但应避免标本反复冻融。

【参考范围】

抗心磷脂抗体:IgG 型:≤26%。
IgA 型:≤21%。
IgM 型:≤25%。

其他项目暂无公认的参考区间。

【临床意义】

（1）各种类型的抗磷脂抗体的检测主要用于抗磷脂综合征的诊断，其中以抗心磷脂抗体、抗磷脂酰丝氨酸抗体及抗β2-糖蛋白1抗体的检测研究和应用最为广泛。

（2）抗心磷脂抗体阳性提示动、静脉血栓形成，脑血管意外发生率高达56%。抗心磷脂抗体与系统性红斑狼疮（SLE）密切相关。双型或三型阳性SLE患者均会出现血栓、血小板减少性紫癜、继发性贫血等症状；抗心磷脂抗体阳性的女性患者易发生习惯性流产。

（3）抗β2-糖蛋白1抗体IgG、IgA和IgM中一种或几种的出现可能是引起血栓形成和习惯性流产等的独立性危险因素。

（4）抗磷脂酰丝氨酸抗体的检测主要用于辅助抗心磷脂抗体和抗β2-糖蛋白1抗体诊断抗磷脂综合征，评估血栓及产科病症如习惯性流产、胎儿生长受限等发生的风险。

【影响因素】

（1）试验标本若采用血浆时，应考虑抗凝剂所致的稀释作用。类风湿因子可能影响测定结果，在检测时应尽量排除其干扰。ELISA每次测定时必须设置一个阳性对照、一个阴性对照，以监测多次测定中的差异和准确性。

（2）ACA可以出现于急性细菌、病毒及梅毒感染的恢复期，这些感染通常可以导致ACA的短暂性出现，然而这种ACA一过性的升高与临床抗磷脂综合征无关。因此要对此类患者进行确证，需在6～8周后待一过性ACA消失后再予以复查。

（胡　敏）

第十一章 电解质与微量元素的测定

水、电解质紊乱在临床多种疾病中十分常见，可单独发生或继发于其他疾病，严重时危及生命。人体中的微量元素虽然含量少，但是它们维持人体正常生理功能，其缺乏或过量都会导致疾病。

第一节 概 述

一、体液电解质

电解质（electrolyte）是指可以产生自由离子而导电的化合物。在细胞内和血浆中都存在多种电解质。细胞内的阳离子有 K^+、Mg^{2+}和 Na^+，含量以前两种为多，而 Na^+只占少量。细胞内液阴离子主要是磷酸盐和蛋白质为主，HCO_3^{2-}和硫酸根只占少量，而 Cl^-只在少数组织细胞内微量存在。血浆中阳离子主要是 Na^+、K^+、Ca^{2+}、Mg^{2+}，其中以 Na^+含量最高，约占阳离子总量的 90% 以上，对维持细胞外液的渗透压、体液的分布和转移起着决定性的作用。其他的阳离子含量虽少但却有特殊的生理功能；细胞外液的主要阴离子以 Cl^-和 HCO_3^-为主，二者除保持体液的张力外，对维持酸碱平衡有重要作用。由于测定细胞内电解质含量很困难，所以临床都以细胞外液的血浆或血清的电解质含量作为诊疗的参考依据。

二、体液渗透压

渗透压（osmotic pressure）是溶液中电解质及非电解质类溶质对水的吸引力，临床上用毫渗摩尔/升（mOsm/L）或毫渗摩尔/千克水（mOsm/kg H_2O）为单位。其大小取决于溶质颗粒数目的多少，而与溶质的分子量、半径等特性无关。由于血浆中晶体溶质数目远远大于胶体数目，所以血浆渗透压主要由晶体渗透压构成。血浆胶体渗透压主要由蛋白质分子构成，其中，血浆白蛋白分子量较小，数目较多（白蛋白>球蛋白>纤维蛋白原），决定血浆胶体渗透压的大小。

三、水平衡

正常情况下，机体的内环境相对稳定。体液中的水通过水增加和水排出这两部分的调节来维持平衡。水增加由摄入水、体内物质氧化产生水及肾小管重吸收水三部分组成，而水排出由尿液排出、呼吸排出、皮肤蒸发排出以及肠道排出四部分组成。两者的平衡通过神经内分泌调节来实现。当两者平衡失调时，水平衡紊乱发生。水平衡紊乱包括脱水（water loss/dehydration）和水过多（water excess）或水中毒（water intoxication）三种。同时也可表现为总体水变化不大，但细胞内外水分布有明显差异。

（一）脱水

由于水来源减少或水排出过多引起的机体总体水量减少称为脱水。临床上常见的失水原因有：①消化道丢失。如呕吐、腹泻等丢失大量体液。②肾脏丢失。如尿崩症、肾小管疾病、糖尿病等增加尿液排出量。③肺脏丢失。如呼吸道、神经系统疾病造成的呼吸加快、加深排出水分增多。④皮肤丢失。如高热、剧烈运动大量出汗排出水分增加；烧伤、烫伤、电击伤等造成大范围皮肤受损，使水分从创面渗出丢失。⑤水摄入不足。

根据血浆 Na^+浓度变化，脱水可分为高渗性脱水（hyperosmotic dehydration）、等渗性脱水（isotonic dehydration）和低渗性脱水（hypotonic dehydration）

三种。

1. 高渗性脱水　细胞外液中失水大于失电解质，多见于水摄入不足，或水从肾脏、皮肤和呼吸道丢失增加等。特点为：①细胞外液量和细胞内液量均减少。②血液中电解质浓度增加，渗透压升高，血浆[Na^+]>150mmol/L 或 Cl^- 与 HCO_3^- 浓度之和大于 140mmol/L。临床表现为：口渴、体温上升、尿少及各种神经症状，体重下降等。

2. 等渗性脱水　细胞外液中丢失的水和电解质基本平衡，表现为细胞外液的丢失而细胞内液量不变。等渗性脱水常见于大面积烧伤、呕吐和腹泻等消化液丢失、胸腔积液或腹水的引流等。特点为：①细胞外液量减少，细胞内液正常。②血浆电解质改变不大，渗透压正常，血浆 Na^+ 浓度为 130～150mmol/L 或 Cl^- 与 HCO_3^- 浓度之和大于 120～140mmol/L。③细胞外液量减少，造成有效循环血容量减少、血压下降和外周血液循环障碍。

3. 低渗性脱水　细胞外液中电解质丢失多于水的丢失，常见于过量使用排钠性利尿剂等。低渗性脱水的特点为：①渗透压降低，血浆[Na^+]<130mmol/L。②严重者因循环血量急剧减少易发生肾功能衰竭。细胞外液中水分向细胞内转移，表现出细胞外液量减少和细胞内液量增多。该型脱水的患者因细胞内水肿，表现出恶心、呕吐、四肢麻木、无力以及神经精神症状。

（二）水过多和水中毒

当机体摄入水过多或排出减少，使体液增多、血容量增多以及组织器官水肿，若过多的水进入细胞内，导致细胞内水过多则称为水中毒或水肿。一般水增加使体液超过体重 10% 以上时，可出现水肿症状。水过多和水中毒的常见原因有：①ADH 分泌过多。包括垂体肿瘤和异源性 ADH 分泌综合征。②充血性心力衰竭。③肾功能障碍。④肝硬化等。

水平衡紊乱往往伴随体液中电解质的改变及渗透压的变化。当体液无机离子发生紊乱时，可引起机体酸碱和渗透压失衡等一系列代谢紊乱，影响组织器官的正常生理功能，甚至危及患者生命。因而临床上无机离子检测是一项非常重要的检测项目。

四、微量元素

（一）微量元素的概念

何谓微量元素，不同的学科有不同的含义。

1. 非生命科学领域　在分析化学学科，它是按照浓度（或含量）来定义，微量元素指的是某一元素在样本中的浓度小于 100ppm 需测量到原子的规模，或是元素在每克的样本中含量少于 100μg。而在地球化学学科，它是按照丰度来进行定义。自然界存在的元素 90 余种，一部分称为宏量元素（major element），如 O、H、Si、Al、Fe、Ca、Mg、Na、K、Ti 这 10 种元素，其总重量丰度占 99% 左右。除了这 10 种以外的其他元素统称微量元素。

2. 生命科学领域　生命元素（life element）是构成生物的组成部分，维持生物正常功能所必需的化学元素。包括 29 种，即氢、硼、碳、氮、氧、氟、钠、镁、硅、磷、硫、氯、钾、钙、钒、钛、铬、锰、铁、钴、镍、铜、锌、砷、硒、溴、钼、锡和碘。其中硼是某些绿色植物和藻类生长的必需元素。

3. 人体元素　人体元素根据其含量的多少分为宏量元素和微量元素。宏量元素是指含量占人体总质量 0.01% 以上的元素，共 11 种，即碳、氢、氧、氮、磷、硫、氯、钾、钠、钙和镁。它们的含量在 0.04%～62.8% 之间，这 11 种元素共占人体总质量的 99.97%。微量元素是指占人体总质量 0.01% 以下的元素，如铁、硅、锌、铜、溴、锡、锰等。这些微量元素占人体总质量的 0.03% 左右。美国临床和实验室标准协会（CLSI）定义的微量元素为人体含量在 0.01～100μg/g 之间，或浓度在 10～10^4μg/L 之间。CLSI 还将含量更少的定义为超微量元素（ultra-trace element），即人体含量小于 0.01μg/g，或浓度小于 10μg/L。

（二）微量元素的分类

人体内微量元素可以分为以下几种类型。

1. 必需微量元素（essential trace elements）　是指缺乏该元素将引起机体生理功能及结构异常、发生各种病变和疾病的微量元素。有 18 种，即铁、铜、锌、钴、锰、铬、硒、碘、镍、氟、钼、钒、锡、硅、锶、硼、铷、砷等。

2. 非必需元素（nonessential trace elements）　人体中存在，对人体无明显的生理功能，也不是机体所必需的微量元素。

3. 有害微量元素　也称毒性金属（toxic metals），它们对人体有毒性作用，大部分都是外源性的，从环境或饮食中摄取的，如铝、铅、镉、汞、铬、砷、铍。它们大部分是重金属（heavy metals），即相对密度在 4.5g/cm^3 以上。

（三）微量元素的检测方法

微量元素主要通过与蛋白、酶、激素和维生素等结合，而在体内发挥多种作用。微量元素检测有助于微量元素缺乏病的诊断、治疗和预防，而且是临床营养学和临床治疗的重要组成部分。微量元素在临床上的意义日益受到重视。

目前，国内常用的微量元素检测方法有：中子活化分析法、原子吸收光谱法、紫外可见吸收光谱法、电感耦合等离子体发射光谱法、离子选择性电极法、伏安法、荧光分析法等。

1. 中子活化分析法　中子活化分析法是放射化学分析法之一，它是利用热中子辐射，使待测元素原子发生核反应，产生放射性同位素，检测其放射性强度而进行定量分析的方法，是进行元素含量分析的一种最灵敏的方法，因使用中子作为照射源故称中子活化分析法。该方法试样用量小、干扰小，可对同一样品中多种元素进行测定，但因中子源放射性强，成本高，故不易推广。

2. 原子吸收光谱法　原子吸收光谱法又称原子吸收分光光度法，根据样品中待测元素原子化的方法不同，分为火焰原子吸收光谱法、化学原子吸收光谱法和石墨炉原子吸收光谱法。它是基于待测元素从光源发射的特征辐射，被蒸气中待测元素的基态原子吸收，然后根据待测元素浓度与吸收辐射的原子数成正比的关系，求得样品中被测元素的含量，原子吸收光谱法简便、灵敏、准确，是临床微量元素检测中最常用的方法。

3. 紫外可见吸收光谱法　紫外可见吸收光谱法又称紫外可见分光光度法。它是基于待测元素与某些试剂在一定条件下形成化合物，该化合物对紫外、可见光具有选择性地吸收而进行定量分析的一种吸收光谱法。该法操作简便，易于推广，也是临床微量元素检测中常用的方法。

4. 电感耦合等离子体质谱法（inductively-coupled plasma/mass spectrometry，ICP/MS）　是以电感耦合等离子体为离子源的一种质谱型元素分析方法。主要用于进行多种元素的同时测定，并可与其他色谱分离技术联用，行元素价态分析。测定时样品由载气（氩气）引入雾化系统进行雾化后，以气溶胶形式进入等离子体中心区，在高温和惰性气体中被去溶剂化、汽化解离和电离，转化成带正点荷的正离子，经离子采集系统进入质谱仪。质谱仪根据质荷比进行分离，根据元素质谱峰强度测定样品中相应元素的含量。ICP-MS 分析技术虽然仪器价格昂贵，结构复杂，普及较慢，但由于灵敏度高、检出限低、分析速度快、线性范围宽、可多元素测定、抗干扰能力强的快速测定等优点，在痕量元素分析得到了大量的应用。

第二节　体液电解质的检测

一、血清钾（serum potassium）

二、血浆钾（plasma potassium）

三、24 小时尿钾（24h urine potassium）

【生化及生理】

正常成人体内含钾量为 50 ~ 55mmol/kg，其中 98% 存在于细胞内，细胞外液中占 2%。正常情况下血清钾浓度为 3.5 ~ 5.5mmol/L，而细胞内液中 K^+浓度高达 150.0mmol/L，二者相差约 40 倍，这种梯度平衡的维持有赖于细胞膜上“钠-钾-ATP 酶”的作用。

钾主要在消化道以离子的形式吸收，而体内钾 80% ~ 90% 通过肾脏排泄，10% 经肠道排泄，少量随汗液排出。肾对钾的排泄受多种因素的影响，如酸碱平衡的改变、K^+的摄入量、远端肾小管钠浓度、血浆醛固酮和皮质醇等。一般情况下，K^+的摄入与排出在量上保持一致，但在无 K^+摄入时，仍有部分 K^+将从尿中排出。

K^+是维持细胞生理活动的主要阳离子，主要生理功能有：参与酸碱平衡的调节；维持细胞内液的渗透压；维持肌肉、神经的应激性；参与细胞内物质的合成代谢。

【检测方法】

体液中钠、钾测定的常用方法有化学法、火焰发射光谱法、离子选择电极法及原子吸收分光光度法。化学法因操作繁琐、准确性及精密性差而被淘汰。火焰发射光谱法（FES）和离子选择电极法（IES）为卫生部临床检验中心推荐方法，FES 法为参考方法，测定钠、钾快速准确，操作简便。酶法测定钠、钾特异性强，与 FES 高度相关。原子吸收光谱法测定灵敏、准确，但设备昂贵，需要特殊的元素灯，而不能广泛使用。

火焰发射光谱法：一种原子发射光谱分析技术，利用火焰的热能使原子被激发而发射出特异的光谱进行分析。丙烷-空气火焰的温度使血清或尿液中的 K^+、Na^+气化。这些气化的离子从还原焰中获得电子生成基态原子 Na^0、K^0。基态原子在火焰中被加热，结果生成激发态原子 Na＊和 K＊。激发态的原子不稳定，能迅速回到基态，放出能量，发射出元素特有波长的辐射谱线，钠的特征谱线为 589nm（黄色），钾的特征谱线为 767nm（深红色），用相应波长的滤光片将谱线分离，然后通过光电管或光电池转换成电信号，经放大器放大后进行测量。样品溶液中钠、钾浓度越大，所发射的光谱越强，发射光谱强度直接与钠钾浓度成正比。用已知含量的标准液与待测标本对比，即可计算出血清、尿等标本中钠钾的浓度。内标法用含锂的溶液作稀释液，同时测定锂的电信号（锂火焰呈红色，波长为 671nm），根据钠或钾电信号与锂电信号的比值作为定量参数进行钠、钾含量的计算，以减少由于雾化速度和火焰温度的波动所引起的测定误差，可提高测定的准确度和精密度。

离子选择电极法（ISE）：包括直接电位法和间接电位法。①直接电位法：样品（血清、血浆或全血）或标准液不经稀释直接进入 ISE 管道作电位分析，因为 ISE 只对水相中活化离子选择性地产生电位，与样品中脂肪、蛋白质所占据的体积无关。②间接电位法：样品（血清、血浆、脑脊液）与标准液要用指定离子强度与 pH 的稀释液定量稀释，所测溶液的离子活度等于离子浓度。间接电位法所测得的结果与火焰光度法相似。直接电位法 K^+、Na^+电极常与血气分析仪配套，或自成体系组成专用电解质分析仪；而间接电位法血清经高度稀释，不易损伤电极膜，不易阻塞管道，因此，大多数大、中型自动生化分析仪都装备有间接法离子选择电极。

酶动力学：磷酸烯醇式丙酮酸和腺苷二磷酸（ADP）在钾依赖性丙酮酸激酶作用下生成丙酮酸和腺苷三磷酸（ATP），生成的丙酮酸和还原型辅酶Ⅰ在乳酸脱氢酶的作用下生成 L-乳酸和氧化型辅酶Ⅰ。还原型辅酶Ⅰ的下降速率与标本中的 K^+浓度成正比，在 340nm 处监测还原型辅酶Ⅰ吸光度的变化，可以计算出 K^+的含量。

【标本要求与保存】

采用血清或血浆，血清首选，血浆用肝素抗凝。标本量 1ml，至少 0.5ml。避免溶血，最好在 45 分钟内分离血清/血浆。分离后标本在室温（25℃）、冷藏（4℃）或冷冻（-20℃）稳定保存 14 天。可反复冻融 3 次。

收集 24 小时尿液，记录尿液总量。标本量 10ml，至少 1ml。

【参考区间】

血清：早产儿脐带血：5.0～10.2mmol/L。
　　早产儿，48 小时：3.0～6.0mmol/L。
　　新生儿脐带血：5.6～12.0mmol/L。
　　新生儿：3.7～5.9mmol/L。
　　婴儿：4.1～5.3mmol/L。
　　儿童：3.4～4.7mmol/L。
　　成人：3.5～5.1mmol/L。
血浆（肝素）：男性：3.5～4.5mmol/L。
　　女性：3.4～4.4mmol/L。
24 小时尿：6～10 岁　男性：17～54mmol/d。
　　女性：8～37mmol/d。
　　10～14 岁　男性：22～57mmol/d。
　　女性：18～58mmol/d。
　　成人：25～125mmol/d。

【临床意义】

（1）血清钾增高：见于肾上腺皮质功能减退、急性或慢性肾功能衰竭、休克、组织挤压伤、重度溶血及口服或注射含钾液过多等。

（2）血清钾降低：见于严重腹泻、呕吐、肾上腺皮质功能亢进、服用利尿剂及胰岛素的应用等。大剂量注射青霉素钠盐时肾小管会大量失钾。家族性周期性麻痹在发作时血清钾降低，可低至 2.5mmol/L 左右，但在发作间歇期血清钾可以正常。

【影响因素】

（1）溶血或延迟分离血清可使血清钾浓度升高，应及时分离血清。若遇到标本溶血，应在报告单上注明，以避免医师误解。血液标本冷藏或室温放置会引起测定结果增高，相反 37℃放置会引起血钾降低。这是细胞因代谢作用而发生离子偏移和 pH 变化。

（2）体外血液凝集期间，从细胞和血小板释放的钾使血清中钾含量增加。血清钙亦可使血清钾结果偏低，尿酸试剂可使血清钾结果偏高。

（3）严重的高脂血症和高蛋白血症的血清样品，由于单位体积血清中水量明显减少（脂质和蛋白占据体积），间接电位法或火焰法测定会导致假性低钠、低钾血症。

（4）酶法测定血钾在生化仪上进行测定时，干扰因素较多。如 LDH、ALT、AST、HBDH 和酶法测定 CO_2 均会对血钾的测定造成干扰。

（5）由于血液凝固时血小板破裂释放出一部分 K^+，因此血浆 K^+ 比血清 K^+ 低 0.2～0.5mmol/L。

四、血清钠(serum sodium)

五、血浆钠(plasma sodium)

六、24 小时尿钠(24h urine sodium)

【生化及生理】

正常人体内含钠为 40～44mmol/kg，约 44% 分布于细胞外液。细胞内液中钠的含量约为 10mmol/L，钠是细胞外液中的主要阳离子，细胞外液中的浓度约为 140mmol/L。细胞内外钠浓度差的维持，主要依靠细胞膜上的 Na^+-K^+-ATP 酶的作用。Na^+的平衡主要通过细胞外液量和血浆钠的浓度变化进行调节，当细胞外液容量减少或血浆钠浓度降低时，可通过激活肾素-血管紧张素-醛固酮系统，促使近曲小管重吸收 $NaHCO_3$，Na^+ 排泄即减少；当细胞外液容量增加时，心房和心室压力增大，分泌利钠肽增多，减少肾髓质集合管重吸收 Na^+，使钠排泄增加并引起尿量增加，促进水的排出。主要生理功能为：参与酸碱平衡的调节；维持体液容量和细胞外液渗透压；维持肌肉、神经的应激性。

【检测方法】

同钾检测，最常用离子选择电极法。酶动力学法检测原理为：邻硝基苯-β-半乳糖苷在钠依赖性 β-半乳糖苷酶作用下，生成邻硝基苯酚和半乳糖，邻硝基苯酚生成速率与 Na^+ 浓度成正比，在 405nm 处监测吸光度变化即可算出样品 Na^+ 浓度。

【标本要求与保存】

见“血清/血浆钾”、“24 小时尿钾”。

【参考区间】

血清/血浆：早产儿脐带血：116～140mmol/L。
早产儿，48 小时：128～148mmol/L。
新生儿脐带血：126～166mmol/L。
新生儿：133～146mmol/L。
婴儿：139～146mmol/L。
儿童：138～145mmol/L。
成人：136～145mmol/L。
>90 岁：132～146mmol/L。

24 小时尿：6～10 岁　男性：41～115mmol/L。
女性：20～69mmol/L。
10～14 岁　男性：63～177mmol/L。
女性：48～168mmol/L。
成人　男性：40～220mmol/L。
女性：27～287mmol/L。

【临床意义】

（1）血钠降低：血清钠浓度低于 135mmol/L 为低钠血症。临床上常见于：①稀释性低钠血症：肾病综合征的低蛋白血症、肝硬化腹水、右心衰竭时的有效血容量减低等都引起抗利尿激素增多，血钠被稀释。②消耗性低钠血症：多见于胃肠道失钠（如幽门梗阻、呕吐、腹泻、胃肠道、胆道、胰腺术后造瘘及引流等）；尿钠排出增多（见于严重肾盂肾炎、肾小管严重损害、肾上腺皮质功能不全、糖尿病及应用利尿剂治疗等）；皮肤失钠（大量出汗时，如只补充水分而不补充钠，大面积烧伤、创伤、体液及钠从创口大量丢失等）。

（2）血钠增高：血清钠高于 145mmol/L 为高钠血症。可见于：①肾上腺皮质功能亢进，如 Cushing 综合征、原发性醛固酮增多症；②严重脱水：见于严重高渗性脱水；③中枢性尿崩症时尿量大而供水不足时。

【影响因素】

过多的进食或饮酒可使标本 Na^+升高。高脂血症或高蛋白质血症的血清样品采间接电位法或火焰法测定，会得到假性低血钠。酶法测定时氨浓度大于等于 500μmol/L，三酰甘油浓度大于等于 8mmol/L 时产生干扰。

七、血清氯化物(serum chloride)

八、血浆氯化物(plasma chloride)

九、24 小时尿氯化物(24h urine chloride)

十、脑脊液氯化物(cerebrospinal fluid chloride)

十一、汗液氯化物(sweat chloride)

【生化及生理】

体内氯主要以氯离子形式广泛存在于组织与体液中。氯是细胞外液的主要阴离子，主要分布于血浆(清)、尿液中,在汗液及脑脊液中也有分布。氯通过食物和盐类摄入,绝大多数在胃肠道吸收,通过尿液排出体外。体内氯离子常与钠离子相伴吸收与代谢,变化也常一致。氯离子具有调节机体水、电解质平衡及酸碱平衡和渗透压的作用,并参加胃液中胃酸的生成。

【检测方法】

氯化物的测定常利用银或汞与氯离子结合生成不解离的氯化银或氯化汞,再用不同的方法对标本中的氯化物进行测定。其常用测定方法有硫氰酸汞比色法、库仑滴定法、离子选择电极法、同位素稀释质谱法和酶法。硫氰酸汞比色法是临床使用的常规方法,既可手工操作,又可进行自动化分析,准确度和精密度良好;库仑滴定法准确度高,被推荐为氯测定的参考方法;离子选择电极法准确度和精密度良好,比硫氰酸汞比色法和库仑滴定法使用更广泛;同位素稀释质谱法是氯测定的决定性方法;酶法准确简便,但国内尚未推广应用。

硫氰酸汞比色法的原理是:血清氯化物中的氯离子与未离解的硫氰酸汞溶液混合时,氯离子首先与汞结合形成难以解离的氯化汞,并释放出相应量的硫氰酸离子,此离子与试剂中的铁离子结合,生成红色的硫氰酸铁,其色泽与氯的含量呈正比。

【标本要求与保存】

血清/血浆见"血清/血浆钾",24 小时尿见"24 小时尿钾"。

脑脊液:标本量 1ml,至少 0.5ml。室温保存。

【参考区间】

血清/血浆:脐带血:96 ~ 104mmol/L。
早产儿:95 ~ 110mmol/L。
出生 ~ 30 天:98 ~ 113mmol/L。
成人:98 ~ 107mmol/L。
>90 岁:98 ~ 111mmol/L。

24 小时尿:婴儿:2 ~ 10mmol/L。
儿童(<6 岁):15 ~ 40mmol/L。
6 ~ 10 岁:男性:36 ~ 110mmol/L。
女性:18 ~ 74mmol/L。
10 ~ 14 岁:男性:64 ~ 176mmol/L。
女性:36 ~ 173mmol/L。
成人:110 ~ 250mmol/L。
>60 岁:95 ~ 195mmol/L。

汗液(离子导入):正常值:5 ~ 35mmol/L。
临界值:30 ~ 70mmol/L。
囊性纤维化:60 ~ 200mmol/L。

【临床意义】

(1) 血清(浆)氯化物增高:氯在体内的变化基本与钠平衡。高氯血症性代谢性酸中毒,细胞外的碳酸氢钠减少,为了维持电解质平衡,含氯量必须增加,其所增加的氯是由于肾小管重吸收氯相对大于钠所致。临床上高氯血症还常见于高钠血症,失水大于失盐,氯化物相对浓度增高;注射过量生理盐水等。

(2) 血清(浆)氯化物降低:临床上低氯血症较为多见。常见原因有代谢性碱中毒时,碳酸氢根过多,在钠含量正常情况下必须排出氯以维持电解质平衡;还有氯化钠的异常丢失或摄入减少,如严重呕吐、腹泻使消化液大量丢失,长期限制氯化钠的摄入,艾迪生病,抗利尿激素分泌增多的稀释性低钠、低氯血症。

【影响因素】

(1) 待检者在采取标本前有过多的进食或饮酒,致使标本呈乳糜状,从而影响检验结果而出现 Cl^- 升高。使用离子选择电极法时,最重要的干扰物是 Br^-,可表现出相当于 2.3 个 Cl^- 的反应活度。

(2) 硫氰酸汞比色法对氯离子并非绝对特异,其他一些卤族元素如 F^-、Br^-、I^- 亦能取代硫氰酸离子,与汞离子结合生成卤素汞,同时游离出硫氰酸离子,产生同样的呈色反应。但在正常人血液中,上述元素含量很低,这种干扰可以忽略不计。若接受大量含上述卤素离子药物治疗时,可使血清中氯测定结果偏高。

十二、血清总二氧化碳(serum total carbon dioxide)

十三、血浆总二氧化碳(plasma total carbon dioxide)

十四、全血总二氧化碳(whole blood total carbon dioxide)

十五、毛细管血总二氧化碳(capillary blood total carbon dioxide)

【生化及生理】

总二氧化碳(TCO_2)是指血浆中所有以各种形式存在的 CO_2 的总量。其中大部分(95%)是以 HCO_3^- 结合形式,少量是物理溶解的 CO_2(5%),还有极少量是以碳酸（H_2CO_3）、蛋白质氨基甲酰等形式存在。血浆最重要的缓冲体系是碳酸氢盐缓冲体系（HCO_3^-/H_2CO_3），对维持血液的正常 pH 具有重要的调节作用。血液内 CO_2 的含量对人体内酸碱平衡的调节起着重要的作用。血浆（清）碳酸氢根是判断体内酸碱失衡的重要指标。

【检测方法】

血浆（清）TCO_2 测定的自动化方法中，第一步是标本的酸化或碱化，酸化可使血浆（清）中各种形式的 CO_2 转变成气态 CO_2；碱化是为了使血浆（清）中所有的 CO_2 和碳酸盐转变成碳酸氢盐（HCO_3^-）。TCO_2 常用电极法或酶终点法测定。

电极法：用二氧化碳电极测定血浆（清）酸化后释放出的气态 CO_2。

酶终点法：测定血浆（清）碱化后形成的 HCO_3^-。血浆（清）中的 HCO_3^- 在磷酸烯醇式丙酮酸羧化酶（PEPC）催化下和磷酸烯醇式丙酮酸（PEP）反应，生成草酰乙酸和磷酸；草酰乙酸在苹果酸脱氢酶（MDH）催化下，生成苹果酸，同时 NADH 被氧化成 NAD^+。在分光光度计 340nm 处，吸光度下降速率与样品中 HCO_3^- 含量成正比。

【标本要求与保存】

可采用肝素抗凝全血、血浆、血清等标本。标本采集、运送应尽量减少血浆与空气接触时间，标本也不能剧烈振摇。采血后应迅速分离，血浆和血清标本最好尽快测定（最好在 30 分钟内检测完毕），以免时间过长，CO_2 逸散而使结果偏低。标本量 1ml，至少 0.5ml。避免溶血，最好在 45 分钟内分离血清/血浆。分离后标本在室温（25℃）、冷藏（4℃）或冷冻（-20℃）稳定保存 14 天。可反复冻融 3 次。

最好使用血清测定，若用血浆，应选用肝素作抗凝剂，草酸盐、柠檬酸盐和 EDTA 抗凝剂对 CO_2 测定有影响。

【参考区间】

脐带血：14～22mmol/L。

血清/血浆：成人：23～29mmol/L。

>60 岁：23～31mmol/L。

>90 岁：20～29mmol/L。

毛细管采血：早产儿，1 周：14～27mmol/L。

新生儿：13～22mmol/L。

婴儿：20～28mmol/L。

儿童：20～28mmol/L。

成人：22～28mmol/L。

全血：动脉：19～24mmol/L。

静脉：22～26mmol/L。

【临床意义】

（1）增高见于代谢性碱中毒，如幽门梗阻、库欣综合征和服用碱性药物过多等。呼吸性酸中毒如呼吸中枢抑制、呼吸肌麻痹、肺气肿、支气管扩张和胸等。

（2）降低见于代谢性酸中毒：如严重腹泻、肾功能衰竭、糖尿病、肠瘘和使用过多的酸性药物等；呼吸性碱中毒：如癔症等所致的换气过度。慢性呼吸性碱中毒时，由于长时间呼吸增速，肺泡中 PCO_2 减低，肾小管代偿性碳酸氢根排出增多。

【影响因素】

（1）在准备试剂和收集标本时，应严格做到密封，避免 CO_2 逸散。严重脂血、溶血和黄疸标本对测定结果有干扰，为避免干扰应做标本空白管。

（2）只能用肝素抗凝剂，草酸盐、柠檬酸盐和 EDTA 对 CO_2 测定有影响，不宜使用。内源性丙酮酸和 LDH 对测定结果有干扰，可用草氨酸钠消除干扰。

十六、阴离子间隙（anion gap，AG）

【生化及生理】

阴离子间隙为未测定阴离子（unmeasured anion，UA）与未测定阳离子（unmeasured cation，UC）之差。UA 指除经常测定的 Cl^- 和 HCO_3^- 外其他阴离子，如某些无机酸（硫酸、磷酸等）、有机酸（乳酸、β-羟丁酸、乙酰乙酸等）；UC 指除 Na^+ 外其他阳离子如 K^+、Ca^{2+}、Mg^{2+} 等。在血液中阴阳离子的当量数相等，即：$(Na^+ + UC) = (Cl^- + HCO_3^- + UA)$，因而 AG 值为：$AG(mmol/L) = (UA - UC) = Na^+ - (Cl^- + HCO_3^-)$。

【检测方法】

计算法。分别测定 Na^+、Cl^-、HCO_3^- 浓度，根据下列公式计算：$AG(mmol/L) = (UA - UC) = Na^+ - (Cl^- + HCO_3^-)$

【标本要求与保存】

见“血清钾”。

【参考区间】

8～16mmol/L。

【临床意义】

AG 是临床上用来评价体液酸碱状况的一项重要指标，它不仅能鉴别不同类型的代谢性酸中毒，还对混合性酸碱失衡的诊断也有重要的参考价值。

（1）降低见于低蛋白血症、代谢性碱中毒、低磷酸盐血症、高钾血症、高钙血症、高镁血症、锂中毒及多发性骨髓瘤。

(2) 升高：[H^+]增加引起的代谢性酸中毒，如糖尿病酮症酸中毒、乳酸中毒和肾功能不全等，有机酸增高，HCO_3^-被消耗，pH 值降低，即为高 AG 型代谢性酸中毒。但并非所有的代谢性酸中毒 AG 值均升高，如肠瘘、胆瘘、肾小管病变等由于 HCO_3^-的丢失而引起的代谢性酸中毒，此时 HCO_3^-减少由 Cl^-增加代偿，而 AG 值变化不大，即为高氯型代谢性酸中毒。大量使用羧苄青霉素与其他阴离子药物时，阴离子隙增高，但没有代谢性酸中毒。

十七、血浆渗透压(plasma osmotic pressure)

十八、尿液渗透压(urine osmotic pressure)

【生化及生理】

渗透压通常是用容量渗透摩尔浓度(osmolarity)或重量渗透摩尔浓度(osmolality)表示。一个摩尔的溶质存在于一升溶剂中可产生一个渗透摩尔(osmole)。容量渗透摩尔浓度是指每升溶液中溶质的摩尔数。由于溶液的体积随加入的溶质的量、温度和压力的变化而变化，因此容量渗透摩尔浓度是难以测量的。而重量渗透摩尔浓度是指每公斤溶剂中所存在的溶质微粒的毫摩尔数。由于在温度和压力不变的情况下溶剂的量是不变的，因此重量渗透摩尔浓度是很容易评估的。从技术上来讲，重量渗透摩尔浓度应由渗透后来衡量，但是，渗透压的测量并不那么容易。由于渗透压是与溶质的总摩尔浓度成正比，因此在渗透压与冰点降低或蒸汽压降低(vapor pressure depression)之间存在正相关的关系。所以，其他依数特性的测量通常是以重量渗透摩尔浓度来表示。

【检测方法】

仪器测量测定：冰点低气压渗透压计、胶体渗透压计和蒸汽压渗透压计。最常用的是冰点低气压渗透压计。冰点低气压渗透压计包括一个冷却元件、一个电阻与温度呈线性关系的电子温度计。开始时标本被冷却，然后通过一个振动器开始结晶过程。这期间会产生热量，使温度上升并稳定在冰点以下，然后跟已知的标准溶液的稳定温度比较而得出结果，并直接以渗透压的形式显示出结果。

计算法：由于血浆中主要渗透物质是 Na^+、Cl^-、葡萄糖和尿素，因此血浆渗透压可以通过以下公式计算：

mOsm/kg(水) = 1.86(Na^+[mmol/L]) + 葡萄糖[mmol/L]+尿素[mmol/L]+9

其中 9mOsm/kg 为经验值，代表血浆中其他渗透物质如 K^+、Ca^{2+}和蛋白质等。

【标本要求与保存】

肝素抗凝静脉血浆。24 小时尿液。

【参考区间】

血浆渗透压：275～300mOsm/kg H_2O。

尿渗透压：600～1000mOsm/kg H_2O。

尿渗量/血浆渗量比值为(3～4.5)∶1。

【临床意义】

根据血浆渗透压的变化，结合患者的病史和临床资料，可判断患者是否有电解质及水平衡紊乱，并能分析其紊乱的性质。

尿液渗透压的检测是评价尿量增加的一个重要指标。肾浓缩功能障碍要与水利尿或渗透性利尿相鉴别，通常前者尿量<2L/24h，后两者尿量>2.5～3L/24h。

肾浓缩功能障碍时尿渗透压通常不会超过 400～500mmol/kg H_2O。水利尿可见于饮水过多的正常反应、原发性烦渴、糖尿病等。渗透性利尿可由葡萄糖、甘露醇、盐和尿素引起，导致水钠丢失，细胞外液量减少及高钠血症。水利尿与渗透性利尿鉴别：水利尿时，渗透压通常<150mmol/kg H_2O。标准的水分离试验可用来确定水性利尿的病因及鉴别混合性水电解质利尿。渗透性利尿时，尿渗透压>400mmol/kg H_2O。渗透压在 300mmol/kg H_2O 左右也可能是渗透压利尿，但需要其他检查确诊。

第三节　微量元素的检测

本节介绍的微量元素不包括铁和有毒金属，铁的检测见“第二十七章　红细胞疾病的生物化学检验”，有毒金属的检测见“第四十三章　有毒金属的测定”。

一、血清铬(serum chromium)

二、血浆铬(plasma chromium)

三、全血铬(whole blood chromium)

四、24 小时尿铬(24h urine chromium)

五、红细胞铬(erythrocyte chromium)

【生化及生理】

人体含铬量约为 60mg,广泛分布于全身所有组织,以肌肉、肺、肾、肝脏和胰腺的含量较高。铬可经口、呼吸道、皮肤及肠道吸收,入血后与运铁蛋白结合运至肝脏及全身。组织中铬含量为血铬含量的 10 ~ 100 倍。铬主要由尿中排出,少量从胆汁和小肠经粪便排出,微量通过皮肤丢失。

铬的主要生理功能是控制葡萄糖和脂肪的代谢。铬参与形成葡萄糖耐量因子(glucose tolerance factor,GTF)。GTF 由三价铬、尼克酸、甘氨酸、半胱氨酸和谷氨酸组成,促进细胞表明胰岛素受体的巯基(-SH)和胰岛素分子 A 链的两个二硫键(-S-S-)之间形成一个稳定的桥,协助胰岛素发挥作用。铬能增加胆固醇的分解和排泄,降低血浆胆固醇。铬与机体中核蛋白、蛋氨酸、丝氨酸等结合,促进蛋白质代谢和生长发育。此外铬能促进血红蛋白的合成及造血过程。

【检测方法】

电感耦合等离子体质谱法(ICP/MS)、原子吸收分光光度法。

【标本要求与保存】

标本容器用酸处理,无微量元素残留或污染。

采用血清、血浆或全血,用肝素或 EDTA 抗凝。标本量 3ml,至少 1.5ml。避免溶血,最好在 45 分钟内分离血清/血浆。分离后标本在室温(25℃)、冷藏(4℃)或冷冻(-20℃)稳定保存 14 天。可反复冻融 3 次。

收集 24 小时尿液,不加防腐剂,记录尿液总量。标本量 5ml,至少 0.5ml。标本在室温(25℃)、冷藏(4℃)或冷冻(-20℃)稳定保存 14 天。可反复冻融 3 次。

【参考区间】

血清/血浆:2 ~ 3nmol/L。

全血(肝素):14 ~ 538nmol/L。

红细胞:384 ~ 692nmol/L。

24 小时尿:1.9 ~ 38.4nmol/d。

【临床意义】

铬的检测可用于铬毒性、铬接触、缺铬获得性糖尿病或糖耐量减低评价,胃肠外营养补铬监测。

(1) 升高:铬中毒。铬中毒主要见于急性铬中毒和从事含铬作业工人的慢性铬中毒。铬经口、呼吸道及皮肤等吸收后,主要分布在肝、肺、肾,若摄入过量,可发生肝、肺、肾功能障碍,出现恶心、呕吐、腹泻、吞咽困难,以致休克。接触铬化物将有皮肤损害,出现丘疹或湿疹,有瘙痒感,铬可引起上呼吸道炎症和黏膜溃疡,可导致肝炎及肺癌,此外还见于肾透析患者。

(2) 铬缺乏主要是摄入不足或消耗过多,其临床表现主要是高血糖、高脂血症等与胰岛素缺乏相类似的症状,引起葡萄糖耐量降低,生长停滞,动脉粥样硬化、冠心病和神经系统损伤等。

【影响因素】

禁止接触玻璃器皿,可用无菌一次性聚丙烯样品杯或其他无铬污染的器皿收集。采样及测定过程中应严格防止铬污染。

六、血清钴(serum cobalt)

七、血浆钴(plasma cobalt)

八、24 小时尿钴(24h urine cobalt)

九、红细胞钴(RBC cobalt)

【生化及生理】

正常成人体内含钴约为 1.5mg,钴主要由消化道和呼吸道吸收,钴和铁的吸收存在着竞争。钴通过小肠入血后由三种运钴蛋白(transcobalbmin Ⅰ、Ⅱ、Ⅲ)结合后运至肝脏及全身,以肝、肾和骨骼中钴的含量较高。钴的排泄主要通过尿液,少量通过肠道、汗腺、头发等途径排泄。

钴是维生素 B_{12} 的组成成分,主要以维生素 B_{12} 的形式发挥作用,刺激红细胞造血,促进红细胞的正常成熟;还参与脱氧胸腺嘧啶核苷酸的合成和一碳单位的代谢。钴还能作为细胞色素氧化酶、超氧化物歧化酶和尿酸酶等的辅助因子发挥作用。

【检测方法】

电感耦合等离子体质谱法、原子吸收分光光度法。

【标本要求与保存】

见微量元素“铬”。

【参考区间】

血清/血浆：1.9～7.6nmol/L。

尿液：17.0～34.0nmol/L。

红细胞：272～781nmol/kg。

【临床意义】

（1）钴缺乏：人体钴缺乏时，将影响维生素 B_{12} 的形成，若维生素 B_{12} 缺乏，可使骨髓细胞的 DNA 合成时间延长，从而引起巨幼红细胞贫血。另外，维生素 B_{12} 缺乏可引起口腔及舌溃疡、炎症、急性白血病、骨髓疾病等。

（2）钴中毒：多为治疗贫血时引起钴中毒，其临床表现为食欲不振、呕吐、腹泻等。

【影响因素】

（1）使用石墨炉原子吸收的分光光度测定法可受到多种光和非光干扰物的影响，为了纠正光的干扰，就必须采用本底补偿效应（Zeeman 效应）。在这个过程中，产生波动平行聚焦的电子通过磁场获得。

（2）在石墨炉原子吸收分光光度测定法中，只需稀释一个样本，无需预先分离基质成分，所以非光的干扰十分重要。这种基质引起的错误可以通过使用样本成分非常相似的基质干扰物校正测定过程而得以避免。

十、血清铜（serum copper）

十一、血浆铜（plasma copper）

十二、24 小时尿铜（24h urine copper）

【生化及生理】

正常人体内铜的含量为 80～100mg。铜主要在十二指肠和小肠上段。铜吸收入血后与血浆中清蛋白疏松结合，形成铜-氨基酸-清蛋白络合物，入肝后部分铜离子与 α2-球蛋白结合，形成铜蓝蛋白，铜蓝蛋白是运输铜的基本载体。人体内以肝、脑、心及肾脏含铜浓度最高。其次为脾、肺和肠。肌肉和骨骼等含铜量较低。铜经胆汁、肠道、尿液和皮肤排泄。

铜参与铁的代谢和红细胞生成，维持正常的造血功能，能促进铁的吸收和运输，促进血红素和血红蛋白的合成，促进幼稚红细胞的成熟和成熟红细胞释放入血。它还构成含铜酶与铜结合蛋白的成分，如铜蓝蛋白、超氧化物歧化酶、赖氨酸氧化酶等多种酶类。

【检测方法】

电感耦合等离子体质谱法、原子吸收分光光度测定法、比色法。

双环己酮草酰二腙比色法：加稀盐酸于血清中，使血清中与蛋白质结合的铜游离出来，再用三氯醋酸沉淀蛋白质，滤液中的铜离子与双环己酮草酰二腙反应，生成稳定的蓝色化合物，与同样处理的标准液比较，即可求得血清铜含量。

【标本要求与保存】

见微量元素“铬”。注意尽快分离血清/血浆。

【参考区间】

血清/血浆：出生～6 个月：3.14～10.99μmol/L。

缺乏：<5μmol/L。

6 岁：14.13～29.83μmol/L。

12 岁：12.56～25.12μmol/L。

成人，男性：10.99～21.98μmol/L。

女性：12.56～24.34μmol/L。

缺乏：8μmol/L。

怀孕长时间：18.53～47.41μmol/L。

24 小时尿：成人：1μmol/24h。

Wilson 病：>3μmol/24h。

【临床意义】

（1）血清铜与血清铁的比值可以鉴别黄疸性疾病：铁/铜比值大于 1 者多为传染性肝炎，小于 1 者多为阻塞性黄疸。恶性肿瘤血清铜含量增高，铁/铜比值小于 1。

（2）血清铜增高：见于甲状腺功能亢进、结核、风湿热、重型及轻型地中海贫血、巨幼红细胞贫血、再生障碍性贫血、色素沉着病、珠蛋白生成障碍性贫血、胶原性疾病、白血病及其他恶性肿瘤等。亦可见于口服避孕药、雌激素治疗、肾透析等情况。

（3）血清铜降低：肝豆状核变性时，由于铜蓝蛋白合成减低，故血清铜总量降低，而尿铜则增高。血清铜减低可见于 Menkes 或丝卷综合征，某些缺铁性贫血，烧伤患者以及其他各种原因引起的低蛋白症、慢性活动性肝炎以及慢性局部缺血性心脏病等。

【影响因素】

（1）静脉压迫时间太长会导致假性升高，因为铜存在于血液中,与蛋白质结合。人体内每日差异为5% ~6%。溶血有干扰。

(2) 新生儿的血清铜低,为成人血清铜的1/3左右,到3 ~6 岁后上升至成人水平。

十三、血清锰(serum manganese)

十四、血浆锰(plasma manganese)

十五、全血锰(whole blood manganese)

十六、24 小时尿锰(24h urine manganese)

【生化及生理】

正常成人体内含锰为12 ~20mg。锰主要在小肠吸收,吸收入血后与血浆球蛋白结合为转锰素(transmanganin)分布到全身,以骨骼、肝、脑、肾、胰、垂体含锰较多,小部分进入红细胞形成锰卟啉,迅速运至富含线粒体的细胞中,约有2/3 贮留于线粒体内。锰主要由肠道、胆汁、尿液排泄。缺锰时主要随粪便排出,但摄入增加时随尿液排出增多。

锰是多种酶的组成成分及激活剂,与蛋白质合成及生长、发育关系密切;锰与造血功能密切相关;锰是过氧化物酶的组成成分,因而与衰老也密切相关。

【检测方法】

电感耦合等离子体质谱法(ICP-MS)、原子吸收光谱法。

【标本要求与保存】

见微量元素“铬”。

【参考区间】

血清/血浆:9 ~24nmol/L。

全血(肝素):90 ~270nmol/L。

尿液(非金属容器收集):9.1 ~178nmol/L,中毒浓度:>342nmol/L。

【临床意义】

用于胃肠外营养、锰缺乏症治疗监测,尤其是合并肝病时的监测;锰暴露或锰作业,特别是伴有神经损害综合征或锰清除障碍的评价,锰缺乏或锰中毒的诊断。

(1) 锰降低:血清锰降低见于食物锰缺乏或长期胃肠外高营养而疏忽锰的补充。锰缺乏与侏儒症、贫血和肿瘤发生相关。①侏儒症:成人男性身高不满130cm,女性不满110cm 的可诊断为侏儒症。锰是硫酸软骨素合成酶的必需辅助因子,与硫酸软骨素代谢、黏多糖合成、结缔组织韧性、硬度及钙磷代谢密切相关。缺锰软骨生长障碍,生长发育停滞引起侏儒症。②贫血:锰有刺激红细胞生成素和促进造血的作用,贫血患者血锰减少。

(2) 锰中毒:锰增高见于肝功能障碍、阻塞性黄疸、补锰过多、肝移植后患者或锰中毒。锰中毒分:①非职业性中毒:口服高锰酸钾,轻者可引起恶心、呕吐、胃部疼痛、口腔烧灼感。重者可呈现口唇黏膜肿胀糜烂、血便、剧烈腹痛、休克而死亡。②职业性中毒:锰矿的开采和冶炼,生产干电池、油漆、电焊条和陶瓷等,工人均可接触大量的锰烟和锰尘,长期接触,可导致职业性锰中毒。其临床表现为头晕、头痛、恶心、嗜睡、记忆力降低、性功能减退、易兴奋、肌张力增强、四肢僵直、语言含糊不清、震颤、共济失调等,早期以自主神经功能紊乱和神经衰弱综合征为主,继而出现锥体外系神经受损的症状。

十七、血清镁(serum magnesium)

十八、血浆镁(plasma magnesium)

十九、24 小时尿镁(24h urine magnesium)

二十、红细胞镁(erythrocyte magnesium)

【生化及生理】

镁是人体内含量占第四位的金属元素,人体含镁量约25g,镁存在于除脂肪以外的所有组织中。骨骼中的镁含量占总镁的50%,以磷酸盐、碳酸盐、氟化物的形式存在,吸附于磷灰石表面。其余在细胞内,是细胞内重要阳离子之一,细胞外液镁不超过总量的1%。镁不易从骨中动员出来,但镁在一定程度上可置换骨中的钙,故镁的含量影响骨的代谢。有核细胞中80%的镁存在于肌肉,故肌肉是维持镁平衡的重要组织。小肠对镁的吸收是主动转运过程,吸收部位主要在回肠。肾是体内镁的主要排泄器官。

镁在维持机体内环境稳定和正常生命活动中发挥重要作用。镁是体内300 多种酶的辅因子,在糖酵解、氧化磷酸化、细胞复制、核苷酸代谢和蛋白质生物合成中起重要作用。镁能影响神经肌肉的兴奋性,维持神经肌肉的正常功能。

【检测方法】

血清镁测定方法有比色法、荧光法、离子层析法、离子选择性电极法(ISE)、酶法、原子吸收分光光度法(AAS)、同位素稀释质谱法(ID-MS)等。其中决定性方法是 ID-MS,参考方法是 AAS 法、电感耦合等离子体质谱法(ICP-MS)。我国卫生部临床检验中心推荐甲基麝香草酚蓝(MTB)比色法、钙镁试剂(calmagite)法作为常规方法。

甲基麝香草酚蓝比色法:甲基麝香草酚蓝法(MTB)是一种金属络合剂,在碱性溶液中能与血清镁、钙离子络合生成蓝紫色的复合物。加入 EGTA 可掩蔽钙离子的干扰。EGTA 为一种金属络合剂,在碱性条件下能络合钙而不络合血镁。根据颜色深浅比色定量。

钙镁试剂比色法:血清中镁在碱性条件下,与金属色原染料钙镁试剂(calmagite)反应生成紫红色络合物。颜色的深浅与镁的浓度成正比,与同样处理的标准品比较,可以求得镁的含量。

【标本要求与保存】

血清、血浆和红细胞均可,制备血浆宜采用肝素抗凝,红细胞制备可采用全血肝素或 EDTA 抗凝。血清或血浆的制备宜取血后 45 分钟内离心分离,室温、冷藏和冻存可稳定 14 天,冻存的标本可反复冻融 3 次;红细胞的制备宜取血后 45 分钟内离心分离血浆,保留红细胞,冷藏。

收集 24 小时尿液,用 6N 盐酸调 pH 为 1.5 ~ 2.0。

【参考区间】

甲基麝香草酚蓝比色法:

血清成人:0.67 ~ 1.04mmol/L,1.64 ~ 2.52mg/dl。

钙镁试剂比色法:

血清成人:0.7 ~ 1.10mmol/L。

原子吸收光谱法:

血清:新生儿,2 ~ 4 天:0.62 ~ 0.91mmol/L。

5 个月 ~ 6 岁:0.70 ~ 0.95mmol/L。

6 ~ 12 岁:0.70 ~ 0.86mmol/L。

>12 岁:0.66 ~ 1.07mmol/L。

24 小时尿:1.0 ~ 24.0mEq/24h。

红细胞:1.8 ~ 2.8mmol/L。

【临床意义】

(1) 血清镁增高见于:①高镁血症,一个主要原因是服用治疗剂(如硫酸镁)过量。肾功能不全,特别是尿少的患者接受镁剂注射后(少数可因口服或灌肠)容易发生镁中毒(当血清镁离子高于 3mmol/L 时,通常会出现中毒症状)。镁过多的症状表现为拮抗神经冲动传递,导致肌肉无力。②肾脏疾病,如尿毒症、急性和慢性肾衰、慢性肾小球肾炎。③内分泌疾病,如甲状腺功能减退症、甲状旁腺功能减退症、艾迪生病和糖尿病昏迷。④多发性骨髓瘤,严重脱水症,红斑狼疮等。

(2) 血清镁降低见于:①消化道丢失:长期禁食、吸收不良或长期丢失胃肠液者。如慢性腹泻、吸收不良综合征、手术后的肠道瘘管或胆道瘘管、长期吸引胃液后,乙醇中毒严重呕吐者等。②镁由尿路丢失,如慢性肾炎多尿期,或长期用利尿药治疗者。③内分泌疾病:甲状腺功能亢进症、甲状旁腺功能亢进症、糖尿病酸中毒、原发性醛固酮增多症以及长期使用皮质激素治疗。

【影响因素】

(1) 由于 33% 的镁存在于血液中与蛋白质结合,血液收集时静脉压迫时间过长,可出现假性升高。溶血标本对测定有干扰,故应避免。

(2) 采用甲基麝香草酚蓝比色法时,血红蛋白大于 7g/L 时出现正干扰。测定血浆镁时不能采用含有枸橼酸盐、草酸盐、乙二胺四乙酸二钠(EDTA-Na_2)等能与镁结合的抗凝剂的血浆。

二十一、血清钼(serum molybdenum)

二十二、血浆钼(plasma molybdenum)

二十三、全血钼(whole blood molybdenum)

二十四、24 小时尿钼(24h urine molybdenum)

【生化及生理】

钼以二价、三价和六价形式存在,六价钼是必需微量元素。人体贮藏的钼为 8 ~ 10mg,60% 的钼存在于骨骼,20% 存在于肝脏,其余以低浓度分布在其他器官。血液中,钼绝大多数与红细胞结合,在血清中则主要与 α 球蛋白结合。

钼存在于黄嘌呤氧化酶/脱氢酶、醛氧化酶和亚硫酸氧化酶等的催化中心,分别在嘌呤代谢、肝内乙醇代谢中和线粒体含硫氨基酸的分解中发挥重要功能。

【检测方法】

原子吸收光谱法、电感耦合等离子体质谱法

(ICP-MS)。

【标本要求与保存】

见微量元素"铬"。

【参考区间】

血清:1.0~31.3nmol/L。

全血:10.4~31.2nmol/L。

24小时尿:416~625nmol/d。

【临床意义】

钼可用于静脉高营养和钼职业暴露评估,钼辅助因子缺乏症辅助诊断。

与钼缺乏相应的临床症状非常罕见,获得性缺乏相关症状是由于吸收不良,尤其是小肠切除术后所致。长期无钼高热量输液可引起钼缺乏,严重者表现为神经过敏、昏睡、心率和呼吸频率加速,给予钼酸盐后症状消失。

增高见于透析患者,血清钼可达10μg/L以上,此外可见于病毒性肝炎、肝硬化和胆管疾病。钼辅助因子缺乏症为钼利用障碍的遗传性疾病,血尿钼浓度异常增高。

二十五、血清镍(serum nickel)

二十六、血浆镍(plasma nickel)

二十七、全血镍(whole blood nickel)

二十八、24小时尿镍(24h urine nickel)

【生化及生理】

自然状态下,镍以四种不同的氧化状态存在,是一种必需微量元素,即是人体必须经外源性补充的元素。只有尿素酶被认为是含有镍作为必需微量成分的金属蛋白。成人镍的体贮藏约1mg,推荐每口食物摄入量为0.3~0.5mg。

在职业医学领域,对镍的毒性特别关注,尤其是对长期接触镍后的致癌潜能。然而,尽管经验性治疗成功可追溯到中世纪,如使用镍盐愈合伤口、治疗抽搐和腹泻,但迄今为止还没有明确的证据。

【检测方法】

电感耦合等离子体质谱法。

【标本要求与保存】

见微量元素"铬"。

【参考区间】

血清或血浆(肝素):2.4~17.0nmol/L。

全血:17~476nmol/L。

24小时尿:2~170nmol/d。

【临床意义】

应用传统方法发现血镍缺乏常不可能,这部分是由于血液或血清浓度太接近检测限度。在毒理学研究中尿液测定可能更好。

(1) 升高:急性心肌梗死(镍一过性上升,发作后12~36小时后血清浓度达峰值)、急性镍中毒、脑卒中、烧伤、急性肝炎、败血症、妊娠中毒、血液透析的慢性肾脏疾病等。

(2) 降低:尿毒症、肝硬化、长期口服避孕药等。

【影响因素】

当怀疑镍中毒时,测定尿液镍优于测定血镍。

二十九、血清硒(serum selenium)

三十、血浆硒(plasma selenium)

三十一、全血硒(whole blood selenium)

三十二、24小时尿硒(24h urine selenium)

【生化及生理】

人体内含硒量为14~21mg。硒主要在十二指肠吸收,吸收入血后主要与α-球蛋白或β-球蛋白结合运输,也有小部分与极低密度脂蛋白结合而运输。硒分布到所有的软组织,以肝、胰腺、肾和脾含量较多。硒主要从尿排出,部分经胆汁由粪便排出,少量也可通过汗、肺和乳汁排泄。

硒是谷胱甘肽过氧化物酶(GSH-Px)的重要组成成分,以硒代半胱氨酸的形式参与GSH-Px活性中心的构成,在分解H_2O_2、保护细胞膜的结构与功能、减少过氧化物起到重要的作用。硒参与辅酶A和辅酶Q的合成,在机体代谢、三羧酸循环及呼吸链电子传递过程中发挥重要作用。硒能保护视器官的健全功能。硒对重金属有解毒作用。硒能促进淋巴细胞产生抗体,增强机体免疫力。硒能消除自由基,抑制脂质的过氧化反应,维持细胞膜的稳定性及正常通透性,保护心血管和心肌,降低心血管病的发病率,防止冠心病及心肌梗死。调节维生素A、C、E、K的代谢,并能与维生素E协同抗氧化。硒还具有抗癌作用。

【检测方法】

原子吸收光谱法、电感耦合等离子体质谱法

(ICP/MS)。

【标本要求与保存】

见微量元素“铬”。

【参考区间】

血清/血浆:婴儿(缺乏):<0.10μmol/L。

<2岁:0.2~0.9μmol/L。

2~4岁:0.5~1.3μmol/L。

4~16岁:0.7~1.7μmol/L。

成人:0.8~2.0μmol/L。

全血(肝素):0.74~2.97μmol/L。

24小时尿:0.09~2.03μmol/L,中毒时:>5.08μmol/L。

【临床意义】

(1)硒缺乏:见于土壤和水缺乏硒而又以蔬菜和谷类为主食的地区。硒缺乏是发生克山病的重要原因,克山病是一种以心肌坏死为主的地方病,其临床表现为心力衰竭或心源性休克、心律失常、心功能失代偿。

此外,缺硒与大骨节病有关,表现为骨关节粗大、身材矮小、劳动力丧失。

(2)硒中毒:硒中毒见于工业接触、饮水污染、土壤硒过多或补硒过量。急性硒中毒其临床表现为头晕、头痛、无力、恶心、呼吸汗液有蒜臭味、脱发和指甲脱落、寒战、高热、手指震颤等。长期接触小剂量硒化物,一般2~3年出现慢性硒中毒。

【影响因素】

测定值受地区、民族、测定方法的影响,孕妇血清硒浓度降低。测定过程防止硒污染。

三十三、血清锌(serum zinc)

三十四、血浆锌(plasma zinc)

三十五、全血锌(whole blood zinc)

三十六、24小时尿锌(24h urine zinc)

三十七、红细胞锌(erythrocyte zinc)

【生化及生理】

正常成年人体内含锌总量仅次于铁,为2~3g。锌分布于人体各组织器官内,以视网膜、胰腺及前列腺含锌较高。锌的主要吸收部位在十二指肠和空肠,通过主动运转机制被吸收。锌进入毛细血管后与清蛋白或运铁蛋白结合由血浆运输至肝及全身。锌主要由粪便、尿、汗、乳汁及头发排泄。失血也是丢失锌的重要途径。

锌是机体200多种酶的功能成分或激活剂,在蛋白质、脂肪、糖和核酸代谢以及组织呼吸中起重要作用;锌可调节基因表达,促进机体生长发育;锌能促进维生素A的正常代谢和生理功能;锌还参与免疫功能过程。

【检测方法】

比色法、原子吸收光谱、电感耦合等离子体质谱法。

吡啶偶氮酚显色法:血清中的高价铁及铜离子被维生素C还原成低价,两者均能同氰化物生成复合物而掩蔽。锌也和氰化物结合,但水合氯醛能选择性地释放锌,使锌与2-[(5-溴-2-吡啶)-偶氮]-5-二乙基氨基苯酚(5-Br-PADAP)反应生成红色复合物,与同样处理的标准品比较,求得血清锌含量。

【标本要求与保存】

见微量元素“铬”。

【参考区间】

吡啶偶氮酚显色法:

血清锌:9.0~20.7μmol/L。

原子吸收光谱法:

血清锌:12~18μmol/L,缺乏时:<5μmol/L。

24小时尿:3~21μmol/24h。

电感耦合等离子体质谱法:

红细胞:67.3~131.6μmol/L。

【临床意义】

(1)血清锌降低:常见于酒精中毒性等肝硬化、原发性肝癌、慢性活动性肝炎、胃肠吸收障碍、慢性肾病以及其他慢性消耗性疾病。亦见于恶性贫血、镰形红细胞性贫血及急性心肌梗死等患者。儿童缺锌可出现食欲不振、嗜睡、发育停滞和性成熟延缓等现象。

(2)血清锌增高:见于工业污染引起的急性锌中毒,不恰当地使用锌制剂等。

【影响因素】

(1)测定锌的血标本最好用空腹血,由于红细胞含锌比血浆高,故取血后应立即分离血浆。溶血或延迟分离可使血清/血浆锌浓度升高。血凝固时,锌可从血小板释放,致使测定结果偏高。

(2)不得使用玻璃器皿、橡胶制品,必须用去离子水冲洗干净,不得有离子污染。聚丙烯是合适的容器。

(3) 血清锌含量存在正常人的生理变化:女性比男性低;小儿较低,但变动幅度大;午前 8 时最高,午后 3 ~9 时最低;进食后 3 小时减少约 20%。

三十八、血清碘(serum iodine)

三十九、血浆碘(plasma iodine)

四十、24 小时尿碘(24h urine iodine)

【生化及生理】

正常人体内含碘为 20 ~25mg。机体主要通过食物摄入碘,食物中的无机碘溶于水形成碘离子,消化道吸收后,经门静脉进入体循环。吸收后的碘有 70% ~80% 进入甲状腺细胞内贮存、利用,其余分布于血浆、肾上腺、皮肤、肌肉、卵巢和胸腺等处。碘主要通过肾脏进行排泄,每日排碘量约相当于肠道吸收的量,占总排泄量的 85%,其他由汗腺、乳腺、唾液腺和胃腺分泌等排出。

碘通过甲状腺素促进蛋白质的合成,活化多种酶,调节能量代谢。甲状腺素能提高中枢神经系统的兴奋性,维持中枢神经系统结构,加速生长发育,保持正常的机体新陈代谢,加速各种物质的氧化过程,促进糖的吸收与利用,对脂肪的分解氧化,胆固醇的转化和排泄都起促进作用。碘还具有抗氧化作用。

血液中碘多以蛋白结合形式(如 T_3、T_4、类甲状腺素、二碘氨酸等)及血浆无机碘形式存在。因此血清中的总碘能够较准确地反映近期人体碘的营养状况和甲状腺功能,具有较高的临床诊断及对碘缺乏危害的防治意义。

【检测方法】

电感耦合等离子体质谱法。

【标本要求与保存】

见微量元素“铬”。

【参考区间】

血清/血浆:40.0 ~92.0μg/L。

尿液:100.0 ~460.0μg/24h。

【临床意义】

缺乏见于地方性甲状腺肿、地方性克汀病,具有地区性特点。由于长期碘摄入不足引起。地方性甲状腺肿一般指碘缺乏所致的甲状腺肿,以甲状腺代谢性肿大,不伴有明显甲状腺功能改变为特征。地方性克汀病是全身性疾病,碘缺乏是引起克汀病的根本原因,其临床表现主要为生长发育迟缓、身材矮小、智力低下、聋哑、神经运动障碍及甲状腺功能低下。

升高见于高碘性甲状腺肿、高碘性甲状腺功能亢进等。由摄入含碘量高的饮食,及在治疗甲状腺肿等疾病中使用过量的碘剂等引起。

(1) 高碘性甲状腺肿:在一些高碘区,机体长期摄入远远超过机体生理需要量的碘,过量无机碘在甲状腺内抑制激素合成,引起甲状腺滤泡胶质潴留,导致高碘性甲状腺肿。高碘性甲状腺肿随着摄碘量的增加,甲状腺肿大率上升。两性均可发病,女性多于男性。

(2) 碘性甲状腺功能亢进:为碘诱发的甲状腺功能亢进,因长期大量摄碘所致,可见于用碘治疗的甲状腺肿大患者和高碘性甲状腺患者。临床表现多汗、乏力、手颤抖、性情急躁、心悸、食欲亢进、体重下降、怕热等。一般无明显凸眼。

【影响因素】

标本避免溶血,测定过程要防止碘的污染。

四十一、血清氟(serum fluoride)

四十二、血浆氟(plasma fluoride)

四十三、24 小时尿氟(24h urine fluoride)

【生化及生理】

成人体内含氟 2 ~6g,其中 90% 分布于骨、牙中,少量存在于指甲、毛发及神经肌肉中。氟吸收的部位主要是肠和胃。血液内的氟分为离子型和非离子型,非离子型氟与血浆蛋白结合,不能发挥生理作用;离子型的氟以氟化物的形式参与运输,并很快进入组织,大量聚集在骨骼及牙齿内。大部分由尿粪排泄。

氟与骨骼、牙齿的形成及钙磷代谢密切相关。氟可被羟基磷灰石吸附,生成氟磷灰石,增强骨骼的强度,防止骨质疏松;也能促进牙齿珐琅质对细菌酸性腐蚀的抵抗力,防止龋齿。氟与生殖功能有关,氟还能促进机体的生长发育,提高神经和肌肉接头兴奋的传导性,促进铁的吸收,对造血功能产生影响。人体内血清氟水平的高低是直接反映机体摄入氟量多少的客观指标。

【检测方法】

氟离子选择电极电位法。

【标本要求与保存】

见微量元素“铬”。

【参考区间】

血清/血浆：<0.2mg/L。

尿液：0.2～3.2mg/L。

【临床意义】

（1）升高：氟化物中毒，儿童可见氟斑牙，由于氟过多使牙齿钙化酶的活性降低而导致牙齿的正常钙化无法进行，色素在牙釉质表面上沉着，形成氟斑。成人可发生氟骨症，发病初期患者自觉全身无力、头昏头痛、腹胀肠鸣、食欲不振、腹泻或便秘。发展到后期，大关节出现屈曲、僵硬、疼痛加重，肌肉挛缩或萎缩，患者不能直立或下蹲，躯体呈腰弯驼背畸形。重者造成残疾，甚至由于慢性衰竭或严重并发症而导致死亡。还可引起骨脱钙、白内障和地方性氟病。并可影响肾上腺、生殖腺等多种器官的功能。

（2）缺乏：龋齿，牙釉质受损易碎，骨质疏松，易骨折。

【影响因素】

待测液中所含成分能与 LaF_3 单晶作用，与 La^{3+} 或 F^- 形成络合物或某种结合物，影响电位测定，如 OH^-，使测得结果偏高。待测液中若存在与 F^- 络合的离子，如 Fe^{3+}、Al^{3+}、Be^{2+}、Th^{4+} 等，使测得结果偏低。需加入离子强度调节剂消除；待测溶液 pH 值可影响准确度，较佳的试剂酸度条件为 pH 5～6。pH<5 时，电极指示 F^- 浓度随酸度的增加而减小，pH>7.5，OH^- 有响应，F^- 的表观浓度增大。

（黄建军）

第十二章 维生素的测定

维生素(vitamin, Vit)是一类低分子有机化合物,是维持机体正常生理功能及细胞内特异代谢反应所必需的。维生素既不提供能量,也不构成组织成分,在体内不能合成或合成量很少,必须由食物供给,而且日需要量很少,常以辅酶或辅基的形式参与酶的功能,在调节物质代谢过程中起着十分重要的作用。维生素缺乏可引起多种病变。

第一节 概 述

一、维生素与疾病

维生素种类多,分子结构和化学结构差异大。根据维生素的溶解性可将其分成脂溶性维生素(包括维生素 A、D、E、K)和水溶性维生素(如维生素 B、C 等)两大类(表 12-1)。水溶性维生素易溶于水而不易溶于非极性有机溶剂,吸收后体内贮存很少,过量的多从尿中排出;脂溶性维生素易溶于非极性有机溶剂,而不易溶于水,可随脂肪为人体吸收并在体内储积,排泄率不高。维生素的缺乏和过量可引起疾病,甚至死亡,因而维生素的检测对于临床诊断和治疗均具有十分重要的意义。

表 12-1 维生素及常见缺乏症

名称	以化学结构或功能命名	常见缺乏症
脂溶性维生素		
维生素 A	抗干眼病维生素、视黄醇	夜盲症、干眼病
维生素 D	抗佝偻病维生素、钙化醇	佝偻病、骨软化症
维生素 E	生育酚	溶血性贫血
维生素 K	凝血维生素	新生儿出血、出血倾向
水溶性维生素		
维生素 B_1	硫胺素、抗脚气病维生素	脚气病
维生素 B_2	核黄素	口角炎
维生素 PP	烟酸、尼克酸、抗癞皮病维生素	癞皮病
维生素 B_6	吡哆醇、吡哆醛、吡哆胺	动脉粥样硬化
维生素 M	叶酸、蝶酰谷氨酸	巨幼红细胞性贫血
维生素 B_{12}	钴胺素、抗恶性贫血维生素	恶性贫血
维生素 C	抗坏血酸、抗坏血病维生素	坏血症

二、维生素的检测

(一) 样品处理

由于脂溶性维生素和水溶性维生素性质不同,样品的处理方法也各不相同。水溶性维生素虽溶于水,但因自身形式多样,化学性质不够稳定,故易受酸、碱、光、热和氧化作用的影响,因此要因样品来源不同、自身存在的形式不同而采取不同的处理方式。样品处理基本上包括溶剂提取、酶处理、酸提取等步骤,以便从样品里最大量的提取,并消除干扰物质,便于测定。脂溶性维生素由于其溶于脂肪,一般按照以下四个步骤处理样品:一是萃取:如热苯回流法、乙醚提取法;二是皂化:将维生素和脂类分开,得到非皂化物和皂化物;三是提取:经水、苯、乙醚萃取得到非皂化物;最后是初纯化:用柱层析分离干扰物质。

(二) 检测方法

维生素测定的主要方法有分光光度法、荧光分光光度法、HPLC 及微生物定量法等。

1. 分光光度法　通过测定被测物质在特定波长处或一定波长范围内光的吸光度，然后对该物质进行定性和定量分析。如维生素 E 的测定。

2. 荧光分光光度法　利用物质吸收较短波长的光能后发射较长波长特征光谱的性质，对物质定量或定性分析。此法选择性好、灵敏度高，如维生素 B_2 的测定。

3. 高效液相色谱法　用高压输液泵将具有不同极性的不同比例的混合溶剂或单一溶剂、缓冲液等流动相泵入装有固定相的色谱柱，经进样阀注入待测样品，由流动相带入柱内，在柱内经分离后，对依次进入检测器的各成分进行检测。此法简单，快捷，重现性好，如维生素 C 的测定。

4. 微生物定量法　在规定条件下选用适当微生物测定某物质含量的方法。如维生素 B_{12} 的测定。

5. 其他方法　用于维生素分析的方法还有气相色谱法（GC）、薄层色谱法（TLC）、流动注射分析法（FIA）、毛细管电泳分析（CE）等。

每种测定方法各有优缺点，针对不同的维生素各自的特性，可选择不同的测定方法。

第二节　脂溶性维生素的检测

脂溶性维生素包括维生素 A、D、E、K，它们不溶于水，为非极性疏水的异戊二烯衍生物，在食物中与脂类共存，并随脂类一同吸收。吸收入血后与脂蛋白及某些特殊的结合蛋白特异地结合而运输。

一、维生素 A（vitamine A）

【生化及生理】

维生素 A 由白芷酮环和 2 分子异戊二烯构成。有 A_1（视黄醇）和 A_2（3-脱氢视黄醇）之分，A_2 的活性约为 A_1 的 1/2。维生素 A 的活性形式为视黄醇、视黄醛和视黄酸。

动物食物中的维生素 A 被小肠吸收后随乳糜微粒入肝，与肝细胞合成的视黄醇结合蛋白（retinol binding protein，RBP）结合并分泌入血，RBP 再与血液中的运甲腺蛋白（TTR）结合被转运，与靶细胞表面特异的 RBP 受体结合而被细胞摄取利用。进入细胞后视黄醇与细胞视黄醇结合蛋白（cellular retinol binding protein，CRBP）结合。肝细胞内过多的视黄醇被转移到肝内星形细胞（stellate cell），以视黄醇酯的形式储存，储量高达体内总视黄醇的 50%～80%，高达 100mg。

维生素 A 具有重要的生理功能：①视黄醛与视蛋白结合构成视觉细胞内感光物质，维持正常视觉；②参与糖蛋白的合成；③促进生长发育，维持上皮组织结构的完整性，维持机体正常免疫功能；④具有抑癌作用。

【检测方法】

测定血清视黄醇可评价维生素 A 的营养状况。测定视黄醇的最常用方法有分光光度法、荧光测定法及高效液相色谱法（HPLC）。

分光光度法：维生素 A 在三氯甲烷中与三氯化锑相互作用，生成蓝色物质，其深浅与溶液中所含维生素 A 的含量成正比。该蓝色物质虽不稳定，但在一定时间内可用分光光度计于 620nm 波长处测定其吸光度。

荧光分析法：溶于有机溶剂中的维生素 A，在激发波长 340nm 和发射波长 480nm 处测定荧光。

高效液相色谱法（HPLC）：利用有机溶剂提取视黄醇及内标，用十八烷基甲硅烷（C18）HPLC 反相柱分离，在 292nm 处测定吸光度，根据视黄醇标准与内标醋酸视黄醇的峰高比值，计算视黄醇浓度。

分光光度法简便、价廉、投资少、可广泛使用。荧光分析法灵敏且不受 β-胡萝卜素的干扰，可同时分析维生素 E。HPLC 特异性高，无需校正 β-胡萝卜素和六氢番茄红素，是测定视黄醇的推荐方法。

【标本要求与保存】

患者至少禁食 8 小时。6 个月以上的患者 48 小时内、6 个月以内的患者 24 小时内不能吃含有维生素 A 的食物。测定标本应防止溶血、避光、迅速分离血清，密封后室温、4℃冷藏或冻存可稳定 7 天。标准品和样品的整个处理过程均应避光进行。

【参考区间】

荧光分析法：

成人：1.12～3.14μmol/L（0.32～0.9mg/L）。

儿童：0.87～1.50μmol/L（0.25～0.43mg/L）。

高效液相色谱法（HPLC）：

1～6 岁：0.70～1.40μmol/L。

7～12 岁：0.91～1.71μmol/L。

13～19 岁：0.91～2.51μmol/L。

成人:1.05～2.8μmol/L。

【临床意义】

(1) 血清维生素 A 低于 0.2mg/L 表示不足,低于 0.1mg/L 表示缺乏。膳食中维生素 A 或胡萝卜素不足,或由于吸收不良都可能引起缺乏,临床表现主要是眼和皮肤。夜盲症(night blindness)是人类维生素 A 缺乏病最早出现的症状之一,维生素 A 缺乏最明显的一个结果是干眼病,患干眼病时眼睛对光敏感,眼睑肿胀,泪液分泌停止,粘满脓液,发展下去可致失明。皮肤病是维生素 A 缺乏的另一重要表现。其早期表现有口腔、咽喉、呼吸道及泌尿生殖道等。长期摄取不足,毛囊角化过度,皮肤干燥形似鸡皮,多见于上、下肢,以后向腹部、背部、颈部蔓延,使人抗感染能力降低。还可见于角膜软化病、胰腺囊状纤维化、先天性胆道梗阻、肝硬化、甲状腺功能低下、慢性消耗性疾病、锌缺乏、维生素 A 摄入不足等。

(2) 含量增高可引起急性、慢性及致畸毒性。急性中毒可出现头痛、恶心、呕吐、脱皮等症状;慢性中毒可出现步态紊乱、长骨末端外周部分疼痛、头发稀疏、肝大、肌肉僵硬和皮肤瘙痒症等,还可见于肾功能不全、特发性高钙血症、甲状腺功能减退症。

【影响因素】

饮食影响血液中维生素 A 含量,故采血前应禁食。标准品和样品的整个处理过程均应在避光条件下进行。分光光度法存在 β-胡萝卜素的干扰、试剂不稳定及少量水分可使三氯化锑变混浊的问题。荧光分析法存在六氢番茄红素的干扰。

二、维生素 A 原(provitamin A)

【生化及生理】

维生素 A 原又称 β-胡萝卜素(β-carotene)。植物来源的 β-胡萝卜素在体内 β-胡萝卜素-15,15′-双氧酶(双加氧酶)催化下,可转变为两分子的视黄醛(retinal),视黄醛在视黄醛还原酶的作用下还原为视黄醇。故 β-胡萝卜素也称为维生素 A 原。

【检测方法】

HPLC。

【标本要求与保存】

血清,注意避光。标本量 2ml,至少 1ml。尽快分离血清,进行检测。否则冷冻保存。

【参考区间】

30～910μg/L。

【临床意义】

(1) 降低:见于原发性吸收障碍、脂肪痢、慢性肠炎、肝硬化、营养不良等。

(2) 升高:血清胡萝卜素高称为胡萝卜素血症,见于食用胡萝卜或柑子过多、肝病、甲状腺功能低下、糖尿病、高脂血症、慢性肾炎等。组织和皮肤如有过多的胡萝卜素沉着,可呈黄色,应与黄疸鉴别。

【影响因素】

饮食影响血液中 β-胡萝卜素含量,故采血前应禁食。β-胡萝卜素的化学性质活泼,易被空气氧化或紫外线照射破坏而失去生理作用,故应避光贮存。

三、25-羟维生素 D_3(25-hydroxyvitamin D_3, 25-OH-D_3)

四、1,25-二羟维生素 D_3(1,25-dihydroxyvitamin D_3, 1,25-$(OH)_2$-D_3)

【生化及生理】

维生素 D 属类固醇衍生物,主要包括 D_2 与 D_3。D_3 存在于动物源性食物,维生素制剂和补品中,也叫胆钙化醇(cholecalciferol)。由胆固醇转变而来的 7-脱氢胆固醇是储存于皮下的 Vit D_3 原,经紫外线照射后可转变为 VitD_3。Vit D 在血液中与 Vit D 结合蛋白(vitamin D binding protein, DBP)相结合而运输。Vit D_3 在肝内经维生素 D_3-25-羟化酶催化生成 25-OH-D_3。25-OH-D_3 是血液中维生素 D_3 的主要存在形式和肝中维生素 D_3 的主要储存形式。之后再被转运至肾脏,在肾小管上皮细胞线粒体 1α-羟化酶作用下转变成 1,25-$(OH)_2$-Vit D_3,在 24-羟化酶作用下生成 24,25-$(OH)_2$-D_3。1,25-$(OH)_2$-D_3 是 Vit D 的活性形式,被运输至靶细胞发挥生物学作用,而 24,25-$(OH)_2$-D_3 是无活性的。Vit D 主要储存于脂肪组织中,其次为肝脏、肺、脾、骨等。其分解代谢主要在肝脏,主要排泄途径是胆汁。Vit D 主要调节小肠对钙、磷的吸收,影响骨组织的钙代谢,维持血钙和血磷的正常水平,促进骨和牙的钙化。此外还能调节基因转录作用。

【检测方法】

25-OH-D_3 是 1,25-$(OH)_2$-D_3 的前体,在血液中浓度最高,最稳定,$t_{1/2}$ 为两周左右,1,25-$(OH)_2$-D_3 在血中含量极少,不易测出,临床上通常检测 25-

$OH-D_3$水平来评估和检测个体Vit D的状态。检测方法有RIA、免疫化学发光(ICMA)、HPLC、LC/MS-MS。

放射免疫法:$25-OH-D_3$是一种固醇类化合物。由于其理化性质及结构上的特点,目前尚不能制备出抗血清。国内外均采用佝偻病大鼠血清中的维生素D结合蛋白作为特异性的结合剂。血清经有机试剂提取和纯化,样品中的$25-OH-D_3$和^3H标记物共同竞争性地与结合蛋白结合。反应平衡后加炭末分离游离型和结合型^3H标记物。在液体闪烁测量仪上测放射性。从标准曲线上查出血清中$25-OH-D_3$浓度。

高效液相色谱法:样品中脂溶性维生素在皂化过程中与脂肪分离,以石油醚萃取后,用正相色谱柱提取富集,用反相色谱柱,紫外检测器265nm定量测定。

【标本要求与保存】

血清,不能用血浆,抽血前禁用含Vit D_3的制剂。标本量0.5ml,至少0.3ml。标本在室温(25℃)可保存7天,冷藏(4℃)和冻存(-20℃)可保存14天,可反复冻融3次。

【参考区间】

血清$25-OH-D_3$:25~162nmol/L。

血清$1,25-(OH)_2-D_3$:36~144pmol/L。

【临床意义】

血清中$25-OH-D_3$水平对早期诊断小儿佝偻病、骨质疏松综合征具有重要的临床意义。

(1) $25-OH-D_3$升高:常由于过量摄入Vit D引起中毒。其临床表现为疲劳、无力、食欲缺乏、恶心、呕吐、腹泻等,严重者可有生长发育迟缓、高热、脱水、癫痫发作等,可引起肾、脑、肺、胰腺等脏器有异位钙化灶和肾结石。

(2) $25-OH-D_3$降低:见于Vit D缺乏病,主要表现为骨质软化症(osteomalacia)、骨质疏松症(osteoporosis)及佝偻病等。①骨质软化症:成人(特别是孕妇、乳母)Vit D缺乏引起的骨质软化症,其临床表现为骨质软化,腰腿部骨疼痛、易变形等。②骨质疏松症:Vit D缺乏所致的骨质疏松症常见于老人,由于其肾功能降低,胃肠吸收欠佳,户外活动减少,影响骨钙化可发生自发性骨折。此外,Vit D缺乏也可引起肌肉痉挛、小腿抽搐等手足痉挛症的症状。③佝偻病:由于Vit D的缺乏,骨骼不能正常钙化,使骨骼变软,弯曲变形,患儿表现为烦躁、夜惊、多汗等,严重缺钙患儿可见肋骨与肋软骨衔接处有珠状突起,下肢呈O形或X形,胸骨外凸形成鸡胸等,由于钙磷代谢失调,患儿牙齿发育不良,易发生龋齿。此外$25-OH-D_3$降低也见于重症肝疾病、肾病综合征(肾衰的早期改变之一)、日光照射减少等。

血清中$25-OH-D_3$水平检测也是研究钙磷代谢一种很有价值的指标,结合钙、磷及甲状旁腺激素(PTH)测定可全面判断体内钙、磷代谢状态,用于辅助诊断或检测甲状旁腺功能问题。

五、维生素E(vitamin E)

【生化及生理】

维生素E是苯并二氢吡喃的衍生物,包括生育酚(tocopherol,T)与三烯生育酚(tocotrienol,T-3)两类,每类又根据甲基的位置不同而分成α、β、γ、δ四种,其中以α-生育酚(α-T)的生物活性最高。维生素E广泛分布于含油的植物组织中如植物种子油。维生素E酯先经胰酯酶和肠黏膜酯酶水解然后吸收,由乳糜微粒(CM)运至肝脏,主要储存在脂肪组织。

维生素E是动物生长和维持细胞正常代谢所需的脂溶性维生素之一,它的作用主要是:抗氧化,维生素E通过氧化作用清除自由基,保护细胞膜的不饱和脂肪酸;抗衰老,减少脂褐素形成;促进血红素代谢;维生素E具有调节基因表达的作用;与生殖功能和精子生成有关。

【检测方法】

高效液相色谱法(荧光检测)。

【标本要求与保存】

最常用的标本是血清。标本采集后应及时将血样离心分离,防止氧化。4℃避光保存,可稳定7天。也可室温或冷冻保存。可反复冻融3次。

【参考区间】

血清:早产儿:2.3~11.6μmol/L。

儿童:7~21μmol/L。

青少年:14~23μmol/L。

成人:12~42μmol/L。

【临床意义】

(1) 升高见于高脂血症、孕妇、肾炎。

(2) 降低见于营养失调症、早产儿、新生儿吸收障碍、Kwashiorkor综合征(断奶综合征、恶性营养不良症)、病毒性肝炎后期。

【影响因素】

采血前禁食、禁用含维生素E的制剂,避免剧烈运动。标本避免溶血,采集后应及时处理以免氧化。血清维生素E值与总脂含量有关,血脂低时,血清维生素 E 值也降低。

六、维生素 K(vitamin K)

【生化及生理】

维生素 K 是 2-甲基 1,4-萘醌的衍生物。体内维生素 K 可来自食物和肠内细菌合成。维生素 K 主要在小肠吸收,随乳糜微粒代谢,至肝中储存。脂类吸收障碍引发的首个脂溶性维生素缺乏症便是维生素 K 缺乏。

维生素 K 是γ-羟化酶的辅助因子;维生素 K 是凝血因子Ⅱ、Ⅶ、Ⅸ、Ⅹ,抗凝血因子蛋白 C 和蛋白 S 的合成所必需的;维生素 K 还能促进骨的重建及钙的动员。

【检测方法】

高效液相色谱法-电化学检测、ELISA 法。

【标本要求与保存】

血清和血浆均可用于分析且不受抗凝剂种类的影响,冷藏不稳定,必须冷冻避光保存,样品-20℃稳定 3 个月。

【参考区间】

血清:0.29~2.64nmol/L。

【临床意义】

(1) Vit K 缺乏:可见于吸收不良综合征和其他胃肠疾病如囊性纤维化、口炎性腹泻、溃疡性结肠炎、节段性小肠炎、短肠综合征、胆道梗阻、胰腺功能不全等,最常见的成人 Vit K 缺乏性出血多发生于摄入含 Vit K 低的膳食并服用抗生素的患者中。临床上能见到由于 Vit K 缺乏所致的表现是继发性出血如伤口出血,大片皮下出血和中枢神经系统出血等。

(2) Vit K 升高:进食大量富含天然 Vit K_1 的膳食未发现有产生毒性反应者,但服用超过药理剂量的 Vit K_2 能导致新生儿溶血性贫血、高胆红素血症和肝中毒。在成人则可诱发心脏病和肺病。

第三节　水溶性维生素的检测

水溶性维生素包括 B 族维生素和维生素 C。与脂溶性维生素不同,水溶性维生素及其代谢产物比较容易从尿中排出,因而在体内很少蓄积,也不会因此而发生中毒,所以必须经常从食物中摄取。

一、全血维生素 B_1(whole blood vitamine B_1)

二、红细胞维生素 B_1(erythrocyte vitamine B_1)

【生化及生理】

维生素 B_1 又名硫胺素(thiamine)、抗神经炎素,由 1 个噻唑环和 1 个嘧啶环通过亚甲基桥连接而成。维生素 B_1 在小肠可被主动转运或被动吸收,在小肠细胞磷酸化转变成焦磷酸酯,在血液中主要以焦磷酸酯的形式由红细胞完成体内转运,以肝、肾、心脏含量较高。维生素 B_1 以不同形式存在于各种细胞中,主要有硫胺素焦磷酸酯(thiamin pyrophosphate,TPP)、硫胺素单磷酸酯(thiamin monophosphate, TMP)、硫胺素三磷酸酯(thiamin triphosphate,TTP)和少量的游离硫胺素,TPP 是维生素 B_1 的活性形式。维生素 B_1 经肾脏排出,代谢产物为嘧啶和噻唑及其衍生物。

维生素 B_1 生物学作用:TPP 作为辅酶,通过 α-酮酸的氧化脱羧和磷酸戊糖途径的转酮醇酶反应参与糖代谢;维生素 B_1 在维持神经、肌肉特别是心肌的正常功能以及在维持正常食欲、胃肠蠕动和消化液分泌方面起着重要作用。

【检测方法】

硫色素法、HPLC(荧光检测)。

【标本要求与保存】

血浆维生素 B_1 只能反映机体近期摄入量而非储存量,而且大约有 80% 的维生素 B_1 存在于红细胞中,优先采用全血标本。

早餐前收集 EDTA 抗凝全血,无需分离,冷藏或冷冻,避光保存。室温下不稳定,冷藏可保存两天,冷冻可保存 7 天。可反复冻融 3 次。

【参考区间】

全血:90~140nmol/L。

红细胞:40.3~85.0μmol/mol Hb。

【临床意义】

(1) 维生素 B_1 增高:见于白血病,真性红细胞增多症。

(2) 维生素 B_1 降低:见于脚气病、Wernicke 脑病(脑性脚气病综合征),Korsakov 综合征,多发性神经炎,慢性营养不良,长期腹泻等。

【影响因素】

对亚硝酸盐十分敏感，室温下亚硝酸盐可使其迅速分解成嘧啶和噻唑而丧失活性。抽血前不宜过多服用维生素 B_1 的药物和食用富含维生素 B_1 的食物，如动物内脏（肝、心、肾）、肉类、豆类、花生等。

三、血清维生素 B_2（serum vitamin B_2）

四、红细胞维生素 B_2（erythrocyte vitamin B_2）

五、随机尿维生素 B_2（random urine vitamin B_2）

六、24 小时尿维生素 B_2（24h urine vitamin B_2）

【生化及生理】

维生素 B_2 又称核黄素（riboflavin），是核醇与 7,8-二甲基异咯嗪的缩合物。核黄素的吸收主要在肠道，体内活性形式为辅酶黄素单核苷酸（flavin mononucleotide，FMN）和黄素腺嘌呤二核苷酸（flavin adenine dinucleotide，FAD）。核黄素随尿液排出。

维生素 B_2 以 FMN 和 FAD 的形式存在，作为多种黄素酶的辅酶，在氧化还原反应中起传递氢的作用；维生素 B_2 是维持动物正常生长必需的因素；参与氨基酸和脂肪的氧化；参与蛋白质和某些激素的合成；参与体内铁的转运。

【检测方法】

HPLC（荧光检测）。

【标本要求与保存】

EDTA 抗凝全血，避光，最好冷冻保存，2～8℃只能稳定 1 天。

【参考区间】

血清：106～638nmol/L。

红细胞：266～1330nmol/L。

尿液：>24μmol/mol Cr。

24 小时尿：>266nmol/L。

【临床意义】

（1）维生素 B_2 缺乏，临床上有口唇炎、口角炎、口腔黏膜溃疡、舌炎、弥散性表层角膜炎、结膜炎、脂溢性皮炎、阴囊炎、阴囊和会阴瘙痒症等表现，见于酒精中毒、糙皮病、甲亢、慢性消耗性疾病、维生素 B_2 摄入不足、胃肠道吸收障碍、严重的乳酸酸中毒、采用三联抗生素的 HIV 患者等。

（2）由于溶解量低和肠道吸收有限，无过量和中毒危险。

【影响因素】

核黄素对光线敏感，应注意避光。只能采用 EDTA 抗凝。

七、维生素 B_3（vitamin B_3）

【生化及生理】

维生素 B_3 又称维生素 PP、抗癞皮病因子，包括尼克酸（nicotinic acid）和尼克酰胺（nicotinamide），二者在体内可以相互转化。尼克酰胺是尼克酰胺腺嘌呤二核苷酸（nico-tinamide adenine dinucleotide，NAD^+，又称辅酶Ⅰ，CoⅠ）和尼克酰胺腺嘌呤二核苷酸磷酸（nicotinamide adenine dinucleotide phosphate，$NADP^+$，又称辅酶Ⅱ，CoⅡ）的组成成分。

食物中的尼克酸和尼克酰胺可在胃肠道迅速吸收，并在肠黏膜细胞内尼克酰胺通过 ATP 作用形成辅酶Ⅰ或辅酶Ⅱ。尼克酸亦可由色氨酸转化而来。在血液中主要以尼克酰胺形式转运，通过尿排出其代谢产物 N'-甲基尼克酰胺及 N'-甲基-2-吡啶酮-5-甲酰胺。

维生素 PP 参与细胞代谢中多种不需氧脱氢酶（如苹果酸脱氢酶、乳酸脱氢酶）催化的氧化还原反应，起传递氢的作用；以 $NADP^+$ 的形式，参与脂肪、类固醇等生物合成；NAD^+ 为核蛋白合成提供 ADP-核糖，有助于基因组的稳定；尼克酸是葡萄糖耐量因子（glucose tolerance factor，GTF）的重要组成成分，能增强胰岛素效能。

【检测方法】

色谱/串联质谱联用（LC/MS-MS）。

【标本要求与保存】

血清或血浆冷藏即可，室温或冷藏可稳定 7 天，冻存可稳定 14 天，可反复冻融 3 次。

【参考区间】

尼克酸：0. 0～5. 0ng/ml。

尼克酰胺：5. 2～72. 1ng/ml。

【临床意义】

降低见于尼克酸缺乏病（nicotinic acid deficiency），又称糙皮病（pellagra），即所谓的“三 D”症，即皮炎（dermatitis）、腹泻（diarrhea）和痴呆（dementia）。另外维生素 PP 缺乏时皮肤角质补充不足，由于脱氢辅酶催化半胱氨酸的氧化形成谷胱甘肽，后者为一种硫氢基质酶，具有抑制表皮内酪氨酸酶的活性。酪氨酸酶可催化酪氨酸在皮肤中形成黑色素。所以缺乏维生素 PP 时，使皮肤色素产生过多，一经摩擦或日光照射导致刺激，出现本病特有的皮疹、皮炎症状。

八、血清维生素 B_5（serum vitamin B_5）

九、血浆维生素 B_5（plasma vitamin B_5）

十、全血维生素 B_5（whole blood vitamin B_5）

十一、24 小时尿维生素 B_5（24h urine vitamin B_5）

【生化及生理】

维生素 B_5 又名泛酸（pantothenic acid）、遍多酸，存在于体内所有细胞。维生素 B_5 的生理活性形式是辅酶 A（CoA）和酰基载体蛋白（ACP），CoA 和 ACP 是乙酸基或脂酰基的载体，参与乙酰基和酰基的转移作用，是脂肪酸的合成与降解，类固醇激素、维生素 D 和血红素 A 等的合成，三羧酸循环与氧化供能，膜磷脂的合成，乙醇、氨、糖和氨基酸的乙酰化以及蛋白质的酰基化修饰，氨基酸的氧化降解，Vit B_{12} 和细胞色素咕啉环前体 5-氨基-乙酰丙酸合成所必需。

【检测方法】

色谱/串联质谱联用（LC/MS-MS）。

【标本要求与保存】

采用血清、血浆或全血，用 EDTA 抗凝。标本量 1ml，至少 0.5ml。分离后标本在室温（25℃）、冷藏（4℃）或冷冻（-20℃）稳定保存 14 天。可反复冻融 3 次。

【参考区间】

血清/血浆：0.06 ~ 1.16μmol/L。

全血：1.57 ~ 2.66μmol/L。

24 小时尿：5 ~ 68μmol/d。

【临床意义】

泛酸缺乏：贫血、肾上腺皮质功能减退、皮炎。患者在早期表现可不明显，往往有食欲减退、倦怠乏力、体重下降、腹痛不适、消化不良、容易兴奋、注意力不集中、失眠等非特异性病症。当病情进展时，可以出现较典型症状，表现为夏秋季日光照射时发作，有时也可因辐射及皮肤物理性损伤而诱发。

十二、维生素 B_6（vitamin B_6）

【生化及生理】

维生素 B_6 包括吡哆醇（pyridoxine）、吡哆醛（pyridoxal）和吡哆胺（pyridoxamine），这三种形式通过酶可相互转换。吡哆醛和吡哆胺磷酸化后变为体内的活性形式：磷酸吡哆醛（pyridoxal-5′-phosphate，PLP）和磷酸吡哆胺（pyridoxamine-5′-phosphate，PMP）。维生素 B_6 主要在空肠吸收，吸收入血后与清蛋白结合转运，吡哆酸（pyridoxic acid，PA）是代谢的最终产物，由尿中排出。

磷酸吡哆醛是多种酶的辅酶，参与近百种酶反应，具有转氨、脱羧、侧链分解、脱水及转硫化作用等。例如：磷酸吡哆醛是氨基酸代谢中转氨酶及脱羧酶的辅酶，用于治疗小儿惊厥、妊娠呕吐和精神焦虑；磷酸吡哆醛是 δ-氨基 γ-酮戊酸合成酶（ALA 合酶）的辅酶，缺乏导致低血色素小细胞性贫血和血清铁增高；磷酸吡哆醛是同型半胱氨酸分解代谢酶的辅酶，缺乏引起高同型半胱氨酸血症，是促进动脉粥样硬化的因素；磷酸吡哆醛是糖原的磷酸化酶的重要组成部分。此外，磷酸吡哆醛可通过将类固醇激素-受体复合物从 DNA 中移去，终止类固醇激素的作用。

有人认为，禁食患者血浆中 5′-磷酸吡哆醛的水平能反映其在肌肉中的浓度，而肌肉乃是该辅酶的主要贮存场所。为此，要想评定维生素 B_6 营养状况、判断补充效果或监测能改变维生素 B_6 营养状况的疾病的病程时，推荐测定血浆中 5′-磷酸吡哆醛。

【检测方法】

HPLC（荧光检测）测定 5′-磷酸吡哆醛的生物学活性。

【标本要求与保存】

血浆标本。禁食过夜，清晨采血，立即分离得到血浆。室温或冷藏避光放置。采用血浆时，用 EDTA 或肝素抗凝。室温和冷藏可保存 14 天，冷冻可保存 16 天，可反复冻融 3 次。

【参考区间】

血浆（EDTA）：20 ~ 121nmol/L，缺乏时：<20.2nmol/L。

【临床意义】

（1）维生素 B_6 含量减低：见于服用维生素 B_6 拮抗剂、恶性肿瘤、严重肝病、严重肾病、慢性酒精中毒、妊娠、哺乳期、糖尿病、急性心肌梗死等，也可见于脂溢性皮炎、口腔炎及舌炎、周围末梢神经病、小细胞低色素性贫血等。由于供给不足或高热消耗产生的新生儿缺乏症可表现为易兴奋、不安、惊悸、腹痛、周围神经炎、癫痫发作等所谓紧张综合征。透析治疗的患者由于维生素 B_6 大量丢失，转氨酶特别是ALT 活性减低，对合并肝病者易造成漏诊。维生素 B_6 缺乏可增加人体对雌激素、雄激素、皮质激素和维生素 D 作用的敏感性。

（2）维生素 B_6 过量：可引起中毒。

【影响因素】

（1）使用或过量使用下列药物可以导致典型的维生素 B_6 缺乏并合并有药物本身的副作用：治疗心绞痛的 amidarone，治疗牛皮癣的 6-偶氮尿嘧啶核苷、环丝氨酸、L-多巴，治疗结核病的异烟肼或其他肼类，治疗 Wilson 病或铜过荷的 D-青霉胺以及三环抗抑郁剂如阿米替林等。

（2）抽血前需禁食 12 小时，高脂、高蛋白食物，饮酒会直接影响检验结果。血清中 5′-磷酸吡哆醛浓度可随年龄增长略有降低，不过尚未确定年龄依赖的正常范围。

十三、血清叶酸（serum folic acid）

十四、红细胞叶酸（erythrocyte folic acid）

【生化及生理】

叶酸由蝶呤啶、对氨苯甲酸和谷氨酸结合而成，化学名为蝶呤氨甲酰谷氨酸（pteroylglutamic，PteGlu），是含蝶酰谷氨酸结构的一类化合物的通称。

食物中叶酸盐为谷氨酸结合型，通过小肠被吸收，储存在肝脏。叶酸盐经小肠黏膜刷状缘上的蝶酰多谷氨酸水解酶（pteroylpolyglutamate hydrolase，PPH）作用，生成蝶酰单谷氨酸及谷氨酸，以单谷氨酸盐的形式在小肠吸收。在十二指肠及空肠上皮黏膜细胞含叶酸还原酶，在该酶的作用下，可转变成活性型的叶酸即四氢叶酸（FH_4）。叶酸的排泄主要通过胆汁和尿排出。FH_4 能传递一碳基团，参与嘌呤、嘧啶及氨基酸代谢，对核酸、蛋白质的合成有重要作用，是细胞增殖、机体发育的必需物质。还参与细胞器蛋白质合成中启动 tRNA 的甲基化过程。

【检测方法】

红细胞内的叶酸的测定方法与血清叶酸相同。检测方法有电化学发光免疫分析法（ECLIA）、RIA、微生物法等。

微生物法测定是根据乳酸杆菌在生长过程中需要 N-5-甲基四氢叶酸的原理监测乳酸杆菌的生长量；放射竞争性蛋白结合技术测定是根据叶酸对蛋白有较高的亲和力，蛋白特异地结合这些分子。

放射免疫法（RIA），核素与叶酸结合，产生 γ-放射碘叶酸化合物，放射活性与血清或红细胞的叶酸含量成比例，检测其放射活性，与已知标准对照，计算出叶酸量。

采用微生物法测定血清叶酸是不稳定的，仅作为一种参考方法。血清中存在的抗生素、叶酸盐拮抗物、血清乳酸杆菌抗体或样品暴露在日光下，均可使测定值呈假性降低。放射竞争性蛋白结合技术是较为有效、快速与精密的测定方法，目前已广泛应用。ECLIA 是临床最常用的方法，可同时测定叶酸及维生素 B_{12}。

【标本要求与保存】

采血前 3 日停用含叶酸药物。采用血清和全血标本均可。标本应避免溶血，取血后应及时分离血清。冷藏保存。血清标本室温可保存 1 天，冷藏和冻存可保存 7 天，可反复冻融 3 次。全血标本应冻存。

【参考区间】

血清：6.0～28.0nmol/L。

红细胞：237～948nmol/L。

S 蛋白缺乏症：<3.2nmol/L。

【临床意义】

（1）叶酸减低：主要用于诊断巨幼细胞贫血。可见于巨幼细胞贫血、红细胞过度增生叶酸利用增加（如溶血性贫血、骨髓增牛性疾病等）、甲亢、酒精中毒、脂肪泻、慢性腹泻、白血病、肝病，以及长期服用避孕药、抗癫痫药、抑制二氢叶酸还原酶的药物等。

（2）红细胞叶酸测定是诊断慢性叶酸缺乏病的较好指标，反映了组织内叶酸的营养状态。

【影响因素】

口服避孕药，抗癫痫药物如苯妥英钠、扑米酮和其他抗惊厥药会减少肠道叶酸的吸收；叶酸拮抗药物（如甲氨蝶呤）能影响细胞摄取叶酸和抑制二氢叶酸还原酶的作用，阻碍四氢叶酸的形成，长期接受治疗的患者偶然会见到叶酸缺乏症。乙胺嘧啶、异烟肼也有抑制二氢叶酸还原酶的作用可引起叶酸缺乏。

十五、维生素 B_7(vitamin B_7)

【生化及生理】

维生素 B_7 又名生物素、维生素 H、辅酶 R 等，具有尿素和噻吩相结合的骈环，并带有戊酸侧链。它是合成维生素 C 的必要物质，是脂肪和蛋白质正常代谢不可或缺的物质。

食物的维生素 B_7 主要以游离形式或与蛋白质结合的形式存在。与蛋白质结合的生物素在肠道蛋白酶的作用下，形成生物胞素，再经肠道生物素酶的作用，释放出游离生物素。生物素吸收的主要部位是小肠的近端。低浓度时，被载体转运主动吸收；浓度高时则以简单扩散形式吸收。生物素经门脉循环，运送到肝、肾内贮存，其他细胞内也含有生物素，但量较少。人体的肠道细菌可合成生物素。生物素主要经尿排出。

维生素 B_7 的主要功能是在脱羧、羧化反应和脱氢化反应中起辅酶作用。生物素是羧基载体，其 N1 可在耗能的情况下被二氧化碳羧化，再提供给受体，使之羧化。如丙酮酸羧化为草酰乙酸、乙酰辅酶 A 羧化为丙二酰辅酶 A 等都由依赖生物素的羧化酶催化。

【检测方法】

色谱/串联质谱(LC/MS-MS)。

【标本要求与保存】

采用血清或血浆，用 EDTA 抗凝。标本量 1ml，至少 0.5ml。分离后标本在室温(25℃)、冷藏(4℃)保存 3 天，或冷冻(-20℃)稳定保存 14 天。可反复冻融 3 次。

【参考区间】

0.05～0.83ng/ml。

【临床意义】

维生素 B_7 缺乏见于长期食用生鸡蛋的人，因蛋清中含有亲和素(avidin)，能与维生素 B_7 结合阻碍其吸收。缺乏可引起肤色暗沉、面色发青、皮肤炎、头屑增多、容易掉发、少年白发；易导致忧郁、失眠、容易打瞌睡等神经症状；令人容易疲倦、慵懒无力、肌肉疼痛。缺乏的体征包括皮炎、湿疹、萎缩性舌炎、感觉过敏、肌肉痛、倦怠、厌食和轻度贫血、脱发。

【影响因素】

强酸、强碱和氧化剂可使其破坏，紫外线也可使其逐渐破坏。

十六、维生素 B_{12}(vitamin B_{12})

【生化及生理】

维生素 B_{12} 又称钴胺素(cyanocobalamin)，是唯一含金属元素的维生素。因结合的基团不同，维生素 B_{12} 的存在形式有羟钴胺素、氰钴胺素、甲钴胺素和 5′-脱氧腺苷钴胺素，后两者是维生素 B_{12} 的活性型和血液中存在的主要形式。肝脏中维生素 B_{12} 含量丰富。人体肠道内细菌也可合成少量维生素 B_{12}。维生素 B_{12} 的吸收在回肠，需要与胃黏膜细胞分泌的内因子(intrinsic factor，IF)结合形成复合物后才能被肠黏膜吸收，胃黏膜分泌“内因子”缺陷是导致维生素 B_{12} 缺乏最常见的原因。维生素 B_{12} 主要有三种运输蛋白(transcoholamin Ⅰ、Ⅱ、Ⅲ，TCⅠ、TCⅡ、TCⅢ)。随肾、胆汁排泄。

维生素 B_{12} 作为甲基转移酶的辅因子，参与蛋氨酸、胸腺嘧啶等的合成，促进蛋白质、核酸的生物合成，缺乏时影响婴幼儿的生长发育；是 L-甲基丙二酰 CoA 变位酶的辅酶，促进 L-甲基丙二酰辅酶 A 异构为琥珀酰辅酶 A，进入三羧酸循环，影响脂肪酸的正常代谢，并且琥珀酰辅酶 A 也是血红素的合成原料；维生素 B_{12} 能提高叶酸利用率：甲基钴胺素可作为甲基载体，接受甲基 FH_4 提供的甲基，合成通用甲基供体——甲硫氨酸。甲基 FH_4 通过这个反应释放甲基，所以缺乏钴胺素时叶酸代谢障碍，积累甲基 FH_4，导致巨红细胞贫血。总之，维生素 B_{12} 参与蛋白质、脂肪、糖的代谢，并与叶酸的吸收、代谢有关，对维持人体细胞正常功能、促进生长、促进红细胞发育成熟均有重要作用。

【检测方法】

电化学发光免疫分析法(ECLIA)、放射免疫法。

【标本要求与保存】

血清。标本量 0.8ml，至少 0.3ml。分离后标本在室温(25℃)、冷藏(4℃)保存 7 天，或冷冻(-20℃)稳定保存 14 天。可反复冻融 3 次。

【参考区间】

151～497pmol/L。

WHO 规定的可接受范围为>147pmol/L。

WHO 规定的缺乏范围为<110pmol/L。

【临床意义】

(1) 血清维生素 B_{12} 减低见于：①吸收不全，如内因子缺乏所致的恶性贫血、胃切除、胃癌、原发性甲状腺功能减退症、乳糜泻、脂肪痢、局限性回肠炎、肠道吸收不良；②严格饮食限制而致维生素 B_{12} 摄入不足或素食者；③阔节裂头绦虫感染引起维生素 B_{12} 丢失；④妊娠期维生素 B_{12} 进行性减低出现营养性巨幼红细胞贫血。妊娠期妇女血维生素 B_{12} 较低，但胎儿血中一般仍可正常，甚至可高于母血。

（2）血清维生素 B_{12} 增高见于急性和慢性粒细胞白血病、白细胞增多症、淋巴细胞白血病、单核细胞白血病、真性红细胞增多症、肝转移癌、急慢性肝炎、肝硬化、肝昏迷及慢性肾病者，哮喘、湿疹等过敏反应，神经兴奋、心悸等。

【影响因素】

测定前应空腹，不宜过多食用富含维生素 B_{12} 的食物和药物，以免食物中叶酸和维生素 B_{12} 吸收干扰结果。

十七、血浆维生素 C(plasma vitamin C)

十八、24 小时尿维生素 C(24h urine vitamin C)

【生化及生理】

维生素 C 又称抗坏血酸(ascorbic acid)，抗坏血酸分子中 C2 和 C3 羟基可氧化脱氢生成脱氢抗坏血酸，后者也可以加氢还原。维生素 C 在小肠被吸收，血液中抗坏血酸水平受肾清除率的限制，以垂体、肾上腺等组织和血液中的血小板和白细胞抗坏血酸浓度最高，其次肝、肾、心肌、胰等组织含量也较高。抗坏血酸的排泄从尿中排出的除了还原型之外，还有多种代谢产物。

维生素 C 是一些羟化酶如胆固醇 7-羟化酶的辅酶；参与体内氧化还原反应；能促进铁的吸收；促进胶原蛋白的合成，胶原中脯氨酸和赖氨酸的羟化都需要抗坏血酸作为酶的辅因子，缺乏抗坏血酸会影响胶原合成及结缔组织功能，使毛细血管脆性增高，发生坏血病；参与芳香族氨基酸的代谢等。

【检测方法】

HPLC(电化学检测)、2,4-二硝基苯肼比色法。

【标本要求与保存】

需禁食。24 小时内不能服用含有维生素 C 的药物。

血清或血浆，首选血浆，肝素抗凝。抽血后迅速分离血清或血浆，立即冷冻避光保存。-30℃可稳定保存 5 天，-70℃可稳定保存 1 个月。

【参考区间】

血浆：1～3 个月：6～33μmol/L。

3 个月～6 岁：72～144μmol/L。

6～18 岁：32～62μmol/L。

成人：30～100μmol/L。

24 小时尿：成人：34～100μmol/d(1.8～8.6mmol/molCr)。

【临床意义】

（1）血浆维生素 C 含量增高：主要见于使用维生素 C 之后。

（2）维生素 C 含量降低：见于维生素 C 缺乏病(vitamin C deficiency)，又称坏血病(scurvy)；引起的原因为摄取不足，因消化道疾病，不能口服；因妊娠、哺乳、应激、吸烟、运动、感染、手术等体内需要量增大；口服避孕药、类固醇激素等。维生素 C 缺乏的主要表现为身体免疫功能下降、出血、骨骼改变(如骨膜下出血、骨折、干骺脱位)、齿龈炎及伤口愈合不良。

【影响因素】

血浆维生素 C 含量受食物影响，检测前应禁食。

（黄建军）

第十三章 血液pH和气体分析

体液(body fluid)是指机体内存在液体,包括水和溶解于其中的物质。正常情况下,人体通过精细的调控系统,使内环境与外环境之间以及内环境各部分之间不断地进行物质交换,以保持体液容量、电解质、渗透压和酸碱度的相对稳定,为细胞、组织及器官维持正常的生理状态及发挥正常的生理功能提供重要条件。但在病理情况下,各种致病因素的作用超过机体的调控能力,将引起体液容量、组成和酸碱度发生改变,造成水、电解质和酸碱平衡紊乱,从而影响组织器官的正常生理功能,甚至危及患者生命。因此,水、电解质和酸碱平衡的生物化学检验已成为临床许多疾病诊断、治疗评估和预后判断的重要依据。本章主要介绍血液 pH 和气体分析。

第一节 概 述

一、酸碱平衡

平衡是身体健康的前提,其中,体液酸碱度的平衡是维持生命健康的基础之一。机体不断产生和摄取各种酸性及碱性物质,但血 pH 值仍维持在比较狭窄的弱碱性范围内,用动脉血的 pH 值表示是 7.35 ~7.45。正常情况下,机体靠缓冲系统和调节功能使人体动脉血 pH 维持在一个恒定范围内的弱碱性环境中,这种维持体液酸碱度相对稳定的生理过程称为酸碱平衡(acid-base balance)。

二、酸碱平衡紊乱

机体对酸碱度负荷有很大的缓冲和调节能力,但这种能力也是有限度的。临床上很多病理情况都可引起酸碱超负荷或严重不足或调节机制障碍,导致体液内环境酸碱稳态破坏,这一病理过程称酸碱平衡紊乱(acid-base disturbance)。一旦发生酸碱平衡紊乱,便会使病情更加严重和复杂,甚至引起死亡,因此,及时发现和处理酸碱平衡紊乱是临床疾病治疗成败的关键。

三、血气分析

临床处理呼吸和代谢紊乱常常依赖于快速、准确地测定血液中氧(O_2)、二氧化碳(CO_2)、酸碱度(pH)以及其他相关指标。血气分析(blood gas analysis)是通过血气分析仪测定血液中一些与酸碱平衡有关的指标来分析判断酸碱平衡紊乱的一种诊疗手段。临床血气分析标本采集可以选用动脉血或者静脉血,血气分析的各指标值在动脉血和静脉血中存在差异。溶解在动脉血中的氧和二氧化碳的浓度最接近肺泡中氧和二氧化碳的浓度,能更准确地反映出心肺功能,因此,临床上常采用动脉血进行分析,其中以桡动脉血最常用。除此之外,血气分析也是监测呼吸机治疗效果的重要指标之一,通过血气分析可以判断血液的氧合状态,指导呼吸机的合理调节,与呼吸监测结合判断肺气体交换情况。

值得注意的是,在判读血气分析结果时,不能脱离患者的临床资料,尤其在判断酸碱平衡紊乱的类型时不仅要依靠血气分析结果,还要结合原发性疾病的类型、病程及特点等因素进行综合分析。

第二节 血液 pH 及气体分析

一、血液 pH(blood pH)

【生化及生理】

正常血液中[H^+]值很低,为 36~44nmol/L,使用不方便,常用 pH 表示。pH 即为[H^+]的负对数。pH 是表示溶液中酸碱度的简明指标,采用 Henderson-Hassalbalch 公式(简称 H-H 公式)计算 pH 值:

$$pH = pK' + \log[A^-]/[HA]$$

动脉血 pH 受血液缓冲对的影响,其中以 HCO_3^-/H_2CO_3 缓冲对为主(表 13-1)。所以血液的 pH 可以表示为:$pH = pK' + \log[HCO_3^-]/[H_2CO_3]$。因此,血液 pH 大小受[$HCO_3^-$]和[$H_2CO_3$]的比值影响。

表 13-1 血液中主要缓冲对

酸	类型	能力	时间
CO_2	非 HCO_3^- 缓冲对	100%	即刻 ↓ 数小时
固定酸:弱酸/弱碱盐组成	碳酸氢盐:HCO_3^-/H_2CO_3 血浆 红细胞	 35% 18%	
	血红蛋白:$HbO_2^-/HHbO_2$ Hb^-/HHb	35%	
	血浆蛋白:$Pro^-/HPro$	7%	
	磷酸盐:$HPO_4^{2-}/H_2PO_4^-$	5%	

【检测方法】

pH 是利用 pH 电极进行测量的。pH 电极是以离子选择电极法为基础的技术,是一种半电池在与外部参考电极相接时形成的电化学电池。它包含一根氯化银金属丝,被缓冲液浸泡。当血液与 pH 电极上的膜相接触时,膜电压将由氢离子在膜上的交换而产生。氯化银内部传导器将电压传送至电压计上,与参考电极上的恒定电压比较,得出血液中氢离子的浓度,最后转化成相应的 pH 值。

【标本要求与保存】

采用肝素动脉血。采血前将肝素 0.2ml 吸入无菌注射器中,润湿管壁后即推出,立即采血 2ml,胶塞封闭注射器以隔绝空气。

标本采集完毕后,应隔绝空气及时送检,如在 15 分钟内不能检测,应置于 4℃ 冰箱内不得超过 1 小时,以免影响检验结果。

【参考区间】

全血:脐带血:动脉:7.18~7.38。

静脉:7.25~7.45。

新生儿:早产,48 小时:7.35~7.50。

足月妊娠:出生:7.11~7.36。

5~10 分钟:7.09~7.30。

30 分钟:7.21~7.38。

1 小时:7.26~7.49。

1 天:7.29~7.45。

儿童,成人:动脉:7.35~7.45。

静脉:7.32~7.43。

成人(60~90 岁):7.31~7.42。

>90 岁:7.26~7.43。

【临床意义】

pH 是临床上诊断酸碱平衡紊乱的重要指标,包括以下几方面的临床意义:

(1) pH 低于 7.35 为失代偿性酸中毒。

(2) pH 高于 7.45 为失代偿性碱中毒。

(3) pH 值在正常范围,见于如下情况:①正常人;②代偿性酸碱平衡紊乱;③混合性酸碱平衡紊乱。

(4) 但仅凭动脉血 pH 不能区别酸碱平衡紊乱的类型,也不能区别是代谢性还是呼吸性酸碱平衡紊乱。

【影响因素】

(1) 标本暴露于空气中,测得值会升高。进食、妊娠、疼痛等因素的影响可升高。

(2) 在室温下放置超过 15 分钟,可使 pH 降低。放置到冰水中的塑料管内,45 分钟后 pH 平均可降低 0.003。低体温、饥饿时 pH 可降低。

二、血液氧分压(blood partial pressure of oxygen, PO_2)

【生化及生理】

氧是人体组织和细胞所必需的。人体内氧的运送包括以下几个步骤：肺部吸入空气中的氧气，通过肺泡壁毛细血管与肺泡进行氧气和二氧化碳气体的交换，将氧气运送到外周组织并被利用，同时体内二氧化碳气体排出体外。PO_2 的测量值是表示动脉血中的氧分压，是指血液中呈物理溶解的 O_2 分子所产生的张力（在血液中物理溶解的 O_2 量仅约占血液总 O_2 含量的 1.5%，化学结合的 O_2 量占 98.5% 左右）。它反映了由于压力使氧从氧分压高的部位推向氧分压低的部位，而不是氧含量的测量值。

【检测方法】

采用电极法。电极是由阴极的铂（Pt）和阳极的银（Ag）、电解溶液和能透过气体的膜组成的。由于样品中的可溶性氧穿过膜进入电解液时，其在负极减少。当银被氧化时，这一电路在正极得以完成，所减少的氧原子与在负极所获得的电子数是成比例的。因此，通过测量正负极之间电流的改变，可得到电解液中氧原子的量。

【标本要求与保存】

同“血液 pH”。

【参考区间】

脐带血：动脉：0.8～4.0kPa。

静脉：2.3～5.5kPa。

全血：动脉：出生：1.06～3.19kPa。

5～10 分钟：4.39～9.96kPa。

30 分钟：4.12～11.31kPa。

1 小时：7.32～10.64kPa。

1 天：7.18～12.64kPa。

2 天～60 岁：11.04～14.36kPa。

>60 岁：>10.64kPa。

>70 岁：>9.31kPa。

>80 岁：>7.98kPa。

>90 岁：>6.65kPa。

【临床意义】

PaO_2 是临床上评估肺部通气状况和动脉血氧合状况的指标。

（1）判断有无缺氧和缺氧的程度：PO_2 在 60～80mmHg 为轻度低氧血症；40～60mmHg 为中度低氧血症；<40mmHg 为重度低氧血症；<20mmHg，可能接近死亡。PO_2 降低见于肺部疾病，如肺炎、哮喘、肺水肿、肺纤维化等患者。某些精神系统的疾病可引起呼吸抑制，也可导致 PaO_2 下降。

（2）判断有无呼吸衰竭：Ⅰ型呼吸衰竭：$PaO_2 < 60$mmHg，$PaCO_2$ 降低或正常；Ⅱ型呼吸衰竭：$PaO_2 < 60$mmHg，$PaCO_2 > 50$mmHg。

（3）高氧分压：见于吸氧，特别是高浓度吸氧的患者。

【影响因素】

（1）标本与空气接触后，PO_2 会升高，生理因素如运动后会升高。

（2）标本储存时间久，由于红细胞代谢作用，可使 PO_2 降低；进行氧治疗后的患者，当其血液暴露于空气后，会使其实际 PO_2 降低。

三、血液二氧化碳分压（blood partial pressure of carbon dioxide，PCO_2）

【生化及生理】

二氧化碳（CO_2）是机体正常细胞代谢过程中产生的，释放到血液中，经肺脏和肾脏排泄。CO_2 在血液中的存在形式主要有物理溶解和化学结合两种，物理溶解的 CO_2 约占 CO_2 总运输量的 5%，化学结合的以 HCO_3^- 为主占 95%，极少量以 H_2CO_3 和蛋白质氨基甲酰 CO_2 形式存在。血液中 CO_2 是以一种动态的形式存在的：

$CO_2+H_2O \rightleftharpoons H_2CO_3 \rightleftharpoons HCO_3^-+H^+$。

PCO_2 的测量值表示血液中二氧化碳的分压，它是指呈物理溶解状态的 CO_2 分子所产生的张力。血液中 CO_2 气体从 PCO_2 高的部位释放到 PCO_2 低的部位。

【检测方法】

采用电极法。PCO_2 电极是一种完全的电化学电池，这是由测量电极和内部参考电极所组成。测量电极被氯化物重碳酸盐所浸泡，透过气态二氧化碳的膜可以将样品与这种溶液隔开，当样品与膜相接触时，二氧化碳分散到氯化物重碳酸盐溶液中，从而导致了氢离子浓度的改变，最终通过检测氢离子浓度的变化而测出 PCO_2 的值。

【标本要求与保存】

同“血液 pH”。

【参考区间】

成人：35～45mmHg（4.66～5.99kPa），平均 40mmHg。婴儿比成人低，男性比女性稍高，妊娠期间略降，约为 28mmHg。

【临床意义】

$PaCO_2$ 反映肺泡通气情况的指标。

（1）判断呼吸衰竭类型与程度：Ⅰ型呼吸衰竭：$PaCO_2$ 正常或略低；Ⅱ型呼吸衰竭：$PaCO_2 > 50$mmHg；肺性脑病，$PaCO_2 > 70$mmHg。

（2）判断呼吸性酸碱平衡失调：$PaCO_2$ > 45mmHg，提示呼吸性酸中毒，由通气不足引起，如慢性阻塞性肺疾病、急性气道阻塞，过多的 CO_2 气体蓄积在体内，引起 CO_2 潴留；$PaCO_2$<35mmHg，提示呼吸性碱中毒，表示通气量增加。当患者通气过度时，如高热、精神性过度通气，过多的 CO_2 气体排出体外，引起体内 $PaCO_2$ 降低。

（3）判断代谢性酸碱失调的代偿反应：代谢性酸中毒时经肺代偿后 $PaCO_2$ 降低，最大代偿极限为 $PaCO_2$ 降至 10mmHg；代谢性碱中毒时经肺代偿后 $PaCO_2$ 升高，最大代偿极限为 $PaCO_2$ 升至 55mmHg。

【影响因素】

进食、服用海洛因等兴奋剂可升高。标本与空气接触后、低体温会降低。

四、血氧饱和度（hemoglobin oxygen saturation，SaO_2）

【生化及生理】

100ml 血液中，血红蛋白（Hb）所能结合的最大 O_2 量称为 Hb 的氧容量，而 Hb 实际结合的 O_2 量称为 Hb 的氧含量。Hb 的氧含量和氧容量的百分比为 Hb 的氧饱和度。通常情况下，血液中物理溶解的 O_2 极少，因此，Hb 氧容量、Hb 氧含量和 Hb 氧饱和度可分别视为血氧容量、血氧含量和 SaO_2。SaO_2 用公式表示如下：

$$SaO_2(\%)=\frac{\text{氧合血红蛋白}}{\text{氧合血红蛋白}+\text{去氧血红蛋白}}\times 100\%$$

SaO_2 与 PaO_2 之间的关系呈 S 形曲线，即氧解离曲线。随着 PaO_2 的增加，SaO_2 也在增加。在 15～40mmHg 范围内，SaO_2 随着 PaO_2 的增加而急剧增加；在 40～60mmHg 范围内，随着 PaO_2 的增加，SaO_2 的增加也较快；在 60～100mmHg，PaO_2 的变化对 SaO_2 的影响不大。SaO_2 反映了有功能的血红蛋白的量，是间接了解 PaO_2 估计值的方法。

【检测方法】

电化学法：目前血气分析仪采用的是电化学分析法。所提供的血氧饱和度是依据已测得的动脉血氧分压、pH 值及氧解离曲线特征推算所得。

光化学法：采用光谱和体积描记原理，发光二极管发射两种特定波长的光，如 630nm 和 940nm，选择性地被氧合血红蛋白以及去氧血红蛋白吸收。光接收器测量两种波长的光通过血管网后的光强变化，根据 Lambert-Bear 定律推算出氧合血红蛋白与总的血红蛋白的比值。该法属于无创检测。

【标本要求与保存】

同“血液 pH”。

采用光化学法测量时，根据仪器的要求选择手指或耳垂等部位。测量部位要求清洁、干燥，以免影响光透效果。

【参考区间】

动脉全血：新生儿为 0.40%～0.90%，其后为 0.94%～0.98%。

出生时动脉血 SaO_2 低至 40%，其后升高至 91.9%～99.0%。

【临床意义】

SaO_2 是判断机体是否缺氧的指标，但不够敏感。出生时动脉血 SaO_2 低至 40%，其后升高至 91.9%～99.0%。

急剧下降见于严重缺氧状态，氧解离曲线移动主要受以下因素影响：体温（升高右移，降低左移）、$PaCO_2$（增高右移，降低左移）、pH（增高右移，降低左移）及红细胞内 2,3-二磷酸甘油（2,3-DPG）（增高右移，减少左移）。

【影响因素】

低体温可使结果偏低，脂血可影响结果的稳定性。

五、血氧含量（hemoglobin oxygen）

【生化及生理】

Hb 的氧含量是指单位容积的血液中 Hb 实际结合 O_2 的量，见血氧饱和度的有关介绍。

【检测方法】

计算法：计算公式：血红蛋白氧含量＝1.34×Hb 浓度×SaO_2

【标本要求与保存】

同“血液 pH”。

【参考区间】

男：175～230ml/L，女：160～215ml/L。

【临床意义】

该指标反映血液中 Hb 的携氧能力。

六、血液半饱和氧分压（P_{50}）

【生化及生理】

半饱和度分压是指在 pH＝7.40、$PaCO_2$＝40mmHg

条件下，SaO_2 为 50% 时所对应的 PaO_2，即 P_{50} 为血红蛋白与 O_2 呈半饱和状态时所对应的 PaO_2。

【检测方法】

同血液氧分压。

【标本要求与保存】

同 pH 项目。

【参考区间】

成人：24～29mmHg(3.19～3.86KPa)。

新生儿：18～24mmHg(2.39～3.19KPa)。

【临床意义】

P_{50}表示 Hb 对 O_2 的亲和力。P_{50}增大，表明 Hb 对 O_2 的亲和力降低，需更高的 PaO_2 才能达到 50% 的 Hb 氧饱和度；P_{50}降低，表明 Hb 对 O_2 的亲和力增加，达到 50% 的 Hb 氧饱和度所需的 PaO_2 降低。

【影响因素】

用于测定 Hb 对氧的亲和性。半饱和氧分压受气温、pH、血液及红细胞内的 2,3-DPG 浓度、Hb 类型等的影响。

七、标准碳酸氢盐(standard bicarbonate,SB)

【生化及生理】

标准碳酸氢盐是指动脉血液标本在标准条件下(即温度为 37℃、血红蛋白完全氧合及 PCO_2 为 40mmHg)所测得的血浆碳酸氢盐浓度($[HCO_3^-]$)，作为代谢性酸碱中毒的指标。

【检测方法】

计算法：在血气分析仪上所得的标准碳酸氢根浓度是由 H-H 公式计算所得，由已测出的 pH 及 PCO_2 为 40mmHg 时这两个参数，计算血液中的标准碳酸氢根浓度：

$$SB(mmol/L)=0.0307PCO_2(mmHg)\times10^{(pH-6.1)}$$

【标本要求与保存】

同“血液 pH”。

【参考区间】

成人：22～27mmol/L。

【临床意义】

该指标在代谢性碱中毒时升高，代谢性酸中毒时降低；在呼吸性酸中毒发生肾脏代偿时升高，呼吸性碱中毒发生肾脏代偿时降低，详见本节实际碳酸氢盐临床意义。

【影响因素】

(1) 高胆红素血会使测得值升高，血液透析患者升高。

(2) 室温放置 2.5～4 小时，可使得碳酸氢盐下降 6mmol/L。脂血、剧烈运动、低体温会下降。

八、实际碳酸氢盐(actual bicarbonate,AB)

【生化及生理】

实际碳酸氢盐是指隔绝空气的血液标本，在保持其原有 $PaCO_2$、体温和血氧饱和度不变的条件下测得的血浆碳酸氢盐浓度，AB 受代谢和呼吸两方面因素的影响。

【检测方法】

计算法：在血气分析仪上所得的实际氢根浓度是由 H-H 公式计算所得，由已测出的 pH 及 $PaCO_2$ 这两个参数，计算血液中的实际碳酸氢根浓度：

$cHCO_3^-$ (mmol/L) = $0.0307PaCO_2$ (mmHg) $\times10^{(pH-6.1)}$。

【标本要求与保存】

同“血液 pH”。

【参考区间】

成人：22～27mmol/L。

【临床意义】

SB 与 AB 有以下关系：

(1) 正常人，AB=SB=22～27mmol/L。

(2) AB>SB=正常，指示呼吸性酸中毒。

(3) AB<SB=正常，指示呼吸性碱中毒。

(4) 两者数值均高于正常值指示有代谢性碱中毒(或慢性呼吸性酸中毒有代偿变化)。

(5) 两者数值均低于正常值指示有代谢性酸中毒(或慢性呼吸性碱中毒有代偿变化)。

九、碱剩余(base excess,BE)

【生化及生理】

碱剩余是指在标准条件下，即在 37℃，$PaCO_2$ 为 40mmHg，Hb 氧饱和度为 100% 的情况下，用酸或碱将人体 1L 全血滴定至正常 pH 为 7.4 时所用的酸或碱的量(mmol/L)。若用酸滴定，使血液的 pH 达 7.4，则表示被测血液的碱过多，BE 用正值表示；如需用碱滴定，使血液的 pH 达 7.4，则表示被测血液的碱缺失，BE 用负值来表示。

【检测方法】

计算法：全血 BE 是由公式所得：

$BE=([HCO_3^-]-24.2)+14.8(pH-7.4)$，系数

14.8 是指血液的缓冲能力。

【标本要求与保存】

同“血液 pH”。

【参考区间】

成人:-3～3mmol/L。

【临床意义】

BE 是反映代谢性因素的指标。代谢性酸中毒时,BE 向负值方向增加;代谢性碱中毒时,BE 向正值方向增加。

【影响因素】

标本室温放置过久,在未将血浆与血细胞分离的血液中,由于红细胞的代谢作用,可引起乳酸的形成和碱剩余下降。

十、二氧化碳总量(concentration of total CO_2,$ctCO_2$)

【生化及生理】

二氧化碳总量(旧称二氧化碳结合力),是指来自血浆中碳酸氢盐、碳酸中的 CO_2 的量(即血浆中呈化学结合状态的 CO_2 量)及物理溶解的 CO_2 的量三者之和,其中 HCO_3^- 占 95%。$ctCO_2$ 的变化主要反映代谢性酸碱平衡紊乱。

【检测方法】

采用酶法测定,检测原理为:

磷酸烯醇丙酮酸+HCO_3^- $\xrightarrow{PEPC}$ 草酰乙酸+$H_2PO_4^-$

草酰乙酸+NADH+H^+ $\xrightarrow{MDH}$ 苹果酸+NAD^+

在波长 340nm 处,吸光度下降的速度与血清 HCO_3^- 浓度成正比。计算公式如下:$CO_2 = {}_{\triangle}A_{样品}/{}_{\triangle}A_{标准}$×标准液浓度

注:PEPC:磷酸烯醇式丙酮酸羧化酶(phosphoenolpyruvate carboxylase);MDH:苹果酸脱氢酶(malate dehydrogenase)。

【标本要求与保存】

同“血液 pH”。室温保存,及时送检,样品管应密封,防止 CO_2 逸散。

【参考区间】

二氧化碳总含量:

脐带血:14～22mmol/L。

血清,血浆:成人:23～29mmol/L。

>60 岁:23～31mmol/L。

>90 岁:20～29mmol/L。

毛细管采血:早产儿,1 周:14～27mmol/L。

新生儿:13～22mmol/L。

婴儿:20～28mmol/L。

儿童:20～28mmol/L。

成人:22～28mmol/L。

全血:动脉:19～24mmol/L。

静脉:22～26mmol/L。

【临床意义】

其临床意义同 HCO_3^-,在一定程度上代表血浆中碳酸氢盐的水平,即碱储量。

【影响因素】

高胆红素血和血液透析患者血 $ctCO_2$ 升高;高热时会下降。

十一、肺泡氧分压(alveolar partial pressure of oxygen,P_AO_2)

【生化及生理】

肺泡氧分压是指肺泡气中的 O_2 所产生的压力,是反映肺通气状况的直接指标。

【检测方法】

计算法:计算公式:$P_AO_2 = (P_B - P_{H_2O})FiO_2 - PCO_2/R$

其中 P_B 为大气压,通常为 760.15mmHg(101.1kPa);P_{H_2O} 为水蒸气压,通常为 47.37mmHg(6.3kPa);FiO_2 为吸入氧浓度;R 为呼吸商,正常时为 0.8。

【标本要求与保存】

同“血液 pH”。

【参考区间】

正常值:95～107mmHg(12.64～14.23kPa)。

【临床意义】

肺通气状况下降时,如慢性阻塞性肺疾病,其肺泡氧分压降低。

【影响因素】

大气压、水蒸气压及吸入氧浓度的改变会影响 P_AO_2 的计算值。

十二、肺泡-动脉氧分压差(alveolar-arterial oxygen partial pressure difference,$P_{(A-a)}O_2$)

【生化及生理】

$P_{(A-a)}O_2$ 是指肺泡氧分压(P_AO_2)与动脉血氧分压之差,是作为肺内氧交换状态的指标。在病理条件时 $P_{(A-a)}O_2$ 增加,主要有三个重要因素:解剖分

流、通气/灌注比例失调及“肺泡-毛细血管屏障”的弥散障碍。

【检测方法】

计算法：计算公式：$P_{(A-a)}O_2$（mmHg）= P_AO_2 $-PaO_2$。

【标本要求与保存】

同“血液 pH”。

【参考区间】

5～15mmHg(0.665～1.995kPa)。

随年龄增长而上升，老年人一般应<30mmHg(3.99kPa)。

【临床意义】

$P_{(A-a)}O_2$ 是判断换气功能正常与否的一个依据，能较 PO_2 更为敏感地反映肺部摄氧的情况。在心肺复苏中，它是反映预后的一项重要指标。当 $P_{(A-a)}O_2$ 显著增大时，肺功能严重减退，肺的氧合功能障碍，见于肺淤血、肺水肿等肺弥散功能障碍的疾病。若 $P_{(A-a)}O_2$ 显著增大，同时动脉 PO_2 明显降低，这种低氧血症的患者吸纯氧不能纠正，如肺不张和成人呼吸窘迫综合征。

【影响因素】

受吸入气氧浓度影响。吸入氧浓度增加时，$P_{(A-a)}O_2$ 随之增加。

十三、动脉-肺泡氧分压比(arterial-alveolar oxygen partial pressure ratio,a/A ratio)

【生化及生理】

a/A 比值是指动脉血 PO_2 与肺泡氧分压(P_AO_2)之比。该指标用于预测肺泡中氧的张力。

【检测方法】

计算法：计算公式：$a/A = PO_2/P_AO_2$

【标本要求与保存】

同“血液 pH”。

【参考区间】

正常值为 0.75。

【临床意义】

同肺泡-动脉氧分压差一样，a/A 也是反映肺换气功能的指标。降低有临床意义，同肺泡-动脉氧分压差升高的意义。

【影响因素】

受吸入气氧浓度影响。吸入氧浓度增加时，a/A 随之减小。

（谢小兵）

第十四章 细胞因子和生长因子的测定

随着基因工程、细胞工程研究的飞速发展，许多早先发现的细胞因子的 cDNA 被克隆，还发现了许多新的细胞因子，并对其产生来源、分子结构、相应的受体、生物学功能以及与临床的关系等进行了大量的研究，成为当今基础免疫学和临床免疫学研究中一个活跃的领域。细胞因子和生长因子的检测对疾病的诊断和治疗具有重要意义。

第一节 概 述

一、细胞因子的概念

1968 年 Dmonde 首次提出淋巴因子的概念，由于对其本质不清楚，之后陆续发现和命名了多种淋巴因子，致使淋巴因子的名称相当混乱。1979 年第二届淋巴因子国际会议将介导白细胞间相互作用的一些淋巴因子统一命名为白细胞介素（interleukin，IL）。目前，将所有的白细胞介素、干扰素（interferon，IFN）、肿瘤坏死因子（tumor necrosis factor，TNF）、造血因子、各种细胞生长因子、趋化因子等统称细胞因子（cytokine，CK）。

细胞因子是一类能在细胞间传递信息、具有免疫调节和效应功能的蛋白质或小分子多肽。包括淋巴因子、干扰素、白介素、肿瘤坏死因子、趋势化因子和集落刺激因子等。CK 是免疫系统细胞间以及免疫系统细胞与其他类型细胞间联络的核心，能改变分泌细胞自身或其他细胞的行为或性质，通过与靶细胞膜表面的受体相结合并将信号传递到细胞内部。CK 不仅作用于免疫系统和造血系统，还广泛作用于神经、内分泌系统，对细胞间相互作用、细胞的增殖分化和效应功能有重要的调节作用。

生长因子是具有刺激细胞生长活性的细胞因子，通过与特异的、高亲和的细胞膜受体结合，调节细胞生长及其他细胞功能。生长因子有多种，如血小板类生长因子（PDGF、ODGF）、表皮生长因子类（EGF、TGF-α 和 TGF-β）、成纤维细胞生长因子（α-FGF、β-FGF）、类胰岛素生长因子（IGF-Ⅰ、IGF-Ⅱ）、神经生长因子（NGF）、白细胞介素类生长因子（IL-1、IL-2、IL-3 等）、红细胞生长素（EPO）、集落刺激因子（CSF）等。由于生长因子是由正常细胞分泌，既无药物类毒性，也无免疫反应，因此在研究其生理作用机制同时，有的已试用于临床治疗。

二、细胞因子的产生

产生细胞因子的细胞主要有：活化的免疫细胞包括淋巴细胞（主要是 T 细胞）、单核-巨噬细胞、肥大细胞等；基质细胞类包括血管内皮细胞、成纤维细胞、上皮细胞等；还有某些肿瘤细胞等。常见的细胞因子及细胞来源见表 14-1。

三、细胞因子的共同特性

每种细胞因子各有其独特的分子结构、理化特性及生物学功能，但各种细胞因子之间具有一些共同特性：

（1）均为低分子量的多肽或糖蛋白，大多以单体形式存在，少数为二聚体或三聚体。

（2）大多是细胞受抗原或丝裂原等刺激活化后产生，以自分泌（autocrine）或旁分泌（paracrine）方式使细胞因子在局部发挥短暂作用。

表 14-1 常见细胞因子及产生细胞

细胞类型	细胞因子
T 细胞	IL-1～6,IL-9,IL-10,IL-13,IL-14,IL-16,IL-17,IFN-γ,TGF-β,GM(粒细胞、巨噬细胞)-CSF,TNF-β
B 细胞	IFN-α,TNF-β,IL-1,IL-2,IL-6,IL-10,IL-12
巨噬细胞	TNF-α,TNF-β,IL-1,IL-8,IL-15,IL-18,GM-CSF,M(巨噬细胞)-CSF,IFN-α,IFN-γ
基质细胞	IL-1,IL-6～8,IL-11,IL-15,IL-18,GM-CSF,G-CSF,EPO
血管内皮细胞	IL-1,IL-6～8,IL-15,GM-CSF,G(粒细胞)-CSF,IFN-β
成纤维细胞	IL-6～8, IL-15, GM-CSF, G-CSF, IFN-β, TGF-β

(3) 一种细胞因子可由多种细胞产生,同一种细胞可产生多种细胞因子。

(4) 通过与靶细胞表面相应受体结合后发挥其生物学效应;具有高效性、多效性和网络性。

四、细胞因子分类

细胞因子的分类,目前尚无统一的分类方法,现介绍几种常用的分类方法:

(一) 根据产生细胞因子的细胞种类不同分类

1. 淋巴因子(lymphokine) 主要由淋巴细胞产生,包括 T 淋巴细胞、B 淋巴细胞和 NK 细胞等。重要的淋巴因子有 IL-2～6、IL-9、IL-10、IL-12～14、IFN-γ、TNF-β、GM-CSF 等。

2. 单核因子(monokine) 主要由单核细胞或巨噬细胞产生,如 IL-1、IL-6、IL-8、TNF-α、G-CSF 和 M-CSF 等。

3. 非淋巴细胞、非单核-巨噬细胞产生的细胞因子 主要由骨髓和胸腺中的基质细胞、血管内皮细胞、成纤维细胞等产生,如 EPO、IL-7、IL-11、SCF、内皮细胞源性 IL-8 和 IFN-β 等。

(二) 根据细胞因子功能不同分类

1. 白细胞介素(interleukin,IL) 由淋巴细胞、单核细胞或其他非单个核细胞产生的细胞因子,在细胞间相互作用、免疫调节、造血以及炎症过程中起重要调节作用。

2. 集落刺激因子(colony stimulating factor,CSF) 根据不同细胞因子刺激造血干细胞或分化不同阶段的造血细胞在半固体培养基中形成不同的细胞集落,分别命名为 G-CSF、M-CSF、GM-CSF、SCF、EPO 等。

3. 干扰素(interferon,IFN) 根据干扰素产生的来源和结构不同,可分为 IFN-α、INN-β 和 IFN-γ,分别由白细胞、成纤维细胞和活化 T 细胞所产生。它们的生物学活性基本相同,具有抗病毒、抗肿瘤和免疫调节等作用。

4. 肿瘤坏死因子(tumor necrosis factor,TNF) 最初发现这种物质能造成肿瘤组织坏死而得名。根据来源和结构不同分为 TNF-α 和 TNF-β 两类,TNF-α 由单核-巨噬细胞产生,TNF-β 由活化 T 细胞产生。

5. 转化生长因子-β 家族(transforming growth factor-β family,TGF-β family) 由多种细胞产生,主要包括 TGF-β1、TGF-β2、TGF-β3、TGF-β1β2 以及骨形成蛋白(BMP)等。

6. 趋化因子家族(chemokine family) 包括两个亚族:①C-X-C/α 亚族,主要趋化中性粒细胞;②C-C/β 亚族,主要趋化单核细胞。

7. 其他细胞因子 如表皮生长因子(EGF)、血小板衍生的生长因子(PDGF)、成纤维细胞生长因子(FGF)、肝细胞生长因子(HGF)、胰岛素样生长因子-Ⅰ(IGF-1)、IGF-Ⅱ、神经生长因子(NGF)、转化生长因子-α(TGF-α)、血管内皮细胞生长因子(VEGF)等。

五、细胞因子作用的特点

细胞因子的作用特点主要表现在以下方面:

(1) 主要与调节机体的免疫应答、造血功能和炎症反应有关。

(2) 通常以旁分泌(paracrine)或自分泌(autocrine)形式作用于附近细胞或细胞因子产生细胞本身。

(3) 高效能作用,一般在 pM 水平即有明显的生物学作用。

(4) 多重调节作用。细胞因子不同的调节作用与其本身浓度、作用靶细胞的类型以及同时存在的其他细胞因子种类有关。

(5) 重叠的免疫调节作用,如 IL-2、IL-4、IL-9 和 IL-12 都能维持和促进 T 淋巴细胞的增殖。

(6) 细胞因子形式网络发挥作用,主要是通过以下三种方式:一种细胞因子诱导或抑制另一种细胞因子的产生,如 IL-1 和 TGF-β 分别促进或抑制 T

细胞IL-2的产生；调节同一种细胞因子受体的表达，如高剂量IL-2可诱导NK细胞表达高亲和力IL-2受体；诱导或抑制其他细胞因子受体的表达，如TGF-β可降低T细胞IL-2受体的数量，而IL-6和IFN-γ可促进T细胞IL-2受体的表达。

六、细胞因子受体

受体(receptor)是指一类介导细胞信号转导的功能蛋白，它能识别周围环境中的某些微量物质，并与之结合，通过信号放大系统触发后续的生理反应。细胞因子都是通过受体发挥作用，每一种细胞因子都有相应的受体，称为细胞因子受体(cytokine receptor)，它们共同构成细胞因子受体家族(cytokine receptor family)。

（一）细胞因子受体的类型

根据细胞因子受体cDNA序列、受体胞膜外区氨基酸序列的同源性和结构，可将细胞因子受体主要分为四种类型。

1. 免疫球蛋白超家族　该家族成员胞膜外部分均具有一个或数个免疫球蛋白样结构。属于免疫球蛋白超家族成员的细胞因子受体有IL-1RtⅠ(CD121a)、IL-1RtⅡ(CD121b)、IL-6Rα链(CD126)、gp130(CDw130)、G-CSFR、M-CSFR(CD115)、SCFR(CD117)和PDGFR等。

2. 造血细胞因子受体超家族　包括红细胞生成素受体超家族和干扰素受体家族。其受体的胞膜外区与红细胞生成素受体胞膜外区体在氨基酸序列上有较高的同源性。如IL-2β链(CD122)、IL-2Rγ链、IL-3Rα链(CD123)、IL-3Rβ、IIL-4R(CDw124)等。

3. 神经生长因子受体超家族　其胞膜外由3～6个约40个氨基酸组成的富含Cys区域，所有成员N端第一个区域中均含6个保守的Cys以及Tyr、Gly、Thr残基各一个，其他区域亦含4～6个Cys。其成员包括神经生长因子受体、TNF-RⅠ(CD120a)、TNF-RⅡ(CD120b)、CD40、CD27等。

4. 趋化因子受体　所有趋化因子受体都属于G蛋白偶联受体，N端在胞膜外，C端位于胞质内，如IL-8RA、IL-8RB、MIP-1α/RANTEsR、NCP-1R等属于趋化因子受体。

（二）可溶性细胞因子受体

细胞因子受体主要以膜结合细胞因子受体(membrane-bound cytokine receptor, mCK-R)和存在于血清等体液中可溶性细胞因子受体(soluble cytokine receptor, sCK-R)两种形式存在。细胞因子复杂的生物学活性主要是通过与相应的mCK-R结合后所介导的，而sCK-R却发挥独特的作用，如作为细胞因子转运蛋白，将细胞因子运至机体特定部位，造成局部细胞因子高浓度区以充分发挥细胞因子的生物学效应；作用膜受体正常代谢途径，有利于处于活化状态细胞恢复至正常水平；竞争性地结合mCK-R相应配体，抑制mCK-R所介导的生物学作用等。检测某些sCK-R水平辅助临床对某些疾病的早期诊断，了解病程的发展与转归，并可对患者免疫功能状态及预后进行评估，对临床治疗也有一定指导意义。

七、细胞因子及受体的检测

细胞因子及其受体的检测可以分为基因水平、表达水平和蛋白质三个不同水平，蛋白质水平检测又包括胞质内、膜表面以及分泌到体液或培养上清等三种不同形式细胞因子及受体。目前应用最多的是检测体液或培养上清中的细胞因子及受体。

（一）生物活性检测法

细胞因子生物学活性检测法是根据某些细胞因子特定的生物学活性，应用相应的指示系统和标准品来反映待测标本中某种细胞因子的活性水平，一般以活性单位来表示。生物学检测法一般敏感性较高，直接表示待测标本中的活性水平。但实验周期较长，如集落形成法需10～14小时，而且易受细胞培养中某些因素的影响。生物学检测的方法包括增殖或增殖抑制、集落形成、直接杀伤靶细胞、保护靶细胞免受病毒攻击、趋化作用以及抗体形成法等几类。

1. 增殖或增殖抑制法　应用某一细胞因子能特异地刺激或抑制某些指示细胞的增殖，通过3H-TbR掺入或MTT法显色，反映待检细胞因子的活性水平。

2. 集落形成法　应用骨髓干细胞体外半固体培养系统，根据不同造血因子能诱导干细胞或定向造血祖细胞形成某一种或某些种类细胞的集落，通过对形成集落形态学、酶学鉴定，计算不同种类集落形成的数量和比例，反映待测标本中CSF的种类和活性水平。

（二）免疫学检测法

利用免疫学方法对细胞因子及受体进行检测，

如 ELISA、RIA、免疫化学发光等。

（三）分子生物学方法

对细胞因子及受体进行 DNA、mRNA 水平的检测。

第二节　常见细胞因子和生长因子的检测

细胞因子的检测对阐明某些疾病的发病机制及指导临床治疗均有重要意义，在临床上可作为疾病诊断、病情和疗效观察、预后判断的指标。检测细胞因子的方法主要有生物学检测法、免疫学检测法和分子生物学检测法。

一、白细胞介素-1(interleukin 1,IL-1)

二、白细胞介素-1β(interleukin 1β,IL-1β)

【生化及生理】

IL-1 是一种单核因子，存在形式有 IL-1α 和 IL-1β。IL-1 是重要的炎性介质之一，它主要在细胞免疫激活中发挥调节作用。IL-1 受各种刺激因子（包括抗原、内毒素、细菌及病毒等）所诱导，在急性和慢性炎症的致病过程发挥重要作用，并与糖尿病、类风湿关节炎和牙周炎的病理过程密切相关。IL-1 参与机体造血系统、神经、内分泌系统的反应，以及某些抗肿瘤的病理生理过程，它还与急性髓性白血病、急性淋巴细胞白血病及多发性骨髓瘤的发病有关。

【检测方法】

常用的检测方法有 ELISA、^{3}H-TdR 掺入法、四唑盐（MTT）比色法等，临床 ELISA 法最常用。

ELISA 双抗体夹心法：用兔抗人重组白细胞介素的抗体包被微孔板，加入标准品和样品，其中的白介素与微孔板上的抗体结合，加入生物素化的抗人白介素抗体，形成双抗体夹心式的复合物，再加入辣根过氧化物酶标记的链霉亲和素与生物素结合，最后加入酶的底物显色，加浓硫酸终止反应，在 492nm 处测 OD 值，白细胞介素浓度与 OD 值成正比，可通过绘制校正曲线求样品中白细胞介素浓度。

^{3}H-TdR 掺入法：在白介素诱导致依赖性靶细胞株 CTLL-2 增殖时，加入 DNA 前^{3}H-TdR，后者可随 DNA 合成掺入靶细胞的 DNA 中，从而根据掺入的核素计算受检样品中的白介素含量。

四唑盐（MTT）比色法：活细胞中脱氢酶能将四唑盐还原成不溶于水的蓝紫色产物（formazan），并沉淀在细胞中，而死细胞没有这种功能。二甲亚砜（DMSO）能溶解沉积在细胞中的蓝紫色结晶物，溶液颜色深浅与所含的 formazan 量成正比。再用酶标仪测定 OD 值。

【标本要求与保存】

血清或血浆标本，EDTA 抗凝。标本量 0.5ml，至少 0.3ml。避免溶血，尽快分离血清/血浆。分离后标本在室温（25℃）、冷藏（4℃）或冷冻（-20℃）稳定保存 14 天。可反复冻融 3 次。

【参考区间】

IL-1：7.04～18.70ng/L。

IL-1β：1.80～8.20ng/L。

【临床意义】

（1）IL-1 是重要的炎性递质之一，IL-1 引起的发热可充分调动机体的免疫功能，在对抗炎症、肿瘤中起积极作用。

（2）IL-1 参与某些自身免疫性炎症反应，如在类风湿性关节炎中，升高的 IL-1，通过刺激关节的滑膜细胞、软骨细胞、成纤维细胞，分泌大量前列腺素 E2（PGE2）和一些酶类，参与关节滑膜、软骨的病理损伤过程。临床上已有应用 IL-1 的受体拮抗剂治疗类风湿性关节炎的报道。

【影响因素】

（1）^{3}H-TdR 掺入法：长期培养的细胞，对细胞因子的依赖程度可能发生改变，因此，在细胞传代过程中应注意细胞突变的发生，如有应及时进行克隆。不同的白介素检测需用不同的指示细胞，且浓度和培养时间也不一样（表 14-2）。

（2）四唑盐（MTT）比色法选用的细胞及其浓度、培养时间因检测的细胞因子不同而异（表 14-3）。加入 MTT 后，37℃避光继续温育 4 小时，并在 DMSO 或酸化异丙醇充分混匀后避光放置一段时间，待甲臜颗粒溶解后检测。

（3）细胞因子的检测标本，临床上常用血浆，此外血清、尿液、胸腹水、脑脊液、细胞培养上清等也可用于细胞因子的测定。

表 14-2 ^{3}H-TdR 掺入试验检测不同细胞因子所需的条件

细胞株	细胞浓度（细胞数/ml）	加^{3}H-TdR 前培养时间(小时)	加^{3}H-TdR 后培养时间(小时)	检测细胞因子
D10G4.1	2×10^5	48	18～20	IL-1
L929	2×10^5	56	16	IL-1
CTLL-2	1×10^5	24	4～6	IL-2
FDC-P1,32DCL-27	5×10^4	24	4～8	IL-3
CT.4S	1×10^5	24	4～6	IL-4
CH12	5×10^3	48	6	IL-5
B13	5×10^4	36	12	IL-5
T88-M	1×10^5	24	12	IL-5
BCL1	1×10^5	72	6	IL-5
Clone-K,I×N/2bx	1×10^5	24	4～6	IL-7
TS1	3×10^4	66	6	IL-9
T10	1×10^5	72	6	IL-11
CCL-64	5×10^8	72	8	TGF-β
LAEC 或 3T3	1×10^4	96		FGF
DA3.15,IF	5×10^4	24	4～8	GM-CSF
M14/NES60.4	5×10^4	24	4～8	M-CSF/G-CSF

表 14-3 MTT 比色法检测不同细胞因子所需的条件

细胞株/原代细胞	细胞浓度（细胞数/ml）	加 MTT 前培养时间（小时）	检测细胞因子
L929	2×10^5	56	IL-1
CTLL-2	5×10^5	24	IL-2
小鼠基质细胞,32DCL-27	1.5×10^5	72	IL-3
B9,MH60,BSF2,TTD1	$5\times10^4/2\times10^5$	96/48	IL-6
B9-11	5×10^4	96	IL-11
B13	5×10^4	96	IL-13
MV-3D9	5×10^3	120	TGF-β
3T3	1×10^4	96	FGF
WEHI-164/clone13	2×10^3	72	TNF
L929	2×10^5	56	TNF

三、白细胞介素-2(interleukin-2,IL-2)

【生化及生理】

IL-2 主要由活化的 CD4$^+$细胞产生，通过自分泌和旁分泌作用于分泌 IL-2 的细胞本身或邻近的 CD4$^+$和 CD8$^+$细胞，是机体免疫网络中最重要的调节因子。促进活化 T 细胞增殖、分化和细胞因子产生；促进 CTL、NK 和 LAK 的增殖；促进 B 细胞增殖、分化和抗体分泌；活化巨噬细胞，促进杀伤活性。

【检测方法】

见“白细胞介素-1”。

【标本要求与保存】

见“白细胞介素-1”。

【参考区间】

无统一参考值。

【临床意义】

通过人外周血、尿液或人淋巴细胞培养上清液中的 IL-2 水平的测定,可对恶性肿瘤、心血管疾病、肝病、红斑狼疮、麻风病及获得性免疫缺陷综合征等进行诊断、疗效观察及预后判定,并用于器官移植后有无排斥反应的早期诊断。

四、可溶性白细胞介素-2 受体 α(soluble interleukin-2 receptor α,SIL-2Rα)

五、可溶性白细胞介素-2 受体(soluble interleukin-2 receptor,SIL-2R)

【生化及生理】

可溶性白细胞介素-2 受体是一种复合性黏蛋白,由 α、β、γ 三个亚基组成。同时具有与抗 Tac 单抗和白细胞介素-2 结合的区域,与白细胞介素-2 结合不需任何辅助因子。SIL-2R 是一种重要的免疫抑制剂,可中和活化 T 细胞周围的白细胞介素-2、减弱机体的内分泌效应,抑制已活化的 T 细胞的克隆化扩增。SIL-2R 能结合 IL-2 并存在于血液中,可延长 IL-2 在体内的半衰期,并又将 IL-2 运送到远距离白细胞介素产生部位的组织。可溶性白细胞介素-2 受体可释放 IL-2 使之与高亲和力可溶性白细胞介素-受体结合,从而起到正反免疫调节作用。

【检测方法】

ELISA、免疫化学发光(ICMA)。

【标本要求与保存】

血清标本。标本量 0.5ml,至少 0.3ml。分离后标本尽快检测,否则冷冻(-20℃)保存。

【参考区间】

SIL-2R:206 ~386U/ml(ELISA)。

SIL-2Rα:223 ~710U/ml(ICMA)。

【临床意义】

可溶性白细胞介素-2 受体升高常见于多发性硬化病、白血病及淋巴系统恶性肿瘤、器官移植的排斥反应、AIDS 等。

六、白细胞介素-3(interleukin 3,IL-3)

【生化及生理】

IL-3 也称多克隆集落刺激因子,主要由活化的 $CD4^+$细胞产生,一些 T 细胞杂交瘤或 T 淋巴瘤细胞系可在刺激或非刺激条件下产生 IL-3,主要生理功能是调节多能干细胞的生长和分化,使之产生各系骨髓细胞。促进多能髓样祖细胞向红样细胞、巨核细胞、单核细胞、中性粒细胞、嗜酸性粒细胞、树突状细胞分化,阻止凋亡;促进活化 B 细胞增殖;刺激中性粒细胞、单核细胞、嗜酸性粒细胞和嗜碱性粒细胞活化,促进嗜酸性粒细胞的抗体依赖细胞介导的细胞毒作用(ADCC)。

【检测方法】

见“白细胞介素-1”。

【标本要求与保存】

见“白细胞介素-1”。

【参考区间】

无统一参考值。

【临床意义】

(1) 增高:见于淋巴细胞性白血病、毛细胞性白血病、霍奇金病、淋巴瘤、急性粒细胞性白血病、单核细胞性白血病、肾移植排斥反应。

(2) 减低:见于免疫缺陷性疾病、恶性肿瘤及应用糖皮质激素、细胞毒药物等。

七、白细胞介素-4(interleukin 4,IL-4)

【生化及生理】

IL-4 主要是由 Th 细胞经抗原或丝裂原刺激后产生,具有调节 B 细胞及其他多种免疫细胞的功能。促进活化 B 细胞增殖、Ig 产生和类别转换为 IgE 和 IgG1;抑制 NK 和 CTL 杀伤活性;促进肥大细胞增殖;增强巨噬细胞功能。

【检测方法】

见“白细胞介素-1”。

【标本要求与保存】

见“白细胞介素-1”。

【参考区间】

无统一参考值。

【临床意义】

IL-4 在临床上涉及最多的是抗肿瘤治疗作用,已知 IL-4 受体在相当多的肿瘤细胞上表达,包括淋巴母细胞性白血病、多发性骨髓瘤、非霍奇金病、急性早幼粒细胞性白血病和某些实体瘤。临床上,IL-4 治疗霍奇金病、非霍奇金病、慢性淋巴细胞性白血病都有一定疗效。

八、白细胞介素-5(interleukin 5,IL-5)

【生化及生理】

IL-5 是由 Th 细胞产生,主要靶细胞为 B 细胞,具有促进B细胞生长及分化的双重作用。诱导小鼠B细胞分化为抗体分泌细胞、IgA合成；协同IL-2促进CTL分化；促进人嗜酸性粒细胞激活、增殖、分化和趋化。

【检测方法】

ELISA双抗体夹心法、^{3}H-TdR掺入法、过氧化氢酶检测法等。

过氧化氢酶法：IL-5刺激嗜酸性粒细胞增殖时，嗜酸性粒细胞合成并释放的过氧化氢酶也随之增加。因此，测定培养上清中过氧化氢酶的含量可反映IL-5的活性。

【标本要求与保存】

见"白细胞介素-1"。

【参考区间】

无统一参考值。

九、白细胞介素-6(interleukin-6,IL-6)

【生化及生理】

IL-6由多种细胞产生，具有多种生物学效应，如调节B细胞的生长和分化；增强CTL、NK细胞的杀伤作用；刺激造血干细胞的增殖与分化；促进肝细胞合成急性蛋白等；在机体的免疫应答、骨髓造血及炎症反应中发挥重要作用。

【检测方法】

见"白细胞介素-1"。

【标本要求与保存】

见"白细胞介素-1"。

【参考区间】

无统一参考值。

【临床意义】

(1) 增高：见于机体损伤、炎症、肝炎、烧伤、类风湿性关节炎、系统性红斑狼疮、多发性骨髓瘤及肾脏移植排斥反应等。消化道恶性肿瘤患者，血清IL-6升高，手术后降低。

(2) 器官移植时，测定血、尿及局部组织液IL-6，对鉴别排斥、监测排斥和疗效评价等有重要作用；急性排斥反应时，体液中的IL-6明显升高，治疗有效后又迅速下降，治疗无效者IL-6则持续升高。

十、白细胞介素-7(interleukin 7,IL-7)

【生化及生理】

IL-7主要由骨髓基质细胞产生，对B前体细胞的增殖及T细胞的发育有刺激作用。刺激B细胞前体、前B细胞的增殖；促进前T细胞、胸腺细胞和T细胞增殖；诱导CTL和LAK活性。

【检测方法】

见"白细胞介素-1"。

【标本要求与保存】

见"白细胞介素-1"。

【参考区间】

无统一参考值。

【临床意义】

IL-7可促进前体B细胞增殖与分化，还能促进前体T细胞和成熟T细胞的增殖、诱导LAK细胞产生等，可用于肿瘤免疫治疗及血液病的治疗。

十一、白细胞介素-8(interleukin 8,IL-8)

【生化及生理】

IL-8是一种低分子量的多肽(6000~8000)，可由多种细胞受LPS、TNF或IL-1刺激后产生，如单核细胞、淋巴细胞、成纤维细胞和内皮细胞等。主要生物学效应是趋化和激活中性粒细胞，参与中性粒细胞介导的组织损伤。

【检测方法】

ELISA双抗体夹心法(同IL-1)。

Boyden盲端小室法的原理：Boyden小室分上、下两部分，下室为盲端，两室之间隔一层硝酸纤维素膜，当下室加入IL-8或待检因子，上室加入指示细胞时，待测细胞因子在膜的两侧很快形成浓度梯度，细胞从细胞因子低浓度的上室向下室膜移动，根据迁移细胞的多少和类型判断IL-8趋化活性的强弱。

【标本要求与保存】

见"白细胞介素-1"。

【参考区间】

无统一参考值。

【临床意义】

IL-8是多种原因所致的缺血、再灌注损伤过程和全身炎症反应的主要炎症因子，通过其水平的检测，可进行炎症疾病的诊断、鉴别诊断及预后判断。IL-8增高，见于感染、创伤及某些自身免疫性疾病等。IL-8在炎症局部、血清和体液中，均有明显升高，甚至有高达1000倍以上的。

【影响因素】

根据所加细胞不同，选择不同孔径的硝酸纤维素膜，粒细胞为3μm孔径膜，淋巴细胞为8μm

孔径膜。

十二、白细胞介素-9（interleukin 9，IL-9）

【生化及生理】

IL-9 主要由 T 细胞产生，又称为Ⅲ型 T 细胞生长因子（TcGF-Ⅲ）和 P40，通过非 IL-2 和非 IL-4 途径促进 $CD4^+$ T 细胞生长，与 IL-3 和 IL-4 共同作用后能促进肥大细胞生长并增强其活性。

【检测方法】

见“白细胞介素-1”。

【标本要求与保存】

见“白细胞介素-1”。

【参考区间】

无统一参考值。

【临床意义】

IL-9 能通过非 IL-2 和非 IL-4 途径促进 $CD4^+$ T 细胞生长，与 IL-3 和 IL-4 共同作用后能促进肥大细胞生长并增强其活性，具有提高机体免疫力及抗炎作用。

十三、白细胞介素-10（interleukin 10，IL-10）

【生化及生理】

IL-10 主要由 T 细胞产生，被称为细胞因子合成抑制因子（CSIF），主要的生物学效应是抑制 IL-2、IFN-γ 和 TNF-β 的产生。抑制 Th1 细胞分泌细胞因子；抑制单核细胞、内皮细胞等分泌促炎症因子；抑制单核细胞 MHCⅡ类分子和协同刺激分子的表达；刺激 B 细胞增殖和 Ig 分泌。

【检测方法】

见“白细胞介素-1”。

【标本要求与保存】

见“白细胞介素-1”。

【参考区间】

无统一参考值。

【临床意义】

IL-10 与炎症、慢性肝炎的病情变化及急性心肌梗死等密切相关：在甲状腺功能亢进时，IL-10 水平均明显增高；在慢性丙型肝炎中具有抗炎和免疫抑制作用，其水平升高是提示丙型肝炎患者预后不良的一项指标；急性心肌梗死时，血浆 IL-6 和 IL-10 均显著增高，它们在缺血损伤和再灌注过程中可能存在相互调节的关系。

十四、白细胞介素-11（interleukin 11，IL-11）

【生化及生理】

IL-11 由骨髓基质细胞产生，具有多种生物学功能，可促进多系造血，增强 T 细胞、单核细胞依赖的 B 细胞抗体的生成，刺激肝细胞表达时相蛋白、诱导神经组织分化等功能。促进浆细胞瘤生长；促进 IL-3、IL-4 等刺激骨髓干细胞、祖细胞和巨核细胞分化和增殖；促进脂肪形成抑制因子，刺激肝细胞分泌急性期蛋白。

【检测方法】

见“白细胞介素-1”。

【标本要求与保存】

见“白细胞介素-1”。

【参考区间】

无统一参考值。

【临床意义】

IL-11 目前主要用于化疗引起的血小板减少及促进骨髓移植后血小板的恢复，近年来还作为体外血液干细胞的促进剂用于骨髓移植和基因治疗研究，可有效促进化疗后外周血小板恢复。

十五、白细胞介素-12（interleukin 12，IL-12）

【生化及生理】

IL-12 主要由单核-巨噬细胞、树突状细胞和 B 细胞等产生，被称为 NK 细胞刺激因子（NKSF）和细胞毒淋巴细胞成熟因子（CLMF），能诱导 T 细胞和 NK 细胞分泌 IFN-γ，协同 IL-2 诱导 LAK 细胞的产生、促进 Th0 向 Th1 方向分化，促进细胞免疫的形成。

【检测方法】

见“白细胞介素-1”。

【标本要求与保存】

见“白细胞介素-1”。

【参考区间】

无统一参考值。

【临床意义】

IL-12 具有显著的抗肿瘤作用，能明显提高抗细胞内感染免疫功能，可用于治疗免疫缺陷性疾病和慢性感染性疾病。

十六、白细胞介素-13（interleukin 13，IL-13）

【生化及生理】

IL-13 主要由活化的 T 细胞产生，被称为 P600。

主要是调节单核-巨噬细胞和B细胞功能，与IL-4功能相似，可抑制单核-巨噬细胞分泌炎性细胞因子、可刺激B细胞增殖和表达CD23，诱导产生IgE。

【检测方法】

见“白细胞介素-1”。

【标本要求与保存】

见“白细胞介素-1”。

【参考区间】

无统一参考值。

【临床意义】

IL-13可能通过抑制肾小球膜细胞分泌炎症细胞因子而延缓肾内炎症过程。慢性肾衰患者血浆IL-13水平较正常对照组增高，与肾功能损害程度呈正相关，参与了慢性肾衰患者免疫炎症调节进程。

十七、白细胞介素-14（interleukin 14，IL-14）

【生化及生理】

IL-14主要由活化的T细胞产生，被称为高分子量B细胞生长因子（HMW-BCGF），可诱导活化的B细胞增殖，并能抑制有丝分裂原诱生免疫球蛋白。

【检测方法】

见“白细胞介素-1”。

【标本要求与保存】

见“白细胞介素-1”。

【参考区间】

无统一参考值。

十八、白细胞介素-15（interleukin 15，IL-15）

【生化及生理】

IL-15由T细胞、单核-巨噬细胞等多种细胞产生，与IL-2生物学活性相似，能促进T细胞增殖与分化，诱导CTL和LAK细胞产生，促进B细胞增殖与分化，协同诱导产生免疫球蛋白，促进NK细胞增殖和分泌IFN-γ、TNF-α，增强NK细胞杀伤活性等。

【检测方法】

见“白细胞介素-1”。

【标本要求与保存】

见“白细胞介素-1”。

【参考区间】

无统一参考值。

十九、白细胞介素-16（interleukin 16，IL-16）

【生化及生理】

IL-16主要由$CD8^+$ T细胞产生，被称为淋巴细胞趋化因子（LCF），以多聚体形式发挥生物学效应。

【检测方法】

ELISA双抗体夹心法、Boyden盲端小室法。

【标本要求与保存】

见“白细胞介素-1”。

【参考区间】

无统一参考值。

【临床意义】

IL-16可能与以$CD4^+$细胞浸润为特征的肉芽肿性反应（如结节病）、类风湿性关节炎、哮喘有关。IL-16可能参与介导狼疮性肾炎的发病机制，有研究表明狼疮性肾炎患者外周血单个核细胞存在IL-16 mRNA的高表达和自发的IL-16过度分泌。

【影响因素】

根据所加细胞不同，选择不同孔径的硝酸纤维素膜，粒细胞为3μm孔径膜，淋巴细胞为8μm孔径膜。

二十、白细胞介素-17（interleukin 17，IL-17）

【生化及生理】

IL-17以前被称为细胞毒性T细胞相关抗原，其确切细胞来源不确定，目前认为主要由活化后的$CD4^+$ T细胞产生。对其生物学活性也知之甚少，可诱导成纤维细胞和基质细胞产生IL-6、IL-8和G-CSF，有可能在T细胞与造血系统的相互作用中起重要的介导作用。

【检测方法】

ELISA双抗体夹心法、分子杂交法、流式细胞分析法。

【标本要求与保存】

见“白细胞介素-1”。

【参考区间】

无统一参考值。

【临床意义】

IL-17在机体的多种炎性疾病，如肺部感染、哮喘、类风湿性关节炎、器官移植、炎性肠病等疾病中发挥重要作用，还可用于肿瘤及血液病的治疗。

二十一、白细胞介素-18(interleukin 18,IL-18)

【生化及生理】

IL-18 是近年来新发现的一种炎性细胞因子,主要由单核-巨噬细胞系统产生,结构类似 IL-1 家族。生物学功能复杂,可促进多种细胞因子的分泌,增强自然杀伤细胞和辅助性 T 细胞的细胞毒作用,并能促进 T 细胞的增殖,对辅助性 T 细胞Ⅰ型和Ⅱ型免疫反应有调节作用。

【检测方法】

ELISA 双抗体夹心法、人 PBMC 增殖法、^{51}Cr 释放试验、免疫组化方法。

【标本要求与保存】

见“白细胞介素-1”。

【参考区间】

无统一参考值。

【临床意义】

IL-18 有着复杂的生物学功能。在多种病原微生物感染性疾病中起着保护机体的作用,能促进慢性乙型肝炎患者 PBMC 产生大量的 IFN-γ,增强其细胞毒性作用,在调节免疫功能和增强机体杀伤病毒感染细胞方面具有很好的应用前景。与高血压、充血性心力衰竭、多种癌症密切相关。

二十二、白细胞介素-19(interleukin 19,IL-19)

【生化及生理】

IL-19 主要由单核-巨噬细胞产生,与 IL-10 有同源性,对抗原递呈细胞具有调节和促增殖效应,活化 Stat3。IL-19 主要生物学活性:属 IL-10 家族细胞因子,单核-巨噬细胞在 LPS 刺激后可表达,可结合 IL-20 受体复合物,生物学活性不明。

【检测方法】

ELISA 双抗体夹心法。

【标本要求与保存】

见“白细胞介素-1”。

【参考区间】

无统一参考值。

【临床意义】

对支气管哮喘等有辅助诊断意义。

二十三、白细胞介素-20(interleukin 20,IL-20)

【生化及生理】

IL-20 主要由角质形成细胞产生。IL-20 主要生物学活性:属 IL-10 家族细胞因子,是角质形成细胞的自分泌因子,调节角质形成细胞在炎症反应中的作用。其受体由两个亚基组成,均为 n 型细胞因子受体超家族成员。IL-20R 可结合 IL-19、IL-20 和 IL-24。

【检测方法】

ELISA 双抗体夹心法。

【标本要求与保存】

见“白细胞介素-1”。

【参考区间】

无统一参考值。

【临床意义】

IL-20 与 IL-10 有同源性,重组 IL-20 小鼠腹腔注射可明显刺激中性粒细胞的移动;参与上皮细胞发育,活化角质细胞 Stat3,与牛皮癣有关。

二十四、白细胞介素-21(interleukin 21,IL-21)

【生化及生理】

IL-21 主要由活化的 $CD4^+$ T 细胞产生。IL-21 主要生物学活性:主要由活化 $CD4^+$ T 细胞分泌,与 IL-2、IL-4、IL-15 空间结构同源,结构与 IL-15 最接近,协同 IL-15 促进骨髓前体细胞增殖和 NK 细胞 CD56 表达,与抗 CD40 抗体协同刺激 B 细胞的增殖,与抗 CD3 抗体协同刺激 T 细胞的增殖。

【检测方法】

ELISA 双抗体夹心法。

【标本要求与保存】

见“白细胞介素-1”。

【参考区间】

无统一参考值。

【临床意义】

克罗恩病、原发性干燥综合征等时,IL-21 升高;艾滋病时,IL-21 下降;系统性红斑狼疮时,IL-21 受体的表达下降。

二十五、白细胞介素-22(interleukin 22,IL-22)

【生化及生理】

IL-22 可由多种细胞在诱导后产生,在胸腺和脑中组成性表达。IL-22 主要生物学活性：属 IL-10 家族细胞因子，活化多种细胞系的 STAT1、3，包括 TP-10（肾癌细胞系）和 SW480（肠癌细胞系），促进炎症时的急性期蛋白产生。其受体由 CRF2-4 和 CRF2-9 组成，二者均属 n 型细胞因子受体超家族。CRF2-4 也是 IL-10 受体复合物的组成成分。

【检测方法】

ELISA 双抗体夹心法。

【标本要求与保存】

见“白细胞介素-1”。

【参考区间】

无统一参考值。

【临床意义】

IL-22 不仅具有抗微生物感染、诱导急性炎性介质反应、防御及修复损伤、增强天然免疫等作用，而且它还能调节肿瘤细胞的增生、分化及凋亡过程。

二十六、白细胞介素-23（interleukin 23，IL-23）

【生化及生理】

IL-23 与 IL-12 有同源性，异源双聚体，α 链为 p19，与 IL-12 p35 有同源性；其 β 链为 IL-12 的 p40，经 Stat4 活化 PHA 刺激的 T 细胞，促进其增殖和 γ-干扰素产生，并诱导记忆性 T 细胞的增殖。

【检测方法】

ELISA 双抗体夹心法。

【标本要求与保存】

见“白细胞介素-1”。

【参考区间】

无统一参考值。

【临床意义】

IL-23 能够促进自身免疫反应，引发自身免疫性疾病。在多种肿瘤中，具有抗肿瘤及抗肿瘤转移作用。具有抗多种病毒、细菌及寄生虫感染的作用。

二十七、白细胞介素-24（interleukin 24，IL-24）

【生化及生理】

IL-24 与 IL-10 有同源性，活化 Stat3 信号转导途径，可抑制多种肿瘤细胞生长，诱导其凋亡。其受体为 IL-20 受体复合物。

【检测方法】

ELISA 双抗体夹心法。

【标本要求与保存】

见“白细胞介素-1”。

【参考区间】

无统一参考值。

【临床意义】

主要由黑素瘤细胞和巨核细胞产生，可抑制多种肿瘤细胞生长，并诱导其凋亡。

二十八、白细胞介素-25（interleukin 25，IL-25）

【生化及生理】

IL-25 与 IL-17 有同源性，主要由骨髓基质细胞分泌，Th2 和肥大细胞也可分泌，刺激 Th2 细胞功能，参与速发型变态反应；支持淋巴样细胞增殖，刺激 FDCP2 的增殖。可促进淋巴谱系的细胞增殖，但对髓系细胞无作用。受体为胸腺共享抗原-1（TSA-1）。

【检测方法】

ELISA 双抗体夹心法。

【标本要求与保存】

见“白细胞介素-1”。

【参考区间】

无统一参考值。

【临床意义】

与炎性疾病有关。

二十九、白细胞介素-26（interleukin 26，IL-26）

【生化及生理】

IL-26 与 IL-10 有同源性，主要来源于活化外周血单个核细胞，可能参与变态反应炎症、T 细胞抗病毒作用。

【检测方法】

ELISA 双抗体夹心法。

【标本要求与保存】

见“白细胞介素-1”。

【参考区间】

无统一参考值。

【临床意义】

主要来源于活化的外周血单个核细胞，可能参与黏膜和皮肤的局部免疫。

三十、白细胞介素-27（interleukin 27，IL-27）

【生化及生理】

IL-27 与 IL-12 有同源性，异源双聚体，α 链为

p28，与 IL-12 p35 同源；其 β 链为 EBI3；由抗原呈递细胞活化早期阶段产生，促进 naive T 细胞增殖，与 IL-12 协同刺激 T 细胞的 γ-干扰素产生。

【检测方法】

ELISA 双抗体夹心法。

【标本要求与保存】

见“白细胞介素-1”。

【参考区间】

无统一参考值。

【临床意义】

IL-27 与炎性疾病等有密切关系。

三十一、干扰素 γ（interferonγ，IFNγ）

【生化及生理】

属Ⅱ型干扰素，主要由活化 T 细胞、NK 细胞产生，可抗病毒，抗细胞增殖，激活巨噬细胞，促进 HLA Ⅰ和Ⅱ类分子表达，促进 Th0 细胞分化为 Th1 细胞，抑制 Th2 细胞增殖；促进细胞毒性 T 细胞成熟及杀伤活性，促进 B 细胞分化、产生抗体及免疫球蛋白类别转换，激活中性粒细胞，促进 NK 细胞杀伤活性，激活血管内皮细胞等。

【检测方法】

ELISA 双抗体夹心法、酶联免疫斑点试验（ELISPOT）、流式细胞分析法、MHC-Ⅱ类抗原诱导法。

MHC-Ⅱ类抗原诱导法原理：IFN-γ 是诱导 MHC-Ⅰ类和 MHC-Ⅱ类抗原表达的主要细胞因子之一，用抗 MHC-Ⅱ类抗原的 McAb 可定量测定 IFN-γ 的活性。

【标本要求与保存】

见“白细胞介素-1”。

【参考区间】

无统一参考值。

【临床意义】

干扰素分为 IFN-α、IFN-β 和 IFN-γ 三种。机体的许多不同类型的细胞均可产生 IFN，如单核细胞、巨噬细胞、淋巴细胞及造血细胞等。

（1）IFN 具有广谱抗病毒效应，通过抑制病毒吸附细胞、脱壳、病毒核酸的转录从而激活机体免疫系统杀灭病毒。同时，IFN 还能增强正常细胞和感染细胞邻近细胞的抗感染能力，使感染易于控制。

（2）临床上 IFN 对肿瘤、感染、自身免疫及免疫缺陷等多种疾病有一定的疗效，但主要是抗肿瘤和抗感染方面：几乎所有恶性肿瘤都有用 IFN 而缓解和改善的报道；对慢性活动性肝炎、获得性免疫缺陷综合征、疱疹性疾病、病毒性角膜炎、巨细胞病毒感染及多种疣等，均有一定疗效。

【影响因素】

（1）分析前：对于应用丙种球蛋白、激素、干扰素等药物治疗的患者，采血应在用药前进行，以免影响结果的准确性。

（2）分析中：不同的检测方法可能在操作过程中存在不同的干扰因素，须视具体情况加以注意。

（3）分析后：检测结果应与患者年龄、疾病状态，治疗情况等结合进行综合分析。

三十二、表皮生长因子（epidermal growth factor，EGF）

【生化及生理】

表皮生长因子是一种小肽，由 53 个氨基酸残基组成，是类 EGF 大家族的一个成员，是一种多功能的生长因子，在体内体外都对多种组织细胞有强烈的促分裂作用。EGF 同细胞表面特异受体结合后，促进受体二聚化并使细胞质位点磷酸化。被激活的受体至少可与 5 种具有不同信号序列的蛋白结合，进行信号转导，在翻译水平上对蛋白质的合成起调节作用。此外 EGF 可提高细胞内 DNA 拓扑异构酶活性，也可促进一些与增殖有关的基因表达，如 *myc*、*fos* 等。

【检测方法】

ELISA 双抗体夹心法、Swiss 3T3 细胞增殖法。

【标本要求与保存】

见“白细胞介素-1”。

【参考区间】

无统一参考值。

【临床意义】

EGF 可刺激多种细胞的增殖，主要是表皮细胞、内皮细胞。用于角膜损伤、烧烫伤及手术等创面的修复和愈合取得了很好的疗效。

三十三、集落刺激因子（colony-stimulating factor，CSF）

【生化及生理】

集落刺激因子是指能够刺激骨髓多能造血干细胞和不同发育分化阶段的造血干细胞进行增殖分

化,并在半固体培养基上形成相应细胞集落的一类细胞因子,即能促使相应的造血前体干细胞增殖、分化、生长,有助于红细胞、粒细胞和单核-巨噬细胞等细胞集团(集落)的存活,及生物功能的表达,迄今已发现的集落刺激因子有以下5种:粒-巨噬细胞集落刺激因子(granulocyte macrophage colony stimulating factor,GM-CSF)、粒细胞集落刺激因子(granulocyte colony stimulating factor,G-CSF)、巨噬细胞集落刺激因子(macrophage colony stimulating factor,M-CSF)、多能集落刺激因子(multi-colony stimulating factor,Multi-CSF)、红细胞生成素(erythropoietin,EPO)又称促红细胞生成素。

【检测方法】

ELISA双抗体夹心法、^{3}H-TdR掺入法、骨髓细胞集落形成法。

骨髓细胞集落形成法原理:根据体外培养的骨髓细胞在CSF作用下形成造血细胞集落多少来检测CSF的生物活性。结果计算:倒置显微镜下计数50个以上细胞的集落形成数,计算出集落刺激活力(colony stimulating activity,CSA),计算公式如下:

$$CSA=集落形成数/10^5骨髓单个核细胞$$

【标本要求与保存】

见“白细胞介素-1”。

【参考区间】

无统一参考值。

【临床意义】

(1)增高:见于急性粒细胞性白血病、严重创伤、感染、风湿关节炎、实体瘤及血小板减少性紫癜等。

(2)减低:见于获得性免疫缺陷综合征、肿瘤化疗后、骨髓增生异常综合征、骨髓移植等。

三十四、促红细胞生成素(erythropoietin,EPO)

【生化及生理】

EPO是一种强有力的造血生长因子,体外分析显示,在0.05~1μg/ml的浓度时,即具有剂量依赖效应,可刺激红祖细胞(BFU-E)、早幼稚红细胞(CFU-E)形成成熟的红细胞集落。EPO除了可能作用于骨髓巨核前体细胞外,对其他造血细胞均无作用,是至今认为最单一的造血因子。作为红细胞造血过程的完整调节,除了EPO外,还需要其他因子的协同作用,包括IL-3、GM-CSF和IL-1。EPO的产生受着机体内血含量、氧压力的调节,在失血、低氧的刺激下,可见EPO异常升高,骨髓造血反应不良的贫血患者,其EPO也升高。

【检测方法】

ELISA双抗体夹心法、网织红细胞检测法。

【标本要求与保存】

见“白细胞介素-1”。

【参考区间】

无统一参考值。

【临床意义】

(1)增高见于肾肿瘤、肾癌、肝细胞瘤、肝癌、脑血管细胞肿瘤、平滑肌肿瘤、发育不全性贫血、缺铁性贫血、珠蛋白生成障碍性贫血、巨幼红细胞性贫血、单纯红细胞发育不全性贫血、脊髓发育不全综合征等。

(2)减低见于肾功能衰竭、晚期肾病、慢性感染、代谢紊乱导致的贫血、自身免疫性疾病、类风湿性关节炎、获得性免疫缺陷综合征、恶病质、早产性贫血、低甲状腺功能性贫血、营养不良性贫血等。

【影响因素】

(1)检测标本的不同对EPO稳定性有影响。血清标本中EPO的稳定性优于血浆中EPO的稳定性。研究发现用放免检测竞争法对室温储存两周,-20℃ 5个月,-40℃ 1年的血清标本进行EPO测定,检测结果未显示变化,但用肝素抗凝的-40℃保存一年的血浆标本,免疫学检测结果偏高。EDTA及肝素抗凝血浆之间EPO检测结果无明显变化。

(2)用不同厂家生产的EPO检测试剂盒对EPO检测数据结果也会发生影响。由于各种试剂盒选择的测定方法不同,采用不同的标准液及质控血清校正,得到的EPO值范围相差较大。所以有必要规范一种EPO的标准品和一种EPO的测定方法。

三十五、肿瘤坏死因子(tumor necrosis factor,TNF)

三十六、肿瘤坏死因子-α(tumor necrosis factor α,TNF-α)

【生化及生理】

TNF主要由活化的单核-巨噬细胞产生,能杀伤和抑制肿瘤细胞,促进中性粒细胞吞噬,抗感染,引起发热,诱导肝细胞急性期蛋白合成,促进髓样白血病细胞向巨噬细胞分化,促进细胞增殖和分化,是重要的炎症因子,并参与某些自身免疫病的病理损伤。

根据其来源和结构不同分为两种类型，即 TNF-α 和 TNF-β。前者主要由巨噬细胞产生，LPS 是诱导其产生的较强刺激剂，T 细胞和 NK 细胞在某些刺激因子作用下也可分泌 TNF-α；后者主要由活化 T 细胞产生，T 细胞在抗原、丝裂原等刺激下可产生高水平的 TNF-β。

【检测方法】

ELISA 双抗体夹心法、RIA、四唑盐（MTT）比色法、流式细胞仪分析法。

流式细胞仪分析法的原理：根据抗原-抗体反应的原理，用 FITC 标记 TNF 单克隆抗体，用流式细胞仪分析荧光标记的阳性细胞百分率及平均荧光强度。

【标本要求与保存】

见“白细胞介素-1”。

【参考区间】

TNF：0.74～1.54ng/ml（RIA）。

TNF-α：0.0～8.1ng/L（ELISA）。

【临床意义】

TNF-α 是主要炎症反应介质之一，在机体的抗感染免疫应答中发挥着重要作用。TNF 对某些肿瘤细胞具有细胞毒作用，能诱导靶细胞表达 MHC-Ⅰ及 MHC-Ⅱ分子，活化中性粒细胞，诱导上皮细胞表达黏附分子。

三十七、转化生长因子-β（transforming growth factor beta，TGF-β）

【生化及生理】

包括 TGF-α 和 TGF-β。TGF-α 属表皮生长因子相关肽家族成员；TGF-β 属 TGF-β 超家族成员，能使正常表型细胞变成转化态的两个超家族细胞因子。TGF-α 是由巨噬细胞、脑细胞和表皮细胞产生，可诱导上皮发育。人类 TGF-β 有三个亚型，TGF-β1、TGF-β2、TGF-β3。TGF-β 是一多功能蛋白质，可以影响多种细胞的生长，分化、细胞凋亡及免疫调节等功能。

【检测方法】

见“白细胞介素-1”。

【标本要求与保存】

见“白细胞介素-1”。

【参考区间】

无统一参考值。

【临床意义】

TGF-β 对间充质起源的细胞起刺激作用，而对上皮或神经外胚层来源的细胞起抑制作用。在炎症、组织修复和胚胎发育，对细胞的生长、分化和免疫功能都有重要的调节作用。

三十八、成纤维细胞生长因子（fibroblast growth factor，FGF）

【生化及生理】

含多个氨基酸的蛋白质。现已发现有 9 种 FGF，但主要为 aFGF（酸性成纤维细胞生长因子）及 bFGF（碱性成纤维细胞生长因子，含 146 个氨基酸）。全身许多组织都能不同程度地产生它。它能触发一系列中胚层及神经外胚层来源细胞的增生与分化。FGF 具有多种重要的生物学功能，但最重要和最集中的功能是影响细胞的生长分化以及对某些癌基因的活化。此外，还能促进伤口愈合，促进血管形成，同样对肿瘤组织的血管形成也有促进作用。

【检测方法】

见“白细胞介素-1”。

【标本要求与保存】

见“白细胞介素-1”。

【参考区间】

无统一参考值。

【临床意义】

（1）骨骼系统：促进生成大量的成骨细胞、抑制破骨细胞。治疗骨质疏松、股骨头坏死、关节炎、风湿病和因钙缺乏导致的疾病。

（2）消化系统：加强胃肠功能，促进消化酶的分解，增进食欲，治疗慢性胃炎。

（3）血液系统：加强骨髓造血功能，促进干细胞生成，进而生成大量红细胞和白细胞。加强左心室厚度，增强心肌弹性力，高效治疗心脏病。有效清除血液中低密度蛋白，防止在血管壁沉积，治疗血栓。

三十九、神经生长因子（nerve growth factor，NGF）

【生化及生理】

由效应神经元支配的靶组织细胞所合成和分泌的具有神经元营养和促突起生长双重生物学功能的一种神经细胞生长调节因子。能维持感觉、交感神经元存活，促进受损神经纤维修复，淋巴细胞、单核细胞和中性粒细胞增殖、分化，伤口愈合等。

【检测方法】

ELISA 双抗体夹心法。

PCI2 细胞分化试验：根据 NGF 对神经细胞的促增殖作用，可采用 PCI2 细胞分化试验检测其活性。PCI2 细胞是大鼠的嗜铬细胞瘤细胞株，用含 15% 马血清、5% FCS 的 RPMI-1640 培养液培养，在普通培养瓶中成团悬浮生长。将培养瓶包被鼠尾胶后，PCI2 可贴壁生长。

【标本要求与保存】

见“白细胞介素-1”。

【参考区间】

无统一参考值。

【临床意义】

(1) 眼科：急性和迁延性视神经、视网膜、角膜损伤；视神经炎；神经性角膜炎；过敏性结膜炎；视网膜脱离；弱视；视神经萎缩；糖尿病性视网膜病变；手术或变性损伤；青光眼；角膜溃疡等。

(2) 神经外科：脑、脊髓损伤；脊髓移植。

(3) 骨科：四肢神经损伤；坐骨神经损伤；坐骨神经痛；多发性神经炎；椎间盘痛；神经断裂及退行性病变。

(4) 神经内科：急性脑血管（脑梗死、脑出血）性中枢神经损伤；脑萎缩；帕金森病；痴呆；癫痫；神经衰弱；神经性头痛；重症肌无力；多发性硬化；亨廷顿舞蹈症等疾病。

(5) 儿科：新生儿缺血缺氧性脑病；小儿脑瘫；脑炎后遗症。

(6) 内分泌科：糖尿病末梢神经炎。

四十、胰岛素样生长因子-Ⅰ（insulin-like growth factor Ⅰ，IGF-Ⅰ）

四十一、胰岛素样生长因子-Ⅱ（insulin-like growth factor Ⅱ，IGF-Ⅱ）

【生化及生理】

胰岛素样生长因子是氨基酸序列与胰岛素类似的蛋白质或多肽生长因子，是一类多功能细胞增殖调控因子。可促进细胞分裂，包括 IGF-Ⅰ和 IGF-Ⅱ两种。在细胞的分化、增殖、个体的生长发育中具有重要的促进作用。

【检测方法】

免疫化学发光法（ICMA）、RIA 等。

【标本要求与保存】

血清标本，不能用血浆。标本量 0.5ml，至少 0.3ml。避免溶血，尽快分离血清。IGF-Ⅰ检测分离后标本在室温（25℃）3 天、冷藏（4℃）7 天或冷冻（-20℃）稳定保存 14 天。可反复冻融 3 次。IGF-Ⅱ应立即检测，否则标本冷冻保存。

【参考区间】

血清 IGF-Ⅰ参考区间见表 14-4。

表 14-4　血清 IGF-Ⅰ参考区间

年龄(岁)	男性(ng/ml)	女性(ng/ml)	年龄(岁)	男性(ng/ml)	女性(ng/ml)
<1	15 ~ 150	18 ~ 146	18	109 ~ 527	114 ~ 493
1	18 ~ 179	20 ~ 159	19	104 ~ 484	105 ~ 441
2	22 ~ 204	23 ~ 177	20	98 ~ 443	97 ~ 398
3	25 ~ 224	27 ~ 198	21 ~ 25	83 ~ 344	84 ~ 323
4	28 ~ 241	32 ~ 223	26 ~ 30	75 ~ 275	77 ~ 271
5	32 ~ 259	36 ~ 246	31 ~ 35	71 ~ 241	73 ~ 244
6	36 ~ 281	41 ~ 269	36 ~ 40	69 ~ 226	68 ~ 225
7	42 ~ 311	48 ~ 299	41 ~ 45	64 ~ 210	62 ~ 205
8	49 ~ 351	56 ~ 339	46 ~ 50	59 ~ 201	56 ~ 194
9	58 ~ 401	65 ~ 396	51 ~ 55	56 ~ 201	53 ~ 191
10	70 ~ 458	83 ~ 465	56 ~ 60	51 ~ 194	45 ~ 173
11	82 ~ 516	99 ~ 537	61 ~ 65	47 ~ 191	41 ~ 168
12	93 ~ 567	115 ~ 598	66 ~ 70	46 ~ 195	39 ~ 168
13	103 ~ 603	126 ~ 637	71 ~ 75	42 ~ 187	36 ~ 166
14	111 ~ 620	133 ~ 647	76 ~ 80	39 ~ 184	35 ~ 168
15	115 ~ 618	134 ~ 631	81 ~ 85	37 ~ 182	35 ~ 179
16	115 ~ 598	130 ~ 595	86 ~ 90	35 ~ 182	33 ~ 179
17	113 ~ 566	123 ~ 546			

IGF-Ⅱ：青春期前：334～642μg/L

青春期：245～737μg/L

成人：288～736μg/L

生长激素缺乏：51～299μg/L

【临床意义】

IGF-Ⅰ和IGF-Ⅱ均与机体生长发育调节有关。IGF-Ⅰ具有广泛的生物学效应，它促进骨形成、蛋白合成、肌肉糖摄取、神经生存及髓鞘合成。在禁食时，它可逆转负氮平衡，阻止肌肉蛋白分解。因此IGF-Ⅰ被提出用于治疗GH不敏感综合征（Laron型侏儒症）、糖尿病、胰岛素抵抗、骨质疏松、各种分解代谢状态、神经肌肉疾病、GH抵抗。广泛的生理作用为IGF-Ⅰ作为多种疾病状态的治疗药物提供了基础，但这也在一定程度上促成了IGF-Ⅰ副作用的发生。

四十二、胰岛素样生长因子结合蛋白-1（IGF binding protein 1，IGFBP-1）

四十三、胰岛素样生长因子结合蛋白-3（IGF binding protein 3，IGFBP-3）

【生化及生理】

胰岛素样生长因子结合蛋白是由6种与IGF高亲和力结合蛋白组成的家族，包括IGFBP-1～6。它们不仅具有运载蛋白的功能，而且通过IGF依赖性或非依赖性机制抑制或促进IGF的作用。IGFBP-1参与IGF-Ⅰ和IGF-Ⅱ的激活。而IGFBP-3是IGF的结合蛋白，95%的IGF-Ⅰ和IGF-Ⅱ结合在IGFBP-3上，起到稳定其活性的作用。

【检测方法】

RIA、ICMA、ELISA双抗体夹心法等。

【标本要求与保存】

血清标本，不能用血浆。标本量0.5ml，至少0.3ml。避免溶血，尽快分离血清。分离后标本在室温（25℃）1天、冷藏（4℃）2天或冷冻（-20℃）稳定保存16天。可反复冻融6次。

【参考区间】

胰岛素样生长因子结合蛋白3参考区间见表14-5。

【临床意义】

（1）IGFBP-1主要用于评估女性发生妊娠高血压或子痫前期的风险。

（2）IGFBP-3用于评价生长激素的分泌，其检测比IGF-Ⅰ更敏感。

表14-5　胰岛素样生长因子结合蛋白3参考区间

年龄	IGFBP-3（mg/L）	年龄	IGFBP-3（mg/L）
1～7天	ND～0.7	17岁	3.2～8.7
8～15天	0.5～1.4	18岁	3.1～7.9
15天～1岁	0.7～3.6	19岁	2.9～7.3
2岁	0.8～3.9	20岁	2.9～7.2
3岁	0.9～4.3	21～25岁	3.4～7.8
4岁	1.0～4.7	26～30岁	3.5～7.6
5岁	1.1～5.2	31～35岁	3.5～7.0
6岁	1.3～5.6	36～40岁	3.4～6.7
7岁	1.4～6.1	41～45岁	3.3～6.6
8岁	1.6～6.5	46～50岁	3.3～6.7
9岁	1.8～7.1	51～55岁	3.4～6.8
10岁	2.1～7.7	56～60岁	3.4～6.9
11岁	2.4～8.4	61～65岁	3.2～6.6
12岁	2.7～8.9	66～70岁	3.0～6.2
13岁	3.1～9.5	71～75岁	2.8～5.7
14岁	3.3～10.0	76～80岁	2.5～5.1
15岁	3.5～10.0	81～85岁	2.2～4.5
16岁	3.4～9.5		

四十四、肝细胞生长因子（hepatocyte growth factor，HGF）

【生化及生理】

肝细胞生长因子由α亚基和β亚基通过二硫键而组成的异源二聚体，是目前已知生物活性最广泛的生长因子之一，主要在肝组织损伤后由肝脏和胰腺细胞合成，可促进肝脏再生。最初作为一种肝细胞有丝分裂原是从肝部分切除大鼠的血清中分离得到的，随后相继从大鼠血小板、人血浆、兔血清中分离、纯化得到，其分子质量为82～85kDa，属不耐热多糖蛋白。在肝中的主要来源是非实质细胞，在肝外的许多细胞甚至包括血小板中都能发现，是多种细胞类型的促分裂原，也能改变细胞的运动性。

【检测方法】

ELISA双抗体夹心法。

【标本要求与保存】

见“白细胞介素-1”。

【参考区间】

无统一参考值。

【临床意义】

肝细胞生长因子是重要的抗纤维化因子，能修复受损肺组织，是重要的保护性因子。

四十五、血管内皮生长因子（vascular endothelial growth factor，VEGF）

【生化及生理】

属血小板源性生长因子家族的生长因子，早期亦称作血管通透因子（vascular permeability factor，VPF），是血管内皮细胞特异性的肝素结合生长因子（heparin-binding growth factor），刺激血管内皮细胞的有丝分裂和血管的发生，提高单层内皮的通透性，能与胎盘生长因子形成异二聚体。有很多组织特异性的不同剪接产物，如 VEGF121、VEGF165、VEGF-C 等。其中以 VEGF-C 在临床最常检测。

【检测方法】

ELISA 双抗体夹心法。

【标本要求与保存】

见“白细胞介素-1”。

【参考区间】

无统一参考值。

【临床意义】

与肿瘤发生密切相关。

（张文玲）

第十五章 受体的测定

受体(receptor)是一类能特异识别和结合细胞内外生物活性分子——配体(ligand),进而引起生物学效应的糖蛋白或脂蛋白分子。根据受体的分布、功能和结合配体的特性,受体可分为外周膜蛋白受体、跨膜蛋白受体和细胞内受体三种类型,其中以后两种类型较为常见。外周膜蛋白受体实际上为一类称作外周膜蛋白(peripheral membrane proteins)的蛋白质分子。这类蛋白通常黏附于膜蛋白上或渗透于生物膜磷脂层的外周区域,从而暂时性地依附在细胞膜的外围。弹性蛋白受体便属于这一类型。多数激素和神经递质受体均属于跨膜蛋白受体。这类受体通常嵌入细胞膜的磷脂双分子层,在结合配体后受体被激活并进一步介导胞内信号转导通路。根据受体作用的方式,跨膜蛋白受体可细分为亲代谢型受体(metabotropic receptors)和亲离子型受体(ionotropic receptors)。亲代谢型受体是一类与G蛋白偶联的膜受体,属于G蛋白偶联受体家族,这类受体通过调节离子通道相关酶间接作用于细胞,如M-乙酰胆碱受体、肾上腺素受体等。亲离子型受体,即通常所说的配体门控离子通道,如N-型乙酰胆碱受体。另一大类比较常见的受体即为细胞内受体,这类受体的配体主要为类固醇和胞内肽类激素,被配体激活后,这类受体通常可进入细胞核调节基因的表达。

第一节 概　述

因受体的数量、结构或调节功能变化,使之不能介导配体在靶细胞中应有的效应所引起的疾病称为受体病(receptor disease)。不同类型的受体异常,常常会导致不同的病理变化。

一、补体受体与疾病

补体(complement)系统的许多生物学活性是通过表达于特定细胞表面的补体受体(complement receptor,CR)而实现的。依据所结合配体的不同,补体受体可以分为不同类型,并具有不同的细胞分布和生物学作用(表15-1)。

(一) 补体受体-1(CD35)与疾病

补体受体-1(CR1)广泛分布于红细胞、粒细胞、单核细胞、肥大细胞、滤泡树突状细胞、肾小球足突细胞、B细胞及部分$CD4^+$ T细胞。CR1的配体为C3b/C4b(高亲和力)及C3bi/C3c(低亲和力)。其主要生理功能有:①作为补体调节蛋白调节补体级联反应;②清除免疫复合物;③介导吞噬;④调节B细胞增生并参与调节T细胞介导的免疫反应。可溶性CR1(soluble CR1,sCR1)具有较强的补体调节和抗炎活性。生理条件下,血浆sCR1浓度很低,因此不具有显著的生理学功效。而在病理条件下,如炎症性肺部疾病时,可从患者支气管肺泡灌洗液中分离出sCR1。肝衰竭、肾衰竭、淋巴瘤、白血病、系统性红斑狼疮及肾小球肾炎患者的血浆sCR1水平往往有升高趋势。

系统性研究表明,CR1在疾病的诊断、预后、病理生理和治疗等方面均具有重要意义。目前,CR1与自身免疫性疾病的关系仍是本研究领域的主体。大量研究证实,SLE患者的红细胞、白细胞及肾小球足突状细胞表面的CR1含量显著降低。引起这种降低的原因可能是多方面的,涉及遗传因素、蛋白酶的切割、细胞因子依赖的转录及翻译后修饰调节等。除了SLE,CR1还参与了类风湿关节炎、原发性干燥综合征、胰岛素依赖的糖尿病及肾病综合征等其他

表 15-1　补体受体

补体受体	配体	细胞分布	生物活性
CR1(CD35)	C3b/C4b	红细胞、多形核细胞、巨噬细胞、B 细胞和滤泡树突状细胞	免疫黏附和免疫吞噬
CR2(CD21)	C3dg/C3d	B 细胞和滤泡树突状细胞	作为 B 细胞信号转导的共受体
CR(CD11b/CD18)	C3bi、ICAM	骨髓细胞	免疫黏附和免疫吞噬
CR4(CD11c/CD18)	C3bi、ICAM	骨髓细胞	免疫黏附和免疫吞噬
C1qRP	C1q、MBL、表面活性剂	多形核细胞、巨噬细胞	促进吞噬
C3aR	C3a、C4a	多形核细胞、巨噬细胞、上皮细胞、平滑肌细胞	变态反应
C4aR	C4a	多形核细胞、巨噬细胞、上皮细胞、平滑肌细胞	变态反应
C5aR(CD88)	C5a	多形核细胞、巨噬细胞、上皮细胞、平滑肌细胞	变态反应

注:ICAM:细胞间黏附分子;MBL:凝集素

自身免疫性疾病的病理生理过程。

CR1 还与恶性疟疾的发病过程以及 HIV 感染密切相关,并有潜质作为反映疾病严重程度的一项指标。此外,CR1 还参与了一系列复杂的免疫学过程,并与疾病的发生发展密切相关。例如,CR1 能介导单核-巨噬细胞系统摄取结核分枝杆菌;红细胞 CR1 水平与胆囊肿瘤的侵袭和远端转移呈负相关;在非典型性肺炎的起病和进展过程中,体内红细胞 CR1 水平明显下降;而在严重特异性皮炎时,患者体内中性粒细胞上的 CR1 水平则明显高于症状轻微的患者。

(二) 补体受体-2(CD21)与疾病

人补体受体-2(CR2)主要表达于成熟的 B 细胞和滤泡树突状细胞,也可部分表达于 T 细胞和胸腺细胞等,其主要生理学功能是促进 B 细胞的增生和分化,刺激抗体产生,并对 B 细胞介导的免疫反应进行调节。CR2 主要与感染和自身免疫性疾病的病理生理过程密切相关(表 15-2)。

可溶性 CR2(soluble CR2,sCR2)具有抑制补体经典途径和旁路途径的活化、协助清除体内免疫复合物及调节 B 细胞功能的作用。因此,sCR2 被认为可以对抗过度的炎症和免疫反应。

(三) 补体受体-3(CD11b/CD18)与疾病

补体受体-3(CR3)属于 β2 整合素家族,在免疫黏附和介导吞噬过程中发挥重要作用。研究表明,CR3 能促进经补体调理的 HIV 和黄病毒感染单核细胞及未成熟的树突状细胞,并能增强 HIV 的复制。此外,CR3 还能介导罗斯河病毒(Ross river virus,RRV)诱导的炎症性疾病。

表 15-2　补体受体-2 与疾病

疾病或状态	CR2 病理生理学功能	临床表现或结局
EBV 感染	作为 EBV 的受体	感染性单核细胞增多症和 Burkitt 淋巴瘤
C1 ~ C4 缺陷	作为 CR2 配体的 C3d 生成减少	抗体反应紊乱;发生自身免疫性疾病的危险性增加
系统性自身免疫性疾病和慢性感染	CR2 配体 C3d 承载于免疫复合物上	炎症;肾毒性
SLE	CR2 表达减少	CR2 表达与疾病活动度呈负相关
HIV 感染	介导感染;CR2 表达减少	CR2 介导 HIV 进入 B 细胞

综上所述,补体受体的检测不仅可以反映机体的免疫学状态,还可以为某些疾病,尤其是自身免疫性疾病和某些病毒感染等,提供与疾病密切相关的线索,为了解疾病的发生、发展及病情转归具有特定的意义。

二、脂蛋白受体与疾病

脂蛋白受体(lipoprotein receptor,LR)是一类位于细胞膜上的糖蛋白,能以高亲和力与相应的脂蛋白配体相互作用,介导细胞对脂蛋白的摄取和代谢,进而调节细胞外脂蛋白水平,维持体内脂质的稳态。依据所结合的配体不同,目前已经报道的脂蛋白受体有多种，其中研究得最为系统和详尽的当属低密度脂蛋白受体（low-density lipoprotein receptor，LDL-R），其次为清道夫受体（scavenger receptor，SR）和极低密度脂蛋白受体（very low-density lipoprotein receptor，VLDL-R）。

（一）低密度脂蛋白受体

LDL-R 的配体有两种，即载脂蛋白 B-100 和 ApoE。LDL-R 的配体结合域在受体的氨基端，位于细胞膜的外面，其中含有 7 个 40 氨基酸的重复序列。这种重复序列以含有 6 个半胱氨酸残基为特征，半胱氨酸的重复单位内形成 3 个二硫键，将该区域紧密交联并进一步形成螺旋状态，从而保证受体的配体结合域非常稳定。LDL-R 广泛分布于肝组织、动脉壁平滑肌细胞、肾上腺皮质细胞、血管内皮细胞、淋巴细胞、单核细胞和巨噬细胞，各组织或细胞分布的 LDL-R 活性差别较大。LDL 或其他含 ApoB100/E 的脂蛋白如 VLDL、β-VLDL 均可与 LDL-R 结合，然后被内吞入细胞使细胞获得脂类（主要是胆固醇），这种代谢过程称为 LDL-R 途径（LDL receptor pathway）。该途径依赖于 LDL-R 介导的细胞膜吞饮作用完成。

LDL-R 的主要生理学功能是维持体内胆固醇的内稳态，调节血浆 LDL 的水平。LDL-R 基因突变可导致家族性高胆固醇血症（familial hypercholesterolemia，FH），该疾病以血浆胆固醇水平升高、角膜弓、黄色瘤和早发性冠心病为特征，是最常见的单基因常染色体遗传性疾病之一。杂合子 FH 患者表达的 LDL-R 为正常水平的一半，因此体内具有高出正常水平两倍的胆固醇水平，进而导致这类患者极易产生黄色瘤和动脉粥样硬化斑块。对于纯合子 FH 患者，体内表达无功能性 LDL-R，因此患者通常早发皮肤黄色瘤和动脉粥样硬化斑块。

LDL-R 属于低密度脂蛋白受体家族，LDL-R 是该家族的原形。除了 LDL-R，低密度脂蛋白受体家族还包括 VLDL-R、ApoE 受体 2、低密度脂蛋白相关蛋白（low-density lipoprotein receptor-related protein，LRP）等。低密度脂蛋白受体家族成员发挥多种重要的生理学功能。例如，LDL-R 主要在体内胆固醇浓度的调节方面发挥功效，其基因突变可以导致 FH 和早发性冠状动脉疾病。LRP 在体内负责清除血浆激活的 α2-巨球蛋白和富含 ApoE 的脂蛋白，在胚胎发育中不可或缺。已证实，LRP 与阿尔茨海默病（Alzheimer's disease，AD）的发生发展密切相关。研究表明，将鸡的 VLDL-R 基因突变后可导致雌性不孕症和早发性动脉粥样硬化。VLDL-R 在肝脏中不表达，然而利用转基因技术使之在肝脏中表达能够纠正实验动物的高胆固醇血症。因此，有学者认为，VLDL-R 基因可作为治疗高脂血症的候选治疗靶点之一。此外，VLDL-R 的基因突变还与一种罕见的神经障碍性疾病有关，称之为 VLDL-R 相关的小脑发育不全（VLDLR-associated cerebellar hypoplasia，VLDLRCH）。

（二）清道夫受体（SR）

1979 年，研究者首次发现巨噬细胞上存在摄取和降解乙酰化 LDL 的结合位点，后来被称为巨噬细胞 SR1，随后陆续发现了其他一些 SR，它们共同组成了 SR 家族。SR 能够摄取过剩的胆固醇和脂质，进而促使泡沫细胞（foam cell）的形成。SR 家族可以分为 A、B、C、D、E 和 F 六类，其中 D、E 和 F 类是最近才鉴定出来的，并且与 A、B 和 C 类受体的结构存在差异。SR 结合的配体有多种，大部分为多聚阴离子配体类型。SRA 和 SRB 主要表达于动脉粥样硬化斑块，并且与泡沫细胞的形成密切相关。然而，SR 的表达不局限于血管壁细胞，因此对 SR 进行普通抑制通常很难达到阻止粥样硬化斑块中泡沫细胞形成的目的。一般来说，肝脏能够迅速从血液循环中清除被修饰的脂蛋白。表达于肝脏组织中的 SR 可以通过移除相关的脂蛋白（如氧化脂蛋白和糖基化脂蛋白等）而在动脉粥样硬化斑块形成中起到保护性作用。另外，SR 还有一个功能，即黏附和清除损伤或死亡的细胞，在细菌感染和炎症反应过程中起到宿主防御的作用。SR 的保护性功能或致病性作用与受体表达的区域有关，表达于肝组织的 SR 通常可以起到保护性作用，而表达于肝外组织的 SR 则通常会介导病理性事件。

LR 的检测与一般受体检测方法的原理及操作基本类同。目前研究最多，应用最广的要属 LDL-R，其他脂蛋白受体如 SR、VLDL-R 等的检测方法与 LDL-R 基本相似。脂蛋白受体的检测对于了解动脉粥样硬化和 AD 的发生具有重要意义。

三、肿瘤相关受体与疾病

（一）雌激素受体与肿瘤

雌激素（estrogen）影响和参与机体多种生理学事件，涉及生殖、心血管健康、骨骼发育、认知力和行为学等。因此，不难理解，雌激素与多种疾病的发生发展亦密切相关，其中与之相关的肿瘤包括乳腺癌、卵巢癌、结直肠癌、前列腺癌和子宫内膜癌等。雌激素参与疾病的机制可以通过多种途径，但其核心和经典的机制即通过雌激素受体（estrogen receptor，ER）而介导相应的生物学功能。ER存在两种形式，即ER-α和ER-β。这两种形式的受体具有不同的组织表达特异性，相应受体缺陷的动物模型通常表现出不同的疾病表型。

1. 雌激素受体与乳腺癌　临床和动物实验证实，雌激素与乳腺癌的发生密切相关。与乳腺癌发生相关的危险因素通常可以反映出乳腺肿瘤是由于乳腺上皮细胞长期受雌激素刺激所致。目前，关于乳腺癌的发病机制存在两种看法，一种认为雌激素与ER结合后能够刺激乳腺细胞的增生和分化以及增加细胞DNA的合成，从而增加了遗传物质复制的错误率，并进一步导致"有害突变"的发生，最终使细胞正常有序的生物学过程如凋亡、增生和DNA修复等被打破，促使肿瘤的发生。另一种假说则认为，雌激素代谢产生的某些遗传毒性副产物能够直接破坏细胞DNA，进而导致基因的点突变，而这种突变与乳腺癌的发生密不可分。

目前，选择性雌激素受体调节剂（selective estrogen receptor modulators，SERMs）和芳香酶抑制剂是两种常用于治疗乳腺癌的药物类型，ER阳性患者对这种内分泌治疗方式反应良好。此外，ER拮抗剂由于能抑制ER的活性，从而降低体内效应性ER水平，因此也被用于乳腺癌的治疗。研究表明，对于乳腺癌患者而言，ER阳性通常意味着预后良好。据此，ER的检测对于指导乳腺癌患者的内分泌治疗和判断预后具有重要的临床指示作用。

2. 雌激素受体与其他肿瘤　ER表达于近2/3的卵巢癌组织中，其中ER-α的表达通常为上皮源性和间质源性，而ER-β则主要为上皮源性，表达于颗粒细胞起源的肿瘤和黏液性肿瘤。在细胞培养等相关研究中，人们发现雌激素可以刺激卵巢癌细胞系和正常卵巢表面上皮细胞的增生，而向培养物中加入ER拮抗剂后，细胞增生则被抑制，因此ER很可能与卵巢癌的发生有关。目前，有关ER参与卵巢癌发病的具体机制尚不明确，但有学者认为是由于体内促性腺激素导致卵巢局部雌激素水平升高，进而激活ER，参与肿瘤的发生。

ER-β是ER在正常人结肠组织、恶性结肠癌组织以及多种人类结肠癌细胞系的主要表达形式。蛋白水平研究表明，结肠癌组织的ER-β水平明显低于癌旁组织，ER-β的缺失与肿瘤的恶性程度和瘤细胞的进行性退变有关，因此ER-β很可能在结肠癌的发生过程中具有保护性作用。

此外，ER还与前列腺癌和子宫内膜癌的发生有关。与结肠癌类似，与正常前列腺组织相比，ER-β在前列腺癌组织中的表达水平减低，可能对于肿瘤的发生亦具有保护性作用。子宫内膜癌的发生通常与子宫内膜增生、雌激素过多以及ER的表达有关，但ER参与肿瘤发生的具体机制尚需进一步研究证实。

（二）孕酮受体与乳腺癌

孕酮受体（progesterone receptor，PR）又称为孕激素受体，被认为是与ER具有同等价值的乳腺癌预后指标。PR是转录因子核受体超家族中的一种。早在1970年，人们就发现人类PR存在PR-A和PR-B两种亚型，它们来源于同一个基因，经不同的启动子转录并翻译成两种亚型。在不同组织中，通过与不同的共活化因子和共抑制因子结合，PR-A和PR-B发挥不同的生理学功能，介导PR的组织特异性反应。共活化因子和共抑制因子以配体依赖方式与PR结合，增强或抑制其转录活性，进而有效调控靶基因的转录，可影响乳腺的正常发育，导致肿瘤的发生。

肿瘤组织中PR的表达与乳腺癌患者的无病生存率及生存时间具有相关性。回顾性研究表明，乳腺癌组织中PR的表达可能是仅次于乳腺癌结节的一个影响患者无病生存率的重要因素，其表达量与生存时间呈正相关。众所周知，ER状态与乳腺癌患者的无病生存率关系密切，ER阳性患者比阴性患者的生存时间长约5年。ER阴性患者的癌症复发率明显高于ER阳性患者。PR与ER具有类似的预测价值。更有学者认为，PR阳性比ER阳性作为预测患者无病生存率更具临床应用价值，并建议在患者的病情预测和治疗方案的制定中对PR水平进行常规监测。

PR还对早期和进展期乳腺癌患者对治疗药物的反应具有一定预测价值。在治疗过程中，PR的丢失常常预示着治疗无效或预后不良。因此，对于PR阳性患者，常规监测PR的状态和水平有利于适时调整治疗方案，以达到最佳治疗效果。

（三）雄激素受体与肿瘤

雄激素受体（androgen receptor，AR）属于核受体超家族中的类固醇受体。它能够以高亲和性结合活化的雄激素，形成激素-受体复合物，再与特异的DNA序列（雄激素反应成分，AREs）相互作用来调节靶细胞的雄激素特异反应基因表达。

1. 雄激素受体与前列腺癌　雄激素通过其受体发挥相应的生物学功能调节，包括前列腺的生长和维持正常的前列腺功能。前列腺上皮细胞是转化为前列腺癌的主要细胞类型，雄激素对于维持其生长具有重要作用。

雄激素受体作为配体依赖性的转录因子，主要通过调节基因的转录发挥生物学效应。在原发性前列腺癌的整个发展过程中均可检测到 AR 的表达，包括大多数雄激素非依赖性前列腺癌和激素抵抗型前列腺癌。免疫组织化学研究显示，AR 在癌组织中的表达呈现异质性，其异质性程度通常不与雄激素剥夺治疗的疗效存在相关性。有关 AR 的表达与前列腺癌的发生的关系尚存在争议。虽然有学者在动物模型中观察到 AR 表达水平的升高与癌症的发生和低雄激素水平下癌细胞的周期性生长有关，但人类前列腺癌中 AR 的异质性表达则提示 AR 的表达水平与肿瘤的发生通常不具有直接的相关性。

AR 参与前列腺癌发生发展的主要机制可能是由于受体结构改变进而导致受体的配体敏感性增加或异常被激活。大多数前列腺癌在肿瘤生长的各个阶段均表达野生型 AR，然而在更高级别的肿瘤组织中通常可以检测到 AR 的突变。AR 存在多种突变，其中大部分为错义突变，也存在缺失突变。AR 突变所导致的结局不尽相同，有的可使受体失活；有的使受体转录激活，活性增强；还有的可使受体的配体结合特异性改变，表现为 AR 可被抗雄激素或其他激素转录激活，从而可能与前列腺癌的进展和内分泌治疗失败有关。

2. 雄激素受体与乳腺癌　来自肾上腺和卵巢的雄激素可经芳香酶转化为雌激素。抗芳香酶制剂已经替代抗雌激素成为治疗 ER 阳性乳腺癌患者的一线药物。雄激素一方面可作为雌激素的前体物质，另一方面它还能通过 AR 直接作用于乳腺癌细胞。

雄激素受体可在乳腺癌组织中表达，并与 ER 和 PR 的表达呈正相关。但在某些肿瘤组织中，免疫组化结果往往表现为 AR 阳性，ER 和 PR 均为阴性，从而提示 AR 在乳腺癌组织的表达具有独立性。AR 的状态与乳腺癌患者的年龄、绝经期与否以及肿瘤的组织病理分级有关，已成为一个良好的预后指标。此外，乳腺癌组织中 AR 基因和 AR 蛋白的表达水平还与肿瘤结节的侵袭性有关。

某些 AR 基因突变可能参与某些男性乳腺癌的发生，而 AR 基因中长的 CAG 重复可增加白种人和菲律宾妇女乳腺癌发生的危险性。

（四）表皮生长因子受体与肿瘤

表皮生长因子受体（epidermal growth factor receptor，EGFR）又称 HER1 或 erbB-1，是一个 170kDa 的跨膜糖蛋白，具有酪氨酸激酶活性，由表皮生长因子激活，影响细胞的增殖和分化。

EGFR 表达或高表达于多种人类肿瘤中，包括非小细胞肺癌、乳腺癌、头颈癌、胃癌、结肠癌、食管癌、前列腺癌、膀胱癌、肾癌、胰腺癌和卵巢癌。EGFR 信号通路的激活可以介导多种生物学效应，例如促进细胞的增殖和血管生成，以及减少细胞凋亡等。EGFR 的高表达与晚期肿瘤、标准治疗（如激素治疗和放化疗）抵抗和预后不良有关。

目前，EGFR 被认为是一个可作为抗肿瘤治疗的理想靶标。关于 EGFR 靶向治疗的研究包括两个方面的内容，即靶向受体细胞外配体结合结构域（如单克隆抗体、双特异性和单链抗体、免疫毒素交联物等）和靶向受体细胞内 ATP 结合位点（如小分子 EGFR 酪氨酸激酶抑制剂）。这两种靶向治疗的结果均能破坏肿瘤细胞增生、血管生成、肿瘤转移和瘤细胞生长。

（五）HER2/neu 与肿瘤

人表皮生长因子受体-2（human epidermal growth factor receptor 2，EGFR-2）又称 HER2/neu 或 erbB-2，是一种具有致癌性的生长因子受体，在人和啮齿类动物体内均可表达，且具有同源性。除了 EGFR 和 HER2/neu，EGFR 家族还包括其他两个成员，即 HER3（erbB3）和 HER4（erbB4）。

HER2/neu 是一种原癌基因，主要在胚胎时开始表达，成年后在少数正常组织中低表达或不表达。人类该基因定位于 17q21，编码产物为 185kDa 的跨膜糖蛋白 p185。它主要包括胞外区、跨膜区和胞内区三个部分，其中胞外区富含半胱氨酸，含两个配体结合域；跨膜区起锚定作用；胞内区具有内在酪氨酸激酶活性，且含自身酪氨酸磷酸化位点。

关于 HER2/neu 的肿瘤转化潜能是无可辩驳的。neu 最初是在致癌物诱导的大鼠肿瘤模型中筛选原癌基因的实验中发现的。后来，大量小鼠模型证实了 neu 的肿瘤转化作用。研究表明，跨膜结构域的点突变（V664E）可以增加受体的二聚化和酪氨酸激酶活性，从而赋予了其肿瘤转化能力。与啮齿类动物 neu 需要通过突变获得转化能力不同，人类 HER2 通过过表达而发挥其转化潜能。人工诱导

HER2跨膜结构域产生突变并不能使其像neu一样获得转化能力。然而,HER2在NIH3T3或NR6小鼠成纤维细胞中的过表达可以诱导细胞转化和肿瘤生长。HER2在MCF-7乳腺癌细胞系中的过表达能够增加其侵袭性和诱导肿瘤生成。

在25%~30%的乳腺癌和卵巢癌组织中均可见HER2蛋白的高表达,这种高表达可能是由于基因扩增所致,也可能是转录异常所导致。有资料显示,*HER2*的扩增往往发生于乳腺肿瘤的早期。*HER2*扩增的乳腺癌患者是一类特定的患病群体,它们所特有的生物学特征可以区别于其他类型的乳腺癌患者,这些特征包括对某些细胞毒性化疗剂的敏感性增加,并对某些激素制剂的抵抗性增加以及增加肿瘤转移至脑部的倾向性等。另外,HER2蛋白的过表达还见于一部分胃癌、食管癌和子宫内膜癌患者,并与疾病的严重程度有一定相关性。HER2蛋白过表达鲜见于少部分鼻咽癌、肺癌和膀胱癌患者。然而,HER2蛋白高表达在这些疾病的致病机制还有待进一步研究。

(六)可溶性转铁蛋白受体与肿瘤

转铁蛋白受体(transferrin receptor,TfR)是一种在所有细胞中都可发现的跨膜蛋白,把负载铁的转铁蛋白黏合在细胞表面,并将其转入细胞内,向细胞供给铁。可溶性转铁蛋白受体(soluble transferrin receptor,sTfR)是细胞转铁蛋白受体的截短片段。血浆中sTfR的浓度与体内TfR的量约成正比。sTfR浓度的升高和红细胞生成的铁的短缺成正比。血清或血浆sTfR浓度的测定可用于区分慢性贫血和缺铁性贫血。

TfR不仅在红系细胞表面表达,还在高度增殖细胞(如肿瘤细胞)和低分化细胞中表达较高。近年来,随着对转铁蛋白的深入研究,研究者发现转铁蛋白及其受体除运输铁的功能外,还与细胞的生长和增殖及其肿瘤的代谢有关。目前,已发现TfR与多种肿瘤的发生发展密切相关,如鼻咽癌、肝癌、血液系统肿瘤等。例如,利用比较蛋白质组学,研究者发现TfR在鼻咽癌患者鼻咽上皮黏膜中表达增加,细胞对铁的摄取增加,从而提示TfR可能通过为细胞生长的必需的主要合成过程供给铁,起到细胞增殖的作用。另外,通过比较肝癌组织、癌旁组织和正常肝组织的TfR mRNA水平发现,TfR在癌组织中表达水平最高,显著高于癌旁组织和正常组织,这种区别可能是由于癌组织中细胞增生活跃有关。此外,研究发现TfR与各种白血病细胞增殖活性关系密切。高度增殖细胞表达大量TfR,而静止期细胞和停止分化的细胞表面有很少或没有TfR表达。大量研究表明,TfR与淋巴瘤的分化程度相关,其表达水平反映组织学分级。但在血液系统肿瘤的预后判断方面,TfR的意义仍缺乏有力的研究证据。除此之外,TfR在其他肿瘤如乳腺癌和胃癌患者的癌组织中呈现高表达状态,并通常与细胞的增生活跃程度有关。

总之,增生活跃的细胞其生长和增殖速度快,对铁的需求相应增加,所以在肿瘤组织中往往能发现TfR的表达增加。尽管TfR在肿瘤细胞中的确切作用机制仍不明确,但TfR的表达水平可从某个角度反映细胞在特定阶段的生长状态。TfR与肿瘤的关系越来越受到重视,并有望作为肿瘤治疗的靶点为肿瘤的治疗带来新的思路。

第二节 补体受体的检测

一、补体受体-1(complement receptor type 1,CR1)

【生化及生理】

CR1即CD35,补体片段C3b和C4b的受体。是一种糖蛋白,主要位于中性粒细胞、嗜酸性粒细胞、红细胞、单核细胞、树突状细胞及T、B淋巴细胞表面。血浆中sCR1主要由白细胞,尤其是多形核白细胞膜上的CR1通过切割作用而释放入血。CR1可通过结合C3b、C4b和表面包被有这些片段的颗粒而介导吞噬和参与免疫防御作用。具体来说,细胞膜CR1的生物学功能包括调节补体级联反应、清除免疫复合物、介导吞噬以及调节B细胞和T细胞功能等。生理状态下,血浆中sCR1浓度太低以至于无法检出,而在某些疾病状态下,血浆中sCR1水平明显升高,研究表明其可能在病变局部发挥高效的免疫调节和抗炎活性。

【检测方法】

细胞膜CR的检测包括补体受体活性检测和补体受体表达检测,前者多数采用玫瑰花环试验(erythrocyte rosette test),后者则多采用流式细胞术。

玫瑰花环试验是检测免疫细胞表面 CR 活性的经典方法,但是由于其试剂配制和操作步骤较繁琐,目前已不常采用。流式细胞术是目前检测膜 CR 最为快速和简便的方法。可溶性 CR 可采用 ELISA 方法进行检测。在此主要对流式细胞术检测细胞膜 CR 作简要介绍。

流式细胞术检测免疫细胞膜 CR 的原理为:在一组混合的细胞群中,加入特异的针对 CR 的荧光标记单克隆抗体,这些特异的单克隆抗体与细胞表面的 CR 结合,结合后的荧光标记抗体停留在特定细胞的表面,称为荧光抗体标记的靶细胞。将含有被标记细胞的混合细胞群混悬在一定容积的上样缓冲液中,再通过流式细胞仪的进样孔,仪器会将细胞悬液制成以单细胞排列的微细流束。当每一个细胞通过仪器激光束的照射时,带在细胞上的荧光素就会被相应的激光束激活并发出对应的荧光,通过敏感的光电倍增管即可检测到从细胞表面发出的荧光。

目前,血清、血浆及其他相关生物液体中 sCR1 的检测主要采用双抗体夹心 ELISA 法,且已有商品化试剂盒。以已定量的重组 sCR1 为标准品,通过绘制标准曲线,计算待测样本的 sCR1 浓度。

【标本要求与保存】

新鲜采集的肝素或 EDTA 抗凝静脉血 2ml,不要求空腹。若不能及时检测,应将细胞分离后冻存。

【参考区间】

此项目暂无公认的参考区间。

【临床意义】

对 CR1 的系统研究使其在疾病的诊断、预后、病理生理和治疗等方面均表现出重要临床价值。目前,对 CR1 与疾病的研究仍聚焦于自身免疫病领域。

(1) 了解细胞的免疫功能,如免疫黏附和免疫吞噬。

(2) CR1 与自身免疫病的发病机制相关:CR1 通过清除沉积在脉管系统、肾小球和滑膜组织中的免疫复合物而保护机体组织免于受到因补体激活或 Fc 介导的吞噬作用所造成的损伤。

(3) SLE 患者体内红细胞、白细胞以及肾小球足细胞膜上的 CR1 水平显著减低,其原因可能为多方面的,包括遗传因素、获得性丢失(如蛋白酶切割)、转录或翻译后调节作用等。

(4) CR1 还参与了类风湿关节炎、原发性干燥综合征、胰岛素依赖的糖尿病及肾病综合征等其他自身免疫性疾病的病理生理过程。

【影响因素】

(1) 对荧光素标记的单克隆抗体使用量在正式测定前应做预实验,找到最佳抗体使用浓度。

(2) 每份样品检测的同时必须设置同型对照,即用荧光素标记的正常小鼠 Ig(Ig 亚类与荧光抗体相同)与荧光素标记的抗 CD 单抗同时检测。在分析待测血样结果时应减去同型对照的阳性结果,或以同型对照管为阴性管。

二、补体受体-2(complement receptor type 2,CR2)

【生化及生理】

补体受体-2 即 CD21。人 CR2 是一种分子量为 145 000kDa 的糖蛋白分子。CR2 主要分布于 B 淋巴细胞和淋巴器官的滤泡树突状细胞。目前,已鉴定出的 CR2 配体有 4 种,分别为 iC3b、C3dg 和 C3d 片段、EB 病毒包膜蛋白 gp350/220、IFN-α 以及 CD23。CR2 与这些配体结合后可分别介导不同的生物学作用,如与 iC3b、C3dg 和 C3d 片段结合后可增强抗原的免疫原性;与 EB 病毒包膜蛋白结合后,可介导病毒感染并促使 IgE 抗体的产生;与 IFN-α 结合后可抑制细胞增生和 EB 病毒感染;而与 CD23 结合后则可减缓细胞凋亡和促使 IgE 抗体产生。sCR2 具有抑制补体经典途径和旁路途径的活化,协助清除体内免疫复合物,调节 B 细胞功能的作用。因此,sCR2 可以对抗过度的炎症和免疫反应。CR2 配体的多样性决定了其生物学功能的复杂性,也预示着 CR2 在机体的病理生理过程中发挥着重要作用。

【检测方法】

见“补体受体-1”。

【标本要求与保存】

新鲜采集的肝素或 EDTA 抗凝静脉血 2ml,不要求空腹。若不能及时检测,应将细胞分离后冻存。

【参考区间】

此项目暂无公认的参考区间。

【临床意义】

(1) 了解细胞的免疫功能如 B 细胞相关的信号转导是否存在异常。

(2) 与自身免疫病相关:SLE 患者体内 CR2 的表达与疾病活动度呈负相关;自身免疫病患者体内 sCR2 水平明显低于健康人,活动期患者 sCR2 水平低于非活动期患者。

(3) 与某些病毒感染相关:作为 EB 病毒的受体可参与感染性单核细胞增多症和 Burkitt 淋巴瘤的发生;此外,CR2 还可介导 HIV 进入 B 细胞,从而参与 HIV 的感染过程。

三、补体受体-3α(complement receptor type 3α,CR3α)

四、补体受体-3β(complement receptor type 3β,CR3β)

【生化及生理】

补体受体-3(CR3)为由 α、β 两条肽链以非共价键结合而构成的异二聚体糖蛋白,分子量分别为 165kDa 和 95kDa。CR3α 和 CR3β 分别为 CD11b 和 CD18。CR3 属于黏附分子整合素(integrin)家族中的成员,主要分布于中性粒细胞、嗜酸性粒细胞和单核细胞表面。感染部位的 CR3 可将吞噬细胞连接到带有 C3bi 和(或)β-葡聚糖或 LPS 的细菌或酵母菌上,促进吞噬作用和呼吸爆发。

【检测方法】

细胞膜上 CR3 的检测与 CR1 和 CR2 类似,主要采用流式细胞术;可溶性受体检测则采用夹心 ELISA 法。

【标本要求与保存】

新鲜采集的肝素或 EDTA 抗凝静脉血 2ml,不要求空腹,应及时送检。

【参考区间】

此项目暂无公认的参考区间。

【临床意义】

(1) 了解与 CR3 相关的细胞免疫功能如免疫黏附和免疫吞噬等。

(2) 炎症情况下常可监测到 CR3(CD11b/CD18)表达上调,若表达降低或缺乏,易发生复发性感染。

(3) 参与某些病毒的感染和炎症过程:如促进经补体调理的 HIV 和黄病毒感染单核细胞及未成熟的树突状细胞,并能增强 HIV 的复制。

【影响因素】

CD11b 的表达检测对标本要求较高,样本应避免环境温度的急剧变化,以避免细胞表面受体表达假性升高,使结果失去意义。

第三节 脂蛋白受体的检测

一、低密度脂蛋白受体(low-density lipoprotein receptor,LDL-R)

【生化及生理】

LDL-R 是一种多功能蛋白,由 836 个氨基酸残基组成的 36 面体结构蛋白,由五个结构域构成,分别是配体结合结构域、上皮细胞生长因子前体结构域、糖基结构域、跨膜结构域和胞液结构域。含 ApoB100 的脂蛋白可以与 LDL-R 以高亲和力结合。LDL-R 广泛分布于肝组织、动脉壁平滑肌细胞、肾上腺皮质细胞、血管内皮细胞、淋巴细胞、单核细胞和巨噬细胞等,各组织或细胞分布的 LDL-R 活性差别较大。LDL-R 的主要生理学功能是通过与含 ApoB100/E 的脂蛋白结合,然后将其内吞入胞内,使细胞获得脂类(主要是胆固醇),以此维持体内胆固醇的内稳态,调节血浆 LDL 的水平。

【检测方法】

LDL-R 的主要检测方法包括:受体与标记配体结合分析法、^{3}H-TdR 掺入法、MTT 比色法、ELISA 法和基因突变分析法。

受体与标记配体结合分析法:①^{125}I 标记配体:用放射性同位素(常用^{125}I)标记 LDL 后,与细胞(通常为培养的单层成纤维细胞)、组织或含有 LDL-R 的制剂一起孵育,使 LDL-R 与^{125}I-LDL 充分结合,形成受体-配体复合物,再除去未结合的^{125}I-LDL,测定结合沉淀物中的放射性。同时检测细胞、组织或受体制剂的蛋白质含量,即可计算出与^{125}I-LDL 结合的 LDL-R 量。本法由于使用放射性同位素,且操作过程繁琐、费时费力,现使用不多。②直接荧光法:采用 1,1′-二(十八烷基)-3,3′,3′,3′-四甲基吲哚羰基花青高氯酸盐(Dil)标记 LDL,原理与^{125}I 标记 LDL 相同。直接荧光法可定量检测附着的或非附着的各种类型培养细胞的 LDL-R 和 SR,其特点是特异性强,灵敏度高,不使用有机溶剂、不需预先进行多步脂质抽提等。③其他配体标记方法:生物素-LDL、胶体金-LDL 和胶体金-LDL 结合银染,其中胶体金-LDL 结合银染的方法最为敏感,且安全、简单、快速和便宜。

^{3}H-TdR 掺入法：细胞分裂增殖所需的大量胆固醇主要通过内源性胆固醇合成，以及加速细胞膜 LDL-R 介导的特异性结合，摄取血 LDL 中的外源性胆固醇而获得，当用 mevinolin（胆固醇合成限速酶 HMG-CoA 还原酶的抑制剂）阻断细胞内源性胆固醇的合成，并使细胞外环境中 LDL 浓度降低至无非特异性外源胆固醇摄取时，培养于仅含微量 LDL 营养液中的人外周血淋巴细胞的分裂和增殖均依赖于细胞膜表面 LDL-R 活性，掺入^{3}H-TdR 量与细胞生长成正比例关系。将细胞分成实验组（加入含 mevinolin 的二甲亚砜）和对照组（加入不含 mevinolin 的二甲亚砜），在同样条件下培养 96 小时，然后分别加入^{3}H-TdR，混匀后继续培养 6 小时，收集细胞计算分裂抑制率。

MTT 比色法：基本原理与^{3}H-TdR 掺入法相同，为避免使用同位素而改用四甲基偶氮唑盐（MTT）。

ELISA 法：利用抗 LDL-R 抗体包被微孔板，制成固相载体，通过标记抗体和显色反应，测定样品的吸光度值，并计算样品浓度。

基因突变分析法：主要用于鉴定 LDL-R 基因的缺失或突变，主要包括 Southern 印迹法、PCR 和核苷酸序列分析法、寡核苷酸探针法、RFLP 连锁分析法以及长链 PCR 法等。

【标本要求与保存】

依据不同的检测方法，样本类型可为人的皮肤组织、血清、血浆、细胞培养上清及外周血淋巴细胞等。

血清：全血标本分离血清后离心，取上清即可检测，若不能及时检测应将标本放于-20℃或-80℃保存，但应避免反复冻融。

血浆：可用 EDTA 或肝素抗凝血，标本采集后 30 分钟内离心，若不能及时检测应将标本放于-20℃或-80℃保存，但应避免反复冻融。

细胞培养物上清或其它生物标本：离心取上清检测，若不能及时检测应将标本放于-20℃或-80℃保存，但应避免反复冻融。

【参考区间】

受体与标记配体结合分析法：正常健康人平均最大结合浓度为每毫克细胞蛋白（10.3±1.1）μg，FH 杂合子为每毫克细胞蛋白（5.2±0.8）μg，FH 纯合子为每毫克细胞蛋白（0.9±0.2）μg。

^{3}H-TdR 掺入法：正常健康人淋巴细胞分裂抑制率<20%；FH 杂合子淋巴细胞分裂抑制率>60%。

MTT 比色法：正常人淋巴细胞分裂抑制率为0～18%；FH 杂合子淋巴细胞分裂抑制率为 21%～58%；FH 纯合子淋巴细胞分裂抑制率为 36%～60%。

基因突变类型可产生的 LDL-R 功能异常见表 15-3。

表 15-3 基因突变类型可产生的 LDL-R 功能异常

类型	LDL-R 功能异常
Ⅰ型	不产生可测定的 LDL-R，细胞膜上无 LDL-R 存在
Ⅱ型	基因产物在细胞内有成熟和运输障碍，膜上 LDL-R 明显减少
Ⅲ型	基因产物可到达细胞表面，但不与配体结合
Ⅳ型	基因产物可到达细胞表面且与配体结合，但不能全部转入细胞内

【临床意义】

LDL-R 的主要生理学功能是维持体内胆固醇的内稳态，调节血浆 LDL 的水平。LDL-R 与含有 ApoB100/E 的 LDL 及 β-VLDL 等结合，并内吞入细胞。LDL-R 缺乏则导致血中胆固醇异常。FH 是 LDL-R 基因突变引起的 LDL-R 缺乏以致胆固醇异常的显性遗传性疾病。其特征为血胆固醇水平显著升高、黄色瘤和早发心肌梗死。人群中杂合子型 FH（LDL-R 减少）发生频率为 1/500，纯合子型 FH（LDL-R 缺乏）则较少见，发生频率约为 1/1 000 000，后者通常在儿童期即发生动脉粥样硬化。FH 的发病率在我国也是比较高的，因此 LDL-R 的检测对于筛选人群中的 FH 患者及预防冠心病、心肌梗死等具有重要意义。

【影响因素】

（1）标本溶血会影响最后检测结果，因此溶血标本不宜进行此项检测。

（2）^{3}H-TdR 掺入法和 MTT 比色法时，阻断剂的浓度和细胞培养时间要适当，否则会影响检测结果。

（3）MTT 一般 4℃保存两周，注意避光，或配制成 5mg/ml 长期保存在-20℃，为避免反复冻融，最好小剂量分装，用避光袋或是黑纸、锡箔纸包住避光以免分解。

（4）由于 MTT 在空气中会氧化，随着时间的推移颜色会变深，从而影响吸光度值，因此测吸光度值时要把握好时间。

（5）ELISA 检测时，应严格选择经临床证实具有良好特异性和敏感性的抗体或试剂盒。

二、极低密度脂蛋白受体（very low-density lipoprotein receptor，VLDL-R）

【生化及生理】

VLDL-R 具有与 LDL-R 相似的五个结构域，但并非完全相同。LDL-R 对含 ApoB100 的 LDL、含 ApoE 的 VLDL、β-VLDL 以及 VLDL 残粒具有高亲和性，而 VLDL-R 仅对含 ApoE 的脂蛋白 VLDL、β-VLDL 和 VLDL 残粒有高亲和性，与其结合后被摄入细胞内。VLDL-R 对 LDL 则表现为显著低亲和性。VLDL-R 在肝组织内几乎未发现，但是广泛分布于代谢活跃的心肌、骨骼肌、脂肪等组织细胞。

【检测方法】

见“低密度脂蛋白受体”。

【标本要求与保存】

见“低密度脂蛋白受体”。

【参考区间】

此项目暂无公认的参考区间。

【临床意义】

（1）VLDL-R 参与体内脂质的代谢过程，与 LDL-R 具有一定的互补性。肾病综合征和慢性肾衰合并蛋白尿患者（或动物）血中甘油三酯及 VLDL 浓度升高，同时伴有骨骼肌和脂肪组织的 VLDL-R 浓度降低，从而提示 VLDL-R 在血中甘油三酯清除及利用中的重要作用。

（2）VLDL-R 可能与细胞泡沫化过程有关，进而参与动脉粥样硬化的发病过程。

（3）VLDL-R 在脂肪细胞中多见，可能与肥胖成因有关。

三、清道夫受体（scavenger receptor，SR）

【生化及生理】

SR 是位于细胞膜表面的一种糖蛋白，识别氧化或乙酰化修饰的 LDL。SR 能够摄取过剩的胆固醇和脂质，进而促使泡沫细胞的形成，在动脉粥样硬化斑块的形成过程中起到重要作用。SR 家族可以分为 A、B、C、D、E 和 F 类六类，其中 D、E 和 F 类是最近才鉴定出来的，并且与 A、B 和 C 类受体的结构存在差异。A 类 SR 主要表达于巨噬细胞，分子量约为 80kD，以三聚体形式存在，由胞质结构域、跨膜结构域、间隔结构域、α-螺旋盘绕结构域、胶原样结构域以及半胱氨酸富集结构域组成。B 类 SR 与 A 类所不同的是具有两个跨膜结构域，而 C 类受体是一种 N-末端位于胞外的跨膜糖蛋白。表达于肝脏的 SR 可以通过清除被修饰的脂蛋白从而在动脉粥样硬化斑块的形成中起到保护性作用。此外，这类受体还能清除损伤或死亡的细胞，进而在细菌感染或炎症过程中起到宿主防御的作用。

【检测方法】

见“低密度脂蛋白受体”。

【标本要求与保存】

见“低密度脂蛋白受体”。

【参考区间】

此项目暂无公认的参考区间。

【临床意义】

（1）了解 SR 的表达情况，对于进一步了解机体发生动脉粥样硬化的可能性提供相关的参考依据。

（2）了解肝脏组织巨噬细胞 SR 的表达情况，可评估机体清除氧化或乙酰化 LDL 的能力。

第四节　肿瘤相关受体的检测

一、雌激素受体（estrogen receptor，ER）

【生化及生理】

雌激素受体是核受体超家族成员之一，在乳腺癌的发生、发展过程中起着关键作用。该受体是乳腺癌患者重要的预后指标，更是决定是否给予患者内分泌治疗的重要依据。

雌激素是一个信使，它给靶细胞带来启动命令，但是它必须与细胞内的受体结合起来才能产生作用。如果靶细胞内不存在受体，则激素不起任何作用。现已证实，ER 可位于细胞膜、细胞质或细胞核。经典的核受体位于细胞核，其蛋白质在翻译后短暂位于胞质，故可在细胞质检测到。扩散到细胞核的雌激素与其核受体结合后引发基因调控机制，调节下游基因的转录。正常乳腺上皮细胞中雌激素受体信号通路可引发基因组和非基因组效应以调控乳腺生长、发育和细胞凋亡。当 ER 信号通路失调，可导致相关基因表达失衡或改变胞质内蛋白功能，促使乳腺细胞过度增殖或乳腺细胞凋亡受阻，从而促使乳腺癌的发生。对 ER 阳性的雌激素依赖型乳腺癌患者可进行内分泌治疗，原理主要通过阻止雌激素作用或降低 ER 表达而阻断 ER 信号通路，抑制乳腺癌细胞增殖。

【检测方法】

目前激素受体检测的最常用方法是免疫组化(immunohistochemistry，IHC)法，该法也是美国临床肿瘤学会(ASCO)和美国病理医师学院(CAP)联合推荐方法。

【标本要求与保存】

检测样本为获得的乳房肿瘤组织(如细针穿刺，穿刺活检或手术活检)，或在乳房肿瘤切除术或乳房切除术中切除的肿瘤肿块。

组织处理：标本离体后应尽快(1 小时内)放入 10 倍体积固定液中，记录标本离体和进入固定的时间，标本须每间隔 5mm 切开，以保证固定液的充分渗透。

固定液类型：固定液为 10% 中性缓冲福尔马林(NBF)，浓度不能过高或过低，若使用不同固定液，则应对比 10% NBF 进行认证。组织固定时间通常为 6 ~ 72 小时。

【参考区间】

≥1% 的细胞核染色阳性即为激素受体阳性，<1% 为阴性。

【临床意义】

乳腺癌的诊治已进入个性化时代，因此，现代乳腺癌的病理诊断，应该是在传统病理学的基础上进行分子分型，根据激素受体状态并结合其他指标对乳腺癌患者进行分类，再予以个体化治疗。

研究表明，ER IHC 染色阳性细胞百分比可提供有价值的疗效和预后预测信息。ER 水平与总生存(OS)、无病生存(DFS)、无复发生存(RFS)、5 年生存率、至治疗失败时间(TTF)、内分泌治疗反应以及复发时间呈正相关性。

(1) ≥1% 的细胞核染色阳性：提示能从辅助内分泌治疗中获益。

(2) ER 表达弱阳性和介于 1% ~10% 是否应用内分泌治疗应该慎重，综合考虑内分泌治疗对疾病的益处和其可能引起的毒副反应，应根据数据讨论后由临床医师决定。

【影响因素】

(1) 组织处理：严格要求由肿瘤从离体至放入固定液时间应小于 1 小时，10% 中性缓冲福尔马林固定时间不少于 6 小时，最长不超过 72 小时，否则将影响检测结果。

(2) 抗体选择：严格选择经临床证实具有良好特异性和敏感性的抗体，即染色结果阳性病例与临床内分泌疗效认证分析至少达到 90% 的符合率，而阴性病例应达到 95% 的符合率。

(3) 设立对照：每批检测均须设立阳性、阴性对照。外对照可采用细胞株或子宫内膜组织，应包括从阴性到强阳性的不同表达水平，尤其应有中度阳性表达对照。阳性内对照为染色标本中的正常乳腺导管上皮细胞，应注意对照细胞必须呈现弱、中、强的不等量、不同程度表达，若仅少数细胞呈均一阳性，则可能由于分析敏感性不足，使肿瘤细胞低至中等表达时不能被检测到而呈现假阴性现象。阴性内对照可为正常乳腺组织中的肌上皮细胞或间质细胞。

二、孕酮受体(progesterone receptor，PR)

【生化及生理】

PR 和 ER 一样，也是核受体超家族成员之一。它同样在乳腺癌的发生、发展中起着关键的作用，是乳腺癌患者内分泌治疗的另一重要依据和重要预后指标。

ER 移入细胞核后，通过基因转录而导致孕激素受体合成，所以 PR 的合成必须在 ER 作用下才能实现。因此，PR 阳性才是 ER 具有生物活性的指标。假如 PR 和 ER 阳性，说明其功能仍接受体内内分泌调节，称激素依赖性；反之，PR 和 ER 呈阴性，则称激素非依赖性。研究证实，唯有激素依赖性乳腺癌才能借内分泌治疗而使患者获益。

【检测方法】

见“雌激素受体”。

【标本要求与保存】

见“雌激素受体”。

【参考区间】

此项目暂无公认的参考区间。

【临床意义】

PR IHC 染色阳性细胞百分比可提供有价值的疗效和预后预测信息。PR 水平与总生存(OS)、至治疗失败时间(TTF)、内分泌治疗反应和复发时间呈正相关性。PR 状态可提供独立于 ER 外的附加预测价值，尤其是对于绝经前患者。ER/PR IHC≥1%的细胞核染色阳性，提示能从辅助内分泌治疗中获益。

三、雄激素受体(androgen receptor, AR)

【生化及生理】

AR 属于核受体超家族中的类固醇受体。AR一般由四个结构域组成：N 端转录激活区、DNA 结合区、铰链区和配体结合区。在细胞质，AR 通过与配体(雄性激素睾酮或二氢睾酮)结合而被激活，然后转位至细胞核中，影响基因的表达。AR 的主要生理学功能表现在它是一种 DNA 结合转录因子，控制和影响对于男性体征发育及维持起关键作用的基因的表达。AR 与不同的配体结合从而发挥不同的生理学功效，如与睾酮结合，主要与男性第一性征的发育和维持相关，而与二氢睾酮结合则主要与男性第二性征的发育和维持有关。

【检测方法】

IHC 法：免疫组化法灵敏度高，样本采集简单，临床使用较多。但该法只能进行定性分析，不能提供受体在亚细胞组分中的定量分布及亲和力改变情况。

放射配基结合分析法：将制备的胞质、胞核悬液与^{3}H-R1881 进行饱和结合反应，测量放射性计数。此法虽然操作较繁琐，但能分别测定胞质、胞核中受体的亲和力及含量。由于使用到放射性元素，其应用受到一定的限制。

ELISA 法：将已知 AR 浓度的标准品和未知浓度的样品分别加入微孔酶标板内进行检测。先将 AR 和生物素标记的抗体同时温育。洗涤后，加入亲和素标记过的 HRP。再经过温育和洗涤，去除未结合的酶结合物，然后加入底物显色，颜色的深浅和样品中 AR 的浓度呈比例关系。

【标本要求与保存】

血清：操作过程中避免任何细胞刺激。使用不含热原和内毒素的试管。收集血液后，离心并将血红细胞迅速小心地分离。

血浆：EDTA、柠檬酸盐及肝素抗凝血浆均可用于检测。

细胞上清液：离心去除颗粒和聚合物后进行检测。

组织匀浆：向组织中加入适量生理盐水捣碎，离心后取上清检测。

如果以上样品若不立即进行检测，应将其分装保存于-70℃，避免反复冷冻。尽可能不要使用溶血或高脂血标本。如果血清中含有大量颗粒物质，检测前应先离心或过滤。冻存的标本应避免在 37℃或更高温度下加热解冻，应在室温下充分均匀地解冻。

【参考区间】

IHC 法：阴性(-)：无阳性着色或阳性细胞数<5%；阳性(+)：阳性细胞数≥5%。

放射配基结合分析法：最大结合容量(maximum binding concentration of receptor, Bmax)：6.74～36.52fmol/mg。

ELISA：此项目暂无公认的参考区间。

【临床意义】

(1) AR 缺乏是中老年男子雄性激素缺乏综合征的主要病因，其主要表现包括：情绪和认知功能障碍、性功能减退、生理体能下降和出现心血管疾病。

(2) AR 与前列腺癌的发生、发展密切相关：在前列腺癌组织中，AR 的增殖或突变能使其对血清中较低含量的雄激素敏感，是前列腺癌恶化的主要原因。

(3) AR 在乳腺癌组织的表达具有独立性，并已成为乳腺癌患者一个良好的预后指标。

四、表皮生长因子受体(epidermal growth factor receptor, EGFR)

【生化及生理】

EGFR 是原癌基因 C-erbB-1(HER-1)的表达产物，EGFR 家族包括 EGFR、C-erbB-2(HER-2)、C-erbB-3 和 C-erbB-4 四个成员，均定位于细胞膜上，HER 家族在细胞生理过程中发挥重要的调节作用。

EGFR 本身具有酪氨酶激酶活性，广泛分布于除血管组织外的上皮细胞膜上，由胞外区、跨膜区和胞内区三部分组成，表皮生长因子(EGF)、转化生长因子 A(TGFA)等配体与胞外区特异结合后可启动细胞核内的有关基因，从而促进细胞分裂增殖。EGFR 信号转导途径在肿瘤细胞的增殖、损伤修复、侵袭及新生血管形成等方面起重要作用。易瑞沙(吉非替尼)是一种新型的小分子肿瘤治疗药物，其作用机制主要是通过抑制 EGFR 自身磷酸化而阻滞传导，抑制肿瘤细胞的增殖，实现靶向治疗。

【检测方法】

DNA 测序是目前检测 EGFR 突变最常用的检测方法之一。另外实时定量 PCR 和基因芯片等也可用于检测 EGFR 突变。EGFR 酪氨酸激酶区重要的突变包括外显子 18 的 G719X 点突变、外显子 20 的插入突变、外显子 19 的 E746-A750 的缺失突变以及外显子 21 的 L858R 点突变。其他位点信息可以参照 EGFR 突变数据库。

【标本要求与保存】

各种途径获取的非小细胞癌的体细胞组织、肺癌的石蜡包埋组织切片、肺癌晚期转移灶组织等肿瘤组织标本是最可靠的检测标本。另外,外周血、肺癌胸水和穿刺细胞或痰细胞等也可送检,但可靠性不及肿瘤组织标本。

【参考区间】

无突变则为野生型,反之为突变型。

【临床意义】

吉非替尼为携带体细胞 EGFR 突变的晚期非小细胞肺癌患者的一线治疗药物。2004 年《Science》和《NEJM》分别发表了报道表明表皮生长因子受体基因(EGFR)突变可预测酪氨酸激酶抑制剂易瑞沙(吉非替尼)治疗晚期非小细胞肺癌(NSCLC)疗效,突变型患者对该药更为敏感。

【影响因素】

因突变基因含量较低,因此标本的选择极为重要,最好选择肿瘤组织标本送检。

五、*HER2/neu* 基因扩增(*HER2/neu* gene amplification)

六、*HER2/neu* 蛋白(*HER2/neu* protein)

【生化及生理】

人表皮生长因子受体-2(HER2)由位于人类第 17 号染色体长臂(17q21-q22)的原癌基因 *HER2/neu* 编码,是结合在细胞膜表面的一种受体酪氨酸激酶,是人类表皮生长因子受体(EGFR)家族的第 2 个重要成员,有着和其他成员相似的结构组成,包括富半胱氨酸的胞外生长因子结合区域、亲脂性的跨膜区域、带有调节性羧基末端片段的胞内酪氨酸激酶区域。HER2 分子量约为 185kD,因此又被称为 p185。HER2 在细胞膜上以单体形式存在,特异性配体与之结合后,形成同源二聚体或与其他 HER 家族成员形成异源二聚体并通过酪氨酸激酶活化后引起胞内信号的转导。HER2 在正常组织中为阴性或微量表达,在以乳腺癌细胞为代表的肿瘤细胞中呈高表达。曲妥珠单抗(赫赛汀)是一种重组 DNA 衍生的人源化单克隆抗体,选择性地作用于 HER2 的细胞外部位来抑制 HER2 过度表达的肿瘤细胞的增殖。

【检测方法】

FDA 已经批准的检测 HER2 的方法包括 IHC、荧光原位杂交方法(FISH)和显色原位杂交方法(CISH)。在我国,乳腺癌患者 HER2 检测最常用的方法是:IHC 法检测组织 HER2 蛋白表达水平,原位杂交法检测 *HER2/neu* 基因扩增的水平。

检测血清或血浆中游离的 *HER2/neu* 蛋白可采用定量 ELISA。

【标本要求与保存】

检测应针对浸润性乳腺癌或乳腺癌的浸润性部分,标本为手术前穿刺活检或手术切除的肿瘤组织。

组织处理:固定液为 4% 中性缓冲福尔马林,固定时间是 6～48 小时。

血清或血浆:分离后及时检测或分装冻存于 -80℃,溶血或反复冻融的样本不适合用于检测。

【参考区间】

检测组织中 HER2/neu 蛋白或基因:

(1)“阳性”:IHC+++(>30% 的浸润性癌细胞的胞膜呈现完整的强着色)、FISH 检测 *HER2* 基因/CEP17 的比值大于 2.2 或在未设内对照探针的检测中,平均每个细胞核内>6 个基因拷贝、CISH 杂交信号大于 50% 的肿瘤细胞核内有多于 10 个信号点或者凝结成团块状、簇状信号颗粒。

(2)“可疑”:IHC++(至少 10% 的肿瘤细胞呈现弱至中度完整的胞膜染色)、FISH 检测 *HER2* 基因/CEP17 的比值 1.8～2.2 或在未设内对照探针的检测中,平均每个细胞核内 4～6 个基因拷贝、CISH 杂交信号大于 50% 的肿瘤细胞核内有 6～10 个信号点或难以判断的信号。

(3)“阴性”:IHC 0 或+表达(任何比例的肿瘤细胞有微弱的、不完整的胞膜染色或无着色)、FISH 检测 *HER2* 基因/CEP17 的比值小于 1.8 或在无内对照探针的检测中平均每个细胞核内<4 个 *HER2* 基因拷贝、CISH 杂交信号大于 50% 的肿瘤细胞每个核内有 1～5 个信号点。

检测血清或血浆中游离的 *HER2/neu* 蛋白:0.0～15.0ng/ml;检测结果<15.0ng/ml 提示应对患者定期地进行 *HER2/neu* 蛋白的监测;若≥15.0ng/

ml 则提示应常规监测。

【临床意义】

（1）乳腺癌高危预警指标和治疗预测指标：在乳腺癌的分子分型中，*HER2/neu* 被认为是重要的危险因素，若 HER2 检测阳性，则患乳腺癌的风险度即被视为中危或高危，尤其是手术和化疗后，HER2 高表达的患者五年复发率非常高。

（2）用于指导临床药物治疗：曲妥珠单抗（赫赛汀）是全球第一个被批准用于治疗转移性乳腺癌和早期乳腺癌的 HER2 单克隆抗体，被广泛应用于各期 HER-2 阳性乳腺癌的治疗。经中国食品药品监督管理局的批准，作为 HER2 过度表达晚期乳腺癌的一线治疗方案，HER2 阳性状态是赫赛汀治疗的绝对必要条件，因此用药前正确评价 HER2 状态至关重要。

（3）血清 *HER2/neu* 蛋白可用于随访或监测转移性乳腺癌患者，由于其标本来源和检测方法较为便捷，适合用于蛋白水平的实时监测。有研究表明，若患者血清 *HER2/neu* 蛋白水平较基线水平下降 20% 以上则提示该患者对治疗具有良好的反应。

【影响因素】

检测结果的可靠性必须建立在高质量的检测标本上，标本如发生以下情况则必须排除在结果判断之外，否则易出现假阳性。

（1）IHC 检测 *HER2/neu* 原癌蛋白：①未用 4% 中性缓冲福尔马林固定；②针吸活检标本中性甲醛固定少于 1 小时；③切除活检标本固定少于 6 小时或超过 48 小时（固定不足比固定过度影响更大）；④具有边缘收缩或挤压人工假象的穿刺标本；⑤在内部正常导管或小叶具有很强的膜染色的组织；⑥对照片出现非预想结果。

（2）荧光原位杂交检测 *HER2/neu* 基因：①浸润性乳腺癌细胞数量少，难以在紫外光下界定的样品（在两个独立的浸润癌部分至少检测 20 个非重叠的细胞）；②未用中性甲醛固定；③固定少于 6 小时或多于 48 小时（超过 48 小时并非绝对，所得的阴性结果需在报告中注明）；④FISH 信号是非均一的（一致性<75%）；⑤背景染色影响信号的评判（>10% 信号位于细胞质）；⑥不适宜的酶消化导致自发荧光很强或细胞核分辨差；⑦对照片未出现预期结果等。

（3）定量 ELISA 检测血清中 *HER2/neu* 蛋白：样本溶血会干扰检测结果，反复冻融的样本则会降低检测灵敏度，因此以上样本均不宜用于检测。

七、可溶性转铁蛋白受体（soluble transferrin receptor，sTfR）

【生化及生理】

人体中绝大部分的铁参与转运氧的血红蛋白和储存氧的肌红蛋白，还有部分存在于细胞氧化和呼吸链的酶中。只有相当少的铁在血液循环中和转铁蛋白结合成一种复合物被运输，通过转铁蛋白和细胞表面的特异性转铁蛋白受体结合释放来实现至细胞内的转运过程。转铁蛋白受体是一种以非二硫键连接的跨膜糖蛋白，该蛋白由两个完全相同的肽链组成，每条肽链的分子量约为 95kD。铁-转铁蛋白-TfR 形成的复合物通过细胞内吞泡的内在化途径由细胞膜进入细胞质液。铁留在细胞质液中，转铁蛋白-TfR 复合物通过再循环返回到细胞表面，几乎所有的细胞表面都有特征性的转铁蛋白受体，包括成熟的红细胞。但在正常成人体内大部分（约 80%）的受体被固定在红骨髓当中的红细胞前体上。

存在于血清或血浆当中的可溶性 TfR 是组织受体的分离形式，该受体主要来源于早期的红细胞在成熟过程中脱落下来的。在细胞表面上的转铁蛋白受体的数目反映了与之相关的可供应的细胞铁的要求。因而，铁的供应减少将迅速导致 TfR 合成的调整。当红细胞生成活性增加特别是铁缺乏时会引起 sTfR 合成的增加，从而使血清中 sTfR 浓度的升高。

TfR 不仅在红系细胞表面表达，还在高度增殖细胞（如肿瘤细胞）和低分化细胞中表达较高。近年来，随着对转铁蛋白的深入研究，研究者发现转铁蛋白及其受体除运输铁的功能外，还与细胞的生长和增殖及肿瘤的代谢有关。

【检测方法】

免疫化学发光法（ICMA）、ELISA、速率散射比浊法（rate nephelometry）等。

【标本要求与保存】

血清或血浆，肝素或 EDTA 抗凝。标本量 1ml，至少 0.2ml。避免溶血，尽快分离标本进行检测，否则标本冷冻（-20℃）保存，但应避免反复冻融。样本应充分离心，不得有溶血及颗粒。

【参考区间】

ICMA 12.2～27.3nmol/L。

【临床意义】

（1）功能性缺铁最灵敏的标志物：用于缺铁性贫血和慢性疾病引起的贫血（ACD）的鉴别诊断。

sTfR 是功能性铁状态的一项特异性检测指标，在铁缺乏早期就已观察到 sTfR 浓度的升高，且不易受各种其他疾病因素的影响，如炎症反应等。在临床实践中，血清铁蛋白、sTfR 和血红蛋白联合检测可准确分析患者铁缺乏的状态，这些分析物表明铁缺乏的不同阶段。

（2）sTfR 与红细胞的生成量有关，在早期就可用来评价促红细胞生成素治疗效果。

（3）可用于监测铁过多性疾病，如血色素沉着症。血色素沉着症患者肠道对铁过量吸收，并以与铁蛋白结合的形式存储在肝脏和心脏等器官，对脏器功能有很大损害，放血治疗后，可联合检测血清铁蛋白、sTfR、转铁蛋白饱和度来评价治疗效果。

（4）在高度增殖细胞（如肿瘤细胞）和低分化细胞中表达较高，与细胞的生长和增殖及其肿瘤的代谢有关，从某个角度反映细胞在特定阶段的生长增殖状态。

【影响因素】

sTfR 是一项较为稳定的检测指标，不易受各种干扰因素的影响，例如急性或慢性炎症反应、怀孕等。

（汪　维）

第十六章 激素的测定

人体内分泌系统是由内分泌腺(垂体、甲状腺、甲状旁腺、肾上腺、胰岛和性腺)与分散存在于全身不同器官组织的内分泌细胞所组成的一个体液调节系统,通过其所分泌的各种激素影响人类生理活动。激素(hormone)是由内分泌细胞分泌的具有生物学活性(传递信息)的化学物质。激素传送到靶细胞有三种方式:大多数激素是经血液循环运输到远距离的靶细胞发挥调节作用,称为远距分泌,这是传统意义的内分泌;有的激素是直接进入细胞间液而作用于邻近细胞,称为旁分泌;下丘脑某些神经元分泌的神经激素沿神经纤维轴浆运输到神经垂体或经垂体门脉运至腺垂体,称为神经分泌方式。

第一节 概 述

正常情况下,各种激素保持着动态平衡,如果因某种原因内分泌调控障碍导致激素分泌过多或减少,打破了这种平衡,可造成内分泌失调,引起相应的临床表现。由于体液中的激素直接来源于各内分泌腺,所以测定体液中的激素及其代谢产物的含量,或进行相关检查对于内分泌疾病的诊断、疗效监测等方面均具有十分重要的意义。

一、激素的分类

(一) 按激素化学本质分类

按化学本质不同,可分为蛋白质及肽类激素、氨基酸衍生物类激素、类固醇类激素与脂肪酸衍生物类激素等四类,常见激素及其化学本质见表16-1。

(二) 按激素作用的受体分类

按激素作用的受体不同,可分为如下两类。

1. 核受体激素　核受体激素为脂溶性的,又称脂溶性激素,包括类固醇激素、甲状腺激素、维生素A与维生素D等。

2. 膜受体激素　膜受体激素通常是亲水性的,又称亲水性激素,包括肽类激素、神经递质、前列腺素等。

表16-1　常见激素及其化学本质

内分泌腺	激素	代号	化学本质
下丘脑	促甲状腺激素释放激素	TRH	肽类
	促肾上腺皮质激素释放激素	CRH	多肽
	生长素释放激素	GHRH	多肽
	生长素释放抑制激素	GHIH	肽类
腺垂体	促甲状腺激素	TSH	糖蛋白
	促肾上腺皮质激素	ACTH	肽类
	生长激素	GH	蛋白质
	卵泡刺激素	FSH	糖蛋白
	黄体生成素	LH	糖蛋白
	催乳素	PRL	蛋白质
神经垂体	抗利尿激素	ADH	肽类
	催产素	Oxytocin	肽类
肾上腺髓质	肾上腺素	epinephrin	氨基酸衍生物
	去甲肾上腺素	sympathin	氨基酸衍生物
肾上腺皮质	醛固酮	aldosterone	类固醇类
	雌激素	estrogens	类固醇类
	雄激素	Androgens	类固醇类
其他腺体	绒毛膜促性腺素	HCG	蛋白质
	前列腺素	prostaglandin	脂肪酸衍生物

二、激素的作用机制

激素能对靶细胞发挥作用，主要是因为靶细胞含有能识别激素信号并与激素特异性结合的物质，即激素受体。每种激素均具有特异性受体，激素受体多为蛋白质，激素与受体的结合具有以下特点：①高度特异性；②高度亲和性；③结合的可逆性；④量-效性与饱和性；⑤类似化合物的可竞争性。激素与其特异性受体（核受体或膜受体）结合后，将激素的信号转化为细胞内的一系列化学反应，从而发挥调节体内代谢、生长发育、生殖与衰老等多种生理功能，维持人体内环境的相对稳定，使人体适应复杂的体内外环境的变化。

根据激素受体在细胞内定位的不同，通常将激素作用机制分为两种。

（一）通过细胞膜受体起作用

蛋白质及肽类激素、氨基酸衍生物类激素主要通过此机制发挥其作用。激素与特异性膜受体结合后，能将激素的信息向细胞的其他部位传递，引起膜通透性的改变和膜上某些酶活性的改变。尤其重要的是许多激素能激活细胞膜上的腺苷酸环化酶，增高细胞内 3'，5'-环磷酸腺苷（cAMP）的浓度，从而引发一系列代谢变化。

（二）通过细胞内受体起作用

类固醇激素主要通过此机制发挥其作用。由于此类激素疏水性较强，易穿透靶细胞膜进入细胞内与特异性受体结合，形成激素-受体复合物。在一定条件下，复合物转变成“活性复合物”。活性复合物与核内染色质的亲和力很高，能与染色质特定部位的 DNA 结合，将结合位点的基因活化，从而转录出特异的 mRNA。后者移至细胞质，在核蛋白体上被翻译成酶蛋白或功能性蛋白质，最终显示出激素特有的生物学效应。

三、激素的调控

激素的分泌受多种因素的影响：①体内各种激素在神经系统参与下，通过下丘脑-垂体-内分泌腺调节轴进行多种反馈调节，是最主要的调节机制；②刺激或抑制物可影响激素的合成或释放；③许多激素呈生理性节律或脉冲式释放，如生长激素、肾上腺皮质激素等；④其他激素或物质亦可影响激素的正常分泌，如口服避孕药对甾体激素的影响等。

四、激素的检测方法

根据内分泌功能紊乱发生的一个或多个环节，可设计相应的检测方法。

（一）直接检测体液中激素或其代谢物

健康人血液中的激素含量甚微，用一般化学方法难以准确测定。以前主要采用放射免疫分析（radioimmunoassay，RIA）或酶联免疫吸附分析（enzyme-linked immunosorbent assay，ELISA）的测定技术。近年来化学发光免疫分析（chemiluminescence immunoassay，CLIA）、时间分辨荧光免疫分析（time-resolved flu-oroimmunoassay，TR-FIA）和电化学发光免疫分析（electrochemiluminescence immunoassay，ECLIA）等已经成为临床常用的方法，另外，HPLC、LC/MS-MS 等也应用到临床，它们均可以灵敏、特异、快速和准确地测定血液中各种激素的浓度。这些新方法不但没有核素污染，而且可以应用于自动分析仪进行批量测定，可对内分泌功能的判定提供直接的客观依据。对某一激素或其代谢物的连续检测，可反映激素分泌的节律性有无改变，有利于某些内分泌疾病的早期诊断。这类方法因简便、适用性广，可为判断有无某种内分泌病直接提供客观指标，临床上最为常用。

（二）激素生物效应试验

如甲状腺功能紊乱时的碘摄取试验和基础代谢率检测；甲状旁腺功能紊乱时血钙、磷的检测等。这类方法通过激素效应间接反映内分泌功能，往往由于影响因素较多、特异性不高，只能起辅助诊断作用。

（三）动态功能试验

指应用特异性刺激物或抑制物作用于激素分泌调节轴的某一环节，分别测定作用前后相应靶激素水平的动态变化，以反映内分泌功能。动态试验分为兴奋试验与抑制试验。兴奋试验用于内分泌功能减退的分析，抑制试验用于内分泌功能亢进的分析。这类试验有助于确定内分泌疾病的病变部位与性质。

（四）其他方法

对某些半衰期短的激素可检测其前体物质，如阿片皮质素原（促肾上腺皮质素前体物）；检测激素作用介导物，如生长激素介导物生长调节素；对某些高血浆蛋白结合率激素，有时需检测其结合蛋白水平；有的内分泌病的发病机制与自身免疫、遗传或基因突变有关，近年来对有关自身抗体或缺陷基因的检测也开始广泛应用。

五、影响激素测定的因素

激素的检测受多种因素的影响，有时影响甚大，需要仔细分析，规范测定方法与全过程，并对结果进行合理解释。在测定中要考虑到分析前、分析中和分析后各种因素的干扰和影响。

（一）分析前因素的影响

激素的分泌受许多因素的影响，需要特别注意：①生物节律性变化：某些激素的分泌具有明显的节律性，人体激素很多都是在夜间11:00～凌晨2:00分泌最多，如生长激素、肾上腺皮质激素和垂体促甲状腺激素等，育龄期妇女的垂体促性腺激素和卵巢分泌的甾体类激素有月经周期的变化，这一点在收集标本时间和结果判断时有十分重要的意义。②年龄影响：不同年龄的人群其激素分泌水平不同。如甲状腺激素、垂体激素、甾体激素等，这对于青春期、老年期和绝经期的妇女尤其重要，会直接影响疾病的诊断与治疗。③妊娠影响：妊娠期胎盘是一个巨大的内分泌器官，妊娠期各种内分泌激素的正常范围和临界值也与非妊娠妇女不同，应关注孕妇体内的内分泌环境的变化。④药物影响：一些药物对激素分泌有明显影响，如口服避孕药对甾体激素的影响，抗精神病药物可导致催乳素分泌改变等。

（二）分析中因素的影响

激素在血液中的含量少，对检测技术要求高，尽量选择敏感性高的方法。此外，激素测定过程中的试剂、仪器及操作人员的水平等，对实验结果也会造成影响。检测方法是一个关键因素。

（三）分析后因素的影响

由于激素水平的测定方法、试剂质量及实验室条件的差异，各实验室对激素参考区间的报告差别较大，较难统一，因此有必要固定方法与试剂，建立本实验室的参考区间。

第二节　下丘脑-垂体激素检测

一、血清生长激素（serum growth hormone）

二、24小时尿液生长激素（24h urine growth hormone）

【生化及生理】

生长激素（GH）是一种由腺垂体嗜酸性细胞分泌、含191个氨基酸残基的、分子量约为21.5kD的单链多肽激素。释放入血循环的GH有多种亚型，分子量分别为27 000、22 000、20 000和5 000。GH呈脉冲式分泌，并有明显的昼夜节律。GH的分泌主要受下丘脑生长激素释放激素（growth hormone-releasing hormone，GHRH）和生长激素抑制激素（growth hormone-release inhibiting hormone，GHIH）调控。GH可促进机体生长发育；促进蛋白质合成；促进脂肪水解；低浓度GH可降低血糖，高浓度GH反而升高血糖。尿液中的GH浓度很低，因为血液循环中约不到0.01%的GH自尿中排出，用于反映体内内源性GH的分泌。

【检测方法】

现临床多采用免疫法测定，如RIA、EIA、CLIA等，CLIA最常用。

【标本要求与保存】

血清标本。GH分泌呈脉冲式，并有昼夜节律性，一般采血时间应在午夜或清晨安静平卧时。取血后应立即送检，1小时内分离血清，标本量0.8ml，至少0.4ml。分离后血清标本室温（25℃）7天、冷藏（4℃）或冷冻（-20℃）保存14天。保存期间标本可反复冻融3次。

尿液标本，收集24小时尿液或随机尿，尿液必须pH 4～7。标本量100ml，至少50ml。标本室温（25℃）或冷藏（4℃）稳定保存6小时，冷冻（-20℃）保存180天。保存期间标本可反复冻融3次。

【参考区间】

新生儿：1天：5.0～53.0μg/L。

　　　　1周：5.0～27.0μg/L。

1～12个月：2.0～10.0μg/L。

≥1岁：男性：0.0～2.9μg/L。

　　　女性：0.0～7.9μg/L。

【临床意义】

（1）升高：巨人症、肢端肥大症、饥饿、蛋白质缺乏、糖尿病代谢控制不良等。应做抑制试验明确诊断，GH分泌不被抑制提示GH自主分泌过多，见于巨人症和肢端肥大症。

（2）降低：生长激素缺乏症、席汉综合征、性激素缺乏、肾上腺皮质功能亢进等。应做兴奋试验明确诊断，兴奋后GH分泌无反应提示垂体功能低下。

【影响因素】

（1）由于GH呈脉冲式分泌且半衰期仅20分钟，在不能确定是否正好处于脉冲式分泌期或分泌后较长间隔后采集的情况下，GH水平再高或再低都无多大意义，不能只凭GH测定做出GH功能紊乱的有关诊断，通常同时进行GH的刺激和（或）抑制试验。另外，胰岛素样生长因子（IGF）的测定对生长激素功能紊乱的诊断亦有价值。

（2）GH的分泌受多种因素的影响，如睡眠、运动、饥饿、精神或躯体应激、α-受体激动剂、β-受体阻滞剂等促进GH的分泌，肥胖、甲状腺功能降低、α-受体阻滞剂、β-受体激动剂等抑制GH的分泌。

三、胰岛素诱发低血糖试验（insulin tolerance test，ITT）

【生化及生理】

胰岛素诱发的低血糖是下丘脑-垂体-肾上腺系统强烈的、非特异性的刺激。在健康人中，低血糖应激状态可刺激腺垂体释放GH、ACTH、TSH、FSH等多种激素，但生长激素缺乏症者无反应。对比试验前后血清GH浓度变化情况，有助于诊断生长激素缺乏症，被誉为评估下丘脑-垂体-肾上腺轴功能的金标准。

【检测方法】

患者空腹过夜；建立静脉通道，注射普通速效胰岛素0.1U/kg，分别于注射前及注射后30分钟、60分钟、90分钟和120分钟采血测定血糖和GH浓度。

【标本要求与保存】

血液标本。

【参考区间】

注射后15～45分钟发生低血糖（可于注射后30～60分钟血样测得低值）；GH峰值于注射后60或90分钟出现，且浓度≥20μg/L。

【临床意义】

GH峰值浓度≥20μg/L，可除外GH缺乏症；GH峰值浓度<5μg/L，为GH缺乏；GH峰值浓度5～20μg/L，为GH可疑或部分缺乏。

【影响因素】

此试验在有心脑血管疾病患者中禁忌；垂体前叶功能减退的患者由于垂体前叶对抗胰岛素作用的激素水平不足易于出现严重的低血糖反应。

四、生长激素抗体（growth hormone antibody）

【生化及生理】

人重组生长激素（r-hGH），为因各种原因导致的生长激素缺乏症的替代治疗药物。患者接受r-hGH治疗后，血清中抗GH抗体可能会转为阳性。抗GH抗体可干扰GH对靶细胞的作用，影响其在体内的生物学活性。

【检测方法】

常用放射结合分析方法、ELISA。

【标本要求与保存】

血清标本。取血后应立即送检，1小时内分离血清，标本量1.0ml，至少0.5ml。分离后立即检测，否则冷冻保存。血清标本室温（25℃）或冷藏（4℃）保存1天，冷冻（-20℃）保存200天。

【参考区间】

ELISA：0.5～12μg/L。

【临床意义】

主要用于治疗监测，r-hGH治疗有效率与r-hGH特异性抗体在血清中出现的浓度或结合容量密切相关，测定生长激素抗体可对垂体性侏儒症患者进行临床观察和预测药物治疗效果。

【影响因素】

性激素、胰岛素等对血中生长激素抗体水平有一定影响。

五、生长激素结合蛋白（growth hormone-binding protein，GHBP）

【生化及生理】

生长激素结合蛋白按其与GH的亲和性不同可分为两类：①高亲和性GHBP，由246个氨基酸组成，分子量为61kD，与分子量为22kD的GH结合有特异性；②低亲和性GHBP，分子量为100kD，与分子量为20kD的GH结合有特异性。作为血管内激素贮存物，GHBP的主要作用是在血液中与垂体合成和分泌的GH结合并将其通过血液循环系统运输到全身的靶细胞。此外，GHBP能延长GH的半衰期，缓冲GH脉冲式分泌的波动，减慢其排泄及降解，还通过增强或减弱GH对GH受体的结合力来达到促进GH发挥在靶细胞的作用。

血中两种 GHBP 的调节不同，在儿童期两种 GHBP 为升调节，低亲和性 GHBP 在 10 岁前达到峰值，高亲和性 GHBP 在 20 岁左右还继续上升。人血浆中 GHBP 水平几乎无昼夜节律波动，也无性别差异，但是个体间的差异很大。在生长发育过程中，以胎儿和新生儿期的 GHBP 水平最低，幼儿期急骤升高，青春期后又逐渐降低，成年后基本维持在比较恒定的水平上。

【检测方法】

常用的检测方法为 HPLC，它的特点是快速、可重复，可以分离人类血中两种 GHBP 及配体介导免疫功能检测。在较早前采用放射结合法测定 GHBP，血浆标本与 ^{125}I-GH 一起孵育后，用凝胶过滤或葡聚糖包裹的活性炭吸附法去除未与 GHBP 结合的 ^{125}I-GH，然后测定 ^{125}I-GH-GHBP 复合物的放射活性，但由于此方法中内源性 GH 的去除、^{125}I-GH-GHBP 的解离、GHBP 的降解及其他干扰因素都未能得到满意的控制，所以其使用受限。

【标本要求与保存】

血清或血浆。见“血清生长激素”。

【参考区间】

高亲和力 GHBP 的平均血浆浓度为 1nmol/L，低亲和力 GHBP 分子量平均血浆浓度为 0.7μmol/L。

【临床意义】

GHBP 水平升高只见于肥胖症。GHBP 降低见于某些后天获得性疾病，如肝硬化、肾功能不全、胰岛素依赖性糖尿病、甲状腺功能减低、慢性营养不良等。

测定 GHBP 还可以作为反映 GH 受体水平的指标，因为 GHBP 含量和 GH 受体水平相平行，可以反映体内 GH 受体的水平，且直接测定 GH 受体远比测定 GHBP 复杂得多。

【影响因素】

（1）GH 对 GHBP 水平的影响：血清 GH 水平的变化对 GHBP 有明显的影响。GH 对血浆 GHBP 水平的调节具有双重作用，即 GH 在生理浓度范围内对 GHBP 表现为升调节，而大剂量的 GH 对 GHBP 则表现为降调节。

（2）甲状腺激素对 GHBP 的影响：甲状腺功能低下患者，血浆 GHBP 水平显著降低；而甲状腺功能亢进症患者则明显升高。

（3）性激素对 GHBP 水平的影响：雌激素使 GHBP 水平升高，雄激素使之降低。

（4）其他因素：如妊娠，营养状态，药物（如胰岛素等）对血中 GHBP 水平也有一定影响。

六、生长激素兴奋试验（growth hormone stimulation test）

【生化及生理】

由于 GH 分泌具有昼夜时间节律性，每日分泌主要在夜间熟睡中，并具有脉冲式分泌特点，半衰期仅约 20 分钟。若在非脉冲式释放期取样测定，GH 水平高低均无多大临床价值，因此不能用单次 GH 测定做出 GH 功能紊乱的有关诊断，通常需要同时进行生长激素刺激试验或生长激素抑制试验。

【检测方法】

兴奋方法可以是运动或药物，检测方法见“血清生长激素”。

运动兴奋试验：因剧烈运动及可能存在的血糖水平偏低均可刺激腺垂体释放 GH，故运动后，正常者血清 GH 值应较基础对照值明显升高。合作儿童空腹取血作基础对照后，剧烈运动 20～30 分钟，运动结束后 20～30 分钟取血测定 GH。

药物兴奋试验：可刺激腺垂体释放 GH 的药物很多，目前常用的药物及方法为：①胰岛素-低血糖试验（insulin-hypoglycemia test），因低血糖应激状态可刺激腺垂体释放 GH、ACTH、PRL 等多种激素，故在清晨空腹卧床采血作对照后，按 0.1μg/kg 静脉注射普通胰岛素后 30、60、90、120 及 150 分钟分别取血，测定 GH 水平，必要时可同时检测 ACTH、PRL，以发现复合性垂体前叶功能减退；②其他药物刺激试验均是在同上抽取清晨卧床空腹血后，给予 L-多巴（促 GHRH 释放）500mg（儿童 10mg/kg）一剂口服，或可乐定（促 GHRH 释放）4μg/kg（或 150μg/m^2）一剂口服，或盐酸精氨酸（促进垂体释放 GH）0.5g/kg 在 30 分钟内静脉滴注。分别在上述药物使用后 30、60、90 和 120 分钟取血，测定血清（浆）GH 水平。

【标本要求与保存】

见“血清生长激素”。

【参考区间】

运动兴奋试验：

RIA 法：正常者血清 GH 值应较基础对照值明显升高或≥10μg/L；GH 缺乏症者，运动后 GH 水平 <5μg/L。

药物兴奋试验：

正常人在使用上述刺激剂后，GH 分泌峰多在 60 或 90 分钟出现，胰岛素可推迟到 120 或 150 分钟出现，峰值应比对照基础值升高 5～7μg/L 以上，或峰值浓度≥20μg/L。

【临床意义】

若两项以上兴奋试验峰浓度均<5μg/L，则为 GH 缺乏症。而峰值浓度≥20μg/L，则可排除 GH 缺乏症，但 GH 受体缺陷等所致 SM 遗传性生成障碍者，GH 基础值反可升高，并且对上述兴奋试验可有正常人样反应，此时只有通过 SM 测定进行鉴别。

七、生长激素抑制试验（growth hormone suppression test）

【生化及生理】

对于多次测定基础 GH 值均>10μg/L 的疑为巨人症或肢端肥大症者，应考虑进一步作高血糖抑制 GH 释放试验。

【检测方法】

抽取空腹基础静脉血，口服含 100g（儿童 1.75g/kg）葡萄糖的浓糖水后，分别在 30、60、90 和 120 分钟取血，测定各血清 GH 水平。

【标本要求与保存】

见“血清生长激素”。

【参考区间】

正常人服用葡萄糖后血清 GH 最低应降至 2μg/L 以下，或在基础对照水平 50% 以下。

【临床意义】

垂体腺瘤性或异源性 GH 所致巨人症或肢端肥大症者，因呈“自主性”GH 分泌，不会被明显抑制，最低浓度>5μg/L，或在基础对照水平 50% 以上。

【影响因素】

本试验可有假阴性出现，特别在治疗可能出现的高血压、高血糖，使用了可乐定、α-甲基多巴等中枢 α2-肾上腺素受体激动剂或降血糖药者，应注意避免，最好停用上述药物一周以上再行本试验。

八、生长激素释放激素兴奋试验（growth hormone releasing hormone stimulation test，GH-RH-ST）

【生化及生理】

生长激素释放激素由大脑高级中枢释放，主要是兴奋腺垂体 GH 的释放，它与 SS 共同维持 GH 释放的双重调节。GHRH 对 GH 基因的转录、腺垂体细胞的增生和分化具有促进作用。垂体分泌 GH 过多时，可通过负反馈抑制下丘脑 GHRH 的释放，低血糖、去甲肾上腺素、应激等可促进 GHRH 的分泌。

【检测方法】

静脉注射 GHRH（1μg/kg 溶于 5ml 生理盐水中），30 秒内注射完，分别于 0、30、60、90、120 分钟抽血测定 GH。

【标本要求与保存】

同 GH 的测定。

【参考区间】

RIA：62～144ng/L。

【临床意义】

GH 峰值>7μg/L 即可排除 GH 缺如，如<5μg/L，则需排除垂体惰性，可连续 7 天每晚 7～8 时给受试者皮下注射 GHRH（1μg/kg），于第 8 天晚深睡后采血测 GH，如>7μg/L 则为延迟反应，提示病变在下丘脑，如 GH 分泌仍无反应，则不是垂体惰性而为原发性病变。

【影响因素】

α_2-肾上腺素能受体兴奋剂如克罗宁等、鸦片样物质如 FK33-824、内啡肽等都有促进 GHRH 释放的作用，而脲脂、戊巴比妥、γ-氨基丁酸、GH 有抑制其释放的作用。

九、生长激素释放抑制激素（growth hormone release inhibiting hormone，GHRIH）

【生化及生理】

生长激素释放抑制激素是一种存在于垂体后叶、中枢神经系统、胃黏膜、胃肠道神经、胰岛中的激素。GHRIH 对许多内分泌器官都有抑制作用，能显著抑制垂体 GH 的分泌；GHRIH 也能阻抑促甲状腺激素释放激素诱发的促甲状腺激素分泌；GHRIH 既能抑制胰岛 α 细胞分泌胰高血糖素，又能抑制胰岛 β 细胞分泌胰岛素，但对前者的作用比后者更强；GHRIH 能抑制多种胃肠道及胰腺分泌，如胰泌素、胃泌素、胃动素、抑胃肽、舒血管肠肽、胃蛋白酶及胰外分泌等，从而对机体营养物质的摄取率具有一定的控制作用，参与调节体内营养平衡。

【检测方法】

临床上常用 RIA 法检测。

【标本要求与保存】

血清、脑脊液。

【参考区间】

血清 115.6～183.4pg/ml。

脑脊液 1276.9～2058.7pg/ml。

【临床意义】

血清生长激素释放抑制激素升高见于特发性生长激素缺乏症、生长抑素瘤、甲减等。降低见于垂体GH瘤、TSH瘤、急性脑梗死、甲亢等。

脑脊液生长激素释放抑制激素升高见于松果体瘤、髓母细胞瘤等。

【影响因素】

检测前避免使用胰岛素、生长激素、促甲状腺素、胰高血糖素等药物。

十、促甲状腺激素(thyroid stimulating hormone,TSH)

十一、高敏促甲状腺激素(hypersensitive thyroid stimulating hormone,hsTSH)

【生化及生理】

促甲状腺激素为腺垂体特异性嗜碱细胞合成和分泌的糖蛋白,分子量约 30kD,由 α 和 β 两亚基组成,β 亚基为其功能亚基。TSH 是下丘脑-垂体-甲状腺调节系统的主要调节激素,受下丘脑分泌的促甲状腺激素(TRH)调节,主要功能是促进甲状腺细胞的增生和甲状腺激素的合成、释放,血中甲状腺激素水平的变化,也可负反馈地导致血清 TSH 水平出现指数方次级的显著改变。因此,在反映甲状腺功能紊乱上,血清 TSH 是比甲状腺激素更敏感的指标。

【检测方法】

临床上均采用免疫法测定。如 RIA 法、CLIA 法、ECLIA 法等。最早采用 RIA 法测定血清 TSH,但灵敏度不高,不能区别正常人和原发性甲亢患者,需进一步做 TRH 兴奋试验。CLIA、ECLIA 法和时间分辨免疫荧光法都更为灵敏、准确,其分析检测限为 0.001mIU/L,所以又称为高敏 TSH。

【标本要求与保存】

血清标本。由于清晨 2～4 时为 TSH 的日分泌高峰,故一般在清晨起床前采血。取血后应立即送检,1 小时内分离血清,标本量 1.0ml,至少 0.5ml。分离后立即检测,否则冷冻保存。血清标本室温(25℃)、冷藏(4℃)或冷冻(-20℃)稳定保存 14 天。可反复冻融 3 次。

【参考区间】

TSH:

血清:早产儿,28～36 周:0.7～27.0mIU/L。
　　脐带血(>37 周):2.3～13.2mIU/L。
　　儿童:出生～4 天:1.0～39.0mIU/L。
　　　　2～20 周:1.7～9.1mIU/L。
　　　　21 周～20 岁:0.7～6.4mIU/L。
　　成人:21～54 岁:0.4～4.2mIU/L。
　　　　55～87 岁:0.5～8.9mIU/L。
　　孕妇:第一个 3 个月:0.3～4.5mIU/L。
　　　　第二个 3 个月:0.5～4.6mIU/L。
　　　　第三个 3 个月:0.8～5.2mIU/L。

全血(脚后跟穿刺):<20mIU/L。

高敏 TSH:0.5～5.0mIU/L。

【临床意义】

TSH 的测定是评估甲状腺功能和研究下丘脑-垂体-甲状腺轴的重要手段之一。其配合甲状腺激素水平的测定,对甲状腺功能紊乱的诊断及病变部位的判断很有价值。

(1) 原发性甲状腺功能亢进症(简称甲亢)时,T_3、T_4 增高,TSH 降低,主要病变在甲状腺;T_3、T_4 增高,TSH 也增高,主要病变在垂体或下丘脑。

(2) 原发性甲状腺功能减退症(简称甲减)时,T_3、T_4 降低而 TSH 增高,主要病变在甲状腺;继发性甲减时,T_3、T_4 降低,TSH 也降低,主要病变在垂体或下丘脑。

(3) 其他可引起 TSH 分泌增多的因素有 Addison 病、长期服用含碘药物等,可引起 TSH 分泌下降的因素有蝶鞍上部肿瘤压迫、大剂量的皮质激素或皮质醇增多症等。

【影响因素】

新生儿、孕妇的 TSH 浓度较正常人高,因应激状态可刺激 TSH 分泌,故在对新生儿甲状腺功能进行筛查时,要避开刚出生的前三天,应在分娩时取脐血或出生 7 天后采血;注射甲状腺释放激素或服用硫脲类药物以及低盐饮食 TSH 可升高;服用类固醇激素 TSH 会下降。

十二、促甲状腺激素释放激素兴奋试验(thyrotropin-releasing hormone stimulation test,TRH-ST)

【生化及生理】

促甲状腺激素释放激素(TRH)由下丘脑基底部

神经元释放。TRH 可刺激腺垂体迅速释放贮存的 TSH,TRH 可通过垂体合成和分泌 TSH 来调节甲状腺功能。另外,TRH 有调节中枢单胺类神经递质的作用,可增加脑内去甲肾上腺素及乙酰胆碱的周转,增加经多巴-帕吉林处理后的脑多巴胺。在人体 TRH 能抑制五肽胃泌素的泌酸作用及延续胃肠道吸收葡萄糖及木糖醇,提示 TRH 参与其他胃肠功能的调节。

【检测方法】

TRH 兴奋试验:静脉注射 200 ~ 400μg(儿童按 4 ~ 7μg/kg)TRH,并于注射前以及注射后 30 分钟和 60 分钟分别采血测定血清 TSH。

【标本要求与保存】

同血清 TSH 的检测。

【参考区间】

注射 TRH 后 30 分钟,女性血清 TSH 较基础水平升高 4 ~ 12IU/ml,男性升高 3 ~ 9IU/ml 为正常反应。

【临床意义】

(1) 原发性甲状腺功能减退:TSH 基础水平升高,TRH 兴奋试验呈强阳性反应。

(2) 甲状腺性甲亢:TSH 基础水平低,垂体 TSH 储存少,注射 TRH 后血中 TSH 升高不明显。

(3) 下丘脑病变性甲状腺功能减退:TSH 基础水平低,TRH 兴奋试验呈延迟反应。

(4) 垂体病变性甲状腺功能减退:TSH 基础水平低,TRH 兴奋试验无反应。

(5) 垂体腺瘤性甲亢:TSH 基础水平高,TRH 兴奋试验呈阳性反应。可以根据临床表现和甲状腺激素检测的结果与甲状腺功能减退相鉴别。

(6) 异位 TSH 分泌:TSH 基础水平高,TRH 兴奋试验无反应。

【影响因素】

使用肾上腺皮质激素、精神抑郁状态均可使 TRH 兴奋试验反应迟钝。

十三、黑色细胞刺激素(melanocyte stimulating hormone,MSH)

【生化及生理】

黑色细胞刺激素又称促黑激素,它是由垂体中叶产生的多肽激素。可分为 α-MSH、β-MSH、γ-MSH(γ1-MSH、γ2-MSH 和 γ3-MSH)。α-MSH 是一种前阿片促皮质激素原(POMC)衍生肽,由 13 个氨基酸组成,相对分子量为 1655。β-MSH 由 22 个氨基酸组成,相对分子量为 2659。γ1-MSH、γ2-MSH 和 γ3-MSH 分别由 11、12 和 27 个氨基酸组成,相对分子量分别为 1513、1571 和 2941。MSH 主要的生理功能是促进黑色素的合成,加深皮肤和毛发的颜色;调节心血管功能,可使血压降低、心率变慢等;溶脂作用;刺激甲状腺功能;参与雄激素协同刺激皮脂腺分泌皮脂及刺激如包皮腺等特殊皮脂腺分泌;影响与性行为有关的活性物质。α-MSH 通过影响 GH 分泌促进胎儿生长发育,且其对各种炎症都有很强的抑制作用。MSH 主要受下丘脑释放的黑色细胞刺激素释放激素和黑色细胞刺激素抑制激素的双重调节。

【检测方法】

常用 RIA 法。

【标本要求与保存】

血浆标本,EDTA 抗凝。取血后应立即分离血浆,标本量 2.0ml,至少 0.5ml。分离后立即检测,否则冷冻保存。

【参考区间】

0 ~ 49pg/ml。

【临床意义】

可用于白化病、白癜风等的辅助诊断。

【影响因素】

(1) 促肾上腺皮质激素释放激素、促甲状腺激素释放激素、5-羟色胺和组胺可促进 α-MSH 释放。

(2) 去甲肾上腺素、肾上腺素、多巴胺和糖皮质激素均可抑制 MSH 的释放。

十四、抗利尿激素(antidiuretic hormone,ADH)

【生化及生理】

抗利尿激素又称精氨酸加压素(arginine vasopressin,AVP),由下丘脑视上核分泌,储存于神经垂体。ADH 的主要生理作用是促进肾脏远曲小管和集合管对水的重吸收,引起肾脏排水量减少,产生抗利尿作用,维持血浆正常胶体渗透压。ADH 的正常分泌主要受体液晶体渗透压的调节,血浆晶体渗透压改变 2% 即可刺激丘脑下部的渗透压感受器,影响 ADH 的分泌。血中的 ADH 有明显生理波动,夜间高于白天,半衰期 10 ~ 20 分钟。

【检测方法】

临床上常用 RIA 法检测 ADH。

【标本要求与保存】

血清或血浆，EDTA 抗凝。分离标本，立即测定，否则血清冷藏（4℃）、血浆冷冻（-20℃）保存。随机尿标本。4℃温度下，尿液标本可密封保存数天。在测定前应将标本升至室温以使沉淀物溶解。

【参考区间】

血浆渗透压在 280～290mmol/kg H_2O 时 ADH 与之成线性关系。

渗透压（mmol/kg H_2O）	ADH ng/L（pmol/L）
270～280	<1.4
280～285	<2.3
285～290	0.9～4.6
290～294	1.9～6.5
295～300	3.7～11.1

【临床意义】

（1）升高：见于肾性尿崩症（如先天性肾性尿崩症、慢性肾功能不全、高血钙、低血钾）、中枢神经系统性疾病（如脑膜炎、脑肿瘤）、头部外伤、应激状态以及各种原因导致的细胞外液渗透压增高和体液容量减少等。

（2）降低：见于中枢性尿崩症、肾病综合征以及各种原因导致的细胞外液渗透压减低和体液容量增多等。

【影响因素】

（1）血浆 ADH 的检测常与渗透压同时进行，有时用渗透压代替 ADH 的测定。

（2）可进行功能试验，如 AVP 分泌的兴奋试验，有禁水加压素试验、高渗盐水试验、简易盐水滴注试验，AVP 分泌的抑制试验如水负荷试验等。

（3）血液标本采集前应避免饮水，应空腹采集标本，需在平稳状态下采集，吸烟者结果高于非吸烟者。因血中的肽酶可水解 ADH，故 EDTA 血标本应于 4℃存放；孕妇血标本还应添加肽酶抑制剂。

第三节　甲状腺激素的检测

一、总三碘甲状腺原氨酸（total triiodothyronine，TT_3）

二、总四碘甲状腺原氨酸（total tetraiodothyronine，TT_4）

三、游离三碘甲状腺原氨酸（free triiodothyronine，FT_3）

四、游离四碘甲状腺原氨酸（free thyroxine，FT_4）

五、反三碘甲状腺原氨酸（reverse triiodothyronine，rT_3）

【生化及生理】

甲状腺激素是由甲状腺滤泡上皮细胞中甲状腺球蛋白上的酪氨酸残基碘化而成，包括三碘甲状腺原氨酸（T_3）和四碘甲状腺原氨酸（T_4）两种。血浆中 99% 以上的 T_3、T_4 都与血浆蛋白可逆结合，主要是与甲状腺素结合球蛋白（thyroxine-binding globulin，TBG）结合，也有少部分与白蛋白、前白蛋白结合。只有含量很少的 FT_3、FT_4 才能进入靶细胞发挥其生理学作用。游离 T_3 比 T_4 多，且 T_3 与 TBG 的结合没有 T_4 紧密，易从结合型变成游离型，这是 T_3 较 T_4 作用迅速强大的原因之一。

甲状腺激素的代谢主要是脱碘反应。T_4 是有生物活性 T_3 的前体，在肝、肾等组织中的脱碘酶催化下，T_4 脱碘生成 T_3 和无活性的 rT_3。血液中的 T_3 近 80% 来自 T_4 外周脱碘。

多数组织细胞核的某些转录启动区上存在特异性甲状腺激素受体。该受体有激素结合区和 DNA 结合区，其对 T_3 的亲和力是 T_4 的 10 倍，这是 T_3 较活性 T_4 强的又一原因。甲状腺激素和受体结合后，可使大量的基因核内转录，产生如下效应：①促进能量代谢，增加氧耗和产热，提高基础代谢率。②对糖、蛋白质、脂代谢的影响较复杂：既促进糖的吸收和肝糖原的分解，又促进组织细胞糖的有氧代谢；生理浓度可促进蛋白质合成而呈正氮平衡，但过高浓度反而加速蛋白质尤其是肌蛋白分解，出现负氮平衡；促进肝内合成胆固醇，也可促进胆固醇代谢为胆汁酸。③是维持正常生长发育必不可少的激素，特别是对神经系统和骨骼的发育，在胎儿期和新生儿期尤为重要。④其他作用。

甲状腺激素的合成和分泌受下丘脑-垂体-甲状腺轴调节。血液中游离 T_3、T_4 水平的变化负反馈调节下丘脑 TRH 及 TSH 释放。

【检测方法】

目前临床上多采用免疫法测定，如 RIA、电化学发光免疫法、克隆酶供体免疫法（CEDIA）。

【标本要求与保存】

TT_3 和 TT_4 用血清标本。标本量 1.0ml，至少 0.5ml。血清标本室温（25℃）、冷藏（4℃）或冷冻（-20℃）稳定保存 14 天。可反复冻融 3 次。

FT_3 和 FT_4 用血清或血浆标本。标本量 1.0ml，至少 0.5ml。尽快分离标本进行检测，否则冷冻（-20℃）稳定保存。

rT_3 采用血清，冷藏保存。

【参考区间】

不同年龄段血清甲状腺激素参考区间见表 16-2。

表 16-2　不同年龄段血清甲状腺激素参考区间

	TT_3（nmol/l）	TT_4（nmol/l）	FT_3（pmol/l）	FT_4（pmol/l）
脐血	0.6～2.0	95～168	1.6～3.2	13～23
1～3 天	1.2～4.0	152～292	5.2～14.3	21～49
3 天～1 个月	1.1～3.1	15～30	4.3～10.6	14～23
1 个月～1 岁	1.7～3.5	11～18	5.1～10.0	12～22
1～13 岁	1.8～3.1	68～158	5.2～10.2	12～22
13～18 岁	1.5～2.8	63～138	5.2～8.6	12～23
成人	1.4～2.2	77～142	5.4～8.8	10～23

反三碘甲状腺原氨酸（rT_3）

RIA 法：0.15～0.50nmol/L。

LC/MS-MS 法：

孕妇：26～31 周：330～1470ng/L。

32～35 周：490～2170ng/L。

儿童：2～7 天：330～2060ng/L。

8 天～5 个月：130～1070ng/L。

6 个月～12 个月：81～528ng/L。

1～15 岁：83～229ng/L。

≥16 岁：92～241ng/L。

【临床意义】

血清 TT_3、TT_4、FT_3、FT_4、rT_3 测定，对判断甲状腺功能紊乱的类型、病情评估、疗效检测都有重要价值，临床上常和 TSH 检测联合应用，可对甲状腺功能紊乱的类型和病变部位做出诊断。

（1）原发性甲减时 TSH 升高，TT_3、TT_4、FT_3、FT_4 降低，而以 TSH 最敏感，其次是 rT_3，再次 TT_4；若 FT_3、FT_4 正常，提示有亚临床性甲减；当有 FT_3、FT_4 降低时，病情已较明显。继发性甲减 TSH、TT_3、TT_4、FT_3、FT_4 均降低。

（2）当 TSH 减低，FT_3 单独或 FT_3、FT_4 均升高，可确诊甲亢；FT_3、FT_4 正常，提示有亚临床性甲亢。

【影响因素】

（1）TT_3、TT_4、FT_3、FT_4、反 T_3 分泌无日节律，不受饮食、运动的影响，可在任何时间采血。

（2）因为血清中 T_3、$T_4$99% 以上与血浆蛋白结合，且以与 TBG 结合为主。所以 TBG 的含量可以影响 TT_3 和 TT_4。如急性肝炎、应用雌激素、妊娠等当血清 TBG 增高时，TT_4 也增高。而当肝硬化、肾病综合征、应用雄激素、糖皮质激素等情况下血清 TBG 降低时，TT_4 也降低。

（3）FT_3、FT_4 是甲状腺激素的生物活性部分，能直接反映甲状腺功能，不受 TBG 的影响。

（4）rT_3 是存在于正常人血清中的一种无活性的甲状腺激素，其浓度很低，仅为 T_3 的 1/5～1/4。甲亢时，rT_3 也升高，但 rT_3/T_3 比值不变。

六、游离甲状腺素指数（free thyroxine index，FT_4I）

【生化及生理】

血清甲状腺素结合球蛋白（TBG）剩余结合容量由血 TT_4 与 TBG 浓度这两个变量决定。当 TBG 浓度正常时，^{125}I-T_3 吸收率（或摄取比值）和血清 TT_4 浓度相平行，但当 TBG 浓度不正常时，二者结果向相反方向变动，如妊娠时，由于血中 TBG 浓度增高，而使 TT_4 增高，^{125}I-T_3 吸收率（或摄取比值）相应降低，但其游离甲状腺素（FT_4）则不受 TBG 改变的影响，若将$^{125}I-T_3$摄取比值（或结合比值的倒数）乘以血清TT_4，将所得的数值称为“游离甲状腺素指数”（FT_4I），此指数与血清FT_4水平成正比，可代表FT_4的相对值，从而消除了TBG不正常的影响。

【检测方法】

对同一标本同时进行TT_4和甲状腺摄取试验，综合两种方法的结果计算出FT_4I，该方法是间接测定FT_4的方法。

计算公式：

$FT_4I = {}^{125}I-T_3$ 摄取值$\times TT_4$（或PBI）

$FT4I = TT_4$（或PBI）$/ {}^{125}I-T_3$ 血浆结合比值

（PBI：protein binding iodine，蛋白质结合碘）

【标本要求与保存】

血清。见“总三碘甲状腺原氨酸”。

【参考区间】

脐带血：77～170nmol/L。

婴儿：1～3天：128～226nmol/L。

1周：97～195nmol/L。

1～12个月：65～168nmol/L。

儿童：1～10岁：70～165nmol/L。

青春期儿童：54～168nmol/L。

成人：54～168nmol/L。

结合比值：2.23～8.08。

【临床意义】

在临床上，FT_4I所反映的甲状腺功能状态比较灵敏，甲亢时升高，甲减时下降，且FT_4I不受甲状腺素结合球蛋白（TBG）浓度的影响，可鉴别TT_4增高的性质。

（1）升高：甲状腺功能亢进、应用甲状腺激素、肝素等药物。

（2）降低：甲状腺功能减退。

【影响因素】

（1）诊断甲状腺功能的理想方法是测定血液中游离甲状腺素（有活性的甲状腺素）水平。游离甲状腺素检测方法复杂，尚未用于临床常规检查。目前，临床上多用游离甲状腺素指数来估计游离甲状腺素水平。

（2）应用雄激素、类固醇皮质激素、苯巴比妥等药物均可影响血清中T_4的浓度。

七、甲状腺球蛋白（thyroglobulin，TG）

【生化及生理】

甲状腺球蛋白是甲状腺中的一种碘化糖蛋白，为同源二聚体，分子质量约660kD，是体内碘在甲状腺腺体的贮存形式，经水解可生成T_4和T_3，每个TG约有两个T_4和0.5个T_3分子，储存在滤泡腔中。溶酶体水解TG表面T_4、T_3并使之释放入血，同时少量的TG也释放入血，部分TG经甲状腺淋巴管分泌入血。血循环中的TG被肝脏的巨噬细胞清除，其血浆半衰期为（29.6±2.8）小时。

【检测方法】

临床上检测TG的常用方法有RIA、ECLIA等。

【标本要求与保存】

血清或血浆，肝素抗凝。标本量1.0ml，至少0.5ml。标本室温（25℃）7天、冷藏（4℃）或冷冻（-20℃）稳定保存14天。可反复冻融3次。

【参考区间】

脐带血：5～65ng/ml。

1天：6～93ng/ml。

10天：9～148ng/ml。

早产儿（妊27～31周）：

1天：107～395ng/ml。

3天：49～163ng/ml。

30天：17～63ng/ml。

早产儿（妊31～34周）：

1天：147～277ng/ml。

10天：32～112ng/ml。

30天：19～51ng/ml。

7～12岁：20～50ng/ml。

13～18岁：9～27ng/ml。

>18岁：0～55ng/ml。

【临床意义】

TG测定可用于鉴别亚急性甲状腺炎和假性甲状腺毒症。后者因TSH的抑制，TG含量低。

TG目前仍是诊断甲状腺癌的重要指标之一，结合甲状腺双核素显像其诊断意义更大，对甲状腺肿物良、恶性的鉴别有较大价值。

血清TG浓度升高见于桥本症、亚急性甲状腺炎、无痛性甲状腺炎、甲状腺肿瘤等，外源性甲状腺激素药物引起甲亢患者的TG低下。

【影响因素】

血清TG没有昼夜节律和季节变化。TG的浓度主要由3个因素决定：①甲状腺大小。②甲状腺损害，如活检、外伤、出血、放射线损伤及炎症等。③激素影响，如人绒毛膜促性腺激素、TSH及TSH受体抗体（TRAb）。

八、甲状腺素结合球蛋白(thyroxine-binding globulin,TBG)

九、TT_4/TBG 比值(TT_4/TBG ratio)

【生化及生理】

甲状腺素结合球蛋白(TBG)为肝细胞合成的一种 α-球蛋白,分子量为 54 000,包括 395 个氨基酸。TBG 为血液中甲状腺激素的主要转运蛋白,约 70% 的 T_4 和 T_3 与其结合,其对甲状腺激素的贮存、运输、代谢以及维持甲状腺激素的浓度和游离甲状腺激素的动态稳定,均具有重要的作用。

【检测方法】

化学发光免疫法(CLIA)。

【标本要求与保存】

血清。标本量 1.0ml,至少 0.5ml。标本室温(25℃)7 天、冷藏(4℃)或冷冻(-20℃)稳定保存 14 天。可反复冻融 3 次。

【参考区间】

TBG:脐带血:36～96mg/L。

儿童:4～12 个月:31～56mg/L。

1～5 岁:29～54mg/L。

5～10 岁:25～50mg/L。

10～15 岁:21～46mg/L。

成人:男性:12～25mg/L。

女性:14～30mg/L。

口服避孕药女性:15～55mg/L。

TT_4/TBG 比值:3.1～5.5。

【临床意义】

血清 TBG 浓度的测定主要用于非甲状腺原因的 TT_4、TT_3 水平变化和 TBG 异常疾病的评价。血清 TBG 升高见于甲减、病毒性肝炎、肝癌、遗传性高 TBG 症、孕妇、急性间歇性卟啉病、使用雌激素或含雌激素的避孕药等。TBG 降低见于遗传性 TBG 缺乏症、甲亢、肾病综合征、肝功能衰竭、严重营养不良及使用雄激素、糖皮质激素等药物。

为排除 TBG 浓度改变对 TT_4、TT_3 水平的影响,可用 TT_4/TBG 比值进行判断。若此比值在 4.3±1.2,提示甲状腺功能正常;比值在 1.1±0.9,应考虑存在甲减;而比值在 7.6±14.8 时,则应考虑为甲亢。

【影响因素】

服用避孕药、雌激素治疗、妊娠等可使 TBG 测定结果升高,测定前应加以控制。还应注意待测者是否是先天性 TBG 高或先天性 TBG 低的情况。

十、甲状腺素结合力(thyroxine binding capacity,TBC)

【生化及生理】

甲状腺素是甲状腺激素中的重要组成成分,参与机体的代谢活动。测定甲状腺素浓度是鉴别甲状腺功能是否正常的重要实验室检测方法。由于甲状腺素大部分与其运载蛋白如甲状腺素结合球蛋白(TBG)、前白蛋白和白蛋白等结合,因此只有在血清甲状腺素结合力正常的情况下,测定总甲状腺素才能提供有价值的信息。

【检测方法】

测定血清或血浆 TBC 常采用免疫学方法,在血清或血浆中加入外源性的甲状腺素来使 TBG 上所有未结合甲状腺素的位点饱和,然后测定。

【标本要求与保存】

血清或血浆。见“总三碘甲状腺原氨酸”。

【参考区间】

0.66～1.27 甲状腺素结合指数。

【临床意义】

测定血清或血浆 TBC 可以了解甲状腺素的结合位点数。

【影响因素】

甲状腺素的结合位点与 TBG 的浓度、甲状腺素生成的速率以及外源性甲状腺素的量有关。

十一、甲状腺刺激免疫球蛋白(thyroid-stimulating immunoglobulin,TSI)

【生化及生理】

TSI 是一种可引起甲状腺自身免疫疾病的免疫球蛋白。90% 以上的 Graves 病的患者此种抗体水平升高。其产生机制尚不十分明确。现认为自身抗体的产生主要与基础缺陷相关的抑制性 T 淋巴细胞(Ts)功能降低有关。Ts 功能缺陷导致辅助 T 细胞不适当致敏,并在白介素-1 和白介素-2 作用的参与下使 B 细胞产生抗自身甲状腺抗体。

【检测方法】

细胞培养。

【标本要求与保存】

血清标本。无菌操作,尽快分离标本。

【参考区间】

<140%基础活性。

【临床意义】

Graves 病是最常见的毒性弥漫性甲状腺肿，占甲状腺亢进症（简称甲亢）总数的 70% 以上。其在临床上以神经兴奋性增强、组织代谢亢进及甲状腺弥漫性肿大为特征，最为明显的免疫学特征是在患者血清中检出促甲状腺激素受体抗体和甲状腺刺激免疫球蛋白，它们在疾病的发生、发展和转归中发挥重要作用。

十二、促甲状腺激素受体抗体（thyrotropin receptor antibody，TRAb）

【生化及生理】

促甲状腺激素受体抗体（TRAb）又称膜受体抗体，由甲状腺内的淋巴细胞产生，是直接作用于甲状腺细胞膜上的 TSH 受体的抗体，属免疫球蛋白 IgG。它是一类具有异质性的免疫球蛋白，根据其作用可分为以下 3 类：①甲状腺刺激型抗体（TSAb），又称甲状腺刺激免疫球蛋白（TSI），与甲状腺滤泡膜上的 TSH 受体结合，模仿 TSH 的作用，通过 cAMP 的介导，促进 T_3、T_4 合成分泌增加，是导致 Graves 病的主要病因。②甲状腺功能抑制型抗体（TFIAb），又称甲状腺功能抑制性免疫球蛋白（TFII），与 TSH 受体结合后，可抑制甲状腺功能，引起甲减。③甲状腺生长刺激免疫球蛋白（TGI）可刺激甲状腺肿大，但不影响其功能。

【检测方法】

RIA、ECLIA 等。

【标本要求与保存】

血清。标本量 1.0ml，至少 0.5ml。冷藏（4℃）3 天或冷冻（-20℃）稳定保存 30 天。

【参考区间】

TRAb≥1.75IU/L 为阳性（ECLIA）。

【临床意义】

（1）在 80% 未治疗的 Graves 病患者中可检测到 TRAb。因此当 TRAb 阳性、临床符合甲亢时应首先考虑 Graves 病，同时 TRAb 水平是判定 Graves 病疗效和预测复发的重要指标。用抗甲状腺药物治疗，若 TRAb 持续存在，一旦治疗中断，便有复发的危险。

（2）因为 TRAb 属 IgG，它们可以母婴传播，患 Graves 病的妊娠妇女，体内 TRAb 常为阳性，易通过胎盘引起新生儿甲亢，故可预测新生儿甲亢。

【影响因素】

抗甲状腺药物会影响促甲状腺素受体抗体的量和活性。

十三、甲状腺激素自身抗体（thyroid hormone autoantibodies，THAAb）

【生化及生理】

THAAb 多属 IgG 亚型，包括抗 T_3 和抗 T_4 抗体。甲状腺激素是半抗原，单独存在并不能产生抗体，THAAb 可能是直接针对人类甲状腺球蛋白的抗体，仅是甲状腺球蛋白自身抗体的 1 个亚型，但目前仍无定论。THAAb 在普通人群中并不常见，但在甲状腺疾病和非甲状腺相关的自身免疫病患者体内其浓度明显增加，尤其是在桥本甲状腺炎患者体内可高达 40%。

甲状腺激素自身抗体（THAAb）常存在于自身免疫性甲状腺疾病患者体内，可与多种免疫测定方法中的激素相结合，干扰血中甲状腺激素的测定，如 TSH 等，使测定值与患者的甲状腺功能状态不相符，而误导临床决策。

【检测方法】

检测 T_3Ab 和 T_4Ab 可采用纸上电泳或凝胶电泳、免疫电泳、柱层析或放免法等。由于放免法具备操作简便、敏感性高、特异性强和重复性好，故目前多采用此法。

血清中加入放射标记的 T_3、T_4 类似物，采用放射免疫法测定血清中抗 T_3、T_4 自身抗体滴度，结果以抗原抗体结合率表示：

抗原抗体结合率=（标本测定值-空白管）/标记量×100%

【标本要求与保存】

血清。

【参考区间】

T_3 抗体：2.2%。

T_4 抗体：0.5%。

【临床意义】

血液中存在 THAAb 者，临床往往表现为甲减，但血清 TSH 及甲状腺激素水平（特别是 TT_3、TT_4）却升高。

【影响因素】

（1）甲状腺激素抗体（THAAb）是针对 T_3、T_4

的一类特异性免疫球蛋白，即抗 T_3 抗体和抗 T_4 抗体可结合循环中的 T_3、T_4，干扰其发挥作用，并对以类似物法检测 FT_3 和 FT_4 造成干扰。

(2) 如果临床工作中碰到甲状腺功能测定与临床表现不符时，应采取其他评价甲状腺功能的辅助检查综合评价，并可进行 THAAb 的测定或用 PEG 沉淀抗体后再测激素水平，以提高临床诊断水平。

十四、抗甲状腺球蛋白抗体(anti-thyroid globulin antibodies，A-TG)

【生化及生理】

抗甲状腺球蛋白抗体的靶抗原甲状腺球蛋白(TG)是由甲状腺滤泡细胞合成和分泌的可溶性的碘化糖蛋白，分子量 660kD，是甲状腺滤泡中腺质的主要成分，为碘贮存及碘化甲状腺激素 T_3 和 T_4 合成所必需。主要为 IgG 类，A-TG 与甲状腺球蛋白结合后，可通过 Fc 受体与结合的抗体相互作用激活 NK 细胞，而攻击靶细胞，导致甲状腺细胞破坏。A-TG 还影响 TG 的摄取、加工，催化 TG 水解，从而导致自身免疫性甲状腺疾病发生恶化。

【检测方法】

间接免疫荧光法：人或灵长类动物的甲状腺冷冻切片为抗原基质。本试验仅为初筛试验，结果阳性时应进一步用其他方法确认。

RIA：检测 A-TG 敏感性高，但现已少用。

ELISA 法和化学发光法：目前常用方法。

【标本要求与保存】

血清标本。标本量 1.0ml，至少 0.5ml。避免溶血、脂血和微生物污染。标本在室温(25℃)、冷藏(4℃)或冷冻(-20℃)稳定保存 14 天。可反复冻融 3 次。

【参考区间】

正常人为阴性。

间接免疫荧光法：A-TG 可与甲状腺组织所有滤泡的胶质反应，阳性标本荧光模式为甲状腺滤泡腔内网状荧光。若仅有个别滤泡腔内有荧光，则应判断为阴性。

ELISA 法定量检测 A-TG 时参考试剂盒说明书，各实验室应根据本实验室条件和所用试剂盒建立自己的参考值。

RIA 法正常人血清 A-TG 结合率<30%。

【临床意义】

(1) 血清 A-TG 是诊断自身免疫性甲状腺病的重要标志性抗体。主要用于诊断疑似桥本甲状腺炎，且常需同时检测抗甲状腺微粒体抗体(抗 TPO 抗体)，由于绝大多数桥本甲状腺炎患者抗 TG 抗体和(或)抗 TPO 抗体阳性，因而该检测具有高度的阴性预测价值。

(2) A-TG 阳性者不能用于确诊桥本甲状腺炎，大约 50% Graves 病患者、20% 非毒性甲状腺肿和甲状腺癌患者以及少数正常个体(尤其年老女性)均可出现 A-TG 阳性。其他非甲状腺自身免疫疾病如 SS、重症肌无力、麸质过敏性肠炎、1 型糖尿病等也可出现 A-TG 阳性。

(3) A-TG 可用于评价自身免疫性甲状腺炎的患病风险，但 A-TG 的滴度通常与甲状腺功能异常程度之间没有相关性。

(4) 甲状腺球蛋白抗体另一重要应用是用于随访分化型甲状腺癌患者，在甲状腺癌患者甲状腺切除手术和放射性碘治疗后，通过测量血清 TG 水平对患者进行随访，如出现 TG 水平升高，提示肿瘤复发或转移，但如果存在 A-TG 会导致假性的 TG 值降低。

【影响因素】

(1) 溶血标本、高脂血症、微生物污染标本会影响最后检测结果。

(2) 对于应用免疫抑制剂治疗的患者，采血应在用药前进行。

(3) 荧光染色后一般在 1 小时内完成观察，或于 4℃保存 4 小时，时间过长，会使荧光减弱。

十五、抗甲状腺过氧化物酶抗体(anti-thyroid peroxidase antibodies，anti-TPO)

【生化及生理】

抗甲状腺微粒体抗体(anti-thyroid microsome antibodies，A-TM)是针对甲状腺微粒体的一种抗体，甲状腺过氧化物酶(TPO)是甲状腺微粒体抗原的主要成分，A-TPO 是甲状腺微粒体抗体(A-TM)的活性成分，因此又称为抗甲状腺过氧化物酶抗体(A-TPO)。靶抗原甲状腺过氧化物酶，是一种膜结合性的血红素蛋白，仅在甲状腺细胞内表达，主要存在于细胞顶端，主要功能是催化甲状腺球蛋白的碘化作用及其与酪氨酸偶联产生 T_3、T_4，是甲状腺激素合成过程的关键酶。TPO 抗体主要属 IgG 和少量 IgA，与自身免疫性甲状腺疾病的发生、发展密切相关，可通过细胞介导和抗体依赖的细胞毒作用使甲状腺激素分泌不足造成自身免疫相关的甲减。

【检测方法】

常用间接免疫荧光法、RIA、ELISA 法、电化学发光法等，电化学发光法是目前常用方法。

【标本要求与保存】

见“抗甲状腺球蛋白抗体”。

【参考区间】

IIF 法：正常人 A-TM 为阴性。甲状腺腺泡上皮细胞胞质和细胞表面的顶端着染荧光，核阴性。在未固定的冷冻切片中，表现为甲状腺滤泡上皮细胞胞质斑点状着色，核阴性。

ECLIA 法：0～6 天，0～117IU/ml；7 天～3 个月，0～47IU/ml；4～11 个月，0～32IU/ml；1～5 岁，0～13IU/ml；6～10 岁，0～18IU/ml；11～19 岁，0～26IU/ml；>19 岁，0～34IU/ml。

【临床意义】

（1）甲状腺过氧化物酶抗体和甲状腺球蛋白抗体是自身免疫性甲状腺病的重要标志性抗体。桥本氏甲状腺炎、原发性甲减及甲亢等免疫性甲状腺疾病患者血清 A-TM 和 A-TG 显著高于正常人，尤其桥本氏甲状腺炎更为突出。A-TPO 比 A-TM 具有更好的灵敏度、特异性，更可靠和有意义，已成为诊断自身免疫性甲状腺疾病的首选指标。

（2）75%～90% 的桥本甲状腺炎患者，60% 的产后甲状腺炎患者，75% 的 Graves 病患者抗 TPO 均阳性。此外萎缩性甲状腺、部分结节性甲状腺肿患者，A-TPO 可为阳性；因多种自身免疫性甲状腺疾病均可存在 TPO 抗体，因而 TPO 抗体检测不能用于同类疾病的鉴别诊断。

（3）约 95% 的甲状腺炎患者甲状腺过氧化物酶抗体和（或）甲状腺球蛋白抗体（A-TG）阳性，抗体阴性则意味着患病的可能性很低，而无明显甲状腺疾病的患者如出现 TPO 抗体，预示将有发生甲状腺疾病的可能，需进行亚临床甲状腺功能低下的筛查。

（4）抗 TPO 抗体与甲状腺炎组织学严重程度也存在相关性，抗体水平较高的个体更易出现甲状腺功能低下。

（5）TPO 自身抗体有助于预测孕妇产后甲状腺功能障碍的发生。孕期出现 TPO 抗体提示发展为临床相关甲状腺功能低下的风险，抗 TPO 抗体可增加出现产后甲状腺功能障碍的风险。

（6）TPO 自身抗体易出现在其他器官特异性自身免疫性疾病患者中，包括 1 型糖尿病、Addison 病、恶性贫血和多腺体激素缺乏综合征。此外，某些自身免疫性疾病如类风湿疾病、系统性红斑狼疮可见 A-TPO 升高。

【影响因素】

（1）溶血标本、高脂血症、微生物污染标本会影响最后检测结果。

（2）对于应用免疫抑制剂治疗的患者，采血应在用药前进行。

（3）荧光染色后一般在 1 小时内完成观察，或于 4℃保存 4 小时，时间过长，会使荧光减弱。

（4）某些自身免疫性肝炎患者抗肝肾微粒体抗体与抗甲状腺微粒体抗体有一定的交叉反应，故在临床应根据实际情况分析。

十六、抗甲状腺微粒体抗体（anti-thyroid microsomal antibody，anti-TMAb）

【生化及生理】

抗甲状腺微粒体抗体（TmAb）是甲状腺细胞胞质中微粒体的自身抗体。

【检测方法】

检测方法与 TGAb 相同。血凝法需先提取纯化 Tm 抗原致敏血细胞，ELISA 法需提前包被抗体。

【标本要求与保存】

同 TGAb 的测定。

【参考区间】

0～50IU/ml。

【临床意义】

TmAb 主要存在于桥本甲状腺炎和甲减或甲亢患者血清中，阳性率可达 60%～90%，其他疾病如甲状腺肿瘤、亚急性甲状腺炎、SLE 等也有不同程度的阳性率。

【影响因素】

抗甲状腺药物会影响抗甲状腺微粒体抗体的量和活性。

第四节　肾上腺激素的检测

一、血浆肾上腺素(plasma epinephrine)

二、血浆去甲肾上腺素(plasma norepinephrine)

三、血浆多巴胺(plasma dopamine)

四、24小时尿肾上腺素(24h urine epinephrine)

五、24小时尿去甲肾上腺素(24h urine norepinephrine)

六、24小时尿多巴胺(24h urine dopamine)

【生化及生理】

肾上腺髓质嗜铬细胞分泌肾上腺素(E)、去甲肾上腺素(NE)、多巴胺(DA),这三种激素在化学结构上均含有儿茶酚及乙胺侧链,其生理功能有很多共同点,故统称为儿茶酚胺类激素。

儿茶酚胺均以酪氨酸为原料,经下列酶促反应生成。由于不同组织、细胞中酶的种类及活性不同,分别合成NE、E、DA。

$$\text{酪氨酸}\xrightarrow{\text{羟化}}\text{多巴}\xrightarrow{\text{脱羧}}\text{DA}\xrightarrow{\beta\text{-羟化}}\text{NE}\xrightarrow{\text{N-甲基化}}\text{E}$$

E与NE一起贮存在肾上腺髓质嗜铬细胞的嗜铬颗粒中。肾上腺髓质释放的E与NE的比例大约为4∶1,即以E为主。在血液循环中的NE主要来自交感神经末梢的释放,其次是肾上腺髓质;而血中的E则主要来自肾上腺髓质。

儿茶酚胺既是肾上腺髓质分泌的激素,又是肾上腺素能神经元释放的神经递质,所以儿茶酚胺的生理功能广泛而复杂。

儿茶酚胺通过刺激不同的肾上腺能受体即α-受体或β-受体发挥作用。E作用于α-受体、β-受体,其生理效应根据部位不同而不同。皮肤、黏膜、肾脏α-受体占优势,促血管收缩;冠状动脉和骨骼肌动脉β-受体占优势,使血管扩张,改进血液供应,提高心肌兴奋性,使心收缩力增强,心跳加快,心搏量增加,心肌耗氧量增加。大脑及肺动脉α-受体分布较少,故其对脑和肺的血管收缩作用较弱。E还具有调节代谢的作用,刺激α-受体时抑制胰岛素分泌;刺激β-受体时促进胰岛素分泌,促进肝糖原分解及糖异生作用,使血糖增加,加速脂肪动员,加强能量的利用和产热。

NE主要作用于α-受体,有强烈收缩血管的作用,对心脏β-受体亦有轻微的兴奋作用,对代谢基本没有影响。

DA除神经递质方面的作用外,作为肾上腺髓质分泌的激素具有增加内脏和肾血流量的作用,同时还能降低血压。

【检测方法】

可用荧光法、HPLC和单核素衍化法测定儿茶酚胺。荧光法检测E和NE灵敏度较低,且易受多种药物的干扰。HPLC法灵敏度、特异性均优于上述荧光法,还可同时检测DA。HPLC结合电化学法检测是测定尿儿茶酚胺的首选方法。此方法可准确地同时测定E、NE和DA。先用阳离子交换、铝氧化物或硼酸凝胶将儿茶酚胺从尿液中分离出来,再用HPLC将它们分离,然后用电化学检测器检测。

儿茶酚胺血浆浓度较其尿浓度低$10^2\sim10^3$倍,故其检验方法需更高的灵敏度和特异性。目前检测血浆儿茶酚胺最敏感的方法是单核素衍化法。原理:用^{3}H标记的S-腺苷甲硫氨酸和儿茶酚O-甲基转移酶使儿茶酚胺转变成O-甲基化衍生物即3-甲氧酪胺,氧甲基去甲肾上腺素和氧甲基肾上腺素。这些衍生物通过高压液相色谱提取和分离。为降低非特异性活性,通过苄过碘酸钠氧化的方法将氧甲基去甲肾上腺素和肾上腺素转化为香草醛。抽提反应产物后不需对液相进行分离即用闪烁计数法测定^{3}H活性。

【标本要求与保存】

血浆标本,EDTA或肝素抗凝。血液标本的采集需空腹4小时以上,48小时内禁烟、香蕉和甲基多巴,1周内禁用拟交感药物如E、NE等,静卧20分钟后用预冷的注射器采血。立即分离血浆进行检测,否则冷冻(-20℃)保存。

尿液标本应维持pH 2~3范围,需加适量10%

盐酸防腐。立即检测,否则冷冻(-20℃)保存。

【参考区间】

肾上腺素

血浆:成人:仰卧(30分钟):<273pmol/L。
坐(15分钟):<328pmol/L。
站立(30分钟):<491pmol/L。

24小时尿:0~1岁:0~14nmol/d。
1~2岁:0~19nmol/d。
2~4岁:0~33nmol/d。
4~7岁:1~55nmol/d。
7~10岁:1~55nmol/d。
10~15岁:3~109nmol/d。
>15岁:3~109nmol/d。

去甲肾上腺素

血浆:成人　仰卧(30分钟):650~2423pmol/L。
坐(15分钟):709~4019pmol/L。
站立(30分钟):139~4317pmol/L。

24小时尿:0~1岁:0~59nmol/d。
1~2岁:6~100nmol/d。
2~4岁:24~171nmol/d。
4~7岁:47~266nmol/d。
7~10岁:77~384nmol/d。
10~15岁:89~473nmol/d。
>15岁:89~473nmol/d。

多巴胺

血浆:成人:仰卧(30分钟):<475pmol/L。
坐(15分钟):<475pmol/L。
站立(30分钟):<475pmol/L。

24小时尿:0~1岁:0~555nmol/d。
1~2岁:65~914nmol/d。
2~4岁:261~1697nmol/d。
4~7岁:424~2612nmol/d。
7~10岁:424~2612nmol/d。
10~15岁:424~2612nmol/d。
>15岁:424~2612nmol/d。

【临床意义】

儿茶酚胺的检测用于嗜铬细胞瘤和交感神经母细胞瘤的诊断和疗效评价。

(1) 增高见于嗜铬细胞瘤、成交感神经细胞瘤、甲减、糖尿病、心绞痛发作时、急性心肌梗死、慢性肾功能不全、肝炎、肝硬化等。

(2) 减低见于甲亢、Addision病、尿毒症、风湿性疾病等。

(3) E和NE分别测定,对肿瘤发生部位的鉴别诊断有意义。NE转变为E需要甲基转移酶,此酶在肾上腺髓质和Zuckerkandl体中,如E所占比例在20%以上,提示肿瘤在肾上腺髓质和Zuckerkandl体,如全是NE则可能在肾上腺或肾上腺以外。

【影响因素】

血浆和尿儿茶酚胺的检测,除测定方法影响外,需特别注意检测前因素的影响。

(1) E和NE都是主要的应激激素,任何应激状态都可以导致其大量释放,如由卧位突然变为站位,血中E和NE可立即升高2~3倍。

(2) E和NE极易氧化,在采血后若不立即分离红细胞,室温下E和NE浓度会迅速下降。

(3) 多数降压药都可影响儿茶酚胺的释放,故在采血前3~7天应停止服用降压药。

(4) 进食大量肉类也会引起血糖儿茶酚胺浓度升高。

七、血浆游离甲氧基肾上腺素(plasma free metanephrines)

八、血浆游离甲氧基去甲肾上腺素(plasma free normetanephrines)

九、血浆总甲氧基肾上腺素(plasma total metanephrines)

十、血浆总甲氧基去甲肾上腺素(plasma total normetanephrines)

十一、24小时尿总甲氧基肾上腺素(24h urine total metanephrines)

十二、24小时尿总甲氧基去甲肾上腺素(24h urine total normetanephrines)

十三、随机尿总甲氧基肾上腺素(random urine total metanephrines)

十四、随机尿总甲氧基去甲肾上腺素(random urine total normetanephrines)

【生化及生理】

血浆甲氧基肾上腺素(MN)和甲氧基去甲肾上

腺素(NMN)是儿茶酚胺类激素的中间代谢产物。儿茶酚-O-甲基转换酶(COMT)是催化S-腺苷酰甲硫氨酸的甲基转移至儿茶酚或儿茶酚胺的苯环3位羟基上的酶,参与儿茶酚胺类激素的代谢,甲氧基肾上腺素是肾上腺素的3-O-甲基衍生物。肾上腺素在COMT和甲基供体-S-腺苷甲硫氨酸的作用下被降解为甲氧基肾上腺素。COMT主要存在于肾上腺髓质和嗜铬细胞瘤中。在肿瘤发生时,生成大量的游离MN和NMN,其浓度达到血浆中的10 000倍。循环中的游离MN和NMN主要来源于肿瘤细胞中的儿茶酚胺类激素,它与长期的儿茶酚胺类激素升高有关。

【检测方法】

临床上常用HPLC电化学法、LC/MS-MS等。

【标本要求与保存】

血浆,EDTA抗凝。标本量2.0ml,至少1.5ml。标本立即检测,否则冷冻(-20℃)保存。

24小时尿液,可加HCl。标本室温(25℃)、冷藏(4℃)或冷冻(-20℃)稳定保存14天。

【参考区间】

血浆游离甲氧基肾上腺素:

高血压成人:0.06~0.37nmol/L。

血压正常成人:0.06~0.34nmol/L。

血压正常儿童:0.05~0.48nmol/L。

血浆游离甲氧基去甲肾上腺素:

高血压成人:0.13~0.79nmol/L。

血压正常成人:0.10~0.55nmol/L。

血压正常儿童:0.12~0.45nmol/L。

血浆总甲氧基肾上腺素:

高血压成人:1.7~10.4nmol/L。

血压正常成人:1.7~9.3nmol/L。

血压正常儿童:1.9~10.1nmol/L。

血浆总甲氧基去甲肾上腺素:

高血压成人:4.1~30.7nmol/L。

血压正常成人:3.4~16.6nmol/L。

血压正常儿童:4.7~13.1nmol/L。

24小时尿总甲氧基肾上腺素:

0~3个月:30~188nmol/L。

4~6个月:31~213nmol/L。

7~9个月:61~210nmol/L。

10~12个月:43~510nmol/L。

1~2岁:34~264nmol/L。

2~6岁:56~501nmol/L。

6~10岁:275~701nmol/L。

10~16岁:200~1231nmol/L。

成人:375~1506nmol/L。

24小时尿总甲氧基去甲肾上腺素:

0~3个月:257~852nmol/L。

4~6个月:171~607nmol/L。

7~9个月:230~595nmol/L。

10~12个月:127~562nmol/L。

1~2岁:175~647nmol/L。

2~6岁:274~604nmol/L。

6~10岁:255~964nmol/L。

10~16岁:289~1586nmol/L。

成人:573~1933nmol/L。

随机尿总甲氧基肾上腺素

0~3个月:116~407mmol/mmol Cr。

4~6个月:89~328mmol/mmol Cr。

7~9个月:86~302mmol/mmol Cr。

10~12个月:85~374mmol/mmol Cr。

1~2岁:23~302mmol/mmol Cr。

2~6岁:42~289mmol/mmol Cr。

6~10岁:69~183mmol/mmol Cr。

10~16岁:26~176mmol/mmol Cr。

随机尿总甲氧基去甲肾上腺素:

0~3个月:947~2070mmol/mmol Cr。

4~6个月:454~1354mmol/mmol Cr。

7~9个月:365~645mmol/mmol Cr。

10~12个月:167~689mmol/mmol Cr。

1~2岁:216~787mmol/mmol Cr。

2~6岁:64~376mmol/mmol Cr。

6~10岁:63~279mmol/mmol Cr。

10~16岁:59~245mmol/mmol Cr。

【临床意义】

甲氧基肾上腺素的性质比儿茶酚胺稳定,且受食物药物的影响小,在尿中的含量比儿茶酚胺高,在嗜铬细胞瘤的诊断率上也比儿茶酚胺更准确,与甲氧基去甲肾上腺素成为国际上诊断嗜铬细胞瘤的主要标准。

【影响因素】

测定前避免使用含有乙肽氨基酚类药物及其他含有儿茶酚的药物,包括甲基多巴、异丙肾上腺素等。

十五、24 小时尿液香草扁桃酸(24h urine vanillylmandelic acid,VMA)

十六、随机尿香草扁桃酸(random urine vanillylmandelic acid,VMA)

【生化及生理】

香草扁桃酸(VMA)又称 3-甲氧-4-羟基苦杏仁酸,是肾上腺素和去甲肾上腺素的主要代谢产物。大部分 VMA 与葡萄糖醛酸或硫酸结合后,随尿液排出体外。

【检测方法】

测定尿液 VMA 的方法分为两组,一组是采用分光光度法,另一组是采用层析。

分光光度法:用醋酸乙酯从酸化尿液中提取 VMA 和其他酚酸,然后反提取到碳酸钾水层。加入高碘酸钠,使 VMA 氧化成香草醛。用甲苯从含有酚酸杂质的溶液中,选择性提取香草醛,再用碳酸盐溶液反抽提到水层,用分光光度计,波长 360nm,测定水层中香草醛的浓度。

重氮化对硝基苯胺显色法:用醋酸乙酯从酸化尿液中抽提 VMA,再用碳酸钾溶液提取有机相中 VMA,并与重氮化对硝基苯胺反应,生成偶氮复合物,再用氯仿抽提,然后用氢氧化钠溶液提取红色重氮化合物进行比色测定。此法特异性不高,只能用于过筛试验。用氯仿提取重氮化 VMA 复合物时,因对光敏感,动作要迅速,同时应注意避光。

还可用 HPLC 或 LC/MS-MS 检测。

【标本要求与保存】

24 小时尿液或随机尿。标本室温(25℃)保存 7 天、冷藏(4℃)或冷冻(-20℃)稳定保存 14 天。可反复冻融 3 次。

【参考区间】

分光光度法参考区间见表 16-3。

表 16-3　分光光度法参考区间表

年龄	mg/d	μmol/d
0～10 天	<1.0	<5
10 天～1 岁	<2.0	<10
1～18 岁	<5.0	<25
成人	2～7	10～35

重氮化对硝基苯胺显色法:

健康成人:17.7～65.6μmol/d(3.5～13mg/d)。

LC/MS-MS 法

24 小时尿:3～6 岁:5～13μmol/L。
6～10 岁:10～16μmol/L。
10～16 岁:12～26μmol/L。
16～83 岁:7～33μmol/L。

随机尿:0～2 岁:0～18.8mg/g Cr。
2～4 岁:0～11mg/g Cr。
5～9 岁:0～8.3mg/g Cr。
10～19 岁:0～8.2mg/g Cr。
>19 岁:0～6.0mg/g Cr。

【临床意义】

测定尿液中 VMA 含量,反映体内肾上腺髓质激素的浓度水平,用于嗜铬细胞瘤的临床诊断指标。

尿液 VMA 增高主要见于嗜铬细胞瘤,但神经母细胞瘤和交感神经节细胞瘤、原发性醛固酮增多症、脑血管障碍、糖尿病等 VMA 也可增高。

尿液 VMA 减低见于苯丙酮尿症、家族性自主神经功能障碍、脑脓肿等。

【影响因素】

(1) 测定前一周禁服左旋多巴、异丙肾上腺素、茶碱等可使结果升高的药物。即使限制了食物和药物,每份标本仍要做空白对照,以校正尿液中可能存在的香草醛。

(2) 尿液中有大量的化合物,尤其是酸性酚、苯酚类和芳香环化合物的代谢物。这些化合物都能干扰比色法或层析法。因此,几乎所有定量分析尿液 VMA 的方法,在分析前采取提取步骤来部分纯化分析物,有助于提高方法的特异性和灵敏度。

十七、24 小时尿高香草酸(24h urine homovanillic acid,HVA)

十八、随机尿高香草酸(random urine homovanillic acid,HVA)

【生化及生理】

高香草酸(HVA)又称 3-甲氧-4-羟基苯乙酸,是多巴胺及其前体多巴的代谢终产物。大部分 HVA 与葡萄糖醛酸或硫酸结合后,随尿液排出体外。

【检测方法】

检测尿液 HVA 的方法有比色法、酶荧光光度法、HPLC-ECD 法、LC/MS-MS 等。

比色法：先用氯仿抽提酸化尿液中的 HVA，再用磷酸盐溶液将其重新抽提入水相中，随后水相中的 HVA 与 1-亚硝基-2-苯酚及亚硝酸反应而显色，显色衍生物在 505nm 处有最大吸收，测定吸光度。该法不需要特殊仪器，成本较低，但操作复杂，衍生物很不稳定，结果易受尿中儿茶酚胺、VMA 等物质的干扰。

酶荧光光度法：主要是基于 HVA 与 H_2O_2 在一定条件下，经 H_2O_2 酶的作用，可生成一种强荧光的物质。该法特异性和灵敏度较高，但酶促反应影响因素多，所用的酶试剂不稳定且价格昂贵。

HPLC-ECD 法比较简单，且不受水杨酸等药物的干扰，准确度较高。

【标本要求与保存】

见“香草扁桃酸”。

【参考区间】

24 小时尿：3 ~6 岁：8 ~24μmol/d。

6 ~10 岁：12 ~26μmol/d。

10 ~16 岁：13 ~48μmol/d。

16 ~83 岁：8 ~48μmol/d。

随机尿：0 ~2 个月：0 ~35. 0μg/mg Cr。

3 ~23 个月：0 ~32. 6μg/mg Cr。

2 ~4 岁：0 ~22. 0μg/mg Cr。

5 ~9 岁：0 ~15. 1μg/mg Cr。

10 ~19 岁：0 ~12. 8μg/mg Cr。

>19 岁：0 ~7. 6μg/mg Cr。

【临床意义】

尿液 HVA 的检测用于多巴胺能神经异常疾病的评价，成神经细胞瘤和嗜铬细胞瘤的诊断和治疗后随访检测。还可用于嗜铬细胞瘤与神经母细胞瘤的鉴别诊断。

尿液 HVA 增多见于成神经细胞瘤等。减少见于甲亢、先天愚型、老年性痴呆等。

【影响因素】

左旋多巴、异丙肾上腺素、茶碱等药物影响测定结果，故测定前禁服。

十九、游离皮质醇(free cortisol)

二十、总皮质醇(total cortisol)

【生化及生理】

皮质醇是肾上腺皮质分泌的主要激素之一，也是最主要的糖皮质激素。皮质醇分泌入血后，90%以上与血循环中的皮质醇结合球蛋白(CBG)结合，少量与白蛋白结合，其余为具有生物活性的游离皮质醇，只占总皮质醇的1% ~3%。皮质醇影响机体蛋白质、糖和脂的代谢，具有抗炎、抗过敏的作用。此外对维持血管紧张度和反应性也有重要作用。它还能使心肌收缩力增强，对淋巴细胞等血细胞和肾功能、胃肠系统都有不同程度的作用，并能增强中枢神经系统的兴奋性。皮质醇的分泌具有明显的昼夜节律，一般上午 8 时左右分泌最多，以后逐渐下降，至午夜分泌最少。皮质醇的分泌受促肾上腺皮质激素的调节，皮质醇又反作用于下丘脑或垂体，影响下丘脑和垂体中各种相应激素的分泌，并进而影响皮质醇自身的分泌。

【检测方法】

目前常用的检测方法是 RIA 法、CLIA 法、ECLIA 法、HPLC 法等。

【标本要求与保存】

血清或血浆。采血后立即分离血清或血浆，分离后的血清或血浆标本在 2 ~8℃保存可稳定两天，-20℃保存可稳定 1 个月。

【参考区间】

游离皮质醇：

AM(8:00)：17 ~44nmol/L。

PM(16:00)：6 ~25nmol/L。

总皮质醇：

脐带血：138 ~469nmol/L。

婴儿(1 ~7 岁)：55 ~304nmol/L。

儿童(1 ~16 岁)(8:00)：83 ~580nmol/L。

成人，AM(8:00)：138 ~635nmol/L。

PM(16:00)：83 ~441nmol/L。

PM(20:00)：50% 8:00 的值 nmol/L。

(由于各实验室方法的差异，应建立自己的参考值。)

【临床意义】

皮质醇在肾上腺皮质分泌的糖皮质激素中约占90%，因此，其血液浓度直接代表肾上腺皮质糖皮质激素分泌情况，也是反映肾上腺皮质功能的可靠标志物。以血清皮质醇水平及昼夜节律作为肾上腺功能紊乱筛查的首选项目。

皮质醇的升高或节律异常见于高皮质醇结合球蛋白血症、垂体促肾上腺皮质激素腺瘤、肾上腺肿瘤、应激、长期服用糖皮质激素药物等。

皮质醇的降低常见于 Graves 病、肾上腺皮质功能减退症、垂体功能减退等。

【影响因素】

皮质醇的分泌具有明显的昼夜节律,并且在应激状态下明显升高,所以测定血清皮质醇应在清晨起床前插入预置导管至少半小时后,晨8时左右采血(峰值)。如需观察昼夜节律,可保留导管,在23时左右再次采血(谷值)。

二十一、尿液游离皮质醇(urine free cortisol, UFC)

二十二、唾液游离皮质醇(saliva free cortisol, SFC)

【生化及生理】

结合皮质醇不能从肾小球滤过,只有游离皮质醇才能扩散入唾液和经肾小球滤过,唾液和正常尿中几乎无可结合皮质醇的蛋白。因此,测得的唾液和尿中皮质醇可视为游离皮质醇,其量与血浆游离皮质醇浓度相关。

【检测方法】

ECLIA、LC/MS-MS。

【标本要求与保存】

24小时尿液。收集尿液期间尿液应置4℃保存。每升尿液可用10g硼酸或7ml冰醋酸防腐。标本室温(25℃)、冷藏(4℃)或冷冻(-20℃)稳定保存14天。可反复冻融3次。

唾液。标本量1ml。唾液收集后宜迅速冷冻,测定时解融离心,除去被冷冻沉淀的黏蛋白,降低唾液黏度。标本室温(25℃)保存2天、冷藏(4℃)4天或冷冻(-20℃)稳定保存5个月。

【参考区间】

唾液:AM(7:00):4~30nmol/L。

PM(22:00):2~6nmol/L。

尿液:儿童:1~10岁:6~74nmol/d。

2~11岁:3~58nmol/d。

11~20岁:14~152nmol/d。

12~16岁:6~105nmol/d。

成人:浓缩:55~248nmol/d。

未浓缩:207~745nmol/d。

【临床意义】

UFC排泄量可间接反映全天血浆游离皮质醇的状态,且测定不受昼夜节律的影响,能可靠地反映皮质醇的浓度。如果24小时尿液收集正确,UFC的测定是发现Cushing综合征的可靠方法。SFC浓度可代表血浆游离皮质醇浓度。

肾上腺皮质功能亢进者,血清(浆)皮质醇、SFC水平,尤其是午夜水平异常升高,昼夜节律消失(峰、谷比值<2);24小时UFC>550nmol/24h。而肾上腺皮质功能减退者,血清(浆)皮质醇、SFC水平,尤其是清晨水平显著降低,并常伴有24小时UFC低下或昼夜节律消失。

【影响因素】

(1) 为排除24小时尿收集不完全及肾小球滤过功能的影响,可同时检测尿肌酐,以UFC/g Cr作为单位校正。

(2) 一些非肾上腺皮质功能紊乱的因素,可致上述检测异常。如各种应激状态,可出现血、唾液及尿中皮质醇水平升高。而原发性甲减、抑郁症、使用可抑制CRH释放的多巴胺受体阻断剂等,均可使皮质醇水平降低。

二十三、皮质酮(cortisone)

【生化及生理】

皮质酮又名11β,21-二羟基孕烯-3,20-二酮,是从孕酮生物合成而得到的一种糖皮质素,是合成醛固酮的前体物质。其糖皮质激素活性为皮质醇的1/5,盐皮质激素样活性为皮质醇的两倍,为醛固酮的1/200,存在于人类肾上腺皮质分泌物中。

【检测方法】

目前常用的检测方法是RIA法、LC/MS-MS。

【标本要求与保存】

血清或血浆,血清首选,EDTA或肝素抗凝。立即分离血清/血浆,标本量0.5ml,至少0.2ml。标本室温(25℃)、冷藏(4℃)或冷冻(-20℃)稳定保存7天。

【参考区间】

RIA法:上午8时:17.1~33.9nmol/L。

下午4时:12.4~21.6nmol/L。

【临床意义】

(1) 皮质酮增高见于库欣病、ACTH瘤、肾小管性酸中毒、肾病综合征、先兆子痫、充血性心力衰竭、异常钠丢失、特发性水肿、低钠饮食等。

(2) 皮质酮减低见于单纯性醛固酮缺乏、肾上腺皮质功能减退、脱氧皮质酮分泌过多(先天性肾上腺皮质增生症,11β-羟化酶缺乏等)、大量水摄入、大量滴注高渗盐水。

【影响因素】

采集标本前禁服避孕药等对结果产生影响的

药物。

二十四、17-羟皮质类固醇(17-hydroxycorticosteroids,17-OHCS)

【生化及生理】

17-羟皮质类固醇(17-OHCS)是C17上有羟基的所有类固醇物质的总称,包括内源性及外源性两部分。内源性17-OHCS主要为肾上腺皮质分泌的GC及其氢化代谢物,外源性17-OHCS主要来自食物。

【检测方法】

测定尿液中17-OH是利用porter-silber反应。在酸性溶液中,17,21-二羟-20-酮类固醇与苯肼反应,形成一种能产生黄色腙的21-醛。用氢化可的松标准液同样呈色,用分光光度计波长410nm比色,而求得其含量。

【标本要求与保存】

同17-KS。

【参考区间】

成年女性:19.27～28.21μmol/24h(6.98～10.22mg/24h)。

成年男性:21.28～34.48μmol/24h(7.7～12.5mg/24h)。

【临床意义】

(1) 17-OHCS增高:主要见于各种原因所致的肾上腺皮质功能亢进,如Cushing综合征、肾上腺皮脂瘤及双侧增生、肥胖症、甲状腺功能亢进症等。尤以肾上腺皮质肿瘤增高最为显著。

(2) 17-OHCS降低:主要见于肾上腺皮质功能不全如Addison病、垂体前叶功能减退症,某些慢性病,如肝病、结核病等。当注射ACTH后,正常人和皮质腺癌、双侧增生患者,尿液中17-羟可显著增高;而肾上腺皮质功能减退症和肾上腺癌患者,则变动不明显。

【影响因素】

取样前7天患者应停服中药、维生素B_2及四环素、水合氯醛、奎宁、秋水仙碱等可使结果升高的药物和雌激素、避孕药等使结果降低的药物。

二十五、17-酮皮质类固醇(17-ketosteroid,17-KS)

【生化及生理】

肾上腺皮质分泌的皮质激素经肝脏降解灭活后,大部分以葡萄糖醛酸酯或硫酸酯的形式由尿排出。17-酮皮质类固醇(17-KS)即为一类C17含有酮基的排出物,为雄性激素的代谢产物,包括雄酮、脱氢表雄酮、原胆烷醇酮等。尿液中17-KS的排泌,指示肾上腺和性腺皮质类固醇合成的速率。成年男性的三分之二的皮质类固醇来自肾上腺,而成年女性的皮质类固醇全部来自肾上腺。17-KS的排出量随年龄而异,出生后渐增,至31～40岁达到高峰,后渐下降。

【检测方法】

测定尿液17-KS应用最多的方法是Zimmerman呈色反应。该法是经水解、提取的酮类固醇与碱性间二硝基苯形成紫色素,在515nm处测定。该反应特异性不高,每种酮类的生色性并不相等。此法不如更加现代化的直接测定血清中单个酮类固醇。然而,现在仍有很多实验室用这种方法检查肾上腺雄性激素,仍是一个合适的手段。

【标本要求与保存】

准确收集24小时尿液,需加浓盐酸5～10ml防腐。最后记录其总尿量,混匀后取出100ml送检。如标本不能及时进行检测,应于4℃冰箱内保存,以免17-KS被破坏而使测定值减低。

【参考区间】

成年女性:20.8～52.1μmol/24h(6.0～15mg/24h)。

成年男性:28.5～61.8μmol/24h(8.2～17.8mg/24h)。

【临床意义】

尿液17-KS试验主要用于测定雄激素的产生,尤其来自肾上腺的部分,其主要价值在于筛查肾上腺和卵巢功能的失衡。

尿液17-KS增高主要见于各种原因引起的肾上腺皮质功能亢进如肾上腺皮质功能亢进症、肾上腺皮质癌、巨人症、肢端肥大症等。临床用促肾上腺皮质激素、雄激素、肾上腺皮质激素,可使17-KS排出增加。

尿液17-KS减低主要见于各种原因引起的肾上腺皮质功能减退,如肾上腺皮质功能减退症、垂体前叶功能减退、性功能减退以及某些慢性病如结核、肝病、糖尿病和重度营养不良等。临床服用甲丙氨酯后则使17-KS显著下降。

【影响因素】

取样前7天患者应停止饮茶和服用带色素的药物,如金霉素、四环素类抗菌药物,以及氯丙嗪、普鲁卡因胺、类固醇激素,避免假阳性。

二十六、血浆18-羟皮质醇(plasma 18-hydroxycorticosteroid, 18-OHC)

二十七、24小时尿18-羟皮质醇(24h urine 18-hydroxycorticosteroid,18-OHC)

【生化及生理】

18-羟皮质醇是肾上腺分泌的兼有醛固酮和皮质醇结构特征的杂合化合物,是皮质醇在兼有11-羟化酶和18-氧化酶特性的醛固酮合酶的作用下进一步氧化而生成的一种21碳类固醇,其分泌主要受ACTH的调节,肾素-血管紧张素系统仅起次要的调节作用。可被地塞米松抑制。

【检测方法】

常用亲和素-生物素酶联免疫法(ABC-ELISA)测定。测定前用亲和纯化的羊抗兔IgG包被酶标板,加封闭液封闭,测定时根据试剂说明书对血液样本或尿液样本进行稀释,酶标板每孔加一定量的标准品或样品,加入一定稀释度的生物素标记的18-羟皮质醇和一定稀释度的18-羟皮质醇抗血清,混匀后置4℃冰箱过夜,洗涤后加入一定量的辣根过氧化酶标记的亲和素D,室温下1小时,洗涤后加入一定量的ABTS,37℃1小时,加一定浓度的草酸终止反应,在405nm处读光密度值,根据标准曲线计算测定值。

【标本要求与保存】

血浆。取血后立即分离血浆,-20℃冻存。

24小时尿液。

【参考区间】

血浆:1.3～4.7nmol/L。

尿液:284.7～169.2nmol/24h。

【临床意义】

18-羟皮质醇是原发性醛固酮增多症(原醛)诊断和鉴别诊断的一个高敏感性和高特异性的激素指标,在糖皮质激素可抑制性醛固酮增多症患者中明显升高,可达正常值的20～40倍,尿液中升高至正常值的5～10倍,原醛腺瘤患者血浆水平升高2～10倍,尿液至正常值的1.5～4倍,而在原醛特发性增生患者其水平与正常值重叠,有助于三种疾病的鉴别诊断,指导临床治疗。

【影响因素】

因18-羟皮质醇的分泌具有昼夜节律,因此测定血浆时应考虑到采血时间的影响。

二十八、11-脱氧皮质醇(11-deoxycortisol)

【生化及生理】

11-脱氧皮质醇是胆固醇转化为皮质醇的中间产物。

【检测方法】

RIA、LC/MS-MS等。

【标本要求与保存】

血清。标本量0.5ml,至少0.2ml。标本室温(25℃)或冷藏(4℃)1天,或冷冻(-20℃)稳定保存两年。可反复冻融3次。

【参考区间】

放射免疫法:1.74～4.86nmol/L。

【临床意义】

先天性肾上腺皮质增生症,血清11-脱氧皮质醇显著增加。

二十九、血浆18-羟皮质酮(plasma 18-hydroxycorticosterone, 18-OHB)

三十、24小时尿18-羟皮质酮(24h urine 18-hydroxycorticosterone,18-OHB)

【生化及生理】

血浆18-羟皮质酮(18-OHB)为盐皮质激素,其生物效应主要为潴钠排钾。其分泌功能受ACTH和肾素、血管紧张素系统双重调节。

【检测方法】

可采用RIA法、HPLC法测定。

【标本要求与保存】

血浆或24小时尿。

【参考区间】

血浆:115～550ng/L。

尿:1.5～6.5μg/24h。

【临床意义】

原发性醛固酮增多症中测到血浆18-OHB水平升高;醛固酮腺瘤中可见其浓度>1000ng/L;特发性醛固酮增多症中仅为550～1100ng/L。若单独的18-OHB升高而醛固酮不上升,那么18-OHB上升就特别重要,它可能是醛固酮腺瘤的早期提示。

【影响因素】

为确诊原发性醛固酮增多症,在怀疑时应进行多次尿液采集测定，因为其水平会波动并降至参考范围。

三十一、血浆促肾上腺皮质激素(plasma adrenocorticotropic hormone,ACTH)

三十二、24小时尿促肾上腺皮质激素(24h urine adrenocorticotropic hormone,ACTH)

【生化及生理】

促肾上腺皮质激素是腺垂体细胞分泌的一种由39个氨基酸组成的多肽，分子量为4 500 000，氨基端的24个氨基酸是多肽的生物活性部分。ACTH是肾上腺皮质生长和分泌活动的主要调节者亦具有肾上腺外效应，包括促进脂肪细胞脂解、肌肉细胞对氨基酸和葡萄糖的摄取、刺激胰腺β细胞分泌胰岛素和垂体分泌生长激素等。ACTH的分泌受循环中的皮质醇的负反馈作用和下丘脑分泌的促皮质激素释放激素(CRH)和精氨酸加压素(AVP)的调节。正常人血浆中的ACTH浓度呈明显昼夜周期性变动，以脉冲方式释放，其峰值在早晨6:00～8:00时之间，最低值在午夜22:00～24:00时之间。

【检测方法】

可用免疫测定分析，如RIA、ECLIA等。

【标本要求与保存】

血浆，EDTA抗凝。标本采集后立即分离血浆进行测定，否则冷冻(-20℃)保存可稳定14天。

【参考区间】

血浆：脐带血：11～125pmol/L。

新生儿：22～41pmol/L。

成人(08:00～09:00)：<26pmol/L。

24小时尿：成人：<19pmol/L。

【临床意义】

ACTH的测定主要用于原发性和继发性肾上腺功能异常的鉴别诊断，常同时进行皮质醇的测定。

(1) ACTH和皮质醇同时增高，提示垂体病变(Cushing病)、下丘脑或异源性ACTH瘤。

(2) ACTH增高而皮质醇减低，见于原发性肾上腺皮质功能减退，如Addison病。

(3) ACTH减低而皮质醇增高，见于原发性肾上腺功能亢进或单纯性肥胖。

(4) ACTH和皮质醇同时减低，见于下丘脑、垂体病变引起的继发性肾上腺功能减退。

【影响因素】

因ACTH分泌存在昼夜节律，故最好能分别收集清晨和午夜血液标本。须特别注意的是，采血装置应为塑料制品，内壁用肝素或EDTA处理，因为ACTH极易被玻璃器皿大量吸附，并且易被血液中的肽酶水解成无免疫活性的代谢物。采血后迅速低温离心分离血浆，尽快测定。

三十三、皮质醇昼夜节律试验(cireadian rhythm in cortisol secretion)

【生化及生理】

皮质醇的分泌具有昼夜节律性。

【检测方法】

在上午8:00、中午12:00、下午6:00和凌晨0:00分别采血测定皮质醇。

【标本要求与保存】

血清或血浆。

【参考区间】

健康人一天中皮质醇的谷浓度一般出现在深夜。

【临床意义】

重复测定血清或血浆皮质醇水平寻找皮质醇分泌的昼夜节律，在任何一种库欣综合征的特征表现是皮质醇分泌的昼夜节律消失。深夜测定皮质醇水平尤其有意义，因为在健康人一天中皮质醇的谷浓度出现在这一时刻。如果患者在静息状态下皮质醇谷浓度>138nmol/L，应立即进一步做功能试验(如地塞米松试验)以排除库欣综合征的存在。

【影响因素】

白天躯体与精神应激的状态可明显影响皮质醇分泌直至夜间，因而可造成假性异常的皮质醇谷浓度水平。

三十四、夜间睡眠皮质醇分泌试验(cortisol secretion in night sleep)

【生化及生理】

皮质醇谷浓度通过夜间睡眠时多次测定血清或血浆皮质醇来测定。睡眠时皮质醇分泌不受外源性因素影响。

【检测方法】

在睡眠实验室里用多导睡眠描记法记录夜间睡眠，间隔15分钟采血测定血清或血浆皮质醇水平。

【标本要求与保存】

血清或血浆。

【参考区间】

在无干扰的夜间睡眠情况下，皮质醇谷浓度>138nmol/L(50μg/L)提示很可能存在库欣综合征。

【临床意义】

夜间睡眠皮质醇分泌试验是发现各种类型库欣综合征的最敏感的方法之一。在很多情况下，地塞米松抑制试验常规抑制后，临床疑为库欣综合征的患者可依靠皮质醇谷浓度病理性升高来确诊。

【影响因素】

采集血样必须通过静脉内导管从邻室获取以使睡眠不受打扰。

三十五、地塞米松抑制试验(dexamethasone suppression test)

【生化及生理】

地塞米松(DMT)是人工合成的强效皮质激素类药物，对下丘脑-垂体-肾上腺皮质轴有负反馈性调节作用，可对CRH、ACTH分泌产生强大的皮质醇样负反馈抑制作用，进而影响肾上腺皮质分泌GC的功能。

【检测方法】

小剂量(2mg)或大剂量(8mg)DMT过夜抑制试验：清晨8:00采血和留取试验前的24小时尿液并测定皮质醇浓度；晚上23:00～24:00时口服DMT 2mg或8mg；次日清晨8:00采血和留取试验后的24小时尿液并测定皮质醇浓度。

【标本要求与保存】

血液标本和24小时尿液标本。

【参考区间】

用药后的血清皮质醇浓度<140nmol/l；用药后的尿游离皮质醇或尿17-羟类固醇浓度下降>50%。

【临床意义】

在健康者中，地塞米松通过负反馈机制抑制ACTH的分泌，从而也抑制了内源性类固醇产生。在任何类型的库欣综合征中皮质醇的释放不受小剂量(2mg)地塞米松的抑制。临床怀疑患者有皮质醇增多症时，该抑制试验是适宜的筛选方法。如果血浆皮质醇水平能被抑制到<83nmol/L(30μg/L)则基本可排除库欣综合征。

(1) 小剂量(2mg)DMT过夜抑制试验：为过筛试验，虽较简便，但不够可靠；用药后血清皮质醇浓度若>140nmol/L、尿游离皮质醇或尿17-羟类固醇浓度下降<50%，提示肾上腺皮质功能亢进。

(2) 大剂量(8mg)DMT过夜抑制试验：用药后的血清皮质醇浓度<140nmol/L和(或)用药后的尿游离皮质醇或尿17-羟类固醇浓度下降>50%，则提示下丘脑-垂体性皮质醇增多症；反之，则提示肾上腺皮脂腺瘤或异位ACTH综合征。

【影响因素】

试验前停用抗高血压药物、利尿剂等。

三十六、促肾上腺皮质激素释放激素兴奋试验(corticotropin releasing hormone stimulation test)

三十七、赖氨酸血管加压素兴奋试验(lysine vasopressin stimulation test)

三十八、CRH-LVP兴奋试验(CRH-LVP stimulation test)

【生化及生理】

促肾上腺皮质激素释放激素(CRH)是由41个氨基酸组成的肽，主要生理作用是调节ACTH的分泌。CRH具有垂体外功能，它是一种脑肠肽，因此CRH除影响摄食行为外，对消化道激素的分泌和胃肠的运动也起作用，CRH可抑制胃酸的分泌，影响胃泌素、胰岛素和胰高血糖素等的分泌，抑制胃排空等。

【检测方法】

CRH兴奋试验：静脉注射合成CRH 1.0μg/kg(溶于5ml生理盐水，在30秒内注射完)，CRH注射前和注射后15、30、45、60、90和120分钟分别采血测定皮质醇和ACTH。

赖氨酸血管加压素(LVP)兴奋试验：5U 8-赖氨酸血管加压素溶于50ml 9g/L的氯化钠溶液，静脉滴注持续60分钟以上。滴注开始前10分钟，开始时，开始后15、30、45、60和90分钟分别采血测定皮质醇和ACTH。

CRH-LVP兴奋试验：静脉缓慢注射合成CRH 50μg和0.5U 8-赖氨酸血管加压素。注射前与注射后15、30、45和60分钟采血测定皮质醇和ACTH。

【标本要求与保存】

同皮质醇和ACTH的测定。

【参考区间】

CRH兴奋试验：95%正常人注射CRH后ACTH

可比基值增加 2～4 倍，在注射后 10～15 分钟峰值可达 4.4～2.2pmol/L，血皮质醇可于注射后 30～60 分钟升至 550～690nmol/L。

【临床意义】

（1）促肾上腺皮质激素释放激素兴奋试验可作为诊断 Cushing 综合征的一个有价值的手段，特别是在鉴别 ACTH 依赖性的和非依赖性的 Cushing 综合征以及在评估 Cushing 病患者垂体微腺瘤切除的效果中有重要意义。

（2）进行 CRH 兴奋试验和（或）LVP 兴奋试验后大多数下丘脑-垂体性库欣综合征患者出现血浆 ACTH 和皮质醇过度增加和（或）一定程度的升高，但 10% 左右的此病患者对 CRH 刺激无反应。在这种情况下，须进行 CRH-LVP 试验和大剂量地塞米松一直试验，以便最终确诊。相反，在自主性肿瘤引起的库欣综合征中，可见 ACTH 基础水平低且应用 CRH 和（或）LVP 后血浆 ACTH 和皮质醇不升高。

【影响因素】

ACTH 与皮质醇基础水平低且应用 CRH 和（或）LVP 后 ACTH 不升高是垂体 ACTH 分泌不足的证据。然而，考虑到 ACTH 对 CRH 反应存在个体差异，ACTH 弱反应既不能确诊也不能除外垂体功能减退。在这种情况下，要加行 ACTH 兴奋试验和美替拉酮试验。

三十九、ACTH 兴奋试验（ACTH stimulation test）

【生化及生理】

ACTH 可刺激肾上腺皮质合成并迅速释放皮质醇，分别于注射 ACTH 前后采血测定皮质醇浓度，来了解肾上腺皮质分泌皮质醇的功能状况。

【检测方法】

短期 ACTH 兴奋试验：静脉注射 25U 合成 ACTH1-24，采血测定注射前和注射后 60 分钟的血浆皮质醇。为鉴别原发性和继发性肾上腺皮质功能减退，须加测基础 ACTH 浓度。

延长期 ACTH 兴奋试验：将 50U 合成 ACTH1-24 溶于 500ml 9g/L 氯化钠溶液静脉滴注 8 小时。滴注前与滴注后 4 小时、6 小时及 8 小时采血测定血浆皮质醇。通常应将尿皮质醇与血浆皮质醇一起作为诊断标准来考虑才有适应证。

【标本要求与保存】

血浆、24 小时尿。

【参考区间】

皮质醇基础值>900nmol/L（上午8:00～10:00）。

低剂量 ACTH 兴奋后，皮质醇浓度增加量>190nmol/L，峰值>550nmol/L。

【临床意义】

（1）未接受皮质醇治疗的 Addison 病：皮质醇基础值低，注射 ACTH 后无反应。

（2）继发性肾上腺皮质功能低下：皮质醇基础值低，注射 ACTH 后反应延迟。

（3）肾上腺皮质癌瘤：皮质醇基础值高，分泌呈自主性，注射 ACTH 后无反应。

（4）下丘脑-垂体性皮质醇增多症：皮质醇基础值高，注射 ACTH 后反应强烈。

（5）异源性 ACTH 增多症：皮质醇基础值高，注射 ACTH 后反应较强。须从其他方面与下丘脑-垂体性皮质醇增多症相鉴别。

【影响因素】

短期 ACTH 兴奋试验时，为鉴别原发与继发性肾上腺皮质功能减退，须加测基础 ACTH 浓度。

四十、美替拉酮兴奋试验（metyrapone stimulation test）

【生化及生理】

美替拉酮可逆地抑制肾上腺皮质激素合成中所需的 11-α-羟化酶，从而抑制皮质醇、皮质酮和醛固酮等的合成。在健康人中，这些 11-羟化类固醇的反馈效应的解除引起 ACTH 分泌的最大兴奋，继而导致肾上腺合成能力的增高。由于皮质醇无法合成，因而主要合成 11-脱氧皮质醇和 11-脱氧皮质酮，使 11-脱氧皮质醇等中间产物聚积，以及尿中 17-生酮类固醇或 17-OHCS 排泄增多。

【检测方法】

血浆 11-脱氧皮质醇：夜晚 11:00 进食夜宵同时口服美替拉酮 30ml/kg。次晨 8:00 采血测定 11-脱氧皮质醇。

尿液 17-OHCS：连续两天分别收集 24 小时尿液后测定 17-OHCS，试验日上午 8 时至下午 4 时，分 6 次口服美替拉酮 500～700mg。服药当天和次日留尿测定 17-OHCS。

【标本要求与保存】

血浆、尿液。

【参考区间】

服药后血浆 11-脱氧皮质醇浓度>180nmol/L

(70μg/L),尿液 17-OHCS 应增加两倍以上或增加 7～10mg/d。

【临床意义】

用于鉴别肾上腺皮质增生者和异源性 ACTH 及肾上腺皮脂腺癌,前者可出现于正常人相同的反应,而后两者因分泌呈自主性,故一般无反应。

【影响因素】

苯妥英可以加速美替拉酮的代谢因而导致 11-β-羟化酶抑制不充分。因此服用苯妥英的患者也应测定血浆皮质醇。

第五节　肾素-血管紧张素-醛固酮激素检测

肾素-血管紧张素系统(renin-angiotensin system,RAS)或肾素-血管紧张素-醛固酮系统(renin-angiotensin-aldosterone system,RAAS)是一个激素系统。当大量失血或血压下降时,这个系统会被启动,用以协助调节体内的长期血压与细胞外液量。当血压降低时,肾脏分泌肾素。肾素催化血管紧张素原水解产生血管紧张素Ⅰ。血管紧张素Ⅰ基本没有生物学活性,而是经血管紧张素转化酶(angiotensin converting emzyme,ACE)剪切 C 末端两个氨基酸残基而形成血管紧张素Ⅱ。血管紧张素Ⅱ具有高效的收缩血管作用,从而使血压升高;血管紧张素Ⅱ也能刺激肾上腺皮质分泌醛固酮。醛固酮能促进肾脏对水和钠离子的重吸收,继而增加体液容量,升高血压。过度激活的肾素-血管紧张素-醛固酮系统是产生高血压的原因之一。

一、肾素(renin)

【生化及生理】

肾素,又称血管紧张素原酶,是由近球小体的肾小球旁器的颗粒细胞合成和分泌的一种由 240 个氨基酸组成、分子量为 36～40kD 的酸性蛋白水解酶。肾素分有活性的肾素和无活性的肾素两种形式。通常人血浆中的肾素 90% 无活性。在肾缺氧或肾性高血压时,血浆中无活性的肾素可转化为有活性的肾素。

肾素的分泌受多种因素的影响。肾交感神经的兴奋性,肾动脉灌注压或肾小球滤过率的改变,血压的波动,饮食中盐分的变化,姿势,血管紧张素Ⅱ、前列腺素、心房钠尿肽等激素都可调节肾素的分泌。

【检测方法】

测定肾素常用 RIA 法。

【标本要求与保存】

血浆,EDTA 抗凝。避免溶血。标本量 3ml,至少 1ml。立即检测,否则冷冻(-20℃)保存。

【参考区间】

儿童

0～11 个月:2.0～37.0ng/(ml·h)。

1～3 岁:1.7～11.2ng/(ml·h)。

4～5 岁:1.0～6.5ng/(ml·h)。

6～10 岁:0.5～5.9ng/(ml·h)。

11～15 岁:0.5～3.3ng/(ml·h)。

1～3 岁:2.0～37.0ng/(ml·h)。

成人(正常盐摄入)

仰卧位:0.15～2.33ng/(ml·h);直立位:1.31～3.95ng/(ml·h)。

成人(不同的盐摄入)

尿钠:0～30mEq/24h,8.82～23.86ng/(ml·h)。

30～75mEq/24h,4.09～7.73ng/(ml·h)。

0～30mEq/24h,1.44～2.80ng/(ml·h)。

0～30mEq/24h,0.39～1.31ng/(ml·h)。

【临床意义】

肾素增高见于肾血管性高血压、高肾素型的原发性高血压、继发性醛固酮增多症、先天性醛固酮缺乏症、肾上腺皮质功能低下等。服用硝普钠、避孕药、利尿剂等、低钠饮食也可使结果偏高。

【影响因素】

(1) 肾素、醛固酮等的分泌受到多种因素的影响,如药物、体位、血钾、采血时间、肾功能等,在测定时一定要特别注意。

(2) 采集标本前两周停用 β-受体阻滞剂、降血压药等,测定前 3 天应普钠饮食,钠摄入过多可抑制肾素分泌。

二、血管紧张素Ⅰ(angiotensin Ⅰ)

三、血管紧张素Ⅱ(angiotensin Ⅱ)

【生化及生理】

肾素分泌入血作用于血管紧张素原(angiotensinogen)(含 12 肽),使之转化为血管紧张素Ⅰ(angiotensin Ⅰ)(含 10 肽)。血管紧张素Ⅰ经过肺循环时，在血管紧张素转化酶的作用下生成血管紧张素Ⅱ(angiotensin Ⅱ)(含8肽)。血管紧张素Ⅱ可进一步代谢生成血管紧张素Ⅲ(angiotensin Ⅲ)(含7肽)。

血管紧张素Ⅱ的主要生理功能有：促进肾上腺皮质球状带合成醛固酮，形成肾素-血管紧张素-醛固酮系统，维持体内体液和钠的平衡，从而控制有效循环血量，可调节血压；作用于全身血管平滑肌使血管收缩；兴奋交感神经，使心率加快，心肌收缩力增强，周围血管阻力增加，血压上升；兴奋渴觉中枢，刺激饮水等。

【检测方法】

RIA。

【标本要求与保存】

血浆，EDTA抗凝。标本量3ml，至少1.5ml。分离标本立即检测。标本在室温(25℃)保存、冷藏(4℃)1天，或冷冻(-20℃)保存14天。可反复冻融3次。

【参考区间】

血管紧张素Ⅰ：11～88ng/L。

血管紧张素Ⅱ：10～60ng/L。

【临床意义】

血管紧张素Ⅰ、血管紧张素Ⅱ生理性升高见于低钠饮食、妊娠、月经周期黄体期等，病理性升高见于继发性醛固酮增多症、肾血管瘤、肾上腺功能减低、甲亢、嗜铬细胞瘤、肾炎、肝硬化等；生理性减低见于高钠饮食、月经周期卵泡期等，病理性减低见于类固醇治疗等。

四、血清醛固酮(serum aldosterone)

五、血浆醛固酮(plasma aldosterone)

六、随机尿醛固酮(random urine aldosterone)

七、24小时尿醛固酮(24h urine aldosterone)

【生化及生理】

醛固酮由肾上腺皮质球状带细胞分泌；在血液内主要以游离状态存在和运输，很少与蛋白结合。它的分泌受肾素-血管紧张素-醛固酮系统调节，血K^+、Na^+浓度也可直接作用于球状态细胞而影响醛固酮的分泌。醛固酮有促进肾远曲小管潴钠排钾、维持体液容量和渗透压平衡的生理作用。在肝降解，随尿排出。

【检测方法】

测定醛固酮常用免疫化学法、LC/MS-MS。

【标本要求与保存】

血清或血浆，EDTA抗凝。避免溶血。标本量1.0ml，至少0.5ml。标本在室温(25℃)保存3天、冷藏(4℃)或冷冻(-20℃)保存14天。可反复冻融3次。

24小时尿液。不加防腐剂，pH在4～8，注明普食或低钠饮食。标本在室温(25℃)保存7天、冷藏(4℃)或冷冻(-20℃)保存14天。可反复冻融3次。

【参考区间】

血清/血浆

脐带血：1.11～5.54nmol/L。

早产儿：0.53～3.91nmol/L。

足月儿：3天：0.19～5.10nmol/L。

1周：0.03～4.85nmol/L。

1～12个月：0.14～2,49nmol/L。

1～2岁：0.14～2.49nmol/L。

2～10岁(仰卧)：0.08～0.97nmol/L。

(直立)：0.14～2.22nmol/L。

10～15岁(仰卧)：0.06～0.61nmol/L。

(直立)：0.11～1.33nmol/L。

成人(仰卧)：0.08～0.44nmol/L。

(直立)：0.19～0.83nmol/L。

随机尿

新生儿(1～3天)：20～140μg/g Cr。

青春期：4～22μg/g Cr。

成人(普食)：1.5～20μg/g Cr。

24小时尿

儿童(1～3天)：0～5.0μg/24h。

(4天～10岁)：0～8.0μg/24h。

(>10岁)：0～19.0μg/24h。

成人(普食)：0～19.0μg/24h。

(低钠)：20.0～80.0μg/24h。

(高钠)：0～11.0μg/24h。

【临床意义】

(1) 增高：原发性醛固酮增多症，如肾上腺皮质癌、结节性肾上腺皮质增生，继发性醛固酮增多症，如肾性高血压、充血性心力衰竭、腹水等各种原因所致的低钠血症，肾病综合征，妊娠，长期低钠饮食等。

（2）降低：肾上腺皮质功能减低如 Addison 病，妊娠高血压综合征，醛固酮减少症，长期高钠饮食等。

【影响因素】

（1）利尿剂、皮质类固醇、避孕药、生物因素等对醛固酮与肾素分泌有影响，应在采血测定前一周停用。

（2）血液醛固酮浓度与尿液醛固酮一样不仅受饮食的影响（低钠饮食明显高于普通饮食），而且还受昼夜节律和采血体位的影响（卧位明显低于立位）。

八、醛固酮/肾素比值（aldosterone to renin ratio，ARR）

【生化及生理】

原发性醛固酮增多症（primary aldosteronism，PA）是因醛固酮分泌过多所致的一种继发性高血压。一般认为 PA 仅占高血压患者中的 0.5% ~2.0%，但近年研究发现从高血压患者中筛选 PA，PA 的患病率可占高血压的 5% ~13%。PA 是由于血中醛固酮过多导致心、肾等器官受损较原发性高血压患者严重，因此从原发性高血压中筛选出 PA 就尤为重要。2008 年欧洲 PA 的诊治指南中已提出将醛固酮/肾素比值作为 PA 的筛查试验。指南中规定 PA 的筛查阈值 ARR 为 20 ~40[ng/dl：ng/(ml · h)]，高于该值就应行 PA 的确诊试验，如口服钠负荷试验、盐水滴注试验、9α-氟氢可的松抑制试验、卡托普利试验等。

【检测方法】

纠正低血钾后，于上午取坐位至少 5 分钟，然后采集血标本测定血清醛固酮和血浆肾素活力。

【标本要求与保存】

同醛固酮和血浆肾素的检测。

【参考区间】

PA 的筛查阈值 ARR 为 20 ~40[ng/dl：ng/(ml · h)]。

【临床意义】

ARR 是筛查原发性醛固酮增多症最敏感和特异的方法。全部高血压中用 ARR 可筛查出至少 10% 的原发性醛固酮增多症患者。

【影响因素】

摄入大量钠盐、肾功能不全或服用 β-受体阻滞剂的患者可出现假阳性；限制钠摄入、应用利尿剂可产生假阴性。

九、醛固酮-18-葡萄糖醛酸苷（aldosterone-18-glucuronide）

【生化及生理】

醛固酮-18-葡萄糖醛酸苷为醛固酮的前体之一。

【检测方法】

测定尿液醛固酮-18-葡萄糖醛酸苷常用 RIA。

【标本要求与保存】

24 小时尿液，用硼酸（10g/L 尿）作为添加剂。采集尿液期间应保持低温，加入硼酸后，尿液在 4 ~8℃保存能稳定 7 天，-20℃保存能稳定半年。

【参考区间】

成人：6.3 ~32nmol/24h（3.5 ~17.5μg/24h）。

【临床意义】

尿液醛固酮-18-葡萄糖醛酸苷增加是盐皮质激素分泌增多的确定性指标。增高见于原发性醛固酮增多症、高血压、肾上腺瘤、柯兴综合征、胱氨酸病、肝硬化、滥用利尿剂等。

【影响因素】

利尿剂、皮质类固醇、避孕药、生物因素等对尿液醛固酮-18-葡萄糖醛酸苷分泌有影响，应在采血测定前一周停用。

十、脱氧皮质酮（deoxycorticosterone，DOC）

【生化及生理】

脱氧皮质酮（DOC）是一种具有盐皮质激素活性的由肾上腺产生的类固醇激素并作为醛固酮的前体。在肾上腺皮质中由 17α-羟孕酮和孕酮经 21-羟化酶羟化而成，可经 18-羟化酶羟化为 18-羟皮质酮，再经 18-羟脱氢酶形成醛固酮。也可 11β-羟化酶羟化后形成皮质酮。其作用是促进肾小管对钠离子的重吸收和排钾离子的作用，从而维持血浆中钠、钾离子适当浓度的一种盐皮质素。

【检测方法】

测定 DOC 常用 RIA 法、质谱法。

【标本要求与保存】

血清或血浆，EDTA 或肝素抗凝。标本量 3ml，至少 0.5ml。分离标本立即检测。标本在室温（25℃）保存、冷藏（4℃）3 天，或冷冻（-20℃）保存两年。

【参考区间】

成人：0.1 ~0.4μg/24h。

【临床意义】

DOC 增高见于肾上腺皮质癌、库欣综合征、肾上腺皮质激素过量综合征合并动脉高压、21-羟化酶或 17-羟化酶缺陷。

【影响因素】

24 小时尿样中醛固酮前体 DOC 的测定与昼夜波动的关系要小于血浆测定。

十一、呋塞米兴奋试验(furosemide stimulation test)

【生化及生理】

血浆醛固酮/肾素比值(ARR)是诊断原发性醛固酮增多症的一个敏感、可靠的指标,由于血浆肾素活性、醛固酮受到多方面因素的影响,所以在进行 ARR 测定时还常常需要进行各种负荷试验来确定结果。应用呋塞米兴奋试验来测定肾素活性及醛固酮的变化是一个有效的方法。

【检测方法】

在患者睡眠至少 8 小时后插入静脉导管采集血样检测肾素和醛固酮,然后将 40mg 呋塞米经静脉注射,再采血测定肾素和醛固酮。

【标本要求与保存】

同肾素和醛固酮的测定。

【参考区间】

健康人群注射呋塞米后肾素和醛固酮会升至基础水平的 200% ~400% 。

【临床意义】

呋塞米试验可用于多种醛固酮增多症的鉴别诊断。在原发性醛固酮增多症中,可见醛固酮的基础水平会进一步升高,肾素水平会下降。而在醛固酮腺瘤中,已升高的醛固酮水平不但不会在呋塞米试验后升高,相反甚至会下降。在继发性醛固酮增多症中如肾动脉狭窄,已升高的醛固酮和肾素的基础水平在注入呋塞米后会继续升高。

【影响因素】

在试验前两周患者应停服抗高血压药物如 β-肾上腺素能阻滞剂、利尿剂、ACE 抑制因子等。

十二、卡托普利抑制试验(Captopril inhibitory test)

【生化及生理】

卡托普利的化学名为甲巯丙脯酸,是一种抑制血管紧张素转化酶的药物,它可以减少血管紧张素转化成醛固酮的量。

【检测方法】

患者睡眠(入睡不要晚于午夜)后,早晨 7:00 ~ 9:00 让其取仰卧位,进行第一次采血测定肾素、醛固酮,再上床休息两小时后进行第二次采血测定肾素、醛固酮。

【标本要求与保存】

同肾素、醛固酮的测定。

【参考区间】

血浆醛固酮浓度降至<400pmol/L(145ng/L)。

【临床意义】

甲巯丙脯酸试验可用于诊断原发性醛固酮增多症,也可用来鉴别实质性高血压和腺瘤来源的先天性醛固酮增多症。

由于原发性醛固酮增多症患者自发产生醛固酮产物过量,故其 RAA 系统受到慢性抑制。而腺瘤患者再给予甲巯丙脯酸后醛固酮浓度不会下降或仅出现低于正常的下降,但当存在特发性醛固酮增多症和原发性高血压时会下降。

【影响因素】

利尿剂、皮质类固醇、避孕药、生物因素等对醛固酮与肾素分泌有影响,故也会影响甲巯丙脯酸试验结果,应在采血测定前一周停用。

十三、钠负荷试验(sodium loading test)

【生化及生理】

健康人钠吸收会抑制肾素分泌,因此在此实验中醛固酮会下降。

【检测方法】

首次行静脉穿刺术测定醛固酮后 4 小时内输注 9g/L 的生理盐水溶液 2L,再次静脉穿刺术测定醛固酮。

【标本要求与保存】

同醛固酮的测定。

【参考区间】

醛固酮降至基础水平的 50% 以下。

【临床意义】

钠负荷试验用于原发性醛固酮增多症的鉴别诊断和醛固酮腺瘤的检测。健康人群钠吸收会抑制肾素分泌,因此在此试验中醛固酮会下降,而在醛固酮腺瘤患者中不会出现这样的下降。

【影响因素】

若基础肾素水平下降,此试验无效。

第六节　性激素的检测

一、总睾酮(total testosterone)

二、游离睾酮(free testosterone)

三、唾液睾酮(salivary testosterone)

【生化及生理】

睾酮是体内最主要的雄激素,分子量288。在男性睾酮几乎全部在睾丸间质细胞线粒体内合成,女性卵巢和肾上腺皮质分泌的雄烯二酮可衍化为睾酮。血中的睾酮98%与血浆蛋白(其余部分为性激素结合蛋白)结合,仅2%以游离形式存在。游离的睾酮才具有生物活性。睾酮主要在肝脏灭活,经尿液排出。正常情况下,血清睾酮受促性腺激素释放激素脉冲式分泌的调控和影响。青年和中年男性血中的睾酮水平最高,50岁以后,随年龄增高而逐渐减少。成年男性血中睾酮水平呈现日节律和脉冲式分泌现象,而且个体差异较大。一般上午睾酮水平较晚上高约20%。短暂的剧烈运动可使睾酮增高。睾酮的主要生理作用是促进生殖器官的发育和生长,并促进和维持男性第二性征的发育,维持前列腺和精囊的功能和生精作用。睾酮还可促进蛋白质合成,促进骨骼生长,增加基础代谢等。

【检测方法】

常用RIA、ECLIA法、CLIA法、LC/MS-MS。

【标本要求与保存】

血清。标本量0.5ml,至少0.3ml。避免脂血。标本在室温(25℃)、冷藏(4℃)或冷冻(-20℃)保存14天。可反复冻融3次。

收集唾液3ml。立即检测或放入-20℃冰箱内保存。将唾液3000r/min离心10分钟,取上清液2ml,放入干净试管,然后分别用4ml乙醚萃取两次,剧烈震荡1分钟,再低速离心5分钟(500r/min),收集合并有机相,40℃水浴中蒸干,用200μl磷酸缓冲液重溶,40℃水浴中温育5分钟使其充分溶解。

【参考区间】

血清游离睾酮

脐带血:男性:17.4~76.3pmol/L。

女性:13.9~55.5pmol/L。

新生儿(1~15天):男性:5.2~107.5pmol/L。

女性:1.7~8.7pmol/L。

1~3个月:男性:11.5~62.5pmol/L。

女性:0.3~4.5pmol/L。

3~5个月:男性:2.4~48.6pmol/L。

女性:1.0~3.8pmol/L。

5~7个月:男性:1.4~16.6pmol/L。

女性:0.7~2.1pmol/L。

6~9岁:男性:0.3~11.1pmol/L。

女性:0.3~3.1pmol/L。

10~11岁:男性:2.1~19.8pmol/L。

女性:3.5~18.0pmol/L。

12~14岁:男性:4.9~541pmol/L。

女性:3.5~18.0pmol/L。

15~17岁:男性:278~552pmol/L。

女性:3.5~18.0pmol/L。

成人:男性:174~729pmol/L。

女性:3.5~29.5pmol/L。

血清总睾酮

脐带血:男性:0.45~1.19nmol/L。

女性:0.17~1.56nmol/L。

早产儿:男性:1.28~6.87nmol/L。

女性:0.17~0.76nmol/L。

新生儿:男性:2.6~13.9nmol/L。

女性:0.69~2.22nmol/L。

青春期前儿童

1~5个月:男性:0.03~6.14nmol/L。

女性:0.03~0.17nmol/L。

6~11个月:男性:0.07~0.24nmol/L。

女性:0.07~0.17nmol/L。

1~5岁:男性:0.07~0.87nmol/L。

女性:0.07~0.35nmol/L。

6~9岁:男性:0.10~1.04nmol/L。

女性:0.07~0.69nmol/L。

青春期:1期:男性:0.07~0.80nmol/L。

女性:0.07~0.35nmol/L。

2期:男性:0.17~2.43nmol/L。

女性:0.17~1.04nmol/L。

3期:男性:0.52~9.72nmol/L。

女性:0.35~1.04nmol/L。
4期:男性:3.64~18.91nmol/L。
女性:0.52~1.39nmol/L。
5期:男性:9.19~27.76nmol/L。
女性:0.35~1.39nmol/L。
成人:男性:9.00~34.72nmol/L。
女性:0.52~2.43nmol/L。
唾液睾酮:成人:男性:147.8~264.4ng/L。
女性:17.0~57.8ng/L。

【临床意义】

检测男性血清睾酮可用于诊断睾酮产生不足的疾病,如性腺功能减退症、雌激素治疗、染色体异常(如Klinefelter综合征)等。雄激素含量增高可引起女子男性化。检测女性体内睾酮含量有助于诊断雄激素综合征、多囊性卵巢。

睾酮升高见于男性多毛症、睾丸间质细胞瘤、男性性早熟、女性男性化、女性多毛症、多囊卵巢综合征、应用促性腺激素或外源性睾酮等。

睾酮减低主要见于下丘脑或垂体性腺功能减低、男性睾丸发育不全、类无睾综合征等。肝、肾、心血管疾病以及紧张、某些药物也可引起睾酮水平下降。

【影响因素】

采用CLIA法测定时,标本严重溶血会影响结果,且患者在采集标本前不得接受放射性治疗或体内同位素检查,口服避孕药、妊娠等都会影响测定结果。

四、雄烯二酮(androstenedione)

【生化及生理】

雄烯二酮是一种弱雄性类固醇激素,90%由卵巢和肾上腺皮质分泌,它是肾上腺皮质所分泌的中间产物,也是睾酮和雌激素的前体。

【检测方法】

常用RIA法、LC/MS-MS。

【标本要求与保存】

血清或血浆,EDTA抗凝。标本量1.0ml,至少0.5ml。避免溶血、脂血。标本在室温(25℃)、冷藏(4℃)或冷冻(-20℃)保存14天。可反复冻融两次。

【参考区间】

青春期儿童:<0.2nmol/L。
成人:2.6~7.2nmol/L。
绝经后妇女:3.0~9.6nmol/L。

【临床意义】

正常女性雄烯二酮的分泌量是睾酮的10倍。在女性卵巢中也能测得雄烯二酮。血浆雄烯二酮升高见于女性多毛症、先天性肾上腺皮质增生症等。降低见于雄激素不足出现假两性畸形、原发性闭经、性征不发育、女性外阴硬化性苔藓增生症、口服雌激素避孕药过量等。

【影响因素】

测定前避免大量服用避孕药。

五、双氢睾酮(dihydrotestosterone,DHT)

【生化及生理】

双氢睾酮与睾酮都是人体主要的雄激素,在体内DHT是睾酮经5α-还原酶还原而成。正常青年男性血浆双氢睾酮水平约为睾酮的10%。

【检测方法】

常用RIA法、LC/MS-MS。

【标本要求与保存】

血清或血浆,血清首选,EDTA或肝素抗凝。标本量1.0ml,至少0.5ml。尽快分离标本,立即检测。标本在室温(25℃)、冷藏(4℃)保存7天,或冷冻(-20℃)保存19个月。可反复冻融6次。

【参考区间】

RIA法:男性:1.12~1.88nmol/L。
女性:0.25~0.37nmol/L。

【临床意义】

血浆DHT增高常见于男性睾丸间质细胞瘤、女性多毛症等;降低常见于睾丸女性化、发育不良、睾丸间质细胞发育不良等。

【影响因素】

测定前避免大量服用避孕药。

六、硫酸脱氢表雄酮(dehydroepiandrosterone sulfate,DHEAS)

【生化及生理】

硫酸脱氢表雄酮在肾上腺或腺外组织由脱氢表雄酮(DHEA)经磺酸化合成。血浆DHEA浓度的昼夜节律与皮质醇相似,而含量占多数的DHEAS几乎不显示昼夜节律波动。血清中DHEAS的水平被发现是所有类固醇中最高的。男性和女性的DHEAS水平在30岁时达到最高值,之后会随年龄的增长而衰退。其他雄性激素的半衰期通常在30～60分钟，而DHEAS的半衰期长达7～9小时。血清DHEAS的较长半衰期和有限的日间变化，使DHEAS可作为评估肾上腺激素生成的一个合适的指标。

【检测方法】

测定DHEAS无需萃取，可直接用免疫分析法，如ECLIA法。

【标本要求与保存】

血清。标本量1.0ml，至少0.5ml。标本在室温（25℃）、冷藏（4℃）或冷冻（-20℃）保存14天。可反复冻融3次。

【参考区间】

ECLIA法：

儿童：<1周：2.93～16.5μmol/L。
　　1～4周：0.86～11.7μmol/L。
　　1～12个月：0.09～3.35μmol/L。
　　1～4岁：0.01～0.53μmol/L。
　　5～10岁：0.08～2.31μmol/L。
女性：10～14岁：0.92～7.6μmol/L。
　　15～19岁：1.77～9.99μmol/L。
　　20～24岁：4.02～11.0μmol/L。
　　25～34岁：2.66～9.23μmol/L。
　　35～44岁：1.65～9.17μmol/L。
　　45～54岁：0.96～6.95μmol/L。
　　55～64岁：0.51～5.56μmol/L。
　　65～74岁：0.26～6.68μmol/L。
　　>75岁：0.33～4.18μmol/L。
男性：10～14岁：0.66～6.65μmol/L。
　　15～19岁：1.91～13.4μmol/L。
　　20～24岁：5.70～13.5μmol/L。
　　25～34岁：4.42～11.5μmol/L。
　　35～44岁：2.99～11.5μmol/L。
　　45～54岁：1.20～8.71μmol/L。
　　55～64岁：1.40～8.28μmol/L。
　　65～74岁：0.91～3.80μmol/L。
　　>75岁：0.44～4.04μmol/L。

【临床意义】

（1）DHEAS可用来作为对肾上腺疾病的诊断，如肾上腺肿瘤、伴11-β-羟化酶缺乏的先天性肾上腺增生症、伴21-羟化酶缺乏的先天性肾上腺增生症等。肾上腺肿瘤往往合成雄激素高于其他类固醇，合成的雄激素以DHEAS为主。与其他肾上腺皮质类固醇相比DHEAS浓度越高，越怀疑肾上腺癌。伴11-β-羟化酶缺乏的先天性肾上腺增生症，11-脱氧皮质酮向皮质酮转化受阻，导致前者堆积和DHEAS合成增加。伴21-羟化酶缺乏的先天性肾上腺增生症，DHEAS浓度升高，典型者伴有17-羟孕酮水平升高。三分之一的患者伴有醛固酮分泌减少导致失钠。

（2）DHEA-S还可用于Cushing综合征的鉴别诊断。对于多毛症的女性患者，DHEAS水平的增高也与男性化的肾上腺囊肿有关。多囊卵巢综合征的患者也常被检测出DHEAS水平的升高，这表明肾上腺雄性激素可导致此种功能性紊乱的病症。

【影响因素】

（1）由于DHEA和DHEAS互相处于平衡稳定状态，仅需测定DHEAS，因为其易于测定且受昼夜变化影响小。

（2）肾上腺雄激素的合成是由于ACTH的兴奋，所以应用外源性糖皮质激素可抑制其合成。

七、性激素结合球蛋白（sex hormone binding globulin，SHBG）

【生化及生理】

性激素结合球蛋白是肝脏产生的一种糖蛋白，可特异性地与性激素结合并参与其转运，调控血液中具生物活性的性激素的浓度。在结合型睾酮中，44%～60%与SHBG结合，雌激素在血循环中约95%与SHBG相结合。

【检测方法】

常用ECLIA法性激素结合球蛋白浓度。

【标本要求与保存】

血清。标本量1.0ml，至少0.5ml。标本在室温（25℃）、冷藏（4℃）或冷冻（-20℃）保存14天。可反复冻融3次。

【参考区间】

男性：20～29岁：16.5～55.9nmol/L。
　　>49岁：19.3～76.4nmol/L。
女性：20～29岁：24.6～122.0nmol/L。
　　>49岁：17.3～125.0nmol/L。

【临床意义】

（1）降低见于：①女性多毛症及男性化：SHBG含量在女性多毛症及男性化疾病中，仅为正常值的50%，而游离睾酮含量则几乎增加90%。故在这类疾病中SHBG测定不仅可作为诊断指标，而且可以作为衡量治疗效果的依据。②多囊卵巢综合征、肥胖、甲状腺功能低下时，SHBG水平下降。

（2）升高见于：①男性性腺功能减退，SHBG水平升高,而血清睾酮水平往往是正常的。②甲状腺功能亢进时,SHBG 水平上升。③肝脏疾病:肝硬化、慢性肝炎、脂肪肝 SHBG 水平升高。④乳房早熟者血清性激素结合球蛋白升高。

八、游离雄激素指数(free androgen index, FAI)

【生化及生理】

性激素结合球蛋白(SHBG)与睾酮有高度的结合力,正常男性或女性血液中的睾酮超过 50% 与 SHBG 结合,与 SHBG 结合的睾酮是没有活性的。SHBG 与睾酮被认为是雄性性征的标志。一般采用游离雄激素指数作为反映雄激素生物学活性的高低的指标。游离雄激素指数也称为游离睾酮指数(free testosterone index,FTI)。

【检测方法】

用 ECLIA 法分别检测总睾酮(TT)、性激素结合球蛋白(SHBG)浓度。计算总睾酮和性激素结合球蛋白浓度比。即用血液中总睾酮的浓度除以性激素结合球蛋白的浓度:

FAI(%)= TT/SHBG×100。

【标本要求与保存】

见“总睾酮”和“性激素结合球蛋白”。

【参考区间】

ECLIA 法:女性:20~29 岁:0.4~8.4。

>49 岁:0.4~6.6。

男性:20~29 岁:30.0~128.0。

30~39 岁:24.0~122.0。

40~49 岁:14.0~126.0。

>49 岁:18.0~82.0。

【临床意义】

FAI 可作为诊断多囊卵巢综合征高雄激素血症的敏感及准确性指标。

九、卵泡刺激素(follicle stimulating hormone,FSH)

【生化及生理】

卵泡刺激素与促黄体生成素同属促性腺激素家族,二者协同调节和刺激性腺的发育和功能。FSH 是由腺体分泌的糖蛋白,由 α 和 β 亚单位组成,分子量为 32 000。对于女性,该激素在下丘脑-垂体-卵巢调节环路中发挥作用,控制月经周期。LH 和 FSH 从垂体的促性腺细胞中阵发性释放。血中的浓度由类固醇激素通过下丘脑的负反馈机制控制。在卵巢中 FSH 和 LH 一起刺激卵泡的成长和成熟,进而刺激雌激素的生物合成。FSH 水平在月经周期的中期呈现一高峰,但没有 LH 明显。由于卵巢功能的变化和雌激素水平的下降,绝经期 FSH 达到高水平。FSH 在男性中主要诱导精原细胞发育。

【检测方法】

常用 ECLIA 法。

【标本要求与保存】

血清。标本量 1.0ml,至少 0.5ml。标本在室温(25℃)、冷藏(4℃)或冷冻(-20℃)保存 14 天。可反复冻融 3 次。

【参考区间】

男性(23~70 岁):1.4~15.4IU/L。

女性:卵泡期:1.4~9.9IU/L。

排卵期:0.2~17.2IU/L。

黄体期:1.1~9.2IU/L。

绝经后:19.3~100.6IU/L。

【临床意义】

FSH 和 LH 的联合检测可用于查明染色体异常的先天性疾病、多囊性卵巢、绝经综合征、闭经的病因等。在预测排卵时间上,LH 检查具有重要意义。LH 的测定还可用于不孕症的诊断、内分泌治疗的监测等。

(1) FSH 和 LH 升高见于垂体促性腺细胞瘤、卵巢功能早衰、性腺发育不全、真性性早熟儿童、细精管发育障碍等。

(2) FSH 和 LH 降低见于下丘脑性闭经、垂体性闭经、下丘脑-垂体病变引起的性腺功能低下和性腺或肾上腺病变所致假性性早熟等。

【影响因素】

检测 FSH 前应避免情绪波动,女性月经期不宜做此项检查。雌激素治疗及某些生物物质、化学药物会影响结果,妊娠时结果偏高。

十、黄体生成素(luteinizing hormone,LH)

【生化及生理】

黄体生成素为腺体产生的含 121 个氨基酸和 3 条肽链的糖蛋白,由 α 和 β 亚单位组成,分子量为 29 500。对于女性,该激素在下丘脑-垂体-卵巢调节环路中发挥作用,控制月经周期。LH 和 FSH 从垂体的促性腺细胞中阵发性释放,经血流到达卵巢。在卵巢中 LH 和 FSH 一起刺激卵泡的成长和成熟,并刺激雌激素和雄激素的生物合成。LH 水平在月经周期的中期呈现最高峰，诱导排卵和形成黄体，其主要分泌物是雄激素。LH 在男性中主要刺激睾丸的 Leydig 细胞产生睾酮。

【检测方法】

常用 ECLIA 法、CLIA 法。

【标本要求与保存】

见“卵泡刺激素”。

【参考区间】

男性(23～70 岁)：1.2～7.8IU/L。

女性：卵泡期：1.7～15.0IU/L。

月经期峰值：21.9～56.6IU/L。

黄体期：0.6～16.3IU/L。

绝经后：14.2～52.3IU/L。

【临床意义】

见“卵泡刺激素”，常联合检测。

【影响因素】

待测标本及试剂上机前注意恢复至室温，避免过度振摇产生泡沫影响测试。

十一、抑制素 A(inhibin A)

十二、抑制素 B(inhibin B)

【生化及生理】

抑制素是一种主要由雄性睾丸支持细胞和雌性卵巢颗粒细胞分泌的二聚体糖蛋白激素。由 α 亚基和 β 亚基通过二硫键连接而成，其中 β 亚基有两种类型(βA 和 βB)，构成了两种抑制素，抑制素 A(αβA)和抑制素 B(αβB)。二硫键是抑制素发挥抑制垂体 FSH 分泌功能所必需的主键，分离的 α 亚基和 β 亚基均无生物学活性。

【检测方法】

抑制素 A 采用 ECLIA 法，抑制素 B 采用 EIA 法。

【标本要求与保存】

抑制素 A 采用血清。标本量 0.5ml，至少 0.3ml。立即分离标本进行检测，否则冷冻(-20℃)保存。

抑制素 B 采用血清。标本量 0.5ml，至少 0.3ml。标本在室温(25℃)、冷藏(4℃)或冷冻(-20℃)保存 14 天。可反复冻融 3 次。

【参考区间】

抑制素 A

男性：1.0～3.6ng/L。

女性(月经周期：周期天数)：

卵泡早期(-14 到-10 天)：5.5～28.2ng/L。

卵泡中期(-9 到-4 天)：7.9～34.5ng/L。

卵泡后期(-3 到-1 天)：19.5～102.3ng/L。

月经期(0 天)：49.9～155.5ng/L。

黄体前期(1 到 3 天)：35.9～132.7ng/L。

黄体中期(4 到 11 天)：13.2～159.6ng/L。

黄体后期(12 到 14 天)：7.3～89.9ng/L。

体外受精，峰值水平：354～1690ng/L。

多囊卵巢综合征，排卵：5.7～16.0ng/L。

绝经后：1.0～3.9ng/L。

孕妇，怀孕周期：15 周：174(中位数)ng/L。

16 周：170(中位数)ng/L。

17 周：173(中位数)ng/L。

18 周：182(中位数)ng/L。

19 周：198(中位数)ng/L。

20 周：222(中位数)ng/L。

抑制素 B

男性<12 个月：68.0～630.0pg/ml。

12～23 个月：87.0～419.0pg/ml。

2～5 岁：42.0～268.0pg/ml。

6～9 岁：35.0～167.0pg/ml。

10 岁：50.0～310.0pg/ml。

11 岁：104.0～481.0pg/ml。

12～17 岁：74.0～470.0pg/ml。

18～50 岁：60.0～300.0pg/ml。

>50 岁：60.0～260.0pg/ml。

女性<6 岁：<73.0pg/ml。

6～9 岁：<129.0pg/ml。

10 岁：<103.0pg/ml。

11 岁：20.0～186.0pg/ml。

12～18 岁：14.0～362.0pg/ml。

卵泡早期：<261.0pg/ml。

卵泡后期：<286.0pg/ml。

黄体前期：<189.0pg/ml。

黄体中期：<164.0pg/ml。

黄体后期：<107.0pg/ml。

绝经后：<7.0pg/ml。

【临床意义】

(1) 妊娠早期低浓度血清抑制素 A 有助于预测先兆流产孕妇不良妊娠结局。

(2) 抑制素 A 和抑制素 B 对卵巢早衰具有一定的诊断价值。

(3) 抑制素 B 是睾丸曲细精管的直接产物，是判断睾丸生精功能最好的指标。阻塞性无精子症和正常精子的抑制素 B 均在正常范围内。中、重度少精子症、隐睾症抑制素 B 含量降低，克氏症抑制素 B 含量极低。

【影响因素】

抑制素 A 和抑制素 B 的分泌均具有昼夜节律性，故测定时要注意采血时间。

十三、总雌激素(total estrogens)

【生化及生理】

雌激素主要为雌二醇(estradiol,E2)及少量雌酮(estrone,E1)和雌三醇(estriol,E3)，其活性比为 100∶10∶1。E2 主要由卵巢、黄体及妊娠时胎盘产生，极少数为睾丸合成或为睾丸的代谢物，并为男性雌激素的主要来源；E1 多来源于雄烯二酮；除孕期胎盘可直接分泌外，正常女性的 E3 均为 E2 代谢产物。

血浆中的性激素 90% 以上与血浆蛋白可逆结合，雌激素主要与肝脏合成的性激素结合蛋白结合，亦有部分和白蛋白等结合。雌激素主要在肝脏代谢，大多需经类固醇环上的化学转化，再与葡萄糖醛酸或硫酸根结合成相应的酯从尿或胆汁(少量)中排出。

雌激素的主要生理功能是促进女性生殖器官的形成及发育，第二性征的出现及维持，并与孕激素协同形成月经周期；促进肝脏合成多种转运蛋白如 TBG、SHBG 等；降低血浆胆固醇；促进钙盐骨沉积；促进肾小管重吸收钠和水等。

女性雌激素的分泌在青春期前及绝经后主要通过血雌激素水平对垂体 FSH 和 LH 释放的负反馈调节。进入青春期，随着 GnRH 神经元的发育成熟，出现下丘脑 GnRH 及垂体 FSH、LH 的脉冲式分泌，卵巢功能开始活跃，呈现周期性的变化，表现为卵泡的生长发育、排卵和黄体生成。雌激素的分泌亦出现相应的周期性变化。排卵前雌激素由卵泡的内膜细胞分泌，排卵后黄体卵泡内膜细胞和颗粒细胞分泌，这种周期性变化受下丘脑-垂体-卵巢内分泌轴调节。

【检测方法】

RIA 等。

【标本要求与保存】

血清或血浆，肝素抗凝。避免溶血、脂血。标本量 2.8ml，至少 1.1ml。标本在室温(25℃)3 天、冷藏(4℃)7 天或冷冻(-20℃)保存 14 天。可反复冻融 3 次。

【参考区间】

男性：0～10 岁：0～25ng/L。

青春期：Ⅰ：10～38ng/L。

Ⅱ：17～45ng/L。

Ⅲ：22～55ng/L。

Ⅳ：27～80ng/L。

Ⅴ：25～80ng/L。

成人：40～115ng/L。

成人(切除睾丸)：<40ng/L。

女性：0～10 岁：0～25ng/L。

青春期：Ⅰ：10～46ng/L。

Ⅱ：22～63ng/L。

Ⅲ：24～110ng/L。

Ⅳ：40～180ng/L。

Ⅴ：60～280ng/L。

绝经后：<40ng/L。

【临床意义】

(1) 升高：卵巢过剩刺激综合征、多胎妊娠、卵巢颗粒细胞瘤、肾上腺皮质增生(男)、肝病等。

(2) 降低：卵巢功能低下症、先天性卵巢发育不全(Turne 综合征)、希恩综合征(产后垂体功能不全综合征)、Sinmond 综合征、神经性厌食、胎儿-胎盘功能不全等。

十四、雌二醇(estradiol,E2)

十五、超敏雌二醇(ultrasensitive estradiol)

【生化及生理】

雌二醇主要是由卵巢产生的 17β-雌二醇，是雌激素中生物活性最强的一种。雌激素是以睾酮为前提而合成的。卵泡期主要由颗粒细胞和内膜细胞分泌，黄体期由黄体细胞分泌。睾酮和肾上腺皮质也产生少量的雌激素。妇女怀孕期，雌激素主要由胎盘产生。E2 的主要生理作用为促进女性生殖器官的发育，是卵泡发育、成熟和排卵的重要调节因素；是促进子宫的发育和子宫内膜周期性变化以及阴道生长发育的重要激素；可促进乳腺等发育，维持女性的第二性征；对蛋白、糖、脂类和水、电解质以及钙、磷代谢有一定的影响。与男性不同，雌激素主要作用于垂体，而雄激素睾酮作用于下丘脑和垂体。因此，对中枢和垂体均有正、负反馈作用，低浓度时为正反馈，高浓度时为负反馈。

【检测方法】

常用 ECLIA 法、CLIA 法。

用 RIA 可进行超敏雌二醇的检测。

【标本要求与保存】

血清。标本量 0.8ml，至少 0.3ml。标本在室温(25℃)、冷藏(4℃)或冷冻(-20℃)保存 14 天。可反复冻融 3 次。

【参考区间】

儿童

1～5 岁，男性：11～37pmol/L；女性：18～37pmol/L。

6～9 岁，男性：11～37pmol/L；女性：18～220pmol/L。

10～11 岁，男性：18～37pmol/L；女性：18～1100pmol/L。

12～14 岁，男性：18～110pmol/L；女性：92～1505pmol/L。

15～17 岁，男性：18～165pmol/L；女性：147～1505pmol/L。

青春期水平，Tanner 分期：

1 期，男性：11～35pmol/L；女性：18～37pmol/L。

2 期，男性：11～37pmol/L；女性：18～422pmol/L。

3 期，男性：18～55pmol/L；女性：18～660pmol/L。

4 期，男性：11～147pmol/L；女性：92～1267pmol/L。

5 期，男性：55～165pmol/L；女性：92～1505pmol/L。

成人男性：37～184pmol/L。

成年女性：卵泡早期：73～550pmol/L。

卵泡晚期：147～1258pmol/L。

排卵期：550～2753pmol/L。

黄体期：110～1652pmol/L。

绝经后：<74pmol/L。

【临床意义】

血清 E2 测定是检查下丘脑-垂体-生殖腺轴功能的指标之一，主要用于青春期前内分泌疾病的鉴别诊断和闭经或月经异常时对卵巢功能的评价，也是男性睾丸或肝脏肿瘤的诊断指标。

(1) 升高见于肾上腺皮质增生或肿瘤、原发性或继发性早熟、卵巢肿瘤、男性女性化、多胎妊娠、肝硬化、冠心病、系统性红斑狼疮等。

(2) 减低见于下丘脑病变、垂体前叶功能减退、皮质醇增多症、原发性或继发性卵巢功能不足等。

【影响因素】

避免标本溶血，肥胖、吸烟可以使 E2 水平偏高，检测前服用避孕药、超排卵药以及雌激素替代疗法可影响测定结果。

十六、雌酮(estrone，E1)

【生化及生理】

雌酮是雌激素的一种。雌酮在女性主要由卵巢颗粒细胞合成，少量由雄烯二酮转化后生成。男性雌酮主要来自雄烯二酮，少量直接由睾丸分泌而来。检测雌酮对了解卵巢的内分泌功能，判断育龄妇女有无排卵功能有重要价值。正常育龄妇女在整个月经周期血浆雌酮与雌二醇浓度呈平行变化。更年期后，雌激素水平下降，血浆雌二醇下降幅度大于雌酮。

【检测方法】

常用 RIA 法。

【标本要求与保存】

血清或血浆，EDTA 抗凝。避免溶血。标本量 0.4ml，至少 0.2ml。立即检测，否则标本冷藏(4℃)保存。

【参考区间】

血清：男性：55～240pmol/L。

女性：卵泡早期：55～555pmol/L。

卵泡晚期：370～925pmol/L。

黄体期：55～740pmol/L。

绝经后：55～204pmol/L。

【临床意义】

血浆雌酮升高见于睾丸肿瘤或肾上腺肿瘤、卵巢颗粒细胞肿瘤、心脏病、系统性红斑狼疮、肝脏疾病等。降低见于原发性或继发性闭经、异常妊娠、垂体促性腺激素细胞功能低下、卵巢功能减退综合征等。

【影响因素】

检测前服用避孕药、促排卵药以及雌激素替代疗法可影响测定结果。

十七、硫酸雌酮(estrone sulfate，E1S)

【生化及生理】

硫酸雌酮是胚泡分泌的雌酮的代谢物在子宫内膜中转化而来的，进入血液循环在妊娠早期达到可测水平，可作为妊娠早期诊断的指标。通常用 E1 和 E2 来作为判定妇女雌激素水平的标志物，但由于

E1、E2 有低血清含量日间变化大的特点，能误导临床对妇女雌激素水平的判断，而 E1S 有高血清浓度（比 E1、E2 高出 10～20 倍）、低血清代谢率、无日间变化、不与性激素结合球蛋白结合的特点。

【检测方法】

常用 RIA 法、HPLC 法。

【标本要求与保存】

血清。采血后立即分离血清，分离后的血清标本室温保存可稳定两天，冷藏保存可稳定 7 天，冷冻保存可稳定两年。避免反复冻融。

【参考区间】

男性：0.85～1.07μg/L。

女性：卵泡期：0.79～1.13μg/L。

黄体期：1.42～2.06μg/L。

口服避孕药：0.63～0.85μg/L。

绝经但未进行激素治疗：0.10～0.16μg/L。

绝经后进行激素治疗：2.09～3.03μg/L。

怀孕第 1～3 个月：20μg/L。

怀孕第 4～6 个月：66μg/L。

怀孕第 7～9 个月：105μg/L。

【临床意义】

妊娠期血中的硫酸雌酮含量随妊娠周数的增加而增加，并且是游离雌三醇的 4～20 倍，所以测定雌酮能反映胎儿-胎盘功能单位状况，常用于胎儿的产前监护。

【影响因素】

检测前服用避孕药、促排卵药以及雌激素替代疗法可影响测定结果。

十八、血清游离雌三醇（serum free estriol）

十九、羊水游离雌三醇（amniotic fluid free estriol）

二十、血清总雌三醇（serum total estriol）

二十一、羊水总雌三醇（amniotic fluid total estriol）

二十二、24 小时尿总雌三醇（24h urine total estriol）

【生化及生理】

雌三醇（E3）是去氢异雄酮的 C16 在胎儿肾上腺羟化后进入胎盘合体滋养层细胞的代谢产物，然后释放入母体血液。在母体肝脏其与葡萄糖醛酸或硫酸结合成为结合型 E3。血中游离型和结合型 E3 都有，前者占 10%～30%，后者占 70%～90%。在妊娠中、晚期 90% 的 E3 来自胎盘和胎儿，与 E2 和雌酮不同，非妊娠妇女血中含 E3 很低，因此，血中 E3 的含量变化能检测胎盘功能和胎儿的健康状况。

【检测方法】

常用 RIA 法、CLIA 法、ECLIA 法。

【标本要求与保存】

血清。标本量 0.8ml，至少 0.3ml。标本在室温（25℃）、冷藏（4℃）或冷冻（-20℃）保存 14 天。可反复冻融 3 次。

【参考区间】

游离雌三醇

血清：男性及未孕女性：<6.9nmol/L。

怀孕女性（妊娠周数）

16 周：1.04～3.64nmol/L。

18 周：2.19～7.98nmol/L。

34 周：18.4～63.5nmol/L。

35 周：18.0～91.6nmol/L。

36 周：28.4～97.5nmol/L。

37 周：27.8～104.0nmol/L。

38 周：29.8～131.9nmol/L。

39 周：25.0～119.0nmol/L。

40 周：33.3～100.3nmol/L。

羊水：怀孕女性（妊娠周数）

16～20 周：3.5～11nmol/L。

20～24 周：7.3～27nmol/L。

24～28 周：7.3～27nmol/L。

28～32 周：14～47nmol/L。

32～36 周：12～54nmol/L。

36～38 周：16～62nmol/L。

38～40 周：19～69nmol/L。

总雌三醇

血清：怀孕女性（妊娠周数）

34 周：132～486nmol/L。

35 周：108～486nmol/L。

36 周：121～1145nmol/L。

37 周：156～902nmol/L。

38 周：167～1215nmol/L。

39 周：205～1978nmol/L。

40 周：330～1596nmol/L。

24 小时尿

男性:3.5~38.2nmol/d。

女性:卵泡期:0~52.0nmol/d。

排卵期:45.1~187.4nmol/d。

黄体期:27.8~208.2nmol/d。

绝经后:0~38.2nmol/d。

妊娠妇女,第一个3个月:0~2776nmol/d。

第二个3个月:2776~41 640nmol/d。

第三个3个月:17 350~173 500nmol/d。

羊水:妊娠周数:

21~32周:17~174nmol/L。

33~35周:312~833nmol/L。

36~41周:521~739nmol/L。

【临床意义】

测定可血中E3的含量变化能检测胎盘功能和胎儿的健康状况。胎儿宫内生长迟缓或孕妇吸烟过多、营养不良而影响胎儿发育,E3降低;胎盘功能不良、妊娠高血压综合征、糖尿病等患者E3浓度也显著减低;高龄产妇,若E3值逐步下降,提示过期妊娠。明显下降则是胎儿窘迫的表现。

【影响因素】

检测前服用避孕药、超排卵药以及雌激素替代疗法可影响测定结果。

二十三、孕酮(progesterone)

【生化及生理】

孕酮是一种重要的孕激素,属于类固醇激素,分子量314.5,主要在黄体的细胞以及妊娠期的胎盘中形成,是睾酮、雌激素和肾上腺皮质激素生物合成的主要中间体。孕酮的浓度与黄体的生长与退化密切相关。在月经周期的卵泡前期可以降低,甚至几乎测不出来,在排卵前一天,孕酮浓度开始升高。排卵后,黄体细胞大量分泌孕酮,孕酮在排卵后5~10天达高峰,随后逐渐降低。孕酮降解主要在肝脏,主要降解产物孕烯二醇,从尿中或粪中排出。孕酮水平在妊娠期持续增高,主要由胎盘合成。孕酮的生理作用绝大部分是以雌激素作用为基础的。孕酮的主要作用是促进子宫内膜增厚,使其中的血管和腺体增生,引起分泌以便受精卵着床。孕酮还具有促进乳腺腺泡与导管发育为泌乳作准备的作用,以及促进体内的产热作用。

【检测方法】

常用ECLIA法、CLIA法。

【标本要求与保存】

血清。标本量0.8ml,至少0.3ml。标本在室温(25℃)、冷藏(4℃)或冷冻(-20℃)保存15天。可反复冻融3次。

【参考区间】

ECLIA法:男性:0.7~4.3nmol/L。

女性:卵泡期:0.6~4.7nmol/L。

排卵期:2.4~9.4nmol/L。

黄体期:5.3~86.0nmol/L。

停经期:0.3~2.5nmol/L。

CLIA法:男性:0.4~1.1μg/L。

女性:卵泡期:0.2~1.2μg/L。

排卵期:0.6~2.6μg/L。

黄体期:5.8~22.1μg/L。

停经期:0.2~0.9μg/L。

【临床意义】

血清或血浆孕酮的测定有助于了解卵巢黄体、肾上腺皮质和胎盘的功能。

孕酮病理性增高可见于葡萄胎、轻度妊娠高血压综合征、卵巢囊肿、黄体化肿瘤、分泌孕酮等类固醇激素的肿瘤等。

孕酮病理性降低见于垂体功能衰竭、卵巢功能衰竭、黄体功能不全、妊娠毒血症、胎盘功能低下等。

【影响因素】

月经期、妊娠期、口服避孕药等可以使结果偏高,检测前应严格控制。

二十四、17-羟孕酮(17-hydroxyprogesterone,17-OHP)

【生化及生理】

21-羟化酶以孕酮和17-羟孕酮(17-OHP)为底物合成皮质醇和醛固酮,当21-羟化酶缺乏时,可造成其前身代谢产物积聚,尤其是17-OHP显著增多。

【检测方法】

常用RIA法、时间分辨荧光法、GC/MS-MS、LC/MS-MS。

【标本要求与保存】

血清或血浆,EDTA抗凝。标本量1.0ml,至少0.5ml。标本在室温(25℃)、冷藏(4℃)保存7天,或冷冻(-20℃)保存14天。可反复冻融3次。

也可测随机尿或24小时尿液中17-OHP。

【参考区间】

血清/血浆：

脐带血：27.3～151.5nmol/L。

早产儿：0.8～17.0nmol/L。

新生儿，3天：0.2～2.7nmol/L。

青春期前儿童：0.1～2.7nmol/L。

青春期（Tanner分期）：

1期：男性：0.1～2.7nmol/L。
　　女性：0.1～2.5nmol/L。

2期：男性：0.2～3.5nmol/L。
　　女性：0.3～3.0nmol/L。

3期：男性：0.3～4.2nmol/L。
　　女性：0.3～4.7nmol/L。

4期：男性：0.9～5.4nmol/L。
　　女性：0.5～7.0nmol/L。

5期：男性：0.7～5.3nmol/L。
　　女性：0.6～8.0nmol/L。

成人：男性：0.8～6.0nmol/L。
　　女性：卵泡期：0.4～2.1nmol/L。
　　　　黄体期：1.0～8.7nmol/L。
　　　　怀孕期：6.0～36.0nmol/L。
　　　　ACTH后<9.6nmol/L。
　　　　绝经后<2.1nmol/L。

【临床意义】

17-α羟孕酮浓度增高见于先天性肾上腺增生症（CAH）、迟发型和杂合子型肾上腺增生症。在纯合子CAH中，17-α羟孕酮水平多为10～800μg/L（30～2400nmol/L）；在孕14～16周测得羊水17-α羟孕酮浓度升高可对患病胎儿作出产前诊断；在未成熟新生儿和患病新生儿中17-α羟孕酮浓度也可因应激而升高。迟发型21-羟化酶缺乏症基础17-α羟孕酮浓度轻度升高，确诊依据ACTH试验，应用0.25mg ACTH后1小时，17-α羟孕酮浓度升至>10μg/L（30nmol/L）。杂合子型21-羟化酶缺乏症基础17-α羟孕酮浓度在基础范围内。确诊只能通过ACTH试验，在基础水平和应用0.25mg ACTH后1小时分别测定17-α羟孕酮和11-脱氧皮质酮。兴奋后17-α羟孕酮升高3倍或以上，以及17-α羟孕酮/11-脱氧皮质酮比值>12提示此病。

【影响因素】

17-α羟孕酮有明显的昼夜节律和与月经周期有关的波动。血液标本需在清晨和卵泡期采集。

二十五、促性腺激素释放激素（gonadotropin-releasing hormone，GnRH）

【生化及生理】

促性腺激素释放激素是下丘脑分泌的十肽激素，在血液中迅速降解，半衰期为2～4分钟。其主要功能是促进腺垂体储存的FSH和LH迅速释放。

【检测方法】

LC/MS-MS。

【标本要求与保存】

取空腹肘静脉血3ml，血液以EDTA抗凝，aprotinin抑制肽酶活性。分离血浆立即检测，否则冷冻保存。

【参考区间】

现没有公认参考区间。

【临床意义】

促性腺激素释放激素是神经、免疫、内分泌三大调节系统互相联系的重要信号分子，对生殖调控具有重要意义。

二十六、促性腺激素释放激素兴奋试验（GnRH stimulation test）

【生化及生理】

促性腺激素释放激素（GnRH）是由下丘脑的GnRH神经元呈脉冲式分泌的十肽调节激素，可促进腺垂体储存的FSH和LH迅速释放。在正常脉冲式GnRH浓度下，垂体的GnRH受体保持一定的敏感性。垂体在GnRH持续分泌初期产生应答，释放FSH和LH。

【检测方法】

GnRH兴奋试验：清晨8：00采血测定FSH和LH浓度；静脉推注GnRH 100μg；注射后20分钟、60分钟分别采血测定FSH和LH浓度。

【标本要求与保存】

同FSH和LH的测定。

【参考区间】

注射GnRH 20分钟后，血清FSH和LH达到峰值，具体情况见表16-4。

【临床意义】

下丘脑病变使性激素分泌紊乱时，GnRH兴奋试验反应正常或延迟（峰值出现在GnRH注射后60分钟）；垂体病变使性激素分泌紊乱时，GnRH兴奋试验反应低下或缺乏，且无周期性变化；卵巢或睾丸病变时，GnRH 兴奋试验反应明显增强；单纯性青春期延迟或性早熟时，GnRH 兴奋试验反应正常。

表 16-4　注射 GnRH 后 20 分钟血清 FSH 和 LH 的参考区间

	FSH	LH
男女青春期	为基础值的 3 倍以上	为基础值的 3 倍左右
成年男性	为基础值的 8～10 倍	为基础值的 2.5 倍
女性成年卵泡中期	为基础值的 6 倍	为基础值的 2 倍
女性成年黄体中期	为基础值的 8 倍	为基础值的 2.5 倍
女性成年排卵前期	增高最为显著	增高最为显著

【影响因素】

受 FSH、LH 的负反馈调节。

二十七、血浆催产素(plasma oxytocin)

二十八、羊水催产素(amniotic fluid oxytocin)

【生化及生理】

催产素(OT)主要在下丘脑室旁核(paraventricular,PVN)和视上核(supraoptic nucleus,SON)合成，含有一个二硫键的 9 肽，相对分子质量约 1000。其主要生理作用是促进子宫平滑肌，故能催产和防止产后出血；能促使乳腺肌上皮细胞收缩，引起泌乳；也有明显的抑制性腺的作用，还有抗利尿作用，可参与渗透压的调节。刺激下丘脑分泌 OT 的最佳手段是对乳头进行物理刺激，生活压力和惊恐等因素会抑制 OT 的分泌。体内性激素水平也会影响 OT 的分泌。我们一直以为分娩期 OT 的大量分泌是由于胎儿对母体子宫颈和阴道的刺激所引发的，但是母体内孕激素的骤然下降也对其分泌起到至关重要的作用。

【检测方法】

可用 RIA 法测定。

【标本要求与保存】

血清或血浆，EDTA 抗凝。羊水。

【参考区间】

血浆(EDTA)：

男性：1.0～1.9mU/L。

女性，未怀孕：1.0～1.8mU/L。

分娩的第二个阶段：3.2～5.3mU/L。

羊水：足月时 275pg/ml；分娩时 695pg/ml。

【临床意义】

OT 增高见于：先兆流产，妊娠高血压综合征。

【影响因素】

情绪反应如惊恐、焦虑等可抑制催产素分泌。

二十九、催乳素(prolactin,PRL)

【生化及生理】

催乳素(PRL)又称泌乳素，是由垂体嗜酸细胞分泌，由 198 个氨基酸组成的单肽链激素，含 3 个二硫键，分子量约为 23kD。催乳素主要促进乳腺的生长发育，刺激乳汁的生成和分泌，即生育后开始并持续分泌乳汁。而且吮吸作用诱导催乳素分泌使产后排卵停止。外周血细胞也能产生催乳素，其催乳素受体属细胞因子受体家族中的一员，这提示外周生成的催乳素通过旁分泌的方式起免疫调节作用。下丘脑通过分泌催乳素抑制激素即生物多巴胺抑制催乳素的分泌，多巴胺拮抗剂、促甲状腺激素释放激素、催乳素释放激素、促性腺激素释放激素等可促进催乳素的分泌。催乳素的分泌呈脉冲式波动，具有明显的昼夜节律性，即其浓度白天逐渐下降，仅为清晨时的一半，睡眠后又逐渐升高，清晨达到最高峰。人血浆 PRL 的半衰期为 15～20 分钟。

【检测方法】

测定催乳素常采用 RIA、CLIA。

【标本要求与保存】

血清。标本量 1.0ml，至少 0.5ml。标本在室温(25℃)7 天、冷藏(4℃)或冷冻(-20℃)保存 14 天。可反复冻融 3 次。

【参考区间】

脐带血：45～539μg/L。

儿童(Tanner 分期)：

1 期，男性：<10μg/L；女性：3.6～12μg/L。

2～3 期，男性：<6.1μg/L；女性：3.6～18μg/L。

4～5 期，男性：2.8～11μg/L；女性：3.2～20μg/L。

成人，男性：3.0～14.7μg/L；女性：3.8～23.0μg/L。

妊娠末 3 个月：95～473μg/L。

【临床意义】

（1）升高：①生理性：妊娠、哺乳。②病理性：垂体肿瘤、肉芽肿、头颅咽管瘤、组织细胞增生症、肢端肥大症、垂体腺瘤向蝶鞍上部转移、低血糖、应激状态、原发性甲状腺功能减退症、前胸部损伤（创伤、手术、带状疱疹）、精神疾病、药物（降压剂、镇静剂、避孕药、镇惊药）的服用、多囊性卵巢、肾功能不全等。

（2）降低：Sheehan 综合征（席汉综合征）、垂体前叶功能减退症、催乳素单一缺乏症、部分垂体肿瘤。

【影响因素】

妊娠，哺乳，低血糖以及长期使用避孕药、TRH、多巴胺拮抗剂（奋乃静、氯丙嗪等）、利血平、大剂量 H_2 受体阻滞剂（西咪替丁）等药物均可引起 PRL 水平升高。青春期女性催乳素浓度升高 50%，绝经期后浓度又有类似的变化，在月经中期轻度升高，其他时间没有明显的波动。妊娠期催乳素浓度持续升高，可达基础值的 15 ~ 20 倍。

三十、巨催乳素（macroprolactin）

【生化及生理】

人血清中 PRL 存在的主要形式为分子量 23kD 的单体 PRL 分子，其他还有分子量 50kD 的大分子 PRL 及分子量 150 ~ 170kD 的巨分子 PRL。后两者为 PRL 分子的聚合体或与 IgG 的复合体，统称为巨催乳素。正常人以分子量 23kD 的单体 PRL 分子为主，但有些人分子量 50kD 的大分子 PRL 及分子量 150 ~ 170kD 的巨分子 PRL 在血清中比例升高引起巨 PRL 血症。由于巨催乳素在体内的生物活性低，导致对真高催乳素血症误诊及错误治疗。

【检测方法】

CLIA、PEG 沉淀等。

聚乙二醇沉淀法：将 PEG 6000 配成 0.042mol/L 按 1∶1 与待检血清混匀，1500×g 离心 30 分钟，取上清液检测 PRL，测值乘两倍。计算小分子催乳素回收率：回收率 = 上清液 PRL 值×2/处理前 PRL 值。

【标本要求与保存】

血清或血浆，EDTA 抗凝血清首选。标本量 1.0ml，至少 0.5ml。标本在室温（25℃）或冷藏（4℃）1 天，冷冻（-20℃）保存 200 天。可反复冻融 3 次。

【参考区间】

小分子 PRL 回收率 <30% 诊断为巨 PRL 血症，否则为真高 PRL 血症。

【临床意义】

主要用于区分真高催乳素血症和巨催乳素血症。高催乳素血症是引起育龄期妇女乳头溢液、月经不调及不孕的常见原因，巨 PRL 血症组也有月经失调、溢乳，但与真高 PRL 血症组患者相比，其临床表现要轻得多，可以正常妊娠，认识和区分此类患者的重要性在于可以避免一些不必要的重复检查和治疗。

三十一、氯丙嗪兴奋试验（chlorpromazine stimulation test）

【生化及生理】

氯丙嗪具有拮抗下丘脑多巴胺能神经元释放多巴胺的作用，因而解除了多巴胺对垂体泌乳素细胞的抑制，使 PRL 分泌增多。

【检测方法】

试验宜在上午 8 ~ 9 时进行，氯丙嗪剂量 0.33mg/kg 肌内注射，于 -15、0、15、30、45、60 和 90 分钟分别在前臂静脉采血测定 PRL。

【标本要求与保存】

见“催乳素”。

【参考区间】

正常人 60 分钟出现高峰，女性可增高 2 ~ 5 倍，男性可增高 2 ~ 3 倍。

【临床意义】

PRL 腺瘤患者 PRL 基础值高，服药后仅增高 1 倍左右；腺垂体功能低下者，基础值低，也无兴奋反应。如果 PRL 在注射 TRH 后增高，而对氯丙嗪没有反应，则提示病变在下丘脑。

【影响因素】

多巴胺拮抗剂能影响实验，故实验前停用。

三十二、甲氧氯普胺兴奋试验（metoclopramide stimulation test）

【生化及生理】

甲氧氯普胺（MCP）是一种最有效的促使催乳素分泌的多巴胺拮抗剂。不良反应比氯丙嗪轻。

【检测方法】

采集 3ml 血检测催乳素和 TSH 的基础值，然后静脉注射 10mg 甲氧氯普胺（MCP）。分别在注射后 30 分钟、45 分钟和 60 分钟后采集血液样本测定催乳素。

【标本要求与保存】

见“催乳素”。

【参考区间】

正常人静脉注射 MCP 后 30 分钟催乳素浓度上升至 4000～9000mU/L。

【临床意义】

潜在高催乳素血症和夜间催乳素浓度峰值>800mU/L 的患者注射 MCP 后,可以发现催乳素过量分泌,而且催乳素浓度水平与夜间催乳素高峰浓度相关。

【影响因素】

其他多巴胺拮抗剂(奋乃静、氯丙嗪等)能影响实验,故实验前应停用。

三十三、抗苗勒管激素(anti-Müllerian hormone,AMH)

【生化及生理】

抗苗勒管激素,又称苗勒管抑制物质(Müllerian inhibitory substance,MIS),属于 β-转化生长因子(TGF-β)家族成员,是分子量为 140ku 的糖蛋白。两性性腺细胞均可分泌,但分泌时期和量不同。在雄性,由睾丸 Sertoli 细胞分泌,胚胎期含量较高,促使苗勒管萎缩,胚胎发育为男性。出生后两周血清 AMH 浓度短暂下降,继之迅速升高,整个幼儿期及青春期前均保持较高水平。血清 AMH 浓度开始降低时青春期启动的可靠标志,青春期后随着血睾酮的逐渐升高而缓慢下降,成年男性血中 AMH 水平下降到最低值。在雌性,胎儿期卵巢颗粒细胞不分泌 AMH,只有出生后由生长卵泡的卵泡颗粒细胞分泌极少量的 AMH,分泌高峰在青春期和成年。排卵前,当卵细胞减数分裂停止时,AMH 分泌迅速减少且不能被检测出。

【检测方法】

常用 ELISA 法测定。

【标本要求与保存】

血清。标本量 1.0ml,至少 0.5ml。标本在室温(25℃)或冷藏(4℃)1 天,冷冻(-20℃)保存 60 天。

【参考区间】

男性新生儿的血清 AMH 值在 10～70μg/L,出生后 1 年 AMH 分泌达到高峰,而后逐渐减少,到青春期及成年时血清 AMH 值为 2～5μg/L。女性只有在出生后才能测出,其血清 AMH 值为 2～5μg/L,正常绝经后妇女其血清 AMH 值极低而无法测出。

【临床意义】

(1) 诊断真假两性畸形:两性畸形患者常有性腺畸形伴发育不全,累及睾丸 Sertoli 和 Leydig 细胞的功能,使睾酮或 AMH 的分泌及作用不全。

(2) 肿瘤的标记:血清 AMH 是卵巢颗粒细胞瘤最敏感和最具有特异性的标记物。

(3) 精子形成的标记。

【影响因素】

雄激素对 AMH 的分泌有抑制作用,测定前禁用雄激素药物。

(易 斌)

第十七章 肝胆胰腺疾病的生物化学检验

正常情况下，肝胆胰腺相互配合，维持机体正常生理功能。当受到体内外各种致病因子侵犯时，其结构和功能将受到不同程度的损害，引起人体发生一系列病理变化，导致肝胆胰疾病的发生。通过临床实验室一些生物化学标志物的检测，可直接或间接评估肝胆胰腺的生理或病理状况，对肝胆胰疾病的预防、诊断、疗效观察和预后评估具有重要意义。

第一节　概　　述

一、肝脏功能试验

肝脏是人体内体积最大的实质性腺体，是具有重要而复杂的代谢功能的器官。它具有肝动脉和门静脉双重的血液供应，且有肝静脉及胆道系统出肝，加上丰富的血窦及精巧的肝小叶结构，以及肝细胞中富含线粒体、内质网、核蛋白体和大量酶类，因而能完成复杂多样的代谢功能。

肝脏结构的复杂性和功能的多样性决定了肝病时体内生理生化指标变化的广泛性。一种肝功能试验只能反映肝功能的一个侧面。目前尚无一种检验方案能完整地反映出肝脏功能的全貌。另外，肝脏有较强的再生能力和代偿功能，即使肝脏组织有相当部分受损，肝脏功能仍可不显示出变化，可见肝功能检查结果若为阴性，也不能完全排除肝脏无疾病。此外，不同的致病因素对肝细胞结构和功能的影响也不尽相同，产生的代谢变化、发病机制和临床病程也不一样，从而表现出不同的临床症状和体征。肝病种类繁多，临床检验的项目也非常多。据统计，目前各种肝功能检查指标已达数百种之多。因此，无论从临床诊断需要还是从患者经济负担角度考虑，都要求对各种肝功能试验做正确、合理的评价和选择。例如急性肝炎，用于筛查的实验室检测项目有血清丙氨酸氨基转移酶（ALT）、天冬氨酸氨基转移酶（AST）、γ-谷氨酰基转移酶（γ-GT，GGT）、前白蛋白（PA）、总胆红素（TBil）、尿胆红素和尿胆原等；确定病因的实验：疑有病毒性肝炎的患者，须做病原学检查，可以进行乙肝五项、抗 HAV、抗 HCV 等项目检测；用于判断病情和预后的检验指标有总蛋白测定、白蛋白/球蛋白比值、免疫球蛋白测定、凝血酶原时间、ALT、AST、GGT、铁等。

二、胆道功能试验

胆道系统具有分泌、贮存、浓缩和输送胆汁的功能，对胆汁排入十二指肠有重要的调节作用。胆囊与肝脏在解剖位置上彼此相邻，肝脏分泌的胆汁就贮藏在胆囊内，而胆囊的疾病也往往会影响肝脏的正常功能，例如在患胆囊炎、胆石症时。了解肝功能，对胆囊炎、胆石症的诊断、鉴别诊断和治疗都是有帮助的。通常胆囊炎、胆石症一般不会引起黄疸也不会影响肝脏功能，但在下列两种情况下可出现黄疸并引起肝功能损害：一是出现急性化脓性胆囊炎，胆囊坏疽，胆囊炎症十分严重的时候，可引起轻度黄疸和血清转氨酶的升高；二是胆囊内结石落入胆总管或胆囊水肿严重，张力高，胆囊颈部压迫胆总管，引起梗阻性黄疸，则造成血清胆红素、转氨酶、碱性磷酸酶等升高。另外，由于胆道和胰腺在解剖上的密切关系，当发生病变时二者之间也会相互影响。特别是胆道远端梗阻，可能会引起胆汁反流入胰管，激活胰酶而导致急性胰腺炎的发生。

三、胰腺功能试验

胰腺是人体第二大消化腺体，是消化作用最强的器官。它所分泌的胰液是人体最重要的消化液。在正常情况下胰液在其腺体组织中含有不活动即无活性的胰酶原。胰液沿胰腺管道不断地经胆总管奥狄括约肌流入十二指肠，由于十二指肠内有胆汁存在，加上十二指肠壁黏膜分泌一种肠激酶，在二者的作用下，胰酶原开始转变成活性很强的消化酶。如果流出道受阻，排泄不畅，即可引起胰腺炎。胰腺疾病的实验室诊断方法近年来虽有所发展，但都有局限性，因此，胰腺酶和胰外分泌功能的试验仍占有较重要地位。临床常用的检验项目包括血清淀粉酶、尿淀粉酶、淀粉酶同工酶、胰脂肪酶、胰蛋白酶等测定；粪便中脂肪、胰酶等检测；十二指肠内容物检查等，这些试验可以对急性胰腺炎、慢性胰腺炎及其他胰腺疾病进行诊断，对吸收不良原因的鉴别等提供帮助。实验虽多，也要选好适应证。有些胰功能试验由于操作复杂、特异性和灵敏度不够等原因，临床应用受限，实际应用较多的还是血清酶和尿酶检查。此外，由于胰腺也有很大的储备、代偿能力，往往需要病变严重到一定程度时，胰功能试验才能显出异常应加以注意。

第二节　胆红素和胆汁酸代谢的检测

一、总胆红素(total bilirubin)

二、结合胆红素(conjugated bilirubin)

【生化及生理】

胆红素是各种含血红素（亚铁原卟啉Ⅸ）蛋白中血红素的分解产物。每天产生250～300mg。其中约85%来源于衰老红细胞中的血红蛋白，其余来源于骨髓中破坏的幼稚红细胞及全身组织中相似蛋白质，如肌红蛋白、细胞色素、过氧化物酶等。血液中红细胞溶解后，释放出来的血红蛋白被降解为珠蛋白和血红素。起氧化还原作用的血色素被血色素还原酶作用打开血色素环成为胆绿素，胆绿素经胆绿素还原酶转化成胆红素。这叫非结合胆红素（unconjugated bilirubin），也称游离胆红素。它水溶解度小，能溶解于脂肪和有机溶剂。游离胆红素只有在加入乙醇或尿素后才能与重氮试剂发生反应，因此也称之为间接胆红素（indirect bilirubin）。胆红素和血液中的白蛋白结合后转运到肝脏，在肝脏中与葡糖醛酸结合后生成葡糖醛酸胆红素，叫结合胆红素（conjugated bilirubin）。结合胆红素的水溶性大，且可以直接、迅速地与重氮试剂发生反应，因此也称之为直接胆红素（direct bilirubin）。结合胆红素经过肝细胞分泌，进入胆管，经肠道代谢出体外。

1883年，Ehrlich用偶氮反应测定了血清中胆红素。1918年Vanden Bergh将血清胆红素分为直接和间接反应两种。以后人们阐明了直接和间接反应胆红素主要是和或不和葡萄糖醛酸结合的胆红素。1977年通过X线衍射法阐明了人体间接反应胆红素的B、C吡咯环上丙酸基侧链的两个氧原子分别和D、C及A、D吡咯环上的内氢键，使分子形成立体的舟状结构，这样使疏水基团暴露在外，因此间接胆红素不溶于水而溶于有机溶剂。直接胆红素无分子内氢键故溶于水。20世纪70年代末用高效液相色谱法证明黄疸血清中存在α、β、γ及δ4种胆红素。它们分别代表游离胆红素、胆红素单葡萄醛酸苷、胆红素双葡萄糖酸苷及白蛋白紧密结合（很可能共价结合）的胆红素。因此，血清中总胆红素包括上述4种不同类型的胆红素。

【检测方法】

胆红素测定的方法归纳起来可以大致分为重氮反应法、高效液相色谱法、酶法及干片化学法等。临床常用改良J-G法和胆红素氧化酶法，推荐使用酶法。

改良J-G法：血清中结合胆红素与重氮盐反应生成偶氮胆红素；同样条件下，游离胆红素需要在加速剂作用下，使游离胆红素分子内的次级键断裂，极性上升并与重氮试剂反应。反应完成后加入终止试剂，继而加入碱性酒石酸钾钠使红紫色偶氮试剂转变为蓝色，波长600nm下比色分析，求出血样中总胆红素的含量。

重氮试剂+直接胆红素$\longrightarrow$偶氮胆红素（红紫色）

重氮试剂+间接胆红素$\xrightarrow{\text{加速剂}}$偶氮胆红素（红

紫色）

偶氮胆红素+碱性酒石酸钾──→偶氮胆红素（蓝色）

胆红素氧化酶法：胆红素氧化酶（bilirubin oxidase，BOD）在不同 pH 条件下催化不同组分的胆红素氧化生成胆绿素，胆绿素与氧进行非酶促反应转变为淡紫色化合物，胆红素的最大吸收峰在 450nm 附近。随着胆红素被氧化，450nm 下降，下降程度与胆红素浓度成正比。在 pH 8.0 条件下，非结合胆红素及结合胆红素均被氧化，用于测定总胆红素；在 pH 4.5 的酸性条件下，BOD 仅能催化结合胆红素和大部分 δ 胆红素，而游离胆红素不被氧化，测定其含量代表结合胆红素。

$$胆红素+O_2 \xrightarrow{BOD} 胆绿素+H_2O$$
$$胆绿素+O_2 \longrightarrow 淡紫色化合物$$

高效液相色谱法：用简单快速的反相高效液相色谱法（RP-HPLC）可分离并测定四种胆红素组分。色谱柱采用 C4 宽孔短链的柱子，标本处理简单，不需除去蛋白质，血清经稀释后高速离心取上清液直接进样，采用线性梯度洗脱，在波长 436nm 处，B_γ、B_β、B_δ及 B_α依次出峰，用样品保留时间进行定性分析、用峰面积进行定量分析，22 分钟可测一个标本。

【标本要求与保存】

采用血清或血浆，血浆用肝素锂抗凝。标本量 1ml，至少 0.5ml。最好在 45 分钟内分离血清/血浆。分离后标本在室温（25℃）或冷藏（4℃）保存 3 天，或冷冻（-20℃）稳定保存 14 天。可反复冻融 2 次。

【参考区间】

血清总胆红素：成人 0～34μmol/L。

血清结合胆红素：0～3.4μmol/L。

【临床意义】

总胆红素测定是临床生化中一个重要指标。当患有中毒性或病毒性肝炎、溶血性黄疸、恶性贫血、阵发性血红蛋白尿、红细胞增多症、新生儿黄疸、内出血、输血后溶血性黄疸、急性黄色肝萎缩时血清总胆红素升高，总胆红素和结合胆红素增加为阻塞性黄疸；总胆红素和结合与非结合胆红素均增高，为肝细胞性黄疸。根据结合胆红素与总胆红素的比值>35%为阻塞性或肝细胞性黄疸；比值<20%为溶血性黄疸。

胆红素偏低的原因可能为缺铁性贫血。

【影响因素】

（1）改良 J-G 法测定总胆红素在 10～37℃条件下不受温度变化的影响，呈色在两小时内非常稳定。本法灵敏度高，摩尔吸光系数为（74 380±866）L/（mol · cm）。轻度溶血（含血红蛋白≤1000mg/L 时）对本法无影响，但溶血超过此范围时，可使测定结果偏低。其原因是血红蛋白在重氮化过程中的产物可使偶氮胆红素破坏，也可被亚硝酸氧化为高铁血红蛋白干扰吸光度测定。叠氮钠能与胆红素竞争结合重氮试剂，对血清胆红素的重氮反应有抑制作用；本法测定结合胆红素时用叠氮钠中止反应，代替抗坏血酸的中止反应。凡用叠氮钠作防腐剂的质控血清，可引起重氮反应不完全，甚至不呈色。胆红素和重氮试剂作用快慢取决于很多因素，重氮试剂甲乙二液组成成分是一个很重要的因素。一般而言，对氨基苯磺酸和亚硝酸量增加，反应也随之加快，重氮试剂中盐酸含量的影响更大，盐酸浓度增加，反应变慢。

（2）酶法常用抗凝剂及血红蛋白对测定结果无影响，试剂中含有 EDTA，它能抑制血红蛋白对胆红素的氧化作用，因此溶血对测定无明显影响，但 L-多巴和 α-甲基多巴对测定有负影响。

（3）脂血及脂色素对测定有干扰，应尽量空腹抽血。胆红素对光敏感。标准及标本应尽量避光。

（4）结合胆红素的测定结果比总胆红素的结果更难取得一致，不同实验室结果相差甚大。这是因为虽然测定结合胆红素方法相同，但反应时间最长的在加重氮试剂后 30 分钟比色，最短的则在加重氮试剂后 1 分钟就比色（即所谓 1 分钟胆红素），也有在 5、10 或 15 分钟比色测定结合胆红素，由于胆红素和重氮试剂作用是一个动态过程，不同时间比色结果自然会有差异。

三、新生儿胆红素（neonatal bilirubin）

【生化及生理】

新生儿红细胞寿命较短、破坏较快，致使非结合胆红素产生增多，同时，其肝细胞 Y 和 Z 两种受体蛋白质缺少以及肝酶活力低下，生成结合胆红素的能力降低，所以新生儿胆红素组分主要是非结合胆红素，结合胆红素浓度非常低。

新生儿黄疸是新生儿最常见的症状，有生理性和病理性之分。准确有效地测定新生儿胆红素（NBIL）对儿科医师正确进行鉴别诊断，尽早采取合理的治疗措施，预防核黄疸发生有着十分重要的意义。

【检测方法】

检测新生儿胆红素的方法有直接法和间接法。直接法就是直接检测血清中的胆红素，间接法是采用经皮检测间接反映胆红素的变化，是一种无创检测方法，可以连续监测反映胆红素的变化。

经皮黄疸测试原理：在皮下组织中胆红素对光波波长460nm处有明显的吸收峰值。而皮下组织中的血红蛋白在光波波长460nm、550nm处有相等的吸收峰值。仪器依据以上特征，运用光纤技术、光电技术、电子技术及数据处理进行经皮胆红素值测试。

【标本要求与保存】

血清标本，见“总胆红素”。

【参考区间】

血清总胆红素

脐带血（早产儿）：<34.2μmol/L。

0～1天（早产儿）：17～187μmol/L。

0～1天（足月儿）：34～103μmol/L。

1～2天（早产儿）：103～205μmol/L。

1～2天（足月儿）：103～171μmol/L。

3～5天（早产儿）：171～240μmol/L。

3～5天（足月儿）：68～137μmol/L。

7天后下降。

【临床意义】

根据微量血胆红素测定值，监控新生儿黄疸，因马上知道结果，从而立即干预，避免高胆红素对新生儿的损害，防止胆红素脑病，对临床治疗起到了指导作用。

四、非结合胆红素（unconjugated bilirubin）

【生化及生理】

非结合胆红素又称为间接胆红素，其原因是这部分胆红素只有在加入乙醇或尿素后才能与重氮试剂发生反应。

【检测方法】

计算法：血清与重氮试剂混合后，在规定时间所测定的胆红素，相当于直接胆红素含量，总胆红素减去直接胆红素的值即为间接胆红素。

【标本要求与保存】

见“总胆红素”。

【参考区间】

<11.1μmol/L。

【临床意义】

增高见于严重烫伤、败血症、疟疾、血型不合输血、脾功能亢进、恶性贫血、珠蛋白生成障碍性贫血、铅中毒、新生儿生理性黄疸、药物性黄疸、体质性黄疸、哺乳性黄疸等。总胆红素和结合与非结合胆红素均增高，为肝细胞性黄疸。

【影响因素】

（1）肝脏疾患：一些恶性疾病会导致血中的非结合胆红素偏高，如急性黄疸型肝炎、急性黄色肝坏死、慢性活动性肝炎、肝硬化等。

（2）溶血性贫血：人体内红细胞大量破坏，释放出非结合胆红素，当血中非结合胆红素过多时，超过了肝脏的转化能力，使非结合胆红素在血中滞留，从而引起血中非结合胆红素偏高。

（3）血型不合输血：当输入血型不合的血液，会导致溶血，使体内红细胞大量破坏，从而导致血液中的非结合胆红素偏高。

（4）新生儿出生以后，48～72小时出现黄疸（并不按照面部、顶部、躯干、四肢的顺序出现黄疸），精神不好，且两周内没有消退，常因新生儿先天性胆道畸形等起的，也会导致血液中的非结合胆红素偏高。

五、尿胆红素（urine bilirubin）

【生化及生理】

肝细胞损伤时其对胆红素的摄取、结合、排出功能均可能受损。由于肝细胞摄取血浆中未结合胆红素能力下降使其在血中的浓度升高，所产生的结合胆红素又可能由于肝细胞肿胀、毛细胆管受压，而在肿胀与坏死的肝细胞间弥散经血窦进入血循环，导致血中结合胆红素亦升高，因其可溶于水并经肾排出，使尿胆红素试验呈阳性，另外胆汁淤积使肝胆管内压增高，导致毛细胆管破裂，结合胆红素不能排入肠道而逆流入血由尿中排出，故尿胆素检查阳性。

【检测方法】

Harrison法：用硫酸钡吸附尿中胆红素后，滴加酸性三氯化铁试剂，使胆红素氧化成胆绿素而呈绿色反应。

试带法：在强酸性介质中，胆红素与试带上的二氯苯胺重氮盐起偶联作用，生成红色偶氮化合物。

【标本要求与保存】

尿标本应新鲜，胆红素在阳光照射下易分解，留尿后应及时检查。

【参考区间】

定性检查,标本加试剂后 Harrison 法呈绿、蓝色,试带法红色为阳性,色泽深浅与胆红素含量成正比。

【临床意义】

在肝实质性及阻塞性黄疸时,尿中均可出现胆红素。在溶血性黄疸患者的尿中,一般不见胆红素。

【影响因素】

(1) Harrison 法敏感度较高(0.9μmol/L,或每分升胆红素 0.05mg)。水杨酸盐、阿司匹林可与 Fouchet 试剂发生假阳性反应。不能加过多 Fouchet 试剂,以免生成黄色而少显绿色,导致假阴性。

(2) 试带法灵敏度较低(7~14μmol/L 或每分升胆红素 0.40~0.8mg)。试带在使用和保存过程中,不能接触酸碱物质和气体,也不能用手触摸试带上的膜块。试带应避光,保存于室温干燥处。

(3) 尿液中含有高浓度的维生素 C(>0.5g/L)和亚硝酸盐时,抑制偶氮反应,可出现假阴性结果;当患者接受大剂量氯丙嗪治疗以及尿中含有盐酸苯偶氮吡啶(泌尿道止痛药)的代谢产物时,可出现假阳性结果。

六、羊水胆红素(amniotic fluid bilirubin)

【生化及生理】

羊水是胚胎早期羊膜腔内的液体,妊娠早期主要为母体血浆通过胎膜进入羊膜的漏出液,中期可能以胎儿尿为主要来源。羊水在妊娠期具有保护胎儿、保护母体的作用。羊水标本通常经羊膜腔穿刺取得,24 周以前胎儿肝脏尚无处理胆红素的能力,因此羊水中会出现胆红素。随着胎儿肝脏逐渐成熟,羊水中的胆红素逐渐减少,至妊娠 36 周后基本消失,羊水胆红素检查可以反映胎儿在宫内的生长情况、成熟程度,以及帮助鉴别胎儿溶血性疾病的诊断妊娠。

【检测方法】

见“总胆红素”。

【标本要求与保存】

抽出的羊水标本应立即送检,否则,应置 4℃冰箱保存。但也不能超过 24 小时。采集的羊水标本经 1000~2000r/min、离心 10 分钟后,取其上清液做生化检查。

【参考区间】

28 周:<1.28μmol/L(<0.075mg/dl)。

40 周:<0.43μmol/L(<0.025mg/dl)。

【临床意义】

在有溶血性疾病时,此项可作为观察指标,以决定是继续观察、宫内输血还是引产。妊娠后期继续升高,表示胎儿有胎内溶血症。当孕妇患有血胆红素增高(肝炎、溶血性贫血、胆汁淤积)或服用某些药物(吩噻嗪)时,则可出现羊水胆红素伪增。

【影响因素】

(1) 诊断胎儿是否患有遗传性疾病或进行胎儿性别的基因诊断:一般选择妊娠 16~20 周经羊膜穿刺,取羊水 20~30ml 送检。

(2) 判断胎儿成熟度及疑有母婴血型不合则在妊娠晚期抽取羊水 10~20ml 送检。

七、δ-胆红素(δ-bilirubin)

【生化及生理】

部分胆红素可以与白蛋白共价结合,长时间滞留在血中,称为 δ-胆红素。研究证明,δ-胆红素部分是由一种或多种胆红素成分组成,可直接与重氮试剂反应,临床上可作为判断肝病预后的指标。

【检测方法】

染料亲和层析法、高效液相色谱法。

染料亲和层析法:以三嗪基蓝染料 Cibacron Blue 3G-A-琼脂糖做亲和吸附剂,用微柱亲和层析将与白蛋白(Alb)结合的 Bil(Bδ)从其他 Bil 组分中分离出来,Bδ 组分用与测定 TBil 相同的方法做定量测定。

计算:

$$血清\ B\delta\ 含量=\frac{A_u}{A_s}\times Bil\ 标准浓度(\mu mol/L)$$

【标本要求与保存】

见“总胆红素”。

【参考区间】

新生儿 Bδ:1.0~2.4μmol/L,Bδ 占 TBil 百分比 0.3%~4.1%。

【临床意义】

正常人血清 Bδ 含量低微,即使用 HPLC 法也检测不出。新生儿黄疸血清 Bδ 也不高,HPLC 法测得的 Bδ/TBil 百分比为 0.1%(0~0.7%)。树脂吸附法加 J-G 法测得的 Bδ/TBil 稍高些,为 2.7%~18.4%,平均 8%,但肝酶谱异常的患黄疸肝病综合征的新生儿 Bδ/TBil 百分比升高至 42%~88%;肝细胞性黄疸、梗阻性黄疸、胆汁淤滞性黄疸患者血清Bδ/TBil 均值达 59%，说明 Bδ/TBil 百分比有助于肝性黄疸和肝后黄疸的诊断。

【影响因素】

（1）Bδ 洗脱前用 PBT 和 PB 充分洗涤十分重要，目的是把与 Alb 相连接但不是共价结合的少量 Bil 充分除去，提高 Bδ 洗脱液的纯度。经 HPLC 证实，在本法条件下，Bδ 洗脱液中 Bδ 占 89.5%。

（2）亲和色谱柱至少可重复使用 15 次，用前按下法做重新平衡处理：先用 8ml，CB 试剂洗涤，再用 10ml PBT 冲洗。接着以固定的间隔用 10ml 尿素-NaOH 溶液冲洗柱，最后用 PBT(2×30ml)平衡柱。

八、尿液尿胆原(urine urobilinogen，URO)

【生化及生理】

尿胆原全称为尿胆素原。老旧的红细胞在肝脏或脾脏会遭到破坏，此时红细胞中的血红素转变成胆红素，在胆汁中排泄到肠内，在肠内被肠内细菌所分解而变成尿胆原。尿胆原大部分会随粪便一起排泄出体外。但一部分会由肠壁吸收回到肝脏，再从肝脏进入肾脏或血液中，随尿液一起排泄。

【检测方法】

改良 Ehrlich 法：尿胆原在酸性溶液中与对二甲氨基苯甲醛反应，生成红色化合物。

试带法：有采用基于 Ehrlich 法原理的试带，也有采用基于偶氮反应原理的试带，后者是在酸性条件下，尿胆原与重氮盐反应，形成重氮色素。

结果判断：阴性：柱门色背景下从管口直视管底，不呈红色。阳性(+)：呈微红色。(++)：呈樱红色。(+++)：立即呈深红色。

【标本要求与保存】

随机尿，新鲜尿标本。

【参考区间】

阴性。

【临床意义】

（1）尿胆原阴性常见于完全阻塞性黄疸。

（2）尿胆原增加常见于溶血性疾患疾心及肝实质性病变，如肝炎。

【影响因素】

（1）此项目属于尿常规检验。必须用新鲜尿液，久置后尿胆原氧化为尿胆素，呈假阴性反应。

（2）Ehrlich 法试剂可与多种药物及内源性物质如紫胆原等产生干扰颜色，可在加试剂后再加 2ml 氯仿，振荡后静置，此时尿胆原即转移到氯仿中，据此可确定为阳性。

（3）尿中存在磺胺类药物、氯丙嗪类药物可使 Ehrlich 法试带出现假阳性结果。采用偶氮反应试带对尿胆原特异，不受能与 Ehrlich 反应的物质(如尿紫胆原)的影响。

（4）如使用抗生素，抑制了肠道菌群，可使尿胆原减少或缺乏。

九、粪胆素原(stercobilinogen)

【生化及生理】

正常人胆汁中的胆红素在回肠末端和结肠被细菌分解为粪胆素原，除小部分被肠道重吸收进入肠肝循环外，大部分在结肠被氧化为粪胆素原，并随粪便排出体外。

【检测方法】

粪中粪胆素在碱性溶液中被硫酸亚铁还原为粪胆原，与对二甲氨基苯甲醛作用，生成红色化合物，测波长 562～565nm 吸光度值，与标准管比较计算结果。

【标本要求与保存】

新鲜大便。

【参考区间】

每 100g 粪便 75～350μmg(Ehrlich 方法)。

【临床意义】

（1）增加：溶血性黄疸、阵发性睡眠性血红蛋白尿症、恶性贫血、地中海贫血、再生障碍性贫血、组织内出血等红细胞破坏显著者。肝细胞性黄疸时粪胆原可增加也可减少，视肝内梗阻情况而定。粪胆原检验对于黄疸类型的鉴别具有一定价值。

（2）减少：梗阻性黄疸。

【影响因素】

（1）本试验必须在患者每日大便比较恒定的情况下才有诊断意义。

（2）硫酸亚铁溶液必须新鲜配制。

（3）粪质加水及硫酸亚铁溶液不能放置太久，否则结果偏低，因粪胆原又再氧化。

十、粪胆素(stercobilin)

【生化及生理】

游离胆红素经肝转化生成的葡萄糖醛酸胆红素随胆汁进入肠道，在回肠末端和结肠内细菌作用下，脱去葡萄糖醛酸，并还原生成胆素原（包括 d-尿胆素原、中胆素原、粪胆素原）。粪胆素原氧化而成为粪胆素。

【检测方法】

粪便内存在粪胆素时，加入氧化汞则生成红色化合物。

【标本要求与保存】

新鲜大便。

【参考区间】

弱阳性。

【临床意义】

总胆管结石、肿瘤等致完全阻塞时，粪便中因无胆色素而呈白陶土色。溶血性贫血或黄疸患者，因胆汁生成过多而粪胆素呈强阳性。

十一、总胆汁酸（total bile acids，TBA）

【生化及生理】

胆汁酸是胆汁中固体物质含量最多的一种，是胆固醇代谢最终产物，是一大类胆烷酸的总称。近年来发现胆汁中有近百种不同类型的胆汁酸，但最常见的不过数种，主要为胆酸（cholic acid，CA）、鹅脱氧胆酸（chenodesoxycholic acid，CDCA）、脱氧胆酸（desoxycholic acid，DCA）、熊脱氧胆酸（ursodesoxycholic acid，UDCA）、甘氨胆酸（glycocholic acid，GCA）、牛磺胆酸（taurocholic acid，TCA）。它们都具有环戊烷多氢菲 A、B、C、D 四个环的结构，没有双键，都为 24 碳胆烷酸的羟基衍生物，其中多为 5β 型胆烷酸。胆汁酸有游离型和结合型两种形式，结合型主要有甘氨酸结合型和牛磺酸结合型，分别形成甘氨胆酸和牛磺胆酸。

血清胆汁酸水平反映肝实质性损伤，尤其在急性肝炎、慢性活动性肝炎、乙醇性肝损伤和肝硬化时有较灵敏的改变，是肝病实验室诊断的一项重要指标。

【检测方法】

临床常用酶比色法和酶循环法。

酶比色法：3α-羟基类固醇脱氢酶（3α-hydroxysteroid dehydrogenase，3α-HSD）可将 C3 上的 α 位的羟基（3α-OH）脱氢生成羰基，同时氧化型的 NAD^+ 变成 NADH。随后，NADH 上的氢由黄递酶催化转移给硝基四氮唑蓝（INT），产生红色的甲臜。甲臜的产量与胆汁酸成正比，500nm 波长比色。

$$\text{胆汁酸}+NAD^+ \xrightarrow{3\alpha\text{-HSD}} \text{3-氧代胆酸}+NADH$$

$$NADH+INT \xrightarrow{\text{黄递酶}} NAD^+ + \text{甲臜（红色）}$$

酶循环法（enzymatic cycling methods）：胆汁酸在 3α-羟基类固醇脱氢酶作用下生成 3α-酮类固醇，同时将硫代-NAD 变为其还原形式（硫代-NADH）；生成的 3α-酮类固醇与 NADH 又在 3α-羟基类固醇脱氢酶作用下，生成胆汁酸和 NAD^+，如此循环从而放大微量胆汁酸的量，在一定的反应时间内，生成的硫代-NADH（405nm）的量与样品中胆汁酸的量成正比，测定 405nm 吸光度的改变即可计算胆汁酸的含量。

【标本要求与保存】

采用血清。标本量 1. 0ml，至少 0. 2ml。分离后标本在室温（25℃）保存 1 天，或冷藏（4℃）保存 3 天，或冷冻（-20℃）稳定保存 7 天。可反复冻融 3 次。

【参考区间】

4. 5 ~ 24. 5μmmol/L。

【临床意义】

（1）肝硬化：胆汁酸的测定对肝硬化的诊断有较高价值，且较常规肝功能试验灵敏。因胆酸的合成减少，故胆酸与鹅去氧胆酸之比<1。

（2）慢性肝炎：胆汁酸在指示疾病活动上较常规肝功能试验灵敏可靠。当疾病复发时，胆汁酸先于谷草转氨酶升高。亦有人报道在慢性肝炎恢复期时，胆汁酸恢复正常较常规肝功能试验为晚。也有人认为胆汁酸对慢性活动性肝炎和慢性迁延性肝炎的检测比转氨酶更灵敏，在恢复期时，胆汁酸含量与常规肝功能试验转为正常的先后不一，故建议血清中胆汁酸的测定要与常规肝功能试验相互结合，综合分析。还有人认为胆酸与鹅去氧胆酸联合分析，能进一步提高诊断的阳性率，且有可能替代常规肝功能试验。

（3）急性病毒性肝炎：人们关于血清中胆汁酸测定对此病的临床意义的意见尚不一致。有人认为不如常规肝功能试验灵敏；有人认为灵敏度与转氨酶相同；有人认为其对于评价急性肝炎恢复期优于常规肝功能试验，因观察恢复期患者时发现常规肝功能试验已恢复正常时，血清胆汁酸仍属异常，且与组织学观察不一致。

急性肝炎早期，血清中胆汁酸含量增高。胆酸与鹅去氧胆酸之比>1，表示有胆汁淤积。有人认为总胆汁酸>100mg/L，且以胆酸含量为主，常提示胆汁淤积性黄疸。

(4) 肝癌：胆汁酸对肝癌的诊断有一定的意义。

(5) 对肝病预后的判断：国外报道测定胆酸/鹅去氧胆酸比值，对肝病的预后有一定意义。严重肝细胞病变时，胆酸的合成显著降低，两者比值持续<1时，提示预后不良，两者比值>1且逐渐上升，提示预后较好。国内有人报道该比值测定对急性病毒性肝炎的预后无意义。

(6) 鉴别黄疸：一般认为肝脏对胆红素和胆汁酸有不同的转运系统，提示可根据胆汁酸和胆红素的增高和正常的不同，而对胆汁淤积症和高胆红素血症加以鉴别(表17-1)。

表17-1　胆汁淤积症和高胆红素血症的鉴别

疾病名称	胆红素	胆汁酸
胆汁淤积型黄疸	增高	增高
高胆红素血症	增高	正常
胆汁淤积症	正常	增高

【影响因素】

(1) 标本：尽量使用新鲜标本。已知血清中的胆汁酸浓度在饭后上升，因此应注意采血时间。不进行负荷时，应严守早晨空腹时采血。血清中的胆汁酸在冰箱保存(4℃)时1周以内稳定，冷冻保存(-20℃)3个月。

(2) 干扰因素：当胆红素<50mg/dl、乳酸<3000mmol/L、溶血血红蛋白<500mg/dl、维生素C<100mg/dl时，对结果没有影响。

十二、甘氨胆酸(glycocholic acid，GCA)

【生化及生理】

甘氨胆酸是胆汁酸的主要成分之一，是胆酸与甘氨酸在肝内合成的结合胆酸复合物。GCA在肝细胞内合成后，随胆汁分泌，小肠中约95%的GCA在回肠末端重吸收，经门静脉送至肝脏，肝细胞摄取后再分泌入胆道，贮存于胆囊。在正常情况下肝脏能有效地摄取GCA，溢入体循环中者不足1%，因而外周血中GCA浓度甚微。肝细胞受损时，摄取CG能力下降，致使血中含量增高；胆汁淤滞时，肝脏排泄胆酸发生障碍，而反流入血液循环的GCA含量增高，也使血GCA含量增高，GCA是评价肝细胞功能及其肝胆系物质循环功能的敏感指标之一。

【检测方法】

常用RIA、HPLC、LC/MS-MS等方法。HPLC、LC/MS-MS法可同时检测多个胆汁酸组分，而RIA只检测特定组分。

放射免疫测定法：血清中甘氨胆酸与血浆蛋白结合，加入乙醇使蛋白变性分离，样品中甘氨胆酸和标记物(^{125}I组胺GCA)竞争与抗体(抗人GCA兔IgG)结合，加入分离剂弃去上清液，沉淀物在自动γ-免疫计数器上测其放射性，即可从标准曲线查取血清GCA值。

【标本要求与保存】

采用血清或血浆，血清首选，血浆EDTA或肝素钠抗凝。标本量1.0ml，至少0.2ml。分离后标本在室温(25℃)保存1天，或冷藏(4℃)保存3天，或冷冻(-20℃)稳定保存14天。可反复冻融6次。

【参考区间】

健康成人：

空腹：男性：0.94～3.40μmol/L。

　　　女性：1.14～3.18μmol/L。

餐后2小时：男性：1.89～5.69μmol/L。

　　　　　女性：2.10～4.68μmol/L。

【临床意义】

(1) 肝细胞的敏感指标：急性肝炎、慢性活动性肝炎、肝硬化以及原发性肝癌患者血清GCA均明显升高，其阳性率均在80%以上。当弥漫性肝损伤时，血清中GCA水平与肝脏病变范围和程度密切相关。急性肝炎、慢性活动性肝炎及重症肝炎患者由于肝细胞广泛变性坏死，血清中GCA和ALT同时升高，但GCA升高更敏感，升高幅度更大。

血清GCA的变化与ALT、GGT和血清总胆红素呈正相关，但GCA的恢复较ALT和血清总胆红素为迟，显示在反映残存病变方面GCA优于ALT和血清总胆红素。

近年来诸多学者认为餐后两小时测定GCA较空腹时更敏感。

(2) 急性肝炎的病情观察及预后判断：急性黄疸性肝炎，黄疸期ALT与血清GCA阳性率为100%，恢复期常规肝功能指标多恢复正常，GCA转阴率低仅为46.6%，血清中GCA可作为急性肝炎病情监测。

(3) 慢性肝炎的活动程度及鉴别诊断：慢性迁延性肝炎患者，常规肝功能均无明显异常改变，而GCA升高，可用为肝炎活动或复发的早期敏感指标。

(4) 判断肝硬化预后：血清GCA升高与肝功能

衰竭密切相关，血清 GCA 浓度高则预后差。

（5）其他疾病：原发性肝癌，胆石症患者血清 GCA 明显升高。

十三、甘氨鹅脱氧胆酸（glycochenodesoxycholic acid，GCDCA）

【生化及生理】

鹅脱氧胆酸（CDCG）是在肝细胞内由胆固醇转变而来，其合成过程相当复杂。合成后的鹅脱氧胆酸再与甘氨酸结合生成 GCDCA。GCDCA 随胆汁进入肠管，在肠管里 95% 被重吸收，经门静脉入血回肝，由肝细胞摄取，再分泌入胆汁，贮存于胆囊内，仅少量进入体循环。

【测定方法】

常用 RIA、HPLC、LC/MS-MS 等方法。

放射免疫测定法：血清中甘氨鹅脱氧胆酸与血浆蛋白结合，用乙醇沉淀蛋白，摄取 GCDCA，再与 ^{125}I组胺 GCDCA 竞争与抗体结合，根据竞争性抑制基本原理从标准曲线中查出血清中 GCDCA 浓度。

【标本要求与保存】

见“甘氨胆酸”。

【参考区间】

男性：1.71～4.75nmol/ml。

女性：1.35～3.25nmol/ml。

【临床意义】

（1）急慢性病毒性肝炎、药物性胆汁淤滞、药物性肝炎、慢性乙醇中毒、肝硬化（门脉性、坏死性、胆汁性、充血性、酒精性、血吸虫性等）、原发性肝癌胆道梗阻等，CDCG 均升高。急性病毒性肝炎早期 CDCG 急剧上升，可能为肝细胞摄入，分泌排泄障碍所致。

（2）血清中 GCD/GCDCA 比值（GCD/GCDCA ratio）测定有助于判断肝损害程度及肝损害类型。肝损害时，GCD 合成减少 75%，而 GCDCA 变化不大，因此 GCD/GCDCA 比值常<1.0，GCD/GCDCA 比值降低程度与肝损害程度相一致。阻塞性黄疸时 GCA 增高大于 GCDCA，GCD/GCDCA 比值>1.5。故肝胆疾病时，如肝实质性损害为主，GCD/GCDCA 比值常<1.0，胆汁淤滞为主，则 GCD/GCDCA>1.0。

第三节　肝胆胰疾病相关的酶类检测

体液中酶活性测定对肝胆胰疾病的诊断、鉴别诊断、病情观察、疗效判断和预后评估具有重要意义。根据应用目的不同，可将其分为五种不同类型：①反映肝细胞损害为主的酶；②反映胆汁淤滞为主的酶；③反映肝脏纤维组织增生为主的酶；④反映胰腺疾病的酶；⑤反映肝细胞癌变的酶。与肝胆胰疾病相关的酶见表 17-2，相关酶的具体描述见“第六章　酶的测定”。

表 17-2　酶与肝胆胰疾病的关系

疾病	主要酶的种类
肝细胞损害	丙氨酸氨基转移酶、天冬氨酸氨基转移酶、谷氨酸脱氢酶、谷胱甘肽 S 转移酶、胆碱酯酶
胆汁淤滞	碱性磷酸酶、γ-谷氨酰基转移酶、5'-核苷酸酶
肝脏纤维化	单胺氧化酶、脯氨酸羟化酶
胰腺疾病	淀粉酶、脂肪酶、亮氨酸氨基肽酶
肝细胞癌变	α-L-岩藻糖苷酶、5'-核苷酸酶磷酸二酯酶

第四节　肝脏纤维化标志物的检测

肝脏纤维化标志物很多，主要包括酶、胶原蛋白（主要是Ⅰ型、Ⅲ型和Ⅳ型胶原及其代谢产物）、非胶原蛋白（如层粘连蛋白、纤维粘连蛋白、粗纤维调节素、腱蛋白）、蛋白多糖（如透明质酸）等。酶主要包括单胺氧化酶和脯氨酸羟化酶，见“第六章酶的测定”。

一、Ⅰ型胶原吡啶交联终肽（pyridinoline cross-linked carboxyterminal telopeptide of type Ⅰ collagen，ICTP）

【生化及生理】

胶原蛋白是构成胶原纤维的基本单位，胶原纤维是细胞间质的主要成分。胶原纤维在器官结缔组织中分布最广。Ⅰ型胶原蛋白是组成骨基质最主要的成分，占骨基质的90%以上。Ⅰ型胶原羧基端末肽（ICTP）是Ⅰ型胶原的降解产物，在降解过程中，ICTP的羧基与3个羟赖氨酸残基共价交联组成胶原-交叉环吡啶啉，其作为一个完整的片段释入血循环中。Ⅰ型胶原是肝脏中的主要胶原，肝脏发生纤维化时胶原合成增多，其降解产物亦增加，因此能释放比正常肝脏更多的ICTP。

【检测方法】

酶免疫分析（EIA）。

【标本要求与保存】

血清。血清样品室温贮存至少可稳定两天，4℃贮存稳定1周；血清样品5天内反复冻融7次，ICTP含量无明显变化。

【参考区间】

2.09～13.73μg/L。

【临床意义】

Hayasaka等测定了慢性肝炎肝硬化患者的血清ICTP含量，发现慢性迁延性肝炎、慢性活动性肝炎和肝硬化患者的血清ICTP含量均明显高于对照组，以肝硬化患者的血清ICTP含量最高，其次为慢性活动性肝炎。

血清ICTP水平与肝纤维化程度密切相关。Ricard-Blum等测定了各种肝病患者的血清ICTP水平，并与正常对照组进行了比较，发现除原因不明的慢性活动性肝炎和急性甲型肝炎患者外，所有患者的血清ICTP水平高于对照组。其中伴有肝硬化患者进一步进行肝组织学活检，发现血清ICTP水平与肝纤维化程度显著相关，但与炎症和坏死程度不相关。

类风湿关节炎和多发性骨髓瘤等与Ⅰ型胶原降解有关。

【影响因素】

胆红素、血红蛋白、抗坏血酸等对测定无干扰。

二、Ⅲ型前胶原末端肽（procollagen type Ⅲ peptide，PⅢP）

【生化及生理】

在胶原生成的初期，首先生成前胶原。前胶原分子具有过剩的N末端和C末端，他们在受到特异性的肽切酶作用后，被切断分离，成为Ⅲ型胶原和Ⅲ型前胶原氨基末端肽（PⅢP），这些游离的分子部分能够进入循环的血液中。通过检测血液中的Ⅲ型前胶原氨基末端肽能够间接地反映机体胶原的生成量，从而可以作为评价肝纤维化的一个指标。Ⅰ型胶原主要是肝硬化中晚期增加，而Ⅲ型胶原在肝硬化早期增加。

【检测方法】

以人PCⅢ（hpcⅢ）为抗原，免疫家兔得到高特异性、高效价抗体。用^{125}I标记HpcⅢ；采用双抗体加PEG非平衡RIA法测定人血清中的PCⅢ含量。

【标本要求与保存】

血清。血清样品室温贮存至少可稳定两天，4℃贮存稳定1周；血清样品5天内反复冻融7次，ICTP含量无明显变化。

【参考区间】

41～163ng/ml。

【临床意义】

（1）诊断肝硬化：血清PⅢP的检测是诊断肝早期纤维化和肝硬化的良好指标。它能准确地反映肝纤维化程度和活动性及肝脏的组织学改变。伴有肝硬化的原发性肝癌，血清PⅢP明显增高。

（2）鉴别慢性持续性肝炎与慢性活动性肝炎：急性病毒性肝炎时，血清PⅢP增高，但在炎症消退后PⅢP恢复正常，若PⅢP持续升高提示转为慢性活动性肝炎。

（3）用药监护及预后判断：血清PⅢP检测可用于免疫抑制剂（甲氨蝶呤）治疗慢性活动性肝炎的疗效检测，并可作为慢性肝炎的预后指标。

【影响因素】

（1）PⅢP是分子量达57万的纤维状大分子，体系反应达平衡的时间较长，实验时应充分满足实验要求的规定时间。不得用提高温度来缩短时间。计数时间不应<30秒（或最大结合率管的计数值不少于1000）。

（2）离心分离沉淀以4～8℃为最佳，25℃以上分离时，沉淀可能不够紧密，容易被吸弃而导致实验误差过大。离心后的上清必须用抽吸法吸弃，倒叩法严重影响最终结果的准确性。有条件的实验室可制定自己的正常参考值，以减少实验条件带来的系统误差，并能更确切反映当地人群PⅢP实际含量。

三、Ⅳ型胶原（type Ⅳ collagen）

【生化及生理】

Ⅳ型胶原是一种纤维状糖蛋白，它是由三股螺旋体形成的α-肽链网状结构。Ⅳ型胶原是构成基膜的重要成分。正常肝内基膜主要存在于血管、淋巴管、胆管周围,肝窦壁处缺乏。在肝病时随炎症发展,纤维组织增生活跃,纤维组织生成过程中有大量胶原沉积,各种胶原均有所增加,但其中最为重要的就是构成基膜的Ⅳ型胶原的增加。

【检测方法】

放射免疫分析法:以Ⅳ-C为抗原,免疫新西兰大白兔后得到相应抗体,以^{125}I标记抗原。采用非平衡双抗体+PEG的RIA法测定血清Ⅳ型胶原含量。

【标本要求与保存】

见“Ⅲ型前胶原末端肽”。

【参考区间】

健康成人69.07~86.93μg/L。

【临床意义】

(1) Ⅳ型胶原是主要用于观察肝硬化的指标,其浓度与肝纤维化程度相关,可由血清Ⅳ型胶原浓度推测肝硬化的程度。

(2) 急性肝炎:虽然有大量肝细胞破坏,但因无明显结缔组织增生,故血清Ⅳ型胶原浓度与健康人无显著差异。

(3) 慢性肝炎、肝硬化、肝癌:血清Ⅳ型胶原均明显增高,其增高程度依次为原发性肝癌、肝硬化、慢活肝、慢迁肝、急性病毒性肝炎。

四、Ⅳ型胶原7S片段(type Ⅳ collagen 7S domain)

【生化与生理】

Ⅳ型胶原是基底膜的重要组成部分,它绝大多数是由两条α1肽链与一条α2肽链组成,在体内构成网络状结构。血清中可出现三种主要的降解片段,即7S片段(或称7S胶原)、NC1片段和主螺旋区域,7S片段位于N末端,由25个氨基酸残基组成,而NC1片段位于C末端,由大约230个氨基酸残基组成。它们含量的改变均可反映Ⅳ型胶原在体内的代谢情况,是反映肝纤维化的较敏感指标。

Ⅳ型胶原7S片段是Ⅳ型胶原N末端的四聚体,通过二硫键连结而成。具有抗蛋白酶消化的能力,也具有很强的热稳定性,绝大部分结构在70℃以下时不被破坏。血清中7S片段来源于Ⅳ型胶原的降解。当含量增高时,反映组织内新生成或已沉积的Ⅳ型胶原降解增加,同时伴有更多的Ⅳ型胶原合成。因此血清中7S片段含量是反映基底膜胶原更新率的情况。肝病患者血清含量增高,反映肝窦毛细血管化和肝胆管的增生。

【测定方法】

放射免疫测定法。

【标本要求与保存】

见“Ⅲ型前胶原末端肽”。

【参考区间】

健康成人6.8~10.6ng/ml。国内外多采用RIA试剂盒,不同的试剂盒,正常成人测定值不同,参考值为≤6ng/ml。

【临床意义】

(1) 肝纤维化血清Ⅳ型胶原7S片段增高,其含量与细胞坏死及肝纤维化程度呈正相关。

(2) 肝细胞癌、非酒精性脂肪肝、肝功能衰竭,血清Ⅳ型胶原7S片段均增高,当含量≥12ng/ml时预后不良。

(3) 慢性活动性肝炎、肝硬化患者Ⅳ型胶原7S片段显著增高。

(4) 尿毒症、糖尿病患者血清Ⅳ型胶原7S片段也增高。

【影响因素】

(1) 抗体的质量影响测定结果,不同质量的抗体和不同含量的抗原,其反应温度及时间不同。样品抗原含量高,抗血清亲和力常数大,要选较高温度(15~37℃),保温时间要短。反之反应温度低,作用时间长,才能使抗原抗体反应平衡,形成抗原抗体复合物。

(2) 需要合适的沉淀剂,使标记结合态抗原抗体复合物沉淀完全,才能准确测定沉淀物的放射活性。

五、Ⅳ型胶原NC1片段(type Ⅳ collagen NC1 domain)

【生化与生理】

Ⅳ胶原NC1片段又称C4片段,位于Ⅳ胶原的羧基端,NC1片段是Ⅳ胶原C末端的二聚体。Ⅳ胶原是构成基底膜的主要成分,当Ⅳ胶原过度沉积时,使肝窦毛细血管化,肝窦组织和肝血流改变,肝营养受损,基底膜降解,因此血中NC1片段增加。在肝硬化早期,血中NC1片段增加,其含量与肝细胞坏死及发展趋势相关。

【测定方法】

放射免疫测定法:抗NC1血清与未标记的标准

抗原(NC1)(待测样品)4℃过夜,加入[125]I标记的抗原(NC1)保温6~7小时,再加入固相二抗作用1小时后,离心弃去上清液,测定沉淀物放射活性,建立标准曲线,并测定样品中浓度值。

【标本要求与保存】

见“Ⅲ型前胶原末端肽”。

【参考区间】

正常成人4~6.6μg/ml。

【临床意义】

血清NC1主要由基底膜降解产生,而不是胶原合成产生的。NC1可作为反映胶原降解的指标。

慢性活动性肝炎、肝硬化NC1显著增高。慢性非活动性肝硬化,活动性肝硬化显著增高。慢性疾病Ⅳ型胶原改变,与PⅢP不同,慢性肝病时PⅢP正常,NC1改变。肝纤维化早期,血中PⅢP、7S、NC1均增高,但血中NC1与PⅢP出现异常的时间不同。当NC1/PⅢP比值增大时表示胶原降解占优势,NC1/PⅢP比值降低,表明肝纤维化占优势,二者均降低时表明肝病稳定;但当NC1下降的同时PⅢP增高则表示预后不佳。

【影响因素】

(1) 抗原抗体反应要求一定的温度与作用时间,才能保证反应达到平衡,应严格控制反应条件。

(2) 不同质量的抗体和不同含量的抗原要求的反应温度及作用时间不同。

(3) 分离结合态标记抗原与游离态标记抗原是十分重要的步骤,否则影响测定结果。

(4) 血清中胆红素大于342μmol/L,血红蛋白大于5g/L,对结果测定有一定影响。

六、纤维连接蛋白(fibronectin,Fn)

【生化及生理】

纤维连接蛋白是一组高分子糖蛋白,广泛存在于细胞表面、细胞外液及结缔组织有关的基底膜上。Fn促进细胞粘连,细胞与纤维、基质间的连接,促进巨噬细胞的吞噬功能等广泛生物学活性,并与机体创伤组织愈合、组织炎症、纤维化及硬化过程等密切相关。因此,Fn的含量变化与临床多种疾病的严重程度和转归密切相关。

【检测方法】

免疫比浊法:抗原抗体特异性结合后形成免疫复合物,产生浑浊,用比色计测定浊度,其透光率与待测物质(抗原)含量成反比。

【标本要求与保存】

见“Ⅲ型前胶原末端肽”。

【参考区间】

健康成人:235.1~355.1mg/L。

【临床意义】

(1) 肝脏疾病诊断:急、慢性肝炎,慢性活动性肝炎和早期肝硬化患者血浆Fn明显增高,暴发性肝衰竭和失代偿期肝硬化血清Fn则明显降低。前者是由于门脉区或肝小叶间隔增殖性结缔组织的成纤维细胞合成Fn过度增加所致;后者则可能与肝细胞合成和分泌功能衰竭,Fn与纤维蛋白结合其活性降低及纤溶加速引起分解代谢亢进有关。国内研究资料表明,急性肝炎和慢性迁延性肝炎血清Fn正常或偏低,与国外报道有差异。肝炎后肝硬化则显著降低,病情越重,血清Fn降低越明显,这与国外结论一致。

(2) 肺部疾病诊断:肺心病患者急性期血清Fn明显降低,恶化期极度降低,缓解期逐步恢复。重度呼吸衰竭肺部感染和酸碱失调者血清Fn均明显降低。可能与肺心病急性期和恶化期Fn消耗增加和合成减少有关。

(3) 肾脏疾病诊断:肾小球内Fn定位研究证实,Fn在肾小球毛细血管壁沉积提示病变有活动、肾小球内细胞增殖活跃,并促进新月体形成,从而导致肾功能恶化。由于Fn消耗增加,故肾脏病患者血浆Fn含量明显降低,尿毒症和严重肾功能受损患者血浆Fn显著低于慢性肾盂肾炎,也显著低于肾功能尚正常的慢性肾炎。尿毒症患者血浆Fn水平与肾功能密切相关,血清Fn降低越明显,BMN和肌酐增高越显著,预后越差。

(4) 脑血管病诊断:脑血栓患者血浆Fn水平降低,动态观察脑血管病患者血浆Fn含量有助于监测病情恢复和疗效。

(5) 血液病诊断:急性白血病患者血清Fn含量均显著降低,其降低的程度与疾病的严重程度和感染有关;但与性别、白血病类型无关。

(6) 腹水鉴别诊断:Scholmerich等首次报道,恶性腹水Fn含量升高,13例恶性腹水Fn含量为108~239.8μg/ml,34例非恶性腹水为54.4~81.4μg/ml,以75μg/ml为鉴别良恶性腹水的临界值,其准确性达100%。

七、层粘连蛋白(laminin,LN)

【生化及生理】

层粘连蛋白是细胞外基质成分中的一种重要的

非胶原性糖蛋白。1979 年，Timpl 等首先从鼠 EHS 肉瘤中发现并命名，在肝脏内主要由内皮细胞、干细胞和贮脂细胞合成，它是基底膜的一种主要成分。它对基膜的组装起关键作用，在细胞表面形成网络结构并将细胞固定在基膜上。大量临床资料究表明，血清 LN 水平是反映肝纤维化的血清学指标。

【检测方法】

ELISA 法：以鼠抗 LN 单克隆抗体包被聚苯乙烯微孔板，LN 标准和待测血清夹心，兔抗 LNIgG 为桥接一抗，辣根过氧化物酶交联羊抗兔 IgG 为二抗，放大显色，测得血清含量。

【标本要求与保存】

见“Ⅲ型前胶原末端肽”。

【参考区间】

ELISA 法：44.86～175.06μg/L。

【临床意义】

（1）肝脏疾病诊断：在正常肝脏中，LN 主要存在于胆管、血管及淋巴管的基膜中，肝窦内无 LN 沉积。当肝脏发生慢性损伤和肝纤维化时，肝内 LN 含量增高，并沉积于肝窦，导致血清 LN 含量升高，与伴发肝纤维化呈动态正相关。

（2）肿瘤诊断：研究表明，恶性肿瘤患者血清 LN 显著高于正常人及良性炎症患者。

（3）肺部疾病诊断：LN 参与肺纤维化形成的全过程，对早晚期病变均可能有促进作用。在肺间质纤维化晚期，基膜附近存在有巨噬细胞和淋巴细胞，LN 可能通过促进该两种细胞释放生长因子，对日益加重的纤维化病变起促进作用。

（4）其他疾病诊断：糖尿病患者血、尿 LN 水平均显著高于正常对照，并可作为监测糖尿病微血管病变的参考指标。先兆子孕妇血清 LN 水平显著升高，而羊水中 LN 则降低。结果提示其升高可能与肾小球及胎盘螺旋动脉损伤有关。

八、粗纤维调节素（undulin，Un）

【生化与生理】

粗纤维调节素是 1990 年从新鲜人胎盘组织及新生猴皮肤中提取发现的。它的结构组成与纤维粘连蛋白（Fn）和腱蛋白（tenascin，Tn）相似，被称为 Fn-Tn 家族三成员之一。粗纤维调节素分布于全身结缔组织，与致密的粗纤维胶原超分子组成有关。粗纤维调节素属肝内正常细胞外基质成分之一，在肝纤维化形成时局部表达增高。血清 Un 可有效地反映肝内结缔组织的代谢活动。动态观察能反映纤维组织的降解及结构改建。

【检测方法】

ELISA 法。

【标本要求与保存】

见“Ⅲ型前胶原末端肽”。

【参考区间】

健康成人血清：41.5～100.7μg/L。

【临床意义】

血清 Un 检测在反映肝纤维化结缔组织代谢方面有特殊的价值，血清 Un 升高是来源于胶原的降解，肝硬化患者血清 Un 含量增高。酒精性肝硬化以及血吸虫病血清 Un 增高，特别是在血吸虫病发展的各个临床阶段血清 Un 显著增高，Un 主要来自于新形成的结缔组织降解。

九、透明质酸（hyaluronic acid，hyaluronan）

【生化及生理】

透明质酸是肝脏细胞外基质中蛋白多糖的一个组成成分。由肝内实质细胞组成，内皮细胞摄取降解少量小分子亦由肾小球滤过，其血清中的含量对判断肝病的严重程度，鉴别有无肝硬化及预测肝病预后均有一定意义。

【检测方法】

放射免疫测定法 HA 与足量 ^{125}I 标记的 HABP 特异性结合，加分离剂后，测定沉淀物放射强度，可计算 HA 含量。

【标本要求与保存】

见“Ⅲ型前胶原末端肽”。

【参考区间】

青年：25.1～70.5ng/ml。

中年：24.3～127.9ng/ml。

老年：33.9～183.1ng/ml。

【临床意义】

（1）随着急性肝炎向慢性迁延性肝炎、慢性活动肝炎及肝硬化发展，血清 HA 可逐步升高。其机制可能与肝损害时累及内皮细胞功能，使摄取与分解 HA 的能力下降有关。

（2）早期肝硬化：血清 PⅢP 显著增高，HA 不一定高，其机制可能在早期肝硬化时常伴有活动性纤维化，但肝损害尚不严重。

（3）晚期肝硬化：多属陈旧性肝纤维化，血清 PⅢP可能不高，但肝损害严重，血清 HA 可显著增高。

第五节　肝脏摄取和排泄功能检测

一、靛氰绿试验(indocyanine green test, ICG test)

【生化及生理】

肝脏是人体重要的排泄器官之一,许多内源性物质如胆汁酸、胆红素、胆固醇等以及外源性物质如某些药物、毒物、染料等均在肝内进行适当的代谢后,由肝细胞排泄至胆汁。在肝细胞损害时,上述物质的排泄功能减退。据此原理,人工地给予某些外源性色素来测定肝脏排泄功能变化,可作为灵敏的肝功能试验方法之一。

靛氰绿又称吲哚花氰绿,是一种合成的三羰花青系红外感光染料,具吸湿性,易溶于水和甲醇。ICG 进入血液后,迅速被肝脏高度摄取,以原药形式随胆汁排泄至肠。ICG 不被肝外组织排泄,无肠肝循环,不参与生物转化。

【检测方法】

静脉取静脉血 3ml,置肝素抗凝瓶内,混匀,作为空白对照(ICG-0min),然后按 ICG 0.5mg/kg,由该侧肘静脉于 30 秒内注入 ICG,立即记录时间。15 分钟后,从另一侧采血 3ml,作为测定样品(ICG-15min),立即离心,分离血浆。各取血浆 1ml,分别加到标注"空白"、"测定"的试管中,并各加生理盐水 2ml,充分混匀。在分光光度计,以空白管调零点,读取 805nm 处的吸光度值(A),从校正曲线求其浓度。

【参考区间】

15 分钟血中滞留率 0% ~10%。年龄大者,滞留率稍增加,每增加 5 岁,滞留率可增加 0.2% ~0.6%。血中消失率(K)为 0.168 ~0.206/min。肝最大移除率(removal maximum, Rmax)正常值为(3.18±1.62)mg/(kg·min)。

【临床意义】

(1) 诊断肝硬化:肝硬化时,滞留率平均为 35.5%。个别失代偿性肝硬化病例可达 50% 以上,此种病例预后极差。某些肝硬化病例可能滞留率正常,但 Rmax 低下,由此可检查出潜在性肝硬化病例。

(2) 急慢性肝炎的诊断:急性肝炎极期滞留率平均为 16.0% ~60.0%,血中消失率平均为 0.069。慢性活动型肝炎时滞留率和消失率的异常率高于慢性非活动型肝炎。

(3) 先天性 ICG 排泄异常症和 Rotor 综合征的诊断:这两种疾病 ICG 试验均显示异常。滞留率通常在 70% ~80%,血中消失率在 0.02 左右。但先天性 ICG 排泄异常症时 BSP 试验正常,而 Rotor 综合征时 BSP 试验也显示异常。

(4) 肝癌时 ICG 试验结果取决于是否合并肝硬化:在无肝硬化时,即使癌组织在肝内占据70% ~80%,滞留率仍可维持正常。

【影响因素】

(1) 应按实际体重计算 ICG 负荷量。ICG 注入时间要控制在 30 秒内,采血时间要准确掌握。

(2) ICG 具有感光性,日光直射可使其水溶液发生凝集沉淀,因此操作中应注意尽量避光。

(3) 做 ICG 核正曲线时加入适量血清是为了增加 ICG 的稳定性,因 ICG 在蛋白质溶液中的稳定性比在水溶液中好。

二、利多卡因试验(lidoeaine test)

【生化及生理】

利多卡因(lidocaine,又名 xylocaine,lignocaine),为酰胺类局麻药。肝脏对利多卡因摄取率较高,利多卡因经肝脏内细胞色素 P450 酶系作用,氧化脱乙基而代谢成单乙基甘氨二甲苯(MEGX),肾脏清除率低,血清中 MEGX 浓度不受肾功能损害的影响。

【检测方法】

静脉注射利多卡因 1mg/kg,血清 MEGX 的浓度迅速升高,15 分钟后达到峰值,然后可维持稳态至少 60 分钟,高效液相色谱法测定血清 MEGX。

【参考区间】

82 ~118μg/L。

【临床意义】

(1) 利多卡因试验对肝脏贮备功能的评价:随着肝功能损害的加重,MEGX 浓度不断降低,肝硬化患者中 MEGX 浓度降低的原因可能是:①随着慢性肝病的进展,有功能的肝细胞总数减少,药酶数量及代谢活性减弱,对利多卡因的清除能力受到损害。

②肝硬化患者,门体分流引起利多卡因在肝脏摄取率大为降低,清除率主要取决于肝脏的内在清除能力。

（2）利多卡因试验在肝移植中的应用:研究显示利多卡因试验一方面可作为选择供肝的依据,另一方面,肝移植术后可用于预测移植肝存活期。

【影响因素】

（1）如果近期因治疗目的或做 MEGX 试验接受过利多卡因者,试验开始后 15 分钟测得的 MEGX 值减去试验开始前的 MEGX 空白值是必要的,因为某些病例在做 MEGX 试验后 3 天,血中仍可查出 MFGX。

（2）注射利多卡因后取血时间通常为 15 分钟或 30 分钟,而以 15 分钟这一时间点较为适宜。在此时间点上,MEGX 浓度与组织学活动指数(HAI)之间呈良好的负相关关系($P<0.04$),而在 30 分钟时,未见显著相关。

（3）在本试验所用 1mg/kg 利多卡因剂量下,不良反应主要为极轻微的头晕、耳鸣或舌麻的感觉,片刻后自行缓解。

第六节　抗肝抗原自身抗体检测

见“第三十章　自身免疫性疾病的自身抗体测定”。

（罗建新）

第十八章 肾脏疾病的生物化学检验

肾脏是机体内重要的排泄器官,也是重要的内分泌器官。肾脏通过生成尿液可以排泄包括肌酐、尿素、尿酸在内的机体代谢终产物,以及外源性异物如影像学检查的造影剂等物质,同时也调节机体内水、电解质、酸碱和渗透压的平衡等。肾脏分泌肾素、内皮素和促红细胞生成素等生物活性物质参与机体的新陈代谢活动。此外,肾脏的功能还有参与活性维生素 D_3 的羟化等。

第一节 概 述

肾单位是肾脏的基本结构和功能单位,由肾小体和肾小管组成,肾小体包括肾小球和肾小囊,肾小球为入球小动脉反复分支形成的成团的毛细血管簇,肾小囊分内外两层上皮细胞,两层之间为肾小囊囊腔,肾小囊囊腔与肾小管管腔相通。肾小管分为近曲小管、髓袢和远曲小管,远曲小管和集合管相连接。

肾脏的基本功能是生成尿液,尿液生成的过程包括肾小球滤过、肾小管和集合管的选择性重吸收和排泌三个过程。

肾小球滤过是指当血液流过肾小球毛细血管网时,血浆中的水和小分子溶质,包括小分子量血浆蛋白,通过肾小球滤过膜滤入肾小囊囊腔形成原尿的过程。肾小球滤过膜是肾小球滤过功能的结构基础,滤过膜由三层结构组成,包括:①内层:毛细血管内皮细胞,内皮细胞上有直径为 50~100nm 的小窗孔,可防止血细胞通过,但对血浆蛋白的滤过几乎不起阻留作用。②中层:非细胞性的基膜,是滤过膜中主要的屏障。基膜为微纤维织成的网状结构,网孔直径 4~8nm,电镜下从内到外分为三层,即内疏松层、致密层及外疏松层。水和部分溶质可以通过微纤维网的网孔,但网孔限制血流中大分子的滤过并能储存生长因子。③外层:肾小囊的上皮细胞。上皮细胞具有足突,相互交错的足突之间形成裂隙称之为裂孔。裂孔上有一层滤过裂隙膜,膜上有直径 4~14nm 的孔,外层是滤过膜的最后一道屏障。滤过膜形成的滤过屏障包括两个部分,即孔径屏障(size barrier)和电荷屏障(charge barrier)。决定肾小球滤过作用的主要因素有:肾小球滤过膜的总滤过面积、通透性、有效滤过压和肾脏血流量。单位时间内两肾生成的滤液量称为肾小球滤过率(glomerular filtration rate, GFR),其值高低取决于肾血流量、有效滤过压和滤过分数。体表面积为 $1.73m^2$ 的人体,GFR 约为 125ml/min,因此,正常情况下,成人每昼夜可形成 180L 原尿。由此可见,肾小球滤过功能在肾脏的排泄功能中占有重要位置。滤过分数(filtration fraction, FF)是指肾小球滤过量占流经肾小球的血流量的比值。FF 为 0.18~0.22,其值大小与毛细血管有效静水通透性和滤过面积有关。

肾小球滤过生成的原尿在流经肾小管和集合管时,经过肾小管和集合管的重吸收和排泌作用形成终尿排出体外。重吸收是指肾小管上皮细胞将原尿中的水和某些物质,部分或全部转运回血液的过程。而肾小管和集合管的上皮细胞将其产生的或血液中的某些物质转运到肾小管腔中的过程则称为分泌或排泌。近曲肾小管可重吸收几乎全部的葡萄糖、氨基酸、维生素和微量蛋白质以及大部分的水和部分的无机盐。髓袢主要重吸收一部分水和氯化钠,对尿液起稀释作用。远曲小管和集合管在醛固酮和抗利尿激素的调控下,继续重吸收部分水和无机盐,对尿液起浓缩作用,最终形成仅占原尿量 1% 的尿液。近曲小管、远曲小管和集合管都有分泌 H^+ 功能,通过 H^+-Na^+ 交换以及分泌 NH_3,达到重吸收 $NaHCO_3$

的目的，以维持机体的酸碱平衡。近曲小管还排泌酚红、青霉素、对氨基马尿酸等进入机体的异物。远曲小管和集合管在醛固酮的作用下，分泌 K^+ 的同时与尿中 Na^+ 进行交换，以达到排 K^+、保 Na^+、维持机体内环境平衡的作用。

肾脏疾病是临床的常见病，病程较长，治疗也比较困难，若治疗不及时和不恰当，长此以往，会导致肾脏功能的衰竭进而危害患者的生命。基于肾脏的功能，当肾脏出现疾病时，会导致肾功能的改变，引起机体内环境的紊乱。因此，肾功能的检测对肾脏疾病的诊断和治疗具有重要的价值，此外也可间接了解全身代谢以及循环等其他系统的功能。

第二节　肾小球功能检测

肾小球功能检查包括肾小球滤过功能和肾小球屏障功能两个方面。肾小球滤过功能试验主要有肾小球滤过率、肌酐、尿素、胱抑素 C 等；肾小球屏障功能试验主要是尿中大分子蛋白质的检测。

一、血清尿素（serum urea）

【生化及生理】

尿素也称为脲，是机体内蛋白质代谢的终末产物，分子量小且不与血浆蛋白结合，可自由滤过肾小球。进入原尿中的尿素约 50% 在肾小管和集合管重吸收，其重吸收量受抗利尿激素（ADH）调控。肾实质受损时随着肾小球滤过率下降，血尿素浓度会升高，通过测定血尿素或血尿素氮（blood urea nitrogen，BUN）浓度可观察肾小球滤过功能。

【检测方法】

尿素的测定方法大体上可归纳为酶法和化学法。

酶偶联速率法：用尿素酶将尿素分解成铵离子（NH_4^+）和碳酸根，然后用谷氨酸脱氢酶（GLDH），测定反应过程中铵离子的生成量，在 340nm 测定 NADH 的减少。反应式如下：

$$\text{尿素}+2H_2O \xrightarrow{\text{尿素酶}} 2\ NH_4^+ + CO_3^{2-}$$

$$NH_4^+ + \alpha\text{-酮戊二酸} + NADH + H^+ \xrightarrow{GLDH} \text{谷氨酸} + NAD^+ + H_2O$$

脲酶-波氏比色法：尿素酶将尿素分解成铵离子（NH_4^+）和碳酸根；铵离子在碱性介质中与苯酚及次氯酸反应，检测蓝色吲哚酚的生成量。该过程用亚硝基铁氰化钠催化。蓝色吲哚酚的生成量与尿素含量成正比，在波长 560nm 处比色测定。

二乙酰一肟显色法：二乙酰一肟与强酸作用，产生二乙酰。在酸性环境中加热，尿素与二乙酰缩合，生成红色的色原二嗪（diazine），称为 Fearon 反应。在 540nm 处比色，测定二嗪含量。反应原理如下所示：

$$\underset{\text{二乙酰一肟}}{CH_2-\overset{\overset{O}{\|}}{C}-\overset{\overset{N-OH}{\|}}{C}-CH_3} \xrightarrow[H_2O\ \to\ NH_4OH\ (\text{羟胺})]{H^+} \underset{\text{二乙酰}}{CH_3-\overset{\overset{O}{\|}}{C}-\overset{\overset{O}{\|}}{C}-CH_3} \xrightarrow[\text{尿素}\ (H_2N-CO-NH_2)\ \to\ 2H_2O]{H^+} \underset{\text{二嗪化合物(红色)}}{CH_2-C(=N)-C(=N)-CH_2\ (\text{环上 }C=O)}$$

【标本要求与保存】

最好采用血清，血浆亦可，可用肝素锂或 EDTA 抗凝，不能用肝素铵抗凝。标本量 1ml，至少 0.5ml。需在 45 分钟内分离血清/血浆。分离后标本在室温（25℃）、冷藏（4℃）或冷冻（-20℃）条件下稳定 14 天。

【参考区间】

血清尿素浓度：脐带血：7.5～14.3mmol/L

早产儿：1.1～8.9mmol/L

新生儿：1.4～4.3mmol/L

婴幼儿：1.8～6.4mmol/L

成人：2.1～7.1mmol/L

>60 岁：2.9～8.2mmol/L

【临床意义】

与肌酐比较，体内尿素的生成不够恒定，少量尿素可经汗液、胆道排泄；大量使用高蛋白食物或存在蛋白分解增强（如上消化道出血、甲亢、大面积烧伤、高热、大剂量糖皮质激素治疗)的情况下,亦可出现非肾性血尿素升高。因此,在反映肾小球滤过功能上,血清尿素没有血肌酐(Cr)理想。但在终末期肾功能不全患者中,评价肾功能尿素比肌酐浓度更为有效。尿素浓度与临床尿毒症相关,与胃肠道症状更是密切相关。肾功能不全的代偿期尿素轻度增高(>7.0mmol/L);失代偿期尿素中度增高(17.9～21.4mmol/L);尿毒症时尿素>21.4mmol/L。

(1) 生理性改变:增高常见于高蛋白饮食后,降低常见于妊娠期。血清尿素浓度男性比女性平均高0.3～0.5mmol/L,并随年龄增加有增高的趋势。成人日间生理变动平均为0.63mmol/L。

(2) 病理性改变:有肾脏因素和非肾脏因素,可与血肌酐综合应用鉴别。血液尿素增加的原因可分为肾前、肾性及肾后三个方面。

1) 肾前性:最重要的原因是失水引起血液浓缩,使肾血流量减少,肾小球滤过率减低;同时因有抗利尿激素(ADH)分泌增多,尿素重吸收增加,血尿素升高,而血肌酐正常或轻度升高。常见于剧烈呕吐、幽门梗阻、肠梗阻和长期腹泻等。

2) 肾性:急性肾小球肾炎、肾病晚期、肾衰竭、慢性肾盂肾炎及中毒性肾炎都可出现血清尿素及血肌酐均升高。

3) 肾后性:前列腺肿大、尿路结石、尿道狭窄、膀胱肿瘤等致使尿道受压都可引起尿路阻塞,血清尿素升高。

血清尿素减少较为少见,严重肝病如肝炎合并广泛性肝坏死时可出现;肾小管病变时因重吸收减少,血尿素亦可降低,血肌酐正常或轻度升高。

【影响因素】

(1) 酶法检测血尿素时,血氨升高可使尿素测定结果偏高,而高浓度氟化物因其对尿素酶的抑制作用,可引起尿素测定结果假性偏低。溶血标本使尿素结果偏高。肝素也可使测定结果偏高,如使用血浆标本应避免使用肝素抗凝。

(2) 尿素是机体蛋白质的代谢终末产物,受蛋白质摄入量的影响,测定前应根据要求严格控制摄食。血清尿素在GFR降至正常50%以下时才出现升高但其与GFR的相关性不如内生肌酐清除率(Ccr),只能作为初筛指标。

二、24小时尿液尿素(24h urine urea)

【生化及生理】

因尿素分子量小且不与血浆蛋白结合,尿素可自由从肾小球滤过。原尿中的尿素约50%被肾小管和集合管重吸收,此外,肾小管还能少量地排泌尿素。因此通过检测24小时尿液中尿素的浓度可以反映肾脏功能的状态。

【检测方法】

同血清尿素测定。

【标本要求与保存】

用添加防腐剂的带盖塑料杯盛装24小时尿液。嘱患者早上8点排尿并弃去,开始留取24小时全部尿量(包括次日早晨8点),将收集的尿液置于冰箱冷藏,所有尿液混匀后测量并记录总尿量,再取混匀尿10ml测量尿素浓度。

24小时尿液标本在室温(25℃)、冷藏(4℃)或冷冻(-20℃)条件下稳定14天。

【参考区间】

24小时尿液尿素氮浓度:0.43～0.71mol/24h。

【临床意义】

此为肾功能试验。24小时尿液尿素浓度升高,可见于尿素生成增加的情况,如高热等。肾小管重吸收功能损害或竞争性抑制时,尿素可从尿液大量排出,亦可导致24小时尿液尿素浓度升高。24小时尿液尿素浓度降低,可见于尿素生成减少,如急性肝坏死和肝豆状核变性等疾病,肾脏功能障碍时,尿中尿素排泄量减少。

【影响因素】

同血清尿素。

三、血清肌酐(serum creatinine)

四、内生肌酐清除率(endogenous creatinine clearance,Ccr)

五、估算的肾小球滤过率(estimated glomerular filtration rate,eGFR)

【生化及生理】

肌酐包括直接从食物中摄取的外源性肌酐及机体内生成的内生性肌酐,机体内肌酐每日生成量几乎保持恒定。肌酐为不和血浆蛋白结合的小分子终末代谢物,绝大部分由肾小球滤过进入原尿,并且不被肾小管重吸收。在控制外源性肌酐摄取的前提下,肌酐可作为较理想的清除率试验测定内源性物质。肌酐测定包括血清(浆)肌酐浓度、内生肌酐清除率和体表面积矫正后的肌酐清除率。

【检测方法】

肌酐测定方法有化学方法和酶学方法。大多数化学方法是根据 Jaffe 建立的碱性苦味酸反应，肌酐与苦味酸反应生成橘红色的化合物。肌酐的酶学测定方法主要有 3 种类型：①肌酐氨基水解酶法；②肌氨酸氧化酶法；③肌酐亚氨基水解酶法。

肌氨酸氧化酶法：肌酐在肌酐酶的催化下水解生成肌酸，然后在肌酸酶的作用下水解生成肌氨酸和尿素。肌氨酸在肌氨酸酶作用下氧化成甘氨酸、甲醛和 H_2O_2，最后偶联 Trinder 反应，在主/次波长为 546/700nm 下比色测定。

$$\text{肌酐}+H_2O \xrightarrow{\text{肌酐酰胺基水解酶}} \text{肌酸}$$

$$\text{肌酸}+H_2O+O_2 \xrightarrow{\text{肌酸脒基水解酶}} \text{肌氨酸}+\text{尿素}$$

$$\text{肌氨酸}+H_2O+O_2 \xrightarrow{\text{肌氨酸氧化酶}} \text{甘氨酸}+\text{甲醛}+H_2O_2$$

$$2H_2O_2+\text{4-氨基安替比林}+\text{DHBS} \xrightarrow{\text{过氧化物酶}} \text{紫红色醌亚胺}+4H_2O$$

碱性苦味酸法：在碱性溶液中，苦味酸与肌酐作用形成橙红色的苦味酸肌酐复合物，其颜色深浅与肌酐浓度成正比。与经过同样处理的肌酐校准液进行比较，即可计算出样品中肌酐含量。有两点速率法和去蛋白终点法两种方法。

当血液流经肾脏时，血浆中的某些物质通过肾小球滤过或肾小管处理而排出体外，这一过程称之为肾脏对血浆中某些物质的清除。衡量肾脏清除能力的指标为肾清除率，测定方法称之为肾清除率试验（renal clearance test，C）。肌酐清除率表示肾脏在单位时间内将多少量（ml）血浆中的肌酐全部清除而由尿排出。在严格控制外源性肌酐的情况下，内源性肌酐为血液肌酐唯一来源，每日的肌酐生成量比较恒定。严格的禁食肉类、咖啡、茶等外源性肌酐来源物，并且避免剧烈运动，停用利尿药，充分饮水后准确收集 24 小时或 4 小时尿，按照下面的公式计算内生肌酐清除率：

$C_{\text{肌酐}}$ = 肌酐单位时间内从尿中排出总量/肌酐在血浆中的浓度

$$=(U_{\text{肌酐}} * V)/P_{\text{肌酐}}$$

其中 $U_{\text{肌酐}}$ 为尿中肌酐的测定浓度（mmol/L），V 表示每分钟尿量，$P_{\text{肌酐}}$ 表示血浆（清）中肌酐的浓度（mmol/L）。

由上述公式计算得到的清除值是被测者个体的结果，而个体大小、高矮、胖瘦、年龄等均存在较大的差异，将计算得来的清除值应乘以 $1.73m^2$/受试者体表面积，将结果校正这样就得到了体表面积矫正后的肌酐清除率。

标准化的肌酐清除率：$C'_{\text{肌酐}}=[(U_{\text{肌酐}}\times V)/P_{\text{肌酐}}]\times(1.73/A)$

A 值计算：$\lg A(m^2)=0.425\lg[\text{体重}(kg)]+0.725[\text{身高}(cm)]-2.144$

为提高肌酐对肾功能状态反映的准确性，可以血肌酐值为基础，根据患者年龄、性别、身高、体重、种族等参数，采用公式估算肾小球滤过率，称之为估算的肾小球滤过率（eGFR）。常用计算公式有：

（1）MDRD 简化方程：

$GFR[ml/(min \cdot 1.73m^2)]=186\times\text{血肌酐}(\mu mol/L)^{-1.154}\times\text{年龄}(\text{岁})^{-0.203}\times 0.742(\text{女性})\times 1.233(\text{中国})$

（2）Cockcroft-Gault 公式：

男性：$Ccr[ml/(min \cdot 1.73m^2)]=(140-\text{年龄})\times\text{体重}(kg)\times 72^{-1}\times\text{血肌酐}(mg/dl)^{-1}$

女性：$Ccr[ml/(min \cdot 1.73m^2)]=(140-\text{年龄})\times\text{体重}(kg)\times 85^{-1}\times\text{血肌酐}(mg/dl)^{-1}$

（3）Connhan-Banatp 公式：$GER[ml/(min \cdot 1.73m^2)]=0.43\times\text{身高}(cm)\times\text{血肌酐}^{-1}$

（4）Schwonty 公式：$Ccr[ml/(min \cdot 1.73m^2)]=0.55\times\text{身高}(cm)\times\text{血肌酐}^{-1}$

上述计算公式中，MDRD 简化方程和 Cockcroft-Gault 公式（或 CG 公式）用于成人估算 GFR；Connhan-Banatp 公式和 Schwonty 公式用于儿童估算 GFR。

【标本要求与保存】

血清，肝素锂或 EDTA 抗凝血浆。分离血浆或血清的时间，最好在血液标本采集后 45 分钟内进行。分离后的血浆或血清中的肌酐可在常温、冷藏或冷冻情况下稳定 14 天，可反复冻融 3 次。

用添加防腐剂甲苯的带盖塑料杯盛装尿液。常温下，尿液中的肌酐可保存 7 天，冷藏或冷冻情况下稳定 14 天，可反复冻融 3 次。

【参考区间】

肾小球滤过率：血清、血浆及尿的参考区间一样。

女：17～24 岁：0.90～1.26ml/(s·m²)。

25～34 岁：0.75～1.41ml/(s·m²)。

35～44 岁:0.71～1.33ml/(s·m^2)。

45～54 岁:0.72～1.24ml/(s·m^2)。

55～64 岁:0.67～1.18ml/(s·m^2)。

65～74 岁:0.59～1.10ml/(s·m^2)。

75～84 岁:0.50～0.98ml/(s·m^2)。

男:40～49 岁:0.63～1.19ml/(s·m^2)。

50～59 岁:0.56～1.06ml/(s·m^2)。

60～69 岁:0.48～1.07ml/(s·m^2)。

70～79 岁:0.44～1.01ml/(s·m^2)。

>80 岁:0.46～0.82ml/(s·m^2)。

【临床意义】

血肌酐浓度增高见于各种原因引起的肾小球滤过功能受损的疾病,例如急性肾小球肾炎、急性肾衰竭、慢性肾衰竭等。慢性肾衰竭时,血液肌酐浓度可用于评估病变程度和对病情进行分期:肾衰竭代偿期,血肌酐<178μmol/L;肾衰竭失代偿期,血肌酐>178μmol/L;肾衰竭期,血肌酐>445μmol/L;尿毒症期,血肌酐>707μmol/L。

内生肌酐清除率降低见于较早期的肾小球损害,比血清肌酐和尿素要敏感,而且可以根据其降低的水平来评估肾小球滤过功能受损程度。Ccr<80ml/(min·1.73m^2)时,提示有肾功能损伤;Ccr 50～80ml/(min·1.73m^2)为肾功能不全代偿期;Ccr 25～50ml/(min·1.73m^2)为肾功能不全失代偿期;Ccr<25ml/(min·1.73m^2)为肾功能衰竭期(尿毒症期);Ccr≤10ml/(min·1.73m^2)为尿毒症终末期。此外,内生肌酐清除率还可用来对肾功能进行分期以指导治疗。内生肌酐清除率低于 40ml/min 时,应限制蛋白摄入。低于 30ml/min 时噻嗪类等中效利尿药治疗往往无效,不应使用。低于 10ml/min 时呋塞米等高效利尿药疗效也会明显降低,并为进行人工肾透析治疗的指征。

估算的肾小球滤过率用于评价肾脏功能,特别是慢性肾功能衰竭患者,能够改善对慢性肾病患者的鉴定。

【影响因素】

(1) 严重的脂血对酶法和苦味酸法测定检测均有影响,部分药物如阿司匹林、卡托普利、口服避孕药等对肌酐浓度也有干扰,而轻微的黄疸对测定没有影响。苦味酸法测定血清肌酐为非特异性的方法,还有许多化合物可生成 Jaffe 样色原,如蛋白质、葡萄糖、抗坏血酸、丙酮、乙酰乙酸、头孢类抗生素均可影响肌酐的测定,导致体液中肌酐假性升高。

(2) 血液肌酐的影响因素众多,外源性肌酐、机体肌肉含量、年龄均可影响血液肌酐的浓度。内生肌酐来源于肌肉,因此在老年人、体型偏瘦者、重症肌无力、妊娠、肌萎缩等人群血液肌酐浓度偏低。

(3) 部分肾小球受损时,因肾脏的强大储备功能仍可有效地清除肌酐,血肌酐浓度可不升高。只有当肾小球滤过率降至正常的 30% 以下时,血肌酐的浓度才会出现升高。因此无法敏感地反映早期肾脏疾病,需与其他指标联合以期检出早期肾脏损伤。

(4) 估算的肾小球滤过率仅为一个估计值,可能有很大误差。误差一般在人身体出现极端状态如营养不良、截肢时出现。

六、菊粉清除率试验(inulin clearance rate, C_{In})

【生化及生理】

菊粉是一种小分子植物多糖,在体内不被代谢,可自由滤过肾小球,不被肾小管重吸收和分泌,是测定 GFR 的理想外源性物质,可准确反映 GFR,是目前测定 GFR 的“金标准”。

【检测方法】

清晨空腹排尿后饮水并留置导尿管,静脉滴注菊粉使血浆浓度维持在 10mg/L 时排空尿液,开始收集尿液;30 分钟后采集静脉血,肝素抗凝,再 30 分钟后停止收集尿液,计量。收集结束时最好以生理盐水冲洗膀胱以保证收集到 1 小时内所有尿液,采用蒽酮法测定尿液及血浆中菊粉浓度,按清除率计算公式计算菊粉清除率。

【标本要求与保存】

血浆,1 小时尿液。收集后的血浆及 1 小时尿液即时检测。

【参考区间】

此项目暂无公认的参考区间。

【临床意义】

C_{In}降低相当于肾小球滤过率降低,见于:

(1) 肾脏器质性病变引起的肾小球损伤,如急性肾小球肾炎、肾病综合征等,C_{In}降低程度通常与病变程度平行。

(2) 影响肾小球滤过率的其他非器质性病变,如休克、心衰等引起肾血流量减少进而导致肾小球有效滤过压降低的病变。

【影响因素】

菊粉是一种外源性物质,注入人体后会引起人体发热,并给患者带来痛苦,因此菊粉清除率测定难以成为临床常规测定项目。

七、胱抑素C(cystatin C)

【生化及生理】

胱抑素C是一种小分子蛋白质,分子量仅为13kD,是胱氨酸蛋白酶的抑制剂。机体内所有有核细胞均能产生胱抑素C,且产生率恒定。胱抑素C几乎均由肾小球过滤而被清除,是反映肾小球滤过率的理想的内源性标志物。需注意的是,原尿中的胱抑素C几乎全部被近曲小管重吸收和分解,因此尿中胱抑素C浓度很低。

【检测方法】

常用方法是透射比浊法。将血清或血浆中的胱抑素C与超敏化的抗体胶乳颗粒反应产生凝集,溶液的浊度的增加值与血清中胱抑素C浓度呈正比。在570nm波长处比色测定吸光度值,并与标准品对照,计算出胱抑素C的浓度。

【标本要求与保存】

血清或血浆,肝素抗凝。标本量1ml,至少0.2ml。尽快分离血清/血浆。分离后标本在室温(25℃)、冷藏(4℃)或冷冻(-20℃)条件下稳定14天。可反复冻融3次。

【参考区间】

0.59～1.03mg/L。

【临床意义】

血胱抑素C浓度与GFR呈良好线性关系,并且在反映GFR时敏感性和特异性均显著优于血肌酐。因此在肾功能仅轻度减退时,血胱抑素C更适合反映GFR。现推荐以胱抑素C取代传统的血尿素、Cr、Ccr检查,作为判断GFR的首选常规指标。

【影响因素】

(1) 胱抑素C分泌恒定,浓度不受饮食、身高、体重等影响,在反映GFR时敏感性和特异性高于血尿素、Cr、Ccr和其他内源性小分子蛋白质。

(2) 血红蛋白<460mg/dl、抗坏血酸<2.8mmol/L(50mg/dl)、三酰甘油<10mmol/L、胆红素<311μmol/L、类风湿因子(RF)<240U/ml时,胱抑素C测定不受干扰。

八、尿酸(uric acid,UA)

(见第四章)

九、抗肾小球基底膜抗体(antiglomerular basement membrane,Anti-GBM)

【生化及生理】

GBM是由内外透明层及中间致密层构成的网状结构。其以糖蛋白为主体,由Ⅳ型胶原、层粘连蛋白、板层素、蛋白聚糖、内肌纤蛋白等组成。其中Ⅳ型胶原是抗GBM抗体的主要靶抗原,为3个α链亚单位组成的聚合体。肺肾综合征抗原与肺泡基底膜中的Ⅳ型胶原成分相似,因此为交叉反应性抗原。

【检测方法】

间接免疫荧光法和ELISA法。

间接免疫荧光法:用人或灵长类动物肾脏组织冰冻切片作为抗原片,与已稀释的待测血清温育,如血清中有抗GBM抗体,就可与切片中GBM抗原结合,并与随后加入的荧光素标记的抗人IgG抗体反应,于荧光显微镜下可见GBM呈现清晰、连续的线状荧光。

【标本要求与保存】

血清1ml。室温保存7天,4℃及-20℃保存14天。

【参考区间】

间接免疫荧光法:阴性。

【临床意义】

(1) Anti-GBM抗体在快速进展性肾小球肾炎和Goodpasture综合征病例中检出,以Ⅳ型胶原NC1结构域中的α_3链为主要靶抗原。Anti-GBM抗体与肾小球和(或)肺泡的基底膜反应。在未累及肺的病例中阳性率为60%,累及肺的病例中阳性率为80%～90%。这些抗体主要是IgG抗体,很少为IgA类,抗体高滴度时提示疾病将恶化。

(2) Anti-GBM阴性但仍怀疑为抗肾小球基底膜抗体型肾小球肾炎时,应进行肾脏组织活检。

【影响因素】

间接免疫荧光法仅作为抗GBM抗体的筛查试验,必要时用ELISA法复查及定量。

第三节　肾近端小管功能检测

肾近端小管功能包括重吸收和排泌功能。评价肾小管重吸收功能的主要方法有尿中某些物质排出量的测定(如小分子蛋白)、重吸收率测定、排泄分数测定。评价肾小管排泌功能的方法主要是酚红排泄试验和对氨基马尿酸最大排泄率试验。肾近端小管细胞损伤时,除了肾小管重吸收和排泌功能改变外,还可出现尿酶含量的改变(表 18-1)。

表 18-1 肾近端小管功能检测项目

检测功能	常用试验	其他试验
重吸收功能	尿氨基酸、尿葡萄糖、尿钠、尿钠排泄分数、β_2-微球蛋白、视黄醇结合蛋白、α_1-微球蛋白	葡萄糖最大重吸收量
排泌功能	酚红排泄试验	对氨基马尿酸最大排泄率试验
细胞损伤	N-乙酰-β-D-氨基葡萄糖苷酶	谷氨酰转肽酶、亮氨酸氨基肽酶、丙氨酸氨基肽酶、组织蛋白酶 B

一、血清 α_1-微球蛋白(serum α_1-microglobulin)

二、24 小时尿液 α_1-微球蛋白(24h urine α_1-microglobulin)

三、随机尿 α_1-微球蛋白(random urine α_1-microglobulin)

【生化及生理】

α_1-微球蛋白(α_1-MG)为相对分子质量仅26 000的一种糖蛋白,由 167 个氨基酸组成。PI 为4.5~5.5。α_1-MG 主要由肝细胞和淋巴细胞产生,广泛分布于体液及淋巴细胞膜表面。血浆中 α_1-MG 以两种形式存在,游离型或与 IgA 结合型。结合型 α_1-MG 不能通过肾小球滤过膜。游离型 α_1-MG 可自由通过肾小球,但约 99% 被近曲小管上皮细胞以胞饮形式重吸收并分解,故仅微量 α_1-MG 从尿中排泄。

【检测方法】

采用酶联免疫吸附法或免疫散射/透射比浊法测定尿中 α_1-MG。

【标本要求与保存】

采用血清。标本量 1ml,至少 0.5ml。过度脂血拒收。分离后标本在室温(25℃)稳定保存 3 天,冷藏(4℃)或冷冻(-20℃)稳定保存 14 天。可反复冻融 3 次。

晨尿,24 小时收集混合尿 10ml 送检。24 小时尿 1g 叠氮钠作防腐剂,尿液 pH 在 4~8,在 4~8℃可保存 1 周,在-20℃可保存 1 个月。尿液经离心后取上清液检测。

【参考区间】

血清游离 α_1-MG:10~30mg/L。

24 小时尿液 α_1-MG:<15mg。

随机尿 α_1-MG:<20mg/g Cr。

【临床意义】

(1) 尿 α_1-MG 增高是反映和评价各种原因包括肾移植后排斥反应所致早期近端肾小管功能损伤的特异、灵敏指标。与 β_2-MG 相比较,α_1-MG 不受恶性肿瘤的影响,酸性尿中不会出现假阴性,故检测结果更为可靠。

(2) 评估肾小球滤过功能:根据 α_1-MG 的排泄方式,血清 α_1-MG 增高提示肾小球滤过率减低所致的血潴留。内生肌酐清除率小于 100ml/min 时,血清 α_1-MG 即出现增高。血清和尿 α_1-MG 都增高,表明肾小球滤过功能和肾小管重吸收功能均受损。内生肌酐清除率小于 80ml/min 时,血清 β_2-MG 开始增高。可见 α_1-MG 比 β_2-MG 敏感。故测定血清 α_1-MG 比检测血肌酐或 β_2-MG 在反映肾小球滤过功能和肾小管重吸收功能上更灵敏。在评估各种原因所致肾小球和近端肾小管早期功能损伤时,α_1-MG 和 β_2-MG 均是较理想的指标,尤以 α_1-MG 为佳。

四、血清 β_2-微球蛋白(serum β_2-microglobulin)

五、随机尿 β_2-微球蛋白清除率(random urineβ_2-microglobulin)

【生化及生理】

β_2-微球蛋白(β_2-MG)是一种相对分子质量仅 11 800、含 100 个氨基酸和 1 个二硫键的蛋白质,等电点为 5.7,因电泳时位于 β_2 区带而得名。是人体内除了成熟红细胞和胎盘滋养层细胞外、所有细胞特别是淋巴细胞和肿瘤细胞膜上人类白细胞抗原(human leukocyte antigen, HLA)的轻链蛋白组分。正常人 β_2-MG 生成量相对恒定,150~200mg/d,随 HLA 的更新、代谢、降解释放入体液。因其相对分子质量小且不和血浆蛋白结合,可自由地经肾小球滤入原尿,其中 99% 由近端肾小管以胞饮形式重吸收,并在肾小管上皮细胞中分解破坏,因此,仅有微量 $β_2$-MG 自尿中排出。

【检测方法】

采用酶联免疫吸附法、免疫散射/透射比浊法、化学发光免疫分析测定 $β_2$-MG。

【标本要求与保存】

血清。标本量 0.5ml,至少 0.3ml。分离后标本在室温(25℃)保存 7 天、冷藏(4℃)或冷冻(-20℃)条件下稳定 14 天。可反复冻融 3 次。

新鲜尿,10ml 送检。尿液经离心后取上清液检测。分离后标本在室温(25℃)或冷藏(4℃)保存 7 天,或冷冻(-20℃)条件下稳定 14 天。可反复冻融 3 次。

【参考区间】

血清 $β_2$-MG:婴儿:3.0mg/L(平均数);0 ~ 59 岁:1.9mg/L(平均数);60 ~ 69 岁:2.1mg/L(平均数);> 70 岁:2.4mg/L(平均数)。

随机尿<0.2μg/ml。

【临床意义】

$β_2$-MG 检测主要用于评估肾脏早期损伤时肾小球和近端肾小管功能。①反映近端肾小管受损非常灵敏和特异的指标。当肾小管受损或肾脏产生 $β_2$-MG 增多时,尿中 $β_2$-MG 含量增加。见于肾小管间质性疾病、药物或毒物(如庆大霉素、卡那霉素、汞、镉、金制剂等的肾毒性)所致早期肾小管损伤。②肾移植术后若持续出现尿 $β_2$-MG 增高,表明排斥反应未得到有效控制。③由于肾小管重吸收 $β_2$-MG 的阈值为 5mg/L,超过阈值时,大量 $β_2$-MG 从尿排泄。因此,应同时检查血 $β_2$-MG,只有血 $β_2$-MG 小于 5mg/L 时,尿 $β_2$-MG 增高才反映肾小管损伤。此外,有主张以尿 $β_2$-MG 增高作为上尿路感染的标志,但因上、下尿路感染均有大量白细胞浸润、坏死而释放出 $β_2$-MG,故该指标不可靠。④$β_2$-MG 清除率($C_{β2-M}$)是鉴别轻度肾小管损伤的良好指标。肾小管损伤时,其重吸收率只要减少 10%,尿中 $β_2$-MG 排泄量就要增加 30 倍左右,因而 $C_{β2-M}$ 呈高值;无肾小管损伤时,$C_{β2-M}$ 多在正常参考范围。

【影响因素】

晨尿不完全适用于 $β_2$-MG 的检测(晨尿 pH 往往<6.0),$β_2$-MG 在 pH 6.0 以下的酸性尿中在两小时内即发生变性,故尿液标本收集后应碱化并及时测定。若需批量检测,应将尿液调节至 pH 6.5 ~ 7.0,冷冻保存。

六、血清视黄醇结合蛋白(serum retinol-binding protein)

七、尿液视黄醇结合蛋白(urine retinol-binding protein)

【生化及生理】

视黄醇结合蛋白(RBP)分子量 22 200,是由肝脏合成分泌的一种亲脂载体蛋白。这种低分子量蛋白质广泛分布于血液、尿液、脑脊液及其他体液中,可与视黄醇、前白蛋白结合形成复合物转运体内 90% 的视黄醇。RBP 可与视网膜上皮细胞特异性结合,为视网膜提供维生素 A。血浆中的游离 RBP 可迅速经肾小球滤过,但大部分在近曲小管处被分解,只有少量由尿液中排出。

【检测方法】

酶联免疫吸附法、免疫散射/透射比浊法。

【标本要求与保存】

血清或血浆,肝素抗凝。标本量 1.0ml,至少 0.4ml。分离后标本在室温(25℃)、冷藏(4℃)或冷冻(-20℃)条件下稳定 14 天。可反复冻融 3 次。

【参考区间】

血清/血浆:出生时:0.011 ~0.034g/L。

6 个月:0.018 ~0.05g/L。

成人:0.03 ~0.06g/L。

尿液:0.04 ~0.18μg/L。

【临床意义】

RBP 的浓度可以反映肝脏的合成能力和轻度的营养不良。同时,RBP 也是评估急性或慢性肾病、进展中的慢性肾功能不全、囊性纤维化及蛋白丢失性肠炎的指标。由于其半衰期约为 12 小时,RBP 常用于营养状态的监测和肠外营养的评估。

RBP 降低见于维生素 A 缺乏症、低蛋白血症、营养不良、甲亢、肝脏疾病(除外营养过剩性脂肪肝)、感染、外伤等;RBP 升高常见于肾功能不全及营养过剩性脂肪肝。

【影响因素】

RBP 产生相对恒定,不随尿 pH 升高或降低而降解,也基本不受性别及体位的影响,特异性高,在临床上可作为肾小管损伤的标志物。但肾毒性药物可引起 RBP 异常升高,因此长期服用肾毒性药物的患者 RBP 普遍偏高。

八、尿液N-乙酰-β-D-氨基葡萄糖苷酶(urine N-acetyl-β-D-glucosaminidase)

【生化及生理】

N-乙酰-β-D-氨基葡萄糖苷酶(NAG)是一种位于溶酶体内的酸性水解酶,相对分子质量约为140 000,存在于所有组织中,以前列腺和近端肾小管溶酶体内含量较高。NAG有多种同工酶,大多数组织有A和B型同工酶,少数组织还有微量的I_1、I_2、S、P型同工酶。肾组织有A、B及I三型同工酶。尿中NAG并不来源于血浆,因为:①NAG在人的实质特别是近端肾小管上皮细胞含量丰富;②NAG分子量大,肾小球不能滤过;③尿NAG-A相对含量较血浆高;④使用肾毒性药物时,尿中NAG排泄量与血浆NAG水平无关。肾小管细胞尤其是皮质近曲小管细胞内含有丰富的NAG,当近曲小管细胞受损时,尿中NAG活性显著增高,且较其他尿酶增高更早,因此对肾小管损害的早期诊断有较大价值。

【检测方法】

在一定条件(37℃,适当pH)下,NAG水解2-氯-4-硝基苯基-N-乙酰-β-D-氨基葡萄糖苷(CNP-NAG)的糖苷健,游离出2-氯-4-硝基苯酚(CNP),在400~410nm波长比色测定CNP引起的吸光度变化。

注:酶活性单位定义为1L尿液中NAG在1分钟内水解CNP-NAG,每产生1μmol/L的CNP为1酶活力单位。

【标本要求与保存】

新鲜尿、晨尿。采尿时应避免月经血、阴道分泌物、精液、前列腺、清洁剂等污染。标本不能及时检测,需4℃冰箱保存,不可加防腐剂,不可冷冻。

【参考区间】

荧光光度法:3.20~9.58U/g Cr。

速率法、对硝基苯酚比色法:<16U/g Cr。

【临床意义】

尿NAG升高见于急/慢性肾小球肾炎、肾盂肾炎、肾动脉狭窄、肾脏肿瘤、肾移植排异反应、肾血管内溶血、糖尿病肾病、高血压肾病、重金属和氨基糖苷类抗生素引起肾毒性损害、多发性骨髓瘤。

【影响因素】

(1) 检测NAG尿标本应使用新鲜尿,必要时可在4~8℃冰箱保存,两周内NAG活性下降4.8%。而室温放置1天,NAG活性下降13.5%,两周后活性几乎消失。

(2) 尿液中红细胞、白细胞、葡萄糖、蛋白质、胆红素、酮体及青霉素药物对NAG活性无明显影响,随尿液中上皮细胞及维生素C含量增加NAG活性升高。尿素及肌酐的存在对NAG有明显的抑制作用,浓度过高会使NAG结果偏低。

九、尿液γ-谷氨酰基转肽酶(urine γ-glutamyl transferase)

【生化及生理】

谷氨酰转肽酶是一种相对分子质量为90×10^6的糖蛋白。γ-GT分子中又包含相对分子质量为54×10^6和27×10^6的亚单位,分别称为“大亚单位”和“小亚单位”,酶的活性部位位于小亚单位上。γ-GT是谷氨酰循环的重要酶系之一,参与氨基酸的吸收、转运和利用,促进氨基酸透过细胞膜;催化谷胱甘肽分解,调节谷胱甘肽的含量。

人体各组织均含γ-GT,尤其分泌和吸收旺盛的组织细胞膜最为丰富,健康人血清γ-GT主要来自肝脏,少量来自肾脏、胰脏和小肠。肾脏是含γ-GT最多的脏器,尿γ-GT主要来自肾脏,主要分布在肾脏近曲小管上皮细胞的刷状缘及髓袢。由于该酶相对分子量大,不能通过肾小球滤过,故尿酶不受血浆酶活性的影响。测定尿γ-GT对肾损害的诊断有重要意义。

【检测方法】

重氮试剂法:γ-GT催化L-γ-谷氨酰-对硝基苯胺等人工合成底物,将其γ-谷氨酰基转移至受体甘氨酰甘氨酸,并释放黄色对硝基苯胺。在405~420nm波长测定其吸光度,并计算酶单位。

连续监测法:以L-γ-谷氨酰-3-羧基-对硝基苯胺为底物,甘氨酰甘氨酸作为γ-谷氨酰基的受体,在一定条件下,γ-GT催化底物生成γ-谷氨酰双甘肽和黄色2-硝基-5-氨基苯甲酸,在410nm波长连续监测吸光度的改变,以国际单位表示酶活性。

【标本要求与保存】

新鲜尿、晨尿。采尿时应避免月经血、阴道分泌物、精液、前列腺、清洁剂等污染。标本不能及时检测,需4℃或冰冻保存。

【参考区间】

男性:<0.94μkat/L。

女性:<0.65μkat/L。

【临床意义】

尿γ-GT增高见于急性肾炎、肾病、肾病综合征、急性肾缺血、急性肾功能衰竭、肾移植急性排斥反应、狼疮性肾炎、重金属或肾毒性药物引起肾损害、注射造影剂可引起尿γ-GT暂时性增高。

尿γ-GT降低见于肾实质恶性肿瘤、慢性肾脏疾病。

【影响因素】

尿液γ-GT浓度较高，尿标本不需预先浓缩，可直接用尿标本进行测定。尿中γ-GT比较稳定，在4℃或冰冻保存数日，酶活性变化不大。

十、尿液亮氨酸氨基肽酶（urine leucine aminopeptidase）

【生化及生理】

亮氨酸氨基肽酶（LAP）是一种水解蛋白质和多肽N末端氨基酸的蛋白质水解酶，尤其是对以L-氨基酸为N末端的多肽作用特别迅速。LAP也水解以苯丙氨酸、色氨酸、组氨酸或酪氨酸为末端的多肽，它还可以水解由氨基酸形成的酰胺。其相对分子量为75 000～80 000，由四个亚基组成。

LAP广泛分布于人体组织中，以肝脏、胰腺、肾脏、胆道、小肠和子宫肌层内含量丰富，各种体液、胆汁、十二指肠液、血液和尿液次之。

【检测方法】

LAP作用底物L-亮氨酸-对-硝基苯胺（L-leucy-P-nitroanilide），产生黄色的对硝基苯胺，405nm波长测定对硝基苯胺生成速率而求得LAP活性值。

【标本要求与保存】

新鲜尿、晨尿。采尿时应避免月经血、阴道分泌物、精液、前列腺液、清洁剂等污染。标本不能及时检测，需4℃冰箱保存。

【参考区间】

此项目暂无公认的参考区间。

【临床意义】

尿LAP升高见于慢性酗酒、肾小球滤过紊乱、肾缺氧、急性炎症性肾病、泌尿生殖道肿瘤、中毒性肾损伤、肝硬化、急性肝炎、慢性活动性肝炎、胆道结石、胆汁阻塞、阻塞性肝胆疾病、急性酒精中毒、肝缺血、胰腺肿瘤、肝肿瘤胰腺炎、严重先兆子痫。

【影响因素】

（1）LAP可能不是单一的酶，而是一群性质近似的酶，特异性不强，许多物质可以作底物。如亮氨酰胺、亮氨酰甘氨酸、亮氨酰双酚酞、L-亮氨酰-β-萘胺等。

（2）干扰物：胆红素<20mg/24h，对测定几乎无影响。血红蛋白<400mg/24h，对测定几乎无影响。卡那霉素、链霉素、磺胺药物对测定有干扰。

十一、尿液丙氨酸氨基肽酶（urine alamine aminopeptidase）

【生化及生理】

丙氨酸氨基肽酶（AAP）的分类名为α-氨基-肽水解酶（微粒体），作用于肽键，能使α-氨基肽的肽键水解，故称丙氨酸氨基肽酶。又能水解一些氨基酸与芳香族胺类，形成肽键的酰胺类化合物，故又称芳香酰胺酶。

AAP的相对分子量为230 000，依据其组织来源分血清、肝、肾、尿四种同工酶，此酶不能通过肾小球滤膜。尿AAP来源于肾单位近曲小管上皮细胞刷状缘，在肾脏损害过程中常常最先受损，亚临床期就出现明显升高。因此测定尿AAP，对肾损害的早期发现、诊断、疗效观察有一定的参考价值。

【检测方法】

AAP能水解丙氨酸对硝基苯胺，使之释放出黄色的对硝基苯胺，通过405nm波长测定对硝基苯胺生成速率而求得LAP活性值。

【标本要求与保存】

新鲜尿、晨尿。采尿时应避免月经血、阴道分泌物、精液、前列腺、清洁剂等污染。标本不能及时检测，需4℃冰箱保存。

【参考区间】

此项目暂无公认的参考区间。

【临床意义】

尿AAP升高见于肾移植术后、肾肿瘤、肾小球肾炎、急/慢性肾盂肾炎、尿道疾病、肾小管损伤、肾毒性损害。

【影响因素】

本法尿液透析前后测定无明显差异，尿中氨基酸、氨、白蛋白、血红蛋白、等对测定无明显干扰。顺铂、庆大霉素、甘露醇、氢化可的松等药物对测定有干扰。

十二、滤过钠排泄分数（filtration sodium excretion fraction，FeNa）

【生化及生理】

人体每天通过饮食摄入的钠量为100～150mmol，经过肾小球滤过的钠离子99%在肾小管被重吸收。尿钠排泄量的多少取决于胞外钠离子量及肾小管重吸收能力的强弱。滤过钠排泄分数，指的是尿钠排出部分占肾小球滤过钠总量的比率。

【检测方法】

分别检测血清钠、血肌酐、尿钠及尿肌酐浓度，可得到 FeNa 的计算公式如下：

滤过钠排泄分数(%)=(尿钠×血肌酐)/(血钠×尿肌酐)×100%

(式中尿钠和血钠的单位是 mmol/L，尿肌酐和血肌酐单位是 μmol/L。)

【标本要求与保存】

血清；24 小时尿，新鲜随机尿，50ml 送检。24 小时尿标本收集无需防腐剂。

【参考区间】

尿钠浓度<20mmol/L；FeNa：1～2。

【临床意义】

(1) 在肾前性急性肾衰时，因肾小管对钠的重吸收相对增高，使尿钠减少，血钠升高，从而使 FeNa 明显降低。急性肾小管坏死时，肾小管吸收钠障碍，尿钠升高，因而 FeNa 也升高。因此，FeNa 可作为鉴别肾前性急性肾衰和急性肾小管坏死的敏感指标。肾前性氮质血症时尿钠<20mmol/L，FeNa<1；急性肾小管坏死时尿钠>40mmol/L，FeNa>2。

(2) FeNa 是肾小管吸收钠的一个指标，且对急性少尿型肾衰的鉴别诊断很有价值。GFR 为 120ml/min，且钠排泄量为 120ml/24h 的健康人其 FeNa 为 0.5。表 18-2 列出不同 FeNa 的诊断意义。

表 18-2　FeNa 鉴别急性肾衰

钠排泄分数(%)	评　价
<1	肾小管吸收钠功能良好 急性肾小球肾炎 肾前性氮质血症，如肝肾综合征
>1	肾小管吸收钠功能差 急性肾小管坏死(FeNa>3%) 非少尿型急性肾小管坏死 尿道梗阻 鉴别诊断时应考虑 慢性尿毒症 利尿剂，如呋塞米、布美他尼(FeNa>19%) 呕吐

【影响因素】

与单独的尿钠测定相比，尿钠排泄分数不受醛固酮和抗利尿激素影响，能准确反映肾小管功能。但是，应用利尿剂后，尿钠排泄增多，故此时尿钠排泄分数结果不准确，不能作为诊断依据。

十三、肾小管葡萄糖最大重吸收量(tubular maximum reabsorption of glucose，TmG)

【生化及生理】

正常情况下血浆中的葡萄糖可经肾小球自由滤过原尿，但在近端肾小管全部重吸收，因此正常尿中无葡萄糖。但肾小管对葡萄糖的重吸收能力是有限值的，这个限值即葡萄糖重吸收阈值。当原尿中葡萄糖浓度超过阈值时，超过部分的葡萄糖便从尿中排出。此时的葡萄糖重吸收量即 TmG。

【检测方法】

静脉注入葡萄糖，使滤入原尿中的葡萄糖超过重吸收阈值，分别测定血浆葡萄糖(P_G)和尿葡萄糖(U_G)浓度，根据尿量(V)及菊粉清除率(C_{In})，以单位时间内肾小球滤出的葡萄糖减去该时间内尿中排出的葡萄糖，得到的就是 TmG。公式为：

$$TmG=(P_G \cdot C_{In})-(U_G \cdot V)$$

【标本要求与保存】

葡萄糖使用血浆标本，分离血浆的时间，最好在血液标本采集后 1 小时内进行。分离后的血浆中的葡萄糖可在常温、冷藏或冷冻情况下稳定 14 天，可反复冻融(freeze/thaw cycles)3 次。

尿液葡萄糖定量测定的尿液，需加入硼酸或氟化钠作为防腐剂。室温下不稳定，需在两小时内完成测定，冷藏或冷冻时，可保存 14 天。

【参考区间】

男性 1.67～2.5mmol/min；女性 1.39～1.94mmol/min。

【临床意义】

TmG 降低常见于各种原因所致的肾小管上皮细胞损伤；也可因肾发育不全、部分肾小球闭塞、葡萄糖滤过减少所致。TmG 可反映近端肾小管重吸收功能，但由于方法较繁琐，临床上多不采用。

【影响因素】

TmG 主要受有效肾单位的数量和肾小管重吸收功能的影响。

十四、酚红排泄试验(phenolsulfon phthalein excretion test，PSP)

【生化及生理】

酚红(PSP)又名酚磺酞，是一种对人体无害的染料。酚红在体内与血浆白蛋白结合后，约有6%的酚红从肾小球滤过，其中绝大部分（约94%）在近端小管与血浆白蛋白解离，并被近端小管上皮细胞主动排泌，由尿排出。故尿液中排出量可作为判断近端小管排泌功能的指标。

【检测方法】

试验前两小时禁止饮水，开始试验时饮水300～500ml以利排尿。20分钟后排尿弃去，准确经静脉注射6g/L的酚红1ml，记录第15分钟、30分钟、60分钟及120分钟尿量，每次均需排空膀胱，比色测定A值。

【标本要求与保存】

新鲜尿液。采尿时应避免月经血、阴道分泌物、精液、前列腺、清洁剂等污染。标本不能及时检测，需4℃或冰冻保存。

【参考区间】

成人排泄率（静脉法）：15分钟>25%，平均35%；120分钟>55%，平均70%。

儿童排泄率（静脉法）：15分钟为25%～45%；120分钟为60%～75%（2～8岁）；120分钟为50%～75%（8～14岁）。

【临床意义】

（1）PSP排泌率降低：PSP的排泌随着年龄增大而降低。病理情况下，PSP排泌减少可见于肾前性、肾性及肾后性因素，常见于慢性肾小球肾炎、肾动脉硬化等。120分钟尿PSP排泄量排泌率降低表明肾小管排泌功能受损。表18-3表示120分钟时不同PSP排泌率对应的肾脏损害程度。此外，心力衰竭、脱水等肾外因素导致肾血流量降低时，PSP排泌也会减少。

表18-3　120分钟PSP排泌率与肾脏损害程度

120分钟PSP排泄率	肾脏损害程度
50%～40%	血中可能有氮质潴留，肾脏轻度损害
39%～25%	肾脏中度损害
24%～10%	肾脏重度损害
<10%	肾脏严重损害

（2）PSP排泌率增加：见于低白蛋白血症（酚红与血浆白蛋白结合减少）、肝胆疾病（排泌酚红功能障碍，从尿中排出量增多）、甲状腺功能亢进等。

【影响因素】

（1）PSP排泌率大致反映近曲小管的排泌功能，其因受血流量及其他肾外因素影响较大，敏感性差。但因测定方法简便，目前临床仍将其作为常规判断近端小管排泌功能的粗略指标。

（2）试验当天不要使用青霉素、阿司匹林、利尿剂、各种血管造影剂等，以免与PSP在近端小管争夺共同转运通路，影响PSP排出。

十五、肾小管最大对氨基马尿酸排泄量试验（tubular maximal p-aminohippuric acid excretory capacity，TmPAH）

【生化及生理】

PAH注入后，不进行分解代谢，大约有20%以原形从肾小球滤过，80%由近端小管排泌，而且不被肾小管重吸收，其排泄量随血浆PAH水平的升高而升高。当血浆浓度增加至一定限度（大约600mg/L）时，肾小管排泄量已达最大限度，即使在增高PAH的血浆浓度，尿中的排出量也不再增加，此时的排出量即为PAH的最大排泌量。最大排泌量减去肾小球的滤过量（可用菊粉清除率测得）即为TmPAH，可作为肾小管数量和质量的指标，是测定近端小管排泌功能的方法之一。

【检测方法】

晨7时空腹饮水400～500ml，留置导尿管。30分钟后分别取尿10ml及静脉血2ml作空白对照。8时静脉注射20% PAH 0.4ml/kg，以后用20% PAH溶于500ml生理盐水中，以2ml/（m^2·min）速度静滴维持输液，注意滴速必须恒定。30分钟后排尿弃去，记录时间，抽肝素抗凝血3～4ml（P_1），测血浆PAH浓度及血细胞比容。9:30收集前1小时尿量（U），同时第二次抽4ml肝素抗凝血（P_2）。检测尿及血标本PAH浓度，取两次血浆PAH平均值进行计算。计算公式如下：

$$C_{PAH}(RPF)=\frac{U_{PAH}\times V}{P_{PAH}}\times\frac{1.73}{A}$$

$$\text{肾血流量(RBF)}=\frac{RPF}{1-HCT}$$

式中U_{PAH}为尿中PAH浓度（mg/L），P_{PAH}为血浆中PAH浓度（mg/L），A为患者实际体表面积（m^2），HCT为血细胞比容。

【标本要求与保存】

肝素抗凝血；新鲜尿液。采尿时应避免月经血、阴道分泌物、精液、前列腺、清洁剂等污染。标本不能及时检测，需4℃或冰冻保存。

【参考区间】

60～90mg/(min·1.73m^2)。

【临床意义】

(1) C_{PAH}升高可见于急性肾小球肾炎、肾盂肾炎的早期等。

(2) C_{PAH}降低可见于:①心脏搏出量减少时,如充血性心力衰竭、心肌梗死、休克等;②肾动脉器质性病变时,如肾动脉硬化、慢性肾小球肾炎、肾盂肾炎晚期、结节性多动脉炎、高血压早期、Kimmelstiel-Wilson综合征(糖尿病毛细血管间肾小球硬化症)等;③肾功能减低,如先天性肾功能发育不全、肾结核、肾脓肿等。

【影响因素】

(1) 受试者如有发热,可使测定结果升高。

(2) 使用多巴胺等扩张肾动脉的药物,可使测定结果升高。

(3) 采集尿和血标本应同时进行,便于两者结果的比较。

第四节　远端肾小管功能检测

远曲小管和集合管的主要功能是在抗利尿激素和醛固酮的作用下,参与机体尿液的浓缩稀释,以及对水、电解质和酸碱平衡的调节,维持机体内环境的稳定。

一、尿渗透压(urine osmolality,Uosm)

【生化及生理】

尿渗透压指溶解在尿液中具有渗透作用的全部溶质微粒总数量(含分子和离子),与粒子大小及电荷无关,它反映溶质和水的排泄速度。影响尿渗量的主要因素是晶体性溶质,Na^+、Cl^-占99%,一般不受蛋白质、葡萄糖含量的影响,因此测定尿渗透压比尿比重更能反映肾脏浓缩和稀释能力。

【检测方法】

目前尿渗透压多采用尿液冰点下降法测定,也可用蒸汽压渗透压计算法测定。

【标本要求与保存】

尿液标本必须用清洁干燥的容器收集,不得加任何防腐剂,用较高速度离心,以除去全部不溶性颗粒。但尿中盐类沉淀应使之溶解,不可除去。如果不能立即测定应置冰箱保存。测定前将标本预温,使盐类完全溶解再离心。

【参考区间】

600～1000mOsm/(kg·H_2O)。

【临床意义】

(1) 尿渗透压增高见于:糖尿病、高热、出汗、呕吐、腹泻等脱水及急性肾炎。

(2) 尿渗透压降低见于:尿浓缩功能不全,如慢性肾炎、慢性肾盂肾炎、多囊肾、尿酸性肾病、阻塞性肾病等。尿崩症患者渗透压明显降低,在注射加压素后,尿渗透压升到正常。因此在多尿症的鉴别诊断中,测定尿渗透压是一种简便、灵敏的方法。

【影响因素】

24小时内尿渗量变化较大,应作连续观察,而且应记录每次尿液收集的时间,以便计算出每小时或每分钟排尿量。

二、自由水清除率(free water clearance,CH_2O)

【生化及生理】

自由水清除率是指单位时间内(每小时或每分钟)从血浆中清除到尿中排出的游离水量。尿液可视为等渗尿与纯水两部分之和,即尿量=等渗尿尿量+CH_2O。浓缩尿CH_2O为负值,稀释尿CH_2O为正值。正常人尿液为浓缩尿,因此CH_2O应为负值。CH_2O可通过血清渗量、尿渗量及单位时间尿量求得。

【检测方法】

留取1小时尿,计尿量V。用2ml作为标本,同时取2ml血清。然后将血、尿标本分别用渗透压计测定渗透压Uosm、Posm,并代入公式计算CH_2O。CH_2O计算公式如下:

$$CH_2O=[1-(Uosm/Posm)]\times V$$

公式中Uosm、Posm、V分别表示血清渗量、尿渗量及单位时间尿量。

【标本要求与保存】

血清;新鲜尿液。采尿时应避免月经血、阴道分泌物、精液、前列腺、清洁剂等污染。标本不能及时检测,需4℃或冰冻保存。

【参考区间】

正常人禁水 8 小时后晨尿 CH_2O 为 -100 ~ -25ml/h。

【临床意义】

自由水清除率正值代表肾稀释能力，负值代表肾脏浓缩能力，负值越大代表肾脏浓缩功能越好。如 CH_2O 等于或接近于零，则表示肾不能浓缩和稀释尿液，是肾脏功能严重损害的表现。CH_2O 是评价肾排水能力的指标。

（1）急性肾功能衰竭早期 CH_2O 趋于零，CH_2O 呈现负值大小可反映肾功能恢复的程度，所以此测定对急性肾功能衰竭早期诊断及病情变化有一定价值。

（2）CH_2O 测定有助于鉴别非少尿性肾功能不全和肾外因素的氮质血症，前者 CH_2O 接近于 0，而后者正常。

（3）急性肾小管坏死（ATN）CH_2O 常接近于 0，见于急性失血、休克、缺氧、药物中毒、大面积烧伤等。

（4）有助于肾移植后急性排异反应的早期发现。

【影响因素】

CH_2O 影响因素较少，少尿时常因影响尿/血清渗量比值而使结果不准确。

三、尿液浓缩稀释试验（urine concentration dilution test）

【生化及生理】

尿液浓缩稀释试验又称 Mosenthal test（莫氏试验）。正常尿生成过程中，远端肾小管对原尿有稀释功能，而集合管具有浓缩功能。正常情况下，人体可根据进水量的多少来浓缩或稀释尿液，以此维持水电解质的平衡。在特定饮食条件或给予药物干预，观察患者尿量和尿比密变化，即浓缩稀释试验，以浓缩试验多用。

【检测方法】

通过测定正常 24 小时尿量、昼尿量与夜尿量之比，了解远端肾小管和集合管重吸收功能的检查方法。试验前日晚 8 时后禁食，试验当日正常进食，每餐含水分约 500ml，不再饮任何液体。晨 8 时排尿弃去，于上午 10 时、12 时，下午 2、4、6、8 时（日间尿）及次晨 8 时（夜间尿）各留尿 1 次，尿须排尽。准确测定各次尿量及比密（SG）。

【标本要求与保存】

试验前一天晚 6 点开始禁水禁食，睡前排空尿液，试验日清晨 6、7、8 点各留尿一次，测定尿比重。室温保存。

【参考区间】

24 小时尿量为 1000 ~ 2000ml，日间与夜间尿量之比≥2∶1，夜间尿 SG>1.020。日间尿 SG 因饮水量而有变异，可波动在 1.002 ~ 1.020 以上，最高与最低 SG 差应>0.009。

【临床意义】

肾浓缩减退时，尿量多，24 小时尿量常超过 2500ml；昼夜尿量相差不大，夜间尿量增加，常超过 750ml（早期表现）；各次尿间 SG 接近，最高 SG<1.018，SG 差<0.009，严重者甚至只有 0.001 ~ 0.002，常固定在 1.010 左右，提示远段肾单位的浓缩功能丧失。见于慢性肾小球肾炎及慢性肾盂肾炎晚期、高血压肾病失代偿期。

【影响因素】

（1）尿比密测定用尿比密计法或折射仪测定时，会受尿中多种成分干扰。蛋白、糖、造影剂等物质可使尿比密计法结果偏高；蛋白、糖、温度影响折射仪法测定。

（2）夏季大量出汗，可因尿量减少而使比密升高。

四、尿比密试验（urine specific gravity test）

【生化及生理】

尿比密（specific gravity，SG）是指在 4℃ 条件下尿液与同体积纯水的重量之比，取决于尿中溶解的所有物质的浓度，与固体总量成正比。SG 随尿中水分、盐类及有机物含量的变化而有所不同，在病理情况下还受尿蛋白、尿糖、细胞成分等影响。由于肾脏浓缩功能能够影响尿比密的高低，因此临床上 SG 可作为肾脏浓缩功能受损的初筛指标。

早年常用 Fishberg 浓缩稀释试验测定远端肾单位对水的调节作用。但是不管是浓缩试验还是稀释试验都因过度禁水或饮水，会增加患者肾功能负荷，试验时间也较长，因此被莫氏试验（Mosenthal 试验），也称为尿比密试验所替代。

【检测方法】

尿比密试验的具体做法是：试验前一日晚 8 小时后禁食，试验当日正常进食，每餐含水分约 500ml，不再饮任何液体。晨 8 点排尿弃去，于上午 10 点、12 点，下午 2 点、4 点、6 点、8 点（日间尿）及次晨 8 点（夜间尿）共留尿 7 次，尿须排尽。准确测定各次尿量及比密。

【标本要求与保存】

在试验 24 小时内，患者保持其日常饮食和生活习惯。晨8点排尿弃去，自晨8点至晚8点，每两小时留尿一次，晚8点至次晨8点留取全部尿液一次，分别测定各次尿量和尿比重。尿液不用添加防腐剂。

【参考区间】

随机尿：1.003～1.030。

晨尿：>1.020。

新生儿：1.002～1.004。

【临床意义】

肾浓缩功能减退时，24小时尿量常超过2500ml，且昼夜尿量相差不大，夜间尿量增加，常超过750ml（早期表现），常为早期肾功能不全或有水肿表现。各次尿间SG接近，最高SG<1.018，SG差<0.009，常表示肾脏浓缩功能障碍，如梗阻性肾病、慢性肾盂肾炎等可出现这种情况。严重者SG差，甚至只有0.001～0.002，常固定在1.010左右，此时的尿称为等张尿，提示远段肾单位的浓缩功能丧失，肾功能严重损害，临床上常见于慢性肾小球肾炎后期病变累及髓质时、慢性肾盂肾炎晚期及恶性高血压肾小动脉硬化失代偿期。

【影响因素】

尿比密试验是测定远曲小管和集合管重吸收能力的试验。方法简便，敏感性良好，无痛苦，但不能精确地反映肾脏损害部位和范围，且尿中有糖或蛋白质时影响其准确性。

五、Tamm-Horsfall蛋白（Tamm-Horsfall protein，THP）

【生化及生理】

Tamm-Horsfall蛋白为尿中黏蛋白的一种，相对分子质量为8万～27万，由Henle袢升支与远曲小管的上皮细胞内高尔基复合体产生，为一种肾特异性蛋白质，可作为这一段肾小管的抗体标志。THP聚合可形成凝胶覆盖在肾小管上皮细胞膜上，阻止水分的通过，参与肾逆流倍增系统中浓度梯度的形成，起到保护尿道黏膜使之免受细菌及病毒损伤的作用。正常人可有少量THP排入尿中，当各种原因如梗阻、炎症、自身免疫性疾患等引起肾损伤时，尿中排出量增多，并与肾受损程度相一致。病理条件下，THP为管型的主要基质成分，其多聚体是肾结石基质的重要前体物质。在高浓度电解质、酸性环境或尿流缓慢时，THP易聚合而沉淀，当沉淀在远曲小管形成时便构成透明管型。当机体炎症、自身免疫性疾病、尿路梗阻性疾病等引起肾脏实质损伤时，THP可沉着于肾间质并刺激机体产生相应的自身抗体。THP在尿中的排泄量被认为是检测肾功能的一项新指标。

【检测方法】

采用ELISA、RIA。

【标本要求与保存】

随机尿或24小时收集混合尿10ml送检。24小时尿1g叠氮钠作防腐剂，在4～8℃可保存48小时，在-20℃可保存1个月。尿液经离心后取上清液检测。

【参考区间】

24小时尿：29.78～43.94mg/24h·mg Cr。

随机尿：7.42～8.74mg/mg Cr。

【临床意义】

（1）作为远端肾小管病变定位标志物：THP在尿中含量增高提示远端肾小管各种原因的病变、THP覆盖层破坏和刺激分泌增高。可见于上尿路炎症、感染、梗阻、自身免疫性疾病、药物毒性、金属铜、镉等中毒所引起的肾小管间质性炎。尿THP一过性增高，可见于重铬酸钾中毒和肾移植后急性排斥反应期。

（2）THP持续维持较高水平：提示易于形成尿结石。尿中THP测定有助于判断泌尿道结石患者体外震波碎石治疗效果：手术成功者，尿中THP含量于术后第二天达高峰，以后逐渐减低；若THP无明显变化，则表明碎石治疗失败。

（3）用于泌尿系统结石形成机制的研究：结石患者尿中类黏蛋白增多，多个分子的THP与其他大分子物质聚合成为尿类黏蛋白，后者去掉涎酸聚合成为结石基质A。体外实验证明，尿类黏蛋白能促进草酸钙、磷酸钙结晶生成。对人泌尿系结石分析，也发现草酸钙与尿酸结石的THP含量高于磷酸铵镁结石，上尿路结石的THP含量高于下尿路结石，而且结石患者的24小时的THP排出量高于正常人。

第五节　肾小管酸中毒检测

肾小管酸中毒是由于肾小管尿液酸化功能失常而发生的一种慢性代谢性酸中毒。

一、酸负荷试验(acid loading test)

【生化及生理】

酸负荷试验即氯化铵(NH_4Cl)负荷试验。口服一定量酸性药物 NH_4Cl,使机体产生酸血症,增加远端肾小管排泌 H^+的负荷。若肾小管功能正常,远端肾小管主动泌 H^+速度会相应加快,并产生更多的 NH_3 与 H^+结合为 NH_4^+,血液 pH 仍保持正常,而尿液明显酸化。反之,若肾小管功能障碍,远端肾小管泌 H^+功能障碍,酸性物质不能排出,血液 pH 则会下降,而尿液 pH 无明显下降。由此引起的肾小管疾病称为远端肾小管性酸中毒(distal renal tubular acidosis),亦称经典型 RTA(Ⅰ型 RTA)。其临床特征是高氯性代谢性酸中毒、低钾血症、低钙血症、低钠血症、尿液不能酸化(尿 pH>6)等。

【检测方法】

受试者酸负荷试验前正常饮食(禁服酸、碱药物)。口服氯化铵 0.1g/(kg · d),每日分 3 ~4 次,连服 3 日,每天测血和尿 pH(血 pH 值<7.20 时应停用)。也可做简易氯化铵负荷试验。试验时按 0.1g/kg 服用氯化铵,在 60 分钟内服完。服药后,每小时收集尿液 1 次,收集 6 次。还可间隔两小时采集动脉血,以监测酸血症的动态。测定每次尿标本及血液标本的 pH。

【标本要求与保存】

新鲜尿液。采尿时应避免月经血、阴道分泌物、精液、前列腺液、清洁剂等污染。标本不能及时检测,需 4℃或冰冻保存。

【参考区间】

服用氯化铵两小时后,尿液 pH<5.5。

【临床意义】

尿 pH>5.5 者提示远端肾小管酸化功能减弱,为Ⅰ型肾小管酸中毒。

【影响因素】

对已有明显代谢性酸中毒者,不宜做此试验,以免加重患者的酸中毒;对于肝功能不全者,宜改做氯化钙试验。

二、碱负荷试验(base loading test)

【生化及生理】

正常人经肾小球滤过的 HCO_3^- 85% ~90% 由近端肾小管重吸收,10% ~20% 由远端肾小管重吸收。服用一定量的碱性药物碳酸氢盐,使尿液碱化,以增加肾小管重吸收 HCO_3^-的负担。当近端小管受损时,其重吸收 HCO_3^-功能减退。由此引起的肾小管疾病称为近端肾小管性酸中毒(proximal renal tubular acidosis),又称Ⅱ型 RTA。本病症状通常较轻,表现为生长迟缓,营养不良,易乏,软弱无力,厌食,多尿,烦渴或有低钾血症。典型病例有高氯酸血症,但远端肾小管酸化功能正常,尿 pH 能降至 5.5 以下。

【检测方法】

受试者碱负荷试验前正常饮食(禁服酸、碱药物)。试验时静脉注射 7.5% $NaHCO_3$,以 1 ~2ml/min 的速度滴入,每 15 ~30 分钟直立位排尿 1 次,测尿 pH 和 PCO_2,直到连续 3 次尿 pH 均达到 7.8 以上为止。在两次尿中间取血测血 PCO_2。也可采用口服法:在试验日晚禁水,分次口服 $NaHCO_3$200mmol。次日晨同时收集尿,取血测 PCO_2。HCO_3^-的排泄分数的计算公式如下:

HCO_3^-的排泄分数=[(尿 HCO_3^-/血 HCO_3^-)/(尿肌酐/血肌酐)]×100%

【标本要求与保存】

新鲜尿液。采尿时应避免月经血、阴道分泌物、精液、前列腺液、清洁剂等污染。标本不能及时检测,需 4℃或冰冻保存。

【参考区间】

正常人尿液中几乎无 HCO_3^-,其排泄分数≤1%。

【临床意义】

Ⅱ型肾小管酸中毒>15%;Ⅰ型肾小管酸中毒<5%。

第六节　尿液的生物化学检验

见“第三十五章　尿液的生物化学检验”。

(蒋洪敏)

第十九章 胃肠疾病的生物化学检验

胃、肠道是人体的重要消化器官。人体所需的各种营养成分，绝大部分是通过消化器官对食物进行消化、吸收而获取。胃、肠道等消化器官的组织结构特殊，能够产生独特的生物化学物质参与代谢，为外源性食物消化、吸收提供了基础。人体的消化系统主要是通过神经-体液调节，使消化器官对食物的消化吸收与机体的能量利用达到协调和平衡。

第一节 概　　述

一、胃的结构与功能

（一）胃的结构

胃(stomach)是消化道最膨大的部分。上连食管，下连十二指肠。成年人胃的容量约1500ml。胃的形状依据充盈程度、体位、体型、年龄等因素而不同。解剖学上通常将胃分为4部分：贲门、胃底、胃体和幽门部，在胃黏膜还有3种主要的腺体即贲门腺、胃腺和幽门腺，此外还有多种内分泌细胞。

（二）胃的生理功能

胃具有运动、分泌、消化、吸收、排泄和杀菌等多种生理功能。胃通过平滑肌有规律地交替、收缩和舒张，将食物与胃液充分混合形成食糜(chyme)，然后逐步排至十二指肠进一步消化。在胃黏膜的贲门腺和幽门腺能分泌碱性黏液，胃腺的壁细胞、主细胞和黏液细胞分别分泌盐酸(hydrochloric acid，HCl)、胃蛋白酶原(pepsinogen)和黏液(mucus)。胃液即由这3种腺体及胃黏膜上皮细胞的分泌液构成，其生理功能见表19-1。此外胃黏膜内还有G细胞、D细胞和肥大细胞，它们分别分泌促胃泌素(gastrin)、生长抑素(somatostatin)和组胺(histamine)等。

表19-1　胃液的生成及生理功能

名称	合成细胞	生化成分	生理功能
胃酸	壁细胞	HCl	杀灭胃液中细菌；激活胃蛋白酶原；进入小肠的胃酸可以引起胰泌素的释放，促进胰、胆和小肠的分泌；有助于小肠造成酸性环境，促进对铁和钙的吸收；分泌过多可增加对胃和十二指肠黏膜的侵蚀作用
胃蛋白酶	主细胞	蛋白质	将食物中的蛋白质水解为蛋白、蛋白胨及少量多肽和氨基酸
碱性黏液	黏膜上皮黏蛋白	HCO_3^-	具有黏稠性，能够覆盖于胃黏膜表面，形成凝胶保护层，细胞、腺体细胞润滑食物以防对胃黏膜的机械损伤；构成胃黏膜表面的黏液—HCO^-屏障，保护胃黏膜免受胃酸的化学侵蚀
内因子	壁细胞	糖蛋白	与维生素B_{12}结合形成复合物，保护维生素B_{12}在小肠不被破坏；与回肠细胞刷状缘特异受体结合，介导维生素B_{12}的结合、摄取过程

胃液分泌的量受摄取食物、神经和体液的调节。刺激胃酸分泌的内源性物质主要有乙酰胆碱、胃泌素和组胺。上述三种促分泌物既可以单独作用于壁细胞，又可相互协同。

二、肠的结构和功能

（一）小肠

小肠是食物消化吸收的主要场所，它分十二指肠、空肠和回肠。在小肠内，食糜中的糖（淀粉）、蛋白质、脂肪和核酸等物质受到胰液、胆汁和小肠液的化学消化及小肠运动的机械消化。许多营养物质也都在小肠内被吸收。食物通过小肠后，消化过程基本完成，未被消化和吸收的物质则从小肠进入大肠。食物在小肠内停留的时间随食物的性质不同而异，一般为 3 ~ 8 小时。

（二）大肠

大肠分盲肠、结肠和直肠三部分，人的大肠内没有重要的消化活动，其主要功能是吸收水分、无机盐及由大肠内细菌合成维生素 B、K 等物质，为消化后的残渣提供暂时贮存的场所。食物摄取后直至其消化残渣大部分被排出约需 72 小时。

三、胃肠道激素

胃肠激素（gastrointestinal hormone）是胃肠道黏膜的分泌细胞产生的一系列肽类激素。研究发现从胃到大肠的黏膜层中存在着 40 多种内分泌细胞，而且胃肠道内内分泌细胞的总数超过体内其他内分泌腺中内分泌细胞的总数，因此，胃肠道被称为人体内最大、最复杂的内分泌器官。主要的胃肠道激素见表 19-2。胃肠道激素的作用主要有四个方面：一是调节消化腺的分泌和消化道运动。如胃肠道激素中的促胃液素、促胰液素、缩胆囊素对各种消化腺产生作用；二是调节其他激素的释放。主要表现为对胰岛素分泌的调节。当消化食物时，胃肠道所释放的胃泌素、促胰液素、缩胆囊素和抑胃肽能强烈刺激胰岛素的分泌。此外，胰多肽、生长抑素和血管活性肠肽等对胰岛素、胰高血糖素、生长激素和促胃液素等的释放也有调节作用。三是营养作用。有些胃肠激素能刺激消化器官组织的代谢和生长，如胃泌素、胆囊收缩素等。四是神经系统的调节。有一些胃肠道激素被称为脑肠肽，它们是以既存在于脑组织又存在于胃肠道双重分布为特征的肽，已知的脑肠肽有胃泌素、缩胆囊素、P 物质、生长抑素、神经加压素等 20 余种。

表 19-2　主要胃肠激素家族

家　族	主 要 成 员
促胃液素	胃泌素（GAS）、胆囊收缩素（CCK）
促胰液素族	促胰液素、胰高血糖素、血管活性肠肽（VIP）、抑胃肽（GIP）、垂体腺苷酸环化酶激活肽（PACAP）
胰多肽族	胰多肽（PP）、酪酪肽（PYY）、酪神经肽（NPY）
速激肽族	蛙皮素（BN）、胃泌素释放肽（GRP）、P 物质（SP）
生长因子族	表皮生长因子族（EGF）、转化生长因子类（TGF）、肝细胞生长因子（HGF）
胰岛素族	胰岛素、胰岛素样生长因子（IGF）
阿片肽族	脑啡肽、内啡肽、强啡肽
降钙素族	降钙素、降钙素基因相关肽（CGRP）
生长抑素族	
神经降压素族	
其他	胃动素（MOT）、甘丙素

第二节　胃肠标志物的检测

一、胃泌素（gastrin，GAS）

【生化及生理】

胃泌素或称促胰液素，是最早发现的一个胃肠道激素，正常时由胃幽门、十二指肠和空肠黏膜 G 细胞及胰岛的 D 细胞分泌，促进胃酸、胃蛋白分泌和胰岛素、降钙素的释放，使胃窦和幽门括约肌收缩，延缓胃排空，促进胃肠运动和胃肠上皮生长，并对胃肠道黏膜有营养作用。

【检测方法】

用放射免疫分析法（RIA）、酶联免疫吸附法或化学发光免疫法测定。

【标本要求与保存】

患者需空腹 12 ~ 14 小时。用血清标本，取血后分离血清过程中避免任何细胞刺激，使用不含热原和内毒素的试管。收集血液后，1000×g 离心 10 分钟将血清和红细胞迅速小心地分离。尽可能地不要使用溶血或高血脂血。

胃泌素不稳定，在4℃时可在48小时内失去50%活性，在-20℃时只能保存几天，更长的保存需要-70℃的条件，避免反复冷冻。

【参考区间】

基础值（早晨空腹12小时，在精神安定条件下取血）小于8pmol/L（100pg/ml），或1.6～12pmol/L（2～15pg/ml）；兴奋值（餐后、钙离子或胰泌素负荷后取血）小于16pmol/L（200pg/ml）；任何时间超过16pmol/L（200pg/ml）均为增高。测定值有日内、日间变化，升高时应改日重复测定，老人偏高。

注：1pmol/L=12.5pg/ml，1pg/ml=0.08pmol/L。

【临床意义】

（1）高胃酸性高胃泌素血症：①胃泌素瘤：血清胃泌素高于1000pg/ml，最高可达450 000pg/ml。大多数分泌G-17，占70%～80%；但血循环中主要为G-34，因为后者半衰期长；②胃窦黏膜过度形成，它使G细胞过度增殖，产生较多的胃泌素；③残留旷置胃窦，胃次全切除时，可能有一小部分残留的胃窦组织被包在十二指肠残端内，由于残留的胃窦接触碱性环境，致使G细胞增生肥大，血清胃泌素增高；④慢性肾功能衰竭，肾衰患者十二指肠溃疡发病率可达28%，而一般人群仅为10%，这与肾衰时胃泌素分泌亢进及肾脏降解能力下降有关。肾脏是胃泌素灭活的主要场所，肾功能不全，血清胃泌素可比正常高出2～3倍，且与血清肌酐及尿素氮呈正相关。肾功能恢复后，胃泌素水平大多恢复正常，如果不能恢复，常提示有萎缩性胃炎的可能。

（2）低胃酸性或无酸性高胃泌素血症：①见于胃溃疡：一般胃溃疡患者的胃酸正常或偏低，血清胃泌素偏高。②A型萎缩性胃炎：由于壁细胞抗体（parietal cell antibody，PCA）的存在使胃壁细胞萎缩，盐酸分泌减少，刺激G细胞分泌胃泌素增加。③迷走神经切除术后：手术断绝了迷走神经对胃底和胃体泌酸区的支配作用，使胃酸减少，胃泌素分泌增加。④甲状腺功能亢进：甲状腺激素具有抑制胃酸合成的作用，此类患者胃酸分泌减少，因而直接刺激胃泌素释放，经抗甲状腺药物或普萘洛尔治疗后血清胃泌素显著降低。

（3）低胃泌素血症：①胃食管反流：胃泌素的降低，降低了贲门高压带的张力，致使胃内容物反流。②B型萎缩性胃炎：病变主要在胃窦部，胃窦黏膜萎缩，直接影响G细胞分泌胃泌素功能。

（4）胃泌素反应性增强见于：①贲门失弛缓症：维持食管下端括约肌压力的80%是由胃泌素的作用所致，因此当胃泌素反应过激时，可造成贲门失弛缓。②十二指肠溃疡：此类患者应用胃泌素刺激可出现较强力的胃酸分泌反应，并呈低阈反应，说明十二指肠溃疡患者的壁细胞对胃泌素的反应性比正常人敏感。

（5）胃泌素反应性减弱见于皮硬化症。

（6）胃癌时，胃泌素的变化与病变部位有关，胃体癌时血清胃泌素明显升高，而胃窦癌时，胃泌素分泌减少。

【影响因素】

（1）溶血反应会影响实验的结果。

（2）大部分的实验偶尔会与胆囊收缩素发生交叉反应。

（3）药物影响：抗酸剂、抗副交感药物和H_2受体拮抗剂应该在采集血样本之前24小时停用。苯二氮䓬类受体药物也应该停用至少5～7天。在某些病例中，用H_2受体拮抗剂治疗也有可能导致血清胃泌素浓度的轻微升高。高胃泌素血症在用质子泵抑制治疗之后较常见，但血清胃泌素水平升高很少超过正常值的两倍。

（4）食物及其分解物如氨基酸、乙醇等化学性刺激可使胃泌素分泌增加。胃酸增高及交感神经兴奋以及其他消化道激素如胰泌素、抑胃肽等均可抑制胃泌素分泌。采血测定时，要注意到这些因素对结果的影响。

二、胆囊收缩素（cholecystokinin，CCK）

【生化及生理】

胆囊收缩素是由十二指肠和空肠的I细胞所分泌的多肽激素。肠道中的CCK 89%存在于黏膜层，肌层很少，胃窦部含量极微，在体内显示其生物活性的主要是CCK_8和CCK_4。可刺激胆囊收缩，使胆囊内基础压力增高，胆囊排空增加，胆总管胆汁流量增加；增强小肠和结肠运动，抑制胃排空，增强幽门括约肌收缩，松弛oddi括约肌，刺激胰腺生长、胰液分泌和胰岛素及其他胃肠激素的释放；另外还可减少摄食，引起饱胀感，引起焦虑。

【检测方法】

用放射免疫分析法（RIA）、酶联免疫吸附法或化学发光免疫法测定。

【标本要求与保存】

血清。采集静脉血 3.0ml 置于无抗凝剂试管中送检。

【参考区间】

基础状态下,血浆中 CCK 的浓度 0.5 ~ 1pmol/L,餐后 10 ~ 30 分钟浓度可升至 3 ~ 10pmol/L,经数小时回落到基础水平。在十二指肠和空肠组织中 CCK 最高浓度可达 50 ~ 250pmol/g。末段回肠和胰腺组织中的含量为 1 ~ 5pmol/g。

【临床意义】

(1) 胆囊收缩素对消化系统分泌功能有直接影响。空腹血浆 CCK 水平高低可间接反映胰腺的外分泌功能,伴轻、中、重度胰腺外分泌功能降低的慢性胰腺炎患者,空腹血 CCK 浓度较正常人显著升高,例如慢性胰腺炎。

(2) CCK 测定还可协助判断某些小肠疾病的病损位置,例如成人乳糜泻,如病变在小肠上部,分泌 CCK 的细胞被破坏,使血中 CCK 含量下降;如病变在小肠远端,这里几乎不存在分泌 CCK 的 I 细胞,所以血中 CCK 含量无变化。

(3) 用于无石症胆道疾病的造影检查。

(4) 对囊性胆道综合征、胆道阿米巴病及胆囊癌的诊断有一定的价值。

(5) 反流性食管炎(GERD)患者,餐后 CCK 反应受抑制。

三、促胰液素(secretin)

【生化及生理】

促胰液素又称胰泌素,由分布在小肠黏膜的 S 细胞分泌,其中十二指肠和上段空肠含量最高,而回肠含量较低,其半衰期 2 ~ 3 分钟,代谢清除率 13 ~ 15ml/(min · kg),主要在肾脏排除。促胰液素能刺激胰液及胆汁中 HCO_3^-分泌,抑制胃泌素释放、胃酸的分泌和胃肠运动、胃排空,收缩幽门括约肌,促进胰外分泌部生长。

【检测方法】

用放射免疫分析法(RIA)、酶联免疫吸附法或化学发光免疫法测定。

【标本要求与保存】

血清标本。取血后分离血清时避免任何细胞刺激,使用不含热原和内毒素的试管,不要使用溶血或高血脂血。

取标本后应尽快分离血清并测定,若不能马上检测,可将标本放于-20℃保存,但应避免反复冻融。

【参考区间】

人空腹血清胰泌素的浓度 0 ~ 15.9pg/ml(0 ~ 5.3fmol/L)。

【临床意义】

高胰泌素血症常见于:

(1) 卓-艾综合征:卓-艾综合征的患者常伴有血浆胰泌素浓度异常增高,空腹血浆胰泌素浓度常>15pg/ml,餐后胰泌素一般<50pg/ml。

(2) 十二指肠球溃疡:伴有胃酸增高的十二指肠溃疡血清胰泌素水平增高。但空腹血浆胰泌素水平较卓-艾综合征低。

(3) 晚期肾功能衰竭:患者自己胰泌素异常增高,这是由于肾脏对胰泌素的清除率下降所致。

(4) 胰岛细胞癌:1975 年美国曾报道 1 例胰岛细胞癌广泛肝转移的患者,其血浆胰泌素浓度大于 5000pg/ml,临床表现为:水样泻、低血钾、脱水,十二指肠内大量液体分泌,每小时达 557ml,其中碳酸氢盐排量高达 54.9mmol/L,持续胃、十二指肠吸引可缓解水样泻,说明水样泻是由于十二指肠内大量分泌所致。免疫组织化学检测细胞而确诊为胰腺的胰泌素细胞瘤。

【影响因素】

标本溶血、脂血都会影响检测结果。

四、血管活性肠肽(vasoactive intestinal polypeptide,VIP)

【生化及生理】

血管活性肠肽主要存在于消化道 D 细胞和中枢及外周神经系统。VIP 使循环系统、肠道和泌尿生殖系统的平滑肌松弛,抑制胃运动;扩张血管、增加血流量、增强胰、肠的水电解质分泌和抑制肠钠吸收的功能;促进胰腺、肠道和丘脑下部的激素释放;刺激脂肪和糖原的分解;抑制胃酸、胰液、胆汁分泌。VIP 因其结构的相似性而属于胰高血糖素分泌多肽家族中的一种神经肽。作为脑肠肽,VIP 还在神经系统中扮演神经递质的作用。

【检测方法】

采用 RIA 法。

【标本要求与保存】

10ml 的空腹静脉血,每毫升中加入 25U 的肝素和 1000kU 的阿托品。随即迅速地将样本在冰中冷却,并在冷冻离心机中离心(样本操作过程中的冷却环节不可中断)。血浆必须立即冰冻并送到干冰中保存。

【参考区间】

VIP<20pmol/L(65ng/L)。

【临床意义】

(1) VIP减少:由于VIP是肠神经系统中介导平滑肌松弛的重要的神经递质,因此,VIP的减少与消化道的某些运动障碍性疾病的发生有关。①贲门失弛缓症的发生可能是食管下括约肌内VIP神经元或神经纤维的缺失。VIP分泌下降使食管下括约肌的抑制神经反射受损,导致张力性收缩和LES高压。②结肠某些肠段VIP神经元或神经纤维缺失或发育不良可能参与先天性巨结肠(Hirschsprung病)的发病机制。

(2) VIP增高:①VIP瘤或称Verner-Morrison综合征,空腹血浆VIP显著增高,达200~10 000pg/ml,造成小肠的过度分泌和大量分泌性腹泻,在临床上表现为水泻低血钾、无(低)胃酸、高钙血症、糖耐量异常,故称WDHA综合征(watery diarrhea hypokalemia achlorhydria/hypochlorhydria)或胰霍乱综合征。②某些慢性腹泻的患者可伴有血浆VIP水平增高,但不伴有VIP瘤。③胃溃疡患者VIP水平也升高。④胰腺内分泌肿瘤、嗜铬细胞瘤、成神经细胞瘤、类癌综合征、甲状腺髓样癌,可正常或显著增高,呈双相性分布。⑤可能引起VIP增高的其他疾病:短肠综合征、肝脏疾病、慢性肾功能不全、休克、肥大细胞瘤。

【影响因素】

(1) 标本溶血、脂血都会影响检测结果。

(2) 除了生长抑素和它的衍生物奥曲肽外,还不清楚其他的治疗性药物是否会干扰血浆VIP的测定。

五、垂体腺苷酸环化酶激活肽(pituitary adenylate cyclase activating polypeptide,PACAP)

【生化及生理】

垂体腺苷酸环化酶激活肽广泛分布在神经系统和胃肠道组织内,具有PACAP-38和PACAP-27两种活性形式。它们来源于同一个含176个氨基酸残基的前体,其中含有38个氨基酸残基的多肽称为PACAP-38,而将PACAP-38的部分C端含27个氨基酸残基的多肽称为PACAP-27。PACAP最基本的作用是激活腺苷酸环化酶,使细胞内、外cAMP蓄积增加。PACAP调节肠道运动和分泌、松弛胃肠平滑肌和括约肌、松弛胆囊、抑制胃酸分泌,促进胆汁、胰液和电解质分泌。PACAP也是一种脑肠肽,其在神经系统中扮演神经递质的角色而与血管活性肠肽密切相关,在分泌肽类的胃肠神经系统中,两者都在胃肠道活性的调节中起重要作用。

【检测方法】

采用RIA法。

【标本要求与保存】

10ml的空腹静脉血,每毫升中加入25U的肝素和1000kU的阿托品。随即迅速地将样本在冰中冷却,并在冷冻离心机中离心(样本操作过程中的冷却环节不可中断)。血浆必须立即冰冻并送到干冰中保存。

【参考区间】

PACAP<10~20pmol/L。

【临床意义】

神经保护和营养作用。在缺血性脑损伤中,它能减少兴奋性氨基酸的释放,清除自由基,抑制炎性细胞趋化及神经元和小脑颗粒细胞的凋亡等。

PACAP也可在胃肠道肿瘤中发现,并且可以产生一种亢奋效应,与相应的VIP受体结合而引起腹泻。

六、抑胃肽(gastric inhibitory polypeptide,GIP)

【生化及生理】

抑胃肽由十二指肠、空肠K细胞分泌,空肠中浓度最高,在十二指肠及空肠也有一定量的分泌。GIP是胃肠道主要的神经递质之一,可抑制胃酸、胃蛋白酶和胃液分泌,减弱胃和小肠的运动,抑制胃排空;增强小肠液和电解质的分泌;当营养物质尤其是葡萄糖和脂肪到达小肠时,GIP分泌增加,快速作用于胰岛β细胞刺激胰岛素分泌。

【检测方法】

采用RIA法或ELISA法。

【标本要求与保存】

血清或血浆1ml。当天进行检测的标本,储存在4℃备用。不能当天检测,应将标本及时分装后放在-20℃或-70℃条件下保存。避免反复冻融。

【参考区间】

15~100pmol/L。

【临床意义】

(1) 十二指肠溃疡患者空腹GIP与正常人无

异，而进餐后明显高于正常人。

（2）乳糜泻及热带吸收不良症患者，进食后GIP反应很低。提示十二指肠和空肠黏膜广泛受损时，可导致GIP释放不足，而结肠疾患甚至部分累及上部小肠的克罗恩病患者，进食后GIP反应亦正常。

【影响因素】

十二指肠溃疡患者空腹GIP与正常人无异，而进餐后明显高于正常人，而且上升幅度大，速度快，持续时间长，故GIP应在进餐后测定。

七、胰多肽（pancreatic polypeptide，PP）

【生化及生理】

胰多肽是36个氨基酸组成的直链多肽激素，由胰腺的PP细胞分泌。胰多肽与酪酪肽（PYY）、神经肽（NPY）同属于胰多肽家族。NPY、PP和PYY作为调节肽，均是通过其受体发挥作用，而且它们作用的受体相同，称为Y受体。PP细胞受餐后食物中蛋白质的作用，蛋白质是刺激PP分泌的最强因素，其次是脂肪、糖类。PP具有广泛的功能：①抑制胆囊收缩素和胰酶的排放，使胆囊平滑肌松弛，可降低胆囊内的压力，胆总管括约肌紧张加强，抑制胆汁向十二指肠的排放。②各种食物进入小肠对PP释放有刺激作用，PP的生理作用是抑制餐后胰液和胆汁分泌，对胰泌素和胆囊收缩素等外源性促胰腺分泌的作用，PP均为较强的抑制剂。③PP对胃肠道有广泛作用，对胃泌素引起的胃酸分泌有抑制作用。④PP抑制血浆胃动素的分泌，增加食管下括约肌的压力，抑制胃体部肌电活动。

【检测方法】

肽特异性的放射免疫法。

【标本要求与保存】

血浆（每毫升中加入25U肝素）1ml，在样本采集后须立即冷却，血浆在冷离心中获取后即刻冷冻，冰冻的血浆放入干冰中保存。

【参考区间】

男性：108～184ng/L。

女性：106～175ng/L。

【临床意义】

（1）PP的测定在临床上与胃肠道的内分泌肿瘤的诊断密切相关，临床上通常是通过肿瘤所产生的肽类物质来测定的，如胃泌素瘤、胰岛素瘤、胰高血糖素瘤、VIP瘤等，PP增高还可见于：未控制的消瘦型Ⅰ型糖尿病、类癌综合征、神经性厌食、肾功能不全、肝硬化、急性胰腺炎、十二指肠溃疡、胰腺癌、胃癌等。

（2）PP减低见于迷走神经断术后、胰腺全切除、肥胖症、糖尿病性自主神经病变。慢性胰腺炎患者餐后血胰多肽浓度的增加幅度降低，故胰多肽浓度可反映胰外分泌功能。

【影响因素】

（1）测定前避免使用胰岛素，避免高蛋白、高脂类、高糖类饮食，应禁食至少8～10小时后于清晨空腹采取。

（2）对副交感神经有直接或间接作用的治疗药物，如甲氧氯普胺或有交感神经作用的药物，如肾上腺素受体阻断剂，都必须在试验前停用足够的时间。

（3）患有慢性的胰岛素依赖性的糖尿病的患者，并且经胰岛素治疗者，在层析纯化之前或在基因技术产生胰岛素的时代之前，可能会含有直接抗PP的循环抗体，这些抗体就是因为以前使用的胰岛素被PP污染而引起的结果，在这些患者中不可能进行精确的PP测定。

八、酪酪肽（peptide tyrosine-tyrosine/peptide YY，PYY）

【生化及生理】

酪酪肽是一种胃肠激素，主要由结肠和回肠黏膜的L细胞分泌。它由36个氨基酸残基组成，氨基端为酪氨酸残基，羧基端为酪氨酸酰胺结构。目前已发现PYY具有多种生理功能，如抑制胰腺外分泌、抑制胃酸分泌和胃肠蠕动等。

【检测方法】

放射免疫法。

【标本要求与保存】

血浆（每毫升中加入25U肝素）1ml，在样本采集后须立即冷却，血浆在冷离心中获取后即刻冷冻，冰冻的血浆放入干冰中保存。

【参考区间】

PYY<100pmol/L。

【临床意义】

（1）PYY增高见于：①倾倒综合征患者餐后PYY明显升高。②慢传输型功能性便秘患者空腹血浆PYY高于正常人。③腹泻型肠易激综合征。

（2）PYY降低见于：反流性食管炎（GERD），空腹PYY水平降低。

九、神经肽Y(neuropeptide Y,NPY)

【生化及生理】

神经肽Y由36个氨基酸残基组成,由于其羧基端是酪氨酸,故又称为酪神经肽。近年来发现NPY广泛分布于中枢神经系统和外周多种组织器官,在中枢可以抑制呼吸,调节血压,调节下丘脑激素的合成和释放;在外周器官,参与对心血管、胃肠道、呼吸道、泌尿生殖道等组织器官的功能调节。

【检测方法】

放射免疫方法。

【标本要求与保存】

血浆(每毫升中加入25U肝素)1ml,在样本采集后须立即冷却,血浆在冷离心中获取后即刻冷冻,冰冻的血浆放入干冰中保存。

【参考区间】

NPY<50pmol/L。

【临床意义】

NPY升高见于心血管疾病,如高血压、冠心病等。脑梗死时血浆NPY水平也升高。

十、蛙皮素(bombesin,BN)

【生化及生理】

蛙皮素是一种含14个氨基酸的多肽,由闭合型细胞P细胞分泌,P细胞存在于全部胃肠道,主要是胃和十二指肠,脑组织中也有蛙皮素存在,主要分布于丘脑和下丘脑,故BN是一种脑肠肽。蛙皮素可直接作用于胃窦G细胞,刺激胃泌素释放,是胃酸分泌的强刺激剂;促进胰岛素、胰高血糖素和胰多肽等的分泌;使胃窦、幽门、小肠和结肠运动增强;可防止黏膜损伤、促进黏膜修复以及抑制肠道细菌移位;可作为自分泌或旁分泌生长因子促进各类细胞特别是肿瘤细胞的增殖。BN能对人非小细胞肺癌、乳腺癌、前列腺癌等多种人肿瘤细胞系具有很强的促生长功能。

蛙皮素与胃泌肽释放肽、P物质都是单链多肽,生理功能相似且多种多样,共同组成速激肽(tachykinin)家族。

【检测方法】

放射免疫法、免疫组织化学法。

【标本要求与保存】

血清标本。用干净试管收集血液,室温凝固两小时或4℃过夜,1000×g离心10分钟,收集血清,立即分析或分装后-20℃冷冻保存;细胞培养、组织匀浆、体液:离心去除沉淀,立即分析或分装后-20℃冷冻保存。样品如果不立即分析,应分装后冷冻保存,且避免反复冻融。

【参考区间】

蛙皮素在每克湿组织中的含量为200~700μg。

【临床意义】

(1)蛙皮素对于胃癌细胞具有促生长的作用,并且在正常胃上皮细胞癌变过程中与化学致癌剂有协同作用,这一作用是蛙皮素通过促进细胞周期素D的表达从而调节细胞周期实现的。

(2)高胃泌素血症可导致高胃酸,进而形成十二指肠溃疡,蛙皮素与食物通过不同的机制影响胃泌素的分泌,前者直接刺激胃泌素分泌,后者则要通过许多机制,如神经、肽能、内分泌和旁分泌等。

(3)蛙皮素引起的胃酸分泌在十二指肠患者尤高,可能是由于刺激G细胞而产生的胃泌素效应使患者分泌率增加,而并非壁细胞总数增加,当然并不排除壁细胞对内源性胃泌素敏感性增高的可能性。

(4)蛙皮素对胃窦切除者或胃外的胃泌素释放无刺激作用,因此它可用来判断胃窦是否完全切除的"试验剂"。在蛙皮素水平不低的情况下,出现低胃泌素血症,提示胃窦完全切除;反之则可能没有被切除。

(5)蛙皮素是一种胰肠外分泌的强刺激剂,血清免疫活性胰蛋白酶(IRT)是具有器官特异性的胰腺蛋白酶。慢性胰腺炎患者蛙皮素刺激后的血清IRT增加很不显著,严重胰腺功能不全者甚至无反应。表明蛙皮素刺激后血清IRT测定可作为慢性胰腺炎患者胰腺外分泌功能受损的指标,并可反映胰腺腺泡细胞总的功能贮备。

十一、P物质(substance P,SP)

【生化及生理】

P物质是第一个被发现的脑肠肽,由11个氨基酸组成,耐热、抗酸,可为多种蛋白酶水解而失活,是既存在于消化道又存在于神经系统的一个双重分布的脑肠肽,在不同部位含量不同,邻近胃的部分SP的含量比较低,肠道和肛门SP的含量较高,肠道黏膜肌层的SP含量很高。SP可促进胃肠平滑肌和括约肌收缩、参与内脏痛觉反射、刺激胆囊收缩。结肠神经系统中含有 SP 能神经纤维,可直接作用于平滑肌,增强结肠的收缩运动;使胰液分泌量增加,刺激唾液分泌,具有催涎作用。

【检测方法】

ELISA、放射免疫法测定。

【标本要求与保存】

P 物质测定需空腹静脉血 3ml 注入含有依地酸二钠和抑肽酶的试管中混匀,离心取血浆。

【参考区间】

血浆 11 ~ 15fmol/L。

【临床意义】

SP 增高见于十二指肠球部溃疡、腹泻型肠易激综合征、肝性脑病、胰性霍乱。

十二、胃动素(motilin,MTL)

【生化及生理】

胃动素由胃、小肠、结肠 Mo 细胞、肠嗜铬细胞分泌,在空肠黏膜浓度最高,在十二指肠和空肠上段也有相当的含量,此外还存在于神经组织和垂体、下丘脑、大脑皮层和小脑中,故又称 MTL 为一种脑肽激素。胃动素的生理作用是调节胃肠移行性运动复合波,血浆中胃动素浓度水平的周期性波动是产生运动复合波的根本原因;通过刺激胆碱能神经元,促进胃肠运动、加速胃排空、促胰液分泌。

【检测方法】

放射免疫法。

【标本要求与保存】

清晨空腹静脉血 2ml 放入含 30μl 的 10% EDTA 二钠和 30μl 抑肽酶的塑料试管中充分混匀后 4℃离心,取血浆。若不能立即检测,需放置于-20℃以下冰箱中保存,避免反复冻融。

【参考区间】

250 ~ 405pg/ml。

【临床意义】

(1) 消化性溃疡时,胃动素比正常人明显升高。由于胃动素有强烈的刺激上消化道运动的作用,因此对临床上主诉有上消化道运动异常的患者,无论有无器质性病变,应进一步研究与胃动素的关系。

(2) 慢传输型功能性便秘患者餐后 MTL 降低。

(3) 反流性食管炎患者,空腹血浆胃动素浓度降低。

十三、脑啡肽(enkephalin,ENK)

【生化及生理】

内源性阿片肽(endogeneous opioid peptide,EOP)是体内具有阿片样活性的一类物质,分布广泛,通过作用于不同部位的各种类型的阿片受体,发挥复杂多样的生理作用。EOP 主要有 5 类物质,即脑啡肽、内啡肽、强啡肽、孤啡肽和内吗啡肽。内啡肽、脑啡肽和强啡肽等阿片肽的大小相差悬殊,从 5 个氨基酸的脑啡肽到 31 个氨基酸的 β-内啡肽,但它们都有关键性的 5 个共同的氨基酸序列,这一序列是阿片肽和阿片受体结合并表现阿片药理活性所必需的,即酪氨酸-甘氨酸-甘氨酸-苯丙氨酸-甲硫氨酸(或亮氨酸)。阿片肽对胃肠运动的调节作用可能是通过减少乙酰胆碱的释放来抑制胃肠运动。阿片肽的其他作用有参与痛觉信息调制、参与免疫功能的调节,还参与应激反应,并在摄食饮水、肾脏、胃肠道、心血管、呼吸体温等生理活动的调节中发挥重要作用,阿片肽还与学习记忆、精神情绪的调节有关。

脑啡肽有两种形式,即甲硫脑啡肽和亮脑啡肽,后者又被称为亮啡肽(Leu-enkephalin,L-ENK),临床上常测定。脑啡肽与其受体常相伴而存在,在纹状体、下丘脑前区、中脑中央灰质、杏仁核等区含量最高。在外周,借助放射免疫分析和免疫细胞化学方法发现在胃肠道有脑啡肽存在,胃窦和小肠上部 G 细胞分泌脑啡肽。

【检测方法】

目前主要用放射免疫法检测阿片肽,也可用免疫组织化学法检测组织内的阿片肽。

【标本要求与保存】

血浆标本、组织标本。

【参考区间】

L-ENK:143.4 ~ 229.6ng/L。

【临床意义】

EOP 是机体内重要的调节多肽,在体内有广泛的分布和复杂的功能,并在许多疾病的发生、发展中起重要作用。其不仅对心脏等器官有直接的抑制作用,而且还通过神经-内分泌-免疫网络间接对器官的功能产生影响。幼体窒息时,体内 EOP 含量升高,而给予其阿片受体拮抗剂纳洛酮等,则可有效翻转心血管、呼吸系统的抑制,使幼体窒息得到改善。提示 EOP 是通过阿片受体而起作用,即缺氧导致体内EOP合成及分泌增加，通过激活阿片受体，对新生儿的呼吸、心血管等系统产生抑制，从而导致新生儿窒息的发生；窒息使缺氧加重，阿片肽含量也更加上升，形成恶性循环，最后导致新生儿缺血缺氧性脑病甚至新生儿死亡。

阿片肽对胃肠运动的调节作用可能是通过减少乙酰胆碱的释放来抑制胃肠运动。阿片肽的其他作用有参与痛觉信息调制、参与免疫功能的调节，还参与应激反应，并在摄食饮水、肾脏、胃肠道、心血管、呼吸体温等生理活动的调节中发挥重要作用，阿片肽还与学习记忆、精神情绪的调节有关。

十四、β-内啡肽(β-endorphin)

【生化及生理】

β-内啡肽来源于前阿片黑皮素(POMC)，由31个氨基酸组成，存在于垂体及脑内。垂体内的β-内啡肽通过门脉系统进入体循环，并且同促肾上腺素皮质激素(ACTH)的释放一样具有生理节律。脑内的β-内啡肽主要存在于下丘脑基底内侧的弓状核，传出纤维分布广泛。

【检测方法】

见“脑啡肽”。

【标本要求与保存】

血浆标本、组织标本。

【参考区间】

23.3~38.3ng/L。

【临床意义】

见“脑啡肽”。

十五、强啡肽(dynorphin，Dyn)

【生化及生理】

强啡肽是一个十三肽，存在于脑、十二指肠、垂体，具有很强的阿片样活性，其N端的5个氨基酸序列与脑啡肽相同。其前体是强啡肽原，含236个氨基酸残基，是由前强啡肽原经过加工形成的。

【检测方法】

见“脑啡肽”。

【标本要求与保存】

血浆标本、组织标本。

【参考区间】

强啡肽 $A_{1\sim13}$：22.2~34.8ng/L。

【临床意义】

见“脑啡肽”。

十六、内因子(intrinsic factor，IF)

【生化及生理】

内因子是由壁细胞分泌的糖蛋白，分子量大约6万。它作为一种载体蛋白与维生素 B_{12} 结合形成复合物，可保护 $VitB_{12}$ 在运转至回肠被吸收过程中不被水解酶破坏，其本身并不被吸收，有促进维生素 B_{12} 吸收的作用，故为造血因子之一。

【检测方法】

检测方法是Schiling试验，即 ^{57}Co 标记维生素 B_{12} 吸收试验。

其原理是正常人食物中维生素 B_{12} 只有同胃分泌的内因子(IF)结合成复合物($IF\text{-}B_{12}$)，才能通过小肠壁被吸收，而维生素 B_{12} 在酸性胃液中几乎全部与内源性R蛋白结合($R\text{-}B_{12}$)。当 $R\text{-}B_{12}$ 在小肠被胰蛋白酶分解后，维生素 B_{12} 才能被转到内因子上，经结合被吸收。本试验是以 ^{57}Co 标记 $IF\text{-}B_{12}$，以 ^{58}Co 标记 $R\text{-}B_{12}$，根据 $R\text{-}B_{12}$ 与 $IF\text{-}B_{12}$ 的相对吸收率，测定24小时尿内两者比值($R\text{-}B_{12}/IF\text{-}B_{12}$)，

方法：服用一定量的 ^{57}Co 标记维生素 B_{12}，1小时后给予患者肌注无标记的维生素 B_{12} 1mg，然后收集全部24小时尿液送检，以测定尿液中的放射活性。

【标本要求与保存】

尿液：收集24小时尿液，加浓盐酸作为防腐剂。

【参考区间】

尿液中放射活性与口服 ^{57}Co 标记维生素 B_{12} 放射活性的比率>10%。

【临床意义】

(1) 当比率<10%时，尚不能完全表明内因子缺乏，需做进一步试验：口服 ^{57}Co 标记的维生素 B_{12} 与内因子的结合物，同样肌注1mg的无放射性的维生素 B_{12}，收集24小时尿液测其放射活性，若其与口服 ^{57}Co 标记的维生素 B_{12} 放射活性的比率>10%则内因子缺乏的诊断可以成立；若仍<10%，表明存在肠道吸收不良等原因。

(2) 慢性萎缩性胃炎患者内因子分泌量减少，但只有在广泛性胃萎缩不分泌内因子时才会导致恶性贫血。

(3) 血清或胃液内因子含量严重缺乏时，可被认为有内因子抗体存在。

十七、内因子阻滞抗体(intrinsic factor blocking antibody,IFBA)

【生化及生理】

内因子是一种糖蛋白,由胃黏膜壁细胞分泌,能促进维生素 B_{12}的吸收。内因子抗体能阻碍内因子与维生素 B_{12}的结合,影响维生素 B_{12}的吸收。

【检测方法】

放射免疫法。

【标本要求与保存】

血清标本。标本量2ml,至少0.5ml。分离后标本在室温(25℃)、冷藏(4℃),或冷冻(-20℃)稳定保存14天。可反复冻融3次。

【参考区间】

阴性。

【临床意义】

阻滞抗体(IFBA)在恶性贫血患者血清中的检出率为50%以上,可作为恶性贫血的筛选方法之一。

第三节　吸收不良综合征的评价

吸收不良综合征(malabsorption syndrome)是指各种原因引起的胃肠道消化、吸收功能减退,以致肠腔内一种或多种营养物质(包括脂肪、碳水化合物、蛋白质、维生素和矿物质等)不能顺利透过肠黏膜转运入组织,而引起营养缺乏的临床综合征。其中以脂肪吸收障碍最具特征性。临床表现为腹泻,部分患者尚可出现恶心、呕吐、食欲缺乏、进行性营养不良、虚弱乏力、低蛋白血症、水肿,甚至出现继发性垂体功能低下症候群。维生素及电解质紊乱、贫血、出血倾向、骨质疏松、骨折、手足抽搐及各种维生素缺乏引起的夜盲、皮肤粗糙、末梢神经炎、舌炎、口角炎等。

吸收不良综合征的实验室评价项目包括:

(1) 血液检查:常出现贫血,大细胞性贫血提示叶酸或维生素 B_{12}吸收不良。若无失血情况,见到小细胞性贫血提示铁的吸收不良。血生化检查可有血清白蛋白、胆固醇降低,凝血酶原时间延长、低血钾、低血钙等,血清碱性磷酸酶活性升高。

(2) 粪便检查:粪便外观与气味异常首先使人疑有脂肪泻。当粪便含有过量脂肪时,肉眼观为量多、均匀、糊状、松软、滑腻、灰白、恶臭便。轻度脂肪泻时外观可正常。寄生虫病患者粪便中可查到蓝氏贾第鞭毛虫包囊、钩虫卵或姜片虫卵等。

(3) 特殊生化试验:血清铁、叶酸、维生素 B_{12}、胡萝卜素水平低下。

(4) 吸收功能试验:包括右旋木糖吸收试验、脂肪吸收试验、维生素 B_{12}吸收试验等。下面重点介绍吸收功能试验。

吸收不良综合征诊断标准:

(1) 营养不良的评价:①血浆总蛋白<60g/L;②血胆固醇<0.78mmol/L,同时出现以上两种情况者为营养不良症。

(2) 消化吸收障碍的评定:①粪脂定量测定超过正常值。②粪脂苏丹Ⅲ染色镜检阳性。③平衡试验(标准试餐法):粪脂超过正常值。④其他消化吸收试验:右旋木糖吸收排泄试验阳性;葡萄糖耐量试验呈低平曲线;^{131}I-甘油三酯试验异常;^{131}I-油酸试验异常;Schiling 试验(^{57}钴-维生素 B_{12}吸收试验)异常。

在营养不良症的基础上具备(2)中1项以上者可诊断为吸收不良综合征。

一、右旋木糖吸收试验(dextro-xylose absorption test)

【生化和生理】

右旋木糖(D-xylose)为一种五碳糖,正常饮食中含量极少。正常情况下,在血液中几乎不存在。口服木糖后,大约60%在近端小肠被肠黏膜吸收,大部分随即被肾脏排出。因此,在口服一定剂量的木糖后间隔特定的时间测定血液或尿液中的木糖含量,可以评价肠黏膜的吸收功能。

【检测方法】

常用比色法检测。血清或尿液中的D-木糖在酸性条件下与间苯三酚形成络合物,在一定范围内木糖含量与络合物吸光度符合比尔定律。

【标本要求与保存】

受试者于前晚进餐后禁食,试验日晨起空腹先排尽尿液,抽静脉血2ml测基础血糖作对照。然后将Xylose溶于水中服下。

收集服后5小时内全部尿液，必要时在此期间内可补充饮水，以保证足够尿量。最后一次排尿应尽力排空膀胱，将收集的全部尿液用水稀释到1000ml后，取出0.1ml，作1:10再稀释。

【参考区间】

血浆：成人：2小时（剂量5g）>1.33mmol/L；2小时（剂量25g）>1.67mmol/L。

尿液：（收集5小时）成人：剂量5g>8.00mmol/L，剂量25g>26.64mmol/L。或正常人5小时尿中排出木糖>1.2g，木糖排泄率>30%，为试验阴性。如排出量为0.9～1.2g属可疑阳性，排出量<0.9g为试验阳性。

【临床意义】

（1）试验结果阴性，提示受试者肾功能正常时，小肠吸收功能也正常。

（2）试验阳性，提示小肠吸收功能不良。

（3）Sprue短肠综合征由于吸收面积减少所致吸收不良而呈低值。

（4）胰腺、肝、胆疾病所致的消化不良时结果正常。

（5）盲袢综合征时其排出量亦可降低。

（6）结合服药前及服药后2小时时各抽血2ml所测血糖值，如结果尿中木糖排出量下降，但血中浓度正常，即“高血低尿现象”，则提示肾功能不全。

【影响因素】

（1）试验前应做肾功能检查，正常或基本正常时再做本试验。

（2）本试验在高龄者往往结果偏低。有严重呕吐、失水、尿潴留或腹水者结果亦偏低，有效循环血量不足均可引起假阳性。

（3）小肠黏膜损害较轻或仅小肠远端病变者，本试验可阴性。

（4）肠道大量细菌繁殖者可出现假阳性。服大量抗生素或甲硝唑一周后，再重做本试验，结果可转阴。

二、脂肪吸收试验（lipid absorption test）

【生化及生理】

机体消化障碍主要指对脂肪、糖和蛋白质的消化不良，脂肪消化不良尤为突出。脂肪吸收试验是指对食物中的脂肪吸收功能的检查。

【检测方法】

粪便涂片检查：苏丹Ⅲ染色后，可见橘红色小圆球。苏丹Ⅲ染色是检测粪脂肪最简便的定性方法，可作为粪脂肪测定的初筛试验。

粪便脂肪定量测定（脂肪平衡试验）：连续进食标准试餐，每天含脂肪量75g，持续3天，再进食脂肪100g/d，连续3天，同时收集72小时粪便，测定粪内脂肪，如粪脂量超过7g或吸收率低于90%，可以确定脂肪泻存在，计算脂肪吸收率方法是取粪便脂肪3天的平均值，计算脂肪吸收率。

脂肪吸收率（%）=（饮食脂肪-粪脂）/饮食脂肪×100%

【标本要求与保存】

采用粪便作为标本。

【参考区间】

正常脂肪吸收率为90%至95%，低于90%为脂肪吸收不良即为不正常情况。

【临床意义】

检测对象为疑似小肠对脂肪吸收功能不良者。胰腺外分泌功能不全是老年重症吸收不良较常见的原因之一。

第四节　胃肠自身抗体的检测

见“第三十章　自身免疫性疾病的自身抗体测定”。

（钟白云）

第二十章 结石性疾病的生物化学检验

结石(calculosis)是人体或动物体内的导管腔或腔性器官(如肾脏、输尿管、胆囊或膀胱等)的腔中形成的固体块状物。主要见于胆囊及膀胱、肾盂中,也可见于胰导管、唾腺导管等的腔中,可造成管腔梗阻,影响受累器官液体的排出,产生疼痛、出血或感染等症状。外科手术取石后,临床实验室对结石进行显微形态检查及生物化学检查,包括碳酸盐、草酸盐、磷酸盐、尿酸盐、胱氨酸及钙、镁、铵等,对制定治疗方案、病程观察、防止复发和预后判断等也有帮助;还对了解结石构成、分布、流行病的调查和防治研究具有重要的意义。

第一节 概 述

结石性疾病是人体异常矿化所致的一种以钙盐或脂类积聚成形而引起的一种疾病。如尿酸沉积所致的痛风,代谢方面引起的钙盐沉积(如肾石、胆石、牙石等),以及与感染、异物沉积等多种因素有关的各类结石(如胃结石、肝胆系结石和泌尿系结石)。其中临床常见的为泌尿系结石和肝胆系结石。

一、肾结石

肾结石(renal calculus)指发生于肾盏、肾盂及肾盂与输尿管连接部的结石。多数位于肾盂肾盏内,肾实质结石少见。

(一) 肾结石的分类

根据结石成分的不同,已知的肾结石成分有数十种,常见的肾结石有草酸钙结石、磷酸钙结石、碳酸钙结石、尿酸(尿酸盐)结石、磷酸铵镁结石、胱氨酸结石、嘌呤结石、药物性结石、基质结石等八类。80%左右的肾结石为含钙结石,其中主要为草酸钙、磷酸钙。感染性结石占约10%,主要成分为磷酸镁铵。尿酸结石占约10%。临床上,大部分结石含有不止一种成分。

(二) 肾结石的病因和发病机制

肾结石的病因很多,有遗传性因素、代谢性因素、感染性因素、环境因素、饮食因素、解剖因素、药物因素等。其发病机制也非常复杂,排尿的主要作用是排出新陈代谢所产生的各种废物,人每天排出约1500ml尿液,带走了30~50g废物。这些废物包括尿素、尿酸、肌酐、各种酸性物质(氢离子、乳酸、葡萄糖醛酸、β-羟丁酸、草酸、枸橼酸等)、各种盐分(钙、磷、镁、钾、钠、氨、氯等)。这些物质在尿液中的浓度较高,但人的肾脏可以使这些物质保持平衡,以溶解状态排出体外。如果尿液太少的话,这些物质中溶解度较小的草酸钙、磷酸钙、尿酸、磷酸镁铵等物质就会形成结晶,即微小结石。通常人会在不知不觉中将这些微小结石排出,如果改变了尿液中的某些成分、打破了尿液的平衡,先形成微小结石,在致病因素的长期作用下,结晶不断长大,最终发展成肾结石。

(三) 肾结石的临床表现

青壮年是高发人群,发病的高峰年龄是20~50岁,其中男性是女性的2~3倍。肾结石的症状多样:①腰部绞痛:肾绞痛是肾结石的典型症状,很多患者表现为腰部隐痛、胀痛。②血尿:约80%的结石患者出现血尿。③无症状:不少患者在体检时偶然发现肾结石,没有任何症状。④肾积水:结石堵塞了肾盂、输尿管,尿液排出不畅,造成肾积水。⑤发热:肾结石可以由细菌感染导致(感染性结石),也可以诱发细菌感染,导致发热。

（四）肾结石的诊断

B超可以初步诊断肾结石，泌尿系统X线片也可以用于初步检查和治疗后的复查，确诊肾结石需要依靠CT及静脉尿路造影（IVU）。除此之外，还要通过化验尿液、血液，分析结石的成分，从而了解肾结石的病因、是否合并感染等情况，为治疗病因、制定预防措施提供依据。

（五）肾结石的实验室检查

肾结石实验室检查包括：尿化验与血生化检查，治疗肾结石需要对于肾结石的基本情况进行检查。

1. 血生化检查　常规生化检查项目包括：

（1）血钙、磷的检测。原发性甲状旁腺功能亢进的患者血清钙高于正常值，且同时伴有血清无机磷降低，容易形成反复发作的磷酸钙肾结石。

（2）血尿酸的检测。痛风的患者血尿酸增高，易形成尿酸盐结石。

（3）血尿素氮和肌酐的测定。当肾功能受到损害时，血中的尿素氮、肌酐可有不同程度的增高，可了解患者的肾功能。

（4）血清钠、钾和尿酸的检测。肾结石伴有肾功能障碍时常有酸中毒，此时血清电解质改变，血清钠和二氧化碳结合力降低，血钾呈不同程度的改变，肾小管酸中毒时可出现低钾和高氯血性酸中毒。

2. 尿化验　肾结石尿化验可以分为一般检查和特殊检查。

（1）一般检查主要为尿常规：它包括pH、相对密度（比重）、红细胞、脓细胞、蛋白、糖类、晶体等。①肾结石患者的尿中可以发现血尿、晶体尿和脓细胞等。②尿pH值的高低常提示某种类型的结石：磷酸钙、碳酸磷灰石结石患者的尿pH值常高于7.0；而尿酸、胱氨酸和草酸钙结石患者的尿pH值常小于5.5。③15%的患者没有血尿，在非感染性结石，可有轻度的脓尿。

（2）肾结石特殊检查包括：①尿结晶检查：应留取新鲜尿液，如看见苯样胱氨酸结晶提示可能有胱氨酸结石；如尿中发现尿酸结晶，常提示尿酸结石可能；发现信封样的晶体就可能是二水草酸钙结石；棺材盖样晶体则为磷酸镁铵晶体；在使用磺胺类药物结石的患者的尿中会发现磺胺结晶。②尿细菌培养：菌落 $>10^5/ml$ 者为阳性，药敏试验则可了解最有效的抗生素，尿培养如为产生尿素的细菌，则有感染结石存在的可能。③24小时尿的化验：须收集24小时的尿液，尿液计量要准确，化验的内容包括：24小时尿钙、磷、镁、枸橼酸、尿酸、草酸、胱氨酸等。

（六）肾结石标本的收集和处理

1. 肾结石标本的收集　结石标本，常由外科手术取得。尿结石细小者，可由尿排出，将尿液沉淀，从沉淀中觅取微小的尿结石。送检的结石，其外表常有血液及异物存在，故必须用蒸馏水冲洗洁净，待干后，测长、宽、高及重量，并观察其外形、颜色。将结石剖开或锯开，若结石较大断面层次清晰，分层刮取结石标本进行试验；如结石结构组分单一或结石甚小，可整块研碎后供检。

2. 肾结石标本的处理　供检的结石标本首先检测其主要组成。取研细结石粉末于瓷坩锅中，直接加热，若粉末无甚改变，且不变黑，则结石主要为无机物组成；如果粉末经加热后，即烧焦，则结石主要由有机物组成；若加热后结石粉末即溶化成煤胶状，则大多由磺胺类等药物组成。了解供检标本主要组成后，可进一步检测其组分内容。取结石粉末10mg，置烧瓶内，加50ml/L的盐酸50ml，置沸水中煮沸10～15分钟，趁热过滤，将滤液分装于试管中，并于每管内加石蕊试纸一小片，供检；另取结石粉末10mg置于有塞试管内，加入氯仿10ml，加塞充分摇匀后，于室温中放置30分钟，收集上层溶液供检，下层沉渣亦须留下供检。

二、胆石症

胆石症（cholelithiasis）即胆道系统（胆囊及胆管）发生了结石。胆石症以女性患者多见，尤其是较肥胖的女性，男女之比约为1∶2。

（一）胆石症的分类

胆石的类型按其所含成分可分为3类：①胆固醇结石：结石的主要成分为胆固醇。②胆色素性结石：结石成分以胆红素钙为主，可含少量胆固醇。③混合性结石：胆固醇-胆红素混合或胆红素钙-胆固醇混合。④少见的结石，主要由脂肪酸、磷脂、多糖类、蛋白质等组成。在我国以胆红素为主的混合性胆石最多见，约占全部胆石症病例的90%以上。

（二）胆石症的病因

1. 胆囊结石成因　胆石形成原因迄今仍未完全明确，可能为综合因素。胆石在多种因素影响下，经过一系列病理生理过程而形成的，这些因素包括：①代谢因素：正常胆囊胆汁中胆盐、卵磷脂、胆固醇按比例共存，胆固醇与胆盐之比为1∶20～1∶30之间，如某些代谢原因造成胆盐、卵磷脂减少，或胆固醇量增加，当其比例低于1∶13以下时，胆固醇便沉淀析出，经聚合就形成较大结石。②胆系感染：细菌感染除引起胆囊炎外，其菌落、脱落上皮细胞等可成为结石的核心，胆囊内炎性渗出物的蛋白成分，可成为结石的支架。③其他因素：如胆汁的淤滞、胆汁pH过低、维生素A缺乏等，也都是结石形成的原因之一。

2. 胆管结石成因　胆管结石根据结石产生的来源，可分为原发性胆管结石和继发性胆管结石。

（1）原发性胆管结石：可能与胆道感染、胆管狭窄、胆道寄生虫感染（尤其蛔虫感染）有关。当合并慢性炎症时，则结石形成过程更为迅速，胆道的感染、梗阻在结石的形成中，互为因果，相互促进。

（2）继发性胆管结石：胆囊结石系某些原因而下移至胆总管，多发生在病程长、胆囊管扩张、结石较小的结石性胆囊炎病例中，其发生率为14%。

（三）胆石症的发病机制

1. 胆固醇性结石的形成机制　正常时胆汁中一定浓度的胆盐和卵磷脂可以和胆固醇、蛋白质组成混合体胶粒，混悬于胆汁中而不被析出。胆汁中如胆固醇含量过多呈过饱和状态，则易析出形成胆固醇结石。在某些肠道疾病时，由于丧失了胆盐则促进胆固醇的析出，形成结石。

2. 胆红素性结石形成机制　正常胆汁中的胆红素与葡萄糖醛酸结合成酯类。大肠埃希杆菌等肠道细菌中的葡萄糖醛酸酶则有分解上述酯类使胆红素游离出来的作用，胆汁中的游离胆红素浓度增高可与胆汁中的钙结合，形成不溶性的胆红素钙而析出。所以在有肠道细菌感染、肠道蛔虫症及胆道炎症时，易形成胆红素结石。此外，胆色素含量增加（如红细胞破坏过多），胆汁内钙量增加以及胆汁的酸度增加等都可促进此类结石的形成。

（四）胆石症的临床表现

1. 胆囊结石的临床表现　因胆囊管被结石暂时性梗阻出现胆绞痛或上腹痛，典型发作多表现为在15分钟或1小时内逐渐加重，然后又逐渐减弱，同时伴有恶心与呕吐、消化不良、畏寒、发热。甚至因胆囊结石等胆道疾病，反射性引起心脏功能失调或心律的改变，而导致的一组临床症候群，称为胆心综合征。

2. 肝外胆管结石的临床表现　肝外胆管结石是指发生在肝总管及胆总管内的结石，最多见的是胆总管结石，典型症状有胆绞痛、寒战、高热及黄疸，称之为胆总管结石的三联征。

3. 肝内胆管结石的临床表现　原发于左右肝管分叉处以上部位的结石，称为肝内胆管结石。结石可广泛分布于肝内胆管系统，也可散在于肝内胆管的某一分支内，也可发生在某一肝叶或肝段的胆管内。主要临床表现有：上腹部疼痛和黄疸等症状。

（五）胆石症的诊断

B型超声波检查为诊断胆石症的首选检查方法，经内镜逆行胆管造影、经皮肝穿刺胆道造影、CT或MRI检查都可以进一步明确诊断。胆石症主要依据胆石症的临床表现、实验室及影像学检查结果而做出正确诊断。

（六）胆石症的实验室诊断

1. 胆红素代谢　胆红素代谢指标包括血清直接胆红素、间接胆红素、总胆红素和尿胆红素、尿胆原、粪胆原。当胆石引起胆管梗阻时，血清总胆红素增高，其中主要是结合胆红素增高，1分钟胆红素与总胆红素之比常大于40%，若胆管完全梗阻，其比值可大于60%。尿中胆红素含量显著增加，而尿胆原则减少或缺如，粪胆原亦减少或消失。

2. 血清酶学检查　常用的血清酶学指标有谷丙转氨酶（ALT）、谷草转氨酶（AST）、γ-谷氨酰转肽酶（γ-GT）、碱性磷酸酶（ALP）、乳酸脱氢酶（LDH）等。梗阻性黄疸时，ALP明显增高，常高于正常值的3倍，γ-GT亦显著性升高，ALT、AST呈轻到中度升高，LDH一般稍增高。

3. 凝血酶原时间测定　凝血酶原时间是反映结石引起胆管梗阻主要指标。胆管梗阻时，凝血酶原时间延长，应用维生素K后可恢复正常。但如胆管长期梗阻而引起肝功能严重损害时，即使注射维生素K，凝血酶原时间也不会恢复正常，提示肝细胞制造凝血酶原有障碍。

4. 血清铁与铜含量测定　血清铁与铜含量测定可反映胆道梗阻情况。正常人血清铁与血清铜的比值为0.8～1.0，当胆道发生梗阻时，血清铜含量增加，使铁铜比值小于0.5。

（七）胆石标本的收集和处理

结石标本，常由外科手术取得。胆结石微小者亦能随胆汁排入十二指肠，可将粪便筛洗过滤，从粪便残渣中觅取结石。取得之结石送检，用流动自来水充分冲洗后，再用蒸馏水冲洗1次，放在干燥洁净的滤纸、纱布上，任其自行干燥，待完全干燥后移入玻璃干燥器（盛无水氧化钙或硅胶）中，将干燥过后之胆石标本于洁净乳钵中研成粉末，然后放入玻璃干燥器中，干燥72小时至恒重后，用1/10 000分析天平精确称取10mg左右，以供分析。

第二节　尿结石成分分析

一、尿结石碳酸盐（urinary calculi carbonate）

【生化及生理】

肾脏维持体内酸碱平衡其重要调节作用，代谢过程中产生碳酸盐在尿液中的浓度较高，肾脏能保持碳酸盐平衡，并将多余的碳酸盐通过尿液排出。如果尿液太少的话，碳酸盐会成过饱和状态而析出，并和离子钙形成结晶，导致肾结石的产生。

【检测方法】

采用化学法、红外光谱法等。

化学法　将结石粉末加入50ml/L的盐酸时，若有气泡发生者，为阳性，即表示有碳酸盐存在。

【标本要求与保存】

结石标本，常由外科手术取得。尿结石细小者，可由尿排出，可将尿液沉淀，从沉淀中觅取微小的尿结石。将结石标本用蒸馏水洗净后放入60℃烤箱内烘干24小时，沿其长轴将结石一分为二，取切面核心至外周粉末。如果获得的结石为碎片时，则将所有碎片研磨成粉末。

【参考区间】

结石碳酸盐定性分析：阴性。

【临床意义】

有助于尿路结石的诊断和分型。结石碳酸盐定性检测为阳性，可明确肾结石诊断。若结石成分分析中钙定性测定结构也为阳性，该肾结石为磷酸钙和碳酸钙结石。

二、尿结石铵盐（urinary calculi ammonium）

【生化及生理】

在代谢过程中产生铵盐和肾脏自身分泌的铵盐在尿液中的浓度较高，肾脏能保持铵盐平衡，并将多余的铵盐通过尿液排出。如果尿液太少，或者肾脏疾病过度分泌铵盐，铵盐会成过饱和状态而析出，并和磷酸盐、离子镁形成结晶，导致肾结石的产生。

【检测方法】

采用化学法、红外光谱法等。

化学法：滴加2.5mol/L氢氧化钠溶液，至管内石蕊试纸变为蓝色为止。再加入奈氏（Nesser）试剂1ml，若变深黄色，棕色或有深黄色之沉淀出现，即为阳性，则示有铵盐存在。

【标本要求与保存】

见“尿结石碳酸盐”。

【参考区间】

结石铵盐定性分析：阴性。

【临床意义】

有助于尿路结石的诊断和分型。结石铵盐定性检测为阳性，可确立肾结石诊断。若结石成分分析中镁、铵、磷三者均阳性，即为三联磷酸盐结石，即为三联磷酸盐结石，该肾结石为磷酸铵镁结石。

三、尿结石尿酸（urinary calculi uric acid）

【生化及生理】

在代谢过程中产生尿酸和肾脏自身分泌的尿酸是尿中尿素的主要来源。肾脏能保持尿酸平衡，并将多余的尿酸通过尿液排出。如果尿液太少，或者尿中尿酸的绝对排泄量过多，尿pH升高等因素作用下，尿酸钠溶解度下降呈过饱和状态，就会形成结石。

【检测方法】

采用化学法、红外光谱法等。

化学法：加入140g/L碳酸钠1ml，再加尿酸试剂1ml在5分钟内显蓝色为阳性，久置后而仅显微蓝色者仍属阴性。

【标本要求与保存】

见“尿结石碳酸盐”。

【参考区间】

结石尿酸定性分析：阴性。

【临床意义】

有助于尿路结石的诊断和分型。结石尿酸定性检测为阳性，可明确肾结石诊断。该肾结石为尿酸结石。

四、尿结石草酸钙（urinary calculi calcium oxalate）

【生化及生理】

在代谢过程中产生草酸是尿中草酸的主要来

源。肾脏能保持草酸平衡，并将多余的草酸通过尿液排出。如果尿液太少，或者尿中草酸的绝对排泄量过多，尿中各种盐分中溶解度较小的草酸盐和钙离子就会形成结晶，并且离子浓度越高，结晶越大。

【检测方法】

按铵盐测定法中和后，加入 100ml/L 醋酸少许，使呈酸性，摇匀后，如出现白色沉淀为阳性。

【标本要求与保存】

见"尿结石碳酸盐"。

【参考区间】

结石草酸钙定性分析：阴性。

【临床意义】

有助于尿路结石的诊断和分型。结石草酸钙定性检测为阳性，可确立肾结石诊断。若结石成分分析中钙定性测定结构也为阳性，该肾结石为草酸钙结石。

五、尿结石钙（urinary calculi calcium）

【生化及生理】

肾脏和钙代谢关系非常密切，从肾小球滤过的钙 50% ~70% 在近端肾小管被重吸收，30% ~40% 在远端肾小管重吸收，尿中排出的钙，离子钙占 20%，复合钙占 80%，以枸橼酸钙为主。肾脏可以使钙保持平衡，多余的钙以溶解状态排出体外。但如果尿液太少的话，钙离子过饱和；或者由于血钙升高导致肾小球滤过钙增多，PTH 减少导致肾小管重吸收钙减少，造成尿钙增多；或者由于肾小管尤其是近端小管功能异常，导致重吸收钙减少，都可以导致钙离子浓度增高，形成高钙尿，易形成结晶。

【检测方法】

标本中和后，加入冰醋酸少许，使呈酸性，加入 40g/L 草酸铵溶液 2ml 混匀后，稍待片刻，如有混浊状白色沉淀出现，而较草酸钙试验之阳性沉淀为多者即为阳性。若草酸钙试验为阴性时，可利用此液继续做钙试验，因两者试验之前段步骤相同。

【标本要求与保存】

见"尿结石碳酸盐"。

【参考区间】

结石钙定性分析：阴性。

【临床意义】

有助于尿路结石的诊断和分型。结石钙定性检测为阳性，可确立肾结石诊断。若结石成分分析中草酸钙定性测定结构也为阳性，该肾结石为草酸钙结石；若结石成分分析中碳酸盐定性测定结构也为阳性，该肾结石为碳酸钙结石；若结石成分分析中磷酸盐定性测定结构也为阳性，该肾结石为磷酸钙结石。

六、尿结石磷酸盐（urinary calculi phosphate）

【生化及生理】

在代谢过程中产生磷酸盐是尿中磷酸盐的主要来源。肾脏能保持磷酸盐平衡，并将多余的磷酸盐通过尿液排出。如果尿液太少，或者尿 pH 升高，磷酸钙溶解度下降，尿中溶解度较小的磷酸盐和钙离子就会形成结晶；或者尿中铵盐和镁离子浓度过度饱和，和饱和的磷酸盐一起形成磷酸铵镁结石。

【检测方法】

加入浓氨水少许使呈碱性，此时显有白色混油状，再加浓硝酸少许使呈酸性，溶液又变清，再加等量钼酸试剂，加热至 60℃，显出黄色沉淀者即为阳性。

【标本要求与保存】

见"尿结石碳酸盐"。

【参考区间】

结石磷酸盐定性分析：阴性。

【临床意义】

有助于尿路结石的诊断和分型。结石磷酸盐检测为阳性，可确立肾结石诊断。若结石成分分析中钙定性测定结构也为阳性，该肾结石为磷酸盐结石；若结石成分分析中铵盐和镁离子定性测定结构也同为阳性，该肾结石为磷酸铵镁结石。

七、尿结石镁（urinary calculi magnesium）

【生化及生理】

在代谢过程中产生镁离子是尿中镁离子的主要来源。肾脏能保持镁离子平衡，并将多余的镁离子通过尿液排出。尿液太少的话，或者尿 pH 升高，尿中各种盐分中溶解度较小的磷酸盐、铵盐和镁离子就会形成磷酸铵镁的结晶。

【检测方法】

结石标本粉末溶液 1 管，加镁试剂 3 滴，再加 5mol/L 氢氧化钠溶液，使成强碱性，如显有蓝色或蓝色沉淀者，即为阳性。

【标本要求与保存】

见"尿结石碳酸盐"。

【参考区间】

结石镁定性分析：阴性。

【临床意义】

有助于尿路结石的诊断和分型。结石镁检测为阳性，可进一步明确肾结石诊断。若结石成分分析中镁定性测定结构也为阳性，结石成分分析中铵盐和磷酸盐定性测定结构也同为阳性，该肾结石为磷酸铵镁结石。

八、尿结石胱氨酸(urinary calculi cystine)

【生化及生理】

正常人尿液中胱氨酸很少。当出现肾小管转运障碍，大量胱氨酸从尿中排泄，或者近端小管和空肠对胱氨酸等转运障碍所致的遗传性疾病时，尿中出现胱氨酸，而形成结晶。

【检测方法】

分别用醋酸缓冲液、亚硫酸氢钠和尿酸试剂点滴，渐生蓝色为阳性。

【标本要求与保存】

见“尿结石碳酸盐”。

【参考区间】

结石胞苷定性分析：阴性。

【临床意义】

有助于尿路结石的诊断和分型。结石胱氨酸检测为阳性，可进一步明确肾结石诊断，而且该肾结石最可能为胱氨酸结石。

九、尿结石胞苷(urinary calculi cytidine)

【生化及生理】

正常人尿液中不含胞苷类物质。当出现肾小管转运障碍，大量胞苷从尿中排泄，或者近端小管和空肠对胱氨酸、赖氨酸等转运障碍所致的遗传性疾病时，尿中出现胞苷类物质，当尿中胞苷类物质未及时排出，而形成结晶。

【检测方法】

加少许亚硫酸钠，加尿酸试剂 1ml 混匀后，徐徐加入碳酸钠粉末，直至管内无泡沫出现为止。立即显深蓝色者，为阳性，如无色或仅有微蓝色者均为阴性。

【标本要求与保存】

见“尿结石碳酸盐”。

【参考区间】

结石胞苷定性分析：阴性。

【临床意义】

有助于尿路结石的诊断和分型。结石胞苷检测为阳性，可进一步明确肾结石诊断，而且该肾结石最可能为胱氨酸结石。

十、尿结石铁(urinary calculi ferrum)

【生化及生理】

在代谢过程中产生铁离子是尿中铁离子的主要来源。肾脏能保持铁离子平衡，并将多余的铁离子通过尿液排出。尿液太少的话，尿中各种盐分中溶解度较小的铁离子就会和尿中的靛蓝形成结晶。

【检测方法】

加浓氨水中和后，一管加低铁氰化钾溶液少许，如显蓝色沉淀，则示有高铁存在。另一管加高铁氰化钾溶液少许，亦显蓝色沉淀者，则示有低铁存在。

【标本要求与保存】

见“尿结石碳酸盐”。

【参考区间】

结石铁定性分析：阴性。

【临床意义】

有助于尿路结石的诊断和分型。结石铁检测为阳性，可确立肾结石诊断。若结石成分分析中铁定性测定结构也为阳性，结石成分分析中靛蓝定性测定结构也同为阳性，该肾结石为基质结石。

十一、尿结石磺胺类药物(urinary calculi sulfonamides)

【生化及生理】

肾脏是机体代谢中心，进入机体的磺胺类的排出都要经过肾脏，如果尿液太少或用药剂量过大，或者肾脏疾病，尿中磺胺类的复方磺胺二甲嘧啶、磺胺嘧啶溶解度较小，就会形成结晶。

【检测方法】

结石标本粉末溶液经中和后，加入新鲜配制之 5g/L 亚硝酸钠溶液 1ml，混匀后，放置 3 分钟，然后再加入 2.5g/L 二甲基-α-萘胺酒精溶液 5ml，如有红色出现即为阳性。

【标本要求与保存】

见“尿结石碳酸盐”。

【参考区间】

结石磺胺类药物定性分析：阴性。

【临床意义】

有助于尿路结石的诊断和分型。结石磺胺类药物检测为阳性，可确立肾结石诊断，而且该肾结石可能为药物性结石。

十二、尿结石靛蓝(urinary calculi indigotin)

【生化及生理】

靛蓝也是机体代谢物质，尿液太少的话，尿中各种盐分中溶解度较小的铁离子就会和尿中的靛蓝形成结晶。

【检测方法】

结石标本粉末配制溶液内显有蓝色，即为阳性，示有靛蓝存在。

【标本要求与保存】

见“尿结石碳酸盐”。

【参考区间】

结石靛蓝定性分析:阴性。

【临床意义】

有助于尿路结石的诊断和分型。结石靛蓝检测为阳性，可确立肾结石诊断。若结石成分分析中铁定性测定结构也为阳性，该肾结石为基质结石。

十三、尿结石尿脂石(urinary calculi urostealith calculus)

【生化及生理】

尿液中尿脂以甘油酸形式存在，如果尿液太少，或者由于脂肪吸收减少，肠腔内脂肪与钙结合，引起结肠甘油酸增多，导致甘油酸排泄增多，聚集形成结晶。临床较为罕见。单一成分的结石少见，多数是几种成分所占比例不等的混合性结石居多。

【检测方法】

结石标本粉末悬液滴于玻片上面，自然蒸发使干，用苏丹 M(Sudan M)染色，于显微镜下观察，若有脂肪球存在，即为阳性。

【标本要求与保存】

见“尿结石碳酸盐”。

【参考区间】

结石尿脂石定性分析:阴性。

【临床意义】

有助于尿路结石的诊断和分型。结石尿脂检测为阳性，可确立肾结石诊断。该肾结石为基质结石。

十四、尿结石胆固醇(urinary calculi cholesterol)

【生化及生理】

尿液一般不含胆固醇，由于肝脏内的丙氨酸-乙醛酸转氨酶(AGT)有缺陷引起的脂肪吸收减少，导致胆固醇排泄增多;或者肾脏疾病，胆固醇进入尿液中并呈过饱和状态，聚集形成结晶。

【检测方法】

结石标本粉末悬液5ml，加醋酸酐2ml及浓硫酸0.2ml，混合后置暗处10分钟，若有绿色出现者为阳性。

【标本要求与保存】

见“尿结石碳酸盐”。

【参考区间】

结石胆固醇定性分析:阴性。

【临床意义】

有助于尿路结石的诊断和分型。结石胆固醇检测为阳性，可确立肾结石诊断。该肾结石为基质结石。

十五、尿结石黄嘌呤(urinary calculi xanthine)

【生化及生理】

肾脏维持机体正常基本代谢，能保持黄嘌呤平衡，并将多余的黄嘌呤通过尿液排出。当缺乏黄嘌呤氧化酶，次黄嘌呤向黄嘌呤及黄嘌呤向尿酸的转化受阻，导致尿黄嘌呤升高，尿酸减少。若在应用嘌呤醇治疗时，因黄嘌呤氧化酶活性受抑制而尿黄嘌呤增高，发生黄嘌呤结石。

【检测方法】

结石标本粉末置于试管内，加浓硝酸数滴，慢慢于火焰上烘干，再加入2.5mol/L氢氧化钠溶液数滴，如有橘红色出现，并于加热后变成深红色者，即为阳性。

【标本要求与保存】

见“尿结石碳酸盐”。

【参考区间】

结石黄嘌呤定性分析:阴性。

【临床意义】

有助于尿路结石的诊断和分型。结石黄嘌呤检测为阳性，可进一步明确肾结石诊断，而且该肾结石可能为嘌呤结石。

十六、尿结石纤维蛋白(urinary calculi fibrin)

【生化及生理】

肾脏维持机体正常基本代谢,能保持纤维蛋白平衡,由于尿液量减少,或者因肾脏疾病,尿中纤维蛋白重吸收减少,尿中纤维蛋白溶解度较小,呈现过饱和状态,就会聚集形成结晶。

【检测方法】

结石标本粉末加入米伦(Millon)试剂 2ml 加热后,如有红色沉淀为阳性。

【标本要求与保存】

见“尿结石碳酸盐”。

【参考区间】

结石纤维蛋白定性分析:阴性。

【临床意义】

有助于尿路结石的诊断和分型。结石纤维蛋白检测为阳性,可确立肾结石诊断。该肾结石为基质结石。

十七、尿结石胆红素(urinary calculi bilirubin)

【生化及生理】

尿中一般不含胆红素。当肾脏疾病,游离胆红素进入尿中,尿中胆红素溶解度较小,就会与尿中的离子钙形成胆红素钙结晶。

【检测方法】

取胆石粉末少许于氯仿中,将上层氯仿溶液(即乙溶液)吸出,蒸干,加水少许使其溶解,此溶液与浓硝酸接触后,显绿色即表示有胆红素存在。

【标本要求与保存】

见“尿结石碳酸盐”。

【参考区间】

结石胆红素定性分析:阴性。

【临床意义】

有助于尿路结石的诊断和分型。结石胆红素检测为阳性,可确立肾结石诊断。该肾结石为其他类型结石。

十八、尿结石胆绿素(urinary calculi biliverdin)

【生化及生理】

尿中一般不含胆红素。当肾脏疾病,游离胆绿素进入尿中,尿中胆绿素溶解度较小,被还原为胆红素后就会与尿中的离子钙形成胆红素钙结晶。

【检测方法】

将氯仿提取后的胆石粉沉渣再以热乙醇浸出提取,此乙醇溶液与浓硝酸接触后显绿色者为阳性,示有胆绿素存在。

【标本要求与保存】

见“尿结石碳酸盐”。

【参考区间】

结石胆绿素定性分析:阴性。

【临床意义】

有助于尿路结石的诊断和分型。结石胆绿素检测为阳性,可确立肾结石诊断。该肾结石为其他类型结石。

第三节　尿结石尿液分析

一、尿液胱氨酸(urine cystine)

【生化及生理】

尿胱氨酸测定是检查胱氨酸尿症的指标。尿液中盐类结晶的析出,决定于该物质在尿液中的饱和度、尿液 pH、温度、胶体物质的浓度等因素,尿液中的结晶大部分无临床意义。如在新鲜尿中出现,而且量多时,要考虑结石的可能性。

【检测方法】

HPLC 或 LC/MS-MS。

【标本要求与保存】

收集 24 小时尿液,不加防腐剂。标本量 5ml,至少 2.5ml。

【参考区间】

成人 1.9～13.1mmol/mol Cr。

【临床意义】

阳性(或升高)见于胱氨酸尿症、胱氨酸性肾结石、妊娠早期等。需要检测的人群:妊娠早期的女性,肾功能异常的人。

二、尿液草酸(urine oxalate)

【生化及生理】

尿液检查。尿草酸盐的测定对原发性高草酸血症有一定的诊断意义。尿液中盐类结晶的析出,决定于该物质在尿液中的饱和度、尿液 pH、温度、胶体物质的浓度等因素,尿液中的结晶大部分无临床意义。如在新鲜尿中出现,而且量多时,要考虑结石的可能性。

【检测方法】

化学法、酶法。

【标本要求与保存】

用塑料容器收集 24 小时尿液,加 6N HCl 20ml。标本量 10ml,至少 2. 5ml。标本室温(25℃)、冷藏(4℃)保存 7 天,或冷冻(-20℃)保存 14 天。可反复冻融 3 次。

【参考区间】

儿童:13 ~ 38mg/24h。

成年男性:7 ~ 14mg/24h。

成年女性:4 ~ 31mg/24h。

【临床意义】

(1) 增高见于原发性高草酸血症,草酸盐中毒,糖尿病,肝硬化,维生素 B_6 缺乏,结节病,胰源性腹泻,小肠部分切除术后,胆道疾患,应用大剂量维生素 C 等。

(2) 降低见于急慢性肾衰竭。

三、尿液柠檬酸(urine citric acid)

【生化及生理】

柠檬酸是一种重要的有机酸,又名枸橼酸,无色晶体,常含一分子结晶水。尿液中盐类结晶的析出,决定于该物质在尿液中的饱和度、尿液 pH、温度、胶体物质的浓度等因素,尿液中的结晶大部分无临床意义。如在新鲜尿中出现,而且量多时,要考虑结石的可能性。

【检测方法】

酶法:枸橼酸(柠檬酸)在柠檬酸裂解酶的催化下生成草酰乙酸和乙酸盐,以上二者分别在苹果酸脱氢酶和乳酸脱氢酶作用下与 NADH 反应生成乳酸和苹果酸,反应所需 NADH 的量与枸橼酸的量有化学计量关系,NADH 可以在 340nm 下进行测定。

【标本要求与保存】

见“尿液草酸”。

【参考区间】

尿柠檬酸排泄量:320 ~ 1240mg/24h。

【临床意义】

多种病因可引起低枸橼酸尿,如Ⅰ型肾小管酸中毒、肠源性高草酸尿、吸收性高钙尿和肾性高钙尿、过多动物蛋白摄入、慢性腹泻、口服噻嗪类利尿剂等。一些研究揭示原发性甲状旁腺功能亢进症患者只有在低枸橼酸尿时才形成肾结石,而尿枸橼酸排出正常者不形成结石。

第四节　胆石成分分析

一、胆石胆固醇(gallstone cholesterol)

【生化及生理】

胆囊结石多是以胆固醇为主的胆石,胆囊内结石的形成,多与胆汁中脂质代谢异常和存在着有利于结石形成的因素有关。临床表现与结石大小、位置、有无阻塞及感染有关。胆固醇是绝大多数胆结石的主要成分,它极难溶于水,而胆汁内的胆固醇能以胆盐-磷脂微胶粒和磷脂微囊形式溶于水。胆汁中的“微胶粒”不足以使胆固醇全部溶解,胆汁呈过饱和状态,从而析出胆固醇结晶,即所谓“成石性胆汁”的区域。

【检测方法】

乙醇加入胆石粉末中,胆固醇从胆石中被提取出来,加入硫化铁显色剂和胆固醇与三价铁形成紫红色化合物,求得胆石中胆固醇含量。

【标本要求与保存】

结石标本,常由外科手术取得。用流动自来水充分冲洗后,再用蒸馏水冲洗 1 次,放在干燥洁净的滤纸、纱布上,任其自行干燥,待完全干燥后移入玻璃干燥器(盛无水氧化钙或硅胶)中,将干燥过后之胆石标本于洁净乳钵中研成粉末,然后放入玻璃干燥器中,干燥 72 小时至恒重后,用 1/10 000 分析天平精确称取 10mg 左右,以供分析。

【参考区间】

胆石胆固醇定性分析：阴性。

【临床意义】

胆石胆固醇定性分析阳性，可确立胆结石诊断。若单一胆石胆固醇定性分析阳性，为胆固醇结石；若胆石胆色素、钙分析都为阳性，或单合并胆石中钙定性分析阳性，为混合性结石。

二、胆石胆红素（gallstone bilirubin）

【生化及生理】

胆红素是红细胞中的血色素所制造的色素，血色素会分解成为正铁血红素和血红素。正铁血红素在正铁血红素依酶的作用会变成胆红素，称间接胆红素（结合胆红素），间接胆红素又在肝脏依酶作用变成直接胆红素，从胆道排泄。直接胆红素与钙离子结合而成的胆红素钙颗粒，在黏液的凝聚作用下形成结石。

【检测方法】

胆石中的胆红素经盐酸浸泡后，能被氯仿溶解而提取出来，被提取出来的胆红素与欧立重氮试剂偶化，形成偶氮胆红素，即产生红色，溶于甲醇中，与同样处理的标准管比较，求得胆石中胆红素的量。胆红素（mg%）= 由标准曲线查得胆红素含量×氯仿提取液总体积 ml/测定用氯仿提取液 ml×100/胆石重 mg。

【标本要求与保存】

见“胆石胆固醇”。

【参考区间】

胆石胆红素定性分析：阴性。

【临床意义】

胆石胆红素定性分析阳性，可确立胆结石诊断。若单一胆石胆红素定性分析阳性，或者合并有胆石钙分析阳性，为胆色素结石；若还合并胆石胆固醇分析阳性，为混合性结石。

三、胆石胆绿素（gallstone dehydrobilirubin）

【生化及生理】

胆绿素为胆色素之一，胆红素前体。肝脏可捕获血液中胆绿素，其中大部分与 UDP-葡萄糖醛酸结合成葡萄糖苷酸，最后排到胆汁中。胆绿蛋白失去蛋白组分和铁后形成的有四个核的线性吡咯色素，可还原为胆红素。胆红素与钙离子结合而成的胆红素钙颗粒，在黏液的凝聚作用下形成结石。

【检测方法】

将提取胆红素后，剩下的残渣，加无水乙醇 2ml，冰醋酸 2ml，充分摇散残渣，然后用 1∶1的无水乙醇及冰醋酸混合液稀释至 10ml 刻度，直接比色测定（若颜色太深可用 1∶1的无水乙醇及冰醋酸混合液稀释，结果乘稀释倍数），用 10mm 比色皿，以蒸馏水调 0 点，在 640nm 处测定吸光度，标准液不易保存（应即配制即用），应制备标准工作曲线，计算出胆石中胆绿素的含量，胆石中胆绿素（mg）% = 由标准工作曲线查得含量（按胆红素计 mg/10ml）。

【标本要求与保存】

见“胆石胆固醇”。

【参考区间】

胆石胆绿素定性分析：阴性。

【临床意义】

胆石胆绿素定性分析阳性，可确立胆结石诊断。若单一胆石胆绿素定性分析阳性，或者合并有胆石钙分析阳性，为胆色素结石；若还合并胆石胆固醇分析阳性，为混合性结石。

四、胆石钙（gallstone calcium）

【生化及生理】

正常胆囊黏膜能吸收 50% 的胆汁钙，从而降低胆汁游离钙的浓度，而且胆囊黏膜还分泌氢离子以酸化胆汁，增加游离钙的溶解度，当黏膜吸收和分泌功能改变，可使胆汁中钙过饱和，产生钙盐沉淀，当出现肝脏代谢障碍，胆红素浓度过高，胆红素与钙离子结合而成的胆红素钙颗粒，在黏液的凝聚作用下形成结石。

【检测方法】

钙离子在碱性溶液中能与指示剂钙红结合形成可溶性络合物，当加 EDTA 时，钙离子能与 EDTA 结合，使指示剂游离而呈蓝绿色（为滴定终点），与已知标准管比较求出胆石中钙的含量。

【标本要求与保存】

见“胆石胆固醇”。

【参考区间】

胆石钙定性分析：阴性。

【临床意义】

胆石钙定性分析阳性，可进一步明确胆结石诊断。若单一胆石钙定性分析阳性，或者合并有胆石胆色素分析阳性，为胆色素结石；若还合并胆石胆固醇分析阳性，为混合性结石。

五、胆石磷脂(gallstone phospholipid)

【生化及生理】

磷脂是一类含有磷酸的脂类，是胆汁的成分之一，磷脂与脂肪代谢密切相关。由磷脂酸合成而来，而依赖磷脂酶水解，维持平衡。当肝脏代谢异常、分泌磷脂酸过多，或者磷脂酶水平下降，导致胆汁内磷脂含量增高，过多的磷脂聚集，形成结石。

【检测方法】

氨萘磺酸显色法：胆石中磷脂经乙醚提取蒸干后，用过氯酸消化，使磷从磷脂中分离，加入钼酸试剂，使结合成磷酸，再以2,4-氨基萘磺酸还原成蓝色之钼蓝。待气泡消失后用10mm比色皿、以空白管调0点，在660nm处测定各管吸光度。

【标本要求与保存】

见“胆石胆固醇”。

【参考区间】

胆石钙定性分析：阴性。

【临床意义】

胆石磷脂定性分析阳性，可确立胆结石诊断。若单一胆石磷脂定性分析阳性，或者合并有胆石蛋白质、糖类或者脂肪酸，则为少见结石。

第五节　胆汁成分分析

胆石患者的胆汁是一个非均匀体系，处于相对不稳定状态。离心后的胆汁聚沉物主要含有胆固醇、胆红素及其钙盐、蛋白、磷脂等物质，与患者胆石核心的主要成分非常相似。胆汁中磷脂类囊泡的破坏以及一些难溶性钙盐的生成是影响胆汁稳定性及胆石形成的主要因素。磷脂和蛋白等有机基质在该患者结石的成核过程中可能起诱导和调控作用。

一、胆汁总胆汁酸(total bile acid)

【生化及生理】

胆汁酸是胆汁的重要成分，在脂肪代谢中起着重要作用。胆汁酸主要存在于肠肝循环系统并通过再循环起一定的保护作用。只有一少部分胆汁酸进入外围循环。促进胆汁酸肠肝循环的动力是肝细胞的转运系统——吸收胆汁酸并将其分泌入胆汁、缩胆囊素诱导的胆囊收缩、小肠的推进蠕动、回肠黏膜的主动运输及血液向门静脉的流入。

【检测方法】

酶法。

【标本要求与保存】

采用气态采样管收集胆汁。采用5ml气体采样管收集由肝门流出的胆汁。该采样管出气端接吸引器，进气端接直径2mm的吸管，将吸管的另一端贴近纤维块断面吸引由肝门流出的胆汁。收集时间为8分钟，收集的胆汁立即检测，否则保存于-80℃备用。

【参考区间】

0.5～0.9mmol/L。

【临床意义】

与胆道闭锁等疾病有关。

二、胆汁胆酸(bile cholic acid)

【生化及生理】

胆酸是属于游离胆汁酸。胆酸是由肝合成，随胆汁排入到十二指肠内，作为消化液的组成部分之一，能促进对脂类物质的消化和吸收，是人类的主要胆汁酸，对脂肪分解和所有脂溶性的营养物吸收起到重要作用。当因患某些疾病发生胆汁胆酸生成或分泌缺陷时，就会影响脂肪分解和所有脂溶性物质的吸收，胆汁内过多的脂肪和脂溶性物质聚集，容易引起胆内结石的形成。

【检测方法】

胆酸及其盐能与硫酸联缩合生成蓝色化合物。取新鲜胆汁0.1ml，加入95%乙醇（边加边摇匀）2.4ml，混匀后，离心沉淀后，取乙醇提取液备测，白管调0点，在640nm波长处测定吸光度，求得总胆酸之含量。

【标本要求与保存】

见“胆汁总胆汁酸”。

【参考区间】

胆囊胆汁：3.30～21.7mmol/L。

肝胆汁：1.0～4.29mmol/L。

【临床意义】

（1）胆汁中胆酸过低，影响对脂肪的分解和所有脂溶性的营养物吸收，引起脂肪和脂溶性物质聚集，形成主要成分为脂肪的少见结石（胆石成分分类）；脂溶性维生素 A、D、E、K 不能完全吸收，能导致维生素 A 的营养性缺乏，引起夜盲症、缺铁性贫血等疾病。

（2）胆汁中胆酸过高，可引起胆汁的淤积，破坏胆囊、胆管结构，促进各类胆结石形成；更严重者胆汁反流入肝脏，发展成为胆汁性肝硬化。

三、胆汁磷脂（bile phospholipid）

【生化及生理】

磷脂是一类含有磷酸的脂类，是胆汁的成分之一，由磷脂酸合成而来，而依赖磷脂酶水解，在胆汁内维持平衡。磷脂与脂肪代谢相关，它能使血液中的胆固醇和中性脂肪分解成极小的微粒，以便于组织的吸收和代谢，使其不在或少在血管上沉积，保持血管壁的柔滑和血管畅通，促进脂肪代谢，调节胆固醇在人体内的含量，从而有效地降低了“三高”（高胆固醇、高血压、高血脂），防治动脉硬化及冠心病。

【检测方法】

氨萘磺酸显色法：胆汁中磷脂经乙醚提取蒸干后，用过氯酸消化，使磷从磷脂中分离，加入钼酸试剂，使结合成磷酸，再以 2,4-氨基萘磺酸还原成蓝色之钼蓝。待气泡消失后用 10mm 比色皿，以空白管调 0 点，在 660nm 处测定各管吸光度。

【标本要求与保存】

见“胆汁总胆汁酸”。

【参考区间】

胆囊胆汁：4. 1 ~ 5. 0mmol/L。

胆管胆汁：2. 7 ~ 7. 7mmol/L。

【临床意义】

（1）胆汁内磷脂含量过高，容易引起胆汁内磷脂的聚集，形成主要成分为磷脂的少见结石。

（2）胆汁内磷脂含量过低，抑制脂肪代谢过程，引起胆固醇增多，形成胆固醇结石；加剧动脉硬化和冠心病的形成。

四、胆汁无机磷（biliary inorganic phosphorus）

【生化及生理】

无机磷是人体内含量较多的无机盐，它仅次于钙的含量。无机磷与体内钙代谢密切相关，当磷酸盐的浓度增加，钙离子与磷酸结合成不溶性盐；当钙离子升高时，与磷酸结合，从而影响磷的浓度。

【检测方法】

氨萘磺酸显色法：用三氯醋酸除去胆汁中蛋白质，离心沉淀后，于上层清液中加入钼酸试剂，使滤液中之磷与钼酸结合成磷钼酸，再以氨萘磺酸试剂还原成钼蓝，与同样处理之标准管溶液比色，求出胆汁中无机磷之含量。

【标本要求与保存】

见“胆汁总胆汁酸”。

【参考区间】

0 ~ 40μg/ml。

【临床意义】

胆汁内无机磷含量过高，钙离子与磷酸结合成不溶性盐，在胆汁内形成磷酸钙结晶，生成胆结石。

五、胆汁钙（bile calcium）

【生化及生理】

正常胆囊黏膜能吸收 50% 的胆汁钙，从而降低胆汁游离钙的浓度，而且胆囊黏膜还分泌氢离子以酸化胆汁，增加游离钙的溶解度，当黏膜吸收和分泌功能改变，可使胆汁中钙过饱和，产生钙盐沉淀，当出现肝脏代谢障碍，胆红素浓度过高，胆红素与钙离子结合而成的胆红素钙颗粒，在黏液的凝聚作用下形成结石。

【检测方法】

钙离子在碱性溶液中能与指示剂钙红结合形成可溶性络合物，当加 EDTA 时，钙离子能与 EDTA 结合，使指示剂游离而呈蓝绿色（为滴定终点），与已知标准管比较求出胆石中钙的含量。

【标本要求与保存】

见“胆汁总胆汁酸”。

【参考区间】

0 ~ 3. 2μg/ml。

【临床意义】

胆汁钙浓度过高，可以与胆汁内无机磷形成磷酸钙结石；当出现肝脏代谢障碍，也可以和胆红素结合而成的胆红素钙颗粒，在黏液的凝聚作用下形成结石。

六、胆汁总胆红素(bile total bilirubin)

七、胆汁直接胆红素(bile direct bilirubin)

【生化及生理】

胆红素是红细胞中的血色素所制造的色素，血色素会分解成为正铁血红素和血红素。正铁血红素在正铁血红素依酶的作用会变成胆红素，称间接胆红素(结合胆红素)，间接胆红素又在肝脏依酶作用变成直接胆红素，从胆道排泄。当肝细胞发生病变，导致肝内的胆管受压，排泄胆汁受阻，引起血中胆红素偏高；或者肝外的胆道系统发生肿瘤或出现结石，而将胆道阻塞时，胆汁不能顺利地排泄，即可引起胆红素偏高。

【检测方法】

胆汁加入酒精、甲醇、尿素、苯甲钠等溶液中的任何一种，使氢键破坏后，亦能与重氮试剂发生偶氮反应，称为胆红素间接反应，测得的间接反应胆红素，即代表总胆红素。胆汁直接加入重氮试剂立即进行偶氮化，生成紫红色之偶氮胆红素，称为直接反应，为结合胆红素。总胆红素减去结合胆红素，则可得到游离胆红素含量。

【标本要求与保存】

见“胆汁总胆汁酸”。

【参考区间】

总胆红素：66.4～235.0μmol/L。

直接胆红素：63.2～117.6μmol/L。

【临床意义】

胆汁内胆红素过高：①伴有肝脏疾病(急性黄疸型肝炎、急性黄色肝坏死、慢性活动性肝炎、肝硬化等)，发生肝细胞性黄疸(表现为直接胆红素与间接胆红素均升高)。②伴有肝外的胆道肿瘤或出现结石，引起阻塞性黄疸。

八、胆汁β-葡萄糖醛酸苷酶(bile β-glucuronidase)

【生化及生理】

β-葡萄糖醛酸苷酶是一种酸性溶酶体酶，可水解基底膜中的主要成分蛋白多糖，也能促使直接胆红素水解为间接胆红素进而形成结石，在肝细胞中含量较高。

【检测方法】

用葡萄糖K酞作基质，与胆汁混合后保温，胆汁中的葡萄糖醛酸苷酶使基质K酞葡萄糖醛酸苷水解，释放出酚酞，在碱性环境中酚酞呈红色，用比色法测定，在550nm波长附近有最大吸收峰。用单位时间内水解产生的酚酞表示酶的活性。

【标本要求与保存】

见“胆汁总胆汁酸”。

【参考区间】

男：7.31～12.65U/L。

女：5.11～9.77U/L。

【临床意义】

胆汁β-葡萄糖醛酸苷酶值增高，能促使直接胆红素水解为间接胆红素，与离子钙结合形成胆红素钙，形成胆红素结石。

(高　戈)

第二十一章 炎性标志物的测定

炎症(inflammatory)是一种非特异性事件。在某些组织中可由各种原因引起,进而产生大量炎性标记物(inflammatory marker),例如肺部感染的炎症会导致大量炎性生物标记物的产生,这类标志物与动脉粥样硬化综合征引发的无痛炎症产生的标记物是不同的。与动脉硬化相关的炎性标志物可通过斑块上的炎症和血管细胞直接产生,或在肝等其他重要器官产生。炎症反应与心血管疾病、糖尿病、肿瘤等的发生、发展密切相关,鉴定炎性标志物的表达水平,可更加准确地判断相关疾病所发生的阶段及进展程度,为疾病的评价、预测、诊断提供有力的证据,更为其治疗提供新的靶点。

第一节 概 述

健康状况下,当身体的完整性未受到实质性损害时,体内平衡机制面对变化的情况能保持稳定的内环境。然而,破坏组织的刺激能诱导炎症。炎症是机体对外界刺激的一种防御性反应,一般会表现出红、肿、热、痛、功能障碍等局部症状。一般说来,可将其分为由细菌或病毒等感染引起的感染性炎症,以及由自身免疫系统缺陷等非感染性因素所引起的非感染性炎症。

当细菌感染生物机体时,机体往往会出现发热、白细胞数增多(主要是中性粒细胞增多)、血沉加快,以及多种急性期蛋白增加等症状。目前,临床对感染性病症进行诊断治疗时,大多依赖传统方法如白细胞计数和分类、血沉等。但这些指标都有其局限及不可靠性,因为造成白细胞增多、血沉加快的因素是多种多样的,如妊娠、激烈运动、中毒和急性出血等非感染状态下,亦可引起白细胞数升高;血沉也受与炎症无关因素的影响(如红细胞性质、血清蛋白、脂质水平、年龄、性别、贫血等)。此外,血沉对急性炎症的反应较慢(一般2~3天才开始升高),经过治疗几周后血沉仍不能降至正常水平。因此,找到快捷可靠的炎症诊断的敏感性指标,对患病个体进行及时的诊断和治疗十分重要。

近年来,随着对感染性炎症的深入研究,人们发现了许多受感染性炎症影响的敏感性因子,其中的一大类就是酶类。研究表明,生物机体处于炎症反应后,体内一些特异性酶,如乳酸脱氢酶、α1-抗胰蛋白酶、天冬氨酸氨基转移酶、过氧化氢酶、碱性磷酸酶、磷酸激酶、黄嘌呤氧化酶、血纤维蛋白溶酶、乳过氧化物酶和脂酶等就会发生显著的变化。因此,许多研究中,将其作为感染性炎症的检测指标。但是,影响酶的因素同样很多,像温度、时间、pH、介质中离子的浓度、底物等均可引起酶量及酶活性变化。因此,酶活性作为诊断指标也有其不可靠性。另一大类炎症指标物被称为急性期蛋白(acute phase protein,APP)。它主要由肝细胞合成,但也可部分由网状内皮系统、中性粒细胞及血管内皮细胞合成。当机体在感染、创伤或其他病症状态下产生应激反应,就会导致血液中这些物质含量的变化,其浓度增加,则称为正性APP,反之,为负性APP。在人类,合成量降低的有:白蛋白、甲胎蛋白、转铁蛋白、α2HS-糖蛋白,这些为负急性相蛋白。合成增加的有:血浆铜蓝蛋白、补体成分C3、C4增加50%,α1-蛋白酶抑制物、α1-抗凝乳蛋白酶及纤维蛋白原增加2~5倍,C反应蛋白(CRP)、血清淀粉样蛋白A(SAA)增加1000倍。APP不受发热、血沉加快和白细胞增加等因素的影响。并且,APP的测定不受抗生素、免疫抑制剂和激素的影响,因此,炎性标志物(特别是急性时相蛋白)的检测,对许多感染性疾病的诊断治疗等均具有良好的指导作用,可作为炎性症状的可靠指标,并对于判断组织炎症和坏死应更有意义。

第二节　炎性标志物的检测

一、C-反应蛋白(C-reactive protein,CRP)

【生化及生理】

CRP 是环状五球体蛋白,分子量约为 120kD,由五个(每个含 206 个氨基酸残基)完全相同的亚单位以非共价键构成,是炎性淋巴因子(白介素-6、白介素-1、肿瘤坏死因子)刺激肝脏和上皮细胞合成。它广泛分布于人体,是机体受到微生物入侵或组织损伤等炎性刺激时肝细胞合成的急性时相蛋白。在炎症开始数小时 CRP 就升高,48 小时即可达到峰值,随着病变消退、组织结构和功能的恢复降至正常水平。

【检测方法】

散射免疫比浊法、透射免疫比浊法,检测限度应该至少 5mg/L,用于新生儿的检测必须更低。

【标本要求与保存】

血清,标本量 1ml。防止溶血,脂血影响结果。分离后的血清标本室温(25℃)、冷藏(4℃)或冷冻(-20℃)保存 14 天。可反复冻融 3 次。

【参考区间】

成人(20~60 岁):<5mg/L。

儿童:0.068~8.2mg/L,中值 0.58mg/L。

新生儿,脐血:≤0.6mg/L。

出生后 1 周至 1 个月的婴儿:≤1.6mg/L。

分娩母亲:≤47mg/L。

【临床意义】

(1) CRP 是急性时相反应蛋白,血浆中 CRP 浓度在急性心肌梗死、创伤、感染、炎症、外科手术和肿瘤浸润等时迅速显著地增高,心肌梗死后 6~12 小时即升高,可达正常水平的 2000 倍。

(2) CRP 是非特异性指标,主要用于结合临床检测疾病:①微生物感染;②评估炎症性疾病的活动度;③监测系统性红斑狼疮、白血病和外科手术后并发的感染(血清中浓度再次升高);④新生儿败血症和脑膜炎的监测;⑤监测肾移植后的排斥反应等。

【影响因素】

(1) 乳凝集试验法:质量保证考核显示了其不良的精确度和由于前带影响及类风湿因子引起胶乳的凝集,而产生严重的准确度问题。

(2) 免疫散射比浊法和免疫浊度法:高浓度的类风湿因子在 CRP-抗 CRP 免疫复合物中与免疫球蛋白结合可产生假性升高。在不用真正的样本作空白,而采用低度稀释样本可能导致来自脂血的干扰。

二、高敏 C-反应蛋白(high sensitive C-reactive protein,hs-CRP)

【生化及生理】

高敏 C 反应蛋白是通过使用抗 CRP 抗体的酶或荧光标记技术的乳胶增强方法,使检测灵敏度大大提高,可检测浓度低达 0.15mg/L 的 CRP,给冠心病的诊断和风险预测带来帮助。

【检测方法】

临床常规测定普通 CRP 的方法检测范围一般为 10~200mg/L,因缺乏较高的灵敏性已不足以预测心血管事件的危险。近年相继采用胶乳增强免疫比浊法等技术检测 hs-CRP,大大提高了分析的灵敏度(0.1~10mg/L)。用聚苯乙烯包被的抗人超敏 CRP 抗体和样品中超敏 CRP 相结合,利用免疫比浊法原理观察单位时间内抗原与抗体形成的浊度引起散射光的强度,与标准物进行比较来测定 hs-CRP 浓度。

【标本要求与保存】

血清或血浆,EDTA 或肝素抗凝。防止溶血,脂血影响结果。分离后的血清标本室温(25℃)、冷藏(4℃)或冷冻(-20℃)保存 14 天。可反复冻融 3 次。

【参考区间】

低风险:<1.00mg/L。

一般风险:1.00~3.00mg/L。

高风险:>3.00mg/L。

【临床意义】

(1) hs-CRP 是未来冠状动脉事件的预测指标。hs-CRP 检测是预测未来患心血管疾病和周围血管疾病危险的一个有力的独立预测指标,hs-CRP 较其他检测指标 LDL、CHOL、白介素-6 等对心血管事件有更强的预测作用,hs-CRP 水平与冠状动脉粥样硬化性心脏病的严重程度呈正相关。

（2）hs-CRP 与血脂联合检测是目前评估心血管疾病危险程度的极好模型。前瞻性研究揭示将 hs-CRP 加入到 TC 和 HDL-C 脂质筛查检测中，对心血管疾病危险因素的估价极有意义。

（3）hs-CRP 是急性冠状动脉综合征的预后指标。

【影响因素】

（1）试剂温度对测定结果有较大影响，测定前应先将试剂从冰箱中取出恢复至 15～25℃。

（2）测试标本时的环境温度应与记录参考曲线时所用的测量值相同（最大偏差为 3℃）。

（3）标本中的浑浊物和颗粒可能会干扰试验，故应彻底离心。严重溶血或脂血标本通过离心沉淀仍不能澄清的样本不能用于检测。

三、血清新蝶呤（serum neopterin）

四、随机尿新蝶呤（random urine neopterin）

五、脑脊液新蝶呤（cerebrospinal fluid neopterin）

【生化及生理】

新蝶呤，又称 D-赤-6-三羟丙基-蝶呤，是一种低分子量的物质。它由鸟苷三磷酸（GTP）经 GTP-环水解酶 I 合成，仅在人类和灵长类动物检测到。研究发现在患者体液如血清、尿中新蝶呤浓度升高与细胞免疫反应失常有关。在细胞免疫反应中主要由 T 细胞合成的 γ-干扰素刺激人巨噬细胞中的 GTP-环水解酶 I，而后致使新蝶呤产物增加和释放。近来多数研究，首次认为新蝶呤合成意义可能是支持巨噬细胞中的细胞毒机制，因新蝶呤能影响物质氧化特性的作用。

【检测方法】

血清、血浆和其他含蛋白的体液如脑脊液或腹水中的新蝶呤浓度可通过酶联免疫分析、放射免疫分析或 HPLC 进行检测。

尿液通常用 HPLC 来检测，采用反相 C18 柱和 Sorensen 磷酸盐缓冲液作洗脱剂。在这程序中，新蝶呤和肌酐同时被测定。用晨尿样本替代 24 小时尿样本系列检查更为实用。以肌酐作为内标准，对肌酐校正可消除生理性的变异。新蝶呤通过荧光检测（最大激发波长 353nm，最大发射波长 438nm）同时测量肌酐在 235nm 的紫外吸收。

【标本要求与保存】

血清或血浆，EDTA 抗凝。注意避光。立即检测，否则冷冻（-20℃）保存。

首次晨尿、脑脊液，第一次晨尿优于 24 小时尿样。尿样和血样必须避光保存，因为新蝶呤对光敏感。把样本用铝铂裹住或用避光容器是可行的。

【参考区间】

血清新蝶呤：<10nmol/L。

尿液新蝶呤：<100μmol/mol Cr。

脑脊液新蝶呤：<6nmol/L。

【临床意义】

（1）增高：多种自身免疫性疾病、风湿性关节炎、系统性红斑狼疮（活动期）、急性肝炎、慢性肝病、川崎综合征等、细菌性脑膜炎、获得性免疫缺陷综合征（艾滋病）和其他细菌感染。

（2）新蝶呤水平升高还可反映移植物抗宿主的早期指标，如骨髓移植患者在无排异反应时血清浓度为 10～20nmol/L，发生排异反应后立即明显上升。

【影响因素】

尿样和血样必须避光保存，因为新蝶呤对光敏感。把样本用铝箔裹住或用避光容器是可行的。

六、降钙素原（procalcitonin，PCT）

【生化及生理】

PCT 是分子量约 13 000 的蛋白质，氨基酸序列涉及 116 个氨基酸，与降钙素激素原相同，在 60～91 号位，包含人类降钙素氨基酸序列。PCT 反映了全身炎症反应的活跃程度。影响 PCT 水平的因素包括被感染器官的大小和类型、细菌的种类、炎症的程度和免疫反应的状况。

【检测方法】

临床常用免疫发光测定法，检测原理为：血清或血浆和吖啶酯偶联的单抗放在包被了抗 catacalcin 单抗的测试管中，孵育（室温、暗处）后反复洗涤洗去过剩的示踪液，测定管直接用光度计测定。在测试中，注入 H_2O_2 和 NaOH 后，形成一个光的信号，它是按照相对光单位以标准曲线为基准所测定的，随后将这个信号转换为 PCT 浓度。

也可用酶联荧光分析（enzyme-linked fluorescent assay，ELFA），以及免疫层析法。

【标本要求与保存】

血清或血浆,肝素锂抗凝。标本量 1.0ml,至少 0.5ml。分离后的标本立即测定,否则冷冻(-20℃)保存。

【参考区间】

男性:<8.8ng/L。

女性:<5.8ng/L。

【临床意义】

(1) PCT 是严重细菌性炎症和真菌感染的特异性指标,而且也是脓毒症和炎症活动有关的多脏器衰竭的可靠指标。如果给予足够的刺激,免疫抑制的患者将产生 PCT。PCT 不仅是用于鉴别诊断的急性指标,而且是监控炎症活动的参数。

(2) 可用于监控具感染危险的患者。由于 PCT 只是在全身细菌性感染或脓毒症时合成,而不在局部炎症和轻微感染中合成,所以 PCT 在监控严重感染时是比 CRP,IL-6、体温、白细胞计数、红细胞沉降率更好的工具。

(3) 可用于病程监控和预后。在严重的细菌性感染疾病中如脓毒症和 MODS,PCT 升高的程度是炎症活动的反映,即严重的感染引起 PCT 浓度显著升高(>10g/L)。而较轻的感染或临床不太严重的脓毒症仅引起 PCT 中度升高。

【影响因素】

影响 PCT 水平的因素包括被感染器官的大小和类型、细菌的种类、炎症的程度和免疫反应的状况。

七、前白蛋白(prealbumin,PA)

【生化及生理】

PA 由肝细胞合成,因在血清蛋白电泳中显示于清蛋白前方故而得名,主要包括视黄醇结合蛋白(retinol binding protein,RBP)和甲状腺素转运蛋白(transthyretin,TTR)。PA 为运载蛋白和组织修补材料,其中 RBP 能运输视黄醇(维生素 A 的一种形式),TTR 可结合转运大约 10% 的甲状腺素(T_4),故又称其为甲状腺素结合前白蛋白(TB-PA)。

【检测方法】

临床常用免疫扩散法、散射比浊法和透射比浊法检测 PA。

免疫扩散法简单、方便,不需要特殊设备,但精密度和准确度均差,且费时,现较少用。散射比浊法灵敏度较高,但需要专门的免疫分析仪和配套的试剂盒。透射比浊法灵敏度高,且可在具有 340nm 波长的任何生化分析仪上进行,基本满足临床常规工作的要求,应用较广。

散射比浊法和透射比浊法测定原理为:血清中的 PA 与抗 PA 抗体在液相中反应生成抗原抗体复合物,使反应液呈现浊度。当一定量抗体存在时,浊度与血清中的 PA(抗原)的含量呈正比。利用散射比浊或透射比浊技术,与同样处理的 PA 标准品比较,求得样品中 PA 含量。

【标本要求与保存】

血清或血浆。分离后的血清或血浆标本如不能及时测定,应置于 2～8℃冰箱保存,可稳定两天。

【参考区间】

透射比浊法:健康成年人 250～400mg/L,儿童水平约为成年人的一半。

散射比浊法:结果稍低,健康成年人 160～350mg/l。

各单位可根据自身条件建立本实验室的参考值。

【临床意义】

(1) 增高:见于霍奇金病(Hodgkin 病)、口服避孕药和使用类固醇药物。

(2) 降低:见于:①PA 是一种负急性时相蛋白,在急性炎症、恶性肿瘤、创伤等时常降低;②肝脏疾病:如各类肝炎、肝硬化及肝癌,PA 是肝功能障碍的一个敏感指标,有利于肝病的早期诊断;③营养不良;④蛋白消耗性疾病或者肾病。

【影响因素】

(1) 对于脂血、溶血及严重黄疸标本应做标本空白对照,以消除干扰。

(2) 本法属于浊度反应,试剂有任何可见的浑浊,应弃去不用,否则对结果有较大的影响。

(3) 比浊法的线性范围可达 800mg/L,如样本浓度超过此值时,应用生理盐水稀释后重测。

八、转铁蛋白(transferrin,Tf)

【生化及生理】

Tf 主要由肝脏合成,分布于血液、淋巴液和其他细胞外液。Tf 能可逆的结合多价阳离子,包括铁、铜、锌等,每一分子 Tf 可以结合两个三价铁离子。Tf 将结合的铁转运并释放到需要铁的组织,而其本身并不改变,正常的情况下,只有 1/3 Tf 与绝大部分的铁结合并转运。

【检测方法】

Tf的测定方法有免疫散射比浊法、放射免疫法和电泳免疫扩散法。目前临床常用免疫散射比浊法，原理是利用抗人Tf血清与待检测的Tf结合，形成的抗原抗体复合物使光吸收和散射浊度增加，与标准曲线比较，即可计算出Tf含量。

【标本要求与保存】

血清或非EDTA抗凝血浆。注意空腹抽血。分离后的血清或血浆标本如不能及时测定，应置于2～8℃冰箱保存，可稳定两天。

【参考区间】

新生儿：1.17～2.5g/L。

20～60岁：2.0～3.6g/L。

>60岁：1.6～3.4g/L。

【临床意义】

（1）增高：见于：①缺铁性低血色素贫血（如反复出血、妊娠中、晚期、铁缺乏、口服避孕药等）时，Tf代偿性合成增加；②高蛋白膳食治疗时，Tf浓度上升快，是判断治疗效果的良好指标；③肝细胞坏死时，贮存的Tf从单核-巨噬细胞系统释放，Tf升高。

（2）降低：见于：①再生障碍性贫血时，Tf含量正常或者低下；②急性时相反应如恶性肿瘤、恶病质、炎症；③营养不良及慢性肝脏疾病，如肝病综合征、肝硬化等。

【影响因素】

Tf的浓度受进食影响，且机体在缺铁状态时，Tf浓度上升，经铁有效治疗后恢复到正常水平。所以需空腹抽血测定。

九、白细胞介素-6（interleukin-6）

【生化及生理】

IL-6过去曾称为IFN-β_2，相对分子量为26 000，由单核-巨噬细胞、T细胞、B细胞等多种细胞产生，是在炎症反应中重要的细胞因子。它的主要生物学活性为促进B细胞成为抗体分泌细胞；促进T细胞的生长和IL-2的产生；促进骨髓干细胞的生长；刺激肝细胞产生C反应蛋白等急性期反应物质，并具有调节、促进或抑制肿瘤细胞产生的作用等。

【检测方法】

血浆（尿）中IL-6的含量测定方法有IL-6依赖细胞（MH6·BSF2细胞）增殖反应MTT测定法、金黄色葡萄球菌Coman-1株（SAC）协同刺激B细胞分化反应测定法（ELISA测定血清lgG含量）、ELISA等，临床上常用双抗夹心ELISA法。

【标本要求与保存】

血清、EDTA抗凝血浆或尿液。尿液最好用晨尿。分离后的血清或血浆标本如不能及时测定，应置于2～8℃冰箱保存，若需保存时间较长（>1天），建议冻存于-20℃；若需要保存时间超过1周，建议在-70℃保存，并避免标本反复冻融。

【参考区间】

血清或者血浆<10ng/L。

尿或其他体液中此项目的检测尚无公认的参考范围。

【临床意义】

（1）血浆IL-6水平在急性炎症时升高，但无疾病特例性，不能用于疾病的诊断与鉴别。

（2）高危新生儿脐带血液中IL-6的分泌是评价新生儿毒血症的一个很好的指标。

（3）评价器官损伤或周边缺氧的程度。因为组织缺氧和组织损伤可引起非免疫细胞大量释放IL-6，一般来说IL-6>1000ng/L与高死亡率相关。

【影响因素】

器官移植患者由于进行抗体治疗（OKT3、ATG），可以观察到IL-6暂时性的假阳性升高。术后2～3天，可以观察到IL-6浓度升高而无明显的临床相关症状。

十、白细胞介素-8（interleukin-8）

【生化及生理】

IL-8又称中性粒细胞活化蛋白-1，a-趋化因子，是趋化因子家族中第一个被报道的成员，为相对分子量14 000的同源二聚体，在炎症信号刺激下，由单核-巨噬细胞、血管内皮细胞以及很多其他细胞大量产生。它的主要生物学活性为对中性粒细胞、T淋巴细胞、嗜碱性粒细胞的趋化作用，可激活中性粒细胞的黏附和杀菌功能，释放杀菌物质。

【检测方法】

血浆（尿）中IL-8的含量测定常用方法有中性粒细胞趋化实验、多形核白细胞酶释放法、原位免疫细胞化学测定法和ELISA法。临床上常用双抗夹心ELISA法。

【标本要求与保存】

见“白细胞介素-6”。

【参考区间】

血清或者血浆<10ng/L；尿液测定此项目暂无公认的参考区间。

【临床意义】

(1) 血浆IL-8水平在急性炎症时升高，但无疾病特例性，不能用于疾病的诊断与鉴别。

(2) 高危新生儿脐带血液中IL-8的分泌是评价新生儿毒血症的一个很好的指标，将IL-8和IL-6联合测定可以提高临床预测的灵敏度。

(3) 评价器官损伤或周边缺氧的程度。因为组织缺氧和组织损伤可引起非免疫细胞大量释放IL-8。一般来说IL-8>500ng/L与高死亡率相关。

【影响因素】

器官移植患者由于进行抗体治疗(OKT3、ATG)，可以观察到IL-8暂时性的假阳性升高。术后2～3天，可以观察到IL-8浓度升高而无明显的临床相关症状。

十一、白细胞介素-10(interleukin-10)

【生化及生理】

IL-10属于细胞因子中的干扰素家族，由辅助性T淋巴细胞亚群Th1和Th2、单核细胞、巨噬细胞、B淋巴细胞和角质细胞等产生。IL-10生物活性广泛，可选择性地抑制单核-巨噬细胞的某些功能，明显影响T淋巴细胞、B淋巴细胞等的功能；具有抗炎、调节细胞生长分化、免疫调节等作用。

【检测方法】

临床上常用双抗夹心ELISA法。

【标本要求与保存】

见“白细胞介素-6”。

【参考区间】

此项目暂无公认的参考区间。

【临床意义】

升高见于：①感染性疾病：肾小球疾病、慢性肾衰尿毒症、HIV感染早期患者、Ommen综合征；②某些肿瘤：如EBV相关淋巴瘤、黑色素瘤、非霍奇金淋巴瘤及卵巢癌等；③自身免疫性疾病：红斑狼疮、胶原诱导的关节炎等。

十二、肿瘤坏死因子-α(tumor necrosis factor-α,TNF-α)

【生化及生理】

TNF是一类单核细胞因子，有α和β两种类型。TNF-α又称恶液质素，相对分子质量17 000，常以二聚体形式存在。TNF-β在编码基因分子结构及很多功能都与TNF-α近似。TNF-α是巨噬细胞被脂多糖(LPS)和其他细菌产物活化后分泌的一种炎性细胞因子，也是一种致热原。TNF-α具有杀伤肿瘤细胞的作用，此外还能促进IL-1、IL-6、IL-8以及急性期反应物质(如淀粉样蛋白A)的产生，增强T细胞、B细胞对抗原刺激的增殖反应、细胞毒T细胞作用和MHC Ⅰ类抗原表达，引起白细胞增多和内皮细胞的黏附性增强。

【检测方法】

检测方法可分为三大类：TNF敏感靶细胞毒性试验、免疫学方法(双抗夹心ELISA法和BioELSA法)、FACS检测跨模型TNF。临床常用双抗夹心ELISA法。

【标本要求与保存】

见“白细胞介素-6”。

【参考区间】

血浆：总TNF-α<20ng/L，生物活性TNF-α<5ng/L；其他体液中的TNF-α暂无公认的参考区间。

【临床意义】

(1) 增高：慢性类风湿性关节炎、多发性硬化症、恶性肿瘤、肾移植或排斥、革兰阴性杆菌或脑膜炎球菌引起的弥散性血管内凝血(DIC)、中毒性休克及重症病毒性肝衰竭。

(2) TNF-α缺乏疾病特异性，不能用于疾病的诊断与鉴别，只用于病情、治疗效果以及预后的评估指标。

十三、可溶性IL-2受体(soluble interleukin-2-receptor,sIL-2R)

【生化及生理】

IL-2R由α、β两条链组成，主要存在于T淋巴细胞、B淋巴细胞、NK细胞和单核细胞膜上，称为膜IL-2R(mIL-2R)。IL-2与IL-2R结合后可刺激上述细胞生长和增殖并产生各种生物学效应。在细胞激活过程中由于酶的裂解作用，mIL-2R肽链胞外区(分子量42 000)脱落入血，成为可溶性的sIL-2R。sIL-2R在循环中的存在是淋巴细胞激活的标志，因其能与mIL-2R相互竞争结合IL-2，故高水平的sIL-2R存在干扰IL-2诱导的免疫学效应。

【检测方法】

双抗体夹心ELISA法和竞争ELISA法。

【标本要求与保存】

血清、EDTA 抗凝血浆。分离后的血清或血浆标本如不能及时测定,应置于4℃冰箱保存,若需保存时间较长(>1 天),建议冻存于-20℃,并避免标本反复冻融。

【参考区间】

血清或血浆中<1000U/ml。

【临床意义】

(1) 血液系统疾病:白血病及淋巴系统恶性疾患如 HTLV-1 病毒感染引起的成人 T 淋巴细胞白血病、多毛细胞白血病、慢性 B 淋巴细胞白血病和复发期霍奇金病患者血清 sIL-2R 均明显升高。

(2) 免疫缺陷病:AIDS 及其相关综合征患者血清 sIL-2R 也明显升高。

(3) 器官移植:异体移植后发生排斥反应者的 sIL-2R 水平明显高于存活稳定者。

(4) 自身免疫病:如活动期系统性红斑狼疮、Sezary 综合征及麻风病患者 sIL-2R 也升高。

(5) 实体瘤:随病情轻重不同,sIL-2R 亦有相应变化,病情进展,肿瘤恶性程度高,sIL-2R 也升高。

十四、血清淀粉样蛋白 A(serum amyloid A, SAA)

【生化及生理】

SAA 是一种急性时相反应蛋白,属于载脂蛋白家族中的异质类蛋白质。在急性时相反应过程中,经 TNF-α、IL-1 和 IL-6 刺激,SAA 在肝中由被激活的巨噬细胞和成纤维细胞合成,可升高到最初浓度的 100~1000 倍,但半衰期极短,只有 50 分钟左右。SAA 与高密度脂蛋白(HDL)有关,它能在炎症期间调节 HDL 的代谢。SAA 的一个特别重要的特性是其降解产物能以淀粉样蛋白 A 原纤维的方式沉积在不同的器官中,在慢性炎症疾病中这是一种严重的并发症。

【检测方法】

化学发光法、ELISA 法、放射免疫法和免疫比浊法。

【标本要求与保存】

血清。分离后的血清标本如不能及时测定,应置于4℃冰箱保存,若需保存时间较长(>1 天),建议冻存于-20℃,并避免标本反复冻融。

【参考区间】

正常人血清中含量<10mg/L。最好根据各实验室条件和采用的试剂盒检测一定数量的健康人血清,确定实验室的参考值。

【临床意义】

(1) 升高:①感染性疾病早期或急性期。②肿瘤恶变期,其峰值可超出参考范围 100 倍以上,恢复期则迅速下降或恢复正常。③慢性风湿性关节炎或类风湿性关节炎。④结核病或麻风病。⑤肾移植排斥反应。⑥淀粉样蛋白 A 淀粉样变性患者。

(2) 降低:恶性肿瘤、大手术后。

【影响因素】

待测血清样本应澄清,溶血、黄疸、脂血标本会干扰测定结果。

十五、钙卫蛋白(calprotectin)

【生化及生理】

钙卫蛋白是一种钙、锌结合蛋白,由两条重链和一条轻链组成,分子量为 36ku,主要由中性粒细胞、单核细胞及鳞状上皮细胞(除正常皮肤外)分泌,能抵抗白细胞、细菌产生的酶的降解。粪便中的钙卫蛋白是肿瘤性和炎症性胃肠道疾病的标志物。

胃肠道多种器官的疾病可损坏肠壁黏膜层,导致肠黏膜渗透性增高或中毒性、趋化性炎症,并刺激粒细胞,特别是中性粒细胞,趋化迁移至炎症部位并释放包括钙卫蛋白在内等抗菌物质,导致粪便钙卫蛋白升高。钙卫蛋白是一种有效的中性粒细胞趋化因子,占中性粒细胞胞质蛋白的 60%,并能在少量、随机粪便中被检测到,且钙卫蛋白理化性质稳定,大大提高了检测敏感度。

【检测方法】

临床常用双抗体夹心法。

【标本要求与保存】

粪便(1g,最少 0.5g)。干净的有盖小瓶。2~8℃环境下可保存 11 天,-20℃下可保存一年,运输过程中温度不可>37℃,可 2~8℃冷藏运输。

【参考区间】

每克粪便含 0~120μg。

【临床意义】

(1) 急性炎症的标志物,有助于评估肠胃炎症程度。

(2) 区分肠易激综合征和肠炎疾病(克罗恩病、溃疡性结肠炎)。粪便中钙卫蛋白水平与克罗恩病和溃疡性结肠炎的组织学、内窥镜检查具有显著一致性,也和肠炎疾病的检测金标准——粪便中铟-111

标记的中性粒细胞分泌物具有极高相关性。

（3）监测克罗恩病、溃疡性结肠炎或息肉摘除后患者状况。钙卫蛋白水平提高预示着相应疾病的复发，是一个比 CRP、ESR、HB 更好的标志物。如果粪便中钙卫蛋白水平很低，提示患器官性肠道疾病可能性很小。

【影响因素】

（1）假阳性：服用非甾体抗炎药（NSAIDs）时，粪便中钙卫蛋白含量上升。

（2）假阴性：患者骨髓抑制导致粒细胞减少时，钙卫蛋白分泌减少；<2 岁的儿童，其粪便中钙卫蛋白上升程度较低；炎性肠病患者处于炎症静止期。

十六、红细胞沉降率（erythrocyte sedimentation rate，ESR）

【生化及生理】

ESR 简称血沉，指在规定条件下，离体抗凝全血中的红细胞自然下沉的速率。ESR 是传统且应用较广的指标，操作简便，具有动态观察病情疗效的实用价值，受多种因素影响（基本的因素是红细胞缗钱状形成），在许多病理状态下明显增快，用于诊断疾病缺乏特异性。

ESR 是基于红细胞的沉降和聚集的原理。红细胞的密度比血浆高 6% ~7%，因此红细胞聚集沉落于底部是重力的结果。同时，血浆升到上部，红细胞慢慢下沉。由于红细胞表面是负电荷（Z 电势），一旦细胞间距离低于某一最低程度，相邻细胞就相互排斥。因此，红细胞保持漂浮状态。血浆蛋白黏附于红细胞表面，在某些疾病中如有异常蛋白血症存在，血浆蛋白能减低 Z 电势，从而促进红细胞聚集，形成较大颗粒，加速沉降。

【检测方法】

魏氏（Westergren）法：枸橼酸盐抗凝的血样本被吸入一根玻璃或塑料的吸管内。此吸管以毫米分度线直至 200mm 刻度。吸管保持垂直放置 1 小时后，应避免振动、风吹、阳光直射，以毫米为单位读取上层血浆的高度，即为红细胞沉降率。有些实验为两小时后读取结果。因此，ESR 实际为血液沉降反应长度（length of sedimentation reaction in blood，LSRB）。魏氏法为检测 ESR 的传统方法，为国内规范方法，对操作器材、条件和方法有严格规定，一次性下沉管使用方便、卫生安全。

改良魏氏法（Modified Westergren）：原理同魏氏法，可采用塑料血沉管（聚乙烯和聚碳酯）或一次性玻璃血沉管，血沉管需足够长，应保证试验完成前细胞尚未开始压紧。测量开始聚集到细胞压紧前的沉降情况，通常 18 ~24 分钟，将此段时间内沉降率转化成传统的 60 分钟的血沉值。自动化系统是将血沉管倾斜 18°在 20 分钟后判断终点。当 HCT<0.36 或 Hb<110g/L 时，可使用 EDTA 抗凝血。

自动血沉仪法：全自动血沉仪根据红细胞下沉过程中血浆浊度的改变，采用光电比浊、红外线扫描或摄影法动态分析红细胞下沉各个时段血浆的透光度，以微电脑记录并打印结果。自动血沉仪法可记录红细胞沉降全过程并能绘制血沉曲线，具有自动化、微量化、快速化的优点，适用于标本量较大的检验科室，但其测定结果应与参考方法比较，并制定参考范围。

此外，检测 ESR 的方法还有温氏法、ζ 血沉率法及潘氏法等。

【标本要求与保存】

全血（109mmol/L 枸橼酸钠溶液 1∶4稀释的抗凝血）。标本必须在 4 小时内检测完成，两小时内检测结果最佳；若不能及时检测，标本 4℃保存可延迟至 6 小时。

【参考区间】

儿童<10mm/h。

<50 岁：男性<15mm/h，女性<20mm/h。

>50 岁：男性<20mm/h，女性<30mm/h。

>85 岁：男性<30mm/h，女性<42mm/h。

【临床意义】

（1）增快：见于：①生理性增快：12 岁以下的儿童或 60 岁以上的老年人、妇女月经期、妊娠 3 个月以上。②病理性增快：各种炎症性疾病，风湿热、结核病、组织损伤及坏死、恶性肿瘤、慢性肾炎、肝硬化、多发性骨髓瘤、巨球蛋白血症、淋巴瘤、系统系红斑狼疮、亚急性感染性心内膜炎、黑热病、部分贫血患者、动脉粥样硬化、糖尿病、肾病综合征、黏液性水肿患者等。

（2）减慢：见于真性红细胞增多症、低纤维蛋白原血症、充血性心力衰竭、红细胞形态异常（如异形红细胞、球形红细胞、镰形红细胞）、严重贫血。

【影响因素】

（1）标本：溶血、凝血或血样含冷凝集素或冷球蛋白。

（2）药物：特殊的抗炎药物对 ESR 有抑制作用，如：乙酰水杨酸、皮质醇、吲哚美辛、保泰松；输注葡萄糖、聚乙烯吡咯烷酮、白明胶等药物。

第三节　类风湿关节炎相关自身抗体的检测

见“第三十章　自身免疫性疾病的自身抗体测定”。

（刘文恩）

第二十二章
心脏标志物的测定

心脑血管疾病已成为严重危害人类健康的重大疾病之首，亦称为“头号杀手”，是全球重点防治的疾病之一。心脑血管疾病包括心血管疾病（cardiovascular disease，CVD）和脑血管病（cerebrovascular disease，CVD）。心血管疾病又包括各种心脏病和血管疾病，脑血管病最常见脑卒中即脑中风。

在西方发达国家心血管事件出现“拐点”的同时，我国的发病率和病死率却仍呈快速上升趋势。据调查显示，我国有一组惊人的数字：高血压患者有2.3亿，血脂异常患者1.6亿，糖尿病患者4000多万，超重约2亿人，肥胖约6000万人，吸烟3.5亿人，被动吸烟5.4亿人，这使我国防治和控制心脑血管疾病面临严峻挑战。

心血管疾病的实验室检查除血常规、尿常规外，多种生化、微生物和免疫检查均有助于疾病诊断，现众多心脏标志物的测定为临床诊疗提供了重要信息，是心血管病学的重要组成部分。特别是目前心脏标志物的检测用于：急性心肌梗死时血中肌钙蛋白、肌红蛋白和心肌酶的测定；动脉粥样硬化时血液中各种脂质的检查；心力衰竭时血A型利钠肽、B型利钠肽的测定等均在临床应用中得到了肯定。

第一节　概　　述

人体的循环系统是由心脏和血管组成，其主要作用是通过心脏有节律的收缩和舒张，将血液从心脏泵入血管并运送到全身各组织器官，保证供血供氧，完成体内物质的运输和交换，保证人体正常新陈代谢的进行。一旦心脏停止跳动，人的生命也随即终止。心脏的这种特殊的工作方式，基于心脏独特的解剖、组织结构、生理和生化特点，这是理解心脏疾病实验室诊断的基础。

一、心脏解剖和生理

心脏具有独特的解剖、组织结构和生理、生化特点。心脏是一个由心肌构成的中空圆锥器官，在心脏外壁有供给心脏能量和氧的血管，称为冠状动脉，分为左冠状动脉和右冠状动脉两支，分别供应左心室、右心室等心脏相应部位心肌的血和氧。心脏每次搏动，包括了收缩期和舒张期。在舒张期，含高浓度氧的血由肺至左心房，低氧或含二氧化碳的血由机体各部分经体静脉回到右心房，在舒张末期，心房收缩，心房内血液通过房室瓣进入心室。在收缩期，左右心室分别将血液泵入主动脉和肺动脉，这就是人体的体循环和肺循环，也称大、小循环。心脏和血管组成人体的循环系统，主要功能是将有氧血液泵入血管并运送到身体各组织器官，保证人体正常新陈代谢的血、氧等物质供应。健康成人心率60～100次/分钟，搏出血液3.6～6L/min。

心肌主要由心肌纤维细胞组成，每条心肌纤维直径10～20μm，长30～60μm。每一肌纤维外有一层薄的肌膜，内有1～2个细胞核和多个线粒体，中央是肌原纤维。肌原纤维由许多蛋白微丝组成，分粗细两种。粗丝长约1.5μm，直径15nm，由肌球蛋白（myosin）分子组成；细丝长约100nm，直径6～7nm，由三部分组成：肌动蛋白（actin）、原肌球蛋白（tropomyosin）和肌钙蛋白（troponin，Tn）。肌动蛋白是由双螺旋形式的G-肌动蛋白组成，原肌球蛋白是一细长的分子环绕在肌动蛋白外面，每隔40nm有一组肌钙蛋白。当钙离子进入后，肌钙蛋白复合体构型变化拉动覆盖表面的原肌球蛋白，暴露肌动蛋白，使粗丝肌球蛋白的横桥在肌动蛋白表面移动，细丝在粗丝中滑动，肌节间距离缩短，肌肉收缩。心肌肌动蛋白所依赖的钙离子主要来自于细胞外间隙，由于心肌需要不停搏动，要有持续的能量供应，所以线粒体占了肌浆容积的 40%，而骨骼肌中线粒体仅占肌浆容积的 2%。

心肌富含蛋白以及与能量代谢有关的酶，如肌钙蛋白、肌红蛋白（myoglobin，Mb）、肌酸激酶（creatine kinase，CK）、乳酸脱氢酶（lactate dehydrogenase，LD），这些都可作为心肌损伤的标志物。在心肌细胞中，CK 集中在 M 带，LD 见于胞液和线粒体，cTn 在肌浆中是细丝的一部分。

当心脏以上特点受到损害时，其组织结构、生理和生化发生异常改变，并表现出相关的异常生化指标，即心脏标志物。检测心脏标志物有助于心血管疾病的诊断、治疗、预防及预后的判断，亦是今后心脏标志物的研究和开发的重点和热点。

总之，从目前临床应用来看，心脏标志物的检测重点还是应用于急性心肌梗死（acute myocardial infarction，AMI）或目前常称之为急性冠状动脉综合征（acute coronary syndrome，ACS）以及心力衰竭等的心脏疾患，对于 AMI、ACS 和心力衰竭的正确诊断、疗效评价、危险性分类和预后的估计有重要的临床应用价值，可为临床诊治提供重要的实验室依据。

二、常见心血管疾病及其发病机制

心血管疾病很多，最常见且与心脏标志物密切的心血管疾病是：冠状动脉硬化性心脏病（coronary heart disease，CHD，简称冠心病，依其发生发展而常见的类型有：动脉粥样硬化、心绞痛、心肌梗死和心源性猝死等）、心肌炎和心肌疾病、心力衰竭、高血压等。

心血管疾病的发生是多因素的。主要危险因素有：年龄、性别、血脂异常、高血压、糖尿病和糖耐量异常、吸烟。次要危险因素：肥胖、活动少、高热量和高脂饮食、CHD 家族史、A 型性格、同型半胱氨酸升高、胰岛素抵抗、纤维蛋白原升高、病毒和衣原体感染等。

心血管疾病的诊断：主要依据：①临床资料（病史、危险因素、家族遗传史、诱因、症状、体征等）；②物理检查（心电图、B 超、X 线、相关造影检查、CT 及磁共振等）；③实验室检测（有关心血管生化指标、心脏标志物、免疫及相关微生物指标等）作出诊断与鉴别诊断。

（一）动脉粥样硬化

心血管疾病主要的病理组织学基础是动脉粥样硬化，冠心病的发生发展主要为动脉粥样硬化、心绞痛、心肌梗死和心源性猝死等。动脉粥样硬化（atherosclerosis，AS）是动脉硬化的血管病变中最常见的一种复杂的病理变化，是一种受损动脉的病变从内膜开始的慢性炎症性、退行性和增生性的复杂的病理改变，导致管壁增厚变硬、失去弹性和管腔狭窄。由于动脉内膜积聚的脂质外观呈现黄色粥样，故称为动脉粥样硬化。

冠状动脉是供应心肌血液的主要血管，由于种种原因，冠状动脉发生粥样变、血管硬化、管腔狭窄，从而导致心肌缺血缺氧。在冠状动脉狭窄早期由于冠状动脉有较强的储备能力，心肌血供尚可代偿，患者无症状；当狭窄接近 70% 时，患者出现活动后心肌供血不足，表现为心绞痛，称为稳定型心绞痛；在冠状动脉狭窄的基础上伴不完全血栓形成或破裂，则出现不稳定型心绞痛，这时患者即使在休息时也会出现心绞痛，而且持续时间较长（>20 分钟），研究发现此时已有少数心肌纤维坏死。疾病继续进展，血管堵塞 70% 以上甚至完全堵塞，局部心脏血供严重减少或中断 1 小时以上，即发生心肌坏死，称之为急性心肌梗死，急性心肌梗死是严重的疾病，常致心源性猝死。

动脉粥样硬化的发病机制不是十分明确，其可能的机制包括：

1. 脂肪浸润学说　LDL 和 VLDL 特别是氧化修饰的 LDL，经损伤的内皮细胞或内皮细胞裂隙导致中膜、平滑肌细胞增殖、吞噬脂质，形成泡沫细胞，脂蛋白降解而释出各种脂质，刺激纤维组织增生，共同构成粥样斑块。

2. 血小板聚集和血栓形成学说　血小板聚集是粥样斑块和血栓形成的重要因素，血小板聚集和血栓形成学说是在血管内膜损伤的基础上提出的，它可以解释已经形成的动脉粥样硬化的发生与发展。

3. 内皮损伤反应学说　各种危险因素损伤内膜导致炎症反应，引起动脉粥样硬化斑块形成，最终发生血栓形成等复杂的血管病变。

动脉粥样硬化的病理改变是动脉内皮损伤、脂纹形成、粥样斑块与纤维斑块、斑块破裂和血栓形成。

（二）冠心病

冠状动脉粥样硬化性心脏病（coronary atherosclerotic heart disease)是指冠状动脉粥样硬化使血管腔阻塞,导致心肌缺血缺氧而引起的心脏病,它和冠状动脉功能性改变(痉挛)一起,统称为冠状动脉性心脏病(coronary heart disease,CHD),简称为冠心病,亦称缺血性心脏病(ischemic heart disease, IHD)。

冠心病常分为:①心绞痛;②心肌梗死;③急性冠状动脉综合征。冠心病是目前最常见、危害最大的心脏疾患之一,急性心肌损伤标志物用于急性心肌梗死或急性冠状动脉综合征的诊治得到了临床的肯定。

1. 心绞痛(angina pectoris)　是由于冠状动脉供血不足,心肌急剧的、暂时的缺血与缺氧所致的临床综合征。主要由于心肌需血(氧)和供血(氧)失去平衡而引起。心绞痛又常分为稳定型心绞痛(stable angina)和不稳定型绞痛(unstable angina,UA)等多种类型。

2. 急性心肌梗死(acute myocardial infarction, AMI)　是心肌缺血性坏死。它是在冠状动脉粥样硬化基础上继续加重,使血管堵塞70%以上甚至完全堵塞,冠状动脉血流急剧减少或中断1小时以上,致相应心肌发生持久而严重急性缺血、坏死,发生急性心肌梗死。急性心肌梗死是冠心病中的一种严重类型,患者常死于心力衰竭、心源性休克和严重心律失常。

3. 急性冠状动脉综合征(acute coronary syndrome,ACS)　ACS是冠心病的一种严重类型,亦是目前常用的一种名称,ACS为一系列缺血性心脏病的临床表现,包括不稳定型心绞痛、急性心肌梗死(ST段抬高或无ST段抬高)或心源性猝死,约占冠心病的50%以上。

ACS的病理变化主要包括:动脉粥样斑块破裂、脱落、血小板聚集、血栓形成和破裂、心肌缺血损伤和心肌坏死等。

(三) 心肌疾病

心肌疾病是指除冠心病、心脏瓣膜病、肺源性心脏病、高血压心脏病和先天性心脏病以外的不同原因所致的以心肌损伤、肥厚、扩张、纤维化、甚至心肌小范围变性、坏死为主要表现的一组心脏病,称为心肌疾病,心肌细胞及其间隙的局部或弥漫性的急、慢性炎性病变,称为心肌炎(carditis)。此时心肌常伴有脂样、颗粒样、玻璃样变性和局灶性的肌细胞的坏死、纤维化。心肌炎是儿童和青年人常见的心脏疾患,由于目前尚无金标准,临床不易确诊,心肌损伤标志物及免疫指标可用于判断心肌是否损伤。心肌疾病主要分心肌病和心肌炎。

(四) 心力衰竭

许多严重的心脏病(如急性心肌梗死)的归宿是心力衰竭(heart failure),简称心衰,又称心脏功能不全。心衰时心脏泵血功能大大减退,心脏射血分数降低,心排血量减少,以致无法满足组织代谢时血氧的供应,从而发生一系列而严重的综合征。心衰常分为左心室衰竭和右心室衰竭、急性心衰和慢性心衰等不同类型。心衰是一种重症,特别是急性心衰应早期诊断和抢救,心衰有关标志物有助于早期诊治和病情监测。

(五) 高血压

体循环动脉血压持续升高,多次而非同日测量血压均高于正常而发生高血压。不明原因的高血压,称为原发性高血压病,常称之为高血压病,即常指的高血压,约占所有高血压的95%。继发于某些疾病,如肾上腺疾病、肾脏疾病和甲状腺功能亢进等,称为继发性高血压,只占所有高血压的5%。高血压的主要危害是通过血流动力学改变和对内皮细胞的直接损害作用,促使动脉粥样硬化的发生和发展,最后损害心、脑、肾重要脏器,以致发生不可逆的病变。高血压病是冠心病和脑血管意外的主要危险因素。

第二节　急性心肌损伤标志物的测定

急性心肌损伤主要包括冠心病(稳定型心绞痛)、急性冠状动脉综合征(不稳定型心绞痛、急性心肌梗死或心源性猝死)、心肌病、心肌炎等。这些心脏病都有心肌缺血和损伤的表现,尤以急性心肌缺血和损伤其心脏标志物均有不同程度的异常变化,检测其标志物有利于对这些心脏病心肌损伤程度的判断,以协助临床诊断、治疗和预后的评估。急性心肌梗死或急性冠状动脉综合征心脏标志物升高明显,心肌病、心肌炎及其他原因所致的心肌损伤也升高,但不及急性心肌梗死或急性冠状动脉综合征那么升高明显,稳定型心绞痛如无明显心肌缺血损伤心脏标志物可以不高,故依其标志物升高的程度可对不同心脏病作鉴别诊断。

目前临床应用此类心脏标志物的检测，重点是放在对急性心肌梗死（acute myocardial infarction，AMI）或急性冠状动脉综合征（acute coronary syndrome，ACS）、心肌疾病以及心力衰竭的心脏病患者的诊断、疗效评价、病情监测、危险性分类和预后的估计，可为临床提供必需的实验室依据，有重要的临床应用价值。

一、肌酸激酶MB质量（creatine kinase MB mass，CK-MB mass）

【生化及生理】

肌酸激酶在骨骼肌含量最高，其次是心肌和脑。CK分子量86kD，在肝脏被清除。CK是心肌中重要的能量调节酶，在ATP提供的能量下，催化肌酸生成磷酸肌酸（CP）和ADP，CP可以运送至细胞质中并储存。这种能量的储存形式比直接储存ATP好，在线粒体可以通过氧化磷酸化获取能量。CK分子量86kD，在肝脏被清除。

CK是由M和B两类亚基组成的二聚体。在细胞质内存在3种同工酶，即CK-BB（CK_1），CK-MB（CK_2）和CK-MM（CK_3）。在细胞线粒体内还存在另一CK同工酶，即所谓线粒体CK（CK-Mt），也称CK_4。CK-BB存在于脑组织中，CK-MM和CK-MB存在各种肌肉组织中，不同肌肉同工酶的比例不同，骨骼肌中98%～99%是CK-MM，1%～2%是CK-MB；心肌内80%左右也是CK-MM，但CK-MB占心肌总CK的15%～25%。各种CK同工酶还可根据电泳不同的等电点分出若干亚型，如CK-MB可分为$CK\text{-}MB_1$和$CK\text{-}MB_2$。

【检测方法】

利用酶免疫分析技术检测CK-MB质量提高了CK-MB在AMI早期诊断和微小心肌梗死患者中的诊断敏感性。新一代方法是用单克隆抗体检测CK-MB质量，用两株抗CK-MB的单抗检测CK-MB蛋白量，其检测限为1μg/L，诊断AMI较酶法更敏感、稳定、更快。

【标本要求与保存】

血清或血浆，肝素抗凝，不需空腹采血。标本在冷藏(4℃)可保存24小时，冷冻(-20℃)可长期保存。

【参考区间】

CK-MB质量：<5.0μg/L。

【临床意义】

（1）心肌梗死：在胸痛发作的最初6小时内CK-MB质量的敏感性明显优于CK-MB活性检测。在胸痛发作的最初6～7小时内CK-MB质量的诊断敏感性同肌红蛋白相似。CK-MB的临床特异性高于肌红蛋白。在不同的时间重复此项检测有助于确诊AMI。溶栓治疗第90分钟和治疗前相比，若CK-MB质量增加>24μg/(L·h)或测定值增加>4倍，提示梗阻的血管再灌注成功。

（2）心绞痛：由于CK-MB质量检测的高敏感性，其对微小心肌梗死（如可能为严重的不稳定心绞痛）的诊断价值明显优于传统的酶活性测定。伴有CK-MB质量增加的不稳定心绞痛患者数月后心肌梗死的发生和死亡都明显高于CK-MB质量正常的稳定心绞痛患者。

（3）心肌疾病含急性心肌炎：CK、CK-MB水平也可增高，但增高的水平不及心肌梗死那么明显。

（4）肌损伤：由于CK-MB质量在骨骼肌损伤时也会增加，因此询问病史和观察症状时要加以注意。CK-MB质量同CK活性比率的决定水平取决于检测方法。骨骼肌损伤时37℃测定CK活性的比率为<0.025(2.5%)。

【影响因素】

血红蛋白<0.47mmol/L（750mg/dl）、胆红素<850μmol/L（50mg/dl）、甘油三酯<15.4mmol/L（1350mg/dl）对检测无影响。

二、心肌肌钙蛋白Ⅰ（cardiac troponin I，cTnI）

【生化及生理】

肌钙蛋白Ⅰ是抑制亚单位，抑制肌动蛋白与肌蛋白的偶联，使心肌或骨骼肌松弛。cTnI分子量为22kDa，各种TnI由于基因碱基对序列不同，分别编码的慢骨骼肌TnI(sTnI)、快骨骼肌TnI(fTnI)和cTnI氨基酸序列不全相同。cTnI只有46.2%、41.4%氨基酸序列与sTnI、fTnI同源。因此，恰当选择氨基酸序列，就可以制备出特异的抗cTnI单抗，识别来自心肌的TnI，可使识别特异性达100%。cTnI的基因位于19p13.2-19q13.2。实际上，目前检测的cTnI多以复合物形式存在，在AMI中90%是cTnI-cTnC复合物，在AMI患者血中仅见5%的cTnI-cTnT。cTnI-cTnC复合物中由于cTnC的保护作用，cTnI的中心区(第28～110位氨基酸)比较稳定,是制备抗体常选用的抗原决定簇区段。

【检测方法】

ELISA法、胶体金标免疫层析技术、电化学发光法、胶乳增强透射比浊法。肌钙蛋白测定多用免疫学技术,ELISA法适宜大批量检查,对于单个标本检查有不便之处;胶体金标免疫层析技术,虽简单、方便、快速,但多数作为定性测定。近来发展的心肌梗死诊断仪,利用干片分析技术,可作定量测定Mb、CK-MB质量及cTnI,但需专用仪器且价格昂贵;电化学发光法(试剂盒)简单、方便、准确、可靠、可定量,但需专门的仪器和配套试剂,成本较高,较大的医院目前常用;胶乳增强透射比浊法,目前已有试剂盒供应,可在各型自动生化分析仪上使用,通用性强,已在临床上使用。

胶乳增强透射比浊法:应用特异的抗-cTnI抗体使之与胶乳颗粒表面结合,样本与胶乳试剂在缓冲液中混合后,样本中的cTnI与胶乳颗粒表面的抗体结合,使相邻的胶乳颗粒彼此交联,发生凝集反应产生浊度改变,该浊度改变与样本中的cTnI成正比。

【标本要求与保存】

血清。标本量0.8ml,至少0.3ml。患者标本采集后需在4小时内检测。标本贮存于2～8℃,可稳定24小时;-20℃以下冰冻可保存更长时间,但融化后必须离心,避免反复冻融。

【参考区间】

胶乳增强透射比浊法95%单侧上限为0.8μg/L。各实验室用根据自己的条件建立本地参考值及诊断标准。

ELISA法:cTnI<0.2μg/L,>1.5μg/L为诊断临界值。

电化学发光法:参考范围<0.03μg/L,AMI诊断的判断值(cut-off)为0.5μg/L。

【临床意义】

(1) 急性心肌梗死:cTnI是心肌损伤的敏感特异的指标。cTnI是早期晚期诊断AMI的确定性标志物,心肌梗死发生后4～8小时血清中cTnI水平即可升高,12～14小时达到峰值,升高持续时间较长,可达6～10天。cTnI的诊断特异性优于Mb和CK-MB,用于对急性心肌梗死的诊断有重要价值,特别是对无Q波不典型心电图改变的心肌梗死更有重要价值。

在AMI时,所有生化标志物的敏感度都与时间有关。对于胸痛发作4小时以内的患者,首先应测定Mb水平;3小时后得到的血液标本,应同时评价Mb和cTnI,其阳性结果,都可确认为AMI;阴性结果可排除心肌损伤。当结果不一致时,需进一步联合检查至胸痛发作后9小时,此时所有的生化标志物都达到最大的敏感性。

(2) 不稳定心绞痛:cTnI增高,但其增高水平不如心肌梗死那么明显。cTnI在判断微小心肌损伤时颇有价值,不稳定型心绞痛患者常发生微小心肌损伤,对于这种微小的心肌损伤,CK-MB常常不敏感,阳性率仅为8%,cTnI对不稳定型心绞痛阳性率可达39%,这种损伤只有检测血清cTnI才能确诊。

(3) 评估溶栓疗法:cTnI在评估溶栓疗法的成功与否,观察冠状动脉是否复通是一项很好的标志物。溶栓成功的病例cTnI呈双峰,第一个峰高于第二个峰。研究表明,用cTnI评估复通,90分钟时优于CK-MB和肌红蛋白,如果结合其他诊断AMI指标如心电图的Q波、S-T、T变化,效果更好。

(4) 心肌疾病:用于心肌炎、心肌病的诊断,cTnI比CK-MB敏感得多,据报道,84%心肌炎患者cTnI升高,心肌病cTnI亦可升高,但应注意的是,cTnI阴性也不能排除心肌炎、心肌病的可能。

【影响因素】

(1) 本法敏感性为0.3μg/L,线性范围可达25μg/L,校准曲线至少稳定30天,如测定条件改变,应重新制备校准曲线。

(2) 严重溶血或黄疸可造成负干扰,血液应充分凝固、及时分离血清,以确保除去纤维蛋白或其他颗粒物质。部分标本中含有某些高滴度嗜异性抗体和类风湿因子,可能会影响试验结果。

(3) 肌钙蛋白主要以TnC-TnI-TnT复合物形式存在,外周血中的cTnI既有游离形式,又有不同复合物的形式(I-C、I-T以及T-I-C)。在AMI患者中以cTnI-TnC复合物形式占多数(90%以上)。在使用EDTA抗凝时,cTn复合物会因钙离子被螯合而出现降解,影响测定值的真实性。

三、心肌肌钙蛋白T(cardiac troponin T, cTnT)

【生化及生理】

肌钙蛋白T是原肌球蛋白结合亚单位,其作用是将肌钙蛋白C和肌钙蛋白I连接到肌动蛋白和原肌球蛋白上,共同完成对心肌或骨骼肌收缩的调节。cTnT 属于心肌肌原纤维蛋白,分子量为 37kDa,绝大多数 cTnT 以复合物的形式存在于细丝上,而 6% ~ 8% 的 cTnT 以游离的形式存在于心肌细胞胞质中,当心肌细胞损伤时释放于血清中。自 1986 年推出 cTnT 检测试剂以来,世界多个国家已经广泛应用血清 cTnT 诊断 AMI。近年发现应用 cTnT 对急性心肌梗死、不稳定心绞痛患者监测可以发现一些轻度和微小心肌损伤。

【检测方法】

ELISA 法、电化学发光法。最初的 cTnT 检测试剂是由生物素标记的鼠抗人 cTnT 单克隆抗体制备的,此抗体和骨骼肌的 sTnT 有 3.6% 的交叉反应,最低检测限 0.04μg/L,第二代试剂减少了和骨骼肌的交叉反应,最低检测限为 0.02μg/L。目前已有电化学发光检测试剂盒,该试剂盒所用的抗体和第二代相同,最低检测限为 0.01μg/L,试验可在 9 分钟内完成。第二代试剂 99.6% 非心脏病患者<0.01μg/L,心肌损伤的判断值(cut-off)>0.08μg/L。

【标本要求与保存】

血清。标本量 0.8ml,至少 0.3ml。4 ~25℃ 时 cTnT 检测值 24 小时减少<5% 。-20℃ 冰冻血清或血浆至少可稳定 3 个月。

【参考区间】

ELISA 法:cTnT 为 0.02 ~0.13μg/L,>0.2μg/L 为诊断临界值,>0.5μg/L 可诊断 AMI。

电化学发光法:cTnT 为<0.1μg/L。

【临床意义】

cTnI 和 cTnT 的临床应用价值相同,目前检测 cTnI 或 cTnT 方法的心肌特异性都已达到 100%。cTnT 检测在 ACS 中的临床意义主要有:①确定诊断,cTnT 在判断微小心肌损伤方面有价值;②危险性分类;③估计病情;④治疗指导。

(1) 急性心肌梗死:cTnT 是心肌损伤的敏感特异的指标。cTnT 是早期晚期诊断 AMI 的确定性标志物。AMI 发病后 3 ~6 小时,血清 cTnT 即升高,10 ~24小时达峰值,峰值可为参考值的 30 ~40 倍,恢复正常需要 10 ~15 天。对无 Q 波型、亚急性心肌梗死或 CK-MB 无法诊断的患者更有价值。cTnT 常用于判断急性心肌梗死范围的大小,用放射性核素^{201}TI 和 99mTc 确定急性心肌梗死面积并和心肌标志物比较,发现 CK-MB、cTnT 和放射性核素检测的结果相关系数分别为 0.56 和 0.75。

(2) 微小心肌损伤:微小心肌损伤时 cTnT 可增高,因此 cTnT 在判断微小心肌损伤时颇有价值,不稳定型心绞痛患者常发生微小心肌损伤,不典型心肌梗死如局灶性心肌坏死、无 Q 波型、S-T 段不抬高型等心梗患者有重要的诊断价值。对于这些微小的心肌损伤,CK-MB 常常不敏感,阳性率仅为 8%,cTnT 对不稳定型心绞痛阳性率可达 39%,这种损伤只有检测血清 cTnT 才能确诊。

(3) 溶栓疗法评价:cTnT 在评估与观察冠状动脉经溶栓后是否复通的一项很好的标志物。溶栓成功的病例 cTnT 呈双峰,第一个峰高于第二个峰。研究表明,用 cTnT 评估复通,90 分钟时优于 CK-MB 和肌红蛋白,如果结合其他诊断 AMI 指标如心电图的 Q 波、S-T 段、T 波变化,效果更好。

(4) 心肌疾病:用于心肌炎、心肌病的诊断,cTnT 比 CK-MB 敏感得多,据临床报道,84% 心肌炎患者 cTnT 升高,心肌病 cTnT 亦可升高,但 cTnT 阴性也不能排除心肌炎、心肌病的可能,应结合临床。

【影响因素】

透析治疗患者大剂量摄入生物素(>5mg/d)会干扰检测。此时,患者的检测必须在最后一次摄入生物素后 8 小时进行。类风湿因子、血红蛋白<0.62mmol/L(10g/dl)、胆红素<428μmol/L(25mg/dl)、甘油三酯<17.1mmol/L(1500mg/dl)不会干扰酶免疫分析。新的检测方法对骨骼肌的 TnT 无交叉反应。

四、肌红蛋白(myoglobulin,Mb)

【生化及生理】

Mb 是一种氧结合蛋白,和血红蛋白一样含有亚铁血红素,能结合和释放氧分子,因而有贮氧和运输氧的功能。Mb 存在于心肌和骨骼肌中,分子量小,仅为 17.8kD,位于细胞质内,易从坏死或损伤的肌细胞中快速释放出来,可早期在血中升高,为早期诊断 AMI 的标志物。其血浆的半衰期为 8 ~10 分钟。正常时血中 Mb 含量很低,由肾脏排泄,当心肌和骨骼肌损害时,血中和尿中 Mb 水平升高,故测定 Mb 对急性心肌梗死的早期诊断、心肌梗死复发时的早期诊断最有意义。

【检测方法】

测定肌红蛋白的方法有很多,荧光免疫测定法、分光光度法、电泳法、层析法、化学发光法及电化学发光法等。免疫化学法比较灵敏,但抗血清必须是对 Mb 特异的。对流免疫电泳是一种定性方法,灵敏度只有 2mg/ml,不适宜检测心肌梗死。红细胞凝集试验,试剂制备难以标准化;胶乳凝集试验是个半定量试验,是用肉眼判断终点,具有一定的主观性,而且一些含有高浓度类风湿因子的血清会产生干扰。放射免疫试验灵敏度高,特异性强,但使用放射性同位素,造成对环境的污染,现已少用。胶乳增强透射比浊法灵敏度高,特异性好,测定速度快,适用于各类型生化自动分析仪,现已在临床上普遍使用。目前常用荧光免疫测定法、化学发光法及电化学发光法,可定量、敏感、特异。

胶乳增强透射比浊法:Mb 致敏胶乳颗粒是大小均一的聚苯丙烯胶乳颗粒悬液,颗粒表面包被有兔抗人 Mb 抗体。样本中的 Mb 与胶乳颗粒表面的抗体结合后,使相邻的胶乳颗粒彼此交联,发生凝集反应产生浊度。该浊度与样本中的 Mb 浓度呈正比,在 570nm 处测定吸光度,可计算样本中 Mb 的浓度。

【标本要求与保存】

血清。标本量 0.8ml,至少 0.3ml。避免溶血。分离后标本在室温(25℃)、冷藏(4℃)或冷冻(-20℃)条件下稳定 14 天。可反复冻融 3 次。

尿样本。应尽快检测,碱性条件(pH 8 ~9)下 4℃可稳定至少 1 周,建议碱性化后冷冻保存。

【参考区间】

健康成年人血清肌红蛋白:

男性:28 ~72μg/L。

女性:25 ~58μg/L。

尿肌红蛋白<17μg/L。

【临床意义】

Mb 升高见于:

(1) 急性心肌梗死:AMI 发病后 3 小时内 Mb 开始升高,6 小时内阳性率 75%,6 ~ 12 小时达峰值,12 ~24 小时阳性率 59%,18 ~30 小时恢复到正常水平。由于 AMI 时 Mb 升高早于其他心肌标志物,故对于 AMI 早期诊断和再梗死的发现有重要价值,但其特异性较差,仍应结合临床。急性胸痛发作 6 ~10 小时如 Mb 阴性可除外 AMI。

(2) 急性骨骼肌损伤(挤压综合征)、肾功能衰竭、心功能衰竭和某些肌病。

(3) 肌红蛋白尿症:主要见于遗传性肌红蛋白尿症(可伴有皮肌炎、肌营养不良、多发性肌炎)、挤压综合征和某些病理性肌肉组织变性、炎症等。

【影响因素】

本法血红蛋白>0.12mmol/L(200mg/dl)和甘油三酯>6.9mmol/L(600mg/dl)时会引起干扰。脂血样本应离心去脂(15 000×g,10 分钟)。

五、心脏型脂肪酸结合蛋白(heart-type fatty acid binding protein,H-FABP)

【生化及生理】

H-FABP 可与长链脂肪酸发生可逆性非共价结合,是一种分子量为 15kDa 的胞内蛋白质,由 126 ~137 个氨基酸残基组成,在脂肪酸代谢活跃的组织含量丰富,如心脏、肝脏和肠等。目前,已发现 9 种 FABP,具有不同的组织学分布特征,细胞内半衰期为 2 ~3 天。早在 1988 年就发现 H-FABP 在心肌损伤后被释放进入血液,随后人们研究了 H-FABP 作为心肌损伤标志物的临床应用价值。不仅心肌细胞可产生 H-FABP,在骨骼肌、远端肾小管细胞、哺乳的乳腺细胞及胎盘等亦可产生少量的 H-FABP。人类 H-FABP 含有 132 个氨基酸残基。H-FABP 的主要生物学功能是促进长链脂肪酸的胞内转运,H-FABP 敲除小鼠的脂肪酸摄取率及氧化显著降低。此外,H-FABP 参与细胞信号转导,通过介导脂肪酸转位至过氧化物酶体-增生物-激活受体而调节基因表达,以及保护心肌细胞免受高浓度长链脂肪酸的洗涤剂样损伤。

【检测方法】

主要有 ELISA、乳胶颗粒增强免疫测定、侧流免疫测定、免疫传感器测定等方法。

【标本要求与保存】

血清或血浆:室温下可保存 2 天,4℃可 1 个月,-20℃可 3 个月。

尿样本:应尽快检测,碱性条件(pH 8 ~9)下 4℃可稳定至少 1 周,建议碱性化后冷冻保存。

【参考区间】

血清/血浆:<5μg/L。

尿:<10μg/L。

【临床意义】

血浆 H-FABP 可作为 AMI 损伤的早期标志物。H-FABP 在心肌损伤后释放入血液的特点与肌红蛋白类似,在心肌缺血/损伤 0.5 ~2 小时内即可显著升高,6 小时达峰值,24 ~36 小时内恢复正常水平。在早期(胸痛发生 6 小时内)诊断 AMI 的敏感度等于甚至优于肌红蛋白,可能与心肌细胞 H-FABP 含量比肌红蛋白含量高、血浆 H-FABP 含量远低于肌红蛋白有关,在心肌损伤后,血浆 H-FABP 升高的速率高于肌红蛋白及肌钙蛋白。与肌红蛋白一样,

H-FABP检测可用于AMI的早期诊断。

Mb/H-FABP比值可用于区分心肌损伤及骨骼肌损伤。心肌损伤时Mb/H-FABP比值在2～10之间，骨骼肌损伤时Mb/H-FABP比值在20～70之间。

此外，H-FABP也可用于评估心肌梗死大小、冠脉再灌注及冠脉旁路手术，以及作为心肌缺血的标志物。

【影响因素】

高浓度的血红蛋白和胆红素会造成干扰。

六、糖原磷酸化酶BB(glycogen phosphorylase BB,GPBB)

【生化及生理】

糖原磷酸化酶(GP)是一个糖酵解酶，在糖类代谢调节中起到非常重要的作用。糖原磷酸化酶是糖原分解代谢的限速酶，催化糖原分解生成1-磷酸-葡萄糖。人GP是由相同亚基组成的二聚体，有三种同工酶，分别由不同基因编码。GPBB主要存在于脑和心肌，GPLL主要存在于肝细胞，GPMM主要存在于骨骼肌。GPBB分子量为18.8 kDa，是心肌缺血时糖原分解的关键酶。心肌细胞中GPBB附着于微粒体膜和糖原，形成非水溶性的胞质网状糖原复合物功能单位。当心肌急性缺血时，心肌的cAMP一过性增加，激活糖原磷酸化酶(从非磷酸b构型转化为活化的a构型)。这使得糖原分解极度增加。在动物实验中(狗)，将冠状动脉短暂性夹住10分钟，糖原磷酸化酶就会快速地从心脏淋巴体系中释放出来。这些实验模拟AMI，释放出的可溶性GPBB主要为无活性的b构型。GPBB早期释放表明，糖原代谢后胞质GPBB复合物转变为可溶性而直接从胞质网状组织释放入细胞外液，甚至可能通过T淋巴管；同时由于心肌缺血使细胞膜的通透性增加，导致GPBB透过细胞膜。与其他胞质成分(如肌红蛋白、CK、肌钙蛋白)不同，细胞内外GPBB浓度梯度的形成增加了GPBB的流动，使其大量通过T淋巴管释放。因此，GPBB是反映心肌缺血(氧)的良好指标，可用于发现早期心肌缺血性损伤。

【检测方法】

ELISA夹心法(检测时间1.5小时)，与GPLL、GPMM交叉免疫反应均低于1%。正在研发定性和定量的快速检测。

【标本要求与保存】

血清或血浆。

【参考区间】

<7μg/L。

【临床意义】

(1) 血中GPBB水平在AMI发作0.5小时后即可显著升高，6～8小时达峰值，24～48小时恢复正常。尤其是AMI发作后2～3小时内的诊断敏感性明显高于肌红蛋白，在胸痛发生4小时内诊断AMI的非常敏感的早期诊断标志物，1～2天恢复到参考范围。

(2) GPBB用于诊断AMI及不稳定型心绞痛的敏感性优于CK、CK-MB、MB和cTnT，阳性预示值达94%，阴性预示值达78%。

(3) GPBB是诊断冠脉搭桥术后围手术期心肌缺血的最佳标志物。在早期危险性分类时GPBB也很有帮助。在缺血性心肌损伤围手术期和心肌梗死患者做冠状动脉搭桥术时，GPBB是一个很敏感的指标。被认为是比CK-MB更准确反映缺血性心肌损伤的检测项目。

【影响因素】

糖原磷酸化酶除了BB型外还有两种同工酶：LL型(肝脏)、MM型(骨骼肌)。人类心肌细胞中的糖原磷酸化酶主要为BB型，MM型少量存在。除了心肌和大脑，GPBB是否存在于其他组织仍在研究，但量可能不会多，在常规诊断中可能不会引起明显的假阳性结果。

七、缺血性修饰白蛋白(ischemia-modified albumin,IMA)

【生化及生理】

心肌局部缺血可降低金属钴与清蛋白之间结合，这一研究推动了清蛋白钴结合(ACB)试验的进展。清蛋白结合试验是检测患者血清中缺血性修饰白蛋白的一种定量测定。正常健康人的清蛋白N端能和部分金属元素结合，在缺血发生时，由于自由基等破坏了血清清蛋白的氨基酸序列，而导致清蛋白与过渡金属的结合能力改变，这种因缺血而发生与过渡金属结合能力改变的清蛋白称为缺血修饰清蛋白。

【检测方法】

采用清蛋白-钴离子结合(ACB)试验。血清中正常清蛋白以活性形式存在，加入氯化钴溶液后，Co^{2+}可与清蛋白N末端结合。心肌缺血患者血清中含有较多的修饰清蛋白，加入同样浓度的氯化钴后，由于 IMA 与 Co^{2+}结合的能力减弱，使溶液中存在较高浓度的游离钴，二硫苏糖醇（DTT）可与游离钴发生颜色反应，测定其吸光度，即可推测 IMA 含量。

【标本要求与保存】

血清。

【参考区间】

<85U/ml。

【临床意义】

2003 年 2 月，美国食品药品管理局（FDA）已批准 IMA 测定作为早期心肌缺血的生化标志物，用于对低危患者辅助 ACS 的诊断。

【影响因素】

（1）生理性影响因素：遗传变异、种族、年龄、血白蛋白水平等因素都会影响 IMA 水平，其中白蛋白的影响已得到许多研究证实，血清白蛋白水平与 IMA 存在显著负相关。

（2）其他系统缺血的影响：骨骼肌缺血、胃肠道缺血、脑卒中、肺栓塞等都可表现出 IMA 的升高。

八、髓过氧化物酶（myeloperoxidase，MPO）

【生化及生理】

MPO 是由一对重链和轻链组成的一种血红素蛋白，是粒细胞进入循环之前在骨髓内合成并贮存于嗜天青颗粒中的一种血红素蛋白酶，主要存在于中性粒细胞、单核细胞和某些巨噬细胞中。中性粒细胞被激活后 MPO 被释放到吞噬泡和血浆中。多形核白细胞是血管内 MPO 的主要来源，分泌的 MPO 占全部循环 MPO 含量的 95%。MPO 相对分子质量为 75×2 kDa，MPO 基因位于人类的第 17 号染色体（17p13），含有 12 个外显子 11 个内含子，大小为 10kb，调控其表达的因子是生长因子。在生理情况下，MPO 是天然免疫系统的一部分，可抗击细菌、真菌等病原菌入侵机体，是中性粒细胞活化的标志。然而，在特定条件下，它能诱导氧化应激和组织损伤，通过多种机制参与血管病变、冠心病的发生、发展。

【检测方法】

ELISA 法。

【标本要求与保存】

新鲜血清，室温下保存标本不超过 8 小时，2 ~ 10℃保存血清不超过 48 小时，如需保存更长时间，应置于-20℃或更低温度，标本避免多次冻融。

【参考区间】

髓过氧化物酶指数（MPXI）：

Cutoff 值＝阴性对照的 OD 值×CF（其值标于阴性对照上）。

Index 值＝样品 OD 值/Cutoff 值。

Index≥1 为阳性；Index 在 0.91 ~ 0.99 间为可疑；Index≤0.90 为阴性。

血浆 MPO 浓度：0.20 ~ 0.39nmol/L。

【临床意义】

MPO 缺陷的个体罹患心血管疾病的危险性明显下降。MPO 水平的升高不仅与患冠状动脉疾病易感性相关，还可以预测早期患心肌梗死的危险性。

MPO 促进急性冠脉综合征病变形成，并影响粥样斑块的稳定性，通过增大氧化应激而引起 ACS。目前的研究表明，MPO 是预测 ACS 患者发生不良心血管事件的一个新的预测因子，特别是在肌钙蛋白 T（TnT）水平较低的患者，MPO 能够识别那些将来发生心血管事件危险性较高的患者。

MPO 浓度升高与 hs-CRP 的浓度有一定相关。

MPO 不仅是斑块不稳定的标志，而且也是氧化应激和损伤的标志，参与了炎症的过程。增高的髓过氧化物酶对于心肌疾病并不具有特异性，因为在任何感染、炎症或渗透性疾病的过程中，中性粒细胞与巨噬细胞都会被活化。

【影响因素】

（1）髓过氧化物酶指数（MPXI）一般用于表示中性粒细胞中 MPO 的浓度。

（2）溶血、脂血标本以及细菌污染标本会影响检测结果。

九、可溶性 CD40 配体（soluble CD40 ligand，sCD40L）

【生化及生理】

CD40 配体是三聚体的跨膜糖蛋白，分子量为 49kDa，属于肿瘤坏死因子家族，最初表达于免疫细胞上，如活化的 $CD4^{+}$T 细胞、嗜碱性粒细胞、嗜酸性粒细胞以及自然杀伤细胞，在免疫反应中，CD40 配体的作用是与 B 细胞上的 CD40 相结合，促进 B 细胞的增生，抑制 B 细胞的凋亡，介导抗体类型的转换及产生记忆 B 细胞。可溶性 CD40 配体是由 CD40

配体水解而成。存在于未被激活的血小板内部的CD40配体在血小板激活后迅速表达于血小板表面，在几分钟或几小时内被水解产生可溶性片段。研究发现，CD40配体和CD40结合后能诱导内皮细胞、平滑肌细胞、巨噬细胞产生黏附分子、化学趋化因子、细胞因子、基质金属蛋白酶等，贯穿动脉粥样硬化整个过程并可能与斑块的不稳定、急性冠脉综合征的发生有关。

【检测方法】

ELISA法。

【标本要求与保存】

血清或血浆，置于-20℃或-80℃保存，但应避免反复冻融。标本均需密封保存，4℃保存应小于1周，-20℃不应超过1个月，-80℃不应超过两个月，标本使用前应缓慢均衡至室温，不应加热使之融解。

【参考区间】

0.14～2.20μg/L。

【临床意义】

（1）sCD40L浓度可以鉴别出患者血栓形成的风险，也是反映心脏局部缺血及ACS时斑块不稳定性的有用标志物。可能与冠心病的严重程度及预后有关。

（2）CD40L浓度在炎症疾病中的升高已被证实，如自身免疫病、糖尿病、高胆固醇血症等。CD40L-CD40系统的上调可能是导致ACS的病因之一。在那些有心肌梗死和不稳定型心绞痛并最终接受经皮的冠状血管介入术（PCI）等手术的患者，以及那些看似健康进而发展为心肌梗死、卒中或心血管死亡的女性中，已经证实存在CD40L的升高。

【影响因素】

标本溶血会影响最后检测结果，因此溶血标本不宜进行此项检测。

十、抗心肌抗体（antimyocardial antibody，AMA）

【生化及生理】

由于心脏组织的抗原成分复杂，故抗体也呈多种多样，现已发现器官特异性或非特异性的心脏抗原有6种，抗体主要是AMA和抗心内膜抗体。在心肌缺氧缺血或心肌梗死，以及各种炎症引起的心脏损伤时，可释放出心肌抗原，产生AMA而释放入血液。作为隐蔽性抗原刺激抗体产生，这些抗体与心脏结合即可引起新的免疫性损伤，或发生、发展成为免疫性心脏病。

【检测方法】

测定AMA有间接荧光法、间接血凝法等。

间接荧光法：以心脏组织切片作为抗原，血清样本滴加与心脏组织切片上，如有抗体时可与抗原结合，再加入抗人IgG荧光抗体时，AMA可与之反应，用荧光显微镜检查时，心脏组织切片可见到明亮的荧光。

间接血凝法：心脏组织抗原包被于致敏双醛固定的绵羊红细胞（SRBC）表面，血清样本如有AMA存在时，肉眼可观察可发生凝集反应。

【标本要求与保存】

取血清，室温下保存。

【参考区间】

间接荧光法：阴性。

间接血凝法：阴性。

【临床意义】

（1）冠心病：在不稳定型心绞痛时血中AMA呈阳性或其滴度升高，其中急性心肌梗死时增高较明显。

（2）心肌炎：在各种细菌、病毒等引起心肌炎的患者，常伴有心肌组织损害，血清AMA可出现阳性。其中病毒性心肌炎国外报道血清AMA阳性率为57%，国内报道其阳性率为50%～60%。

（3）心肌病：在原发性心肌病患者血清AMA增高，其中扩张型心肌病血清AMA阳性率较高，约为56%。因此测定AMA可作为研究原发性心肌病发病机制的一项生化指标。

（4）细菌性心内膜炎：风湿性心脏瓣膜疾病时AMA可呈阳性或其滴度明显升高，尤其是在伴有细菌性心内膜炎时增高较明显。因此，AMA是诊断不典型细菌性心内膜炎有用的参考指标之一。

（5）风湿性心脏病：在急性风湿性心脏炎患者血清AMA可明显升高，其阳性率为48.3%。风湿性心脏炎患者血清AMA升高的患者，常伴有免疫球蛋白和补体在心脏瓣膜、心肌组织内沉着。

此外，AMA的水平在类风湿性心脏病、风湿热、关节炎、肝病时也有不同程度的升高。

【影响因素】

心肌组织取材的新鲜度、制作过程耗费的时间等会对结果造成一定影响。

第三节　心力衰竭的标志物的检测

心力衰竭简称心衰，由于各种原因引起心脏受累、受损，负荷增加，使心脏收缩、舒张功能发生障碍，心脏排血量减少，不能满足全身的血液供应而缺血缺氧引起的一系列的临床综合征。心衰提示心脏已受损严重，此时可有相应的临床表现和释放不同的生化标志物，检测这些标志物有利于心衰的正确诊治、危险性分类和预后的判断。此类生化标志物应用于心衰的临床价值是肯定的。

心衰的生化标志物主要有心房利钠肽、B 型利钠肽两类，目前用于心衰的诊治主要是用后者。

一、心房利钠肽（atrial natriuretic peptide, ANP）

【生化及生理】

心房利钠肽（ANP）又称 A 型利钠肽（A-type natriuretic peptide，ANP）。主要由心房的心肌细胞分泌，其 126 个氨基酸的前体（proANP）的 C 末端有 28 个氨基酸。ANP 有许多重要的生理效应，如尿钠排泄、血管舒张、抑制肾素和醛固酮分泌以及在维持体内水平衡和血压方面起重要作用。刺激 ANP 分泌最主要的因素是心房扩张，因此心衰常伴有 ANP 的增高。

ANP 通过心房肽的作用于特异性受体结合而从血浆中迅速清除（半衰期 2.5 分钟）。98 个氨基酸组成的 N 末端心房利钠肽原（N-terminal pro-atrial natriuretic peptide，NT-proANP）与 ANP 等量地释放入血循环，由于其半衰期较长（1～2 小时），血浆浓度比 ANP 高约 50 倍。而与 ANP 不同，EDTA 血浆样本无需冷冻，室温或运输途中可稳定数天。因此 NT-proANP 可作为常规的实验室检测指标之一。

【检测方法】

ELISA 法、RIA 法、化学发光免疫测定等。对于 NT-proANP 而言，一般采用夹心 ELISA 法，将针对 N 端区域的抗体作为捕获抗体，将针对中间区域或 C 端区域的抗体作为指示抗体。近年来，已成功建立夹心化学发光免疫测定方法，采用抗 GRGPWDSSDRSALLKSKL 片段（NT-proANP73-97 片段）抗体作为捕获抗体，将抗 PEVPPWTGEVSPAQRDGGAL（NT-proANP53-72 片段）抗体作为指示抗体，人工合成 NT-proANP53-90 多肽作为标准品。由于这两种抗体识别 NT-proANP 中间区域，故检测的 NT-proANP 被称为中间区 NT-proANP（midregion of pro-atrial natriuretic peptide，MR-proANP）。

【标本要求与保存】

EDTA 血浆。标本量 0.8ml，至少 0.5ml。立即检测，否则冷冻（-20℃）保存。

【参考区间】

NT-proANP：18.4～163.9pmol/L。

【临床意义】

（1）心衰：由于心房扩张是 ANP 释放的主要诱因，因此肺毛细血管楔嵌压，左心房舒张末压和 NT-proANP 的血浆浓度之间存在一定的相关，与肺动脉收缩压相关最明显，而在无临床症状的 NYHA Ⅰ级患者中，射血分数和 NT-proANP 的相关不明显。无临床症状的 NYHA Ⅰ级患者中血浆 NT-proANP 的浓度会显著升高，但 ANP 值很少出现增高，因此应用 NT-proANP 可诊断隐匿性心衰。

未经治疗而 NT-proANP 值正常者患心衰的可能性较小。因此初级医师在心脏病专家到来之前或在做进一步的心脏病学评估之前，检测 NT-proANP 特别有帮助。

对心脏病专家而言，利钠肽的作用仅限于心衰的协助诊断、监测病程和疗效观察以及评估预后。NT-proANP 已成功地应用于这些目的。纽约心脏病协会制订了心衰的分级分类，NT-proANP 的浓度于此密切相关（表 22-1）。表中不同 NYHA 等级之间有明显重叠，在中等至严重的心衰中测得的 NT-proANP 值>2.5nmol/L。

表 22-1　心衰不同阶段（NYHA 分级）NT-proANP 值

NYHA 分级	NT-proANP（nmol/L）
NYHA Ⅰ=正常运动时无症状	0.265～1.219（中位数 0.725）
NYHA Ⅱ=限制体力运动	0.343～9.000（中位数 1.527）
NYHA Ⅲ=轻微运动时出现症状	0.351～9.000（中位数 1.705）
NYHA Ⅳ=静息时也有症状	2.419～7.730（中位数 5.172）

目前，尚没有明确的研究表明可利用 NT-proANP 对心衰进行特异性的诊断，因为在许多具有相似症状的疾病中都会出现 NT-proANP 值的增高，

例如支气管哮喘、慢性阻塞性肺炎。ANP 值的升高与心肺疾病有关,一般而言所有与高血容量有关的疾病可使心房扩张(如肾衰),导致血中利钠肽含量增高。对心衰的诊断目前临床主要应用以下所述的 BNP。

(2) 急性心肌梗死的预后:研究显示,NT-proANP 升高对左心室功能障碍和 AMI 的死亡率有独特的预报价值。AMI 患者在亚急性期 NT-proANP 的浓度升高提示长期预后较差。

【影响因素】

样本采集应尽量在相同的条件下进行,如每天相同的时间,仰卧静躺 15 分钟后采血,以使结果有可比性。老年患者的日间生理变异为 30% ~40%,年轻人仅 10%。过度活动和心动过速会使 NT-proANP 增高。应考虑除外肝、肾疾病,因为 ANP 和 NT-proANP 部分通过肝肾清除,在肝肾疾病患者中,ANP 的分泌会由于水潴留而在体内积聚,因此肾衰和肝硬化患者体内的 NT-proANP 值会增高。ANP 检测的交叉反应为<0.01%。

二、B 型利钠肽(B-type natriuretic peptide, BNP)

【生化及生理】

脑利钠肽(brain natriuretic peptide,BNP)主要的合成分泌部位在心室,故常称为 B 型利钠肽(B-type natriuretic peptide,BNP)。

心室肌和脑细胞可表达 134 个氨基酸的 B 型利钠肽原前体(pre proBNP),在细胞内水解下信号肽后,108 个氨基酸的 B 型利纳肽原(proBNP)被释放入血。血液中的 proBNP 在肽酶的作用下进一步水解,生成等摩尔的 32 个氨基酸的 BNP 和 76 个氨基酸的 N 末端 B 型利钠肽原(N-terminal proBNP,NT-proBNP),分子量分别为 4000 和 10 000,二者均可反映 BNP 的分泌状况。

在正常时,BNP 在心肌细胞内以前体(proBNP)形式存在,当心室压力增高、容积增大时,proBNP 水解成活性形式的 BNP 和非活性形式的 NT-proBNP 两个片段(前者代谢途径可不受肾脏影响,后者常由肾脏代谢清除),从心肌细胞内大量释放入血,使血中 BNP 和 NT-proBNP 均升高。

【检测方法】

放射免疫法、酶联免疫法、荧光免疫法和电化学发光法测定。对于 BNP 和 NT-proBNP 的临床应用,现主要用电化学发光法,快速、定量、敏感、特异。

【标本要求与保存】

EDTA 血浆。标本量 0.8ml,至少 0.5ml。立即检测,否则冷冻(-20℃)保存。

【参考区间】

BNP:1.5 ~9.0pmol/L,判断值为>22 pmol/L。

NT-proBNP:心衰诊断的 NT-proBNP 界值建议:年龄<50 岁为 450pg/ml,50 ~70 岁为 900pg/ml,>70 岁为 1800pg/ml。<300pg/ml(非年龄依赖性)基本可排除心衰。

【临床意义】

(1) 心衰诊断:由于 BNP 在心衰早期即可升高,且升高水平与心衰程度呈正比,在心衰患者中无论有无症状,BNP 水平可明显升高,因此,BNP 水平升高可作为无症状性心衰或早期心衰诊断的筛选指标。由于灵敏度高,如 BNP 水平不升高,基本上可排除心衰的诊断。

血 NT-proBNP 水平与年龄相关,老年人比年轻人高。由于 NT-proBNP 水平与年龄有关,心衰诊断的 NT-proBNP 界值建议:年龄<50 岁为 450pg/ml,50 ~70 岁为 900pg/ml,>70 岁为 1800pg/ml。<300pg/ml(非年龄依赖性)基本可排除心衰。在急诊情况下,当 NT-proBNP>10 000pg/ml,则诊断急性心衰的可能性很大。以上用于心衰诊断时,仍应结合临床考虑。

由于 BNP 代谢途径不受肾脏影响,BNP 升高更能反映心衰时是由于衰竭的心室所引起,但 NT-proBNP 半衰期长,为 1 ~2 小时(BNP 为 20 分钟),且血浆浓度比 BNP 高、个体变异小、体外较稳定、无需样本预处理等优点,故目前临床认为 BNP 和 NT-proBNP 两者均可用于心衰的诊断,具有高度的敏感性和特异性,两者临床价值相同,但后者目前更广泛、更适用于临床。

(2) 心衰分级:通常血浆中 ANP/BNP 的比率>1,在心衰严重的病例中,由于 BNP 量超出 ANP 而使该比率改变。NYHA Ⅰ级的患者,其静息时 BNP 值(12±9.8)pmol/L,比同龄健康人明显增高。BNP 浓度随 NYHA 分级而升高。NYHA Ⅱ为(21±20)pmol/L,NYHA Ⅲ/Ⅳ为(44±16)μmol/L。同 NT-proANP 一样,各阶段之间明显重叠。美国心脏协会(AHA)对心衰分级及 BNP 水平见表 22-2,认为 BNP 是评估心衰有无及其严重程度的单个最准确的指标,但应结合临床进行评估。

表 22-2　心衰不同阶段(NYHA 分级)BNP 值

NYHA 分级	BNP(pg/L)
NYHA Ⅰ=正常运动时无症状	244±286
NYHA Ⅱ=限制体力运动	389±374
NYHA Ⅲ=轻微运动时出现症状	640±447
NYHA Ⅳ=静息时也有症状	817±435

(3) 心衰治疗监测:BNP 是一种对容积敏感的激素,半衰期短(18~22 分钟),可用于指导利尿药及血管扩张药的临床应用,有利于心衰的治疗,降低其病死率。抗心衰药物均可降低 NT-proBNP 水平,当治疗后其值下降大于 30% 时,提示心血管死亡的可能性小,如治疗后其值不降反升,且升高幅度大于 30% 时,提示患者预后不好。

(4) 左心室超负荷:除了用于无症状心衰(NYHA Ⅰ级)的早期诊断,监测病程严重程度外,BNP 还是左心室超负荷(如动脉高压或肥大性梗阻性心肌病)的合适的标志物。所有的研究都显示了 BNP 与左心室射血分数有极好的相关性(负相关),因此能为左心室射血分数的替代检测指标予以协助诊断。可用于左室肥厚、肥厚梗阻性和扩张性心肌病的判断。

(5) 心肌梗死后心功能情况、梗死面积和预后判断:用于心脏手术的术前、术后的心功能评估,且可为临床提供选择最佳手术时机。可用于降低高危人群(高血压、糖尿病、冠心病等)发生心衰所致的心血管风险,有效降低患者的发病率和病死率。

(6) 鉴别呼吸困难:肺源性呼吸困难与心源性呼吸困难临床上有时鉴别困难,检测 BNP/NT-proBNP 水平,显示前者水平不高,后者高,可协助临床鉴别。

【影响因素】

样本采集应标准化(参见 NT-proANP)。肾脏和肝脏疾病以及血容量过多都会导致血中 BNP 浓度增高(参见 NT-proANP)。梗阻性肺部疾病也会引起 BNP 浓度的增高。

三、半乳糖凝集素-3(galectin-3,Gal-3)

【生化及生理】

半乳糖凝集素-3 也称半乳糖结合蛋白-3,分子量为 31kD,是半乳糖凝集素家族的重要成员之一。在巨噬细胞、嗜酸性粒细胞、中性粒细胞及肥大细胞中均有表达,其主要定位于细胞质,但在细胞核和细胞表面也有表达。半乳糖凝集素-3 的生物学功能与其细胞内定位有关,在静止期细胞中,主要分布在胞质;而对于增殖期细胞,则主要分布在细胞核。半乳糖凝集素-3 主要通过 CRD 与细胞内的糖蛋白、细胞表面分子和细胞外基质相互作用。参与调节细胞生长,抗凋亡,介导细胞黏附,参与血管形成及炎症反应等生物学功能。Gal-3 直接参与心力衰竭的发生,是与心脏重塑相关的标志物。

【检测方法】

酶免疫分析。

【标本要求与保存】

血清或血浆。

【参考区间】

2.9~4.3μg/L。

【临床意义】

(1) 半乳糖凝集素-3 是心肌纤维化的标志,与新发心力衰竭和心因死亡风险增加有关。

(2) 临床测定半乳糖凝集素-3 用于评估慢性心力衰竭患者的预后,部分 NYHA Ⅱ~Ⅳ级的心衰患者中,半乳糖凝集素-3 的检测水平>17.8ng/ml,并且其升高的水平与心力衰竭的进程呈正相关,预示此类患者死亡或入院治疗的风险增加。

【影响因素】

(1) 与 BNP 的诊断特异性相比,Gal-3 的长期预后价值高于其诊断价值。高浓度 Gal-3 是心脏纤维化的指标,增加充血性心力衰竭发生和致病的风险。

(2) 某些类型晚期癌症患者或存在器官纤维化的患者,血液中半乳糖凝集素-3 的水平会相应增加。同时,应注意若体内存在人抗鼠抗体或类风湿因子,会导致半乳糖凝集素-3 的测定值假性增高。有使用 IgG 治疗历史、存在自身免疫疾病或高球蛋白血症的患者,对其测定半乳糖凝集素-3 也存在不同程度的干扰。此外,高 γ-球蛋白(>2.5g/dl)样本中测定水平会假性增高。

四、环鸟苷酸(cyclic 3'5'-guanosine monophosphate,cGMP)

【生化及生理】

血浆中可检测到的 cGMP 主要是利钠肽(ANP,BNP,CNP)及其有生物活性的裂解产物刺激后释放的。因此 cGMP 的检测有助于通过第二信使 cGMP

测定心脏利钠肽系统（ANP 和 BNP）和血管利钠肽系统（CNP）。

虽然所有的细胞都含有 cGMP，但血中可检测到的 cGMP 量受利钠肽与其受体结合的程度以及细胞膜结合的鸟苷酸环化酶活性的影响。

cGMP 诊断心衰的临床敏感性为 90%，特异性为 90%。cGMP 适用于心脏疾病的实验室常规检测，在 EDTA（特异的磷酸转移酶抑制物）血浆中可稳定保存。已有应用高特异性的单克隆抗体进行免疫分析的方法。

细胞膜结合的鸟苷酸环化酶影响利钠肽的作用。受利钠肽的刺激，细胞内 cGMP 含量的增加，从而释放至细胞外并最终进入血浆。另一种鸟苷酸环化酶（细胞质型）不受利钠肽影响，然而这种酶会被内源性 NO 和硝基衍生物（常用于治疗心脏病）激活。在这种情况下，细胞内 cGMP 的含量也会增加，但增加的量很少。这说明细胞膜结合的鸟苷酸环化酶有助于 cGMP 的释放，并进入血液；而由硝基衍生物激活的胞质型鸟苷酸环化酶的作用可忽略不计。因此硝基甘油和吗多敏的使用不会导致人体血液中 cGMP 的增加，但利钠肽的应用会导致血浆中 cGMP 的浓度显著增加。

细胞内含量增加的 cGMP 所发挥的生物效应（如利钠作用和血管扩张作用）主要通过控制 cGMP 调节的蛋白激酶、磷酸二酯酶和离子渠道（如钠和钾通道）途径发挥起生物学作用。细胞外 cGMP 的生物学意义至今还不甚明朗，有可能参与部分排泄作用。迄今为止 cGMP 的特异细胞膜受体尚未被证实。

【检测方法】

放射免疫测定和酶免疫测定，是否需要乙醇萃取，视试剂盒而定。

【标本要求与保存】

EDTA 血浆，在室温下至少可稳定 5 天，-20℃和-80℃至少可稳定 3 个月和 1 年。

【参考区间】

血浆：1.6～6.9nmol/L（经乙醇萃取）。

3.0～9.4nmol/L（未经萃取）。

尿液：1.0μmol/g Cr。

【临床意义】

（1）心衰：由于 cGMP 是心房利钠肽的第二信使，其释放的量与心衰的程度明显相关（表 22-3）。

表 22-3　NYHA 不同阶段的血浆 cGMP 浓度

NYHA 分级	已萃取（nmol/L）	未经萃取（nmol/L）
NYHAⅠ	4.80±2.20	
NYHAⅡ	6.30±2.50	7.90±2.30
NYHAⅢ	9.00±3.20	10.80±2.90
NYHAⅣ	9.50±3.20	11.50±2.60

左心室功能障碍的无症状 NYHAⅠ级患者，运动后检测 cGMP 比静息时更好。在自行车测力计上逐渐增加运动量后采集血样本，例如 25W/2min 的频率增加运动量直至患者感到疲劳或达到测试标准。NYHAⅠ级患者 cGMP 值明显高于健康人群。

（2）体液超负荷：连续进行血液透析患者体内的利钠肽及其第二信使 cGMP 的含量显著增高。在血液透析的过程中液体去除，血浆中 ANP、BNP 和 cGMP 的含量明显下降，但仍维持在参考范围之上。血液透析后血浆中的 cGMP 浓度能较好地反映透析患者的水合状态。血浆中 cGMP 浓度<18nmol/L 对透析患者为合适；cGMP>18nmol/L 指示体液至少超负荷 0.5kg。

尽管严重心衰患者也会出现良好的水合状态，但 cGMP 会增加，持续>20nmol/L。即使水合状态下 ANP 的测定仍可估算体重（BNP 较不适用），这已证实 cGMP 在常规诊断条件下适用。

（3）与 cGMP 有关的其他疾病：①恶性肿瘤：血浆和尿液中 cGMP 的变化非常不稳定，逐渐生长的肿瘤影响了细胞外的 cGMP 的心脏特异性。②肝硬化：尿液中 cGMP 的分泌增加，但是血浆中的浓度不增加。③肾病：由于 cGMP 经由肾脏排泄，肾病时 cGMP 在血浆中大量增加，在尿液中几乎检测不出。由于在心脏病病例中血浆和尿液中的 cGMP 浓度都增加，因此同时检测血浆和尿液中的 cGMP 可用于鉴别诊断。

【影响因素】

本检测方法中，与 cAMP 和其他核苷酸（AMP、ADP、ATP、GMP、GDP、GTP）的交叉反应<0.01%；室内 CV9%；室间 CV12%。

第四节　心脑血管病发生风险标志物的检测

心脑血管病最常见的是动脉硬化、动脉粥样硬化所致的冠心病、脑出血、脑血栓、脑栓塞、脑梗死等。心脑血管病风险的发生率很高，也常与以下标志物有关，检测这些标志物有利于评价这些疾病发生的风险，有利于防治。

一、高敏 C 反应蛋白（high sensitive C-reactive protein，hs-CRP）

见第 21 章第二节。

二、心肌纤维蛋白原活性（cardiac fibrinogen activity）

【生化及生理】

纤维蛋白原（fibrinogen）一种由肝脏合成的具有凝血功能的蛋白质，是纤维蛋白的前体。分子量 340 000，半衰期 4～6 天。纤维蛋白原由 α、β、γ 三对不同多肽链所组成，多肽链间以二硫键相连。在凝血酶作用下，α 链与 β 链分别释放出 A 肽与 B 肽，生成纤维蛋白单体。在此过程中，由于释放了酸性多肽，负电性降低，单体易于聚合成纤维蛋白多聚体。但此时单体之间借氢键与疏水键相连，尚可溶于稀酸和尿素溶液中。进一步在 Ca^{2+} 与活化的XIII因子作用下，单体之间以共价键相连，变成稳定的不溶性纤维蛋白凝块，完成凝血过程。肝功能严重障碍或先天性缺乏，均可使血浆纤维蛋白原浓度下降，严重时可有出血倾向。

【检测方法】

Cluass 法、酶联免疫双抗体夹心法、PT-Der 法。纤维蛋白原定量测定是临床上广泛应用的一项试验，由美国国家临床检验标准委员会（NCCLS）推荐的纤维蛋白原常规测定方法 Von Cluass 法为临床检测常用。还有较常用的有酶联免疫双抗体夹心法和通过凝血仪测定凝血酶原时间而推算纤维蛋白原含量的 PT-Der 法。还有亚硫酸钠盐析法、热浊度法、免疫比浊法等。

【标本要求与保存】

血清或血浆，样本室温下可保存 1 天，冷冻条件下可保存 14 天。

【参考区间】

Cluass 法：正常人血浆中浓度为 2.0～4.0g/L。

酶联免疫双抗体夹心法：2.2～3.8g/L。

【临床意义】

对急性缺血综合征中血栓的研究表明，血浆纤维蛋白原水平是独立的危险因素，有冠状动脉阻塞病的患者血浆中纤维蛋白原水平较高，心肌梗死的范围也与纤维蛋白原增加程度密切相关。有不稳定心绞痛的患者，在其发生心肌梗死之前，往往有血浆纤维蛋白原水平升高现象。在心肌梗死病程中，再梗死多发生在纤维蛋白原水平超过 7g/L 的患者。

血浆纤维蛋白原升高时心脑血管疾病的重要致病因素，降低纤维蛋白原含量是预防心脑血管疾病死亡及致残的有效措施之一。

【影响因素】

纤维蛋白原是一种急性时相反应蛋白，其增加往往是机体的一种非特异反应，常见于毒血症、肺炎、轻型肝炎、胆囊炎、脑血栓、脑梗死、心肌梗死等；另外如外科手术、放射治疗、月经期及妊娠期也可见纤维蛋白原轻度增高。

纤维蛋白原减少较少见。原发性减少多由于常染色体隐性基因遗传，此患者肝脏不能合成纤维蛋白原；继发性纤维蛋白原减少则由于纤维蛋白溶解酶溶解纤维蛋白所致。

此外，纤维蛋白原水平还受遗传因素影响。

三、血脂（blood lipids）

血脂包括总胆固醇（TC）、低密度脂蛋白胆固醇（LDL-C）、高密度脂蛋白胆固醇（HDL-C）、甘油三酯（TG）、载脂蛋白和脂蛋白（a）[lipoprotein（a），LP（a）]。脂质代谢紊乱是心脑血管疾病特别是冠心病的最有意义的预测因素之一。胆固醇水平与心血管疾病发生的危险性密切相关，TC 或 LDL-C 水平每降低 1%，冠心病的危险性减少 2%。HDL-C 每增高 0.4mmol/L，冠心病的危险性可降低 2%～3%。TG 是冠心病的独立预测因子，这已被公认。载脂蛋白 B（ApoB）、LP（a）目前认为是动脉粥样硬化的新的危险因素，被用于对冠心病风险程度的评估。因此，血脂测定对心脑血管疾病的临床应用有重要的价值。血脂测定为临床的常规检查项目，其检测原理、参考范围及临床意义不再详述，见第10章。

四、血管性血友病因子抗原（von willebrand factor antigen，vWF）

【生化及生理】

血管性血友病因子（vWF）是一种由内皮细胞和巨核细胞合成和释放的大分子糖蛋白，由十几个到几十个vWF单体多聚物所组成，vWF能与血小板糖蛋白GPⅠb/Ⅸ和内皮下胶原结合，成为血小板黏附在内皮下的桥梁。vWF和纤连蛋白（Fn）可与血小板糖蛋白GPⅡb/Ⅲa结合，诱导血小板聚集。vWF还是保护因子Ⅷ活性和稳定因子Ⅷ mRNA的物质，可促进因子Ⅷ合成和分泌。

【检测方法】

ELISA Ag抗体包被聚苯乙烯反应板，加入稀释的待测血浆。样本中的vWF:Ag结合于固相的抗体上，然后加入酶标记兔抗人vWF:Ag抗体，与其定量相结合，洗去多余抗体后，加底物显色，通过查标准曲线，即可计算出vWF:Ag的含量。

除ELISA法外，还可选用免疫火箭电泳法。

【标本要求与保存】

枸橼酸化抗凝的乏血小板血浆（1:9）2ml。

【参考区间】

ELISA法：（107.5±29.6）%。

【临床意义】

（1）减低：见于血管性血友病（vWD），是诊断vWD及其分型的指标之一。

（2）增高：见于周围血管病变、心肌梗死、心绞痛、脑血管病变、糖尿病、肾小球疾病、尿毒症、肺部疾病、肝脏疾病、妊娠高血压综合征、大手术后和剧烈运动等。

【影响因素】

标本溶血、标本凝固以及冷冻标本在运输途中解冻时都会对结果造成影响。

五、同型半胱氨酸（homocysteine，HCY）

【生化及生理】

HCY是蛋氨酸的代谢的中间产物。正常时，血液中的HCY在酶和维生素B_6、叶酸的存在下参与机体转硫基、转甲基过程，并降解为半胱氨酸（cysteine，Cys），转换为部分蛋白质。在病理情况下由于胱硫醚β合成酶缺乏，HCY代谢障碍，在肝细胞内过多的HCY形成硫内酯，可与LDL表面的载脂蛋白B100的游离氨基酸形成肽键，从而促进细胞摄取LDL，加速胆固醇沉积。业已证明，HCY促进动脉粥样硬化形成有多种机制：①游离的硫基基团介导H_2O_2生成，产生细胞毒作用；②同型半胱氨酸的二聚体可活化凝血Ⅶ因子，促进凝血反应；③HCY抑制蛋白C活化；④生理水平的HCY可增加内皮细胞组织因子的促凝活性；⑤ HCY可增加脂蛋白（a）与纤维蛋白结合能力。目前认为HCY与动脉粥样硬化性心脑血管疾病密切相关，是心脑血管疾病的独立危险因子。因此，血HCY水平的检测可用于心血管病危险性评估。

【检测方法】

主要检测方法有酶偶联法、高效液相色谱法、ELISA、荧光偏振免疫分析法等。

【标本要求与保存】

血清或血浆，血浆首选，EDTA或肝素抗凝。标本量2ml，至少1ml。采血后应立即置冰浴中或在1小时内分离血清/血浆，否则导致假性升高。尽快测定，否则冷冻保存。

【参考区间】

叶酸补充饮食：

<15岁：<8μmol/L。

15～65岁：<12μmol/L。

>65岁：<16μmol/L。

没有补充叶酸：

<15岁：<10μmol/L。

15～65岁：<15μmol/L。

>65岁：<20μmol/L。

【临床意义】

临床多种疾病与高HCY相关，是心脑血管疾病发生的独立危险因素。有关资料显示：血HCY水平每升高5μmol/L，冠状动脉疾病危险度增加1.6倍，脑血管疾病危险度增加1.8倍，外周血疾病危险度增加6.8倍，其对心脑血管疾病危险性相当于胆固醇增加0.5mol/L所造成的危害。

【影响因素】

HCY受年龄、性别、地区和遗传因素等影响，其参考值有一定的差别，因此，各实验室应建立自己的参考范围。

第五节　血管损伤其他标志物的检测

血管病变形成和损伤的比较公认的标志物在上述中已介绍，目前认为还有如下新的标志物与血管病变的形成和损伤有关，现正在进行累积更多的临床研究和评价。

一、抗髓过氧化物酶抗体（anti-myeloperoxidase antibodies）

【生化及生理】

抗髓过氧化物酶抗体属于抗中性粒细胞胞质抗体（ANCA）的一种，其靶抗原为髓过氧化物酶。

【检测方法】

ELISA 或胶乳凝集法。

【标本要求与保存】

血清 0.6ml（不少于 0.3ml），室温、冷藏、冷冻情况下标本可保存 14 天。可反复冻融两次。

【参考区间】

0.0～9.0 U/ml。

【临床意义】

为了诊断及监测系统性原发性小血管炎的炎症活性，ELISA 检测抗过氧化物酶抗体可作为 IFA 法测定 ANCA 阳性的确证实验，特别是针对 pANCA 型别。抗髓过氧化物酶的存在对特发性血管炎相关的新月形肾小球肾炎、典型结节性多发动脉炎、变应性肉芽肿性血管炎以及未累及肾脏的多血管炎重叠综合征等疾病的发生有高度特异性。抗髓过氧化物酶抗体的浓度与病情的活动性相关，可用于早期诊断、判断疗效、估计复发和指导临床治疗。

【影响因素】

溶血、脂血标本以及细菌污染标本会影响检测结果。

二、抗蛋白酶 3 抗体（anti-proteinase 3 antibodies）

【生化及生理】

抗蛋白酶 3 抗体属于抗中性粒细胞胞质抗体（ANCA）的一种，其靶抗原为相对分子质量 29 000 的丝氨酸蛋白酶，目前认为它即中性粒细胞嗜天青颗粒内的称之为蛋白酶 3（proteinase 3）的中性蛋白酶。Wegener 肉芽肿（Wegener's granulomatosis，WG）是 1939 年由 Wegener 等首先描述的一种以广泛的、进行性坏死性肉芽肿和弥漫性、坏死性血管炎为特征的全身性疾病。疾病常波及耳、鼻、咽、肺和肾脏，严重者会发生肺、肾衰竭。WG 的发病机制不太清楚，有人认为抗蛋白酶 3 抗体与蛋白酶 3 形成抗原抗体复合物通过血循环到达肺、肾等组织，复合物中的蛋白酶如保留酶活性就可能引起局部组织的破坏。此外，ANCA 也能直接刺激中性粒细胞释放各种溶酶体酶或超氧活性基团引起血管内皮损伤。抗蛋白酶 3 抗体在多种细胞因子协同下能促进中性粒细胞对血管内皮细胞的黏附，这可能是内皮细胞受损的起始步骤。

【检测方法】

ELISA 法。

【标本要求与保存】

血清 0.6ml（不少于 0.3ml），室温、冷藏、冷冻情况下标本可保存 14 天。

【参考区间】

0.0～3.5U/ml。

【临床意义】

抗蛋白酶 3 自身抗体在 Wegener 肉芽肿患者阳性率为 85%，显微镜下多血管炎阳性率为 45%，其他血管炎患者阳性率 5%～20%。该抗体水平与疾病活动性密切相关。常用作判断疗效和疾病复发的评估指标。

【影响因素】

溶血、脂血标本以及细菌污染标本会影响检测结果。

三、抗中性粒细胞胞质抗体（anti-neutrophil cytoplasmic antibodies，ANCA）

【生化及生理】

ANCA 由 Davies（1982）和 Hall 等（1984）先后在节段性坏死性肾小球肾炎和全身性血管炎患者血清中发现。ANCA 有两种类型，一种是细胞质型（cytoplasmic）ANCA（c-ANCA），一种是核周型（perinuclear）ANCA（p-ANCA）。c-ANCA 的靶抗原为相对分子质量 29 000 的丝氨酸蛋白酶，目前认为它即是中性粒细胞嗜天青颗粒内的称之为蛋白酶 3(proteinase 3)的中性蛋白酶。p-ANCA 的靶抗原比较复杂,主要有髓过氧化物酶(myeloperoxidase,MPO)、组织蛋白酶 G(cathepsin G)、弹性蛋白酶(elastase)、溶菌酶(lysozyme)和乳铁蛋白(lactoferrin)等。Wegener 肉芽肿(Wegener's granulomatosis,WG)是 1939 年由 Wegener 等首先描述的一种以广泛的、进行性坏死性肉芽肿和弥漫性、坏死性血管炎为特征的全身性疾病。疾病常波及耳、鼻、咽、肺和肾脏,严重者会发生肺、肾衰竭。WG 的发病机制不太清楚,有人认为 c-ANCA 与蛋白酶 3 形成抗原抗体复合物通过血循环到达肺、肾等组织,复合物中的蛋白酶如保留酶活性就可能引起局部组织的破坏。ANCA 也能直接刺激中性粒细胞释放各种溶酶体酶或超氧活性基团引起血管内皮损伤。抗蛋白酶 3 抗体在多种细胞因子协同下能促进中性粒细胞对血管内皮细胞的黏附,这可能是内皮细胞受损的起始步骤。

【检测方法】

间接免疫荧光法、ELISA 法等。通常采用间接免疫荧光法(IFT)作为 ANCA 的筛查方法,但它只是一定性或半定量方法,且需操作者有丰富的经验。酶联免疫测定法和放射免疫测定法利用纯化的蛋白质对 ANCA 作定量测定,但一些商品化的髓过氧化物酶可能含乳铁蛋白。医学或研究中心可对以上方法予以标准化。免疫印迹法要求较高,不适合在临床常规检验中开展。

间接免疫荧光法测定 ANCA:检测 ANCA 的经典方法为间接免疫荧光法,这是一种初筛试验。抗原片是用葡聚糖自健康人血液中分离出中性粒细胞,按每高倍视野 10~20 个细胞滴片制成,干燥后用甲醛或 95% 乙醇固定。依次向细胞片上滴加待测血清和荧光素标记抗人 IgG 抗体,再用荧光显微镜检查。

ELISA 法测定特异性 ANCA:由于蛋白酶 3、组织蛋白酶 G、髓过氧化物酶、弹性蛋白酶、乳铁蛋白等均有纯化抗原制品,故可用 ELISA 法检测待测血清上抗上述抗原的特异抗体。用上述各种抗原分别包被聚苯乙烯反应板,洗涤和封闭空白位点后依次加入待测血清、酶标记抗人 IgG 抗体形成固相抗原-抗体-酶标抗人 IgG 复合物,洗去无关物质,加入酶底物/色原,根据反应物呈色情况判定该种自身抗体的有无和水平。

【标本要求与保存】

血清 1ml,血清在 4~8℃可保存 72 小时,-20℃保存较长时间,保存在-70℃尤佳。如果在血清中加入叠氮钠(终浓度 0.01g/L)就可以在 4~8℃长时间保存。血清不需加热灭活,脂血可以通过离心予以净化。

【参考区间】

间接免疫荧光法:阴性。

酶免疫测定法或放射免疫法:按试剂盒说明。

【临床意义】

(1) 间接免疫荧光法测定:c-ANCA 阳性最主要见于 Wegener 肉芽肿以及全身性血管炎,特异性>97%,敏感性在初发非活动期患者为 50%,活动期患者可达 100%。P-ANCA 多见于显微镜下多血管炎(microscopicpolyangitis,MPA)、变态反应性肉芽肿性脉管炎、坏死性新月体型肾小球肾炎等。

(2) ELISA 法:蛋白酶 3 是继弹性蛋白酶、组织蛋白酶 G 后于中性粒细胞嗜天青颗粒(azurophil granules)中发现的第三种中性丝氨酸蛋白酶,是 c-ANCA 的主要靶抗原。抗蛋白酶 3 自身抗体在 Wegener 肉芽肿患者阳性率为 85%,显微镜下多血管炎阳性率为 45%,其他血管炎患者阳性率 5%~20%。该抗体水平与疾病活动性密切相关。常用作判断疗效和疾病复发的评估指标。

髓过氧化物酶是 p-ANCA 的主要靶抗原,约占中性粒细胞蛋白总量(干重)的 5%,相对分子质量 133 000~155 000,等电点 11.0,是中性粒细胞杀灭吞噬微生物的重要物质。抗髓过氧化物酶自身抗体的阳性率在特发性肾小球肾炎(坏死性新月体型肾小球肾炎)为 65%,变应性肉芽肿性炎脉管炎为 60%,显微镜下多血管炎为 45%,而在 Wegener 肉芽肿患者阳性率仅 10%。此抗体水平也与病情活动性相关,可用于疗效与预后判断。

抗乳铁蛋白抗体、抗弹性蛋白酶和抗组织蛋白酶 G 抗体等缺乏疾病特异性。

【影响因素】

(1) c-ANCA 荧光图型:c-ANCA 荧光图型为中性粒细胞胞质内有荧光颗粒,细胞核阴性,淋巴细胞和嗜酸性粒细胞阴性,单核细胞可有弱的均质型胞质荧光。有时需用 Hep-2 细胞或让人淋巴细胞作为对照。单核细胞出现阳性结果,多是有 FITC 的非特异性结合所致。作为对照的 Hep-2 细胞或淋巴细胞液呈现胞质荧光时,就需以纯化的蛋白酶 3 作为抗原,用 ELISA 方法进行鉴别。在阳性结果判定上,IFT 法与 ELISA 法有很好的相关性,约 90% ELISA 法阳性的样本,IFT 法也表现为阳性。但测定 c-ANCA

滴度时,两方法的相关性较差。

（2）p-ANCA 荧光图型:p-ANCA 荧光图型在乙醇固定的中性粒细胞,呈明显边界的核周荧光。淋巴细胞和嗜酸性粒细胞多为阴性。有时人为产物固定会导致核周荧光的出现。用乙醇固定中性粒细胞涂片时,由于膜脂质丢失,一些阳离子蛋白如 MPO、组织蛋白酶 G、弹性蛋白酶、溶菌酶、乳铁蛋白,能够移向并与带有负电荷的细胞核结合,甚至移至邻近淋巴细胞的细胞核。为避免与 ANA 阳性结果相混淆,应将人淋巴细胞或 Hep-2 细胞设为对照,IFT 法测定 p-ANCA 应表现为标准的 p-ANCA 荧光图形,即中性粒细胞阳性可伴有单核细胞阳性。如采用甲醛进行固定,p-ANCA 的荧光图型往往转变为胞质型荧光。甲醛固定使蛋白发生交联,阻碍了阳离子蛋白的移动,同时还可以抑制 ANA 与其靶抗原的结合,使得 p-ANCA 在抗原载体片上显示为 c-ANCA,而 ANA 表现为阴性。甲醛固定还可以导致自发荧光增高,而抗原反应性降低。所以在检测 p-ANCA 中一般不使用甲醛进行固定。

（李登清　刘一凡）

第二十三章 骨代谢标志物的测定

骨在其生长、发育和衰老的过程中，不断地进行着新陈代谢。骨代谢主要包括成骨细胞形成新骨和破骨细胞吸收旧骨的过程。骨代谢在甲状旁腺素（PTH）、活性维生素 D_3、降钙素和 PTH 相关蛋白等调控下，维持动态平衡。血、尿等体液中骨代谢标志物水平的检测在代谢性骨病的诊断、治疗以及在评价药物治疗效果中有不可替代的作用。

第一节 概　　述

一、骨组织

骨组织（osseous tissue）是一种坚硬的结缔组织，与其他结缔组织基本相似，也由细胞、基质和纤维三种成分组成。但骨的最大特点是细胞基质具有大量的钙盐沉积，成为很坚硬的组织，构成身体的骨骼系统。

（一）骨细胞

骨组织的细胞成分包括骨原细胞、成骨细胞、骨细胞和破骨细胞。只有骨细胞存在于骨组织内，其他三种细胞均位于骨组织的边缘。

1. 骨细胞　骨细胞（osteocyte）是骨组织的主要细胞。

2. 骨原细胞　骨原细胞（osteogenic cell）是骨组织中的干细胞。在骨的生长发育时期，或成年后骨的改建或骨组织修复过程中，它可分裂增殖并分化为成骨细胞。

3. 成骨细胞　成骨细胞（osteoblast）由骨原细胞分化而来。当骨生长和再生时，成骨细胞于骨组织表面排列成规则的一层，并向周围分泌基质和纤维，将自身包埋于其中，形成类骨质，有骨盐沉积后则变为骨组织，成骨细胞则成熟为骨细胞。

4. 破骨细胞　破骨细胞（osteoclast）是由多个单核细胞融合而成。位于骨组织被吸收部位所形成的陷窝内。破骨细胞可释放多种蛋白酶、碳酸酐酶和乳酸等，溶解骨组织。

（二）骨基质

骨基质（bone matrix）即骨的细胞间质，由有机基质和无机基质组成。

1. 有机基质　包括胶原（骨胶纤维）和非胶原化合物（无定形基质），约占骨干重的 35%，是由骨细胞分泌形成的。有机成分使骨具有韧性。胶原约占有机基质的 90% 以上，主要由Ⅰ型胶原蛋白组成，还有少量Ⅴ型胶原蛋白。无定形基质的含量只占 5%，呈凝胶状，主要含中性和弱酸性的糖胺多糖，以及多种糖蛋白的复合物，糖胺多糖包括硫酸软骨素、硫酸角质素和透明质酸等。而蛋白质成分中有些具有特殊作用，如骨连接蛋白（osteonectin）可将骨的无机成分与骨胶原蛋白结合起来，作为骨盐沉积的核心。骨钙蛋白（osteocalcin）是与钙结合的蛋白质，其作用与骨的钙化及钙的运输有关。

2. 无机基质　无机成分又称骨盐。骨盐占骨干重的 65% ~ 70%，其主要成分为磷酸钙，占 84%，其他还有 $CaCO_3$ 占 10%，柠檬酸钙占 2%，磷酸镁占 1% 和 Na_2HPO_4 占 2% 等。骨盐约有 60% 以结晶的羟基磷灰石（hydroxyapatite）形式存在，其余 40% 为无定形的 $CaHPO_4$。

二、骨代谢

骨代谢包括骨形成和骨吸收，它们最终决定骨量的改变。

（一）骨形成

成骨细胞通过合成有机基质并调节其矿化，促进骨形成。骨形成过程主要标志物有骨碱性磷酸酶、骨钙素、Ⅰ型前胶原羧基端前肽等。

（二）骨吸收

破骨细胞通过产生酸和蛋白水解酶，分解骨有机基质和无机基质，促进骨吸收。骨吸收的主要标志物有抗酒石酸酸性磷酸酶、吡啶酚、脱氧吡啶酚、Ⅰ型胶原交联C末端肽、羟脯氨酸等。

三、骨代谢的调节

（一）骨代谢的全身性调节因素

骨代谢的全身性调节因素有活性维生素D_3、甲状旁腺素（PTH）、降钙素、钙、磷、镁等。活性维生素D_3、甲状旁腺素（PTH）和降钙素等激素在骨代谢调节中起着重要作用；此外，钙对于骨矿化作用的完成起关键作用。血浆磷浓度是骨矿形成和吸收的决定因素。血镁在调节活性维生素D_3、甲状旁腺素（PTH）和降钙素的分泌与代谢、维持一些酶和生化过程方面均有重要作用。

（二）骨代谢的局部调节因素

骨钙素、碱性磷酸酶是参与骨代谢的重要蛋白，参与钙的调节和促进基质钙化。骨形态生成蛋白（BMP）、甲状旁腺相关蛋白、骨粘连素、转化生长因子等一些局部因子也参与钙磷平衡和骨代谢的调节。

四、骨代谢紊乱疾病

（一）骨质疏松症

骨质疏松症（osteoporosis，OP）是最常见的代谢性骨病。是一种以骨量减少、骨组织微结构破坏、骨骼脆性增加和易于骨折为表现的全身性疾病。在病因学上可以分为原发性和继发性两类。原发性骨质疏松症和患者年龄有显著相关性，最常见为绝经后骨质疏松症；继发性骨质疏松是指基于已知病因的骨量损失，其病因包括甲状旁腺功能亢进、肿瘤等。

骨质疏松症的诊断主要根据临床症状、病史、放射学检查、骨密度测量和骨组织学检查结果。其中骨密度测量是最主要的诊断依据。骨质疏松症患者一般有以下实验室诊断指标的改变：骨吸收指标常增高，血抗酒石酸酸性磷酸酶和Ⅰ型胶原交联C末端肽明显高于其他患者；继发性骨质疏松症患者血清钙、磷、镁多有改变。

（二）骨质软化症与佝偻病

骨质软化症（osteomalacia）与佝偻病（rickets）是指新形成的骨基质不能正常地完成骨矿化的一种代谢性骨病。可根据其病因分为维生素D缺乏型、磷酸盐耗竭型、全身中毒型和矿化抑制型。

骨质软化症的骨骼X线改变具有一定的特异性，骨密度降低和假性骨折支持该诊断。对儿童佝偻病的诊断必须了解患儿的营养、哺乳、户外活动和阳光照射等情况，在婴幼儿查体发现囟门未闭、鸡胸、身材矮小等，尤其伴有X线表现时，即可诊断。临床实验指标改变为：血钙正常或下降、血磷下降明显、尿钙减少、血ALP、PTH升高及活性维生素D降低。

（三）肾性骨病

肾性骨病（renalosteopathy）又称肾性骨营养不良（renal osteodystrophy），是慢性肾功能衰竭时由于钙、磷及维生素D代谢障碍，继发甲状旁腺功能亢进，酸碱平衡紊乱等因素而引起的骨病。多见于儿童、先天性肾畸形以及进展缓慢的肾疾病患者。可分为三种类型：纤维性骨炎、铝相关性骨病和混合型骨营养不良。

骨代谢实验诊断指标对肾性骨病辅助诊断具有重要价值。碱性磷酸酶是反映成骨细胞功能的指标，晚期纤维性骨炎时显著增高，而在铝相关性骨病则为正常或偏低。1,25-$(OH)_2$-D_3水平低下可提示维生素D缺乏。血甲状旁腺素在纤维性骨炎时往往显著升高，而在铝相关性骨病时常低于纤维性骨病或者正常。血浆铝的检测对铝相关性骨病的诊断具有重要意义。

第二节　骨矿物质的检测

一、血清总钙(serum total calcium)

二、尿液钙(urine calcium)

【生化及生理】

钙是人体内含量最多的阳离子。原子式为 Ca，原子量为 40.08。正常成人含钙 25～30mol，其中 99%以上存在于骨骼及牙齿。骨骼是体内最大的储钙库，细胞外液含钙只有 27mmol 左右，含量虽少但在维持正常的神经肌肉应激性、腺体分泌以及一些酶系统的活性特别是在血凝过程中起着重要作用。细胞内液几乎不含钙。血液中的钙可以从肾脏滤出，大多重吸收入血，过多的钙从尿中排除。

【检测方法】

总钙的检测有离子选择电极法、比色法和滴定法，目前首选的是离子选择电极法。而滴定法因其操作的繁琐和准确性低，已经被淘汰。

离子选择电极法：能将溶液中某种特定离子的活度转变成电位信号，然后通过仪器来测量。选择电极的电位(E)与溶液中被测离子活度的对数成线性关系，通常采用比较法来测定样品溶液中离子钙和 pH，即先测量两个已知浓度标准溶液中的离子钙和 pH 的电极电位，建立一条斜率曲线，然后测量样品溶液中离子钙和 pH 的电极电位，求出样品溶液中离子钙浓度和 pH，并计算出标准化离子钙浓度。

邻-甲酚酞络合酮比色法：邻-甲酚酞络合酮是金属络合指示剂，也是酸碱指示剂，在碱性溶液中与钙及镁聚合，生成紫红色螯合物。

甲基麝香草酚蓝比色法：血清中钙离子在碱性溶液中与甲基麝香草酚蓝结合，生成蓝色的络合物。

【标本要求与保存】

血清或血浆，血清首选，肝素锂抗凝。标本量 1.0ml，至少 0.5ml。尽快分离血清或血浆。避免溶血。标本室温(25℃)、冷藏(4℃)或冷冻(-20℃)保存 14 天。可反复冻融 3 次。

24 小时尿液，加至少 10ml 6N 的 HCl 保存，且要求 pH<2。标本室温(25℃)、冷藏(4℃)或冷冻(-20℃)保存 14 天。可反复冻融 3 次。

【参考区间】

血清：成人：2.15～2.55mmol/L。

儿童：2.25～2.67mmol/L。

尿液：2.7～7.5mmol/24h。

【临床意义】

(1) 低钙血症：①摄入不足或吸收不良；②需要增加，如孕妇；③肾脏疾病；④甲状旁腺功能低下。

(2) 高钙血症：①摄入过多；②甲状旁腺功能亢进；③服用维生素 D 过多；④骨病及某些肿瘤。

(3) 尿钙的变化可反映血钙的变化，钙、蛋白质的摄入和磷的排出可影响钙的排出，尿磷高则尿钙低。

【影响因素】

用血清或肝素抗凝血浆作标本，不能用钙螯合剂(EDTANa_2)及草酸盐作抗凝剂。

三、血清离子钙(serum ionized calcium)

【生化及生理】

血液中的钙绝大部分存在于血浆中，血浆钙有非扩散性钙及扩散性钙。非扩散性钙与蛋白质结合(大约 1g 蛋白质结合 0.87mg 的钙)，占血浆总钙的 40%～50%，扩散性钙主要为离子钙(Ca^{2+})，还有小部分的钙盐(如柠檬酸钙，其他有机酸钙盐及碳酸氢钙等)。非扩散性钙与扩散性钙之间受 H^+ 浓度和 HCO_3^- 浓度的影响，在生理状态下保持平衡。

【检测方法】

离子选择电极法：能将溶液中某种特定离子的活度转变成电位信号，然后通过仪器来测量。选择电极的电位(E)与溶液中被测离子活度的对数成线性关系，通常采用比较法来测定样品溶液中离子钙和 pH，即先测量两个已知浓度标准液中的离子钙和 pH 的电极电位，建立一条斜率曲线，然后测量样品溶液中离子钙和 pH 的电极电位，求出样品溶液中离子钙浓度和 pH，并计算出标准化离子钙浓度。

【标本要求与保存】

血清，肝素锂抗凝。标本量 1.0ml。尽快分离血清。避免溶血。标本室温(25℃)、冷藏(4℃)保存14天。

【参考区间】

1.15～1.353mmol/L。

【临床意义】

(1) 低钙血症常发生在外科手术之后，因此较大的外科手术(如心脏手术、肝移植等)后需要测定离子钙，以决定是否需要补钙。

(2) 脓毒血症、肾、心、肺衰竭及烧伤患者，由于血清蛋白丧失，出现酸碱失衡，测定总钙已无意义，对这些患者的正确治疗有赖于离子钙测定。

(3) 新生儿疑有低钙血症时应测离子钙，在用重碳酸盐纠正酸中毒时，可使离子钙迅速降低而不影响总钙。

(4) 肾移植后或血液透析的患者，钙代谢经常改变，而且有时很剧烈，因此需要经常监测离子钙水平，以保持良好的心脏功能。

(5) 肾病综合征以血清蛋白减少为特征，总钙和离子钙水平均下降，因为三项指标均低，所以由蛋白水平纠正总钙可能引起过高估计离子钙，因此需经常监测离子钙。

(6) 胰腺炎、甲状旁腺功能亢进时，离子钙均升高，它比总钙测定更灵敏，持续的离子钙降低与严重的胰腺炎有关。

【影响因素】

(1) 样品采集后就应尽快检测，否则标本pH易发生变化。

(2) 全血样品可用10～20U肝素抗凝。EDTA、柠檬酸盐、草酸盐等抗凝剂不能使用。

四、血清无机磷(serum inorganic phosphorus)

【生化及生理】

血清无机磷是以磷酸钙形式贮存在骨骼中，其余在软组织和细胞内。体内许多重要物质都含有磷。在酸碱平衡中，磷酸盐也具有重要的作用，它构成血液的缓冲系统。其增高及减少，都对人体有害。

【检测方法】

血清无机磷的检测有硫酸亚铁磷钼蓝比色法、紫外光度法和米吐尔直接显色法。目前使用最多的是紫外光度法，米吐尔直接显色法使用较少。

硫酸亚铁磷钼蓝比色法：以三氯醋酸沉淀蛋白，在无蛋白滤液中加入钼酸铵试剂，与无机磷结合成磷钼酸，再以硫酸亚铁为还原剂，还原成蓝色化合物，进行比色测定。

紫外光度法：血清中无机磷在酸性溶液中与钼酸铵作用所形成的复合物，直接用340nm或325nm波长测定其吸光度。

米吐尔直接显色法：利用磷在酸性溶液中与钼酸铵起反应生成磷酸钼酸络合物，用对甲氨基酚硫酸盐(米吐尔)还原生成钼蓝。

【标本要求与保存】

血清或血浆，血清首选，肝素或EDTA抗凝。标本量1.0ml，至少0.5ml。在45分钟内分离血清或血浆。避免溶血。标本室温(25℃)保存7天，冷藏(4℃)或冷冻(-20℃)保存14天。可反复冻融3次。

【参考区间】

成人：0.81～1.45mmol/L；儿童：1.29～2.26mmol/L。

【临床意义】

(1) 血磷增高的疾病：①甲状旁腺功能减退。②维生素D过多症，给予维生素D或紫外线照射，均可使磷升高。③肾功能不全，磷酸盐排出障碍而发生磷的滞留。④多发性骨髓瘤及骨折愈合期，常见轻微增高。⑤其他如艾迪生病、急性黄色肝萎缩、粒细胞性白血病、注射组胺后等，也常见增高。

(2) 磷减低疾病：①甲状旁腺功能亢进。②机体摄糖过多或组织利用糖增加时，血磷可降低，其原因系组织在利用葡萄糖(或生成糖原)的过程中必须经磷酸己糖化，消耗血磷过多所致，如：进食大量糖类或静脉注入葡萄糖，注射胰岛素或胰岛素过多症(如胰岛瘤)等。③由维生素D缺乏而引起的佝偻病。④特发性脂肪痢：包括乳糜泻、热带性或非热带性口炎性腹泻，由于肠内有多量脂肪存在，抑制钙、磷及维生素D的吸收，故血清内钙与磷减少。⑤某些肾小管变性疾病，其肾小管再吸收功能发生障碍，促使大量磷质随尿排出，正常妊娠亦可轻度减低。

【影响因素】

黄疸和血脂标本应做标本空白，溶血标本会使结果偏高，不宜采用。

五、24小时尿磷(24h urine phosphorus)

【生化及生理】

人体每天摄入1.0～1.5g的磷，人体能吸收利用的磷均为磷酸酯和磷脂等有机磷酸化合物。由肠和肾排出，经肾排出量占总排泄量的60%左右。

【检测方法】

24小时尿磷的检测方法有氨萘磺酸显色法和米吐尔直接显色法，目前这两种方法都在使用中。

氨萘磺酸显色法：磷与钼酸结合成磷钼酸，再以氨萘磺酸试剂还原成钼蓝，与同样处理的标准管比较，求出尿中磷之含量。

米吐尔直接显色法：利用磷在酸性溶液中与钼酸铵起反应，生成磷酸钼酸络合物，用对甲氨基酚硫酸盐（米吐尔）还原生成钼兰。在试剂中加入吐温-80，以抑制蛋白的干扰。

【标本要求与保存】

24小时尿液，加至少10ml 6N的HCl保存，且要求pH<2。标本室温（25℃）、冷藏（4℃）或冷冻（-20℃）保存14天。可反复冻融3次。

【参考区间】

12.9～42.0mmol/d。

【临床意义】

（1）磷的排泄主要通过肾脏，约占总排泄量的60%，磷排泄之肾阈为2～3mg/dl，其余由肠道排出。

（2）肾功能不全，磷酸盐排出障碍而发生磷的滞留。

（3）某些肾小管变性疾病，其肾小管再吸收功能发生障碍，促使大量磷质随尿排出。

【影响因素】

样品采集后加HCl保存，最好及时检测，标本pH易被空气中碱化。

六、血清镁(serum magnesium)

【生化及生理】

镁是体内含量最多的阳离子之一。成人体内含镁0.823～1.234mol，其中50%存在于骨骼，45%在细胞内液，细胞外液占5%。肝、肾和肌肉含镁较多，在细胞内液镁的含量仅次于钾而居第二位，其浓度约为细胞外液的10倍。在细胞外液，镁的含量仅次于钠、钾、钙而居第四位。镁具有重要的生理作用。镁是多种酶的激活剂，如碱性及酸性磷酸酶、磷酸变位酶、焦磷酸酶、肌酸激酶、己糖激酶，亮氨酸氨基肽酶和羧化酶等，它们的催化活性都须有镁离子的激活。镁同时也是保持DNA、RNA及核糖体大分子结构所必需的元素。

【检测方法】

血清镁的检测方法有甲基麝香草酚蓝比色法、CLG比色法和原子吸收分光光度法。目前这两种比色法都在使用，而就其精密度和准确度而论，原子吸收分光光度法（AAS）为首选方法。

甲基麝香草酚蓝比色法：血清中镁在碱性溶液中能与甲基麝香草酚蓝染料结合形成一种蓝紫色的复合物。此复合物在600nm波长处的吸光度与样品中的镁含量成正比。

CLG比色法：血清中的镁在碱性条件下与CLG染料反应生成一种红色的络合物，颜色的深浅与镁的浓度成正比，与同样处理的标准品比较，可以求得镁的含量。

原子吸收分光光度法：当测量对象是呈原子状态的金属元素和部分非金属元素，是由待测元素灯发出的特征谱线通过供试品经原子化产生的原子蒸气时，被蒸气中待测元素的基态原子所吸收，通过测定辐射光强度减弱的程度，求出供试品中待测元素的含量。

【标本要求与保存】

血清或血浆，血清首选，肝素锂抗凝。标本量1.0ml，至少0.5ml。在45分钟内分离血清或血浆。避免溶血。标本室温（25℃）保存7天，冷藏（4℃）或冷冻（-20℃）保存14天。可反复冻融3次。

【参考区间】

AAS法：新生儿（2～4天）：0.62～0.91mmol/L。
5个月～6岁：0.70～0.95mmol/L。
6～12岁：0.70～0.86mmol/L。
>12岁：0.66～1.07mmol/L。

【临床意义】

（1）镁主要由小肠吸收。但大肠亦可吸收镁离子。

（2）镁缺乏症：镁摄入减少和丢失增多都可产生低镁血症。缺镁的最主要原因是长期进食不好、长期消化液丢失和长期只靠输液而无镁的补充。一般镁缺乏都产生血钙过高。镁缺乏的症状表现为神经肌肉和心脏的兴奋性升高。

(3) 镁过多症:高镁血症的一个主要原因是服用治疗剂(如硫酸镁)过量。肾功能不全,特别是尿少的患者接受镁剂注射后(少数可因口服或灌肠),容易发生镁中毒,当血清镁高于 3mmol/L 时,通常就会出现中毒性镁过多的症状,表现为拮抗神经冲动传递,导致肌肉无力。

【影响因素】

(1) 红细胞含镁大约是血浆中的 3 倍,在细胞内是游离的,因此采血后应尽快分离血清,否则镁从细胞内溢出。

(2) 用柠檬酸盐、草酸盐或 EDTA 抗凝的血不宜用来测定镁,因为这些化合物可能螯合镁离子。

七、尿液镁(urine magnesium)

【生化及生理】

成人体内含镁 20~30g,50%~70%分布骨骼中构成骨盐,其余以 Mg^{2+} 形式分布于骨骼肌、心肌、肝、肾、脑等各种软组织中。Mg^{2+} 主要存在于细胞内液,细胞外液仅占 1%。红细胞中镁约为血浆中镁的 3 倍。血清镁 65%~80%以游离形式存在,其余与血浆蛋白结合存在。血镁对神经肌肉的应激性有协同的抑制作用。镁普遍存在于各种食物中,成人每日需镁约 20mmol/L(0.5g)。体内镁的主要排泄途径是肾脏。肾有较强的保镁能力,镁摄入不足时,肾脏排镁量可低于 1mmol/24h。

【检测方法】

见“血清镁”。

【标本要求与保存】

24 小时尿液,加至少 10ml 6N 的 HCl 保存,且要求 pH<2。标本量 5ml,至少 2.2ml。标本室温(25℃)、冷藏(4℃)或冷冻(-20℃)保存 14 天。可反复冻融 3 次。

【参考区间】

尿镁排泄量:3.0~4.5mmol /24h。

【临床意义】

(1) 正常人每天摄入的镁往往超过生理需要,从食物中摄入过多的镁大部分由粪便排出,体液内过剩的镁主要从肾脏排出。每天从肾脏排出量为 60~120mg。

(2) 肾功能不全,特别是尿少的患者接受镁剂注射后(少数可因口服或灌肠),容易发生镁中毒,当血清镁高于 3mmol/L 时,通常就会出现中毒。镁过多的症状表现为拮抗神经冲动传递,导致肌肉无力。

(3) 肾脏疾病:无氮质血症的慢性病,血清镁通常正常,但也有较低的,在后一情况中仅少数出现缺镁症状。急性肾单位肾病及慢性肾功能不全,尿毒症、特别是尿少的患者,常有高镁血症,通常高镁血症与氮质血症的程度相平行。

第三节　骨代谢激素的检测

一、甲状旁腺素(parathyroid hormone,PTH)

【生化及生理】

甲状旁腺素是甲状旁腺主细胞分泌的碱性单链多肽类激素,是含有 84 个氨基酸残基的直链多肽,分子量为 9500,其生物活性取决于氨基端的第 1~27 位氨基酸残基。在甲状旁腺主细胞内先合成一个含有 115 个氨基酸残基的前甲状旁腺激素原(prepro-PTH),再脱掉氨基端 25 肽,生成 90 肽的甲状旁腺激素原(pro-PTH),再脱去 6 个氨基酸,转变成 PTH。氨基端表现 PTH 的活性,其氨基端 34 个氨基酸残基的肽片段具有与 PTH 相同的生物活性。甲状旁腺激素主要作用是使破骨细胞活性和数目增加,增高血钙,抑制肾小管对磷的吸收,促进肠钙、磷的吸收。PTH 在血液中的存在形式包括完整 PTH(intact PTH)、PTH-N 端、PTH-中段(PTH-M)和 PTH-C 端。

【检测方法】

甲状旁腺素的检测方法有放射免疫法、免疫放射分析法(IRMA)、ELISA、化学发光免疫法、电化学发光免疫法等。

RIA 可检测完整 PTH 及各片段,特异性不强,为第一代 PTH 分析方法。第二代采用 ELISA 等双抗夹心的方法仅检测完整的 PTH。第三代采用免疫发光等方法检测真正完整 PTH(true intact PTH)。

【标本要求与保存】

血浆，EDTA 抗凝。标本量 1.5ml，至少 0.7ml。尽快分离血浆。避免溶血。标本室温（25℃）、冷藏（4℃）或冷冻（-20℃）保存 14 天。可反复冻融 3 次。

【参考区间】

放射免疫法：氨基端（活性端）230～630ng/L；羧基端（无活性端）430～1860ng/L。

免疫化学荧光法：1～10pmol/L。

【临床意义】

（1）甲状旁腺素增高：原发性甲状旁腺功能亢进、异位性甲状旁腺功能亢进、继发于肾病的甲状旁腺功能亢进、假性甲状旁腺功能减退。

（2）甲状旁腺素减低：甲状腺手术切除所致的甲状旁腺功能减退症、肾功能衰竭和甲状腺功能亢进所致的非甲状旁腺性高血钙症。

（3）需要检查的人群：甲状腺功能亢进，肾功能衰竭，关节疼痛，肌肉萎缩者。

【影响因素】

（1）检查前须停食含碘丰富的食物，如海带、紫菜、海鱼虾等，根据食用量的多少，停食 2～4 周。

（2）检查前须停服以下药物，根据用药量和时间，停服 2～8 周。含碘药物，如碘化物、复方碘溶液、含碘片等。影响甲状腺功能的药物，如甲状腺片、抗甲状腺药等。某些中草药，如海藻、昆布、贝母、牛蒡子、木通等。

二、血清降钙素（serum calcitonin）

【生化及生理】

降钙素是由甲状腺 C 细胞分泌的多肽激素，能抑制骨钙释放，抑制肠道对钙磷的吸收，促进肾脏对钙的排泄，从而使血钙降低。

【检测方法】

血清降钙素的检测多采用放射免疫法，而血清动态降钙素的检测多采用半定量固相免疫色谱法和免疫化学发光，后者准确度、灵敏度都较高。

放射免疫法：放射免疫法是利用同位素标记的与未标记的抗原，同抗体发生竞争性抑制反应的方法。

半定量固相免疫色谱法：利用一个标记有胶体金的抗降钙素单克隆小鼠抗体（示踪剂）和多克隆绵羊抗降钙素抗体（固相）做检测。

免疫化学发光：两种抗原特异性的单克隆抗体与 PCT（抗原）的两个不同的结合位点（降钙素和降钙蛋白）结合，与样本中的 PCT 反应形成“夹心复合体”，用 PCT 分析仪对残留在管壁上的示踪剂发出的光进行定量分析。

【标本要求与保存】

血清首选，2～8℃使用。标本量 1ml，至少 0.4ml。尽快分离血清，盖盖保存。标本冷冻（-20℃）保存 7 天。可反复冻融 3 次。

【参考区间】

血清降钙素：男性：<8.8ng/L；女性：<5.8ng/L。

【临床意义】

增高可见于甲状腺髓样癌和肾功能衰竭患者。减低可见于甲状腺全切者。

【影响因素】

一般采集早晨或上午空腹静脉血。

三、25-羟维生素 D（25-hydroxyl vitamin D）

四、1,25-二羟维生素 D（1,25-dihydroxy vitamin D）

【生化及生理】

维生素 D 也称抗佝偻病维生素，是一类脂溶性维生素，属类固醇化合物。在人类所需的维生素中，维生素 D 非常特殊，它是一种激素的前体，而且在阳光充足的情况下，人体自身可以合成维生素 D_3。经过肝脏和肾脏的进一步转化，维生素 D 转化为活性维生素 D，即 1,25-$(OH)_2$-D_3，作为一种激素重新进入循环，调节钙和磷的吸收，促进骨骼的生长和重构。维生素 D 可以用来预防小儿佝偻病和成人骨软化症，与钙合用可以预防老年人骨质疏松。维生素 D 对神经肌肉功能、炎症都有作用，还影响许多基因的表达和翻译，调节细胞的增殖、转化和凋亡。

血清 25-羟维生素 D 是合成 1,25$(OH)_2$-D_3 的前体，是维生素 D 的主要循环形式，其半衰期较长，血中浓度较稳定，可直接反映机体维生素 D 的水平。

【检测方法】

RIA、ELISA、化学发光免疫分析、LC/MS-MS 等方法。最好采用化学发光免疫分析或 LC/MS-MS 法。

【标本要求与保存】

血清。标本量 1ml，至少 0.3ml。尽快在 12 小时内分离血清。标本室温（25℃）保存 16 小时，冷藏（4℃）或冷冻（-20℃）保存 14 天。可反复冻融 3

次。

【参考区间】

25-羟维生素 D:25 ~ 162nmol/L。

1,25-二羟维生素 D:36 ~ 144pmol/L。

【临床意义】

(1) 维生素 D 缺乏可能导致典型的钙的吸收利用降低如:佝偻病、骨软化症、骨量减少、骨质疏松症等。

(2) 维生素 D 升高见于妊娠期、原发性甲状旁腺功能亢进、高钙血症性类肉瘤。

五、甲状旁腺素相关蛋白(parathyroid hormone related protein,PTHrP)

【生化及生理】

甲状旁腺素相关蛋白(PTHrP)最初作为一种引起恶性肿瘤患者发生高钙血症的一种多肽类物质被发现。甲状旁腺激素(PTH)是甲状旁腺主细胞分泌的碱性单链多肽类激素。PTHrP N 末端氨基酸序列与 PTH 具有同源性,二者通过相同的受体对骨骼和肾发挥相似的作用。

【检测方法】

甲状旁腺素相关蛋白可采用放射免疫分析法、双位点免疫酶分析法、电化学发光免疫分析等。

【标本要求与保存】

血浆标本,EDTA 抗凝。标本量 1ml,至少 0.5ml。尽快分离血浆。立即检测,否则保存,冷冻(-20℃)保存 1 个月。可反复冻融 6 次。

【参考区间】

放免分析:抗-PTHrP(1-34)<2.5;抗-PTHrP(53-84)<21。

双位点免疫分析:抗-PTHrP(1-74)<5.1;抗-PTHrP(1-86)<0.23。

【临床意义】

60%的肿瘤相关患者,有 PTHrP 的升高;肿瘤相关高血钙而无骨转移,有 PTHrP 的升高;很少在正常血钙患者中发现有 PTHrP 的升高。

【影响因素】

标本在 2 ~ 8℃中,可保持 4 小时,标本解冻后,在低温下完成检测。

六、降钙素基因相关肽(calcitonin generelated peptide,CGRP)

【生化及生理】

甲状旁腺产生的三十七肽,起血管舒张剂作用。其基因与降钙素基因组成一个复杂的复合体,有精密的调控机制,在信使核糖核酸水平上使一个基因表达两种功能完全不同的多肽。

【检测方法】

ELISA、放射免疫分析法等。

【标本要求与保存】

冰冻血浆。标本量 1ml,至少 0.5ml。尽快在 12 小时内分离血浆。标本室温(25℃)、冷藏(4℃)保存 4 小时,冷冻(-20℃)保存 1 月。可反复冻融 6 次。

【参考区间】

男性:0 ~ 14ng/L,女性:0 ~ 28ng/L。

【临床意义】

(1) 升高见于孕妇、儿童、甲状旁腺功能亢进、血胃泌素过多、肾衰、慢性炎症、泌尿系感染、急性肺损伤、髓状甲状腺癌、甲状腺降钙素分泌细胞癌、白血病、骨髓外骨髓增殖症、肺癌、食管癌、乳腺癌。

(2) 降低见于甲状腺先天发育不全、甲状腺全切患者、妇女停经以后、低血钙、老年性骨质疏松等。

第四节　骨形成标志物的检测

一、骨钙素(osteocalcin,OC)

【生化及生理】

骨钙素(OC)由 49 ~ 51 个氨基酸组成,在 21、24、27 位有 3 个 γ-羧基谷氨酸(γ-carboxyglutamic acid,Gla),分子量小,约 6ku,由于其具有 3 个 Gla,故又称为骨谷氨酸蛋白(bone Gla protein,BGP)。OC 具有特殊的翻译后修饰,其基因首先翻译合成骨钙素原蛋白,去除信号肽后,骨钙素原蛋白在维生素 K 羧基化酶作用下,3 个 γ-谷氨酸(glutamic acid,Glu)羧基化为 γ-羧基谷氨酸(Gla),羧基化后的 OC 与羟基磷灰石(hydroxyapatite,HA)具有很强的吸附作用,既可沉积于骨骼,又可分泌入血液。在骨吸收发生时,分泌的酸性物质又使羧基化的骨钙素脱羧释放入血液。

血液中含有多种骨钙素,包括完全羧基化骨钙素(total carboxylated OC)、未羧基化骨钙素或脱羧后骨钙素(uncarboxylated OC)、降解的骨钙素片段(small fragment osteocalcin)等。血液中非羧基化骨钙素可作用于β细胞、脂肪细胞及睾丸间质细胞,促进胰岛素、脂联素和睾酮的分泌,对能量代谢和雄性生殖起调节作用。

【检测方法】

ELISA、放射免疫法、化学发光免疫分析等。

【标本要求与保存】

血清。标本量0.8ml,至少0.3ml。尽快分离血浆,检测标本,冰冻保存。

【参考区间】

男性:3.2~39.6μg/L。

女性:绝经前:4.9~30.9μg/L。

绝经后:9.4~47.4μg/L。

【临床意义】

升高见于骨质合成时,尤其是骨损伤后骨质合成早期,绝经后骨质疏松,甲旁亢性骨质疏松症。

二、骨碱性磷酸酶(bone alkaline phosphatase,BALP)

【生化及生理】

骨碱性磷酸酶是成骨细胞的表型标志物之一,它可直接反映成骨细胞的活性或功能状况,是近年来主要用于小儿佝偻病早期诊断和亚临床鉴别的特异性参考指标,也是目前用于评价人体骨矿化障碍的最佳指标。骨源性碱性磷酸酶是由骨质中分泌出来,当骨头中钙盐沉淀不足时,该酶分泌增多,骨中钙盐充足时就分泌减少,所以用来帮助检查有无钙吸收不足。

【检测方法】

骨碱性磷酸酶的检测方法有化学抑制法、亲和沉淀法、免疫分析法、放射免疫测定法和免疫分析法。其中免疫分析法具有高度的敏感性和特异性,被认为是目前鉴别和定量骨型ALP的最佳方法。

【标本要求与保存】

血清。标本量2ml,至少0.5ml。尽快分离血清。避免溶血。标本应冷藏(4℃)或冷冻(-20℃)保存。

【参考区间】

免疫活性测定:男性17.9~31.9U/L;女性14.1~24.3U/L。

免疫定量测定:男性8.0~16.6μg/L;绝经前女性5.8~11.6μg/L;绝经后女性8.5~17.9μg/L。

【临床意义】

(1)检测小儿血中骨源性碱性磷酸酶催化活性,藉以筛查或辅助诊断因钙营养不良引起的骨钙化障碍或其他原因引起的代谢性骨病。

(2)其水平升高可见于Paget病、原发性甲状旁腺功能亢进、骨软化和肾性骨营养不良等。

三、Ⅰ型前胶原肽(procollagen Ⅰ peptide,PIP)

【生化及生理】

胶原蛋白(collagen)主要存在于结缔组织中。它具有很强的伸张能力,是韧带和肌腱的主要成分,胶原蛋白还是细胞外基质的主要组成成分。胶原蛋白有不同的类型,目前发现的有20多种,如Ⅰ型胶原蛋白、Ⅲ型胶原蛋白等,不同类型的胶原蛋白在分子结构及免疫学特征性有所不同。但它们有一些共同的特点,从结构上看,在电子显微镜看到三个分子呈现螺旋结构,并有多型性,胶原肽链的氨基酸组成独特,甘氨酸含量1/3,脯氨酸及羟脯氨酸各占10%,其中羟脯氨酸在动物组织中,仅见于胶原。儿童的皮肤以Ⅲ型为主,到了成年皮肤以Ⅰ型为主。Ⅰ型前胶原肽是Ⅰ型胶原蛋白的前体。

【检测方法】

酶联免疫吸附剂测定。

【标本要求与保存】

血清或血浆,血清首选,肝素锂抗凝。标本量0.5ml,至少0.2ml。尽快分离血清或血浆。避免溶血。冷藏保存。

【参考区间】

0~120nmol/L。

【临床意义】

Ⅰ型胶原蛋白主要存在于皮肤、骨、角膜、肌腱,肿瘤时出现升高。

四、Ⅰ型前胶原羧基前肽(C-terminal propeptide of type Ⅰ procollagen,P1CP)

五、Ⅰ型前胶原氨基前肽(N-terminal propeptide of type Ⅰ procollagen,P1NP)

【生化及生理】

Ⅰ型胶原是人体内最丰富的胶原类型,也是矿化骨中唯一的胶原类型。Ⅰ型胶原基因在成骨细胞内转译出前a肽链,3条前a肽链组成前胶原。前胶原N端、C端的多余肽链被切下,成为P1NP和P1CP进入血液，余下部分成为原胶原。原胶原被分泌到细胞外，成为成熟的胶原纤维。破骨细胞分泌1组Ⅰ型胶原水解酶，水解Ⅰ型胶原，释放出ICTP及其他肽段，进入血液。血液中的P1CP、P1NP、ICTP等由肾脏和肝脏分解去除。Ⅰ型胶原不溶于水，可通过检测其代谢产物来检测其代谢状况。血清P1CP、ICTP、P1NP等都是其检测指标。

【检测方法】

放射免疫法、化学发光免疫分析等。

【标本要求与保存】

血清或血浆，血清首选，肝素锂抗凝。标本量0.5ml，至少0.2ml。尽快分离血清或血浆。避免溶血。冷藏保存。

【参考区间】

血清P1NP：男性22～87μg/L；绝经前女性19～83μg/L；绝经后女性16～96μg/L。

【临床意义】

（1）P1NP升高见于儿童发育期、妊娠后3个月、骨肿瘤、肿瘤骨转移。

（2）P1NP降低见于绝经后骨质疏松患者经雌激素治疗后。

第五节　骨吸收标志物的检测

一、抗酒石酸酸性磷酸酶（tartrate resistant acid phosphatase，TRACP）

【生化及生理】

抗酒石酸酸性磷酸酶（TRACP）是酸性磷酸酶6种同工酶（0～5型）中的一种，即第5型。主要存在于巨噬细胞、破骨细胞、Gaucher细胞、红细胞、血小板、脾脏毛状细胞以及单核-巨噬细胞中，但在肺泡巨噬细胞和破骨细胞中含量最丰富。正常人血清中，TRACP以两种不同的糖基化形式存在，即TRACP-5a和TRACP-5b，其中TRACP-5a主要来源于炎性巨噬细胞，而TRACP-5b则主要来源于破骨细胞。

【检测方法】

测定TRACP的方法有酶动力学法、电泳法、比色法、ELISA等方法。

【标本要求与保存】

血清首选，肝素锂抗凝。标本量0.5ml，至少0.2ml。尽快分离血清或血浆。避免溶血。冷藏保存。

【参考区间】

ELISA：男性22～54U/L；绝经前女性22～54U/L；绝经后女性55～79U/L。

【临床意义】

升高见于原发性骨质疏松症、糖尿病、代谢性骨病（如Paget病）、转移性骨肿瘤、慢性肾功能不全等。

【影响因素】

（1）静脉血长时间暴露于空气中可以引起血pH值升高，TRACP活性发生不可逆性失活。保持TRACP活性的方法是标本内加入醋酸盐缓冲液或抗坏血酸溶液，一般在4℃可以稳定3天。草酸盐、氟化物对TRACP活性均有影响。

（2）临床上既可测定总TRACP，也可测定其亚型TRACP-5b。

二、血浆羟脯氨酸（plasma hydroxyproline）

三、尿羟脯氨酸（urine hydroxyproline）

【生化及生理】

羟脯氨酸是人体结缔组织中胶原蛋白质的主要成分，占胶原蛋白的10%～13%。血液中的羟脯氨酸除了来源于食物外，主要来自体内组织胶原的降解。尿中的羟脯氨酸50%来自骨组织，因此，尿羟脯氨酸排出量能基本反映骨代谢的变化，特别是与骨吸收率有显著关系。

【检测方法】

氯胺T化学法、HPLC等。

【标本要求与保存】

血浆，肝素抗凝。标本量0.5ml，至少0.2ml。尽快分离血清或血浆。标本室温（25℃）、冷藏（4℃）或冷冻（-20℃）保存3天。

24小时尿液，加至少10ml 6N的HCl保存，且要求pH<2。标本量10ml，至少1.2ml。标本室温（25℃）、冷藏（4℃）或冷冻（-20℃）保存3天。

【参考区间】

血浆：新生儿0～120μmol/L；6～18岁（男性）<

50μmol/L;6～18 岁(女性)<44μmol/L;成人(男性)<42μmol/L;成人(女性)<34μmol/L。

尿液:成人 <11μmol/d;16～31mmol/mol Cr。

【临床意义】

(1) 尿羟脯氨酸既能反映骨吸收,又能反映骨形成,它的排出量受到诸多激素的影响,如甲状腺激素、生长激素、肾上腺皮质激素、性激素等。

(2) 尿羟脯氨酸排出量增加可见于儿童生长期、骨破坏性疾病、骨矿化不良疾病等,尿羟脯氨酸随着年龄增加有减少的趋势,但尿羟脯氨酸与肌酐的比值却随着年龄的增长而增加。

(3) 尿羟脯氨酸(UHP)是骨吸收的主要生化指标,是骨基质中氨基酸,骨胶原分解后,不再参加骨胶原合成,从尿中排出的产物。

【影响因素】

(1) 饮食中的胶原含量对 24 小时尿羟脯氨酸含量影响较大,因此在测试时应让患者进素食 2～3 天。

(2) 空腹 2 小时尿羟脯氨酸排出量不受饮食的影响,故更能反映患者的基础代谢状况。

四、吡啶酚(pyridinoline,Pyd)

五、脱氧吡啶酚(deoxypyridinoline,Dpd)

【生化及生理】

吡啶酚和脱氧吡啶酚是胶原的代谢产物,经降解后进入血清,可由尿中排出,Dpd 仅存在骨的Ⅰ型胶原中,虽然 Pyd 也存在软骨的型胶原中,但含量相对很小,而且软骨中型胶原的代谢也很慢,故可认为尿中 Pyd 绝大部分来自于骨,包括骨、软骨、牙质、肌腱、肌肉内胶。Pyd 和 Dpd 不存在于皮肤。尿中的 Pyd 和 Dpd 不再代谢也不受饮食影响,因此可以认为是一个比较好的有临床意义的反映骨吸收的代谢标志物。由于骨质的丢失可以有效地预防,因此早期诊断骨吸收增加是非常重要的。

【检测方法】

酶联免疫吸附剂测定。

【标本要求与保存】

24 小时尿液,加至少 10ml 6N 的 HCl 保存,且要求 pH<2。标本量 10ml,至少 1.2ml。标本室温(25℃)、冷藏(4℃)或冷冻(-20℃)保存 3 天。

【参考区间】

尿液 Pyd:男性:13.6～25.8nmol/mmol Cr;绝经前女性:16.3～31.9nmol/mmol Cr。

尿液 Dpd:男性:22.0～38.5nmol/mmol Cr;女性:3.0～7.4nmol/mmol Cr。

【临床意义】

(1) Pyd 和 Dpd 值升高见于骨质疏松症、Paget 病等代谢性骨病、原发性甲状旁腺功能亢进、甲状腺功能亢进。

(2) Pyd 和 Dpd 是特异的和灵敏的测量骨吸收的标志物。可用于发现骨丢失和监测治疗效果。

【影响因素】

有一些外表正常的人或绝经前的妇女也可以因为各种原因出现 Pyd 和 Dpd 值升高。

六、Ⅰ型胶原交联 C 末端肽(type Ⅰ collagen cross-linked C-telopeptide,CTX)

七、Ⅰ型胶原交联 N 末端肽(type Ⅰ collagen cross-linked N-telopeptide,NTX)

【生化及生理】

评价骨形成或骨细胞胶原合成的试验是测定Ⅰ型胶原羧基端前肽。Ⅰ型胶原构成骨有机基质的 90%。Ⅰ型胶原是由含 N 和 C 末端延伸的前胶原合成,此延伸在形成纤维时由Ⅰ型胶原上脱落进入血循环,因此其水平被认为可以反映骨形成的情况。Ⅰ型胶原能进入胶原纤维的内部空间,在相邻的多肽链间产生交联结构,与女性绝经和髋部骨密度(BMD)之间的关系密切。

【检测方法】

酶联免疫吸附剂测定:是抗原或抗体的固相化及抗原或抗体的酶标记。

【标本要求与保存】

24 小时尿液。标本量 20ml,至少 1ml。标本室温(25℃)、冷藏(4℃)或冷冻(-20℃)保存 14 天。可反复冻融 3 次。

血清首选,肝素锂抗凝。标本量 0.5ml,至少 0.3ml。尽快分离血清或血浆。避免溶血。冷藏保存。

【参考区间】

尿液 NTX:成人男性 0～62nmol BCE/mmol Cr;绝经前女性 0～64nmol BCE/mmol Cr;绝经后女性 0～89nmol BCE/mmol Cr。(BCE:骨骼胶原等价物)

【临床意义】

用于骨质疏松症、Paget 病等代谢性骨病、原发性甲状旁腺功能亢进、甲状腺功能亢进等伴有骨吸收增强性疾病的诊断和评价。

第六节　骨代谢动态功能性试验

一、低钙试验(lower calcium test)

【生化及生理】

正常人当摄入钙减少时,尿钙下降。但是甲状旁腺功能亢进患者,在低钙饮食下,尿钙排泄量仍增多。

【检测方法】

口服低钙、正常磷饮食3～6天。钙量<150mg/d,磷量500～700mg/d。收集最后1天24小时尿液测定钙含量。

【标本要求与保存】

见“尿液钙”。

【参考区间】

正常人尿钙排出量为1.88～4.37mmol/d。

【临床意义】

如尿钙>3.75mmol / d提示有原发性甲状旁腺功能亢进。

二、钙耐量试验(calcium tolerance test)

【生化及生理】

血清钙含量直接影响甲状旁腺功能,血钙骤然升高时,对正常的甲状旁腺有抑制作用,甲状旁腺激素分泌减少,于是尿磷排泄量降低,血磷增高。而对甲状旁腺功能紊乱者,血钙的增高不引起上述的正常反应。

【检测方法】

钙滴注量为15mg/kg,溶于500ml生理盐水中,滴速为2.1ml/min,儿童生理盐水量应酌减。同时测定血磷和尿磷。

【标本要求与保存】

见“血清磷”、“尿液磷”。

【参考区间】

正常人自发排磷:晨8时最低,以后逐渐上升。输钙后比输钙前,尿磷下降。

【临床意义】

(1) 甲状旁腺功能亢进者,自发排磷与正常人一样,但是输钙后,排磷不下降,反而逐渐升高。

(2) 甲状旁腺功能减退者,自发排磷和输钙后排磷均与正常人相近。

三、磷清除率试验(phosphate clearance rate test)

【生化及生理】

正常人肾小管对滤过磷的重吸收率可达90%。甲状旁腺功能减退者的重吸收率与正常人区别不大,而磷清除率则有明显区别。

【检测方法】

晨起排空尿液,记录时间,随后饮水数杯。1小时后抽血做血磷测定。再过1小时后,收集患者尿液,测量尿量,同时进行尿磷测定。根据血磷浓度和尿磷排泄率,计算磷清除率。

磷清除率(ml/min)=尿磷排泄率(mmol/min)/血磷浓度(mmol/ml)

【标本要求与保存】

见“血清磷”、“尿液磷”。

【参考区间】

正常人空腹时磷清除率为6.3～15.5ml/min。

【临床意义】

甲状旁腺功能减退者,其磷清除率下降,一般为1.7～7.3ml/min。经维生素D_2治疗后,血清钙升高,而磷清除率仍低。

四、磷重吸收试验(phosphorus reabsorption test)

【生化及生理】

甲状旁腺激素有促进尿磷排泄的作用,其原理主要是抑制肾小管对磷的重吸收而不增加肾小球滤过的磷量;在甲状旁腺功能亢进时,肾小管滤过磷的重吸收率减少,故肾小管重吸收磷百分率的测定对甲状旁腺功能亢进症具有一定价值,但只有当肾小球滤过率正常时才有意义。

【检测方法】

服用标准的低肌酐、低蛋白质、普通钙、普通磷的饮食3～5天。喝双蒸馏水,水量不限。在试验最后1天抽空腹血测定肌酐和磷,并收集24小时尿液测定肌酐和磷。最后计算肾小管磷重吸收率:

磷重吸收率=(1-尿液磷浓度×血肌酐浓度/血

清磷浓度×尿肌酐浓度)×100%

(浓度单位均为 mmol/L)

【标本要求与保存】

见“血清磷”、“尿液磷”。

【参考区间】

正常人磷重吸收率为 85% ~90%。

【临床意义】

甲状旁腺功能亢进者,磷重吸收率为 75%,手术后上升至 90%。

(高　戈)

第二十四章 肿瘤标志物的测定

随着人类社会的进步、科技的发展,许多疾病得到有效控制,但肿瘤的发病率与死亡率却逐年上升,始终威胁着人类的健康,目前癌症发病和死亡人数呈明显上升趋势。肿瘤之所以号称当今世界的头号杀手,主要是因为肿瘤一旦发展到一定程度便缺乏有效的治疗手段。治愈肿瘤很大程度上依赖于早期发现、早期诊断,因此,肿瘤标志物越来越受到重视,不少学者潜心研究肿瘤标志物,并且不断地有新的肿瘤标志物被用于临床,尤其是近年来化学发光检测技术的广泛应用和推广使得各种肿瘤标志物的联合检测成为可能,大大提高了诊断的敏感性和特异性,肿瘤标志物也因此成为临床诊断和治疗的重要参考指标。

第一节 概 述

肿瘤(tumor)是失去了正常生物调控的异常生长、分化的细胞和组织。肿瘤可以分为良性肿瘤(benign tumor)和恶性肿瘤(malignant tumor)两大类,通常所说的癌症(cancer)就是恶性肿瘤。由于良性肿瘤对人体健康影响较小,所以,下面讨论的肿瘤特指恶性肿瘤。

肿瘤的发生发展是一个多因素、多步骤、多基因共同作用的综合病变过程。肿瘤发生的危险因素包括环境因素和遗传因素,大部分肿瘤起因于环境致病因素的作用,但却是基因-环境因素交互作用的结果。肿瘤和其他疾病比较,具有两个明显的临床特征:一是肿瘤的转移特性。肿瘤细胞通过浸润、转移从原发灶扩散至其他组织和脏器,手术切除原发部位肿瘤后,常在其他脏器出现新的肿瘤病灶,转移是大多数肿瘤治疗失败的原因。二是早、中期肿瘤无症状。有临床症状而来就诊者,或肿瘤已太大,无法切除,或已经转移,到了晚期。因此,肿瘤的早期发现、早期诊断、早期治疗至关重要。早期发现的肿瘤体积小,较少转移,手术能彻底、有效地控制肿瘤,收到事半功倍的效果。

为了早期发现肿瘤,人类一直在寻找高敏感性和特异性的肿瘤标志物,因为对于无症状的肿瘤患者来说,肿瘤标志物往往是唯一的提示线索。因此,肿瘤标志物的研究一直是生物医学研究的前沿领域,尤其是近年来,学者们不断拓宽研究领域,转变研究思路,使得肿瘤标志物的研究出现新的曙光,例如肿瘤自身抗体的研究,当肿瘤抗原能被患者的免疫系统识别,产生较强的体液免疫反应,无疑会放大肿瘤标志信号,更利于检测。但寻找和鉴别能刺激机体免疫系统的肿瘤抗原并不是一件容易的事情,所以,将肿瘤自身抗体作为肿瘤标志物用于临床检测仍需付诸巨大的努力。

一、肿瘤标志物的概念

(一) 肿瘤标志物定义

肿瘤标志物(tumor marker,TM)是指在肿瘤的发生和增殖过程中,由肿瘤细胞本身所产生的或者是由机体对肿瘤细胞反应而产生的,反映肿瘤存在和生长的一类物质,包括蛋白质、激素、酶(同工酶)、多胺、癌基因产物以及自身抗体等。肿瘤抗原可以是肿瘤标志物,但肿瘤标志物不一定是肿瘤抗原。肿瘤患者血液或体液中肿瘤标志物的检测,对肿瘤的辅助诊断、鉴别诊断、疗效观察、病情监测以及预后的评价具有一定的价值。

绝大多数体液中的肿瘤标志物既存在于肿瘤患

者中，也存在于正常人群和非肿瘤患者中，只是肿瘤患者的标志物浓度高于正常人群和非肿瘤患者。唯有前列腺特异抗原(prostate specific antigen，PSA)等几个少数的肿瘤标志物呈现器官特异性，大多数肿瘤标志物在某一组织类型的多种癌症呈阳性反应，但阳性率不一，学术上往往把阳性率较高的一种或一类肿瘤看成这一标志物的主要应用对象。表 24-1 显示了肿瘤标志物的相对器官特异性。

表 24-1　常见肿瘤标志物及其主要应用范围

肿瘤标志物	标本	主要应用范围
甲胎蛋白	血清	肝癌、精原细胞癌
CA125	血清	卵巢癌
CA19-9	血清	胰腺癌
CA15-3	血清	乳腺癌
CA72-4	血清	胃癌
降钙素	血清	髓性甲状腺癌
人绒毛膜促性腺激素	血清	非精原细胞癌、绒毛膜上皮细胞癌、葡萄胎、精原细胞癌
雌/孕激素受体	组织	乳腺癌内分泌治疗的疗效估计
Her-2/neu 扩增	组织	乳腺癌预后判断
前列腺特异抗原	血清	前列腺癌
鳞状细胞癌抗原	血清	鳞状细胞癌
组织多肽性抗原	血清	膀胱癌和肺癌
本周蛋白	尿液	多发性骨髓瘤
隐血试验	粪便	胃癌、大肠癌

除少数肿瘤外，大多数肿瘤往往会有多个肿瘤标志物阳性。一个特定的肿瘤不同的阶段，不同的肿瘤细胞类型，不同的预后，呈阳性的肿瘤标志物可能不尽相同，相同的标志物阳性率不同。这样增加了肿瘤标志物应用的复杂性。在多种肿瘤呈阳性的肿瘤标志物称为广谱肿瘤标志物(nonspecific tumor marker)，如 CA549。

(二) 理想的肿瘤标志物

为了提高肿瘤的早期发现、鉴别诊断及预后判断水平，人们尝试从肿瘤细胞的生物化学特征、病理性改变、免疫反应、基因表达及蛋白质产物等多方面寻找反映肿瘤发生发展的标志物。那么，怎样的肿瘤标志物才是临床所需用的呢？目前一般认为理想的肿瘤标志物应符合以下条件：①敏感性高，可以检测出所有的肿瘤患者；②特异性好，可以准确区分肿瘤患者和非肿瘤患者；③具有器官特异性，能有助于确定是何种肿瘤；④肿瘤标志物的浓度和肿瘤大小、肿瘤转移、恶性程度有关；⑤最好是存在于血液等体液中，易于检测。遗憾的是，至今所有的一百余种肿瘤标志物中只有极少数能满足上述要求，满意地用于临床。目前科学家正在利用基因组学、蛋白质组学技术等各种新的方法寻找更加理想的肿瘤标志物。

作为潜在的肿瘤标志物，需要很好的实验设计确保正确评估。有学者研究了自 1989 年以来的肿瘤标志物的相关文献，发现其敏感性、特异性等报道结果差别很大，而主要原因是实验设计存在不足。理想的临床试验应当做到：①设立健康人群组，非肿瘤患者组，不同分期的患者组，每组病例应>200 人。②试验应为结合临床治疗观察的前瞻性研究。③结论要用 meta 分析，如做回顾性研究须用多因素分析，最后用受试者工作曲线(ROC 曲线)确定肿瘤标志物的判断值(cut-off 值)。

(三) 肿瘤标志物的分类

根据肿瘤标志物的特异性，可将其分为两类：一类是肿瘤特异性标志物(specific tumor markers)，它是由某一种肿瘤产生的特异性物质，如前列腺特异性抗原为前列腺癌、甲胎蛋白为原发性肝细胞癌的特异性标志物，目前，这类肿瘤标志物比较少；另一类为肿瘤非特异性标志物(nonspecific tumor markers)，它是一类组织类型相似却是不同类型的肿瘤产生的物质，目前，临床应用的大多数肿瘤标志物属于此类，这类标志物在良性肿瘤和正常组织也可出现，但在肿瘤发生时，其水平明显增高，而且没有肿瘤特异性，因此，这类也称为广谱性肿瘤标志物。

根据肿瘤标志物本身的化学特性，肿瘤标志物可分为以下 7 类：①胚胎抗原类肿瘤标志物；②糖类抗原肿瘤标志物；③激素类肿瘤标志物；④受体类肿瘤标志物；⑤蛋白质类肿瘤标志物；⑥酶类肿瘤标志物；⑦基因类肿瘤标志物。

二、肿瘤标志物的检测方法

(一) 肿瘤标志物的检测方法分类

肿瘤标志物种类多、性质各异，包括核酸、蛋白、酶、受体等，存在于血液、细胞、组织等不同类型的标本中，而且含量低、半衰期不同，因此准确检测肿瘤标志物对临床诊断和治疗来说非常重要。肿瘤标志物可以从组织学、细胞学、生物化学以及分子等不同水平、采用不同的方法进行检测。

1. 组织学水平　免疫组化（immunohistochemistry，IHC）和荧光原位分子杂交组化技术（fluorescence in situ hybridization，FISH）将免疫学技术和分子生物学技术同组织病理学制片方法巧妙结合在一起，在组织细胞原位显示某些化学成分和特定基因片段。常规标本中5%～15%疑难病例或恶性肿瘤需采用免疫组化进行鉴别诊断和预后分析。利用mRNA原位杂交检测细胞水平基因表达，在组织芯片上免疫组织化学检测乳房导管原位癌和浸润癌病理学特征和临床意义。图像分析技术可以定量测定组织切片上肿瘤细胞DNA含量和形态学分析，对判断肿瘤恶性度及预后具有重要临床价值。

2. 细胞学水平　流式细胞术（flow cytometry，FCM）是一种通过对细胞和细胞器的结构和某些功能进行定量检测，并利用细胞表面特异性标志对特定细胞亚群进行分析和分选的先进技术方法。检测白血病和淋巴瘤标记物（CD系列）利于诊断和鉴别诊断；用FCM检测恶性肿瘤细胞的P-gp可为临床选择化疗药物提供依据。另外，近年来发展了循环肿瘤细胞（circulating tumor cells，CTCs）检测技术。CTCs是从原发的肿瘤组织脱落，进入外周循环的肿瘤细胞。肿瘤细胞脱落、侵袭并进入血液循环是肿瘤转移的最初阶段，因此在外周血中检测循环肿瘤细胞具有重要的临床应用价值。

3. 生物化学水平　目前临床绝大多数肿瘤标志物的检测是采用体液标本，特别是血液。所采用的方法既有免疫学方法，也有生物化学的方法。免疫学方法除传统的放射免疫分析（radioimmunoassay，RIA）、免疫放射分析法（immunoradiometric assay，IRMA）和酶联免疫分析（enzyme linked immunosorbant assay，ELISA）外，化学发光免疫分析（chemiluminescence immunoassay，CLIA）、电化学发光免疫分析（electrochemiluminescence immunoassay，ECLIA）等方法在临床得到广泛应用。生物化学方法如酶法、比色法、荧光法、配体-受体结合法亦可用于蛋白、酶、受体类肿瘤标志物的检测。

4. 分子水平　聚合酶链反应法是一种极为简单、敏感、高效、特异和快速的能在体外进行扩增DNA的技术。目前，国内外用实时荧光定量聚合酶链反应（RT-PCR）方法检测外周血中的肿瘤细胞的主要标记基因，有细胞角蛋白19和20检测用于上皮性恶性肿瘤；癌胚抗原检测用于结直肠癌、胃癌、胰腺癌、乳腺癌等CEA分泌性肿瘤；甲胎蛋白检测用于肝细胞癌微转移。高通量的生物芯片技术也用于肿瘤标志物的检测。常见的有：①基因芯片：可以用显微切割和芯片技术结合分析乳腺癌不同部位肿瘤细胞之间基因表达差异。②组织芯片：组织芯片可以帮助节省试剂、人力和费用。过去分析一个肿瘤的试剂用量现在可以分析高达数百个甚至1000个肿瘤，而且是在同一张切片上同时进行。③蛋白芯片：为多个肿瘤标志物联合检测提供了理想的工具。

检测方法的选择对准确测定肿瘤标志物非常重要。对同一样本使用不同的方法、不同厂家的试剂盒可得到不同的结果，即使各检测方法使用相同的抗体也是如此，因此，必须使用特异的检测方法。如需改变检测方法，必须告知临床医师。

（二）检测肿瘤标志物的影响因素

肿瘤标志物的检测受多种因素的影响，需要从多个方面注意其质量控制。

1. 生物学因素　血液及其他体液中的肿瘤标志物还受以下因素的影响：①产生肿瘤标志物的肿瘤大小、细胞数的多少、肿瘤的扩散及分级；②肿瘤标志物的合成速度及释放速度，对于非分泌型肿瘤，肿瘤标志物有表达，但是不释放到体液中；③肿瘤血液供应变差，到达血液循环系统的肿瘤标志物会减少；④肿瘤的坏死的程度，使用药物可使肿瘤细胞坏死增加，导致肿瘤标志物的浓度增加，此时肿瘤标志物的浓度与肿瘤大小会不成比例；⑤肿瘤标志物的分解速度，如果机体出现排泄障碍，如肾功能衰竭、肝功能不全或胆汁淤积，肿瘤标志物将不成比例增加；⑥抗体的影响，抗体的存在可能生成免疫复合物，从而影响其清除速度；⑦另外，年龄也会对肿瘤标志物的浓度产生影响。一项对66～99岁健康个体的CA19-9、CEA、CA72-4、CA15-3、甲胎蛋白和PSA的研究表明，至少有40%的个体有一种标志物浓度出现升高。

2. 样品的影响　如从采血到血清分离时间超过60分钟，神经元特异性烯醇化酶会从血小板中释放而导致浓度升高，溶血也会使神经元特异性烯醇化酶的浓度升高。皮肤接触血样本试管内壁可使鳞状细胞癌抗原浓度升高，如果血清样本被唾液污染，将使鳞状细胞癌抗原、CA19-9的浓度升高，CEA的浓度也会轻度升高，另外，黄疸会导致前列腺特异性抗原的浓度升高。

3. 药物及抗体治疗的影响　①许多药物（高浓度的二价或三价金属离子、嘌呤类、吲哚和胍类、维生素C等）导致PSA浓度的假性升高；②人抗鼠抗体(human anti-mouse antibodies, HAMA)问题:有些肿瘤患者接受了抗体治疗或者是抗体介导的影像学检测,大部分所用的是小鼠单抗,小鼠单抗是小鼠免疫球蛋白,对人体而言,则是一种异体蛋白,会引起人体产生人抗鼠抗体。大多数肿瘤标志物的检测使用的也是鼠单克隆抗体,当患者血清中有人抗鼠抗体(或者是嗜异性抗体)时,可能在两种鼠单克隆抗体间起"桥梁"作用,导致无肿瘤抗原情况下出现阳性结果。在这种情况下可通过在样本中加入鼠 IgG,或者用聚乙二醇(PEG)前处理沉淀嗜异性抗体来避免。HAMA 在健康人中很少出现。

4. 实验方法的影响 实验方法的选择对检测结果有着至关重要的影响。对于微量标志物,需要非常敏感的方法,如电化学发光法、液相-质谱联用。对于特定方法需要明确其影响因素,如酶联免疫(ELISA)一步法检测的钩状效应(hook effect)。钩状效应是指标本浓度很高,但实测值很低的现象,这极易造成假阴性。肿瘤标志物检测中是指抗原过剩致抗原出现假阴性或低值的现象,此时需对样本进行稀释后重新测定。

三、肿瘤标志物的临床意义

肿瘤标志物的检测具有重要的临床意义,主要表现在以下几个方面。

(一) 用于高危人群恶性肿瘤的筛查

肿瘤的筛查对肿瘤的预防及早期诊断具有重要作用。美国疾病控制中心(CDC)认为"筛查可以减少肿瘤死亡"。美国从 1999 年开始,针对 50 岁以上人群进行结直肠癌的筛查,按照 CDC 的报告减少结直肠癌死亡 60%。目前常用的筛查标志物有粪便隐血试验,它对消化道恶性肿瘤非常有价值,方法简单而且价格便宜。甲胎蛋白对原发性肝细胞癌、前列腺特异抗原(PSA)对前列腺癌、降钙素对于甲状腺髓质癌的早期发现也有重要的意义。需要注意的是,筛查不具有诊断意义,阳性者必须进一步经临床确诊。

(二) 用于肿瘤的辅助诊断和鉴别诊断

实验室检测对恶性肿瘤的诊断和鉴别诊断有一定的价值。如甲胎蛋白对于原发性肝癌有很高的诊断价值,亦有助于原发性肝癌与继发性或转移性肝癌的鉴别诊断。又如游离前列腺特异抗原与前列腺特异抗原的比值测定可以鉴别前列腺增生和前列腺癌。实际上,肿瘤标志物只是肿瘤的辅助诊断指标,但是建议在临床诊断时进行肿瘤标志物的测定,主要原因是初次诊断时的肿瘤标志物的浓度不仅用于评估肿瘤的恶性程度及预后,而且也是治疗监测的基础浓度。

(三) 用于肿瘤的预后判断

对于乳腺癌患者,Her-2/neu 基因扩增,预示治疗预后差、生存期短。雌激素受体和孕激素受体也能反映预后,如果两者均为阴性,即使 CA15-3 不太高,预后也差,复发机会较高,治疗效果不好。CA125 除了用于卵巢癌的诊断外,还可用于卵巢癌患者的预后判断,手术及治疗前 CA125 的血清浓度越高,患者的预后就越不好。一般来说,肿瘤标志物的基础水平越高,越可能处于癌症晚期,预后会比较差。

(四) 用于肿瘤的疗效判断和治疗监测

大部分肿瘤标志物的测定值和肿瘤治疗效果相关,标志物下降程度反映了治疗成功程度。如果肿瘤复发,肿瘤标志物也能起到监测作用,如 CA15-3 显示可监测在乳腺癌治疗中的作用。目前尚无一种能被普遍认可的、用肿瘤标志物浓度评价治疗有效性的标准,但可参照下列方案:如果肿瘤标志物浓度与治疗前相比下降<50%,可以认为治疗无效;如果下降>50%,可以认为治疗改善;如果下降>90%,则治疗有效;如果肿瘤标志物浓度下降至临界值以下,治疗有显著效果。一般认为标志物的浓度下降至正常或治疗前水平的 90% 认为治疗成功。如手术或放、化疗后肿瘤标志物未能如预期地下降,说明治疗失败。

在治疗过程中,需定期对肿瘤标志物进行监测。不同的肿瘤标志物有不同的半衰期(表 24-2),半衰期影响肿瘤标志物浓度的下降速度。在治疗监测期间,对肿瘤标志物的首次检测和复查间隔时间的设置应根据不同肿瘤标志物的不同半衰期。复查间隔时间应合适,间隔时间如果太短,可能误以为肿瘤未完全切除;如果太长,临床上将无法区分是肿瘤复发还是初次治疗效果不佳。如果 CEA 的半衰期为 3 天,手术前 CEA 的浓度为100μg/L,应在手术后约 15 天才进行复查,而10μg/L的浓度水平在 6 天内即可降到参考范围内。

表 24-2　主要肿瘤标志物半衰期和参考区间上限

肿瘤标志物	半衰期	参考区间上限
CEA	2～8 天	(3～5)μg/L
CA19-9	4～8 天	37kU/L
CA72-4	3～7 天	6kU/L
AFP	2～8 天	20μg/L
PSA	2～3 天	4μg/L
HCG	(12～36)小时	(5～10)U/L
CA15-3	(5～7)天	30kU/L
CA125	5 天	35kU/L
SCCA	1 天	1.5μg/L
cyfra21-1	1 天	3.6μg/L
TPA	7 天	80U/L

（五）评估治疗方案

每个人都存在个体差异，一种治疗方法可能对某些人群有效，而对另一些人可能完全没有作用，因此我们需要对每个人进行实验室检测来评估治疗方案，此即所谓的个体化医学（personalized medicine）。例如，对于乳腺癌患者，如果雌激素受体和孕激素受体均为阴性，那么内分泌治疗则是无效的。再如药物西妥昔单克隆抗体（cetuximab）可用于治疗大肠癌，但是对于带有 *K-ras* 基因突变的患者疗效下降。

四、肿瘤标志物的联合应用

肿瘤标志物检测的目的是要达到肿瘤的早期诊断、早期治疗，因此，都希望能找到特异性强、敏感性高的肿瘤标志物。敏感性反映的是检出肿瘤的能力，敏感性越高，检出肿瘤的可能性越大，若敏感性为 100%，则意味着能检出所有的肿瘤。特异性反映的是识别肿瘤的能力，特异性越高，误诊为肿瘤的可能性越小，若特异性为 100%，则意味着所有的非肿瘤患者全是阴性，只有肿瘤患者是阳性。敏感性和特异性常常是一对矛盾，提高了敏感性，降低了特异性，也就是说提高了肿瘤的检出率，同时提高了肿瘤的假阳性率，导致患者不必要的恐慌；反之，提高了特异性，降低了敏感性，即提高了肿瘤诊断的准确性，降低了肿瘤的检出率，也就是说漏诊，患者失去了早期治疗的机会。但遗憾的是至今尚未找到一种特异性强、敏感性高，能使肿瘤早期发现的肿瘤标志物。

另外，一种肿瘤可分泌多种肿瘤标志物，而不同的肿瘤或同种肿瘤的不同组织类型可有相同的肿瘤标志物，而且在不同的肿瘤患者体内，肿瘤标志物的质和量变化也较大。因此，单独检测一种肿瘤标志物，可能会因为测定方法的灵敏度不够而出现假阴性，联合检测多种肿瘤标志物有利于提高检出的阳性率。从而，选择一些特异性较高、可以互补的肿瘤标志物联合测定，对提高肿瘤的检出率是有价值的，如胰腺癌的诊断可用 CA19-9、CA 50 和 CEA 联合测定；生殖细胞系恶性肿瘤用 hCG 和 AFP 一起测定来提高检出的灵敏度。常用肿瘤标志物的合理使用，见表 24-3。

表 24-3　常用肿瘤标志物联合检测的临床应用

肿瘤	首选标志物	补充标志物
肺癌	CEA、NSE、CYFRA21-1	TPA、SCC、ACTH、降钙素、TSA
肝癌	AFP	AFU、γGT、CEA、ALP
乳腺癌	CA15-3、CEA	CA549、hCG、降钙素、铁蛋白
胃癌	CA72-4	CEA、CA19-9、CA242
前列腺癌	PSA、f-PSA	PAP
结肠直肠癌	CEA	CA19-9、CA50
胰腺癌	CA19-9	CA50、CEA、CA125
卵巢癌	CA125	CEA、HCG、CA19-9
睾丸肿瘤	AFP、hCG	
宫颈癌	SCC	CA125、CEA、TPA
膀胱癌	无	TPA、CEA
骨髓瘤	本周蛋白、β2-M	

第二节　胚胎类肿瘤标志物的检测

在人的发育过程中，许多蛋白质仅仅在胚胎期分泌，随着婴儿的出生这些蛋白就停止合成和分泌。人在罹患肿瘤时，一些已经“关闭”的基因再次激活，重新合成和分泌胚胎期所特有的蛋白质，这些蛋白质被称为胚胎类肿瘤标志物。20 世纪 60 年代，由于免疫技术的发展，逐步对这类肿瘤标志物有了认识。胚胎抗原类肿瘤标志不多，但都是临床常用的重要标志物。常用的胚胎类肿瘤标志物有甲胎蛋白、癌胚抗原等（表 24-4）。

表 24-4　胚胎类肿瘤标志物

肿瘤标志物	相关肿瘤
甲胎蛋白	肝癌、精原细胞癌
胚胎抗原	大肠癌、胰腺癌、肺癌、乳腺癌
β-癌胚抗原	结肠癌
胰癌胚抗原	胰腺癌
胚胎铁蛋白	肝癌

一、甲胎蛋白(alpha-fetoprotein,AFP)

【生化及生理】

甲胎蛋白是胎儿卵黄囊、胎儿肝脏、睾丸非精生殖细胞癌、恶性肝细胞合成的一种糖蛋白。在妊娠早期,胎儿血清中含高浓度的 AFP,最高可达 1～3g/L;出生时,仍为 60～120mg/L;出生后 6 个月至 1 年、成年人 AFP 主要由肝脏产生。它是一种单链糖蛋白,分子量 70kD,半衰期 5 天。AFP 和白蛋白基因都定位于第 4 号染色体 4q11～4q 21 区域,AFP 和白蛋白的氨基酸顺序十分近似,高度同源性。AFP 确切的生理功能尚不清楚,可能与维持正常妊娠、调节脂肪酸特别是花生四烯酸进入胎儿以及免疫抑制等作用有关。1963 年 Abelev 首先发现患肝细胞癌的小鼠存在 AFP,1964 年 Tatarinov 报道肝细胞癌患者血清中 AFP 升高。所以 AFP 可作为肝细胞癌(hepatocellular carcinoma,HCC)的标志物,通过检测血清 AFP 水平可以诊断肝癌,但是慢性乙肝、丙肝感染以及肝硬化患者也可能升高。诊断 HCC 的敏感性和特异性随研究人群以及所确定阳性的临界值不同而有所区别,分别为 52%～80% 和 90%～98%。

【检测方法】

临床测定 AFP 的方法有多种,包括放射免疫法(RIA)、化学发光法(CLIA)、电化学发光法(ECLIA)、酶免疫吸附法(ELISA)、金标记免疫渗滤法等。目前,RIA 已基本淘汰,常用的是 CLIA 以及 ECLIA,大批量检测仍有采用 ELISA 方法。

【标本要求与保存】

一般采用血清标本,胸腹水、羊水、尿液等标本也可以检测。血清标本采用真空无抗凝剂采血管,采集静脉血 2～3ml,分离血清及时检测,若不能及时检测可将标本 4℃冷藏或-20℃冷冻保存,均可稳定 14 天。但应避免反复冻融。胸腹水、羊水、尿液等标本离心后及时检测,或冷藏、冷冻保存。

【参考区间】

成人血清:<20μg/L。

(该参考范围仅用于男性以及非妊娠女性,不可用于妊娠女性。小于 18 个月的婴幼儿正常值略高。)

胎儿及儿童血清:

第一至三个月的胎儿 2.0～4.0g/L;脐带血 <0.05g/L;1 岁儿童 <30μg/L。

母体血清(妊娠周数):

14 周:25.6μg/L(中位数);15 周:29.9μg/L(中位数);

16 周:34.8μg/L(中位数);17 周:40.6μg/L(中位数);

18 周:47.3μg/L(中位数);19 周:55.1μg/L(中位数);

20 周:64.3μg/L(中位数);21 周:74.9μg/L(中位数)。

母体羊水(妊娠周数):

15 周:16.3mg/L(中位数);16 周:14.5mg/L(中位数);

17 周:13.4mg/L(中位数);18 周:12mg/L(中位数);

19 周:10.7mg/L(中位数);20 周:8.1mg/L(中位数)。

【临床意义】

(1) AFP 是原发性肝细胞癌最敏感、特异的标志物。血清 AFP 水平超过 400μg/L 持续 4 周或 200～400μg/L 持续 5 周以上,在排除其他因素后,结合影像学检查,高度提示是肝细胞性肝癌。AFP 除可用于原发性肝癌的诊断外,还可用于疗效评价和预后判断。但应注意的是有 20%～30% 的原发性肝细胞癌 AFP 不升高。

(2) 病毒性肝炎、肝硬化患者 AFP 有不同程度的升高,但其水平常<300μg/L。AFP 升高,主要是由于受损伤的肝细胞再生而幼稚化,此时肝细胞便具有重新产生 AFP 的能力,随着受损肝细胞的修复,AFP 逐渐恢复正常。AFP 阳性的肝脏疾病患者发展为原发性肝细胞癌的比例较高,且 5 年的预后较差。肝硬化、急性病毒性肝炎和慢性活动性肝炎患者 AFP 水平可升高,但只是短暂升高,肝硬化伴 AFP 浓度异常的患者发展为原发性肝细胞癌的风险更高。

（3）AFP 在肿瘤管理中最重要的作用是用于睾丸癌。虽然未表现在纯精原细胞瘤中，但与非精原性睾丸癌密切相关。与血清 hCG 协同检测是已经建立的非精原性睾丸癌监测的常规。另外，监测治疗后 AFP 从血清中的清除率可判断治疗效果。

（4）AFP 在胃癌、胆囊癌、胰腺癌等升高，但一般 AFP 水平较低。

（5）妇女妊娠 3 个月后，血清 AFP 开始升高，7～8个月时达到高峰，一般在 400μg/L 以下，分娩后 3 周恢复正常。孕妇血清中 AFP 异常升高，应考虑胎儿有神经管缺损畸形的可能性。

【影响因素】

（1）AFP 浓度和肝癌大小有关。目前在中国、日本等国都用 AFP 普查肝癌。灵敏的 AFP 检测方法结合超声常常能发现早期肝癌。当 ALT 正常，用 AFP 来诊断肝癌，可取性 100%。AFP 还用于治疗监测和预后判断，AFP>500μg/L，胆红素>2mg/L 患者存活期很短；患者 AFP 急剧增长意味肝癌转移；手术后 AFP>200μg/L，肝癌组织未完全切除或有转移。

（2）AFP 假阳性的情况主要见于良性肝病。如果以 AFP>20μg/L 作为阳性标准，那么急性肝炎的阳性率为 31%～52%，慢性肝炎的阳性率为 15%～58%，肝硬化的阳性率为 11%～57%，但其 AFP 的水平一般都不超过 400μg/L，有大块肝坏死的急性肝炎及慢性肝炎急性发作则有较高的阳性率，而且 AFP 会达到较高的浓度。临床上的主要鉴别方法有：①根据 AFP 与 ALT 的绝对值及其相互关系鉴别：AFP 持续超过 400μg/L，即使是 ALT 偏高，仍可能是肝癌；ALT 数倍于正常值，AFP 低浓度升高，以活动性肝病的可能性大；AFP 与 ALT 动态曲线相随者似肝病，曲线分离者（AFP 升高而 ALT 下降）则似肝癌。②通过 AFP 异质体鉴别；③影像学检查。

（3）AFP 和 hCG 组合用于精原细胞瘤分型和分期。精原细胞瘤可分为精原细胞型、卵黄囊型、绒毛膜上皮细胞癌和畸胎瘤。精原细胞型 AFP 正常，β-hCG 升高；卵黄囊瘤 AFP 升高，绒毛膜上皮细胞癌的患者 hCG 升高，而畸胎瘤两者均正常；90% 非精原细胞性睾丸癌至少一项升高。其中<20% Ⅰ期患者，50%～80% Ⅱ期患者，90%～100% 的Ⅲ期患者两项同时升高。这两个标志的浓度高低也和病情轻重、是否转移有关。

（4）由于实验中含有鼠抗人单克隆抗体，所以接受鼠抗人单克隆抗体诊断或治疗的患者将出现异常结果。另外，抗钌抗体会影响以吡啶钌为标记物的检测系统的检测结果，抗链霉素亲和素抗体可影响部分检测系统的结果，异嗜性抗体会影响某些免疫检测系统的检测结果，慢性肾脏疾病接受血液透析患者浓度增高。

二、甲胎蛋白异质体（AFP variant）

三、甲胎蛋白 L3（alpha-fetoprotein L3，AFP-L3）

【生化及生理】

AFP 异质体是指氨基酸序列相同而糖链结构不同的 AFP。AFP 分子的肽链 232 位置是天冬酰胺，有 N 端连接的糖链，研究发现在不同的生理及病理情况下，糖链呈现不同的结构，利用植物凝集素可以检测这些糖链的变化，呈现出不同的亚型。采用植物凝集素为基础亲和免疫电泳法分析 AFP 异质体，通过不同的植物凝集素将其区分，如用扁豆凝集素（lens culinaris agglutinin，LCA）可将 AFP 分成 AFP-L1、L2、L3 三种亚型，其中 AFP-L1 是非 LCA 结合，在肝硬化、乙肝病毒感染时升高，AFP-L2 具有中度的 LCA 结合力，主要由卵黄囊瘤细胞分泌，而 AFP-L3 具有 LCA 的高结合力，由癌变的肝细胞产生，其检测对原发性肝细胞癌的鉴别诊断具有价值。还可以用刀豆凝集素可将 AFP 分成 AFPC1、C2 两种不同的亚型，利用云豆凝集素可将 AFP 分成 AFPP1、P2、P3、P4、P5 五种亚型。研究表明，肝细胞癌患者表现出血清 AFP 异质体 L3、P4 升高，肝外肿瘤患者血清 AFP 异质体表现出 C1、L2、P4、P5 等亚型升高，而一般肝病患者血清 AFP 异质体是 C2、L1、P2 等亚型升高。

【检测方法】

采用免疫荧光液相结合分析（immunofluorescent liquid-phase binding assay），可同时检测 AFP 和 AFP-L3，再计算 AFP-L3 占总 AFP 的百分比。

【标本要求与保存】

同"甲胎蛋白"。

【参考区间】

AFP-L3：血清 0.5%～9.9%。

【临床意义】

（1）AFP-L3 可用于鉴别 AFP 阳性的良、恶性肝病。AFP 在原发性肝细胞癌、肝外肿瘤和病毒性肝炎、肝硬化等良性肝病时均升高,容易导致临床误诊,AFP-L3 异质体的检测有助于其鉴别诊断。

(2) 原发性肝细胞癌的早期诊断。AFP-L3 水平大于 10% 的人群在未来的 21 个月内发展成原发性肝癌的风险增加 7 倍,而且它能比影像学检查早 3 ~21个月预示肝癌。诊断的敏感性和特异性分别为 36% ~66% 和 77% ~95%。恶性肝细胞产生 AFP-L3 提示快速生长、早期浸润以及肝内转移。AFP 以及 AFP-L3 水平降低至正常水平提示治疗有效,反之提示疾病进展或者复发。

大量临床研究表明,AFP-L3 分数主要由恶性细胞产生,表达 AFP-L3 的肝癌细胞在早期血管浸润和肝内转移时有升高的趋势。研究表明,AFP-L3 在探测原发性肝癌方面早于影像学检查。AFP-L3 上升的患者预后差。在最近多点临床试验中 AFP-L3 水平大于 10% 的人群在未来的 21 个月内发展成原发性肝癌的风险增加 7 倍,而且它能比影像学检查早 3 ~21个月预示肝癌。

【影响因素】

(1) 急性肝炎或重症肝炎患者的 AFP-L3 和 AFP 可以升高,怀孕可以引起 AFP-L3 和 AFP 升高,胆红素 >20mg/d,血糖 >600mg/dl 会对 AFP-L3 和 AFP 产生负干扰。

(2) 并不是所有肝癌都分泌 AFP 或 AFP-L3,某些生殖细胞肿瘤以及包括胃肠道癌、肺癌、胰腺癌等患者可见 AFP 和 AFP-L3 百分比升高。

四、癌胚抗原(carcinoembryonic antigen,CEA)

【生化及生理】

癌胚抗原是1965 年由 Gold 和 Freedman 首先从胎儿和结肠癌组织中发现的。人 CEA 基因家族位于染色体 19q,由 29 个基因组成。其中 18 个基因表达,7 个属于 CEA 亚群,11 个属于妊娠期特异性糖蛋白亚群。CEA 属于细胞表面的糖蛋白家族,由 641 个氨基酸组成,分子量为 180 ~200kD,其分子量在正常结肠和不同的癌细胞由于糖链差异而不同。它和免疫球蛋白 IgG 的 γ 重链结构极相似,属于免疫球蛋白超家族成员。CEA 可与多种蛋白相互作用,可能在肿瘤的侵袭转移中发挥作用。胚胎期主要存在于胎儿的胃肠管、胰腺和肝脏,出生后明显降低。在成人 CEA 主要是由结肠黏膜细胞分泌到粪便中,一天约 70mg,少量重吸收至血液。大部分健康人群 CEA 血清浓度小于 2.5μg/L,抽烟者 CEA 会升高,一般低于 5μg/L。胃肠道恶性肿瘤时可见血清 CEA 升高,在乳腺癌、肺癌及其他恶性肿瘤患者的血清中也有升高。因此,CEA 是一种广谱肿瘤标志物。

【检测方法】

测定 CEA 的方法有放射免疫法(RIA)、化学发光法(CLIA)、电化学发光法(ECLIA)、酶免疫吸附法(ELISA)、金标记免疫渗滤法等。目前常用的是 CLIA,大批量检测仍有采用 ELISA 方法的。

【标本要求与保存】

一般采用血清标本,胸腹水、心包液等标本也可以检测。血清标本采用真空无抗凝剂采血管,采集静脉血 2 ~3ml,分离血清及时检测,室温保存可稳定 7 天,4℃冷藏或-20℃冷冻保存可稳定 14 天。但应避免反复冻融。胸腹水、心包液等标本离心后及时检测,或冷藏、冷冻保存。

【参考区间】

血清:<3μg/L(非吸烟者)或<5μg/L(吸烟者)。

不同的检测方法检测值不同,参考范围最好参见说明书。

【临床意义】

(1) 血清 CEA 升高主要见于结肠癌、直肠癌、乳腺癌、胃癌、肺癌、胰腺癌等,其他恶性肿瘤也有不同程度的阳性率。血清 CEA 随着病期的增加而增加。在结直肠癌中,Dukes A、B、C、D 不同病期的患者 CEA 阳性率(>2.5μg/L)的比例分别是 28%、45%、75% 和 84%。

(2) 血清 CEA 连续随访检测,可用于恶性肿瘤手术后的疗效观察及预后判断,也可用于对化疗患者的疗效观察。一般情况下,病情好转时血清 CEA 浓度下降,病情恶化时升高。

(3) 肠道憩室炎、直肠息肉、结肠炎、肝硬化、肝炎和肺部疾病也有不同程度的升高,但阳性的百分率较低。

(4) 98% 的非吸烟健康人血清 CEA<5μg/L。吸烟者中约有 3.9% 的人 CEA>5μg/L。

【影响因素】

CEA 是一个典型的广谱型肿瘤标志物。一般不作为诊断某种恶性肿瘤的特异性指标,其价值在于恶性肿瘤的鉴别诊断、病情监测和疗效评价等方面,其重要价值在于结直肠癌术后的监测,连续测定血清 CEA 水平是原发性结直肠癌切除术后局部或远处复发的最敏感的非创伤性诊断方法,如术后 CEA

水平稳定基本排除了复发的可能。CEA 不推荐用于癌症普查,因为 CEA 正常人群中可能有恶性肿瘤疾病。

五、β-癌胚抗原(beta-oncofetal antigen, BOFA)

【生化及生理】

1975 年,Fritsche 和 Mach 发现了与几种肿瘤相关的新癌胚抗原,在正常成人血浆和组织中仅微量存在,而在胎儿和恶性组织中显著升高,在免疫电泳中存在 β 区带迁移,因此,命名为 β-癌胚抗原,分子量为 74 000 至 90 000。主要用于肿瘤的筛选、监测、鉴别诊断和治疗评估。

【检测方法】

ELISA 法或放射免疫分析法,目前尚未开发出化学发光法检测试剂。

【标本要求与保存】

血清或血浆,可用 EDTA 或肝素作为抗凝剂。尽快分离标本,避免溶血。标本可于室温放置两小时保持稳定,4℃或-20℃保存可稳定 7～14 天,但应避免反复冻融。

尿液,收集清晨第一次尿液(中段尿),或 24 小时尿液,2000×g 离心 15 分钟后收集上清,并将标本保存于-20℃,且应避免反复冻融。

【参考区间】

49.5～115.0μg/L(不同的检测方法和系统有不同的参考范围,具体参见试剂说明书)。

【临床意义】

(1) 消化道肿瘤:结肠癌、胃癌患者,常会导致 β-癌胚抗原升高,在胃癌病例的 β-癌胚抗原阳性检出率约占 52%。

(2) 妇科肿瘤:子宫颈癌、卵巢癌患者,β-癌胚抗原升高。

(3) 其他:肝炎患者,可增高至 200ng/ml。支气管肺癌病例,β-癌胚抗原的检出率约占 78%。

【影响因素】

标本溶血可能会影响检测结果,因此溶血标本不宜进行此项检测。其他影响因素尚不清楚。

六、胰癌胚抗原(pancreas oncofetal antigen, POA)

【生化及生理】

胰癌胚抗原是 1974 年由 Banwo 等在人胎儿胰腺和胰腺癌患者血清中发现的一种蛋白质。分子量为 40 000,在血清中以分子量 900 000 的复合形式存在,可降解为 40 000 的单体,属糖蛋白。

【检测方法】

ELISA 或放射免疫法,目前临床上均较少使用。

【标本要求与保存】

采用血清或血浆,见"β-癌胚抗原"。

【参考区间】

ELISA:POA<7U/ml。

放射免疫法:POA<18.6mg/L。

【临床意义】

升高见于:①恶性肿瘤:胰腺癌(阳性率 48%～75%)、肝癌(阳性率 60%)、胆囊胆管癌(阳性率 45%)、胃或结肠癌(阳性率 30%);早期胰腺癌几乎不升高。②良性疾病:肝硬化(阳性率 50%)、肝炎或胆石症(阳性率 30%～40%)、急或慢性胰腺炎(阳性率 25%)。③胰癌胚抗原可用于观察胰腺癌切除的疗效,也是胰腺癌复发监测的指标。血清 POA 在血清中的含量随疾病的进展而增高。癌肿切除后 POA 下降至正常范围,复发后则再次上升,说明 POA 至少对胰腺癌的病情追踪有一定意义。

七、癌胚异铁蛋白(carcinoembryonic isoferritin, CEIF)

【生化及生理】

胎盘异铁蛋白(placental isoferritin, PLF)是铁蛋白的异构体,又称胎盘同工铁蛋白。研究发现这种铁蛋白来源于胎盘、胎儿组织和一些恶性肿瘤和艾滋病患者,均为酸性,具有一些共同的理化特性。1974 年,Drysdale 和 Singer 提出将来自恶性肿瘤的异铁蛋白称为"癌胚异铁蛋白",区别于来自胎盘的异铁蛋白。

PLF 是以 4000 个铁原子为中心外面环绕 24 个多聚肽氨酸组成的分子,其独特的分子结构是由 43kD 蛋白质(P43, H 链)和铁蛋白轻链(L 链)两种不同亚单位组成。富含 P43(H 链)的铁蛋白比富含轻链(L 链)的铁蛋白显示较强的酸性。富含 H 亚基的铁蛋白(70%)有较低的等电点(pI)4.5～5.0,称酸性异铁蛋白(acidic isoferritins, AIF),主要分布在心脏、肾脏、胎盘。富含 L 亚基的铁蛋白较酸性同工铁蛋白 pI 略高,称碱性异铁蛋白(basic isoferritin, BIF),主要分布在肝脏、脾脏,其 pI 为 5.3～5.8。铁蛋白 H 亚基和 L 亚基分别由不同的基因编码。H 亚基编码在 11 号染色体上,L 亚基编码在 19 号染色体上。H 亚基与 L 亚基的比例是不固定的，这是因为基因编码的铁蛋白重链 H 和轻链 L 的表达受多种因子调控，这些因子有铁、激素、药物、细胞因子等。致癌因子及某些细胞分化诱导剂也能影响铁蛋白 H 基因的转录。常规测定的铁蛋白为 BIF，肝癌时的铁蛋白含有异常的酸性成分，为 AIF。

【检测方法】

免疫组织化学染色、放射免疫分析、ELISA 或酶联火箭电泳，但目前临床上均较少使用。

【标本要求与保存】

血清、血浆、脑脊液、腹腔液标本可直接测定；采集后尽早进行实验，若不能马上进行试验，可将标本放于-20℃保存，但应避免反复冻融。

【参考区间】

放射免疫分析法：男：<192μg/L；女：<113μg/L。

【临床意义】

（1）对原发性肝癌的诊断：血清 AIF 检测原发性肝癌灵敏度 85.46%，特异性 86.8%，准确性 86.33%。与 AFP 联合检测灵敏度 91.6%，特异性 96.7%，二者皆优于单项检测。

（2）对其他肿瘤的诊断：各部位鳞癌、膀胱移行细胞癌和乳腺癌、大肠癌、胆囊癌、甲状腺癌、卵巢癌等腺癌中，其阳性率为 8.3% ~85.3%。

（3）对病理妊娠的诊断：流产、早产、胎儿宫内生长迟缓、妊娠高血压综合征等，血浆 PLF 降低。

第三节　糖类抗原标志物的检测

一、糖类抗原 125（carbohydrate antigen 125，CA125）

【生化及生理】

糖类抗原 125 是很重要的卵巢癌相关抗原，1981 年 Bast 等用卵巢囊腺癌细胞系作抗原制成的单克隆抗体 OC125 时发现。CA125 是一种大分子多聚糖蛋白，分子量大于 200KD，主要存在于上皮性卵巢癌组织和患者的血清中。

【检测方法】

化学发光法（CLIA）、电化学发光法（ECLIA）、酶联免疫吸附法（ELISA）或免疫放射分析法（IRMA）。目前临床检测常用的是前两种方法。

【标本要求与保存】

血清、血浆、脑脊液、胸腹腔积液等标本类型可用于检测。含糖的血清肿瘤标志物一般在常规实验室室温条件下有一定程度的稳定性。然而样本的快速处理对于减少分解是十分必要的。新鲜分离的血清应该立即进行测定，或 4℃下存放或冻存于-20℃（短期）或-70℃（长期），以备复试时使用。全血标本两天后开始降低。

【参考区间】

健康人血清<35kU/L。

【临床意义】

（1）卵巢癌患者血清 CA125 水平明显升高，检出率可达 70% ~90%。手术和化疗有效者 CA125 水平很快下降，若有复发时，CA125 升高可先于临床症状出现之前，因此是观察疗效、判断有无复发的良好指标。

（2）其他非卵巢恶性肿瘤也有一定的阳性率，如乳腺癌 40%、胰腺癌 50%、胃癌 47%、肺癌 41.4%、大肠癌 34.2%、其他妇科肿瘤 43%。

（3）非恶性肿瘤，如子宫内膜异位症、盆腔炎、卵巢囊肿、胰腺炎、肝炎、肝硬化等疾病也有不同程度升高，诊断时应注意鉴别。

（4）在许多良性和恶性胸腹水中发现有 CA125 升高。羊水中也能检出较高浓度的 CA125。

（5）早期妊娠的头 3 个月，孕妇可有 CA125 升高。

【影响因素】

（1）连续动态检测对肿瘤的治疗监测具有重要意义。

（2）剖宫产手术后出现假性升高。行视网膜荧光血管造影术的患者中，荧光素会对化学发光法测定结果有影响。部分妇女在月经期可观察到 CA125 浓度升高，妊娠可使 CA125 升高。

二、糖类抗原 15-3（carbohydrate antigen 15-3，CA15-3）

【生化及生理】

1984 年 Hilkens 等从人乳脂肪球膜上糖蛋白 MAM-6 制成的小鼠单克隆抗体（115D8），Kufu 等自肝转移乳腺癌细胞膜制成单克隆抗体 DF3，糖类抗原 15-3（carbohydrate antigen 15-3，CA15-3）是由单克隆抗体 115D8 和 DF3 识别的黏蛋白性糖蛋白 1（mucin 1，MUC-1）抗原上的表位，是一种乳腺癌相关抗原，属糖蛋白，分子量超过 400kD。CA15-3 存在于乳腺、肺、卵巢、胰腺等恶性的或正常的上皮细胞膜上，血清 CA15-3 的检测对乳腺癌的治疗效果和病情监测有价值。

【检测方法】

化学发光法（CLIA）、电化学发光法（ECLIA）、酶免疫吸附法（ELISA）或免疫放射分析法（IRMA），目前临床检测常用的是前两种方法。

【标本要求与保存】

见"糖类抗原 125"。

【参考区间】

健康人血清<30kU/L。

【临床意义】

（1）乳腺癌患者常有 CA15-3 升高，但在乳腺癌的初期敏感性较低，小于 54%，转移性乳腺癌阳性率可达 80%，是手术后随访、监测复发和转移的指标。CA15-3 和 CEA 联合检测，可提高乳腺癌检出的敏感性。

（2）其他恶性肿瘤，如肺癌、肾癌、结肠癌、胰腺癌、卵巢癌、子宫颈癌、原发性肝癌等，也有不同程度的阳性率。

（3）肝脏、胃肠道、肺、乳腺、卵巢等非恶性肿瘤疾病，也有不同程度升高，但阳性率较低。

【影响因素】

连续动态检测对肿瘤的治疗监测具有重要意义。乳腺癌早期阳性率较低。

三、糖类抗原 549（carbohydrate antigen 549，CA549）

【生化及生理】

CA549 是等电点为 5.2 的酸性糖蛋白，用 SDS-PAGE 电泳，CA549 可分离出分别为 400kD 和 512kD 两条带，CA549 是由抗裸鼠的人乳腺癌细胞系 T417IgG 抗体和鼠抗人乳脂小球膜 IgM 抗体（HMFGM）组成。CA549 和 CA15-3 是来自相同的复合物分子不同的抗原决定簇，所以两者特性有许多相似之处。

【检测方法】

放射免疫法。目前尚未见有化学发光法检测试剂用于临床。

【标本要求与保存】

新鲜分离的血清应该尽快测定。血清样本应于 4℃下存放或冻存于-20℃（短期）或-70℃（长期），以备复试时使用。

【参考区间】

正常血清<11kU/L。

【临床意义】

（1）在健康妇女中，95% 人 CA549 水平低于 11ku/L，怀孕妇女和良性乳腺瘤、肝病患者 CA549 略微升高，非乳腺癌病患者如卵巢癌（50%）、前列腺癌（40%）、肺癌（30%）也可上升。

（2）作为乳腺癌标志，CA549 在肿瘤早期阳性率较低，阴性预期值仅为 51%，所以它和 CA15-3 一样都不宜作为普查指标。但它有很高的特异性，阳性预期值达 93%，临床常把 CA549 升高看成乳腺癌复发的信号，CA549 已处于稳定或下降时，突然升高意味着转移。

【影响因素】

随年龄升高，CA549 测定值可能上升。轻度溶血、高蛋白血症和脂血对测定结果无显著性影响。

四、糖类抗原 27-29（carbohydrate antigen 27-29，CA27-29）

【生化及生理】

CA27-29 是由乳腺癌转移至腹水中的细胞作为抗原所诱导的抗体（B27.29）组成。和 CA27-29 所反映的抗原决定簇是黏蛋白核心中的 8 个氨基酸，在竞争抑制试验中，B27.29 抗体可和 DF3 抗体有效竞争，均可和 CA27-29 及 CA15-3 抗原结合。

【检测方法】

化学发光法。

【标本要求与保存】

新鲜分离的血清应该尽快测定。标本 25℃稳定 48 小时，4℃稳定 72 小时，-20℃可稳定两个月。

【参考区间】

正常血清<37.7kU/L。

【临床意义】

CA27-29 临床作用和 CA15-3 一样，其诊断转移性乳腺癌的特异性和敏感性略有差别。ASCO 关于乳腺癌应用指南上提出：CA27-29 发现复发的敏感性高于 CA15-3。在 193 例乳腺癌患者中，26 例复发，15 例 CA27-29 阳性，阳性率 57.5%，在患者复发症状出现前约 5 个月 CA27-29 又可升高。3 例假阳性，特异性为 98%。

【影响因素】

妊娠对测定结果无显著性影响。

五、类黏蛋白肿瘤相关抗原（mucin-like carcinoma-associated antigen，MCA）

【生化及生理】

类黏蛋白肿瘤相关抗原是一种多形上皮黏蛋白(polymorphic epithelial mucins,PEM),是一类表面糖蛋白,由正常上皮细胞分泌,大量分泌入人体内环境中。在癌细胞里,由于细胞极性的缺失和细胞之间的障碍减少导致 PEM 大量脱落在内环境中导致循环中浓度升高。MCA 是继 CA153 之后的乳腺癌标志物。

【检测方法】

ELISA 法。

【标本要求与保存】

新鲜分离的血清应该尽快测定。血清样本应于4℃下存放或冻存于-20℃(短期)或-70℃(长期),以备复试时使用。

【参考区间】

正常血清<14kU/L。

【临床意义】

6% ~72% 的乳腺癌临床Ⅰ~Ⅲ期的患者 MCA 大于 15ku/L。放疗或手术后复发患者 77% MCA 会升高,MCA 的高低与肿瘤的范围和疾病的活动度有关。MCA 是监控恶性肿瘤原位复发和转移的较好指标,对临床治疗方法具有指导作用。

【影响因素】

样本室温贮存不宜时间过长。

六、胰腺癌相关抗原-2(pancreatic cancer-associated antigen 2,DU-PAN-2)

【生化及生理】

胰癌相关抗原是一种能被抗胰导管腺癌细胞株的鼠单克隆抗体(MAb)检测的高分子量糖蛋白,免疫组织化学研究表明,正常胰导管上皮、胆囊和某些胃肠道组织也存在有 DU-PAN-2 抗原,呈现弱阳性。而上述部位发生的癌组织染色呈强阳性。血清 DU-PAN-2 抗原对胰腺癌的阳性率为 71.8%,与 CA19-9 和 CEA 均无相关性。特异性较高,但敏感性较低。

【检测方法】

免疫组织化学、RIA 或 EIA,但临床较少使用。

【标本要求与保存】

新鲜分离的血清应该尽快测定。4℃稳定 1 周,-20℃冷冻可长期保存。

【参考区间】

血清<100U/ml,良性疾病常在 100U/ml 以上。

肿瘤筛查切点值 150U/ml,肿瘤诊断切点值 400U/ml。

【临床意义】

(1) 胰腺癌标志物,肝胆胰癌血浓度最高。DU-PAN-2 以 150U/ml 为切入值,胆管癌、胰腺癌、肝细胞癌的阳性率达 60% ~70%;但良性肝胆疾病的假阳性率很高,急性或慢性肝炎为 40% ~50%,肝硬化达 68%。以 400U/ml 为切入值,特异性提高,但敏感性降低,肝胆胰癌阳性率在 43% ~55% 之间。

(2) 其他肿瘤,如消化管癌(13% ~31%)、乳腺、肺、恶性淋巴瘤(12% ~28%)。

【影响因素】

良性疾病假阳性率较高,肝硬化(46%)、肝炎(31%)、胰腺炎(12%)、胆石症(5%),所以应结合临床分析。

七、糖类抗原 19-9(carbohydrate antigen 19-9,CA19-9)

【生化及生理】

1979 年 Koprowski 将人的结肠癌细胞株 SW116 细胞表面分离出来的单唾液酸神经节糖苷脂作抗原,制成相应的单克隆抗体 116NS19-9,用此单克隆抗体识别的肿瘤相关抗原即称为糖类抗原 19-9。其抗原表位在糖蛋白或糖脂上,其结构为 Le^a 血型抗原物质和唾液酸 Le^{xa} 的结合物。CA19-9 主要分布于胎儿的结肠、小肠、胰、胃和肝等细胞中。成人胃肠道和肺组织也可检出,但含量极低。在含黏蛋白的体液中,如唾液、精液、胃液、羊水、尿液、卵巢囊肿液以及胰腺、胆囊和十二指肠的分泌物中,CA19-9 的含量极高,因此,临床上一般采用血清或血浆作为检测标本。

【检测方法】

目前临床广泛使用的是化学发光以及电化学发光法,也有采用微粒子酶免疫分析法的。

【标本要求与保存】

抗凝全血标本稳定 7 天后下降,4℃保存 30 天,-20℃可保存 3 个月。

【参考区间】

血清<37kU/L。

【临床意义】

(1) 胰腺癌、胆囊癌、胆管癌时,血清 CA 19-9 水平明显升高,阳性率高,是它们的首选肿瘤标志物。

(2) 其他肿瘤,如胃癌、肝癌、直肠癌、乳腺癌等,CA19-9 也升高,但是阳性率较低。

(3) 急性胰腺炎、胆囊炎、胆汁淤积性胆管炎、肝硬化、肝炎等,CA19-9 也有不同程度的升高,注意与恶性肿瘤的鉴别。

【影响因素】

连续动态检测对肿瘤的治疗监测具有重要意义。

八、糖类抗原 19-5（carbohydrate antigen 19-5，CA19-5）

【生化及生理】

CA19-5 表达于结肠癌细胞膜，被单克隆抗体 CC3C195（IgM）所识别。CA19-5 为高分子量黏蛋白糖类抗原，抗原决定基在 Lewis A 血型抗原上，与 CA19-9 抗原表位相关，但其免疫学与生物化学特性与 CA19-9 不同，与 CEA 联合检测，能提高癌的检出率及预测癌的复发。

【检测方法】

免疫放射测定，但较少用于临床。

【标本要求与保存】

新鲜分离的血清应该尽快测定，-20℃冷冻可长期保存。

【参考区间】

血清：<10kU/L。

【临床意义】

CA19-5 诊断胰腺癌的敏感度为 89.5%，高于 CEA 的敏感度（53.78%），CA19-5 诊断胰腺癌的特异度为 73.1%，略低于 CEA 的特异度（89.8%）。选择 CA19-5 联合 CEA 检测，敏感度可提高到 92.5%，据此认为 CA19-5 检测胰腺癌相对特异，且有较高的敏感度。

九、糖类抗原 50（carbohydrate antigen 50，CA50）

【生化及生理】

CA50 是 1983 年 Lindholm 等从抗人结、直肠癌 Colo-205 细胞株的一系列单克隆抗体中筛选出的一株对结、直肠癌有强烈反应，但不与骨髓瘤细胞及血淋巴细胞反应的单克隆抗体，所能识别的抗原称 CA50。CA50 存在于细胞膜内，其抗原决定簇为唾液酸 Lea 血型物质与唾液酸-N-四氧神经酰胺。CA50 来自抗直肠腺癌细胞系（COLO205）抗体，CA50 抗体可识别含两个糖类的抗原决定簇，这一抗原在血清中存在形式是糖蛋白，是去岩藻糖基的 CA19-9，唾液酸化的Ⅰ型乳糖系四糖，在组织中的存在形式是神经节苷脂。CA50 主要识别上皮细胞癌中唾液酸基，这一抗原也可为 CA19-9 所识别，与 CA19-5、CA19-9 仅有很小的差别。

在正常人群，CA50 血清浓度（RIA 法）小于 20ku/L。一般认为，CA50 是胰腺和结、直肠癌的标志物，因 CA50 广泛存在胰腺、胆囊、肝、胃、结直肠、膀胱、子宫，当细胞恶变时，由于糖基转化酶的失活或胚胎期才能活跃的某些转化酶被激活，造成细胞表面糖类结构性质改变而形成 CA50，因此，它又是一种普遍的肿瘤标志相关抗原，而不是特指某个器官的肿瘤标志物。所以在多种恶性肿瘤中可有不同的阳性率。

1983 年，建立了放射免疫分析法，1987 年应用 CA50 单抗，在国内建立了 IRMA 技术用于肿瘤的早期诊断，胰腺癌、胆囊癌的阳性检测率达 90%，对肝癌、胃癌、结直肠癌及卵巢肿瘤诊断亦有较高价值，在胰腺炎、结肠炎和肺炎发病时，CA50 也会升高，但随炎症消除而下降。

【检测方法】

放射免疫法（RIA）、酶免疫分析（EIA）或荧光免疫分析（FIA）。近来临床上以化学发光法（CLIA）为主。

【标本要求与保存】

新鲜分离的血清应该尽快测定。血清 4℃稳定 11 天，-20℃可长期保存。

【参考区间】

血清<14kU/L。

【临床意义】

CA50 升高最多见于消化道癌症，其阳性率如下：食管癌 41% ~71%，胃癌 41% ~71%，胆管癌 58% ~70%，肝癌 14% ~78%。CA50 诊断胰腺癌阳性率最高达 80% ~97%，诊断直肠癌阳性率依病情轻重而不同，Duke 分级 A 级 19% ~43%，B 级 30% ~59%，C 级和 D 级均为 53% ~73%。

【影响因素】

CA19-9 和 CA50 有互补作用，同时测定可以提高检测的特异性和敏感性。CA50 在消化系统的良性病变如胰腺炎、胆管病、肝病中也有一定的阳性率。

十、糖类抗原 72-4（carbohydrate antigen 72-4，CA72-4）

【生化及生理】

糖类抗原 72-4 是由两种单克隆抗体（CC49 和 B72.3）所识别的一种血清中黏蛋白样肿瘤相关糖蛋白（TAG72），第一种单克隆抗体 CC49 是抗高纯度的 TAG72，第二种单克隆抗体 B72.3 是抗人转移乳腺癌细胞膜的。其分子量大于 400kD，表面结构有多种不同的表位。

【标本要求与保存】

新鲜分离的血清、血浆应该尽快测定。抗凝全血稳定3天。血清25℃稳定7天,4～8℃可保存30天。避免标本溶血。

【检测方法】

IRMA、EIA或ECLIA。

【参考区间】

血清<4kU/L。

【临床意义】

(1) CA72-4在胃癌、卵巢癌时升高,是监测胃癌患者病程和疗效的首选肿瘤标志物,灵敏度优于CA19-9和CEA,若三者联合检测效果更好。手术后患者CA72-4和CA19-9联合检测的临床灵敏度增加,明显高于CA72-4和CEA联合检测。

(2) 其他肿瘤如结肠癌、胰腺癌和非小细胞肺癌,CA72-4含量也可见增高。

(3) 作为CA125之后的次选标志物,对于卵巢癌有较高的临床灵敏度。CA125和CA72-4联合可明显提高临床灵敏度。在大肠癌,CA72-4和CEA联合检测可明显提高初步诊断的临床灵敏度。

(4) 相对于CEA和CA19-9,CA72-4在良性疾病中有较高的临床特异性。

【影响因素】

带有人抗鼠抗体的患者血清中CA72-4的浓度可增高。

十一、糖类抗原242(carbohydrate antigen 242,CA242)

【生化及生理】

CA242是胰腺癌和直肠癌的标志物,1985年由Lindholm等人发现,是人结-直肠癌细胞株Colo205经杂交瘤技术免疫小鼠获得的单克隆抗体CA242所能识别的一种抗原,抗原决定簇是一种唾液酸糖类。其抗原决定簇的表达如同唾液酸化Lewis A抗原SLea一样,在黏蛋白上,然而在良恶性肿瘤中,CA242和SLea的表达有相对的区别,CA242抗原决定簇的表达更具有特异性。

【标本要求与保存】

新鲜分离的血清应该尽快测定。避免标本溶血。

【检测方法】

化学发光法。

【参考区间】

血清<20kU/L。

【临床意义】

5%～33%的良性疾病如直肠、胃、肝、胰和胆道病CA242可升高;68%～79%的胰腺癌患者,55%～85%的直肠癌患者,44%的胃癌患者CA242>20ku/L。CA242、CA50、CA19-9相关系数在0.81～0.95,三者作用十分近似,比较起来CA19-9的敏感性和特异性都好一些,更为常用。

第四节　蛋白类肿瘤标志物的检测

一、本周蛋白(Bence-Jones protein,BJP)

【生化及生理】

1845年由一位内科医师兼化学病理学家Henry Bence Jones首次描述了这种蛋白,它可被氨基水杨酸、三氯醋酸、硝酸和盐酸沉淀,加热到45～60℃时沉淀出现,接近100℃时又溶解,故又名为凝溶蛋白。1963年,Schwary和Edelman对骨髓瘤球蛋白轻链的胰蛋白酶水解产物和同一患者的本周蛋白进行比较,结果表明本周蛋白由完整的轻链组成,在大多数病例中,本周蛋白的沉淀系数为3.6S,分子量为45 000u,属于游离轻链的双体,当沉淀系数为1.8S时,分子量为22 500,多属于单体。本周蛋白是免疫球蛋白的轻链单或二聚体,属于不完全抗体球蛋白,当血浆中浓度异常增高时可从尿液中排出。尿中出现此蛋白反映恶性浆细胞产生大量克隆性免疫球蛋白的轻链部分。

【检测方法】

磺基水杨酸法:在酸性条件下蛋白质带正电荷,与带负电荷的试剂结合发生沉淀。敏感度可至5mg/dl。

对甲苯磺酸(TSA)法:加对甲苯磺酸在20℃水浴中B-JP发生沉淀,特异性虽不高但简便,敏感度0.3mg/dl。

加热法:透明尿加醋酸调pH值为4.9±0.1,56℃,15分钟发生混浊;沸水中煮沸3分钟混浊减轻为阳性。白蛋白混入,煮沸使其沉淀,趁热过滤,滤液 56℃左右又形成混浊即为阳性。

乙酸纤维素膜电泳：在 α2 和 γ 区带之间形成新的区带。

免疫电泳：浓缩尿，与抗 κ 和抗 λ 抗体反应，形成半径小的弧线，称为 M-bow 沉淀线，为确证试验。

特种蛋白仪全自动定量分析。

【标本要求与保存】

取晨尿或随机中段尿标本及时检测，如不能及时测定可放置 4℃冷藏或-20℃冷冻，可稳定 1 个月以上。

【参考区间】

定性：阴性。新生儿可弱阳性。

定量：参见试剂盒说明书。

【临床意义】

本周蛋白阳性多见于多发性骨髓瘤患者产生大量本周蛋白，阳性率可达 35% ~65%。本周蛋白量反映了产生本周蛋白的单克隆细胞数，对观察骨髓瘤病程和判断化疗效果有意义。

本周蛋白阳性也见于良性单克隆免疫球蛋白血症、巨球蛋白血症、淀粉样变、淋巴瘤、慢性肾炎、转移癌等。

【影响因素】

（1）摄入如氨基水杨酸、氯丙嗪、大剂量青霉素等药物可出现假阳性。碱性尿、严重尿道感染等可出现假阴性。

（2）血红蛋白可使加热法检测出现假阳性，电泳法出现异常蛋白。

二、细胞角蛋白 19 片段 21-1（cytokeratin 19 fragment 21-1，CYFRA21-1）

【生化及生理】

细胞角蛋白（cytokeratin）包括 20 种不同的多肽，在血浆中不溶解，但被蛋白胶水解后形成的一些片段可溶于血浆中。细胞角蛋白 19 是一种分子量为 36kD 的最小的细胞角蛋白分子，是一种支持蛋白，它与肌动蛋白丝和微管一起形成细胞的骨架，这是上皮细胞的特征之一。既无器官特异性，也无肿瘤特异性。研究发现细胞角蛋白 19 被降解的片段，即细胞角蛋白 19 片段（cytokeratin 19 fragment）在恶性肿瘤患者血清中增高，尤其是非小细胞肺癌（NSCLC）较为明显。用 BM21-1 和 KS19-1 两种单克隆抗体可以检测细胞角蛋白 19 片段，故又将其称为细胞角蛋白 19 片段 21-1。

【检测方法】

用抗细胞角蛋白 19 片段的两个单克隆抗体相关的 ELISA 或化学发光法进行测定。

【标本要求与保存】

采用血清，无抗凝剂真空采血管静脉采血 2ml 左右。也可用胸水等体液。如不能及时测定可放置 4℃冷藏或-20℃冷冻。

【参考区间】

血清<3.3μg/L。

【临床意义】

（1）肺癌细胞含量丰富，肺癌总敏感性约为 47%，非小细胞癌约为 50%，小细胞癌约为 34%，鳞癌达 60%。与 CEA、SCCA、NSE 联合测定，可提高诊断的敏感性。疗效监测与预后判断：由于健康人的水平低、半衰期短，CYFRA21-1 监测疗效较为灵敏和特异，在患者手术后 48 小时即可观察到变化。治疗后肿瘤复发的患者，血清 CYFRA21-1 浓度可增高。CYFRA21-1 浓度与患者预后有关，较高者比较低者的预后差。

（2）膀胱癌：血清 CYFRA21-1 临床灵敏度与肿瘤的分期有关，从 0 期至Ⅳ期的灵敏度为 4% ~16% 和 71% ~73%，对早期检测肿瘤复发是一种合适的标志物。

【影响因素】

（1）健康人与一些良性疾病患者的血清 CYFRA21-1 水平变化：约 80% 的健康人血清 CYFRA21-1<1.5μg/L，95% 的人<1.7μg/L，与年龄、性别、吸烟无关。在一些良性疾病，如肺、胃肠、妇科、泌尿道和肾功能不全时，血清 CYFRA21-1 可轻度升高，但极少>10μg/L。

（2）胸水 CYFRA21-1：良性与恶性胸水的浓度可明显不同，原发性与转移性肺癌的胸水浓度未见差别。通常胸水 CYFRA21-1 的浓度比血清更高，但良性与恶性胸水测定值有交叉；当临界值为 20.9μg/L 时，诊断恶性胸水的临床灵敏度为 71%，特异性为 82%。

三、组织多肽抗原（tissue polypeptide antigen，TPA）

【生化及生理】

组织多肽抗原是在细胞分裂的 S/G2 期合成的可溶性角蛋白片段，与上皮细胞骨架蛋白 18 有密切的关系，在细胞减数分裂后立即释放到细胞外，因此在细胞分裂频繁时 TPA 血清浓度升高。TPA 是一种非特异性肿瘤标志物，早在 1957 年就在恶性肿瘤组织中发现，也是一种广谱肿瘤标志物。体外培养时有丝分裂期间的增殖细胞 TPA 分泌活跃，因此血液内 TPA 水平与细胞分裂增殖程度密切相关，恶性肿瘤细胞分裂、增殖活跃，所以血清中 TPA 水平增高，临床上常用于迅速增殖的恶性肿瘤的辅助诊断，特别是已知肿瘤的疗效监测。

【检测方法】

ELISA、化学发光分析、微粒子免疫分析(MEIA)等。

【标本要求与保存】

血清标本。无抗凝剂真空采血管静脉采血 2ml 左右，分离血清，避免溶血。如不能立即测定应-20℃保存。

尿液：留取晨尿或 24 小时尿。

【参考区间】

血清：<110U/ml。

尿：<600U/ml。

【临床意义】

(1) 许多肿瘤都可见到血清 TPA 升高，但主要见于：膀胱癌，前列腺癌，卵巢癌和消化道恶性肿瘤。特别是对膀胱转移细胞癌的诊断敏感性高。TPA 在循环血液中的半衰期为 7 天，肿瘤切除后 3～4 周降至正常水平。由于 TPA 的水平与肿瘤细胞的增殖分化相关，如果 TPA 水平降至正常，说明肿瘤治疗有效，是监测肿瘤是否复发的良好指标。TPA 对肿瘤的早期诊断、预告复发、转移、评价预后有重要价值，较其他常见的肿瘤标志物 CA153、CA195、CA199、CEA、NSE 具有更高的敏感性(即阳性率更高)。

(2) 在各型肺癌患者中的灵敏度(即阳性率)为肺腺癌 81.4%、肺鳞癌 78.4%、小细胞肺癌 70.0%、大细胞未分化肺癌 72.5%，肺癌的总体灵敏度为 75.6%。在健康对照组的阳性率为 7.1%。TPA 的诊断特异性为 93%。肺癌的总阳性率与各病理类型的阳性率都显著高于健康对照组，差异有统计学意义($p<0.01$)。因此血清 TPA 对肺癌患者的临床诊断有应用价值，是一种敏感的肺部肿瘤标志物。

(3) 急性肝炎和胃肠道疾患也可见到血清中 TPA 升高。

(4) 妊娠的最后 3 个月可见 TPA 升高。

【影响因素】

进餐无影响，多量饮酒或妊娠结果升高。

四、鳞状细胞癌抗原(squamous cell carcinoma antigen, SCC)

【生化及生理】

鳞状上皮细胞癌抗原是一种分子量为 48kD 的糖蛋白，1977 年首次由 Kato 和 Torigue 从子宫颈的鳞状细胞癌中发现，后来在子宫、肺、口腔、头颈等的鳞状上皮癌细胞的胞质中均发现其存在，特别在非角化癌的大细胞中含量更丰富，但在消化道的一些正常或增生不良的鳞状上皮细胞也有表达。因此，它可以作为鳞状细胞癌的标志物，但并非特异性标志物。

【检测方法】

EIISA、CLIA、CLEIA 或 ECLIA 等方法。

【标本要求与保存】

血清、脑脊液、腔积液等均可检测。标本室温稳定 7 天，4℃冷藏或-20℃冷冻可稳定 1 个月，避免反复冻融。

【参考区间】

成人血清：<1.5ng/ml(或小于 2.6ng/ml)。

新生儿高，出生 2～3 天(6～8)ng/ml，2 岁后降到(2～3)ng/ml。无性别差异，月经无影响，日内不同时间测定值差别为 24%。

【临床意义】

(1) SCC 对食管鳞状细胞癌的特异性最高，可作为食管鳞状细胞癌的第一标志物，而且其升高的比例与治疗分期有明显相关性；成功治疗后的食管癌，血清 SCC 浓度可降至参考范围；持续增高或进一步增高，提示肿瘤组织残留；重新升高表明肿瘤复发。血清 SCC 水平不升高的食管癌患者，提示肿瘤处于原位、预后较好；而 SCC 增高则提示肿瘤扩散、预后较差。

(2) SCC 也是外阴、阴道、子宫鳞状细胞癌的最有效及敏感的标志物。子宫颈鳞状上皮细胞癌：血清中 SCC 升高最明显，阳性率在初发者为 45%～83%，复发者为 66%～84%，并且升高的水平与肿瘤的分期相关。血清 SCC 浓度与患者淋巴结状态和临床症状相关，与癌细胞分化程度、患者年龄及其他实验检查指标无关。而且血清 SCC 浓度与肿瘤的病程和治疗相关。

(3) 肺癌：肺鳞状上皮细胞癌患者的血清 SCC 增高，阳性率为 39%～78%，对所有肺癌的临床灵敏度为 18% ~27%。在肿瘤切除后的两天内，血清 SCC 浓度可降至参考范围；如果有肿瘤组织残留，血清 SCC 浓度仅轻度下降，肿瘤复发时再次升高，而且可早于临床复发 4 ~5 个月。

（4）其他：子宫内膜癌、卵巢癌、阴道癌、乳腺癌、结肠癌、膀胱癌等也可见血清 SCC 水平升高；肾功能衰竭、肝硬化、肝炎、肺炎、结核病等，血清 SCC 水平可轻度升高。

【影响因素】

有报道指出，对于牛皮癣、肾功能不全或肺脏、乳腺、肝脏的良性疾病患者，有可能出现血清 SCC 的浓度升高，尤其应注意皮肤污染可引起假阳性结果。

五、嗜铬粒蛋白 A(chromogranin，CGA)

【生化及生理】

嗜铬粒蛋白 A 是一个 48kD 的酸性、亲水性分泌蛋白，位于神经内分泌细胞的嗜铬性颗粒内。CGA 最初在肾上腺的嗜铬粒细胞的分泌颗粒中被发现。在肾上腺髓质嗜铬粒颗粒中，其与儿茶酚胺及钙等是共分泌的。近年，该蛋白在交感神经末梢及心肌、胰腺、中枢和周围神经系统、肠道内分泌组织、甲状腺和甲状旁腺等组织中均有发现。它是神经肽类家族中的一员，其蛋白水解作用具有组织特异性，且断裂部位的差异与它所处的组织有关。

【检测方法】

ELISA、CLIA、CLEIA 或 ECLIA 等方法。

【标本要求与保存】

一般采用血清作为检测标本。标本 4℃稳定 1 ~2周，-20℃稳定更长时间。

【参考区间】

成人血清 0.5 ~5nmol/L。

【临床意义】

CGA 是一种由神经内分泌细胞分泌的蛋白。神经内分泌细胞及其所在内分泌系统腺体，可以引起多种肿瘤，可以是良性肿瘤和恶性肿瘤。它们包括类癌瘤、嗜铬细胞瘤、胰岛素瘤、小细胞肺癌、神经母细胞瘤以及其他神经内分泌肿瘤。这些肿瘤中的大多数都会持续或间歇地分泌大量的激素，如 5-羟色胺、儿茶酚胺或胰岛素，从而引起该肿瘤所特有的临床症状。但无论哪种情况下，神经内分泌肿瘤经常会与嗜铬粒蛋白 A 的升高相关。

（1）前列腺癌：CGA 是激素非依赖性 PC 的早期雄激素去势治疗效果的独立预测因子，血清 CGA 的升高对 PC 病程具有预测作用，并与晚期 PC 腔外肿瘤相关。

（2）肾上腺嗜铬细胞瘤：一项前瞻性研究证实 CGA 对诊断肾上腺嗜铬细胞瘤具有极高的敏感性。

（3）非小细胞肺癌：CGA 与 NSCLC 的神经内分泌分化相关，CGA 表达高的患者，其中位生存期也较长。

（4）胃肠道神经内分泌肿瘤：血浆中 CGA 的浓度升高可作为转移性胃肠道神经内分泌肿瘤预后不良的标志。

（5）其他肿瘤：在卵巢肿瘤中，CA125 和 CGA 的同时检测有利于妇产科良性疾病的诊断，并有助于卵巢癌的二级预防；血清中 CGA 水平与肝癌的进展密切相关，又有报道在转移性肝癌细胞灭减术后，CGA 与患者的症状改善相关。

【影响因素】

（1）运动可使血液 CGA 升高，血液透析后浓度增高。

（2）最新文献报道 CGA 受心血管系统疾病的影响比较大，慢性心力衰竭患者的 CGA 水平增高，而且 CGA 增加的幅度直接与心衰的严重程度相关，CGA 是慢性心力衰竭患者死亡率的独立预示因子；在原发性高血压患者中 CGA 的水平明显升高，且 CGA 的基因多态性与高血压终末期肾病的发生密切相关；CGA 的升高与心梗后长期死亡率相关等。

六、单克隆免疫球蛋白(monoclonal immunoglobulin)

【生化及生理】

单克隆免疫球蛋白又称 M 蛋白，是 B 细胞或浆细胞单克隆异常产生的一种在氨基酸组成及顺序上十分均一的异常免疫球蛋白。

【检测方法】

血清蛋白区带电泳：血清（或尿液）标本中不同性质的蛋白质可明显分开形成不同的区带，患者的血清蛋白区带电泳图谱上有一浓缩的集中带，即 M 区带。免疫球蛋白可分为 IgM、IgA、IgE、IgG；κ 和 λ 轻链的鉴定则利用电泳或免疫扩散，近年来逐渐被全自动特种蛋白仪定量分析所取代。

【标本要求与保存】

血清（或尿液），标本 4℃稳定 1 ~2 周，-20℃可保存更长时间。

【参考区间】

蛋白电泳偶然发现血、尿中出现 M 蛋白而诊断。IgG 单克隆球蛋白通常低于 30g/L，IgA 和 IgM 单克隆球蛋白通常<25g/L。

【临床意义】

与多发性骨髓瘤、B 细胞非霍奇金淋巴瘤的各类相关。

【影响因素】

单克隆免疫球蛋白增多可见于多种疾病：自身免疫性疾病（系统性红斑狼疮、类风湿关节炎、舍格伦综合征、硬皮病、恶性贫血、克罗恩病等）、感染性疾病（结核分枝杆菌感染、棒状杆菌感染、细菌性心内膜炎、巨细胞病毒感染、HIV 病毒感染等）、肝病（病毒性肝炎、肝硬化）、内分泌系统疾病（甲状旁腺功能亢进症等）、代谢性疾病（戈谢病等）、骨髓增生性疾患（慢性和急性淋巴细胞白血病、慢性和急性髓细胞白血病、真性红细胞增多症等）等。还有报道在化疗后、放疗后及骨髓移植后出现单克隆免疫球蛋白血症。对于单克隆免疫球蛋白出现于上述各种疾病中究竟是偶然的巧合，抑或是两者有着内在联系，目前尚无肯定一致的结论。

七、脱-γ-羧基凝血酶原（des-Gamma-carboxy-prothrombin，DCP）

【生化及生理】

脱-γ-羧基凝血酶原也称为异常凝血酶原（abnormal prothrombin），是一种异常的凝血素分子，在恶性肿瘤细胞内，导致恶性细胞中的凝血酶原前体翻译后的羧化缺陷。肝合成凝血酶原为无活性前体，经维生素 K 作为辅助因子，γ-羧基转化为活性形式，当肝细胞癌变时合成了一种 γ-羧基谷氨酸较正常为少的异常凝血酶原，肝癌患者使用维生素 K 后 DCP 无明显下降，化疗后明显降低或正常。在人肝癌细胞株培养基中不加维生素 K 可产生大量的 DCP，加维生素 K 后 DCP 无明显增加，说明 DCP 的增加与维生素 K 无关。

【检测方法】

化学发光免疫分析法：血清或肝组织匀浆（肝组织经流水解冻，用生理盐水清洗 3 次以除尽组织中的血液，4℃条件下手工将各组织标本捻成匀浆，加入蛋白质溶解剂，处理之后取上清液）采用电化学发光免疫分析法（ECLIA）测定。

免疫组化法。

【标本要求与保存】

血清：4℃稳定 1～2 周，-20℃可保存更长时间。

肝组织匀浆：肝组织切除标本放入-80℃保存。

【参考区间】

ECLIA 法：阴性<40AU/L；可疑 40～150AU/L；阳性>150AU/L。

免疫组化法：阴性。

【临床意义】

DCP 诊断肝癌的准确率、敏感率和特异性分别为 56%、45% 和 92%。DCP 的血清浓度与血清 AFP 水平间无相关性，但在肝癌患者中明显高于正常人及良性肝病患者。

【影响因素】

DCP 水平高低与肝癌临床病理因子，包括肝炎病毒标志物、肿瘤分化程度、血管浸润、肝内转移、TNM 分型、肿瘤术后复发和术后生存时间有关系。

八、核基质蛋白 22（nuclear matrix protein 22，NMP-22）

【生化及生理】

核基质蛋白 22 是一种核基质蛋白，是构成细胞核网状骨架结构的组成成分，在 DNA 复制转录、RNA 的加工处理和调控基因表达等方面都起重要作用。其主要功能是在细胞有丝分裂末期纺锤体形成时，使染色体正确、均等地分配到子代细胞，故又称作"核有丝分裂装置蛋白（nuclear mitotic apparatus protein NuMAP）。NMP-22 分布于细胞有丝分裂较活跃的组织，如上皮细胞，尤其是尿路上皮细胞。当细胞恶变时，核内染色质分配极度异常，NMP-22 含量激增，有报道其含量高于正常细胞 25 倍以上。NMP-22 在细胞死亡后被释放出来，以可溶性的复合物（M>100kDa）或片段（M=30kDa）的形式溶解于尿液中。因此 NMP-22 在正常人尿中也存在，但浓度极低；而有膀胱癌发生时，其浓度会明显升高。

【检测方法】

ELISA 法。

【标本要求与保存】

血清或尿液。取患者清晨新鲜尿样，立即用药盒提供的专用稳定剂将尿液防腐保存，置-20℃冷冻，待测。所有病例先经尿常规证实无明显尿路感染，在膀胱镜检查前或检查 5 天后，且应避免反复冻融。

【参考区间】

血清：<10kU/L。

尿液：阴性<6U/ml；阳性>10U/ml。

【临床意义】

目前认为 NMP-22 对膀胱癌及尿路移行细胞癌具有较好的临床价值。低分化膀胱癌阳性率为60%，高分化膀胱癌的阳性率为20%。尿路移行细胞癌的阳性率为86%。部分前列腺癌、肾癌可轻度升高。由于敏感性较低，NMP-22 不能作为膀胱癌的筛选指标，不能代替膀胱内镜检查，但可以作为尿液脱落细胞学与血尿分析的一个较好的补充指标。体外培养的 BTCC 细胞内 NMP-22 浓度比正常膀胱上皮细胞 NMP-22 浓度至少高出 25 倍。

【影响因素】

在泌尿系统的良性病变如膀胱炎、血尿和脓尿等也可导致 NMP-22 水平的增高，容易导致假阳性。

九、S-100 蛋白（S-100 protein）

【生化及生理】

S-100 蛋白因其在中性饱和硫酸铵中 100% 溶解而得名，是分子量较小（9 ~ 13kDa）的钙结合蛋白家族，只在脊椎动物中表达。目前至少已发现 21 个 S-100 蛋白家族成员，具有组织特异性。细胞内主要以同型二聚体形式存在，还有异型二聚体、三聚体及四聚体等。与 Ca^{2+} 结合后，S-100 蛋白构象发生改变，暴露与靶蛋白结合位点，结合后发挥生物学效应，在细胞内外都有重要功能。

S-100 蛋白由 α 和 β 两种亚基组成三种不同的形式：αα 主要存在于神经胶质细胞，ββ 主要存在于神经胶质细胞和施万细胞，αβ 主要存在于横纹肌、心脏和肾脏。一般认为，当中枢神经系统细胞损伤时 S-100 蛋白从胞液中渗出进入脑脊液，再经受损的血脑屏障进入血液。因此，CSF 和血液中 S-100 蛋白增高是中枢神经系统损伤特异和灵敏的生化标志。

【检测方法】

S-100 蛋白测定可采用免疫放射测定法（IRMA 法）、放射免疫测定法（RIA 法）和荧光免疫测定法（FIA 法）等方法。目前国内已有化学发光检测试剂用于临床。

【标本要求与保存】

脑脊液：室温下两小时内测定完毕。

血清：标本请于室温放置两小时；4℃ 冷藏或 -20℃ 冷冻保存可稳定较长时间，但应避免反复冻融。

【参考区间】

脑脊液：男性为 1.2 ~ 2.6μg/L，女性为 1.0 ~ 2.0μg/L。男性明显高于女性。

血清：<0.2μg/L。

【临床意义】

（1）S-100 蛋白在肿瘤进展中的作用虽然还不是很清楚，但以下这些肿瘤可能与某些 S-100 蛋白相关：甲状腺癌，黑色素瘤，肾癌，乳腺癌，结直肠癌，膀胱癌，前列腺癌，肺癌，胃癌。

（2）CSF 中 S-100 蛋白高浓度可见于急性脑血管病，心源性缺氧性脑损伤，也可见于恶性胶质瘤、颈部压迫症、多发性硬化症、脑积水、脑炎、脑膜炎等。

（3）最近被认为是颅脑外伤的标志物。

【影响因素】

溶血高脂血会影响测定结果，CSF 中 S-100 浓度与性别和年龄有一定关系。

十、肿瘤相关抗原 TA90（tumor-associated antigen TA90，TA90）

【生化及生理】

黑色素瘤抗原（melanoma-associated antigen，MAGE）最早由 van der Bruggen 等于 1987 年在研究恶性黑色素瘤时发现了 MAGE 家族中的 MAGE-1 抗原（MZ2-E），MAGE 编码的蛋白经抗原提呈细胞加工后，可以诱导机体产生杀伤性 T 淋巴细胞（cytolytic T lymphocyte，CTL）介导的特异性抗肿瘤免疫应答，可在多种肿瘤组织中表达。除胎盘组织和男性生殖细胞外，其他正常组织中不表达。因此，MAGE 抗原是一种 CTL 介导的肿瘤特异性免疫治疗的理想靶分子。TA90 是一种较敏感及准确发现潜隐转移黑色素瘤的肿瘤相关抗原，它首先发现于伴转移的黑色素瘤患者的血清和尿中，TA-90 测定预测亚临床转移的敏感性和特异性分别为 75% 和 77%。

【检测方法】

ELISA 法。

【标本要求与保存】

血清、尿液。

【参考区间】

阴性。

【临床意义】

TA90 是准确预示早期黑色素瘤亚临床疾病和生存的主要肿瘤标记物，而且在术后危险性分类和早期发现复发具有重要的临床价值。通常在正常成熟组织中不表达(睾丸和胎盘除外),但在黑色素瘤、肝癌患者体内有大量表达,在其他多个组织的肿瘤中也有不同程度的表达。

【影响因素】

溶血使测定结果下降,抗凝血测定结果下降。胆红素对测定结果无影响。

十一、膀胱肿瘤抗原(bladder tumor antigen, BTA)

【生化及生理】

膀胱肿瘤抗原是膀胱肿瘤在生长过程中释放出来的一种蛋白水解酶,可降解基底膜的各种成分及形成的胶原片段、糖蛋白和蛋白多糖等释放进入膀胱腔内形成的复合物,又称为膀胱肿瘤相关抗原或称为补体因子 H 相关蛋白。膀胱肿瘤与基底膜接触,肿瘤细胞分泌内源性基底蛋白与基底膜表面蛋白受体相结合,释放蛋白水解酶破坏基底膜,含基本成分的基底膜碎片进入膀胱内聚集成高分子复合物 BTAstat。

【检测方法】

ELISA 法。

【标本要求与保存】

尿液。

【参考区间】

<50U/ml。

【临床意义】

膀胱肿瘤患者尿液中膀胱肿瘤抗原明显增多,但尚不能取代传统的尿细胞学检查,更不能单独用于膀胱癌的诊断,但可作为膀胱镜检查的重要辅助手段,是诊断膀胱癌可选的无创性检查方法。

【影响因素】

BTA 在良性泌尿系统疾病(如炎症、结石和尿路损伤)或生殖系统其他恶性肿瘤中常呈现假阳性,而且易受膀胱灌注化疗的影响,因此在临床上的应用尚受到一定的限制。

十二、甲状腺球蛋白(thyroglobulin,TG)

【生化及生理】

甲状腺球蛋白是甲状腺滤泡上皮细胞分泌的大分子糖蛋白,由两个相同的单体肽链组成,相对分子质量为 660kD,沉降系数为 19S,等电点为 4.5,人的此种蛋白质由 2767 个氨基酸残基组成,是体内碘在甲状腺腺体的贮存形式。每个 TG 结合 2.5 个甲状腺素(T_4)分子和 0.7 个三碘甲腺原氨酸(T_3)分子储存于滤泡腔中。溶酶体内的酶水解 TG 使 T_4、T_3 释放入血,释放入血的同时少量 TG 也释放入血。部分 TG 经甲状腺淋巴管分泌入血。血循环中的 TG 被肝脏的巨噬细胞清除。刺激 TG 的分泌因素包括促甲状腺素(TSH)和胰岛素样生长因子-1(IGF-1);抑制因子是 γ-干扰素、α-肿瘤坏死因子和维甲酸。TG 的浓度主要由三个因素决定:甲状腺的大小、甲状腺的损伤程度(如活检、外伤、出血、放射线损伤及炎症等)、激素影响(如促甲状腺激素、人绒毛膜促性腺激素、受体抗体等)。在稳定状态下甲状腺大小是影响血清水平的主要因素,当甲状腺大小稳定时,血清水平和浓度呈正相关。

【检测方法】

TG 测定经历了血凝法、放免法(RIA)及免放法(IMA),但直至目前敏感的发光法测定 TG,可以区分 TG 的正常值和甲状腺切除后的低值,才使 TG 测定用于临床。

【标本要求与保存】

血清标本室温可稳定 1 天,4℃ 冷藏可稳定 3 天 ~3周,-20℃ 可保存一个月。

【参考区间】

发光法:5 ~40μg/L。

甲状腺功能正常成人:3 ~42μg/L。

甲状腺患者:<5μg/L。

【临床意义】

甲状腺分化癌手术前血清 TG 值对诊断没有意义,因为非甲状腺癌的甲状腺疾病患者血 TG 也可以升高,而甲状腺癌患者的血 TG 也可以正常。甲状腺分化癌手术前血 TG 水平和肿瘤大小成正相关。

体内 TG 生物半衰期为 65.2 小时,甲状腺切除后需 5 ~10 天后 TG 才能低于 5 ~10μg/L。

甲状腺分化癌患者行甲状腺全切,又进行了大剂量 ^{131}I 治疗后,如果血清 TGAb 阴性,那么血清 TG 应该测不到。如果血清 TSH 处于抑制状态,血清 TG 升高往往提示有剩余的肿瘤组织或者转移灶。甲状腺乳头状癌和滤泡癌经甲状腺全切除后,血 TG 应该<10μg/L,若>10μg/L 则表示有转移灶存在的可能,该诊断的敏感性为 100%,特异性为 80% 以上。

基础血 TG 和 TSH 刺激后 TG 的测定有利于发现有无甲状腺组织。基础 TG 测不到,表示没有甲状腺组织;基础 TG 阳性,对 TSH 反应差,表明有分化不好的肿瘤;基础 TG 阳性,TSH 反应好,表明有剩余甲状腺组织或者有甲状腺分化性癌存在。当血清 TSH 浓度低下时,TG 值对判断肿瘤复发可能不够敏感,需要停止左旋 T_4(L-T_4)治疗数周,待血清 TSH 升高后再测定 TG。有正常甲状腺组织的患者的血 TG 对 TSH 反应增加 10 倍以上,分化好的甲状腺癌患者可以增加 3 倍以上。停止服用 L-T_4 会引起患者不适,同时可能会使肿瘤复发和转移。

TG 阳性但同位素碘显像阴性,往往提示有一个较小的分化癌,也可能是碘剂干扰同位素扫描,或者 TGAb 和其他因素干扰 TG 测定,引起 TG 假阳性。TG 阴性但同位素碘显像阳性,可能 TGAb 干扰引起 TG 假阴性,或者肿瘤分泌的 TG 分子结构异常,不能被 TG 抗体识别。

【影响因素】

(1) 血清甲状腺球蛋白抗体(TGAb)对血清 TG 测定的干扰与血清 TGAb 浓度不成正比,干扰的程度与性质和抗体的亲和力、特异性及血清容量有关。TGAb 阳性时,用 IMA 法测定的 TG 值容易偏低,引起假阴性,掩盖甲状腺癌复发和转移患者;用 RIA 法测定 TG 值容易偏高,引起假阳性。

(2) 由于甲状腺的大小与年龄有关,对正常参考值会产生相关的影响。

十三、上皮钙黏附蛋白(epithelia cadherin,E-Cad)

【生化及生理】

上皮钙黏附蛋白是一类介导上皮细胞-细胞间黏附作用的钙依赖性跨膜糖蛋白,维持组织正常形态,与癌细胞侵袭转移密切相关的上皮细胞黏附分子。分子量为 124kD,人 *E-Cad* 基因定位于染色体 16 号长臂上。主要介导同种细胞间的黏附反应,并起细胞骨架作用,其在恶性肿瘤发生发展过程中有抗肿瘤转移功能,其表达水平降低与肿瘤细胞的恶性程度显著相关,为其抑制转移分子。

【检测方法】

ELISA 法。

【标本要求与保存】

血清可作为检测标本。标本 4℃稳定 1 ~ 2 周,-20℃稳定更长时间。

【参考区间】

阴性。

【临床意义】

多种肿瘤细胞分子的 E-Cad 表达明显减少或缺失,其表达水平降低与肿瘤细胞的恶性程度显著相关。E-Cad 在恶性程度低的乳腺癌肿瘤细胞的表达水平明显高于恶性程度高的肿瘤细胞,而且其表达水平与腺小管形成成正比。在多种肿瘤发生侵犯生长和淋巴结受累时,如女性生殖器官肿瘤、膀胱癌、头颈部癌、乳腺癌、结肠癌、肾癌、肺癌、胰腺癌和前列腺癌,它常表现为表达减弱,与膨胀性生长肿瘤相比,减弱程度更甚。

【影响因素】

E-Cad 阳性表达的癌细胞黏附能力高于阴性者,对阴性者 E-Cad 抗体不能产生对其黏附性的影响,但对阳性者则可有效地减低其黏附性能。E-Cad 活性减弱可引起细胞与细胞之间黏附破坏,它的过度表达可引起细胞黏附性增加。

十四、人附睾蛋白 4(human epididymis protein 4,HE4)

【生化及生理】

人附睾蛋白 4 属于乳清酸性 4-二硫化中心蛋白家族,具有疑似胰蛋白酶抑制剂的特性。HE4 基因编码一段长度为 13kD 的蛋白,在其成熟的糖基化形式时,此蛋白为 20 ~ 25kD,并且包括含有两个 WFDC 结构域的一条单链。

【检测方法】

ELISA 法。

【标本要求与保存】

血清,血浆(EDTA 或柠檬酸钠抗凝),尿液,仔细收集上清,保存过程中如出现沉淀,应再次离心。标本采集后尽快进行检测。若不能马上进行试验,可将标本放于-20℃保存,但应避免反复冻融。不能检测含 NaN3 的样品,因 NaN3 抑制辣根过氧化物酶的(HRP)活性。

【参考区间】

血清 2 ~ 40pmol/L。

【临床意义】

人附睾蛋白 4 是近年发现的新肿瘤标志物,HE4 有助于卵巢癌和子宫内膜癌的诊断监测及疗效评估等。在肿瘤组织中,卵巢浆液性癌 HE4 表达水平最高,在肺腺癌、乳腺癌、移行细胞癌、胰腺癌中也有较高水平 HE4 的表达,而在结肠癌、肝癌、胃癌、前列腺癌中则多为低水平表达 HE4。

【影响因素】

在正常女性生殖道及乳腺的腺上皮、呼吸道上皮、肾脏远曲小管、结肠、黏膜、唾液腺中均有 HE4 的表达，正常卵巢表面上皮中则没有 HE4 表达。

十五、Ki-67 蛋白（Ki-67 protein，Ki-67）

【生化及生理】

Ki-67 蛋白是由于被单克隆抗体 Ki-67 特异识别而得名。它由 *MKI67* 基因编码，是一种与细胞周期相关的蛋白质，分布于核内，其功能被认为与染色质相连及与细胞的有丝分裂密切相关，与其他细胞周期相关的蛋白不同的是它不表达于 DNA 修复状态的细胞。Ki-67 在 G1 后期开始出现，S、G2 期升高，M 期达高峰，其后迅速降解，在 G0 期无表达，半衰期为 1 小时或更短。Ki-67 抗原是目前多种恶性肿瘤尤其是乳腺癌研究中的热门生物指标。

【检测方法】

ELISA 法或免疫组化。

【标本要求与保存】

血清、血浆、尿液、胸腹水、脑脊液、细胞培养上清、组织匀浆可作为检测标本。标本必须为液体，不含沉淀。标本 4℃稳定 1～2 周，-20℃稳定数年。反复冻融可使抗原失活。

组织标本：切割标本后，冷冻备用。

【参考区间】

ELISA 法：阴性；免疫组化：<10%。

【临床意义】

Ki-67 作为标记细胞增殖状态的抗原。在乳腺癌、前列腺癌、结肠癌、肺癌、肝癌、胃癌和一些淋巴瘤及肉瘤中阳性说明癌细胞增殖活跃。Ki-67（<10%）说明癌细胞增殖不太活跃，高 Ki-67 的患者无病生存率及总生存率明显下降。

【影响因素】

Ki-67 抗原表达水平与肿瘤淋巴结转移是密切相关的，肿瘤细胞恶变后，肿瘤组织代谢旺盛，合成 DNA 和 RNA 聚合酶活性增高，细胞增殖旺盛，Ki-67 抗原出现高表达。

十六、前列腺特异性膜抗原（prostate specific membrane antigen，PSMA）

【生化及生理】

前列腺特异性膜抗原是一种前列腺上皮细胞Ⅱ型跨膜糖蛋白，表达于正常前列腺和恶变前列腺上皮细胞，其表达量与前列腺癌恶性程度呈正相关。

【检测方法】

ELISA、实时荧光定量 PCR 技术等。

【标本要求与保存】

血清、血浆及相关液体样本，标本如不能及时检测，置 4℃保存，-20℃可保存更长时间。

【参考区间】

男性：40～49 岁：0～2.5μg/L。

50～59 岁：0～3.5μg/L。

60～69 岁：0～4.5μg/L。

70～79 岁：0～6.5μg/L。

【临床意义】

PSMA 在前列腺癌中的表达与肿瘤的分化程度有关，且高于前列腺增生组织，因此在前列腺癌的早期诊断、判断病情进展、预后以及在前列腺癌的治疗中具有重大意义。

PSMA 在多种恶性肿瘤（如乳腺癌、肾癌、肠癌、移行上皮癌等）的新生血管内皮中有一定量的表达。

【影响因素】

正常组织中 PSMA 除表达于前列腺组织外还表达于子宫内膜、肾小管、膀胱、胃肠道的神经节细胞、脑组织、胰岛、骨骼肌以及结肠隐窝细胞。

十七、可溶性间皮素相关肽（soluble mesothelin-related peptides，SMRP）

【生化及生理】

间皮素（mesothelin，MSLN）是一种相对分子质量约为 40 000 的细胞表面糖蛋白，在间皮瘤、卵巢癌、胰腺癌等恶性肿瘤中高表达。间皮素包括两个异构体，异构体 2 保留了第 16 和 17 外显子间的内含子使其蛋白翻译提前终止，从细胞表面脱落形成可溶性间皮素相关肽（SMRP），相对分子质量为 42 000～45 000。间皮素相关肽（SMRP）小分子，这些肽是包绕肺、心脏和腹部的脏层内膜上的蛋白的降解产物。间皮瘤患者的血液中常发现高水平的 SMRP，而且血中 SMRP 的含量被认为与病变程度有关。

【检测方法】

ELISA 法。

【标本要求与保存】

血清、血浆及相关液体样本，标本如不能及时检测，置4℃保存，-20℃可保存更长时间。

【参考区间】

阴性。

【临床意义】

（1）用于监测间皮瘤的进展或复发。这种肿瘤可影响包绕肺、心和腹腔的浆膜。大部分间皮瘤病例与患者暴露于石棉有关。如果一连串的SMRP试验显示SMRP水平正在增高，可能提示间皮瘤已经进展。如果一连串的试验显示SMRP水平正在降低，可能对治疗有反应。如果试验结果没有改变，可能意味疾病已经稳定。

（2）用于卵巢良恶性肿瘤鉴别诊断。

【影响因素】

其他肿瘤包括肺癌、卵巢癌、子宫内膜癌以及胰腺癌时，可能出现SMRP水平的升高，因为这些肿瘤能产生干扰该检测结果的物质。某些患上皮细胞性间皮瘤的患者，其浆膜腔脏层膜受累时不产生SMRP。

十八、胃泌素释放肽前体(progastrin-releasing peptide,ProGRP)

【生化及生理】

胃泌素释放肽前体属于脑肠激素的一种，是SCLC增殖因子胃泌素释放肽(gastrin-releasing peptide,GRP)的前体。人类的GRP主要由胃肠道、呼吸道和中枢神经系统中的神经内分泌细胞合成与分泌，参与刺激胃泌素等胃肠激素的释放。研究发现，SCLC患者的肿瘤细胞能合成和释放GRP，并通过自分泌或细胞间的相互作用参与肿瘤的生长、转移过程，因此检测GRP可反映SCLC患者的病情变化。但是因为它在血清中不稳定（半衰期约为2分钟）而难以检测到。Miyake等研究发现ProGRP是一种更加稳定的GRP的前体，是SCLC的特异性的肿瘤标志物。

【检测方法】

化学发光微粒子免疫分析法、ELISA、LC/MS-MS等。

【标本要求与保存】

血清或血浆。

【参考区间】

正常成人：<50pg/ml。

【临床意义】

血ProGRP水平增高主要集中在神经内分泌肿瘤及肺癌，尤其SCLC。ProGRP对SCLC的敏感度和特异性分别高达79.7%和95%，较神经元特异性烯醇化酶更能准确监测疾病过程和预测肿瘤复发，但神经元特异性烯醇化酶较ProGRP能更好地预示化疗效果。

第五节　酶类标志物的检测

肿瘤发生时，机体酶的活性常会发生较大的变化，这是因为：肿瘤细胞或组织本身诱导其他细胞或组织产生异常含量的酶；肿瘤细胞代谢旺盛，细胞通透性增加，使得肿瘤细胞内的酶进入血液；肿瘤使得某些器官功能出现障碍，从而导致各种酶的灭活及排泄障碍；肿瘤组织压迫某些空腔而使得某些通过这些空腔排出的酶反流而进入血液，因此酶及同工酶是重要的肿瘤标志物。但肿瘤发生时，体内代谢改变也导致了酶的异常：与分化功能相关的同工酶活性降低或消失；与细胞增殖功能相关的同工酶活性的增高，其中尤其明显的是某些成年型同工酶减少而出现一些胚胎同工酶和异位酶；肿瘤快速增殖时，往往导致缺氧，糖酵解相关酶如己糖激酶、葡萄糖异构酶、醛缩酶、乳酸脱氢酶均较正常糖有氧氧化时升高（表24-5）。作为肿瘤标志物酶类具有如下特点：①酶类广泛存在特异性不高；②敏感性较高，但其低特异性限制了酶类标记物的应用；③同工酶分析的应用提高了酶类标记物的敏感性和特异性；④目前临床上主要测定酶的活性，酶的活性可受多种因素的影响和干扰，稳定性较差，有不少学者建议以测定酶的质量来代替测定酶的活性。下面探讨几种主要的酶类肿瘤标志物。

表24-5　酶类标志物

肿瘤标志物	相关肿瘤
乙醇脱氢酶	肝癌
醛缩酶	肝癌
碱性磷酸酶	肝癌、骨癌、白血病、肉瘤
胎盘型碱性磷酸酶	卵巢癌、肺癌、绒毛膜癌、胃肠道、精原细胞癌、霍奇金病
淀粉酶	胰腺癌、卵巢癌
肌酸激酶	前列腺癌、小细胞肺癌、乳腺癌、结肠癌、卵巢癌

续表

肿瘤标志物	相关肿瘤
芳香硫酸酯酶	结肠癌、乳腺癌
酯酶	乳腺癌
半乳糖转移酶	结肠、膀胱、胃肠、卵巢
γ-谷氨酰转肽酶	肝癌
己糖激酶	肝癌
亮氨酸氨基肽酶	胰腺癌、肝癌
乳酸脱氢酶	肝癌、淋巴瘤、白血病、卵巢癌
神经元特异性烯醇化酶	小细胞肺癌、神经母细胞瘤、类癌、黑色素瘤、胰腺癌
5'核苷酸酶	肝癌
酸性磷酸酶	前列腺癌
丙酮酸激酶	胃癌、肾癌
核糖核酸酶	非霍奇金淋巴瘤、卵巢癌、肺癌
唾液酰基转移酶	乳腺癌、直肠癌、肺癌
末端脱氧转移酶	白血病
胸苷激酶	淋巴瘤、白血病、小细胞肺癌
前列腺特异抗原	前列腺癌

一、总前列腺特异性抗原(total prostate specific antigen, t-PSA)

【生化及生理】

1971 年,Hara 等首先发现 PSA 是由前列腺上皮细胞合成并分泌至精液中,是一种由前列腺上皮细胞分泌的丝氨酸蛋白酶,为分子量 34kD 的单链糖蛋白,含 240 个氨基酸和 4 个糖基侧链,其中氨基酸占 93%,等电点为 6.8～7.2。PSA 的基因定位于染色体 19q13,由 6000 个碱基、4 个内含子和 5 个外显子组成。PSA 主要存在于精浆,能溶解精液中的蛋白质,对精液起液化作用。正常人血清中含量极微。PSA 在血液中存在着两种形式,即游离型 PSA(free PSA,f-PSA)和结合型 PSA(complex PSA,c-PSA)。随着年龄的增长,前列腺体积因腺体增生而增大,分泌的 PSA 也相应增加。当前列腺体积增大、肿瘤或机械浸润等因素破坏了前列腺导管系统周围环境的屏障作用时,PSA 释放入血增多,导致外周血 PSA 水平升高,因此 PSA 是诊断前列腺癌的重要指标之一。

【检测方法】

测定的方法很多,包括 RIA、CLIA、ECLIA、ELISA、IRMA、金标记免疫渗滤法等,但发展趋势主要是采用化学发光法检测。

【标本要求与保存】

射精后至少 24 小时(如果在 24 小时以内,应注意最后一次射精的时间)、前列腺炎症消退、前列腺活检、经尿道的前列腺切除后数周再进行 PSA 的检测。由静脉抽取的血样应在 3 小时内离心分离出血清。血清样本 4℃可保存 24 小时,-20℃以下(最好在-30℃以下避免结晶)可保存 24 小时以上,-70℃以下可长期保存。

【参考区间】

血清:t-PSA<4.0μg/L。

【临床意义】

(1) 前列腺癌患者可见血清 t-PSA 升高。目前常以血清 t-PSA>4.0μg/L 判断为阳性,其阳性率为 50%～80%。t-PSA 的血清浓度和阳性率随病程的进展而增高。前列腺癌手术后,t-PSA 浓度可逐渐降至正常,若手术后 t-PSA 浓度不降或下降后再次升高,应考虑肿瘤转移或复发,因此 PSA 测定可作为监测前列腺癌病情变化和疗效的重要指标。

(2) 前列腺增生、前列腺炎、肾脏和泌尿生殖系统的疾病,也可见血清 t-PSA 水平轻度升高(一般在 4.0～10.0μg/L),f-PSA 也会轻度升高,必须结合直肠指检、超声检查等进行鉴别。

(3) 其他恶性肿瘤如肾癌、膀胱癌、肾上腺癌、乳腺癌等,也有不同程度的阳性率。

【影响因素】

(1) PSA 是前列腺癌筛查非常有价值的指标。大于 50 岁的男性应定期检测 PSA,与直肠指检及经直肠超声检查联合应用于无明显症状人群。此外,在原发性和转移性前列腺癌患者中,PSA 还可以用于疾病的分期以及疗效和病程的监测。

(2) 前列腺癌与良性前列腺增生的鉴别诊断。t-PSA 小于 4.0μg/L,机体正常;t-PSA 大于 10.0μg/L,前列腺癌的可能性大;t-PSA 在 4.0～10.0μg/L 之间的灰色区间,可能是前列腺癌,也可能是前列腺增生,需要进行鉴别诊断。目前采用的方法有以下几种:①以年龄调整参考值范围上限,40～49 岁为 2.5μg/L, 50～59 岁为 3.5μg/L, 60～69 岁为 4.5μg/L,70～79 岁为 6.5μg/L。②PSA 增长的速率,测定 PSA,每年血清 PSA 浓度增长超过 0.75μg/L 为前列腺癌。③PSA 密度(PASD),即血清 PSA 浓度与前列腺体积(超声测量)的比值。当 PSA 浓度轻度升高,而前列腺体积小时,也提示前列腺癌的存在;当前列腺体积大时,虽有 PSA 的升高,也可能只是良性前列腺增生。如果 PSA 为 4～10μg/L,即使直肠指征是阴性，但 PSA 密度阳性则也可能是癌症。④前列腺癌恶性指数（PMI）：为了提高前列腺癌诊断的敏感性和特异性，Dkihare 等评价了 t-PSA、PSAD、f-PSA/t-PSA，并设立了一新公式 PMI，对 tPSA 值在灰区而直肠指检正常的患者，可明显提高前列腺穿刺活检的阳性率。

（3）约有 5% 的前列腺癌患者，t-PSA 在正常范围，但前列腺酸性磷酸酶（PAP）升高。因此两者同时测定，可提高前列腺癌的阳性检出率。

（4）采集患者的血标本前，若进行导尿或前列腺按摩，可导致血清 PSA 升高，应注意避免。

二、游离前列腺特异性抗原（free prostate specific antigen，f-PSA）

【生化及生理】

PSA 在血清中以 3 种不同分子形式存在，即以自由分子形式的游离型 PSA（free PSA，f-PSA）、与 α1-抗糜蛋白酶结合的复合物 PSA（PSA-ACT）和与 α2-巨球蛋白结合的复合物 PSA（PSA-AMG）。游离型 PSA 在血液中的半衰期为 110 分钟，而结合型的半衰期为 2～3 天。由于 PSA-AMG 不具有免疫活性，因此不能被现有的化学试剂检测到，检测的 t-PSA 是 f-PSA、PSA-ACT 的总和。血清 t-PSA 中有 80% 是结合型 PSA（complex PSA，c-PSA），20% 是 f-PSA。由于前列腺癌细胞中存在 ACT 转录及表达的蛋白，而良性前列腺增生患者 ACT 转录及表达蛋白仅为前者的 1%，这是两者血清 f-PSA 不同的原因。故前列腺良性疾病中 f-PSA 而不是 c-PSA 水平升高，因此对于 t-PSA 测定结果在灰区范围 4～10ng/ml 的患者，检测 f-PSA 的百分含量以减少一些患者不必要的活检。f-PSA 的百分含量尤其用于诊断前列腺癌，而不管其初次活检结果是否阴性，仍需根据多次的活检结果进行确诊。

【检测方法】

测定的方法很多，包括 RIA、CLIA、ECLIA、ELISA、IRMA、金标记免疫渗滤法等，但发展趋势主要是采用化学发光法检测。

【标本要求与保存】

由静脉抽取的血样应在 3 小时内检测。25℃ 24 小时内，f-PSA 浓度有升高的趋势，而在 4℃ 条件下，f-PSA 先下降再升高。将样本冻存于-20℃可保存 7 天，血清标本酸化（pH 5.5）比直接保存更稳定。

f-PSA 稳定性差，其半衰期仅为 110 分钟，直肠指检或者前列腺穿刺等物理原因以及药物治疗可引起血清 f-PSA 的升高。

【参考区间】

血清：f-PSA<0.8μg/L；

f-PSA/tPSA 比值>0.25。

【临床意义】

（1）前列腺增生、前列腺炎、肾脏和泌尿生殖系统的疾病，也可见血清 f-PSA 轻度升高，必须结合直肠指检、超声检查等进行鉴别。

（2）前列腺疾病的鉴别诊断。在前列腺疾病患者中，前列腺癌患者血清 f-PSA 较前列腺良性病患者显著降低，适合临床鉴别诊断。f-PSA 和 t-PSA 比值：当 t-PSA 在 4.0～10.0μg/L 时，血清中 f-PSA/t-PSA 比值为 0.15，可作为前列腺增生和前列腺癌的鉴别点，比值<0.15 时前列腺癌的可能性大。目前临床大都应用血清中 f-PSA/t-PSA 比值来鉴别良性前列腺增生和恶性前列腺癌。

（3）乳腺疾病的鉴别诊断。乳腺癌患者血清 f-PSA 水平明显高于乳腺良性疾病患者。

（4）其他恶性肿瘤如肾癌、膀胱癌、肾上腺癌、乳腺癌等，也有不同程度的阳性率。

【影响因素】

（1）f-PSA 参考区间可不考虑年龄因素。

（2）f-PSA 稳定性差，前列腺活检、经尿道的前列腺切除、直肠指检等物理原因以及药物治疗可引起血清 f-PSA 的升高。

三、前列腺酸性磷酸酶（prostatic acid phosphatase，PAP）

【生化及生理】

酸性磷酸酶是生物体内普遍存在的一种磷酸酶，定位于溶酶体内，是溶酶体的标志酶，血清中 ACP 约有 2/3 来自于前列腺，存在于前列腺中的 ACP 又称为前列腺酸性磷酸酶，是前列腺分泌的一种分子量 102kDa、由两个相同亚单位组成糖蛋白的酶类。半衰期为 1.1～2.6 小时，在酸性条件下，具有水解磷酸酶的能力。1936 年 Gutmann 等在前列腺癌患者及骨转移患者中发现血清 ACP 活性升高，而前列腺组织中 ACP 活性较其他组织高 1000 倍，PAP 是 ACP 的同工酶，具有被酒石酸抑制的特性。由于 PAP 为前列腺特异性产生，故通过检测血清 PAP 活性可观察前列腺的状态。

【检测方法】

测定的方法很多，包括RIA、CLIA、ECLIA、ELISA、IRMA、金标记免疫渗滤法等。

【标本要求与保存】

由静脉抽取的血样应在2小时内检测。肝素抗凝血浆可使PAP活性下降。将样本4～8℃保存8小时，冻存于-20℃可保存1天。直肠指检或者前列腺穿刺等物理原因以及药物治疗可引起血清PAP的升高。

【参考区间】

血清<2.0μg/L。

【临床意义】

（1）前列腺癌时可见PAP浓度升高，特别是第Ⅲ、Ⅳ期前列腺癌时，PAP诊断前列腺癌的特异性比t-PSA高，但灵敏度低于t-PSA。因此两者同时测定，可提高前列腺癌的阳性检出率。

（2）前列腺增生、前列腺炎和泌尿生殖系统的疾病，也可见血清PAP水平轻度升高。

（3）消化道肿瘤、血管内大B细胞淋巴瘤中PAP也有所表达。

【影响因素】

（1）前列腺按摩后血清PAP可一过性增高，在判定结果时要予以考虑。

（2）运动后PAP升高，但升高程度低于PSA。

四、神经元特异性烯醇化酶（neuron-specific enolase，NSE）

【生化及生理】

烯醇化酶由α、β、γ三个亚基组成二聚体，形成αα、ββ、γγ、αβ和αγ五种不同的二聚体同工酶。α亚基主要存在于肝、肾等组织；β亚基主要存在于骨骼肌和心肌；γ亚基主要存在于神经组织。γγ亚基组成的同工酶属神经元和神经内分泌细胞特有，故命名为神经元特异性烯醇化酶。NSE分子量为78kD，pI4.7，是一种酸性蛋白酶，参与糖酵解，参与甘油的分解，催化2-磷酸甘油酸转变为磷酸烯醇式丙酮酸。此酶在正常人脑组织中含量最高，起源于神经内分泌细胞的肿瘤组织也有异常表达，研究发现SCLC也是一种能分泌NSE的神经内分泌性质肿瘤。肺癌组织中糖酵解作用加强，细胞增殖周期加快，细胞内的NSE释放进入血液增多，导致此酶在血清内含量增高。NSE也存在于正常红细胞和血小板中，标本溶血会影响测定结果，因此采血时要特别注意避免溶血。

【检测方法】

NSE的测定方法有：ELISA、IRMA和ECLISA等。

【标本要求与保存】

由静脉抽取的血样应在两小时内检测。将样本4～8℃保存3天，冻存于-20℃可保存3个月。全血样本置于室温两小时，样本保持稳定但活性随后会增高。由于凝血时，血小板会释放NSE，因此，血清NSE活性会高于血浆样本，应将血浆样本作为首选样本。

【参考区间】

血清：<15μg/L。

脑脊液：<1岁：2.2～10.2μg/L。

～20岁：2.7～12.0μg/L。

～40岁：3.1～13.8μg/L。

～60岁：3.8～16.0μg/L。

【临床意义】

（1）NSE是小细胞肺癌的首选肿瘤标志物，比cyfra21-1、SCCA、CEA好。小细胞肺癌（SCLC）患者NSE水平明显高于肺腺癌、肺鳞癌、大细胞肺癌等非小细胞肺癌（NSCLC），可用于鉴别诊断，监测小细胞肺癌放疗、化疗后的治疗效果，治疗有效时NSE浓度逐渐降低至正常，复发时血清NSE升高，其监测比临床确定复发早4～12周。

（2）神经母细胞瘤患者NSE水平异常升高，而Wilms瘤则升高不明显，因此NSE可作为二者的诊断和鉴别诊断。NSE也可监测前者的病情变化，评价疗效和预测复发。

（3）神经内分泌细胞肿瘤，如嗜铬细胞瘤、胰岛细胞瘤、甲状腺髓样癌、黑色素瘤等患者血清内NSE也可增高。转移性精原细胞瘤NSE显著升高。

（4）良性肺病、脑部疾病时升高。

【影响因素】

（1）NSE可存在正常红细胞中，标本溶血会影响检测结果，因此采血时要特别注意，避免溶血。

（2）用血浆进行检测时，要注意离心速度，过高离心速度会导致血小板中NSE释放，使结果假性偏高。

（3）脑脊液NSE检测恶性积液敏感度82%，特异性84%；肺部肿瘤灵敏度45%，特异性92%。

五、M2型丙酮酸激酶（pyruvate kinase subtype M2，PKM2）

【生化及生理】

丙酮酸激酶是细胞糖酵解通路的关键酶。在糖代谢通路中，葡萄糖首先磷酸化为6-磷酸葡萄糖，再转化为6-磷酸果糖，然后在6-磷酸果糖激酶的催化下，生成1,6-二磷酸果糖，经过一系列的反应后生成3-磷酸甘油酸，进而生成磷酸烯醇式丙酮酸（phosphoenolpyruvate，PEP），PEP在丙酮酸激酶的催化下生成丙酮酸，对ATP的生成至关重要。人体内PK具有L、R、M1、M2四种同工酶（PKL、PKR、PKM1、PKM2），均由约60kD的四个不同亚基组成。PKL主要表达在糖异生旺盛的组织，如肝脏和肾脏；PKR主要表达在红细胞中；PKM1表达在能量消耗快耗氧量大的组织，如肌肉和脑；PKM2表达在核酸合成旺盛的组织，如胚胎细胞、干细胞和肿瘤细胞。上述4种同工酶分别由2个独立的基因编码：PKLR基因和PKM基因。PKM的cDNA全长2060个碱基，编码574个氨基酸，PKM1和PKM2是由PKM基因转录的同一mRNA的不同剪切的产物，只有21个氨基酸的差别。

在正常增殖细胞中，PKM2主要以四聚体形式存在，通过减少辅酶A、三磷酸尿苷、三磷酸胞苷合成及AMP水平升高机制抑制DNA合成和细胞增殖。而在肿瘤细胞中，则以二聚体为主，改变了细胞的新陈代谢，从而导致细胞增殖不被限制，使肿瘤细胞无限增殖并转移。

【检测方法】

ELISA法。

【标本要求与保存】

采用EDTA或枸橼酸盐抗凝血标本，重复性及稳定性较好，2000g离心10分钟，室温可放置24小时，离心分离后的血浆标本在-20℃可保存较长时间。而血清和肝素抗凝标本重复性及稳定性较差，标本采集后必须在1～2小时内离心，放置时间超过4小时或离心前摇动，由于淋巴细胞释放的PKM2，可导致检测结果假性增高。

【参考区间】

血浆：4.7～7.8U/ml。

胸腔积液：12.6～14.4U/ml。

粪便：阴性。

【临床意义】

（1）胃肠道肿瘤：PKM2在胃癌、结直肠癌、食管癌和胰腺癌中增高，敏感性分别为57%、47.8%、55.8%和72.9%。

（2）泌尿系统肿瘤：PKM2在肾癌、前列腺癌、膀胱癌中增高，能反映肾癌的进展状况和疗效的评估。

（3）肺癌：PKM2可用于肺癌的诊断、疗效监测、复发的判断。

【影响因素】

用血浆进行检测时，要注意离心速度，过高离心速度会导致白细胞中PKM2释放，使结果假性偏高。

六、核糖核酸酶（ribonuclease，RNase）

【生化及生理】

1981年Cech等人在四膜虫rRNA前体中观察到一个395个碱基的线状RNA分子组成的内含子，并将其命名为L19RNA，具有自我剪接的双向催化作用，证实其具有poly C聚合酶活性。1983年Altman发现RNA本身即可催化rRNA前体成熟，由此开始认识到RNA具有酶的功能，突破了蛋白质酶类的传统生物催化剂的概念。这些能够催化RNA剪接的由RNA组成的酶被称作核糖核酸酶，为此Cech与Altman获得了1989年的诺贝尔化学奖。

RNase能特异催化RNA分子，序列特异性地剪切底物RNA或修复突变的RNA，能调节基因表达水平、阻止病毒复制和修复突变基因等。按其分子大小和反应机制不同，大致分为大分子RNase（分子量为几百到几千个核苷酸）和小分子RNase（分子量为35～155个核苷酸）。人血浆含5种RNase，酸性RNase（ACR）的本质是糖蛋白，主要存在于细胞的溶酶体中，水解所吞噬异物中的RNA。碱性RNase（AKR）在亚精胺或精胺存在的条件下，可将分子量为15万的聚体解聚成分子量32 000的单体，存在于胞液中，可与核糖核酸酶抑制因子结合，游离部分AKR才具有活性。RNase广泛分布于全身组织，是一条肽链的单体酶。在肿瘤患者中，肿瘤组织和细胞核酸、蛋白质的合成功能旺盛，导致组织RNase含量较高，释放入血，从而血液中RNase升高。

【检测方法】

多数测定RNase的方法均以RNA作底物用分光光度法测定，RNA水解成单核酸后在260nm波长处的吸光度增加，按所用pH不同，分别测定酸性、中性或碱性RNase活性。

【标本要求与保存】

细胞培养可离心后收集上清，-20℃保存，避免反复冻融。血清标本室温放置两小时或4℃过夜1000g离心20分钟，取上清检测。-20℃可长时间保存，但应避免反复冻融。血浆：可用EDTA或肝素作为抗凝剂，标本采集后30分钟内于2～8℃ 1000g离心15分钟，或将标本放于-20℃保存，但应避免反复冻融。

【参考区间】

31.3～84.1U/ml。

【临床意义】

（1）白血病：白血病患者血清 RNase 活性显著高于对照组，阳性率达 90%，其活性均值的高低依次为急性单核细胞白血病，急性粒细胞白血病，早幼粒细胞白血病和急性淋巴细胞白血病，故有助于白血病的诊断与类型的鉴别。

（2）肿瘤：淋巴瘤、肺癌、卵巢癌、胰腺癌、乳腺癌、结肠癌、肉瘤等各种肿瘤患者血清 RNase 升高的发生率以非霍奇金淋巴瘤最高（91%），其他肿瘤次之（78%），肉瘤最低（60%）。

【影响因素】

标本溶血会影响最后检测结果，因此溶血标本不宜进行此项检测。

七、唾液酰基转移酶（sialyltransferase，ST）

【生化及生理】

唾液酰基转移酶是神经节苷脂的成分之一，能催化唾液酸转移至糖蛋白或糖脂受体上。唾液酸糖基转移酶以胞苷一磷酸-β-N-乙酰神经氨酸（CMP-β-N-acetylneuraminic acid，CMP-Neu5Ac）为底物将唾液酸残基转移至新的糖基受体上形成唾液酸糖苷化合物。这些唾液酸糖基转移酶可以分别将 CMP-Neu5Ac 中的 Neu5Ac 以 α-2,3、α-2,6 或 α-2,8 糖苷键的形式转移到半乳糖、N-乙酰半乳糖胺或者别的唾液酸上。另外，根据催化底物和基因序列的不同，这些唾液酸糖基转移酶又可细分为更多的亚型。

唾液酰基转移酶催化 α-2,6 糖苷键的底物与 CMP-NeuAc 反应的催化过程如下：酶催化活性中心 Asp232 上的羧基负离子可以结合半乳糖 C6 位羟基上的质子，从而增强其亲核性。该羟基上的氧原子进攻 CMP-Neu5Ac 中唾液酸的 C2 位，同时酶活性中心的 His405 为 CMP 中与磷原子相邻的氧原子提供质子，从而稳定了氧正离子过渡态。最终唾液酸残基由 CMP-Neu5Ac 转移至乳糖受体上，并以 α-2,6 糖苷键相连接。

唾液酰基转移酶与细胞膜的形成和正常功能的维持有关，在调节细胞生长及细胞间信息的沟通上起重要的作用。它包括脂质唾液酰基转移酶（LASA）、糖蛋白结合酰基转移酶（GPSA）、游离唾液酰基转移酶（FSA）。目前临床上常测定的唾液酰基转移酶多为 LASA 和 GPSA 的混合物，称为唾液酸转移酶。在细胞的癌变过程中很多唾液酸化糖链结构的改变都是由相应的唾液酸转移酶的表达与活性的改变引起。TSA、LSA、LASA、GPSA 的临床价值近似，都是广谱肿瘤标记物。

【检测方法】

常用 ELISA 法。

【标本要求与保存】

血清标本室温放置 2 小时或 4℃过夜 1000g 离心 20 分钟，取上清检测。-20℃可长时间保存，但应避免反复冻融。血浆：可用 EDTA 或肝素作为抗凝剂，标本采集后 30 分钟内于 2～8℃ 1000g 离心 15 分钟，或将标本放于-20℃保存，但应避免反复冻融。

【参考区间】

30～37U/ml。

【临床意义】

（1）肺癌、乳腺癌、子宫颈癌、胃肠道肿瘤、鼻咽癌、血液系统肿瘤患者的血清和尿中的 TSA 和 LASA 的浓度均可见升高。阳性率在 61%～80%之间，假阳性率在 12%～21%之间，假阳性主要见于风湿性关节炎等胶原系统疾病和肝脏的一些疾病。

（2）睾丸肿瘤患者的 ST 活性升高颇为显著，最高值可达对照组均值的 8 倍。经化疗随临床症状的明显改善而呈进行性降低。

（3）继发性脑瘤患者术前 ST 活性升高，经手术切除后酶活性下降。

（4）神经胶质瘤和神经鞘瘤患者术前血浆 ST 活性明显升高，术后血清酶活性却不下降。

（5）风湿关节炎患者血浆 ST 活性明显高于正常，但低于多数肿瘤患者的 ST 活性。

（6）阻塞性黄疸、肝淋巴瘤、支气管肺炎等，ST 活性可升高。支气管哮喘患者 ST 活性可降低。

【影响因素】

年龄在 20～60 岁阶段 STno 浓度与年龄呈显著正相关，检测时需考虑年龄因素。

八、末端脱氧核苷酸转移酶（terminal deoxynucleotidyl transferase，TdT）

【生化及生理】

1979 年 McCaffrey 等首次在 1 例急性淋巴细胞白血病患者的外周血白血病细胞内发现末端脱氧核苷酸转移酶，TdT 被广泛用作识别原始淋巴细胞的标记。TdT 分子量为 32 000，由两条多肽链构成。

TdT 是一种 DNA 多聚酶，是唯一不需 DNA 模板信息就可催化底物加到脱氧多或寡核苷酸引物的 3′羟基端合成单链 DNA，因此而称作末端脱氧核苷酸转移酶。TdT 在体内分布较局限，仅存在于正常胸腺细胞及部分正常的造血组织细胞内，出生后早期骨髓、肝、脾、肺中均可见 TdT 阳性淋巴细胞。在 B 细胞免疫球蛋白基因重排、T 细胞受体 β 链基因重排时，TdT 可使额外的核苷酸随机插入 D-J 连接区，从而诱使体细胞突变，对抗体及 TCR 的多样性有重要意义。TdT 在正常成熟造血细胞内缺乏而在原始淋巴细胞内有高度活性，因而常作为白血病的诊断及鉴别诊断指标。

【检测方法】

可用免疫细胞化学法、放射酶活性定量分析（RAE）、免疫荧光法测定 TdT 抗原（IFA）、定量固相酶免疫分析（EIA），临床少用。

【标本要求与保存】

标本采集后尽早进行提取，提取按相关文献进行，提取后应尽快进行实验。若不能马上进行实验，可将标本放于-20℃保存，但应避免反复冻融。

【参考区间】

免疫细胞化学法：阳性反应为棕黄色颗粒，定位在细胞核上。

RAE 法：外周血：$<10/10^8$ 单个核细胞；骨髓：$<20/10^8$ 单个核细胞。

IFA 法：外周血中 TdT 阳性细胞占有核细胞总数<0.1%，骨髓中 TdT 阳性细胞占有核细胞总数<1%。

EIA 法：外周血：$<170\text{ng}/10^8$ 单个核细胞，骨髓：$<340\text{ng}/10^8$ 单个核细胞。

【临床意义】

（1）95%以上急性淋巴细胞白血病和 30%慢性粒细胞白血病急淋变患者，外周血细胞有明显的 TdT 活力，病情缓解后阳性率逐渐减弱，故 TdT 的测定对急性白血病的鉴别和治疗有一定意义。

（2）在急性淋巴细胞白血病中，T-ALL、non T-ALL、non B-ALL 细胞阳性率很高，B-ALL 细胞阴性。

【影响因素】

（1）TdT 为早期 T 淋巴细胞的标志，在正常情况下不成熟的胸腺淋巴细胞出现阳性反应，健康人外周血细胞极少或无活性。

（2）RAE 法检测 TdT 时需至少 2×10^7 有核细胞，故低增生性白血病不能应用该法。

九、胸苷激酶（thymidine kinase，TK）

【生化及生理】

1960 年 Weissman 等证实胸苷激酶是合成 DNA 的关键酶，在 ATP 和 Mg^{2+} 参与下，催化脱氧胸苷为脱氧 1-磷酸胸苷酸（dTMP）。TK 以多种同工酶形式存在于各种不同的原核和真核生物中，在人类细胞中以两种同工酶形式存在——细胞质胸苷激酶（TK1）和线粒体胸苷激酶（TK2）。*TK1* 基因定位在 17 号染色体 q21-22，靠近半乳糖激酶位点，经转录翻译对应分子量为 25kD 的蛋白质。人类 TK1 全酶为四聚体，分子量 96kD，等电点为 8.3～8.5，只大量存在于胚胎中，胎儿发育以后，逐渐减低。*TK2* 基因定位于 16 号染色体上。

TK1 与 DNA 复制密切相关，在细胞周期 G1 期含量较低，S 期逐渐升高，到 G2 期最高，从 G2 晚期开始细胞中的 TK1 急剧降解，直至降至 G1 前期最低水平。因此正常细胞增殖后 TK1 不会或极少释放至血液中，而肿瘤患者处于 S 期、G2 期的细胞比例高，细胞周期调控机制被打乱，致使肿瘤细胞内产生大量的 TK1 并释放入血，导致血液中 TK1 增高。

【检测方法】

TK1 的检测方法有：蛋白质印迹法（Western blot）、放射性同位素标记法、免疫组织化学法、增强化学发光点印迹法等。

【标本要求与保存】

TK1 四聚体结构易降解，在组织或细胞提取液中 4℃不稳定，12 小时活性下降约 50%，故进行 TK1 活性检测时，需在 2～4 小时内完成。-20℃保存，TK1 活性可稳定 1～3 周，纯化的重组人 TK1 需-80℃保存。TK1 在血清中较稳定，-20℃可保存 5 年以上。

【参考区间】

血清：<8U/L。

【临床意义】

（1）肿瘤诊断：95%的恶性肿瘤中，TK1 水平不同程度的升高。在各种实体肿瘤（例如：肺癌，胃癌，结肠癌，直肠癌，食管癌，乳腺癌，宫颈癌，前列腺癌等）以及白血病和淋巴癌患者中，TK1 水平增加，且患者康复时，TK1 呈明显下降趋势，可用于治疗效果评估。

（2）肿瘤复发和风险评估：检测肿瘤初发患者术后 1 个月到 3 年，特别是 3 个月的血清 TK1 水平，可预测未来 1～5 年内肿瘤复发或转移的风险度。

【影响因素】

TK1 浓度与血清硒的含量呈明显负相关。

十、基质金属蛋白酶 9(matrix metalloproteinase-9,MMP-9)

【生化及生理】

基质金属蛋白酶(matrix metalloproteinases,MMPs)是一类结构相似的锌依赖性内肽酶家族,目前已发现有 23 个酶,MMPs 是具有高度同源性的能降解基底膜的水解酶类,构成 MMPs 超家族。MMP-9 是其重要成员之一,又名Ⅳ型胶原酶或明胶酶,分子量为 92 000,能降解Ⅳ、Ⅴ、Ⅶ、Ⅹ型胶原、弹性纤维及纤维连接蛋白等基底膜和细胞外基质成分,以及促进肿瘤新生血管形成、调节细胞黏附及生长,参与肿瘤的侵袭和转移过程。

【检测方法】

血清多采用 ELISA,组织中 MMP-9 可应用免疫组化技术检测。

【标本要求与保存】

血清:操作过程中避免任何细胞刺激。使用不含热源和内毒素的试管。收集血液后,1000g 离心 10 分钟将血清和红细胞迅速小心地分离。血浆:EDTA、柠檬酸盐、肝素血浆可用于检测。1000g 离心 30 分钟去除颗粒。细胞上清液:1000g 离心 10 分钟去除颗粒和聚合物。组织匀浆:将组织加入适量生理盐水捣碎。1000g 离心 10 分钟,取上清液保存。

如果样品不立即使用,应将其分成小部分-70℃保存,避免反复冷冻。尽可能地不要使用溶血或高血脂血。如果血清中大量颗粒,检测前先离心或过滤。不要在 37℃或更高的温度加热解冻。应在室温下解冻并确保样品均匀地充分解冻。

【参考区间】

血清:<35μg/L。

【临床意义】

(1) MMP-9 水平的升高与口腔癌、肺腺癌、膀胱癌、卵巢癌等癌症的进展相关,在恶性程度较高的子宫内膜肉瘤中比恶性程度较低的肿瘤水平要高。

(2) MMP-9 可以应用于评估肿瘤的复发和转移。血清 MMP-9 水平可作为肺癌、口腔癌、食管癌转移和预后的重要指标。

【影响因素】

柠檬酸盐、肝素抗凝血浆标本 MMP-9 弱低于血清标本,EDTA 抗凝血浆标本 MMP-9 高于血清标本。

十一、胃蛋白酶原Ⅰ(pepsinogen Ⅰ,PGⅠ)

十二、胃蛋白酶原Ⅱ(pepsinogen Ⅱ,PGⅡ)

【生化及生理】

胃蛋白酶原是胃蛋白酶的前体,根据其生化性质和免疫原性将其分成 2 个亚群,1~5 组分的免疫原性相同,称为胃蛋白酶原Ⅰ,主要由胃底腺的主细胞和黏液颈细胞分泌;组分 6 和 7 被称为胃蛋白酶原Ⅱ,除由胃底腺的主细胞和黏液颈细胞分泌外,贲门腺和胃窦的幽门腺的黏液颈细胞以及十二指肠上段也能产生胃蛋白酶原Ⅱ。通常情况下,约有 1% 的 PG 透过胃黏膜毛细血管进入血液循环,进入血液循环的 PG 在血液中非常稳定。血清 PG Ⅰ和 PG Ⅱ反映胃黏膜腺体和细胞的数量,也间接反映胃黏膜不同部位的分泌功能。当胃黏膜发生病理变化时,血清 PG 含量也随之改变。因此,监测血清中 PG 的浓度可以作为监测胃黏膜状态的手段。在由幽门螺杆菌感染引起萎缩性胃炎,进一步发展成胃癌的过程中,均伴随着胃蛋白酶原的变化。

【检测方法】

化学发光微粒子免疫分析、ELISA 等。

【标本要求与保存】

血清或血浆。

【参考区间】

PGⅠ:<70ng/ml;PG Ⅰ/PG Ⅱ<3。

【临床意义】

胃癌的筛查。

第六节 受体类肿瘤标志物的检测

一、表皮生长因子受体 1(epidermal growth factor receptor 1,EGFR1)

【生化及生理】

表皮生长因子受体 1 为Ⅰ型跨膜酪氨酸激酶生长因子受体。定位于细胞膜,与 HER2/ErbB-2/Neu/p185、HER3 /ErbB-3、HER4/ErbB-4 等同归入 HER/Eerb 家族。本身具有酪氨酶激酶活性,一旦与表皮生长因子(EGF)组合可启动细胞核内的有关基因,从而促进细胞分裂增殖。因 HER1 分子在正常组织中的表达非常低甚至检测不到,这种表达差异的特点使得 HER1 作为一种肿瘤生物标记物已被成功应用于肿瘤的诊断和治疗中。

【检测方法】

临床上对肿瘤的 HER1 表达检测一般采用取活检标本进行生化和组织病理学检查的方法,包括使用实时定量 PCR 测定 HER1 基因的含量,使用蛋白印迹电泳测定 HER1 蛋白表达量,或使用免疫组织染色检测病理组织切片的 HER1 蛋白表达。

Real-Time PCR:在无菌的条件下取少量肿瘤组织,癌旁组织,正常组织。分别提取核酸做实时荧光定量 PCR。

Western Blot 法:在无菌的条件下取少量肿瘤组织,癌旁组织,正常组织。分别提取核酸蛋白印记。

IHC(免疫组织化学)法:取少量肿瘤组织,癌旁组织,正常组织。立即放入 10% 福尔马林溶液中,做成 4～5μm 的切片,做免疫组织化学检查(此法由病理科完成)。

【标本要求与保存】

无菌条件下取患者组织样本即时送检。若不能及时检测应将样本保存于-80℃;用 IHC 法时,取样后立即放入 10% 福尔马林溶液中固定。

【参考区间】

肿瘤组织中 HER1 基因的表达远高于瘤组织和正常组织。各实验室应自己建立正常人群的参考值。

【临床意义】

EGFR1 在很多肿瘤中都有着过表达,如原发性肝癌、胃癌、乳腺癌、肺癌等癌症中都有着过表达,可作为这些肿瘤的诊断和预后以及恶性程度的一个指标。

【影响因素】

标本的留取时应尽量用无菌的容器和器具留取并及时送检,若不能及时检测应将标本保存在-80℃。

二、表皮生长因子受体 2(epidermal growth factor receptor 2,Her-2/neu)

【生化及生理】

人类表皮生长因子受体 2(*HER2/neu*)是一种原癌基因,定位于染色体 17q21,编码一个 185kDa 的跨膜受体酪氨酸激酶,也称为 p185,是表皮生长因子受体(EGFR)家族的第二成员。HER2/neu 自身可形成同源二聚体或与 EGFR 其他成员形成异源二聚体,继而发生磷酸化,激活其胞内酪氨酸激酶,将细胞生长信号和其他相关信号持续地传导给细胞,最终导致细胞的增殖、癌变、对化疗药物耐受等一系列生物学性状的改变。

【检测方法】

临床上对肿瘤的 HER2 表达检测一般采用取活检标本进行生化和组织病理学检查的方法,包括使用实时定量 PCR 测定 HER2 基因的含量,使用蛋白印迹电泳测定 HER2 蛋白表达量,或使用免疫组织染色检测病理组织切片的 HER2 蛋白表达。见“表皮生长因子受体 1”。

【标本要求与保存】

无菌条件下取患者组织样本即时送检。若不能及时检测应将样本保存于-80℃。做免疫组织化学时所取得标本需当场浸泡在 10% 的福尔马林溶液中。

【参考区间】

肿瘤组织中 HER2 基因的表达远高于瘤组织和正常组织。各实验室应自己建立正常人群的参考值。

【临床意义】

HER2 表达阳性的肿瘤恶性度高、侵袭性强、转移和复发发生早、患者预后差,且对他莫昔芬(tamoxifen)等抗肿瘤药物具有耐药抵抗效应,但对蒽环类化疗药(如阿霉素)则比较敏感。HER2 靶向的单克隆抗体如曲妥单抗能够在体内减缓甚至阻止乳腺癌细胞的生长,在分子水平对乳腺癌进行靶向治疗,已被应用于临床,并取得良好效果。

【影响因素】

标本用石蜡包块较稳定。

三、雌激素受体(estrogen receptor,ER)

【生化及生理】

雌激素受体是甾体激素受体,属于转录因子核受体超家族成员。人雌激素受体分为 ERα 和 ERβ 两种亚型,它们分别由位于人 6 号和 14 号染色体的两个不同的基因编码。ERα 和 ERβ 分别由 595 和 530 个氨基酸组成。ER 在生殖系统、骨组织、心血管和中枢神经系统中发挥着重要的生理作用,是治疗骨质疏松和乳腺癌的重要药物作用靶标。

【检测方法】

目前血清中 ER 的检测以免疫化学法为主,滴定法、酶联免疫法和免疫细胞化学法测组织提取液标本,ASCO 推荐免疫细胞化学法,并认为这是统一标准最佳方法。

【标本要求与保存】

标准血清、组织提取液或组织细胞。

【参考区间】

正常参考范围为每毫克蛋白质>10fmol。

【临床意义】

ER和孕酮受体为乳腺癌检测常规项目,60%阳性患者内分泌治疗有效,95%阴性患者治疗无效,1/3乳腺癌转移患者ER较低。临床上发现在用化疗时有一些假阳性的患者内分泌治疗无效。由于孕酮受体的合成依赖雌激素,常用孕酮受体的检测作为雌激素受体检测的补充,乳腺癌转移患者如果两种受体均阳性,内分泌治疗有效率为75%;雌激素受体阳性、孕酮受体阴性者有效率为40%;雌激素受体阴性、孕酮受体阳性者有效率为25%。临床根据受体检测结果制定相应的治疗方案,内分泌治疗有效者生存期较长,预后较好。

四、孕激素受体(progesterone receptor,PR)

【生化及生理】

孕激素受体是正常乳腺上皮细胞中存在的性激素受体,是核受体的一个亚群。PR有两个亚型:孕激素受体A(PRA)和孕激素受体B(PRB)。在正常乳腺组织中,两种受体的表达是平衡的。但在乳腺癌组织中,两者的表达失衡。而且,PRA/PRB的比值越高,患者的预后越差。与PRA相比,PRB的N端多了164个氨基酸,它们是孕激素受体基因使用不同的启动子和转录激活部位而产生的两种不同产物。孕激素受体是一种配体诱导型转录因子,PRA和PRB在胞质和配体结合后,转移到核内与多种靶基因启动子的特定序列结合,引起一系列的生物学反应。一些体外实验表明,这两种亚型有不同的功能特点,PRB的转录活性比PRA强,但是这种差异具有细胞特异性;而且PRA可以抑制PRB和雌激素受体(ER)的功能。在过表达PRA的转基因小鼠中,发现乳腺组织的分支增多,导管增生现象明显,而且细胞与细胞之间的黏附能力减弱;在过表达PRB的转基因小鼠中,其乳腺组织的腺泡发育异常。孕激素受体与配体结合后可以调节目的基因表达,促进乳腺细胞的增殖。孕激素受体的过度表达就引起乳腺组织的异常发育,引起肿瘤的发生。

【检测方法】

酶免法或免疫组织化学法。

【标本要求与保存】

无菌条件下取患者组织样本即时送检。若不能及时检测应将样本保存于-80℃。做免疫组织化学时所取得标本需当场浸泡在10%的福尔马林溶液中。

【参考区间】

肿瘤组织中PR的表达远高于正常组织。

【临床意义】

(1)乳腺癌:70%乳腺癌患者PR阳性,PR阳性患者的肿瘤分化程度高,恶性度低,淋巴结转移慢,预后好,对内分泌治疗敏感,可选择抗雌激素药物他莫昔芬(TAM)等内分泌药物进行治疗。

(2)其他肿瘤:脑瘤、肺癌、胃肠癌等。胃癌组织中PR阳性率女患者为20.6%;男患者为9.6%。虽不是PR的靶器官,但这类肿瘤可能受激素影响。

第七节　激素类肿瘤标志物的检测

激素作为肿瘤标志物已有半个世纪,肿瘤患者激素增高的机制为:①在肿瘤发生时,内分泌组织反应性的增加或减少激素分泌;②正常不分泌激素的组织部位患肿瘤后开始分泌激素了,后者常称为异位激素,如小细胞肺癌分泌促肾上腺皮质激素。这些大多是多肽类激素,和天然激素有相同的免疫性,可用天然激素的抗体检测出来,还可以受体内促激素的调节。

作为肿瘤标志物的激素有如下特点:①除良性肿瘤外,恶性肿瘤异位激素分泌量少且不恒定,临床上应用较多的是hCG。②除少数外,大部分肿瘤和激素关系都不固定,有时同一种肿瘤分泌多种激素,有时几种肿瘤分泌同一种激素,分泌激素最多的是肺癌。③有些肿瘤发生时,激素本身并不改变,但激素的受体改变,如乳腺癌患者雌激素和孕酮水平不增加或增加较少,但其受体数量明显改变。

一、降钙素(calcitonin,CT)

【生化及生理】

降钙素是由甲状腺滤泡旁细胞C细胞分泌的一种由32个氨基酸的单链多肽激素,分子量约为

3.5kD，半衰期4～12分钟。它在血清钙、磷、镁升高时分泌，主要生理作用是抑制破骨细胞的活性，减少溶骨作用，从而降低血钙、磷的浓度，影响骨代谢。

【检测方法】

免疫化学发光分析法（immunochemiluminometric assay，ICMA）。

【标本要求与保存】

用含EDTA的血清或血浆进行降钙素的检测。样本采集后应立即离心分离出血清或血浆，并将其置于塑料试管中，2～8℃下最多可贮存一天；-20℃冻存不超过10天。要求尽快对样本进行降钙素检测。

【参考区间】

男性：<8.8ng/L。

女性：<5.8ng/L。

【临床意义】

CT常用于筛查甲状腺髓样瘤患者的无症状家族成员。甲状腺髓样癌时（如直径大于1cm）时CT可达2000～5000pg/ml。其他肿瘤如肺癌、乳腺癌、胃肠道肿瘤、胰腺癌、嗜铬细胞瘤等CT亦可增高。某些非肿瘤性疾病如甲状腺功能亢进、高胃泌素血症、胰腺炎时CT水平亦可高于正常。

【影响因素】

尽量将标本保存于2～8℃，尽量不要延迟检测，检测时将血清与样本分离检测。

二、人绒毛膜促性腺激素（human chorionic gonadotropin，hCG）

【生化及生理】

HCG是孕卵着床后由人体滋养层细胞分泌的一种糖蛋白激素，含145个氨基酸，由β链和α链两条肽链组成，其中β链具有抗原特异性，为免疫学检测HCG的靶位。在胚泡植入子宫内膜后，胚泡滋养层生长时HCG分泌量会骤然增加。这种变化同时反映在母体的血液和尿中，因此测定HCG的含量及其变化可用于诊断早期妊娠、葡萄胎和绒毛膜癌等，还可用于计划生育有关药物的研究。

【检测方法】

常用方法有金标法定性检测、CLIA法定量分析、ELISA定性或半定量检测。

判断是否怀孕一般可采用金标法定性检测尿液hCG是否呈现阳性反应，但若需要监测激素水平的变化则需要定量分析血液中的hCG水平。目前化学发光定量分析法已广泛应用于临床。ELISA较少使用。

【标本要求与保存】

尿液HCG定性和定量检测可用随机尿。血液HCG定性和定量检测室温下不稳定，需在两小时内完成测定，2～8℃或-20℃可保存14天。避免反复冻融。

【参考区间】

血清：男性及未孕女性：<5.0IU/L。

有孕女性（妊娠周数）：

4周：5～100IU/L。

5周：200～3000IU/L。

6周：10 000～80 000IU/L。

7～14周：90 000～500 000IU/L。

15～26周：5000～80 000IU/L。

27～40周：3000～15 000IU/L。

滋养细胞疾病：>100 000IU/L。

尿液：阴性。

【临床意义】

（1）妊娠：hCG在月经延期3天左右即可测出，可用于诊断早孕及宫外孕、对先兆流产动态监测及判断预后。

（2）肿瘤：hCG作为肿瘤标志物，可作为绒癌、恶性葡萄胎等辅助诊断、治疗效果与随访的观察指标。因为血中hCG变化较快，能及时反映绒毛的分泌活动。男性非精原细胞的睾丸母细胞瘤中血hCG值也很高，hCG升高率达48%～86%，故测定hCG亦可作为睾丸肿瘤高危人群（隐睾、睾丸瘤患者单卵孪生兄弟）的筛查实验。

【影响因素】

（1）血清标本应避免使用严重溶血或脂血标本。

（2）所有影响化学发光分析的因素都会对该项目有影响，因系统不同而异，具体参见仪器试剂说明书。

三、促胃液素（gastrin，GAS）

【生化及生理】

促胃液素旧称胃泌素，是由胃窦和十二指肠G细胞分泌的多肽类激素，人类GAS基因是单拷贝基因，位于染色体17q23区，全长4.1kb。促胃液素释放后主要通过血液循环作用于壁细胞引起胃酸分泌增加，作用于胃肠道相关受体促进胃肠蠕动。GAS对于消化系统生理和病理的基础理论研究和临床诊断都有重要意义。

【检测方法】

免疫化学发光分析检测或放射免疫分析方法。

【标本要求与保存】

患者做检查前应禁食 12 ~14 小时,第二天用普通红管采取标本,离心后要求取血清至少 0.3 ~ 0.5ml,立即检测,如不能立即检测应马上冻存。

【参考区间】

儿童 0 ~1 个月:60 ~190pg/ml;

2 ~22 个月:55 ~186pg/ml;

22 个月 ~16 岁:禁食 3 ~4 小时:

2 ~168pg/ml;

禁食 5 ~6 小时:

3 ~117pg/ml;

禁食>8 小时:

1 ~125pg/ml。

超过 16 岁:0 ~125pg/ml。

【临床意义】

GAS 常用于混合型非胰岛细胞分泌腺瘤(卓-艾氏综合征)、促胃液腺瘤的诊断;卓-艾氏综合征患者 GAS 水平>1000pg/ml。近年来,GAS 对于消化道肿瘤的发生与发展的影响引起人们的关注。胃癌、结肠癌、胆囊癌、食管癌、胰腺癌等多种肿瘤细胞均发现有 GAS 基因表达,并且 GAS 可能参与结肠肿瘤和幽门螺杆菌(H pylori, Hp)所致胃癌前病变的发生。

【影响因素】

标本不能放置过久。

第八节　其他肿瘤标志物的检测

一、循环肿瘤细胞(circulating tumor cells, CTCs)

【生化及生理】

循环肿瘤细胞是指自发或因诊疗操作由实体瘤或转移灶释放进入外周血循环的肿瘤细胞,进入循环未被清除的肿瘤细胞通过迁移、黏附、互相聚集形成微小癌栓,并在一定条件下发展为转移灶,是恶性肿瘤患者出现术后复发和远处转移的重要原因。循环肿瘤细胞的检测有助于早期发现肿瘤的微转移、监测术后复发、评估疗效及预后,以及选择合适的个体化治疗。

【检测方法】

循环肿瘤细胞检测通常包括富集和检测两个步骤。由于循环肿瘤细胞在外周血中数量稀少,一般 10^6 ~10^7 个单个核细胞中仅含 1 个,因此通过富集细胞来提高检测的灵敏度是该技术的关键。富集的方法一种是根据形态学标准,包括细胞的大小、密度等,另一种则是根据目的细胞表面可用于免疫学分离的特异性标志物进行磁性分选。细胞富集后,利用核酸及免疫的技术,通过公认的肿瘤特异性标志物对循环肿瘤细胞进行检测和分析。目前主要有 3 种检测方法:免疫纳米磁颗粒技术、上皮免疫斑点法(epithelial immunospot, EPISPOT)和 CTC-芯片技术。

【标本要求与保存】

外周血标本。

【参考区间】

阴性。

【临床意义】

循环肿瘤细胞的检测可有效地应用于体外早期诊断、化疗药物的快速评估、个体化治疗、耐药性的检测、肿瘤复发的监测以及肿瘤新药物的开发等。

【影响因素】

目前可在 10^7 ~10^8 个外周血单核细胞中检测出单个肿瘤细胞。但是由于样本容易被污染,CTC 检测方法较多,但检出率仍有限,一些明确存在转移灶的患者 CTC 阳性率可能很低。导致这一情况的原因可能是不了解肿瘤细胞释放的规律(CTC 的释放可能是间歇性的),且循环中的肿瘤细胞常常成群,单点时间的检测可产生一定的偏倚,而实际表达可能更高。

二、循环核酸(circulating nucleic acid)

【生化及生理】

循环核酸是一种存在于人体体液中的细胞外游离状态的核酸分子。循环核酸最早由 Mandel 和 Metais 于 1947 年发现,目前已知的外周血循环核酸主要包括 DNA、RNA 及 microRNA。血液中的 DNA 仍然具有 DNA 双螺旋结构,而 RNA 在血浆中常与蛋白质结合,以免受血浆中 RNA 酶的降解。

【检测方法】

最早应用于循环核酸定量检测的是 ^{125}I-DNA 标

记的放射免疫方法。目前常用荧光定量 PCR、特异性甲基化 PCR 技术（MSP）等。

【标本要求与保存】

外周血标本。

【参考区间】

阴性。

【临床意义】

（1）检测孕妇血浆中特异的胎儿 DNA 已被用于 RhD 血型检查、胎儿性连锁疾病鉴定及多种单基因遗传病的产前诊断。

（2）循环核酸与肿瘤、妊娠相关性疾病、自身免疫病、移植排斥反应、创伤急救医学等有着密切关系，其检测在疾病早期诊断、分期、治疗监测、预后判断以及产前基因诊断等许多方面有着重要意义。

【影响因素】

循环核酸检测取材简便，具有无创伤性及适合动态分析等特点，但是由于循环核酸含量少，片段小，用于提取和定量的标准方法尚未确立。

三、唾液酸（sialic acid，SA）

【生化及生理】

唾液酸是一类九碳单糖，为所有神经氨酸或酮基-脱氧壬酮糖酸（KDN）的 N-或 O-衍生物的总称。唾液酸是细胞膜糖蛋白的重要组成部分，与生物体的许多生物学功能有关，且与细胞恶变、癌转移、浸润、失去接触性抑制、细胞黏附性降低以及肿瘤抗原性密切相关。在肿瘤发生时，血中唾液酸则会升高。

【检测方法】

间苯二酚显色法：用酸水解方法将结合状态的唾液酸变成游离状态，游离状态的唾液酸与间苯二酚反应生成有色化合物，再用有机酸萃取后，在 580nm 处测定吸光度并与标准比较从而求得唾液酸含量。

ELISA 法。

【标本要求与保存】

血浆或血清标本立即检测，否则需-20℃冻存。

【参考区间】

1.29～2.42mmol/L。

【临床意义】

唾液酸和多种肿瘤有关，临床常把唾液酸看成广谱肿瘤标志物。据报道，患肺癌、乳腺癌、子宫颈癌、胃肠道肿瘤、耳鼻咽喉癌、血液系统肿瘤患者的血和尿中唾液酸浓度可见升高，阳性率介于 61%～80%，假阳性率为 12%～21%，主要见于风湿性关节炎等胶原系统疾病和肝脏疾病。

【影响因素】

妊娠和吸烟人群结果偏高。

四、脂质相关唾液酸（lipid-associated sialic acid，LASA）

【生化及生理】

唾液酸又称为总唾液酸（TSA），大多数以结合形式存在于糖蛋白、糖脂分子的糖链上或一些寡糖链中，其中与糖脂结合的唾液酸称为脂质相关唾液酸，它比唾液酸更敏感、更特异，应用更多。

【检测方法】

分光光度法：用三氯甲烷/甲烷将血清标本中的脂质分离，再加入磷钨酸与唾液酸糖脂发生沉淀反应生成有色沉淀物，最后将该沉淀物用间苯二酚和正丁醇处理。该沉淀物颜色深浅与脂质相关唾液酸浓度成正比关系。为了获得更多有效的临床连续监测结果，要求每次送检的标本类型和使用的检测方法必须一致，以此来监测每个患者的治疗疗程。

【标本要求与保存】

血清或血浆，使用 EDTA 抗凝的血浆。标本量 2.0ml，至少 0.1ml。分离后标本在室温（25℃）、冷藏（4℃）或冷冻（-20℃）稳定保存 14 天。可反复冻融 3 次。

【参考区间】

<200mg/L。

【临床意义】

（1）LASA 是一个光谱性肿瘤标志物，其测定在临床比唾液酸更常见，连续测定有助于肿瘤治疗的监测。

（2）脂质相关唾液酸与唾液酸的临床价值近似，通常与其他肿瘤标志物联合使用，提高诊断的敏感性和特异性。

【影响因素】

吸烟和 α1-酸性糖蛋白对测定结果有影响。

五、多胺（polyamine）

【生化及生理】

多胺是氨基酸的分解产物，是一类直链脂肪，在体内有三种形式：腐胺（putrescine）、精胺（spermine）和精脒（spermidine）。大部分多胺是由鸟氨酸在鸟氨酸脱羧酶作用下转化而来，细胞快速生长促使多胺生成增加，而多胺的增加又为细胞快速生长提供了条件。肿瘤具有快速生长的特点，所以肿瘤患者血清和尿中的多胺均会升高。

【检测方法】

高效液相色谱（HPLC）荧光衍生法。

【标本要求与保存】

血清、红细胞或尿液。

【参考区间】

血清：<0.1μmol/L。

红细胞：5～50μmol/L。

尿液：7.7～78.4μmol/g Cr。

【临床意义】

多胺是一个比较敏感的广谱肿瘤标志物。肿瘤患者血清中以腐胺升高最为常见，其次是精脒，且多胺的增长和肿瘤的生长相一致，是追踪病情的比较理想的指标。有人认为血清精脒是了解肿瘤细胞破坏的指标，可借此判断化疗药物的疗效；腐胺水平和细胞增殖有关，它可用于评估肿瘤生长速度。多胺只能用高效液相色谱荧光衍生法测定，因而至今仍难在临床推广。

【影响因素】

溶血对标本有影响。测定时严格区分血浆和红细胞。

（任碧琼　徐克前）

第二十五章 糖代谢紊乱的生物化学检验

糖是机体中重要的能源和结构物质。血中葡萄糖(血糖)水平是反映体内糖含量的一个重要指标。在正常情况下,机体通过激素、神经以及肝脏、肾脏等多种因素调节,血糖的来源和去路保持动态平衡,空腹血糖的浓度维持在 4.1 ~ 5.6mmol/L(74 ~ 100mg/L)范围内。糖代谢紊乱主要表现为血糖浓度过高(高血糖症)和血糖浓度过低(低血糖症)。此外,一些糖代谢过程中的酶先天性缺陷导致的单糖或糖原在体内的累积,也属于糖代谢紊乱的范畴。引起高血糖症最常见和最主要原因是糖尿病。

第一节 概 述

一、高血糖症和糖尿病

高血糖症(hyperglycemia)是指空腹血糖或者是餐后血糖升高的现象。包括高糖饮食、运动、情绪紧张等引起的生理性升高,更包括各型糖尿病、颅内压、刺激血糖中枢、血浆呈高渗状态、引起血糖升高的激素分泌异常等病理性升高。糖尿病是最常见的高血糖症。

糖尿病(diabetes mellitus, DM)为胰岛素分泌绝对或相对不足和胰岛素抵抗所导致的代谢紊乱,包括糖、蛋白质、脂肪、水及电解质等,严重时常导致酸碱平衡失常。糖尿病的主要特征为高血糖、尿糖、葡萄糖耐量减低和胰岛素释放试验异常。临床上早期无症状,典型的临床表现为多食、多饮、多尿和体重减轻(所谓"三多一少")。

ADA/WHO 将糖尿病分为 4 种类型,即 1 型糖尿病(type 1 diabetes mellitus, T1DM)、2 型糖尿病(type 2 diabetes mellitus, T2DM)、妊娠糖尿病(gestational diabetes mellitus, GDM)和其他特殊类型糖尿病(other specific types of diabetes)。在糖尿病患者中,90% ~95% 为 T2DM,5% ~10% 为 T1DM,其他类型仅占较小比例。

糖尿病的实验室检测指标在糖尿病及其并发症的筛查、病因分类、临床诊断和鉴别诊断、疗效评估、病情监测以及病理机制探讨等方面具有重要价值(表 25-1)。

表 25-1 糖尿病相关的重要生物学标志物

临床目标	生物学标志物
筛查	免疫学标志物:ICA、IAA、GADA、IA-2 遗传学标志物:HLA 生化标志物:血糖、胰岛素、HbA1c
诊断	血糖、OGTT、HbA1c
急性并发症	血糖、尿糖、血酮体、尿酮体、血气分析、乳酸、电解质等
慢性并发症	血糖、尿糖、HbA1c、果糖胺、尿白蛋白、肌酐、血脂、胰岛素、C 肽

(一) 糖尿病的早期筛查

1. 糖尿病前期 按照糖尿病的诊断标准,当空腹血糖(fasting blood glucose, FBG)≥7.0mmol/L 或口服葡萄糖耐量试验(oral glucose tolerance test, OGTT)两小时的血糖值≥11.1mmol/L 时即可诊断为糖尿病。糖尿病的诊断标准明显超过正常血糖水平,那么介于正常血糖和糖尿病诊断标准之间的算什么呢?目前将空腹血糖在 5.6mmol/L 至 7.0mmol/L 之间,称之为空腹血糖受损(impaired fasting glucose, IFG)。而将 OGTT 2 小时血糖(2h-PG)值在 7.8mmol/L 与 11.1mmol/L 之间称之为糖耐量减退

(impaired glucose tolerance,IGT)。IFG 和 IGT 统称为糖调节受损。它们可以单独或合并存在,统称为糖尿病前期(prediabetes)。临床上可根据 IFG 和 IGT 区分糖尿病前期是单纯空腹葡萄糖受损、单纯糖耐量减退还是两者重叠型。单纯空腹葡萄糖受损和单纯糖耐量减退增加糖尿病危险性的趋势是相似的,而当空腹葡萄糖受损和糖耐量减退两者兼有时,发生糖尿病的危险性最高。

2. 糖尿病的早期筛查指标包括　①血糖和 OGTT;②胰岛相关自身抗体(包括 IAA、ICA、GADA 和 IA-2 抗体);③胰岛素释放试验;④基因标志物(如 HLA 的某些基因型)。

对于 2 型糖尿病,由于在临床诊断时,30% 已存在糖尿病并发症,说明至少在临床诊断的 10 年前疾病就已经发生了,因此,推荐对有关人群进行 FPG 或 OGTT 筛查。对于超过 45 岁的人群,尤其是超重个体,建议定期进行血糖检测(表 25-2)。对于所有怀孕 24～28 周的具有高危妊娠期糖尿病倾向的妊娠妇女也需进行筛查。胰岛相关自身抗体和相关基因的检测由于成本贵,一般不推荐作为常规筛查,但在以下几种情况下可进行相关检查:①从儿童糖尿病患者中鉴别出 1 型糖尿病以尽早进行胰岛素治疗;②某些最初诊断为 2 型糖尿病,但治疗效果不理想者;③评估妊娠糖尿病妇女演变为 1 型糖尿病的风险;④准备捐赠肾脏或部分胰腺用于移植的非糖尿病家族成员。胰岛素释放试验一般不作为常规检查。

表 25-2　建议进行空腹血糖或口服葡萄糖耐量试验筛查的人群

所有年满 45 周岁的人群,每 3 年进行一次筛查
对于较年轻的人群,如有以下情况,应进行筛查:
肥胖个体,体重≥120% 标准体重或者 BMI* ≥27kg/m²
存在与糖尿病发病高度相关的因素
糖尿病发病的高危种族(如非裔、亚裔、土著美国人、西班牙裔和太平洋岛屿居民)
已确诊妊娠糖尿病或者生育过>9kg 体重的婴儿
高血压患者
高密度脂蛋白胆固醇水平≤0.90mmol/L(35mg/dl)或三酰甘油水平≥2.82mmol/L(250mg/dl)
曾经有糖耐量受损或者空腹血糖减低的个体

注:* BMI 为身体质量指数(body mass index),BMI＝体重(kg)/身高(m)的平方

(二)糖尿病的诊断

1. T1DM 的诊断　1 型糖尿病是由于胰岛 B 细胞破坏导致胰岛素绝对缺乏。分为两种亚型:即免疫介导性糖尿病(1A 型糖尿病)和特发性糖尿病(1B 型糖尿病)。1A 型糖尿病是由于自身免疫机制引起的胰岛 B 细胞严重破坏,导致胰岛素绝对缺乏。其发病机制一般认为是遗传因素(如 HLA 基因)、环境因素(如病毒)和自身免疫因素共同作用的结果。一般依赖胰岛素,产生自身抗体,具有酮症酸中毒倾向。1B 型糖尿病是一种少见的糖尿病类型,具有 1 型糖尿病的表现,如依赖胰岛素生存、具有酮症酸中毒倾向。但是发病机制与 1A 型不同,检测不到自身抗体,与 HLA 基因型也没有相关性。

2. T2DM 的诊断　2 型糖尿病是由于胰岛 B 细胞功能减退和(或)胰岛素抵抗。胰岛 B 细胞功能减退(B-cell dysfunction,BD)表现为分泌胰岛素的量减少,导致机体胰岛素相对缺乏,此时血胰岛素和 C 肽水平下降。胰岛素抵抗(insulin resistance,IR)是由于胰岛素作用的靶细胞,主要是肝脏、肌肉和脂肪组织的细胞,对胰岛素的敏感性下降或者是胰岛素作用效力下降。此时机体会代偿性分泌更多胰岛素,从而出现高胰岛素血症。

糖尿病的诊断首选指标是血糖、OGTT 和 HbA1c。满足下面任何一条即诊断为糖尿病:①空腹血糖(FBG)≥7.0mmol/L;②口服葡萄糖耐量试验 2 小时血糖(2h-PG)≥11.1mmol/L;③有典型的糖尿病临床症状,随机血糖(RBG)≥11.1mmol/L;④HbA1c≥6.5%(此条是美国 ADA 2010 年新增加的)。如果检查结果任何一条为阳性,一般建议随后需用其他方法复诊后才能确诊。

3. T1DM 和 T2DM 的鉴别诊断　在糖尿病的诊断中,还应特别注意 T1DM 和 T2DM 的鉴别诊断。除了根据临床症状外,实验室检测指标的意义也不容忽视。特别是胰岛相关抗体、酮体、胰岛素、C 肽以及胰岛素分泌试验等对 T1DM 和 T2DM 的鉴别诊断具有重要临床意义。一般来说,只有 T1DM 胰岛相关抗体、酮体的检测才呈阳性,而胰岛素或 C 肽的分泌在 T1DM 时大幅下降,在 T2DM 时可能有降低,但有时还会升高。

临床上还应特别注意成人迟发性自身免疫性糖尿病(latent autoimmune diabetes of adults,LADA)的诊断,LADA 又称成人隐匿性自身免疫性糖尿病,是 T1DM 的一个亚型,其临床表现酷似 T2DM,但本质上还是属于自身免疫性 T1DM,由于其常在成年发病,常被误诊为 T2DM。临床上如果用降糖药效果不明显时,可检测其胰岛相关抗体、胰岛素或 C 肽,这样有助于其正确诊断和治疗。

4. 妊娠糖尿病的诊断　妊娠糖尿病是妊娠期间发生的糖尿病，通常发生在妊娠的第6～9个月。主要原因是妊娠时体内分泌多种拮抗胰岛素的激素（如雌激素、孕激素等）增加，与此同时，组织又对胰岛素的敏感性降低。发生的GDM在产后多能恢复正常，但会增加患糖尿病的风险。在妊娠前已有糖尿病的患者不属于妊娠糖尿病，而属于糖尿病合并妊娠。

对于妊娠糖尿病的诊断，也要依据FBG和OGTT，但其标准与普通糖尿病不同。首先测定FBG，然后口服100g或75g葡萄糖进行葡萄糖耐量试验，分别测定3小时或两小时内血浆葡萄糖浓度，在4个或3个不同时间点大血糖值中有任意两点等于或者大于表25-3中的值即可诊断。如果结果正常，而临床疑似妊娠糖尿病，则需在妊娠第三个三月期重复上述测定。

表25-3　妊娠糖尿病的诊断标准

时间	100g葡萄糖负荷试验* 血浆葡萄糖浓度	75g葡萄糖负荷试验* 血浆葡萄糖浓度
空腹	5.3mmol/L(95mg/dl)	5.3mmol/L(95mg/dl)
1小时	10.0mmol/L(180mg/dl)	10.0mmol/L(180mg/dl)
2小时	8.6mmol/L(155mg/dl)	8.6mmol/L(155mg/dl)
3小时	7.8mmol/L(140mg/dl)	—

注：*100g和75g葡萄糖负荷试验均可，目前尚无统一标准，多数采用100g进行负荷试验

不属于以上三类的糖尿病将其归入特殊型糖尿病，包括病因比较明确和继发性的糖尿病。常见的类型有β细胞功能遗传缺陷糖尿病、胰岛素作用遗传缺陷糖尿病、胰腺外分泌性疾病所致糖尿病、内分泌疾病所致糖尿病及药物和化学品所致糖尿病等。

（三）糖尿病急性并发症

糖尿病急性并发症主要包括糖尿病酮症酸中毒、非酮症高渗性糖尿病昏迷、糖尿病乳酸性酸中毒昏迷。实验室检测指标对糖尿病急性并发症的诊断及鉴别诊断非常重要，这些实验室指标包括：①血糖和尿糖；②血酮体和尿酮体；③酸碱失衡情况（pH和碳酸氢盐）；④细胞内脱水或治疗中的异常情况（如钾、钠、磷酸盐和渗透压等）。

1. 糖尿病酮症酸中毒　糖尿病酮症酸中毒（diabetic ketoacidosis，DKA）是糖尿病常见的一种严重急性并发症。DKA的发生与糖尿病的类型有关，与病程无关，大约有20%以上的新诊断的1型糖尿病和少量2型糖尿病患者可发生DKA。有些糖尿病患者以DKA为首发表现，1型糖尿病有发生DKA的倾向，2型糖尿病在某些诱发因素（如感染、手术、外伤、药物等）作用下发生。DKA发病的主要原因是胰岛素严重缺乏和升糖激素（如胰高血糖素、皮质醇、生长激素和儿茶酚胺类）分泌过多。胰岛素缺乏和胰高血糖素升高是DKA发展的基本因素。胰岛素和胰高血糖素分泌的比值下降促进糖异生、糖原分解和肝酮体生成，肝脏中酶作用的底物（如游离脂肪酸、氨基酸等）产生增加，导致DKA典型的高血糖、酮症和代谢性酸中毒"三联症"的发生。

DKA诊断需进行的实验室检查包括血浆葡萄糖、血尿酸、血肌酐、血酮体、血电解质（阴离子间隙）、血渗透压、尿常规、尿酮体和动脉血气分析。发生DKA时，血糖大大升高，一般在16.7～33.3mmol/L（300～600mg/dl），超过33.3mmol/L时多伴有高渗状态或有肾功能障碍。尿酮体检查呈阳性。如果留取尿样有困难或者肝、肾功能可能对尿酮测定有影响时，最好检测血液酮体，包括β-羟丁酸、乙酰乙酸。检测血清或血浆中的β-羟丁酸更能反映机体酮体的水平，因为其生成速度是乙酰乙酸的3倍以上。DKA时，最常见的酸碱平衡紊乱是代谢性酸中毒，血液pH和二氧化碳结合力下降，阴离子间隙明显增大。在DKA治疗中，也会出现AG正常的高氯性酸中毒。如果出现严重的呕吐，还会发生代谢性碱中毒。

2. 非酮症高渗性糖尿病昏迷　简称糖尿病高渗性昏迷，是糖尿病的严重并发症之一，多见于60岁以上老年（2型）糖尿病。临床上多表现为严重的高血糖，而基本上没有酮症酸中毒，血浆渗透压升高、失水和意识障碍等精神神经系统症状，故名非酮症高渗性糖尿病昏迷（nonketotic hyperosmolar diabetic coma，NHDC）。NHDC是体内胰岛素相对缺乏导致血糖升高，并进一步引起脱水，最终形成严重的高渗状态。因此，胰岛素相对不足、液体摄入减少是NHDC的基本病因。严重高血糖和高渗透压是NHDC的主要特征。

实验室检查项目包括血葡萄糖、血浆渗透压、血电解质及血酮体，尿液葡萄糖糖、酮体及蛋白等常规检查。一般来说，血糖特别高（≥33.3mmol/L），血渗透压高[≥330mOsm/(kg·H_20)]，以及尿糖强阳性，血酮体可稍升高，但pH大多正常。

本症血浆渗透压升高程度远比糖尿病酮症酸中毒明显，加上本症患者有一定量的内源性胰岛素，故在血糖极高的情况下，一般不易发生酮症酸中毒，而且脂肪分解和胰岛素拮抗激素增高程度不及酮症酸中毒突出。

3. 糖尿病乳酸酸中毒　乳酸酸中毒（lactic acidosis，LA）是由于各种原因导致组织缺氧，乳酸生成过多，或者是由于肝脏病变导致乳酸利用减少，清除障碍，血液乳酸明显升高。乳酸酸中毒分为先天性和获得性两类：先天性乳酸酸中毒是由于遗传性缺陷（如葡萄糖-6-磷酸酶、丙酮酸脱氢酶、丙酮酸羧化酶）导致乳酸代谢障碍；而获得性乳酸酸中毒是由于糖尿病、肝功能衰竭、恶性肿瘤等系统性疾病或者是组织缺氧引起，有些药物也可引起乳酸酸中毒。乳酸酸中毒病情进展快，症状无特异性，常被原发疾病或诱发因素所掩盖，以至容易引起误诊或漏诊。

血液乳酸浓度检测是诊断乳酸酸中毒的特异性指标，血液丙酮酸的测定也有一定的意义。

（四）糖尿病慢性并发症

糖尿病慢性并发症已经成为糖尿病致残、致死的主要原因。糖尿病慢性并发症累及多种组织器官，如心脑血管、神经系统、视网膜、肾脏等。其共同特点是发生大血管（动脉粥样硬化及心、脑、肾等病变和高血压等）、微血管（肾脏、眼底和神经）病变。糖尿病的慢性并发症的发病机制目前还不十分清楚，可能的机制包括：①蛋白质非酶糖基化作用：高血糖引起渐进性糖化终产物（advanced glycation end products，AGEs）的生成增加，从而改变细胞内蛋白质的活性和AGEs受体介导的组织损伤。这种反应多发生在那些半衰期较长的蛋白质分子上，如胶原蛋白、晶体蛋白、髓鞘蛋白和弹性硬蛋白等，引起血管基底膜增厚、晶体蛋白变性和神经病变一系列病理变化。②多元醇途径激活：高血糖导致多元醇途径激活，大量的葡萄糖在醛糖还原酶的作用下生成山梨醇，导致细胞内高渗而致细胞渗透损伤。③蛋白激酶C激活：二酰甘油（DAG）是PKC在体内的主要激活物。已知体内DAG有多条合成途径，高血糖状态下，主要通过de novo合成酶途径增加DAG的生成，进而激活PKC。活化的PKC再通过介导多种血管活性物质、生长因子等对血管组织产生一系列不良反应，引起血管的结构和功能改变，如内皮损伤、血管通透性增加、平滑肌收缩和增殖、单核-巨噬细胞黏附、基底膜沉积和增厚等，从而在糖尿病血管并发症中发挥重要作用。④氧化应激：高糖条件下存在氧化应激，产生的活性氧自由基对核酸和蛋白具有损伤作用。糖尿病的慢性并发症包括糖尿病肾病、糖尿病心血管并发症（diabetic cardiovascular complications）、糖尿病脑血管并发症、糖尿病神经病变（diabetic neuropathy，DN）、糖尿病视网膜病变（diabetic retinopathy，DR）和糖尿病足（diabetic foot）等。

1. 糖尿病肾病　糖尿病肾病（diabetic nephropathy，DN）已成为糖尿病常见的慢性并发症之一，大约有30%的T1DM患者和20%～50%的T2DM患者发生糖尿病肾病。其发病机制主要是高血糖引起的生化代谢异常，包括蛋白非酶糖基化作用、多元醇和PKC途径的激活等。微量白蛋白尿（microalbuminuria，MA）是糖尿病肾病的重要诊断指标。表25-4为美国糖尿病协会（ADA）为糖尿病肾病制定的诊断标准。

表25-4　糖尿病肾病的诊断标准（ADA）

分类	尿白蛋白/肌酐（μg/mg）	24小时尿白蛋白（mg）	尿白蛋白排泄率（μg/min）
正常	<30	<30	<20
微量白蛋白尿	30～300	30～300	20～200
白蛋白尿	≥300	≥300	≥200

2. 糖尿病心血管并发症　糖尿病心血管并发症（diabetic cardiovascular complications）包括心脏和大血管上的血管病变、心肌病变和冠心病。T1DM和T2DM患者心血管并发症的危险性明显增加，其发病机制不是十分清楚，危险因素包括年龄、性别、血压、家族史等外，还包括高血糖、高胆固醇、HDL-Ch降低、LDL-Ch升高、Lp（a）升高、高胰岛素血症、胰岛素抵抗、ApoB升高、小而密LDL增高等。对于糖尿病冠心病还可检测血肌钙蛋白T或者I等心肌损伤标志物。

3. 糖尿病脑血管并发症　在糖、脂肪、蛋白质等代谢紊乱的基础上导致的颅内大血管和微血管病变。2型糖尿病患者有20%～40%最终会发生脑血管并发症，并成为糖尿病的主要死亡原因之一。危险因素包括高血糖、胰岛素抵抗与高胰岛素血症、高血压、高血脂、缺血性心脏病、房颤、吸烟、饮酒、年龄、性别等，近年来发现高同型半胱氨酸血症、高尿酸血症也是其独立的危险因素。

（五）糖尿病病程和疗效的实验监测

糖尿病是一种慢性疾病，因此必须对其进行监控，以观察疗效和疾病进程。糖尿病监控的重点是血糖水平。患者可以在自己家里采用便携式血糖仪采毛细血管血进行自我血糖监控（self-monitoring of blood glucose，SGMS），也可定期到医院进行空腹血糖测定。反映较长时间段的血糖平均水平可用糖化血红蛋白和果糖胺。胰岛素和C肽水平能较好地反映机体胰岛B细胞的功能。

二、低血糖症

低血糖症（hypoglycemia）是指血糖浓度低于空腹血糖参考水平下限。目前没有统一的界定值，多数人建议空腹血糖低于2.5mmol/L（45mg/dl），老年人低于3.0mmol/L。临床症状是与交感神经和中枢神经系统功能异常相关，患者多出现多汗、战栗、恶心、脉搏加速、轻度头痛头晕、饥饿和上腹不适等非特异性症状。当血糖低至1.1mmol/L时会引起严重的中枢神经系统损伤，出现头痛、头晕、意识模糊，严重者可出现神志丧失甚至死亡。低血糖症包括以下几种常见类型。

（一）新生儿与婴儿低血糖症

新生儿血糖浓度远远低于成人，平均为1.94mmol/L（35mg/dl），并在出生后由于肝糖原的耗尽而迅速下降，所以在没有任何低血糖临床表现的情况下，新生儿血糖可降到1.7mmol/L（30mg/dl），早产儿血糖可低至1.1mmol/L（30mg/dl），之后会缓慢升高。新生儿低血糖症往往是短暂的，而要引起注意的是在婴儿早期发生的低血糖有极少数可能是由于遗传代谢异常或酮性低血糖引起，且多因禁食或发热性疾病而进一步降低。

（二）成人空腹低血糖症

成人低血糖症可能是由于肝脏葡萄糖的生成速率下降或机体对葡萄糖的利用增加所致。低血糖相当普遍，但真性低血糖（即低血糖紊乱）并不多见。真性低血糖常提示有严重的疾病并可能危及生命。通常血糖浓度低于3.0mmol/L（55mg/dl）时，开始出现低血糖有关症状，血糖浓度低于2.8mmol/L（50mg/dl）时，会发生脑功能损害。

诊断低血糖紊乱的经典试验是72小时禁食试验。血糖浓度降低合并低血糖的体征或症状，就可诊断为低血糖紊乱，但仅有血糖降低不能确诊。如果禁食期间未出现有关低血糖的体征或症状，则可以排除低血糖紊乱。

（三）餐后低血糖症

餐后低血糖症（postprandial hypoglycemia）可由多种因素引发。这些因素包括药物、胰岛素抗体、抗胰岛素受体抗体和先天性疾病（如果糖-1，6-二磷酸酶缺陷）等，也包括反应性低血糖症（reactive hypoglycemia）。反应性低血糖定义为一种临床病症，即患者在日常生活中出现的餐后低血糖症状，且血糖浓度低于2.5～2.8mmol/L（45～50mg/dl）。其血糖标本的要求比较特殊，需要使用动脉化的静脉血或毛细胞血管血。

患者在餐后1～3小时有疲乏、心悸、肌痉挛等自觉症状，通过进食后可缓解30～45分钟。有时也出现低血糖但无自觉症状，或血糖浓度正常却有自觉症状的情况。餐后低血糖比较少见，要确诊必须要在餐后出现自觉症状的同时出现低血糖，如果怀疑本病，则可进行5小时进餐耐量试验或5小时葡萄糖耐量试验。

（四）糖尿病性低血糖症

1型和2型DM患者在药物治疗期间经常发生低血糖，称DM性低血糖症。使用胰岛素治疗的1型DM患者，每周出现1～2次症状性低血糖，每年大约10%的患者受严重低血糖的影响。住院患者由于胰岛素的强化治疗，发生低血糖的概率高2～6倍。由于口服降糖药或使用胰岛素，2型DM患者亦可发生低血糖，但其发生率低于1型患者。

三、糖代谢先天性异常

糖代谢先天性异常是指因糖代谢的酶类发生先天性异常或缺陷，导致某些单糖不能转化为葡萄糖而在体内储积，并从尿中排出。多为常染色体隐性遗传。患者症状轻重不等，并不都出现血糖浓度异常。详见“第三十三章　遗传性代谢病的生物化学检验”。

第二节 糖代谢紊乱的实验室检测

一、血浆葡萄糖(plasma glucose)

二、血清葡萄糖(serum glucose)

三、全血葡萄糖(whole blood glucose)

四、毛细血管全血葡萄糖(capillary blood glucose)

【生化及生理】

临床上所说的血糖就是指血液中的葡萄糖。葡萄糖是六碳单糖，分子式 $C_6H_{12}O_6$，D 构型。血液中的葡萄糖为 α 和 β 两种构型的衡态混合物，α-D-葡萄糖和 β-D-葡萄糖分别为 36% 和 64%。血液葡萄糖水平受胰岛素、胰高血糖素、肾上腺素、皮质醇、生长激素等的调节。葡萄糖是机体重要的组成成分、能量来源和代谢中间物。

【检测方法】

血液葡萄糖的测定从最早采用的斑氏(Benidict)法、福林-吴氏(Folin-Wu)法到邻甲苯胺法，再到目前广泛应用的酶法。常用的酶法包括葡萄糖氧化酶法、己糖激酶法和葡萄糖脱氢酶法。葡萄糖测定的常规方法是葡萄糖氧化酶法，参考方法是己糖激酶法。

葡萄糖氧化酶法：葡萄糖氧化酶催化 β-D-葡萄糖氧化成葡萄糖酸和过氧化氢。随后在色原性物质(如4-氨基安替比林偶氮酚、联大茴香胺等)存在下，过氧化物酶催化过氧化氢，氧化色原性物质，生成有色复合物。由于葡萄糖氧化酶只特异性作用 β-D-葡萄糖，α-D-葡萄糖需通过变旋酶将其加快转化成 β 构型。

$$\alpha\text{-D-葡萄糖} \xrightarrow{\text{变旋酶}} \beta\text{-D-葡萄糖}$$

$$\beta\text{-D-葡萄糖} + H_2O + O_2 \xrightarrow{\text{葡萄糖氧化酶}} \text{葡萄糖酸} + H_2O_2$$

$$\underset{(\text{无色})}{\text{还原性色原}} + H_2O_2 \xrightarrow{\text{过氧化物酶}} \underset{(\text{有色})}{\text{氧化性色原}} + 2H_2O$$

己糖激酶法：在 ATP 和 Mg^{2+} 的存在下，葡萄糖被己糖激酶磷酸化。产生的葡萄糖-6-磷酸在 $NADP^+$ 的存在下被葡萄糖-6-磷酸脱氢酶氧化生成6-磷酸葡萄糖酸，同时使 $NADP^+$ 还原成 NADPH，NADPH 在 340nm 有吸收峰。

$$\text{D-葡萄糖} + ATP \xrightarrow{\text{己糖激酶、}Mg^{2+}} \text{D-葡萄糖-6-磷酸} + ADP$$

$$\text{D-葡萄糖-6-磷酸} + NADP^+ \xrightarrow{\text{葡萄糖-6-磷酸脱氢酶}} \text{6-磷酸葡萄糖酸} + NADPH + H^+$$

葡萄糖脱氢酶法：在 NAD^+ 存在下，葡萄糖脱氢酶催化 β-D-葡萄糖氧化成葡萄糖酸-δ-内酯，同时使 NAD^+ 还原成 NADH，NADH 在 340nm 有吸收峰。反应中也需要变旋酶加速 α-葡萄糖的变旋过程。

$$\beta\text{-D-葡萄糖} + NAD^+ \xrightarrow{\text{葡萄糖脱氢酶}} \text{葡萄糖酸-δ-内酯} + NADH + H^+$$

【标本要求与保存】

血浆、血清、全血或毛细血管血，血浆首选，草酸钾-氟化钠抗凝。避免溶血。血液标本采集后 1 小时内分离血浆或血清，否则，全血中的葡萄糖每小时降低 5% ~7%。分离后的血浆或血清可在室温(25℃)、冷藏(4℃)或冷冻(-20℃)稳定保存 14 天。可反复冻融 3 次。

【参考区间】

空腹血清/血浆

脐带血：2.5 ~5.3mmol/L(45 ~69mg/dl)。

早产儿：1.1 ~3.3mmol/L(20 ~60mg/dl)。

婴儿：1.7 ~3.3mmol/L(30 ~60mg/dl)。

新生儿(1天)：2.2 ~3.3mmol/L(40 ~60mg/dl)。

新生儿(>1天)：2.8 ~4.5mmol/L(50 ~60mg/dl)。

儿童：3.3 ~5.6mmol/L(60 ~100mg/dl)。

成年人：4.1 ~5.6mmol/L(74 ~100mg/dl)。

>60岁：4.6 ~6.4mmol/L(82 ~115mg/dl)。

>90岁：4.2 ~6.7mmol/L(75 ~121mg/dl)。

成人全血(肝素)：3.5 ~5.3mmol/L。

【临床意义】

(1) 升高：①糖尿病：如 1 型、2 型糖尿病及其他类型；②内分泌疾病：如巨人症、肢端肥大症、皮质醇增多症、甲状腺功能亢进、嗜铬细胞瘤、胰高血糖素瘤等；③应激性高血糖：如颅脑损伤、颅内压增高、脑卒中、心肌梗死等；④药物影响：如噻嗪类利尿药、口服避孕药；⑤肝源性血糖升高：如严重的肝病变，导致肝脏功能障碍，使葡萄糖不能转化为肝糖原贮存；⑥胰腺病变：如胰腺炎、胰腺癌、胰外伤、胰大部分切除等；⑦其他病理性升高：妊娠呕吐、脱水、缺氧、窒息、麻醉等；⑧生理性增高：如餐后1～2小时、高糖饮食、情绪激动；⑨医源性因素；如大量服用激素等。

（2）降低：血糖低于4.1mmol/L即为血糖降低。见于：①胰岛素分泌过多：如胰岛B细胞增生或肿瘤、胰岛素瘤、口服降糖药等；②拮抗胰岛素的激素分泌不足：如肾上腺皮质激素、生长激素等缺乏；③肝糖原贮存缺乏：如重症肝炎、肝硬化、肝癌等严重肝病时；④其他：如长期营养不良、长时间不能进食的疾病、急性酒精中毒等；⑤生理性低血糖：如饥饿、剧烈运动等。

【影响因素】

（1）葡萄糖氧化酶法是临床推荐的常规方法，但是其第二步反应过氧化物酶特异性较低，一些还原性物质如尿酸、抗坏血酸、胆红素和谷胱甘肽等产生竞争性抑制，导致测定的血糖结果偏低。而己糖激酶法和葡萄糖脱氢酶法特异性较高，己糖激酶法是葡萄糖测定的参考方法。

（2）血糖定量测定受以下因素影响：①临床上所用空腹血糖（fasting blood glucose，FBG）一般是检测至少10～12小时不摄入任何含热量食物后的血液葡萄糖的含量。②标本的收集与储存：标本采集后应尽快完成血浆或血清的分离。一般推荐用血浆作为葡萄糖检测的标本，因为加入抗凝剂（如草酸钾-氟化钠等）有防止糖酵解和凝血发生的作用。必须用全血作为检测标本时，应尽快完成测定，否则应将其4℃保存，因为全血标本在37℃放置1小时，其葡萄糖的值会降低1.1mmol/L，25℃降低0.44mmol/L，4℃降低0.06～0.17mmol/L。③不同的标本、不同年龄有不同的血糖值：空腹全血葡萄糖浓度比血浆葡萄糖的浓度低12%～15%。空腹血糖，静脉血比末梢血高0.22mmol/L，比动脉血高0.56mmol/L；葡萄糖负荷试验，静脉血比末梢血高0.56～1.11mmol/L，比动脉血高1.11mmol/L。健康成人空腹血浆葡萄糖为3.9～6.1mmol/L（70～110mg/dl），但儿童为3.5～5.6mmol/L（60～100mg/dl），足月新生儿为1.7～3.3mmol/L（30～60mg/dl）。

（3）血糖计测定血糖：患者在家、病房或诊所进行血糖检测，采用的是便携式血糖计，一般用毛细血管全血标本测定葡萄糖，其结果仅作为糖尿病患者的血糖自我监控（self-monitoring of blood glucose，SMBG）或早期筛查，仅是监控指标，不能作为诊断依据。

（4）动态血糖检测系统（continuous glucose monitoring system，CGMS）：可连续检测组织间液葡萄糖，每几分钟测定一次，能更好地反映机体内血糖的波动、漂移幅度、频率、平均血糖、血糖日间变异等。

五、尿液葡萄糖定性（qualitative urine glucose）

六、尿液葡萄糖定量（quantitative urine glucose）

【生化及生理】

尿糖的程度取决于肾小球滤过和肾小管重吸收葡萄糖的结果。血糖浓度在达到8.9～10.0mmol/L（160～180mg/dl）的肾阈之前，过滤的葡萄糖全部被肾小管再吸收。如果血糖浓度超过肾阈，则出现糖尿，它间接反映了机体出现高糖血症。尿液中糖的种类还受生理状况和食物影响，妊娠后期和哺乳期妇女由于乳腺中乳糖进入血液，因此尿中也有乳糖排出；进食大量水果后，尿中果糖和木糖等可增高；进食大量葡萄糖后，尿中排出的葡萄糖也会增高。因此，尿液中糖类的测定可反映食物成分的变化、体内代谢状况的改变和肾脏的功能。临床上最常测定的尿糖是尿中葡萄糖，而尿中半乳糖、戊糖、果糖和黏多糖等只在诊断罕见遗传病时测定。

【检测方法】

尿液葡萄糖定性测定主要有班氏定性法和试带法。

班氏定性法即铜还原法，在高热、碱性条件下，尿液中的葡萄糖能将硫酸铜（Cu^{2+}）还原为氧化亚铜（Cu^{+}），出现黄色至砖红色沉淀物。

$$\underset{(\text{蓝色})}{\text{葡萄糖}+CuSO_4} \xrightarrow{\text{碱性、加热}} \underset{(\text{红-橙色})}{\text{氧化的葡萄糖}+Cu_2O}$$

试带法一般采用葡萄糖氧化酶法，将反应试剂吸附于试带上。检测时，将试带浸入尿液中，再与标准板比较或者用尿液分析仪分析。

尿液葡萄糖定量方法与血浆（清）葡萄糖相同。

【标本要求与保存】

尿液葡萄糖定性检测可用随机尿。尿液葡萄糖定量测定采用 24 小时尿，需加入 1g 硼酸或氟化钠作为防腐剂。室温下不稳定，需在两小时内完成测定，冷藏或冷冻时，可保存 14 天。

【参考区间】

24 小时尿液葡萄糖：<2.8mmol(<0.5g)。

【临床意义】

尿糖阳性或者升高常见于糖尿病、肾性糖尿病、甲状腺功能亢进等，内服或者注射大量葡萄糖、精神激动时尿糖也会升高。

【影响因素】

尿糖阳性时，尿中葡萄糖含量高，阳性(+)时含糖量是 6～28mmol/L，阳性(++)时含糖量是 28～55mmol/L，阳性(+++)时含糖量是 55～110mmol/L，阳性(++++)时含糖量大于 110mmol/L。因此，临床上如果需要做尿液葡萄糖定量分析，也需先进行定性检测，以便于进行样本稀释。稀释倍数参见表 25-5。

表 25-5　尿糖定量测定标本稀释参考表

尿糖定性结果	稀释度
阴性	不需稀释
+	不需稀释
++	1∶5
+++	1∶10
++++	1∶25

七、口服葡萄糖耐量试验(oral glucose tolerance test，OGTT)

八、静脉葡萄糖耐量试验(intravenous glucose tolerance test，IGTT)

【生化及生理】

正常人服用一定量葡萄糖后，血糖浓度暂时升高，由于刺激了胰岛素分泌，促使大量葡萄糖合成肝糖原贮存，使血糖在短时间内即降至空腹水平，此现象称为耐糖现象。当内分泌失调等因素引起糖代谢失常时，口服或注射一定量的葡萄糖后，血糖急剧升高(可明显升高或升高不明显)，且在短时间不能降至原有水平，此称为耐糖异常或糖耐量减退(impaired glucose tolerance，IGT)。IGT 反映了负荷状态下机体对葡萄糖处理能力的减弱。口服或注射一定量葡萄糖后，间隔一定时间测定血糖水平，称为糖耐量试验(glucose tolerance test，GTT)。糖耐量试验检测人体葡萄糖代谢状况，结果比空腹血糖敏感，主要用于诊断症状不明显或血糖升高不明显的可疑糖尿病。葡萄糖耐量试验有口服和静脉注射两种方法，分别称为口服葡萄糖耐量试验和静脉葡萄糖耐量试验。

【检测方法】

OGTT 应严格按 WHO 推荐的方法执行：试验前三天，受试者需保持正常饮食习惯，每日食物中糖含量不低于 150g，且维持正常活动，影响试验的药物应在三天前停用。对非妊娠成人，推荐葡萄糖负载量为 75g，妊娠妇女为 100g，对于儿童，按 1.75g/kg 计算，总量不超过 75g。一般将葡萄糖溶解在 300ml 水中。试验前空腹 10～16 小时，取血测定空腹血糖。之后将葡萄糖水在 5 分钟内口服。每 30 分钟取血测定血浆葡萄糖共 4 次，历时两小时。以时间为横坐标，血糖浓度为纵坐标可绘制 OGTT 曲线。

静脉葡萄糖耐量试验是静脉注射 50% 葡萄糖，剂量按每千克体重 0.5g 计算，2～3 分钟注完。以开始注射至注射完毕之间的任何时间为零点，以后每 5(或 10)分钟取静脉血测血糖一次，共 60 分钟。将每点血糖值绘在半对数纸上，横坐标为时间，找出从某一个血糖数值下降到其半数的时间以 T1/2 表示，按公式计算出 K 值：$K=(0.693/T1/2)\times100$，K 代表每分钟血糖下降的百分数，如 K 值为 1，表示每分钟血糖浓度下降 1%。

静脉葡萄糖耐量试验的适应证与 OGTT 相同。对某些不能承受大剂量口服葡萄糖或胃切除后的患者等，为排除葡萄糖吸收的因素，应按 WHO 的方法进行 IGTT。

【标本要求与保存】

同血糖。

【参考区间】

健康成年人 OGTT：FBG≤6.1mmol/L，2h-PG≤7.8mmol/L；服糖后 0.5～1 小时血糖升高达峰值，一般在 7.8～9.0mmol/L，应<11.1mmol/L；服糖后 2 小时血糖≤7.8mmol/L；服糖后 3 小时血糖恢复至空腹血糖水平。

静脉葡萄糖耐量试验：正常人 K=1.2，糖尿病患者 K<0.9。

【临床意义】

(1) 糖尿病诊断的依据：因采用单纯血糖检测

诊断糖尿病会遗漏大约30%的患者,因此,负荷后的血糖检测是临床糖尿病诊断的依据之一。

(2)判断糖耐量受损状态:目前认为糖耐量受损是任何类型糖尿病发病过程中的中间阶段,对糖耐量受损人群进行生活方式的干预,可防止和延缓糖尿病的发生。

(3)在疑似糖尿病的患者中确定或排除糖耐量异常的手段。

(4)糖代谢紊乱阶段的指示:糖尿病是由遗传和环境因素共同作用而引起的一组以糖代谢紊乱为主要表现的临床综合征,糖代谢状态是一个动态变化的过程。通过OGTT可以监测糖代谢紊乱的状况。

【影响因素】

(1)OGTT是糖尿病诊断的重要指标。虽然OGTT比空腹血糖更灵敏,但其影响因素很多,重复性较差,一般需多次测定,不推荐临床常规应用。大多数糖尿病患者会出现空腹血糖升高,空腹血糖<5.6mmol/L或随机血糖<7.8mmol/L完全可排除糖尿病,所以临床上首先推荐空腹血糖的测定。OGTT主要用于下列情况:①诊断妊娠糖尿病(gestational diabetes mellitus,GDM)。②诊断糖耐量减退(IGT)。③有无法解释的肾病、神经病变或视网膜病变,其随机血糖<7.0mmol/L,可用OGTT评价。在此时如有异常OGTT结果,不代表有肯定因果关系,还应该排除其他疾病。④人群筛查,以获取流行病学数据。

(2)OGTT结果受多个因素的影响:①生理因素:一天中血糖是动态变化的。空腹时血糖水平相对稳定,随进食改变,下午较上午高。OGTT宜在上午7~9时进行,一般同一人行两次OGTT。②成年人糖耐量一般随年龄、体重的增加而减退。有报道空腹血糖水平每10岁增加0.11mmol/L,餐后两小时血糖每10岁增加0.44~1.11mmol/L。③妊娠时母体血糖水平降低15%~20%以供应胎儿能量需要,此时内分泌及代谢改变会影响到OGTT的结果。进行OGTT时多次静脉采血可造成患者精神紧张导致血糖水平升高。

(3)静脉葡萄糖耐量试验的适应证与OGTT相同。对某些不能承受大剂量口服葡萄糖或胃切除后的患者等,为排除葡萄糖吸收的因素,可进行IGTT。

(4)临床上有时采用馒头餐试验,与OGTT不同之处在于患者服用100g标准面粉制作的馒头。

九、总糖化血红蛋白(total glycohemoglobin, GHb)

十、血红蛋白A1(hemoglobin A1,HbA1)

【生化及生理】

成人血红蛋白(Hb)包括HbA(97%)、HbA2(2.5%)和HbF(0.5%)。HbA由两条α链和两条β链组成,α链和β链容易被葡萄糖、1,6-二磷酸果糖、6-磷酸葡萄糖和丙酮酸等糖基化。HbA经层析可分离出HbA1和HbA0,占Hb的7%,它们都是HbA糖基化的产物。HbA0是HbA的α链N末端及α、β链的赖氨酸ε-氨基端糖基化的产物,而HbA1只是HbA的β链N末端糖基化产物,包括HbA1a、HbA1b、HbA1c等组分,它们分别是1,6-二磷酸果糖和6-磷酸葡萄糖、丙酮酸、葡萄糖糖基化HbA的产物,因此统称为糖化血红蛋白。

【检测方法】

总GHb的测定方法有比色法、电泳法、离子交换层析微柱法以及亲和层析法。目前临床常用的是离子交换层析微柱法、亲和层析法。

微柱法:在弱的阳离子交换剂(如Bio-Rex70等)中,随着增加离子浓度或将pH降低,HbA和HbA1均带正电荷,但是由于HbA1的两个β链N末端正电荷被糖基清除,正电荷较HbA少,糖化血红蛋白和非糖化血红蛋白分离,分别收集洗脱峰,测定415nm的吸光度,计算HbA1占总Hb的百分比。

亲和层析法:利用糖化血红蛋白与硼酸特异性结合的性质,用交联间-氨基苯硼酸的琼脂糖珠与结合在Hb分子上的葡萄糖顺位二醇基反应,形成可逆的五环化合物,使得样品中的糖化血红蛋白选择性地结合在亲和层析柱上,然后用山梨醇解离五环化合物以洗脱糖化Hb,分别收集洗脱峰,测定415nm的吸光度,计算HbA1占总Hb的百分比。

【标本要求与保存】

全血标本,用EDTA抗凝。标本量7ml。标本可在室温(25℃)、冷藏(4℃)或冷冻(-20℃)稳定保存14天。可反复冻融3次。

【参考区间】

健康成人HbA1(%):5.0%~8.0%,均值6.5%。

【临床意义】

糖化血红蛋白主要用于监控患者血糖水平的控

制程度，反映过去6～8周的平均血糖水平。

【影响因素】

(1) 糖化血红蛋白的形成是不可逆的，其浓度与红细胞寿命(平均120天)和该时期内血糖的平均浓度有关，不受每天葡萄糖波动的影响，也不受运动或食物的影响，所以糖化血红蛋白反映的是过去6～8周的平均血糖浓度，可为评估血糖的控制情况提供可靠的实验室指标。

(2) 糖化血红蛋白测定标本不一定采用空腹血，任何时候都可测定。其测定值较稳定，不像血糖受许多因素的干扰。GHb的形成与红细胞的寿命有关。在有溶血性疾病或者其他原因引起红细胞寿命缩短时，当大量失血时，GHb会降低；缺铁性贫血患者，GHb会升高；当患者有HbF、HbS或HbC等异常血红蛋白异变体时，会使红细胞寿命下降，在这些情况下糖化血红蛋白的检测意义不大。

十一、血红蛋白A1c(hemoglobin A1c, HbA1c)

【生化及生理】

HbA1中仅有HbA1c是葡萄糖糖化血红蛋白的产物，占HbA1的80%，可更直接地反映机体内血糖的水平。

【测定方法】

检测方法有离子交换色谱法、快速蛋白液相色谱法(fast protein liquid chromatography, FPLC)、亲和色谱法和免疫分析。

HbA1c免疫测定法(浊度抑制法)：先加入抗体缓冲液，样本中的HbA1c和抗HbA1c抗体反应形成可溶性的抗原-抗体复合物，因为在HbA1c分子上只有一个特异性的HbA1c抗体结合位点，不能形成凝集反应。然后加入多聚半抗原缓冲液，多聚半抗原和反应液中过剩的抗HbA1c抗体结合，生成不溶性的抗体-多聚半抗原复合物，用比浊法测定。

HbA1c HPLC法：用Bio-Rex 70等制备的色谱柱进行分离测定。

HbA1c FPLC法：利用Mono S阳离子交换剂进行快速的HbA1c的分析。

HbA1c的测定结果的表示有不同的方法。一种是IFCC的方法，它是用测得的HbA1c占总的Hb的百分比表示，它直接反映了HbA1c的多少，其计算公式为：

HbA1c(%)=HbA1c(g/dl)/Hb(g/dl)×100%

另一方法是由糖尿病控制和并发症试验/美国糖化血红蛋白标准化组(DCCT/NGSP)提出的，它将测得的HbA1的值用公式进行了校正，更能反映与临床血糖水平的一致性。其计算公式为：

HbA1c(%)=87.6×HbA1(g/dl)/Hb(g/dl)+2.27。

【标本要求与保存】

全血标本，用EDTA或肝素锂抗凝。标本量7ml。标本可在室温(25℃)、冷藏(4℃)或冷冻(-20℃)稳定保存14天。可反复冻融3次。

【参考区间】

健康成年人HbA1c：

IFCC计算方案：2.8%～3.8%。

DCCT/NGSP计算方案：

4.8%～5.6%(参考范围)。

5.7%～6.4%(糖尿病风险增加)。

≥6.5%(诊断糖尿病)。

【临床意义】

(1) HbA1c用于监控患者血糖水平的控制程度，反映过去6～8周的平均血糖水平。当糖尿病控制不佳时，糖化血红蛋白浓度可升高至正常的两倍以上。

(2) 糖尿病的诊断：HbA1c≥6.5%时，可诊断糖尿病。

(3) 用于糖尿病风险评估。

【影响因素】

(1) 2009年美国糖尿病协会(ADA)和美国临床化学学会(AACC)都推荐在检验报告中同时报告HbA_{1c}和估计平均血糖值(estimated average glucose, eAG)。由于HbA1c与血糖水平有很好的相关性，因此可以将HbA1c的值通过公式转换成eAG，便于临床医生和患者对HbA1c结果的理解和应用。其换算公式为：eAG=24.89×HbA1c-45.36。

(2) 糖尿病国际专家委员会2009年发表专题报告建议将其作为诊断指标，美国ADA已经将HbA1c作为糖尿病的诊断指标，但是WHO目前还没有将其作为糖尿病的诊断指标。

十二、糖化血清蛋白(glycated serum protein, GSP)

十三、果糖胺(fructosamine)

【生化及生理】

除了血红蛋白，葡萄糖也可通过非酶糖基化反应与其他蛋白(如血清蛋白、膜蛋白、晶状体)结合形成酮胺结构。果糖胺是血浆蛋白酮胺的统称。但由于白蛋白是血清蛋白中最丰富的成分,故认为测定果糖胺主要是测定糖化白蛋白。由于白蛋白的合成比血红蛋白快(白蛋白半衰期约为20天),所以果糖胺的浓度反映的是近2~3周血糖的情况,在反映血糖控制效果上比GHb更敏感、更及时。

【检测方法】

采用亲和层析、HPLC或比色法测定。

蛋白酮胺结构能在碱性条件下与硝基四氮唑蓝发生还原反应,生成蓝色化合物。用1-脱氧-1-吗啉果糖为标准参照物进行比色测定。

【标本要求与保存】

血清或血浆,血清首选,EDTA或肝素抗凝。尽快分离标本,避免溶血。标本量1ml,至少0.5ml。标本可在室温(25℃)保存7天、冷藏(4℃)或冷冻(-20℃)稳定保存14天。可反复冻融两次。

【参考区间】

分光光度法:205~285μmol/L。

【临床意义】

该项指标不受血糖近期波动的影响,可反映患者过去2~3周平均血糖水平,是糖尿病诊断和近期控制水平的一个检测指标。由于测定果糖胺监测的是短期血糖的改变,因此果糖胺应与糖化Hb结合应用而不是替代使用。

【影响因素】

白蛋白浓度和半衰期发生明显变化时会对糖化血清蛋白产生很大的影响,因此肾病综合征、肝硬化、异常蛋白血症或急性时相反应之后的患者,不宜采用果糖胺作为血糖的监测指标。

十四、渐进性糖基化终末产物(advanced glycation end products,AGEs)

【生化及生理】

渐进性糖基化终末产物是在非酶条件下,蛋白质、氨基酸、脂类或核酸等大分子物质的游离氨基与还原糖的醛基经过缩合、重排、裂解、氧化修饰后产生一组稳定的终末产物。许多细胞表面均有其受体,AGE通过这些受体可以影响细胞的功能。大量研究证明,AGE在糖尿病及其并发症、尿毒症、Alzheimer(阿尔茨海默)病、白内障、脊髓侧索硬化症等疾病和衰老的发生发展过程中具有重要作用。因此检测血清和组织中AGE的浓度对多种疾病的预测、诊断及治疗具有重要的意义。

【检测方法】

目前检测AGEs的主要方法有:①放射免疫分析法,灵敏度高,但对抗AGEs抗体纯度的要求很严格。②放射受体分析法,特异性、精确性和重复性均很好,但检测时须用较大量放射性同位素,易造成环境污染,因此在普通实验室难以应用。③荧光光谱法,AGEs在440nm有特征性吸收光谱,由于AGEs的部分结构无荧光性质,可能使测定值偏低。另外,体内也存在其他荧光物质,又可能使测定值偏高。④酶免疫法,是近年来发展起来的AGEs检测技术,具有特异性高、精确性好、简便、快速和可在普通实验室应用等优点,为目前检测AGEs的常用方法。

【标本要求与保存】

血清,见“果糖胺”。

【参考区间】

血清(ELISA):10~30μg/ml。

【临床意义】

(1) 血清或组织AGEs浓度已作为监测糖尿病,尤其是伴有肾脏损害及血管并发症患者治疗效果的一项新指标。

(2) 正常机体存在糖基化反应,然而进行缓慢,AGEs水平随年龄增长而缓慢增加,但在老化过程中,特别是在糖尿病持续高血糖情况下,这一反应的速度显著加快,AGEs形成量明显增多。

(3) 现已证实,AGEs在动脉粥样硬化、糖尿病肾病、糖尿病视网膜病变、早老性痴呆(Alzheimer病)和老化性病变的发生中起重要作用。

十五、尿酮体(urine ketone bodies)

【生化及生理】

酮体是乙酰乙酸、β-羟丁酸、丙酮三者的总称,是脂肪酸分解过程中的产物。糖代谢障碍时,脂肪分解代谢加强,使酮体生成增多,当超过了肝外组织利用速度时,血中酮体增加,形成酮血症(ketonemia);过多的酮体从尿中排出,形成酮尿症(ketonuria)。

【检测方法】

常采用硝基氢氰酸盐试验法,它能与尿液中的酮体成分乙酰乙酸、丙酮反应,从而对尿酮体进行定性测定。

【标本要求与保存】

随机尿。标本量10ml,至少1ml。

【参考区间】

正常人,阴性。

【临床意义】

尿酮体阳性,对于新发病患者提示为1型糖尿病,对2型糖尿病或正在治疗的患者,提示疗效不好或出现重要的并发症。

【影响因素】

由于此法仅检测酮体中的乙酰乙酸、丙酮,当酸中毒明显时,酮体组成中以β-羟丁酸为主,故尿酮体阴性不能排除酮症。

十六、β-羟丁酸(β-hydroxybutyric acid, β-HB)

【生化及生理】

血液中三种酮体的相对比例为β-羟丁酸占78%,乙酰乙酸占20%,丙酮占2%。

【检测方法】

检测方法有比色法、气相色谱法、电泳法和酶法。目前临床上常用的酶法。

酶法:在 NAD^+ 存在下,β-羟丁酸脱氢酶催化β-羟丁酸生成乙酰乙酸和NADH,在340nm监测吸光度的升高速率,计算血清β-羟丁酸浓度。

$$\text{β-羟丁酸}+NAD^+ \xrightarrow{\text{β-羟丁酸脱氢酶}} \text{乙酰乙酸}+NADH+H^+$$

【标本要求与保存】

患者需禁食。血清或血浆,血清首选,EDTA或肝素钠抗凝。尽快分离标本,避免溶血。标本量1ml,至少0.5ml。立即检测,否则冷冻保存。标本可在室温(25℃)保存8小时、冷藏(4℃)2天或冷冻(-20℃)稳定保存11天。可反复冻融3次。

【参考区间】

健康成年人禁食血清β-羟丁酸为0.02~0.27mmol/L。

【临床意义】

升高见于糖尿病酮症酸中毒、各种原因所致的长期饥饿、妊娠毒血症、饮食中缺少糖类或营养不良等。

【影响因素】

β-羟丁酸的测定对酮症酸中毒的鉴别诊断和监护很有帮助。糖尿病患者酮症酸中毒时,葡萄糖的氧化作用遭受损害,酮体的生成加速,而利用降低。β-羟丁酸检测的重要性在于酮症酸中毒使体内NADH生成增加,进而使乙酰乙酸转化成β-羟丁酸。严重酸中毒患者,β-羟丁酸与乙酰乙酸的比例可从正常人的2∶1升高至16∶1,因此,监测糖尿病酮症酸中毒患者血液或尿液中的乙酰乙酸可能造成误诊,而β-羟丁酸可以反映酮症比较真实的情况。

十七、全血乳酸(whole blood lactic acid)

十八、尿液乳酸(urine lactic acid)

十九、脑脊液乳酸(cerebrospinal fluid lactic acid)

【生化及生理】

乳酸(LA)是葡萄糖无氧酵解的终产物。血中乳酸增多是组织严重缺氧时,糖分解代谢中丙酮酸无氧酵解途径生成乳酸作用加强所致。正常人乳酸/丙酮酸比值为10∶1,处于平衡状态。若血中乳酸浓度极度增高,标志着机体呈现低氧血症并伴有高乳酸血症。中枢神经系统的疾病时,脑脊液中乳酸浓度也升高。

【检测方法】

在 NAD^+ 存在下,乳酸脱氢酶催化乳酸生成丙酮酸和NADH,在340nm监测吸光度的升高速率,计算乳酸浓度。

$$\text{乳酸}+NAD^+ \xrightarrow{\text{乳酸脱氢酶}} \text{丙酮酸}+NADH+H^+$$

【标本要求与保存】

血浆或全血,血标本采集时不可用止血带,氟化钠/草酸钾或氟化钠/肝素钠抗凝。尽快分离标本,避免溶血。标本量1ml,至少0.5ml。立即检测,否则冷冻保存。标本可在室温(25℃)、冷藏(4℃)或冷冻(-20℃)稳定保存14天。可反复冻融3次。

【参考区间】

全血乳酸(卧床静脉血,肝素抗凝):0.56~1.39mmol/L。

全血乳酸(卧床动脉血,肝素抗凝):0.36~0.75mmol/L。

24小时尿液(成人):5.5~22mmol。

随机尿:0~1个月:46~348mmol/mol Cr。

1~6个月:57~346mmol/mol Cr。

6个月~5岁:21~38mmol/mol Cr。

>5岁:20~101mmol/mol Cr。

脑脊液(儿童):1.78~1.88mmol/L。

【临床意义】

高乳酸血症主要见于：糖尿病乳酸酸中毒，糖尿病患者由于胰岛素绝对和(或)相对不足，机体不能有效利用血糖，丙酮酸大量还原为乳酸，导致体内乳酸堆积所致，临床上称之为糖尿病乳酸酸中毒(diabetic lactic acidosis)。此外，还见于休克的不可逆期、脑肌病终末期、心肺功能失代偿期、血液病低氧血症等。

二十、全血丙酮酸(whole blood pyruvic acid)

二十一、尿液丙酮酸(urine pyruvic acid)

二十二、脑脊液丙酮酸(cerebrospinal fluid pyruvic acid)

【生化及生理】

丙酮酸(Pry)是糖代谢的中间产物，来自红细胞、肌肉和各组织细胞。红细胞中经常产生丙酮酸，休息状态血中丙酮和乳酸呈平行关系；当肌肉收缩使氧相对缺乏时，糖代谢以无氧糖酵解为主，乳酸增多，但乳酸/丙酮酸比值维持正常，它们均进入肝、脑和心脏等继续氧化。当组织严重缺氧时，血乳酸/丙酮酸比值增高，可导致高乳酸血症。

【检测方法】

可用2,4-二硝基苯肼比色法、酶法和生物传感器等方法检测血浆或全血丙酮酸。临床常用酶法。

在NADH存在下，乳酸脱氢酶催化丙酮酸生成乳酸和NAD^+，在340nm监测NADH吸光度的降低速率，计算丙酮酸浓度。

$$丙酮酸+NADH+H^+ \xrightarrow{乳酸脱氢酶} 乳酸+NAD^+$$

【标本要求与保存】

全血或血浆，氟化钠抗凝。标本量1ml，至少0.5ml。标本可在室温(25℃)5天、冷藏(4℃)或冷冻(-20℃)稳定保存7天。可反复冻融3次。

【参考区间】

成人全血(动脉)：0.02～0.08μmol/L。

成人全血(静脉)：0.03～0.10μmol/L。

成人24小时尿：<1.1mmol。

随机尿(0～1个月)：24～123mmol/mol Cr。

随机尿(1～6个月)：8～90mmol/mol Cr。

随机尿(6个月～5岁)：3～19mmol/mol Cr。

随机尿(>5岁)：6～9mmol/mol Cr。

成人脑脊液：0.06～0.19μmol/L。

【临床意义】

升高见于维生素B_1缺乏症者，因维生素B_1缺乏使丙酮酸氧化障碍，导致血丙酮酸增高；糖尿病、充血性心力衰竭、严重腹泻等消化性障碍，严重感染和肝病时也可有血丙酮酸增高，并伴有高乳酸血症。

二十三、胰岛素(insulin)

【生化及生理】

胰岛素是由胰腺的胰岛B细胞所产生的多肽。胰岛B细胞中储备胰岛素约200U，每天分泌约40U。胰岛素的分泌主要受血糖的影响，呈双时相脉冲式分泌。静脉注射葡萄糖后的1～2分钟是第一时相，10分钟内结束，此时相呈尖而高的分泌峰，代表储存胰岛素的快速释放；第二时相紧接第一时相，持续60～120分钟，直到血糖水平回到正常，代表了胰岛素的合成和持续释放能力。空腹时，血浆胰岛素浓度是5～15μU/ml。进餐后血浆胰岛素水平可增加5～10倍。此外，氨基酸、胰腺及胃肠激素(如胰高血糖素等)和某些药物(如磺酰脲类)可刺激胰岛素的分泌；生长抑素和部分药物(如α-肾上腺素受体激动剂等)能抑制其释放。胰岛素的半衰期为5～15分钟。

胰岛素作用的总效应是降低血糖，作用的主要靶器官或组织是肝脏、肌肉和脂肪。它通过促进靶器官对葡萄糖的摄取，将葡萄糖转换成糖原或脂肪储存，同时抑制肝脏的糖异生，刺激蛋白质的合成并抑制蛋白质的分解，达到降低血糖的作用。

【检测方法】

血浆胰岛素浓度目前常用的定量方法有放射免疫法(RIA)、化学发光免疫分析法(chemiluminescence immunoassay,CLIA)和电化学发光免疫分析(electro-chemiluminescence immunoassay,ECLIA)等。

【标本要求与保存】

血清或血浆。标本量1ml，至少0.5ml。标本可在室温(25℃)1天、冷藏(4℃)或冷冻(-20℃)稳定保存7天。可反复冻融3次。

【参考区间】

空腹血清胰岛素(ECLIA法)：12～150pmol/L。

【临床意义】

血浆胰岛素增高常见于：2型糖尿病，此类患者常较肥胖，其早期、中期均出现高胰岛素血症；胰岛β细胞瘤、胰岛素自身免疫综合征、脑垂体功能减退症、甲状腺功能减退症、Addison病也有异常升高；此外,怀孕妇女、应激状态下如外伤、电击与烧伤等患者血浆胰岛素水平也升高。

血浆胰岛素下降常见于:1 型糖尿病及 2 型糖尿病晚期患者;胰腺炎、胰腺外伤、胰岛 B 细胞功能遗传学缺陷患者及服用噻嗪类药物、β-受体阻滞剂的患者。

正常人血糖升高刺激胰岛 B 细胞分泌胰岛素,使其胰岛素水平升高。血胰岛素的测定对区分 1 型、2 型糖尿病及指导治疗具有重要意义。

【影响因素】

最好用血浆标本,因为红细胞中肽酶释放引起的溶血可导致胰岛素、C 肽和胰岛素原假性降低。

二十四、血清 C 肽(serum C peptide)

二十五、尿液 C 肽(urine C peptide)

【生化及生理】

C 肽是胰岛素原在转化酶的作用下降解,和胰岛素等摩尔分泌的一个多肽,由 31 氨基酸残基组成。生物学上无活性。

【检测方法】

测定多用放射免疫(RIA)法、化学发光免疫分析法和电化学发光免疫分析,且与胰岛素测定及胰岛素释放试验同时进行。

【标本要求与保存】

血清。标本量 1ml,至少 0.5ml。标本可在室温(25℃)1 天、冷藏(4℃)或冷冻(-20℃)稳定保存 14 天。可反复冻融 3 次。

收集 24 小时尿液,pH 4~7。

【参考区间】

空腹血清(ECLIA 法):0.78~1.89ng/ml。

葡萄糖或胰高血糖素刺激后:2.73~5.64ng/ml。

尿液(ECLIA 法):48~90μg/L。

【临床意义】

反映胰岛 B 细胞的功能。由于 C 肽的测定不受注射胰岛素的影响,因此对于胰岛素治疗的患者,C 肽的变化更能反映胰岛素 B 细胞的功能,以决定是否需继续治疗;此外 C 肽的测定也可鉴别低血糖的原因,是由于胰岛素瘤的过度分泌还是因为患者自己注射了胰岛素;还可用于判定胰岛素瘤的切除是否完全或是否转移,以及胰岛移植手术后的监测。

【影响因素】

(1) C 肽不受外源胰岛素的影响,能较准确地反映胰岛 B 细胞的功能。C 肽与胰岛素无免疫交叉性(与胰岛素原有免疫交叉性),其测定更能较完整地反映胰岛素 β 细胞的分泌功能。

(2) C 肽的半衰期比胰岛素长,在反映机体 B 细胞分泌胰岛素的敏感性及分泌模式方面不如直接测定胰岛素。

二十六、胰岛素释放试验(insulin releasing test)

二十七、C 肽释放试验(C peptide releasing test)

【生化及生理】

胰岛素的分泌主要有两种形式,在无外来因素下空腹状态下的分泌为基础分泌,在各种刺激下的分泌称为刺激后分泌,葡萄糖是最强的胰岛素分泌刺激物。在测定 OGTT 的同时测定血浆胰岛素水平以了解胰岛 B 细胞的功能,此即胰岛素释放试验。葡萄糖不仅可直接激发胰岛 B 细胞释放胰岛素,而且还可增强其他非葡萄糖物质的胰岛素释放作用。因此葡萄糖激发胰岛素(或者 C 肽)释放试验是了解胰岛 B 细胞分泌功能有无障碍、B 细胞数量和有无胰岛素抵抗的重要方法。

【检测方法】

胰岛素/C 肽释放试验就是令患者口服葡萄糖,通过测定空腹及服糖后 1 小时、2 小时、3 小时的血清胰岛素或 C 肽水平。

【标本要求与保存】

见"胰岛素"和"C 肽"。

【参考区间】

糖负荷 1 小时,胰岛素或 C 肽达最高峰,为空腹的 5~10 倍;2 小时后开始下降,3 小时后达到空腹时水平。

【临床意义】

用于糖尿病分型诊断及低血糖症的鉴别。①胰岛素低水平曲线:常提示 1 型糖尿病;②低水平或延迟曲线:可见于 2 型糖尿病;③胰岛素高水平曲线:常见于胰岛 B 细胞瘤。1 型糖尿病在葡萄糖负荷后血糖上升很高,但胰岛素的分泌很少或对血糖刺激不发生反应,胰岛素水平仍基本处于空腹时的状态,青年起病或某些严重的成年人糖尿病有此类表现,胰岛素缺乏是病情严重和血糖不稳定的主要原因之一。2 型糖尿病在糖负荷后,胰岛素释放缓慢,胰岛素分泌曲线呈现不同程度的升高,但是与血糖的增高不成比例,表明患者的外周组织对胰岛素不敏感并存在相对性胰岛素缺乏,葡萄糖利用障碍,多数确认为 2 型糖尿病。

正常人基础血浆胰岛素浓度为 5 ~20mU/L,口服葡萄糖 30 ~60 分钟上升至高峰,可为基础值的 5 ~10 倍,多数为 50 ~100mU/L,3 小时后降至基础水平。1 型糖尿病时胰岛素的基础值在 0 ~5mU/L,胰岛素刺激后无明显增加,呈低平曲线。2 型糖尿病时,所有空腹血糖升高者都有胰岛素第一时相分泌的降低。

【影响因素】

胰岛素释放试验有利于 DM 类型的鉴别,正常人呈双时相脉冲式分泌,随着胰岛 B 细胞功能进行性损害,它对葡萄糖刺激反应的第一时相将丧失,而其他刺激物如氨基酸等仍能刺激其释放,所以大多数 T2DM 仍保留第二时相的反应,而 T1DM 患者则基本没有任何反应。

二十八、胰岛素原(proinsulin)

【生化及生理】

胰岛素原是胰岛素的前体,由 86 个氨基酸残基组成,分子量为 9000,测定胰岛素原有利于判断血清胰岛素水平。胰岛素原是胰岛素在体内的贮存形式,胰岛素原的生物学活性相当低,约为胰岛素的 10%。通常仅有少量的胰岛素原进入血循环。因为肝脏清除胰岛素原的能力仅为清除胰岛素能力的 25%,所以胰岛素原的半衰期比胰岛素长 2 ~3 倍,并在禁食后其血浆浓度可达胰岛素血浆浓度的 10% ~15%。

【检测方法】

常用放射免疫(RIA)法、酶免疫分析、化学发光免疫分析法和电化学发光免疫分析等方法。

【标本要求与保存】

血清。标本量 1ml,至少 0.5ml。立即检测,否则冷冻保存。标本可在室温(25℃)、冷藏(4℃)不稳定,冷冻(-20℃)稳定保存 12 天。可反复冻融 3 次。

【参考区间】

血清(EIA):1.1 ~6.9pmol/L。

【临床意义】

升高:①胰腺 B 细胞肿瘤,大多数 B 细胞瘤患者都有胰岛素、C 肽和胰岛素原浓度的增加。部分患者只有胰岛素原升高,此时肿瘤使得胰岛素原不能转变为胰岛素。尽管胰岛素原生物学活性很低,但是胰岛素原在大量增加后仍可能导致低血糖。②罕见的家族性高胰岛素原血症,其原因是胰岛素转化为胰岛素的能力减弱。③存在可能与抗体起交叉反应的胰岛素原样物质。④2 型糖尿病患者,胰岛素原比例和胰岛素原转化中间体都会增加,并且与心血管危险因子关联。⑤妊娠期糖尿病有明显高浓度的胰岛素原和分裂的 32、33 胰岛素原。另外,胰岛素原在胰岛素样物质中所占的比例增加可作为 GDM 筛查预测的指标,其预测效果比年龄、肥胖和高血糖更好。在慢性肾功能衰竭、肝硬化和甲状腺功能亢进患者也可见胰岛素原浓度增加。

二十九、血浆胰高血糖素(plasma glucagon)

三十、羊水胰高血糖素(amniotic fluid glucagon)

【生化及生理】

胰高血糖素为 29 个氨基酸残基组成的多肽,由胰岛 A 细胞分泌的 160 个氨基酸残基构成的胰高血糖素原转化而来。胰高血糖素的分泌受营养物质、自主神经、胰岛和胃肠道激素的调控。诱发胰高血糖素释放的典型因素是低血糖以及由应激引起的交感神经兴奋。在进食后,食物中的氨基酸和脂肪均可引起胰高血糖素分泌增加。

【检测方法】

RIA 或化学发光分析。

【标本要求与保存】

血浆,EDTA 或肝素抗凝。避免溶血,脂血干扰结果。标本量 1ml,至少 0.5ml。立即检测,否则冷冻(-20℃)保存。

【参考区间】

空腹血浆:70 ~180ng/L。

羊水(妊娠中期):23 ~63ng/L。

羊水(分娩期):41 ~193ng/L。

【临床意义】

(1) 升高见于糖尿病、急性胰腺炎、外科手术、应激状态等。降低见于慢性胰腺炎、肥胖、胰腺摘除等。

(2) 羊水胰高血糖素的检测有助于妊娠性糖尿病的诊断。

三十一、胰高血糖素刺激试验(glucagon stimulating test)

【生化及生理】

静脉内给予大量胰高血糖素,健康人的胰岛素和C肽分泌会大大增加,但是其血浆含量达不到胰岛细胞腺瘤的水平。

【检测方法】

检测前,患者正常饮食,含一定量的碳水化合物,空腹8小时后,1mg的胰高血糖素稀释在10ml的氯化钠中,缓慢注射入静脉。收集空腹、注射后1、6、10、15和30分钟血液用于葡萄糖、胰岛素和C肽测定。

【标本要求与保存】

见"胰岛素"和"C肽"。

【参考区间】

胰高血糖素刺激后,C肽高峰在正常人、2型DM甚至1型DM患者中均于6分钟时出现并持续至10分钟。临床上多应用6分钟的1mg胰高血糖素刺激试验来评价糖尿病患者B细胞分泌功能。

【临床意义】

静脉快速注射胰高血糖素能刺激B细胞快速释放胰岛素和C肽,故可评估不同糖耐量人群B细胞功能,并由此指导临床治疗或预防。

三十二、胰岛素自身抗体(insulin autoantibodies,IAA)

【生化及生理】

胰岛素自身抗体是T1DM患者最早出现的自身抗体。自身抗体引发机体自身免疫学反应,导致胰岛B细胞严重受损。目前认为IAA是1A型糖尿病的标志抗体之一,反映对胰岛素的自身免疫性。需要注意的是在使用外源性胰岛素后,也会产生针对外源性胰岛素的抗体,为非自身免疫抗体,一般称之为胰岛素抗体(insulin antibodies,IA)。

【检测方法】

检测IAA的常规方法为放射免疫法(胰岛素^{125}I结合率),一般用IAA结合率表示。

【标本要求与保存】

血清标本。标本量0.5ml,至少0.3ml。在室温或冷藏下保存24小时,冷冻条件下200天。血清标本立即检测,否则冷冻保存。取血样前至少24小时患者不能进行同位素治疗。

【参考区间】

血清IAA结合率<5%为阴性;5%~7%为可疑;>7%为阳性。

【临床意义】

胰岛素自身抗体可在1型糖尿病的亚临床期和临床期出现。<5岁的患者IAA阳性率90%~100%;>12岁的患者IAA阳性率仅40%,成人患者阳性率更低。

三十三、胰岛细胞自身抗体(islet cell autoantibodies,ICA)

【生化及生理】

胰岛细胞抗体(ICA)是一类在胰岛细胞损伤时产生的多克隆混合型抗体,也是目前在胰岛相关自身抗体检测中唯一一个无明确抗原的抗体。ICA的存在是胰岛B细胞遭到破坏的重要证据。

【检测方法】

检测ICA常规用间接免疫荧光法,也可用重组的GAD或IA-2进行双抗原夹心ELISA法进行测定。

【标本要求与保存】

血清标本在室温或冷藏下保存24小时,冷冻条件下保存200天。

【参考区间】

正常人血清ICA为阴性。

【临床意义】

ICA主要见于1型糖尿病,起病初期(多为青少年)阳性率可达85%,成人为70%~80%。随病程的延长,ICA检出率下降,病程达10年时该抗体阳性率不到10%。患者直系亲属如ICA阳性,则5年内发生糖尿病的风险大于50%。ICA存在的时间较短,其峰值出现在胰岛炎发生前的无高血糖阶段。检测ICA的优点是可以同时检测多种自身抗体。

三十四、谷氨酸脱羧酶65自身抗体(glutamic acid decarboxylase 65 autoantibodies,GAD_{65}A)

【生化及生理】

谷氨酸脱羧酶(GAD)是将谷氨酸转化为抑制性神经递质γ-氨基丁酸的转化酶。哺乳动物的GAD有两种异构体,即GAD_{65}和GAD_{67}。两者结构基本相似,但立体构象不同,抗原的表位也不一样。

在胰腺中主要存在的是 GAD_{65}，而在脑组织中主要是 GAD_{67}。1 型糖尿病患者的 GAD 自身抗原是胰腺组织的 GAD_{65}，它是 1 型糖尿病早期阶段的一个关键自身抗原。胰腺中的 GAD_{65} 除在 1 型糖尿病中成为自身抗原外，在多发性自身免疫性内分泌综合征及 stiffman 综合征中亦成为自身抗原，因此在上述患者体内亦可检测到 GAD_{65} 抗体。

【检测方法】

其检测一般采用放射配体结合分析（radioligand binding assay）法，亦可采用 ELISA 法。

【标本要求与保存】

血清标本。冷藏保存 7 天，冷冻保存时间长。取血样前至少 24 小时患者不能进行同位素治疗。

【参考区间】

正常成人血清抗 GAD_{65} 抗体 0～1.5U/ml。

【临床意义】

谷氨酸脱羧酶 GAD_{65} 自身抗体的存在提示胰岛 B 细胞遭到破坏及部分功能丧失。对 1 型糖尿病的预测、诊断和治疗具有重要意义。GAD_{65} Ab 检测 1 型糖尿病的灵敏度较高，达到 70%～90%。GADA 阳性可稳定数年，时间相对较长，因此对成人迟发性自身免疫性糖尿病有更大的诊断价值。在目前发现的胰岛相关抗体的检测中，GADA 被认为是灵敏度和特异性最高的项目。

三十五、胰岛瘤相关抗原-2 自身抗体（insulinoma-associated antigen 2 autoantibodies，IA-2A）

三十六、IA-2β 自身抗体（IA-2β autoantibodies，IA-2βA）

三十七、ICA512 自身抗体（ICA512 autoantibodies，ICA512A）

【生化及生理】

胰岛瘤相关抗原-2（IA-2）是一种近年来发现的重要的胰岛细胞自身抗原，由于最初是从胰岛瘤细胞裂解产物中检测到而得此名。它属于受体型蛋白酪氨酸磷酸酶超家族成员，因此有时亦称之为蛋白酪氨酸磷酸酶样蛋白（protein tyrosine phosphatase-like protein）。IA-2 有一异构体 IA-2β，它与 IA-2 分子 42% 相同。IA-2、IA-2β 主要存在于胰岛 A、B、D 细胞，胰腺 A、B 细胞肿瘤、垂体、脑组织、肾上腺髓质等神经内分泌组织中。用基因重组的 IA-2 和 IA-2β 分别作抗原，在 1 型糖尿病中可检测到 IA-2 自身抗体（IA-2 autoantibodies，IA-2A）和 IA-2β 自身抗体。ICA512 分子相对 IA-2 较小，被认为是 IA-2 的一个片段，其氨基端比 IA-2 少 388 个氨基酸，羧基端比 IA-2 少 65 个氨基酸，由于其抗原明确，临床上常检测 ICA512 自身抗体。由此可知，上述几种自身抗体的意义基本相同。

【检测方法】

其检测一般采用放射配体结合分析法，亦可用 ELISA 法。

【标本要求与保存】

血清标本。在室温或冷藏下保存 24 小时，冷冻条件下 200 天。取血样前至少 24 小时患者不能进行同位素治疗。

【参考区间】

正常人血清为阴性。

【临床意义】

IA-2 自身抗体存在于 60%～80% 的新诊 1 型糖尿病（DM）患者血清，而在健康对照及 2 型 DM 患者中阳性率约为 1%。IA-2 及其抗体对 1 型 DM 的发病机制研究、诊断分型、预测筛查及早期防治均具有重要应用价值。

【影响因素】

（1）1 型糖尿病主要是因为胰岛 B 细胞的自身免疫损害导致胰岛素分泌绝对不足引起，多数患者体内存在自身抗体，这些自身抗体单独或共同出现在疾病过程的某个阶段，是胰岛细胞及功能遭到破坏的重要标志。

（2）对于与胰岛细胞相关的 IAA、ICA、GADA 和 IA-2A 四种自身抗体，一般来说 IAA 出现较早，特别是对于年轻患者，是作为 1 型糖尿病筛查或早期诊断的重要标志物。但随着病情的发展，IAA 会逐渐下降，而 ICA、GADA 和 IA-2A 会逐渐增加，临床上一般采用检测 ICA 或 GADA/IA-2A 组合，这样既有效又节省成本。

三十八、微量白蛋白尿（microalbuminuria，MAU）

【生化及生理】

正常肾小球可滤过一些低分子量蛋白质，经近端肾小管重吸收，24 小时尿白蛋白排出量低于 30mg，尿蛋白定性试验呈阴性反应。当尿白蛋白量超过 300mg/24h，尿蛋白定性阳性。尿微量白蛋白是指24小时尿液中白蛋白浓度在30～300mg之间。剧烈运动、发热、体位改变、寒冷等因素可引起暂时性蛋白尿，属生理性蛋白尿。由于肾小球器质性病变引起的蛋白尿为持续性，蛋白尿程度与病变部位和性质有关。检测尿微量白蛋白是提示肾脏和心血管疾病危险的最早期的证据。尿微量白蛋白还可用尿白蛋白排泄率(urinary albumin excretion，UAE)表示，它代表的是单位时间内白蛋白在尿液中的排出量。如果采用随机尿，需用尿白蛋白和尿肌酐的比值表示。

【检测方法】

用染料结合法、电泳法、HPLC和免疫学方法检测尿中白蛋白。目前临床上常用免疫学方法进行检测，包括散射比浊法和透射比浊法。

【标本要求与保存】

24小时或随机尿液，pH 4～8。标本量10ml，至少1ml。标本可在室温(25℃)、冷藏(4℃)或冷冻(-20℃)稳定保存15天。可反复冻融3次。

【参考区间】

24小时尿液白蛋白定量：正常成人0～30mg；尿微量白蛋白为30～300mg；糖尿病肾病>300mg。

随机尿(用尿清蛋白与尿肌酐的比值表示)：正常成人<30μg/mg Cr；微量白蛋白尿为30～300μg/mg Cr；糖尿病肾病>300μg/mg Cr。

定时尿(用尿清蛋白排泄率表示)：正常成人<20μg/min；微量白蛋白尿为20～200μg/min；糖尿病肾病>200μg/min。

【临床意义】

(1) MAU是早期肾脏病变的重要指标，也是糖尿病肾病的早期、灵敏的诊断指标：糖尿病肾病早期(incipient diabetic nephropathy)，24小时尿清蛋白定量在30～300mg，肾活检已见肾小球器质性病变，此时进行早期干预，可大大减缓糖尿病肾病的发生。若不予以积极治疗，任其发展，即可逐渐发展为显性蛋白尿，由间歇性出现发展到持续性蛋白尿。

(2) 原发性高血压患者靶器官损伤的重要指标：在无糖尿病的原发性高血压人群中，有5%～40%的患者能检测到MAU。

(3) 血管内皮细胞受损的早期指标：对预测心血管疾病的发病率和死亡率具有重要临床意义。

第三节　糖代谢先天性异常的实验室检测

见“第三十三章　遗传性代谢病的生物化学检验”。

(徐克前)

第二十六章 神经和精神疾病的生物化学检验

神经系统是由神经元相互联系构筑的一个错综复杂的电及化学信号网络。由脑和脊髓构成中枢神经系统，脑神经、脊神经和自主神经构成周围神经系统。由神经元（细胞）、胶质细胞及其间质构成神经组织。各种内外环境的有害因素可致使神经系统结构与功能发生紊乱，从而引发疾病，包括神经系统疾病和精神病。

第一节 概　　述

神经组织与机体其他组织一样，化学组成包括糖类、脂类、蛋白质、核酸、水和无机盐等，并存在与上述组成分子对应的各种代谢过程。神经组织的特点表现在：①糖含量低，以血糖为主要能源；②脂类含量高且组分独特，代谢缓慢；③蛋白质含量丰富，氨基酸池组成特别；④核酸（RNA）合成活跃；⑤水含量大，离子转运活跃；⑥氧和能量消耗高。这些物质的代谢过程构成了正常神经系统功能运转的重要基础。

一、神经递质

神经递质（neurotransmitter）为神经元间或神经元与靶细胞（肌肉、腺细胞）间起信号传递作用的化学物质。迄今，已发现的神经递质有数十种之多。几种重要的神经递质的特征见表 26-1、表 26-2。从表中可知有些神经递质为单胺类物质，另一些为肽类。已经发现部分递质在突触处实际无传递信号的功能，不直接触发靶细胞的效应，只对其他递质引发的效应起调制作用，现已将其称为神经调质（neuromodulator）。它们多为肽类物质，因此又称神经肽（neuropeptide）。单胺递质一般由相应的氨基酸代谢演生而成。神经肽则先由基因表达生成前肽原（pre-peptide），再经过酶切修饰成肽原（pro-peptide）和肽。神经递质作为信号的传递体在中枢和周围神经系统都发挥极其重要的作用。当出现神经系统病变时，递质的产生、释放和受体及其相互作用会发生改变，从而导致各种疾病。

表 26-1　神经递质的特征

递质名称	标记酶	受体类型	分　布
乙酰胆碱	胆碱乙酰基转移酶	烟碱样和蕈毒碱样受体	神经肌肉接头，自主神经节，中枢神经系统
肾上腺素	苯乙醇胺-N-甲基转移酶	α_1、α_1、β_1 和 β_2 肾上腺素能受体	中枢神经系统
去甲肾上腺素	多巴胺-β-羟化酶	同上	交感神经节后纤维，中枢神经系统
多巴胺（DA）	酪氨酸羟化酶	DA_1、DA_2、DA_3 DA_4 和 DA_5	锥体外系统及其他中枢神经系统
5-羟色胺（TH）	色氨酸羟化酶	5-HT_1 和 5-HT_2	中枢神经系统
甘氨酸	丝氨酸羟甲基转移酶	马钱子碱敏感型	脊髓，小脑，脑干

续表

递质名称	标记酶	受体类型	分　布
谷氨酸	谷氨酰胺酶，转氨酶	可能有三种受体	中枢神经系统
γ-氨基丁酸（GABA）	谷氨酰脱羧酸	$GABA_A$和$GABA_B$受体	脊髓，小脑，大脑皮质
组胺（H）	组氨酸脱羧酶	H_1和H_2受体	中枢神经系统
ATP	ATP酶	特异性ATP受体	嘌呤能神经
牛磺酸	半胱亚磺酸脱羧酶	甘氨酸受体，GABAa受体	脑皮质、基底节、小脑、海马、下丘脑

表26-2　部分神经肽的特征

名称	结构	生成过程	受体类型	分　布
脑啡肽 enkephalins（EnK）	YGGFM（met-脑啡肽） YGGFL（Leu-脑啡肽）	转译、酶切、修饰	δ阿片受体	弥散分布于短的神经元（中枢神经系统）
内啡肽 endorphins（EnD）	YGGFM TSEKSQTPLVT LFKNAIIKNAYKKGE（β内啡肽）	转译、酶切、修饰	ε阿片受体	局限分布于神经元，垂体，下丘脑
P物质 substance P（SP）	RPKPEEFFGLM-NH_2	转译、酶切、修饰	NK1（SP）受体	广泛：黑质，下丘脑，脊髓
神经降压素 neurotensin（NT）	P-ELYENKPRRPYIL	转译、酶切、修饰	NT受体	广泛：丘脑前部，脑干，脊髓

二、神经生长因子

神经生长因子（nerve growth factor，NGF）是神经营养因子中最早被发现的具有神经元营养和促突起生长双重生物学功能的一神经细胞生长调节因子，它对中枢及周围神经元的发育、分化、生长、再生和功能特性的表达均具有重要的调控作用。

神经营养因子（neurotrophin，NT）是一类由神经所支配的组织（如肌肉）和星形胶质细胞产生的，为神经元生长与存活所必需的一类物质。神经营养因子通常在神经末梢以受体介导入胞的方式进入神经末梢，再经逆向轴浆运输抵达胞体，促进胞体有关的蛋白质合成，从而发挥其支持神经元生长、发育和功能完整性的作用。近年来，也发现有些NT由神经元产生，经顺向轴浆运输到达神经末梢，对突触后神经元的形态和功能完整性起支持作用。已知神经营养因子包括多肽、神经递质、神经肽、细胞间基质分子和酶及酶的抑制物，即一类对神经细胞起营养作用的多肽分子，通过突触成分、胶质细胞和血流到达特定神经细胞，与特定受体结合而发挥作用。

三、神经精神疾病

神经精神疾病（neuropsychiatric diseases）主要是以表现在神经系统病变、行为、心理活动紊乱的一组疾病，主要分为神经疾病与精神疾病。神经疾病是指脑、脊髓及周围神经由于感染、血管病变、外伤、肿瘤、中毒、免疫障碍、变性、遗传、营养缺陷和代谢障碍等因素所致的疾病，简称为神经病；精神疾病是以精神活动失调或紊乱为主要表现的一类疾病，简称为精神病。疾病发生时，神经系统的代谢和功能存在相应的病理变化，通过检测血液或脑脊液的生化改变可为神经和精神疾病的诊断、治疗和预后估计提供重要的线索。

第二节　神经递质及代谢物的检测

一、血浆乙酰胆碱（plasma acetylcholine）

【生化及生理】

乙酰胆碱（Ach）是一种广泛存在于中枢和周围神经系统的神经递质，能特异性地作用于各类胆碱受体。在神经细胞，乙酰胆碱由胆碱乙酰转移酶（胆碱乙酰化酶）催化胆碱和乙酰辅酶A而生成。由于该酶存在于胞质中，因此乙酰胆碱在胞质中合成，合成后由小泡摄取并贮存。引起乙酰胆碱量子性释放的关键因素是神经末梢去极化引起的 Ca^{2+} 内流。释放进入突触间隙的乙酰胆碱作用于突触后膜胆碱能受体而发挥生理作用，随后被胆碱酯酶水解成胆碱和乙酸而失活。乙酰胆碱对骨骼肌、平滑肌和心肌的运动的调节，以及对学习、记忆和情绪都起着重要的作用。脑内胆碱能递质系统活动与认知过程密切相关。ACh 是维持高级神经功能的重要递质，与记忆、思维和智力密切相关。人的脑组织有大量乙酰胆碱，但乙酰胆碱的含量会随着年龄的增加出现下降。当脑内乙酰胆碱含量逐渐减少，会出现认知功能障碍和记忆减退等症状，如阿尔茨海默病患者的胆碱乙酰化酶及乙酰胆碱含量显著减少。

【检测方法】

比色法或荧光法。乙酰胆碱被乙酰胆碱酯酶水解成胆碱，而胆碱又被胆碱氧化酶氧化成甜菜碱和 H_2O_2。生成的 H_2O_2 与一种特殊的显色剂反应形成一种粉红色产物，其吸光强度(570nm)或荧光强度(530/585nm)直接与样品中的乙酰胆碱浓度成正比。

【标本要求与保存】

血浆。分离后的血浆标本如不能及时测定，可4℃冷藏保存。

【参考区间】

此项目暂无参考区间。

【临床意义】

有报道儿童脑发育迟缓(mental retardation)的发生与血中 ACh 浓度降低有关，其浓度可作为判断智能障碍儿童病情的指标。

二、脑脊液乙酰胆碱(cerebrospinal fluid acetylcholine)

【生化及生理】

乙酰胆碱为中枢及周围神经系统中的重要神经递质，在自主神经及躯体运动神经的神经冲动转递过程中发挥作用。乙酰胆碱由轴突末梢释出之后，穿过突触间隙与突触后神经元或运动终板的细胞膜上的受体结合。在躯体运动神经系统，乙酰胆碱在神经肌肉连接处控制肌肉的收缩；在副交感神经，乙酰胆碱为节前及节后神经释出的神经递质；在交感神经，乙酰胆碱则为节前神经释出的神经递质。在神经细胞，由胆碱乙酰转移酶(胆碱乙酰化酶)催化胆碱和乙酰辅酶 A 生成乙酰胆碱。由于该酶存在于胞质中，因此乙酰胆碱在胞质中合成，合成后由小泡摄取并贮存。引起乙酰胆碱量子性释放的关键因素是神经末梢去极化引起的 Ca^{2+} 内流。释放进入突触间隙的乙酰胆碱作用于突触后膜胆碱能受体而发挥生理作用，随后被胆碱酯酶水解成胆碱和乙酸而失活。

乙酰胆碱是中枢胆碱能系统中重要的神经递质之一，其主要功能是维持意识的清醒，在学习记忆中起重要作用。脑内细胞外乙酰胆碱的变化主要反映胆碱能神经元的活动，皮层和海马等脑区的乙酰胆碱主要来源于基底前脑胆碱能神经元的纤维投射。研究显示脑内胆碱能递质系统活动与认知过程密切相关。人脑组织乙酰胆碱的含量会随着年龄的增高而下降。正常老人比青年时下降30%，而老年痴呆患者下降更为严重，可达70%～80%。

【检测方法】

高效液相色谱-电化学检测方法(HPLC-ECD)。

【标本要求与保存】

收集早晨餐前(7:00～8:00)脑脊液1ml 置于0.5μmol 毒扁豆碱试管中。

【参考区间】

60.6～70.6岁：25.5～43.5nmol/L。

【临床意义】

降低见于阿尔茨海默病和血管性痴呆患者等。

三、血浆儿茶酚胺(plasma catecholamines, CA)

【生化及生理】

儿茶酚胺是一类含有儿茶酚和侧链胺基的神经活性物质，人体含量最丰富的儿茶酚胺为去甲肾上腺素、肾上腺素和多巴胺，可由苯丙氨酸和酪氨酸经酶催化的一系列反应生成。血流中的儿茶酚胺50%与血浆蛋白结合。应激反应时肾上腺髓质释放去甲肾上腺素、肾上腺素。体内酪氨酸可由苯丙氨酸经苯丙氨酸羟化酶催化生成，亦可由食物蛋白消化吸收而来。酪氨酸转运至儿茶酚胺分泌神经元后，经一系列反应转化成各儿茶酚胺，反应过程为：酪氨酸→二羟苯丙氨酸(左旋多巴，L-DOPA)→多巴胺→去甲肾上腺素→肾上腺素。其中催化酪氨酸生成二羟苯丙氨酸的酪氨酸羟化酶(tyrosine hydroxylase)为限速酶。儿茶酚胺主要由交感神经节后纤维和肾上腺髓质的嗜铬细胞产生。多巴胺在中枢神经系统起神经递质的作用，主要由脑干的黑质和腹侧被盖区神经元产生。与其类似，蓝斑区的黑色素(melanin-pigmented)细胞可产生去甲肾上腺素。血循环中儿茶酚胺的半衰期仅数分钟，一般经儿茶酚胺-O-甲基转移酶(catechol-O-methyl transferases, COMT)催化其甲基化或经单胺氧化酶(monoamine oxidase, MAO)脱氨而失活。儿茶酚胺中，去甲肾上腺素和多巴胺在中枢神经系统起神经递质的作用，在血循环则为激素。儿茶酚胺中的去甲肾上腺素是周围交感神经系统的神经调质(neuromodulator)，亦存在于血液中，多由交感神经的突触溢出扩散而来。

血儿茶酚胺增高与应激反应有关，可由心理反应和外界紧张刺激诱导，如强声和强光刺激及低血糖等。血儿茶酚胺水平极度增高(或称儿茶酚胺毒性症)见于由脑干神经核团区的刺激或损害所致的中枢神经系统损伤，尤其是影响交感神经系统的核团区。在急症医学，该情形被称为儿茶酚胺“倾泻”(dump)。儿茶酚胺水平极度升高亦可由肾上腺髓质的肿瘤导致，如嗜铬细胞瘤。高水平的儿茶酚胺亦见于单胺氧化酶缺陷，缺陷致儿茶酚胺经脱氨失活的途径受阻。

儿茶酚胺效应可导致机体的一系列生理改变，以使躯体应对应急状况(如战斗或逃跑反应)。典型的效应包括加快心率、升高血压和血糖及交感神经系统的一般反应。一些药物，如抗震颤麻痹药托卡朋(tolcapone)，可升高各儿茶酚胺的水平。儿茶酚胺在循环、内分泌和神经系统等生理过程起重要的作用。主要生理作用为：①对心血管系统的作用：儿茶酚胺通过β受体作用于心脏，使心率加快，收缩力增强，传导速度增快，心输出量增加。②对内脏的作用：儿茶酚胺通过β2受体使平滑肌松弛，通过α1受体使之收缩。③对代谢的作用：儿茶酚胺参与生热作用的调节，通过β受体增加氧耗量而产热。并可促进机体内储备能量物质的分解。④儿茶酚胺对细胞外液容量和构成及水、电解质的代谢有重要的调节作用。⑤儿茶酚胺可引起肾素、胰岛素和胰高血糖素、甲状腺激素、降钙素等多种激素分泌的变化。

【检测方法】

采用高效液相色谱法(HPLC)或高效液相色谱法联电化学检测器(HPLC-ECD)测定。

【标本要求与保存】

空腹卧床休息30分钟后采集静脉血液于EDTA或肝素抗凝管中，混匀，立即分离血浆置于塑料运输管中冷冻保存。

【参考区间】

HPLC：血浆总CA<5.91nmol/L。

HPLC-ECD：

去甲肾上腺素：0～1岁：0～659pg/ml；1～18岁：0～659pg/ml；成人：仰卧(30分钟)：650～2423pmol/L；坐(15分钟)：709～4019pmol/L；站立(30分钟)：139～4317pmol/L。

肾上腺素：0～1岁：0～34pg/ml；1～18岁：0～80pg/ml；成人：仰卧(30分钟)：<273pmol/L；坐(15分钟)：<328pmol/L；站立(30分钟)：<491pmol/L。

多巴胺：0～1岁：0～42pg/ml；1～18岁：0～32pg/ml；成人：仰卧(30分钟)：<475pmol/L；坐(15分钟)：<475pmol/L；站立(30分钟)：<475pmol/L。

【临床意义】

增高见于嗜铬细胞瘤、原发性高血压、甲亢、充血性心力衰竭、各种应激状态等。

【影响因素】

(1) 标本的采集必须在患者在安静的环境下卧床休息至少30分钟后，否则会影响测定结果。

(2) 血液的采集和血浆的分离时间应在1小时内完成，分离血浆后应立即冰冻保存，否则冷藏条件下超过1小时会使测定值偏高，而置于室温条件下会使测定值减低。

(3) 儿茶酚胺类药物、某些降压药如利血平、可乐定及硝普钠等会使测定结果假性升高；肝素静脉导管留置可能会使测定结果偏高。

(4) 某些食物如香蕉和核桃等会使测定结果假性升高。

四、24小时尿液儿茶酚胺(24h urine catecholamines)

【生化及生理】

儿茶酚胺(CA)是一类含有儿茶酚和侧链胺基的神经活性物质，人体含量最丰富的儿茶酚胺为去甲肾上腺素、肾上腺素和多巴胺，可由苯丙氨酸和酪氨酸经酶催化的一系列反应生成。血液中儿茶酚胺主要来源于交感神经和肾上腺髓质，它们都由尿排出。因此血液中儿茶酚胺的浓度发生变化时，尿液中的儿茶酚胺的浓度就会发生变化，测定24小时尿儿茶酚胺可反映交感神经和肾上腺髓质的功能，且有昼夜规律性变化。

【检测方法】

液相色谱/串联质谱（LC/MS-MS）、高效液相色谱法、荧光分析法。

【标本要求与保存】

收集24小时尿液，30ml 6mol/L的HCl防腐，收集尿液的过程中，应冷藏收集的尿液。

收集的尿液在室温下可稳定3天，冷藏条件下可稳定14天，冷冻条件下可稳定30天。

【参考区间】

高效液相色谱法：<650nmol/24h。

荧光分析法：<1655nmol/24h。

LC/MS-MS法

肾上腺素：0～1岁：0～14nmol/24h；1～2岁：0～19nmol/24h；2～4岁：0～33nmol/24h；4～7岁：1～55nmol/24h；7～10岁：1～55nmol/24h；10～15岁：3～109nmol/24h；>15岁：3～109nmol/24h。

去甲肾上腺素：0～1岁：0～59nmol/24h；1～2岁：6～100nmol/24h；2～4岁：24～171nmol/24h；4～7岁：47～266nmol/24h；7～10岁：77～384nmol/24h；10～15岁：89～473nmol/24h；>15岁：89～473nmol/24h。

多巴胺：0～1岁：0～555nmol/24h；1～2岁：65～914nmol/24h；2～4岁：261～1697nmol/24h；4～7岁：424～2612nmol/24h；7～10岁：424～2612nmol/24h；10～15岁：424～2612nmol/24h；>15岁：424～2612nmol/24h。

【临床意义】

（1）增高见于嗜铬细胞瘤、低血糖、精神高度紧张、重大外伤、心肌梗死等，凡使下丘脑兴奋的因素都能增加儿茶酚胺的排出。虽然持续性高血压嗜络细胞瘤患者尿中，儿茶酚胺排除量增加，呈阳性反应。但阵发性患者非发作期的时候可呈阴性反应。

（2）降低见于肾上腺全切除、神经节药物封闭，其次利血平、杜冷丁等药物也能起抑制作用。

【影响因素】

（1）收到的标本pH值必须小于5，否则应拒收标本；如果收到的标本PH<5而>3则用6mol/L的HCl调节pH值到<3。

（2）许多药物如利血平、α-甲基多巴、左旋多巴、单胺氧化酶抑制剂、拟交感神经胺等可能会干扰测定结果，因此标本采集前两周应停止使用这些药物。滴鼻剂、止咳药、支气管扩张剂、α_2-受体激动剂、钙通道阻滞剂、转换酶抑制剂、溴隐亭、吩噻嗪、三环类抗抑郁药、α和β-受体阻滞剂、拉贝洛尔可能会影响测定结果。

（3）48小时内避免食用香蕉、香草素、四环素、氯丙嗪、水杨酸、维生素B_2（核黄素）、降压药物等，应停服1周茶、咖啡等兴奋性饮料，并避免劳累和情绪紧张。

五、随机尿儿茶酚胺（random urine catecholamines）

【生化及生理】

儿茶酚胺是一类含有儿茶酚和侧链胺基的神经活性物质，人体含量最丰富的儿茶酚胺为去甲肾上腺素、肾上腺素和多巴胺，可由苯丙氨酸和酪氨酸经酶催化的一系列反应生成。血液中儿茶酚胺主要来源于交感神经和肾上腺髓质，它们都由尿排出。因此血液中儿茶酚胺的浓度发生变化时，尿液中的儿茶酚胺的浓度就会发生变化，测定尿儿茶酚胺可反映交感神经和肾上腺髓质的功能，且有昼夜规律性变化。

【检测方法】

液相色谱/串联质谱（LC/MS-MS）、高效液相色谱法、荧光分析法。

【标本要求与保存】

标本类型：随机尿，强盐酸防腐。

标本保存：收集的尿液在室温下可稳定3天，冷藏条件下可稳定14天，冷冻条件下可稳定30天。

【参考区间】

LC/MS-MS法

肾上腺素：0～9岁：0～37μg/g Cr；10～19岁：0～17μg/g Cr；>19岁：0～19μg/g Cr。

去甲肾上腺素：0～9岁：0～150μg/g Cr；10～19岁：0～67μg/g Cr；>19岁：0～111μg/g Cr。

多巴胺：0～9岁：0～1488μg/g Cr；10～19岁：0～354μg/g Cr；>19岁：0～348μg/g Cr。

【临床意义】

（1）增高见于嗜铬细胞瘤、低血糖、精神高度紧张、重大外伤、心肌梗死等，凡使下丘脑兴奋的因素都能增加儿茶酚胺的排出。持续性高血压嗜络细胞瘤患者尿中，儿茶酚胺排除量增加，呈阳性反应。阵发性患者非发作期的时候可呈阴性反应，因此随机尿检测儿茶酚胺，可能会漏检嗜铬细胞瘤。

（2）降低见于肾上腺全切除、神经节药物封闭，其次利血平、杜冷丁等药物也能起抑制作用。

【影响因素】

（1）收到的标本pH值必须小于5，否则应拒收标本；如果收到的标本 pH<5 而>3 则用 6mol/L 的 HCl 调节 pH 值到<3。

（2）许多药物如利血平、α-甲基多巴、左旋多巴、单胺氧化酶抑制剂、拟交感神经胺等可能会干扰测定结果，因此标本采集前两周应停止使用这些药物。滴鼻剂、止咳药、支气管扩张剂、α_2-受体激动剂、钙通道阻滞剂、转换酶抑制剂、溴隐亭、吩噻嗪、三环类抗抑郁药、α 和 β-受体阻滞剂、拉贝洛尔可能会影响测定结果。

（3）48 小时内避免食用香蕉、香草素、四环素、氯丙嗪、水杨酸、维生素 B_2（核黄素）、降压药物等，应停服 1 周茶、咖啡等兴奋性饮料，并避免劳累和情绪紧张。

六、血浆多巴胺（plasma dopamine）

【生化及生理】

多巴胺（DA）是一种能传递神经冲动的化学物质，为神经递质的一种。这种递质主要负责大脑的情欲、感觉，将兴奋及开心的信息传递，也与上瘾有关。多巴胺属于单胺类物质中的儿茶酚胺类，合成顺序依次为酪氨酸-左旋多巴-多巴胺，由多巴胺能神经元合成并储存于囊泡，经囊泡排出方式释放。DA 的降解分为两类，一类是酶解，另一类是再摄取。酶解是指 DA 通过单胺氧化酶（MAO）及儿茶酚-O-甲基转移酶（COMT）的作用，在肝、肾及血浆中降解成无活性的化合物。多巴胺作用于多巴胺受体，通过一系列反应，改变细胞膜对离子的通透性，从而产生生理作用。多巴胺有调节躯体活动、精神活动、内分泌和心血管活动的作用。多巴胺能神经元的病变可导致多种疾病，如帕金森病、多巴胺反应性肌张力障碍、精神分裂症等。

【检测方法】

HPLC。

【标本要求与保存】

标本类型：血浆，空腹肝素抗凝血。

标本保存：标本收集后的 30 分钟内使用 4℃ 离心机离心分离血浆，然后立即置于-20℃ 保存和运输。标本可在室温和冷藏条件下稳定 6 小时，冷冻条件下稳定 30 天。

【参考区间】

成人：仰卧（30 分钟）：<475pmol/L；坐（15 分钟）：<475pmol/L；站立（30 分钟）：<475pmol/L。

【临床意义】

（1）增高见于精神错乱、恐惧、幻觉、恶心、呕吐、晚期肾病。

（2）减低见于帕金森病。

【影响因素】

患者采血前应避免精神紧张、剧烈运动，避免咖啡、茶叶和烟酒等，否则会引起检测结果假性升高。

七、脑脊液多巴胺（cerebrospinal fluid dopamine）

【生化及生理】

多巴胺（DA）是脑内极其重要的神经递质，因为其作用特点又被称作快乐物质。脑内多巴胺神经元主要集中在中脑的黑质致密区、中脑腹侧被盖区、下丘脑及其脑室周围。多巴胺作用于多巴胺受体，通过一系列反应，改变细胞膜对离子的通透性，从而产生生理作用。多巴胺有调节躯体活动、精神活动、内分泌和心血管活动的作用。多巴胺能神经元的病变可导致多种疾病，如帕金森病、多巴胺反应性肌张力障碍、精神分裂症等。

【检测方法】

HPLC。

【标本要求与保存】

标本类型：脑脊液。

标本保存：标本收集后的 30 分钟内使用 4℃ 离心机离心，然后立即置于-20℃ 保存和运输。标本可在室温和冷藏条件下稳定 6 小时，冷冻条件下稳定 30 天。

【参考区间】

此项目暂无参考区间。

【临床意义】

（1）增高见于精神错乱、恐惧、幻觉、恶心、呕吐、晚期肾病。

（2）减低见于帕金森病。

【影响因素】

患者采前应避免精神紧张、剧烈运动，避免咖啡、茶叶和烟酒等，否则会引起检测结果假性升高。

八、肾上腺素（adrenaline，Ad）

【生化及生理】

肾上腺素是肾上腺髓质的主要激素，其生物合成主要是在髓质嗜铬细胞中首先形成去甲肾上腺素，然后进一步经苯乙胺-N-甲基转移酶（phenylethanol-amine N-methyl transferase，PNMT）的作用，使去甲肾上腺素甲基化形成肾上腺素。一方面，它可使心脏血管收缩，心脑活动加强，血压急剧上升；另一方面，它是促进分解代谢的重要激素，能加强肝糖原分解，迅速升高血糖，加强机体应付意外情况的能力。此外，它还具有促进蛋白质、氨基酸及脂肪分解，增强机体代谢，升高体温等作用。

【检测方法】

酶法。

【标本要求与保存】

血浆：采集静脉血 3.0ml 置于含肝素抗凝剂的试管中混匀送检。

尿液：留取 24 小时尿液于含浓盐酸防腐剂的干燥洁净容器中送检。

【参考区间】

血浆：成人：仰卧（30 分钟）：<273pmol/L；坐（15 分钟）：<328pmol/L；站立（30 分钟）：<491pmol/L。

尿液：0 ~ 1 岁：0 ~ 14nmol/24h；1 ~ 2 岁：0 ~ 19nmol/24h；2 ~ 4 岁：0 ~ 33nmol/24h；4 ~ 7 岁：1 ~ 55nmol/24h；7 ~ 10 岁：1 ~ 55nmol/24h；10 ~ 15 岁：3 ~ 109nmol/24h；>15 岁：3 ~ 109nmol/24h。

【临床意义】

（1）增高见于嗜铬细胞瘤、神经母细胞瘤、神经节神经母细胞瘤、副神经节瘤、心肌梗死、应激状态、长期给予利血平治疗、糖尿病酮症酸中毒等。

（2）降低见于自主神经病变，帕金森病等。

【影响因素】

（1）标本的采集必须为患者在安静的环境下卧床休息至少 30 分钟后，否则会影响测定结果。

（2）血液的采集和血浆的分离时间应在 1 小时内完成，分离血浆后应立即冰冻保存，否则冷藏条件下超过 1 小时会使测定值偏高，而置于室温条件下会使测定值减低。

（3）儿茶酚胺类药物、某些降压药如利血平、可乐定及硝普钠等会使测定结果假性升高；肝素静脉导管留置可能会使测定结果偏高。

九、去甲肾上腺素（norepinephrine，NA）

【生化及生理】

NA 是存在于中枢神经系统、外周肾上腺素能神经和肾上腺髓质中的一种激素和递质。其作用与肾上腺素相似。

【检测方法】

HPLC。

【标本要求与保存】

血浆：采集静脉血 3.0ml 置于含肝素抗凝剂的试管中混匀送检。

尿液：留取 24 小时尿液于含浓盐酸防腐剂的干燥洁净容器中送检。

【参考区间】

血浆：成人：仰卧（30 分钟）：650 ~ 2423pmol/L；坐（15 分钟）：709 ~ 4019pmol/L；站立（30 分钟）：139 ~ 4317pmol/L。

尿液：0 ~ 1 岁：0 ~ 59nmol/24h；1 ~ 2 岁：6 ~ 100nmol/24h；2 ~ 4 岁：24 ~ 171nmol/24h；4 ~ 7 岁：47 ~ 266nmol/24h；7 ~ 10 岁：77 ~ 384nmol/24h；10 ~ 15 岁：89 ~ 473nmol/24h；>15 岁：89 ~ 473nmol/24h。

【临床意义】

升高见于嗜铬细胞瘤、神经母细胞瘤、神经节细胞瘤、持续刺激神经、精神紧张、寒冷、长期给予利血平治疗等。

【影响因素】

标本采集前避免剧烈运动，长期给予利福平治疗会使结果升高。

十、血浆高香草酸（plasma homovanillic acid）

【生化及生理】

高香草酸（HVA）是 DA 代谢的最终产物，被看作是反映中枢 DA 更新率和 DA 神经元活动的一项指标。血浆 HVA 25% ~ 60% 来源于中枢神经系统，可以间接反映脑内 DA 代谢状况。

【检测方法】

HPLC-ECD。

【标本要求与保存】

静脉肝素抗凝血，4℃离心分离血浆，立即检测，否则应冰冻保存。

【参考区间】

此项目暂无参考区间。

【临床意义】

增高见于精神分裂症。

十一、脑脊液高香草酸（cerebrospinal fluid homovanillic acid）

【生化及生理】

高香草酸（HVA）是 DA 的主要代谢产物，脑脊液中的 HVA 不易通过血脑屏障，故测定其含量可间接地反映脑内 DA 的代谢情况。

【检测方法】

HPLC。

【参考区间】

1.7 ~ 1.76μmol/L。

【临床意义】

（1）增高见于精神分裂症。

（2）降低见于帕金森病、癫痫。

十二、血浆 5-羟色胺（plasma 5-hydroxytryptamine）

【生化及生理】

5-羟色胺（5-HT）又称血清素（serotonin），由色氨酸衍生，色氨酸经色氨酸羟化酶作用形成 5-羟色胺酸，再经脱羧酶脱羧变成 5-HT。5-HT 是一种脑内血清素能神经元的递质，其活性部分是吲哚胺。它广泛存在于脑、血小板、胃等组织中，以脑中含量最大，是较强的平滑肌兴奋剂和血管收缩剂。它在血小板中含量较高，血小板破裂释放后参与血管收缩等活动。2/3 的 5-HT 在肝脏与硫酸或葡萄糖醛酸结合后排出，或将吲哚断裂而分解；约 1/3 经单氨氧化酶作用氧化脱氨形成 5-HIAA 后从尿排出。它主要影响人类的行为方式，如情绪、运动方式、攻击欲、摄食、睡眠以及调节体温。5-HT 也与精神分裂症、焦虑、抑郁、疼痛、头痛、躁狂和类癌等疾病有关。

【检测方法】

常用方法为 HPLC-ECD、高效液相色谱法、ELISA、荧光法等。

【标本要求与保存】

静脉肝素或 EDTA 抗凝血，采血后 30 分钟内 4℃离心分离血浆，立即检测；如不能及时检测应保存标本：2 ~ 8℃可保存 5 天，-20℃可保存一个月，-80℃可保存两个月，避免反复冻融；冰冻状态下运输标本。

【参考区间】

ELISA：全血：280 ~ 1140nmol/L；每 10^9 血小板含 0.5 ~ 7.0nmol；血清：170 ~ 1140nmol/L；富血小板血浆：每 10^9 血小板含 2.07 ~ 5.55nmol；分离血小板：每 10^9 血小板含 0.88 ~ 6.16nmol；贫血小板血浆：0 ~ 22.5nmol/L。

【临床意义】

（1）升高：类癌瘤综合征、术后倾倒综合征、偏头痛、低氧症等。

（2）降低：系统性红斑狼疮（SLE）、类风湿性关节炎（风湿性关节炎）、混合性结缔组织病等结缔组织疾病、帕金森病（震颤性麻痹）、舞蹈病、肝豆状核变性（Wilson 病）、精神分裂症、神经衰弱、抑郁等。

【影响因素】

（1）标本不宜溶血。

（2）某些食物富含 5-HT，如香蕉、李子、西红柿和核桃等；某些药物会刺激 5-HT 的释放，如阿司匹林、促肾上腺皮质激素、MAO 抑制剂、儿茶酚胺、利血平和烟碱等，因此收集标本前应避免这些食物和药物，否则会使检测结果假性升高。

十三、5-羟色胺释放试验（5-hydroxytryptamine release assay，SRA）

【生化及生理】

5-羟色胺由色氨酸衍生，色氨酸经色氨酸羟化酶作用形成 5-羟色胺酸，再经脱羧酶脱羧变成 5-HT。5-HT 是一种脑内血清素能神经元的递质，其活性部分是吲哚胺。

【检测方法】

HPLC，荧光光度法。

【标本要求与保存】

富血小板血浆，冰冻保存和运输。

【参考区间】

5-羟色胺释放<20% 为阴性。

【临床意义】

（1）常作为中枢 5-HT 能神经元功能研究的外周模型。

（2）作为血小板释放功能的指标。

【影响因素】

某些食物富含 5-HT，如香蕉、李子、西红柿和核桃等；某些药物会刺激 5-HT 的释放，如阿司匹林、促肾上腺皮质激素、MAO 抑制剂、儿茶酚胺、利血平和烟碱等，因此收集标本前应避免服食这些食物和药物，否则会使检测结果假性升高。

十四、脑脊液 5-羟色胺（cerebrospinal fluid 5-hydroxytryptamine）

【生化及生理】

5-HT 是一种脑内血清素能神经元的递质，它主要影响人类的行为方式，如情绪、运动方式、攻击欲、摄食、睡眠以及调节体温。5-HT 也与精神分裂症、焦虑、抑郁、疼痛、头痛、躁狂和类癌等疾病有关。

【检测方法】

常用方法为高效液相色谱法、酶学分析法、荧光法等。

【标本要求与保存】

脑脊液。

【参考区间】

5.7～12.0nmol/L。

【临床意义】

(1) 增高见于颅脑外伤与脑血管疾病。

(2) 减低见于精神发育迟滞、PD 患者及抑郁性精神病等。

【影响因素】

某些食物富含 5-HT，如香蕉、李子、西红柿和核桃等；某些药物会刺激 5-HT 的释放，如阿司匹林、促肾上腺皮质激素、MAO 抑制剂、儿茶酚胺、利血平和烟碱等，因此收集标本前应避免这些食物和药物，否则会使检测结果假性升高。

十五、脑脊液 5-羟吲哚乙酸(cerebrospinal fluid 5-hydroxyindoleacetic acid，5-HIAA)

【生化及生理】

5-羟色胺在单胺氧化酶作用下，降解为 5-羟吲哚乙酸(5-HIAA)。

【检测方法】

常用方法为高效液相色谱法、酶学分析法、荧光法等。

【标本要求与保存】

腰椎穿刺或脑室穿刺获取脑脊液。

【参考区间】

荧光分光光度法：63.06～109.5ng/ml(腰椎穿刺)。

HPLC：21.24～46.1mg/L(脑室穿刺)。

【临床意义】

(1) 升高：颅部外伤、化脓性脑膜炎、蛛网膜下腔出血等患者 CSF 中 5-HIAA 浓度增高，脑出血等 5-HT 升高。

(2) 下降：忧郁型精神病、肌阵挛、Down 综合征、微小脑功能障碍、苯丙酮尿症所致的精神发育迟滞患者 CSF 中 5-HIAA 含量减少，癫痫病 5-HT 与 5-HIAA 含量均下降。

十六、尿液 5-羟吲哚乙酸(urine 5-hydroxyindoleacetic acid，5-HIAA)

【生化及生理】

5-HIAA 是 5-羟色氨代谢的最终产物，不具有生物活性。

【检测方法】

高效液相色谱法。

【标本要求与保存】

24 小时尿，室温条件下稳定 7 天，冷藏、冰冻条件下稳定 14 天，可反复冻融 3 次。

【参考区间】

2～10 岁：≤8.0mg/24h；>10 岁：≤6.0mg/24h。

【临床意义】

肾功能不全和小肠切除后 5-HIAA 水平降低，类癌综合征时显著升高。

【影响因素】

(1) 富含 5-HT 的食物，如香蕉、李子、西红柿和核桃等会影响检测结果，故收集尿液前 72 小时和收集尿液过程中应避免食用以上食物。

(2) 某些药物如对乙酰氨基酚、α 和 β-受体阻滞剂、阿替洛尔、溴隐亭、可乐定、地高辛、异烟肼、左旋多巴、甲基多巴、单胺氧化酶抑制剂、硝酸甘油、拟交感神经胺、苯巴比妥、吩噻嗪、酚妥拉明、利血平、水杨酸、三环类抗抑郁药会影响检验结果，一般需禁该种类药物 48 小时以上。

十七、脑脊液甘氨酸(cerebrospinal fluid glycine)

【生化及生理】

甘氨酸是分子结构最简单的生糖氨基酸，在人体合成代谢过程中具有重要作用，也是人体内含量极多的胶原、弹性蛋白和胶蛋白等结构蛋白的主要组成氨基酸。甘氨酸具有对各种物质的解毒功能；甘氨酸是一种重要的神经递质，在脑干和脊髓中是抑制性神经递质，而在大脑皮质和前脑等部位则是兴奋性神经递质。甘氨酸在脑干和脊髓中的抑制作用与维持正常肌张力有关，甘氨酸在脑内作为兴奋性神经递质是通过 N-甲基-D-天冬氨酸型(NMDA)谷氨酸受体、α-氨基-3-羟-5-甲基-4-异噁唑丙酸(AMPA)受体和促代谢性谷氨酸受体 3 者发挥作用的，其中 NMDA 型谷氨酸受体与神经系统的功能发育关系密切，当血中甘氨酸发生累积时可造成神经系统发育障碍、脑功能受损。

【检测方法】

检测方法有高效液相色谱法、GC-MS等，同时测定脑脊液和血浆中甘氨酸，计算其比值。

【标本要求与保存】

脑脊液；肝素抗凝血，分离血浆后立即冰冻，两者均冰冻保存和运输。

【参考区间】

CSF:0.7～14.7μmol/L。

血浆:140～420μmol/L。

CSF/血浆甘氨酸比率:<0.04。

【临床意义】

用于诊断甘氨酸脑病（非酮症性高甘氨酸血症），一般非酮症性高甘氨酸血症时其比值>0.06。

【影响因素】

脑脊液标本应避免血污染，血标本应避免溶血。

十八、色氨酸（tryptophan，Try）

【生化及生理】

色氨酸是人体不能合成的氨基酸，必须从食物中摄取。它在蛋白质的合成过程中起着非常重要的作用，也是一些神经递质合成的前体物质，如果色氨酸减少，则会引起相关蛋白质及神经递质的合成障碍，从而出现相应的症状和体征。

【检测方法】

检测方法有LC/MS、荧光法、ELISA等。

【标本要求与保存】

空腹肝素或EDTA抗凝血，立即分离血浆，标本在室温下稳定一天，在冷藏条件下可稳定一个星期，冰冻保存。

【参考区间】

ELISA法:30～78μmol/L。

LC/MS法:<1个月:17～85μmol/L;1～23个月:16～92μmol/L;2～17岁:30～94μmol/L;≥18岁:40～91μmol/L。

【临床意义】

可用于辅助诊断色氨酸尿症。

十九、谷氨酸（glutamic acid，Glu）

【生化及生理】

谷氨酸（Glu）是中枢神经系统中发挥重要生理功能的兴奋性神经递质。谷氨酸被人体吸收后，易与血氨形成谷酰氨，能解除代谢过程中氨的毒害作用，因而能预防和治疗肝昏迷，保护肝脏，是肝脏疾病患者的辅助药物。一般血脑屏障对Glu已完全饱和，因而脑的Glu水平不受血浆水平的影响，但在某些情况下可导致Glu从脑向血中的转运。在脑缺血等病理情况下，脑内Glu浓度升高的同时，血液中Glu浓度也相应升高。

【检测方法】

HPLC。

【标本要求与保存】

标本要求：血浆。

【参考区间】

51.30～85.84μmol/L（n=33）。此项目暂无公认的参考区间。

【临床意义】

测定血液中Glu升高水平可反映脑组织缺血程度的变化。兴奋性氨基酸递质Glu和Asp在老年人脑缺血发生后3天内显著升高，恢复期下降至正常水平。

二十、谷氨酰胺（glutamine）

【生化及生理】

脑组织中氨基酸代谢所产生的游离氨，经谷氨酰胺合成酶的作用，生成谷氨酰胺，以消除氨对中枢神经的毒性作用。故测定脑脊液中的谷氨酰胺，可反映脑组织的氨代谢。

【检测方法】

硫酸加热水解法：谷氨酰胺用硫酸加热水解，生成谷氨酸和氨，氨与硫酸结合生成硫酸铵，用纳氏试纸显色定量。在加热水解时脑脊液中的尿素亦产生微量的氨，用测定脑脊液中尿素的含量而推算扣除之。脑脊液中氨含量极微，可以不计。

【标本要求与保存】

采集脑脊液标本，立即送检，否则冰冻保存。

【参考区间】

脑脊液:60～140mg/L。

【临床意义】

肝硬化患者由于脑氨增加，故脑脊液中谷氨酰胺明显增高，肝昏迷时可达3.4mmol/L以上；出血性脑膜炎患者脑脊液中谷氨酰胺的含量也轻度增高；Reye综合征，部分患者增高；脑脊液酸度增加，谷氨酰胺代偿性增高。

二十一、γ-氨基丁酸(γ-aminobutyric acid, GABA)

【生化及生理】

γ-氨基丁酸是中枢神经系统很重要的抑制性神经递质，具有镇静、催眠、抗惊厥、降血压的生理作用。

【检测方法】

检查方法有高效液相色谱、荧光分光光度法、高压电泳法等。

【标本要求与保存】

采集脑脊液标本，立即送检，否则冰冻保存。

【参考区间】

脑脊液：0 ~ 1. 0μmol/L。

【临床意义】

降低见于癫痫病。

【影响因素】

检测前避免剧烈运动。

二十二、血浆组胺(plasma histamine)

二十三、尿液组胺(urine histamine)

【生化及生理】

组胺(HA)是广泛存在于动植物体内的一种生物胺，是由组氨酸脱羧而形成的，通常贮存于组织的肥大细胞中。在体内，组胺是一种重要的化学递质，当机体受到某种刺激引发抗原-抗体反应时，引起肥大细胞的细胞膜通透性改变，释放出组胺，与组胺受体作用产生病理生理效应。组胺是一种活性胺化合物，作为身体内的一种化学传导物质，可以影响许多细胞的反应，包括过敏、炎性反应、胃酸分泌等，亦是胺能神经传递素，参与中枢与周边的多重生理功能。在中枢系统，组胺是由特定的神经所合成，例如位于下丘脑后部的结节-乳头核，神经细胞多向延伸至大脑其他区域与脊椎，因此暗示组胺可能参与睡眠、荷尔蒙的分泌、体温调节、食欲与记忆形成等功能，另外还位于网状结构与端脑。

【检测方法】

放射免疫分析法(RIA)、EIA 等。

【标本要求与保存】

EDTA 抗凝血，分离血浆。

24 小时尿液，收集尿液过程中冷藏收集的尿液，冰冻运输与保存。

【参考区间】

血浆：0. 1 ~ 1. 8ng/ml。

尿液：0. 0006 ~ 0. 131mg/24h。

【临床意义】

血清组胺的改变见于Ⅰ型变态反应、系统性肥大细胞增多症及部分神经疾病。

第三节　神经肽和神经相关蛋白的检测

一、脑啡肽(enkephalin, ENK)

【生化及生理】

脑啡肽是神经递质的一种。能改变神经元对经典神经递质的反应，起调节经典神经递质效应的作用，故称为神经调质(neuromodulator)。又被称为“脑内吗啡”，对脑细胞具有独特的作用，能够激活处于抑制沉睡状态的脑细胞，对因脑损伤导致的后遗症有很好的恢复作用。

【检测方法】

放射免疫法。

【标本要求与保存】

采集脑脊液标本，立即送检，否则冰冻保存。

【参考区间】

脑脊液：158. 4 ~ 194. 2ng/L。

【临床意义】

增高见于癫痫、脑血栓患者等。

【影响因素】

检测前避免剧烈运动。

二、内啡肽(endorphin, EP)

【生化及生理】

内啡肽是体内自己产生的一类内源性的具有类似吗啡作用的肽类物质。这些肽类除具有镇痛功能外,尚具有许多其他生理功能,如调节体温、心血管、呼吸功能。内啡肽是具有吗啡样活性的神经肽的总称。β-EP 为 β-促脂激素 C 末端 31 肽(即第 61 ~91 位氨基酸),其止痛效力比吗啡强几十倍。主要分布于下丘脑和垂体。

【检测方法】

放射免疫法。

【标本要求与保存】

采集脑脊液标本,立即送检,否则冰冻保存。

【参考区间】

44.78 ~47.6pg/ml。

【临床意义】

急性中枢神经系统损伤、脑栓塞、缺血性脑卒中、单侧大脑中动脉闭塞性脑栓塞发病 40 小时可明显升高,其中脑梗死病情严重者、梗死面积大及多发梗死者 β-EP 含量增高更为显著。β-EP 增高见于躁狂症、精神分裂症,降低见于 AD 患者和帕金森病。

【影响因素】

检测前避免剧烈运动。

三、P 物质(P substance)

【生化及生理】

P 物质是广泛分布于细神经纤维内的一种神经肽。当神经受刺激后,P 物质可在中枢端和外周端末梢释放,与 NK1 受体结合发挥生理作用。在中枢端末梢释放的 P 物质与痛觉传递有关,其 C 末端参与痛觉的传递,N 末端则有能被纳洛酮翻转的镇痛作用。P 物质能直接或间接通过促进谷氨酸等的释放参与痛觉传递,其镇痛作用是通过促进脑啡肽的释放引起。逆向电刺激感觉神经或经细传入纤维传出的轴突反射和背根反射冲动可使外周端末稍释放 P 物质,引起该神经支配区血管扩张,通透性增加,血浆蛋白外渗等神经源性炎症反应。结合经络研究的新进展,P 物质可能是经脉信息传递的重要物质。

【检测方法】

放射免疫法。

【标本要求与保存】

脑脊液标本。

【参考区间】

287.43 ~683.45pmol/L。

【临床意义】

(1)增高见于缺血性脑血管病急性期、出血性脑血管病、腰椎间盘突出、腰椎间孔狭窄、颈脊髓病、颈神经根病。

(2)降低见于急性颅脑外伤早期。

四、神经降压素(neurotensin,NT)

【生化及生理】

神经降压素主要存在于下丘脑、中脑等部位,同时 NT 存在于人和其他哺乳动物的胃肠道中,在脑组织中含量较高,因而是一种脑肠肽。在中枢神经系统,NT 具有显著的镇痛、调节多巴胺神经传导、降低体温和刺激腺垂体激素分泌的作用。并因此和某些疾病的发病有关。NT 作为多巴胺传导和垂体前叶激素分泌的神经调质,在大脑中发挥降低体温和镇痛的作用,并与精神疾病的情绪的变化有关。它通过促进组胺和 5-羟色胺的释放,引起的生物学效应主要表现为强烈舒张血管、降低血压的作用。

【检测方法】

免疫学方法。

【标本要求与保存】

空腹 EDTA 抗凝血,立即分离血浆,冰冻运输与保存。

【参考区间】

<100pg/ml。

【临床意义】

NT 参与脑梗死的病理生理过程,与脑缺血继发脑水肿的病理机制有关,NT 可作为临床观察病情变化的指标,有助于判断脑梗死的预后。

五、β-淀粉样蛋白(β-amyloid protein,Aβ)

【生化及生理】

β-淀粉样蛋白又称为淀粉样 β 肽,分子量约 4kDa,由 β 淀粉样前体蛋白水解而来,由细胞分泌,在细胞基质沉淀聚积后具有很强的神经毒性作用。β-淀粉样蛋白为脑老年斑和血管壁淀粉样变性的主要成分,是引起痴呆和神经细胞凋亡的主要原因,同时也参与了脑血管的损伤过程。

根据淀粉级联假说认为,淀粉样 β 肽的沉积是阿尔茨海默病(Alzheimer disease,AD)病理改变的主要原因,而神经纤维缠结和血管病变是次要的。淀粉样 β 肽来自它的前体蛋白,称为淀粉样前体蛋白(β-amyloid precursor protein,APP),编码 APP 的基因定位于 21 号染色体,靠近唐氏综合征基因的位置,患唐氏综合征的患者，常在40岁以后患阿尔茨海默病。APP是一个跨膜蛋白，有不同的异构体。淀粉样变β肽（Aβ），长39～42个氨基酸，易形成淀粉样变。如将Aβ从前体蛋白切下来，Aβ可形成不溶物，导致细胞外蛋白沉积。已知有三种切割APP的酶，经α-分泌酶切割可产生只含部分Aβ的可溶片段。β和γ-分泌酶切割产生Aβ。有观点认为：Aβ和Aβ片段直接或间接的神经细胞毒性导致AD。将神经元暴露于Aβ，细胞内Ca^{2+}浓度增加。一些蛋白激酶（包括使tau蛋白磷酸化的蛋白激酶），均依赖Ca^{2+}浓度进行调节。细胞内高浓度Ca^{2+}将致tau蛋白磷酸化并形成配对的螺旋状纤维，促成神经纤维缠结。已知早老蛋白（1，2）通过γ-分泌酶的作用来调节APP的处理，同时早老蛋白亦参与Notch受体的裂解，因此他们可能直接调节γ-分泌酶的活性或原本就是一种蛋白酶，参与淀粉样变的形成。

【检测方法】

常用检测方法为放免法（RIA）或酶联免疫反应法（ELISA）。

【标本要求与保存】

采集脑脊液标本，立即送检，否则冰冻保存。

【参考区间】

脑脊液：35～46ng/L。

【临床意义】

神经元中β-淀粉样蛋白的聚集能够激发老年性痴呆患者的记忆减退，脑脊液中该蛋白的升高对于阿尔茨海默病的诊断有重要价值；颅脑外伤时亦可出现该蛋白的升高。

六、β-淀粉样蛋白前体（β-amyloid precursor protein，APP）

【生化及生理】

β-淀粉样蛋白前体为β-淀粉样蛋白（Aβ）的前体物质，在阿尔茨海默病（Alzheimer disease，AD）患者的脑脊液、血浆及血小板中均存在，近年发现脑血管疾病后该蛋白的表达上调，也是造成血管损伤的因素。

已知部分AD的可能发生机制如下，由于21号染色体APP基因的突变，致表达异常的APP经γ-分泌酶裂解能产生加长型的淀粉样β肽；或由于14号染色体上早老蛋白1基因和1号染色体上早老蛋白2基因突变，表达早老蛋白异常，致使对γ-分泌酶调节异常（或直接）从而产生异常Aβ片段，Aβ沉积于神经细胞表面，由于其毒性作用致细胞内Ca^{2+}浓度升高，Ca^{2+}经过Ca^{2+}依赖的蛋白激酶途径，使tau蛋白磷酸化，Aβ的沉积及tau的磷酸化，经过多年，逐步形成淀粉样变斑块和神经纤维缠结。最终导致神经元的变性，死亡，从而产生AD的各种临床表现。

【检测方法】

常用检测方法为放免法（RIA）或ELISA。

【标本要求与保存】

采集脑脊液标本，立即送检，否则冰冻保存。

【参考区间】

脑脊液：2.0～3.4g/L。

【临床意义】

APP为Aβ的前体物质，神经元中β-淀粉样蛋白的聚集能够激发老年性痴呆患者的记忆减退，脑脊液中该蛋白的升高对于阿尔茨海默病的诊断有重要价值；颅脑外伤时亦可出现该蛋白的升高。

七、Tau蛋白（Tau protein）

【生化及生理】

Tau蛋白是一种重要的微管相关蛋白，对微管的构成和保持稳定起着关键作用。Tau蛋白的异常磷酸化及糖基化修饰最终导致神经元纤维缠结的形成。神经元内存在大量神经纤维缠结是AD的重要特征之一。CSF中的Tau蛋白主要来自坏死的神经细胞。已知Aβ沉积于神经细胞表面，由于其毒性作用致细胞内Ca^{2+}浓度升高，Ca^{2+}经过Ca^{2+}依赖的蛋白激酶途径，使Tau蛋白磷酸化，Aβ的沉积及Tau的磷酸化，经过多年，逐步形成淀粉样变斑块和神经纤维缠结。最终导致神经元的变性，死亡，从而产生AD的各种临床表现。

【检测方法】

常用ELISA法。

【标本要求与保存】

采集脑脊液标本后离心，立即检测，-70℃保存。

【参考区间】

脑脊液：89.0～149.8ng/L。

【临床意义】

Tau蛋白主要用于AD的诊断。研究表明，AD患者和其他各种原因引起的痴呆，CSF中Tau蛋白含量明显高于对照组，但AD组比其他原因引起的痴呆病例组升高更加明显，表明Tau蛋白是中枢神经系统神经元变性的一个敏感指标，可用于AD的诊断与鉴别。Tau蛋白和谷草转氨酶联合检测对AD的诊断特异性达83%，而单纯检测Tau蛋白特异性仅为50%。因此同时检测两者可提高AD诊断的特异性。

八、神经生长因子(nerve growth factor，NGF)

【生化及生理】

神经生长因子是神经营养因子(neurotrophin)中最早被发现,目前研究最为透彻的,具有神经元营养和促进生长双重生物学功能的一种神经细胞生长调节因子,它对中枢及周围神经元的发育、分化、生长、再生和功能特性的表达均具有重要的调控作用。NGF主要来源于受神经支配的靶组织,神经元和胶质细胞也可合成。NGF通过作用于相应的酪氨酸激酶受体实现其生物学功能。已知NGF及其受体在多种神经系统及非神经系统肿瘤中均有表达,并参与肿瘤的增殖存活、化疗耐药、转移和血管新生。

【检测方法】

ELISA。

【标本要求与保存】

肝素或EDTA抗凝血,收集标本后30分钟内于2~8℃离心15分钟,分离血浆后立即检测。血浆标本在2~8℃可稳定5天,-20℃条件下可稳定1个月,-80℃条件下可稳定两个月。

【参考区间】

此项目暂无参考区间。

【临床意义】

NGF检测的临床意义在于可作为神经系统及非神经系统肿瘤的一种潜在的标志物。

九、髓鞘相关糖蛋白(myelin-associated glycoprotein,MAG)

【生化及生理】

髓鞘相关糖蛋白是免疫球蛋白超家族成员,它由中枢神经系统的少突胶质细胞和外周神经系统的施万细胞表达。MAG定位于直接和轴突相接触的髓鞘膜的最里层,它通过介导胶质细胞与轴突的相互作用参与髓鞘的形成及其完整性的维持。同时MAG也是髓鞘来源的神经生长抑制因子的主要成分。在神经系统发育的不同阶段,MAG显示不同的功能:发育期促进轴突生长,成熟期抑制轴突生长。

【检测方法】

ELISA。

【标本要求与保存】

同八、神经生长因子标本要求

【参考区间】

此项目暂无参考区间。

【临床意义】

临床意义在于其可能与髓鞘疾病(髓鞘发育不良或脱髓鞘等)的发生存在某种联系,并为髓鞘疾病诊断提供信息。

十、髓鞘碱性蛋白(myelin basic protein,MBP)

【生化及生理】

髓鞘碱性蛋白是组成中枢神经系统髓鞘的主要蛋白,为中枢神经组织所特有,约占髓鞘总蛋白质的30%。正常CSF中髓鞘碱性蛋白(MBP)含量极微。检测其在CSF中的含量,对脱髓鞘病的诊断有价值。

【检测方法】

ELISA法或RIA。

【标本要求与保存】

脑脊液。标本量1.0ml,至少0.5ml。标本室温(25℃)、冷藏(4℃)或冷冻(-20℃)稳定保存14天。可反复冻融3次。

【参考区间】

放射免疫法:0.55~1.83μg/L。

CSF中游离型MBP,FMBP(ELISA法):0.47~3.25μg/L。

CSF中结合型MBP,BMBP(ELISA法):0.13~1.59μg/L。

【临床意义】

髓鞘碱性蛋白是脑神经细胞实质损伤的特异标记物。由于外伤或疾病引起神经组织细胞破坏,髓鞘碱性蛋白进入脑脊液,少部分可进入血液。神经组织损害后,几天内即释放至CSF中,故CSF中髓鞘碱性蛋白浓度升高,可反映神经髓鞘完整性的破坏。因此测定脑脊液中的髓鞘碱性蛋白的含量,是反映脑、神经组织细胞有实质性损伤的一个敏感和可靠的生化指标,其含量的高低还可以反映损伤的范围及其严重程度。

(1) MBP增高主要见于多发性硬化症。多发性硬化症的急性期都表现为MBP明显增高,慢性活动者,约50%有MBP升高,但非活动者不增高。此外,MBP增高也可见于其他脱髓鞘病,如横贯性脊髓炎合并系统性红斑狼疮、脑桥中心髓质溶解症及甲氨蝶呤髓病。结合 CSF 中酶学及 IgG 测定，可提高对多发性硬化症的诊断以及病程、疗效等的观察。

（2）其他 MBP 对急性脑血管疾病、新生儿缺氧缺血性脑病、急性脑外伤、精神疾病也有一定的参考价值。

十一、整合素 1（integrated 1）

【生化及生理】

整合素 1 指的是妊娠相关血浆糖蛋白 A（PAPP-A）。妊娠相关血浆蛋白 A 是一种主要由胎盘滋养层合体细胞和蜕膜细胞产生的大分子糖蛋白，随孕周的增长而增加。在妊娠过程中，妊娠相关血浆蛋白 A 对早期配子发育、受精卵着床、妊娠维持及胎儿胎盘生长发育起着至关重要的作用，且具有抑制促性腺激素拮抗剂（IGFBP-4）的功能，对卵巢卵泡的发育及优势卵泡的选择和黄体的生存起着一定的生理作用。在孕妇血清中主要以 PAPP-A/proMBP 复合物形式存在。临床上主要用于唐氏综合征的妊娠早期筛查。

【检测方法】

酶免法（EIA）。

【标本要求与保存】

血清标本，筛查时最好采用孕 10 周到 14 周间的血清。避免溶血。标本量 3.0ml，至少 1.0ml。标本室温（25℃）保存 5 天、冷藏（4℃）或冷冻（-20℃）稳定保存 12 天。可反复冻融 3 次。

【参考区间】

此项目暂无参考区间。

【临床意义】

用于胎儿开放性神经管缺陷，唐氏综合征，18 三体综合征的筛查。

【影响因素】

避免溶血和高血脂标本，否则会影响检测结果。

十二、整合素 2（integrated 2）

【生化及生理】

唐氏筛查中整合素 2 又叫甲胎蛋白，是胎儿的一种特异性球蛋白。

【检测方法】

化学发光免疫分析。

【标本要求与保存】

血清标本，用于筛查时最好采用孕 15 周到 22 周间的血清标本。标本室温条件下可稳定 5 天，冷藏和冰冻条件下可稳定 12 天，可反复冻融 3 次。

【参考区间】

此项目暂无参考区间。

【临床意义】

联合孕初期整合素 1 的检测，用于胎儿开放性神经管缺陷、唐氏综合征、18 三体综合征的筛查。

第四节　神经系统自身免疫性疾病相关自身抗体的检测

见“第三十章　自身免疫性疾病的自身抗体测定”。

（龚霞　彭剑雄）

第二十七章 红细胞疾病的生物化学检验

成熟红细胞(erythrocyte or red blood cell)是人体体液中的重要组成部分,具有多种重要的生理功能,除携带氧气和运输二氧化碳外,还参与血液酸碱平衡,对维持机体正常内环境稳定起着重要的作用。由于遗传性获得性的原因,导致红细胞的生成、结构、代谢或消亡发生异常,造成各种与红细胞相关的疾病称为红细胞疾病(red blood cell disease)。红细胞疾病中,最常见的是贫血,本章主要介绍贫血的实验室诊断。

第一节 概　述

一、贫血

贫血(anemia)是指人体外周血红细胞容量减少,低于正常范围下限的一种常见的临床症状。基于不同的临床特点,贫血有不同的分类。如果按贫血进展速度,可分为急、慢性贫血;如果按红细胞形态,可分为大细胞性贫血、正常细胞性贫血和小细胞低色素性贫血;如果按血红蛋白浓度,可分为轻度、中度、重度和极重度贫血;如果按骨髓红系增生情况,可分为增生性贫血(如溶血性贫血、缺铁性贫血、巨幼细胞贫血等)和增生低下性贫血(如再生障碍性贫血)等。

红细胞疾病的诊断与其他疾病一样,必须以病史、症状和体征为基础,以实验室检测为依据,以影像学检查为辅助,全面地进行诊断思维,同时要寻找病因,作出贫血病因诊断。然后根据诊断进行有效的预防、治疗。

二、缺铁性贫血

由于铁摄入不足、需求增多、吸收不良、转运障碍、丢失过多和利用障碍等原因,导致机体储存铁缺乏或耗尽和红细胞生成障碍所形成的一种贫血,称为缺铁性贫血(iron deficiency anemia,IDA)。本病除诊断贫血外,还必须诊断病因。

(一)铁缺乏的诊断

按病理生理过程,铁缺乏分为以下三个进展性阶段:

1. 储存铁耗尽阶段　①储存铁减少或消失,但血清铁和血红蛋白含量仍保持正常。诊断须符合有明显的缺铁原因。②血清铁蛋白<14μg/L。③铁粒幼红细胞<10%或消失,骨髓铁染色细胞外铁缺如。

2. 缺铁性细胞生成阶段　除储存铁耗尽外,出现红细胞容积宽度(RDW)升高,血清铁转铁蛋白饱和度和网织红细胞血红蛋白含量降低,但无明显的贫血表现。诊断须符合:①有铁耗尽的标准;②小细胞低色素性贫血;③细胞内铁减少或缺如。

3. 缺铁性贫血阶段　是缺铁最终阶段,诊断须符合:有铁耗尽和缺铁性红细胞生成的诊断标准;同时有以下任何一项:①转铁蛋白饱和度<15%,血清铁<10.7μmol/,总铁结合力>64.4μmol/L或转铁蛋白>3.8g/L。②红细胞游离原卟啉>0.9μmol/L。

(二)小细胞低色素性贫血的鉴别诊断

小细胞低色素性贫血是IDA的形态学特征,但须与地中海贫血、慢性病性贫血、铁幼粒细胞贫血、铅中毒和恶性肿瘤等引起的贫血作鉴别。

三、巨幼细胞贫血

巨幼细胞贫血(megaloblastic anemia,MA)是由于叶酸和(或)维生素 B_{12} 摄入减少、需求增多或利用障碍引起血细胞脱氧核糖核酸(DNA)合成障碍,所导致的一种巨幼细胞贫血,同时粒细胞和巨核细胞也呈巨幼变,甚至呈全血细胞减少。它们的实验室诊断如下。

(一)叶酸缺乏性巨幼细胞贫血

除有贫血和消化道症状等外,实验室诊断有:①红细胞平均容积(MCV)增大,常>100fl,血涂片成熟细胞体积增大,多呈卵圆形。②白细胞和血小板数减少,中性粒细胞分叶过多(多见>4 叶者)。③骨髓增生明显活跃,红系呈典型巨幼细胞改变(>10%),粒系和巨核系细胞呈幼样变和核分叶过多。④血清叶酸水平<6.91nmol/L 和红细胞叶酸<227nmol/L。⑤诊断性治疗:口服叶酸 10mg/d,口服共 10 天,4~6 天应测得网织红细胞升高。

(二)维生素 B_{12}缺乏性巨幼细胞贫血

除有贫血和神经系统等症状外,实验室诊断有:①与叶酸缺乏性巨幼细胞贫血实验诊断中的 1、2、3 相同。②血清维生素 B_{12}水平<75pmol/L,红细胞叶酸含量<227nmol/L。③有条件者测得血清甲基丙二酸水平增高。④诊断性治疗:肌注射维生素 B_{12} 50μg/d,共肌注 10 天,注后 4~6 天测得网织红细胞升高。

(三)叶酸和维生素 B_{12}缺乏性巨幼细胞贫血的鉴别诊断

叶酸和维生素 B_{12}缺乏所引起的巨幼细胞贫血,临床上难以绝对区分。分别利用叶酸/维生素 B_{12}测定以及叶酸/维生素 B_{12}诊断性治疗,可能有助于两者的鉴别。

四、再生障碍性贫血

再生障碍性贫血(aplastic anemia,AA)是由于化学、生物、物理或原因不明等因素引起的一种以骨髓造血功能衰竭为特征的贫血,临床分为急性型(重型Ⅰ)和慢性型(轻型和重型Ⅱ)。

(一)实验诊断

血象以全血细胞减少,贫血呈正细胞性和网织红细胞绝对值减少为特征。

1. 骨髓象 多部位骨髓穿刺涂片显示红、粒、巨核三系细胞增生低下或极度低下,有核细胞明显减少、早期细胞减少或不见,特别是巨核细胞减少;无明显病态造血,非造血组织和造血细胞增多。然而慢性轻型患者,骨髓中仍有残存的造血灶,虽可见骨髓增生现象,但巨核细胞仍减少。

2. 骨髓活检 在再障诊断中,骨髓活检优于骨髓涂片。骨髓增生或重度低下;造血组织/脂肪组织的容积比降低(<34%);造血细胞减少,非造血细胞增加;可见间质水肿、出血甚至呈液性脂肪坏死。

3. 其他检查 多用于不典型病例的诊断:①体外造血干细胞培养出现细胞集落明显减少或缺如;②外周血红细胞生成素(EPO)水平增高;③中性粒细胞碱性磷酸酶活性增高;④骨髓核素扫描判断其整体造血功能减低;⑤部分病例 $CD4^+/CD8^+$ 比例倒置。

4. 再障诊断标准 ①全血细胞减少,网织红细胞绝对值减低;②多部位取材,至少一个部位增生低下或极度低下,非造血细胞增多,如增生活跃须有巨核细胞减少;③一般无肝脾肿大;④排除全血细胞减少的其他疾病,如 PNH、MDS 等;⑤一般的贫血治疗无效。

(二)鉴别诊断

再障主要与全血细胞减少症相鉴别,如骨髓增生异常综合征、急性白血病、单纯红细胞再障、阵发性睡眠性血红蛋白尿症、脾功能亢进等。

五、自身免疫性溶血性贫血

自身免疫性溶血性贫血(autoimmune hemolytic anemia,AIHA)是获得性溶血性贫血(hemolytic anemia)中最多见的一种。AIHA 是由于自身产生的抗红细胞抗体而导致自身红细胞破坏过多的一种获得性溶血性贫血。临床分为温抗体和冷抗体两型。前者绝大多数为抗 IgG 抗体,常结合补体(C3)或冷热溶血素(Donath Landsteiner,D-L 抗体),属抗 IgG 抗体,能结合补体。

六、红细胞葡萄糖-6-磷酸脱氢酶缺乏症

葡萄糖-6-磷酸脱氢酶缺乏症(glucose-6-phosphate dehydrogenase deficiency)是指红细胞葡萄糖-6-磷酸脱氢酶(G-6-PD)活性减低和(或)结构改变所导致的一种以溶血为特征的遗传性疾病。G-6-PD 是遗传性红细胞酶病中最常见的一种,多由食入蚕豆、感染、药物等因素诱发发病。

除临床诊断外,须以敏感性较好的高铁血红蛋白还原试验、硝基四氮唑蓝(NBT)纸片法和 G-6-PD 荧光斑点试验作为筛选试验,用特异性较高的 G-6-PD 活性测定作为诊断试验。

检测结果符合下列任何一项即可诊断为 G-6-PD 缺乏症：①一项筛检试验示 G-6-PD 属严重缺乏值；②一项 G-6-PD 活性测定较正常平均值降低 40% 以上；③两项筛检试验的 G-6-PD 均示为中间缺乏值；④一项筛检试验示 G-6-PD 属中间值，须伴明确家族史者。

七、球蛋白生成障碍性贫血

球蛋白生成障碍性贫血，亦称地中海贫血（Mediterranean anemia）或海洋性贫血（thalassemia），是由于一种或几种基因的缺陷或缺失，导致相应珠蛋白肽链合成的减少缺乏，可有珠蛋白肽链的结构异常所引起的一类遗传性溶血性疾病。临床上分为常见的 β 珠蛋白生成障碍性贫血和少见的 α 珠蛋白生成障碍性贫血。

（一）β 珠蛋白生成障碍性贫血

β 珠蛋白生成障碍贫血简称 β 地贫，是 β 型珠蛋白链合成不足所致，使 HbA（$\alpha_2\beta_2$）生成减低，代偿增高的 α 链与 δ 链组成 HbA2（$\alpha_2\delta_2$）和与 γ 链组成的 HbF（$\alpha_2\gamma_2$）生成增多，然而仍有多余的 α 链沉着于红细胞内形成包涵体。

（二）α 珠蛋白生成障碍性贫血

α 地贫大多数是由于基因缺失所致，α 基因位于 16 号染色体，包含来自父母的各两个基因（αα/αα）。因受累的形式或程度不同造成临床多种表现。α 链合成障碍使其含有此链的 Hb［HbA（$\alpha_2\beta_2$）、HbA2（$\alpha_2\delta_2$）］生成减少。在胎儿期或新生儿期导致 γ_2 链过剩，在成人期造成 β_2 链过剩。

轻型地中海贫血的临床表现与缺铁性贫血有相似之处，且红细胞的形态改变均为小细胞低色素性贫血。但缺铁性贫血常有明确的缺铁诱因，血清铁蛋白含量减低，骨髓铁粒幼红细胞减少，红细胞游离原卟啉升高，铁剂治疗有效等以资鉴别。

α 与 β 地中海贫血的鉴别主要依赖于血红蛋白电泳和 α/β 肽链基因检测。

八、阵发性睡眠性血红蛋白尿症

阵发性睡眠血红蛋白尿症（paroxysmal nocturnal hemoglobinuria，PNH）是由于 X 染色体上的 PTG-A（Xp22.1）基因突变，使糖化肌醇脂（GPI）锚连蛋白合成障碍而引起的一种获得性造血干细胞良性克隆性溶血性疾病。因 PNH 血细胞克隆发生在造血干细胞，故 PNH 可发生在红细胞、中性粒细胞、血小板等各种血细胞中。本症的主要临床表现是慢性发作血红蛋白尿、全血细胞减少、血栓形成的肾脏表现等。

第二节　缺铁性贫血的生化检测

一、血清铁（serum iron）

【生化及生理】

铁是人体最丰富的必需微量元素之一，是人体合成血红蛋白的重要原料，是红细胞的重要成分；铁也是肌红蛋白、细胞呼吸酶（如细胞色素、过氧化物酶和过氧化氢酶）等的重要组成成分，是人体正常生理活动不可缺少的重要物质。健康人体内铁的总量 3～5g（男性 50mg/kg、女性约为 40mg/kg），其中血红蛋白铁占比例最大 70.17%，转运铁仅占 0.15%。转运中的铁是最活跃的部分。自由铁是有毒的，吸收入血浆的亚铁经铜蓝蛋白氧化变成高铁后，与转铁蛋白结合将铁运送至利用和贮存的场所。

【检测方法】

比色法：降低介质 pH 及加入还原剂（如抗坏血酸、羟胺盐酸等）将 Fe^{3+} 还原为 Fe^{2+}，则转铁蛋白对铁离子的亲和力降低而解离，解离出的 Fe^{2+} 与显色剂如亚铁嗪、菲咯嗪和 2,2'-联吡啶等反应，生成有色络合物，同时做标准对照，计算出血清铁的含量。这类方法目前在临床实验室广泛使用。

电化学法：基于库仑测定的原理，首先加入乙醇盐酸溶液将铁离子从铁蛋白上解离下来，游离的铁离子暴露在一个多电极传感器的不同的特定电位中，这样在 Fe^{2+} 与 Fe^{3+} 之间的电子转移就产生了一个与铁的浓度相关的电流。该法样品用量少，分析时间短，但需要专门的仪器，故应用较少。

【标本要求与保存】

采用血清或血浆，血清首选，血浆用肝素锂抗凝。标本量 1.0ml，至少 0.5ml。分离后标本在室温（25℃）、冷藏（4℃）或冷冻（-20℃）稳定保存 14 天。可反复冻融 3 次。

【参考区间】

健康成年人血清铁：

男性：11～30μmol/L；

女性：9～27μmol/L。

【临床意义】

（1）血清铁升高：见于红细胞破坏过多时，如溶血性贫血。红细胞的再生障碍或成熟障碍，如再生障碍性贫血、巨红细胞性贫血。

（2）血清铁降低：见于缺铁性贫血、慢性长期失血、恶性肿瘤和感染等。其中，慢性长期失血占缺铁原因的首位，如月经过多、消化道失血、钩虫病、反复鼻出血、痔疮出血等。

【影响因素】

①标本应空腹采集，迅速分离血清并避免溶血；②铁显色剂配制后应避光保存在棕色瓶中；③所有容器应避免铁的污染，最好为一次性使用；④所有试剂配制后均在2～8℃保存，避免细菌生长。若发现试剂浑浊应重新配制。

二、总铁结合力（total iron binding capacity，TIBC）

【生化及生理】

转铁蛋白（transferrin，Tf）是血清中铁的转运蛋白。总铁结合力是指每升血清中的转铁蛋白所能结合的最大铁量，实际反映转铁蛋白的水平。通常情况下，仅有1/3的转铁蛋白与铁结合。

【检测方法】

血清铁测定几乎总是同时要做总铁结合力测定。血清铁是与转铁蛋白结合的，但转铁蛋白分子中只有一部分被饱和，另一部分未被饱和，称之为未饱和铁结合力（unsaturated iron-binding capacity，UIBC）。当血清转铁蛋白全部被饱和后，其结合铁的量就是总铁结合力。大多数比色法测定总铁结合力是首先加入过量的高铁化合物使转铁蛋白饱和，再加轻质碳酸镁吸附剩余的未与转铁蛋白结合的铁。然后，再按测定总血清铁的方法测定饱和转铁蛋白的铁的总量，即总铁结合力。

【标本要求和保存】

见“血清铁”。

【参考区间】

健康成年人血铁总铁结合力：

男性：50～77μmol/L。

女性：54～77μmol/L。

【临床意义】

（1）血清总铁结合力升高：见于缺铁性贫血、红细胞增多症、急性肝炎等。

（2）血清总铁结合力降低：见于肝硬化、恶性肿瘤、溶血性贫血、慢性感染、肾病综合征、尿毒症和血色素沉着症等。

三、转铁蛋白饱和度（transferring saturation，TS）

【生化及生理】

转铁蛋白饱和度是指血清铁与转铁蛋白结合能力的比值，即血清铁除以总铁结合力的百分比。

【检测方法】

见“血清铁”和“总铁结合力”。转铁蛋白饱和度简称铁饱和度，可通过计算得出：转铁蛋白饱和度=（血清铁/总铁结合力）×100。

【标本要求和保存】

见“血清铁”。

【参考区间】

健康人转铁蛋白饱和度：

20%～55%（均值男性34%，女性33%）。

【临床意义】

（1）转铁蛋白饱和度升高：见于铁利用障碍，如铁粒幼细胞贫血、再障；铁负荷过重，如血色病早期，贮存铁增加不显著，但血清铁已增加。

（2）转铁蛋白饱和度降低：见于缺铁性贫血（TS少于15%）、炎症等。

四、血清铁蛋白（serum ferritin）

【生化及生理】

铁蛋白分子质量450 kD，外形结构呈球形，由蛋白壳和铁核两部分组成，蛋白壳由24个亚基组成高度对称性的结构，铁核位于蛋白壳中心，由数千氢氧化铁分子和数百磷酸盐分子组成非均匀的结构。铁蛋白大部分分布在肝、脾、骨髓、骨骼肌和肠黏膜中。铁蛋白是铁贮存于人体的主要形式之一。具有结合铁和贮备铁能力，以维持体内铁的供应和血红蛋白的相对稳定。血清铁蛋白测定是检查体内铁缺乏的最灵敏的指标，用于诊断缺铁性贫血、肝病等，也是恶性肿瘤的标志物之一。

【检测方法】

目前临床测定血清铁蛋白常用的方法是电化学

发光免疫法、放射免疫法等。

【标本要求和保存】

血清。标本量0.8ml,至少0.3ml。立即检测,否则冷藏或冷冻保存。分离后标本在室温(25℃)稳定3天、冷藏(4℃)稳定5天或冷冻(-20℃)稳定保存14天。可反复冻融3次。

【参考区间】

成年男性:30~400μg/L。

成年女性:13~150μg/L。

【临床意义】

(1) 血清铁蛋白降低:血清铁蛋白含量能准确反映体内贮存铁的情况,与骨髓铁染色结果有良好的相关性。血清铁蛋白的减少是诊断缺铁性贫血敏感方法之一。缺铁性贫血时血清铁蛋白<14μg/L(女性<10μg/L)。降低亦见于失血、慢性贫血等。

(2) 血清铁蛋白增高:见于肝脏疾病、血色病、输血引起的铁负荷过高,急性感染,以及铁粒幼细胞贫血患者。恶性肿瘤如肝癌、乳腺癌、白血病及淋巴瘤患者中部分病例血清铁蛋白可明显增高,其血清铁蛋白浓度与贮存铁无关,和肝细胞的合成和释放增加有关。

五、转铁蛋白(transferrin,Tf)

【生化及生理】

转铁蛋白分子量为79 500的糖蛋白,主要由肝脏合成。吸收入血浆中的亚铁被铜蓝蛋白氧化成高铁后,与血浆中的转铁蛋白结合,1分子转铁蛋白结合2个三价铁离子,将铁运送至利用和贮存的场所。

【检测方法】

血清转铁蛋白测定采用免疫散射比浊法利用抗人转铁蛋白血清与待检测的转铁蛋白结合形成抗原抗体复合物,其光吸收和散射浊度增加,与标准曲线比较,可计算出转铁蛋白含量。

【标本要求和保存】

采用血清或血浆,血清首选,血浆用肝素抗凝。避免溶血。标本量1.0ml,至少0.5ml。分离后标本在室温(25℃)、冷藏(4℃)或冷冻(-20℃)稳定保存14天。可反复冻融3次。

【参考区间】

2.0~3.7g/L。

【临床意义】

(1) 增高:见于缺铁性贫血和妊娠。

(2) 降低:见于肾病综合征、肝硬化、恶性肿瘤、炎症等。

六、可溶性转铁蛋白受体(soluble transferrin receptor,sTfR)

【生化及生理】

转铁蛋白受体是一种跨膜糖蛋白,能特异性地与血浆中的转铁蛋白结合将铁运输至细胞内。sTfR是循环于血清中的转铁蛋白受体片段的一种形式,主要以sTfR片段与转铁蛋白(Tf)复合物的形式存在于血清中。在细胞表面上的sTfR的数目反映了与之相关的可供应的细胞铁的要求,铁的供应减少将迅速导致sTfR合成的调整。当红细胞生成活性增加特别是铁缺乏时会引起sTfR合成的增加,从而使血清中sTfR浓度的升高。

【检测方法】

化学发光免疫分析、ELISA等。

【标本要求和保存】

采用血清或血浆,血浆用肝素或EDTA抗凝。避免溶血。标本量1.0ml,至少0.5ml。立即检测,否则冷冻(-20℃)稳定保存。

【参考区间】

12.2~27.3nmol/L。

【临床意义】

(1) 升高:常见于缺铁性贫血和溶血性贫血。一般采用血清可溶性转铁蛋白受体浓度>8mg/L作为缺铁性红细胞生成的指标。对缺铁性贫血和慢性炎症的小细胞性贫血有鉴别价值。

(2) 降低:见于再生障碍性贫血、慢性病贫血、肾衰竭等。

(3) 用于临床观察骨髓增生状况和治疗反应。如肿瘤化疗后骨髓受抑制和恢复的情况,骨髓移植后的骨髓重建情况,以及用促红细胞生成素治疗各类贫血过程中的疗效观察和剂量调整等。

七、促红细胞生成素(erythropoietin,EPO)

【生化及生理】

EPO是一种含唾液酸的酸性糖蛋白,能促进造血祖细胞的增殖分化。EPO在体内不能储存,主要由血氧含量的变化经缺氧诱导因子1(HIF-1)路径来调节其生成。EPO通过EPO受体(EPO-R)发挥生物学效应。EPO不仅影响造血系统,而且在应激时发挥重要的保护机体的作用,对整个生物体发挥广泛的组织保护效应，其中，中枢神经系统的神经细胞、星形胶质细胞可通过旁分泌或自分泌方式分泌EPO，并与附近神经元细胞膜上的EPO-R结合。

【检测方法】

化学免疫发光法、RIA法。

通过^{125}I标记的促红细胞生成素进行竞争结合的方法测定。用重组人红细胞生成素（rhEPO）作为示踪物和标准品。以待测标本与羊抗促红细胞生成素抗体进行孵育后，加入^{125}I标记的促红细胞生成素示踪物再进行孵育，然后用驴抗羊沉淀物将已结合^{125}I标记的促红细胞生成素示踪物通过离心沉淀出来。在γ计数器上测定放射强度，通过绘制标准曲线，计算出待测标本的促红细胞生成素的水平。

【标本要求和保存】

采用血清。避免溶血。标本量0.5ml，至少0.3ml。立即检测，否则冷冻保存。分离后标本在室温(25℃)保存1天、冷藏(4℃)7天或冷冻(-20℃)稳定保存14天。可反复冻融3次。

【参考区间】

化学免疫发光法检测血清EPO参考区间见表27-1。

表27-1 化学免疫发光法检测血清EPO参考区间

年龄(岁)	男性(mIU/ml)	女性(mIU/ml)
0~3	1.7~17.9	2.1~15.9
4~6	3.5~21.9	2.9~8.5
7~9	1.0~13.5	2.1~8.2
10~12	1.0~14.0	1.1~9.1
13~15	2.2~14.4	3.8~20.5
16~18	1.5~15.2	2.0~14.2
成人	4.2~27.8	4.2~27.8

【临床意义】

(1) 升高：骨髓低反应性相关贫血（再生障碍性贫血、缺铁性贫血）、溶血性贫血、继发性红细胞增多症（高海拔缺氧、慢性阻塞性肺病、肺纤维化）、肾移植排斥。

(2) 降低：慢性疾病性贫血、肾衰竭、炎症状态、原发性红细胞增多症。

八、促红细胞生成素受体(erythropoietin receptor，EPO-R)

【生化及生理】

EPO-R是一种由508个氨基酸组成的跨膜蛋白质，人与鼠有82%的同源。EPO-R与EPO结合并诱导细胞内泛素化后将被蛋白酶和溶酶体降解，很少有EPO-R能在细胞膜上循环利用。除红细胞，内皮细胞、心肌细胞、平滑肌细胞和神经细胞中也发现了EPO-R。促红细胞生成素与红细胞表面促红细胞生成素受体结合后形成二聚体，再通过JAK/STAT和RAS/MAP激酶等信号传导途径调节红系的增生和分化。

【检测方法】

血清中用ELISA法，组织中用免疫组织化学方法。

【标本要求和保存】

见“促红细胞生成素”。

【参考区间】

2.0~4.4μg/L。

【临床意义】

促红细胞生成素受体主要表达于红系祖细胞，成熟红细胞表面促红细胞生成素受体的量非常少，并随着细胞成熟而逐渐减少。其可能是导致骨髓增生异常综合征无效造血的原因之一，从而参与骨髓增生异常综合征的发生、发展。故可用于骨髓增生异常综合征贫血的辅助诊断，但目前尚处于探索阶段。

第三节 巨幼细胞贫血的生化检测

巨幼细胞贫血（megaloblastic anemia，MA）是由于叶酸、维生素B_{12}缺乏或某些药物影响核苷酸代谢导致细胞核脱氧核糖核酸合成障碍所致的贫血。叶酸缺乏症（folate deficiency）常用的生化检验项目包括血清或红细胞叶酸、尿亚胺甲基谷氨酸排泄试验、血清同型半胱氨酸等；维生素B_{12}缺乏症（vitamin B_{12} deficiency）的检验项目有血清维生素B_{12}、血清或尿液甲基丙二酸、维生素B_{12}吸收试验、内因子抗体检测等。

一、血清叶酸(serum folate)

二、红细胞叶酸(erythrocyte folate)

【生化及生理】

叶酸由蝶啶、对氨基苯甲和谷氨酸组成。人体自己不能合成叶酸,必须从食物中获得所需叶酸。DNA 是细胞增殖的基本物质条件,而叶酸是细胞核 DNA 合成的必需物质。

【检测方法】

叶酸测定常用电化学发光免疫分析、RIA 或微生物法。

放射免疫法(RIA):核素与叶酸结合,产生 γ-放射碘叶酸化合物,放射活性与血清或红细胞的叶酸含量成比例,检测其放射活性,与已知标准对照,计算叶酸量。

微生物法:干酪乳酸杆菌的生长需要叶酸(5-甲基四氢叶酸),加一定量的未知血清标本到无叶酸培养基中,接种干酪乳酸杆菌,由细菌生长情况(用浊度表示)同已知浓度的叶酸标准曲线相比较,从而得知血清中叶酸的浓度。

【标本要求和保存】

空腹采血,血清 2～8℃保存 24 小时,-20℃可保存更长时间。

【参考区间】

电化学发光免疫分析:

血清叶酸:>3.0μg/L。

红细胞叶酸:499～1504μg/L。

【临床意义】

红细胞与血清叶酸浓度相差几十倍,体内组织叶酸缺乏但当未发生巨幼细胞贫血时,红细胞叶酸测定对判断叶酸缺乏尤其有价值。叶酸减低有助于诊断由于叶酸缺乏引起的巨幼细胞贫血,此外可见于红细胞过度增生、叶酸利用增加,如溶血贫血、骨髓增生性疾病等。

【影响因素】

(1) 血清叶酸测定的影响因素:①冷冻的标本在室温只能融化 1 次,不能用加热包或水浴加速标本融化,检测前应该将标本充分混匀;②标本溶血后会使血清叶酸的测定结果假性升高。标本反复冻融或在 2～8℃长期存放,可使血清叶酸测定结果假性降低。

(2) 红细胞叶酸测定的影响因素:①标本须空腹采血,切忌溶血。因红细胞的叶酸水平是血清叶酸的 30 倍,如有溶血会影响后者的结果。②溶血液的制备必须在取血后 8 小时完成。测定红细胞叶酸的同时,应同时测定血清叶酸和红细胞压积。其他同血清叶酸。

三、维生素 B_{12}(vitamin B_{12})

【生化及生理】

维生素 B_{12}是一种含金属钴的维生素,又称氢钴酸。人体自己不能合成维生素 B_{12},肠道内细菌虽能合成,但大部分在大肠内,不能被吸收利用,所以只能从食物中获取。维生素 B_{12}为 DNA 合成过程中的辅酶,是细胞核合成的必需物质。

【检测方法】

常用电化学发光免疫分析、RIA 或微生物法。

【标本要求和保存】

采用血清。避免溶血。标本量 0.8ml,至少 0.3ml。分离后标本在室温(25℃)、冷藏(4℃)7 天或冷冻(-20℃)稳定保存 14 天。可反复冻融 3 次。

【参考区间】

电化学发光免疫分析:211～946pg/ml。

【临床意义】

(1) 升高:白血病患者血清维生素 B_{12}含量明显增高;真性红细胞增多症、某些恶性肿瘤和肝细胞损伤时也增高。

(2) 降低:常见于巨幼细胞贫血,对其诊断有重要价值。

【影响因素】

冷冻标本在室温只能溶化一次,不能用加热包或水溶加速标本融化,检验前应使标本充分混匀。维生素 B_{12}标准品要避光保存。

四、维生素 B_{12}吸收试验(vitamin B_{12} absorption test)

【生化及生理】

维生素 B_{12}吸收试验又称为 Schilling 试验。目的是衡量患者对维生素 B_{12}的吸收是否正常。

【检测方法】

空腹口服 0.5μg ^{57}钴标记的维生素 B_{12},两小时后肌注 1.0mg 未标记的维生素 B_{12},收集 24 小时尿测定排出的放射性。

【标本要求和保存】

收集 24 小时尿液。

【参考区间】

正常人应超过 7%，低于 7% 表示维生素 B_{12} 吸收不良，恶性贫血常在 4% 以下。如吸收不良，间隔 5 天重复上述试验，且同时口服 60mg 内因子，如排泄转为正常，则证实为内因子缺乏，否则为肠道吸收不良。如给患者服用抗生素后吸收有改善，提示肠菌过度繁殖与宿主竞争维生素 B_{12} 所致。

【临床意义】

用于诊断典型的恶性贫血，对老年人常见的轻度钴胺吸收不良无诊断意义。

五、叶酸吸收试验（folate absorption test）

【生化及生理】

其原理与维生素 B_{12} 吸收试验相仿，目的是衡量患者对叶酸的吸收是否正常。

【检测方法】

以 ^3H 为标记的叶酸 40μg/kg，一次口服，随即注射无同位素标记的叶酸 15mg，然后测定尿的放射叶酸剂量。

【标本要求和保存】

收集 24 小时尿液。

【参考区间】

正常人从尿内排出口服放射性叶酸剂量的 32% ~41%，排出量<26% 表示肠道对叶酸的吸收有障碍。

【临床意义】

叶酸缺乏的诊断。

六、血清甲基丙二酸（serum methylmalonic acid）

七、尿液甲基丙二酸（urine methylmalonic acid）

【生化及生理】

甲基丙二酸（MMA）是氨基酸代谢生成的微量复合物。甲基丙二酸含量的增多是维生素 B_{12} 缺乏敏感的早期指标。通常情况下，维生素 B_{12} 是促进甲基丙二酰辅酶 A 转化成琥珀酰辅酶 A 的一种辅酶。缺乏维生素 B_{12} 时，甲基丙二酰辅酶 A 代谢受阻，甲基丙二酰辅酶 A 就会转变成甲基丙二酸，从而引起血液和尿液中甲基丙二酸浓度升高。

【检测方法】

血液用 LC/MS-MS，尿液用 GC/MS。

【标本要求和保存】

采用血清或血浆，肝素抗凝。尽快分离标本。标本量 2.0ml，至少 0.6ml。分离后标本在室温（25℃）保存 1 天、冷藏（4℃）14 天或冷冻（-20℃）稳定保存 19 天。可反复冻融 3 次。

尿液，收集随机尿。不加防腐剂。标本量 5.0ml，至少 0.6ml。

【参考区间】

血清/血浆：73 ~376nmol/L。

随机尿：0.4 ~2.5μmol/mmol Cr。

【临床意义】

用于发现维生素 B_{12} 的早期和（或）轻度缺乏，特别是发现组织水平的缺乏；辅助诊断甲基丙二酸血症（一种罕见的遗传性代谢紊乱）。

升高：维生素 B_{12} 缺乏、恶性贫血、肾功能不全、妊娠。

八、血浆同型半胱氨酸（plasma homocysteine）

九、尿液同型半胱氨酸（urine homocysteine）

【生化及生理】

同型半胱氨酸（Hcy）是含硫氨基酸，在机体体细胞中含量极少，是蛋氨酸的代谢产物。蛋氨酸是机体内必需氨基酸之一，其来源于食物，机体不能合成。维生素 B_{12} 和叶酸是细胞内同型半胱酸代谢所必需的物质，这些物质缺乏将导致血液中同型半胱酸水平升高。

【检测方法】

血液可用酶循环法、免疫学测定法、同位素检测法、高效液相方法。酶循环法为临床检测项目的常用方法。尿液常用 GC/MS 法。

酶循环法：基于小分子捕获技术，同型半胱氨酸被转化为游离型后通过与共价底物反应，循环放大，同时产生腺苷。腺苷立即水解为氨和次黄嘌呤，氨在谷氨酸脱氢酶的作用下，使 β-烟酰胺腺嘌呤二核苷酸还原型（NADH）转化为 NAD^+，样品中的同型半胱氨酸的浓度与 NADH 的变化成正比。

免疫学测定法：应用特异性较高的抗 S-腺苷同型半胱酸单克隆技术，采用荧光法或荧光偏振法检测其含量。

同位素检测法：^{14}C 标记的腺苷与 Hcy 缩合，通过色谱分析，液体闪烁计数放射强度来检测 Hcy 的含量。

【标本要求和保存】

血清或血浆，血浆首选，肝素或 EDTA 抗凝。空腹 10～12 小时后进行采血。室温可稳定 4～7 天，2～8℃保存两周，-20℃可稳定保存几年。

随机尿液。

【参考区间】

血清/血浆：0.0～15.0μmol/L。

随机尿：0.1～0.8μmol/mmol Cr。

【临床意义】

同型半胱氨酸的检测有助于检查患者是否存在维生素 B_{12} 和叶酸缺乏，其可早于维生素 B_{12} 和叶酸异常时开始升高。对巨幼细胞贫血的监测和预防有重要作用。

十、血清 2-甲基柠檬酸（serum 2-methylcitric acid）

十一、尿液 2-甲基柠檬酸（urine 2-methylcitric acid）

【生化及生理】

2-甲基柠檬酸（2-MCA）是维生素 B_{12}、叶酸和 $VitB_6$ 依赖性酶促反应的代谢物。$VitB_{12}$、叶酸和 Vit_6 缺乏时代谢物 2-甲基柠檬酸的血清浓度增高。

【检测方法】

血液采用 LC/MS-MS，尿液采用 GC/MS 法。

【标本要求和保存】

见"甲基丙二酸"。

【参考区间】

血清/血浆：60～228nmol/L。

随机尿：0.7～2.2μmol/mmol Cr。

【临床意义】

可用于 $VitB_{12}$ 和叶酸缺乏引起的巨幼细胞贫血的辅助诊断。但该项目并非临床常规检测项目。

【注意事项】

甲基丙二酸、同型半胱氨酸、2-甲基柠檬酸和胱硫醚均是维生素 B_{12}、叶酸依赖性酶促反应的代谢物。维生素 B_{12} 和叶酸缺乏时，上述四种代谢物血清浓度均增高，因此，均可作为巨幼细胞贫血的诊断指标。但临床上，一般将甲基丙二酸、同型半胱氨酸作为首选，而 2-甲基柠檬酸和胱硫醚只是在确认诊断时采用。

十二、血清胱硫醚（serum cystathionine）

十三、尿液胱硫醚（urine cystathionine）

【生化及生理】

胱硫醚是甲硫氨酸降解过程中，脱甲基后产生的同型半胱氨酸与丝氨酸的缩合产物，是重要的中间产物，可进一步降解成半胱氨酸。

【检测方法】

血液采用 LC/MS-MS，尿液采用 GC/MS 法。

【标本要求和保存】

见"甲基丙二酸"。

【参考区间】

血清/血浆：44～342nmol/L。

随机尿：0.1～3.0μmol/mmol Cr。

【临床意义】

可辅助检查患者是否存在维生素 B_{12} 和叶酸缺乏。

第四节　溶血性贫血筛查试验

一、游离血红蛋白（free hemoglobin，fHb）

【生化及生理】

当有血管内溶血时，红细胞破坏，血红蛋白释放入血液形成血红蛋白血症。若血红蛋白超过结合珠蛋白所能结合的量，则血浆中形成大量游离血红蛋白。

【检测方法】

血红蛋白中亚铁血红素有类似过氧化物酶的作用，在有过氧化氢参与的条件下，催化无色的邻甲联苯胺脱氢酶而显蓝色，吸收峰在 630nm，加强酸（pH=1.5）后呈黄色，吸收峰为 435nm。根据显色的深度，可测出血浆游离血红蛋白的含量。

【标本要求和保存】

采用血浆，肝素抗凝。尽快分离标本。标本量1.0ml，至少0.2ml。分离后标本在室温（25℃）、冷藏（4℃）或冷冻（-20℃）稳定保存3天。可反复冻融3次。

【参考区间】

<50mg/L。

【临床意义】

血浆游离血红蛋白增加是血管内溶血的佐证，当血管内溶血释放的血红蛋白量超过结合珠蛋白所能结合的量时，血浆中游离血红蛋白升高。多见于较严重的血管内溶血，如阵发性睡眠性血红蛋白尿（PHN）、溶血性输血反应、阵发性寒冷性血红蛋白尿、温抗体型自身免疫性溶血性贫血、冷凝集素综合征、行军性血红蛋白尿、运动型血红蛋白尿以及各种微血管病性溶血性贫血和机械性损伤，如体外循环心脏手术等。血管内溶血时血浆游离血红蛋白的浓度可达60~650mg/L；PNH可达200~2500mg/L；血型不合可高达150~5000mg/L.

【影响因素】

①一切容器避免血红蛋白污染；②过氧化氢溶液应用时应新配；③操作时要小心，切忌标本出现人为溶血；④不得有硫离子或醚、硅混入，否则产生沉淀。

二、结合珠蛋白（haptoglobin，Hp）

【生化及生理】

血清结合珠蛋白又名触珠蛋白，是一种急性时相反应糖蛋白（α_2-球蛋白），分子量85kD，主要由肝脏合成。具有结合游离血红蛋白的能力，在血红蛋白降解成胆红素的代谢过程中具有重要作用，即Hp可与游离血红蛋白结合形成稳定的复合物，然后迅速被单核-巨噬细胞系统清除，以阻止血红蛋白从肾小球滤过，避免游离血红蛋白损害肾小管。在这一过程中，结合珠蛋白本身也被分解，由于结合珠蛋白的合成速度较慢，在溶血性疾病时血液中的结合珠蛋白浓度下降。

【检测方法】

对于血清结合珠蛋白的检测有两种方法：血红蛋白结合法和免疫比浊法。目前多采用免疫比浊法。

血红蛋白结合法：向待测血清中加入过量的血红蛋白液，血清中的结合珠蛋白立即与血红蛋白结合生成Hp-Hb复合物。通过电泳法将未结合的血红蛋白与Hp-Hb复合物分开。根据血红蛋白具有过氧化物酶活性，可以利用显色反应测定两条区带中血红蛋白的含量，结合珠蛋白对血红蛋白的结合量能间接反映血中结合珠蛋白的含量。

【标本要求和保存】

血清或血浆，血清首选，肝素或EDTA抗凝。尽快分离标本。标本量2.0ml，至少0.5ml。分离后标本在室温（25℃）、冷藏（4℃）或冷冻（-20℃）稳定保存14天。可反复冻融3次。

【参考区间】

儿童：0.2~1.6g/L。

成人（20~60岁）：0.3~2.0g/L。

【临床意义】

（1）升高：常见于感染、创伤、SLE、恶性肿瘤、类固醇治疗、妊娠、胆道堵塞等（结合珠蛋白为急性时相反应蛋白）。此时，如结合珠蛋白正常，不能排除合并溶血的可能。

（2）降低：常见于各种贫血，尤其是血管内溶血。严重肝病、先天性珠蛋白血症、传染性单核细胞增多症等结合珠蛋白也明显降低，此时，不能以此指标判断有无溶血。

【影响因素】

①标本溶血，可使结合珠蛋白测定值偏低；②取血后三天内测定，放置时间过长将降低其含量；③结合珠蛋白降低的标本，Hp-Hb结合带颜色很浅，区带变细，必须进行染色观察；④注意调控温度，电泳的合适温度为20℃左右；⑤血清结合珠蛋白受内分泌的影响，女性患者最好在非经期进行检查；⑥每次试验加入高浓度的标准溶液作对照，以确定游离血红蛋白带的位置。

三、血红素（heme）

【生化及生理】

血红素是血红蛋白分子上的主要稳定结构，是分子式为$C_{34}H_{32}N_4FeO_4$的一种铁卟啉化合物，为血红蛋白、肌红蛋白、细胞色素、过氧化氢酶和过氧化物酶的辅基。血红素在体内分解产生胆色素（bile pigment）。人体内的血红素由四个亚基构成，分别为两个α亚基和两个β亚基，在与人体环境相似的电解质溶液中血红素的四个亚基可以自动组装成$\alpha_2\beta_2$的形态。除了运载氧，血红素还可以与二氧化碳、一氧化碳、氰离子结合。

【检测方法】

加入吡啶-氢氧化钠（pyridine-NaOH）显色的方

法，在亚铁血红素的最大吸收波长557nm处测定吸光度并绘制标准曲线。

【参考区间】

男性135～175g/L，女性120～160g/L。

【临床意义】

异常结果常见的原因包括：脱水、心肺疾病（如慢性阻塞性肺病、心力衰竭）、高山症、红细胞过多症（polycythemia vera）等。

【影响因素】

必须佐以其他血液检验项目及身体状况来找出可能的原因。

四、血红素结合蛋白（hemopexin，Hpx）

【生化及生理】

血红素结合蛋白分子量为57kD，单链多肽，为一种含糖量12%的糖蛋白，是肝脏合成的一种急性时相反应蛋白，半衰期为5天，与游离血红素能特异性结合。它可配合结合珠蛋白对血红蛋白进行处理。当广泛溶血时，血清结合珠蛋白耗竭，循环中游离的血红蛋白可降解为珠蛋白和血红素两部分。血红素不溶于水，可与血红素结合蛋白结合成复合物而运输到肝，分子中的铁可被机体重新利用，卟啉环降解为胆红素而由胆管排出。血红素结合蛋白并不能与血红蛋白结合，仅可与血红素可逆地结合，而在血循环中反复利用，这是机体有效地保存铁的又一种方式，以避免血红蛋白和血红素从肾排出体外。

【检测方法】

酶联免疫吸附测定。

【标本要求和保存】

同“结合珠蛋白”。

【参考区间】

0.5～1.0g/L。

【临床意义】

（1）增高：风湿性关节炎、感染、癌、糖尿病（任何疾病均不超过正常值的两倍）。

（2）降低：溶血性贫血、恶性贫血、镰状红细胞症、阵发性睡眠性血红蛋白尿、低血红素结合蛋白血症、严重肝细胞损害、肾病综合征、出血性胰腺炎、重度营养不良。

五、Rous试验（Rous test）

【生化及生理】

Rous试验又称为尿含铁血黄素试验。血红蛋白通过肾滤过时，部分铁离子以含铁血黄素的形式沉积于上皮细胞，并随尿排出。

【检测方法】

尿中含铁血黄素是不稳定的蛋白聚合体，其中的高铁离子与亚铁氰化钾作用，在酸性环境下，产生蓝色的亚铁氰化铁沉淀，称为普鲁士蓝反应。

【标本要求和保存】

标本必须新鲜，清晨第一次尿作检测，可提高阳性率。冷藏（4℃）保存可保存6小时，但要避光加盖。

【参考区间】

健康人为阴性。

【临床意义】

Rous试验阳性提示慢性血管内溶血，尿中有铁排出。无论有无血红蛋白尿，只要存在慢性血管内溶血如阵发性睡眠性血红蛋白尿（PNH），本试验结果即呈阳性，并可持续数周。但在溶血初期，虽然有血红蛋白尿，上皮细胞内尚未形成可检出的含铁血黄素，此时本试验可呈阴性反应。

【影响因素】

①所有试管、玻片和试剂均应防止铁剂污染，否则出现假阳性；②一般应做阴性对照，如亚铁氰化钾与盐酸混合后即现深蓝色，表示试剂已被高铁污染，不宜再用；③因亚铁氰化钾不稳定，必须临用时现配。

六、Schumm试验（Schumm test）

【生化及生理】

Schumm试验就是测定血浆中是否存在高铁血红素白蛋白。血浆中的游离血红蛋白易氧化为高铁血红蛋白，接着分解为高铁血红素，后者与血浆白蛋白结合，形成高铁血红素白蛋白（methemalbumin）。

【检测方法】

比色法。

【标本要求和保存】

肝素抗凝全血。

【参考区间】

正常人呈阴性。

【临床意义】

出现高铁血红素白蛋白，提示严重血管内溶血。

七、尿液游离血红蛋白（urine free hemoglobin）

【生化及生理】

血管内溶血，当血浆游离血红蛋白超过1000mg/

L时，血红蛋白随尿排出形成血红蛋白尿。外观呈浓茶色、红葡萄酒色或酱油色，镜检无红细胞，但隐血试验呈阳性反应。

【检测方法】

化学法：血红蛋白具有过氧化物酶样作用，以催化 H_2O_2 作为电子受体使色原氧化呈色，其颜色的深浅与血红蛋白含量成正比。又称尿隐血试验。

试带法：检测原理基于化学法。

【标本要求和保存】

标本必须新鲜。冷藏(4℃)保存可保存6小时，但要避光加盖。

【参考区间】

健康人呈阴性。

【临床意义】

尿液中含有游离血红蛋白称为血红蛋白尿，为透明的鲜红色(含氧血红蛋白)或暗红色(含高铁血红蛋白)，严重者呈浓茶色或酱油色，离心后颜色不改变。沉渣中无红细胞，隐血试验阴性。

正常人尿中无游离血红蛋白。当体内大量溶血，尤其是血管内溶血，血液中游离血红蛋白可大量增加。此种情况常见于血型不合输血、阵发性睡眠性血红蛋白尿、寒冷性血红蛋白尿症、急性溶血性疾病等。还可见于各种病毒感染、链球菌败血症、疟疾、大面积烧伤、体外循环、肾透析、手术后所致的红细胞大量破坏。

【影响因素】

①化学检测，3%的过氧化氢溶液易变质，检测过程中应设立阳性对照；②尿液中含有强氧化剂或某些产过氧化物酶细菌时，可致试带法结果呈假阳性；③大剂量维生素C可致假阴性结果；④由于红细胞易于沉淀，所以测试前标本必须混匀。

八、红细胞寿命(erythrocyte life span)

【生化及生理】

健康人红细胞平均寿命120天，在此期间，一个红细胞可在组织和肺脏之间往返5万～10万次，红细胞的新生和破坏都很活跃，并保持红细胞生成和破坏处于动态平衡。

【检测方法】

采用同位素标记法。即采用免疫标记物和同位素技术，包括采用 ^{51}Cr，或者 $^{32}P118$、$^{3}H114$ 或 $^{14}C109$ 标记的氟磷酸二异丙酯(diisopropyl fluorophosphate, DFP)。红细胞寿命测定将标记放射性核素(^{51}Cr)的红细胞注入血液循环后，逐日观察其消失率，记录成活曲线，计算出红细胞的寿命。此项检查是确诊溶血性贫血最直接而有力的证据，但限于实验室条件尚不能普及开展。DFP与红细胞的胆碱酯酶不可逆地结合，在实验前的两、三天未被结合的DFP有一定程度的洗脱，但此后DFP的消失与红细胞的衰亡一致。然而，由于制备样本较复杂，这类标记一般不采用。

【标本要求与保存】

应用放射性核素存体内或体外标记红细胞。

【参考区间】

半衰期为25～32天(^{51}Cr-RBC)。

【临床意义】

溶血性贫血时红细胞寿命缩短，约为14天。再生障碍性贫血时，红细胞寿命缩短，为15～29天。

第五节 红细胞膜缺陷检测

一、红细胞渗透脆性试验(red cell osmotic fragility test, ROFT)

【生化及生理】

红细胞如悬浮于等渗盐水(含NaCl 8.5g/L)中，能保持其双凹圆盘状而不改变。如NaCl增加(高渗)，红细胞内水分渗出而皱缩；如NaCl减少，则水分渗入红细胞中，红细胞胀大以至破裂、溶血。

【检测方法】

将红细胞置于一系列不同浓度的低渗盐水中，检查溶血程度，以测定红细胞抵抗低渗溶液的能力。

【标本要求与保存】

EDTA抗凝血2ml。

【参考区间】

开始溶血3.8～4.6g/L。

完全溶血2.8～3.2g/L。

注：每次应设正常对照。

【临床意义】

(1) 升高：主要见于遗传性球形红细胞增多症、椭圆形红细胞增多症和部分自身免疫性溶血性贫血。

(2) 降低：主要见于珠蛋白生成障碍性贫血，血红蛋白C、D、E病，低色素性贫血，阻塞性黄疸，脾切除术后等。

二、红细胞孵育渗透脆性试验(erythrocyte incubated osmotic fragility test)

【生化及生理】

红细胞膜上的Na^+-K^+-ATP酶起着主动运输作用，维持红细胞内外渗透压的平衡。葡萄糖是红细胞最基本的能量来源，无氧酵解是红细胞获取能量的唯一途径。能量不足将导致红细胞膜对阳离子的主动转运受阻，钠离子在红细胞内积聚，细胞膨胀。

【检测方法】

红细胞孵育渗透脆性试验是将患者血液置于37℃孵育24小时，使红细胞代谢继续进行。由于葡萄糖的消耗，贮备的ATP减少，导致红细胞膜对阳离子的主动转运受阻，钠离子在红细胞内积聚，细胞膨胀，孵育渗透脆性增加。

【标本要求与保存】

肝素抗凝静脉血2ml。

【参考区间】

未孵育：50%溶血为NaCl 4.00～4.45g/L；

37℃孵育24小时：50%溶血为NaCl 4.65～5.9g/L。

【临床意义】

(1) 升高：见于轻型遗传性球形红细胞增多症(HS)、遗传性椭圆形红细胞增多症、遗传性非球形细胞溶血性贫血。

(2) 降低：见于珠蛋白生成障碍性贫血、缺铁性贫血、镰状细胞贫血、脾切除术后。

【影响因素】

(1) 所用试剂及试管应先消毒，试管加塞，操作时也应防止污染。试剂pH及温度必须稳定。

(2) 配制氯化钠磷酸盐缓冲液时，根据结晶水含量不同调整用量；氯化钠的纯度很重要，杂质可引起溶血。

三、红细胞自身溶血试验(erythrocyte autohemolysis test)

【生化及生理】

遗传性球形红细胞溶血性贫血患者由于细胞内酶缺陷，糖酵解发生障碍，能量供应不足，不能维持红细胞内钠的平衡，患者红细胞在自身血清中经温育后逐渐发生溶血。若属Ⅰ型，包括磷酸戊糖旁路中多种酶缺陷，其自身溶血能被葡萄糖和ATP纠正；若属Ⅱ型，丙酮酸激酶或ATP缺乏，自身溶血不能被葡萄糖纠正，只能被ATP纠正。

【检测方法】

在无菌条件下正常人肝素抗凝血在37℃环境下放置24～48小时后，红细胞因能量消耗最终被破坏，即发生轻微溶血。当加入葡萄糖、腺苷三磷酸(ATP)后，可获得不同程度的纠正。

【标本要求与保存】

肝素抗凝全血4ml。

【参考区间】

在生理盐水中：24小时溶血率<0.5%；48小时溶血率<3.5%；

加入10%葡萄糖：24小时溶血率<0.4%；48小时溶血率<0.6%；

加入ATP：24小时可见肉眼溶血；48小时不溶血。

【临床意义】

本试验主要用于溶血性贫血的病因诊断。遗传性球形红细胞增多症明显增高，并可用葡萄糖和ATP纠正。其他遗传性非球形红细胞溶血性贫血也可增高，并分别可被葡萄糖或ATP纠正。丙酮酸激酶缺乏症、自身免疫性溶血性贫血、阵发性睡眠性血红蛋白尿症、药物性溶血等增高，加葡萄糖不能纠正，加ATP能纠正。

【影响因素】

所有试剂及试管均应灭菌，全部过程均应严守无菌操作规程。

四、红细胞膜蛋白(erythrocyte membrane proteins)

【生化及生理】

红细胞膜骨架结构概念：骨架位于细胞质膜下约0.2μm厚的溶胶层。包括主体蛋白和外周蛋白，做SDS-聚丙烯酰胺凝胶电泳(SDS-PAGE)，可见7～8条区带，其条带数与电泳迁移率相关。按Fairgank分别命名为1、2、3、4、5、6、7。当红细胞用Tritin-100处理1小时，去除大部分膜质和胆固醇，剩余的细胞膜在相差显微镜下观察仍为双凹圆盘状，这时的蛋白电泳区带有1、2、2.1、4.1、4.2、4.9、5，主要由收缩蛋白、锚蛋白、肌动蛋白、原肌球蛋白、肌球蛋白、加合蛋白、4.1 蛋白、4.2 蛋白、4.9 蛋白连接而成。这种网状结构通过锚蛋白固定在细胞膜上。这些蛋白被命名为“膜骨架蛋白”。各区带蛋白质的相关数据见表 27-2。

表 27-2　红细胞膜上的主要蛋白及其功能

名称	分子量(kD)	功能(或分类)
区带 1	240	骨架蛋白(收缩蛋白)
区带 2	220	骨架蛋白(收缩蛋白)
区带 2.1	210	锚蛋白和膜内在蛋白
区带 3	93	阴离子转运
区带 4.1	80	锚固骨架蛋白和膜内在蛋白
区带 4.2	72	骨架蛋白、蛋白激酶
区带 4.5	60	葡萄糖转运蛋白、过氧化氢酶
区带 5	43	骨架蛋白(肌动蛋白)
区带 6	35	3-磷酸甘油醛脱氢酶
区带 7	29	原肌球蛋白/低亲和力 Ca^{2+}-ATP 酶
PAS1	83	血型糖蛋白 A、ABH 及 MH 抗原
PAS2	45	血型糖蛋白 A、ABH 及 MH 抗原
PAS3	25	血型糖蛋白 B
PAS4	50	血型糖蛋白 A 及 B

【检测方法】

十二烷基硫酸钠-聚丙烯酰胺凝胶电泳(sodium dodecyl sulfate polyacrylamide gel electrophoresis，SDS-PAGE)：SDS 与红细胞膜蛋白混合加热至 100℃时，能使所有肽链之间的连接完全解离，同时肽链与 SDS 结合，形成 SDS 多肽复合物，以 PAG 为载体，在电场作用下，膜蛋白能分离出各种区带，由于 SDS 多肽复合物的迁移率一般取决于分子质量的大小，据此可以测定膜蛋白中的各种组分，还可以根据区带的位置推断其相对分子质量。

【标本要求与保存】

新鲜静脉血，肝素抗凝。

【参考区间】

根据电泳图谱进行判断，无公认参考区间。

【临床意义】

许多先天性和后天性溶血性疾病都伴有红细胞膜蛋白异常。球形红细胞增多症(HS)和椭圆形红细胞增多症(HE)都可能是区带 1、2 的缺失或结构异常，球形红细胞增多症常见于 4.1 蛋白有缺陷。阵发性睡眠性血红蛋白尿患者红细胞膜蛋白的糖蛋白部分有缺损。蚕豆病患者的膜蛋白 1、2、3、4.1、4.2 及 5 均减少。此外，肝病、神经疾病等也可有红细胞膜蛋白异常。

【影响因素】

①全部试剂需要用分析纯(AR)；②制备红细胞膜一定要在低温下操作，避免膜上的膜蛋白被膜上的蛋白水解酶水解；③溶血缓冲液的 pH 以 7.5～8.0 较理想，pH<7.4 即不容易得到白色的膜；④为防止膜蛋白水解，破膜液中可加入氟磺酰甲基苯(PMSF)，终浓度为 0.2mmol/L；⑤滤纸盐桥要尽量缩短，以减少电阻；⑥电泳时电流要恒定，电泳和染色应在 28～30℃进行；⑦同时作正常人样本对照，对比观察有无异常。

第六节　红细胞酶缺陷检测

一、高铁血红蛋白还原试验(methemoglobin reduction test，MHb-RT)

【生化及生理】

高铁血红蛋白(methemoglobin)为血红蛋白的氧化物，亦称正铁血红蛋白。红细胞内氧合血红蛋白可被氧化成高铁血红蛋白，但多数高铁血红蛋白被 NADPH 所还原，生理的含量被控制在总血红蛋白的 1%以下。通过测定高铁血红蛋白的还原速度，可以间接反映葡萄糖-6-磷酸脱氢酶的活性。可用于葡萄糖-6-磷酸脱氢酶缺乏症的辅助诊断。

【检测方法】

比色法：高铁血红蛋白还原实验是在血液中加入亚硝酸盐使红细胞中的亚铁血红蛋白变成高铁血红蛋白，正常红细胞的 G-6-PD 催化戊糖旁路使 NADP(氧化性辅酶Ⅱ)变成 NADPH(还原型辅酶Ⅱ)，其所脱之氢通过亚甲基蓝试剂的递氢作用而使高铁血红蛋白还原成亚铁血红蛋白，通过比色可观察还原的多少。

【标本要求与保存】

80ml 静脉血加入含 31.3g/L 枸橼酸钠液 0.2ml、葡萄糖 20mg 的试管中混匀。

【参考区间】

定性：阴性。

定量：高铁血红蛋白还原率≥75%（脐血≥77%）。

【临床意义】

（1）定量试验，高铁血红蛋白还原率降低见于葡萄糖-6-磷酸脱氢酶缺陷者、蚕豆病和伯氨喹型药物溶血性贫血等患者。G-6-PD缺乏时，高铁血红蛋白还原率下降，严重缺乏（半合子和纯合子）<30%，杂合子为31%～74%。

（2）定性试验，结果阳性见于G-6-PD缺陷症，可作为该病的筛选试验。需要进行检查的人群有蚕豆病家族史和贫血患者。

【影响因素】

①标本如有溶血或凝血，可影响测定结果；②可用肝素及ACD抗凝血，但不能用草酸钠抗凝。③对于贫血患者应将红细胞比容调整在35%～40%；④患者如存在高铁血红蛋白、不稳定血红蛋白、高脂血症、巨球蛋白血症等均可造成假阳性。

二、抗坏血酸-氰化物试验（ascorbate-cyanide test）

【生化及生理】

正常人红细胞内含有谷胱甘肽（GSH）过氧化酶，能使H_2O_2还原为H_2O，并使谷胱甘肽氧化为二硫化谷胱甘肽（GSSG）。后者通过谷胱甘肽还原酶和G-6-PD作用产生NADPH，进而还原组氨酸为血红蛋白而呈红色。

【检测方法】

抗坏血酸与氧合血红蛋白（HbO_2）结合后生成H_2O_2，加入氰化钠以抑制过氧化氢酶活性，阻止H_2O_2分解。H_2O_2氧化HbO_2生成高铁Hb，使血液呈棕色。此反应需要GSH作为质子受体。

【标本要求和保存】

肝素或EDTA抗凝血3ml（不可用草酸盐抗凝）。

【参考区间】

正常人血液呈鲜红色，4小时后变成棕色。葡萄糖-6-磷酸脱氢酶缺陷患者1～2小时即变成棕色。

【临床意义】

葡萄糖-6-磷酸脱氢酶缺陷患者，红细胞内葡萄糖-6-磷酸脱氢酶和谷胱甘肽减低，故测定液仍然呈棕色。故可以用于葡萄糖-6-磷酸脱氢酶缺陷的诊断。

【影响因素】

（1）反应中颜色变化不很显著，判断结果主要靠经验，有时可将反应物吸至玻片上在白色背景下观察。所以本法最好设正常和阳性对照。

（2）严重贫血者由于红细胞相对减少，会出现假阳性，故应吸弃部分血浆，将红细胞容积调整到30%～40%后再测定。

（3）氰化钠有剧毒，应注意防护！

三、亨氏小体（Heinz bodies）

【生化及生理】

Heinz小体（变性珠蛋白小体）实际上是一种变性血红蛋白颗粒，一般附着在细胞膜上，也称血红蛋白包涵体，多发于敏感个体服用药物和接触化学物质后。变性珠蛋白小体被某些碱性染料如耐尔蓝染成紫色或蓝黑色小点。

【检测方法】

耐尔蓝法或结晶紫法。

【标本要求和保存】

静脉血或末梢血。

【参考区间】

正常人含5个及以上珠蛋白小体的红细胞一般<30%。

【临床意义】

（1）正常人无Heinz小体或偶见几个（<1%）细小的Heinz小体。

（2）增高见于葡萄糖-6-磷酸脱氢酶缺乏所致的蚕豆病、伯胺喹啉类药物所致的溶血性贫血和不稳定血红蛋白病等。

【影响因素】

（1）变性珠蛋白小体初形成时为细小颗粒，以后逐渐变成粗大颗粒。

（2）蚕豆病患者发病48小时内都能观察到变性珠蛋白小体，以后会逐渐减少。

四、葡萄糖-6-磷酸脱氢酶荧光斑点试验（glucose-6-phosphate dehydrogenase fluorescent spot test）

【生化及生理】

红细胞葡萄糖-6-磷酸脱氢酶有递氢功能，使氧化型辅酶Ⅱ（$NADP^+$）还原为还原型辅酶Ⅱ（NADPH）。NADPH是红细胞内重要的还原物质，可使氧化型谷胱甘肽还原为还原型谷胱甘肽，谷胱甘肽有维持血红蛋白以及其他酶类中的硫基免受氧化损害保护红细胞的功能。

【检测方法】

在葡萄糖-6-磷酸和 $NADP^+$ 存在下，葡萄糖-6-磷酸脱氢酶能使 $NADP^+$ 还原成NADPH，后者在紫外线照射下发出荧光。

【标本要求和保存】

EDTA、ACD或肝素抗凝全血，若置4℃保存，可稳定1周。亦可用末梢血。

【参考区间】

正常人有很强的荧光；葡萄糖-6-磷酸脱氢酶缺陷荧光很弱或无荧光；杂合子或某些葡萄糖-6-磷酸脱氢酶变异者则有轻到中度荧光。

【临床意义】

葡萄糖-6-磷酸脱氢酶缺陷见于蚕豆病、伯胺喹啉型药物性贫血。利用此试验可对高发区人群或疑诊的新生儿进行筛查。对于葡萄糖-6-磷酸脱氢酶缺陷，荧光斑点试验是最简单、最可信和最敏感的过筛试验。

【影响因素】

每次或每批要有葡萄糖-6-磷酸脱氢酶正常和缺陷者标本作对照。

五、红细胞葡萄糖-6-磷酸脱氢酶活性（erythrocyte glucose-6-phosphate dehydrogenase）

【生化及生理】

红细胞的代谢需要多种酶的参与，任何一种酶缺陷均可引起溶血。酶缺陷症种类较多，主要是葡萄糖-6-磷酸脱氢酶和丙酮酸激酶缺陷。葡萄糖-6-磷酸脱氢酶缺陷会导致红细胞代谢障碍，并使其寿命缩短而被破坏。

【检测方法】

葡萄糖-6-磷酸脱氢酶活性校正值测定：红细胞葡萄糖-6-磷酸脱氢酶催化葡萄糖-6-磷酸（G-6-P）生成6-磷酸葡萄糖-δ-内酯，后者很快氧化成6-磷酸葡萄糖酸（6-PGA），同时 $NADP^+$ 被还原成NADPH。在340nm处监测NADPH吸光度的升高，计算酶的活性。

红细胞中还含有6-磷酸葡萄糖酸脱氢酶（6-PGD），催化6-磷酸葡萄糖酸脱羧，生成核酮糖-5磷酸（R-5-P），可同时使辅酶Ⅱ（NADP）还原成NADPH。在本测定系统中，由6-磷酸葡萄糖酸和葡萄糖-6-磷酸组成的底物系统，测得的酶活性，减去单独以6-磷酸葡萄糖酸为底物时测得的酶活性，代表真正葡萄糖-6-磷酸脱氢酶的活性。本法测定包含如下两个反应式：

$$\text{G-6-P}+NADP^+ \xrightarrow{G6PD} \text{6-PGA}+NADPH+H^+$$

$$\text{6-PGA}+NADP^+ \xrightarrow{6\text{-}PGD} \text{R-5-P}+NADPH+H^++CO_2$$

葡萄糖-6-磷酸脱氢酶活性简易法测定：葡萄糖-6-磷酸脱氢酶活性校正值测定虽然能提供葡萄糖-6-磷酸脱氢酶活性真值和6-磷酸葡萄糖酸活性，但在溶血性疾病的检查中，尚未分析因红细胞6-磷酸葡萄糖酸活性掩盖葡萄糖-6-磷酸脱氢酶活性缺乏的现象。因此，就临床应用的目的而言，葡萄糖-6-磷酸脱氢酶活性的简易法测定已能满足临床需要。

$$\text{G-6-P}+NADP^+ \xrightarrow{G6PD} \text{6-PGA}+NADPH+H^+$$

在波长340nm处监测NADPH的吸光度增高，直接计算葡萄糖-6-磷酸脱氢酶活性。

【标本要求和保存】

新鲜EDTA抗凝血2ml。

【参考区间】

葡萄糖-6-磷酸脱氢酶活性校正值测定法：健康成年人，红细胞葡萄糖-6-磷酸脱氢酶活性（已校正6-磷酸葡萄糖酸脱氢酶）为6.75～9.93U/gHb。红细胞葡萄糖-6-磷酸脱氢酶活性为6.8～12.0U/gHb。

葡萄糖-6-磷酸脱氢酶活性简易法：健康成年人，红细胞葡萄糖-6-磷酸脱氢酶活性为8～18U/gHb。

【临床意义】

葡萄糖-6-磷酸脱氢酶的活性测定，临床用于溶血性贫血的鉴别诊断。葡萄糖-6-磷酸脱氢酶缺乏症、药物反应（如伯氨喹、磺胺吡啶、乙酰苯胺等）、蚕豆病、感染等患者，葡萄糖-6-磷酸脱氢酶的活性降低。

【影响因素】

（1）全血标本中葡萄糖-6-磷酸脱氢酶比较稳定，但溶血后不稳定。若不能及时测定，将全血标本保存于4℃，可稳定数天。

（2）如连续6次吸光度中，各△A/min间相差较大，应该增加读数次数，直至连续5次△A/min读数接近为止。

（3）葡萄糖-6-磷酸脱氢酶在红细胞中含量最丰富，血清中极微。Mg^{2+}是葡萄糖-6-磷酸脱氢酶的激活剂，Cu^{2+}、Zn^{2+}对其有轻度抑制作用，Hg^{2+}对氯汞苯甲酸能完全抑制其活性，且谷胱甘肽及半胱氨酸不能使其恢复活性。

六、丙酮酸激酶荧光斑点试验（pyruvate kinase fluorescent spot test）

【生化及生理】

丙酮酸激酶是糖酵解过程中的重要限速酶之一。丙酮酸激酶缺陷时，糖酵解途径的各种中间产物堆积，ATP 生成减少，维持膜泵的功能丧失，K^+丢失超过Na^+摄入，细胞内的水减少，细胞体积变小，膜钙增加，变形性降低，引起血管外溶血。

【检测方法】

在二磷酸腺苷（ADP）存在的条件下丙酮酸激酶催化磷酸烯醇丙酮酸转化成丙酮酸；在还原型辅酶Ⅰ（NADH）存在的情况下，丙酮酸被 LDH 转化为乳酸；若标记于 NADH 上，此时有荧光的 NADH 变为无荧光的 NAD^+。在长波紫外线照射下检测以上过程荧光消失的时间可反映丙酮酸激酶的活性。

【标本要求和保存】

肝素抗凝血 2ml。

【参考区间】

正常人丙酮酸激酶活性在 25 分钟内消失，第一点可见明亮的荧光，第二点荧光消失。

【临床意义】

荧光斑点不消失或时间延长说明丙酮酸酶缺乏，中度缺乏（杂合子）时，荧光 25～60 分钟消失，严重缺乏（纯合子）时，荧光 60 分钟不消失。

本法用于筛检，如阳性可疑，应做丙酮酸激酶活性测定。

【影响因素】

丙酮酸激酶荧光斑点试验受以下因素影响：①每次检查应采用已知丙酮酸激酶正常的标本作为正常对照，利于结果的观察判断；②NADH 配制后不稳定，使用前应以 340nm 的光吸收进行校正，以上配制好的 NADH 液经 1∶1000 稀释后吸光度约为 0.093；③白细胞和血小板中含有与红细胞中类型不同的丙酮酸激酶同工酶，本法用冷冻复融和低渗反应液来使红细胞破坏，不用溶血剂，使残余白细胞中释放的酶量较少，提高试验的可靠性。

七、红细胞丙酮酸激酶活性（erythrocyte pyruvate kinase）

【生化及生理】

在二磷酸腺苷（ADP）存在的条件下丙酮酸激酶催化磷酸烯醇丙酮酸转化成丙酮酸，在还原型辅酶Ⅰ（NADH）存在的情况下，丙酮酸被 LDH 转化为乳酸，若标记于 NADH 上，此时有荧光的 NADH 变为无荧光的 NAD^+。在长波紫外线照射下检测以上过程荧光消失的时间可反映丙酮酸激酶的活性。

【检测方法】

丙酮酸激酶活性检测与荧光斑点法的原理相同，通过检测 NADH 转变为 NAD^+，反映丙酮酸激酶的活性。NADH 在 340nm 波长下有一特定吸收峰，在此波长下，检测 NADH 减少的速率，可推算丙酮酸激酶的活性。红细胞丙酮酸激酶活性测定是诊断丙酮酸激酶缺乏症直接而可靠的证据。

【标本要求和保存】

新鲜肝素抗凝血。

【参考区间】

健康成人为 13.0～17.0U/gHb。

【临床意义】

（1）先天性丙酮酸激酶缺乏，丙酮酸激酶活性降低或消失，纯合子丙酮酸激酶值在正常活性的 25%以下，杂合子为正常的 25%～50%。

（2）继发性丙酮酸激酶缺陷如白血病、再生障碍性贫血、骨髓增生异常综合征等，丙酮酸激酶的活性也可降低。

【影响因素】

（1）血液标本要新鲜，试剂、pH 和试验温度要准确。白细胞和血小板等含的丙酮酸激酶活性相当高，必须尽可能洗除。

（2）丙酮酸激酶为变构酶，在低磷酸烯醇丙酮酸浓度时，丙酮酸激酶活性可被微量果糖-1，6-二磷酸（fructose 1，6-diphosphate，FDP）刺激而增加。在低磷酸烯醇丙酮酸浓度测定时，加入 FDP，有助于对在高磷酸烯醇丙酮酸浓度时酶活性测定接近正常的丙酮酸激酶变异型的诊断，故当高浓度磷酸烯醇丙酮酸测定结果不容易判断时，可在低浓度磷酸烯醇丙酮酸试验管加入 50μl 10mmol/L FDP 液进行试验。

第七节　血红蛋白异常的检测

一、血红蛋白醋酸纤维膜电泳(hemoglobin cellulose acetate membrane electrophoresis)

【生化及生理】

正常成年人的血红蛋白由于其组成的多肽链的不同,可分为三种,第一种是血红蛋白A又叫成年血红蛋白,由两条α链和两条β链组成,占血红蛋白总量的67%左右;第二种是血红蛋白A2,由两条α链和两条δ链组成,占25%;第三种是血红蛋白F又叫胎儿血红蛋白,由两条α链和两条γ链组成,它的含量在胎儿和初生婴儿时期较高,可达70%~80%,但在出生6个月后就降至正常成年人水平,在1%~2%以下。

【检测方法】

醋酸纤维膜电泳法是血红蛋白电泳最常用的支持物之一,根据不同的血红蛋白携带有不同的电荷而将不同血红蛋白分离,同时对电泳出的各区带进行电泳扫描,可进行各种血红蛋白的定量分析。

【标本要求与保存】

标本采集前受检者应空腹,常规静脉采血1~2ml,抗凝剂选用EDTA、柠檬酸或肝素均可,避免碘乙酸。

实验中使用的为溶血后的血红蛋白液。血红蛋白液制作方法如下:抗凝血离心,5000rpm,5分钟,去掉血浆,用10倍体积的生理盐水洗涤红细胞3次,若红细胞体积小于10μl,需特别小心。取10μl红细胞加入130μl溶血液造成溶血。震荡混匀10秒钟,室温下培育5分钟待测。标本储存于2~8℃冰箱中,5天。

【参考区间】

pH 8.6 TEB缓冲液醋酸纤维膜电泳:正常血红蛋白电泳区带:HbA>95%、HbF<2%、HbA2为1.0%~3.1%。pH 8.6 TEB缓冲液适合于检出HbA、HbA2、HbS、HbC,但HbF不易与HbA分开,HbH与HbBarts不能分开和显示,应再选择其他缓冲液进行电泳分离。

pH 6.5 TEB缓冲液醋酸纤维膜电泳:主要用于HbH和HbBarts的检出。HbH等电点为5.6,在pH 6.5 TEB缓冲液中电泳时,泳向阳极,HbBarts则在点样点不动,而其余的血红蛋白都向阴极移动。

【临床意义】

(1)通过与正常人的血红蛋白电泳图谱进行比较,可发现异常血红蛋白区带,如HbH、HbE、HbS、HbD和HbC等异常血红蛋白。

(2)HbA_2增高至4%~8%,多数为β珠蛋白生成障碍性贫血,为杂合子的重要实验室诊断指标。

二、珠蛋白肽链(globin chain)

【生化及生理】

血红蛋白(Hb)是存在于红细胞中具有重要生理功能的蛋白质,它由一个珠蛋白分子和四个亚铁血红素结合而成。每一个珠蛋白分子由两种不同的珠蛋白肽链成双结合构成一种Hb的类型。人类Hb主要有以下几种珠蛋白肽链:α、β、γ、δ链,构成正常成人的HbA(α2β2)、HbA2(α2δ2)、HbF(α2ν2)等。

【检测方法】

珠蛋白肽链分析方法有SDS-PAGE、毛细管电泳、HPLC等,常用的是SDS-PAGE。其原理是尿素或对氯汞苯甲酸能破坏血红蛋白的空间结构,血红蛋白的珠蛋白可被裂解成肽链亚单位,通过聚丙烯酰胺凝胶电泳可分离出各肽链区带。

【标本要求与保存】

见“血红蛋白醋酸纤维膜电泳”。

【参考区间】

HbA裂解后有四条带,可泳出四条带,分别为β、HbA、HbA_2、α带。

【临床意义】

若有异常血红蛋白,则出现异常Hb和异常肽链。肽链合成速率检测对地中海贫血诊断有参考价值。

【影响因素】

许多其他疾病,如:肝病、神经系统疾病,也会引起珠蛋白肽链的异常。

三、总血红蛋白(total hemoglobin)

【生化及生理】

正常血循环中含有血红蛋白和所有血红蛋白衍生物。包括脱氧血红蛋白(HHb)、氧合血红蛋白

(O_2Hb)、碳氧血红蛋白(COHb)、高铁血红蛋白(Hi),也称正铁血红蛋白(MetHb)。血红蛋白衍生物以细胞结合形式出现,可通过全血来测量。红细胞内的血红蛋白释放到血浆中,成为游离血红蛋白。

【检测方法】

氰化高铁血红蛋白(HiCN)法,是检测血浆总血红蛋白的参考方法。常用的还有血细胞计数仪测定法(溶血比色法)、碱羟高铁血红素(AHD-575)法。

【标本要求与保存】

全血,EDTA 抗凝。标本室温(25℃)或冷藏(4℃)保存,避免冷冻。

【参考区间】

成人:女性:110～150g/L。

　　　男性:120～160g/L。

新生儿:170～200g/L。

【临床意义】

血红蛋白浓度、红细胞压积和红细胞计数是贫血、红细胞增多和真性红细胞增多症诊断和分类的重要标准。但是血红蛋白值在正常范围内不能排除贫血,因为急性失血或慢性贫血进展期血红蛋白值不减低。另外,血浆容量增高,如妊娠期水分过多,尽管红细胞数量正常,也可引起血红蛋白浓度降低20～30g/L。而在健康新生儿中,出生头几周内红细胞数量持续降低,到第10～12周,最低点可达90g/L。未成熟新生儿降低发生得更早。在高海拔长期居住者,每2000m高度血红蛋白增高10g/L。健康吸烟者,血红蛋白亦会升高。

【影响因素】

脂血浑浊的血清因浊度可引起血红蛋白浓度假性升高,可达30g/L。白细胞计数>20×10^9/L 可产生和脂血相同的效应。血小板计数>700×10^9/L 因浊度引起假性血红蛋白升高。

四、血红蛋白 A2(hemoglobin A2)

【生化及生理】

成人体内血红蛋白主要为 HbA(α2β2),但也包含有少量 HbA2,其组成为 α2δ2,占成人血红蛋白的2.5%左右。

【检测方法】

电泳法、微量柱层法、高效液相色谱法。

【标本要求与保存】

全血,EDTA、枸橼酸钠或肝素抗凝。标本量1ml,最少0.5ml。标本在室温(25℃)、冷藏(4℃)或冷冻(-20℃)保存14天,可反复冻融3次。

【参考区间】

HPLC 法:0.7%～3.1%。

【临床意义】

(1) HbA2 升高是轻型 β-海洋性贫血最重要的诊断依据,也可见于恶性贫血、巨幼细胞贫血等。

(2) HbA2 降低见于缺铁性贫血、铁幼粒细胞贫血等。

五、血红蛋白 H(hemoglobin H)

【生化及生理】

血红蛋白 H 病是 α^0 地中海贫血和 α^+ 地中海贫血的双重杂合子,即有3个 α 基因缺失或缺陷,基因型为-α/--或 α-/--,也可为 $\alpha\alpha_T$/--(α_T代表有突变)。因缺失3个 α 基因,只能合成少量 α 链,β 链相对过多,形成 β 四聚体(β_4),即 Hb H。Hb H 氧亲和力高,向组织释放氧少,而且易被氧化,导致 β_4 解体成游离的单链,游离 β 链沉淀聚积包涵体,附着于红细胞膜上,使红细胞膜受损,失去柔韧性,易被脾破坏,导致中等度或较严重的溶血性贫血,称为血红蛋白 H 病(HbH disease)。

【检测方法】

电泳法、血红蛋白 H 包涵体试验或高效液相色谱法。

【标本要求与保存】

新鲜 EDTA 抗凝血。

【参考区间】

0%～5%。

【临床意义】

明显增高见于珠蛋白生成障碍性贫血(α-海洋贫血)、HbH 病。某些血红蛋白病时可见轻度增高。

六、血红蛋白 F(hemoglobin F)

【生化及生理】

血红蛋白 F 又叫胎儿血红蛋白,是胚胎和新生儿血液中的主要血红蛋白。由两条 α 链和两条 γ 链所组成,它的含量,在胎儿和初生婴儿时期较高,可达70%～80%,但在出生6个月后就降至正常成年人水平,在1%～2%以下。

【检测方法】

高效液相色谱法(HPLC)。

【标本要求与保存】

EDTA 抗凝血 3ml。室温下可保存 48 小时,冷藏保存 7 天,不可冷冻。

【参考区间】

≤3 个月:40.0~85.0%。

4~6 个月:8.0~40.0%。

7 个月~1 岁:<8.0%。

>1 岁:<2.0%。

【临床意义】

胎儿血红蛋白含量增多见于镰状细胞贫血、白血病、β-地中海贫血和遗传性胎儿血红蛋白病。

七、血红蛋白 S(hemoglobin S)

【生化及生理】

血红蛋白 S(HbS)是 β 珠蛋白链第 6 位谷氨酸被缬氨酸替代所致的异常血红蛋白。由于分子表面电荷改变,当处于缺氧状态时,其溶解度降低,各分子聚合,形成螺旋状细丝,使红细胞变形如镰刀状。红细胞膜僵硬,无法通过微循环,而引起局部缺氧。血黏稠度增加,小血管淤滞栓塞。当血红蛋白与氧结合时,分子间的相互作用消失,红细胞镰状化可迅速恢复正常。如红细胞膜明显受损,红细胞失钾失水,可导致镰状细胞不可回逆,引起微血管阻塞范围扩大成为大面积梗死,酸中毒或红细胞内 2,3-二磷酸甘油酸增高,红细胞氧亲和力降低,增加脱氧血红素形成,进一步加重红细胞镰状变。肾髓质的高渗环境中能引起局部镰状变及肾乳头梗死形成。

【检测方法】

高效液相色谱法(HPLC)。

【标本要求与保存】

胎儿全血,EDTA 抗凝。室温下可保存 7 天,冷藏保存 7 天,不可冷冻。

【参考区间】

正常人血中不含有血红蛋白 S。

【临床意义】

对异常血红蛋白病(血红蛋白 S)有确诊意义。

【影响因素】

患者的年龄和种族对结果影响较大,4 个月内有过输血史者对结果也有一定影响。

八、血红蛋白 C(hemoglobin C)

【生化及生理】

血红蛋白 C(HbC)是 β 珠蛋白链第 6 位谷氨酸被赖氨酸替代所致的异常血红蛋白。HbC 病为常染色体显性遗传。HbC 的氧亲和力较低,氧化后易在红细胞内形成结晶体,含结晶体的红细胞僵硬、变形性降低、不易通过微循环时丢失部分细胞膜而使红细胞变成小球形红细胞,小球形红细胞变形能力低,易被单核-巨噬细胞系统(肝脾等)吞噬破坏,产生溶血性贫血。

【检测方法】

高效液相色谱法(HPLC)。

【标本要求与保存】

胎儿全血,EDTA 抗凝。室温下可保存 7 天,冷藏保存 7 天,不可冷冻。

【参考区间】

正常人血中不存在血红蛋白 C。

【临床意义】

对血红蛋白 C 病有确诊意义。

九、血红蛋白 F 酸洗脱试验(HbF acid elution test)

【生化及生理】

胎儿血红蛋白(HbF)与其他血红蛋白不同,不仅具有抗碱作用,也比较抗酸。在酸性环境中,HbF 可以保持稳定,而其他血红蛋白被洗脱。

【检测方法】

含 HbF 的红细胞染色:将血片在酸性缓冲液中培育后,其他血红蛋白被洗脱,而 HbF 不被洗脱,经伊红染色,不含 HbF 的红细胞呈苍白色,而含 HbF 的红细胞呈鲜红色,在油镜下计数 500 个红细胞,计算出被染成红色的红细胞的百分比。

【标本要求与保存】

用新鲜血液涂片测定,枸橼酸盐抗凝血在 4℃ 冰箱内保存 3 天内可以使用。

【参考区间】

成人:<1%。

新生儿:55%~85%。

2 岁后:<2.06%。

【临床意义】

(1) 重型 β-海洋性贫血 HbF 值可达 30%~100%,轻型 β-海洋性贫血可有轻度升高,一般在 2%~5%,有的仍为正常。

(2) 遗传性球形红细胞增多症、再生障碍性贫血、白血病、恶性贫血、骨髓转移癌等可有 HbF 轻度增高。

（3）杂合子遗传性胎儿血红蛋白持续存在综合征的 HbF 在15%以上，纯合子者100%。

【影响因素】

新鲜血片须在两小时内染色，否则可出现假阳性。

十、血红蛋白 F 碱变性试验（HbF alkali denaturation test）

【生化及生理】

胎儿血红蛋白（HbF）具有抗碱和抗酸作用，其抗碱作用比 HbA 更强。在碱性环境中，HbF 可以保持稳定，而其他血红蛋白形成沉淀而被滤去。

【检测方法】

将待检的溶血液与一定量的 NaOH 溶液混合，作用1分钟后加入半饱和硫酸铵中止碱变性反应。HbF 抗碱变性作用强，没有变性存在于上清液中，HbA 变性沉淀，取上清液于540nm 处测定吸光度，检测并计算出 HbF 的浓度。

【标本要求与保存】

新鲜的血红蛋白溶液1～2ml。

【参考区间】

正常成人 HbF 浓度平均为1.09%，最高值2.06%，脐血 HbF 浓度为65%～90%。

【临床意义】

同 HbF 酸洗脱试验。

【影响因素】

血红蛋白溶液放置过久，导致高铁血红蛋白形成，可被碱变性，而使测定结果偏低。

十一、不稳定血红蛋白试验（unstable hemoglobin test）

【生化及生理】

不稳定血红蛋白病是血红蛋白 α 链或 β 链中与血红素紧密结合的氨基酸发生替代或缺失，损害肽链的立体结构或减弱血红素的结合力，形成分子结构不稳定的异常血红蛋白，在红细胞内发生变性、沉淀，形成变性珠蛋白小体（Heinz 小体），引起慢性溶血。不稳定血红蛋白（UHb）是一类可以引起溶血性贫血的异常血红蛋白，至今已发现120种以上。因其半数以上不能用电泳方法分离出异常区带，故异丙醇试验、正丁醇试验、热稳定性试验、毛细玻管热变性试验等是临床上鉴定 UHb 的主要依据。

【检测方法】

常用正丁醇试验、异丙醇试验、热稳定性试验、毛细玻管热变性试验等。

正丁醇试验原理：Hb 液在某些非极性或极性弱的有机溶剂中，分子间的氢键结合减弱，稳定性降低，在6.5%的正丁醇试剂中，正常 Hb 在60分钟以内不产生混浊现象，而 UHb 则在30分钟内产生沉淀，乃至絮状。操作方法：于2ml 正丁醇试剂中加入0.03～0.05ml 被检 Hb 溶液（浓度80～130g/L），同时设对照管，于18～20℃，放置30～60分钟看结果，出现混浊为阳性。

【标本要求与保存】

新鲜血红蛋白溶液1～2ml。

【参考值】

阴性。

【临床意义】

阳性结果提示有不稳定血红蛋白存在，是诊断不稳定血红蛋白病简便、敏感并具有一定特异性的试验。

十二、血红蛋白溶解度试验（hemoglobin solubility test）

【生化及生理】

氧合 HbS 与 HbA 的溶解度相同，而还原型 HbS 在磷酸盐缓冲液中溶解度明显降低，并形成长条的微纤维，计算溶解的血红蛋白百分含量可鉴别溶解度低的异常血红蛋白，尤其是 HbS。

【检测方法】

连二亚硫酸钠等还原法。

【标本要求与保存】

全血，EDTA 抗凝。标本在室温（25℃）、冷藏（4℃）或冷冻（-20℃）保存14天，可反复冻融3次。

【参考区间】

88%～102%（平均值94.4%）。

【临床意义】

（1）不同类型的血红蛋白有不同的溶解度，血红蛋白病杂合子型（A/S）：35%～68%（平均51.6%）；血红蛋白病杂合子型（S/F）：6%～23%（平均14.6%）；血红蛋白病杂合子型（S/C）：36%～44%（平均40.4%）；血红蛋白病杂合子型（A/C）：83%～103%（平均93%）。

（2）异常血红蛋白中以 HbC 的溶解度最大，

HbS 还原后有强烈的聚合倾向，溶解度很低。其他血红蛋白在溶解度上也略有差异，但这些差异没有临床诊断意义。HbS 与 HbD 在电泳上泳动速度相同，但还原型 HbS 溶解度很低，而还原型 HbD 的溶解度仍属正常，由此可起到鉴别作用。

【影响因素】

（1）不同异常血红蛋白的溶解度不同，但单纯溶解度试验不足以诊断 HbS，还应结合其他检查诊断。

（2）假阳性结果可见于：高脂血症、多发性骨髓瘤、冷球蛋白血症。假阴性结果可见于试剂过期、近期大量输血、新生儿及 6 个月以下婴儿。

十三、血红蛋白 S 溶解度试验（hemoglobin S solubility test）

【生化及生理】

镰状细胞病（HbS 病）是 β 珠蛋白链第 6 位谷氨酸被缬氨酸替代所致的异常血红蛋白病，主要见于非洲及美洲黑人。由于肽链结构发生改变，血红蛋白分子 S 表面电荷改变，当处于缺氧状态时，其溶解度降低，各分子聚合，使红细胞扭曲成镰刀形细胞。此类细胞僵硬，变形性差，可造成血管内和血管外溶血。另外镰刀状红细胞使血液黏稠度增加，阻塞微循环，引起局部组织缺氧坏死，产生一系列临床症状。

【检测方法】

还原型的 HbS 在磷酸盐缓冲液中易沉淀，计算溶解的血红蛋白百分含量。

【标本要求与保存】

新鲜血红蛋白溶液 1～2ml。

【参考区间】

纯 HbA 的溶解度为 88%～100%。

HbS（杂合子型）为 35%～68%；HbS（纯合子型）为 6%～23%。

【临床意义】

Hb 溶解度试验阳性、HbS 镰变试验阳性、电泳可见异常区带，可联合起来辅助镰状细胞病的诊断。

十四、碳氧血红蛋白（carboxyhemoglobin，COHb）

【生化及生理】

一氧化碳（carbon monoxide，CO）为无色气体，有微弱的臭味。CO 中毒对人体健康的危害主要表现在它与血液中的血红蛋白（Hb）结合，形成碳氧血红蛋白后，使 Hb 失去输氧能力。严重 CO 中毒时，可因组织缺氧而导致死亡。因此，血中 COHb 浓度的监测在健康监护方面具有重要意义。

【检测方法与保存】

分光光度法、气相色谱法。

【标本要求与保存】

全血，EDTA 或肝素抗凝。立即检测，否则冷冻保存。

【参考区间】

定性试验：阴性。

定量试验：不吸烟者：0.4～1.6%；

吸烟者：2.4%～4.2%。

【临床意义】

诊断一氧化碳中毒及其严重程度。碳氧血红蛋白浓度与临床症状的关系见表 27-3。

表 27-3　碳氧血红蛋白浓度与临床症状

COHb 浓度（%）	临床症状
0～10	没有疾病（吸烟者）
10～15	没有疾病，运动后可能呼吸困难（重度吸烟者）
15～25	静息常无症状和体征，运动后呼吸困难，可能有头痛和头晕；皮肤毛细血管扩张
25～35	头痛，头晕，呕吐，心动过速，烦躁，判断障碍，疲劳，视觉障碍
35～45	同 25%～35% 症状，但更明显；并且轻度劳累后发生意识模糊，麻痹，晕厥
45～55	明显意识模糊至失去意识，呼吸和脉搏增快，虚脱，继续暴露死亡率高
55～65	发作，呼吸停止
65 以上	死亡危险

【影响因素】

（1）由于高甘油三酯血症引起血浆混浊会干扰测定，此时只需溶解红细胞，而非全血。采用多波长分光光度法测定可避免干扰。

（2）吸烟者一氧化碳饱和度为 1%～7%。吸烟者（20～30 支/天），即使没有职业暴露一氧化碳，其碳氧血红蛋白浓度可达 10%。

（3）在血红蛋白、肌红蛋白或血红素结构酶降解时，如过氧化物酶、触酶或细胞色素，可使内源性一氧化碳积聚。血液中内源性一氧化碳常产生少量正常的碳氧血红蛋白。内源性碳氧血红蛋白浓度增加见于明显红细胞溶血或肌溶血。例如，新生儿高胆红素血症者碳氧血红蛋白浓度可达12%。

第八节　免疫性溶血性贫血的生化检测

自身免疫性溶血性贫血（autoimmune hemolytic anemia，AIHA）系免疫功能调节紊乱，产生自身抗体和（或）补体附着于红细胞表面，导致红细胞破坏增加而引起的溶血性贫血。

一、抗球蛋白试验（antiglobulin test）

【生化及生理】

抗球蛋白试验又称为Coombs试验。自身免疫性溶血性贫血患者的红细胞表面常附有一些免疫球蛋白，如IgG、IgM、IgA、补体C3等。当这种致敏红细胞加入抗人球蛋白血清后，即能发生特异性凝集反应，成为直接抗人球蛋白试验，用以检测红细胞表面有无不完全抗体。应用Rh（D）阳性O型正常人红细胞与受检血清混合孵育，如血清中存在不完全抗体，红细胞致敏，在加入抗人球蛋白血清，可出现凝集，此为间接抗人球蛋白试验，用以检测血清中的不完全抗体。

【检测方法】

直接抗人球蛋白试验，间接抗人球蛋白试验。

【标本要求与保存】

直接试验：抗凝全血（EDTA，肝素）。

间接试验：血清。

【参考区间】

阴性。

【临床意义】

直接试验阳性：①提示红细胞被不完全抗体致敏，如自身免疫性溶血性贫血、血型不合的新生儿溶血病和血型不合引起的输血反应、药物性免疫性溶血、冷凝集素综合征、阵发性睡眠型血红蛋白尿症。②其他疾病：结缔组织病、淋巴细胞增殖性疾病、肿瘤、传染性单核细胞增多症、某些慢性肝病、胃病等。

间接试验阳性：提示血清中存在游离的不完全抗体，如新生儿溶血病母体的血清。

直接和间接试验均为阳性：提示自身抗体与红细胞结合后，有过剩抗体存在。

【影响因素】

受检红细胞及致敏红细胞一定要洗涤干净并防止污染。

红细胞上吸附抗体太少或Coombs阴性自身免疫性溶血性贫血，直接抗人球蛋白试验可呈假阴性反应。

二、抗红细胞自身抗体（anti-red blood cell autoantibody）

【生化及生理】

抗红细胞自身抗体于1904年由Donatht和Landsteiner首次报道，是人体内第一个被阐明的自身抗体，现称为Donath-Landsteiner（DL）抗体。共分为温抗体（WAS）、冷凝集素抗体（CAs）、DL抗体三大类。该抗体能引起自身免疫性溶血性贫血（AHA）。

【检测方法】

定量检测红细胞自身抗体的方法，近年来国内外有很大进展，如：聚乙丙烯吡咯酮（PVP）法是敏感性最高的方法之一，只要红细胞上有10个以上的抗体分子即呈阳性结果。同位素标记的放射免疫法敏感性也很高，但存在操作复杂、仪器设备要求高、环境污染等缺点。

荧光标记羊抗人IgG结合红细胞法来定量测定抗体含量法是根据标记的抗IgG抗体与红细胞结合量间接反映红细胞抗体值，方法简便、结果稳定、敏感性与精确度高，并可鉴别自身免疫性溶血性贫血的类型。

【标本要求与保存】

静脉血2ml，EDTA抗凝。

【参考区间】

应用北京生物制品研究所生产的FITC-SHA IgG（No. 94）测定30例正常人红细胞结合IgG值为（0.12～0.92）$\times10^{-5}$ mol/L。此项目暂无公认参考区间。

【临床意义】

阳性结果见于自身免疫性溶血性贫血、冷凝集素病、阵发性寒冷性血红蛋白尿、急性特发性获得性溶血性贫血（Lederer贫血）、慢性特发性温暖型抗体免疫性溶血性贫血、症状性温暖型抗体免疫性溶血性贫血等。

【影响因素】

本方法所检测的是参与自身免疫过程的红细胞抗体,因此主要适用于免疫性溶血性贫血的诊断与检查。由于其敏感性高又加上抗补体 C3 血清等应用,可将自身免疫性溶血性贫血进一步分型,因而本法可替代 Coombs 试验。

三、冷凝集试验(cold agglutination test)

【生化及生理】

在冷凝集素综合征的患者体内,可产生特异性冷凝集素,此抗体为 IgM,通常具有抗 I 特性,少数情况亦有抗 i 特性。因其为完全抗体,可使自身红细胞、O 型红细胞或受检者同型红细胞发生凝集,而凝集反应常温度低于 30℃,最高滴度多在 4℃出现,而当温度上升 37℃后凝集消失。

如红细胞被补体 C3 分子的裂解碎片 C3d 包裹,因巨噬细胞无 C3d 受体,红细胞不被破坏且如正常无异,此时除可见高滴度的冷凝集的自身抗体外,尚伴有直接抗球蛋白试验(direct antiglobulin test, DAT)阳性。急性感染(如支原体所致)患者的冷凝集素滴度亦可增高,但罕见 DAT 为阳性。

【检测方法】

玻璃试管 10 支,分别加入生理盐水 200μl,第一支加入待测血清 200μl,混匀后取出 200μl 加入第二支试管,依次倍比稀释到第九支试管,取出 200μl 弃去;同时准备好 2% O 型红细胞 500μl,操作离心后 O 型红细胞用生理盐水洗涤 3 次,取离心洗涤后的红细胞 100μl 加入 4.9ml 的生理盐水中即可。最后加入 200μl 配好的红细胞到 10 支试管中,混合后放入 4℃冰箱中 3 小时后判断凝集现象,并记录效价。

(++++)　红细胞凝集成一大块,几乎没有游离红细胞。

(+++)　虽凝集成一大块,或 2~3 个大块但约有 1/4 游离红细胞。

(++)　红细胞凝集成几大块,但约有 1/2 游离红细胞。

(+)　红细胞只有小的凝集颗粒,大部分游离红细胞。

(±)　与第 1 管或第 2 管相比,显示有凝集,但不及(+)者。

观察结果后应将试管架放入 37℃水浴 30 分钟,若凝集全部散开,表示为冷凝集素。如凝集不散开,则报 37℃时凝集的效价和积分。

【标本要求与保存】

空腹采静脉血 2ml 不抗凝。应注意:患者采血后如不能立即送检,请将血样保持与体温相近的温度,不要置于冰箱等寒冷环境。

【参考区间】

阳性或效价≤1:32,反应最适温度为 4℃。

【临床意义】

主要用于由肺炎支原体引起的原发性非典型性肺炎的辅助诊断。一次检查效价达 1:64 或动态观察≥4 倍有诊断意义。本试验是诊断冷凝集综合征的有效试验,一般原发性非典型性肺炎最高可达 1000。

有 10%~20% 自身免疫性溶血性贫血属于冷凝集素综合征,在冷凝集素综合征中,约半数病例是特发性的(冷凝集素病)。感染时冷凝集素综合征的症状为急性的、可逆的,如支原体和 EB 病毒感染,而恶性淋巴瘤以及各种恶性肿瘤,冷凝集素综合征的症状是慢性的、不可逆的。

四、Donath-Landsteiner 试验

【生化及生理】

Donath-Landsteiner 试验又称为冷热双相溶血试验。Donath-Landsteiner 型自身抗体属于 IgG 型免疫球蛋白,在补体的参与下,可通过 4℃与 37℃两期溶血试验加以检测。阵发性寒冷性血红蛋白尿患者该试验阳性。

【检测方法】

阵发性寒冷性血红蛋白尿症患者的血清中有双相溶血素。在 0~4℃时,溶血素与红细胞结合,吸附补体,但不溶血;当升温至 30~37℃时发生溶血,在 pH 7.5 比 pH 6.5 的介质中溶血力更强。如果在冷相中除去补体,温相中再加入补体,一点也不引起溶血。因此,冷相需要加补体。

【标本要求与保存】

同"冷凝集试验"。

【参考区间】

阴性。

【临床意义】

阳性见于阵发性寒冷性血红蛋白尿,某些病毒感染如麻疹、流行性腮腺炎、水痘、传染性单核细胞增多症可有阳性反应。

第九节　阵发性睡眠性血红蛋白尿症的生化检测

一、酸溶血试验(acid hemolysis test)

【生化及生理】

酸溶血试验即 Ham 试验。阵发性睡眠性血红蛋白尿患者,体内存在对补体敏感的红细胞,这种红细胞在酸化(pH 6.4～6.5)的正常血清中孵育一定时间,可使阵发性睡眠性血红蛋白尿红细胞溶破产生溶血。

【检测方法】

患者红细胞与酸化后的血清一起置 37℃环境中作用,红细胞发生破坏,即为阳性。

【标本要求与保存】

静脉采血 3ml,不抗凝。

【参考区间】

阴性。

【临床意义】

阳性主要见于阵发性睡眠性血红蛋白尿,某些自身免疫性溶血性贫血发作严重时也可呈阳性。

【影响因素】

在某些情况下,如骨髓增生不够活跃,补体敏感红细胞产量不多,急性溶血发作之后补体敏感红细胞大部分已溶解的阵发性睡眠性血红蛋白尿患者,本试验可为阴性,所以本试验阴性不能排除阵发性睡眠性血红蛋白尿,应多次复查或加做蛇毒溶血试验。

二、蔗糖水溶血试验(sucrose solution hemolysis test)

【生化及生理】

由于阵发性睡眠性血红蛋白尿患者红细胞膜有缺陷,对补体较为敏感,在少量血清存在时,蔗糖发酵,改变了氢离子浓度,加强了补体与红细胞膜的结合,以致红细胞膜出现小洞而发生溶血。

【检测方法】

抗凝血与蔗糖试剂混匀置37℃共孵育30分钟,离心沉淀,观察有无溶血现象。

【标本要求与保存】

静脉采血 1～2ml,枸橼酸盐或草酸盐抗凝。

【参考值】

阴性。

【临床意义】

PNH 患者为阳性,本试验为阵发性睡眠性血红蛋白尿的简易过筛实验。再生障碍性贫血、巨幼细胞贫血和免疫性溶血性贫血患者也偶呈阳性。

【影响因素】

糖水及血样本都应新鲜,否则易出现假阴性。

溶血严重发作后,补体敏感细胞已大量破坏,则也会出现阴性。

肝素或 EDTA 抗凝剂可抑制阵发性睡眠性血红蛋白尿红细胞的补体溶血发生,出现假阴性。

三、蛇毒因子溶血试验(Cobra venom factor hemolysis test)

【生化及生理】

蛇毒因子是从眼镜蛇毒中提取的一种低毒性蛋白质,能直接激活血清中的补体 C3,进而形成补体终末复合物(C5-C9),使对补体敏感的阵发性睡眠性血红蛋白尿红细胞发生溶血。

【检测方法】

取患者红细胞悬液与蛇毒及血清共孵育,通过分光光度计读取吸光度值,并计算溶血度。

【标本要求与保存】

静脉采血 1～2ml,枸橼酸盐或草酸盐抗凝。

【参考值】

阴性。

【临床意义】

该试验为特异性诊断阵发性睡眠性血红蛋白尿试验,阵发性睡眠性血红蛋白尿Ⅲ型红细胞对蛇毒溶血试验敏感性最高,Ⅱ型红细胞次之,Ⅰ型红细胞不敏感。溶血度越高,说明阵发性睡眠性血红蛋白尿Ⅲ型红细胞所占比例越多。

（伍　勇）

第二十八章 卟啉病的生物化学检验

卟啉病(porphyria)又称为血紫质病,是人体在合成血红素的生物过程中,某些酶异常导致合成过程受阻,从而使没有转化成血红素的卟啉在体内大量累积,造成细胞损伤。卟啉症可以是遗传的,也可以因外界刺激或其他因素而罹患。主要临床表现为光敏性皮炎、腹痛和神经精神障碍。

第一节 概　　述

一、卟啉病

卟啉(porphyrin)为四吡咯环结构,其还原型称为卟啉原,氧化型称为卟啉。卟啉作为代谢物或自然代谢的衍生物,广泛存在于人体内,血红蛋白、肌红蛋白、细胞色素、过氧化物酶和超氧化物歧化酶等的合成都离不开卟啉。卟啉是一种光敏性物质,它是卟啉病出现光敏反应的原因。所有的卟啉症通常都是参与卟啉和亚铁血红素生物合成中特定酶的缺陷。这种缺陷是由于卟啉代谢中各种成分的积聚和分泌物的增加,而在生物合成链中导致酶结合位点的异常。

卟啉病是一组遗传性代谢缺陷病,患者体内血红素生物合成的各种酶基因遗传密码突变,引起卟啉或其前体生成物的排泄增加,引致血红素合成过程障碍,或控制血红素合成的调节功能异常,造成卟啉代谢紊乱而发生的疾病。少数后天获得的疾病有时也能发生卟啉代谢紊乱并产生类似的症状,这种情况也属卟啉病范围之内。

卟啉症可能是一种遗传性的或是毒性失调或是亚铁血红素的生物合成疾病。按实用观点,根据酶缺陷的初始部位,它们被分为红细胞生成性和肝性两型。但是,红细胞生成性的卟啉症的主要代谢缺陷定位于骨髓中的红细胞生成的组织,而在肝性中,尽管遗传的酶缺陷存在于体内所有的细胞中,但肝细胞却是首先受到影响的。临床显示影响肝性的卟啉症的诱发因素,如药物、激素、营养、酒精、某些卤化的碳氢化合物、肝脏损伤等,也都是比较重要的。

二、卟啉病的分类和特点

根据不同遗传性异常、酶的缺陷、临床表现、诱发原因等可将卟啉病分类。见表28-1。

表28-1　卟啉病的分类及其特点

病名	遗传	可能的缺陷	组织来源	光过敏	腹部和神经症状	因药物而诱发	尿色	排泄途径
急性间歇性卟啉病	常染色体显性	尿卟啉原Ⅲ合成酶	肝性	0	++++	++++	放置后变黑	尿
先天性红细胞生成性卟啉症	常染色体显性	尿卟啉原Ⅲ辅合成酶	红细胞生成性	++++	—	—	红色	尿
混合型卟啉病	常染色体显性	?	肝性	++	++++	++++	正常或红色	粪

续表

病名	遗传	可能的缺陷	组织来源	光过敏	腹部和神经症状	因药物而诱发	尿色	排泄途径
原卟啉病	常染色体显性	血红素合成酶	红细胞生成性和肝性	(+)	—	—	正常	粪
遗传性粪卟啉病	常染色体显性	?	肝性	0	++	++	正常	粪、尿
获得性卟啉病	获得性	尿卟啉原Ⅲ合成酶	肝性	++	++	++++	红色	尿

(一) 迟发性皮肤型卟啉症

迟发性皮肤型卟啉症(porphyria cutanea tarda, PCT)是由于尿卟啉原脱羧酶缺陷引起的,可分为家族性(遗传性)和症状性(获得性)两型。

在血红素生物合成过程中,尿卟啉原脱羧酶催化尿卟啉原分子中4个乙酸基的脱羧反应,4个羧基相继脱去,形成七羧基卟啉、六羧基卟啉、五羧基卟啉等中间体,因此,该酶缺陷而导致的卟啉代谢异常包含从尿卟啉至粪卟啉的具有不同羧基数的各种卟啉Ⅰ型和Ⅲ型异构体。

此型卟啉症区别于其他卟啉症的实验室检查的重要特点是:①尿液中尿卟啉和七羧基卟啉增加;②粪便中存在大量的异粪卟啉和七羧基卟啉;③遗传性患者红细胞内及肝内尿卟啉原脱羧酶活性降至正常人的50%左右,获得性患者肝内该酶活性降至正常人的50%左右,但红细胞内该酶正常。

(二) 肝性红细胞生成性卟啉病

肝性红细胞生成性卟啉病(hepato-erythropoietic porphyria, HEP)是由于尿卟啉原脱羧酶严重缺陷引起,其遗传方式为常染色体隐性遗传。对这种病例的家族情况及尿卟啉原脱羧酶活性等方面的研究显示,本病实际上是遗传性迟发性皮肤型卟啉病的遗传纯合子型,患者父母均有尿卟啉原脱羧酶缺陷基因存在。本病多在幼儿时期发病,临床表现和迟发性皮肤型卟啉病相似,但病情更为严重。

此型卟啉病的实验室检查主要特点为:①红细胞内尿卟啉原脱羧酶活性显著降低(仅为正常值的5%~27%),红细胞内原卟啉的量增多;②尿液中尿卟啉增加,同时七羧基卟啉、六羧基卟啉和五羧基卟啉以及异粪卟啉也增多;③粪便中粪卟啉、异粪卟啉的排出量增多。

(三) 先天性红细胞生成性卟啉病

先天性红细胞生成性卟啉病(congenital erythropoietic porphyria, CEP)又称 Gunther 病,是一种少见的遗传性皮肤性卟啉病。本病是常染色体隐性遗传性卟啉病,由于尿卟啉原Ⅲ合成酶缺陷所引起。

由于患者有尿卟啉原Ⅲ合成酶缺陷,羟甲基胆色烷在尿卟啉原Ⅲ合成酶作用下形成尿卟啉原Ⅲ的过程受阻,导致体内存留过多的羟甲基胆色烷,后者无需酶的作用,就可自发性形成尿卟啉原Ⅰ,并继而氧化成尿卟啉Ⅰ。同时,尿卟啉原Ⅰ又在下一步酶即尿卟啉原脱羧酶的作用下脱羧产生粪卟啉原Ⅰ,继而氧化成粪卟啉Ⅰ。由于尿卟啉Ⅰ和粪卟啉Ⅰ在体内积聚,引起相应的临床表现而发病。

此型卟啉症特征性的实验室检查为:①尿液中尿卟啉Ⅰ和粪卟啉Ⅰ大量增加;②粪便中只有粪卟啉Ⅰ增加;③血液中红细胞内尿卟啉Ⅰ和粪卟啉Ⅰ增加;④血液中的红细胞、网织红细胞和骨髓中的幼红细胞都含有较多的尿卟啉Ⅰ,在紫外线照射检查中都发出红色荧光。

(四) 红细胞生成性原卟啉症

红细胞生成性原卟啉症(erythropoietic protoporphyria, EPP)又称原卟啉病(porphyria),可能是我国卟啉病中最常见的一型。本病为常染色体显性遗传,但具有不同的表现度或不全的外显率。病因是由于体内的亚铁螯合酶(ferrochelatase)(又称血红素合成酶,heme synthase)缺陷所引起。

由于亚铁螯合酶缺陷,血红素生物合成过程中原卟啉和 Fe^{2+} 结合形成血红素发生障碍,导致红细胞、血浆中原卟啉增加,但尿中原卟啉大多正常,这可能因原卟啉不溶于水的缘故。由于红细胞内游离原卟啉过量,引起皮肤对大阳光敏感;又由于原卟啉系脂溶性物质,只能经肝脏排泌至胆道,过量的原卟啉可在毛细血管、库普弗细胞和肝实质细胞中积聚,从而导致肝功能损害，甚至引起肝硬化。

此型卟啉症特征性的实验室检查为：①红细胞内游离原卟啉显著增加，这是诊断本病的主要依据；②血浆中游离原卟啉增高；③红细胞卟啉荧光显微镜检查可见红细胞有红色的荧光，这是诊断本病简便可靠的方法；④粪便中原卟啉正常或增多；⑤尿中原卟啉阴性。

（五）急性间歇型卟啉病

急性间歇型卟啉病（acute intermittent porphyria，AIP）又称吡咯卟啉病（pyrroloporphyria），是卟啉病中较多见的一型。本病为常染色体显性遗传，病因是由于卟胆原脱氨酶（porphobilinogen deaminase）缺陷所引起。

由于卟胆原脱氨酶缺陷，卟胆原（porphobilinogen，PBG）转化成羟甲基胆色烷减少，导致卟胆原增多。同时，该酶的缺陷导致下面各环节转化相继发生障碍，最终引起血红素合成减少，并由此而产生反馈抑制减弱，从而导致 δ-氨基-γ-酮戊酸（ALA）合成酶的作用加强，结果使 δ-氨基-γ-酮戊酸及卟胆原合成增加，尿中有大量 ALA 及卟胆原排出。

此型卟啉症特征性的实验室检查为：①急性发作期尿中卟胆原和 δ-氨基酮戊酸大量增加，尿液卟胆原试验呈阳性。缓解期卟胆原也有某种程度的增加。尿中含有大量卟胆原（无色）时，曝光后卟胆原转变为尿卟啉或粪卟啉，即呈紫红色。②红细胞卟胆原脱氨酶的活性降至正常人的 50% 左右。

（六）混合型卟啉病

混合型卟啉病（mixed porphyria，MP）又称杂色卟啉病（variegate porphyria，VP），此型为常染色体显性遗传，由于原卟啉原氧化酶缺陷所致。

实验室检查：粪便中原卟啉和粪卟啉明显增高，且原卟啉与粪卟啉的量之比>1.5∶1。在发作期，尿中 δ-氨基-γ-酮戊酸及卟胆原排出量增加，这可能因血红素的反馈抑制减弱所致。

（七）遗传性粪卟啉病

遗传性粪卟啉病（hereditary coproporphyria，HCP）少见，为常染色体显性遗传，由于粪卟啉原氧化酶缺陷所引起。

实验室检查的特点是患者的尿液和粪便中含有大量的粪卟啉。与先天性红细胞生成性卟啉病主要含有粪卟啉Ⅰ型异构体不同，本病排泄的粪卟啉约有 95% 是Ⅲ型异构体，即粪卟啉Ⅲ。

（八）三羧基卟啉病

三羧基卟啉病（harderoporphyria）是遗传性粪卟啉病的一种变型，由于粪卟啉原氧化酶缺陷引起。本病的特征是患者粪便中含有高水平的三羧基卟啉。

三羧基卟啉原是由粪卟啉原转化成为原卟啉原是所形成的中间体，在正常人的代谢过程中，这一丙酸基在粪卟啉原氧化酶的作用下，继续脱羧氧化为乙烯基形成原卟啉原。本病患者因体内粪卟啉原氧化酶缺陷，使反应在这一步受到抑制，导致三羧基卟啉原及三羧基卟啉的增多和蓄积。

实验室检查粪便中卟啉排出量增加，以三羧基卟啉为主，占总量的 60% 以上。淋巴细胞内粪卟啉原氧化酶活性明显降低，低于正常值的 10%。

第二节　卟啉的检测

一、24 小时尿卟啉（24h urine porphyrins）

【生化及生理】

卟啉是一类由四个吡咯类亚基的 α-碳原子通过次甲基桥（=CH-）互联而形成的大分子杂环化合物。由于侧链的差异而种类很多，如尿卟啉、粪卟啉和原卟啉等。人体内卟啉积累过多时会造成卟啉病，也称紫质症。卟啉是体内胆红素合成的中间产物。由于某种遗传基因异常，导致人体内合成卟啉过多，引起血卟啉病，在体内代谢生成尿卟啉和粪卟啉，经尿或粪排出体外。当尿液中出现尿卟啉时，尿变为红色；也有可能无色，但暴露阳光下或酸化煮沸后可呈现红色。

【检测方法】

高效液相色谱法。

【标本要求与保存】

24 小时尿，不加任何防腐剂，避光。标本量 2.0ml，至少 1.0ml。立即检测，否则标本冷藏或冷冻保存，冷藏（4℃）保存 7 天或冷冻（-20℃）稳定 14

天。可反复冻融3次。

【参考区间】

24小时尿不同类型卟啉的参考范围见表28-2。

表28-2　24小时尿不同类型卟啉

卟啉类型	浓度(μg/24h)	浓度(nmol/24h)
总卟啉	<100	<120
尿卟啉	3～24	4～29
七羧基卟啉	0～3	0～4
六羧基卟啉	0～2	0～3
五羧基卟啉	0～4	0～6
粪卟啉	14～78	21～119
三羧基卟啉	0～2	0～2
二羧基卟啉	0～1	0～1

【临床意义】

阳性:见于先天性卟啉病、迟发性皮肤型卟啉病(发病期)、急性卟啉病(发病期)、铅及重金属中毒、肝病(肝性卟啉病)和某些溶血性贫血、心肌梗死等。

二、血浆卟啉(plasma porphyrins)

【生化及生理】

生物体内的卟啉以柠檬酸循环中的琥珀酰CoA与甘氨酸作原料,合成由四个吡咯环依次围成的大环化合物,由于侧链的差异而种类很多,如尿卟啉、粪卟啉和原卟啉等,分布甚广。血浆卟啉为血浆中各种卟啉类物质的统称,包括尿卟啉、粪卟啉及原卟啉。

【检测方法】

Doss检测法、薄层层析法、离子交换层析法和高效液相色谱法等。

Doss检测法:矫正血浆酸碱度至pH4,卟啉被吸附到滑石(硅酸镁)上,经甲醇-硫磺酸脂化,成卟啉甲基脂,经氯仿抽提,然后按亚铁血红素生物合成链的顺序,采用薄层分析法(硅胶HPTLC,即以硅胶为固相吸附剂的高效薄层色谱)分离出来。最后,卟啉片段可用荧光分光光度计测定,在紫外线波长(366nm)处发荧光,或用分光光度法测定。

【标本要求与保存】

血浆5～10ml,使用肝素抗凝。

【参考区间】

尿卟啉<0.1nmol/L;粪卟啉<3nmol/L;原卟啉2～15nmol/L。

【临床意义】

(1)生成性原卟啉症和溶血性贫血中可以见到血浆原卟啉的升高。从尿卟啉到原卟啉的所有卟啉都会在先天性红细胞生成性卟啉症患者中出现。在肝性卟啉症急性期(急性间断性卟啉症、杂色性卟啉症和遗传性卟啉症),血浆中的尿、粪卟啉都升高。

(2)皮肤卟啉症和慢性肝性卟啉症亚临床期,血浆尿和七羧基卟啉的浓度也会升高。这种升高对迟发型皮肤卟啉症来说具有诊断意义。

【影响因素】

胆色素可能会干扰卟啉在薄层色谱分析时的甲基化代谢过程。

三、粪便卟啉(stool porphyrins)

【生化及生理】

卟啉主要有两种异构体,即第Ⅰ和第Ⅲ型,卟啉分别为粪卟啉及尿卟啉,粪卟啉属于4个羟基化合物,在红细胞衰老破坏后,血红蛋白去掉珠蛋白以后剩余血红素,血红素去掉铁原子后即为卟啉。

【检测方法】

参考血浆卟啉检测方法。

【标本要求与保存】

粪便3～5g,避光保存。

【参考区间】

粪便中不同类型卟啉的参考范围见表28-3。

表28-3　粪便中不同类型卟啉

卟啉类型	每克粪便含量(μg)	每克粪便含量(nmol)
X-卟啉	0～2	0～3
尿卟啉	1～3	1～4
七羧基卟啉	0～3	0～4
六羧基卟啉	0～1	0～1
五羧基卟啉	1～4	1～5
粪卟啉同分异构体	0	0
粪卟啉	3～24	5～37
三羧基卟啉	0～6	0～8
原卟啉	12～85	21～151

【临床意义】

卟啉病,铅中毒。

【影响因素】

蔬菜、含氯元素的物质有可能会干扰到粪卟啉和原卟啉的色谱分析法的分离，因此，三羧基卟啉的检测比较困难。在紫外线下，这些物质容易被误认为是卟啉，因为他们都有相似的荧光光谱，但在分光光度仪700nm和350nm处"氯性"的光谱就可以和植物性的光谱区别开来。

如果要排除来自氯衍生物的干扰，应在卟啉检测前3天禁食蔬菜。实际上，原卟啉、粪卟啉和其他一些高羧基卟啉都可以在正常饮食下确切地测定。

四、红细胞卟啉(erythrocyte porphyrins)

【生化及生理】

红细胞内卟啉主要包含游离原卟啉、锌原卟啉、粪卟啉等。血红蛋白由血红素构成，红细胞内的原卟啉络合铁形成血红素。红细胞内绝大部分原卟啉与锌离子结合生成锌原卟啉。

【检测方法】

游离原卟啉可以用分光荧光计或分光光度计来测定，不过先要用乙烷基醋酸或盐酸萃取。使用分光光度法时，用多波长测量血红蛋白时，需注意使用校正因子，以排除干扰，如：高浓度胆红素和甘油三酯。

诊断其他的病理性卟啉症，包括原卟啉和粪卟啉，要用薄层色谱分析法。

【标本要求与保存】

肝素抗凝血浆或枸橼酸抗凝血浆1ml。不可用EDTA抗凝，不可用血清，否则会引起测定值升高。

【参考区间】

游离原卟啉：每升红细胞含500～1800nmol。

锌原卟啉：每升全血含90～150nmol。

薄层色谱分析法：每升红细胞含粪卟啉5～30nmol。

每升红细胞含原卟啉90～640nmol。

【临床意义】

(1) 红细胞生成性原卟啉症：在红细胞生成性原卟啉症中会发现相当高的红细胞游离原卟啉，接近60μmol/L红细胞。

(2) 铅中毒：除锌卟啉中度升高外，红细胞内原卟啉的测定对铅中毒来说也是很重要的，因为在接触铅或铅负荷过量后，此升高值的水平下降得非常缓慢，甚至可以持续12个月。

(3) 缺铁性贫血和其他一些无症状的卟啉症时，卟啉的浓度会略有升高。

(4) 在先天性红细胞生成性卟啉尿症(Gunther病)中，不仅红细胞原卟啉升高，粪卟啉和尿卟啉也会升高。粪卟啉和尿卟啉可能会升高许多。

【影响因素】

胆红素和甘油三酯会明显干扰分光光度法的测量。

五、红细胞游离原卟啉(free erythrocyte protoporphyrin, FEP)

【生化及生理】

血红蛋白是由血红素的珠蛋白所构成，而血红素的成分为原卟啉和铁。贫血的产生与血红蛋白合成有密切关系，在许多血液疾患时，影响血红蛋白合成障碍的关键往往是由于血红素形成受阻。例如，缺铁性贫血由于铁的缺乏，原卟啉不能与之结合为血红素，因此以游离方式积聚在红细胞中；铅中毒所致贫血时，铅能抑制血红素的生成，所以游离原卟啉与血浆铁都有不同程度的升高；正常有核红细胞中含有大量游离原卟啉，而巨幼红细胞则含量很低，恶性贫血、营养性巨幼细胞贫血及红白血病时游离原卟啉较低，这可能与缺乏制备原卟啉能力的巨幼红细胞有关。红细胞游离原卟啉(FEP)检测可提示红细胞中非血红素原卟啉的总量。

【检测方法】

分光荧光计法，分光光度法。但首先要用乙烷基醋酸或盐酸萃取。

【标本要求与保存】

全血，EDTA抗凝。标本量1.0ml，至少0.2ml。标本在室温(25℃)、冷藏(4℃)或冷冻(-20℃)条件下稳定14天。可反复冻融3次。

【参考区间】

每升红细胞500～1800nmol。

【临床意义】

增高主要见于红细胞生成性原卟啉症，其增高较为明显，每升红细胞含量常接近60μmol。增高还可见于铅中毒。

六、锌原卟啉(zinc protoporphyrin, ZPP)

【生化及生理】

锌原卟啉是铅干扰血红素合成而在红细胞中积聚的一种代谢物。在血色素合成过程中，有少量的原卟啉分子没有与Fe^{2+}结合，而是与Zn^{2+}结合，生成Zn-原卟啉，然后与血红蛋白的血红素位点连接，进入成熟红细胞循环。

【检测方法】

应用分光荧光计测定血液中的锌原卟啉。在铅中毒和缺铁性贫血时,要使用稀释后的血液。

【标本要求与保存】

全血,EDTA抗凝。标本量1.0ml,至少0.2ml。标本在室温(25℃)、冷藏(4℃)或冷冻(-20℃)条件下稳定14天。可反复冻融3次。

【参考区间】

每升全血含90～150nmol。

【临床意义】

铅接触者由于亚铁络合酶受抑制,使原卟啉代谢的最后产物原卟啉不能与二价铁等合成血红素,而与二价锌结合成锌原卟啉聚积在红细胞中。血锌原卟啉能代表铅的平均接触浓度,可反映酶抑制水平,测定方法简便、灵敏,没有受污染的危险,可作为铅接触和铅中毒早期诊断的一项指标。

【影响因素】

在严重缺铁性贫血或红细胞生成型血卟啉病也可增高,应注意鉴别。

第三节　卟啉代谢物及酶的检测

生物体内的卟啉合成以柠檬酸循环中的琥珀酰CoA与甘氨酸作原料。两者发生Claisen缩合并脱羧生成δ-氨基乙酰丙酸(ALA),然后两分子的δ-氨基乙酰丙酸缩合,生成含一个吡咯环的胆色素原(PBG)。胆色素原在脱氨酶作用下,四分子的胆色素原反应生成羟甲基胆素(HMB),继续反应生成尿卟啉原Ⅲ,构建出四吡咯环系的框架。尿卟啉原Ⅲ之后又先后转化为粪卟啉原Ⅲ、原卟啉原Ⅸ和原卟啉Ⅸ,在人体内形成血红素的合成系统。

一、δ-氨基乙酰丙酸(delta aminolevulinic acid,ALA)

【生化及生理】

在铅中毒机制中,铅抑制δ-氨基-γ-酮戊酸脱水酶(ALAD)和血红素合成酶。ALAD受抑制后,δ-氨基-γ-酮戊酸(ALA)形成胆色素原受阻,使血中ALA增加,并由尿排出。

【检测方法】

Rhrlish试剂比色法、柱层析法、HPLC法。

根据Mauzerall和Granick联合双柱离子交换色谱分析。其原理为:上柱(阴离子交换器)吸收胆色素原,下柱(阳离子交换器)吸收ALA。水把两柱上的尿素冲刷掉;ALA就被醋酸钠溶液清除并被乙酰丙酮转入单吡咯物中,再与Ehrlich试剂结合成有色的物质,随即就能在553nm处的分光光度计检测到。

【标本要求与保存】

24小时尿或随机尿。标本量3.0ml,至少1.0ml。避光。立即检测,否则冷冻保存。标本要冷藏、避免化学试剂的接触、避光,尿中ALA可以在4℃的冰箱中稳定存在约10天,在-25℃或-30℃冰冻条件下可以保存数个月。

【参考区间】

1.5～7.5mg/24h。

【临床意义】

(1)作为初次检查,不论结果正常与否,单次测定尿中ALA的浓度提供初查信息有限。ALA的明显升高可以提示急性间断性的卟啉症或铅中毒。

(2)尿ALA的小幅度不连续的升高可出现在慢性亚临床铅中毒、遗传性急性肝性卟啉症的临床潜伏期、酒精消耗后的某些个体、酒精性肝病和溶血性贫血。

【影响因素】

测定尿中的ALA,并结合尿原卟啉的分泌、红细胞中原卟啉浓度和ALA脱氢酶活性,可以用作铅暴露个体检测和监测,并可以很容易地识别亚临床慢性铅中毒。

二、胆色素原(porphobilinogen,PBG)

【生化及生理】

胆色素原即2-氨甲基-4-羧乙基-3-羧甲基吡咯,由两分子δ-氨基乙酰丙酸(ALA)在ALA脱水酶催化下缩合、环化而成。首先从急性卟啉症患者的尿中发现,P. Ehrlich的重氮反应和醛反应呈阳性。

【检测方法】

Rhrlish试剂比色法、柱层析法、HPLC法。

【标本要求与保存】

尿液标本，见"δ-氨基乙酰丙酸"。

【参考区间】

<10μmol/L。

【临床意义】

（1）当尿中排泄的尿胆色素原浓度超过100μg/24h时，提示存在遗传性急性肝性卟啉病。在急性病例中很少见到尿胆色素原值超过1000μmol/24h。

（2）在急性间断性卟啉病的临床缓解期，尿胆色素原和ALA的排泄通常保持在较高水平。在这种患者中，卟啉前体和卟啉都不会回到正常水平。ALA和尿胆色素原的卟啉前体和卟啉的正常情况对急性肝性卟啉症遗传期来说是很有特征性的。

（3）在严重的铅中毒患者中，尿胆色素原的浓度一般轻度升高，在50μmol/24h以下。

【影响因素】

尿中尿胆色素原、ALA和卟啉的排泄可以作为一条规律反映临床病情的发展情况，这一点与多次调查的同一个患者的病情演变更加吻合。

三、δ-氨基乙酰丙酸脱氢酶（δ-aminolevulinic acid dehydrogenase，δ-ALAD）

【生化及生理】

δ-氨基乙酰丙酸脱氢酶受到铅的抑制，其活性可很快降低到正常值的10%以下。

【检测方法】

欧盟委员会参考局的标准方法，其原理为：ALAD催化ALA转变成胆色素原。胆色素原在改良的Ehrilch试剂作用下，染成有色的化合物，其浓度可在555nm处用光谱分析仪测定。要使用溶血的红细胞来测定红细胞内的ALA-D的活性，细胞内酶活性用μmol/（h·L）单位来表示。

【标本要求与保存】

血浆，EDTA抗凝。

【参考区间】

无公认参考区间。

【临床意义】

ALAD活性降低见于铅中毒、滥用酒精、酒精所致的肝卟啉综合征以及遗传性ALA脱氢酶缺陷。

四、胆色素原脱氨基酶（porphobilinogen deaminase，PBG-D）

【生化及生理】

胆色素原脱氨基酶催化卟啉原转化成尿卟啉原，可通过测定溶血红细胞中卟啉原的含量，反映胆色素原脱氨基酶的活性高低。

【检测方法】

分光荧光计或分光光度计法。

【标本要求与保存】

血浆，EDTA抗凝。

【参考区间】

无公认参考区间。

【临床意义】

在急性间断性卟啉症患者PBG-D的活性是降低的。但急性间断性卟啉症的亚型中，酶的活性及含量是正常的。可作为一种保护性的对急性间断性卟啉症携带者家庭的筛查方法。在急性间断性卟啉症、杂色性卟啉和粪卟啉症患者中，会出现相同的腹部和神经系统的症状，同样也有类似的病理性尿液排泄。PBG-D活性升高对于与粪便中卟啉量较高有关疾病的鉴别诊断很重要。

五、尿卟啉原脱羧基酶（uroporphyrinogen decarboxylase，URO-D）

【生化及生理】

尿卟啉原脱羧基酶（URO-D）催化尿卟啉原（Ⅰ和Ⅱ）转化成粪卟啉原（Ⅰ和Ⅱ）。通过测定粪卟啉原的含量，反映URO-D的活性高低。

【检测方法】

分光荧光计或分光光度计法。

【标本要求与保存】

血浆，EDTA抗凝。

【参考区间】

无公认参考区间。

【临床意义】

在慢性肝性卟啉症（包括临床明显期）和迟发性皮肤卟啉病（PCT）时，肝URO-D的活性都是降低的。

（伍　勇）

第二十九章 血栓与止血的生物化学检验

正常情况下，血液在血管内流动，不会渗出血管外引起出血，也不会在血管内凝固引起血栓，这有赖于血管壁、血小板、凝血因子、抗凝因子、纤维蛋白溶解系统、血液流变学的完整性以及它们之间的生理性调节和平衡。如果这种平衡受到破坏，就会发生血栓性疾病或止血异常。根据国际血栓与止血学会（ISTH）和美国临床病理学会（CAP）相关试验目录，目前用于血栓和止血的试验大约有 130 项，其中大部分是血液生化检验项目。血液中生物化学物质的检测对血栓与止血的筛查与诊断具有重要意义。

第一节 概 述

血栓（thrombus）是在血管中形成的血块（blood clot），在循环系统中会妨碍或阻断血流。当血管受损时，血液中的血小板和纤维蛋白会聚集而形成血块进行修补，以避免失血或因血流冲击造成血管进一步伤害。但若血块脱落，就很可能成为血栓。止血（hemostasis）是指自发的阻止出血和维持体内血液呈溶胶状态的一系列过程。主要机制包括血管收缩、血小板血栓形成、血液凝固等。

一、血管壁及血管内皮细胞与止血

在参与止血的过程中，起主要作用的血管是小动脉、小静脉、毛细血管和微循环血管。正常小血管的管壁是由内膜层（内皮细胞和基底膜）、中膜层（弹力纤维、平滑肌和胶原）和外膜层（结缔组织）构成，以维持血管的舒缩性、通透性和脆性。血管内皮细胞（endothelium cell，EC）是血管壁与血液之间的屏障。

血管壁的止血作用包括：①血管壁的屏障和选择性通透作用；②收缩功能；③血管壁的抗血栓作用；④血管壁的促血栓作用。

血管壁受损或者受刺激以后，含平滑肌多的血管首先由自主神经发生反射性收缩，使血流减慢或者受阻，有利于止血。内皮细胞合成和分泌的血管性血友病因子（von willebrand factor，vWF）参与血小板的黏附。被活化的血小板释放血栓素 A_2（thromboxane A_2，TXA_2）、5-羟色胺（5-hydroxytryptamine，5-HT）以及内皮细胞产生的内皮素-1（endothelin-1，ET-1）、血管紧张素（angiotensin，AGT）等活性物质，加强血管收缩，使受损血管创口更加缩小。与此同时，因子Ⅻ（factor Ⅻ，FⅫ）的激活和组织因子（tissue factor，TF）的释放，分别启动内源性和外源性凝血系统最终形成纤维蛋白（fibrin，Fb），以加固止血作用。如果纤溶活性减低，使已经形成的血块不容易溶解，起巩固止血作用。血管壁受损或者血管内皮细胞产生的花生四烯酸（arachidonic acid，AA）代谢产生的前列环素（prostacyclin，PGI_2）和内皮衍生松弛因子（endothelium-derived relaxing factor，EDRF）等抑制血小板聚集和扩张血管；内皮细胞表面的凝血酶-凝血酶调节蛋白复合物（thrombin-thrombomodulin，T-TM）使蛋白 C（protein C，PC）转化为活化蛋白 C（activated protein C，APC），后者灭活 FⅤa 和 FⅧa；内皮细胞表面的抗凝血酶（antithrombin，AT）和类肝素物质（如硫酸乙酰肝素、硫酸皮肤素、硫酸软骨素等）等可灭活多种活化的凝血因子；此外，组织因子途径抑制物（tissue factor pathway inhibitor，TFPI）也可灭活 FⅦa/TF 复合物和 FⅩa 等，这些都参与了血管壁损伤后的止血作用。

需要提出的是，血管的止血作用必须在血小板、凝血等因素的共同作用下，才能使受损血管处形成止血血栓而停止出血。

二、血小板与止血

（一）血小板结构

正常血小板由血小板膜（糖蛋白、凝脂）、血小板颗粒（致密颗粒、α颗粒和溶酶体）、血小板管道系统（开放管道、致密管道）和血小板骨架蛋白（肌动蛋白、肌球蛋白）等构成，见图29-1。

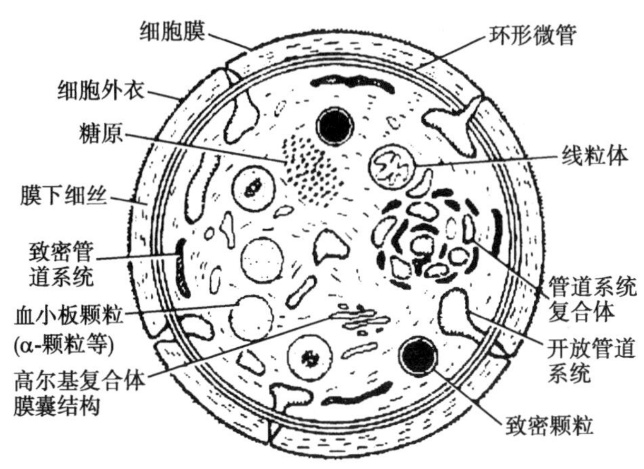

图29-1　血小板结构示意图

（二）血小板的止血作用

血小板的黏附、聚集和释放反应，以及血小板的促凝功能是完成正常止血的基本因素。当血管受损或者受到刺激时，vWF、内皮下成分（主要是胶原）和血小板膜糖蛋白（glycoprotein，GP）Ⅰb-Ⅸ-Ⅴ复合物（GPⅠb-Ⅸ-Ⅴ）结合，导致血小板黏附反应。在Ca^{2+}存在的条件下，激活的血小板以GPⅡb/Ⅲa与纤维蛋白原结合，血小板发生聚集。此为血小板一相聚集（初级聚集），呈可逆反应。同时，来自红细胞的二磷酸腺苷（adenosine diphosphate，ADP）和已经形成的起始凝血酶（thrombin）可使血小板发生释放反应。通过开放管道系统，血小板致密颗粒释放ADP、ATP、5-HT、抗纤溶酶（antiplasmin，AP）；α颗粒释放血小板第四因子（platelet factor4，PF4）、β-血小板球蛋白（β-thromboglobulin，β-TG）、P-选择素、血小板源性生长因子（platelet derived growth factor，PDGF）、凝血酶敏感蛋白（thrombin sensitive protein，TSP）、纤维蛋白原（fibrinogen，Fg）、vWF、和FⅤ。血小板释放的活性物质可加速血小板聚集，形成不可逆的第二相聚集反应。血小板激活时，血小板膜的磷脂酰丝氨酸为凝血反应提供催化表面，血小板第三因子（platelet factor 3，PF3）参与因子Ⅸa-Ⅷa-Ca^{2+}复合物和因子Ⅹa-Ⅴa-Ca^{2+}复合物的形成，促进凝血酶原酶和凝血酶的形成，即血小板促凝活性功能。激活的血小板由于肌动蛋白细丝和肌球蛋白粗丝的相互作用，使血小板伸出伪足。当伪足向心性收缩，纤维蛋白束弯曲，存留在纤维蛋白网间隙的血清被挤出，血凝块缩小并加固，止血更完善，此即血小板的收缩功能。

三、血液凝固机制

（一）凝血因子及其分类

凝血因子（coagulation factor，F）共有14种，包括经典的12个凝血因子，即FⅠ～FⅩⅢ（Ⅵ已被废除）和激肽系统的两个因子，即激肽释放酶原（prekallikrein，PK）和高分子量激肽原（high molecular weight kininogen，HMWK）。除FⅣ为金属离子外，其他均为蛋白质；除组织因子（tissue factor，TF）外，其他均存于血浆中。各凝血因子的特性见表29-1。

（二）凝血机制

20世纪60年代初期Davis和Ratnoff等提出了凝血瀑布学说，认为血液凝固是一系列活化凝血因子的酶促反应过程，每个凝血因子都被其前面的因子所激活，最后生成纤维蛋白。血液凝固一般分为三条途径。

1. 内源性凝血途径　由FⅫ被激活到FⅨa-FⅧa-Ca^{2+}-PF3复合物形成的过程。当血管壁损伤时，内皮下组织成分胶原等暴露，FⅫ被胶原激活为FⅫa；少量FⅫa与HMWK结合，使PK转变为激肽释放酶（kallikrein，K），后者与HMWK可迅速反馈激活FⅫ。激活的FⅫ再激活FⅪ，FⅪa与Ca^{2+}激活FⅨ。FⅨa与FⅧa（被凝血酶激活）、Ca^{2+}、PF3共同形成复合物，该复合物激活FⅩ为FⅩa。

参与内源性凝血过程的的所有成分都在血液中，现认为，内源性凝血途径有两种激活方式：①凝血酶激活FⅪ，FⅪa活化FⅨ，提供一个不依赖FⅫ的凝血过程；②外源性凝血途径中的TF/FⅦa复合物激活FⅨ，为内源性和外源性凝血系统架起了桥梁。这两种激活途径的区别在于FⅪa对FⅨ的活化只需要钙离子存在，而FⅦa对FⅨ的活化除需要钙离子外，还需要镶嵌在细胞膜中的TF的存在。

2. 外源性凝血途径　从TF释放到TF-FⅦa-Ca^{2+}复合物形成的过程。当组织和血管损伤后，释放出TF，TF与FⅦ或者FⅦa形成复合物，该复合物可激活FⅩ和FⅨ。现认为，病理性凝血时，首先启动外源性凝血途径。一旦TF进入血液明显促进凝血反应过程。

表 29-1 凝血因子特性

因子	名称	合成部位	分子量(10^4)	氨基酸	基因长度(10^3)	基因的染色体定位	血浆中的浓度(mg/L)	半衰期(h)	功能
Ⅰ	纤维蛋白原	肝	34	2964	50	4q31	2000~4000	90	结构蛋白
Ⅱ	凝血酶原	肝	7.2	579	21	11p11~q12	150~200	48~96	凝血酶原
Ⅲ	组织因子	各种细胞	4.5	263	12.4	1p21~22			辅因子
Ⅴ	易变因子	肝,血小板	33	2196	>80	1q23	5~10	12~15	辅因子
Ⅶ	稳定因子	肝	5	406	12.8	13q34	0.5~2	6~8	凝血酶原
Ⅷ	抗血友病球蛋白	肝	33	2332	186	Xq28	0.1	8~12	辅因子
Ⅸ	Christmas 因子	肝	5.6	415	34	Xq26.3~27.1	5	12~24	凝血酶原
Ⅹ	Stuart-Prower 因子	肝	5.9	448	25	13q14	6~8	48~72	凝血酶原
Ⅺ	血浆凝血酶前质	肝	16	1214	23	4q35	4~6	48~84	凝血酶原
Ⅻ	Hageman 因子	肝	8	596	12	5q33~ter	30	48~52	凝血酶原
ⅩⅢ	纤维蛋白稳定因子	肝	32	2744	>160(a) 28(b)	6p24~25(a) 1q31~32.1(b)	29	72~120	转谷氨酰胺酶原
PK	激肽释放酶原	肝	8.5,8.8	619	9.8	4q35	1.5~5	35	凝血酶原
HMWK	高分子量激肽原	肝	12	626	2.7	3q26~ter	7	144	辅因子

3. 共同凝血途径　从FⅩ的激活到纤维蛋白形成的过程,是内源性和外源性凝血途径的共同凝血阶段。在FⅨa-FⅧa-Ca^{2+}-PF3复合物和(或)TF-FⅦa-Ca^{2+}复合物的作用下,FⅩ被激活,在Ca^{2+}的参与下,FⅩa、FⅤa(被凝血酶激活)和PF3(磷脂)结合,形成FⅩa-FⅤa-Ca^{2+}-PF3复合物,即凝血酶原酶。凝血酶原酶使凝血酶原(FⅡ)转变为凝血酶(FⅡa),凝血酶使纤维蛋白原转变为可溶性纤维蛋白单体;凝血酶激活FⅧ,FⅧa使可溶性纤维蛋白单体发生分子交联,形成不稳定的纤维蛋白,此时血液凝固。

外源性凝血系统即外源性凝血途径加共同凝血途径;内源性凝血系统即内源性凝血途径加共同凝血途径。血液凝固机制,见图29-2。

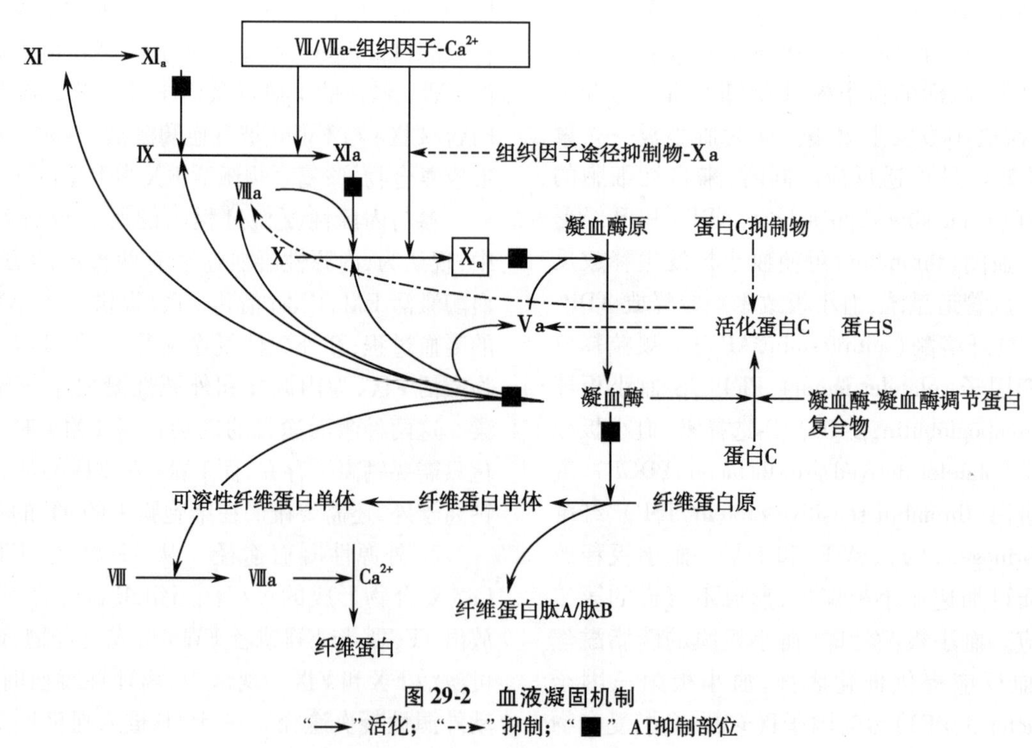

图 29-2 血液凝固机制

"→"活化; "-->"抑制; "■"AT抑制部位

四、抗凝血机制

正常的抗凝机制由细胞和体液两方面因素来完成，是血液凝固的调节系统。

（一）细胞抗凝作用

主要通过单核-巨噬细胞系统、肝细胞及血管内皮细胞来完成。

1. 单核-巨噬细胞系统　进入血液循环中的组织因子、免疫复合物、内毒素、红细胞溶解产物、凝血酶原酶、纤维蛋白和（或）纤维蛋白原的降解产物等物质可被单核-巨噬细胞系统吞噬和清除。

2. 肝细胞　被激活的凝血因子，如 FⅨa 和 FⅦa 等可被肝脏摄取和灭活。此外，肝细胞合成的 α_2-巨球蛋白（α_2-macroglobulin，α_2-MG）、AT 和 α_1-抗胰蛋白酶（α_1-antitrypsin α_1-AT）等抗凝蛋白具有重要的抗凝作用。

3. 血管内皮细胞　血管内皮细胞合成和释放 PGI2，抑制血小板聚集和释放反应；血管内皮细胞表面的硫酸乙酰肝素和凝血酶调节蛋白（thrombomodulin，TM）具有抗凝作用。

（二）体液抗凝作用

抗凝血因子主要由下列成分组成：①AT 和肝素辅因子Ⅱ（heparin cofactor-Ⅱ，HC-Ⅱ）；②蛋白 C 系统，包括 PC、蛋白 S（protein S，PS）、TM、活化蛋白 C 抑制物（activated protein C inhibitor，APCI）、蛋白 Z（protein Z，PZ）；③组织因子途径抑制物（tissue factor pathway inhibitor，TFPI）；④其他：α_2-MG、α_1-AT、活化补体-1 抑制物（C_1^- inhibitor，C_1^--INH）等。各抗凝因子生化及分子生物学特点见表 29-2。

表 29-2　抗凝因子生化及分子生物学特点

因子名称	分子量（kDa）	合成部位	染色体定位	基因（kb）	mRNA（kb）	血浆半衰期（h）	血浆浓度（mg/L）	功能
PC	62	肝	2q13-q14	11	1.8	8～10	4	灭活 FⅤa、FⅧa
PS	75	肝	3p11.1-11.2	80	3.5	42	20～25	PC 的辅因子
AT	58	肝，内皮	1q23-q25	16	1.5	61～72	125	灭活 FⅡa、FⅩa
PZ	62	肝	13q34		1.6	60	1.8～3.9	ZPI 的辅因子
TFPI	34	肝，内皮	2q31-q32.1	85	1.4	1～2 分钟	0.01～0.15	灭活 TF/FⅦa
HC-Ⅱ	65	肝，内皮	22q11	16	2.3		33～90	灭活 FⅡa
C_1^--INH	104	肝	20p11.2		1.2		170	灭活 FⅫa/K
α_2-MG	725	肝	12p12-p13	48	1.5		2000～3000	多种灭活作用

五、纤维蛋白溶解机制

纤维蛋白溶解系统简称纤溶系统，是指纤溶酶原（plasminogen，PLG）转变为纤溶酶（plasmin，PL），后者降解纤维蛋白和（或）纤维蛋白原以及其他蛋白质的过程。体内的血栓或体外的凝血块可以被溶解，都是通过纤溶系统来实现的。

（一）纤溶系统的组成及其特点

纤溶系统的主要成分有：①纤溶酶原激活剂（plasminogen activator，PA），包括组织型纤溶酶原激活剂（tissue type plasminogen activator，t-PA）和尿激酶型纤溶酶原激活剂（urokinase type plasminogen activator，u-PA）；②PLG 和 PL；③纤溶抑制物，包括纤溶酶原激活物抑制剂-1（plasminogen activated inhibitor-1，PAI-1）、α_2-抗纤溶酶（α_2-antiplasmin，α_2-AP）、凝血酶激活的纤溶抑制剂（thrombin activable fibrinolysis inhibitor，TAFI）；④纤维蛋白（原）降解产物[fibrin(o)gen degradation products，FDPs]和 D-二聚体（D-dimer，D-D）等。纤溶系统主要成分的特性见表 29-3。

（二）纤维蛋白溶解机制

纤溶过程也是一系列蛋白酶催化的连锁反应，指 PLG 在激活物作用下转变为 PL 和 PL 水解纤维蛋白（原）及其他凝血蛋白（如 FⅤ、FⅧ和 FⅫ等）的过程，见图 29-3。

1. 内激活途径　主要是内源性凝血途径的有关因子参与的激活。当内源性凝血途径的 FⅫ与带负电的表面接触时，被激活为 FⅫa，后者使 PK 转化为 K。纤溶系统的内源性途径在生理情况下意义尚不清楚，在病理情况下，FⅫ缺乏可引起血栓，可能与此途径的激活障碍有关。

表 29-3　纤溶系统主要成分特性

因子名称	分子量(kD)	氨基酸数	血浆浓度(mg/L)	半衰期	染色体定位	基因(kb)	外显子数	mRNA(kb)	功能
PLG	92	791	200	2.2d	6q26-27	52.5	19	2.9	酶原
t-PA	68	527	0.005	4min	8p12-p11	32.7	14	2.7	激活 PLG
u-PA	54	411	0.002	7min	10q24	6.4	11	2.4	激活 PLG
PAI-1	52	379	0.01	8min	7q22.1	12.2	9	2.4/3.2	抑制 t-PA
PAI-2	46/70	393	<0.005		18q22.1	16.5	8	1.9	抑制 u-PA
FⅫa	80	596	30	2～3d	5q33-q^{ter}	12	14	2.6	激活 PLG
PK	88	619	40		4q35	22	15	2.4	激活 PLG
HMWK	110	626	70	5d	3q27	27	11	3.2	参与激活 PLG
α_2-AP	70	452	70	3d	17p13		10	2.2	抑制 PL
TAFI	60	401	5	10min	13q14、11	48	11	1.8	抑制 PL

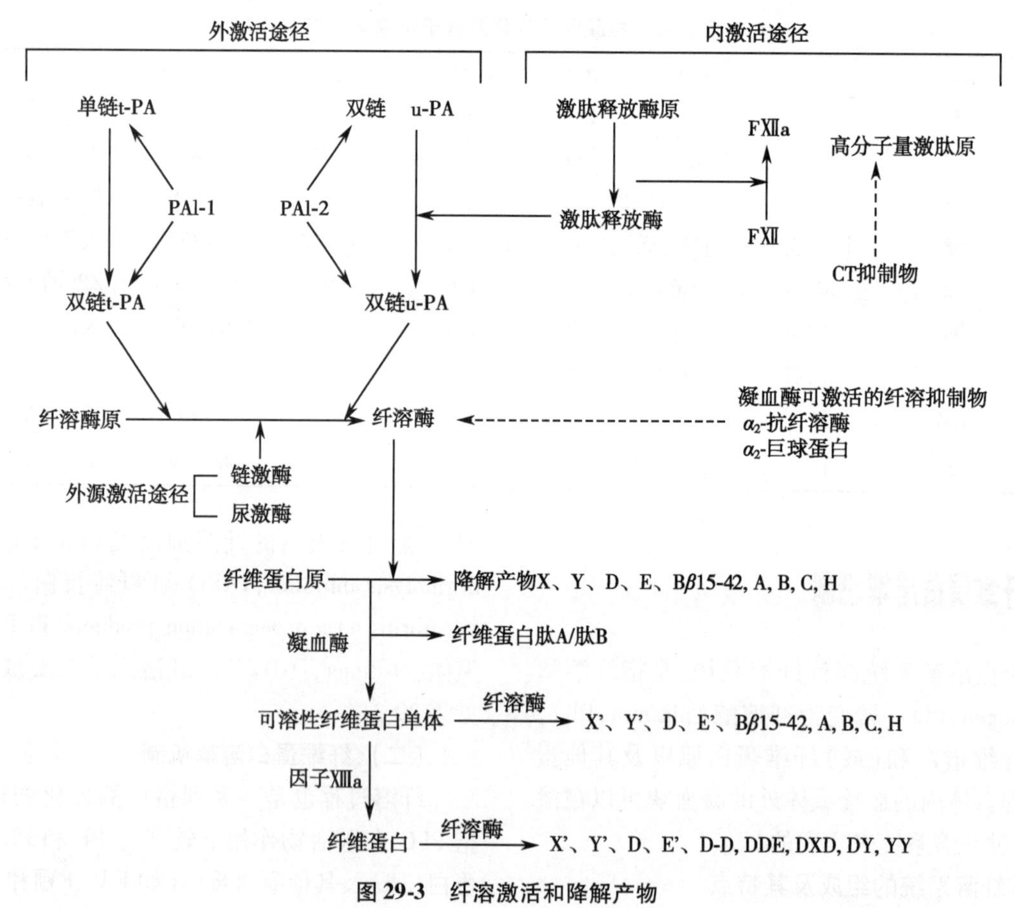

图 29-3　纤溶激活和降解产物

2. 外激活途径　主要是指 t-PA 和 u-PA 使 PLG 转化为 PL。t-PA 和 u-PA 又受 PAI-1 和 PAI-2 的抑制，它们之间的激活和抑制作用，调节着纤溶活性，具有重要的病理和生理意义。

3. 外源激活途径　主要是指激活纤溶系统的外源性药物如链激酶(streptokinase，SK)、尿激酶(urokinase，UK)、葡萄球菌激酶(staphylokinase，SaK)和重组 t-PA(recombinant tissue-type plasminogen activator，rt-PA)注入体内，激活纤溶系统，达到溶栓的目的。

上述三条途径都能使 PLG 转变为 PL。除了 t-PA 和 u-PA 都可被 PAI-1 和 PAI-2 灭活外，PL 还可

被 α2-AP 和 TAFI 抑制。

（三）纤维蛋白（原）降解机制

纤溶酶（PL）是一种活性极强的丝氨酸蛋白酶，作用于 Fg，使其降解为多种碎片（X、Y、D、E、$B\beta_{1\sim42}$）和多种极附属物（A、B、C、H）；PL 还可以降解未经 FⅩⅢa 交联的可溶性纤维蛋白单体复合物（soluble fiber protein monomer compound，sFMC）使 sFMC 也产生多种碎片（X'、Y'、D、E'、$B\beta_{15\sim42}$）和多种极附属物（A、B、C、H）；PL 还可降解结合于凝血块上的 Fb，使其产生多种碎片 X'、Y'、D、E'和 D-D等多种复合物。Fg 降解产物和 Fb 降解产物总称为纤维蛋白（原）降解产物（fibrin degradation products，FDPs）。

此外，PL 还可降解多种凝血因子（FⅧ、FⅨ、FⅩ、FⅪ、FⅫ、FⅩⅢ），所降解的 X（X'）、Y（Y'）、D、E（E'）等碎片具有较强的抗血小板聚集和抗凝血作用。

凝血、抗凝和纤溶三个系统相互作用，生理条件下在机体内共存和达到平衡，其关系见图 29-4 所示。

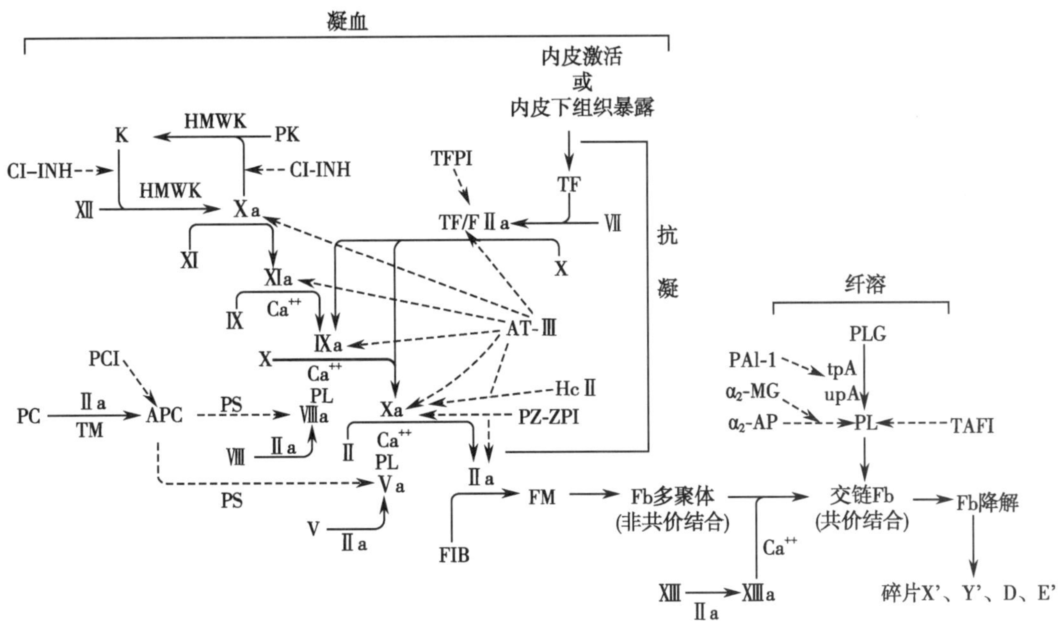

图 29-4 凝血、抗凝和纤溶系统之间的关系

——→ 激活；-----→ 抑制

六、血液流变学

血液流变学（hemorheology，HR）主要研究血液在血管中流动的规律，血液中的有形成分的变形性和无形成分的流动性对血液流动的影响以及血管和心脏之间的相互作用。如果血液的流动性和黏滞性发生异常，如血流缓慢、停滞和阻断，便可导致全身性或局部性血液循环障碍，导致组织缺血缺氧引起一系列病理变化。

影响血液黏滞度的因素有血液有形成分（红细胞、白细胞和血小板）和血浆中纤维蛋白原、球蛋白和血脂以及温度等。

（一）红细胞

红细胞数量、大小、变形能力和聚集性均可影响血液黏滞度。当 Hct 超过 45% 时，血液黏滞度随 Hct 的增高而呈指数增高；MCV 越高，血液黏滞度增高；红细胞的变形能力减低时，血液黏滞度增高；红细胞聚集性增大，容易形成串状或堆积，也使血液黏滞度增高。

（二）白细胞

白细胞的内黏度比红细胞高。正常情况下血循环中白细胞总数不高，对血黏度无影响。在白血病时，白细胞恶性增殖，并裂解出大量 DNA、RNA 及其他大分子物质进入血流，其变形能力减弱，胞膜上吸附大量血浆蛋白，使血液黏滞度增高。

（三）血小板

血小板的内黏度比红细胞大，数量增加、黏附性和聚集性的增高以及释放产物的增多，均使血黏度增加。

（四）纤维蛋白原

血浆纤维蛋白原增高时血黏度增高，多见于心肌梗死、恶性肿瘤、肾移植排斥反应和慢性白血病。

（五）球蛋白

球蛋白特别是 γ-球蛋白对血黏度影响很大。IgG、IgM、和 IgA 的增加可使血浆黏度增高，其原因可能与红细胞膜的电荷改变、红细胞的相互作用以及红细胞聚集性增高有关。

（六）血脂

血浆 β-脂蛋白、胆固醇和甘油三酯增高均可使血黏度增高。冠心病、高脂血症、紧张、焦虑、应急时血液黏滞度的增高可能与血脂增高有关。

（七）其他

温度、性别和年龄、pH 值和渗透压、切变速度、血管壁和血管管径均可影响血液黏滞度。温度过高或过低均可使血黏度增高，温度过高时血浆蛋白成分可发生改变，红细胞变形性减低；体温低于 32℃ 时，血细胞在体内易聚集，使血黏度增加。

第二节　血管壁和内皮细胞功能检测

一、出血时间（bleeding time，BT）

【生化及生理】

出血时间是指将皮肤刺破后让血液流出到血液自然停止所需要的时间，是一期止血障碍常用的筛选试验。BT 的长短反映毛细血管壁的通透性、脆性的变化和血小板的数量和功能，也反映血小板生成的 TXA_2 与血管壁生成的 PGI_2 的平衡关系。

【检测方法】

最早采用 Duke 法测定 BT，虽然 Duke 法操作简单，但是穿刺深度、宽度难以标准化，而且受穿刺部位毛细血管分布及血管收缩程度的影响，使得实验的敏感性很差，国内已弃用。随后采用 Ivy 法测定 BT，虽然 Ivy 法较 Duke 法敏感，但是操作繁琐，损伤性大，影响因素较多，而且切口难以标准化。WHO 推荐用模式法或出血时间测定器法（template bleeding test，TBT）。出血时间测定器将刀片埋藏在仪器内部，由弹簧快速弹出，使切口宽度和深度易于控制并做固定，且有加压因素，可把操作标准化，而且该法灵敏度高，所以检测值较为准确，并且减轻患者痛苦。模式法也强调切口的准确性。

TBT 法的原理是用出血时间测定器在前臂皮肤上造成一个标准创口，记录出血自然停止所需时间。

【参考区间】

TBT 法：4.8～9.0 分钟。

模式法：2.43～4.87 分钟（mielke 模式法）。

3.33～6.17 分钟（simplate-Ⅱ模式法）。

Ivy 法：2.5～8.5 分钟。

【临床意义】

（1）延长：见于：①血小板明显减少：如原发性或者继发性血小板减少性紫癜，但严重免疫性血小板减少性紫癜 BT 可正常或者接近正常；②血小板功能异常：如血小板无力症（glanzmann's thrombasthenia，GT）和巨大血小板综合征（bernard-soulier syndrome，BSS）；③严重缺乏某些凝血因子：如血管性血友病（von willebrand disease，vWD）、弥散性血管内凝血（disseminated intravascular coagulation，DIC）；④血管异常：如遗传性出血性毛细血管扩张症（hereditary hemorrhagic telangiectasia，HTT）；⑤药物影响：如服用抗血小板药（阿司匹林等）、抗凝药（肝素等）和溶栓药（rt-PA 等）。

（2）缩短：见于某些严重的高凝状态和血栓形成。

【影响因素】

（1）刀片的方向：刀片的方向应与前臂平行，符合前臂血管和神经的解剖特点。

（2）操作部位：要避开大血管、瘢痕、水肿和溃疡等。

（3）操作过程：用滤纸吸取流出的血液时应避免与伤口接触，更不能挤压。

（4）技术人员：所有的测试要由受过专业培训的熟练技术人员操作，保证实验的准确性和重复性。每个实验室应根据该技术人员建立本室的正常人参考区间。

二、血管性血友病因子抗原（von willebrand factor antigen，vWF：Ag）

【生化及生理】

血管性血友病因子是一种由内皮细胞合成的、在正常凝血过程中发挥重要功能的多聚糖蛋白。血浆中 vWF 为分子量不等的多聚体，多聚体的大小与功能有密切关系，其分子量越大，与血小板结合能力越强，更能促进血小板聚集、血栓形成与微血管病性溶血。vWF 对凝血途径的调节主要通过三个途径实现：①作为分子桥介导血小板与内皮下胶原的黏附反应；②作为分子桥介导血小板与血小板之间的聚集反应，这一作用主要通过血小板表面存在 vWF 受体、血小板 GP Ⅰb/Ⅸ、GPⅡb/Ⅲa 而实现；③作为凝血因子Ⅷ的保护性载体，即 vWF 可保护 FⅧ的活性，还能稳定 FⅧ的 mRNA，促进 FⅧ的合成与分泌。

【检测方法】

vWF:Ag 的检测常常采用 Laurell 免疫火箭电泳法和 ELISA 法。Laurell 免疫火箭电泳法的原理为：在含 vWF 抗体的琼脂糖凝胶板中加入一定量受检血浆(含 vWFAg)，在电场作用下，泳动一定时间，出现抗原-抗体反应形成的火箭样沉淀峰，沉淀峰的高度与受检血浆中 vWF 的浓度成正相关，从而计算出血浆中 vWF:Ag 的含量。

【标本要求与保存】

血浆标本，枸橼酸钠抗凝。标本量 2.0ml，至少 1.0ml。采血后 30 分钟内分离血浆，血浆分离后需立即冰冻，直到检测前。血浆放于塑料试管中，不能采用玻璃试管，避免启动瀑布凝血机制。血浆 4℃可保存 24～48 小时；-20℃冰箱可保存 1～2 个月。-70℃可保存 3～6 个月。

【参考区间】

Laurell 免疫火箭电泳法：61.6%～126.6%。

ELISA 法：70%～150%。

【临床意义】

(1) 减低：见于血管性血友病(Von Willebrand disease，vWD)，是诊断 vWD 及其分型的指标之一。BT 和 vWF:Ag 检测可作为血友病和 vWD 的鉴别试验。vWD 时，BT 延长，vWF:Ag 减低。

(2) 增高：见于血栓病，如心肌梗死、心绞痛、脑血管病变、糖尿病、妊娠高血压综合征、肾小球疾病、大手术后等。

【影响因素】

(1) 标本中枸橼酸钠溶液终浓度为 3.2%，如果患者外周血 Hct 超过 55%，则抗凝管中枸橼酸钠浓度需要按照下列公式进行调整。

$$C=(1.85\times10^{-3})(100-Hct)(V_{blood})$$

C 为抗凝管中枸橼酸钠溶液的体积，Hct 为患者红细胞压积，V 为加入到抗凝管中患者血液体积。

(2) 每次测定均应在相同实验条件下检测标准品和待测样品，制备标准曲线，再以线性回归方程计算出待检样品浓度，或者在标准曲线上直接查找对应浓度。

三、1-脱氨基-8-右旋精氨酸加压素(1-desamino-8-D-arginine vasopressin，DDAVP)

【生化及生理】

DDAVP 分子式为 $C_{16}H_{64}N_{14}O_{12}S_2$，是一种合成的加压素类似物质，即将精加压素的 1 位半胱氨酸和 8 位 L-精氨酸分别换成 β-巯基丙酸和 D-精氨酸。本品加压作用比精加压素小 2000 倍，而抗利尿作用比天然加压素强而持久，半衰期长 3 倍，是治疗尿崩症的首选药物。在轻度 vWD 患者，出血时首先用 DDAVP 处理，它通过促进内皮细胞释放 vWF 和 FⅧ水平而发挥作用。DDAVP 阳性反应患者给予 DDAVP 处理 30～90 分钟以后，血浆中 vWF:Ag、FⅧ和(或)vWF 瑞斯托霉素辅因子增加 2～5 倍。2B 型 vWD 患者禁用 DDAVP，因为可能导致血小板凝集，继而导致血栓症。而 2N 型 vWD、3 型 vWD 和血小板型 vWD 对 DDAVP 无效。

【检测方法】

ELISA 法，目前有多种检测 DDAVP 的酶标试剂盒。

【标本要求与保存】

尿液标本。收集晨尿(中段尿)或 24 小时尿液，2000g 离心 15 分钟后收集上清，并将标本保存于 -20℃，且应避免反复冻融。标本置 4℃保存应小于 1 周，-20℃或-80℃均应密封保存，-20℃不应超过 1 个月，-80℃不应超过两个月。

【参考区间】

正常人阴性。

【临床意义】

有助于 vWD 的诊断和分型；具有抗利尿作用而对糖尿病有用。

【影响因素】

(1) 在储存及孵育过程中避免将试剂暴露在强光中。所有试剂瓶盖须盖紧以防止蒸发和污染，试剂避免受到微生物的污染，因为蛋白水解酶的干扰将导致出现错误的结果。

(2) 小心吸取试剂并严格遵守给定的孵育时间和温度。在吸取标本和(或)标准品、酶结合物或底物时，第一个孔与最后一个孔加样之间的时间间隔如果太大，将会导致不同的“预孵育”时间，从而明显地影响到测量值的准确性及重复性。此外，洗涤不充分将影响试验结果。

(3) 试剂盒保存:部分试剂保存于-20℃,部分试剂保存于2~8℃,具体以标签上的标示为准。

(4) 浓洗涤液会有盐析出,稀释时可在水浴中加温助溶。

四、vWF瑞斯托霉素辅因子(vWF ristocetin cofactor,vWF:Rcof)

【生化及生理】

瑞斯托霉素是一种能促进vWF和血小板结合的抗生素。vWF:Rcof分析是一种重要的vWF活性测定方法,反映机体内vWF活性。正常人体内vWF:Rcof能抑制血小板聚集,除部分2B型vWD外,大部分vWD患者体内vWF:Rcof活性均减低。

【检测方法】

常采用血小板凝聚法、ELISA法和比浊法。原理为在瑞斯托霉素辅因子介导下,vWF与血小板GPⅠb/Ⅸ-Ⅴ相互作用,使正常血小板发生凝集。洗涤并固定正常血小板,加入瑞斯托霉素和待测样品,测定血小板凝集程度,凝集的强度与被检血浆中vWF的含量和结构有关。根据正常血浆的稀释度及其相应的凝集反应,绘制标准曲线。

【标本要求与保存】

枸橼酸钠抗凝血浆,见“血管性血友病因子抗原”。

【参考区间】

血小板凝聚法:50%~150%。

【临床意义】

多数vWD患者的vWF:Rcof减低,反映待测标本中vWF活性的减低。

【影响因素】

(1) 本实验若采用EDTA抗凝,则测定结果不准确。

(2) 试管和注射器均应涂硅胶,或者使用塑料制品。

五、血浆6-酮-前列腺素F1α(plasma 6-keto-prostaglandin F1α,6-keto-PGF1α)

六、尿液6-酮-前列腺素F1α(urine 6-keto-prostaglandin F1α,6-keto-PGF1α)

【生化及生理】

前列腺素(prostaglandin,PG)是广泛存在于人和动物体内的一组重要的组织激素。PG不属于循环激素,而是在局部组织产生和释放,并对局部功能进行调节。其化学结构一般是具有五元环和两条侧链的二十碳不饱和脂肪酸,根据其分子结构不同,PG可分为A、B、D、E、F、G、H、I等型。字母右下角数字表示PG分子侧链所含双键数目,凡是PG五碳环上的取代基在环平面在环平面以下者标注α,以上者标注β。PGI_2是一种强烈的血管扩张剂和血小板聚集的抑制物。PGI_2对血小板的生物效应主要是通过血小板G蛋白介导而引起血小板内的cAMP含量增加,从而抑制血小板形态改变、血小板的聚集和释放,并抑制vWF、纤维蛋白原和血小板表面特异性受体结合,还可抑制血小板的促凝活性。PGI_2还能扩张血管,降低周围血管阻力,增加器官血流量,并有排钠利尿作用,从而使血压降低。

PGI_2很不稳定,生物半衰期2~3分钟,迅速转化为6-keto-PGF1α,故测定6-keto-PGF1α可完全代表PGI_2水平。

【检测方法】

ELISA法或者RIA法。6-keto-PGF1α检测原理为将抗原包被酶标反应板中加入受检血浆或6-keto-PGF1α标准品和一定量的抗6-keto-PGF1α抗血清作用一定时间后,再加入酶标二抗,最后加入底物显色。根据显色程度(A值)从标准曲线中计算出受检血浆6-keto-PGF1α的含量。

RIA法较ELISA敏感性更高,但是因其含放射性物质,现逐步少用或者被其他方法取代。

【标本要求与保存】

枸橼酸钠抗凝血浆或尿液。见“血管性血友病因子抗原”。

【参考区间】

血浆:

酶标法:16.6~29.1ng/L。

RIA法:≤35岁:107.2~123ng/L;36~49岁:120.1~147.5ng/L;

≥50岁:94.5~126.7ng/L。

尿液:406.9~876.1pg/min。

【临床意义】

降低:见于血栓性疾病,如急性心肌梗死、心绞痛、脑血管病变、糖尿病、动脉粥样硬化、高血压、高胆固醇血症、肿瘤转移、肾小球病变、周围血管血栓形成及血栓性血小板减少性紫癜(thrombotic thrombocytopenic purpura,TTP)。

七、血浆去甲基-6-酮-前列腺素 F1α(plasma demethyl-6-keto-prostaglandin F1α, DM-6-keto-PGF1α)

八、尿液去甲基-6-酮-前列腺素 F1α(urine demethyl-6-keto-prostaglandin F1α, DM-6-keto-PGF1α)

【生化及生理】

PGI_2 很不稳定，生物半衰期 2～3 分钟，迅速转化为 6-keto-PGF1α。DM-6-keto-PGF1α 是 6-keto-PGF1α 经肝氧化酶代谢产物，比 6-keto-PGF1α 更能准确反映机体内 PGI_2 的生成情况。

【检测方法】

ELISA 法或者 RIA 法。

【标本要求与保存】

枸橼酸钠抗凝血浆或尿液。见"血管性血友病因子抗原"。

【参考区间】

血浆：18.7～34.3ng/L。

尿液：139～161ng/mg Cr。

【临床意义】

DM-6-keto-PGF1α 是反映血管内皮早期损伤的指标之一，临床意义同 6-keto-PGF1α，但较其更为敏感和特异。

九、凝血酶调节蛋白抗原(thrombomodulin antigen, TM:Ag)

【生化及生理】

凝血酶调节蛋白(TM)是分布于血管内皮细胞膜表面的一种糖蛋白，在调节血管内凝血、阻止体内血栓形成过程中起到了重要作用。当内皮细胞受损伤后，TM 便加速释放到细胞周围的介质中，与凝血酶结合形成复合物，该复合物直接抑制凝血酶的促凝活性，激活 PC(可使 PC 的激活速度较单纯凝血酶快 1000 倍以上)，分解凝血酶，灭活 FⅤa 和 FⅧa，也抑制 PAI，从而延缓凝血过程，并促进纤溶。

【检测方法】

RIA 法。原理为用 TM 单抗包被聚乙烯放免小杯，加入受检血浆，再加入 ^{125}I-抗人 TM 单抗，根据结合的 ^{125}I 放射性强度计算出受检血浆中 TM 含量。

【标本要求与保存】

109mmol/L 枸橼酸钠或者 2% EDTA · Na_2 1:9 抗凝血浆。当天测定或者-20℃冰箱保存，复融时在 37℃水浴中进行，室温中缓慢溶解会导致 TM 沉淀。

【参考区间】

血浆(RIA 法)：20～35μg/L。

【临床意义】

增高见于糖尿病、DIC、TTP、系统性红斑狼疮(systemic lupus erythematosus, SLE)。此外，急性心肌梗死、脑血栓、肺栓塞和闭塞性脉管炎的部分患者也可增高。

十、内皮素-1(endothelin-1, ET-1)

【生化及生理】

ET-1 是一个由 21 氨基酸组成的多肽，主要由血管内皮细胞合成。其主要作用是可使血管长时间收缩，是体内已知的最强的缩血管物质，可刺激心钠素释放，提高全身血压、抑制肾素释放。当 ET-1 与平滑肌细胞膜的 G 蛋白偶联受体结合以后，可使细胞质内 Ca^{2+} 浓度增加。激活凝脂酶 A_2，释放花生四烯酸，形成 TXA_2 及 PG。

【检测方法】

ELISA 法。

【标本要求与保存】

EDTA 抗凝血浆，见"血管性血友病因子抗原"。

【参考区间】

血浆(ELISA 法)：<5ng/L。

【临床意义】

增高见于心肌梗死、心绞痛、原发性高血压、高脂血症、缺血性脑卒中、肾功能衰竭、肺动脉高压、原发性醛固酮增多症、支气管哮喘、休克等。

【影响因素】

血标本处理对 ET-1 活性有影响，不同温度的血液凝集过程以及溶血都会造成 ET-1 活性不同程度的丢失。抑肽酶对 ET-1 活性保存有益，对高浓度 ET-1 活性的保护作用尤为明显。血标本要避免溶血。

十一、可溶性血管内皮细胞蛋白 C 受体(soluble endothelial cell protein C receptor, sEPCR)

【生化及生理】

血管内皮细胞蛋白 C 受体(EPCR)是近年发现的在炎症和抗凝过程中有重要意义的蛋白，主要由除肝血窦外的大血管内皮细胞表达，在大小相同的脉管中，EPCR的表达量动脉多于静脉。EPCR的作用是与PC或者APC高亲和力结合，进而增加PC被T-TM复合物激活的量。与血管内皮细胞连接的EPCR成为膜连接EPCR，另一部分游离于血浆内称为sEPCR。

【检测方法】

ELISA法。原理为用抗sEPCR的单克隆抗体包被酶标板，分别加入血浆标本和不同稀释度的sEPCR标准品，再加入以生物素标记的二抗，最后加入底物显色，绘制标准曲线。待测标本于标准曲线上计算sEPCR值。

【标本要求与保存】

3.8%枸橼酸钠抗凝血浆。见“血管性血友病因子抗原”。

【参考区间】

血浆（ELISA法）：94.5～135.9μg/L。

【临床意义】

增高反映内皮细胞受损，见于糖尿病、败血症、SLE合并血栓形成等。

【影响因素】

采血时避免激活凝血途径。

第三节　血小板功能检测

一、血小板黏附试验（platelet adhesion test，PAdT）

【生化及生理】

血小板黏附功能是指血小板黏着血管内皮下组分或其他异物表面的功能。当血管壁受损时，内皮下胶原暴露，血小板通过GPⅠb与内皮下vWF因子结合，通过其桥梁作用迅速黏附到胶原上。血小板也可以通过其表面的GPⅡb/Ⅲa与结合在血管壁上的纤维蛋白（原）结合而发生黏附作用。

【检测方法】

采用玻珠柱法和玻璃滤器法。两种方法检测原理相同，受检血液以一定速度通过含一定量玻璃珠的柱后，由于血小板黏着在玻璃珠和塑料管壁上，形成的血小板聚集体被滞留在玻珠柱上，因此，过柱后血液中血小板数降低。过柱前后血液中血小板的差数占过柱前血小板数的百分比即为血小板黏附率（%）。此过程中含血小板聚集因素，故此试验又称为血小板滞留实验。

【标本要求与保存】

新鲜静脉血，无菌采集以后立即操作。过柱前血液无需抗凝，但计数血小板的血液需用EDTA抗凝。

【参考区间】

玻珠柱法：53.9%～71.1%。

玻璃滤器法：21%～42.8%。

【临床意义】

（1）PAdT增高：见于血栓前状态和血栓性疾病，如心肌梗死、心绞痛、脑血管病变、糖尿病、深静脉血栓形成、妊高症、肾小球肾炎、动脉粥样硬化、肺栓塞、口服避孕药等。

（2）PAdT减低：见于vWD、巨大血小板综合征、血小板无力症、尿毒症、肝硬化、异常蛋白血症、骨髓增生异常综合征（myelodysplastic syndrome，MDS）、急性白血病、服用抗血小板药物、低（无）纤维蛋白血症等。

【影响因素】

采血是否顺畅对本实验产生影响，采血过程中避免血小板被激活。血液通过玻珠柱的速度也会对本实验产生影响，流速太快，黏附率减低；流速太慢会使黏附率增加。玻珠柱受潮会使黏附率下降，应将其置于干燥器中储存，且玻珠柱为一次性用品，用后即丢弃。

二、血小板聚集试验（platelet aggregation test，PAgT）

【生化及生理】

血小板聚集是指血小板之间相互黏附形成血小板团的功能。在Ca^{2+}存在的条件下，激活的血小板以GPⅡb/Ⅲa与Fg结合，血小板发生聚集。

【检测方法】

采用比浊法。其原理为在特定的条件下，在富含血小板血浆中加入诱导剂，由于血小板发生聚集，血浆的浊度降低，透光度增加，将浊度的变化记录于图纸上，形成血小板聚集曲线，据此可计算血小板聚集程度和速度。

【标本要求与保存】

109mmol/L 枸橼酸钠抗凝的富血小板血浆(plateletrich plasma,PRP)和乏血小板血浆(plateletpoor plasma,PPP)。抗凝剂与静脉血的比例为 1∶9,将抗凝血置于硅化玻璃或者塑料离心管中,1000r/min 离心,吸取上层血浆,计数血小板并调整其浓度为(100～200)×10^9/L,即为 PRP。将剩余的血液 3000r/min 离心 20 分钟,上层较为透明的液体即为 PPP,其血小板一般低于(10～20)×10^9/L。血标本忌用 EDTA 作为抗凝剂,因为 EDTA 螯合 Ca^{2+} 作用强,使 ADP 不能引起血小板聚集。采血后标本放在 15～25℃ 室温为宜,忌放入冰箱,因为低温会使血小板激活,黏附和聚集能力增强或者有自发性聚集。实验在采血后 3 小时内完成,时间过久会减低血小板的聚集强度和速度,采血后血液中的 CO_2 不断逸出使血浆 pH 值上升,pH 6.8～8.5 的标本可获得最佳聚集效果,低于 6.4 或者高于 10.0 时,会使聚集抑制或者消失。

【参考区间】

此项目暂无公认的参考区间,各实验室可建立自己的参考范围。

O'Brien 的参考值:①6×10^{-6}mol/L 的 ADP 最大聚集率(maximal aggregation rate,MAR)为 21.7%～48.7%,坡度为 41.7°～86.1°。②4.5×10^{-5}mol/L 的肾上腺素可引起双相聚集曲线,此时第一相 MAR 为 15.5%～25.1%,坡度 29.0°～94.8°。

中国医学科学院血液学研究所的参考值以最大聚集率(MAR)表示:①11.2μmol/L ADP 为诱导剂时,MAR 53%～87%;②5.4μmol/L 肾上腺素诱导剂时,MAR 45%～85%;③20mg/L 花生四烯酸诱导剂时,MAR 56%～82%;④20mg/L 胶原诱导剂时,MAR 47%～73%;⑤1.5g/L 瑞斯托霉素诱导剂时,MAR 58%～76%。

【临床意义】

(1) 增高:反映血小板聚集功能增强,见于血栓前状态和血栓性疾病,如心肌梗死、心绞痛、糖尿病、脑血管病变、妊高症、深静脉血栓形成、肺梗死、口服避孕药、晚期妊娠、高脂血症、抗原-抗体复合物反应、人工心脏和瓣膜移植术等。

(2) 减低:反映血小板聚集功能减低,见于血小板无力症、贮存池病及低(无)纤维蛋白原血症、尿毒症、肝硬化、骨髓增生性疾病、ITP、急性白血病、服用抗血小板药物等。

【影响因素】

组织液可使少量凝血酶形成而引起血小板聚集,采血时应避免反复穿刺而将组织液抽到注射器内,避免将气泡混入。红细胞混入、溶血和血浆脂类可降低悬液透光度,掩盖了血小板聚集的变化。阿司匹林、氯吡格雷、潘生丁、肝素、双香豆素等均可抑制血小板聚集。诱导剂 ADP 在保存中会自行分解产生 AMP,故配成溶液后应在-20℃贮存,一般 6 个月内活性不会降低。诱导剂的种类和浓度对血小板聚集结果有影响,因此,各实验室应建立自己的参考值。

三、血小板第四因子(platelet factor 4,PF4)

【生化及生理】

血小板第四因子(PF4)是一种大分子蛋白聚糖,由巨核细胞分泌并储存在血小板 α 颗粒之中,当血小板受到刺激时可被释放。它具有中和肝素、炎症趋化、抑制血管形成和巨核细胞生长的功能。当血小板激活时,释放到血浆中,血浆中的浓度的高低取决于血小板合成和释放量,也与肾脏的排泄和体内的清除率有关。检测 PF4 血浆浓度,可以作为血小板体内激活的重要检测指标。

【检测方法】

ELASA 法。

【标本要求与保存】

109mmol/L 枸橼酸钠抗凝血浆,最好采用 CTAD(citrate,theophylline,adenosine,dipyridamole)抗凝血浆。标本量 1.0ml。立即检测,否则冷冻保存。

【参考区间】

ELISA 法:0～35IU/ml。

【临床意义】

(1) 增高:反映血小板被激活及其释放反应亢进,见于血栓前状态和(或)血栓性疾病,如心肌梗死、脑血管病变、尿毒症、妊高症、糖尿病、肾病综合征、DIC、深静脉血栓形成等。

(2) 减低:见于先天性或者获得性贮藏池病(α 颗粒缺陷症)。

【影响因素】

PF4 和 β-TG 的检测必须保证采血顺利,用经涂硅处理或塑料的器材采血,玻璃试管等需涂硅处理或使用塑料制品,因为玻璃可以激活凝血反应;在抗凝剂中加入吲哚美辛、茶碱等可稳定血小板;检测标本要求在 4℃以下运送;同时检测 β-TG 和 PF4 的含量及二者的比值有助于血小板体外活化的鉴别;肝素可以和 PF4 结合,接受肝素治疗的患者对 PF4 测定影响较大。

四、β-血小板球蛋白(β thromboglobulin,β-TG)

【生化及生理】

血浆 β-血小板球蛋白是血小板 α 颗粒分泌的两种特异性蛋白质,参与很多炎症应答,包括淋巴细胞趋化。它是体内血小板激活的特异性指标。

【检测方法】

ELASA 法或 RIA 法。

【标本要求与保存】

血浆标本,见“血小板第四因子”。

【参考区间】

ELISA 法:6.6~26.6μg/L。

【临床意义】

β-TG 和 PF4 临床意义相同。

五、血小板相关免疫球蛋白 G(platelet associated immunoglobulin G,PAIgG)

六、血小板相关免疫球蛋白 M(platelet associated immunoglobulin M,PAIgM)

七、血小板相关免疫球蛋白 A(platelet associated immunoglobulin A,PAIgA)

【生化及生理】

血小板相关免疫球蛋白(platelet associated immunoglobulin,PAIg)又称血小板相关抗体,是患者体内的一种抗血小板自身抗体,包括 PAIgG、PAIgM、PAIgA。可与血小板上的相关抗原结合,形成抗原抗体复合物,使血小板失活。

【检测方法】

常用 ELISA 法。近年来还用流式细胞术和免疫荧光显微术检测血小板相关免疫球蛋白。血小板破碎后 PAIg 与血小板形成的抗原-抗体复合物存在于上清液中。

【标本要求与保存】

血小板破碎液。67mmol/LEDTA · Na_2 抗凝静脉血(抗凝剂与血液体积比为 1:9),1000r/min 离心 8 分钟,吸取上层 PRP,将 PRP3000r/min 离心 20 分钟,弃上清,下层即为血小板,洗涤血小板 3 次并用 PBS 重悬,调整血小板数为 10×10^9/L,加入终浓度为 1% 的 NP-40 溶解血小板,即为血小板破碎液。4℃放置 30 分钟,3000r/min 离心 10 分钟,取上层液供测定用。血小板破碎液可在-20℃保存一周。

ELISA 法也可用血清、枸橼酸钠抗凝血浆。流式细胞术法采用枸橼酸钠抗凝静脉全血。

【参考区间】

ELISA 法

PAIgG:每 10^7 血小板含 0~78.8ng。

PAIgM:每 10^7 血小板含 0~7.0ng。

PAIgA:每 10^7 血小板含 0~2.0ng。

【临床意义】

(1) 增高:见于 ITP、同种免疫性血小板减少性紫癜(多次输血、输血后紫癜)、药物免疫性血小板减少性紫癜、淋巴瘤、慢性活动性肝炎、SLE、慢性淋巴细胞白血病、MM、Evan 综合征、良性单株丙种球蛋白血症等。90% 以上 ITP 患者的 PAIgG 增高,若同时测定 PAIgM、PAIgA 和 PA-C3,阳性率可达 100%。但对于 ITP 而言,PAIg 灵敏度较高,特异性却不强。

(2) 观察病情:经治疗后,ITP 患者的 PAIg 水平下降,复发后又可升高。

【影响因素】

皮质激素可影响结果,应停药两周以上才能抽血检查。所用注射器和试管等器材必须用塑料制品或者经涂硅处理以避免激活血小板。

八、血小板相关补体 C3(platelet associated complement,PA-C3)

九、血小板相关补体 C4(platelet associated complement,PA-C4)

【生化及生理】

血小板相关补体(PA-C3 和 PA-C4)与血小板结合后可破坏血小板。血小板相关免疫球蛋白与相关补体升高均能使血小板破坏增加,引发紫癜。

【检测方法】

常用 ELISA 法。近年来还用流式细胞术和免疫荧光显微术检测血小板相关补体。

【标本要求与保存】

血小板破碎液。ELISA 法也可用血清、枸橼酸钠抗凝血浆。流式细胞术法采用枸橼酸钠抗凝静脉全血。

【参考区间】

ELISA 法:

PA-C3:每 10^7 血小板含 9.0～26.2ng。

PA-C4:每 10^7 血小板含 3.7～16.1ng。

【临床意义】

见“血小板相关免疫球蛋白”。

十、血小板 P-选择素(platelet P-selectin)

【生化及生理】

P-选择素(CD62P)又称为 α-颗粒膜蛋白-140(α-granular membrane protein-140,GMP-140)。血小板在体内激活后,P-选择素进入血浆内或融合到血小板膜表面上,内皮细胞激活后也可表达 P-选择素,测定受检血浆中 P-选择素的含量可反映体内血小板和(或)内皮细胞的激活程度。

【检测方法】

酶标法、放免法或流式细胞术法。

【标本要求与保存】

2% EDTA 1∶9抗凝静脉全血、血浆。

【参考区间】

酶标法:血小板表面 P-选择素:290～1270 分子数/血小板。

血浆中 P-选择素:(0.89～2.33)×10^{10}分子数/毫升。

【临床意义】

(1) 增高:见于急性心肌梗死、心绞痛、糖尿病伴血管病变、脑血管病变、深静脉栓塞形成、SLE、ITP、肾病综合征等。

(2) 减低和缺如:见于遗传性血小板功能缺陷症。

【影响因素】

采血后要尽快分离血浆,避免血小板被激活引起 P-选择素假性增高;采血时使用塑料管或者硅化玻璃管抗凝管;实验温度以 22～25℃为佳。

十一、血小板促凝活性(platelet procoagulant activity,PPA)

【生化及生理】

血小板促凝活性是指血小板膜上的磷脂酰丝氨酸与 FⅩa、FⅤa 结合,形成凝血酶原酶,凝血酶原酶促使凝血酶原转化为凝血酶。

【检测方法】

流式细胞术测定血小板表面的磷脂酰丝氨酸。

【标本要求与保存】

109mmol/L 枸橼酸钠抗凝血浆;富血小板血浆。

【参考区间】

正常人阳性率为 30%。

【临床意义】

(1) 减低:见于 PF3 缺陷症、血小板无力症、巨大血小板综合征、肝硬化、尿毒症、MDS、异常蛋白血症、DIC、服用抗血小板药物、SLE、急性白血病等。

(2) 增高:见于血栓病和血栓前状态。

【影响因素】

操作过程中避免血小板被激活。

十二、血栓素 B_2(thromboxane B_2,TXB_2)

【生化及生理】

血栓素是前列腺素中的一种,由血小板产生,具有血小板凝聚及血管收缩作用。TXB_2 是 TXA_2 的代谢产物,血小板花生四烯酸代谢途径环氧化酶的主要产物之一,因 TXA_2 半衰期极短,故常测定 TXB_2 用于代替检测 TXA_2。

【检测方法】

放免法或 ELISA 法。

【标本要求与保存】

109mmol/L 枸橼酸钠抗凝血浆。

【参考区间】

RIA 法:49.7～75.3ng/L。

【临床意义】

血小板寿命缩短见于血小板破坏增多或者消耗过多性疾病,如 ITP、输血后紫癜、脾功能亢进、DIC、各种血栓性疾病及心肌梗死、糖尿病、外科手术、恶性肿瘤等。

【影响因素】

血浆蛋白对本实验有影响,洗涤时充分去除。

十三、血小板寿命(platelet life span,PLS)

【生化及生理】

血栓素 B_2(TXB_2)是血小板花生四烯酸代谢途径环氧化酶的主要产物之一,阿司匹林不可逆地抑制血小板环氧化酶直至骨髓巨核细胞产生新的血小板,因此观察服用阿司匹林后血小板 TXB_2 的恢复情况可以推断血小板的生存时间。

【检测方法】

放免法或 ELISA 法。一次性口服阿司匹林 0.6g,服药前和服药后 2、4、6、8、10、12 天分别取

EDTA 抗凝血，分离血小板并调整其数至 10^7/L，取血小板悬液和花生四烯酸于 37℃温浴，取上清液置低温冰箱保存待测。

【标本要求与保存】

见"血栓素 B_2"。

【参考区间】

放免法：7.6～10.0 天。

【临床意义】

血小板寿命缩短见于血小板破坏增多或者消耗过多性疾病，如 ITP、输血后紫癜、脾功能亢进、DIC、各种血栓性疾病及心肌梗死、糖尿病、外科手术、恶性肿瘤等。

【影响因素】

血浆蛋白对本实验有影响，洗涤时充分去除。

十四、去二甲基-血栓素 B_2（dedimethyl thromboxane B_2，DM-TXB_2）

十五、11-去氢-血栓素 B_2（11-dehydro-thromboxane B_2，11-DH-TXB_2）

【生化及生理】

DM-TXB_2 和 11-DH-TXB_2 是 TXB_2 分别经肝氧化酶和脱氢酶作用后的主要代谢产物，由肾排泄。它们的浓度不受操作和体外因素的干扰，是两种反映血小板活化和血小板花生四烯酸代谢较 TXB_2 更为敏感和特异的指标。测定 DM-TXB_2 和 11-DH-TXB_2 在血浆组织及其他体液中的浓度，对血栓形成疾病的发病预测、疗效判断具有十分重要的意义。

【检测方法】

ELISA 法。

【标本要求与保存】

尿液或 109mmol/L 枸橼酸钠抗凝血浆。

【参考区间】

尿液：DM-TXB_2 含量为（187～225）ng/L Cr；

11-DH-TXB_2 含量为（279～319）ng/L Cr。

血浆：11-DH-TXB_2 含量为 2.0～7.0ng/L。

【临床意义】

（1）增高：见于血栓前状态和血栓性疾病，如心肌梗死、心绞痛、糖尿病、动脉粥样硬化、妊高症、深静脉血栓形成、肺梗死、肾小球疾病、高脂血症、大手术后。

（2）减低：见于环氧化酶或 TXA_2 合成酶缺乏症、服用抑制环氧化酶或 TXA_2 合成酶的药物，如阿司匹林。

【影响因素】

操作中注意酶免疫测定影响因素。

十六、血栓前体蛋白（thrombus precursor protein，TpP）

【生化及生理】

TpP 是一种可溶性纤维蛋白的多聚体，是血栓中不溶性纤维蛋白的直接前体，是血液中可溶性纤维蛋白原转变成不溶性相互交联的纤维蛋白多聚体过程中的一个重要产物，它在血浆中的浓度反映血循环中凝血酶的活性。TpP 水平升高表明有急性血栓形成的危险，由于它对急性血栓形成具有较高的诊断特异性而受到高度重视。

【检测方法】

ELISA 法。

【标本要求与保存】

EDTA 或者枸橼酸钠抗凝血浆；血清。

【参考区间】

ELISA 法：1～6mg/L。

【临床意义】

增高见于急性血栓性疾病。心肌梗死发作前 TpP 水平升高 4～20 倍，心前区疼痛发作 6 小时之内 TpP 水平 8～50mg/L 以上，超过 6 小时者，仅轻度升高，多数在 12 小时之内恢复正常。

【影响因素】

操作时注意酶免疫测定的各个影响因素，避免引起假阳性和假阴性。注意血液标本采集与样本处理过程中可能导致的体外激活。

十七、血小板糖蛋白Ⅰb（platelet glycoprotein Ⅰb，GPⅠb）

十八、血小板糖蛋白Ⅱb（platelet glycoprotein Ⅱb，GPⅡb）

十九、血小板糖蛋白Ⅲa（platelet glycoprotein Ⅲa，GPⅢa）

二十、血小板糖蛋白Ⅸ（platelet glycoprotein Ⅸ，GPⅨ）

【生化及生理】

血小板膜糖蛋白（platelet membrane glycoprotein）

分为质膜糖蛋白和颗粒膜糖蛋白，前者包括 GPⅠb-Ⅸ-Ⅴ、GPⅡb-Ⅲa、GPⅠa-Ⅱa 等，后者包括 CD62P 和 CD63。进行非还原的及还原的 SDS-聚丙烯酰胺凝胶双向电泳，血小板质膜糖蛋白可以被分离为 16 种，其中研究较多、与血小板活化关系密切的主要有 GPⅠb、GPⅡb 和 GPⅢa，还有一种分子量较小却重要的糖蛋白 GPⅨ。其分子量分别为 165 000Da、155 000Da、114 000Da 和 44 000Da。血小板 GP 多数以受体形式发挥生理功能，可归纳为凝血酶受体、瑞斯托霉素-Ⅷ血小板聚集因子受体、血小板与血小板粘连受体、纤维蛋白原受体、PGI_2 及 PGD_2 受体、5-羟色胺受体等。

【检测方法】

流式细胞术法。

【标本要求与保存】

109mmol/L 枸橼酸钠抗凝全血；血小板悬液。

【参考区间】

FCM 法：GPⅠb(42b)、GPⅡb(CD41a)、GPⅢa(CD61)、GPⅨ(CD42a)的阳性血小板百分比为 95%～99%。

【临床意义】

(1) 减低或者缺如：见于遗传性血小板功能缺陷：①巨大血小板综合征，该病血小板质膜 GPⅠb/Ⅴ-Ⅸ复合物减少和缺乏，故 CD42b、CD42a 阳性血小板减低或者缺乏；②血小板无力症，该病血小板质膜 GPⅡb/Ⅲa 复合物减少或者缺乏，故 CD41a、CD61 阳性血小板减低或者缺如。这是诊断上述疾病的重要分子标志物。

(2) 增高：见于血栓病和血栓前状态，如急性心肌梗死、心绞痛、缺血性脑卒中、糖尿病、高血压、外周动脉血管病变等，此时循环血小板被活化，可见 CD42b、CD42a、CD41b、CD61 的阳性血小板百分比增高。

【影响因素】

注意血液标本采集与样本处理过程中可能导致的体外激活，避免出现假阳性结果。

二十一、血小板糖蛋白Ⅱb 自身抗体(platelet glycoprotein Ⅱb autoantibodies)

二十二、血小板糖蛋白Ⅲa 自身抗体(platelet membrane glycoprotein Ⅲa autoantibodies)

【生化及生理】

血小板膜糖蛋白Ⅱb/Ⅲa 自身抗体可与血小板表面抗原结合，导致血小板破坏，迅速从循环中清除。多数特发性血小板减少性紫癜(ITP)患者可以检测到血小板膜糖蛋白Ⅱb/Ⅲa 自身抗体。

【检测方法】

ELISA 法或流式细胞术法。

【标本要求与保存】

ELISA 法采用 109mmol/L 枸橼酸钠抗凝血浆，流式细胞术法采用抗凝全血。

【参考区间】

正常人为阴性。

【临床意义】

阳性可见于 ITP，对其辅助诊断、疗效观察和预后判断具有意义。ITP 患者抗Ⅱb/Ⅲa 自身抗体持续阳性则疗效差或者易复发，半年内不能转阴者多为慢性 ITP。

【影响因素】

注意酶免疫测定和流式细胞术测定的一般影响因素。

二十三、血小板颗粒膜糖蛋白 CD62P(platelet granular membrane protein CD62P)

【生化及生理】

血小板膜糖蛋白分为质膜糖蛋白和颗粒膜糖蛋白，前者包括 GPⅠb-Ⅸ-Ⅴ、GPⅡb-Ⅲa、GPⅠa-Ⅱa 等，后者包括 CD62P 和 CD63。血小板颗粒膜糖蛋白 CD62P 又称血小板颗粒膜糖蛋白 M-140(granular membrane protein-140，GMP-140)或血小板颗粒膜 P-选择素。在未活化的血小板上，CD62P 分子仅表达于颗粒膜上。活化后 CD62P 分子在质膜呈高表达。因此 GMP-140 在质膜上高表达被视为血小板活化的分子标志物。

【检测方法】

目前多采用荧光素标记的抗血小板 CD62P 的特异性单克隆抗体作为探针，流式细胞术准确测定血小板 CD62P。

【标本要求与保存】

109mmol/L 枸橼酸钠抗凝全血；富血小板血浆。采血后 1 小时内检测完毕。

【参考区间】

CD62P<20%。

【临床意义】

(1) 增加：CD62P 表达增加是血小板活化的特

异性分子标志物，见于血栓前或血栓性疾病，如急性心肌梗死、心绞痛、急性脑梗死、DM、高血压、外周动脉血管病。

（2）减低或缺乏：见于血小板贮存池缺陷病。

【影响因素】

必须注意血液标本采集与样本处理过程中可能导致的体外激活，避免出现假阳性结果。

二十四、血小板颗粒膜糖蛋白 CD63（platelet granular membrane protein CD63）

【生化及生理】

血小板膜糖蛋白分为质膜糖蛋白和颗粒膜糖蛋白，前者包括 GPⅠb-Ⅸ-Ⅴ、GPⅡb-Ⅲa、GPⅠa-Ⅱa 等，后者包括 CD62P 和 CD63。CD63 又称 GP53，在静止血小板仅分布于溶酶体膜，血小板活化后随脱颗粒而表达在血小板膜表面。因此 CD62P 和 CD63 在质膜上高表达被视为血小板活化的分子标志物。

【检测方法】

采用荧光素标记的抗血小板 CD63 的特异性单克隆抗体作为探针，流式细胞术准确测定血小板 CD63。

【标本要求与保存】

109mmol/L 枸橼酸钠抗凝全血；富血小板血浆。采血后 1 小时内检测完毕。

【参考区间】

CD63<20%。

【临床意义】

（1）增加：CD63 表达增加是血小板活化的特异性分子标志物，见于血栓前或血栓性疾病，如急性心肌梗死、心绞痛、急性脑梗死、DM、高血压、外周动脉血管病。

（2）减低或缺乏：见于血小板贮存池缺陷病。

【影响因素】

必须注意血液标本采集与样本处理过程中可能导致的体外激活，避免出现假阳性结果。

二十五、血小板微颗粒（platelet microparticle，PMP）

【生化及生理】

活化后的血小板常常以出芽方式形成囊泡或以伪足断裂方式形成 PMP，PMP 有血小板结构和功能。因此，检测血循环中的 PMP 可反映血小板的活化。

【检测方法】

流式细胞术法，常用 CD42b、CD42a、CD41a、CD61 单克隆抗体检测。

【标本要求与保存】

109mmol/L 枸橼酸钠抗凝全血；富血小板血浆。标本采集后立即检查。

【参考区间】

每 10^4 血小板含 49～83 个。

【临床意义】

PMP 是灵敏而特异的反映血小板活化的分子标志物，多用于动脉血栓病的诊断，如急性冠脉综合征、缺血性脑卒中、糖尿病、周围动脉血栓形成等。

【影响因素】

操作过程中防治血小板体外活化。标本存放时间对 PMP 影响很大，在室温下标本存放时间越长，PMP 释放越多，因此必须及时处理标本。

二十六、抗心磷脂抗体（anti-cardiolipin antibody，ACLA）

【生化及生理】

ACLA 是抗凝脂抗体中的一种自身抗体，多属 IgG 类免疫球蛋白，它的靶抗原主要是血浆中的磷脂结合蛋白，如 β_2-糖蛋白和凝血酶原等，从而导致 ACLA 与内皮细胞、血小板膜磷脂结合，引起血管壁受损和血小板活化，促进血栓形成。

【检测方法】

ELISA 法。

【标本要求与保存】

109mmol/L 枸橼酸钠抗凝血浆或血清。

【参考区间】

IgG 类 ACLA：≤26%；IgM 类 ACLA：≤21%；IgA 类 ACLA：≤25%。

【临床意义】

原发性抗磷脂抗体综合征，如动静脉血栓、流产、免疫性溶血等。继发性抗磷脂抗体综合征如 SLE、类风湿关节炎、脑血管意外、免疫性血小板减少等。

【影响因素】

某些药物（氯丙嗪、吩噻嗪）治疗后血浆中抗心磷脂抗体浓度会升高，少数正常老年人也能检出抗心磷脂抗体。

第四节　凝血因子检测

一、凝血时间(clotting time,CT)

二、活化凝血时间(activated clotting time,ACT)

【生化及生理】

CT 测定是指在体外符合内源性凝血条件下,测定全血凝固所需要的时间。其原理为离体的全血置入试管后,凝血因子Ⅻ被异物表面(如玻璃)激活,启动内源性凝血。由于血液中含有内源性凝血所需要的全部凝血因子、血小板及钙离子,血液发生凝固。活化凝血时间是指在待检全血中加入白陶土部分凝血活酶悬液,充分激活 FⅫ、FⅪ,启动内源性凝血途径引发血液凝固所需要的时间。ACT 又称为部分活化凝血时间,是 CT 的改良试验,是内源性凝血系统较敏感的筛选试验之一,也是监护体外循环肝素用量的较好指标。

【检测方法】

静脉采血有三种方法:ACT 法、硅管法和普通试管法。毛细血管采血法很不敏感,已经被废除。

【标本要求与保存】

新鲜静脉全血,勿抗凝。

【参考区间】

每个实验室应建立所测方法相应的参考区间。

ACT 法:1.1 ~ 2.1 分钟;普通试管法:4 ~ 12 分钟;硅管法:15 ~ 32 分钟。

【临床意义】

CT 和 ACT 临床意义相同。后者敏感性较高,在肝素治疗监护时有应用价值。

(1) 延长:见于:①因子Ⅷ、Ⅸ、Ⅺ明显减少,如 A、B 型血友病、Ⅺ因子缺乏症;②凝血酶原重度减少,如严重的肝损伤等;③纤维蛋白原严重减少,如纤维蛋白原减少症,严重的肝损伤等;④应用肝素、口服抗凝药;⑤纤溶亢进使纤维蛋白原降解增加时;⑥循环抗凝物质增加,如类肝素物质增多等。

(2) 缩短:见于高凝状态,但敏感性差。

【影响因素】

ACT 不是一个标准化的实验,该实验依赖于激活剂种类和仪器判定血液凝固的原理,而且不同激活剂血液凝固时间不同。理论上,CT 能检测活化部分凝血活酶时间(activated partial thromboplastin time,APTT)所能检出的凝血因子以及血小板磷脂的缺陷,但事实上,只要有微量的Ⅱa 形成,就足以发生血液凝固;即使在极严重的血小板减低症患者,少量的 PF3 就能够促进Ⅱa 形成,故在血小板减低患者 CT 测定可正常,只有在严重的凝血因子缺乏时 CT 才延长。由于其缺陷,CT 测定已被更理想的检测方法 APTT 替代。

ACT 是 CT 的改良方法,虽然灵敏度有所提高,但是不能改变上述局限性。

三、活化部分凝血活酶时间(activated partial thromboplastin time,APTT)

【生化及生理】

APTT 是在体外模拟内源性凝血的全部条件(在被检血浆中加入 Ca^{2+}、部分凝血活酶和接触因子激活剂),测定血浆凝固所需要的时间,是反映内源性凝血系统最常用和较灵敏的筛选实验。

【检测方法】

血液凝固仪法或手工法。

【标本要求与保存】

109mmol/L 枸橼酸钠 1:9抗凝静脉血血浆,采血后 1 小时内完成检测,置 4℃冰箱保存不超过 4 小时,-20℃可以放置两周,-70℃可以放置 6 个月。

【参考区间】

手工法:32 ~ 43 秒,测定值与正常对照延长 10 秒以上有临床意义。

【临床意义】

APTT 测定临床意义基本同 CT、ACT。

(1) 延长:见于因子Ⅻ、Ⅺ、Ⅸ、Ⅷ、Ⅹ、Ⅴ、Ⅱ、PK、HMWK 和纤维蛋白原缺乏,尤其用于 FⅧ、FⅨ、FⅪ缺乏和它们的抗凝物质增多;此外,APTT 也是监测肝素治疗和诊断狼疮抗凝物质的常用实验。

(2) 缩短:血栓性疾病和血栓前状态,但是灵敏度和特异性差。

【影响因素】

APTT 测定所用的激活剂不同以及凝血活酶来源及制备的不同均可影响实验结果。常用的激活剂为白陶土,还可以用硅藻土、鞣花酸。部分凝血活酶一般选用FⅧ、FⅨ和FⅪ血浆浓度为200～250U/L时敏感试剂。测定时必须按同样方法设置正常对照。

四、凝血酶原时间(prothrombin time,PT)

【生化及生理】

PT是在体外模拟外源性凝血途径(在被检血浆中加入Ca^{2+}和组织凝血活酶)测定血浆凝固所需要的时间,是反映外源性凝血系统最常用和较灵敏的筛选实验。

【检测方法】

血液凝固仪法或手工法。

【标本要求与保存】

同APTT。

【参考区间】

手工法和血液凝固仪法:11～13秒,测定值与正常对照延长3秒以上为异常。

(1) 凝血酶原时间比值(prothrombin time ratio,PTR):受检血浆的凝血酶原时间(S)/正常人血浆的凝血酶原时间(S)的比值。参考范围为0.95～1.05。

(2) 国际标准化比值(international normalized ratio,INR):$INR=PTR^{ISI}$,参考范围为0.9～1.1。国际灵敏度指数(international sensitivity index,ISI)越接近1.0,组织凝血活酶的灵敏度越高,因此做PT检测时必须用标有ISI值的组织凝血活酶。

【临床意义】

(1) PT延长:①先天性凝血因子Ⅰ(纤维蛋白原)、Ⅱ(凝血酶原)、Ⅴ、Ⅶ、Ⅹ缺乏;②获得性凝血因子缺乏,如严重肝病、维生素K缺乏、纤溶亢进、DIC、服用抗凝药物(如口服抗凝剂)和异常抗凝血物质。

(2) PT缩短:血液高凝状态,如DIC早期、心肌梗死、脑血栓形成、深静脉血栓形成、多发性骨髓瘤等。

【影响因素】

抽血要顺利,决不可有凝血块,否则将严重影响PT的准确性。市场上供应的组织凝血活酶应注明ISI值,组织凝血活酶的质量影响PT的灵敏度。

五、纤维蛋白原(fibrinogen,Fg)

【生化及生理】

血浆Fg又称为凝血因子Ⅰ,在凝血酶的作用下,Fg被裂解释放出纤维蛋白肽A和肽B,Fg转变为Fb-Ⅰ和Fb-Ⅱ,而形成sFMC,sFMC在FⅧa和Ca^{2+}作用下,形成不溶性FM聚合物,即Fb。

【检测方法】

免疫比浊法、凝血酶法或ELISA法。常用凝血酶法或免疫比浊法。

凝血酶法(Clauss法):根据纤维蛋白原与凝血酶作用最终形成纤维蛋白的原理,以国际标准品为参比血浆制作标准曲线,用凝血酶来测定血浆凝固时间,所得凝固时间与血浆中纤维蛋白原浓度呈负相关,从而得到纤维蛋白原的含量。

【标本要求与保存】

血浆标本,EDTA或枸橼酸钠抗凝。避免溶血。立即检测,否则冷冻(-20℃)保存。

【参考区间】

免疫比浊法:1.8～3.5g/L。

凝血酶法:2～4g/L。

ELISA法:2.2～3.8g/L。

【临床意义】

(1) 增高(超过4g/L):见于糖尿病和糖尿病酸中毒、动脉血栓栓塞(急性心梗)、急性传染病、结缔组织病、急性肾炎和尿毒症、放射治疗后、灼伤、骨髓瘤、休克、外科大手术后、妊娠晚期和妊高症、轻型肝炎、败血症、急性感染和恶性肿瘤等。

(2) 减低(低于1.8g/L):DIC、原发性纤溶症、重症肝炎和肝硬化,也见于降纤药治疗(如抗栓酶、去纤酶)和溶栓治疗(UK、t-PA),是它们的监测指标之一。

【影响因素】

血浆中出现肝素、FDP或者罕见的异常纤维蛋白原血症可引起血浆纤维蛋白原浓度假性减低。

六、凝血因子Ⅷ促凝活性(factor Ⅷ procoagulant activity,FⅧ:C)

七、凝血因子Ⅸ促凝活性(factor Ⅸ procoagulant activity,FⅨ:C)

八、凝血因子Ⅺ促凝活性(factor Ⅺ procoagulant activity,FⅪ:C)

九、凝血因子Ⅻ促凝活性(factor Ⅻ procoagulant activity,FⅫ:C)

【生化及生理】

血浆凝血因子Ⅷ、Ⅸ、Ⅺ、Ⅻ的促凝活性指患者血浆凝血因子的促凝活性相当于正常人的百分比。

本试验是判断内源性凝血因子缺乏的定量试验。

【检测方法】

一期法，受检血浆中分别加入缺乏 FⅧ、FⅨ、FⅪ和 FⅫ的基质血浆、白陶土磷脂悬液和 Ca^{2+}溶液，分别记录开始出现纤维蛋白丝所需要的时间。然后从各自的标准曲线中分别计算出受检血浆中 FⅧ：C、FⅨ：C、FⅪ：C、FⅫ：C 相当于正常人的百分比。

【标本要求与保存】

血浆标本，109mmol/L 枸橼酸钠抗凝。采集后立即测定，-40～-20℃保存不超过两个月，避免反复冻融。测定前用工作液给予稀释。

【参考区间】

一期法：FⅧ：C 为77.3%～128.7%；FⅨ：C 为67.7%～128.5%；FⅪ：C 为81.6%～118.4%；FⅫ：C 为71.7%～113.1%。

【临床意义】

（1）增高：见于血栓前状态和血栓性疾病，如深静脉血栓形成、肺梗死、妊高症、晚期妊娠、口服避孕药、肾病综合征、恶性肿瘤等。

（2）减低：①FⅧ：C 减低：见于血友病 A、血管性血友病、血中存在 FⅧ抗体、DIC 等；②FⅨ：C 减低：见于血友病 B、肝脏病、维生素缺乏症、DIC、口服抗凝药等；③FⅪ：C 减低：见于 FⅪ缺乏症、肝脏疾病、DIC 等；④FⅫ：C 减低：见于先天性 FⅫ缺乏症、肝脏疾病、DIC 和某些血栓性疾病等。

【影响因素】

缺乏某因子的基质血浆的因子水平应<1%，而其他因子的水平必须正常，否则引起某因子假性减低。每次测定都应做标准曲线。

十、凝血因子Ⅱ促凝活性（factor Ⅱ procoagulant activity，FⅡ：C）

十一、凝血因子Ⅴ促凝活性（factor Ⅴ procoagulant activity，FⅤ：C）

十二、凝血因子Ⅶ促凝活性（factor Ⅶ procoagulant activity，FⅦ：C）

十三、凝血因子Ⅹ促凝活性（factor Ⅹ procoagulant activity，FⅩ：C）

【生化及生理】

血浆凝血因子Ⅱ、Ⅴ、Ⅶ、Ⅹ促凝活性指患者血浆凝血因子Ⅱ、Ⅴ、Ⅶ、Ⅹ的促凝活性相当于正常人的百分比，是判断外源性凝血途径因子缺乏的定量试验。

【检测方法】

一期法，将待测血浆分别与乏 FⅡ、FⅤ、FⅦ和 FⅩ基质血浆混合，进行 PT 测定。将正常人混合血浆与乏因子血浆混合，测定 PT，作出标准曲线。从各自的标准曲线中分别计算出受检血浆中 FⅡ：C、FⅤ：C、FⅦ：C 和 FⅩ：C 相当于正常人的百分比。

【标本要求与保存】

血浆标本，109mmol/L 枸橼酸钠抗凝。采集后立即测定，-40～-20℃保存不超过两个月，避免反复冻融。测定前用工作液给予稀释。

【参考区间】

FⅡ：C 为81.0%～114.4%；FⅤ：C 为71.5%～133.3%；FⅦ：C 为82.7%～120.6%；FⅩ：C 为84.0%～122.0%。

【临床意义】

（1）增高：见于血栓前状态和血栓性疾病。

（2）减低：分别见于先天性因子Ⅱ、Ⅴ、Ⅶ、Ⅹ缺乏症，获得性见于肝病、DIC、口服抗凝剂和维生素 K 缺乏症（FⅤ：C 除外）。

目前，FⅡ：C、FⅤ：C、FⅦ：C 和 FⅩ：C 测定也用于肝受损的评价，最多和最先减少的是 FⅦ，其次减少的是 FⅡ和Ⅹ，最后和最少减少的是 FⅤ。

【影响因素】

缺乏某因子的基质血浆的因子水平应<1%，而其他因子的水平必须正常，否则引起某因子假性减低。每次测定都应做标准曲线。

十四、凝血因子Ⅷ定性试验（factor Ⅷ qualitative test）

【生化及生理】

血浆凝血因子Ⅷ又称为抗血友病球蛋白，是凝血过程中最后一个凝血因子，催化可溶性纤维蛋白单体分子间的交联反应，促进纤维蛋白凝块紧密、坚固，不被溶解。凝血因子Ⅷ不仅由肝细胞产生，还可由窦内皮细胞与库普弗细胞产生，其他组织如肾脏也可产生。当肝细胞合成功能减退时，窦内皮细胞及库普弗细胞仍维持凝血因子Ⅷ的合成。

【检测方法】

凝块溶解法，受检血浆中加入 Ca^{2+}溶液，使纤维蛋白原转变成纤维蛋白凝块，将此凝块置入 5mol/L 尿素溶液中。如果受检血浆缺乏 FⅧ，则形成的可溶性纤维蛋白凝块易溶于尿素溶液中。

【标本要求与保存】

109mmol/L 枸橼酸钠抗凝血浆。

【参考区间】

24 小时内纤维蛋白凝块不溶解。

【临床意义】

如果纤维蛋白凝块在 24 小时内，尤其在 2 小时内完全溶解，表示 FⅧ缺乏。见于先天性 FⅧ缺乏症和获得性 FⅧ明显减低，如肝脏疾病、SLE、DIC、原发性纤溶症、淋巴瘤、恶性贫血、溶血性贫血等。

【影响因素】

试验中使用的氯化钙必须新鲜配制，这是防止出现假阴性的关键。

十五、凝血因子ⅧA 亚基抗原（factor Ⅷ A subunit antigen，$FⅧ_A$:Ag）

十六、凝血因子ⅧB 亚基抗原（factor Ⅷ B subunit antigen，$FⅧ_B$:Ag）

【生化及生理】

血浆凝血因子Ⅷ由两个 A 亚基和两个 B 亚基组成的四聚体发挥功能，但 A 亚基和 B 亚基分别由不同的基因编码，在不同的细胞表达。A 亚基是FⅧ催化活性的部分，由血小板、巨噬细胞、单个核细胞等合成，在细胞中形成二聚体后分泌到细胞外；而 B 亚基主要由肝细胞合成，B 亚基作为载体保护 A 亚基免于降解。

【检测方法】

免疫火箭电泳法。

【标本要求与保存】

血浆标本，109mmol/L 枸橼酸钠抗凝。-40℃冰箱内一般可保存两个月。

【参考区间】

免疫火箭电泳法：$FⅧ_A$:Ag 为 87.5%～113.3%；

$FⅧ_B$:Ag 为 86.3%～111.3%。

【临床意义】

（1）先天性 FⅧ缺乏症：纯合子型者，$FⅧ_A$:Ag 明显减低（<1%），$FⅧ_B$:Ag 轻度减低；杂合子型者，$FⅧ_A$:Ag 减低（常<50%），$FⅧ_B$:Ag 正常。

（2）获得性 FⅧ减少症：见于肝病、DIC、原发性纤溶症、急性心肌梗死、急性白血病、淋巴瘤、免疫性血小板减少性紫癜、SLE。

【影响因素】

抗原或抗体过剩会导致假阴性。

十七、组织因子促凝活性（tissue factor procoagulant activity，TF-PCA）

【生化及生理】

组织因子又称为凝血因子Ⅲ，为一种跨膜单链糖蛋白，N 端位于胞膜外侧，是 FⅦ的受体，可与 FⅦ或者 FⅦa 结合，C 端插入胞质中，提供凝血反应的催化表面。TF 是体内凝血的主要起始因子，也是外源性凝血途径最关键的因子。

【检测方法】

测定 TF-PCA 的方法包括应用一期复钙时间手工计时或以发色底物的水解速率来换算 TF 的促凝活性。手工记时法灵敏度较差，而发色底物速率法对仪器的要求比较高。

改良组织因子凝血时间法（TiFaCT）：取人静脉枸橼酸抗凝全血（血:抗凝剂=9:1）4ml，两支塑料试管中分别注入 2ml 全血，并分别加入内毒素（LPS）终浓度为 10μg/ml 全血（试验管）或咪唑缓冲液（对照管），同时加入 0.1mol/L 氯化钙溶液 40μl，在全自动血凝仪上测定全血凝固时间（初始凝固时间），两试管中剩余血液同时放置 37℃水浴，分别于不同温育时间同上测定凝血时间，所有试验重复测定两次取均值，试验管和对照管全血凝固时间差值取均值，结果以 TF-PCA ⊿s 表示。

发色底物法：将受检血浆和人纯 FⅦ混合温浴，使其形成 TF/FⅦ复合物。后者能特异性裂解反应液中 SPECTROZYME FⅦa 底物，释放出对硝基苯胺发色基因，在波长 405nm 处测得吸光度值，与标准曲线比较，可测得血浆中 TF 的活性。

【标本要求与保存】

静脉枸橼酸抗凝全血（血:抗凝剂=9:1）。

【参考区间】

TF-PCA ⊿s：10～30。

【临床意义】

系统性验证反应综合征（如内毒素血症、严重创伤、各种休克）、急性呼吸道窘迫综合征以及 DIC 时，均见大量 IL-1 和 TNF 等细胞肽分泌，这些细胞肽可引起血中 TF 含量增加。

【影响因素】

抽血要顺利，决不可有凝血块，否则将影响该实验的准确性。

十八、凝血酶原片段 1+2(prothrombin fragment 1+2,F1+2)

【生化及生理】

凝血酶原转变为凝血酶是正常血液凝固的关键环节,凝血酶原被激活后,凝血酶原分子中的精氨酸273-酪氨酸274及精氨酸322-异亮氨酸323间的肽键同时被裂解,氨基末端释放出凝血酶原片段1+2,即丙氨酸1-精氨酸273;然后激活生成的凝血酶再反馈裂解酶原本身,切点在肽键精氨酸155-丝氨酸156,释放出片段1即丙氨酸1-精氨酸155和片段2即丝氨酸156-精氨酸273,所生成的凝血酶由A链酪氨酸274-精氨酸322及B链异亮氨酸323-谷氨酸581所组成,二者由二硫键相连接。由此可见F1+2反应凝血酶原的活性,是其分子标志物。

【检测方法】

ELISA 法。

【标本要求与保存】

血浆标本,109mmol/L 枸橼酸钠抗凝。标本量2ml,至少1ml。立即检测,否则冷冻(-20℃)保存。

【参考区间】

0.48~0.86nmol/L。

【临床意义】

本实验是反映凝血酶原活性和凝血酶的生成。增高见于血栓前状态和血栓性疾病、DIC、深静脉血栓形成、急性白血病、遗传性抗凝血酶缺陷症、蛋白C缺陷症、蛋白S缺陷症。

【影响因素】

抽血要顺利,决不可有凝血块,否则将影响该实验的准确性。

十九、纤维蛋白肽 A(fibrin peptide A,FPA)

【生化及生理】

在凝血因子Ⅰ转变为纤维蛋白的过程中,凝血酶先将纤维蛋白原两条α(A)链氨基端的精氨酸-16和甘氨酸-17之间的肽链裂解,释放出由1~16个氨基酸组成的小分子多肽,即为FPA。剩下部分称为纤维蛋白Ⅰ,然后凝血酶再裂解释放出纤维蛋白肽B,剩下部分称为纤维蛋白Ⅱ。纤维蛋白Ⅰ和Ⅱ可自行聚集形成可溶性纤维蛋白单体聚合物,后者在FⅩⅢa作用下转变为不溶性的纤维蛋白。因此,血液中出现FPA表明有凝血酶生成,而FPA可视为凝血系统激活的分子标志物,是反映体内凝血活性及纤维蛋白最终形成血栓的可靠指标。

【检测方法】

ELISA 法或放免法。

【标本要求与保存】

109mmol/L 枸橼酸钠抗凝血浆,除去纤维蛋白原。

【参考区间】

ELISA 法:不吸烟男性为1.22~2.44μg/L。

放免法:<2μg/L。

【临床意义】

FPA增高反映凝血系统激活和凝血酶的生成。增高见于急性心肌梗死、不稳定性心绞痛、脑血管病变、弥漫性血管内凝血(DIC)、深静脉血栓形成(DVT)、妊高症、尿毒症、肾病综合征、SLE、恶性肿瘤转移、大面积烧伤。

【影响因素】

标本需要除去纤维蛋白原,避免假阳性。

二十、可溶性纤维蛋白单体复合物(soluble fibrin monomer complex,sFMC)

【生化及生理】

各种原因引起的机体凝血功能增强时,凝血酶水解纤维蛋白原先后丢失纤维蛋白肽A和肽B,均产生较多量的纤维蛋白单体,其自行聚集形成可溶性复合物,即为sFMC,是纤维蛋白原转变为纤维蛋白的中间体。

【检测方法】

放免法或 ELISA 法。

【标本要求与保存】

EDTA 1:9抗凝静脉血,加入终浓度为20g/L的氨基乙酸和500U/L的抑肽酶溶液,3000rpm离心15分钟,制备血浆,置于-20℃保存,一般可保存两个月。

【参考区间】

放免法:23.4~76.6mg/L。

ELISA 法:32.9~64.1mg/L。

【临床意义】

sFMC是凝血酶生成的敏感和特异的分子标志物,增高见于DIC、急性白血病、肝硬化失代偿期、恶性肿瘤、严重感染、严重创伤、外科大手术、产科意外等。

【影响因素】

抽血要顺利,决不可有凝血块,否则将影响该实验的准确性。

第五节　抗凝因子检测

一、ProC Global 试验(ProC Global test)

【生化及生理】

蛋白 C 系统缺陷是静脉血栓形成的病因之一,通常诊断蛋白 C 系统是否存在缺陷应进行蛋白 C 和蛋白 S 的活性及抗原含量、凝血酶调节蛋白等指标的测定,试验种类、采用设备较多,且价格昂贵。ProC Global 试验是通过测定血浆蛋白 C 系统的整体抗凝能力,诊断获得性或遗传性蛋白 C 系统缺陷的凝固实验,常与乏因子Ⅴ血浆联合用于测定凝血因子Ⅴ Leiden 突变,此参数名称为蛋白 C 活性依赖凝固时间标准化比值(protein C activity-dependent clotting time normalized ratio,PCAT-NR)。

【检测方法】

向患者枸橼酸钠抗凝血浆中加入蛋白 C 系统活性催化试剂(activator reagent for ProC Global),然后测定该血浆的活化部分凝血活酶时(APTT)。如果患者蛋白 C 系统不存在缺乏,其 APTT 将显著延长;如患者蛋白 C 系统存在缺乏,APTT 延长程度将减低。

【标本要求与保存】

血浆标本,109mmol/L 枸橼酸钠抗凝。标本量 2ml,至少 1ml。立即检测,否则冷冻(-20℃)保存。

【参考区间】

蛋白 C 活性依赖凝固时间标准化比值(PCAT-NR):0. 69 ~1. 56。

【临床意义】

该试验可较为敏感地检出蛋白 C、蛋白 S 的活性缺陷、FⅤ Leiden 突变和 FⅡG20210A 突变。

【影响因素】

由于 FⅧ、FⅤ活性的增高、口服抗凝剂及存在狼疮抗凝物质可以导致假阳性。

二、抗凝血酶活性(antithrombin activity,AT:A)

三、抗凝血酶抗原(antithrombin antigen,AT:Ag)

【生化及生理】

抗凝血酶由肝脏、血管内皮细胞和巨核细胞合成,为依赖肝素的丝氨酸蛋白酶抑制物。辅因子肝素或硫酸乙酰肝素与 AT 的赖氨酸残基结合,导致 AT 构象改变,暴露出活性中心丝氨酸,后者与凝血酶、FⅩa、FⅫa、FⅪa、FⅨa、纤溶酶、K 等丝氨酸蛋白酶以 1∶1比例共价结合,形成复合物,使这些酶失去活性。另外,AT-肝素复合物可有效抑制 TF-Ⅶa 复合物,FⅩ及 FⅪ可加强此作用,使 AT 成为一种非常重要的抗凝因子,这种抗凝作用占体内总抗凝作用的 50% ~67%。

【检测方法】

AT:A 测定为发色底物法。在待检血浆中加入过量凝血酶,凝血酶与血浆中的 AT 形成 1∶1复合物,剩余的凝血酶作用于显色肽 S2238,裂解出显色基团对硝基苯胺,显色程度与剩余凝血酶呈正相关,与血浆中 AT:A 呈负相关。

AT:Ag 测定为免疫火箭电泳法或者 ELISA 法。

【标本要求与保存】

血浆标本,109mmol/L 枸橼酸钠抗凝。避免溶血。标本量 2ml,至少 1ml。立即检测,否则冷冻(-20℃)保存。

【参考区间】

AT:Ag ELISA 法:259. 8 ~320. 2mg/L。

AT:A 发色底物法:出生 1 天:50% ~90%;
出生 3 天:60% ~89%;
1 个月 ~1 岁:72% ~134%;
1 ~5 岁:101% ~131%;
6 ~10 岁:95% ~134%;
11 ~16 岁:96% ~126%;
成人:75% ~135%。

【临床意义】

(1) 增高:见于血友病、白血病、再生障碍性贫血的急性出血期;也见于口服抗凝药物治疗过程中。

(2) 减低:见于先天性和获得性 AT 缺陷症,后者见于血栓前状态、血栓性疾病、DIC 和肝脏疾病。遗传性 AT 交叉物质阴性型(cross reactive material,CRM^-)抗原和活性均下降,交叉物质阳性型(cross reactive material,CRM^+)抗原正常,活性下降。

【影响因素】

抽血要顺利,决不可有凝血块,否则将影响该实验的准确性。

四、蛋白C活性(protein C activity,PC:A)

五、蛋白C抗原(protein C antigen,PC:Ag)

【生化及生理】

蛋白C为肝脏合成的维生素K依赖的抗凝蛋白,是一种糖蛋白,含糖量25%,糖基化位点在天冬氨酰97、天冬氨酰252、天冬氨酰313、天冬氨酰329处。人类PC基因位于第2号染色体(2q13-14),长11kb,由9个外显子和8个内含子组成。当PC结合到EPCR上时,受到T-TM的激活,转变为APC,APC与EPCR解离,与PS结合,具有灭活FⅤa和FⅧa功能,使凝血酶生成的正反馈机制受到抑制,阻止血液进一步凝固。

【检测方法】

PC:A测定为发色底物法或者APTT法。

PC:Ag测定为免疫火箭电泳法或者ELISA法。

【标本要求与保存】

血浆标本,109mmol/L枸橼酸钠抗凝。避免溶血。标本量2ml,至少1ml。立即检测,否则冷冻(-20℃)保存。

【参考区间】

PC:A发色底物法:87.1%~113.4%。

PC:Ag免疫火箭电泳法:82.4%~122.6%。

【临床意义】

减低:见于先天性或者获得性PC缺陷症,后者见于DIC、肝病、手术后、口服抗凝剂、急性呼吸窘迫综合征。CRM^-型先天性PC缺陷症PC:Ag和活性均降低,CRM^+型PC:Ag正常而活性降低。PC:Ag和活性均增加还可见于冠心病、糖尿病、肾病综合征、妊娠后期等代偿性增加。

【影响因素】

APTT法需要控制反应条件,保证激活PC过程中凝血酶和凝血酶调节蛋白的稳定并做好质控。发色底物法比较容易控制反应条件,结果比较稳定。

六、活化蛋白C抵抗(activated protein C resistance,APCR)

【生化及生理】

1993年,瑞典学者Dahlback等报道了1例反复发作的静脉血栓形成患者,纯化的活化蛋白C(activated protein C,APC)不能延长活化的部分凝血激酶时间(APTT),其血浆表现出完全的APC抗性,称为APC抵抗(APCR)现象。APCR的发生率在欧洲、美国等地区的普通人群中为2%~5%,在瑞典南部甚至高达10%。据报道,在易栓症中,此种缺陷占33%~64%,比遗传性蛋白C(PC)、蛋白S(PS)、抗凝血酶Ⅲ(AT-Ⅲ)缺陷的总和高出10倍。

【检测方法】

APTT法。凝血过程中,FⅤa和FⅧa参与凝血酶的形成过程而促进凝血,APC灭活FⅤa和FⅧa而防止凝血过程的进一步扩大。在APTT检测的试剂中,加入外源性APC,可以使APTT延长,如果凝血系统中存在APCR,则APTT延长程度较正常者轻。

【标本要求与保存】

见“蛋白C活性”。

【参考区间】

2.0~4.0。

【临床意义】

试验中得出的比值表示对APCR的敏感性,比值偏低表示敏感性差,可能是FⅧ或FⅤ的APC作用位点突变所致。比值偏低为血栓性疾病的一个好发指标。国外文献报道,比值低于正常范围下限的患者深静脉血栓发生率比正常者高5~7倍。

七、游离蛋白S抗原(free protein S antigen,FPS:Ag)

八、总蛋白S抗原(total protein S antigen,TPS:Ag)

九、蛋白S活性(protein S activity,PS:A)

十、蛋白S抗原与凝血因子Ⅶ抗原比值(protein S antigen and factor Ⅶ ratio)

【生化及生理】

蛋白S为肝脏合成的维生素K依赖的抗凝蛋白,内皮细胞和血小板α颗粒中也有。PS是一种单链糖蛋白,含糖量7.8%,成熟PS共有635个氨基酸残基,分子量为48kD。人类PC基因位于第3号染色体上,其cDNA长1.8kb,有15个外显子和14个内含子。PS 作为 PC 的辅因子，对因子Ⅴa、Ⅷa 有加速灭活作用。血浆 TPS 包括 FPS 和与补体 C4 结合的 PS（C4bp-PS）。

【检测方法】

抗原测定采用免疫火箭电泳法或酶免疫法。在琼脂板上同时测定 FPS 和 TPS，在待检血浆中加入一定量的聚乙二醇 6000，则 C4b-BP-PS 复合物会沉淀下来，上清即为 FPS。

蛋白 S 活性测定采用凝固法。

【标本要求与保存】

见“蛋白 C 活性”。

【参考区间】

游离蛋白 S 抗原：

免疫火箭电泳法：89.3% ~112.5%。

酶免疫法：56% ~124%。

总蛋白 S 抗原：

免疫火箭电泳法：86.4% ~96.4%。

酶免疫法：58% ~150%。

蛋白 S 活性：

出生 1 天：28% ~47%

出生 3 天：33% ~67%

1 个月 ~1 岁：29% ~162%

1 ~5 岁：67% ~136%

6 ~10 岁：64% ~154%

11 ~16 岁：65% ~140%

成人：60% ~145%

蛋白 S 抗原与凝血因子Ⅶ抗原比值：0.5∶2.2。

【临床意义】

减低见于先天性或者获得性 PS 缺陷症，先天性 PS 缺陷者常伴发严重深静脉血栓；获得性 PS 缺乏见于肝病、口服双香豆素类抗凝药物等。因为与补体结合 C4 结合的 PS 不能发挥抗凝活性，因此检测 FPS 比 TPS 更有临床意义。

【影响因素】

制备好的游离 PS 标本应当天检测，否则会影响实验结果。

十一、凝血酶-抗凝血酶复合物（thrombin-antithrombin complex，TAT）

【生化及生理】

凝血酶能与它的主要拮抗物 ATⅢ以 1∶1摩尔结合形成 TAT，是反映凝血酶生成和活性增高的分子标志物。

【检测方法】

ELISA 法。

【标本要求与保存】

见“蛋白 C 活性”。

【参考区间】

1.0 ~4.1μg/L。

【临床意义】

增高见于血栓形成前期和血栓性疾病，如急性心肌梗死、不稳定性心绞痛、DIC、深静脉血栓形成、脑梗死、急性白血病等。

【影响因素】

采血过程要顺利，避免激活凝血途径。

十二、组织因子途径抑制物活性（tissue factor pathway inhibitor activity，TFPI：A）

【生化及生理】

TFPI 是一种能与脂蛋白结合的生理性丝氨酸蛋白酶抑制物，是一种单链糖蛋白，分子量 34kD。成熟的 TFPI 含有 276 个氨基酸残基，分子 N 端为带负电的酸性区，中央为 3 个 Kunitz 结构的功能区，C 端为带正电的碱性区。含 18 个半胱氨酸残基，3 个糖基化位点。血管内皮细胞、血小板、单核细胞和干细胞均可合成 TFPI。TFPI 通过第三个 Kunitz 结构及其 C 端与 FⅩa 的活性中心结合，形成复合物 TFPI-Ⅹa，在 Ca^{2+}存在下与 TF-Ⅶa 形成多元复合物，从而对 FⅩa 和 TF-Ⅶa 产生抑制。

【检测方法】

发色底物法。

【标本要求与保存】

见“蛋白 C 活性”。

【参考区间】

TFPI 含量为 40 ~70μg/L，活性 0.2U。

【临床意义】

（1）增高：见于妊娠、老年人以及致死性败血症、慢性肾衰。

（2）减低：见于先天性和获得性 TFPI 缺陷症，前者是易栓症的一种，后者见于大手术、脓毒血症。

【影响因素】

采血过程注意放置激活凝血过程。

第六节　病理性抗凝物质检测

一、复钙交叉时间(cross recalcification time, CRT)

【生化及生理】

复钙交叉试验是指在去钙离子的血浆中重新加入钙离子,了解内源性凝血过程恢复所需要的时间。该实验可以区别出血是由于凝血因子缺乏还是病理性抗凝物质所引起。若延长的复钙时间可以被1/10体积的正常人混合血浆所纠正,说明患者有内源性凝血系统凝血因子缺陷;若延长的复钙时间不能被等量的正常人混合血浆所纠正,说明患者血液中含有病理性的抗凝物质。

【检测方法】

试管法。在①~⑤号试管中分别加入不同体积的待测血浆和正常人血浆,再加入氯化钙溶液混合,同时启动秒表,记录血浆中出现纤维蛋白丝的时间。

【标本要求与保存】

109mmol/L枸橼酸钠抗凝的血浆,采血后立即检查,室温放置不超过2小时。

【参考区间】

若第3管的复钙时间不能恢复至正常值2.3~4.28分钟,则表示受检血浆中有抗凝物质的存在。

【临床意义】

若等量正常血浆和待检血浆的复钙时间不能恢复到正常值,则表示受检血浆中可能有抗凝物质。当血液中缺乏凝血因子时其复钙时间交叉实验的结果一般在:①管2~3分钟;②管2.5~3.5分钟;③管3.5~4.5分钟;④管4.5~6分钟;⑤管2~12分钟。血液循环存在病理性抗凝物质时复钙时间交叉实验的结果一般在:①管2~3分钟;②管5~15分钟;③管15~20分钟;④管20~25分钟;⑤管25~30分钟。

【影响因素】

抽血要顺利,不能有溶血和凝血,否则影响非常大。0.025mol/L的氯化钙溶液要新鲜配制。

二、游离肝素时间(free heparin time)

【生化及生理】

游离肝素时间又称甲苯胺蓝纠正试验。人体除天然的抗凝血物质(抗凝血酶和蛋白C系统)外,在病理情况下可产生病理性抗凝物质,如类肝素物质等。本试验主要用以检测血液中是否含有肝素及类肝素物质。

【检测方法】

甲苯胺蓝呈碱性,有中和肝素的作用。在凝血酶时间(thrombin time,TT)延长的受检血浆中加入少量甲苯胺蓝,再测TT。若延长的TT恢复至正常或者明显缩短,则表示受检血浆中有类肝素物质的存在或者肝素增多;若不缩短,则表示受检血浆中存在其他抗凝血酶类物质或缺乏纤维蛋白原。

【标本要求与保存】

109mmol/L枸橼酸钠抗凝血浆。

【参考区间】

TT延长的患者血浆,加入甲苯胺蓝后TT缩短5秒以上,提示受检血浆中有类肝素或者肝素类物质增多;如果TT不缩短,提示TT延长不是类肝素或者肝素类物质增多所致。

【临床意义】

血浆中类肝素物质增多常常见于严重肝病、DIC、过敏性休克、使用氮芥类药物、放疗后、肝叶切除后、肝移植后以及肝素治疗后等。

【影响因素】

凝血酶溶液在每次操作时都需要做矫正实验,使正常血浆的TT值在16~18秒之间。

三、肝素(heparin)

【生化及生理】

肝素是一种酸性黏多糖,由分布在肠胃黏膜的肥大细胞合成。天然肝素是不均一的,分子量在3~57kD之间。血浆中肝素的半减期为60~120分钟。肝素与ATⅢ结合形成1∶1复合物,使ATⅢ的精氨酸反应中心暴露,该反应中心与Ⅹa的丝氨酸的活性部位相作用,从而使Ⅹa灭活。肝素对TFPI和蛋白C系统也有影响。

【检测方法】

发色底物法。

【标本要求与保存】

109mmol/L 枸橼酸钠 1:9抗凝血,3000rpm 离心 10 分钟,为彻底去除剩余血小板,1 小时内再次 3000rpm 离心 10 分钟。缺乏血小板血浆必须保存在 2 ~ 8℃,两小时内完成检测,-20℃可保存 1 个月。

【参考区间】

发色底物法:0 ~0.8U/L。

【临床意义】

本实验主要用于肝素治疗的监测,国人以维持在0.2 ~0.4U/L 为宜。过敏性休克,使用氮芥化疗后,严重肝病或者 DIC,肝叶切除后或者肝移植术后等患者血浆中肝素增多。

【影响因素】

采血和后续操作时避免激活血小板,导致释放 PF4,后者抑制肝素活性。

四、凝血因子Ⅷ抑制物(clotting factor Ⅷ inhibitor)

【生化及生理】

血友病 A 患者体内出现的 FⅧ抑制物属于异源性 IgG 抗体,主要是 IgG4 亚型,少数为 IgG1、IgG2 亚型,此外还有个别患者 FⅧ抑制物以 κ 轻链为主。约 68% 患者的抑制物为抗 FⅧ片段 A2、C2 抗体。抗 C2 抗体与 FⅧ重链上 A2 区域和(或)轻链上 C2 区域发生反应,从而阻止 FⅧ与磷脂结合,干扰 FⅧ与 FⅨa、FⅩa 的相互作用,影响 FⅧ功能。抗 A2 抗体通过阻断内源性 FⅩ酶复合物对 FⅩ的转化来抑制 FⅧ功能。少数抑制物可干扰 FⅧ与 vWF 的结合或者阻止凝血酶激活的 FⅧ从 vWF 的结合中释放出来。

【检测方法】

Bethesda 法。将受检血浆和正常人血浆混合,温浴一定时间后,检测剩余因子Ⅷ活性,以 Bethesda 单位来计算抑制物的含量,一个 Bethesda 单位相当于灭活 50% 因子Ⅷ的量。

【标本要求与保存】

109mmol/L 枸橼酸钠抗凝血浆。待检标本采集后应立即测定或将分离血浆置于-40 ~ -20℃冰箱内,不超过两个月,避免反复冻融。

【参考区间】

正常人体内无因子Ⅷ抑制物。

【临床意义】

多用于测定血友病 A 患者出现抗 FⅧ:C 抗体者,也用于获得性血友病 A 患者。由于反复输注血液、血浆或者 FⅧ浓缩剂所产生的 FⅧ抗体较为灵敏。对其他原因(免疫性疾病)所引起的 FⅧ抑制物不敏感。

【影响因素】

同 FⅧ:C 测定。

五、凝血因子Ⅹa 抑制试验(clotting factor Ⅹa inhabited test)

【生化及生理】

本实验主要检测血浆中低分子量肝素(low molecular weight heparin,LMWH)。LMWH 是一种抗凝血药,主要系抗因子Ⅹa 活性,对凝血酶及其他凝血因子影响不大。LMWH 是用化学或酶法使普通肝素解聚而成,平均分子量为 4 ~6kD。分子量越低,抗凝血因子Ⅹa 活性越强,这样就使抗血栓作用与出血作用分离,保持了肝素的抗血栓作用而降低了出血的危险。

【检测方法】

发色底物法。在受检血浆中加入过量的 FⅩa,FⅩa 与 AT-LMWH 结合形成复合物,从而失去活性。剩余的 FⅩa 可使发色底物释放出产色基团对硝基氨苯,产色的强度与 LMWH 的浓度呈负相关,可从标准缺陷上查到 LMWH 的浓度。

【标本要求与保存】

同 FⅧ抑制物测定。

【参考区间】

发色底物法:正常人血浆中 LMWH 为 0。

【临床意义】

用于预防血栓形成,LMWH 以 0.2 ~0.4IU/L 为宜;用于血栓病治疗,LMWH 以 0.4 ~0.7IU/L 为宜。若超过 0.8IU/L 则出血的危险性增加。

【影响因素】

操作中避免激活凝血途径。

六、狼疮抗凝物质 Lupo 试验(lupus anticoagulant Lupo test)

七、狼疮抗凝物质 Lucor 试验(lupus anticoagulant Lucor test)

【生化及生理】

狼疮抗凝物质测定是一种改良 Russell 蝰蛇毒

稀释实验，包括 Lupo 试验和 Lucor 试验。狼疮抗凝物质是一种针对带阴电荷磷脂的自身抗体，是抗磷脂抗体的一种，常见于系统性红斑狼疮等结缔组织性疾病患者。因其首先在红斑狼疮患者身上被研究，故命名为狼疮抗凝物质，现已发现它可存在于多种疾病中。狼疮抗凝物质的持续存在被认为是不明原因的习惯性流产、死胎、胎儿发育迟滞、动静脉栓塞、各种易栓性疾病以及某些自身免疫性疾病的危险信号。狼疮抗凝物质可通过识别脂结合凝血酶原来影响凝血反应，阻断活化的凝血因子V与凝血酶原作用，从而抑制纤维蛋白的形成，致使凝血时间延长，因此称之为抗凝血酶原抗体可能更为适宜。

【检测方法】

凝固法。Lupo 试验原理为当蝰蛇毒实验延长时，加入正常血浆后蝰蛇毒时间仍然延长，提示被检血浆中存在狼疮抗凝物质。Lucor 试验原理为用过量脑磷脂中和狼疮抗凝物质，从而使血浆凝固时间缩短或者正常。

【标本要求与保存】

109mmol/L 枸橼酸钠抗凝血浆，3500r/min 离心15 分钟所得血浆血小板数应小于 20×10^9/L。以新鲜血浆测定或者置于 2～8℃保存，必须在 4 小时之内检测完毕。样品保存必须加盖，以防止外源性污染和 pH 改变。

【参考区间】

凝固法：Lupo 试验为 31～44 秒；Lucor 试验为 30～38 秒。Lupo 试验/Lucor 试验比值为 1.0～1.2。

【临床意义】

Lupo 试验和 Lucor 试验均比正常延长 20%，提示有狼疮抗凝物质存在。Lupo 试验/Lucor 试验比值>2.1，表示有大量狼疮物质存在；比值为 1.5～2.0，表示有中等量狼疮物质存在；比值为 1.3～1.4 表示有少量狼疮物质存在。

Lupo 试验和 Lucor 试验均比正常延长，Lupo 试验/Lucor 试验比值<1.2，也可出现于因子Ⅱ、V、X 缺乏的患者。

【影响因素】

患者的 Hct<20% 或者>55% 均可影响实验结果的准确性，应按常规调节抗凝剂的量。标本有黄疸或脂血时必须用手工操作，仪器测定也会影响实验结果的准确性。

第七节　纤溶活性检测

一、优球蛋白溶解时间(euglobulin lysis time, ELT)

【生化及生理】

优球蛋白是血浆中的一类球蛋白，溶于等渗盐溶液，不溶于低离子强度的溶液或纯水，加入硫酸铵至浓度 33% 时沉淀。血浆优球蛋白组分中含有纤维蛋白原、纤溶酶原和组织型纤溶酶原激活剂等，但不含纤溶酶抑制物。正常情况下，血中优球蛋白是稳定的。优球蛋白溶解时间是检测纤维蛋白溶解系统功能的一项初筛试验，可粗略反映纤溶活性情况，检查有无隐性纤溶活性升高，或作为溶栓治疗的随访。

【检测方法】

加钙法或加酶法。血浆经稀释后，加稀醋酸使 pH 降低至 4.5 时，优球蛋白组分即沉淀。经过离心后可除去纤溶抑制物。将此沉淀物溶解于缓冲液中，再加 $CaCl_2$(加钙法)或者凝血酶(加酶法)，Fg 转变成纤维蛋白凝块，置于 37℃下观察凝血完全溶解所需要时间。

【标本要求与保存】

血浆标本，109mmol/L 枸橼酸钠抗凝。避免溶血。标本量 2ml，至少 1ml。立即检测，否则冷冻(-20℃)保存。

【参考区间】

加钙法：88.7～170.9 分钟。

加酶法：97.9～216.1 分钟。

【临床意义】

(1) 纤维蛋白凝块在 70 分钟内完全溶解：表明纤溶活性增强，见于原发性和继发性纤溶亢进，后者见于手术、应急状态、创伤、休克、变态反应、前置胎盘、胎盘早期剥离、羊水栓塞、恶性肿瘤广发转移、急性白血病和晚期肝硬化等。

(2) 纤维蛋白凝块完全溶解时间延长：表明纤溶活性减低，见于血栓前状态、血栓性疾病和应用抗纤溶药物。

【影响因素】

当纤溶极度亢进时,体内纤溶酶原基本被耗尽,纤维蛋白凝块完全溶解时间延长,呈假阴性。

二、凝血酶时间(thrombin time,TT)

【生化及生理】

TT是指在血浆中加入标准化的凝血酶原后血液凝固的时间。TT是反映血浆中纤维蛋白原转变为纤维蛋白的筛选指标之一。

【检测方法】

手工法或血液凝固分析仪法:37℃条件下,在待检血浆中加入"标准化"凝血酶后,直接血浆纤维蛋白原转变为纤维蛋白,使乏血小板血浆凝固,测定开始出现纤维蛋白丝所需要的时间即为TT。

【标本要求与保存】

109mmol/L枸橼酸钠1∶9抗凝血浆。采血后1小时内完成实验,置于冰箱保存不超过4小时。

【参考区间】

16~18秒,超过正常对照3秒以上为异常。由于试剂中凝血酶浓度不同,其检测结果存在差异,每个实验室应建立相应的参考区间。

【临床意义】

(1) 延长:见于低或无纤维蛋白原血症、异常纤维蛋白原血症;血中FDPs增高;血中有肝素或者类肝素物质存在等。

(2) 缩短:一般无临床意义。

【影响因素】

肝素或者EDTA抗凝血浆不宜做本实验。

三、血浆硫酸鱼精蛋白副凝固试验(plasma protamine paracoagulation test,3P test)

【生化及生理】

3P实验是指在受检血浆中加入硫酸鱼精蛋白溶液,如果血浆中存在可溶性纤维蛋白单体与纤维蛋白降解产物复合物,则鱼精蛋白使其析出纤维蛋白单体,纤维蛋白单体自行聚合成肉眼可见的纤维状物,此则阳性反应结果。此试验特异性强但敏感度低,是原发性和继发性纤溶的鉴别试验之一,反映了FDP(尤其是碎片X)的存在。

【检测方法】

凝固法:在凝血酶的作用下,纤维蛋白原释放出肽A、肽B后转变为sFM,sFM与FDP形成可溶性复合物。硫酸鱼精蛋白可使该复合物中的FM游离出来,FM自行聚集呈肉眼可见纤维状物。

【标本要求与保存】

枸橼酸钠抗凝乏血小板血浆。采血后进行检测,勿放置于冰箱。

【参考区间】

正常人为阴性。

【临床意义】

(1) 阳性:见于DIC早期、中期,但在恶性肿瘤、上消化道出血、外科大手术后、败血症、肾小球疾病、人工流产、分娩等也可出现假阳性。

(2) 阴性:原发性纤溶亢进、晚期DIC、正常人。

【影响因素】

抽血不顺利、抗凝不完全、标本保存于冰箱、到时未立即观察等均会导致假阳性。水浴温度过低或纤维蛋白原含量过低会导致假阴性结果。

四、血浆纤维蛋白(原)降解产物(plasma fibrinogen degradation products,FDPs)

五、尿液纤维蛋白(原)降解产物(urine fibrinogen degradation products,FDPs)

【生化及生理】

纤维蛋白原(fibrinogen)降解产物和纤维蛋白(fibrin)降解产物统称为FDPs,是纤维蛋白原或纤维蛋白在纤溶酶的作用下,生成的X(X′)、Y(Y′)、D、E(E′)等碎片,它们具有抗血小板聚集和抗血液凝固的作用。碎片X(X′)可与Fg竞争凝血酶,并可与FM形成复合物,阻止FM的交联。碎片Y(Y′)可抑制FM的聚合和(或)抑制FM形成不溶性纤维蛋白。碎片D抑制FM的聚合,碎片E(E′)竞争凝血酶而具有抗凝作用。

【检测方法】

胶乳凝集法或ELISA。

【标本要求与保存】

血清:在容器中加入适量的凝血酶和抑肽酶,前者促进血液尽快凝固,后者可抑制纤溶酶活性,避免发生继发性纤溶。现已有商品化采血管,内含凝血酶和抑肽酶。

血浆:109mmol/L枸橼酸钠1∶9抗凝血浆,3000r/min离心15分钟获得乏血小板血浆。20℃可保存8小时,2~8℃可保存24小时,-20℃可保存一个月。不能用肝素抗凝血浆。

尿液标本:新鲜尿液3000r/min离心10分钟除

去有形成分后用上清检测。

【参考区间】

胶乳凝集法(血清、血浆):<5mg/L;尿液:阴性。

ELISA(血清、血浆):<10mg/L;尿液:11～45μg/L。

【临床意义】

FDPs阳性或者增高见于原发性纤溶症或者继发性纤溶亢进,后者见于DIC、恶性肿瘤、急性早幼粒细胞白血病、心、肝、肾脏疾病、深静脉血栓形成、器官移植排斥反应、溶栓治疗等。

【影响因素】

当类风湿因子强阳性时可产生假阳性结果。尿液标本测定时标准曲线中最高抗原含量吸光度值应达1.0以上,每次制备的抗体和酶标抗体都应选择最佳浓度。

六、组织型纤溶酶原激活剂活性(tissue type plasminogen activator activity,t-PA:A)

七、组织型纤溶酶原激活剂抗原(tissue type plasminogen activator antigen,t-PA:Ag)

【生化及生理】

组织型纤溶酶原激活剂是一种丝氨酸蛋白酶,主要由血管内皮细胞合成。野生型t-PA为一种单链糖蛋白,由527个氨基酸组成。t-PA可裂解PLGArg561-Val562肽键,使其活化为PL。在无纤维蛋白存在时,t-PA对PLG的激活作用很弱,在有纤维蛋白存在时,其活性明显增高。当t-PA与PAI-1结合成1:1复合物时,t-PA失活。

【检测方法】

t-PA:A,发色底物法;t-PA:Ag,ELISA法。

【标本要求与保存】

血浆标本,109mmol/L枸橼酸钠抗凝血浆即刻加等体积酸化液,立即混合,2～8℃可保存12小时,-20℃可保存一个月。

【参考区间】

t-PA:A(发色底物法):0.3～0.6U/ml。

t-PA:Ag(ELISA法):1～12μg/L。

【临床意义】

二者临床意义相同。

(1)增高:表明纤溶活性亢进,见于原发性和继发性纤溶亢进症,如DIC等。也见于应用纤溶酶原激活剂类药物。

(2)减低:表明纤溶活性减低,见于血栓前状态和血栓病。

【影响因素】

采血时最好不用止血带,加压后t-PA可进入血液从而影响实验结果,采血后尽快在低温下分离血浆。样本必须酸化处理,以抑制纤溶酶原抑制剂的活性。

八、尿激酶型纤溶酶原激活剂活性(urokinase type plasminogen activator activity,u-PA:A)

【生化及生理】

尿激酶型纤溶酶原激活剂是一种单链糖蛋白,由肾小管上皮细胞和血管内皮细胞等多种细胞生成。u-PA可直接激活PLG而不需要纤维蛋白作为辅因子。在生理和病理情况下,u-PA还可以通过降解细胞外基质而使细胞迁移。伤口愈合、炎症反应、胚胎发育、肿瘤细胞浸润和转移等均需要将细胞周围的障碍物酶解,u-PA在上述过程中发挥重要作用。

【检测方法】

凝胶空斑法。为在琼脂糖凝胶加入Fg、PLG和Ca^{2+},便可形成含PLG的纤维蛋白复合物凝胶板,然后在凝胶板孔中加入尿激酶,后者作用于PLG,使其转变为PL,PL使纤维蛋白溶解,形成圆形透明斑,空斑直径大小与u-PA:A的对数值成正比例关系。

【标本要求与保存】

血浆标本,109mmol/L枸橼酸钠抗凝。避免溶血。标本量2ml,至少1ml。立即检测,否则冷冻(-20℃)保存。

【参考区间】

凝胶空斑法:正常人为0。

【临床意义】

使用尿激酶做溶栓治疗时,血浆中尿激酶水平升高,测定u-PA:A可作为尿激酶治疗的监测方法之一。在原发性和继发性纤溶亢进症时u-PA:A也升高。

【影响因素】

采血过程中注意避免激活凝血及纤溶系统。

九、纤溶酶原活性(plasminogen activity, PLG:A)

十、纤溶酶原抗原(plasminogen antigen, PLG:Ag)

【生化及生理】

PLG 是一种主要由肝细胞合成的单链糖蛋白,其他细胞和组织的血管外也合成 PLG,例如嗜酸性粒细胞和肾脏细胞也合成 PLG。当血液凝固时,PLG 在 t-PA 和 u-PA 的作用下激活成为 PL,后者促使纤维蛋白溶解。

【检测方法】

PLG:A,发色底物法;PLG:Ag,ELISA 法。

【标本要求与保存】

血浆标本,109mmol/L 枸橼酸钠抗凝。避免溶血。标本量 2ml,至少 1ml。立即检测,否则冷冻(-20℃)保存。

【参考区间】

PLG:A　发色底物法:75% ~140%。

PLG:Ag　ELISA 法:0.19~0.25g/L。

【临床意义】

二者临床意义相同。

(1) 增高:表明纤溶活性减低,见于血栓前状态和血栓病。

(2) 减低:表明纤溶活性亢进,见于原发性和继发性纤溶亢进症和先天性 PLG 缺乏症。

(3) PLG 缺乏症 CRM^+ 型 PLG:Ag 正常而 PLG:A 减低,CRM^- 型两者都减低。

【影响因素】

采血过程中注意避免激活凝血及纤溶系统。

十一、纤溶酶原激活抑制剂-1 活性(plasminogen activator inhibitor-1 activity,PAI-1:A)

十二、纤溶酶原激活抑制剂-1 抗原(plasminogen activator inhibitor-1 antigen,PAI-1:Ag)

【生化及生理】

PAI-1 主要由血管内皮细胞合成,巨核细胞、肝细胞、平滑肌细胞等也能合成。PAI-1 属于丝氨酸蛋白酶抑制剂,为由 379 个氨基酸组成的糖蛋白,分子量 52kD。PAI-1 的主要作用是通过与 t-PA、tcu-PA 以 1:1比例形成复合物以灭活其活性,从而对纤溶系统起调节作用。

【检测方法】

PAI-1:A,发色底物法;PAI-1:Ag,ELISA 法。

【标本要求与保存】

血浆标本,109mmol/L 枸橼酸钠 1:9抗凝乏血小板血浆。-20℃ 可保存 1 个月。-70℃ 可保存两年。

【参考区间】

PAI-1:A　发色底物法:0.1 ~1.0 抑制单位/毫升。

PAI-1:Ag　ELISA 法:8 ~28ng/ml。

【临床意义】

二者临床意义相同。

(1) 增高:见于血栓前状态和血栓性疾病。在正常妊娠后期,PAI-1:Ag 可呈 3 ~6 倍增高。

(2) 减低:见于原发性和继发性外纤溶亢进症。

【影响因素】

如标本检测值超出线性范围,可导致假阴性,可适当调整稀释度。必须用乏血小板血浆标本,否则影响实验结果。PAI-1 水平在一天中 15:00 最低,采集标本时要注意。

十三、α_2-抗纤溶酶活性(α_2-antiplasmin activity,α_2-AP:A)

十四、α_2-抗纤溶酶抗原(α_2-antiplasmin antigen,α_2-AP:Ag)

【生化及生理】

α_2-AP 由肝脏合成,系由 452 个氨基酸组成的单链糖蛋白,分子量 70kD。α_2-AP 属于丝氨酸蛋白酶抑制剂,是主要的纤溶酶抑制物。α_2-AP 在激活的 XⅢ因子作用下与纤维蛋白交联,从而抑制 PLG、PL、t-PA 等与纤维蛋白的结合;并且能迅速与已形成的 PL1:1 结合形成不可逆的复合物;还能抑制 PK 以及凝血因子Ⅹa、Ⅺa、Ⅻa 等,对纤溶系统的调节起重要作用。

【检测方法】

α_2-AP:A,发色底物法;α_2-AP:Ag,ELISA 法。

【标本要求与保存】

血浆标本,109mmol/L 枸橼酸钠抗凝。避免溶血。标本量 2ml，至少 1ml。立即检测，否则冷冻（-20℃）保存。

【参考区间】

α_2-AP：A　发色底物法：0.8～1.2 抑制单位/毫升。

α_2-AP：Ag　ELISA 法：51.5～82.3mg/L。

【临床意义】

二者临床意义相同。

（1）增高：见于静脉血栓和动脉血栓形成、恶性肿瘤、分娩后。

（2）减低：见于肝病、DIC、手术后和 α_2-AP 缺陷症。

（3）根据 α_2-AP：A 和 α_2-AP：Ag 测定结果，可将 PAI-1 缺陷分为 CRM^+ 型和 CRM^- 型。抗原和活性同时减低为 CRM^- 型，表明 α_2-AP 合成、分泌减少或者消耗增多；抗原正常而活性减低则为 CRM^+ 型，表明 α_2-AP 分子上存在着影响其功能的基因改变。

【影响因素】

所有试剂都必须新鲜配制。如标本检测值超出线性范围，可导致假阴性，可适当调整稀释度。

十五、凝血酶激活的纤溶抑制剂活性(thrombin activable fibrinolysis inhibitor activity, TAFI：A)

【生化及生理】

TAFI 由肝合成，在血浆中以酶原的形式存在，经凝血酶-凝血酶调节蛋白（thrombin-thrombomodulin，T-TM）复合物作用后，转变为活化型 TAFIa，TAFIa 具有抑制纤溶酶的作用，但它也受活化蛋白 C 抑制物（activated protein C inhibitor，APCI）的抑制。

【检测方法】

发色底物法。

【标本要求与保存】

血浆标本，109mmol/L 枸橼酸钠抗凝。避免溶血。标本量 2ml，至少 1ml。立即检测，否则冷冻（-20℃）保存。

【参考区间】

19～29μg/L。

【临床意义】

（1）增高：提示纤溶活性减低，见于冠心病、心绞痛、脑卒中、静脉血栓、糖尿病、DIC、感染等。

（2）减低：提示纤溶活性亢进，见于血友病、急性早幼粒细胞白血病等。

【影响因素】

采血及后续操作过程中，注意维持 TAFI 的稳定性。

十六、纤溶酶-抗纤溶酶复合物(plasmin-antiplasmin complex, PAP)

【生化及生理】

PAP 检测目前主要是检测纤溶酶-α_2-抗纤溶酶复合物。纤溶酶生成后迅速与 α_2-抗纤溶酶 1∶1摩尔形成复合物使纤溶酶灭活。

【检测方法】

ELISA 法。

【标本要求与保存】

109mmol/L 枸橼酸钠抗凝血浆，4℃条件下，5000g 离心 10 分钟，90 分钟内收集血浆，立即检测或者-70℃保存，使用前 37℃快速融化。

【参考区间】

0～150ng/ml。

【临床意义】

本实验是反映纤溶酶活性的实验，增高见于血栓前状态和血栓性疾病。

【影响因素】

血浆中加入终浓度为 2000kU/ml 抑肽酶和 20mmol/L 的苯甲脒维持纤溶酶-抗纤溶酶复合物的稳定。

十七、D-二聚体(D-dimer, D-D)

【生化及生理】

D-二聚体是交联纤维蛋白经纤溶酶水解后形成的 γ′-γ′链的特异降解产物，其分子量为 190kD，等电点为 4.9～5.3。在交联纤维蛋白水解过程中，一旦纤溶酶使其双链中 D 和 E 区间的互补结构裂解后，及释放出可溶性碎片，如 X′、Y′、D′和 E′等，并生成 DD/E、DY/YD、YY/DXD、YDY/DXY 等复合物，这些碎片和复合物进一步降解为最小的片段 D-D。血浆 D-D 含量增高可反映继发性纤溶活性增强，对高凝状态和血栓性疾病的诊断和预后监测均具有重要意义。

【检测方法】

定性试验采用胶乳凝结法，定量检测采用 ELISA 法。

【标本要求与保存】

血浆标本,109mmol/L 枸橼酸钠、肝素锂、EDTA 抗凝。常温下保存 8 小时,4℃下保存 4 天,-20℃保存 1 个月,临用前 37℃水浴中快速复溶。

【参考区间】

胶乳凝结法:阴性;ELISA 法:<200μg/L。

【临床意义】

继发性纤溶亢进(如 DIC)为阳性或者增高,而原发性纤溶亢进症为阴性或者不升高,是二者鉴别的重要指标之一。D-D 在深静脉血栓、心肌梗死、重症肝炎、肺栓塞等疾病中增高,故本实验对深静脉血栓形成和肺栓塞的排除有重要价值,也是溶栓治疗的监测指标之一。此外,陈旧性血栓中 D-D 并不增高。

【影响因素】

加样时间对实验结果有影响,第一份样品与最后一份样品的加入时间间隔不宜超过 15 分钟,包括标准曲线在内不超过 20 分钟。

第八节　血液流变学检测

一、全血黏度(whole blood viscosity)

【生化及生理】

血液黏度是衡量血液流动性的指标,黏度越大,流动性越小,反之越大。血液黏度主要由 Hct、红细胞聚集性、红细胞变形性、红细胞表面电荷、血浆黏度、纤维蛋白原含量以及白细胞、血小板流动性等血液内在因素决定;还与测量条件如温度、pH、渗透压、标本存放时间、抗凝剂、检测方法和仪器等有关。

【检测方法】

旋转式黏度计法,毛细管黏度计法。

【标本要求与保存】

肝素抗凝或者 EDTA 抗凝全血。

【参考区间】

旋转式黏度计法:

男:230s^{-1}时为 4.07～4.99mPa·s;11.5s^{-1}时为 7.83～10.79mPa·s。

女:230s^{-1}时为 3.81～4.63mPa·s;11.5s^{-1}时为 7.15～9.59mPa·s。

毛细管黏度计法:

全血黏度:男为 3.84～4.67mPa·s;女为 3.33～3.97mPa·s。

全血比黏度:男为 6.71～7.81mPa·s;女为 2.97～6.17mPa·s。

全血还原黏度:6.65～8.15mPa·s。

【临床意义】

(1) 增高:见于冠心病、心肌梗死、高血压病、脑血栓形成、深静脉栓塞形成、糖尿病、高脂血症、恶性肿瘤、肺源性心脏病、真性红细胞增多症、多发性骨髓瘤、原发性巨球蛋白血症、烧伤等。

(2) 减低:见于贫血。

【影响因素】

采血时避免凝血。血液黏度受各种因素影响,即使应用通用仪器和标准化操作方法也难以获得一致的参考范围,因此,此项目暂无参考区间,不同实验室应建立自己的参考区间。

二、血浆黏度(plasma viscosity)

【生化及生理】

血浆中含有各种蛋白质、脂类和电解质,其中蛋白质对血浆黏度影响最大,主要取决于蛋白质分子的大小、形状和浓度。纤维蛋白原对血浆黏度影响最大,球蛋白次之,白蛋白影响最小。

【检测方法】

毛细管黏度计法。

【标本要求与保存】

肝素抗凝或者 EDTA 抗凝血浆。

【参考区间】

毛细管黏度计法:男为(1.72～1.80)mPa·s;女为(1.72～1.84)mPa·s。

【临床意义】

增高:见于血浆球蛋白和(或)血脂增高的疾病,如多发性骨髓瘤(MM)、原发性巨球蛋白血症、糖尿病、高脂血症和动脉粥样硬化等。

【影响因素】

同全血黏度测定。

三、红细胞聚集性(erythrocyte aggregation)

【生化及生理】

悬浮于血液中的红细胞处于相互作用之中，其结果是使红细胞在血液中可处于两种不同的分布状态，及分散状态和数量不等的红细胞互相叠合在一起，形成“缗钱状聚集体”，红细胞的分散与聚集，与血液本身沿着血管流动的状态有密切关系。红细胞表面带负电荷，它们之间的排斥作用使红细胞悬浮而不聚集，当它们减少时，红细胞聚集性增大，容易形成串状或堆积。

【检测方法】

红细胞沉降法。当红细胞聚集时，随着红细胞聚集体的形成及其比重的增加，ESR 明显加快。ESR 在一定程度上反映红细胞的聚集性，但受 Hct、血浆黏度、红细胞表面电荷、温度以及血浆与细胞之间密度差等因素的影响。因此可利用血沉方程求出 K 值，由 K 值估计红细胞的聚集性。

【标本要求与保存】

EDTA 抗凝全血；109mmol/L 枸橼酸钠 1∶4抗凝新鲜全血。标本采集后 4 小时内完成检测，枸橼酸钠抗凝血 4℃可延长到 6 小时内检测完毕，但是测定时要将标本恢复到 18～25℃。EDTA 抗凝血 4℃可延长至 24 小时。

【参考区间】

红细胞沉降法：33～73。

【临床意义】

K 值增高反映红细胞聚集性增加。

【影响因素】

抗凝剂的量可影响 ESR，抗凝剂多，血沉加快，反之，血沉减慢。故应该严格控制抗凝剂的量。

四、红细胞变形性（erythrocyte deformity）

【生化及生理】

红细胞变形性是指红细胞在流动过程中利用自身的变形通过狭窄的血管通道的能力，是影响血液表观黏度和体内微循环有效灌注的重要因素之一，同时又是红细胞寿命的重要决定因素。红细胞变形性是由细胞膜的黏弹性、胞质的黏度（内黏度）、细胞的几何形状等细胞内在因素决定的。此外流场切应力、pH、渗透压、温度等外部因素对红细胞变形也有影响，因此在作红细胞变形测量时，这些外部因素应加以控制。

【检测方法】

微孔过滤法、激光衍射法、微吸管法、流变镜法等。微孔过滤法是目前国内外广泛采用的方法，其原理为在正常状态下红细胞很容易通过比自身直径小的孔道，在病理状态下由于红细胞变形能力下降，其通过微细孔道的阻力增加。微孔过滤法就是采用测量红细胞通过滤膜上微孔（3～5μm）的能力来反映红细胞变形性。

【标本要求与保存】

微孔过滤法采用 EDTA 抗凝静脉全血，或制备成 10% 红细胞悬液。

【参考区间】

全血过滤法：0.19～0.39；红细胞悬液过滤法：0.90～1.06。

【临床意义】

红细胞变形性减低常见于镰状红细胞增多症、遗传性红细胞增多症、遗传性椭圆形红细胞增多症、异常血红蛋白病、红细胞膜结构异常等。

【影响因素】

肝素容易引起血小板聚集，故抗凝剂不宜采用肝素。细胞易堵塞滤孔而影响检测结果。

五、红细胞表面电荷（surface charge of erythrocytes）

【生化及生理】

红细胞表面均带负电荷，负电荷之间的排斥作用使红细胞悬浮在血液中。

【检测方法】

红细胞电泳法。

【标本要求与保存】

肝素抗凝或者 EDTA 抗凝新鲜静脉血，制备成浓度为 10^4/μl 的红细胞悬液。

【参考区间】

14.6～18.2 秒。

【临床意义】

红细胞表面电荷减少或者丧失，导致红细胞聚集性增加，血流减慢，常见于冠心病、脑血栓、糖尿病、脉管炎、骨髓增生症等疾病。

【影响因素】

介质的离子强度越大，电泳速度越慢；电场强度越高，电泳速度越快；温度升高可导致介质黏度降低、细胞泳动阻力变小、电泳速度增大。

（顾孔珍）

第三十章 自身免疫性疾病的自身抗体测定

自身免疫性疾病(autoimmune disease,AID)是一类常见的临床疾病,可累及人体的各系统、组织器官,临床表现复杂,其发病率与致残率已成为一个全球性健康问题。AID 的实验室检查,尤其是自身抗体检测对于 AID 的诊治等具有重要的临床意义。

第一节 概 述

自身免疫性疾病是指因自身免疫导致组织器官损伤或功能障碍所致疾病。自身免疫(autoimmunity)泛指机体免疫系统受某些内因、外因或遗传等因素作用针对自身正常或变性的组织、器官、细胞、蛋白质或酶类等自身成分发生免疫应答反应,产生自身抗体(autoantibody)或自身致敏淋巴细胞的现象。自身免疫性疾病患者血循环中针对自身组织器官、细胞及细胞成分的抗体,称为自身抗体。自身抗体是自身免疫性疾病的重要标志,患者血液中存在高效价自身抗体是自身免疫病的特点之一,也是临床确诊自身免疫性疾病的重要标志之一。

目前自身免疫病尚无统一的分类标准,一般按受累组织器官的范围将自身免疫性疾病分为器官特异性和器官非特异性两大类(表 30-1)。前者指病变局限于某一特定的组织或器官,可以检出对该组织器官成分特异的自身抗体或致敏 T 淋巴细胞;后者部分疾病的病变常累及多种器官及结缔组织,又称结缔组织病或胶原病。

表 30-1 常见自身免疫病的分类

类别	病 名	自身抗原
器官特异性	慢性甲状腺炎	甲状腺球蛋白、微粒体
	Grave 病	甲状腺细胞表面 TSH 受体
	艾迪生病	肾上腺皮质细胞
	青少年型胰岛素依赖型糖尿病	胰岛细胞
	萎缩性胃炎	胃壁细胞
	溃疡性结肠炎	结肠上皮细胞
	原发性胆汁性肝硬化	胆小管细胞、线粒体
	重症肌无力	乙酰胆碱受体
	多发性硬化症	髓鞘碱性蛋白
	自身免疫性溶血性贫血	红细胞
	特发性血小板减少性紫癜	血小板
非器官特异性	类风湿性关节炎	变性 IgG、类风湿相关的核抗原
	干燥综合征	细胞核(SS-A、SS-B)、唾液腺等
	系统性红斑狼疮	胞核成分(DNA、DNP、SNP、Sm)
	混合型结缔组织病	胞质成分(线粒体、微粒体)
		红细胞、血小板
		细胞核(RNP)

自身免疫性疾病往往具有以下临床特征：①患者以女性多见，发病率随年龄而增高，有遗传倾向；②血液中存在高滴度自身抗体和（或）能与自身组织成分起反应的致敏淋巴细胞；③疾病常呈现反复发作和慢性迁延的过程；④病因大多不明，有些自身免疫病有明显诱因，而另一些则属“自发”的；⑤自身免疫病有重叠现象，即一个患者可以同时有多种自身抗体；⑥可在实验动物中复制出类似人类自身免疫病的模型；⑦用免疫抑制药（如糖皮质激素等）有一定疗效。

目前，针对各种自身免疫性疾病的临床实验室常用检测项目包括三类：自身抗体，非特异的免疫相关指标，一般的实验室检查项目，其中最主要的是自身抗体的检测。

一、一般的实验室检测项目

（一）血常规检查

自身免疫性疾病，可影响造血系统，引起血象异常，例如系统性红斑狼疮、类风湿性关节炎等可出现白细胞计数显著减少、贫血和血小板减少；约75%的成人斯蒂尔病的患者白细胞$\geq 15\times 10^9$/L，有的患者甚至出现幼稚细胞而呈现类白血病反应等。

（二）尿常规检查

自身免疫性疾病非常容易发生肾损害，例如狼疮性肾炎等，尿常规可作为初步的检查，主要了解有无蛋白尿、镜下血尿以及管型尿等。当尿常规检测有问题时，需进行尿沉渣和24小时尿蛋白定量检查。

（三）红细胞沉降率

红细胞沉降率（ESR）指在规定条件下，离体抗凝全血中的红细胞自然下沉的速率，简称血沉。正常参考值为成年男性0～15mm/h，女性0～20mm/h，红细胞沉降是多种因素互相作用的结果。血沉升高对各种疾病的诊断并无特异性，但是可以反映炎症组织损伤的存在，而且其升高程度与炎症、组织损伤程度相关。血沉是辅助诊断各种自身免疫性疾病和炎症性疾病活动的重要的指标之一。血沉升高可见于类风湿性关节炎（RA）、系统性红斑狼疮（SLE）、风湿性多肌痛/巨细胞动脉炎（PMR/GCA）、系统性血管炎、急性风湿热等疾病，尤其是PMR/GCA急性期时血沉可明显升高，一般>50mm/h，是该病重要的诊断指标之一，在疾病复发时血沉升高更为常见，因此血沉的测定对于PMR/GCA的诊断、病情监测非常重要。血沉还可用于检测RA疾病活动性等。

（四）C反应蛋白

一种急性期蛋白，不具有诊断的特异性，其临床意义与血沉相同，但不受红细胞、脂质和年龄等因素的影响，是反映炎症感染和疗效的良好指标。

当有炎症等情况下，血沉和C反应蛋白会增高，它们与疾病的活动存在一定的相关性，临床上常检测此两项指标帮助临床医师判断病情。两者的升高，在自身免疫性疾病提示疾病处于活动期，可以作为药物治疗的评价指标，但需要除外其他影响因素。

（五）血液生化检查

组织器官功能检查，如了解肝肾功能的情况；血糖检查；肌酶谱包括肌酸激酶、乳酸脱氢酶、天冬氨酸氨基转移酶、醛缩酶，常用于有肌肉病变的疾病如多发性肌炎等。

二、非特异的免疫相关检测

免疫调节功能紊乱是自身免疫性疾病发生的根本原因，患者常有多项免疫指标异常。这些异常的免疫学指标对于帮助诊断与鉴别诊断，了解疾病的发生发展、治疗效果及判断预后均有重要的临床价值。

（一）免疫球蛋白检测

自身免疫性疾病患者，尤其是疾病活动期，患者体内产生大量自身抗体，血清中免疫球蛋白含量往往明显升高，其中IgG升高明显，IgM、IgA亦升高，免疫球蛋白含量波动与疾病活动与稳定有相关性。

（二）补体检测

在以Ⅱ、Ⅲ型变态反应机制所致的AID中，其活动期补体消耗增加，故含量下降，结果导致血清总补体活性（CH50）及单一补体（C3、C4等）含量明显降低。因此免疫球蛋白和补体含量的波动，与自身免疫病的活动及缓解呈一定的相关性，故通过动态观察血清免疫球蛋白和补体量的变化，有助于分析疾病的进展和治疗效果。

（三）淋巴细胞的检测

在自身免疫性疾病中，淋巴细胞的功能紊乱导致机体免疫调节和免疫应答的紊乱在自身免疫病发病机制中起主导作用，因此，进行淋巴细胞数量、亚群比例和功能的检测也有一定意义。$CD4^+$T细胞与$CD8^+$T细胞比值异常，与免疫调节功能紊乱有关。在系统性红斑狼疮活动期，CD4/CD8比值降低，

CD8$^+$T(CTL)总数明显高于稳定期患者。B细胞执行机体体液免疫功能,在某些自身免疫性疾病的活动期可有B细胞数量和功能的升高。如系统性红斑狼疮患者活动期,B细胞亚群中的Bl细胞水平可明显升高。

(四) 免疫复合物检测

免疫复合物是指抗原和相应抗体结合形成的复合物,正常情况下可被机体的防御系统消除,但如不能被及时清除,则可在局部沉积,称为局部免疫复合物,随血液循环的免疫复合物称为循环免疫复合物(CIC),免疫复合沉积导致组织损伤及疾病发生,某些自身免疫性疾病的活动期可出现循环免疫复合物增加。免疫复合物的检测对于判定疾病的活动性、治疗效果、预后以及探讨发病原因有重要意义。

三、自身抗体检测

自身免疫性疾病的临床实验室常用检测项目中,自身抗体检测对于诊断和鉴别诊断AID、判断疾病活动度、判断预后、观察治疗效果和指导临床用药具有重要的临床意义。自身抗体是AID最重要的特征,是疾病诊断中的重要标志。每种AID都伴有特征性自身抗体谱,许多自身抗体又预示着疾病的活动性和可能损坏的靶器官。自身抗体检测,目前间接免疫荧光法是理想的的筛选试验,因为绝大多数自身抗体针对的靶抗原多为自身靶细胞的核成分或细胞膜、细胞质内物质,以细胞组织成分作为抗原基质底物,检测自身抗体与之结合后的免疫荧光定位分析是最客观的自身抗体检测手段;ELISA、免疫印迹法和免疫斑点法进一步区分特异性的抗体;自身抗体阳性的标本(尤其是与自身免疫性疾病活动性密切相关的自身抗体),应继续做滴度定量抗体检测,有助于对疾病进程和疗效等的观察;近年来,蛋白芯片、悬浮微阵列等技术应用于自身抗体检测,为自身抗体检测与临床应用提供了更广阔的前景。但是,自身抗体的存在与自身免疫性疾病并非两个等同的概念,自身抗体可存在于无自身免疫性疾病的正常人特别是老年人,有时,受损或抗原性发生变化的组织可激发自身抗体的产生,但此抗体并无致病作用,是一种继发性免疫反应。因此,要确定自身免疫性疾病的存在一般需要根据:①有自身免疫反应的存在;②排除继发性免疫反应之可能;③排除其他病因的存在。本章将主要介绍自身抗体的检测。

第二节　非器官组织特异性自身抗体检测

一、抗核抗体(anti-nuclear antibodies,ANA)

【生化及生理】

抗核抗体(ANA)是一组以自身细胞的各种细胞核成分(包括细胞核的核仁、核内染色质、非组蛋白以及由RNA和相关蛋白构成的各种核糖核蛋白颗粒、磷脂及各种酶等)作为靶抗原的自身抗体的总称。由于不同细胞核成分的抗原性不同,因此可产生多种性质不同的ANA,迄今已有二十余种抗核内不同成分的抗核抗体被相继发现。这些抗核抗体目前尚无统一命名,按细胞内分子理化特性与抗原分布部位将ANA分为四大类,即抗DNA抗体、抗组蛋白抗体、抗非组蛋白抗体和抗核仁抗体,每一大类又因不同的抗原特性再分为许多亚类。在临床检测中通常按以下三种方式命名:①根据抗原的化学名称命名如抗dsDNA、抗RNP、抗DNP抗体;②以第一位检出该抗体的患者命名如抗Sm、抗Ro、抗La抗体;③以相关疾病命名如抗SS-A、抗SS-B抗体。ANA的性质主要是IgG,也有IgM、IgA和IgD,无器官和种属特异性,故该类抗体可与所有动物的细胞核发生反应。ANA主要存在于血清中,也可存在于胸水、关节滑膜液和尿液中。

【检测方法】

间接免疫荧光法(IIF):最常用的总ANA筛查方法。常用核质丰富的培养细胞Hep-2细胞作为抗原。

ANA特异性亚型的检测方法:ELISA、免疫印迹法等。

【标本要求与保存】

血清标本。标本量1.0ml,至少0.5ml。避免溶血、脂血和微生物污染。标本在室温(25℃)、冷藏(4℃)或冷冻(-20℃)稳定保存7天。

【参考区间】

正常人一般为阴性,少数检出但效价很低。

抗核抗体阳性的判定因底物不同而不同,如以常规的鼠肝或鼠肾为底物：≥1∶16 稀释为阳性；以核质丰富的 Hep-2 细胞为底物：≥1∶40 稀释为阳性；复合片(Hep-2 细胞及猴肝切片)：≥1∶100 稀释为阳性。

【临床意义】

本节主介绍总抗核抗体检测临床意义，特异的 ANA 性质及意义见下文。

(1) 检测抗核抗体是自身免疫性结缔组织病的重要筛选试验，但抗核抗体缺乏特异性。抗核抗体在大多数自身免疫性疾病中均可呈阳性，如系统性红斑狼疮(SLE)、类风湿性关节炎(RA)、混合型结缔组织病(MCTD)、干燥综合征(SS)、硬皮病、多发性肌炎等。一些急、慢性病毒感染也可呈低滴度的阳性反应。健康人群中阳性检出率一般为 5%，年龄越大，阳性率越高，如>60 岁的阳性率达 20%～25%，有系统性红斑狼疮、干燥综合征或系统性硬化症家族史的一般亲属，阳性率可达 50%。

(2) 抗核抗体高滴度(滴度≥1∶1000 时)，高度提示患有某种自身免疫性疾病，对自身免疫性疾病的诊断和鉴别具有重要意义。抗核抗体滴度在1∶100～1∶320 之间为中低度阳性，提示可能患有某种自身免疫性疾病，也有可能是由感染等因素引起，建议结合临床症状进行进一步检查，如抗 ds-DNA、ENA 等检测。

(3) ANA 滴度一般不与疾病的活动性相关。

(4) ANA 荧光染色模型有助于自身免疫病的鉴别诊断。高滴度的均质型主要见于 SLE；高滴度的斑点型常见于 MCTD，同时也见于 SLE、硬皮病、SS 等自身免疫性疾病；高滴度的周边型主要见于原发胆汁性肝硬化(PBC)；核仁型在硬皮病中出现率最高，尤其是高滴度核仁型对诊断硬皮病具有一定特异性。

(5) 在 ANA 众多亚类中，作为针对某一特定核成分的个别抗体，只在某一疾病中出现，成为诊断该疾病的血清标志性抗体。各种 ANA 在不同的自身免疫性疾病中出现不同组合，可形成某种疾病或疾病亚群的特征性抗体谱。ANA 阳性者进一步检测各亚类 ANA 抗体对明确诊断、临床分型、病情观察、预后及治疗评价都具有重要意义。

(6) ANA 阴性对于 SLE 的阴性预测值较高，是 SLE 的最佳筛查指标。

【影响因素】

(1) 溶血标本、高脂血症、微生物污染标本会影响最后检测结果。

(2) 对于应用免疫抑制剂治疗的患者，采血应在用药前进行。

(3) 间接免疫荧光法检测抗核抗体(ANA)时，因被检血清中存在不同性质的特异性的 ANA，同检测底物靶抗原结合，而呈现形态各异的荧光染色模型。常见的荧光染色模型有下述四种：均质型(homogeneous pattern，H)、斑点型(speckled pattern，S)、核仁型(nucleolar pattern，N)和核膜型(membranous pattern，M)。抗核抗体的荧光图形分类对了解自身免疫性疾病的鉴别诊断具有提示作用，但要明确是哪一亚类的自身抗体，必须作进一步的抗核抗体谱系的检测，不能仅凭荧光核型作出相关自身抗体的判断。

二、抗双链 DNA 抗体(anti-double stranded DNA antibodies，anti-dsDNA)

【生化及生理】

DNA 抗体的靶抗原可以是双链 DNA(dsDNA)或天然 DNA 和单链 DNA(ssDNA)或变性 DNA。抗 DNA 抗体有抗双链 DNA 或天然 DNA 和抗单链 DNA 或变性 DNA 两型。抗 DNA 抗体识别的靶点有 DNA 序列和骨架决定簇。抗 dsDNA 表位由 DNA-磷酸骨架组成，这就是抗 DNA 抗体为什么有广泛交叉反应的原因。除骨架识别区外，DNA 分子也存在由特定核苷序列的构成的抗原表位，抗 ssDNA 更有可能是基于此种方式的识别。大多数抗 ssDNA 抗体是低亲和力抗体，特异性亦较差，检测这些抗体诊断价值不大。抗 dsDNA 抗体对 SLE 有较高的特异性，能结合补体的是抗 dsDNA 抗体，其在 SLE，特别是狼疮性肾炎的发病机制中起重要作用。

【检测方法】

检测抗 dsDNA 抗体的方法有多种，常用的有间接免疫荧光法(IIF)、ELISA、放免法等。

间接免疫荧光法(IIF)：目前国内外临床常规检测抗 dsDNA 抗体最常用的方法。应用马疫锥虫或血鞭毛虫(如绿蝇短膜虫)作抗原基质，这些血寄生虫的虫体呈圆形或椭圆形，动基体内含大量的纯净的环状 dsNDA，无其他抗原干扰，能与动基体起反应的自身抗体只有抗 dsDNA 抗体，故该检测具有高度的特异性和敏感性。IIF 法抗原基质亦可为 Hep-2 细胞、大鼠肝冷冻切片或印片，但需高效价抗体，否则不易检出。

ELISA：常用间接 ELISA 法，该法将 dsDNA 包被

到酶标板上，通常只能检测 IgG 抗 DNA，但可定量。但该方法可以检测到低亲和力抗 dsDNA 抗体，有助于中枢狼疮病情监测。

放射免疫法：常用的有 Farr 法，敏感性高，有助于早期预测。Farr 法的原理为用同位素标记 dsDNA，被标记的 dsDNA 和被检血清的抗 DNA 抗体结合，经 50% 硫酸铵饱和溶液沉淀，然后比较沉淀物和上清液中的放射活性，从而得出抗 dsDNA 结合活性，一般结合率大于 20% 为阳性。该方法可以检测高亲和力抗 dsDNA 抗体。

以上三种方法所能检测的抗体的亲和力差别很大，而与 SLE 特别是伴有肾炎的 SLE 相关的抗 dsDNA 抗体均为高亲和力的抗体，因此这三种方法中 Farr 法对 SLE 的特异性最高（高达 95%），IIF 次之，ELISA 较差。因而 ELISA 检出抗 dsDNA 抗体阳性时，应用其他方法（IIF/Farr 法）确认。

【标本要求与保存】

血清标本。标本量 1.0ml，至少 0.5ml。避免溶血、脂血、黄疸和微生物污染。标本在室温（25℃）、冷藏（4℃）或冷冻（-20℃）稳定保存 14 天。可反复冻融 3 次。

【参考区间】

IIF 法：绿蝇短膜虫抗原基质，健康人血清抗 dsDNA 抗体滴度<1∶10；其他抗原基质阴性。IIF 法不同抗原片阳性结果，血鞭毛虫一端的动基体显示清晰的荧光，1∶10 稀释出现动基体荧光染色阳性，具有临床诊断价值；Hep-2 细胞核浆均质性着染，有丝分裂细胞中染色质呈强均质型着染；肝细胞呈周边型核着染。

ELISA 法：阴性；定量检测，所用试剂盒的不同而具有不同的参考范围。

Farr 法：DNA 结合率≤20%。

【临床意义】

（1）抗 dsDNA 抗体是 SLE 的特征性标记抗体，在 SLE 患者中其阳性率为 70% ~90%。抗 dsDNA 抗体对诊断 SLE 特异性较高，可达 95% 以上，美国及我国诊断 SLE 的标准中，都将其作为该病诊断指标之一。但该指标敏感性较低，仅为 30% ~50%，因此，抗 dsDNA 抗体阴性不能排除 SLE 的诊断。

（2）抗 dsDNA 滴度与 SLE 疾病活动和肾脏损害（狼疮性肾炎）密切相关，高滴度抗 dsDNA 的存在是 SLE 诊断的重要依据，也是疾病活动性特别是肾脏损伤的标志；抗体滴度随病情缓解而下降，抗体滴度的动态检测有助于临床病程和治疗效果的监测，对判断预后也有一定价值。

（3）抗单链 DNA（ssDNA）抗体无特异性，除 SLE 外，其他结缔组织病、药物诱导的狼疮、慢性活动性肝炎及正常人血清中存在，临床价值不大。故使用抗 DNA 抗体作为 SLE 的诊治指标时，最好选用特异性强的检测方法（主要检测高亲和力的抗 dsDNA 抗体），如 Farr 法，马疫锥虫或血鞭毛虫（如绿蝇短膜虫）间接免疫荧光法。

【影响因素】

马疫锥虫或血鞭毛虫（如绿蝇短膜虫）间接免疫荧光法检测时，若标本中存在高滴度的抗组蛋白抗体或高脂血症时，常有假阳性结果，为排除假阳性，建议在封片缓冲液中加溴乙锭，这样仅为阳性着染，而细胞和其他结构均为阴性。

三、抗核小体抗体（anti-nucleosome antibodies，AnuA）

【生化及生理】

核小体是构成染色质的基本单位，是 DNA 与组蛋白形成的复合体，存在于细胞核中。在生物体内，核小体的唯一来源是凋亡细胞，凋亡细胞核染色质在内源性核酸内切酶的作用下可以裂解形成寡聚核小体。SLE 患者对凋亡细胞清除能力降低，导致核小体在患者体内大量存积，核小体作为自身抗原可以刺激 T 细胞的增生活化，从而激活 B 细胞产生大量的自身抗体，这些自身抗体包括针对核小体中所有暴露及可接近成分的抗体，如针对 dsDNA、组蛋白及核小体上表位的抗体。这些抗体仅对天然的核小体以及核小体亚结构（H2A-H2B）-DNA 起作用，而与组蛋白或天然非组蛋白 dsDNA 复合物不反应或反应水平很低。抗核小体抗体的形成先于抗 dsDNA 抗体和抗组蛋白抗体的产生，是 SLE 的比较早期的指标。

【检测方法】

目前应用最普遍的检测方法是 ELISA 和免疫斑点法。实验所用的抗原制备物在抗原特异性和纯度上有很大差别，故不同检测的结果有所差异。这些实验通常所检测的不仅是抗核小体抗体，也有 dsDNA 及组蛋白抗体，故检测抗核小体抗体，有必要通过特异性吸附，以去除 dsDNA 及组蛋白抗体。

【标本要求与保存】

见“抗双链 DNA 抗体”。

【参考区间】

正常人抗核小体抗体为阴性。

ELISA：定性阴性（P/N<2.1）。

定量：<25RU/ml，各实验室应根据本实验室条件和所用试剂盒建立自己的参考值。

【临床意义】

（1）抗核小体抗体近年来已成为 SLE 的标志性抗体，AnuA 对诊断 SLE 的敏感性（58%～71%）和特异性（97%～99%）比抗 dsDNA 抗体高，在 SLE 中阳性率高于抗 dsDNA 抗体，几乎在 100% 的 SLE 活动期以及狼疮性肾炎患者和 62% 的 SLE 非活动期患者中检测到。它们与 SLE 疾病活动性和狼疮肾炎（LN）有很好的相关性，是比抗 dsDNA 抗体更好的标志，在美国风湿病协会（ACR）SLE 分类标准中，评判抗核小体抗体反应阳性可替代抗 dsDNA 抗体反应阳性。同时检测抗核小体抗体和抗 dsDNA 抗体这两项指标，可提高 SLE 的血清学检出率。

（2）抗核小体抗体比抗 dsDNA 抗体、抗组蛋白抗体更早出现于系统性红斑狼疮的早期，因而 AnuA 是 SLE 比较早期的指标。

（3）AnuA 在抗 dsDNA 阴性的 SLE 患者中有很高的阳性率（20%～60%），因此 AnuA 尤其对抗 dsDNA、抗 Sm 抗体阴性的 SLE 有较高诊断价值。

（4）AnuA 与 SLE 疾病活动性和狼疮性肾炎有很好的相关性，滴度高低与 SLE 疾病活动指数评分呈明显正相关，AnuA 对 LN 的诊断和监测具有重要意义。但检测抗核小体抗体对于疾病进展和病情监测的预后价值尚不清楚。

（5）抗核小体抗体也可以出现在其他的自身系统性结缔组织病中，如系统性硬化症、混合性结缔组织病、药物诱导的狼疮等，但阳性率较低。

四、抗组蛋白抗体（anti-histone antibodies，AHA）

【生化及生理】

组蛋白有五种 H1、H2A、H2B、H3 和 H4，组蛋白与 DNA 紧密结合形成核小体。核小体中心由 $(H3\text{-}H4)_2$ 四聚体组成，H2A-H2B 二聚体位于其两侧。AHA 是以组蛋白为靶抗原的一类异质性自身抗体，有 IgM 或 IgG 型，无种属和器官特异性。AHA 针对的靶点有组蛋白 H2A、H2B、H3、H4 和 H1/H5 或更复杂的核小体亚颗粒（如与 DNA 或不与 DNA 有关的 H2A-H2B 二聚体）。

【检测方法】

IIF 法：最常用的筛查方法，以 Hep-2 细胞和灵长类肝组织冷冻切片为基质。

ELISA、免疫印迹法和免疫斑点法：简易、特异、敏感。

【标本要求与保存】

见“抗双链 DNA 抗体”。

【参考区间】

正常人抗组蛋白抗体为阴性。

以 Hep-2 细胞和灵长类肝组织冷冻切片为基质的 IIF 法，其荧光图形为核浆均质型着染，分裂期细胞染色质呈强阳性，但其他的抗核小体成分抗体也可出现此图形。

【临床意义】

（1）AHA 主要出现于药物诱导的狼疮患者中。药物性狼疮患者抗组蛋白的检出率很高（>95%），主要靶抗原为 H2A-H2B 二聚体，或者抗 H2A-H2B-DNA 复合物。普鲁卡因酰胺诱导的狼疮患者，主要出现抗 H2A-H2B 组蛋白二聚体的抗体，肼苯达嗪诱导的狼疮患者，主要出现抗 H3、抗 H4 抗体。当患者血清中仅检出抗组蛋白抗体（和抗 ssDNA 抗体）而无其他抗核抗体时，强烈支持药物性狼疮的诊断。而抗 H2A-H2B 二聚体的 IgG 类抗体与疾病的临床活动性密切相关。

（2）AHA 还见于多种系统性和器官特异性自身免疫性疾病，如 SLE、类风湿性关节炎、原发性胆汁性肝硬化、青少年型慢性关节炎、自身免疫性肝炎、多肌炎/皮肌炎和硬化症以及神经系统疾病、某些感染性疾病，但 AHA 对其不具备任何诊断和预后价值。

五、抗可提取性核抗原（anti-extractable nuclear antigens，anti-ENA）

【生化及生理】

ENA 是可提取性核抗原（extractable nuclear antigens，ENA）的英文缩写，抗 ENA 抗体的全称是抗可提取性核抗原抗体。ENA 为酸性蛋白抗原，属非组蛋白的核蛋白，是由许多小分子的 RNA 与各自对应的特异蛋白组成的核糖核蛋白颗粒。ENA 抗原中主要包括 Sm、RNP、SSA、SSB、Jo-1、Scl-70 抗原，这些抗原除有各自的抗原特异性之外，尚可因与蛋白质结合后的分子量大小各不相同而在电泳后被分成不同分子量的条带。不同的自身免疫性疾病可产生不同的抗 ENA 抗体，抗 ENA 抗体主要有七种：抗

Sm 抗体、抗 SS-A/Ro 抗体、抗 SS-B/La 抗体、抗 Scl-70 抗体、抗 Jo-1 抗体、抗 U1-RNP 抗体、抗 r-RNP 抗体。

【检测方法】

目前常用的检测方法是斑点酶免疫和免疫印迹技术(IB),其中免疫印迹技术操作简便,特异性强,是目前各临床实验室广泛采用的检测方法。

【标本要求与保存】

见“抗双链 DNA 抗体”。

【参考区间】

阴性。

【临床意义】

混合性结缔组织病、系统性红斑狼疮性关节炎、系统性红斑狼疮所致精神病、荨麻疹性血管炎等。

六、抗 Sm 抗体(anti-Smith antibodies,anti-Sm)

【生化及生理】

Sm 是一位患者名字的缩写,因首次在这位诊断为红斑狼疮的患者血清中找到了这种抗体而命名。Sm 抗原是 U 族小分子细胞核核糖核蛋白(UsnRNP),具有抗原性的蛋白的分子量是 29kD、28kD、13.5kD。

【检测方法】

间接免疫荧光法(IIF):检验基质为 HEP-2 细胞。IIF 法检测 ANA 时用作该抗体检测的初筛。

免疫印迹(IB)法:具有高特异性、高灵敏度及易操作性,是目前各临床实验室广泛采用的检测方法。

免疫双扩散法:传统方法,灵敏度和特异性较低。

ELISA 法:灵敏度高,特异性强。

【标本要求与保存】

见“抗双链 DNA 抗体”。

【参考区间】

正常人为阴性。

IIF 法的荧光特征:Hep-2 细胞作为基质细胞,可见核浆呈粗颗粒着染,有时伴细小核点,核仁为阴性。有丝分裂细胞,染色体阴性着染。

免疫印迹(IB)法:阳性显色区带出现在分子量为 29kD/28kD、13.5kD 的蛋白多肽条带上。

【临床意义】

(1) 抗 Sm 抗体仅发现于 SLE 患者血清中,是 SLE 的血清标志抗体,特异性达 99%,已列入 SLE 的诊断标准,但阳性率(20% ~40%)不高,此抗体阴性不能排除 SLE 的诊断。

(2) 抗 Sm 抗体与 SLE 疾病活动和肾脏损害无关,故不能作为判断 SLE 及肾病活动、好转和疗效的依据。有研究发现 SLE 患者由活动期转为缓解期后,狼疮细胞可转阴,ANA、抗 DNA 抗体效价可降低,但 Sm 抗体依然存在。因此,抗 Sm 抗体对早期、不典型的 SLE 或经治疗缓解后的回顾性诊断有一定意义。

(3) Sm 抗体和小核核糖核蛋白(SnRNP)抗体是同一分子复合物中的不同抗原位点,故抗 Sm 抗体很少单独出现,它常与 U_1RNP 抗体相伴,约 60% 抗 U_1RNP 抗体与抗 Sm 抗体中的 28/29kD 有交叉反应。

七、抗 SS-A/Ro 抗体(anti-Sjögren's syndrome antibodies,anti-SS-A)

【生化及生理】

抗 SS-A 抗体又称 Ro 抗体,干燥综合征(Sjögren's syndrome,SS)患者体内有三种不同的自身抗体——SS-A、SS-B、SS-C,前二者主见于原发性干燥综合征,后者见于伴 RF 的继发性干燥综合征。SS-A 抗体靶抗原是 4 种富含尿苷的小分子 RNA(hY1、hY2、hY3、hY4)相关的两种蛋白的复合物,即 52kD 和 60kD 的 SSA/Ro 抗原,具有种属特异性。

【检测方法】

间接免疫荧光法(IIF):检验基质为 Hep-2 细胞或大鼠肝印片。

免疫印迹(IB)法:具有高特异性、高灵敏度及易操作性,是目前各临床实验室广泛采用的检测方法。

免疫双扩散法:早期常用方法,灵敏度和特异性较低。

ELISA 法、免疫沉淀法:灵敏度高,特异性强。因敏感性很高,使正常人中检测到抗 SSA/Ro 抗体水平升高的比例升高,降低诊断的特异性。

【标本要求与保存】

见“抗双链 DNA 抗体”。

【参考区间】

正常人为阴性。

IIF 法的荧光特征:分裂间期,可见核浆呈细小颗粒型着染,核仁为阴性。有丝分裂细胞分裂期,染色质阴性。

免疫印迹(IB)法：阳性显色区带出现在分子量为52kD和60kD的蛋白多肽条带上，60kD的蛋白多肽条带必须显色。

【临床意义】

(1) 抗SS-A抗体主要见于原发性干燥综合征，阳性率高达60%～70%。在100%的新生儿红斑狼疮中抗SS-A抗体阳性，SS-A抗体可通过胎盘进入胎儿引起新生儿狼疮综合征。

(2) 该抗体也见于系统性红斑狼疮(30%～40%)和原发性胆汁性肝硬化(20%)中，偶见于慢性活动性肝炎，在许多SLE和SS患者中，它可能是仅能检测到的自身抗体。

八、抗SS-B抗体(anti-Sjögren's syndrome B antibodies, anti-SS-B)

【生化及生理】

抗SS-B抗体又称La抗体、Ha抗体。靶抗原是RNA多聚酶Ⅲ转录的小RNA相关的磷酸化蛋白，其分子量为48kD、47kD、45kD，其中48kD对干燥综合征的诊断更具特异性。靶抗原只存在于胞核中。

【检测方法】

间接免疫荧光法(IIF)：检验基质为Hep-2细胞或大鼠肝印片。

免疫印迹(IB)法：具有高特异性、高灵敏度及易操作性，是目前各临床实验室广泛采用的检测方法。

免疫双扩散法：灵敏度和特异性较低。

ELISA法、免疫沉淀法：灵敏度高，特异性强。

【标本要求与保存】

见“抗双链DNA抗体”。

【参考区间】

正常人为阴性。

IIF法的荧光特征：分裂间期，可见核浆呈细小颗粒型着染，核仁为阴性。有丝分裂细胞分裂期，染色质阴性。

免疫印迹(IB)法：阳性显色区带出现在分子量为48kD/47kD、45kD的蛋白多肽条带上。SS-B/La很易被蛋白水解，SDS-PAGE电泳时SS-B/La常与Ro52蛋白结合在一起在凝胶中移动，使IB结果难以解释。

【临床意义】

(1) 抗SS-B抗体较抗SS-A抗体与干燥综合征更密切相关，对诊断干燥综合征更特异，是干燥综合征血清特异性抗体，原发性干燥综合征阳性率达25%～50%。

(2) 抗SS-B和抗SS-A抗体常同时出现。抗SS-A和(或)抗SS-B抗体阳性，常与SS患者以下表现有关：紫癜、血管炎、淋巴结肿大、腮腺肿胀、严重唾液腺功能障碍、白细胞减少、高滴度的类风湿因子等临床症状相关。

(3) 其他疾病如新生儿狼疮及先天性房室传导阻滞、多克隆高丙种球蛋白血症和冷球蛋白血症的患者中亦可检测到。

九、抗Scl-70抗体(anti-scleroderma 70 antibodies, anti-Scl70)

【生化及生理】

亦称为抗拓扑异构酶I(抗Topo-I)抗体，首先在皮肤弥漫型多发性系统性硬化症(PSS或SSC)患者血清中发现，因其主要见于硬皮病，且其相应抗原分子量为70kD，故取名为抗Scl-70抗体。其靶抗原是分子量为100kD的DNA拓扑异构酶I的降解产物，该酶参与超螺旋DNA的解螺旋，位于核仁和核仁组织区。

【检测方法】

间接免疫荧光法(IIF)：检验基质为Hep-2细胞。

免疫双扩散法：以牛胸腺提取物为抗原。

ELISA：牛胸腺提取物或重组topo-I多肽。

【标本要求与保存】

见“抗双链DNA抗体”。

【参考区间】

正常人为阴性。

免疫印迹法：阳性显色区带出现在分子量为86kD、70kD的蛋白多肽条带上，有时在此两带间可见两条较弱的显色条带，它们是100kD蛋白的降解产物。

间接免疫荧光法：荧光图形为核仁颗粒型着染，核浆内有致密颗粒型着染。分裂期细胞呈现赤道板上的细颗粒荧光。

【临床意义】

(1) 抗Scl-70抗体是PSS(SSC)特征性抗体，特异性达100%，PSS患者阳性率达25%～70%。局限性硬皮病患者，此抗体检出率很低，仅约20%。

(2) 抗Scl-70抗体血清水平与皮肤受累的严重程度和整体SSC疾病活动性呈正相关，抗Scl-70

抗体滴度是对疗效预测的一有用指标，抗 Scl-70 与纤维化过程，如皮肤变紧、变硬，肺纤维化和病情进展相关。

十、抗 Jo-1 抗体(anti-Jo-1 antibodies,anti-Jo-1)

【生化及生理】

1980 年首次报道在原发性多发性肌炎(polymyositis,PM)患者血清中发现抗 Jo-1 抗体，并以首先发现的患者名字 John 而得名，抗 Jo-1 抗体又称抗 PL-1 抗体，抗组氨酰 tRNA 合成酶抗体，其靶抗原为组氨酰 tRNA 合成酶(histidyl tRNA synthetase)，在胞质中以小分子核糖核蛋白形式出现，分子量为 50kD。

【检测方法】

间接免疫荧光法(IIF)：检验基质为 Hep-2 细胞。

IB 法：阳性显色区带出现在分子量为 50kD 的蛋白多肽条带上，该法对大多数抗 Jo-1 抗体阳性血清均有反应，故用于有效确认结果。

ELISA 法(国外多用)：包被抗原多采用纯化的天然牛胸腺提取物(组氨酰 tRNA 合成酶成分)。ELISA 法检测抗 Jo-1 抗体较 ID 法敏感性高，较 IB 法特异性高，并可定量。

【标本要求与保存】

见“抗双链 DNA 抗体”。

【参考区间】

正常人为阴性。

IIF 法 ANA 筛选试验，阳性标本荧光染色模型表现为细胞分裂间期 Hep-2 细胞胞质呈现细颗粒样荧光染色。如在 ANA 检测中表现为细胞质细颗粒样荧光染色，排除常见的抗细胞质成分抗体后(如抗 rRNP 抗体、抗线粒体抗体、抗 SS-A 抗体等)，应注意检测抗 Jo-1 抗体。

IB 法：阳性显色区带出现在分子量为 55kD 的蛋白多肽条带上。

【临床意义】

(1) 抗 Jo-1 抗体对肌炎的诊断具有较高特异性(>95%)，抗 Jo-1 抗体在 PM 中阳性率可达 40%，在单独皮肌炎(Dermatomyositis,DM)中约 5%，非肌炎患者未发现阳性，因此该抗体被认为是 PM/DM，尤其是 PM 的血清标记抗体，且常与合并肺间质纤维化相关，在合并肺间质病变的 PM/DM 患者中，抗 Jo-1 抗体的阳性率高达 60%。

(2) 抗 Jo-1 抗体的效价与疾病的活动性相关，与患者的肌酸激酶水平及肌炎活动的临床指标有关。临床上将急性发热、对称性关节炎、“技工手”(机械手)、雷诺现象、肌炎合并有肺间质病变且抗 Jo-1 抗体为阳性的表现，称为“抗 Jo-1 抗体综合征”。

十一、抗核糖体 P 蛋白抗体(anti-ribosomal phosphoprotein antibodies,anti-rRNP)

【生化及生理】

抗核糖体 P 蛋白抗体的靶抗原为细胞质中 60S 核糖体大亚基上 P0(38kD)、P1(19kD)和 P2(17kD)三个磷酸化蛋白，主要的抗原表位为羧基端的氨基酸序列，是 3 种蛋白组成的共同体，故核糖体三种不同蛋白的抗体特异性完全相同。

【检测方法】

常用的检测方法为 IIF：检验基质为 Hep-2 细胞或大鼠胃、肾切片。

ELISA、蛋白质印迹法：特异性高，敏感性高。

对流免疫电泳：特异性高，但灵敏度较差。

【标本要求与保存】

见“抗双链 DNA 抗体”。

【参考区间】

正常人抗核糖体 P 蛋白抗体为阴性。

IIF 法的阳性荧光特征：Hep-2 细胞作为基质细胞，可见胞质及胞核内出现致密的斑点状均匀着染，但胞核较胞质弱。鼠胃切片为抗原片：胃主细胞强着染，胃壁细胞阴性；鼠胃切片为抗原片：肾近曲、远曲小管均匀着染。但是 IIF 法常常会导致 P 蛋白抗体漏检，30% ~60% 的 P 蛋白抗体能产生典型的抗核糖体抗体的荧光图形。

蛋白质印迹法：显色区带出现在分子量为 38kD、16kD、15kD 的蛋白多肽条带上，其中相对分子量为 38kD 的蛋白多肽条带必须显色。

【临床意义】

(1) 抗核糖体 P 蛋白抗体为 SLE 的高特异性指标，在 SLE 中阳性率在 10% ~40%。但该抗体阳性率存在种族差异，在亚洲人中阳性率较高。

(2) 抗 rRNP 抗体滴度升高与 SLE 疾病活动、中枢神经系统病变、肝脏或肾脏受累有关。SLE 患者伴有狼疮性脑病时，此抗体阳性率可达 56% ~90%。小儿 SLE 患者此抗体阳性率高。抗 rRNP 抗体阳性患者中枢神经系统病变发生率高。

(3) 抗 rRNP 抗体滴度升高出现在 SLE 形成前

6年,因此,在临床症状出现前,该抗体的检测有预测价值。在抗核抗体阴性的SLE患者,抗核糖体抗体阳性有重要诊断价值。抗rRNP抗体与抗dsDNA抗体的消长相平行(可提示病情活动),但不同于抗dsDNA抗体的是,它不随病情好转立即消失,可持续1~2年。

(4)抗rRNP抗体滴度升高限于SLE,在其他自身免疫性疾病患者中很少发现(<5%)。

十二、抗核RNP抗体(anti-nuclear ribonucleoprotein,anti-nRNP)

【生化及生理】

抗核RNP抗体又称抗U1RNP或抗U1-snRNP(抗U1小核核糖核蛋白抗体,anti-U1-small nuclear ribonucleoprotein)。核RNP属于较大的小核核糖核蛋白(snRNPs)家族,具有这种特异性的自身抗体仅与snRNPs的亚族之一U1小分子细胞核核糖核蛋白(U1snRNP)发生反应,所以又称抗U1RNP抗体。U1snRNP由U1RNP和9种不同的蛋白质组成,具有抗原性的分子量有70kD、32kD和22kD。Sm抗体和snRNP是同一分子复合物中的不同抗原位点,抗Sm抗体阳性常伴有抗U1RNP抗体阳性。

【检测方法】

间接免疫荧光法IIF:检验基质为Hep-2细胞。

免疫印迹(IB)法:具有高特异性、高灵敏度及易操作性,是目前各临床实验室广泛采用的检测方法。

免疫双扩散法:传统方法。

ELISA法:灵敏度高,特异性强。

【标本要求与保存】

见“抗双链DNA抗体”。

【参考区间】

正常人抗U1nRNP抗体均为阴性。

IIF法的阳性荧光特征:细胞核内出现不均一的细颗粒状荧光。

免疫印迹(IB)法:阳性显色区带出现在分子量为70kD、32kD、29kD、28kD、22kD的蛋白多肽条带上。其中70kD、32kD应任意出现一条区带。

【临床意义】

(1)抗U_1RNP抗体是诊断混合性结缔组织病(MCTD)的重要血清学依据,列入MCTD的诊断标准。MCTD患者抗U_1RNP抗体几乎均为阳性(阳性率>95%),且滴度很高,高滴度的抗U1RNP,尤其在没有其他自身抗体存在的情况下,一般认为是MCTD的诊断标志。无论在疾病的活动期或缓解期,高滴度的抗U1RNP抗体均可持续存在。

(2)抗U1RNP抗体不是MCTD的特异性抗体,在多种自身免疫性疾病患者血中均可检出抗U1RNP自身抗体,但阳性率较低且滴度低。SLE患者的阳性率30%~40%;全身性进行性硬化症(PSS)10%~15%;皮肌炎10%~20%;类风湿性关节炎5%~10%。

十三、抗增殖细胞核抗原抗体(anti-proliferating-cell nuclear antigen antibodies,anti-PCNA)

【生化及生理】

1978年采用间接免疫荧光及免疫扩散法在2% SLE患者血清中检测到新的自身抗体,其荧光图形为分裂期细胞核呈不同强度斑点状着染,因靶抗原是一种仅出现在增殖期细胞核内的蛋白质,故称为抗增殖性细胞核抗原抗体(PCNA)。增殖性核抗原由单基因编码的三聚体蛋白,分子量36kD,位于核内,只出现于增殖的与幼稚细胞(激活的T、B淋巴细胞、上皮细胞、未分化的精母细胞等)核中。现认为PCNA抗原是DNA聚合酶δ的附属蛋白,参与DNA复制与损伤修补。在细胞从静止期到生长期,PCNA抗原保持稳定,细胞在G1后期,DNA开始合成,PCNA抗原随之成比例地表达增加;至S期,PCNA抗原表达增加2~3倍;进入G2期,表达逐渐回落至基础水平,因而在细胞分裂结束前24~48小时能检测到PCNA。在细胞周期不同时相的细胞DNA合成的位点不同,故荧光免疫法检测时呈不同的着染。

【检测方法】

间接免疫荧光法IIF:检验基质为Hep-2细胞。

免疫印迹(IB)法:具有高特异性、高灵敏度及易操作性,是目前各临床实验室广泛采用的检测方法。

免疫双扩散法:传统方法。

ELISA法:灵敏度高,特异性强。

【标本要求与保存】

见“抗双链DNA抗体”。

【参考区间】

正常人为阴性。

IIF法的荧光特征:Hep-2细胞作为基质细胞,以Hep-2细胞为抗原基质的IIF法荧光着染特点是形态多样，核浆呈不同程度着染，与细胞周期相关，从核均质型到细小、粗大颗粒型着染均可见。S 期细胞呈强阳性，G0 或 G1 期细胞呈弱着染或阴性。约 50% 细胞核呈强阳性，50% 细胞为弱着染或阴性。

免疫印迹(IB)法：阳性显色区带出现在分子量为 36kD 的蛋白多肽条带上。

【临床意义】

抗 PCNA 是少见的特异性抗体，但它对 SLE 高度特异，IIF 法测得在 SLE 血清中阳性率 3% ~5%，但对 SLE 敏感性和特异性接近 100%（因为阳性率太低，该数据可能仍需进一步研究证实)，是 SLE 的特异抗体，具有诊断价值。患者经治疗缓解后，抗 PCNA 可转阴。其他结缔组织病中抗 PCNA 常为阴性。

十四、抗肌炎-硬皮病抗体(anti-PM-Scl antibodies，anti-PM-Scl)

【生化及生理】

抗 PM-Scl 抗体，又称 PM-1 抗体。PM-Scl 位于核仁颗粒部分，在核糖体成熟和(或)运输中起作用。PM-Scl 抗原至少由 10 种多肽组成，主要成分是 100kD 蛋白，此外还包括 70kD、75kD 蛋白、20 ~39kD 之间的多个蛋白，其中 75kD 和 100kD 最具有抗原活性。

【检测方法】

测定方法包括免疫双扩散、免疫沉淀、免疫印迹、ELISA 以及 IIF。

免疫双扩散和 IIF 法为常用的筛查试验。

ELISA：以重组 PM-Scl 100kD 蛋白为抗原的 ELISA 是快速、简单的测定方法，并可用于定量。但有部分患者对 100kD 蛋白不起反应，故筛选用的 ELISA 法需要将 75kD 蛋白，可能的话还应将其他蛋白组分也纳入。

【标本要求与保存】

见“抗双链 DNA 抗体”。

【参考区间】

正常人为阴性。

IIF 法荧光特征为核浆弱均质型，而核仁呈强均质型着染。

免疫印迹法：75kD 和 100kD 两种反应最常见。

【临床意义】

(1) 抗 PM-Scl 抗体最多出现于多发性肌炎(PM)和硬皮病的重叠综合征患者，也可出现于单独的多发性肌炎及系统性硬皮症患者(SSC)。阳性率：肌炎(8%)、SSC(3%)、肌炎/硬皮病重叠综合征(25%)。虽然仅 25% 左右的重叠综合征抗体阳性，但是抗 PM-Scl 阳性者 50% 患重叠综合征，且几乎所有抗 PM-Scl 抗体阳性者患 PM-Scl、SSC 或重叠综合征，提示 PM-Scl 抗体有很高的疾病相关性。PM-Scl 抗体阳性的 SSc 中，80% 是局限型 SSC，20% 是弥漫型。

(2) 抗 PM-Scl 抗体阳性的硬皮病患者出现皮肤钙沉着和关节炎的可能性要明显高于抗 PM-Scl 抗体阴性者，抗 PM-Scl 抗体阳性的肌炎比其他肌炎对治疗的反应更佳，而且预后好，常无内脏损害，10 年生存率达 100%。

(3) 一般情况下，PM-Scl 抗体一旦出现，将持续阳性，效价不随病情波动。PM-Scl 抗体通常单独出现，极少伴 dsDNA 及其他可溶性核抗原抗体。

十五、抗着丝点抗体(anti-centromere antibodies，ACA)

【生化及生理】

着丝点是纺缍丝在染色体上的附着点。抗着丝点抗体的靶抗原为着丝点中的三种不同的蛋白质：CENP-A (17kD)、CENP-B (80kD) 和 CENP-C (140kD)，三种抗体通常同时出现，其中最重要的是 CENP-B，它能与各种着丝点抗体阳性的血清起反应。高效价的 ACA 多为 IgG 亚型。通常抗 CENP-A、CENP-B 为 IgG 型，CENP-C 主要是 IgM。如果 IgM 型抗体持续存在，说明抗原持续提呈给 T 细胞。

【检测方法】

常用的检测方法是间接免疫荧光法(IIF)，抗原基质为培养的、至少含有几个分裂期的 Hep-2 细胞。荧光图形是间期细胞核浆呈散在颗粒着染，中期抗着丝点呈强荧光着染。

蛋白质印迹法(免疫印迹法)：可检测 CENP 抗原的特性。以组织细胞核粗提物作为抗原基质，不仅可检测 ACA，还可检测其他抗核蛋白自身抗体。

ELISA：以 CEBP-B 融合蛋白为抗原，因为几乎所有的 ACA 均能识别 CENP-B 的 C 末端片段。ELISA 可用于快速筛查 ACA，再用其他方法确认。

【标本要求与保存】

见“抗双链 DNA 抗体”。

【参考区间】

正常人为阴性。

间接免疫荧光法（ⅡF）荧光图形是间期细胞核浆呈散在颗粒性着染，中期抗着丝点呈强荧光着染。

免疫印迹（IB）法：阳性显色区带出现在分子量为 17kD（CENP-A）、80kD（CENP-B）和 140kD（CENP-C）的蛋白多肽条带上。

【临床意义】

（1）抗着丝点抗体对局限型进行性系统硬化症［CREST 综合征：钙质沉着、雷诺病（Raynaud 病）、食管功能障碍、指硬皮病、远端血管扩张］具有很高的特异性和敏感性，阳性率为 80% ~ 90%，一般认为该抗体是 CREST 综合征的标记性抗体，对 CREST 有确诊意义。但 ACA 在弥漫型 SSC（病变累及躯干或肢体近端）中阳性率低（约为 10%）。

（2）抗着丝点抗体其他相关疾病有：MCTD 阳性率为 7%，SLE 阳性率为<5%，亦见于类风湿关节炎（RA）、原发性干燥综合征（SS），没有明显疾病的患者及健康人（女性供血者）阳性为 0.085%。SSC 常与原发性胆汁性肝硬化（PBC）重叠，在原发性胆汁性肝硬化患者中也可检测到该抗体（阳性率 10% ~30%）。

（3）约 25% 的原发雷诺现象患者（无 CREST 综合征的其他症状或体征），抗着丝粒抗体也可阳性。这些患者可能是 CREST 综合征的早期变异型或顿挫型，因为其中部分人在数年后可发展成典型的 CREST 综合征，因此，检测 ACA 有助于判断预后。

（4）抗着丝点抗体与抗 Scl-70 是互相排斥的，同时具有两者的少见。

十六、抗核膜抗体（anti-nuclear membrane antibodies）

【生化及生理】

抗核膜抗体对应的自身抗体的靶抗原是位于核膜结构上的蛋白，故此类自身抗体被称为抗核膜抗体。真核细胞核膜有三层：内膜，外膜，中间是 Lumenal 腔、核孔复合物（nuclearpore complexes，NPCs）以及核板层。抗核膜抗体主要针对核膜中的 3 个组分的蛋白质：板层素 A、B、C；核孔复合物 3 种糖蛋白 gp210、P62、Tpr；核内膜蛋白质，如板层素相关多肽（lamina-associated polypeptides，LAPs）——LAP1、LAP2 和板层素 B 的受体（LBR）。抗板层素抗体（anti-lamin antibody）又称抗核纤层抗体。抗核膜抗体通常被认为是非致病性的，是疾病特异性标志和有价值的诊断工具。

【检测方法】

IIF：最常用的检测方法。不同的靶抗原，其相应抗体的荧光图形不同。以 Hep-2 细胞为最常用基质。IIF 法难以鉴别核膜靶抗原，并且只能粗略测定抗体效价。

蛋白质印迹：以初步纯化的核膜蛋白成分进行蛋白质印迹，可鉴定核膜抗体相应的靶抗原。

ELISA 法：快速、简单，并且能够同时鉴定自身抗原特异性。

【标本要求与保存】

见“抗双链 DNA 抗体”。

【参考区间】

正常人为阴性。

在以 Hep-2 细胞为基质检测时，细胞核边缘呈线性强荧光，核内无或很少荧光。板层素抗体和 LAPs 抗体在核膜处呈连续的环状着染。NPCs 抗体呈不连续的斑点状着染。因而 NPCs 抗体要注意与抗 dsDNA 和组蛋白抗体的区别，后者分裂期染色质阳性。在冰冻肝脏切片组织中，不能鉴别 NPCs、板层素和 LAPs 抗体。

【临床意义】

（1）抗板层素 B 抗体多见于合并抗磷脂综合征的 SLE 患者，报道的阳性率为 6% ~12%，抗板层素 B 抗体检测有助于临床症状不典型的特殊类型的 SLE 的诊断。有文献报道，抗板层素 B 抗体在慢性疲劳综合征（chronic fatigue syndrome，CFS）患者中阳性率为 52%。

（2）抗板层素 A 抗体和抗板层素 C 抗体，可见于 PBC（6% ~8%）、AIH（9% ~23%）等自身免疫性肝病患者中，并与疾病活动性密切相关。

（3）抗板层素抗体也偶见于类风湿关节炎、干燥综合征、硬皮病、血管炎和雷诺症等患者中。

（4）抗 gp210 抗体是 PBC 高度特异性的抗体，应用免疫印迹法或 ELISA 法检测抗 gp210 抗体，其诊断 PBC 的特异性可高达 96% ~99%，阳性率 8% ~30%。该抗体极少出现于自身免疫性肝炎（AIH）、类风湿关节炎、多发性肌炎、干燥综合征及非自身免疫性肝病患者中。抗 gp210 抗体可与抗线粒体抗体（AMA）同时出现，抗 gp210 抗体也存在于 20% ~47% AMA 阴性的 PBC 患者中，对于临床、生化和组织学表现疑诊 PBC 而 AMA 阴性的患者，或

AMA 阳性而临床症状不典型、存在重叠综合征(如与干燥综合征重叠)的患者,抗 gp210 抗体检测有重要价值。抗 gp210 抗体与肝脏疾病的活动或严重程度之间存在交叉联系,抗 gp210 抗体可作为 PBC 患者的预后指标,抗体阳性与阴性患者的预后有显著性差异,抗体阳性提示患者预后不良。

(5) 抗 Tpr 抗体可在自身免疫性肝病、PBC、SLE 和其他自身免疫性疾病患者中检测到,但阳性率目前仍不清楚。

(6) 抗 p62 抗体可在 14% ~32% PBC 患者和 13% 的原发性干燥综合征(SS)患者中检测到,在其他肝病或自身免疫性疾病、混合性结缔组织病中很少检出。

(7) 抗 LBR 抗体很少见,目前仅在一些 PBC 患者中有报道。

(8) 抗 LAP 抗体可见于多种自身免疫病及非自身免疫病中,如 SLE、原发性干燥综合征、风湿性多肌痛、多发性肌炎、抗磷脂综合征、慢性肝炎、神经炎和痛风等。有关抗 LAP 抗体的靶抗原性质及临床意义有待于继续深入研究。

第三节　类风湿性关节炎相关自身抗体检测

一、类风湿因子(rheumatoid factor,RF)

【生化及生理】

类风湿因子是由于感染因子(细菌、病毒等)引起体内产生的以变性 IgG Fc 片段为靶抗原的一种抗体,变性 IgG 的本质是 IgG 分子构型发生了变化,暴露出原来隐蔽的或新出现的抗原决定簇,使 IgG 成为自身免疫原,诱发免疫系统产生自身抗体,因其最早是在类风湿性关节炎(RA)患者中发现而命名为类风湿因子并一直使用。RF 可与人或动物的变性 IgG 结合,与天然 IgG 结合能力较差,但易与免疫复合物中的 IgG 或聚合 IgG 反应。现已证实,IgG 分子重链的 CH2 功能区富含有天冬酰胺交联形成的寡糖,是与 RF 反应的抗原结合表位。类风湿因子与变性 IgG 结合后形成免疫复合物,沉积于关节滑膜等组织,导致炎症反应,造成关节滑膜充血、水肿,最终破坏关节软骨。常见的类风湿因子有 IgM 型、IgG 型、IgA 型和 IgE 型,以 IgM 型最多见,无种属特异性。RF 是最常见的自身抗体,可见于多种系统性自身免疫性疾病和感染性疾病,也可在健康人群中检测到。

【检测方法】

测定 RF 方法已有 10 余种。常用的有以下几种。

胶乳凝集试验:为传统和最广泛使用的方法。以 IgG 吸附于聚苯乙烯胶乳颗粒上,如血清中含有 RF,可与乳胶颗粒出现凝集反应。该法只能定性或半定量,灵敏度及特异性不高,只能检测 IgM 型 RF。

免疫比浊法:定量检测、准确、快速,准确性和敏感性高于胶乳凝集实验。不能区分所测 RF 类别,只能检测 IgM/IgG 型 RF。

ELISA 法:可定量,且可检出总 RF 或不同 Ig 类型的 RF。但 RF 的分类测定成本高。ELISA 实验的标准化一直存在疑问(因交叉反应的存在)。

【标本要求与保存】

血清标本。标本量 1.0ml,至少 0.5ml。避免溶血、脂血。标本在室温(25℃)、冷藏(4℃)或冷冻(-20℃)稳定保存 14 天。可反复冻融 3 次。

【参考区间】

胶乳凝集试验:正常人血清 RF<20U/ml。

免疫比浊法:正常人血清 RF<20U/ml。

ELISA 法:检测总 RF 时,参考值 10 ~20U/ml。不同 Ig 类型的 RF 时,尚无可用的参考范围,各实验室应根据本实验室条件和所用试剂盒建立自己的参考值。

【临床意义】

(1) RF 无特异性诊断价值,应结合临床病情和其他指标综合分析。

(2) RF 对类风湿性关节炎患者的诊断及预后判断具有一定临床意义,RA 患者 RF 阳性率为 70% ~90%,RF 的测定是美国风湿病学会 1987 年类风湿性关节炎诊断标准之一。但有部分 RA 患者血清 RF 可一直阴性,故 RF 阴性不能排除 RA 的诊断。

(3) RA 患者中 RF 效价与疾病活动性相关。一般 RF 阳性者疗效差,并伴有其他并发症;RF 阴性者病情较轻,并发症较少,疗效较好;RF 阴转或含量降低,可作为评价药物疗效及病情缓解的一个指标。

(4) RF 不是类风湿关节炎的特异性自身抗体,其他多种疾病亦可有 RF 阳性:如 SLE、皮肌炎、硬皮病及恶性贫血、自身免疫性溶血型贫血、慢性活动性肝炎、干燥综合征、慢性感染性疾病等，但效价均较低（<40IU/ml）。

（5）各种不同类别 RF 的临床意义有所不同：IgG 类 RF 与 RA 患者的滑膜炎、血管炎和关节外症状密切相关；IgA 类 RF 见于约 10% RA 患者，是 RA 临床活动的一项指标，与患者关节炎症状的严重程度以及骨质破坏有显著的相关性。其他还可见于硬皮病、Felty 综合征和 SLE；IgM 类 RF 效价>80IU/ml 并伴有严重关节功能障碍时，常提示预后不良；IgD 类 RF 临床意义目前尚不明了；IgE 类 RF 见于 RA、关节炎-粒细胞减少-脾大综合征（Felty 综合征）和青年型 RA，在关节液和胸腔积液中 IgE 类 RF 高于同一患者的血清水平。

【影响因素】

（1）溶血标本、高脂血症、微生物污染标本会影响最后检测结果。

（2）对于应用免疫抑制剂治疗的患者，采血应在用药前进行。

二、抗环瓜氨酸肽抗体（anti-cyclic citrullinated peptide antibodies，anti-CCP）

【生化及生理】

抗 CCP 抗体所针对的靶抗原是上皮细胞分化的终末阶段的细胞骨架成分聚角蛋白微丝蛋白（filaggrin），微丝蛋白中的瓜氨酸是主要抗原决定簇。抗 CCP 抗体主要为 IgG 类抗体，对 RA 的诊断具有高度特异性，并且可在 RA 早期出现。人工合成的环瓜氨酸肽（CCP）环化肽，用于该抗体的 ELISA 法检测，瓜氨酸肽由直链线性改为环化肽，提高了检测的敏感性，保留了抗原的特异性。

【检测方法】

ELISA 法，实验中所采用的抗原是人工合成的 CCP 作为抗原包被微孔板。

【标本要求与保存】

血清标本。标本量 1.0ml，至少 0.5ml。避免溶血、脂血和微生物污染。标本在室温（25℃）保存 7 天，冷藏（4℃）或冷冻（-20℃）稳定保存 14 天。可反复冻融 3 次。

【参考区间】

正常人为阴性。

【临床意义】

（1）CCP 抗体是早期诊断类风湿性关节炎（RA）的特异性指标，特异性约 98%，敏感性 40% ~ 60%。与类风湿因子的诊断敏感性相当，但特异性更高；与抗核周因子抗体的特异性相当，而敏感性更高。虽然抗 CCP 抗体、抗核周因子、抗角蛋白抗体与类风湿因子有较高的一致性，但不能相互替代，如果同时检测这四种抗体，可以提高 RA 的实验室检出率。

（2）有助于类风湿关节炎的早期诊断：该抗体可先于疾病的临床表现出现，因此可预测患者从一般关节炎向类风湿关节炎发展。

（3）CCP 抗体是鉴别侵蚀性和非侵蚀性 RA 的灵敏指标，而且可提示预后情况，抗 CCP 抗体阳性的类风湿关节炎患者的骨破坏比阴性患者更严重，可以帮助临床医师识别那些预后较差的患者，并及时给予指导及联合药物治疗。

【影响因素】

（1）溶血标本、高脂血症、微生物污染标本会影响最后检测结果。

（2）对于应用免疫抑制剂治疗的患者，采血应在用药前进行。

（3）荧光染色后一般在 1 小时内完成观察，或于 4℃保存 4 小时，时间过长，会使荧光减弱。

三、抗角蛋白抗体（anti-keratin antibodies，AKA）

【生化及生理】

1979 年，Young 采用免疫荧光法在 RA 患者血清中检测出针对大鼠食管角质层的抗体，称为抗角蛋白抗体。后发现，AKA 的靶抗原不是角蛋白，而是出现于细胞分裂晚期的聚角蛋白微丝蛋白（filaggrin），分子量为 40kD，抗体识别的是角蛋白与聚角蛋白微丝蛋白的共同表位，故该抗体又称抗丝集蛋白抗体（anti-filaggrin antibody，AFA），但临床仍习惯称为 AKA 或抗角质层抗体（ASCA）。与类风湿关节炎相关的 AKA 抗体属于 IgG_1 型，可在血清和关节液中检出，但它在关节液中无浓集现象。

【标本要求与保存】

见“抗环瓜氨酸肽抗体”。

【检测方法】

间接免疫荧光法（IIF）：常用方法，以大鼠食管中段 1/3 的冷冻组织切片做基质。

【参考区间】

正常人为阴性。

阳性标本典型的 AKA 的荧光模式：仅限于上皮角化层较强的线性分层的荧光。所有其他组织学的荧光模式，包括角质层和其他上皮层（角质基底层、角质棘层），对 RA 均无特异性。

由于只有 IgG 型 AKA 对 RA 是特异的，因此需用对 IgG 高度特异的第二抗体，以提高诊断的特异性。

【临床意义】

（1）抗角蛋白抗体主要见于类风湿性关节炎患者，阳性率达 30% ~55%，特异性 95% ~99%，高滴度对类风湿关节炎有确诊价值。其他非类风湿关节炎以及非炎症性风湿病患者，AKA 检出率极低。

（2）AKA 可以在类风湿关节炎出现临床表现前检测到，有助于 RA 的早期诊断，如与 RF 等联合检测，能进一步提高对 RA 的诊断及鉴别诊断。

（3）AKA 是判断 RA 预后的一个标志性抗体，AKA 与 RA 的病情严重程度相关，它的出现（特别是高滴度 AKA 的 RA 患者）往往提示预后不良。

（4）AKA 的敏感性（36% ~39%）较低，AKA 阴性不能排除 RA 的诊断，AKA 与 RF 也不是平行出现，AKA 阳性者 RF 可为阴性，而 RF 阳性且高滴度者，AKA 亦可为阴性。

【影响因素】

（1）对于应用免疫抑制剂治疗的患者，采血应在用药前进行。

（2）荧光染色后一般在 1 小时内完成观察，或于 4℃保存 4 小时，时间过长，会使荧光减弱。

第四节 抗血细胞的自身抗体检测

一、抗中性粒细胞胞质抗体（anti-neutrophil cytoplasmic antibodies，ANCA）

【生化及生理】

抗中性粒细胞胞质抗体是一组以人中性粒细胞胞质成分为靶抗原，可与中性粒细胞及单核细胞的胞质中溶酶体酶发生反应的抗体，与临床多种小血管炎性疾病密切相关。当中性粒细胞受抗原刺激后，胞质中的 α 颗粒释放蛋白酶-3（PR3）、髓过氧化物酶（MPO）等物质，刺激机体而产生 ANCA。目前，已经有十余种中性粒细胞胞质成分被证实为 ANCA 的靶抗原，包括蛋白酶 3、髓过氧化物酶、人白细胞弹性蛋白酶（HEL）、组织蛋白酶 G（Cathepsin G）、杀菌/通透性增强蛋白（BPI）、人溶酶体相关膜蛋白 2（H-LAMP2）、溶菌素（LYS）等。该组抗体可表达为 IgG、IgM 或 IgA 类型。间接免疫荧光试验研究显示，中性粒细胞胞质抗体荧光染色模型有胞质型（cANCA）、核周型（pANCA）和非典型型（aANCA）三种。cANCA 针对的主要靶抗原是蛋白酶 3（PR3），它是中性粒细胞嗜天青颗粒的主要成分，是分子量为 29kD 的糖蛋白，能水解弹性蛋白酶、Ⅳ型胶原纤维等多种组织成分；pANCA 针对的主要靶抗原是髓过氧化物酶（MPO），它是中性粒细胞嗜天青颗粒中的另一主要成分，分子量为 146kD，是中性粒细胞颗粒中杀伤系统的主要成分。抗 PR3 和 MPO 抗体在参与小血管炎的发病中起重要作用，它们可激活中性粒细胞导致脱颗粒反应，使大量的蛋白水解酶活化，作用于小血管壁，并在其他免疫炎性介质的协同作用下，造成血管炎症。

【标本要求与保存】

血清标本。标本量 1.0ml，至少 0.5ml。避免溶血、脂血和微生物污染。标本在室温（25℃）、冷藏（4℃）或冷冻（-20℃）稳定保存 14 天。可反复冻融 3 次。

【检测方法】

ANCA 的检测方法有许多种，包括 IIF、RIA、ELISA、Western 印迹法、斑点印迹法及免疫沉淀试验等。

间接荧光免疫方法：最常用的经典方法，常用作初筛，其基质选择很重要，如果选用不当，则容易被抗核抗体干扰，而产生假阳性结果。IIF 是区分 c-ANCA 和 p-ANCA 的基础，有较高敏感性，可半定量，但 IIF 测定的是总 ANCA，不能准确区分靶抗原，需特异性的检测方法作为补充。

ELISA，有两类：①总抗原 ELISA 法，这种方法无法得知抗原的特异性，临床应用已经日益减少；②抗原特异性 ELISA 法，对 ANCA 的确认实验，一般建议临床选用 ELISA 定量检测。用高纯度的抗原直接包被 ELISA 板，更敏感、更特异。

在 ANCA 检测时，建议筛查实验和确认实验同时进行，以提高 ANCA 的临床应用价值，不能只做筛查实验，或只做确认实验。如果只用IIF检测ANCA，会降低ANCA对疾病诊断的特异性。

【参考区间】

正常人为阴性。

间接免疫荧光法检测时阳性结果在显微镜下可观察到的荧光图谱有三型：

胞质型(c-ANCA)：是均匀分布在整个中性粒细胞胞质中的颗粒型荧光，细胞核无荧光。其主要的靶抗原是蛋白酶3(PR3)。

核周型(p-ANCA)：是围绕中性粒细胞细胞核周围的平滑带状荧光。由多种抗原引起，主要靶抗原是髓过氧化物酶(MPO)。

非典型型(aANCA)：兼有以上两型特点，在胞质分布，但呈均匀细颗粒状，其主要靶抗原目前尚不清楚。

由于乙醇固定的基质片上抗核抗体(ANA)阳性血清易表现为p-ANCA假阳性，因此应采用多聚甲醛固定以分辨是否ANA与ANCA共存，抗核抗体不引起细胞核的荧光反应。

【临床意义】

(1) ANCA被认为是原发性小血管炎的特异性血清标志物。最常见的疾病如韦格纳肉芽肿(WG)、原发性局灶节段坏死性肾小球肾炎、新月形肾小球肾炎、结节性多动脉炎等均可检出ANCA。

(2) 抗PR3抗体阳性是诊断WG的特异性指标，c-ANCA的诊断特异度达90%，如加上PR_3-ANCA，则特异度可达95%，WG的cANCA阳性率可高达90%。

(3) 抗MPO抗体主要与多发性微动脉炎相关，显微镜下多动脉炎、坏死性或新月形肾小球肾炎患者，ANCA的阳性率可达70%~80%，p-ANCA的检测可大大提高肾血管炎的早期诊断率。

(4) ANCA检测是原发性小血管炎患者的诊断、疗效观察、病情活动和复发的一项重要指标。原发性小血管炎患者血清中ANCA的滴度与疾病活动性相关，ANCA滴度的增高或持续增高，提示病情恶化或缓解后再发。ANCA的滴度升高往往出现在疾病复发之前，故对ANCA的动态监测对预测疾病复发具有重要意义，但还需更进一步的研究，且抗体水平不能用于指导治疗。

(5) 与ANCA阳性相关的疾病还有继发性血管炎、非血管炎性疾病(如肺部炎性疾病)、炎性溃疡、类风湿性关节炎(RA)、SLE、自身免疫性肝脏疾病等，但这些疾病中各自相关的ANCA靶抗原各不相同，不同的抗原抗体系统与不同的疾病有关，故对ANCA的特异性靶抗原检测更有助于临床诊断。

【影响因素】

(1) 溶血标本、高脂血症、微生物污染标本会影响最后检测结果。

(2) 对于应用免疫抑制剂治疗的患者，采血应在用药前进行。

(3) 荧光染色后一般在1小时内完成观察，或于4℃保存4小时，时间过长，会使荧光减弱。

二、抗红细胞抗体(red cell antibodies)

【生化及生理】

抗红细胞抗体的自身抗原，是红细胞本身的膜结构。根据抗体作用于红细胞对温度的要求，抗红细胞抗体可分为三大类，即温抗体(WAs)、冷抗体(CAS)和温冷双抗体(Donath-Landstainer, D-L抗体)，又称补体结合性抗体。温型抗体的靶抗原几乎包括所有血型系统，其中以Rh系统抗原为主，大多数WAs属于IgG类，偶尔也会同时存在IgA或IgM，IgG亚类中，以IgGl为主。WAs与红细胞最适反应温度为35~40℃。冷抗体(CAS)的靶抗原，根据血清学和免疫化学基础分成三类：h抗原和J抗原，Pr和Sa抗原，Sia-11和Sia-bl、Sia-lbl抗原。CAS大多是IgM型完全抗体，在低温时可使自身(或O型、同型)红细胞发生凝集，与红细胞最适反应温度为30℃以下，0~5℃表现出最大的反应活性。D-L抗体型患者体内血清中的一种特殊的冷反应抗体，20℃以下(常为0~5℃)时与红细胞结合，同时吸附补体，但不溶血，温度升至37℃补体激活，红细胞膜破坏而发生急性血管内溶血。该抗体后被称为D-L冷溶血素，所识别的是血型P系统的P抗原，抗DL属IgG类。

【检测方法】

抗人球蛋白试验(AGT，或称Coombs试验)：检查抗红细胞不完全抗体的常用方法，是诊断自身免疫性溶血性贫血的最重要的试验。所谓不完全抗体，多半是7S的IgG类抗体，能与相应的抗原牢固结合，但因其分子量较小，不能起到桥联作用，在一般条件下不出现可见反应。将抗人球蛋白抗体加至不完全抗体与相应红细胞结合的复合物中，抗球蛋白抗体可起到桥联作用，连接与红细胞表面抗原结合的特异抗体，使红细胞凝集。此即抗人球蛋白试验(Coombs试验)。抗人球蛋白试验分为直接抗人球蛋白试验(DAGT)和间接抗人球蛋白试验(IAGT)。

直接抗人球蛋白试验(DAGT):检查红细胞表面的不完全抗体,即在患者红细胞悬液中加入抗人球蛋白血清,查看是否发生凝集反应,如红细胞表面存在自身抗体,出现凝集反应。

间接抗人球蛋白试验(IAGT):检查血清中是否存在游离的抗红细胞不完全抗体。应用Rh(D)阳性O型正常人红细胞与受检血清混合孵育,如血清中存在不完全抗体,红细胞致敏,再加入抗人球蛋白血清,可出现凝集。间接Coombs试验主要用于Rh或ABO妊娠新生儿免疫性溶血病母体血液中不完全抗体的检测,很少用于AIHA诊断。

冷凝集素试验:用于测定冷抗体患者血清中的冷凝集素。正常体温下,冷凝集素多呈游离状态,在低温时可使自身红细胞、O型红细胞或与受检者血型相同的红细胞发生凝集。凝集反应的高峰在0~4℃,当温度回升到37℃时凝集的红细胞则呈可逆性地散开。

冷热溶血试验(Donath-Landsteiner,D-L):用于检测D-L抗体,D-L抗体系PCH患者血清中存在的一种冷反应抗体,属IgG。在37℃不能与红细胞牢固结合而发生作用,但温度低于20℃、并有补体存在时,该抗体可牢固结合于红细胞表面,同时吸附补体,但不发生溶血,温度恢复至37℃后即发生溶血。

【标本要求与保存】

直接抗人球蛋白试验(DAGT):静脉血2ml,EDTA抗凝,充分混匀,标本采集后立即送实验室进行试验。试验时,温度恒定在37℃,血清按说明书使用最适稀释度,受检红细胞要用生理盐水洗涤3次,以去除红细胞悬液中混杂的血清蛋白。实验所用器械必须清洁。

间接抗人球蛋白试验(IAGT):静脉血2ml×2管,其中1管EDTA抗凝,充分混匀,另1管不抗凝,分离血清。受检红细胞要用大量生理盐水洗涤,生理盐水应为血清量4000倍以上,以达到中和和除去多余的抗人球蛋白血清的目的。实验所用器械必须清洁。

冷凝集素试验:静脉血4ml,不抗凝,标本采集后立即送实验室进行试验。患者血液在分离出血清之前,切不可放入冰箱。若已在冰箱存放,应在37℃放置1小时,再分离血清。实验所用器械必须清洁。

冷热溶血试验(Donath-Landsteiner,D-L):静脉血3ml,不抗凝,加到三支已预温至37℃的小试管中,每管1ml。

【参考区间】

正常人为阴性。

Coombs试验:直接和间接试验均阴性。

冷凝集素试验:正常人血清抗红细胞抗原的IgM冷凝集素效价<1∶16(4℃),一次检查凝集价>1∶64或动态检查升高4倍以上时,有诊断意义。冷凝集素综合征的效价大多很高,常>1∶1000,可高达1∶100 000以上。

D-L试验:阴性。

【临床意义】

(1)抗红细胞抗体与免疫性溶血性贫血密切相关,并且是免疫性溶血性贫血的发病原因。但抗体阴性不能排除免疫性溶血性贫血。

(2)Coombs试验阳性主见于原发性或继发性自身免疫性溶血性贫血,后者如:药物致免疫性溶血性贫血、输血引起溶血性贫血和新生儿同种免疫性溶血性贫血。冷凝集素试验阳性主见于冷凝集素综合征、阵发性寒冷性血红蛋白尿。

(3)冷热溶血试验阳性主见于阵发性寒冷性血红蛋白尿,对该病的诊断有一定价值。

(4)抗红细胞抗体还可见于其他疾病,如Was在病毒感染,尤其是小儿病毒感染患者中,常可检测到;50%~80%支原体肺炎、30%~50%EBV感染以及浆细胞病患者等的血清也可出现冷凝集素试验阳性。

【影响因素】

(1)Coocmbs试验标本抗凝失败或抗凝不完全,将使游离红细胞过少,不能用于试验;严重溶血标本,不能用于试验。

(2)冷凝集素试验标本溶血者,不能用于试验。

(3)冷热溶血试验时,如患者正处于溶血发作,由于补体被消耗,可得出假阴性结果。

三、抗血小板抗体(anti-platelet antibodies,APA)

【生化及生理】

血小板表面抗原刺激免疫系统,产生抗血小板抗体,抗血小板抗体被认为是引起免疫介导的血小板减少性紫癜的主要原因,如自身免疫介导的血小板减少性紫癜(autoimmune thrombocytopenia purpura, AITP)等。血小板抗体有两类,一类主要是针对人类组织相容性抗原(HLA)Ⅰ类抗原的抗体,即血小板表面相关抗体(PAIgG),一类是血小板特异性抗体(PBIgG),主要针对血小板表面的糖蛋白成分(GPⅢa,Ⅰa,Ⅰb 和Ⅱb)。缺乏血小板特异性抗原的患者可产生抗血小板抗体,另外某些药物可使血小板 GPs 产生新的表位或血小板与药物结合形成复合物诱导产生血小板抗体,肝素诱导性 AITP 患者其血小板抗体靶抗原为血小板因子 4(PF4)和肝素复合物。TP 的大部分血小板抗体为 IgG 型和(或)IgM 型,部分患者由两种以上抗原决定簇致病,同一患者体内可同时存在多种抗体。结合抗体的血小板,或易被单核-巨噬系统捕获而破坏,或结合补体而溶解,使血小板寿命缩短,数量减少。

【检测方法】

抗血小板抗体的检测方法很多,主要有 ELISA 法和固相凝集法。ELISA 法检测主要有两种方法模式:①单克隆抗体特异性血小板抗原固定术(MAIPA):固相化的抗血小板单抗与血小板上相应的抗原决定簇结合后使后者固相化,然后加入酶标记的另一种血小板抗体与固相化的血小板上相应位点结合并显色,显色深浅与血小板抗体的浓度成正比。②抗原捕获酶联免疫吸附试验(MACE),其原理是致敏血小板与单克隆的 HLA-Ⅰ类抗体和 GPⅡb/Ⅲa抗体反应,然后加抗人 IgG 反应、显色,终止反应后测 450nm 处的吸光度值,值等于或大于两倍阴性对照 *A* 值的结果即为阳性。此方法特异性较高,适用于确诊试验和区分血小板抗体类型,MAIPA 和 MACE 是国外目前普遍采用的血清学检测方法,肝素诱导血小板抗体不能用此 ELISA 法。

固相凝集法:反应板中已包被抗血小板单克隆抗体,血小板悬液经离心洗涤后可在反应孔底部形成血小板单层。加入血清或血浆,在孔中经过孵育后,若该血清或血浆中含有血小板抗体,则该抗体与反应孔中的血小板单层结合,未结合的成分通过洗涤被去除。加入抗人及人致敏红细胞(指示红细胞),经离心后指示红细胞通过抗人的桥连与血小板单层上的血小板抗体结合,因此阳性反应为指示红细胞平铺在反应孔底部表面。而阴性反应为指示红细胞在离心力的作用下聚集于反应孔底部中央。

肝素诱导血小板抗体:PF4-ELISA 法:纯化的 PF4 复合物抗原包被微孔板,制成固相抗原,可与样品中肝素诱导血小板抗体相结合。

【标本要求与保存】

血清或血浆,5% EDTA-Na_2 抗凝剂与血 1∶9抗凝,经离心几分钟后,取上清进行检测。不能立即送检者,应分离标本后于 2～8℃保存,否则应置-20℃保存,但应避免反复冻融,使用前应轻轻摇匀。

【参考区间】

正常人阴性。

【临床意义】

(1) 血小板自身抗体与特发性血小板减少性紫癜(ITP)发病密切相关,检测抗血小板自身抗体可辅助该类疾病的诊断,如新生儿同种免疫型 AITP,输血后 TP,自身免疫性 TP,急、慢性 AITP,HIV,SLE 相关的 AITP 等。90% 以上 ITP 患者的 PAIgG 增加,如同时测定 PAIgM、PAIgA,则阳性率可达 100% 。

(2) 作为 ITP 观察疗效及估计预后的指标,ITP 患者经肾上腺皮质激素治疗有效者,PAIgG 会下降,如 PAIgG 在两周内下降者其预后较好。

【影响因素】

(1) 溶血标本、高脂血症、微生物污染、黄疸、有凝血块标本会影响最后检测结果。

(2) 服用皮质激素可影响测定结果,应停药两周以上方可进行抽血测定。

(3) ELISA 法所用的注射器和试管必须硅化或用塑料制品。

第五节　内分泌疾病相关的自身抗体检测

有关甲状腺自身抗体见“第十六章　激素的测定”;有关 1 型糖尿病自身抗体见“第二十五章　糖代谢紊乱的生物化学检验”。

第六节　自身免疫性肝病相关的自身抗体检测

一、抗肝特异性脂蛋白抗体(anti-1iver specific lipoprotein antibodies)

【生化及生理】

肝特异性脂蛋白(1iver specific lipoprotein,LSP)是一种大分子量的脂蛋白复合体,定位于肝细胞膜上,该复合物含有多种抗原物质,其中大部分是器官非特异性和种系交叉反应成分,部分是肝脏特异性的,主要抗原表位为去唾液酸糖蛋白受体(ASGPR)。抗 LSP 主要属于 IgG 型抗体,部分为 IgM 和 IgA 型。

【检测方法】

常用间接免疫荧光法(IIF)、ELISA 法测定。

间接免疫荧光法:采用猴肝脏和大鼠肝和肾的冰冻组织切片为抗原片。

ELISA 法:常用间接 ELISA 法。

【标本要求与保存】

血清标本。标本量 1.0ml,至少 0.5ml。避免溶血、脂血和微生物污染。标本在室温(25℃)、冷藏(4℃)或冷冻(-20℃)稳定保存 14 天。可反复冻融 3 次。

【参考区间】

正常人血清 LSP 抗体阴性。

间接免疫荧光法阳性标本的荧光模式为猴肝细胞呈明显膜颗粒性荧光。大鼠肝和肾的冰冻组织切片为阴性(排除线粒体抗体和肝/肾微粒体抗体)。

【临床意义】

(1) 抗 LSP 抗体主要见于急性病毒性肝炎、慢性活动性肝炎、慢性迁延性肝炎和肝硬化患者,且与该类患者肝功能的损伤程度呈平行关系。

(2) 抗 LSP-IgM 主要见于重症肝炎和急性肝炎,出现早、持续时间短,可作为肝细胞损伤的早期指标。

(3) 抗 LSP-IgA 主要见于自身免疫反应持续时间较长的病例,对于区别急性肝炎和慢性肝炎急性波动有一定意义。

(4) 抗 LSP 不是疾病特异性抗体,最常发生于病毒性及原发性自身免疫肝炎,在非肝病的患者,其检出率较低。在慢性肾病中,可出现一些交叉反应,应予鉴别。

【影响因素】

(1) 溶血标本、高脂血症、微生物污染标本会影响最后检测结果。

(2) 对于应用免疫抑制剂治疗的患者,采血应在用药前进行。

(3) 荧光染色后一般在 1 小时内完成观察,或于 4℃保存 4 小时,时间过长,会使荧光减弱。

二、抗肝细胞膜抗体(anti-liver membrane antibodies,A-LMA)

【生化及生理】

抗肝细胞膜抗体(A-LMA)靶抗原是一种与 LSP 不同的肝细胞膜可溶性蛋白,具有肝细胞特异性而无严格的种属特异性。A-LMA 主要属于 IgG 型或 IgM 型。

【检测方法】

常规应用间接免疫荧光法(IIF),抗原片常选用灵长类肝脏的冰冻组织切片。

【标本要求与保存】

见“抗肝特异性脂蛋白抗体”。

【参考区间】

间接免疫荧光法正常人血清 1∶100 稀释时为阴性。阳性标本的荧光模式为肝细胞膜表面呈现特异的线状荧光。

【临床意义】

(1) A-LMA 与抗-LSP 相类似,是器官特异性自身抗体,但非疾病特异性。最常见于病毒性及原发性自身免疫肝炎 I 型,在非肝病的患者,其发生率较低。因此 A-LMA 被认为肝特异性抗体。

(2) A-LMA 对于鉴别自身免疫性慢性活动性肝炎与乙肝病毒引起的慢性活动性肝炎有重要价值。A-LMA 在自身免疫性及原因不明的慢性活动性肝病、原发性胆汁性肝硬化患者中检出频率较高,阳性率可分别达 83%、47% 和 42%;而在 HBsAg 阳性或 HBsAg 阴性但有抗 HBc 阳性的慢活肝患者中,A-LMA 阳性率为 11%。

(3) 结合在肝细胞膜上的 IgG 型 A-LMA 的分布与肝病的分类有关,颗粒状分布主要见于 HBsAg

阳性的慢性肝病和延缓恢复的急性肝炎;而线状分布的主要见于自身免疫性肝炎(AIH),有时也见于HBsAg阳性的慢活肝和酒精性肝病。

【影响因素】

(1) 对于应用免疫抑制剂治疗的患者,采血应在用药前进行。

(2) 荧光染色后一般在1小时内完成观察,或于4℃保存4小时,时间过长,会使荧光减弱。

三、抗线粒体抗体(anti-mitochondrial antibodies,AMA)

【生化及生理】

AMA为一组可同线粒体内膜或外膜上多种酶复合物成分相结合的自身抗体的总称,是一种无种属和器官特异性的自身抗体。根据抗原在线粒体内膜或外膜上的位置及对胰蛋白酶的敏感性和电泳特性,可将AMA的靶抗原分为9型(M1~M9),不同的亚型其临床意义存在差异,M2、M4、M8、M9与原发性胆汁性肝硬化(PBC)密切相关,其中M2诊断PBC的特异性最高。PBC患者AMA M2的靶抗原主要定位在线粒体内膜,M4、M8、M9的靶抗原定位在线粒体外膜,M2的靶抗原为线粒体上2-氧酸脱氢酶复合体(2-OADC)的一些成分。2-OADC包括丙酮酸脱氢酶复合体E2亚单位(PDC-E2)、支链二酮酸脱氢酶复合体E2亚单位(BCOADC-E2)、2-酮戊二酸脱氢酶复合体E2亚单位(OGDC-E2)以及二氢硫辛酰胺脱氢酶结合蛋白(E3BP),最常见的反应是针对PDC-E2。PDC的抗原表位主要位于内酯酰区和部分外酯酰区。

【检测方法】

最常用间接免疫荧光法进行筛查,阳性时再用ELISA或免疫条带法分型。

间接免疫荧光法:以动物组织(如鼠肾或肝/胃/肾复合组织等)以及Hep-2细胞等为抗原片,其中大鼠肾为检测AMA的标准抗原组织。但此法不能分型,敏感性和特异性都较低。

ELISA或免疫条带法(或免疫斑点法):亚型抗体的检测。

【标本要求与保存】

见“抗肝特异性脂蛋白抗体”。

【参考区间】

正常人血清AMA为阴性。

间接免疫荧光法:正常人血清1∶100稀释时为阴性,AMA阳性细胞的胞质中呈现细到粗的颗粒性荧光。

ELISA:定性试验正常人血清1∶200稀释时为阴性(P/N值<2.1),定量试验参考值参看试剂盒说明书。

免疫条带法(或免疫斑点法):正常人血清1∶100稀释时为阴性。

【临床意义】

(1) AMA M2亚型抗体,是PBC患者的高度特异性自身抗体,为PBC的标志性抗体,敏感性为95%~98%,特异性为86%~97%。有学者认为当AMA M2亚型抗体高滴度时,确诊PBC不再需要肝活检组织病理证实。

(2) AMA是PBC相当早期的血清学标志物,在患者肝功能表现异常和出现临床症状之前即可在血清中出现,随着病情进展,AMA可逐渐升高,但其滴度高低与PBC的病期、疾病严重程度、治疗效果均无相关性。

(3) M4、M8、M9抗体在PBC患者中的检出率相对抗M2抗体低一些,均对原发性胆汁性肝硬化的诊断有帮助。

(4) 5%~10%的PBC患者即使用目前最敏感的检测手段亦无法检出AMA,即AMA阴性PBC。

(5) 抗线粒体抗体的检查可作为原发性胆汁性肝硬化和肝外胆道阻塞性肝硬化症的鉴别诊断:原发性胆汁性肝硬化患者AMA阳性率可达90%以上,且抗体滴度甚高,胆总管阻塞性肝硬化、继发性胆汁性肝硬化患者,抗线粒体抗体皆为阴性。阻塞性肝硬化患者阳性率在3%以下,正常人阳性率低于1%。另外,在慢性活动性肝炎时此抗体阳性率亦较高,阳性率为90%,故对鉴别诊断肝炎也有参考价值。

【影响因素】

见“抗肝特异性脂蛋白抗体”。

四、抗肝/肾微粒体抗体(anti-liver/kidney microsomal antibodies,LKM Ab)

【生化及生理】

抗LKM抗体是能与肝细胞胞质和近端肾小管起反应的自身抗体,直接以微粒体为目标(靶抗原表达在这两个器官中)。抗LKM抗体包括三种与微粒体酶细胞色素P450反应的亚型抗体:抗LKM-1抗体是Ⅱ型自身免疫性肝炎(AIH-Ⅱ)的血清学标志,其靶抗原是细胞色素P450ⅡD6(CYP2D6),部分CYP2D6靶抗原与丙型肝炎病毒(HCV)和单纯疱疹

Ⅰ型病毒具有相同的抗原性，故丙型肝炎病毒或单纯疱疹Ⅰ型病毒感染的患者亦可能检测出抗 LKM-1 抗体；抗 LKM-2 抗体只出现于由替尼酸引起的药物诱导性肝炎，其靶抗原是细胞色素 P450 Ⅱ C9（CYP2C9）；抗 LKM-3 抗体主要出现于一些慢性丁型肝炎患者，也见于少数 AIH-Ⅱ型患者，靶抗原是尿嘧啶二磷酸葡萄糖醛酸基转移酶（uridine diphosphate glucuronosyltransferase，UGT）。

【检测方法】

常用间接免疫荧光法（IIF）作为临床常规抗 LKM 抗体检测筛查试验，IIF 法检测抗 LKM 抗体抗原片常选用大鼠、小鼠或猴的肝和肾冰冻复合组织切片及灵长类睾丸的冰冻组织切片。

阳性者应进一步应用特异性抗原检测确认肝肾微粒体亚型抗体，检测方法包括免疫印迹法（IB）、ELISA 等。ELISA 法用重组细胞色素 P450 Ⅱ D6 包被微孔板；免疫印迹法用从猴肝提取的全抗原电泳和转印。

【标本要求与保存】

见“抗肝特异性脂蛋白抗体”。

【参考区间】

间接免疫荧光法检测抗 LKM 抗体临界值一般在 1∶20 以上。抗 LKM-1 抗体荧光染色模型：肝组织肝细胞胞质呈致密的斑点状强阳性染色，肾组织仅近端肾小管上皮细胞胞质染色，其他组织呈阴性反应。抗 LKM-2 型抗体荧光染色模型：肝细胞或小叶中心肝细胞呈强阳性染色，而门脉区肝细胞呈阴性或弱阳性染色；肾组织近端肾小管近端三分之一段的上皮细胞常呈阳性显色。抗 LKM-3 抗体荧光染色模型：肝和肾组织均为阴性，灵长类睾丸间质细胞明显染色。

抗 LKM 的蛋白质印迹方法显示抗 LKM-1 和 LKM-2 与 50kD 处的蛋白条带反应；而 LKM-3 与 55kD 蛋白反应。

ELISA 法：阴性：≤20.0U；可疑阳性：20.1 ~ 24.9U；阳性：≥25.0U

【临床意义】

（1）抗 LKM-1 抗体为 AIH-Ⅱ型血清特异性抗体，抗体阳性率可达 90%，约 8% 慢性丙型肝炎患者也可检测到抗 LKM-1 抗体。

（2）抗 LKM-2 抗体仅见于应用药物替尼酸治疗后诱发的肝炎患者，由于该药物已停用，故抗 LKM-2 抗体已不存在。

（3）抗 LKM-3 抗体见于 10% ~15% 慢性丁型肝炎患者，大约有 10% 的 AIH-Ⅱ型患者既有抗 LKM-1 抗体，也有抗 LKM-3 抗体。抗 LKM-3 抗体在 AIH-Ⅱ型患者中滴度较高，而在丁型肝炎患者中滴度相对较低。

【影响因素】

见“抗肝特异性脂蛋白抗体”。

五、抗平滑肌抗体（anti-smooth muscle antibodies，SMA）

【生化及生理】

抗平滑肌抗体（SMA）靶抗原为平滑肌细胞骨架蛋白成分，包括微纤维（G 型肌动蛋白和 F 型肌动蛋白）、中级纤维（波形蛋白）和微管，最具诊断价值的靶抗原是 F 型肌动蛋白。抗 F-肌动蛋白自身抗体与自身免疫性肝炎（AIH）关系密切，为 AIH 特异性自身抗体，而抗 G-肌动蛋白自身抗体则与酒精性肝硬化有关。SMA 无器官及种属特异性，主要为 IgG 和 IgM 类型。SMA 可见于多种肝脏疾病及非肝脏疾病，无疾病诊断特异性。但 SMA 对Ⅰ型自身免疫性肝炎的诊断有重要意义，为Ⅰ型自身免疫性肝炎的血清学标志抗体之一。

【检测方法】

目前 SMA 临床常规检测方法为间接免疫荧光法，实验基质最常选用鼠（大鼠或小鼠）或猴胃冰冻组织切片（不固定或轻度固定）。为提高 IIF 法检测 SMA 的敏感性和特异性，可选用复合组织抗原基质片（胃、肾、肝复合组织冰冻切片）检测。

ELISA 法或免疫斑点法：用纯化或重组的肌动蛋白包被微孔板或硝酸纤维素膜条，检测抗肌动蛋白抗体或抗 F-肌动蛋白抗体。

【标本要求与保存】

见“抗肝特异性脂蛋白抗体”。

【参考区间】

IIF 法：正常人 SMA 为阴性。间接免疫荧光法，用鼠胃作底物片时，阳性为在黏膜下肌层呈现荧光。

ELISA 法：阴性<20U；弱阳性 20 ~ 30U；阳性>30U。

【临床意义】

（1）SMA 可见于多种肝脏疾病及非肝脏疾病，无疾病诊断特异性。

（2）SMA 为Ⅰ型自身免疫性肝炎的血清学标志抗体之一。在该疾病患者中 SMA 的阳性检出率可达 90%。高滴度的 SMA（大于 1∶1000）对诊断自身免疫性肝炎的特异性可达100%。

（3）有助于自身免疫性肝炎、原发性胆汁性肝硬化的诊断及与其他肝脏疾病的鉴别诊断：在自身免疫性肝炎患者，SMA主要为IgG型，而在原发性胆汁性肝硬化与自身免疫性肝炎重叠时，常以IgG和IgM型同时出现；原发性胆汁性肝硬化和慢性活动性肝炎时，此抗体检出率也高，但后者SMA效价甚低。急性病毒性肝炎时SMA阳性率可达80%，多在发病第1周出现；在肝外性胆汁阻塞、药物诱发性肝病、急性病毒性肝炎及肝癌患者中，SMA的阳性检出率极低。

（4）低滴度的靶抗原为非肌动蛋白的SMA（以IgM为主）可非特异性出现于某些感染性疾病、系统性自身免疫性疾病、炎症性肠病等多种疾病中。

（5）大多数Ⅰ型AIH患者当使用免疫抑制剂治疗病情缓解后，血清ANA或SMA的滴度也常常随之降低，甚至消失，但抗体水平不能预示疾病的预后。

（6）正常人SMA为阴性，中、老年人群中阳性率可达5%左右。

【影响因素】

见“抗肝特异性脂蛋白抗体”。

六、抗可溶性肝抗原/肝胰抗原抗体（anti-soluble liver antigen/liver pancreas antigen，SLA/LP Ab）

【生化及生理】

抗可溶性肝抗原抗体（SLA抗体）与抗可溶性肝胰抗原抗体（LP抗体）与相同的靶抗原起反应，因此两者是同一种抗体，合并称之为抗SLA/LP抗体。目前认为SLA/LP靶抗原是相对分子质量为50kD的一种细胞溶质分子，称为UGA抑制性tRNA相关蛋白。抗SLA/LP抗体无种属和器官特异性。抗SLA/LP抗体在AIH中的阳性率为10%～30%，可单独存在，也可与SMA或ANA同时存在。SLA/LP虽然出现率低，但疾病特异性很高，几乎仅见于AIH，对Ⅲ型自身免疫肝炎具有高度特异性，是Ⅲ型AIH的标志性抗体，也是AIH唯一特异的自身抗体。

【检测方法】

常用的检测方法有ELISA和蛋白质印迹法。前者采用原核表达的SLA多肽，经纯化后包被酶标板，以碱性磷酸酶标记的抗人IgG为第二抗体，检测患者血清中的自身抗体。蛋白质印迹法可用纯化重组SLA/LP抗原或肝细胞混合性抗原进行检测。

SLA/LP抗体不宜用免疫荧光法检测，因其染色特征可能会被更弥散的KLM-1抗体模型所掩蔽而被忽略掉。

【标本要求与保存】

见“抗肝特异性脂蛋白抗体”。

【参考区间】

正常人血清抗SLA/LP抗体为阴性，定量试验参考值参看试剂盒说明书。

【临床意义】

（1）SLA抗体对Ⅲ型自身免疫肝炎具有高度特异性，是Ⅲ型AIH的标志性抗体。

（2）抗SLA/LP抗体为少数公认的AIH高度特异性自身抗体，在AIH所有相关自身抗体中最具有诊断价值。抗SLA/LP抗体在AIH中的阳性率为10%～30%，可单独存在，也可与SMA或ANA同时存在，而且多出现在ANA、SMA和抗LKM-1抗体阴性的AIH患者血清中。约30%的Ⅰ型AIH仅该抗体阳性，而缺乏所有其他自身抗体标志，但对免疫抑制治疗有效，抗SLA抗体测定对发现这一部分AIH患者有重要意义。

【影响因素】

见“抗肝特异性脂蛋白抗体”。

七、抗可溶性酸性磷酸化核蛋白SP100抗体（anti-SP100 antibodies，anti-SP100）

【生化及生理】

抗SP-100抗体是PBC特异性自身抗体之一，抗SP100抗体靶抗原为分子量100kD的可溶性酸性磷酸化核蛋白（SP100），特异性地位于细胞核核点位置，为着丝点旁核启动因子激动蛋白。

【检测方法】

间接免疫荧光法、ELISA法。

间接免疫荧光法以Hep-2细胞或猴肝冷冻切片为抗原片。

【标本要求与保存】

见“抗肝特异性脂蛋白抗体”。

【参考区间】

当应用间接免疫荧光法检查时，在抗核点抗体阳性患者的非分裂期细胞可见5～20个散在的点状颗粒，大小不同且分布在整个细胞核，细胞质无荧光。

ELISA法：正常人血清抗Sp-100抗体<20U/ml。

【临床意义】

（1）抗 SP-100 抗体是原发胆汁性肝硬化（PBC）的特异性自身抗体，该抗体在 PBC 诊断中特异性高达 97% ~100%，极少出现在其他自身免疫性疾病中，敏感性为 20% ~30%，可作为 PBC 的一个重要辅助诊断指标。

（2）抗 SP-100 抗体在 AMA 阴性的 PBC 患者中阳性率可达 60%，血清中抗 SP-100 抗体可作为 AMA 阴性 PBC 诊断的一个重要指标，对于 AMA 阴性的 PBC 患者的诊断具有重要的意义。

（3）可用于评估原发胆汁性肝硬化病情进展情况：抗 SP-100 抗体与 PBC 的临床表现密切相关，常出现于肝损伤之前，该抗体阳性的 PBC 患者出现肝硬化概率增加。

【影响因素】

见“抗肝特异性脂蛋白抗体”。

八、抗去唾液酸糖蛋白受体抗体（anti-asialoglycoprotein receptor antibodies，anti-ASGPR）

【生化及生理】

去唾液酸糖蛋白受体（ASGPR）是一种肝脏特异性糖蛋白，是仅存在于肝细胞肝窦面细胞膜上的一类跨膜糖蛋白，ASGPR 主要表达在门静脉周围的肝细胞表面，从人和动物 LSP 中分离的 ASGPR 具有肝特异性和种属特异性。抗 ASGPR 见于各型自身免疫性肝炎患者，但主要是Ⅰ型 AIH。抗 ASGPR 识别的表位是由 H1 和 H2 亚基共同形成的结构性表位，部分糖链参与表位的组成。由于靶抗原是器官特异性的，故抗 ASGPR 很少存在于其他肝外自身免疫性疾病，但抗 ASGPR 在其他慢性肝病中也有一定的阳性比例，滴度却往往较低。

【检测方法】

常用 ELISA 法和免疫印迹法，ASGPR 抗原可从动物或人肝脏组织中提取纯化。

【标本要求与保存】

见“抗肝特异性脂蛋白抗体”。

【参考区间】

正常人阴性。

【临床意义】

（1）抗 ASGPR 对 AIH 具有很高的特异性，阳性率为 50% ~88%，可与 ANA、SMA 或抗 LKM-1 抗体同时存在，见于各型 AIH 患者，主要为Ⅰ型 AIH，在Ⅰ型 AIH 中的阳性率大于 80%，其他肝病则阳性率很低。

（2）可作为判断疾病活动度、治疗监测及判断预后的指标。该抗体的效价随炎症活动度而波动，阳性时提示疾病处于进行性活动期，病情好转时该抗体水平下降乃至阴转；当 AIH 患者经过免疫抑制剂治疗，有效疾病获得缓解时，患者抗-ASGPR 降低或消失；而免疫抑制剂治疗无效的患者，该抗体无明显变化；停药后复发的患者，该抗体则明显升高。

（3）抗 ASGPR 亦可见于急慢性病毒性肝炎、酒精性肝病、PBC、原发性肝硬化性胆管炎（PSC）和非肝病自身免疫性疾病等疾病中，阳性率一般低于 15%，且抗体水平较低，多呈一过性。

【影响因素】

见“抗肝特异性脂蛋白抗体”。

九、抗肝细胞溶质抗原 1 型抗体（anti-liver cytosol antibody type 1，LC-1 Ab）

【生化及生理】

抗 LC-1 抗体的靶抗原存在于肝细胞的细胞溶质中，其成分为亚胺甲基四氢叶酸环化脱氢酶和精氨（基）琥珀酸裂解酶，是分子量为 58 ~62kD 的肝细胞胞液多肽蛋白。抗 LC-1 抗体属器官特异性而非种属特异性自身抗体，被认为是 AIH-Ⅱ型的标志性抗体之一。

【检测方法】

间接免疫荧光法、ELISA、蛋白印迹和免疫条带法均可用于 LC-1 抗体检测，常用 ELISA 法。用间接免疫荧光法检测时，要注意其染色特征可能会被更弥散的 KLM-1 抗体模型所掩蔽而被忽略掉。

【标本要求与保存】

见“抗肝特异性脂蛋白抗体”。

【参考区间】

正常人血清抗 LC-1 抗体为阴性。

【临床意义】

抗 LC-1 抗体为Ⅱ型 AIH 的标志性抗体之一，在Ⅱ型 AIH 患者中的阳性率约为 50%。Ⅱ型 AIH，以抗肝肾微粒体Ⅰ型抗体（LKM-1）或抗肝细胞胞质 1 型抗体（LC-1）阳性为特征。在Ⅱ型 AIH 患者的血清中可与抗 LKM-1 抗体同时存在，也可作为唯一的自身抗体出现。该抗体的滴度与Ⅱ型 AIH 的疾病活动性具有相关性，对疾病的早期治疗有很大的帮助，为 AIH 的疾病活动标志及预后指标。

【影响因素】

见“抗肝特异性脂蛋白抗体”。

第七节　胃肠自身抗体的检测

一、抗胃壁细胞抗体(anti-parietal cell antibodies,APCA)

【生化及生理】

抗胃壁细胞抗体(anti-parietal cell antibody,APCA)靶抗原位于胃壁细胞胞质内,针对胃壁细胞 H^+/K^+-ATP 酶,由两个亚单位组成即 92kD 的 α 亚基和 60~90kD 的 β 亚基。α 亚基抗体能识别变性和天然抗原,也可识别重组抗原;β 亚基抗体则仅识别天然抗原,抗原变性后将不能与抗体反应。PCA 有器官特异性,不与胃以外的其他脏器反应,但无种属特异性。APCA 的 Ig 类别主要为 IgG 和 IgA 类(也有少量 IgM 类),血清中以 IgG 类为主,胃液中则以 IgA 类多见。

【检测方法】

间接免疫荧光法:啮齿动物胃冰冻组织切片或人胃溃疡手术切除物(幽门部分)为抗原片。

ELISA:H^+/K^+-ATP 酶包被微孔,天然的抗原必须从胃组织中提取,不能从培养的胃壁细胞株中获得。

【标本要求与保存】

血清标本。标本量 1.0ml,至少 0.5ml。避免溶血、脂血和微生物污染。标本在室温(25℃)、冷藏(4℃)或冷冻(-20℃)稳定保存 14 天。可反复冻融 3 次。

【参考区间】

正常人为阴性。

间接免疫荧光法抗胃壁细胞抗体阳性为在胃组织胃黏膜层胃壁细胞胞质中出现细颗粒或网状荧光,周围区域无荧光。

【临床意义】

(1) 针对胃壁细胞 H^+/K^+-ATP 酶的自身抗体是自身免疫性胃炎的诊断标志物,采用免疫荧光法检测,具有高度的特异性和敏感性(>99%),但抗体的滴度可能与自身免疫性胃炎的严重性不一致。随着自身免疫性胃炎的进程和胃壁细胞总量的丢失,这些抗体的阳性率可能因为抗原刺激减少而降低。

(2) 有助于恶性贫血与其他巨幼细胞贫血的鉴别诊断:所有自身免疫性胃炎患者、约 90% 的恶性贫血患者抗胃壁细胞抗体阳性。抗壁细胞抗体也见于许多胃黏膜萎缩患者(20% ~35%)以及某些缺铁性贫血、十二指肠溃疡、甲状腺疾病和青少年糖尿病患者。大约 1/3 的甲状腺炎和突眼性甲状腺肿患者有抗胃壁细胞抗体。

【影响因素】

(1) 溶血标本、高脂血症、微生物污染标本会影响最后检测结果。

(2) 对于应用免疫抑制剂治疗的患者,采血应在用药前进行。

(3) 荧光染色后一般在 1 小时内完成观察,或于 4℃ 保存 4 小时,时间过长,会使荧光减弱。

(4) 抗线粒体抗体和抗核糖体抗体可产生类似 APCA 的荧光模型,可应用 Hep-2、肾、肝、心组织等复合基质片排除。APCA 只在胃黏膜层呈现特异性荧光染色,而抗线粒体抗体和抗核糖体抗体等可在多种组织、细胞呈现荧光染色。

二、抗内因子抗体(anti-intrinsic factor antibodies,AIFA)

【生化及生理】

抗内因子抗体是以内因子(intrinsic factor,IF)为靶抗原的自身抗体。内因子是胃壁细胞分泌的一种糖蛋白,分子量 50kD,有种属特异性。内因子抗体有两型:Ⅰ型(封闭抗体)与维生素 B_{12} 结合位点结合(阻止维生素 B_{12} 结合内因子),在多于 50% 的恶性贫血患者体内可检测到;Ⅱ型(结合抗体)能与维生素 B_{12} 结合阻碍其吸收。内因子抗体主要是 IgG 类,少数为 IgA 和 IgM。内因子抗体能阻断内因子与维生素 B_{12} 的结合并影响回肠中的微管蛋白受体妨碍维生素 B_{12} 的吸收。

【检测方法】

现多用 ELISA,亦可用放免法。

【标本要求与保存】

见“抗胃壁细胞抗体”。

【参考区间】

正常人为阴性。

【临床意义】

(1) 内因子抗体主要见于恶性贫血患者,抗胃内因子的循环抗体具有高特异性及与恶性贫血的诊断相关性,40% ~60% 恶性贫血患者能检出内因子抗体,随着疾病期的延长,阳性率能达到 60% ~ 80%。内因子抗体的滴度在预示恶性贫血的发展上并没表现出价值,对恶性贫血的预测价值仍待研究。

(2) 其他疾病亦可检出内因子抗体,但检出率低:糖尿病 1% ~3%,甲状腺功能亢进 0.7% ~ 4.7%,缺铁性贫血 2%,正常人<1%。

【影响因素】

(1) 溶血标本、高脂血症、微生物污染标本会影响最后检测结果。

(2) 对于应用免疫抑制剂治疗的患者,采血应在用药前进行。

(3) 近期进行过放射性核素扫描(放免法检测时)者,48 小时内注射过维生素 B_{12} 者,以及血浆标本不宜进行该检测。

三、IgA 抗组织转谷氨酰胺酶抗体(IgA anti-tissue transglutaminase antibodies,IgA anti-tTG)

四、IgG 抗组织转谷氨酰胺酶抗体(IgG anti-tissue transglutaminase antibodies,IgG anti-tTG)

【生化及生理】

乳糜泻(CD)又称谷蛋白敏感性肠病(GSE),或称麦胶性肠病,其特征是永久性谷蛋白不耐受,导致严重的十二指肠和空肠绒毛萎缩。在典型 CD 病例中,患者在 1 岁时即出现吸收障碍(如生长停滞、慢性腹泻、呕吐和腹胀)。抗组织转谷氨酰胺酶抗体是 CD 患者重要的血清学标志,其靶抗原即组织转谷氨酰胺酶(tTG)。组织转谷氨酰胺酶广泛存在于多种细胞和组织中,根据它们在组织中的定位,发现有 8 个不同的同工型。在自身免疫性疾病中重要的是定位于小肠的 tTG,为Ⅱ型 tTG。在肠道,tTG 的主要功能是脱去谷物麸质麦胶蛋白肽的谷氨酰胺残基中的酰胺基,并使其转化为谷氨酸。此过程使麦胶蛋白分子带负电荷,新肽段可被 T 细胞识别,使它与 HLA-DQ2/DQ8 抗原结合,形成的 HLA-DQ/麦胶蛋白/tTG 复合物诱发机体产生了麦胶蛋白抗体和 tTG 抗体。tTG 抗体有 IgA 和 IgG 两种亚型,tTG IgA 被认为是 CD 的非常敏感和特异的标志物,tTG IgG 亦可存在于 CD 患者的血液和小肠黏膜中,但是非特异。

【检测方法】

ELISA 或免疫比浊法。

【标本要求与保存】

见“抗胃壁细胞抗体”。

【参考区间】

阴性:0 ~3U/ml。

阳性:>10U/ml。

【临床意义】

(1) tTG IgA 对 CD 患者有非常重要的诊断价值,极少的 CD 患者 tTG IgA 是阴性的,而 tTG IgA 假阳性的比例也非常低(2% ~3%)。

(2) 抗 tTG 抗体对诊断 CD 具有高度敏感性和特异性,对成年 CD 患者 tTG IgA 的敏感性和特异性分别是 98.1% 和 97%;对儿童 CD 患者 tTG IgA 的敏感性和特异性分别是 95.7% 和 99%,在 2 岁以下儿童中显著降低。

(3) 对于 IgA 缺失患者,检测 tTG IgG 可以用于诊断 CD,据报道敏感性和特异性分别是 90% 和 100%,但因为存在大量假阳性,对于没有 IgA 缺失患者不建议做。

(4) 抗肌内膜抗体(EMA)和抗 tTG 抗体都是 CD 主要的免疫血清学标志物,EMA IgA 比抗 tTG IgA 抗体特异性更高,但敏感性低,而用于检测 tTG IgA 的酶联免疫吸附法(ELISA)应用广泛且操作简便,更客观价廉,故建议使用 tTG IgA ELISA 作为高敏感的筛查试验,tTG IgA 阳性者,再使用高特异的 EMA IgA 检测作为确认试验。

(5) CD 患者在实行无麸质饮食 6 ~12 个月后,tTG IgA 抗体减少,最后消失,tTG IgA 抗体可用于监控患者是否按规定进食。

(6) tTG 抗体通常 5 岁后产生或之前为短暂阳性,低于 5 岁的患者,建议使用其他检测如抗麦胶蛋白 IgA 和 IgG,同时检测 tTGIgA。

【影响因素】

(1) 溶血标本、高脂血症、微生物污染标本会影响最后检测结果。

(2) 对于应用免疫抑制剂治疗的患者,采血应在用药前进行。

（3）谷蛋白敏感性肠病患者在无谷蛋白饮食时可呈阴性结果。

五、抗肌内膜抗体（anti-endomysial antibody，EMA）

【生化及生理】

EMA 的靶抗原被确定为组织转谷氨酰胺酶，此酶为乳糜泻（CD）的自身抗原。有研究显示，抗 tTG 抗体和 EMA 识别相同的抗原，但检测方法上有差异，两指标相比较，EMA IgA 检测特异性更高，但敏感性低，所以更倾向于作为确证试验。EMA 发现后由于其高敏感性和特异性而取代了其他低可靠性的指标如抗麦胶蛋白抗体或抗网硬蛋白抗体而被广泛用于 CD 的诊断。

【检测方法】

间接免疫荧光法。

【标本要求与保存】

见“抗胃壁细胞抗体”。

【参考区间】

间接荧光免疫法：正常人为阴性。猴食管冷冻切片为基质，特征性荧光图像是肌黏膜中呈现经典的蜂窝状染色。

【临床意义】

（1）辅助诊断 CD 患者：EMA IgA 对未治疗（活动性）的 CD 具有中度敏感和高度特异性。对于活动期 CD 的特异性高达 99.7%～100%。未经治疗的成年 CD 患者中的敏感性是 68%～100%；在未经治疗的 CD 患儿中，敏感性是 85%～100%，在两岁以下儿童中显著降低。

（2）EMA IgA 与活动期谷蛋白敏感性肠病尤其与绒毛萎缩的程度具有强相关性。患者在去谷蛋白饮食 1～12 个月后，绒毛萎缩完全正常化以前，EMA IgA 滴度消失。在以谷蛋白饮食 1～12 个月后，抗体重新出现且滴度与绒毛萎缩的程度相关。因而 EMA IgA 滴度可用来检测去麸素饮食的临床疗效、预示活动性 CD 的发生。

（3）在缺乏 IgA 的 CD 患者中可出现 IgG 类 EMA，实际上选择性 IgA 缺陷的患者其 CD 的发病率升高，这种情形下尽管 EMA IgG 的特异性不强，其筛选仍具有重要价值。

（4）EMA IgA 比抗 tTG IgA 抗体特异性更高，但敏感性低，而 EMA IgA 检测费时、费力、费用偏高、结果需主观判断，所以 EMA IgA 检测更倾向于作为 tTG IgA 阳性结果后的确证试验。

（5）EMA 和 tTG 抗体通常 5 岁后产生或之前为短暂阳性，小于 5 岁的患者，建议使用其他检测如抗麦胶蛋白 IgA 和 IgG，同时检测 tTGIgA。

【影响因素】

（1）对于应用免疫抑制剂治疗的患者，采血应在用药前进行。

（2）荧光染色后一般在 1 小时内完成观察，或于 4℃保存 4 小时，时间过长，会使荧光减弱。

（3）谷蛋白敏感性肠病患者在无谷蛋白饮食时可呈阴性结果。

六、IgA 抗麦胶蛋白抗体（IgA anti-gliadin antibody，AGA IgA）

七、IgG 抗麦胶蛋白抗体（IgG anti-gliadin antibody，AGA IgG）

【生化及生理】

抗麦胶蛋白抗体自身抗体（AGA）（又名抗麸质抗体，抗醇溶蛋白抗体）是麦胶性肠病患者中产生的一种自身抗体，主属 IgA。麸质中含有麦胶蛋白，是引起麦胶性肠病的主要原因。因可使用麸质的乙醇溶性碎片来检测 AGA，故该抗体又称为抗醇溶蛋白抗体。研究表明，AGA 可与数种麦胶蛋白片段反应，而非一种特异“肠反应性”麦胶蛋白片段。乳糜泻（CD）患者体内的 AGA 会优先识别经 tTG 酶脱去酰胺基的麦胶蛋白的一些抗原位点。AGA 有 IgA 和 IgG 两种亚型，IgA 的特异性较 IgG 稍高，除了 CD 患者外，在健康人和其他消化功能紊乱的患者也能检出这种抗体。AGA 亦存在于其他体液如唾液，有 CD 组织学特性的患者的小肠分泌物中亦能检测到。20 世纪 70 年代，抗麦胶蛋白抗体是唯一能够确认 CD 患者的血清学指标。但近年来，因更敏感和特异的其他血清学试验如抗肌内膜抗体（EMA）、抗组织转谷氨酰胺酶抗体的发现，其诊断价值大大减弱。

【检测方法】

间接免疫荧光（11F）和 ELISA。

【标本要求与保存】

见“抗胃壁细胞抗体”。

【参考区间】

正常人为阴性。ELISA 结果通常是定量的，但目前无国际标准。不同试剂盒所获结果有时很难比较。

【临床意义】

(1) AGA 曾是诊断 CD 的血清学指标。近年抗肌内膜抗体(EMA)、抗组织转谷氨酰胺酶抗体被发现具有更高的特异性和敏感性，AGA 不再发挥重要诊断作用，不再常规推荐 AGA 检测。

(2) AGA 的敏感性和特异性中等，IgA 的特异性较 IgG 稍高。据报道敏感性和特异性分别是 52% ~100% 和 71% ~100%，不同的靶抗原试剂获得的数据可差异较大，而且有时得出的结果非常不同也难以比较。

(3) 在疑是 CD 症状的患者体内，检测出 tTG 抗体/EMA IgA 和(或)AGA IgA 及 IgG 阳性有明确诊断价值，应再做十二指肠活检证实 CD 的组织学改变。

(4) 小于 5 岁的患者，tTG 抗体或 EMA 可能未产生而检测阴性或仅短暂阳性，但 AGA 检测是阳性的，AGA 检测对于这些病例的诊断仍然是有用的。在选择性 IgA 缺陷个体中只能通过检测 IgG 类抗体(如 AGA IgG、tTGIgG)来筛选，AGA IgG 阳性对于这类患者的诊断也很重要。

(5) AGA 也可用于治疗效果的监控。去麸质饮食的 CD 患者，其 AGA IgA 滴度迅速下降至正常水平，而 AGA IgG 缓慢下降，数月或数年内维持低滴度水平。

(6) 许多正常人和患有其他原因所致胃肠道炎症的患者也可能阳性。

【影响因素】

见“抗胃壁细胞抗体”。

八、抗网硬蛋白抗体(anti-reticulin antibody, ARA)

【生化及生理】

网硬蛋白抗体是一个不确切的描述，其命名是由于最初的发现者描述其荧光图像与组织银染所示的“网硬蛋白”分布非常相似，但后续的研究显示，抗网硬蛋白抗体的靶抗原并不是网硬蛋白，而是针对不同的抗原结构。1973 年根据对结缔组织冷冻切片的胞内和(或)胞外结缔组织成分的反应模式，将抗网硬蛋白抗体(ARA)分为五个亚类：R1、R2、Rs、R3(与 Kupffer 细胞反应，过去称为“KC”反应性)、R4(过去称为窦状隙黏附细胞或“AC”反应性)。在这些模型中只有 ARA-R1 与乳糜泻(CD)紧密相关，是唯一具有诊断和病理性价值的自身抗体。ARA-R1 的靶抗原是Ⅱ型组织转谷氨酰胺酶(tTG2)，是转谷氨酰胺酶同工酶之一，这个发现降低了这些抗体的诊断作用，故它们现在正广泛地被抗 tTG 抗体所替代。

【检测方法】

间接免疫荧光法，使用大鼠肾、肝和胃的组织切片作为抗原基质。

【标本要求与保存】

见“抗胃壁细胞抗体”。

【参考区间】

R1-ARA 在大鼠肾、肝和胃的组织反应的特征性，类似于银染中网硬蛋白的分布。在肝组织中，ARA-R1 荧光特征是血管周围染色，可见长纤维伸到肝实质周围，荧光模型与树根部的横截面非常相似，根延伸到外面。肝实质外能见到孤立的像头发一样的纤维。在肾组织能着染肾小球和肾小管周围的网状结缔组织纤维，在胃、肌黏膜下的腺下肌束中看到肌内膜样花边的荧光，同时在胃腺间可见纤维状染色。所有的 ARA 亚类均与肝反应，但只有 ARA-R1 与肝实质中的丝状纤维发生反应，只有 ARA-R1 与人组织反应。

【临床意义】

(1) ARA-R1，尤其是 IgA 亚类，是 CD 高度特异性标记物，疾病特异性接近 100%，可发现亚临床 CD 患者。

(2) IgG 类 ARA-R1 也具有较高的疾病特异性，但在 CD 的诊断中，其敏感性远低于 IgA ARA-R1。在未经治疗并活检证实的病例中，成人 IgA/IgG ARA-R1 的阳性率分别是 90%/45%，在儿童为 95%/60%，多数研究者认为，ARA-R1 IgA 敏感性较 EMA IgA 低。

(3) ARA-R1 滴度的持续存在与饮食中谷蛋白的含量相关。在严格去谷蛋白饮食 3 ~12 个月后消失，重新摄入谷蛋白后又出现。

(4) ARA-R1 也出现于Ⅰ型胰岛素依赖型糖尿病和 Down 综合征患者中，是因为这些疾病造成谷蛋白敏感性肠病(GSE)的易感性增强。

(5) CD的其他血清学标志抗tTG抗体和EMA IgA指标更敏感更特异,且可自动化检测,故该指标正被tTG抗体检测所替代。

【影响因素】

见“抗胃壁细胞抗体”。

第八节　神经系统自身免疫性疾病相关自身抗体的检测

一、乙酰胆碱酯酶抗体(acetylcholinesterase antibodies,AChE Ab)

【生化及生理】

乙酰胆碱酯酶(AChE)主要存在于神经-肌肉接头与胆碱能神经系统中,是乙酰胆碱(ACh)的水解酶,它将ACh分解为胆碱和乙酸而失活,以保证胆碱能神经的有效传递。AChE功能正常,才能够保证神经冲动得以有效地传导,胆碱能神经元完成正常的功能。有研究发现在重症肌无力(MG)患者中存在以AChE作为靶抗原的抗AChE抗体,在自身免疫性肌无力的发生中起了重要作用。抗AChE抗体可能通过以下几种途径产生肌无力症状:①与突触部位的AChE结合,造成AChE失活,阻碍ACh水解过程;②与突触后膜上的AChE相结合,使突触后膜处于极化状态不能恢复,而影响下一次的神经冲动的传导;③与膜上的AChE结合引起补体介导的溶解作用,破坏突触的膜结构。

【检测方法】

ELISA法:纯化人脑组织中的乙酰胆碱酯酶为抗原包被免疫板。

【标本要求与保存】

血清标本。标本量1.0ml,至少0.5ml。避免溶血、脂血和微生物污染。标本在室温(25℃)、冷藏(4℃)或冷冻(-20℃)稳定保存14天。可反复冻融3次。

【参考区间】

正常人阴性。

【临床意义】

MG患者AChE抗体阳性率约20.2%,AChE抗体多见于AChR抗体阴性且对新斯的明试验反应差的MG患者。

【影响因素】

溶血标本、高脂血症、微生物污染标本会影响最后检测结果。

二、乙酰胆碱受体抗体(acetylcholine receptor antibodies,ACh-Ab)

三、乙酰胆碱受体结合抗体(acetylcholine receptor-binding antibodies)

四、乙酰胆碱受体调节抗体(acetylcholine receptor-modulating antibodies)

五、乙酰胆碱受体封闭抗体(acetylcholine receptor-blocking antibodies)

【生化及生理】

20世纪60年代人们就认识到重症肌无力是由于患者体内存在抗肌肉终板蛋白自身抗体。到20世纪70年代发现该抗体所针对的靶抗原为乙酰胆碱受体(AChR)。乙酰胆碱受体是一种膜离子通道的低聚物,乙酰胆碱由运动神经末梢释放结合至AChR两个α亚单位上,使中央通道打开,允许阳离子顺化学梯度弥散至肌肉,产生终板电位。在MG患者中抗AChR抗体可与患者横纹肌细胞的乙酰胆碱受体结合,使终板的乙酰胆碱受体数减少,或引起运动终板的破坏,使神经-肌肉间的信号传导发生障碍,导致肌肉运动无力等临床表现。AChR抗体根据其发挥作用机制可分为三类:①结合抗体:通过补体激活引起突触后膜溶解导致含AChR的膜损伤,使神经-肌肉接头处突触后膜上乙酰胆碱受体绝对数量减少。②调节抗体:可能通过蛋白质的环链和内吞作用加速受体的内吞与破坏,最终导致运动神经末梢释放的ACh不能充分与运动终板上的AChR受体结合,使兴奋从神经传递到肌肉的过程发生障碍,从而影响肌肉的收缩。③封闭抗体,抗ACh抗体直接与AChR结合,阻断ACh与AChR的结合,引起功能阻滞。重症肌无力患者的AChR抗体主要是IgG型,以IgG1~IgG3为主,其他亚型的抗体少见。AChR 抗体是高亲和性、抗原特异性的,AChR 抗体的反应是直接针对完整的 AChR 分子,不能与基因工程合成的 AChR 肽段结合,变性 AChR 亚单位的抗体不与完整的分子结合,银环蛇毒素(a-BuTX)能高度特异性地结合肌肉 AChR,故在抗 ACh 抗体检测中常用 a-BuTX 捕获 AChR。

【检测方法】

血清总乙酰胆碱受体抗体常用的方法是放射免疫沉淀法,是目前世界上应用最广泛的一种方法,ELISA 法亦有使用。

血清乙酰胆碱受体结合抗体、封闭抗体常用放免法、免疫沉淀法、ELISA 法。

调节抗体采用基于细胞培养的放免法。

【标本要求与保存】

见“乙酰胆碱酯酶抗体”。

【参考区间】

乙酰胆碱受体结合抗体(RIA):0 ~0.24nmol/L。

乙酰胆碱受体调节抗体(基于细胞培养的放免法):阴性。

乙酰胆碱受体封闭抗体(RIA):阴性。

【临床意义】

(1) 抗乙酰胆碱受体抗体是 MG 患者的标志性自身抗体,85% ~90% 的全身性重症肌无力患者血清中的抗 AChR 抗体阳性,抗 AChR 抗体阳性对于 MG 的诊断十分重要。抗 AChR 抗体阳性但无 MG 的病例很少见。

(2) 不同性质的乙酰胆碱受体抗体在肌无力患者阳性率不同,中、重度重症肌无力患者血清中抗乙酰胆碱受体结合抗体阳性率约 82%,轻度或有其他全身性疾病患者阳性率约 69%,有眼肌受累的患者阳性率约 59%。重症肌无力患者血清中抗乙酰胆碱受体结合抗体总体阳性率约 79%,抗乙酰胆碱受体调节抗体阳性率约 57%,抗乙酰胆碱受体阻滞抗体总体阳性率约 23%。不同性质的乙酰胆碱受体抗体临床应用不同,见表 30-2。

(3) 抗 AChR 抗体的量在 MG 患者中变化很大,与疾病的严重程度无明确的相关性。而在同一个体血清中抗体滴度与疾病的临床表现是很相关的。例如,比抗体滴度原始值降低 50% 以上时通常在临床表现上有显著改善,故同一个体血清中抗体滴度的监测可用于观察疗效。

表 30-2 抗乙酰胆碱受体抗体的临床应用

	AChR 结合抗体	AChR 阻滞抗体	AChR 调节抗体
初筛	√		
确定诊断	√		√[1]
检测治疗效果和病情进展		√	
近期出现肌无力(<1 岁)			√
仅轻度肌无力			√
仅眼肌无力			√

注:1:AChR 结合抗体阴性时检测

(4) 某些疾病,例如,迟发性运动障碍、肌萎缩侧索硬化、多发性肌炎、原发性胆汁性肝硬化、用青霉胺治疗的类风湿关节炎和无 MG 表现的胸腺瘤患者可出现抗 AChR 抗体弱阳性,这些个体患 MG 风险增高。15% 典型获得性重症肌无力患者的血清检测不到 AChR 抗体。

(5) AChR 抗体阳性是诊断重症肌无力的重要指标,但阴性并不能排除诊断。在判断检测结果时,由于 AChR 浓度的限制,目前的检测方法只能检测其高亲和性的抗体。低亲和性抗体可能与其他自身抗原或微生物抗原有交互反应,难以测定。因而,低亲和性抗体的鉴定及其测定方法的建立将有助于目前“AChR 抗体阴性”患者的诊断及治疗。

【影响因素】

(1) 溶血标本、高脂血症、微生物污染标本、试验前 24 小时注射过同位素患者的标本会影响最后检测结果。

(2) 放免法检测标本不能使用抗凝剂,不能使用血浆标本,近期接受过同位素注射的标本亦应拒收。

(3) 48 小时内使用过麻醉剂或肌松剂的患者的血清标本可出现假阳性结果。先天性肌无力患者,血清中检测不到乙酰胆碱受体抗体。

(4) 对于应用免疫抑制剂治疗的患者,采血应在用药前进行。

六、电压-门控性钙离子通道抗体(voltage-gated calcium channel antibodies,VGCCA)

【生化及生理】

电压-门控性钙离子通道(voltage-gated Ca^{2+} channel,VGCC)是一族多重跨膜蛋白,在调控钙离子进入细胞、影响多种细胞活动包括参与钙稳态、基因表达、神经元放电形式与神经递质的释放等方面起重要作用。根据电生理等的不同，电压门控钙通道可分为 L、N、T、P、Q、R 型，目前血清学感兴趣的主要是 P/Q 型，乙酰胆碱的正常释放是由在神经末梢中的流入的钙离子通过 VGCC 来控制的，神经-肌肉接头处神经递质的释放主要由 P/Q 型控制，这种通道在小脑中表达亦较高。电压-门控性钙离子通道抗体的自身抗原可能为电压门控性 Ca^{2+}通道复合物（voltage-gated Ca^{2+} channel complex）组成部分，该抗体可见于数种神经系统疾病中，如 Lambert-Eaton 综合征（LEMS）、肌萎缩性侧索硬化症（ALS）等。LEMS 综合征是一种神经-肌肉接头处传递障碍性疾病，临床表现与 MG 相似，但发病机制不同。LEMS 患者体内存在抗 P/Q 型电压门控制性钙离子通道（P/Q-type VGCC）抗体，直接作用于电压门控性钙通道，使突触前膜钙离子通道丧失，阻滞钙离子传递，使乙酰胆碱在突触前膜的释放量减少而致肌无力。LEMS 是 paran eoplastic 综合征之一，它与包括小细胞肺癌在内的多种肿瘤高度关联，研究发现小细胞肺癌组织表面也有 P/Q 型 VGCC 表达，有人认为它是副癌性 LEMS 的免疫激活物。

【检测方法】

放免法：ω-芋螺毒素 MVIIC（ω-conotoxin，ω-CmTx）特异性标记 P/Q 型 VGCC。

间接免疫荧光法、免疫印迹法。

【标本要求与保存】

见“乙酰胆碱酯酶抗体”。

【参考区间】

正常人为阴性。

【临床意义】

（1）辅助诊断 LEMS：约有 90% 的 LEMS 患者可检测到 P/Q 型 VGCC 抗体。

（2）鉴别诊断 LEMS 与重症肌无力，少于 5% 的 MG 患者有钙通道相关的抗体。

（3）作为研究、诊断神经系统上具有复杂症状的患者伴发肿瘤的标志，其 VGCC 的抗体的存在与否可以作为癌症寻求的证明，可出现于伴肺癌、乳腺癌和卵巢癌的副癌性脑脊髓病血清中。

（4）ALS 患者可检测到低滴度 P/Q 型或 N 型 VGCC 抗体，但阳性率报道不一，其诊断价值还有待研究，但 VGCC 抗体检测现已不再用于诊断 ALS。

【影响因素】

（1）溶血标本、高脂血症、微生物污染标本、试验前 24 小时注射过同位素患者的标本会影响最后检测结果。

（2）对于应用免疫抑制剂治疗的患者，采血应在用药前进行。

七、连接素抗体（titin antibodies，titin-Ab）

【生化及生理】

重症肌无力（MG）是一种以神经-肌肉接头传递障碍为特征的自身免疫性疾病，连接素是横纹肌中除粗、细肌原纤维之外的第三种结构蛋白，相对分子质量约为 3000kD，由 27 000 个氨基酸组成。它在肌纤维中起着蛋白组建、维持静止张力与拉长弹性等重要作用。Titin Ab 是针对连接素分子上位于 A/I 带交界处主要免疫原性区产生的抗体，占伴胸腺瘤的重症肌无力（MGT）患者血清中 IgG 型自身抗体的大部分。

【检测方法】

ELISA 法。

【标本要求与保存】

见“乙酰胆碱酯酶抗体”。

【参考区间】

正常人为阴性。

【临床意义】

（1）Titin 抗体的检测对 MGT 的诊断敏感性不及胸腺 CT/MIR，但特异性明显高于后者。

（2）Titin 抗体对 MGT 具有重要诊断价值，Titin 抗体在 MGT 患者血清中阳性率为 80%，在伴胸腺增生重症肌无力（MGA）或胸腺萎缩 MG 患者血清中阳性率仅为 10%，血清中 Titin 抗体的水平与 MGA 患者的病情严重程度及 AChR Ab 水平有明显的相关性，可作为评估非胸腺瘤 MG 患者临床严重程度的一个指标。

【影响因素】

见“乙酰胆碱酯酶抗体”。

八、兰尼碱受体抗体（Ryanodine receptor antibodies，RyR-Ab）

【生化及生理】

兰尼碱受体（RyR）是一种跨膜型的钙通道蛋白质，主要表达在肌质网的终池附近，在兴奋-收缩偶联中介导 Ca^{2+}从终池中释放，通过钙的快速释放和重摄取调节肌肉的收缩和松弛。在 MGT 患者和迟发型MG患者的血清中存在RyR抗体,RyR抗体与RyR具有高度亲和力,并能阻断Ca^{2+}从肌质网中释放。

【检测方法】

ELISA法。

【标本要求与保存】

见"乙酰胆碱酯酶抗体"。

【参考区间】

正常人为阴性。

【临床意义】

血清中存在RyR抗体的MG患者多为伴胸腺瘤的重症肌无力(MGT)和迟发型MG,RyR抗体检测对MGT具有较高的敏感性和特异性,并且与MG患者临床症状的严重程度呈正相关,所以该抗体已被用作衡量MG病情严重程度的实验室指标之一。重症肌无力患者伴有胸腺瘤或病情较重且对治疗不敏感的患者此抗体阳性率较高。

【影响因素】

见"乙酰胆碱酯酶抗体"。

九、横纹肌抗体(striated muscle antibodies)

【生化及生理】

又名抗骨骼肌抗体(anti-skeletal muscle antibody,ASMA)。早在1960年,人们就发现重症肌无力患者血清中存在能够与骨骼肌结合的自身抗体,该抗体与急性风湿热、病毒感染后心肌炎、特发性扩张型心肌病、Dressier综合征的风湿性心脏病患者中发现的抗心肌抗体不同,故命名为抗骨骼肌抗体或抗横纹肌抗体。抗骨骼肌抗体的靶抗原包括肌动蛋白、α-辅助肌动蛋白、肌球蛋白和Ryanodine受体。该抗体无种属特异性,主要为IgG型,可识别骨骼肌和胸腺上皮细胞的共同表位。

【检测方法】

间接法免疫荧光染色方法是最常用的筛查方法。此外,以人或啮齿类动物骨骼肌蛋白粗提物为抗原的酶联免疫法、固相放射免疫及蛋白质印迹法也是常用的检测方法。

【标本要求与保存】

见"乙酰胆碱酯酶抗体"。

【参考区间】

正常人阴性。间接法免疫荧光染色方法:滴度<1:40。肌无力伴胸腺肿瘤患者荧光显微镜检查可见横纹肌A带呈阳性荧光,单纯肌无力患者主要与I带和H带呈现阳性荧光有关。某些肌无力患者血清只含与白纤维反应抗体,另一些只含有与红纤维反应的抗体,呈斑点状荧光。横纹肌抗体和胸腺髓细胞、心肌呈一定程度的交叉反应。

【临床意义】

(1)抗骨骼肌抗体出现于重症肌无力、皮肌炎/多发性肌炎、混合性结缔组织病(MCTD)和恶性贫血等。

(2)最常见于成年型重症肌无力患者,阳性检出率30%~60%,在少年发病的重症肌无力患者中阳性检出率较低。同时患有MG及胸腺瘤的患者其ASMA的阳性检出率可高达80%~90%,而年龄小于40岁的单纯MG患者,ASMA的阳性检出率仅为5%。因此,ASMA对判断MG患者是否并发胸腺瘤具有一定的特异性。

(3)AMSA与抗AChR抗体的联合检测对MG的诊断及鉴别诊断具有更高的临床价值。

【影响因素】

见"乙酰胆碱酯酶抗体"。

十、抗神经节苷脂抗体(anti-ganglioside antibodies)

十一、抗神经节苷脂抗体GM1(anti-ganglioside antibodies GM1,anti-GM1)

十二、抗神经节苷脂抗体GD3(anti-ganglioside antibodies GD3,anti-GD3)

十三、抗神经节苷脂抗体GQ3(anti-ganglioside antibodies GQ3,anti-GQ3)

十四、抗神经节苷脂抗体GT1(anti-ganglioside antibodies GT1,anti-GT1)

十五、抗神经节苷脂抗体GQ1b(anti-ganglioside antibodies GQ1b,anti-GQ1b)

【生化及生理】

神经节苷脂(ganglioside)又称唾液酸糖鞘脂,是含有唾液酸的糖鞘脂。其结构为:半乳糖-*N*-乙酰半乳糖胺-半乳糖-(葡萄糖-神经酰胺)-唾液酸。神经节苷脂在脑灰质和胸腺中含量特别丰富，也存在于红细胞、白细胞、血清、肾上腺和其他脏器中。它是中枢神经系统某些神经元膜的特征脂组分，也存在于乙酰胆碱和其他神经介质的受体部位。神经节苷脂与神经元的神经冲动传递有关，也与血型专一性和组织器官专一性有关，与组织免疫和细胞识别有关。

神经节苷脂抗体是针对神经节苷脂这一大家族鞘糖脂上的糖基表位的。抗神经节苷脂自身抗体根据其特异性来命名，命名可以针对单个的神经节苷脂（如抗 GM2 抗体），亦可以针对反应性糖基表位（如抗 Gal（β1 ~ 3）GalNAC 抗体）。由于神经节苷脂抗体是与糖脂而不是与神经节苷脂反应，因此命名抗糖脂抗体比抗神经节苷脂抗体更为合适，如 SGPG、硫酸（脑苷）脂、无唾液酸 GM1、半乳糖脑苷脂，它们均不含唾液酸，故不属于神经节苷脂。GS 表位包括：GD1a、GD1NAC-GD1a、GD1b、GD2、GD3、GM1、GM2、GQ1b 和 GT1b 等。近年来研究已证实，超过 20 种不同神经节苷脂和相关糖脂的抗体与一系列临床确诊的急慢性周围神经疾病如多灶运动神经病、急性吉兰-巴雷综合征和运动神经元病等有关，且不同类型的抗神经节苷脂抗体与疾病的不同临床亚型相关，抗体的检测有助于疾病的辅助诊断及疾病的分类、分析疗效等。

【检测方法】

ELISA 是主要的筛选方法。以纯化的神经节苷脂作为包被抗原。

【标本要求与保存】

见“乙酰胆碱酯酶抗体”。

【参考区间】

各实验室检测的敏感性和特异性报道不一，经数个大型多中心研究均未得出明确的结论，正常值参考范围亦未标准化，每个实验室都必须建立自己的正常值参考范围，与其他许多自身抗体一样，抗神经节糖苷抗体和抗糖脂抗体在正常和疾病控制期的血清中呈低滴度。

【临床意义】

（1）在外周神经系统疾病患者血清中，发现存在众多抗神经节苷脂抗体。抗神经节苷脂抗体的特异性与神经系统数种临床综合征相关，见表 30-3。

表 30-3　神经系统临床综合征及其相关的特异性神经节苷脂抗体

临床综合征	神经节苷脂抗体特异性
慢性粗纤维感觉神经病	MAG,SGPG　IgM（单克隆）
慢性共济失调性神经病	GD3，GD1b，GT1a，GT1b，GQ1b，GD2 等的 NeuNAC（α2 ~ 8）NeuAC 表位
多点运动神经病（MMN）	GM1,GA1,GD1b 的 Gal（β1 ~ 3）GalNAc 表位
慢性运动神经病	GM2,GalNAc-GM1b,GalNAc-GD1a
急性运动轴索性神经病（AMAN）	GM1a,GM1b,GD1a,GalNAc-GD1a
吉兰-巴雷综合征（GBS）	GM1,SGPG,GM2,Ga1C,LM1
Miller-Fisher 综合征（MFS）	GQ1b,GT1a,GD1b,GD3

抗-GM1 抗体、抗-GD1a 抗体与急性运动轴索型有关；而抗-GQ1b 抗体、抗-GT1a 抗体与 MFS 有关，可作为其特异性标志，并推测 GQ1b 在支配眼外肌的颅神经中含量较高；在 AMAN 患者血清中检测到多种抗 GS 抗体，而最常见的为 GM1 IgG；伴脱髓鞘神经传导阻滞的多点运动神经元疾病（MMN）患者中，约有 50% 存在抗 GM1 神经节苷脂抗体。慢性炎症脱髓鞘多神经元疾病（CIDP）中，20% 的患者可存在抗 GM1 抗体。抗-GalNAC-GD1a 抗体、抗-GM1b 抗体、抗-GD1a 抗体与 AMAN 紧密相关，且常出现在病情重、进展快、病程长的病例中；约 50% GBS 患者可出现多种抗神经节苷脂和抗糖脂抗体，抗 GM2 抗体与近期 CMV 感染的 GBS 紧密相关，其电生理以脱髓鞘变化为主，伴有严重感觉缺失；感觉运动失调的 GBS 患者刺激因子中抗 GD1b 抗体滴度显著升高。AIDP 患者抗-GD3 抗体滴度升高。

（2）抗神经节苷脂抗体的检测可用于：①确证诊断，如 MMN、AMAN 或 MFS；②对已诊断疾病进行亚类分析，如将 IgM 副蛋白血症性神经病分为抗 NeuAc（α2-8）NeuAc 活性或抗 SGPG 活性；③鉴别和排除诊断，如肉毒中毒、脑干脱髓鞘病变和 MFS。

（3）副蛋白血症神经疾病综合征是伴有共济失调的慢性粗纤维感觉神经疾病。IgM 副蛋白与带 NeuNAC（α2 ~ 8）NeuAC 相连的二唾液酸的神经节苷脂反应，包括 GD3、GD1b、GT1a、GT1b 和 GQ1b 等。

（4）大量资料显示抗 GS 抗体与 GBS 的发病、临床表现、治疗密切相关；但与预后的关系似乎不很明显，但尚需进一步研究。

【影响因素】

溶血标本、高脂血症、微生物污染标本会影响最后检测结果。

十六、抗髓磷脂相关糖蛋白抗体(anti myelin-associated glycoprotein antibodies,MAG Ab)

【生化及生理】

周围神经系(PNS)的髓鞘含有多种蛋白质和糖脂,蛋白质主要为髓鞘碱性蛋白(MBP)、髓鞘相关糖蛋白(MAG)、蛋白脂质蛋白(PLP)。因为血-神经屏障的存在,正常情况下它们被遮盖,不受免疫组织的攻击。当各种因素造成该物质的抗原成分暴露,发生免疫反应即可以侵袭周围神经。髓鞘蛋白抗体与中枢神经系统(CNS)和周围神经系统脱髓鞘疾病密切相关。

髓磷脂相关糖蛋白(myelin associated glycoprotein,MAG)是PNS和CNS中一种微量的糖蛋白成分,抗MAG是与多发性神经疾病(PN)最为密切的一种自身抗体。MAG分子量为90~100kD,MAG的糖类含有抗MAG识别的抗原决定簇。糖类抗原决定簇(硫酸-3-葡萄糖醛酸酯)是由PNS的特异性成分,由P0糖蛋白、酸性糖脂、磺基葡糖醛酸副红细胞糖苷脂(SGPG)和硫化葡萄糖醛酸基乳糖胺红细胞糖苷脂(SGLPG)共同组成的。P0、SGPG和SGLPG只存在于PNS,而非CNS,故MAG相关的临床综合征主要在PNS,极少见于CNS。

【检测方法】

目前尚无公认的标准化的测定方法,常用的有蛋白质印迹法、ELISA。

【标本要求与保存】

见“乙酰胆碱酯酶抗体”。

【参考区间】

正常人阴性。

【临床意义】

(1)抗MAG是与多发性神经疾病(PN)最为密切的一种自身抗体。PN患者中抗MAG IgM抗体,多与单克隆IgM广球蛋白症(副蛋白血症,M蛋白)有关,M蛋白与MAG的髓磷脂和寡糖决定簇有关,约50%的单克隆IgM广球蛋白血症相关的PN患者血清中抗MAG IgM抗体浓度升高,其余的多与糖脂或神经节糖苷反应。含IgM型抗MAG抗体的PN患者常表现慢性进行性、对称性远侧PN,常以感觉障碍为主。多数患者是中老年男性,病程常隐匿,延续多年。神经活检显示节段性脱髓鞘是主要病理改变,在受累髓磷脂鞘可发现抗IgM蛋白和补体的沉积,抗MAG IgM抗体可启动补体介导的脱髓鞘反应。

(2)抗MAG IgM抗体滴度和多发性神经疾病的严重程度之间无明显相关。

(3)在极少数多发性硬化(MS)、Guillain-Barre综合征、慢性多发性神经疾病和MG患者中可检测出非副蛋白血症性抗MAG IgM,是否这些抗体与神经疾病有关,尚不清楚。

十七、抗髓鞘碱性蛋白抗体(anti-myelin basic protein antibodies,MBP Ab)

【生化及生理】

髓鞘碱性蛋白(MBP)是髓磷脂鞘的一种组分,存在于中枢神经系统(CNS)和周围神经系统的髓鞘,由CNS和周围神经系统的少突神经胶质细胞和Schwann细胞产生。MBP是神经髓鞘中特有的抗原性最强的蛋白质,占髓鞘成分的30%,是一种阳离子的膜相关蛋白,与髓磷脂膜中带负电荷的磷脂相互作用。人MBP以五种同分异构体存在,是由转录子不同的剪切拼接而产生的。MBP抗体于1980年在多发性硬化(MS)患者的脑脊液中首次被发现。抗MBP在鞘膜内合成,其IgG型表达于MS患者的CNS组织内。

【检测方法】

最常用的方法是酶联免疫吸附试验(ELISA),也可用蛋白质印迹。

【标本要求与保存】

脑脊液(CSF),普通管2ml,标本尽快测定。不能立即送检者,于2~8℃保存24小时,否则应置-20℃保存,但应避免反复冻融,使用前应轻轻摇匀。

【参考区间】

ELISA法:0~1.2ng/ml。

【临床意义】

(1)抗髓鞘相关蛋白抗体与神经系统疾病脱髓鞘疾病相关。抗-MBP疾病的特异性不强,在MS和急性特发性视神经炎患者的CSF和(或)血清中能高频率地检测出抗MBP抗体,而在其他神经系统炎症性疾病中检测阳性率约为45%,其他非炎症性神经系统疾病中也有可能检测出抗MBP阳性。

(2)CSF水平的升高与疾病活动性高度相关。急性发作期抗体滴度较高而缓解期滴度降低,急性恶化或慢性进展MS患者鞘内合成的抗MBP抗体明显升高。96%的急性发作期MS患者和96%进展期MS患者CSF抗MBP升高，仅17%的患者在缓解期CSF抗MBP升高，抗MBP自身抗体亦可在89%的视神经患者中查到。抗MBP有随时间累积的趋势，首次发作的脱髓鞘事件，抗MBP阳性率很低，随着疾病的进展阳性率会逐渐升高。

【影响因素】

（1）微生物污染标本会影响最后检测结果。

（2）MS患者的CSF中有两种类型（游离和结合）的抗MBP。CSF中由MBP和抗MBP组成的免疫复合物能被酸解离。游离（非结合）抗MBP无需酸解即能被检测到。总抗MBP（游离加结合）可在酸解后被测到，且结合部分能通过相应的总抗MBP减去游离值而计算出来。检测总抗MBP，酸处理CSF和血清标本是必需的。游离和结合抗MBP浓度与CSF采样后的时间密切相关的。在慢性进行性MS患者中，CSF中抗MBP-IgG主要是以复合形式存在。

第九节　其他自身抗体的检测

一、抗肾小球基底膜抗体（anti-glomerular basement membrane antibodies，AGBMA）

【生化及生理】

抗肾小球基底膜抗体又名Goodpasture抗体（GP抗体），肾小球毛细血管自管腔向外，由内皮细胞、肾小球基底膜（GBM）、上皮细胞足突构成。GBM是由内、外透明层和中间致密层构成的网状结构，由Ⅳ型胶原、层粘连蛋白、蛋白多糖和巢蛋白组成，以糖蛋白为主体。GBM抗体主要为IgG亚型，多数产生在链球菌感染后，为共同抗原交叉诱导产生，或其他因素作用于肾小球基底膜，使其结构发生改变或暴露，诱发机体产生的自身抗体。Ⅳ型胶原是其主要靶抗原，位于α_3链的非胶原结构域1（NCl），是一个29kD的Ⅳ型胶原C末端分子。GBM抗体与肾小球基底膜结合后，形成抗原抗体复合物，激活补体通过Ⅲ型变态反应，使肾小球受损。肺泡基底膜、链球菌胞膜等与GBM在结构上有一定同源性，故有交叉抗原性。

【检测方法】

最常用方法是IIF法，也可用酶免疫组化法、ELISA、放射免疫法。

ELISA法以高度纯化的Ⅳ型胶原α_3链包被微孔板。

间接荧光免疫法常作筛查试验，必要时可用ELISA法复查和定量。

【标本要求与保存】

血清标本。标本量1.0ml，至少0.5ml。避免溶血、脂血和微生物污染。标本在室温（25℃）保存7天，冷藏（4℃）或冷冻（-20℃）稳定保存14天。可反复冻融3次。

【参考区间】

IIF法：正常人为阴性。间接荧光免疫法：正常人为阴性，血清滴度≥1∶10为阳性。IIF法阳性反应可见与肾小球基底膜呈现强而清晰的、连续的线状荧光染色，应与阳性对照血清的荧光模式完全一致。IIF法可出现假阳性结果。

ELISA法：0～20U/ml。

【临床意义】

（1）GBM抗体是抗基底膜抗体型肾小球肾炎特异性抗体，包括Goodpasture综合征、急进型肾小球肾炎及免疫复合物型肾小球肾炎，患者可伴有或不伴有肺出血。

（2）检测血清中GBM抗体对Goodpasture综合征诊断和治疗均非常重要。活动性的Goodpasture综合征，抗肾小球基底膜抗体几乎100%阳性。GBM抗体是早期诊断的重要指标，而且抗体的效价有助于疗效观察。具有该抗体的患者的预后往往较差。在临床完全缓解的患者血清中，该抗体仍可有较高的滴度，在一年左右缓慢下降。

（3）抗肾小管基底膜自身抗体也可见于药物诱导的间质性肾炎。

（4）抗基底膜抗体型肾小球肾炎未累及肺的病例中GBM抗体阳性率为60%，而在累及肺的病例中GBM抗体阳性率为80%。GBM抗体阴性，但仍怀疑抗基底膜抗体型肾小球肾炎时，应进行肾组织活检。

【影响因素】

（1）溶血标本、高脂血症、微生物污染标本会影响最后检测结果。

（2）对于应用免疫抑制剂治疗的患者，采血应在用药前进行。

（3）荧光染色后一般在1小时内完成观察，或于4℃保存4小时，时间过长，会使荧光减弱。

二、抗心磷脂抗体（anticardiolipin antibodies，ACA）

【生化及生理】

抗磷脂抗体（APLA）是针对一组含有磷脂结构抗原物质的自身抗体。这些抗体主要包括抗心磷脂抗体（ACA）、抗磷脂酸抗体和抗磷脂酰丝氨酸抗体等。能引起机体产生APL抗体的靶抗原是与磷脂结合的蛋白：β_2-糖蛋白Ⅰ、凝血酶原等，或这些蛋白与磷脂的复合物。因其化学结构中的磷脂酰基侧链携带的化学基团不同，使其抗原性各异，刺激机体产生不同的抗磷脂抗体。抗心磷脂抗体是APL抗体中最具代表性的一种，以心磷脂为靶抗原。根据与临床的关系可将ACA分为两类：在自身免疫性疾病和APS（抗磷脂综合征）中的ACA为自身免疫型，其靶抗原为磷脂结合蛋白，需要β2-GPI作为辅助因子，又称为β2-糖蛋白Ⅰ依赖性抗心磷脂抗体，可引起凝血机制的紊乱，见于原发性血小板减少性紫癜（ITP）、动静脉血栓形成、反复流产等；在梅毒、HIV及其他感染性疾病中检测到的为非免疫型ACA，其靶抗原为心磷脂，不依赖于血浆蛋白β2-GPI的存在，又称为非β2-糖蛋白Ⅰ依赖性抗心磷脂抗体。APL抗体可分为IgG、IgM和IgA型，以IgG型最为常见，ACL抗体与自身免疫性疾病和抗磷脂综合征的关系均较密切。

【检测方法】

放射免疫法：该法具有较高的敏感性，但比较繁琐，且射线对人体有害。

酶联免疫吸附分析法（ELISA）：目前推荐作为首选方法，应用心磷脂作为固相包被抗原。

【标本要求与保存】

见“抗肾小球基底膜抗体”。

【参考区间】

正常人为阴性。

【临床意义】

（1）ACA抗体阳性或持续升高与抗磷脂综合征（APS）密切相关，临床对于APS的诊断，IgG和IgM型抗心磷脂抗体（ACA）和狼疮抗凝物（LA）是最常用和易于标准化的检测指标。APS患者中，ACA阳性率约80%，LA阳性率约20%，两者均阳性约60%。

（2）ACA可作为血栓形成和产科并发症的高危因素。研究发现ACA阳性时习惯性流产的发生率较高，约28%，高滴度的IgG型ACA可作为预测高危妇女流产发生的一种较为敏感的指标。高水平IgG型ACA与脑卒中和心肌梗死的发生明显相关。ACA和原发性肾病综合征病情活动与进展密切相关。

（3）很多疾病都可以检测到ACA，如SLE（阳性率42.9%～48%），系统性硬化（阳性率29.7%），RA（阳性率20%），原发性干燥综合征（阳性率15%），包括梅毒（阳性率85.7%），AIDS，丙型肝炎，结核，细小病毒和巨细胞病毒感染，部分健康人中也可检测到，故在抗磷脂抗体综合征的诊断中，需中、高滴度的抗体才称为阳性。

【影响因素】

见“抗肾小球基底膜抗体”。

三、抗心肌抗体（anti-myocardial antibodies，AMA）

【生化及生理】

1950年在对心肌炎、特发性扩张型心肌病及类风湿心肌炎和Dressier综合征的研究中首次发现抗心肌抗体。抗心肌抗体的抗原很复杂，其靶抗原包括细胞内结构蛋白：肌球蛋白、肌动蛋白、层黏蛋白、波形蛋白、结蛋白、微管蛋白、肉碱；细胞内非结构蛋白：抗ADP/ATP载体（ANT）、酮酸脱氢酶（BCKD-E2）、热休克蛋白60（HSP60）、DnaseB、透明质酸酶、转醛醇酶；细胞表面受体：β1-肾上腺受体受体、M胆碱能受体。此抗体主要为IgG亚型，有器官特异性而无种属特异性，与抗骨骼肌抗体有一定的交叉反应。到目前为止，很难确定这些抗体是原发性的还是继发性的，抗体的产生机制之一可能因某些微生物蛋白和宿主心脏自身蛋白表位相同或相似，而通过分子模拟和抗原表位模拟诱导抗心肌抗体的产生。

【检测方法】

目前以间接免疫荧光法为主，用心肌组织冷冻切片为抗原基质，同时采用骨骼肌冷冻切片检测，可排除抗骨骼肌抗体。

蛋白质印迹法：根据分子量区分心肌组织中的可溶性成分，并可分别鉴定各条带的抗体成分。

ELISA法：利用从心肌组织中抽提的抗原建立

定量检测血清中 ANT、BCKD、肌凝蛋白和其他心肌蛋白抗体。这种定量分析法有助于自身免疫性心脏病的诊断、疗效观察及推断预后。

【标本要求与保存】

血清标本。标本量 1.0ml，至少 0.5ml。避免溶血、脂血和微生物污染。标本在室温（25℃）、冷藏（4℃）或冷冻（-20℃）稳定保存 14 天。

【参考区间】

正常范围：间接荧光免疫法：正常人为阴性，血清滴度小于 1∶20（阴性）。

间接荧光免疫法阳性反应可见心肌组织抗原位置发出横纹状或闰盘的平滑特异性亮绿色荧光，其他组织阴性反应。

【临床意义】

（1）心肌特异性自身抗体的测定配合心内膜心肌活检结果可以帮助临床医师判断自身免疫性心肌病。IIF 法测得抗体效价≥1∶40 时对特发性扩张型心肌病的诊断敏感性为 96%，特异性为 81%。

（2）目前血循环中心肌自身抗体的临床意义尚未完全明确，在重症肌无力、心肌病、风心病、心肌梗死后综合征、心脏手术后综合征、亚急性心内膜炎、冠心、急慢肝等患者血清中可检测到 AMA。

【影响因素】

（1）溶血标本、高脂血症、微生物污染标本会影响最后检测结果。

（2）对于应用免疫抑制剂治疗的患者，采血应在用药前进行。

（3）荧光染色后一般在 1 小时内完成观察，或于 4℃保存 4 小时，时间过长，会使荧光减弱。

（4）抗骨骼肌抗体与横纹状荧光染色的抗心肌抗体有交叉反应，可用心肌、骨骼肌复合抗原基质检测加以鉴别。抗平滑肌抗体、抗线粒体抗体等自身抗体阳性时，有时可在心肌组织上呈现横纹状荧光染色，但以上自身抗体在其他抗原基质组织上可呈现特异性荧光染色，抗心肌抗体只在心肌组织上呈现特异性荧光染色。

四、抗精子抗体（anti-spermatozoa antibodies，AsAb）

【生化及生理】

男性体内的血睾屏障可使精子与免疫系统隔离，但当此屏障因疾病或创伤而受损时，精子或其可溶性抗原逸出，可导致机体产生自身抗精子抗体（AsAb），从而抑制精子产生，造成男性不育。女性生殖道具有酶系统，能降解进入的精子抗原，使其不能达免疫系统。此种酶系统的缺陷可使精子抗原保持完整而刺激同种抗精子抗体产生。10% ~30% 原因不明的女性不孕症可能由于 AsAb 所致。精子抗原种类繁多，到目前已发现 100 多种。血清抗体主要为 IgG 型（大部分为 IgG1 和 IgG3），而精液中局部产生的表面抗体则以 IgA 为主（IgA2）。IgA 抗体可与 IgG 抗体同时出现在血清中，而 IgM 抗体非常罕见。由于泌尿生殖道局部产生的抗体与血清中的抗体无关，因而血清抗体滴度不能反映精液中抗体的浓度，血清抗体滴度升高可提示局部反应性增加。

【检测方法】

抗精子抗体的检查方法有很多种，但缺乏一种敏感性、特异性都较高，又经济、简便的方法。其中较简便实用的方法主要有免疫珠试验、精子凝集试验、精子制动试验、ELISA 法、间接免疫荧光法等。

免疫珠试验：是世界卫生组织推荐的检查抗精子表面 IgG、IgA、IgM 类抗体（直接免疫珠试验）或检测血清（精浆、宫颈黏液）中抗精子抗体（间接免疫珠试验）的一种方法。免疫珠是吸附有抗人 Ig 抗体的塑胶颗粒。抗 IgG、抗 IgA 和抗 IgM 免疫珠分别检测带有 IgG、IgA 和 IgM 型抗精子抗体的精子。判断结果时每个制备标本中至少计数复管中的 200 条活动精子。记录携带有免疫珠的精子百分率、免疫球蛋白类型（IgG 或 IgA）以及结合的位置（头、中段、尾部），有≥50% 的活动精子包裹上免疫珠，结果有临床意义。如与免疫珠的结合仅限于尾尖，则无临床意义。如果免疫串珠试验呈阴性，就表明是正常的，体内是不存在抗精子抗体的，如果呈现阳性或弱阳性，那就表明体内是存在有抗精子抗体的。

精子制动试验（sperm immobilization test，SIT）：在有补体存在的条件下，AsAb 与精子表面抗原相互作用，激活补体系统，导致精子失去活力。

ELISA 法：以特异性精子可溶性抗原包被微孔板。

间接免疫荧光法：以正常人精子充分洗涤包被载玻片作为抗原片。

【标本要求与保存】

不育夫妇的血清或生殖道分泌物（如精液、宫颈黏液）。

【参考区间】

精子凝集试验：正常阴性。

≥50% 视野出现≥3 条精子发生凝集者即判为

阳性。

精子制动试验:精子制动值<2。

免疫珠试验:阴性。

混合免疫球蛋白试验:阴性。

ELISA 法:阴性。

间接免疫荧光法:阴性。阳性时可在精子的头部、体部和(或)尾部出现典型荧光,目前精子的头部 AsAb 对生育造成的影响最大。

【临床意义】

(1) 抗精子抗体的出现及滴度升高无论在男性或女性,均可导致不育,因此 AsAb 的检测有助于不孕不育的诊断。

(2) AsAb 因采用检测方法不同,结果也不尽相同,通常不育症患者血清中 AsAb 检出率为 20% ~ 30%,而在梗阻性无精症患者,AsAb 阳性率则可高达 60%。

(3) 由于泌尿生殖道局部产生的抗体与血清中的抗体无关,因而血清抗体滴度不能反映精液中抗体的浓度,血清抗体滴度升高可提示局部反应性增加。

(4) AsAb 亦可出现于其他原因所致的输精管阻塞以及睾丸和附睾的损伤和炎症。鉴于 AsAb 的异质性以及其中很多 AsAb 针对的靶抗原与生育并不相关,因此,对 AsAb 的阳性结果必须结合临床加以考虑。

【影响因素】

(1) 溶血标本、高脂血症、微生物污染标本会影响最后检测结果。

(2) 对于应用免疫抑制剂治疗的患者,采血应在用药前进行。

(3) 荧光染色后一般在 1 小时内完成观察,或于 4℃保存 4 小时,时间过长,会使荧光减弱。

(4) 由于精子表面抗原中有些与生育相关,有些与生育无相关性,因此,这些检测方法所测的代表"总"的精子抗体,并非都有病理意义。

(5) 在判断是否由于抗精子抗体导致不孕时需谨慎下结论,必须结合男性的精子量、精子数及精子活动功能的检查。女性还要检查月经周期、排除其他感染及器官病变,方可判断是否影响生育功能。

(侯珏　李闻文)

第三十一章 睾丸功能异常的生物化学检验

男性的主要性器官是睾丸,附属性器官包括附睾、输精管、精囊、前列腺、尿道球腺和阴茎等。睾丸由曲细精管和间质细胞组成,前者是生成精子的主要部位,后者具有内分泌功能,可分泌雄激素。睾丸的功能受下丘脑-腺垂体-睾丸轴的调节。睾丸的主要功能是制造精子和分泌性激素。睾丸主要分泌以睾酮为主的雄激素,此部分内容见第 16 章第 6 节“性激素”,本章重点介绍精液生化检验。

第一节 概 述

一、睾丸功能

睾丸是男性的重要性器官,对男性的生育能力有着十分重要的作用。睾丸左右各一,生长在阴囊里,成年之后,每个睾丸容积 20 ~ 30ml,睾丸里有几百个睾丸小叶,每个睾丸小叶里有 3 ~ 4 根曲细精管,是产生精子的重要场所。

(一) 精液的组成

精液(spermatic fluid)由精浆(spermatic plasma)和精子(sperm)组成。精子产生于睾丸,在附睾里发育成熟,为男性的生殖细胞。精浆由男性的附属性腺分泌的混合液,是输送精子的必需介质,为精子提供营养物质和能量。

(二) 睾丸功能与男性不育

睾丸有两种功能:一是制造精子,二是分泌性激素。

1. 睾丸前因素与男性不育　影响男性不育的睾丸前因素主要有下丘脑病变和垂体病变,常见的疾病主要有 Kallman 综合征、选择性 LH 缺陷症和选择性 FSH 缺陷症。此外,雄激素过高或者雌激素过多均可影响精子的生成。

2. 睾丸后因素与男性不育　影响男性不育的睾丸后因素中,先天性输精管缺失或发育不良、输精管结扎、逆行射精等,也可造成男性不育。

3. 睾丸因素与男性不育　影响男性不育的睾丸因素,多见于睾丸损伤和遗传基因异常。睾丸外伤、扭转、炎症、放疗、化疗等都可导致生精细胞变性。

二、睾丸功能异常所致的疾病

性腺功能异常疾病种类较多,包括先天性性分化异常及遗传性性基因异常所致的各种畸形,后天性性发育异常及性腺功能紊乱性疾病。

(一) 性发育异常

1. 性早熟　男性在 10 岁之前出现性发育,即为性早熟。因下丘脑-垂体-性腺轴功能提前发动者,称为真性性早熟;不依赖下丘脑-垂体-性腺轴功能的性早熟称为假性性早熟,常见于睾丸、卵巢、肾上腺肿瘤导致性激素自主性大量分泌。医源性及食用含性激素的保健品或饮料所致的性早熟也属于假性性早熟。性早熟的患者,血中性激素水平远远超过同龄同性别参考范围上限。

2. 青春期延迟　青春期延迟是指已经进入青春期年龄仍无性发育者。一般规定男性到 18 岁,女性到 17 岁后才出现性发育者为青春期延迟。

3. 性幼稚症　性幼稚症是指由于下丘脑-垂体-性腺轴中任何环节病变所引起的男性 20 岁、女性 19 岁后,性器官及第二性征仍未发育或者发育不全者,多为先天发育异常、遗传缺陷或者后天疾病所致的原发性或者继发性性腺功能低下。

（二）青春期后性功能减退症

青春期后性功能减退是指男性性成熟后，因各种原因致雄性激素不足产生的综合征。青春期后性功能减退可因靶组织中不能产生雄性激素受体激动效应、睾丸、腺垂体及下丘脑病变所致。临床表现为阳痿、第二性征减退甚至女性化等。

（三）精液异常症

精液异常症分为精液异常和精子异常两类，前者指精液量的多寡、颜色异常、质的异常，后者指精子量的多少，质的异常、畸形等。

1. 精液异常的基本症状

（1）精液的量异常：一般正常一次性排出的精液量为2～6ml，<1.5ml为精液减少症，>6ml为精液增多症，精液增多不等于精子增多。一次精液中含有精子数为2000万～2亿/毫升，精子数低于2000万/毫升者为精子减少症，精子超过3亿/毫升者为精子增多症。

（2）血精：精液中混有血液，重症肉眼可见精液有血，称为"肉眼血精"；轻症肉眼不见，但借助显微镜可见红细胞，称为"镜下血精"。

（3）精液不液化症：一般正常的精液呈均匀流动液体，如果精液在排出后，37℃水浴箱中，60分钟仍不液化或仍含有液化的凝集块，称为"精液不液化症"，则影响精子的凝集或制动，减缓或抑制精子正常运动。

（4）无精子症：三次精液检查均未发现精子者为无精子症，无精子症又分为"先天性无精子症"和"阻塞性无精子症"两种。前者指睾丸生精细胞萎缩、退化，不能生成精子；后者指睾丸能产生精子，但输精管阻塞而不能排出精子。

（5）死精子症：精液中精子成活率减少，精液检查中发现死精子超过40%者为死精子症，亦称死精子过多症。但是因检查方法不当或未按正常方法搜集精液，而人为造成的死精子增多，称为假死精子症，必须予以鉴别。

2. 精液异常的原因

（1）精液液化时间延长：如果精液正常的话，射出的时候是液化状的，射出来一会立即形成胶冻状或者凝块，在37℃水浴5～20分钟，精液由凝固状态就会转换为液化状态，就叫做精液液化。如果液化的时间超过了1个小时，就称为精液液化时间延长。

（2）少精子症：一般情况下，正常男子射精的精液里精子的数量<2000万/毫升就称为少精子症。男性射精精子量过少就会使女方的受孕率大大下降，是导致男性不育的最为常见的原因之一。

（3）无精子症：无精子症就是指经过离心沉淀后的精液经显微镜观察，没有精子的状况是导致男性不育的原因之一。多是由于先天不足、无精子症或者后天失调，使得精子难以生存而导致的。

（4）血精症：精液里含有血液就可以叫做血精症，一般情况下呈现粉红色和红色或者带有血丝。肉眼血精、含血凝块血精以及镜下血精是根据病变的性质不同以及含血量的多少来划分的。引起此病症的病因是精囊以及前列腺的炎症、损伤、结石等都会导致血精，精囊炎是最为常见的原因之一。精囊、前列腺癌等肿瘤也会引起血精，精索静脉曲张以及一些血液系统的疾病也是可以引起血精的。

（5）精子活动能力低下以及死精症：排精后，如果有活力的精子低于50%，或活力最高的精子数低于25%，称为精子活动力低下，也可以叫做弱精症。如果精子完全没有活动能力就称为是死精症，造成精子活动能力低下及死精的原因主要有以下几点：①长期的禁欲：长期的不射精，就会导致精子累积，密度一直增高，死精子也就会越多，活动力差，但是这种情况是正常的。②生殖系统感染：就会使精浆成分发生改变，锌、镁、果糖就会减少和pH升高都会影响精子的活动能力。③精索静脉曲张：睾丸和附睾血液循环障碍，使得睾丸局部温度升高，进而有毒物质积聚，使精子的活动能力低下。

（6）高畸形率精子：正常人的精液中也是含有畸形的精子的，一般比例少于30%，如果畸形精子的所占的百分比高于50%就成为高畸形率精子，可能会导致男性不育。如果精液中出现大量的畸形精子，那么就说明是睾丸存在异常。某些药物也可以使精子的畸形率上升的，如呋喃类。精索静脉曲张也是导致畸形精子增加的因素，如双头精子。另外，一些急性疾病以及物理、精神因素所导致的其他疾病的作用也会产生畸形精子。

三、睾丸功能失调的实验室检查

睾丸功能失调的实验室检查主要分为激素测定和精液检查两个部分，前者包括血清睾酮、黄体生成素（luteinizing hormone，LH）和卵泡刺激素（follicle stimulating hormone，FSH）的测定、睾丸（hCG试验）和垂体（GnRH试验）的内分泌储备功能检测等（见

第16章)；后者包括射精的检查、精子功能的评价和精液生化组分测定等。

四、精液标本的收集和保存

按照WHO 2010年出版的《人类精液检查与处理实验室手册(第5版)》进行。

(一) 精液采集次数

不育夫妇初诊时，男方应至少检测2～3次精液标本以获取基线数据，两次精液采集的时间应间隔7天～3周。如果两次精液分析的结果有明显差异，应再采集标本进行第3次分析。

(二) 精液采集时间

最好在实验室附近的私密的房间内进行，采集前应禁欲至少两天，最多7天。如果需要多次采集标本，每次的禁欲天数应尽可能一致，以减少精液分析结果的波动。每一份精液分析报告都应写明：受检者姓名、禁欲天数、标本采集的日期和时间、标本采集是否完整以及标本从采集到分析的时间间隔等。

(三) 精液采集及保存运送

最好采用手淫法采集精液，将精液收集于对精子无毒性的清洁广口玻璃或塑料容器中。如果要做微生物学检查或用于辅助生殖治疗，受检者应提前排尿并洗净双手和阴茎，用无菌容器收集精液。特殊情况下可采用特制的对精子无毒性的避孕套进行精液采集，并于采集后1小时内送到实验室。如果在家里或其他场所采集精液，在运送到实验室期间应保持温度恒定在20～37℃，并予以记录。精液采集一定要完整，不完整的精液不宜进行分析。

(四) 无菌处理

精液标本可能含有致病菌和病毒，应视为生物危险品。实验室技术人员要注意防护，使用一次性手套和器皿。用过的器皿要消毒处理。对用于精液培养、生物测定、宫腔内人工授精或体外受精的标本，在处理过程中必须严格使用无菌材料和无菌操作。

第二节　精液的生物化学检测

精液(semen)由精子和精浆组成，其中精子占5%左右，其余为精浆。它除了含有水、果糖、蛋白质和脂肪外，还含有多种酶类和无机盐。精子由睾丸产生。精浆由前列腺、精囊腺和尿道球腺分泌产生。精浆里含有果糖和蛋白质，是精子的营养物质。另外，精浆中还含有前列腺素和一些酶类物质。正常的精液呈乳白色、淡黄色或者无色。每毫升精液中的精子数一般在6千万至2亿个。有活动能力的精子占总数的60%以上，畸形精子占总数的10%以下。在室温下精子活动力持续3～4小时。精液是碱性，女性生殖器内部则为酸性。因此，精液进入女性生殖器内部，就会被中和。

2010年WHO出版的《人类精液检查与处理实验室手册》(第5版)是最为全面的一次修订。其中精液检查包括3个方面的项目：①精液的肉眼观察项目：精液的液化、精液黏稠度、精液的外观、精液的体积、精液的pH值等；②精液的显微镜检查：包括精子浓度、精子活力、精子存活率、精子凝集与聚集、精子浓度的初检、非精子细胞成分的测定和精子的形态学分析；③精液成分的生化分析：包括精浆锌、果糖、中性α-葡萄糖苷酶以及抗体检测。

一、精液pH(semen pH)

【生化及生理】

精浆主要由精囊腺和前列腺分泌物混合而成，其中精囊腺分泌的约占70%，呈碱性，而前列腺分泌物呈酸性，其结果是使精液呈弱碱性，pH值在7.2～7.8之间。如精液pH小于7，则偏酸，属酸度异常，可使精子活力及代谢下降；当pH小于6时，精子活动就会受到抑制，甚至停止游动。过酸的精液也不利中和缓冲酸度极高的阴道环境。此外，附睾的炎症或病变也可增加精液的酸度。如精液pH太高，超过8则是精液太碱，也属异常，也会使精子活力受到抑制。精液偏碱可能是精囊腺分泌太多或前列腺分泌太少造成，均有可能存在炎症。

【检测方法】

pH试纸法：将一滴精液均匀涂在精密pH(6.0～10.0)试纸条上，30秒后，将其与标准带比较，读出pH。对于正常精液标本，应该使用测量范围在6.0～10.0的pH试纸。

【参考区间】

7.2～7.8(WHO 推荐将 pH 7.2 作为临界值)。

【临床意义】

当精液 pH<7.2 并伴有少精症,可能是由于输精管、精囊或附睾发育不全。pH>8.0 见于附属性腺或者附睾急性感染性疾病。当 pH<7 或>8 时均影响精子活动力,弱碱性的精液射入阴道后可中和阴道分泌物中的有机酸,有利于精子运动。

【注意事项】

精液 pH 值反映了不同附属性腺分泌液 pH 值之间的平衡,主要是碱性的精囊腺分泌液和酸性的前列腺分泌液之间的平衡。pH 值应在液化后的同一时间测量,最好在 30 分钟后,但无论如何要在射精后 1 小时内测量,因为精液 pH 值会受射精后精液中 CO_2 逸出的影响。

二、精浆锌(seminal plasma zinc)

【生化及生理】

精浆主要由附属性腺(前列腺、精囊腺、尿道球腺)和附睾的分泌物组成,因此精浆生化检查对评估附属性腺的功能以及研究附属性腺对男性生育的影响有重要意义。人体的锌很少以离子状态存在。锌在人体中主要集中于睾丸、附睾和前列腺,在精浆中含量特别丰富,精浆比血浆中锌浓度高 100 倍以上。精浆中的锌可促进生殖器官的发育,维持正常的生精功能,提高精子的浓度和活力。

【检测方法】

比色法、火焰原子吸收分光光度法。

比色法:化合物 2(-5-溴-2-吡啶)-5(-N-丙基-N-硫代丙氨基)-酚(5-溴-PAPS)与锌结合,产生颜色变化,其吸收光波长为 560nm。

【标本要求与保存】

精液分析后,余下的精液标本以 1000g 离心 10 分钟,倾倒并储存去精子的精浆立即检测或于-20℃待分析。去精子的精浆标本可与其他精浆标本混合在一起,为将来的测试提供一个内质控标准样品。

【参考区间】

锌的参考下限值是每次射精 2.4μmol。

【临床意义】

精液中锌是检测前列腺分泌功能的可靠指标。

三、精浆镁(seminal plasma magnesium)

【生化及生理】

镁在精液中的含量很丰富,与男子生育力之间存在密切关系。精液中镁主要来自前列腺分泌,镁是前列腺分泌的主要阳离子之一。细胞内的镁离子衰竭可以影响所有与此离子相关的生理活动,包括糖酵解、蛋白合成、呼吸和繁殖。精浆中的镁可以提高男性精子的活力,增强男性生育能力。

【检测方法】

比色法、火焰原子吸收分光光度法。

镁显色法:镁在碱性钛黄溶液中生成橘红色的镁氢氧化钛,加聚乙烯后稳定,在 535nm 比色测定,吸收线与镁成正比例。

【参考区间】

1.7～5.5mmol/L。

【临床意义】

可帮助男性不育症,主要是少精子症患者的评估和治疗。镁可以影响精液的液化,精液缺镁可致精液不液化;另外镁还会影响到精液中精子的活力,可能是男性不育的一个重要原因。

四、精浆果糖(seminal plasma fructose)

【生化及生理】

精浆中的果糖是血糖通过酶促转化而产生,由精囊腺所分泌,它是精子活动的能源。精子轴丝收缩依赖 ATP 提供能量,而 ATP 可由果糖分解代谢产生,故精浆果糖浓度减低将使精子活动力减弱,影响受精率。由于精囊腺对雄激素的刺激十分敏感,并且果糖的分泌受雄激素的控制,因此,许多学者将人类精浆果糖浓度作为间接衡量睾酮活性的指标。

【检测方法】

精液果糖的检测方法主要包括两部分:色谱法和显色法,色谱法有气体色谱、纸色谱法、高相液相色谱法等。显色法有雷锁辛法、间苯二酚法和吲哚法。其中以吲哚法、间苯二酚法使用最为广泛。

吲哚法:在热和低 pH 的影响下,果糖与吲哚形成了有颜色的复合物,在 470nm 比色测定。

果糖间苯二酚法:果糖在强酸条件下,与间苯二酚加热后产生红色化合物,在 490nm 的波长下比色,与标准管比较后即可求得果糖的含量。

【标本要求与保存】

见“精浆锌”。

【参考区间】

果糖的参考下限值是每次射精 13μmol。

【临床意义】

精液中低果糖浓度见于射精管阻塞、双侧输精管先天性缺如、不完全逆行射精和雄激素缺乏等。

五、精浆中性α-葡萄糖苷酶(seminal plasma neutral α-glucosidase)

【生化及生理】

α-葡萄糖苷酶是水解酶的一种,精浆中存在两种α-葡萄糖苷酶的异构体,其中主要是中性α-葡萄糖苷酶,此外还有少量酸性α-葡萄糖苷酶。精浆中酸性α-葡萄糖苷酶主要来自于前列腺,中性α-葡萄糖苷酶则几乎完全由附睾分泌。附睾尾部分泌α-葡萄糖苷酶,是定位的附睾功能生化标志物,此酶催化多糖或糖蛋白中糖类成分分解,为精子提供代谢和运动的能量。精子成熟、获能及受精过程伴有的比较活跃的糖基反应都与此酶活性有关。

【检测方法】

PNPG比色法:在一定条件下,α-葡萄糖苷酶能催化对硝基苯酚-α-吡喃葡萄糖苷(PNPG)水解,使之释放出对硝基苯酚(PNP),加入碳酸钠后变为黄色,在405nm比色测定。

【标本要求与保存】

见“精浆锌”。

【参考区间】

中性α-葡糖苷酶的参考下限值是每次射精20mIU。1个国际单位(IU)的葡萄糖苷酶活性定义为:在37℃,每分钟生成1μmol产物(PNP)。

【临床意义】

某些异常情况下,如附睾炎、输精管结扎及其他原因造成的输精管阻塞患者,该酶活性明显降低,进而影响精子的能源供应,影响生育。

α-葡萄糖苷酶在临床上也可作为区别原发性睾丸生精障碍与输精管阻塞所造成的少精子症及无精子症的一个指标。

六、精浆酸性磷酸酶(seminal plasma acid phosphatase)

【生化及生理】

酸性磷酸酶作用是催化磷酸酯键水解,它存在于全身各组织,前列腺含量尤为丰富。精浆中酸性磷酸酶几乎全部来自前列腺。前列腺发生病变时,此酶活性可有明显改变。因此,精浆酸性磷酸酶活性是前列腺疾病诊断的实验室指标之一。

【检测方法】

比色法:依据精浆中酸性磷酸酶在酸性条件下催化对硝基苯酚磷酸酯水解,使之释放出对硝基苯酚。后者在碱性条件下呈黄色,可用比色法测定。

【标本要求与保存】

见“精浆锌”。

【参考区间】

精浆中酸性磷酸酶活性为80～1000IU/ml。

【临床意义】

用于前列腺疾病诊断。

七、精浆γ-谷氨酰基转肽酶(seminal plasma γ-glutamyltranspeptidase)

【生化及生理】

精液中富含γ-谷氨酰基转肽酶,主要来自前列腺分泌,前列腺液中γ-GT是血清的200～500倍,两者均可用于评价前列腺的功能。

【检测方法】

比色法,见“血清γ-谷氨酰基转肽酶”。

【标本要求与保存】

见“精浆锌”。

【参考区间】

6.0～16.4kU/L。

【临床意义】

可帮助男性不育症,主要是少精子症患者的评估和治疗。

八、精液乳酸脱氢酶X(semen lactate dehydrogenase X,LDH-X)

【生化及生理】

LDH-X是精子细胞的一种特异酶,存在睾丸初级精母细胞、精子细胞、精子及精浆中,以精子含量最高,为LDH-X的80%～90%,它是精子糖代谢所必需的酶,为精子在生殖道运动提供充足的能源。LDH-X主要分布于成熟雄性生殖细胞的线粒体内,和LDH的其他同工酶一样催化糖酵解过程的最后一个反应,但是LDH-X的催化能力更强。LDH-X又有其自身的特性,LDH-X具有底物特异性,对碳链长于4个碳原子的α_2酮酸也具有催化作用。LDH-X与精子的生成、代谢、获能以及受精有密切关系。

【检测方法】

比色法(速率法)或电泳法。分别测定精浆和精液中LDH-X活性,再通过下式计算:

全精子LDH-X(U/L)=全精液LDH-X－精浆LDH-X;

精子 LDH-X(mU/10^6 精子)= 全精子 LD H-X/精子浓度(mol/L);

精浆/精子 LDH-X 比值 = 精浆 LDH-X/精子 LDH-X。

【标本要求与保存】

新鲜精液液化后,迅速将标本充分混匀,然后将标本分装成两份(每份约 0.5ml),其中一份 3000r/min 离心 15 ~ 20 分钟,留取精浆待检;另一份不作处理(留取全精液,并计数此份标本精子浓度)。将此两份标本置于20℃冷冻保存至少3 小时。临检测前取出,待其自然融化后,将融化后的全精液标本以 3000r/min 离心 15 ~ 20 分钟,取上清液用于全精液 LDH-X 活性检测。融化后的精浆标本可直接用于精浆 LDH-X 活性检测。

【参考区间】

精浆 LDH-X:207.3 ~ 939.1U/L。

精子 LDH-X:13.2 ~ 46.8mU/10^6。

精浆/精子 LDH-X:0.35 ~ 1.23。

【临床意义】

(1) LDH-X 活性和相对活性(LDH-X/LDH)与精子浓度特别是活精子浓度呈现良好的正相关,活性减低可导致生育能力下降。

(2) 睾丸萎缩、精子生成缺陷及少精子或者无精子症的患者,LDH-X 活性相对降低或者消失。说明 LDH-X 活性与睾丸生精功能相关,是评价睾丸功能的良好指标。

九、精浆柠檬酸(seminal plasma citric acid)

【生化及生理】

精浆中柠檬酸含量较高,几乎全部来源于前列腺。柠檬酸参与维持精浆的渗透压,与精子存活率有关。此外它与血清睾酮相关,它的含量也反映血清睾酮水平。精浆中柠檬酸含量测定对检测前列腺功能和男子性功能有一定参考价值。

【检测方法】

比色法:精浆去蛋白后,精浆中的枸橼酸与醋酸、吡啶作用形成胭脂红色的产物,产物颜色的深浅与柠檬酸的含量成正比。之后在 400nm 的波长下测定吸光度,根据标准曲线即可求得精浆中柠檬酸的含量。

【标本要求与保存】

见“精浆锌”。

【参考范围】

一次射精精浆中柠檬酸浓度正常值>52μmol。

【临床意义】

测定精液柠檬酸含量可作为判断前列腺功能状态的参数。前列腺炎时,精浆柠檬酸含量显著减少。此外,精液的柠檬酸含量还可间接反映体内雄激素分泌的状态。

十、混合抗球蛋白反应试验(mixed antiglobulin reaction test,MAR test)

【生化及生理】

精液中的抗精子抗体(anti-sperm antibody,ASAb)几乎都是属于两类免疫球蛋白:IgA 和 IgG。IgM 抗体由于其分子量较大,在精液中极少发现。IgA 抗体可能比 IgG 抗体更具有重要的临床意义。应用相关的筛查试验,可以在精子表面或体液中检测出这两类抗体。直接检测精子表面抗体的试验称为“直接试验”。常用的两种直接试验:混合抗球蛋白反应(MAR)试验和免疫珠(IB)试验。

【检测方法】

MAR 法用未经处理的新鲜精液,与包被人 IgG 或 IgA 的乳胶颗粒(微珠)或处理过的红细胞相混合。向悬浮液中加入特异性的抗人 IgG 或抗人 IgA。颗粒与活动精子之间形成混合凝集,提示精子表面存在 IgG 或 IgA 抗体(微珠之间的凝集作为抗体-抗原识别的阳性对照)。

结果判定:精子表面无 ASAb,可见精子在相互黏附的敏化 sRBC(绵羊红细胞)间自由泳动;精子表面有 ASAb 存在,则敏化 sRBC 黏附于精子,并一同扭动。至少计数 100 个活动精子,计算黏附有 sRBC 的活动精子数在总活动精子数中所占的百分比。

阳性率 R=黏附有 sRBC 的活动精子数/计算的总活动精子数×100%

【标本要求与保存】

精液在37℃条件下放置30 分钟,自然液化后进行抗精子抗体检测,未自然液化的精液不能检测。

【参考区间】

R≥10%判定为阳性。

【临床意义】

(1) ASAb 阳性见于输精管结扎术、输精管吻合术、生殖道梗死、损伤、睾丸扭转、风湿病、亚急性甲状腺炎等自身免疫疾病。此外,汞、铁、铝等重金属、装饰油漆、食品添加剂、亚硝基化合物也可促进 ASAb 的产生。

（2）ASAb 可干扰精子穿过宫颈黏液，干扰精子获能。无论精浆还是宫颈黏液存在 ASAb，抗体和精子接触后都会产生凝集反应，使精子不能进入宫腔，被补体或细胞杀害，使精子死亡或失去运动能力。ASAb 存在时，精子的活动率明显下降。

【注意事项】

（1）混合抗球蛋白反应（MAR）试验是一项廉价的、快速和敏感的筛查试验，但它提供的信息少于直接免疫珠试验。

（2）WHO 认为目前尚没有来自有生育力男性精液 MAR 实验的结合抗体精子的参考值。在新证据出现之前，将 50% 活动精子黏附颗粒作为临界值。

十一、抗精子抗体免疫珠试验（anti-sperm antibody immunobead test）

【生化及生理】

免疫珠试验是应用亲水性聚丙烯酰胺小珠连接抗原或抗体检测相应抗体或抗原的试验。免疫珠试验（IBT）分为直接和间接两种，在直接免疫珠试验中，精子表面含有 ASAb 时，可吸附于抗人 IgG、IgA 的免疫珠上。间接免疫珠试验用于检测已热灭活、不含精子的体液（例如，血清、睾丸液、精浆或菠萝蛋白酶促溶的宫颈黏液）中的抗精子抗体。

【检测方法】

直接免疫珠试验：将包被共价键结合的抗 IgG 或 IgA 的兔抗人免疫球蛋白的微珠直接与洗涤过的精子相混合。带有抗人 IgG 或 IgA 的微珠结合到活动精子上提示，该精子表面有 IgG 或 IgA 抗体。至少计数 100 个活动精子，计算黏附有免疫珠的活动精子占计数活动精子的百分比 R。

间接免疫珠试验：无抗体的供者精子吸附了待测定液中的抗精子抗体，然后用直接免疫珠实验来检测。精子首先和含有抗精子抗体的血清混合，至少有 30% 的精子显示头部有免疫珠黏附，才能判断为阳性。

【标本要求与保存】

见“混合抗球蛋白反应试验”。

【参考区间】

R≥10% 判定为阳性。

【临床意义】

见“混合抗球蛋白反应试验”。

【注意事项】

（1）WHO 认为目前尚没有来自有生育力男性精液的 IB 试验结合抗体精子的参考值。在等待新证据出现之前，仍保留将 50% 活动精子黏附免疫珠作为临界值。

（2）这项试验比混合抗球蛋白反应（MAR）试验耗费更多的时间，但它提供了去除精浆可能遮蔽成分的精子表面抗体的信息。

十二、精浆免疫抑制物质（seminal plasma immunoinhibition material，SPIM）

【生化及生理】

人类精液含有 30 多种抗原，但其进入女性生殖道后通常并不引起免疫应答，这是因为在精浆中含有免疫抑制物质。SPIM 的免疫抑制效应可能是多种物质综合作用的结果。其中妊娠相关蛋白 A（PAPP-A）亦称为男性抑制物质（MIM）能抑制机体对精子的免疫反应，保护受精卵免受排斥，以维持正常的生殖生理过程。该物质缺乏往往引起不育、女性习惯性流产等等。

【检测方法】

抗体补体法和单向免疫扩散法。

抗体补体法：依据 MIM 具有抑制总补体（CH50）溶血活性的性质进行测定。

计算公式：U/ml＝[50% 溶血的标本管补体量（ml）/50% 溶血的对照管补体量（ml）]×精浆稀释倍数。

【标本要求与保存】

见“精浆锌”。

【参考区间】

此项目暂无公认的参考区间。

【临床意义】

MIM 活性减低多见于不育症、习惯性流产、配偶对丈夫精液过敏等疾病。

一旦 MIM 减低，对自身和配偶的 ASAb 形成抑制作用减弱，则抗体生成率增高；另一方面对 ASAb 的抗精子反应亦缺乏抑制力，故可引起上述疾病。

十三、精浆免疫球蛋白（seminal plasma immunoglobulins）

【生化及生理】

免疫球蛋白和补体是精浆中的正常组成成分，其浓度的变化往往与男性不育关系密切。琼脂扩散法检测精浆中免疫球蛋白主要为 IgG 和 IgA，而 IgM 通常缺乏。精浆中 IgG 最大可能是来自于血液中，而精浆中 IgA 主要由副睾或输精管等产生。

【检测原理】

ELISA（双抗夹心法）和超微量快速免疫比浊法。

【标本要求与保存】

见“精浆锌”。

【参考区间】

精浆 IgG 4.4～11.6mg/L。

IgA 2.3～4.1mg/L。

IgM 4.5～8.9mg/L。

【临床意义】

精浆免疫球蛋白与不育症有关，而精子抗体阳性者 IgM 含量升高，当生殖系统炎症时，IgA 含量升高。此外，还有研究表明 IgM 与精子的密度呈很好的正相关。

十四、精子顶体酶活性（sperm acrosin activity）

【生化及生理】

精子顶体酶是存在于精子顶体内的一种胰蛋白酶，以酶原形式合成并储存在顶体内，发生顶体反应时，顶体酶原释放，它是受精过程中的一种重要的蛋白水解酶，为精卵结合提供条件。此酶是受精过程中不可缺少的一种中性蛋白水解酶，它能水解卵透明带糖蛋白，使精子穿过卵丘再穿过透明带，使精子与卵子融合；它还能促使生殖道中激肽释放，从而增强精子的活力和促进精子的运动。

【检测方法】

速率法：在 25℃、pH 8.7 的条件下，测定苯甲酰精氨酸乙酯（BAEE）的水解产物乙醇，而乙醇又在乙醇脱氢酶（ADH）的催化作用下，将辅酶Ⅰ（NAD^+）还原为还原辅酶Ⅰ（NADH），根据 NADH 的吸光度变化而得出顶体酶的水解活性。NAD^+、BAEE、ADH 溶液需要新鲜配制；加酶提取液时动作要快，以免时间过长，影响实验结果。

1 个毫单位（mIU）的顶体酶活力等于在上述反应条件下，每分钟水解 1nmol/L 的 BAEE 的酶量。因为水解 1nmol/L BAEE 使反应液的吸光度变化 0.011，所以每毫升精液内的酶活力按下式计算：

酶活力（mU/ml）＝ $\triangle A(366nm/t_{min})/(t\times 0.0011\times V)$

t 是反应时间（10 分钟）；△A 是在 t_{min} 吸光度的变化值；V 是加入酶抽提液的体积（0.05ml）。所以，酶活力的计算公式为：

酶活力（mU/ml）＝ $\triangle A(366nm/10min)\times 20/0.011$

【标本要求与保存】

取 0.25ml 液化的精液于塑料离心管中，以 500g 离心 10 分钟；弃去精浆，用 1ml 生理盐水洗涤精子两次，每次 500g，离心 5 分钟；弃上清，将离心管在吸水纸上倒置，以除去剩余溶液，再加上 0.25ml 2% 的醋酸溶液，放 4℃ 冰箱内抽提过夜（16～24 小时），取出后以 1000g，离心 10 分钟，取上清备用。

【参考区间】

每 10^6 精子含 48.2～218.7μIU。

【临床意义】

精子的顶体酶对于精子的运动和受精都是不可缺少的，顶体酶的活力不足可导致男性不育。因此精子顶体酶活性测定可作为精子受精能力和诊断男性不育症的参考指标。

十五、仓鼠卵-精子穿透试验（hamster egg sperm penetration test）

【生理及生化】

仓鼠卵-精子穿透试验亦称精子穿透试验，属体外穿透试验，是测定精子获能、顶体反应和结合卵子能力的一种技术复杂而严格的生物学试验，综合反映精子受精能力。在功能上，人精子与仓鼠卵母细胞的融合相同于与人卵膜的融合，这一过程是通过已发生顶体反应的人精子赤道环上覆盖的质膜来启动。

【检测方法】

改良的 Yanagimachi 法。卵子受精率（fertilization rate，FR）是卵子被精子穿透的百分比，受精指数（fertilization index，FI）是穿入卵子的精子总数与卵子总数的比值。

【标本要求与保存】

禁欲时间不能少于两天，但超过 5 天也无多大益处。精液标本放置过久，精子的穿透力显著降低。经观察，供者标本放置 1～2 小时，卵子受精率降至正常标准以下，出现假阴性。故标本应 1 小时之内送检。

仓鼠卵的采集有严格的时间程序。临床收集时如有不便,可收集大批卵子冷冻保存,但以透明带完整的卵子为宜。

【参考区间】

此项目暂无公认的参考区间。

【临床意义】

仓鼠卵精子穿透试验是一种评价精子受精能力的检测方法。临床上应用于:①不明原因的男性不育者,以检测精子功能;②评价少精症患者的生育能力及治疗后效果;③在人工授精或体外受精前评价丈夫或供精者精子的质量;④评价化疗、放疗及环境因素对生育力的影响。它是目前评价精子受精能力应用最广泛、最有价值的功能检测方法。

十六、精子尾部低渗肿胀试验(sperm tail hypoosmotic swelling test,HOST)

【生化及生理】

精子膜在精子的新陈代谢、精子获能、顶体反应、精子与卵子融合方面具有重要意义。本试验系基于精子在低渗溶液中为保持其内外液体间的平衡,让水分通过精子膜而使其体积增大的原理,是一种简便的、有价值的评价精子功能的方法。精子尾部低渗肿胀试验(HOST)测定精子膜的功能完整性,从而判定精子潜在的受精能力。

【检测方法】

Jeyerdre 法:取 0.1ml,离子浓度 0.15mol/L,150mOsm/L 低渗溶液于试管中,37℃孵箱 5 分钟,取出加 0.1ml 精液,再置入 37℃孵箱 30 分钟,用加样器取 20μl 置载玻片上,加盖玻片,在 400 倍相差显微镜下观察精子尾部肿胀情况,至少计数 100 个精子,算出尾部肿胀率(尾部肿胀可表现为尾全部肿胀、粗短肿胀、弯曲肿胀、尾尖变曲或伴肿胀等类型)。

【标本要求与保存】

受试者禁欲 3 ~7 天,用手淫法一次性采取全部精液并置于 37℃温箱中液化后,取一部分精液作常规分析,另取一部分精液作 HOST 试验。

【参考区间】

全尾部肿胀的精子数≥60%。

【临床意义】

虽然精子尾肿胀现象并不能完全反映精子头的功能,但能标志精子的整体功能状态。精子尾部的功能是运动,其功能状态直接影响到精子的活动率。该试验与仓鼠卵-精子穿透试验、精子活动率、正常形态精子百分率具很好的正相关性。据此表明精子膜功能在精子各种代谢功能中举足轻重,对精子顶体反应、运动、获能、精卵融合至关重要。而 g 型精子的高低直接反映精子膜功能水平,从而间接反映精子的整体状况好坏。

(胡　敏)

第三十二章 妊娠的生物化学检验

妊娠(pregnancy)是胚胎和胎儿在母体内发育成长的过程。妊娠过程是非常复杂、变化协调的生理过程,涉及胚胎与母体的相互作用及胎儿发育。妊娠期胎盘及胎儿-胎盘复合体生成多种激素及多种酶类,它们的含量均随妊娠进展而变动,其中有许多可出现在孕妇体液内。因此测定孕妇血样、尿液及其他体液内这类物质的含量可作为早孕诊断,监护胎盘、胎儿-胎盘复合体功能,了解胎儿宫内发育、成熟及安全的手段。

第一节 概 述

一、正常妊娠生物化学

妊娠过程中产生大量雌激素、孕酮、泌乳素和皮质类固醇,可广泛地影响母体的生物化学代谢及各系统的功能。妊娠期母体生物化学代谢的特点包括:对血管紧张素的抵抗性增加,脂肪利用比葡萄糖利用强,肝脏合成甲状腺素结合蛋白、类固醇结合蛋白、纤维蛋白原和其他蛋白质增加。生物化学检验对胎儿-胎盘功能的了解具有重要意义(表 32-1)。

(一) 血液学的变化

母体在妊娠期的血容量平均增加 45%,但血浆容量的增加多于红细胞的增加。因此尽管红细胞的生成是增加的,但是血红蛋白、红细胞计数和血细胞压积在正常妊娠时反而下降。血红蛋白浓度在妊娠期平均为 126g/L,非妊娠时则为 133g/L。白细胞计数在妊娠期变化范围较大,为$(4.0\sim13.0)\times10^9$/L,在分娩时和产后期可明显增加。

妊娠期由于高水平雌激素对肝脏的作用,许多凝血因子合成增加,血浆纤维蛋白原增加约 65%(即从 2.75g/L 增加到 4.50g/L),纤维蛋白原增加可加快血沉。在妊娠期凝血因子含量增加的有Ⅶ、Ⅷ、Ⅸ和Ⅹ因子,而凝血酶原、Ⅴ和Ⅻ因子水平保持不变,Ⅺ和ⅩⅢ因子反而呈轻度下降。虽然大多数妊娠女性血小板计数保持不变,而且凝血酶原时间(PT)和部分活化凝血活酶时间(APTT)也仅有轻度缩短,但妊娠女性血栓栓塞危险性增加达 5 倍。

表 32-1 与胎儿-胎盘功能相关的生物化学检测项目

功能检查	检 测 项 目
胎盘功能	1. 激素
	(1) 血、尿中绒毛膜促性腺激素(hCG)
	(2) 血、尿中孕激素(血孕酮及雌二醇)
	(3) 血中胎盘催乳素(hPL)
	2. 血清酶
	(1) 催产素酶
	(2) 耐热碱性磷酸酶(胎盘型碱性磷酸酶)
	(3) 组氨酸酶(二胺氧化酶)
	3. 胎盘蛋白
	妊娠特异 β_1-糖蛋白、胎盘蛋白 5 等
胎儿-胎盘复合体功能	1. 血尿及羊水中雌三醇
	2. 尿雌激素/17-酮类固醇(E/17-KS)
	3. 硫酸去氢表雄酮负荷试验
	4. 血、尿中 15α-羟雌三醇、雌四醇
	5. 尿雌激素/肌酐比值(E/C)
	6. 羊水甲胎蛋白(AFP)
	7. 羊水卵磷脂/鞘磷脂比值(L/S)
	8. 羊水胆碱酯酶活性

(二) 血清蛋白及肝功能变化

孕妇在妊娠期间血清总蛋白可下降 1g/L,主要发生在妊娠第一个 3 月期,且主要是白蛋白下降;而α_1-、α_2-及 β-球蛋白则缓慢逐渐升高。母体免疫球蛋白 IgG 逐渐下降，IgD 增高，而 IgA、IgM 水平基本不变。妊娠时由于母体雌激素增加，导致肝脏合成转运蛋白增多，因此血浆中许多发挥运输作用的球蛋白明显增加，包括皮质醇结合球蛋白（cortisol-binding-globulin，CBG）、甲状腺素结合球蛋白（thyroxine-binding-globulin，TBG）和性激素结合球蛋白（sex-hormone-binding-globulin，SHBG）明显增加。CBG 增加可导致血清总皮质醇浓度升高，妊娠末期可升高两倍多，但游离及活性皮质醇水平不变。

在肝功能组合实验中，碱性磷酸酶活性升高可达两倍，这主要是因来源于胎盘的碱性磷酸酶同工酶升高所致。

（三）肾功能的改变

妊娠时血容量增加，孕妇及胎儿代谢产物增加，肾脏负担加重，肾血浆流量及肾小球滤过率（GFR）增加。在妊娠 20 周时 GFR 增加至 170ml/（min · $1.73m^2$），使肾脏对尿素、肌酐和尿酸的清除增加。多数孕妇这三种物质血清浓度会轻微下降。但是在妊娠最后 4 周，尿素及肌酐浓度将轻度增加，同时因肾小管对尿酸的重吸收明显增加，使血清尿酸浓度水平高于非妊娠期。分娩后 GFR 逐渐恢复到妊娠前的情况。蛋白质从尿中丢失增加，约 30mg/d。

（四）脂代谢变化

在妊娠期由于激素水平变化，可导致妊娠期发生高脂血症，所有血清脂质成分逐渐增加，在妊娠中期或晚期达到最大浓度，其中甘油三酯升高幅度最大；血清 HDL/LDL 比值则逐渐下降。分娩后，血清脂质恢复到妊娠前水平，说明妊娠相关激素在调节脂代谢中发挥重要作用，但 HDL 水平在妊娠结束 1 年后仍处于降低的状态。

（五）糖代谢变化

妊娠妇女常发生糖尿病，在妊娠极早期就可出现尿糖排泄量增加，在妊娠 8～11 周达高峰。糖尿病的发生可能与肾小管对葡萄糖的重吸收能力下降有关。糖尿病妇女病情可被妊娠加重，某些健康妇女则在妊娠期间可发生临床糖尿病。在临床有必要对肾性糖尿病及妊娠型糖尿病进行鉴别诊断。目前，对妊娠妇女进行口服葡萄糖耐量试验已成为妊娠糖尿病筛查的常规性试验。将妊娠妇女血糖水平控制在参考范围之内可有效地降低妊娠高血糖症相关的围产期不良事件的发生。

（六）内分泌变化

妊娠时，内分泌的变化非常大，而且复杂。变化比较明显的激素有以下几种。

1. 孕酮　在早期妊娠，母体卵巢黄体可分泌足量孕酮（progesterone）来维持妊娠，黄体的这种持续分泌孕酮的功能由 hCG 刺激产生，一直持续到胎盘能够产生足够孕酮为止。实验证实：在妊娠期的前 50 天摘除黄体可导致早期流产，而在 50 天之后摘除黄体却没有影响，因为此时胎盘已经能够产生足够孕酮来维持妊娠。

2. 皮质醇　妊娠时由于皮质醇结合球蛋白增加和皮质醇（cortisol）的代谢清除率降低，可引起血浆中皮质醇增加，此外硫酸脱氢表雄酮（DHEAS）产生增多也是原因之一。妊娠期总皮质醇的绝对数量可为平常的好几倍，有 10% 为有活性的游离皮质醇，孕妇可有肾上腺皮质功能亢进的表现，妊娠期皮质醇分泌的昼夜节律性仍然存在，同时在妊娠期还有血浆醛固酮和脱氧皮质醇浓度的增加。

3. 甲状旁腺素（PTH）　妊娠时 PTH 增加约 40%，而血浆游离钙离子基本不变。由于 PTH 的合成和分泌受游离钙离子调节，提示在妊娠时存在新的 PTH 分泌调节点。在妊娠中降钙素不一定增加，但 1,25-二羟维生素 D_3 升高，可促进肠道内钙吸收。

4. 甲状腺激素　在正常妊娠时，虽然甲状腺功能处于正常状态，但为满足母体及胎儿的代谢需要，血清甲状腺激素水平还是会发生一些变化。妊娠女性很少发生甲状腺功能亢进（发病率<0.2%），甲状腺功能低下也非常少见，但易出现产后甲状腺功能障碍，而且不易被发现。在碘缺乏地区，妊娠妇女甲状腺体积可增大 10%～20%。多数情况下，母体的垂体-甲状腺轴并不影响胎儿垂体-甲状腺轴。但是如果母亲已患有 Graves 病，则 Graves 病的自身抗体能透过胎盘，引起胎儿甲状腺功能亢进；如果母亲有抗 TSH 自身抗体，则胎儿可发生短暂性甲状腺功能亢进。

甲状腺激素对胚胎及胎儿发育非常重要，胚胎发育 8～10 周后就可见到甲状腺滤泡。动物实验发现在胚胎产生甲状腺激素前，鼠脑组织就可发现 T_3 及 T_4，当甲状腺激素缺乏时，可出现精神及神经异常。因此，在妊娠开始几周内，胚胎所需的 T_3、T_4、碘由胎盘转运及胎盘脱碘供应。

尽管母体血清甲状腺激素升高的启动机制仍不清楚，但研究发现 hCG 及 E_2 在维持母体甲状腺激素水平方面起到重要作用。hCG 具有 TSH 样活性，胎盘产生的大量 hCG 刺激母体甲状腺产生 T_3、T_4；同时 E_2 刺激肝脏合成甲状腺结合球蛋白（TBG），并使 TBG 充分唾液酸化以降低 TBG 肾脏清除率。在妊娠后第一个三月期末，血清 TBG 浓度可升高两倍，并在整个妊娠期均处于较高的水平，所以尽管母体血清总 T_4 及 T_3 水平升高，但游离甲状腺激素水平仍然维持在参考范围之内。在妊娠第 2 及第 3 个三月期，由于 hCG 水平降低，垂体分泌 TSH 增加。

5. 其他　整个妊娠期雌激素分泌增加，使催乳素分泌增加达 10 倍，并抑制黄体生成素（LH）和卵泡刺激素（FSH）的分泌，使两者的浓度低于检出限。其他垂体激素，如促甲状腺激素（TSH）基本维持不变，但是生长激素（GH）对刺激的反应减弱。

二、产前检查

产前诊断是近代医学遗传学与临床医学相结合而发展起来的一门学科，是预防性优生学的重要组成部分。它应用近代医学遗传学的方法，直接或间接了解胎儿在子宫内的健康状况，为计划生育工作的开展，控制人口数量，提高人口素质，提供了重要的手段，使生育健康后代的理想，正在成为现实。产前诊断的发展，与遗传学、细胞诊断学、生物化学及产科学本身的发展有密切的关系，而羊水穿刺，胎儿细胞检查，绒毛吸取，羊水、绒毛等细胞培养，经腹穿刺胎儿脐带血管抽取胎血细胞或病原学检查与培养、绒毛活检、影像诊断方法（如 B 超、X 线、羊膜腔造影与胎儿造影）、羊膜腔或胎儿镜、羊膜镜等检查技术的应用等，均为产前诊断开辟了广阔而成功的前景。其中羊水的检查是产前诊断的重要手段之一。

第二节　妊娠相关激素的检测

一、人绒毛膜促性腺激素（human chorionic gonadotropin, hCG）

【生化及生理】

人类胎盘绒毛膜促性腺激素由 α 亚基与 β 亚基以 11～12 个二硫键互联而成，它在胎盘合体滋养层细胞内合成，为胎盘独有。α 亚基分子量为 14 900，含 92 个氨基酸及 40% 糖；β 亚基则由 145 氨基酸组成，其分子量为 23 000，含糖约 30%。黄体生成素（LH）、卵泡刺激素（FSH）及促甲状腺激素（TSH）的 α 亚基结构与 hCG 的 α 亚基结构大致相同，这四种激素的区别仅在于 β 亚基结构不同，因此临床检测 hCG 一般均针对其 β 亚基。胚胎着床后 hCG 的生成量呈对数递增，到 6～18 周达高峰，妊娠 60～180 天达到最高峰，随后逐渐下降，到妊娠 160～180 天时下降到最低点，此后又稍回升继续保持到分娩。妊娠早期 hCG 的主要功能是维持卵巢的黄体分泌孕酮以维持早期胚胎发育的需要；它在胎儿-胎盘复合体中还促进类固醇激素的生物合成。

【检测方法】

胶乳凝集抑制试验、酶联免疫吸附试验、免疫胶体金法、放射免疫试验、电化学发光法。

【标本要求与保存】

血清标本。收到标本后最好立即离心留取血清或血浆（凝固血应待其充分凝固后收集血清），不能有残留的红细胞、纤维蛋白丝，明显溶血的标本不宜采纳。留取的标本最好在 3 小时内检测，不能立即检测的应放置于 2～8℃ 最长达 24 小时（可以含有凝块，但要密闭以防蒸发），或者-20℃ 最长达 12 个月（不能反复冻融，也不能含有凝块和红细胞）。

尿液标本，初次晨尿。标本要求用无污染的新鲜尿液，将尿液置于干燥洁净度容器内送检，白带多的妇女可取中断尿液送检。

【参考区间】

妊娠不同时期以及各孕妇之间血清 hCG 绝对值变化很大，即人和人是不相同的，没有可比性，只可自身比较。一般非孕妇女血 hCG<50U/L。在妊娠最初 3 个月，hCG 水平每（2.2±0.5）天约升高一倍。

正常妊娠期间血清 hCG 水平：

妊娠 0.2～1 周：5～50U/L。

妊娠 1～2 周：50～500U/L。

妊娠 2～3 周：100～5000U/L。

妊娠 3～4 周：500～10 000U/L。

妊娠 4～5 周：1000～50 000U/L。

妊娠 5～6 周：10 000～100 000U/L。

妊娠 6～8 周：15 000～200 000U/L。

妊娠 2～3 个月：10 000～100 000U/L。

尿 hCG（hCG 半定量法）：

非孕妇女<25U/L，孕 40 天>5000U/L，孕 60～70 天>（8～32）$\times 10^4$ U/L（清晨尿 hCG 水平最高，接

近血清水平)。

【临床意义】

hCG 的检查对早期妊娠诊断有重要意义,对与妊娠相关疾病、滋养细胞肿瘤等疾病的诊断、鉴别和病程观察等有一定价值。

(1) 早期妊娠:孕后 35 ~ 50 天 hCG 可升至大于 2500U/L。60 ~ 170 天可达 80 000U/L,多胎妊娠者尿 hCG 常高于一胎妊娠。

(2) 异常妊娠与胎盘功能的判断:①异位妊娠:如宫外孕时,本试验只有 60% 的阳性率,在子宫出血 3 天后,hCG 仍可为阳性,故 hCG 检查可作为与其他急腹症的鉴别。hCG 常为 312 ~ 625U/L。②流产诊断与治疗:不完全流产如子宫内尚有胎盘组织残存,hCG 检查仍可呈阳性;完全流产或死胎时 hCG 由阳性转阴性,因此可作为保胎或吸宫治疗的参考依据。③先兆流产:如尿中 hCG 仍维持高水平多不会发生难免流产。如 hCG 在 2500U/L 以下,并逐渐下降,则有流产或死胎的可能,当降至 600U/L 则难免流产。在保胎治疗中,如 hCG 仍继续下降说明保胎不成功,如 hCG 不断上升,说明保胎成功。④在产后 4 天或人工流产术后 13 天,血清 hCG 应低于 1000U/L,产后 9 天或人工流产术后 25 天,血清 hCG 应恢复正常。如不符合这一情况,则应考虑有异常可能。

(3) 滋养细胞肿瘤诊断与治疗监测:①葡萄胎、恶性葡萄胎、绒毛膜上皮癌及睾丸畸胎瘤等患者尿中 hCG 显著升高,可达 10 万到数百万 U/L。②滋养层细胞肿瘤患者术后 3 周后尿 hCG 应<50U/L,8 ~12周呈阴性。如 hCG 不下降或不转阴,提示可能有残留病变,这类病例常易复发,故需定期检查。

(4) 其他:更年期、排卵及双侧卵巢切除术均可致黄体生成素升高,因 LH 与 hCG 的 α 肽链组成相同,此时可用 β-hCG 的单克隆二点酶免疫测定鉴别。内分泌疾病中如脑垂体疾病、甲状腺功能亢进,妇科疾病如卵巢囊肿、子宫癌等 hCG 也可增高。近年来发现恶性肿瘤如默契胎瘤、胰腺癌、胃癌、肝癌、乳腺癌、肺癌等血中 hCG 也可升高,因此将 hCG 看作是肿瘤标志物之一,但需结合临床情况及其他检查结果综合分析和判断。

【影响因素】

(1) 应用 hCG 检查时,须注意交叉反应性物质的存在。多种胎盘绒毛膜激素其化学结构相似,都是糖蛋白复合物,均由 α 和 β 两个肽链亚基所组成。而且 α 肽链结构上也极相似,二者在化学、生物学、免疫学等方面具有相同特性,常用的 hCG 检测方法几乎不能将黄体生成素(LH)排除在外,但 LH 在正常尿中含量很少,在一般检测 hCG 的方法中不显阳性,故对妊娠诊断的影响不大。可是更年期妇女、妇女的排卵期以及双侧卵巢切除的患者等,其量增加,有时可达到 240 ~480U/L,对葡萄胎和绒毛膜癌随访病例在上述情况下则可能引起误诊。

(2) 某些其他病理改变也能使 hCG 含量增高。据报道,脑垂体疾病、甲亢、卵巢囊肿、子宫内膜增生、子宫癌等也可导致检测 hCG 的试验出现阳性反应。

(3) 有报道显示在某些肿瘤病例中发现一种能产生 hCG 物质的细菌。对这些情况,只能用有关的临床和实验室方法去加以鉴定。

二、人胎盘催乳素(human placental lactogen, hPL)

【生化及生理】

hPL 为一条单链多肽,其结构与生长激素有 96% 同源性,与催乳素有 67% 同源性,所以 hPL 具有很强的生长和催乳作用。hPL 由胎盘合体滋养层细胞合成与分泌,分泌后大部分进入绒毛间隙和胎盘血窦,很少出现于胎体内。妊娠 5 ~6 周即可用放射免疫法测出血浆中的 hPL,以后分泌量缓慢上升,自 15 ~30 周时即迅速增高,到妊娠 34 周时达高峰 7.75 ~10.6mg/L,以后维持此水平直到分娩。hPL 的半衰期在 21 ~23 分钟之间,分泌量与胎盘体积成正比;足月妊娠时,每日每百克胎盘约分泌 0.5g hPL,以此计算整个胎盘每日分泌 1 ~2g 的 hPL,产后迅速下降,3 ~6 小时即测不出。hPL 的功能是在孕妇体内与胰岛素、皮质激素协同作用促进乳腺发育及促进正氮平衡,有利于妊娠期蛋白质的蓄积。hPL 还可抑制脂肪沉积,促进脂肪分解使血中游离脂肪酸升高。当血液中游离脂肪酸较葡萄糖占优势时,肌组织主要以游离脂肪酸作为能源,减少对葡萄糖的摄取,有利于胎儿从母血大量地摄取葡萄糖。hPL 这一功能是胎儿迅速生长发育的重要条件。hPL 在母血中含量与胎盘重量及胎儿体重相关,可直接反映胎盘的功能状态。

【检测方法】

放射免疫法、酶联免疫吸附试验、血细胞凝集抑制反应、补体结合试验等,这些方法均可进行微量测定。

【标本要求与保存】

血清或血浆，EDTA或肝素抗凝。全血标本于室温放置两小时或4℃过夜后于1000×g离心20分钟，取上清即可检测，或将标本置于-20℃或-80℃冰箱保存，但应避免反复冻融。

【参考区间】

未妊娠妇女：0.5mg/L。

妊娠妇女：1.0～12.0mg/L。

【临床意义】

（1）正常妊娠，自第5周起于母血中可测出hPL，并随着妊娠的发育而逐渐增高，到第35周达最高峰，一直持续到分娩。产后7小时消失。双胎妊娠或多胎妊娠时母血中hPL可增高。

（2）先兆流产时母血中hPL低于正常，而且hPL较hCG更敏感，首先出现低落，一旦出现hPL下降，往往会发生流产。

（3）葡萄胎时hPL降低，而hCG增高。绒毛膜上皮癌时，随着恶性程度的增高，hPL逐渐降低。

【影响因素】

标本溶血会影响最后检测结果，因此溶血标本不宜进行此项检测。

三、人绒毛膜促甲状腺激素（human chorionic thyrotropin，hCT）

【生化及生理】

人绒毛膜促甲状腺激素是由胎盘合体细胞产生的一种糖蛋白激素，分子量约为28 000，其活性与促甲状腺激素（TSH）相类似，在妊娠期间的生理作用尚不明确。故临床上很少监测血中hCT水平。

【检测方法】

放射免疫法。

【标本要求与保存】

收集标本后尽快于45分钟内进行离心分离，所得血清或血浆即可检测，或者置4℃冰箱保存或冻存。

【参考区间】

人类胎盘中含量甚微。

【临床意义】

人绒毛膜促甲状腺激素增加见于绒毛膜促甲状腺激素综合征，但此症罕见。主要见于葡萄胎及滋养层细胞癌（绒毛膜上皮癌和睾丸滋养层癌）患者。从葡萄胎组织中可分离hCT，后者具TSH样活性，但与人垂体前叶分泌的TSH不同，而接近于牛TSH，实际上是hCG的片段，其生物活性弱，仅为TSH活性的1/4000。上述滋养层癌瘤可过量分泌hCT，从而刺激甲状腺分泌较多甲状腺激素，引起轻度甲状腺功能亢进。

【影响因素】

测定标本明显溶血或脂血应避免使用。

四、高糖基化人绒毛膜促性腺激素（hyperglycosylated hCG，HhCG）

【生化及生理】

hCG具有多种分子存在形式，包括规则hCG（regular hCG）、缺口hCG（nicked hCG）、游离α或β亚基、β亚基羧基末端丢失的hCG、高糖基化hCG等。与规则hCG不同，高糖基化hCG主要由未分化或部分分化的细胞滋养层细胞合成表达，具有侵袭性，故又称侵蚀性滋养细胞抗原（invasive trophoblast antigen，ITA）。HhCG与规则hCG的蛋白质骨架结构基本相同，两者的不同主要在亚基的糖基修饰上。HhCG在表达、分泌过程中，亚基上修饰的糖基比例显著增多，且糖基分子量更大，结构更为复杂。由于其独特的侵袭性质，对一些细胞滋养层细胞异常增生或分化不良的妊娠相关疾病的发生、发展可能存在独特的侵袭作用，并且通过对HhCG水平的检测可以直接反映细胞滋养层细胞的增生情况。

【检测方法】

化学免疫发光法、ELISA。

【标本要求与保存】

血清：室温血液自然凝固10～20分钟后，离心20分钟左右（2000～3000r/min），仔细收集上清。保存过程中如有沉淀形成，应再次离心。

血浆：应根据标本的要求选择EDTA、柠檬酸钠或肝素作为抗凝剂，混合10～20分钟后，离心20分钟左右（2000～3000r/min），仔细收集上清。保存过程中如有沉淀形成，应再次离心。

【参考区间】

正常妊娠333.0～977.9μg/L。

【临床意义】

在妊娠滋养细胞疾病、21-三体综合征妊娠、早期流产、先兆子痫等妇产科临床常见疾病中，细胞滋养层细胞或增生异常，或不能正常分化，或低水平表达，存在HhCG的过多分泌或分泌不足。因此检测血清或尿液中HhCG的水平可以辅助诊断或监测甚至预示疾病的发生或发展情况。

五、血清雌三醇(serum estriol)

六、尿液雌三醇(urine estriol)

七、羊水雌三醇(amniotic fluid estriol)

【生化及生理】

雌三醇(E_3)是雌二醇和雌酮的代谢产物,非妊娠期其值很低,主要由卵巢中成熟的卵泡和黄体分泌,妊娠期主要由胎儿胎盘合成,合成后通过母体血循环,在肝脏代谢,和硫酸或葡萄糖醛酸结合形成结合型E_3,从尿排出。E_3在调节胎儿宫内发育的过程中起重要作用,并能影响妊娠子宫对催产素的敏感性。

【检测方法】

时间分辨荧光免疫测定、化学发光及电化学发光免疫测定等。

【标本要求与保存】

血清标本,不能用血浆。分离后的血清标本室温(25℃)、冷藏(4℃)或冷冻(-20℃)保存14天。可反复冻融3次。

尿液标本,留取24小时定量尿,记录总尿量并取10ml送检。

【参考范围】

血清标本(妊娠周数):

34周:132~486nmol/L;

35周:108~486nmol/L;

36周:121~1145nmol/L;

37周:156~902nmol/L;

38周:167~1215nmol/L;

39周:205~1978nmol/L;

40周:330~1596nmol/L。

尿液(24小时):

男性:3.5~38.2nmol/d。

女性:

滤泡期:0~52.0nmol/d。

排卵期:45.1~187.4nmol/d。

黄体期:27.8~208.2nmol/d。

绝经后:0~38.2nmol/d。

妊娠第一个3个月:0~2776nmol/d。

妊娠第二个3个月:2776~41 640nmol/d。

妊娠第三个3个月:17 350~173 500nmol/d。

羊水(妊娠周数):

21~32周:17~174nmol/L。

33~35周:312~833nmol/L。

36~41周:521~739nmol/L。

【临床意义】

母体血清及尿E_3,尤其是E_3水平持续下降,具有不良的预后价值。3天内E_3水平平均下降30%~50%预示可能对胎儿产生危害。由于雌激素产生具有昼夜节律,因此在动态观察时要求每天均在同一时间采样。

母体血清或尿E_3超过参考范围的上限提示双胞胎的可能。母体患有高血压、肾疾病、糖尿病时,E_3测定值对胎儿死亡具有较好的预测价值。与长期低血清E_3水平相关的疾病有:妊娠毒血症、无脑畸形、胎盘硫酸酯酶缺乏、唐氏综合征、18-三体综合征等。在上述情况测定血清游离雌三醇最有价值,因为游离雌三醇由胎儿产生。

【影响因素】

血液标本尽可能地不要使用溶血或高脂血。如果血清中含大量颗粒,检测前先离心或过滤。不要在37℃或更高的温度加热解冻。应在室温下解冻并确保样品均匀地充分解冻。

八、血清游离雌三醇(serum free estriol)

九、羊水游离雌三醇(amniotic fluid free estriol)

【生化及生理】

游离雌三醇又称未结合雌三醇(unconjugated estriol,uE_3),几乎全部来源于胎儿肝脏和胎盘,半衰期仅20分钟,故可作为胎儿代谢变化的敏感指标。随孕周增加,胎儿-胎盘功能逐渐增强,所合成的游离雌三醇也随之增加。

【检测方法】

电化学发光免疫分析、放射免疫法。

【标本要求与保存】

血清标本,不能用血浆。分离后的血清标本室温(25℃)、冷藏(4℃)或冷冻(-20℃)保存14天。可反复冻融3次。

【参考区间】

血清:

男性及未孕女性:<6.9nmol/L。

有孕女性(妊娠周数):

妊娠16周:1.04~3.64nmol/L。

妊娠18周:2.19~7.98nmol/L。

妊娠34周:18.4~63.5nmol/L。

妊娠35周:18.0~91.6nmol/L。

妊娠 36 周:28.4 ~ 97.5nmol/L。
妊娠 37 周:27.8 ~ 104.0nmol/L。
妊娠 38 周:29.8 ~ 131.9nmol/L。
妊娠 39 周:25.0 ~ 119.0nmol/L。
妊娠 40 周:33.3 ~ 100.3nmol/L。
羊水标本:有孕女性(妊娠周数)
妊娠 16 ~ 20 周:3.5 ~ 11nmol/L。
妊娠 20 ~ 24 周:7.3 ~ 27nmol/L。
妊娠 24 ~ 28 周:7.3 ~ 27nmol/L。
妊娠 28 ~ 32 周:14 ~ 47nmol/L。
妊娠 32 ~ 36 周:12 ~ 54nmol/L。
妊娠 36 ~ 38 周:16 ~ 62nmol/L。
妊娠 38 ~ 40 周:19 ~ 69nmol/L。

【临床意义】

(1) 增高:过期妊娠、心脏病、先天性肾上腺增生所致的胎儿男性化,肝硬化。

(2) 降低:胎儿宫内生长迟缓、死胎、某些先天畸形、葡萄胎、肾上腺发育不全、高危妊娠、妊娠中毒症、胎盘功能不全、胎盘性硫酸酯酶缺乏症。

【影响因素】

正在应用糖皮质激素孕妇,uE_3 量下降,须停药 2 ~ 3 天后再测。同时还需排除其他干扰 uE_3 代谢的因素(如孕妇是否合并胰岛素依赖型糖尿病 IDDM、孕妇体重、多胎、吸烟等)。

十、雌四醇(estetrol,E_4)

【生化及生理】

雌四醇又名 15a-羟雌三醇,是一种仅由胎儿肝脏产生的类固醇激素,故通过该物质的测定能够了解胎儿的胎内情况。普遍的观点认为它有弱的雌激素作用,但不能作为胎儿是否健康的监测指标之一。但是 E_4 可用于围绝经期及绝经后激素替代、骨质疏松的防治及口服避孕。

【检测方法】

放射免疫法。

【标本要求与保存】

血清标本在室温(15 ~ 30℃)下不得超出 8 小时,否则样本应置于-20℃保存。

【参考区间】

足月孕妇 1200ng/L。

【临床意义】

(1) 妊娠 18 周之前几乎测不到血中 E_4。严重的妊娠中毒症,胎儿宫内死亡之前数天或数周内,孕妇血中 E_4 可降低,因此,具有死胎早期诊断的价值,以便尽快采取措施,减少胎儿的死亡。无脑儿孕妇血中 E_4 亦降低。

(2) 尿中雌四醇(E_4)对于判断胎肝发育有特殊价值。

十一、孕烷二醇(pregnanediol)

【生化及生理】

孕烷二醇是孕酮的代谢产物,属甾体激素,主要在肝转变成葡萄糖酸苷及硫酸酯等结合形式,结合型水溶性增加,易从尿中排出。尿中孕烷二醇的排泄量与血中孕酮量成正比,测定尿孕烷二醇排出量能间接反映胎盘功能。妊娠后尿中孕烷二醇排出量随着妊娠周期数增加而增加,直至妊娠 36 周时达最高峰,以后保持恒定直至分娩,分娩后迅速减少,产后 4 ~ 5 天降至正常水平。

【检测方法】

放射免疫法。

【标本要求与保存】

尿液标本,留取 24 小时定量尿,记录总尿量并取 10ml 送检。

【参考区间】

妊娠 16 周:16 ~ 65μmol/d。
妊娠 20 周:19 ~ 81μmol/d。
妊娠 24 周:37 ~ 100μmol/d。
妊娠 28 周:59 ~ 160μmol/d。
妊娠 32 周:69 ~ 206μmol/d。
妊娠 36 周:41 ~ 240μmol/d。
妊娠 40 周:72 ~ 197μmol/d。

【临床意义】

测定尿孕烷二醇排出量能间接反映胎盘功能。血中孕酮低值及尿液孕烷二醇低值可预示早产。但鉴于此法个体差异较大,在作胎盘功能的估计时,临床意义不如雌三醇价值大。

十二、硫酸脱氢表雄酮负荷试验(hydroepiandrosterone sulfate loading test)

【生化及生理】

硫酸脱氢表雄酮(DHEA-S)是主要由肾上腺合成的一种类固醇。在具有硫酸酯酶活性的组织中,DHEA-S 可转化为游离的 DHEA 类固醇。因此,DHEA 和(或)DHEA-S 经部分代谢可生成活性雄激素和雌激素。

【检测方法】

给孕妇静脉注射硫酸脱氢表雄酮(DHEAS)

50mg，注射前后分别测定24小时尿雌三醇(E_3)及17酮类固醇(17-Ks)，观察E_3/17-Ks比值的变化。

【标本要求与保存】

尿液标本，留取24小时定量尿，记录总尿量并取10ml送检。

【参考区间】

正常妊娠末期注射DHEAS后E_3、17-Ks同时显著增高，但E_3增高的幅度大，E_3/17-Ks比值从注射前的3.3上升到注射后的5.97，说明胎盘功能正常，胎儿安全。若E_3/17-Ks比值下降，则说明胎盘转化DHEAS为E_3的能力下降，提示胎盘功能不佳，易发生低体重儿、新生儿窒息、死胎等恶果。

【临床意义】

胎盘功能正常与否的判断。

十三、尿雌激素/肌酐比值(urine estrogen and creatinine ratio, E/C)

【生化及生理】

胎盘合成的雌激素主要是雌三醇，其排出量随孕龄增加而增加，但肌酐排出量不因孕龄增加而有所改变，在24小时中肌酐排出量是相对恒定的，因此E/C比值也是随孕龄增加而逐渐增高，故能反映胎儿-胎盘功能。

【检测方法】

化学发光及电化学发光免疫测定等。

【标本要求与保存】

尿液标本，留取24小时定量尿，记录总尿量并取10ml送检。

【参考区间】

孕妇尿雌激素/肌酐比值<10或下降速度超过50%者，为胎儿胎盘功能减退。

【临床意义】

测定E/C比值可产前估计胎儿-胎盘单位的功能，进而预测胎儿宫内发育及有无缺氧状况。但尿E/C不能预测非胎盘因素对胎儿所致的威胁，如脐带因素引起的急性缺氧等。因此，不能以尿E/C值作为临床处理的唯一根据，还应配合其他监测，提高产前监测质量，降低围生期母子病残率和死亡率。

第三节 妊娠相关蛋白与酶的检测

一、血清甲胎蛋白(serum alpha-fetal protein)

二、羊水甲胎蛋白(amniotic fluid alpha-fetal protein)

【生化及生理】

甲胎蛋白是一种胎儿的特异性α_1球蛋白，主要在胎儿的肝和卵黄囊中合成，此外，胎儿的胃黏膜和胸腺也能产生少量。胎儿产生的AFP经胎盘进入母体，因此在胎儿血、羊水及母体血中的浓度差别很大。AFP早在胎儿6.5周时就已出现，13周时达高峰(28.0mg/L)，21周时开始下降，至40周时达最低值。母体血中的AFP则于妊娠16周时才开始上升，32～34周时达高峰，以后逐渐下降。

【检测方法】

放射免疫法、化学发光法。

【标本要求与保存】

血清标本，不能用血浆。分离后的血清标本室温(25℃)、冷藏(4℃)或冷冻(-20℃)保存9天。可反复冻融3次。

【参考区间】

母体血清：(妊娠周数)

14周：25.6μg/L(中位数)。

15周：29.9μg/L(中位数)。

16周：34.8μg/L(中位数)。

17周：40.6μg/L(中位数)。

18周：47.3μg/L(中位数)。

19周：55.1μg/L(中位数)。

20周：64.3μg/L(中位数)。

21周：74.9μg/L(中位数)。

羊水(妊娠周数)：

15周：16.3mg/L(中位数)。

16周：14.5mg/L(中位数)。

17周：13.4mg/L(中位数)。

18周：12mg/L(中位数)。

19周：10.7mg/L(中位数)。

20周：8.1mg/L(中位数)。

妊娠3个月后孕妇血清中的AFP会升高，7～8个月达最高峰，分娩后3周恢复正常。

【临床意义】

孕妇血清 AFP 异常升高，应考虑胎儿脊柱裂、无脑儿、脑积水、肾变性、胎儿宫内窒息、先兆流产等。

三、妊娠特异性 $β_1$-糖蛋白（pregnancy specific $β_1$-glycoprotein，PS$β_1$-G）

【生化及生理】

妊娠特异性 $β_1$-糖蛋白是胎盘合体滋养层细胞分泌的一种特异性蛋白质，孕晚期妇女中 100% 可检测出 PS$β_1$-G，现认为检测孕妇血清中的 PS$β_1$-G 存在及其水平，可作为检测胎盘功能、判断胎儿预后的一项可信指标。

【检测方法】

ELISA。

【标本要求与保存】

血标本离心后应尽快检测，否则标本应置于-20℃保存。

【参考区间】

妊娠 8～9 周：0.75～4.75μg/ml。

妊娠 20～21 周：36.1～69.9μg/ml。

妊娠 40 周：123.5～301.3μg/ml。

【临床意义】

PS$β_1$-G 为妊娠所特有。血浆 PS$β_1$-G 于妊娠开始第一周即可测出，故也可用于早孕诊断，而尿中则最早于妊娠 3 周后才能测出，故对早孕诊断尚不及尿中 hCG 测定。但是 PS$β_1$-G 在血流中代谢缓慢，每日变动范围小，故在妊娠期能较好地反映胎盘功能，PS$β_1$-G 低值提示宫内死胎、分娩低体重儿及妊娠中毒症。因为胎儿生长发育与体重均从属于胎盘，故从 PS$β_1$-G 水平可间接了解胎儿状况。

四、妊娠相关血浆蛋白 A（pregnancy-associated plasma protein A，PAPP-A）

【生化及生理】

妊娠相关蛋白 A 是一种大分子糖蛋白化合物，属 $α_2$ 巨球蛋白，来源于绒毛周围纤维蛋白，由胎盘合体滋养层和蜕膜产生，分子量为 8000kD，为四个相同的亚单位组成的四聚体。

【检测方法】

双抗体夹心酶联免疫方法。

【标本要求与保存】

抽取孕妇肘静脉血 2ml，置一次性采血管内，室温静置 1～2 小时，2000r/min 离心 15 分钟，吸取血清，置-20℃保存备用，实验前放置室温充分解冻，测定之前需混合均匀，同时避免反复冻融。

【参考区间】

唐氏综合征胎儿的 PAPP-A 在孕 8～14 周时是低的，孕 8～9 周为 0.36MoM，孕 10 周为 0.44MoM，孕 11 周为 0.33MoM，孕 12～14 周为 0.59MoM。表明 PAPP-A 随着妊娠的持续也有增高的趋势。49% 的唐氏综合征胎儿母体血清 PAPP-A 低于第 5 百分位数。

【临床意义】

PAPP-A 是产前筛查胎儿染色体异常及其他高危妊娠的有效指标之一，已证明在孕早期妊娠唐氏综合征胎儿的孕母血清 PAPP-A 显著下降。

五、妊娠相关血浆蛋白 B（pregancy-associated plasma protein B，PAPP-B）

【生化及生理】

妊娠相关血浆蛋白 B 为由胎盘产生并分泌到孕妇血内的胎盘蛋白，分子量为 100 万。

【检测方法】

双抗体夹心酶联免疫方法（ELISA）。

【标本要求与保存】

抽取孕妇肘静脉血 2ml，置一次性采血管内，室温静置 1～2 小时，2000r/min 离心 15 分钟，吸取血清，置-20℃保存备用，实验前放置室温充分解冻，测定之前需混合均匀，同时避免反复冻融。

【参考区间】

无公认参考区间。

【临床意义】

孕妇血中 PAPP-B 低值说明有功能的胎盘组织减少，于胎儿安全不利。

六、胎盘蛋白 5（placental protein 5，PP-5）

【生化及生理】

胎盘蛋白 5 为已鉴定出的 14 种胎盘蛋白中的重要蛋白质，PP-5 分子量小，仅约 39ku，随妊娠期进展而增高，但其分泌量少。

【检测方法】

放射免疫法。

【标本要求与保存】

抽取孕妇肘静脉血 2ml，置一次性采血管内，室温静置 1 ~2 小时，2000r/min 离心 15 分钟，吸取血清，置-20℃保存备用，实验前放置室温充分解冻，测定之前需混合均匀，同时避免反复冻融。

【参考区间】

无公认参考区间。

【临床意义】

孕妇血中 PP-5 异常高值可作为胎盘早剥的预测指征，而绒毛膜上皮细胞癌患者 PP-5 消失，孕妇血浆胎盘蛋白 5(PP-5)若明显增高可能为葡萄胎。

七、妊娠带蛋白(pregnancy-zone protein，PZP)

【生化及生理】

此蛋白也见于口服避孕药妇女血浆中，它在体内功能尚不十分确切，体外试验发现 PZP 与免疫抑制有关。

【检测方法】

等电聚胶电泳、免疫电泳。

【标本要求与保存】

抽取孕妇肘静脉血 2ml，置一次性采血管内，室温静置 1 ~2 小时，2000r/min 离心 15 分钟，吸取血清，置-20℃保存备用，实验前放置室温充分解冻，测定之前需混合均匀，同时避免反复冻融。

【参考区间】

正常妊娠孕妇血清 PZP 含量在妊娠第 5 周即可测出，其含量随孕周的增加而增加，至妊娠 40 周达高峰。

【临床意义】

妊娠带蛋白可作为监护先兆流产、筛选胎盘功能不全的一项较好指标，且在妇科肿瘤中，作为良、恶性肿瘤的鉴别诊断及判定其预后的一项较好辅助指标。

【影响因素】

此蛋白也见于口服避孕药妇女血浆中，它在体内功能尚不十分确切，体外试验发现 PZP 与免疫抑制有关。

八、胎盘碱性磷酸酶(placental alkaline phosphatase，PLAP)

【生化及生理】

胎盘碱性磷酸酶是一种膜结合的糖基化的碱性磷酸酶，具有较高的热稳定性，主要分布在胎盘。

胎盘产生的碱性磷酸酶与来源于肝、骨及肠的碱性磷酸酶不同，它具有抗热性。当加热到 65℃，历时 30 分钟后，其他来源的碱性磷酸酶均失活，但不影响胎盘碱性磷酸酶活性，故称为耐热性磷酸酶(heat-stable alkaline phosphatase，HSAP)。

【检测方法】

通常用比色法测定血清 HSAP，方法是先测定碱性磷酸酶总活性，然后加热再测定 HSAP 活性。目前已应用凝胶过滤法、等电点聚焦等生化技术成功地分离出血清胎盘型碱性磷酸酶，为研究妊娠时此酶的临床意义提供了新的手段。

【标本要求与保存】

血浆、血清、尿液。

【参考区间】

妊娠 16 ~20 周时即可在孕妇血清中测出 HSAP 活性，并随妊娠期进展而持续增高，直至分娩。HSAP 正常值与孕周关系如下：

妊娠 26 周：0.4μmol/L。

妊娠 30 周：0.64μmol/L。

妊娠 34 周：0.96μmol/L。

妊娠 38 周：1.28μmol/L。

妊娠 40 周：1.36μmol/L。

【临床意义】

血液中胎盘碱性磷酸酶的升高被认为是肿瘤的特征性指标，特别是精原细胞癌和卵巢癌的重要分子标记。

血清 HSAP 突然增高常见于胎盘梗死时大量滋养叶细胞崩解、破坏，预示胎儿处境危险。相反，HSAP 活性持续下降可能为死胎、畸形与低体重儿。妊娠晚期连续测定 HSAP 对估计胎儿预后有一定价值。由于单凭此酶活性高低判断胎儿预后准确性受限，故应结合其他测定一起判断。

【影响因素】

样品溶液中须避免出现 EDTA、氟离子、柠檬酸盐等碱性磷酸酶的抑制剂。

九、催产素酶(oxytocinase)

【生化及生理】

催产素酶是一种糖蛋白，由合体滋养细胞产生，分子量约为 30 万，能使催产素在胱氨酸分子上发生裂解，故亦称胱氨酸氨肽酶（L-cystine-aminopeptidase，CAP）。体内含量亦随孕周进展逐渐增加，主要作用是使催产素分子灭活，起到维持妊娠的作用。胎盘功能不良时血清催产素酶活性降低，见于妊高征、死胎、胎儿生长受限等。由于该酶在正常妊娠时变化幅度大，因此，对一次测定的结果，很难判定。在妊娠晚期，连续测定催产素酶，如逐步升高，提示胎儿预后良好。血清催产素酶持续低值，预示胎盘功能减退。

【检测方法】

比色法和连续监测法。

【标本要求与保存】

血清。

【参考区间】

CAP 活性自妊娠两个月即可在孕妇血中测出，且随妊娠进展而逐渐增加。胎盘娩出后 24 小时，血清 CAP 活性减半，产后 7 天恢复到非妊娠期水平。

非妊娠期：15～35U/L。

妊娠 20 周：15～65U/L。

妊娠 25 周：25～90U/L。

妊娠 30 周：35～125U/L。

妊娠 35 周：45～175U/L。

妊娠 40 周：65～240U/L。

【临床意义】

孕妇血清催产素酶活性超过正常值常预示双胎妊娠；如持续低值则表明胎盘功能不良，有分娩低体重儿的可能；如突然发生急剧降低则说明胎盘功能有急性障碍，有可能早产或死胎。

【影响因素】

CAP 由胎盘合成分泌后仅见于孕妇血中，脐血和羊水中测不到，连续测定 CAP 对估计胎盘功能有一定价值。

十、组氨酸酶（histidase）

【生化及生理】

组氨酸酶又名二胺氧化酶（diamine oxydase，DAO），是脱氨酶的一种，催化组氨酸脱氨形成尿苷酸（或咪唑丙烯酸）的酶。存在于脊椎动物的肝脏、大肠菌、沙门菌（salmonella）、假单胞杆菌（pseudomonas）等细菌中。对 L-组氨酸具特异性，为 D-组氨酸和咪唑颉颃抑制。酶的活性中心是去氢丙氨酸。最适 pH 8～9。先天性缺少组氨酸酶的代谢异常，出现组氨酸尿（histidinemia），这时血液中的组氨酸量增加。

妊娠时组氨酸酶由胎盘蜕膜产生。

【检测方法】

酶的活性测定是利用咪唑丙烯酸在 277 毫微米处有特异的吸收光谱。

【标本要求与保存】

血清：全血标本于室温放置 2 小时或 4℃ 过夜后于 1000×g 离心 20 分钟，取上清即可检测，或将标本置于-20℃或-80℃冰箱保存，但应避免反复冻融。

【参考区间】

妊娠后 9～18 天即能在血清中测出，妊娠 6 周开始逐渐增高，其含量随妊娠进展而增加，妊娠 20 周时达峰值，较非妊娠时增加 1000 倍，产后下降。DAO 妊娠 8 周和 12 周的平均值为 1.5U/L 和 5.2U/L。

【临床意义】

DAO 测定可作为观察胎盘功能的指标，对妊娠早、中期预后有诊断价值。血清 DAO 水平低下则提示胎儿代谢不良，常出现宫内发育迟缓、早产等不良预后。

十一、胎儿纤连蛋白（fetal fibronectin，fFN）

【生化及生理】

发育胚胎黏附于子宫内膜表面，fFN 起到重要作用。当妊娠囊植入子宫壁的妊娠早期，阴道分泌物可检测到 fFN。在妊娠 24 周后，宫颈阴道分泌物则无法检测到 fFN，除非绒毛蜕膜连接被破坏或胎膜破裂。

【检测方法】

ELISA。

【标本要求与保存】

体液、血清、血浆、细胞培养上清液、尿液、组织匀浆、心房水标本等，对收集后当天进行检测的标本，储存在 4℃ 备用，如有特殊原因需要周期收集标本，将标本及时分装后放在-20℃或-70℃条件下保存。避免反复冻融。标本 2～8℃ 可保存 48 小时，-20℃可保存 6 个月，-70℃可保存 12 个月。

【参考区间】

阴性或≤50ng/ml。

【临床意义】

fFN 检测主要用于检测早产高危妊娠妇女。通过涂抹阴道后穹隆采集阴道拭子，将拭子贮存于缓冲溶液送检。当 fFN 为阴性时，在此后 7～14 天生产的可能性极小,fFN 检测的阴性预示值高达 99%。相反,fFN 的阳性预示值则没有那么高,高水平的 fFN 除预示即将分娩外,慢性羊膜炎、胎儿出生后发生脓毒血症也表现出高水平的 fFN。fFN 的预测期(1～2 周)较短,所以对于高危早产孕妇 1～2 周重复测定 fFN 是必要的。

第四节　自身抗体的检测

一、抗子宫内膜抗体(anti-endometrial antibodies, EmAb)

【生化及生理】

抗子宫内膜抗体的靶抗原是子宫内膜腺上皮激素依赖蛋白。EMAb 与靶抗原结合后可干扰受精卵植入,导致不育。

【检测方法】

临床上常用 ELISA 法、免疫荧光法测定。

【标本要求与保存】

血清、血浆及相关液体样本采集后尽早进行提取,提取后应尽快进行实验。若不能立即试验,可将标本放于-20℃保存,但应避免反复冻融。样本应充分离心,不得有溶血及颗粒。

【参考区间】

正常生育女性:阴性。

【临床意义】

异常结果:阳性子宫内膜异位症(阳性率 60%～82%),不明原因不孕或习惯性流产妇女(阳性率 30%～40%)。

需要检查人群:不明原因不孕,习惯性流产,子宫内膜异位症的辅助诊断。

【影响因素】

样本不能含叠氮钠(NaN_3),因为叠氮钠(NaN_3)是辣根过氧化物酶(HRP)的抑制剂。

二、抗透明带抗体(anti-zona pellucid antibodies)

【生化及生理】

透明带(zona pellucida, ZP)是围绕在卵细胞周围的一圈无结构、嗜酸性的明胶样物质,由卵细胞及其外围的卵泡细胞于卵的生长发育过程中共同分泌而成,是由 4 条多肽链通过二硫键结合的糖蛋白。ZP 具有很强的免疫原性,能诱发机体产生全身或局部的细胞与体液免疫反应,产生抗透明带抗体(AZP)。

抗透明带抗体(AZP)为女性体内针对自身透明带组织产生的自身抗体,具有抗生育能力。

【检测方法】

检测 AZP 的方法有免疫沉淀反应、间接免疫荧光法、间接血凝、胶乳凝集试验、RIA 及 ELISA 法等,以 ELISA 法最常用。

【标本要求与保存】

标本收集后应尽快离心吸取上层,若不能及时检测,则应冻存于-20℃、-70℃冰箱内,避免反复冻融,3～6 个月内检测。

【参考区间】

正常生育妇女血清 AZP 一般为阴性,即:①镜下所见卵细胞透明带不着染荧光或仅有极弱荧光(间接免疫荧光法);②待测血清与阴性对照吸光度比值(P/N)<2.1。

【临床意义】

在女性出现的抗透明带抗体(AZP),可阻止精子对卵细胞的附着与穿透。据报道不育妇女中抗透明带抗体的发生率明显高于正常对照组,因而被认为 AZP 自身抗体可能与部分妇女不育相关,AZP 阴转时可恢复生育能力。

【影响因素】

无论何种检测方法,均需有透明带抗原,由于猪和人卵透明带有共同的抗原成分,故常选用猪卵的透明带抗原进行 AZP 的检测。

三、抗卵巢抗体(anti-ovarian antibodies, AoAb)

【生化及生理】

抗卵巢抗体是一种靶抗原在卵巢颗粒细胞、卵母细胞、黄体细胞和间质细胞内的自身抗体。抗卵巢抗体的产生可影响卵巢和卵泡的发育和功能,导致卵巢早衰、经期不规律、卵泡发育不良,甚至不排卵产生抗生育效应。

【检测方法】

ELISA。

【标本要求与保存】

收集血液的试管应为一次性的、无热原、无内毒素试管，血浆抗凝剂推荐使用 EDTA。避免使用溶血、高血脂标本。标本应清澈透明，悬浮物应离心去除。标本收集后若不及时检测，应按一次使用量分装，冻存于-20℃、-70℃冰箱内，避免反复冻融，3～6 个月内检测。

【参考区间】

阴性。

【临床意义】

抗卵巢抗体是免疫性不孕的重要原因之一。据临床研究表明，卵巢早衰患者的体内比较容易产生这种抗体。卵巢早衰的发病率占成年女性的 1%～3%，卵巢早衰的患者中抗卵巢抗体阳性率为 53%。卵巢早衰患者均可测到卵巢与卵子的特殊抗体，其中抗卵巢抗体占 47%，抗卵子抗体占 47%，抗二者的抗体有 69%。

【影响因素】

若样本中检测物浓度高于标准品最高值，应根据实际情况，做适当倍数稀释（建议做预实验，以确定稀释倍数）。

第五节　羊水的检测

见“第三十七章　羊水的生物化学检验”。

（朱　燕）

第三十三章 遗传性代谢病的生物化学检验

遗传性代谢疾病(inherited metabolic diseases,IMD)由多种与代谢有关的遗传疾病构成,大多数为催化底物转变为产物的酶因单基因缺陷所致。在这些疾患,由于具毒性的或干扰正常功能物质的累积,或合成基本成分的能力减低而导致疾病。亦被称为先天性代谢缺陷(inborn errors of metabolism,IEM)或先天性代谢病(congenital metabolic diseases,CMD)。人体的代谢由一系列生化代谢途径完成,与这些代谢相关的酶、细胞结构功能蛋白或受体缺陷异常,可致机体生化代谢紊乱,造成中间或旁路代谢产物蓄积,或终末代谢产物缺乏,从而引起一系列临床症状。目前认为,广义的遗传性代谢病还应包括血红蛋白病、某些循环蛋白(如免疫球蛋白、凝血因子等)缺陷、膜转运病(如肾小管及肠黏膜转运过程的遗传缺陷)及受体蛋白缺陷等。遗传性代谢病是遗传病的重要分支,自 1908 年 Archibald Garrod 提出 IEM 概念以来,迄今发现的遗传性代谢病约有 500 种,大多数属常染色体隐性遗传,少数为常染色体显性遗传或 X 连锁伴性遗传,发病率均很低,但因其种类繁多,引起的病症一般都较严重,且多数病种无有效的治疗方法,故对人口素质有严重影响。

第一节 概 述

一、遗传性代谢疾病及分类

遗传性代谢疾病传统分为糖代谢病、氨基酸代谢病、有机酸代谢病或溶酶体贮积病。近几十年,已发现数百种新的遗传代谢病,因而分类大为扩展。表 33-1 为遗传代谢病的主要分类及每类中最为突出的病症,亦有一些遗传代谢病未包括在这些分类之中。

表 33-1 遗传性代谢病的主要类型

分 类	常见疾病
糖代谢病	糖原累积病、半乳糖血症、遗传性果糖不耐受症
氨基酸代谢病	苯丙酮尿症、酪氨酸血症、白化病、组氨酸血症、枫糖尿症、高缬氨酸血症、高同型胱氨酸尿症、高羟脯氨酸血症、瓜氨酸血症、精氨酸血症
有机酸代谢病	尿黑酸尿症、异戊酸血症、胱硫醚尿症、精氨酸琥珀酸尿症、丙酸血症、甲基丙二酸血症
尿素循环缺陷	氨基甲酰磷酸合成酶 I 缺陷
卟啉代谢病	卟啉症
脂质代谢异常	家族性脂蛋白缺乏症、家族性卵磷脂:胆固醇酰基转移酶缺乏症
核酸代谢异常	次黄嘌呤鸟嘌呤磷酸核糖转移酶缺乏症、腺苷脱氨酶缺乏症、着色性干皮病
溶酶体贮积病	糖原贮积症 Ⅱ 型、黏多糖贮积症、黏脂贮积症、糖蛋白降解障碍
酶/蛋白代谢异常	高雪病、戊二酰-辅酶 A 脱氢酶缺乏症、家族性淀粉样神经病、脯氨肽酶缺乏症
类固醇代谢病	先天性肾上腺增生症

临床上为便于诊断和治疗，结合病理将其分为三类：①毒性产物累积所致疾病：由于中间产物代谢障碍致急性或进行性的毒性产物积蓄中毒，甚至阻断代谢。包括氨基酸代谢病：如枫糖浆尿症或酪氨酸血症1型；大多数有机酸血症：如甲基丙二酸尿症、丙酸或异戊酸血症、尿素循环缺陷和糖不耐受（半乳糖血症、遗传性果糖不耐受）。该类疾病的临床表现相似，在一段无症状的间隙期后出现“中毒”症状，包括呕吐、呆滞、昏迷和肝衰竭等。诊断较容易，主要依赖血浆和尿氨基酸和有机酸的色谱分析。这一类代谢病中很多是可治的，需要及早地采取干预措施，如特殊饮食、交换输血、腹膜透析或血液透析以去除毒性产物。②能量代谢障碍所致疾病：肝、心肌、骨骼肌或脑由于能量产生或利用障碍缺陷而产生相应的症状。表现包括低血糖，见于糖原累积病，糖异生缺陷，高胰岛素症，脂肪酸氧化障碍和乳酸血症（丙酮酸羧化酶，丙酮酸脱氢酶缺陷，三羧酸循环和线粒体呼吸链的酶缺陷）。常见的症状包括发育停滞，严重的低血糖，高乳酸血症，严重广泛的肌张力降低，肌病，心肌病，心衰，心律失常，传导阻滞，循环衰竭，突发婴儿死亡及畸形。③与复杂分子有关的疾病：这类疾病由复杂分子的合成或分解代谢障碍所致。症状常为持续的，进行性的，与食物摄入无关。如溶酶体病，过氧化物酶缺陷，细胞内转运和加工处理蛋白功能障碍（如 α_1-抗胰蛋白酶缺陷和糖基化酶缺陷）及胆固醇合成酶缺陷等。这类疾病几乎没有紧急治疗措施。

遗传性代谢病虽有一定的临床症状或症候群，可为临床医生提供一定的诊断线索，但因其临床表现的多样性和遗传上的异质性，故对其诊断要依据实验室的检测。一些病种如能早发现、早诊断和早治疗，可以使患儿获得正常生长发育（苯丙酮尿症、甲状腺功能低下等）；目前已可对许多病种进行产前诊断，防止受累胎儿出生，阻断有害基因的传递（如溶酶体贮积病、血友病等）。近年来由于检测手段的改进，某些遗传性代谢病的及早诊断已成为可能。

二、苯丙酮尿症

苯丙酮尿症（phenylketonuria，PKU）为一种遗传代谢病，由于体内苯丙氨酸羟化酶（phenylalanine hydroxylase，PAH）缺陷、活性降低或其辅酶四氢生物蝶呤缺乏，导致苯丙氨酸向酪氨酸代谢受阻，血液和组织中苯丙氨酸浓度增高，尿中苯丙酮酸、苯乙酸和苯乳酸显著增加，故称“苯丙酮尿症”。临床主要表现为智力低下和癫痫样发作，并以特殊鼠臭味、面色白皙和皮炎为特征。

苯丙酮尿症依酶缺陷的不同可分为经典型苯丙酮尿症（高苯丙氨酸血症Ⅰ型）和非经典型PKU。经典型PKU占绝大多数，为国内较多见的遗传性代谢病。在我国的发病率为1/16 500（国际平均为1/12 000）。非经典型PKU仅占1%～3%。

苯丙酮尿症由肝脏苯丙氨酸羟化酶缺乏所致。苯丙氨酸不能正常羟化成酪氨酸，而在体液内贮积，并经转氨酶作用变成苯丙酮酸（phenylpyruvate，PPA），再变成苯乳酸（phenyllactic acid，PLA）和苯乙酸（phenylacetate，PAA）。后者与谷氨酰胺结合，生成苯乙酰谷氨酰胺。部分苯丙氨酸对位羟化转变成酪氨酸，再成为对羟苯丙酮酸，最后成为对羟苯乙酸。苯丙氨酸和这些异常代谢产物均由尿排出。苯乙酰谷氨酰胺在尿内经细菌作用，再分解成苯乙酸。过多的苯丙氨酸抑制酪氨酸代谢，导致多巴（dopa，即3,4-二羟苯丙氨酸）、黑色素和其他代谢产物合成量减少，同时使部分对羟苯丙酮酸变成对羟苯乙酸和对羟苯乳酸，它们均由尿排出。高浓度的苯丙氨酸竞争性地阻抑脑细胞代谢所必需的酪氨酸、色氨酸和支链氨基酸等通过脑实质的细胞膜，使脑细胞不能正常合成神经递质；高浓度的苯丙氨酸还抑制多核糖体的聚合，干扰脑组织中蛋白合成和髓鞘形成过程。由于酪氨酸来源减少，因而甲状腺素、肾上腺素和黑色素等的合成也不足。苯丙氨酸的大量累积还可使其转氨基作用增强，产生大量苯丙酮酸、苯乙酸、苯乳酸和羟基苯乙酸等旁路代谢产物并自尿中排出。苯丙氨酸的异常代谢产物抑制脑组织的谷氨酸代谢，影响γ-氨基丁酸的生成，从而损害脑细胞正常生理功能。它们影响色氨酸的代谢，造成5-羟色胺（5-HT）的生成量减少。多巴和5-羟色胺均为神经递质，因此，二者缺乏即对神经系统功能造成损害。

非经典型PKU，则是由于鸟苷三磷酸环化水解酶（guanosine triphosphate cyclohydrolase deficiency，GTP-CH）、6-丙酮酰四氢蝶呤合成酶（6-pyruvoyl tetrahydro-biopterin synthase，6-PTS）、蝶呤-4α-甲醇胺脱水酶（pterin-4α-carbino-lamine dehydratase，PCD）或二氢生物蝶呤还原酶（dihydropteridine reductase，DHPR）等酶缺乏使苯丙氨酸合成原料辅酶四氢生物蝶呤（BH_4）缺乏所致，BH_4 是苯丙氨酸、酪氨酸和

色氨酸等芳香氨基酸在羟化过程中所必需的辅酶，缺乏时不仅苯丙氨酸不能羟化成酪氨酸，而且造成多巴胺、5-羟色胺等重要的神经递质缺乏，加重神经系统的功能损伤。故 BH_4 缺乏型 PKU 的临床症状更重，治疗亦不易。

苯丙酮尿症有不同的类型，其治疗方法不同，一旦确诊，需要及早分型。首先经尿蝶呤分析和红细胞二氢蝶呤还原酶活性测定分为四氢蝶呤代谢正常和异常两大类。四氢蝶呤代谢正常的 PKU 可分为以下 4 型：①经典型 PKU：苯丙氨酸浓度 1200mmol/L，对四氢生物蝶呤治疗无效。②轻度高苯丙氨酸血症：血苯丙氨酸浓度在 120 ~ 360mmol/L。③中度高苯丙氨酸血症：血苯丙氨酸浓度 360 ~ 1 200mmol/L。④四氢生物蝶呤反应性苯丙酮尿症：对四氢生物蝶呤治疗有效的苯丙酮尿症。四氢蝶呤代谢异常的 PKU 可分 3 类：①6-丙酮酰四氢蝶呤合成酶缺乏型：尿新蝶呤浓度升高，生物蝶呤浓度下降，血苯丙氨酸升高，对四氢生物蝶呤治疗有效。②二氢蝶呤还原酶缺乏型：血红细胞二氢蝶呤还原酶活性下降，血苯丙氨酸升高或正常，升高者对四氢生物蝶呤治疗有效。③鸟苷三磷酸环化水解酶Ⅰ缺乏型：尿新蝶呤浓度及生物蝶呤浓度均下降，血苯丙氨酸升高或正常，升高者对四氢生物蝶呤治疗有效。

三、同型胱氨酸尿症

同型胱氨酸尿症（homocystinuria，HCU）是蛋氨酸循环中由于酶缺乏而引起的遗传性疾病，是一种累及眼、心血管、骨骼、神经系统的少见的综合征。主要的临床表现是多发性血栓栓塞、智力发育落后、晶体异位和指趾过长。按发病机制不同，同型胱氨酸尿症可以分为由于胱硫醚 β 合成酶缺乏引起和叶酸代谢异常引起的两类。

胱硫醚 β 合成酶（cystathionine-β-synthase，CS）缺乏引起同型胱氨酸尿症（Ⅰ型同型胱氨酸血症）。首例由 Carson 和 Geritsen 等于 1952 年报道。发病机制为肝脏胱硫醚 β 合成酶缺乏所致。维生素 B_6 反应型患者不仅有残余酶活性，而且酶与维生素 B_6（辅酶）之间的亲和力完好无损。有关确切机制目前尚不清楚。组织和脏器病变由于结构异常引起。遗传学呈常染色体隐性遗传。杂合子皮肤成纤维细胞或经植物血凝素刺激的培养的淋巴细胞胱硫醚 β 合成酶活性与正常值重叠。通过 L-甲硫氨酸耐量试验。测定血含硫氨基酸浓度以及尿同型胱氨酸/胱氨酸比值，可以检出杂合子。近年有人采用 2-巯基乙醇处理血浆蛋白，然后测定所释出的同型胱氨酸量，以区分纯合子、杂合子与正常人，但因所做病例不多，尚需继续实践和观察。

本病临床表现不一，但主要异常相似。患儿出生时正常，至 1、2 岁时出现发育落后，2 岁后始能独行，步态呈"卓别林"式。至儿童期和青少年期症状呈进行性。病变主要涉及眼、骨骼、血管和中枢神经系统，其他为头发、皮肤、结缔组织和肝脏等。

由叶酸代谢异常引起的同型胱氨酸尿症可分为两型，均呈常染色体隐性遗传。

（1）由于 N^5-甲基四氢叶酸-半胱氨酸甲基转移酶缺乏引起的同型胱氨酸尿症（Ⅱ型同型胱氨酸血症）：同型半胱氨酸重新甲基化变成甲硫氨酸，需要 N^5-甲基四氢叶酸-同型半胱氨酸甲基转移酶参与反应，并需甲基钴胺素（维生素 B_{12}）作为辅酶。甲基转移酶缺乏导致同型半胱氨酸尿症，而维生素 B_{12} 缺乏也将产生同样结果。后者常伴腺苷钴胺素缺乏，故可出现甲基丙二酸尿症（methylmalonic aciduria）。患者临床表现不一。出生时往往正常，不久即出现智能低下，易因反复性感染而于婴幼儿期死亡。幸存者身材高而瘦，有轻度神经系统症状。有的在婴幼儿期即出现巨幼细胞贫血。但所有患者均无晶体脱位、骨骼和血管系统异常。血和尿内有同型半胱氨酸、甲基丙二酸和胱硫醚。血甲硫氨酸浓度正常或降低。肌注维生素 B_{12}（3mg/d），两周后尿液可恢复正常。测定培养的皮肤成纤维细胞甲基转移酶活性可肯定诊断。

（2）由于 N^5，N^{10}-甲烯四氢叶酸还原酶缺乏引起的同型胱氨酸尿症（Ⅲ型同型胱氨酸血症）：两例同胞患者最先由 Mudd 于 1972 年报道。还原酶促使 N^5，N^{10}-甲烯四氢叶酸转变成 N^5-甲基四氢叶酸，为同型半胱氨酸转变为甲硫氨酸提供甲基。酶缺乏，代谢阻滞，产生同型胱氨酸尿。临床表现变化多端，有的患者智能低下，有的呈精神分裂症和神经系统症状，有的表现为近端肌无力，深腱反射亢进，共济失调，呼吸困难，昏迷。一般患儿于 10 岁左右死亡。无晶体脱位、骨骼异常和血栓栓塞形成发生。血甲硫氨酸浓度正常或降低。血和尿内同型胱氨酸浓度增高，胱硫醚浓度增高或正常。测定淋巴细胞还原酶活性可以确立诊断，并可区分纯合子、杂合子和正常人。给予叶酸可使精神和神经症状以及尿内同型胱氨酸消失。

四、半乳糖血症

半乳糖血症(galactosemia)为半乳糖代谢病,可分为半乳糖-1-磷酸尿苷转移酶(galactose 1-phosphate uridyl transferase,GALT)缺陷引起的半乳糖血症、半乳糖激酶(Galactokinase,GALK)缺陷引起的半乳糖血症以及尿苷二磷酸半乳糖异构酶(uridine diphosphate galactose-4-epimerase,EPIM)缺陷症三类。

(一) 半乳糖-1-磷酸尿苷转移酶缺陷引起的半乳糖血症(经典型)

其发病机制为半乳糖-1-磷酸尿苷转移酶缺陷。半乳糖不能正常地代谢成UDP半乳糖和葡萄糖-1-磷酸,导致半乳糖-1-磷酸和半乳糖在组织和体液内贮积。后者经醛糖还原酶催化变成具有毒性的半乳糖醇。其毒性的大小取决于各组织的结构及其代谢模式。晶体内醛糖还原酶丰富,生成大量半乳糖醇,导致白内障。高浓度半乳糖对肝脏的损害机制尚不清楚,但动物实验证实半乳糖为产生肝脏损害的一种物质。低糖血症继发于肝脏代谢异常,因半乳糖并不刺激胰腺释放胰岛素。半乳糖-1-磷酸和半乳糖醇在肾脏内贮积,影响肾小管的酸碱调节功能,可能产生肾性酸中毒和氨基酸重吸收损害而引起的氨基酸尿,并出现蛋白尿。脑组织内的大量半乳糖醇干扰磷脂酰肌醇的生成,该物质为生长发育中神经纤维膜的重要成分,并可降低5-HT的合成量,形成智能发育障碍。实验证明,半乳糖能抑制患者成纤维细胞生长。

本病遗传学上呈常染色体隐性遗传。迄今已知该转移酶变异有多种,杂合子酶活性为正常值的50%。临床上,患儿出生时正常。喂乳数天后即出现呕吐或腹泻。约1周后,肝脏明显肿大,出现黄疸,腹水和白内障,体重不增,喂养困难。有时出现低糖血症、惊厥和高氯血症性酸中毒。智能发育障碍明显。未经诊断和治疗的患儿往往于新生儿期因感染(多为大肠杆菌败血症)而死亡。实验室检查可见血半乳糖浓度增高,尿液有半乳糖、氨基酸和蛋白,呈高氯血症性酸中毒。红细胞内转移酶活性缺乏(尿苷二磷酸葡萄糖消耗试验)。根据临床特征和实验室检查可进行诊断。预后取决于及早诊断和早治疗。本病产前诊断意义不大,高危孕妇及早在孕期避免食乳糖可以防止对胎儿产生损害。

(二) 半乳糖激酶缺乏引起的半乳糖血症

国外统计,本病较转移酶缺陷少20%。为红细胞半乳糖激酶缺陷所致。半乳糖在组织和体液内贮积,并经醛糖还原酶变成半乳糖醇。为常染色体隐性遗传。临床表现不一。有的患儿肝脏肿大,伴黄疸,有的无黄疸,白内障常见,有时为唯一的异常发现。智能发育正常或低下。病情较经典型为轻。血半乳糖浓度增高。尿内有半乳糖和半乳糖醇,但无氨基酸和蛋白。血、尿半乳糖浓度增高。红细胞半乳糖激酶活性缺乏为诊断依据。限制半乳糖摄入量。预后好。

(三) 尿苷二磷酸半乳糖-4-异构酶缺陷症

本病罕见,酶缺乏导致红细胞内半乳糖-1-磷酸浓度增高。患者生长发育良好,能代谢所摄入的半乳糖,血半乳糖浓度不高。外周血红、白细胞酶缺乏。肝脏活检和培养的皮肤成纤维细胞酶活性正常。本病不需要治疗。预后好。

五、糖原累积病

糖原累积病(glucogen storage disease,GSD)又称糖原沉着症,是一组罕见的影响糖原代谢的隐性遗传性疾病。其遗传方式大多为常染色体隐性遗传,个别类型为伴X染色体遗传。本病为肝、肌肉、脑等组织中某一糖原分解或合成酶缺陷所致的糖中间代谢紊乱,特征性改变是肝组织中糖原含量超过70mg/g,肌组织中超过15mg/g。不同酶的缺陷引起不同的临床类型。根据已鉴定出的酶缺陷或特异的临床表现分型,表33-2概括了各型的特点。也可按受累的器官和临床表现的主要特点将本病分为两大类,即肝低血糖性糖原累积病及肌能量障碍性糖原累积病。肝低血糖性糖原累积病主要表现为低血糖和肝脏肿大,包括葡萄糖-6-磷酸酶缺乏(Ⅰa型)及更少见的Ⅰ型亚型G-6-P微粒体转移酶缺乏(Ⅰb型)、脱支酶缺乏(Ⅲ型)、肝磷酸化酶缺乏(Ⅵ型)和磷酸酶b激酶缺乏(Ⅷ型或Ⅸ型)。肝低血糖性疾病患者对胰血高糖素和肾上腺素的升血糖反应迟钝,饮食疗法(经常进食)是治疗本组疾病的合理方法。肌能量障碍性糖原累积病主要表现为肌肉疼痛、肌球蛋白尿等,包括肌酸磷酸酶缺乏(Ⅴ型)、磷酸果糖激酶缺乏(Ⅶ型)、磷酸甘油变位酶缺乏(Ⅹ型)和乳酸脱氢酶(LDH)M亚单位缺乏,由糖原到乳酸的代谢途径中断伴有NADH氧化障碍为此组疾病的共同特征。除这两大类外，还有独特病理生理改变的疾病如α-1,4-葡萄糖苷酶(酸性麦芽糖酶)缺乏(Ⅱ型)及支链酶(分支酶)缺乏(Ⅳ型)。近年来有学者将葡萄糖运载蛋白-2(GLUT-2)基因突变所致列为Ⅺ型。虽然有人建议本病用特殊的酶缺乏来命名，但目前仍广泛采用罗马数字命名。

表 33-2　主要糖原贮积病

分型和病名	酶缺陷	主要受累器官	临床特征
0 型	糖原合成酶	肝	酮症性低血糖症，智能落后
Ⅰa 型 Von Gierke 病	葡萄糖-6-磷酸酶	肝	低血糖，肝肾肿大，身材矮小，骨龄落后，高血脂
Ⅰb 型	葡萄糖-6-磷酸转位酶	肝	中性粒细胞减少症，肝腺瘤，肾病，多囊卵巢，身材矮小
Ⅱ型 Pompe 病	α-1,4-葡萄糖苷酶	骨骼肌和心肌	肌张力低，心脏扩大，心衰，喂养困难
Ⅲ型 Cori 病	脱支酶	肝、骨骼肌和心肌	低血糖，惊厥，肝脾肿大，生长迟缓，肌无力
Ⅳ型 Andersen 病	分支酶	肝和肌肉	肝脾肿大，进行性肝硬化
Ⅴ型 McArdic 病	磷酸化酶	骨骼肌	疼痛性肌痉挛，血红蛋白尿，继发性肾功能衰竭
Ⅵ型 Hers 病	磷酸化酶	肝	低血糖，肝肿大，生长迟缓
Ⅶ型 Tarui 病	磷酸果糖激酶	肌肉和红细胞	肌痉挛，肌红蛋白尿，高尿酸血症
Ⅸ型或Ⅷ型	磷酸化酶 b 激酶	肝	肝肿大，轻度低血糖

糖原累积症系一组罕见的隐性遗传性疾病，糖原合成和分解代谢中所必需的各种酶至少有 8 种，由于这些酶缺陷所造成的临床疾病有 12 型，其中Ⅰ、Ⅲ、Ⅳ、Ⅵ、Ⅸ型以肝脏病变为主，Ⅱ、Ⅴ、Ⅶ型以肌肉组织受损为主。这类疾病共同的生化特征是糖原贮存异常，绝大多数为糖原在肝脏、肌肉、肾脏等组织中贮积量增加；仅少数病种的糖原贮积虽正常，而糖原的分子结构异常。因此临床实验室检查对糖原累积症的诊断及分型非常重要，除了基因检测外，生化检测起着非常重要的作用。表 33-3 列出主要的糖原贮积病的实验室检查项目。

表 33-3　主要糖原贮积病的实验室检查

类　型	常规检测项目	特殊检测项目
糖原累积病Ⅰa 型	葡萄糖(↓)、甘油三酯(↑)、胆固醇(↑)、尿酸(↑)、乳酸(↑)、酮体(↑)	葡萄糖-6-磷酸酶(↓)、2-氧化戊二酸(↑)、生物素酶(↑)
糖原累积病Ⅰb 型	同Ⅰa 型，中性粒细胞(↓)	中性白细胞趋化性(↓)、葡萄糖-6-磷酸酶(↑)
糖原累积病Ⅱ型	脑电图异常	酸性麦芽糖酶(↓)、尿寡糖(↑)
糖原累积病Ⅲ型	葡萄糖(↓)、AST/ALT(↑)、肌酸激酶(↑)	红细胞糖原(↑)、餐后乳酸(↑)、尿寡糖(↑)、脱支链酶(↓)
糖原累积病Ⅳ型	胆红素(n 或↑)、AST/ALT(n 或↑)、凝血酶原时间(n 或↑)	支链酶(↓)
糖原累积病Ⅴ型	肌酸激酶(↑)、AST(↑)、LDH(↑)	肌肉糖原(↑)、肌肉磷酸化酶(↓)、乳酸(↓)
糖原累积病Ⅵ型	葡萄糖(↓)、乳酸(↑)、AST/ALT(↑)	肝糖原(↑)、肝磷酸化酶(↓)
糖原累积病Ⅶ型	网织红细胞计数(↑)、肌酸激酶(↑)、尿酸(↑)	磷酸果糖激酶(↓)、红细胞寿命(↓)
糖原累积病Ⅸ型	葡萄糖(↓)、乳酸(↑)、AST/ALT(↑)	肝糖原(↑)、肝磷酸化酶激酶(↓)
糖原累积病 0 型	葡萄糖(↓)、乳酸(↑)、酮体(↑)	肝糖原(↓)、肝糖原合成酶(↓)

注：↑表示升高，↓表示下降，n 表示不变

六、溶酶体贮积症

溶酶体贮积症(lysosomal storage disease)是由于遗传性缺陷导致的先天性缺乏一种或多种溶酶体酶,使其相应底物不能消化积聚在细胞内而造成的疾病。临床表现变异大,病情呈进行性加重。绝大多数溶酶体贮积症以常染色体隐性方式遗传,其中的每一种病发病率虽低,但作为一组病则是常见的人类遗传病之一。目前这组疾病多数无有效的治疗方法,但可以通过测定溶酶体酶的活性进行病例诊断和产前诊断,防止患儿出生。

我国常见的溶酶体贮积症有:①黏多糖贮积症:本病是由于酸性黏多糖这种大分子降解过程中所需要的酶缺乏所致,临床上分为7型,一共有11种酶,目前除MPS-ⅢC、MPS-ⅢD和MPS-Ⅸ外均可检测,MPS-Ⅱ为X-连锁隐性遗传,其余为常染色体隐性遗传。②黏脂质贮积症:黏脂质贮积症是由于溶酶体酶磷酸化及定位缺陷而不能转运入溶酶体导致多种溶酶体酶分泌到细胞外所引起的疾病,是少见的常染色体隐性遗传疾病,临床可分为Ⅱ、Ⅲ、Ⅳ三种亚型。实验室酶学检测可见多种溶酶体酶活性显著升高,是正常人酶活性的10~30倍。③神经鞘脂贮积症:是指鞘脂降解所需的溶酶体酸性水解酶缺陷或缺少了神经鞘脂激活蛋白,造成了不同的鞘脂如脑苷脂、神经节苷脂或鞘磷脂在溶酶体中贮积,引起中枢神经系统及其他组织病变。法布雷病为X连锁隐性遗传,其余为常染色体隐性遗传。④寡糖贮积症:是由于糖蛋白和糖脂中的碳水化合物降解所需的溶酶体酸性水解酶缺乏,造成不同的糖苷脂的贮积所致。⑤糖原贮积症Ⅱ型:临床上分为11个亚型,只有糖原贮积症Ⅱ型属于溶酶体贮积症,是由酸性α-葡萄糖苷酶缺乏所致。目前此病采用皮肤活检,培养皮肤成纤维细胞,检测皮肤成纤维细胞中的α-葡萄糖苷酶活性来诊断,是溶酶体贮积症实验室检测中唯一不能采用外周血检测的类型(外周血的该酶检测方法正在建立中)。

溶酶体贮积症的实验室检测方法包括:①尿甲苯胺兰筛查:作为MPS的初筛,若阳性则进行MPS相关的缺陷酶检测;若阴性可排除MPS,结合临床应考虑ML的可能。②酶学检测:这是诊断的金标准,具体酶与疾病的关系见表33-4。③基因分析:寻找基因突变的情况,可用于检测杂合子,同时基因分析结合酶学检测可提高产前诊断的准确性。

表33-4　溶酶体贮积症及相应的水解酶缺陷

分　类	疾病名称	缺陷的水解酶
神经鞘脂贮积症	异染性脑白质营养不良	芳基硫酸酯酶A(ASA)
	球形细胞脑白质营养不良	半乳糖脑苷脂酶
	GM1神经节苷脂贮积症	β-半乳糖苷酶
	黑矇性痴呆(Tay-Sachs病)	β-氨基己糖苷酶A
	Sanhoff病	β-氨基己糖苷酶A+B
	Gaucher病	β-葡萄糖苷酶
	Niemann-Pick病	鞘磷脂酶
	Fabry病	α-半乳糖苷酶
	Farber病	神经酰胺酶
糖原贮积症	糖原贮积症Ⅱ型	α-葡萄糖苷酶
糖蛋白贮积症	岩藻糖苷贮积症	α-岩藻糖苷酶
	甘露糖苷贮积症	α-甘露糖苷酶
	唾液酸贮积症	唾液酸酶
	天冬氨酰氨基葡萄糖尿症	天冬氨酰氨基葡萄糖苷酶
黏多糖贮积症	MPSⅠ	α-L-艾杜糖苷酸酶
	MPSⅡ	艾杜糖醛酸硫酸酯酶
	MPSⅢA	类肝素-N-硫酸酯酶
	MPSⅢB	α-N-乙酰氨基葡萄糖苷酶
	MPSⅢC	乙酰-CoA:α-氨基葡萄糖乙酰转移酶

续表

分　类	疾病名称	缺陷的水解酶
	MPSⅢD	N-乙酰氨基葡萄糖-6-硫酸酯酶
	MPSⅣA	半乳糖-6-硫酸酯酶
	PMSⅣB	β-半乳糖苷酶
	MPSⅥ	芳基硫酸酯酶 B(ASB)
	MPSⅦ	β-葡萄糖苷酸酶
黏脂质贮积症	MLⅡ及Ⅲ	磷酸转移酶缺陷导致血清中多种溶酶体酶升高
胆固醇酯贮积症	Wolman 病	酸性酯酶

七、线粒体病

线粒体病(mitochondrial disease)也称为线粒体细胞病,是指以线粒体(mitochondrion,mt)功能异常为主要病因的一大类疾病,包括线粒体基因组、核基因组的遗传缺陷以及二者之间的通讯缺陷,保守估计线粒体病的发生率约为11.5/10万(约每8500人中有1例)。已经发现有270多种线粒体基因的改变与疾病有关,这些疾病包括肌病、心肌病、痴呆、肌阵挛、耳聋、失眠、贫血、糖尿病和脑卒中等。

线粒体广泛存在于真核细胞中,一个体细胞通常含有 10^3 ~ 10^4 个线粒体,是细胞内产生能量ATP的重要细胞器。细胞中的线粒体数量、形态和活性都处于动态平衡中,线粒体通过分裂与融合而改变其数量与形态。一般情况下,活跃的组织细胞含线粒体多,多发生融合,线粒体较长甚至分支;代谢不活跃或处于静止期的细胞其线粒体较少,多发生分裂,形态较短小,甚至形成小球状。由于遗传缺陷而导致线粒体内酶或蛋白质缺陷,甚至造成线粒体DNA(mtDNA)或RNA的异常,影响线粒体的能量代谢而不能产生足够的ATP,最终导致细胞功能损伤和临床症状甚至综合征,称为原发性线粒体病(primary mitochondrial diseases)。1962年Luft等发现首例线粒体病女性患者并命名为Luft病,以骨骼肌无力为主要临床表现,伴基础代谢率异常增高、出汗、消瘦等症状,患者的线粒体嵴结构异常和氧化磷酸化脱偶联,病因不明,且迄今只发现两例,但开启了人类线粒体病的研究进程。由于线粒体是体内除红细胞外各组织细胞的能量主要来源,线粒体代谢障碍常常引起多系统、多器官的病变,尤其是对于代谢旺盛、能量需求量大的器官如大脑、肌肉、内分泌腺、肾脏等的影响更为明显。

线粒体是一种半自主性细胞器,其物质代谢与生物学功能受核基因和线粒体基因共同调控。约1500多个基因与线粒体的遗传和代谢有关,其中大部分分布于核染色体,只有37个基因存在于线粒体基因组。人类mtDNA含16 569bp,为环状双链分子,分为轻链(L-strand)和重链(H-strand),编码13种氧化磷酸化酶复合体亚基、22种tRNA和2种rRNA(12S和16S),共37个编码基因。mtDNA中唯一非编码区是D环(Displacement-loop),是一个约1kb的转录启动区,含有轻、重链的转录启动子。线粒体基因组只控制线粒体中一部分蛋白质的合成,而线粒体中多数蛋白质则由核DNA(nDNA)编码和调控。例如,氧化磷酸化复合体约有80多种蛋白质,其中只有13种由线粒体基因组编码,包括复合体Ⅰ的7种,复合体Ⅲ的1种,复合体Ⅳ的3种和复合体Ⅴ的两种,其余的均由核基因组编码,因此,线粒体病大多数是由于核基因组的突变所致。由于受精卵的mtDNA来源于卵母细胞,故mtDNA的遗传方式为母系遗传,虽然受精时精子可能有少量线粒体进入卵子,但对受精卵mtDNA的遗传影响很小。与线粒体病相关的nDNA编码的基因遗传方式属于孟德尔遗传,包括常染色体隐性遗传、显性遗传和X连锁遗传。所以,线粒体病的遗传方式分为母系遗传和孟德尔遗传两种。同时,nDNA与mtDNA有着密切联系,线粒体DNA复制酶的亚基由nDNA编码,nDNA中与线粒体相关基因的缺陷可导致线粒体mtDNA继发性突变,甚至造成mtDNA拷贝数的减少,从而改变线粒体的遗传。此外,mtDNA无组蛋白的保护,线粒体中亦无DNA损伤的修复机制,所以mtDNA的突变频率比nDNA高10 ~ 20倍之多,是造成线粒体遗传性代谢疾病的重要原因之一。

线粒体病按病因学可分为原发性和继发性。原发性线粒体病是由于mtDNA或nDNA的突变造成线粒体功能障碍;继发性线粒体病则是由于各种继发性原因所致的线粒体功能障碍,如炎症、药物或毒物以及其他疾病等。mtDNA 突变包括点突变、碱基缺失、重复以及 mtDNA 大片段的丢失等。nDNA 与线粒体相关的基因突变也可导致线粒体病，例如编码线粒体蛋白质的核基因突变，线粒体基因组和核基因组间的通讯障碍等。由于 mtDNA 或 nDNA 的缺陷而引起的线粒体病又称为原发性线粒体代谢病，是遗传性代谢缺陷中最常见的疾病，患病率 1/(5000～10 000)。

线粒体病的诊断金标准仍然是肌肉组织标本的生物化学检测和线粒体的 mtDNA 或核基因组的 nDNA突变位点的分子生物学分析，其中，应用 PCR 进行突变位点检测不失为一种快捷准确的检测技术，在其他遗传病的研究中已得到很好的验证。常用生化检验项目包括乳酸、丙酮酸、丙氨酸、肌酸激酶等，还可进行特殊检验项目，如线粒体呼吸链复合酶、葡萄糖负荷试验、磷核磁共振(^{31}P NMR)、运动试验等。

八、家族性高胆固醇血症

家族性高胆固醇血症(familial hypercholesterolemia，FH)又称家族性高 β 脂蛋白血症。一种以血浆低密度脂蛋白(LDL)与胆固醇水平升高为特征的常染色体显性遗传病。临床特点是高胆固醇血症、特征性黄色瘤、早发心血管疾病和阳性家族史。FH 是儿童期最常见的遗传性高脂血症，也是脂质代谢疾病中最严重的一种，可导致各种危及生命的心血管疾病并发症出现，是冠脉疾病的一种重要危险因素，详见血脂测定。

FH 病理基础为 LDL-R 基因突变引起细胞膜表面 LDL-R 缺陷或功能异常，进而体内 LDL 代谢紊乱，特征为血清 TC 尤其是 LDL-C 浓度明显增高、多部位皮肤和肌腱黄色瘤、脂性角膜弓和早发动脉粥样硬化。FH 的 LDL-R 基因变异和 LDL-R 合成的过程中均可出现异常。根据 LDL-R 基因突变对受体蛋白表型的影响，可分为五类：①受体合成缺乏型，因为 mRNA 转录障碍导致总体蛋白性质改变，生物学活性降低。②细胞内运输缺陷型，是分子量为 120kD 的受体前体异常，从内质网到高尔基复合体运送障碍，富含 Cys 域段阅读框缺失(in-frame deletion)。③配体结合缺陷型，细胞表面的分子量 160kD 的成熟受体数量显著减少，使 LDL 受体结合能力下降。④内吞缺陷型，为受体不能局部化使 LDL 无法结合而进入细胞内。这几种变化均与 LDL-R 结构有关。⑤受体循环缺陷型。

FH 纯合患者发病率仅为百万分之一，症状典型易于被发现；而杂合患者发病率较高为 1/500，我国大约有 26 000 000 例潜在患者，男性患者通常在 40～50 岁出现冠心病症状，而女性患者推迟 10 年。大量流行病学研究证实：超过 60% 的男性 FH 杂合患者60 岁之前可能患冠心病，女性则多于 30%。相应冠心病症状男性一般开始于 40 岁，女性在 50 岁左右。按目前的诊断标准仅能预测出大约 1/4 的 FH 病例；大多数患者直到中年才能得到确诊，失去早期治疗机会。他汀类和胆固醇吸收抑制剂等药物能够有效地降低 FH 患者的血清 TC 水平，防止动脉粥样硬化进展，并且越早治疗患者受益越大，因此早期把 FH 杂合患者从人群中鉴别出来，将有助于预测其动脉粥样硬化危险性，并早期进行干预，延缓并发症发生。

九、肝豆状核变性

肝豆状核变性(hepatolenticular degeneration，HLD)又称威尔逊病(Wilson's disease，WD)，为常染色体隐性遗传的铜代谢障碍疾病。由 Wilson 首先报道和描述，是一种遗传性铜代谢障碍所致的肝硬化和以基底节为主的脑部变性疾病。临床上表现为进行性加重的锥体外系症状、肝硬化、精神症状、肾功能损害及角膜色素环(K-F 环)。

欧美统计本病发病率为 0.2/10 万，患病率为 1/10 万，杂合子为 1/4000。日本资料患病率(1.9～6.8)/10 万，杂合子高达 6.6～13/1000。正常成人每天从食物中吸收铜 2～4mg，进入血液的铜离子先与白蛋白疏松结合后，90%～98% 运送至肝脏内与 α2 球蛋白牢固结合成铜蓝蛋白；仅约 5% 与白蛋白或组氨酸等氨基酸和多肽疏松结合，其大部分经胆道系统排泄，极少数由尿中排出。本病属于常染色体隐性遗传性铜代谢异常疾病，但其铜代谢异常的机制，迄今尚未完全阐明，公认的是：胆道排泄减少、铜蓝蛋白合成障碍、溶酶体缺陷和金属硫蛋白基因或调节基因异常等学说。

实验室检查的特征性改变为日尿排铜量增多，血清铜蓝蛋白降低和肝穿刺证实肝组织铜含量异常增高。血清铜氧化酶活性降低。血清总铜量可能降低。大约 5% 的患者血清铜蓝蛋白正常，特别在肝硬化患者。肝豆状核变性的常规实验室检查包括血清 AST、ALT、白蛋白、胆红素，特殊检查项目有血清铜、尿铜、肝铜、血清铜蓝蛋白、青霉胺负荷试验等。

十、先天性甲状腺功能减低症

先天性甲状腺功能减低症(congenital hypothyroidism,CH)是由于患儿甲状腺先天性缺陷或因母孕期饮食中缺碘所致,前者称散发性甲状腺功能减低症,后者称地方性甲状腺功能减低症。其主要临床表现为体格和智能发育障碍,是小儿常见的内分泌疾病。

甲状腺的主要功能是合成甲状腺素(T_4)和三碘甲腺原氨酸(T_3)。甲状腺激素的主要原料为碘和酪氨酸,碘离子被摄取进入甲状腺上皮细胞后,经一系列酶的作用与酪氨酸结合。甲状腺素的合成与释放受下丘脑分泌的促甲状腺素释放激素(TRH)和垂体分泌促甲状腺激素(TSH)控制,而血清中 T_4 可通过负反馈作用降低垂体对 TRH 的反应性,减少 TSH 的分泌。甲状腺素的功能包括:加速细胞内氧化过程;促进新陈代谢;促进蛋白质合成,增加酶活性;增进糖的吸收和利用;加速脂肪分解氧化;促进钙、磷在骨质中的合成代谢;促进中枢神经系统的生长发育。当甲状腺功能不足时,可引起代谢障碍、生理功能低下、生长发育迟缓、智力障碍等。先天性甲状腺功能低下的主要原因是甲状腺不发育或发育不全,可能与体内存在抑制甲状腺细胞生长的免疫球蛋白有关;其次为甲状腺素合成途径中酶缺陷(为常染色体隐性遗传病);促甲状腺激素缺陷与甲状腺或靶器官反应低下所致者少见。目前继发感染致甲状腺功能低下者增多。

实验室检查,由于先天性甲低发病率高,在生命早期对神经系统功能损害重且其治疗容易、疗效佳,因此早期诊断、早期治疗至为重要。①新生儿筛查:目前多采用出生后 2~3 天的新生儿干血滴纸片检测 TSH 浓度作为初筛,结果大于 20mU/L 时,再检测血清 T_4、TSH 以确诊。该法采集标本简便,假阳性和假阴性率较低,为患儿早期确诊、避免神经精神发育严重缺陷、减轻家庭和国家负担的极佳防治措施。②血清 T_4、T_3、TSH 测定:任何新生儿筛查结果可疑或临床可疑的小儿都应检测血清 T_4、TSH 浓度,如 T_4 降低、TSH 明显升高即可确诊。血清 T_3 浓度可降低或正常。③TRH 刺激试验:若血清 T_4、TSH 均低,则疑 TRH、TSH 分泌不足,应进一步做 TRH 刺激试验:静注 TRH 7μg/kg,正常者在注射 20~30 分钟内出现 TSH 峰值,90 分钟后回至基础值。若未出现高峰,应考虑垂体病变;若 TSH 峰值出现时间延长,则提示下丘脑病变。此外,X 线检查左手和腕部,评定患儿的骨龄。患儿骨龄常明显落后于实际年龄。采用静脉注射 99m-Tc 后以单光子发射计算机体层摄影术(SPECT)检测患儿甲状腺发育情况及甲状腺的大小、形状和位置。

十一、先天性肾上腺皮质增生症

先天性肾上腺皮质增生症(congenital adrenal hyperplasia)是由基因缺陷所致的肾上腺皮质多种类固醇类激素合成酶先天性活性缺乏引起的一组常染色体隐性遗传性疾病。由于肾上腺皮质激素生物合成过程中某一必需酶存在缺陷,致正常皮质激素合成受到障碍。皮质激素的前体物质转向合成大量雄激素,因而患者出现女性男性化或男性性早熟。

本病为常染色体隐性遗传病,双亲是杂合子,患者则为纯合子,部分患者具有生育能力,子代出现纯合子患者的概率更高,近亲婚配也增加子女出现纯合子患者的概率。本病新生儿发病率在欧美地区为 1/16 000~1/15 000,我国缺乏全国性的筛查,上海、无锡的筛查结果显示分别为 1/15 321 和 1/16 866。

本病发病机制为酶缺乏致使皮质醇合成不足,继而使其对下丘脑-垂体的负反馈作用减弱,从而 ACTH 分泌增多。后者使肾上腺皮质增生。增生的肾上腺皮质如合成皮质醇和醛固酮的量足够身体需要,则代偿完全;如代偿不全,则仍具有肾上腺皮质功能减退的症状。酶缺乏致皮质激素生物合成终止于某一阶段,以致中间产物堆积。如中间产物具有生理活性,例如皮质酮增多,则可引起高血压和低钾血症。增生的肾上腺皮质形成大量雄激素,引起男性化。

肾上腺中从胆固醇合成肾上腺皮质激素的过程需要多种酶的参与,各种酶在肾上腺皮质束状带、球状带、网状带中的定位,决定了皮质激素合成的方向和空间分布。束状带主要合成皮质醇,参与合成的酶依次是胆固醇 20,22(侧链)裂链酶(cholesterol side chain cleavage enzyme,SCC)、17α-羟化酶(17α-hydroxylase,17α-HO)、3β-羟类固醇脱氢酶(3β-hydroxysteroid dehydrogenase,3β-HSD)、21α-羟化酶(21α-hydroxylase,21α-HO)、11β-羟化酶(11β-hydroxylase,11β-HO)。这些酶除了 3β-HSD 外,都属于细胞色素氧化酶 P450(cytochrome P450,CYP)系,又分别称为 P450scc、CYP17、CYP21 和 CYP11B。

内固醇代谢中除胆固醇侧链裂解酶(SCC)、11β-羟化酶和醛固酮合成酶存在于线粒体外,其他的酶位于滑面内质网。这些酶缺陷造成临床上不同类型的CAH。21α-羟化酶和11β-羟化酶缺陷可以阻断皮质醇和醛固酮(aldosterone,ALD)的合成、增加雄激素,故可在临床上引起男性假性性早熟或女性男性化;严重的21-羟化酶缺陷症(21-hydroxylase deficiency,21-OHD)可以出现盐皮质激素的缺乏而导致"失盐"和低血压;而严重的11β-羟化酶缺陷症(11β-hydroxylase deficiency,11β-OHD)由于具有盐皮质激素作用的脱氧皮质酮(deoxycorticosterone,DOC)和11-脱氧皮质醇(deoxycortisol)蓄积,产生高血压和低血钾。3β-HSD缺陷可导致肾上腺皮质3种激素及其作用的缺乏。17α-羟化酶阻断皮质醇和性激素途径,增加球状带盐皮质激素途径的流量,但实际醛固酮水平并不高,同样具有盐皮质激素作用的DOC升高引起高血压、低血钾,性激素途径被阻断致男性完全假两性畸形和女性不发育。不论是何种酶缺陷均可导致垂体ACTH代偿性分泌增加,使双侧肾上腺皮质增生,肤色、皮肤皱褶和掌纹色深。

第二节　苯丙酮尿症的生化检测

一、Guthrie试验(Guthrie test)

【生化及生理】

枯草杆菌ATCC-6633的生长需要苯丙氨酸,如在含有苯丙氨酸拮抗剂β_2-噻吩丙氨酸培养基上,枯草杆菌不能生长,当放入血滤纸片标本时,血中的苯丙氨酸与培养基中的抑制剂相拮抗,使血滤纸片周围出现明显的细菌生长环,我们可以根据细菌生长环的大小,测定血滤纸片中苯丙氨酸浓度。此法是最经济实用的血苯丙氨酸半定量方法。

【检测方法】

细菌抑制法检测滤纸血片中苯丙氨酸浓度。

【标本要求与保存】

出生后72小时的新生儿,由专职人员按新生儿采血要求采集婴儿足跟内或外侧血3滴,使血滴浸透滤纸正反两面,室温空气干燥4小时以上,放入防潮袋中,置4℃冰箱密封保存备用。

【参考区间】

正常新生儿的苯丙氨酸浓度均在0.2g/L以下。

【临床意义】

用于苯丙酮尿症筛查。凡大于0.4g/L者应作进一步追踪复查。凡经多次复查,检测血液中苯丙氨酸持续在0.4~2.0g/L之间者为轻型或一过性苯丙氨酸或高苯丙氨酸血症,此类预后较经典型为好。凡血液中苯丙氨酸浓度持续高于2.0g/L者,称为经典型或重症苯丙酮尿症。

【注意事项】

对于Guthrie试验阳性者,需要进一步通过定量试验对变异体(经典PKU和BH_4缺乏症)作出鉴别。

二、苯丙氨酸(phenylalanine)

【生化及生理】

由于体内苯丙氨酸羟化酶(PAH)缺陷、活性降低或其辅酶四氢生物蝶呤缺乏,导致苯丙氨酸向酪氨酸代谢受阻,血液和组织中苯丙氨酸浓度增高,尿中苯丙氨酸显著增加。

【检测方法】

比色法或HPLC。

比色法:血液中的苯丙氨酸与茚三酮及铜盐反应可生成荧光复合物,最高激发波长为365nm,最高发射波长为490nm;L-甘氨酰-L-亮氨酸二肽能增强反应;在介质pH 5.8时,苯丙氨酸特异性最强,即使有其他氨基酸存在仍可较精确测出浓度。

【标本要求与保存】

血浆或全血,肝素抗凝。标本量0.5ml,至少0.2ml。立即检测,否则冷冻(-20℃)条件下稳定。

【参考区间】

滤纸全血:<122μmol/L。

血浆:

早产儿:121~454μmol/L。

新生儿:73~205μmol/L。

苯丙酮尿症:2~3天>272μmol/L。

未治疗苯丙酮尿症:907~1815μmol/L。

成人:48~109μmol/L。

【临床意义】

血清苯丙氨酸浓度用于确诊苯丙酮尿症和监测治疗中的苯丙酮尿症的患儿血中苯丙氨酸浓度。经典苯丙酮尿症患者血清苯丙氨酸浓度≥200mg/L。

三、酪氨酸(tyrosine)

【生化及生理】

苯丙酮尿症患者由于体内苯丙氨酸羟化酶(PAH)缺陷、活性降低或其辅酶四氢生物蝶呤缺乏,导致苯丙氨酸向酪氨酸代谢受阻,血液酪氨酸浓度降低。遗传性酪氨酸血症患者由于酪氨酸分解代谢的酶缺陷,致血清酪氨酸蓄积浓度增高。人体所需的酪氨酸系由饮食或通过氧化苯丙氨酸获得,除供给合成蛋白质之用外,它还是多巴胺、肾上腺素和黑色素等物质的前体,多余的酪氨酸则通过其降解途径分解为二氧化碳和水。其代谢途径中各步骤酶的缺陷可导致多种临床表现不同的疾病。较常见的为酪氨酸血症Ⅰ型(tyrosinemia type Ⅰ),又称肝肾型酪氨酸血症,属常染色体隐性遗传。

【检测方法】

血清酪氨酸荧光测定法。血清中酪氨酸和1-亚硝基-2-萘酚在亚硝酸盐存在时可形成不稳定的红色化合物,再通过与硝酸加热,可产生稳定的黄色荧光产物,用二氯乙烷除去过量的亚硝基萘酚,用激发光为470nm,在发射波长545nm下测量荧光。

【标本要求与保存】

血清。分离后的血清标本如不能及时测定,应置于4℃冰箱保存。

【参考区间】

正常血清为9.0~29.0mg/L。

【临床意义】

(1) 苯丙酮尿症患者血清酪氨酸浓度低于正常值。

(2) 遗传性酪氨酸血症患者的血清酪氨酸浓度高于正常值。

(3) 当血清苯丙氨酸浓度与血清酪氨酸浓度比值大于1.6时,见于无症状而有遗传缺陷的儿童。

四、尿三氯化铁试验(urinary ferric chloride test)

【生化及生理】

由于体内苯丙氨酸羟化酶(PAH)缺陷、活性降低或其辅酶四氢生物蝶呤缺乏,导致苯丙氨酸向酪氨酸代谢受阻,血液和组织中苯丙氨酸浓度增高,尿中苯丙氨酸显著增加。

【检测方法】

尿三氯化铁试验为尿苯丙酮酸定性试验。尿中的苯丙酮酸在酸性条件下,与三氯化铁作用,生成蓝绿色产物。磷酸盐对本试验有干扰,应先使其变为磷酸铵镁沉淀后除去。

【标本要求与保存】

新鲜尿液4ml以上。如不能及时测定,应置于4℃冰箱保存。

【参考区间】

若尿液呈灰绿色或蓝绿色持续2~4分钟为阳性。以后逐渐退色。如绿色迅速消失,提示可能有尿黑酸,可报苯丙酮酸阴性。该法的灵敏度为100mg/L,尿液作系列稀释后再测定,可粗略定量。

【临床意义】

正常人为阴性。大多数苯丙酮尿症患者的尿液可呈阳性。但有1/4~1/2病例可能漏检。

【影响因素】

(1) 尿中苯丙酮酸在室温不稳定,试验应在取得尿液标本后立即测定,否则必须将标本置冰箱中冷藏。检测时取出标本使其达到室温后再进行试验。

(2) 本试验最适宜的pH约为2.3。

(3) 本法苯丙酮酸含量>50μg/ml时才能检出。苯丙酮酸患儿白天排出的苯丙酮酸量波动在100~300mg/ml时,此法较为敏感。

(4) 尿中酚类药物如水杨酸类和氯丙嗪可与氯化铁反应呈色。胆红素亦可产生假阳性。2,4-二硝基苯肼试验可资鉴别,如显黄色混浊为苯丙酮酸阳性。该法敏感度为200mg/L。

(5) 小儿出生后6周内不易查出,故以出生6周后检查为宜。现已有商品试带供应,可作过筛用。

五、硝基苯肼试验(dinitrophenylhydrazine test)

【生化及生理】

由于体内苯丙氨酸羟化酶(PAH)缺陷、活性降低或其辅酶四氢生物蝶呤缺乏,导致苯丙氨酸向酪氨酸代谢受阻,血液和组织中苯丙氨酸浓度增高,尿中苯丙氨酸显著增加。

【检测方法】

α支链酮酸(异戊酸、异己酸和β-甲基戊酸)和苯丙酮酸等可与2,4-二硝基苯肼的羰基反应生成腙的黄色沉淀物。

【标本要求与保存】

新鲜尿液。如不能及时测定，应置于4℃冰箱保存。

【参考区间】

尿样反应后若呈黄色混浊或黄色沉淀，即为阳性。

【临床意义】

阳性反应见于苯丙酮尿症及枫糖尿症。

【影响因素】

尿中若含有足量的丙酮酸、丙酮、乙酰乙酸和抗坏血酸等也可生成类似的苯腙化合物，产生黄色沉淀。

六、尿液新蝶呤(urine neopterin,Neo)

七、血清新蝶呤(serum neopterin,Neo)

八、脑脊液新蝶呤(cerebrospinal fluid neopterin,Neo)

九、尿液生物蝶呤(urine biopterin,Bio)

十、血清生物蝶呤(serum biopterin,Bio)

十一、脑脊液生物蝶呤(cerebrospinal fluid biopterin,Bio)

【生化及生理】

高苯丙氨酸血症患者中，除苯丙氨酸羟化酶缺乏所致的经典型苯丙酮尿症外，还有极少数源于PAH的辅酶-四氢生物蝶呤(tetrahydrobiopterin,BH4)缺乏导致苯丙氨酸羟化为酪氨酸的代谢途径受阻。对上述两种疾病进行鉴别诊断的主要方法是采用HPLC法分析尿中蝶呤谱的变化。尿中蝶呤谱主要包括新蝶呤(N)、生物蝶呤(B)、BH4、二氢生物蝶呤(dihydrobiopterin BH2)和蝶呤(pterin)等。

BH4的缺乏可由鸟苷三磷酸环化水解酶(guanosine triphosphate cyclohydrolase I,GTPCHI),6-丙酮酰四氢生物蝶呤合成酶(6-pyruvoyltetrahydrobiopterin synthase,PTPS),二氢喋啶还原酶(dihydropteridine reductase,DHPR)和蝶呤-4α-甲醇氨脱水酶(pterin-4α-carbino-lamine dehydratase,PCD)等酶的先天缺陷而引起。经典型PKU患者因血phe水平明显增高而使其尿N和B排泄也高于正常值，但B百分比(B%)正常，而BH4缺乏症患儿尿蝶呤的排出会有异常变化。如PTPS缺乏者因B合成障碍，B%会极低甚至无法测到，N/B显著增高；如果DHPR缺乏，则蝶呤均增高，N/B降低，B%增高。在尿液中，不但有N、B排出，还有二氢新蝶呤(dihydroneopterin)、BH4和二氢蝶呤(dihydrobiopterin,BH2)等不稳定的还原态蝶呤排出。

【检测方法】

将还原态的蝶呤用酸性碘氧化为N和B后，利用蝶呤类物质在紫外光的激发下能发射出荧光这一性质，用HPLC-荧光检测法测定HPA患者尿液中N与B的含量。

【标本要求与保存】

收集患儿新鲜尿液，立即在每毫升尿液中，加入20mg抗坏血酸，避光下混匀后，分装于避光容器中(如暂不测定，最好置于-70℃保存)。或将加抗坏血酸后的尿液，滴注在专用滤纸上，避光晾干后送检。

【参考区间】

不同体液标本新蝶呤和生物蝶呤参考区间见表33-5。

表33-5 不同体液标本新蝶呤和生物蝶呤参考区间

年龄	尿Neo(mmol/mol肌酐)	尿Bio(mmol/mol肌酐)	血清Neo(nmol/L)	血清Bio(nmol/L)	脑脊液Neo(nmol/L)	脑脊液Bio(nmol/L)
新生儿	1.1~4.0	0.5~3.0	3~11	4~18	15~35	10~50
<1岁	1.1~4.0	0.5~3.0	3~11	4~18	12~30	10~40
2~4岁	1.1~4.0	0.5~3.0	3~11	4~18	9~30	10~40
5~10岁	1.1~4.0	0.5~3.0	3~11	4~18	9~20	10~30
11~16岁	0.2~1.7	0.5~2.7	3~11	4~18	9~20	10~30
>16岁	0.2~1.7	0.5~2.7	3~11	4~18	9~20	10~30

【临床意义】

对苯丙氨酸羟化酶(PAH)缺乏所致的经典型苯丙酮尿症和PAH的辅酶-BH4缺乏导致的苯丙氨酸羟化为酪氨酸的代谢过程受阻进行鉴别。

(1) 经典型PKU患者因血phe水平明显增高,而尿N和B排泄会高于正常值,但B百分比(B%)正常。

(2) BH4缺乏症患儿尿蝶呤的排出会有异常变化,如PTPS缺乏者因B合成障碍,B%会极低甚至无法测到,N/B显著增高。

(3) DHPR缺乏,则蝶呤均增高,N/B降低,B%增高。在尿液中,不但有N、B排出,还有二氢新蝶呤、BH4和BH2等不稳定的还原态蝶呤排出。

【影响因素】

尿直接冻存稳定性差,存放两天以上,N和B将持续下降;尿经氧化后室温或4℃放置的样品稳定性较好,存放3天后N和B含量无明显降低;若需存放,在收到样品后,立即进行氧化,氧化完成后置室温或4℃存放,最多存放3天,否则影响测定结果。

十二、二氢生物喋啶还原酶(dihydropteridine reductase,DHPR)

【生化及生理】

高苯丙氨酸血症是由于肝脏苯丙氨酸羟化酶缺乏或其辅酶四氢生物蝶呤(BH4)缺乏所致。BH4缺乏最常见为6-丙酮酰四氢蝶呤合成酶(PTPS)缺乏,占59%;其次为二氢蝶呤还原酶(DHPR)缺乏,占32%。以往采用尿蝶呤谱分析及BH_4负荷试验较容易进行PTPS缺乏症的诊断,但DHPR缺乏症不能完全依靠上述2种方法来鉴别,需通过红细胞DHPR活性测定进行确诊。

【检测方法】

干血滤纸片测定法。取末梢血两滴于筛查专用滤纸上,血滴直径>8mm,通透滤纸,阴干,置4℃冰箱保存。用打孔器从滤纸血片上打下2个直径为5mm的血片(5mm disc),放置Eppendorf管内,加入0.15mol/L KCl 400μl,振荡10秒,2~3次,然后16 000rpm离心3分钟。检测方法在无酶反应情况下的第1步反应是6-甲基四氢蝶呤(6-MPH_4)与氧化型的高铁细胞色素C(Cyt C)反应,生成醌-二氢蝶呤(q-6MPH_2)和还原型的亚铁Cyt C;在NADH+H存在下,经DHPR作用,q-6MPH_2被还原为6-MPH_4,6-MPH_4再与高铁Cyt C反应,如此循环,亚铁Cyt C生成量与DHPR作用下q-6MPH_2被还原为6-MPH_4的量呈正比关系。在波长为550nm的双光束实时比色并记录,测得在单位时间内产生亚铁Cyt C的纳摩尔数,以间接地反映出DHPR活性。

【标本要求与保存】

DHPR活性测定是采用干滤纸血片,样本采集方便、外地样本可邮寄。干滤纸血样本在30℃可保存10天,4℃保存两个月,-20℃可保存18个月。因此干滤纸片可通过各种邮寄方式送达实验室,在未检测前最好置4℃保存。

【参考区间】

1.02~3.35nmol/(min·5mm disc)。

【临床意义】

BH4缺乏症中还原酶DHPR缺乏占第2位。DHPR缺乏者多伴有HPA及神经递质合成障碍症状。常规尿蝶呤谱分析BH4和负荷试验并不能完全对DHPR缺乏症进行鉴别,有些DHPR缺乏者其尿蝶呤谱正常、BH4负荷(20mkg)阴性,可通过红细胞DHPR活性测定确诊。

【影响因素】

样本质量关系到试验的准确性,因此采血滤纸最好与实验室建立参考值所用的滤纸相同,各实验室需要建立各自的DHPR参考值。

第三节 同型胱氨酸尿症的生化检测

一、尿同型半胱氨酸(urine homocysteine)

【生化及生理】

HCY是蛋氨酸循环中S-腺苷同型半胱氨酸水解酶(S-adenosyl homocysteine hydrolase)的水解产物,又是胱硫醚β合成酶的底物。正常情况下,同型半胱氨酸的含量很低微,体内的同型半胱氨酸仅来源于腺苷蛋氨酸的分解代谢,其代谢去路有3条:即被重甲基化生成蛋氨酸、与丝氨酸缩合成胱硫醚以及直接排出胞外。HCY的重甲基化需要胆碱、甜菜碱、N^5-甲基四氢叶酸作为甲基供体,并需要$VitB_{12}$作为辅酶，分别在胆碱脱氢酶和 N^5-甲基四氢叶酸甲基转移酶的作用下完成蛋氨酸的合成，在此过程中，如果甲基供体或作为辅酶的维生素 B_{12} 缺乏均可导致 HCY 不能重甲基化，而在血循环中积累。在 HCY 与丝氨酸缩合生成胱硫醚的过程中，需要以维生素 B_6 为辅酶和胱硫醚 β 合成酶的共同作用，在此过程中，HCY 释放到细胞外是细胞内 HCY 代谢的第三途径，是血循环中 HCY 增高的重要原因，细胞外液中 HCY 增高表明了 HCY 合成与代谢的不平衡。对于 HCY 的测定而言，结合形式的 HCY 具有重要价值，因为全血中游离的 HCY 不稳定，在体外逐渐转化成结合型 HCY。另外，离体全血中 HCY 含量不稳定或血细胞的释放而使 HCY 水平逐渐增加，1 小时可增加 10%，4 小时可增加 35%，24 小时可增加 75%。要求及时（1 小时内）分离血浆，或用氟化钠抑制 HCY 从血细胞中释放，可使全血中 HCY 稳定两小时。

【检测方法】

硝普盐试验、酶免疫分析法、高效液相色谱荧光测定法、气相色谱-质谱分析法、荧光偏振免疫分析法、放射酶分析法和全酶法测定等。

同型胱氨酸硝普盐试验（homocysteine nitroprusside test）：尿中胱氨酸及同型胱氨酸由氰化物还原成巯基化合物后，再与硝普盐反应生成紫红色产物。

HCY 竞争免疫测定法：利用 S-腺苷同型半胱氨酸水解酶作用于 HCY 生成 S-腺苷同型半胱氨酸（SAH），然后加到已包被有 SAH 单克隆抗体的酶标板中，再加入酶标 SAH 与样品中 SAH 竞争性结合 SAH 抗体，洗涤后显色，以达到定量测定血浆 HCY 目的。

【标本要求与保存】

新鲜尿液。如不能及时测定，应置于 4℃ 冰箱保存

【参考区间】

定性：正常尿液为黄橙色或橙色，阳性对照尿样为紫红色，含胱氨酸或同型胱氨酸尿样呈紫红色或樱桃红色。

定量：0.0～15.0μmol/L。

【临床意义】

阳性反应见于胱氨酸尿症及同型胱氨酸尿症。

【影响因素】

检测时应包括正常尿样、阳性对照尿样和待检尿样以利分析判断。

二、胱硫醚 β 合成酶（cystathionine-β-synthase，CS）

【生化及生理】

体内的同型半胱氨酸仅来源于腺苷蛋氨酸的分解代谢，其代谢去路有 3 条：即被重甲基化生成蛋氨酸、与丝氨酸缩合成胱硫醚，以及直接排出胞外。在 HCY 与丝氨酸缩合生成胱硫醚的过程中，需要以维生素 B_6 为辅酶和胱硫醚 β 合成酶的共同作用。胱硫醚 β 合成酶缺乏引起的同型胱氨酸尿症（Ⅰ型同型胱氨酸血症）。发病机制为肝脏胱硫醚 β 合成酶缺乏所致。维生素 B_6 反应型患者不仅有残余酶活性，而且酶与维生素 B_6（辅酶）之间的亲和力完好无损。有关确切机制目前尚不清楚。组织和脏器病变由于结构异常引起。遗传学呈常染色体隐性遗传。

【检测方法】

茚三酮显色法、ELISA 法、连续监测法等。

茚三酮显色法：利用胱硫醚 β 合成酶催化同型半胱氨酸与丝氨酸反应生成胱硫醚，后者与茚三酮反应生成呈色产物，在 465nm 波长进行测定。酶促反应时间为 60 分钟，以三氯乙酸终止反应。

【标本要求与保存】

血清标本。室温血液自然凝固收集上清，保存过程中如出现沉淀，应再次离心。血浆：EDTA 或柠檬酸钠抗凝。尿液：用无菌管收集，离心 20 分钟左右（2000～3000 转/分）。仔细收集上清，保存过程中如有沉淀形成，应再次离心。胸腹水、脑脊液参照实行。取样后应尽快进行实验。若不能马上进行试验，可将标本放于-20℃保存，但应避免反复冻融。

【参考区间】

此项目暂无参考区间。

【临床意义】

胱硫醚 β 合成酶基因缺陷时酶活性降低或缺乏。

三、N^5-甲基四氢叶酸-同型半胱氨酸甲基转移酶（N^5-methylterahydrofolate-homocysteine methyltransferase）

【生化及生理】

同型半胱氨酸重新甲基化变成甲硫氨酸，需要 N^5-甲基四氢叶酸-同型半胱氨酸甲基转移酶参与反应，并需甲基钴胺素（维生素 B_{12}）作为辅酶。甲基

转移酶缺乏导致同型半胱氨酸尿症，而维生素 B_{12} 缺乏也将产生同样结果。后者常伴腺苷钴胺素缺乏，故可出现甲基丙二酸尿症（methylmalonic aciduria）。患者临床表现不一。出生时往往正常，不久即出现智能低下，易因反复性感染而于婴幼儿期死亡。幸存者身材高而瘦，有轻度神经系统症状。有的在婴幼儿期即出现巨幼红细胞贫血。但所有患者均无晶体脱位、骨骼和血管系统异常。血和尿内有同型半胱氨酸、甲基丙二酸和胱硫醚。血甲硫氨酸浓度正常或降低。肌注维生素 B_{12}（3mg/d），两周后尿液可恢复正常。测定培养的皮肤成纤维细胞甲基转移酶活性可肯定诊断。

【检测方法】

应用双抗体夹心法测定标本中人 N^5-甲基四氢叶酸同型半胱氨酸甲基转移酶水平。用纯化的 N^5-甲基四氢叶酸同型半胱氨酸甲基转移酶抗体包被微孔板，制成固相抗体，包被单抗的微孔中加入 N^5-甲基四氢叶酸同型半胱氨酸甲基转移酶，再与 HRP 标记的 N^5-甲基四氢叶酸同型半胱氨酸甲基转移酶抗体结合，形成抗体-抗原-酶标抗体复合物，经过彻底洗涤后加底物 TMB 显色。TMB 在 HRP 酶的催化下转化成蓝色，并在酸的作用下转化成最终的黄色。颜色的深浅和样品中的 N^5-甲基四氢叶酸同型半胱氨酸甲基转移酶呈正比。用酶标仪在 450nm 波长下测定吸光度（OD 值），通过标准曲线计算样品中 N^5-甲基四氢叶酸同型半胱氨酸甲基转移酶的浓度。

【标本要求与保存】

见“胱硫醚 β 合成酶”。

【参考区间】

此项目暂无参考区间。

【临床意义】

N^5-甲基四氢叶酸同型半胱氨酸甲基转移酶基因缺陷时酶活性降低或缺乏。

四、N^5，N^{10}-甲烯四氢叶酸还原酶（5，10-Methylenetetrahydrofolate Reductase，MTHFR）

【生化及生理】

N^5，N^{10}-甲烯四氢叶酸还原酶是一种黄素蛋白，催化 N^5，N^{10}-甲烯四氢叶酸转化为 N^5-甲基四氢叶酸，依赖 NADPH 供氢。N^5-甲基四氢叶酸是血浆和组织中最常见的叶酸存在形式，并且为 N^5-甲基四氢叶酸-同型半胱氨酸甲基转移酶催化同型半胱氨酸重甲基化变为蛋氨酸的甲基供体。

【检测方法】

该法为固定时间法。利用 N^5，N^{10}-甲烯四氢叶酸还原酶正向反应，催化 N^5，N^{10}-甲烯四氢叶酸生成产物 N^5-甲基四氢叶酸，反应 20 分钟后，用 $HClO_4$ 终止反应。以 HPLC 荧光法检测 N^5-甲基四氢叶酸的量来测定该酶活性。测定波长为 360nm，激发波长为 296nm。

【标本要求与保存】

新鲜血清（血浆）或组织样品。

【参考区间】

此项目暂无参考区间。目前主要用于组织样品提出物的酶活性测定。

【临床意义】

N^5，N^{10}-甲烯四氢叶酸还原酶基因缺陷时酶活性降低或缺乏。

第四节　半乳糖血症的生化检测

一、Paigen 试验（Paigen test）

【生化及生理】

半乳糖血症患者因半乳糖不能正常地代谢，导致半乳糖-1-磷酸和半乳糖在组织和体液内贮积，致血中半乳糖增高。Paigen 试验是用于检测血滴纸片半乳糖和半乳糖-1-磷酸的半定量方法，优点是很少假阳性，并且 3 种酶缺陷都可被检出。

【检测方法】

当血中半乳糖浓度增高时，可使缺乏蛋白酶的 E. coli 突变株抵抗 C 21 噬菌体的破坏而继续生长，大肠埃希菌生长环的大小与血半乳糖浓度成正比。

【标本要求与保存】

血清或血浆（肝素或柠檬酸）。分离后的血清或血浆标本如不能及时测定，应置于 4℃冰箱。

【参考区间】

当样品血片周围见有大肠埃希菌变异株生长的区带时表明血样中含有半乳糖；将血样片周围生长带直径的大小与标准溶液圆纸片周围生长带直径相

对比(生长带直径的半对数值与圆纸片标准溶液半乳糖含量呈直线关系),确定样品中的半乳糖含量。

【临床意义】

血中半乳糖含量增高见于半乳糖血症,主要用于新生儿筛查。

二、尿液还原糖试验(urine reducing sugar test)

【生化及生理】

糖尿病,肾性糖尿,甲状腺功能亢进症,遗传性果糖不耐受症和半乳糖血症患者尿中还原糖增多。其中半乳糖血症患者因半乳糖不能正常地代谢,导致半乳糖-1-磷酸和半乳糖在组织和体液内贮积,致血中和尿中半乳糖增高。

【检测方法】

尿液中还原性糖,在加热的强碱溶液中,因其含醛基或酮基,能使 Cu^{2+} 还原成 Cu^{+}。

$CuSO_4 + 2NaOH \longrightarrow Cu(OH)_2 + Na_2SO_4$

还原性糖 + $2Cu(OH)_2 \longrightarrow$ 还原性糖酸钠 + $Cu_2O\downarrow$(红色沉淀) + H_2O

班氏试剂的碱亦可破坏糖分子,使糖分子分解成活性小分子,后者亦可使金属还原。

【标本要求与保存】

新鲜尿液。如不能及时测定,应置于4℃冰箱保存。

【参考区间】

试管中呈蓝色,无黄绿色或红色沉淀,为阴性结果;冷却后有少量绿色沉淀(+),表示尿中糖含量在5g/L以下;煮沸1分钟后,即显少量黄绿色沉淀(++)表示尿中糖含量为5~10g/L;煮沸15秒,即显土黄色沉淀(+++)表示糖含量为10~20g/L;开始煮沸时即显大量红棕色沉淀(++++)表示含糖量在20g/L以上。

【临床意义】

试验阳性表明尿中还原性糖排泄增加,一般见于糖尿病、肾性糖尿、甲状腺功能亢进症等。遗传性果糖不耐受症,半乳糖血症患者尿试验亦为阳性。

【影响因素】

(1) 有些药物从尿中排泄,如链霉素(>7mg/L)及安替比林、非那西汀、鞣酸等在尿中含量高时,试验可呈假阳性。

(2) 尿液中如含有较多的蛋白质,可影响铜沉淀,因此应除去蛋白质。

(3) 测定的尿标本不可久留,若细菌分解了尿糖,可致结果偏低。

三、半乳糖-1-磷酸尿苷酰转移酶(galactose-1-phosphate uridy1 transferase,GALT)

【生化及生理】

因半乳糖-1-磷酸尿苷转移酶缺陷使半乳糖不能正常地代谢成UDP半乳糖和葡萄糖-1-磷酸,导致半乳糖-1-磷酸和半乳糖在组织和体液内贮积,导致半乳糖血症(经典型)。

【检测方法】

基本原理为转移酶催化反应液中的半乳糖-1-磷酸生成葡萄糖-1-磷酸,后者在溶血液中的磷酸葡萄糖异构酶作用下生成葡萄糖-6-磷酸,葡萄糖-6-磷酸在葡萄糖-6-磷酸脱氢酶作用下使NADP生成NADPH。通过测NADPH的荧光强度反映转移酶活性。反映为37℃温育30分钟,以磷酸钾缓冲液终止反应,测荧光强度。

【标本要求与保存】

肝素抗凝末梢耳血30μl。

【参考区间】

7.5~13.8IU/g Hb。

【临床意义】

半乳糖血症(经典型)患者该酶活性降低或缺乏。

四、半乳糖凝集素-3(galectin-3)

【生化及生理】

半乳糖凝集素-3是凝集素家族成员之一,迄今已发现14个哺乳动物半乳糖凝集素。半乳糖凝集素-3约30kDa,像其他半乳糖凝集素一样含有糖链识别与结合的结构域,该结构由约130个氨基酸构成,可特异结合β-半乳糖苷。其编码基因为LGALS3,定位于14染色体q21-q22,主要在核、胞质、线粒体、细胞表面和细胞外区域表达。表达的蛋白参与多种生物过程:细胞黏附,细胞活化和趋化,细胞生长和分化,细胞周期和凋亡。由于其广泛的生物学作用,研究显示半乳糖凝集素-3可参与癌症、炎症和纤维化、心脏病和休克等病理过程。半乳糖凝集素-3的表达与心衰、肌纤维增生、纤维化、组织修复、炎症和心室重塑有关。在急性心衰和慢性心衰人群,半乳糖凝集素-3水平升高显示与死亡的危险性密切相关。

【检测方法】

ELISA。

【标本要求与保存】

血清或血浆。分离后的血清或血浆标本如不能及时测定，应置于4℃冰箱保存。

【参考区间】

非心衰：6.9(5.2～8.7)ng/ml（均值，中四分之一范围）。

心衰：9.2(7.4～12.1)ng/ml（均值，中四分之一范围）。

【临床意义】

半乳糖凝集素-3 结合 N 末端脑钠肽原可用于心衰的辅助诊断。

第五节　糖原累积病的生化检测

全血葡萄糖-6-磷酸酶(whole blood glucose-6-phosphatase)

【生化及生理】

第Ⅰ型糖原累积病是由于肝、肾等组织内葡萄糖-6-磷酸酶活力缺乏所致。该酶缺乏致使6-磷酸葡萄糖不能水解成葡萄糖，而对糖原分解没有影响，是糖代谢过程中一个重要的酶，主要在人和动物的肝脏和肾脏中表达，小肠也有少量表达。亦是糖原分解和糖异生最后一步反应的关键酶。催化葡萄糖-6-磷酸水解为葡萄糖，其活性的变化直接影响到内生性糖的输出。肝糖的利用和输出分别依赖于葡萄糖-6-磷酸的合成与水解，这两步方向相反的反应分别由葡萄糖激酶(GK)和葡萄糖-6-磷酸酶催化完成。

【检测方法】

该法为葡萄糖脱氢酶偶联反应。其原理为利用葡萄糖-6-磷酸酶(G-6-Pase)催化葡萄糖-6-磷酸(G-6-P)生成葡萄糖（为α-葡萄糖），α-葡萄糖在变构酶(mutarotase-Aldose 1-epimerase)作用下成β-葡萄糖，β-葡萄糖由葡萄糖脱氢酶(glucose dehydrogenase，GDH)催化将NAD还原成NADH。NADH在340nm波长具特征性光吸收，可用分光光度法进行检测，葡萄糖-6-磷酸酶的活性可根据吸光度值按酶偶联的动力学推算。

【标本要求与保存】

全血标本，也可用新鲜肝活检标本。

【参考区间】

全血 510～1050U/mmol Hb。

【临床意义】

葡萄糖-6-磷酸酶活力降低或缺乏见于Ⅰa型糖原贮积病。

第六节　溶酶体贮积症的生化检测

一、β-氨基己糖苷酶(β-hexosaminidase，Hex)

【生化及生理】

β-氨基己糖苷酶是一溶酶体的水解酶，能将末端N-乙酰-D-氨基己糖残基从N-乙酰-β-D-氨基己糖苷中水解下来，又称为N-乙酰-β-D-氨基己糖苷酶(N-acetyl-β-D-hexosaminidase，NAH)或β-己糖胺酶(β-hexosaminidase，Hex)。Hex为二聚体，由α和β亚基组合形成A、B和S三种形式的同工酶。Hex A为α/β；Hex B为β/β；Hex S(isoform)为α/α。

当其作用于β-氨基己糖类底物时，显示出β-乙酰葡萄糖胺酶（N-乙酰-氨基葡萄糖苷酶）和β-N-乙酰半乳糖胺酶（N-乙酰-氨基半乳糖苷酶）的活性。此两种酶的活性比值为8.6，故此酶亦称为N-乙酰-β-D-氨基葡萄糖苷酶(N-acetyl-β-D-glucosaminidase，NAG)。在酸性pH时，Hex能催化水解存在于糖苷、寡糖、多糖及复合糖（如糖脂、糖蛋白）末端的β-N-乙酰氨基葡萄糖或β-N-乙酰氨基半乳糖。

NAG是细胞溶酶体中的酸性水解酶，在肾单位中相对集中分布于近曲小管上皮细胞。肾小管损伤时尿中NAG排出增多，尿中NAG活性测定对肾损伤的早期发现和病理观察是一项有价值的指标。

【检测方法】

荧光光度法或普通分光光度法：测定的底物有自然底物（如红细胞糖苷、神经节苷脂GM2等）及人工合成的底物。最常用的人工合成底物有4-甲基-7-4-甲基伞形酮(4MU)或对硝基酚(PNP)-β-N-乙酰氨基葡糖苷或-β-N-乙酰氨基半乳糖苷。亦可用ω-nitrostyryl〔2-甲氧基-4-(2'-硝基乙烯基)-苯基-2-氨基乙酰-2-脱氧-β-D-吡喃葡萄糖(或半乳糖)〕(MNP-GlcNAc或MNP-GalNAc)作底物,或用钠代-m-甲酚红-β-N-乙酰氨基葡萄糖苷作底物。底物的非糖部分可分为有荧光和非荧光的两种,如4MU属前者,而PNP属后者,所以测定酶活性可用荧光光度法或普通分光光度法。

$$\text{R-N-乙酰氨基己糖}+H_2O \xrightarrow{\text{Hex}} \text{R-OH+N-乙酰氨基己糖}$$

(其中:N-乙酰氨基己糖为N-乙酰氨基葡萄糖或N-乙酰氨基半乳糖;

R-OH为4-甲基伞形酮,对硝基酚或2-氯-4-硝基酣等人工色源)

该酶总活性测定常用稀释血清与底物4MU-β-D-GlcNAc混合,置37℃ 30分钟后加入终止反应剂甘氨酸-氢氧化钠缓冲液(pH 10.4),以荧光光度计测定。激发波长为360nm,发射波长为440nm。

热失活法:测定HexA或B同工酶活性。原理为HexA与HexB的热稳定性存在差异。根据样品的性质,给以一定的加热条件,HexA对热更为敏感,因此而失活,而HexB活性不变。在加热和不加热的条件下分别测定样品的Hex总活性,根据其差异可对HexA的活性进行定量。β-HexA活性以占总活性%多少表示。

连续监测法 该法使用常用的人工荧光底物4-甲伞形酯-2-乙酰氨基-2-脱氧-β-D-吡喃葡萄糖苷(4-methylumbelliferyl-2-acetamido-2-deoxy-β-D-glucopyranoside,MUG),而荧光测定释放的4-甲基-伞形酮不在通常的碱性pH条件下进行,碱性条件下4-甲基-伞形酮以阴离子形式存在。而在中性或弱酸性pH环境,通过降低激发波长到320~330nm,可以像先前一样连续监测非离子化的4-甲基-伞形酮在450nm发射的荧光。

【标本要求与保存】

新鲜血清1ml。采血后30分钟内分离血清。冷冻可保存1个月。

【参考区间】

参考值上限:50.7IU/L。

【临床意义】

(1)临床上把神经节苷脂GM_2增多症分为三型:Ⅰ型——Tay-Saehs病,是由于缺乏α亚基引起HexA缺乏;Ⅱ型——Sandhoff病,因缺乏β亚基而致HexA和B均缺乏;Ⅲ型——青年型神经节苷脂GM_2增多症,是因为β亚基的不足引起HexA和B的减少。检测Hex及其同工酶有助于该疾病的鉴别与诊断。

(2)作为肾脏损害的监测指标:如肾移植排斥、药物性肾损害和糖尿病的肾损害时Hex及其同工酶可有相应改变。

(3)对白血病分型有辅助作用。

二、α-半乳糖苷酶(α-D-galactosidase,AGA)

【生化及生理】

α-半乳糖苷酶是由两个相同亚基构成的纯聚体,为糖蛋白,属外切糖苷酶类,可特异性地水解多糖、糖脂和糖蛋白中糖链末端的α-半乳糖苷键。该酶主要水解神经鞘氨醇己三糖苷,亦能水解蜜二糖为半乳糖和葡萄糖。

AGA编码基因(GLA)缺陷可导致机体内糖鞘脂代谢异常并在胞质溶酶体内堆积,为Fabry病的发病机制。其诊断主要包括检测AGA活性、检查GLA基因突变及病理检查细胞内特征的嗜锇性包涵体。运用底物荧光法检测血浆、血清、外周血白细胞或体外培养的成纤维细胞内的AGA的活性,可以发现典型Fabry病患者该酶的水平显著下降,甚至不能检测到,而非典型Fabry病患者该酶的残余活性较高并出现临床症状较晚。

【检测方法】

荧光光度法或普通分光光度法。

$$\text{R-α-半乳糖}+H_2O \xrightarrow{\text{AGA}} \text{R-OH+α-半乳糖}$$

(R-OH为4-甲基伞形酮,对硝基酚或2-氯-4-硝基等人工色源)

【标本要求与保存】

检测血浆、血清、外周血白细胞或体外培养的成纤维细胞内的AGA的活性。

【参考区间】

血浆正常值:121.78~174.38nmol/(h·ml)。

【临床意义】

α-半乳糖苷酶活性降低或缺乏辅助Fabry病的诊断和筛查。

【影响因素】

用血浆AGA活性筛查Fabry病时,应注意可存在假阴性。

三、丝氨酸蛋白酶(serine proteases,SPs)

【生化及生理】

丝氨酸蛋白酶是一类以丝氨酸为活性中心的重要的蛋白水解酶,其作用是裂解大分子蛋白质中的肽键,使之成为小分子蛋白质。丝氨酸蛋白酶超家族的成员众多,酶的活性部位都含 Ser、His、Asp,并具有相同的催化机制,它们与底物结合部位的差异决定了各自对底物的专一性。在生物有机体中起着重要而广泛的生理作用,它们通过对蛋白酶原的激活或抑制而起调节因子作用。丝氨酸蛋白酶还在胚胎发育、组织重建、细胞分化、血管形成和病原侵入等过程中都发挥着重要的作用。

新近发现一类特殊蛋白酶具有单跨膜结构域的丝氨酸蛋白酶,并且 C 端位于胞外,因此被称为Ⅱ型跨膜丝氨酸蛋白酶(type Ⅱ transmembrane serine proteases,TTSPs),又称跨膜丝氨酸蛋白酶(transmembrane serine proteinase,TMPRSSs)。TMPRSS 家族成员在分子量上差别巨大,如人 TMPRSSI 包含 417 个氨基酸残基,而 TM-PRSSl0 由 1042 个氨基酸构成,两者相差 1 倍以上,但基本结构却高度相似,均含四部分,从 N 端到 C 端依次为短细胞质结构域、跨膜结构域、主干区和丝氨酸蛋白酶结构域,后两者位于胞外,不同成员区别主要集中于主干区。根据主干区不同,TMPRSS 可被进一步分为四个亚家族:HAT/DESC、hepsin/TMPRSS、matriptase 和 corin。其中 Corin 是一种特异性分布于心脏的Ⅱ型跨膜丝氨酸蛋白酶,能将 A 型利钠肽前体(pro-ANP)和 B 型利钠肽前体(pro-BNP)转化为 ANP 和 BNP。已了解到它与心血管疾病的关系密切。对 Corin 大量的研究显示,Corin 以酶原及活性形式和 pro-ANP 共同表达于心肌细胞;功能上 Corin 可使 pro-ANP 转化成有活性的 ANP;在培养的心肌细胞内,通过表达无活性的突变 Corin 或采用 RNA 干涉抑制 Corin 表达都能阻断 pro-ANP 的加工;Corin 基因敲除小鼠体内,pro-ANP 的转化加工过程完全缺失。证实 Corin 就是 pro-ANP 转化酶。下面以 Corin 为例介绍检测方法及临床意义。

【检测方法】

ELISA 方法(检测 Corin)。

【标本要求与保存】

血清或血浆。分离后的血清或血浆标本如不能及时测定,4℃可短期保存,-20℃可长期保存。

【参考区间】

Corin 的正常值:260 ~ 690pg/ml。

【临床意义】

Corin 在心力衰竭患者则显著低于正常人 259 ~ 365pg/ml(n=291),Corin 缺乏可能是心力衰竭发生机制之一,血浆中可溶性 Corin 可作为心力衰竭的新标志物而用于诊断。Corin 的缺乏有可能导致高血压、心力衰竭等疾病的发生,间接起到调节血压以及增强心脏功能的作用。

四、组织蛋白酶(cathepsin)

【生化及生理】

组织蛋白酶是半胱氨酸蛋白酶家族的主要成员,在生物界已发现 20 余种,人体中主要存在 11 种,它们与人类肿瘤、骨质疏松、关节炎等多种重大疾病密切相关,是近年来备受关注的一类靶标蛋白酶。它是一类主要存在于溶酶体中的胞内蛋白酶,弱酸性环境中易被活化,是一类在碱性和中性溶液中不稳定的糖蛋白(除组织蛋白酶 D、E 和 S 外)。到目前为止从组织蛋白酶 A 到组织蛋白酶 Z 都已有报道。根据蛋白水解机制分类,组织蛋白酶成员中大部分属于半胱氨酸蛋白酶,少数为天冬氨酸蛋白酶(组织蛋白酶 D 和 E)和丝氨酸蛋白酶(组织蛋白酶 A 和 G);根据其底物特异性分类,组织蛋白酶又包括肽链内切酶——组织蛋白酶 B、F、H、K、L、S 和 V,肽链端解酶——组织蛋白酶 B、C、H 和 X,氨基肽酶——组织蛋白酶 C 和 H,羧肽酶-组织蛋白酶 B、X。人体中的组织蛋白酶主要包括组织蛋白酶 B、C、F、H、K、L、O、S、V、W 和 X。它们与人体的多种生理、病理过程密切相关。

【检测方法】

ELISA 测定法。

【标本要求与保存】

血清、血浆或其他体液。分离后的血清或血浆标本如不能及时测定,4℃可短期保存,-20℃可长期保存。

【参考区间】

此项目暂无参考区间。

【临床意义】

在以下病理状况时相应的特定组织蛋白酶会增高:肿瘤发生发展、肿瘤血管形成和血管内外肿瘤细胞的转移、骨质疏松症、类风湿性关节炎和骨关节炎、动脉粥样硬化及阿尔茨海默病和唐氏综合征。

五、壳三糖苷酶(chitotriosidase,CT)

【生化及生理】

壳三糖苷酶是一种几丁质酶。几丁质酶是一类可以水解几丁质的蛋白质,存在于原核生物和真核生物的多种生物体内。壳三糖苷酶由活化的巨噬细胞合成,因其可以水解壳三糖而得名。同时也可水解胶体几丁质而生成壳三糖,故又被称为外几丁质酶。几丁质是由N-乙酰氨基葡萄糖聚合而成的多糖,为低等动物组织中的纤维成分,同时兼有高等动物组织中胶原和高等植物组织中纤维素二者的生理功能。壳三糖苷酶确切功能尚不清楚。壳三糖苷酶缺失在人类并不少见,为隐性遗传。尽管对于人壳三糖苷酶的生化属性包括其特殊功能还知之甚少,其血浆活性已被用作戈谢病诊断和治疗的生化标志物。

【检测方法】

底物4-甲基伞形酮-β-D-N-N'-N"-三乙酰壳三糖苷。血浆或血清与底物37℃保温一小时,用碳酸盐缓冲液pH 10.7终止反应,以荧光光度计445nm测定4-甲基伞形酮荧光。

【标本要求与保存】

血清或血浆。壳三糖苷酶是一种非常稳定的酶,贮存在不同条件下的血浆及血清标本酶活性测定结果相近。冷冻干燥的血浆对壳三糖苷酶活性无影响,干燥的血浆在室温贮存3周,酶活性降低15%。

【参考区间】

血浆4~195nmol/(h·ml)。

【临床意义】

血浆壳三糖苷酶在戈谢病Ⅰ型极度升高(达参考上限的100~1000倍),在其他一些类型的溶酶体病中该酶可活性轻度至中度增高。

【影响因素】

(1)壳三糖苷酶在0.1mmol底物浓度时表现很强的底物抑制作用,在20mmol底物浓度时酶的活性最高,在此底物浓度时。酶活性与保温时间(最长90分钟)呈线性增加,最适pH为5.2。

(2)年龄21~65岁,血浆壳三糖苷酶活性无显著差异。

六、鞘磷脂酶(sphingomyelinase,SMase)

【生化及生理】

鞘磷脂酶又称为髓鞘磷酸二酯酶(sphingomyelin phosphodiesterase),是参与鞘磷脂代谢的水解酶,属DNase Ⅰ酶超家族成员之一。(神经)鞘磷脂是由鞘氨醇、脂酸和磷酸胆碱构成,以N-脂酰鞘氨醇与一个分子的磷酸胆碱在C1位形成磷酸脂键,为构成生物膜的重要组分;在细胞代谢衰老过程中被巨噬细胞吞噬。鞘磷脂酶可水解该磷酸酯键,生成N-脂酰鞘氨醇和磷酸胆碱,亦可水解髓鞘磷酸二酯。SMase根据其对pH和离子依赖性可分为五种类型,包括两种酸性和三种中性SMase,分别为:溶酶体酸性SMase、分泌的锌依赖的酸性SMase、镁依赖的中性SMase、镁非依赖的中性SMase及碱性SMase。尼曼匹克病又称鞘磷脂沉积病(sphingomyelinlipidosis),属先天性糖脂代谢性疾病。病因为神经鞘磷脂酶缺乏致神经鞘磷脂代谢障碍,导致后者蓄积在单核-巨噬细胞系统内,出现肝、脾肿大,中枢神经系统退行性病变。特点是单核-巨噬细胞和神经系统有大量的含有神经鞘磷脂的泡沫细胞。为常染色体隐性遗传,至少有五种类型。编码基因为髓鞘磷酸二酯酶1(Sphingomyelin phosphodiesterase 1,SMPD1),基因定位于11p15.4-p15.1;已鉴定与该病有关的突变约百余种。

【检测方法】

呈色底物及放射或荧光标记底物测定法和酶偶联测定法。

【标本要求与保存】

皮下结缔组织活检标本,分离成纤维细胞。细胞培养后测酶活性。

【参考区间】

此项目暂无参考区间。

【临床意义】

成纤维细胞溶酶体酸性SMase活性降低见于尼曼匹克病A和B型。

七、葡萄糖脑苷酶(glucocerebrosidase,GCase)

【生化及生理】

葡萄糖脑苷酶又称为酸性β-葡萄糖苷酶(β-glucosidase),D-葡萄糖基(脂)酰鞘氨醇糖水解酶(D-glucosyl-N-acylsphingosine glucohydrolase),其酶活性可水解葡萄糖脑苷酯,生成脂酰鞘氨醇和葡萄糖。该酶定位于溶酶体,分子大小为59.70kD。葡萄糖脑苷脂属于糖鞘脂,糖鞘脂分子母体结构是神经酰胺。脂肪酸连接在长链鞘氨醇的C2氨基上,构成的神经酰胺糖类是糖鞘脂的亲水极性头。含有一个或多个中性糖残基作为极性头的糖鞘脂类称为中性糖鞘脂或糖基神经酰胺，其极性头带电荷，最简单的脑苷脂是在鞘氨醇羟基上，以β-糖苷链接一个糖基(葡萄糖或半乳糖)。

葡萄糖脑苷酯酶基因突变导致戈谢病，以溶酶体内葡萄糖脑苷酯累积为特征。基因点位于1号染色体1q21，其下游约12kb存在一相关的假基因。不同的转录剪辑本形成多种不同的转录编码蛋白。该基因突变亦与帕金森病关系密切。

【检测方法】

呈色底物、荧光底物酶测定法和酶偶联测定法。

【标本要求与保存】

EDTA抗凝血20～25ml，分离白细胞。皮下结缔组织活检标本，分离成纤维细胞。细胞培养后测酶活性。

【参考区间】

荧光底物酶法测定白细胞葡萄糖脑苷酯酶：

对照：每毫克蛋白14.93～22.27U。

杂合：每毫克蛋白9.07～13.53U。

纯合：每毫克蛋白1.087～2.513U。

【临床意义】

组织细胞葡萄糖脑苷酯酶活性测定为戈谢病确定性诊断的试验方法。戈谢病时葡萄糖脑苷酯酶基因突变纯合和杂合个体有不同程度的减低，以纯合个体降低更明显。

第七节 线粒体病的生化检测

线粒体呼吸链复合酶(mitochondrial respiratory chain complex)

【生化及生理】

在生物体的物质代谢过程中，代谢物脱下的成对氢原子(2H)通过多种酶和辅酶催化的连锁反应逐步传递，最终与氧结合生成水。此过程与细胞呼吸有关，被称为呼吸链。在呼吸链中，酶和辅酶按一定顺序排列在线粒体内膜上。其中传递氢的酶或辅酶称为递氢体，传递电子的酶或辅酶称之为电子传递体。不论递氢体还是电子传递体都起传递电子的作用，所以呼吸链又称电子传递链。用胆酸、脱氧胆酸等反复处理线粒体内膜，可将呼吸链分离得到四种仍具有传递电子功能的酶复合体。分别是：复合体Ⅰ(NADH-泛醌还原酶)，将电子从NADH转递给泛醌；复合体Ⅱ(琥珀酸-泛醌还原酶)，将电子从琥珀酸传递给泛醌。复合体Ⅲ(泛醌-细胞色素C还原酶)，将电子从泛醌传递给细胞色素C。复合体Ⅳ(细胞色素C氧化酶)，将电子从细胞色素C传递给氧。此外将ATP合成酶称为复合体Ⅴ。物质中贮存的能量的释放除底物水平磷酸化外，主要通过代谢物脱下氢(2H)，经过呼吸链的氧化磷酸化生成ATP为机体供能。呼吸链的各复合体可分别被一些毒物和药物所阻断，从而可对其功能和活性进行测定。

【检测方法】

复合体Ⅰ酶活性的测定：反应以NADH和CoQ10(电子传递中间体)为底物，并加入抗霉素A(复合酶Ⅲ抑制剂)，340nm测定NADH的变化，以单位时间内NADH的减少量，反映复合体Ⅰ的活性。以加入鱼藤酮(抑制复合体Ⅰ)的活性管为空白。

复合体Ⅱ酶活性的测定：以鱼藤酮抑制复合体Ⅰ途径，底物为CoQ10和可接受还原型FAD电子的二氯酚吲哚酚钠(sodium 2,6-dichlorophenolindophenol，DCPIP)，以琥珀酸钠启动反应。30℃温育10分钟，600nm测定底物氧化型DCPIP的变化，反映复合体Ⅱ的活性。

复合体Ⅲ酶活性的测定：底物为氧化型细胞色素C，用ubiquinol 210(还原型CoQ10)启动反应，30℃温育5分钟，550nm测定还原型细胞色素C生成的增加，反映复合体Ⅲ的活性。

复合体Ⅳ酶活性的测定：还原型细胞色素C为底物，550nm测定还原型细胞色素C的减少，反映复合体Ⅳ的活性。

【标本要求与保存】

10ml血(2小时内分离单个核白细胞)或20～500mg新鲜骨骼肌或肝活检组织(制成w/v为10%的匀浆)。

【参考区间】

正常线粒体呼吸链复合酶Ⅰ活性：23.20～39.76nmol/(min·mg线粒体总蛋白)

正常线粒体呼吸链复合酶Ⅱ活性：42.00～52.60nmol/(min·mg线粒体总蛋白)。

正常线粒体呼吸链复合酶Ⅰ+Ⅲ活性：55.90～112.90nmol/(min·mg线粒体总蛋白)。

正常线粒体呼吸链复合酶Ⅳ活性：15.26～

44.78nmol/(min·mg 线粒体总蛋白)。

【临床意义】

线粒体呼吸链复合酶Ⅲ缺陷多在婴幼儿期起病,男女无差别,儿童病例数高于成人,发病年龄早,多数在1岁以内,发病越早预后越差,病程进展快,死亡率高。线粒体呼吸链复合物Ⅲ缺陷,75%的患儿在新生儿期发病,93%的患儿1岁以内发病,1岁内死亡率达62%。

【影响因素】

理想的检测标本为受累的脑、肾、心肌、肝和内分泌腺,但取材难。外周血淋巴细胞的线粒体量较少,提取及分离难度较大。

第八节　家族性高胆固醇血症

一、总胆固醇(total cholesterol,TC)

血清胆固醇测定的决定性方法为同位素稀释-质谱法;参考方法为ALBK法;常规方法为酶法(COD PAP)。作为临床测定,国内外均推荐COD PAP法。国内外生产的试剂盒亦均采用此法。详见血脂测定。

二、低密度脂蛋白受体功能试验(LDL receptor function test)

【生化及生理】

家族性高胆固醇血症(FH)根据LDL-R代谢途径、LDL-R基因突变分为合成缺陷、转运缺陷、结合缺陷、内移缺陷和再循环缺陷5种类型。LDL经受体介导的结合,内吞作用和利用的基本过程是:①LDL在质膜的被膜小窝中与受体结合;②小窝向内出芽;③形成被膜小泡;④网格蛋白去聚合形成无被小泡(初级内体);⑤内体调整pH至酸性,使LDL与受体脱离(次级内体);⑥受体被分拣出来,被载体小泡运回到质膜;⑦通过膜融合,受体回到质膜再利用;⑧LDL被分选进入没有受体的小泡,与初级溶酶体融合形成次级溶酶体;⑨在次级溶酶体中,蛋白质被降解成氨基酸,胆固醇酯被水解产生胆固醇和脂肪酸。

【检测方法】

该法以新鲜外周血经溶血素处理,采用1,18-十八酯-3,3,38,38-四甲基吲哚羰花青高氯酸(1,18-dioctadecyl-3,3,38,38-tetramethylindo carbocyanine perchlorate,Dil)标记LDL,而Dil-LDL被细胞表面有功能的LDL-R摄取从而通过流式细胞仪检测来间接评价LDL-R的功能。通过检测受检者4℃时受体结合,37℃时淋巴细胞摄取FITC-LDL的平均荧光强度,来反映患者LDL-R的结合及内吞活性。

【标本要求与保存】

抗凝血收集白细胞。

【参考区间】

以Dil标记细胞的荧光强度均值与非标记细胞荧光强度的均值之比-Dil比值,相对定量淋巴细胞和单核细胞的Dil结合和内吞能力。

【临床意义】

评定淋巴细胞和单核细胞LDL受体的结合和内吞能力。为FH诊断提供依据。

第九节　肝豆状核变性的生化检测

一、青霉胺负荷试验(penicillamine challenge test,PCT)

【生化及生理】

青霉胺是青霉素的代谢产物,可通过水解青霉素制备,具有络合作用,能络合铜、铁、汞、铅、砷等重金属,原是治疗铜代谢障碍所引起的肝豆状核变性的有效驱铜剂。Wilson病主要因大量铜沉积于肝和脑组织,引起豆状核变性和肝硬化,青霉胺能与沉积在组织的铜结合形成可溶性复合物由尿排出。根据这一原理建立了青霉胺负荷试验,通过摄入一定量的青霉胺,收集24小时尿液,检测其铜含量,评估体内的铜负荷。

【检测方法】

实验前应至少做两次24小时尿铜测定以确定

尿铜基线。0 时间，采 10ml 血用于血清或血浆铜和铜篮蛋白测定。开始 24 小时尿收集（用于尿铜测定）口服 D-青霉胺 500mg（第一次）；12 小时后，再次口服 D-青霉胺 500mg（第二次）；24 小时后，完成 24 小时尿收集。再进行相关项目的检测。

【标本要求与保存】

尿液收集可用不含金属的塑料容器，以免铜的污染干扰测定。

【参考区间】

常以>25μmol/24h 作为划分阳性的临界值。

【临床意义】

综合分析各测定结果将有助于 Wilson 病的诊断。以下是各检验指标的临界值（表 33-6）。诊断时应排除其他的肝病，因肝衰竭可使铜代谢的测定的诊断准确性降低。

表 33-6　Wilson 病检验指标诊断临界值

检测指标	临界值
血浆铜蓝蛋白	<0.2g/L（放射免疫扩散法）
血浆铜	<12μmol/L
尿铜	>1.1μmol/24h（一次测定）；>4μmol/24h（更为有价值的阈值）
尿铜青霉胺负荷试验	>25μmol/24h

二、肝组织铜（liver tissue copper）

【生化及生理】

Wilson 病的肝脏病理是铜转运功能受损，导致过量的铜积聚在肝细胞胞质，同时，铜与载体铜蓝蛋白的结合减少，铜在胆汁排出减少。首先表现为肝细胞铜中毒，其后则出现其他脏器受累的症状。肝穿刺病理检查是 Wilson 病临床诊断与鉴别诊断的重要手段之一。虽然病理组织学上 Wilson 病有某些相似的病理学特征，但需有经验的病理医师结合临床综合判断方能作出较明确的诊断与鉴别诊断，而组织内铜染色检测是配合病理组织学诊断的重要依据。目前，国内外进行组织铜检测常采用组织化学染色方法或原子吸收光谱法等，其中红氨酸铜染色法在 Wilson 病肝组织铜沉积检测方面具有较高的敏感性和特异性。

【检测方法】

肝铜含量测定：火焰原子吸收光谱法测定肝穿刺活检组织的铜含量。

肝铜染色检查：红氨酸铜染色法对肝穿刺活检组织进行检测。

【标本要求与保存】

肝铜含量测定：标本至少 1～2cm 长，标本应置于不含铜的容器中。用于检测肝铜含量的标本应在真空烤箱中过夜干燥或立即冻存送相关实验室检查。

肝铜染色检查：肝组织标本经 10% 中性甲醛液固定。

【参考区间】

肝铜含量测定：每克肝组织（干重）正常含量为 15～50μg。

肝铜染色检查：正常无铜颗粒（染色呈绿色或黄绿色，胞核为红色）。

【临床意义】

肝铜含量测定：Wilson 病时升高，而 Menkes 病减少。每克肝组织（干重）肝铜含量≥250μg 是 WD 的最佳诊断指标。然而，该指标灵敏度不高，一项对 114 个经基因确诊的 WD 患者的研究显示，每克肝组织（干重）肝铜含量≥70μg 可增加检测的灵敏度。正常情况下每克肝组织（干重）肝铜含量很少超过 50μg。ATP7B 基因杂合突变者也可出现肝铜含量增高，但每克肝组织（干重）不会超过 250μg；原发性胆汁性肝硬化、原发性硬化性胆管炎、肝外胆管阻塞、胆管闭锁、肝内胆汁淤积或其他胆道疾病均可致肝铜增高。另外，特发性铜中毒综合征如印度幼年性肝硬化患者，其肝铜含量也可明显增高。

肝铜染色检查：Wilson 肝硬化肝组织假小叶内均可见弥漫性肝细胞内粗大铜颗粒沉积，而常规法多数显示纤维间隔或残留汇管区。周围肝细胞内着色。原发性胆汁性肝硬化，其他胆汁淤积性肝病及慢性乙型病毒性肝炎仅有少数肝实质细胞内检出疏细铜颗粒，健康肝组织内无红氨酸铜染色着色。

【影响因素】

晚期阶段，铜在患者肝内的分布常不均匀，少数患者可因肝穿刺的部位铜较少而出现肝铜含量正常的情况。因此要注意肝穿标本对结果的影响。

第十节　先天性甲状腺功能减退症的生化检测

血清 T_3、T_4、TSH 和 TRH 兴奋试验测定详见"第十六章激素的测定"。

血浆蛋白结合碘(plasma protein bound iodine,PBI)

【生化及生理】

甲状腺具有三种生理功能:①摄取并浓聚血液中无机碘;②合成并储存甲状腺激素;③分泌游离的甲状腺激素为蛋白结合碘形式进入血流中。血浆中的碘化物分为有机碘和无机碘两部分,其中有机碘占 90% ~95%,且主要与血浆蛋白质结合,称为血浆蛋白结合碘(plasma protein binding iodide,PBI)。由于 PBI 的分子较大,不能穿透胞膜渗入到红细胞中,而全部存留于血浆中。PBI 中约 3/4 的碘来源于 T_4,故 PBI 的量可间接反映血浆中 T_4 的浓度。由于 PBI 的测定手续繁多,受许多因素影响,加上能直接测定 T_3 和 T_4,因而已被淘汰,但有人认为该实验对桥本甲状腺炎的诊断可能有用(有异常碘化蛋白产生)。

【检测方法】

血浆蛋白结合碘的测定过程包括:①用 somogyi(氢氧化锌)法沉淀血浆蛋白质和甲状腺激素,洗沉淀以除去血浆中的无机碘。②灰化破坏有机物,同时将有机碘转变为无机碘并固定。③利用碘对砷铈氧化还原反应的催化作用,使反应中黄色的 Ce^{4+} 被还原成无色的 Ce^{3+} 致吸光度值降低,利用碘浓度与吸光度的对数呈线性关系,测定碘含量。

【标本要求与保存】

新鲜抗凝血 2ml。

【参考区间】

正常值:0.32 ~0.63μmol/L。

【临床意义】

(1)升高:甲状腺功能亢进症、急性甲状腺炎、家族性甲状腺素结合球蛋白增多症、病毒性肝炎、妊娠、药物影响(含碘药物)。

(2)降低:甲状腺功能减退症、甲状腺摘除术后、家族性甲状腺素结合蛋白减少症、垂体前叶功能不全、慢性肾上腺皮质功能减退症、肾病综合征、肝硬化、营养不良、药物性(强的松、ACTH、硫氧嘧啶、苯妥英钠、睾丸素、水杨酸盐、氯丙嗪、汞利尿剂)。

【影响因素】

(1)患者应避免应用碘制剂和食用含碘较多的食物。

(2)试验过程中各种玻璃仪要用无碘蒸馏水冲洗,试剂用重蒸馏水配制,试验近旁不能放置游离碘溶液。采血时皮肤不能用碘酒消毒。

(3)要防止应用某些药物对 PBI 结果的影响,如内服甲状腺素片或 T_4 时 PBI 浓度升高;应用剂量较小、含碘量较小的 T_3 时,PBI 浓度降低;有报道应用碘造影剂 1 小时后 PBI 升高可达 1600μg/L,服汞利尿剂由于影响测定过程中的某些步骤,PBI 降低。

第十一节　先天性肾上腺皮质增生症的生化检测

先天性肾上腺皮质增生症临床以 21-羟化酶缺陷症最常见,约占 90% 以上,CYPll 缺陷症次之,占 5% ~8%;再其次是 3β-HSD 缺陷症,而 CYP17 缺陷症和胆固醇裂解酶缺陷症则非常罕见。其实验室检验项目包括血液电解质(如钾、钠)、激素(如皮质醇、醛固酮、17-羟孕酮等),还包括一些特殊酶的测定。电解质、激素测定分别见第 11 章和第 16 章,此处重点介绍相关酶的测定方法。

一、胆固醇裂解酶(cholesterol side-chain cleavage enzyme,SCC)

【生化及生理】

该酶又称为 P450 侧链裂解酶(P450 side-chain cleavage enzyme,P450scc),由单加氧酶和细胞色素 P450 组成的酶复合物,催化除去胆固醇侧链的反应，首先在胆固醇侧链 C-20、C-22 羟化，再将两者之间的连键断裂，除去含六个碳的侧链，使胆固醇变成孕烯醇酮，后者是类固醇激素的前体。该酶参与脂代谢和 C21-固醇类激素代谢，定位于线粒体膜。由 CYP11A1 基因编码，该基因缺陷可致先天性肾上腺功能不全，伴 46XY 性反转，为一种罕见病。可在婴儿或儿童表现为急性肾上腺功能不全。ACTH 和血浆肾素活性升高，而肾上腺类固醇却异常地低或缺如；46XY 的患者呈女性生殖器外观，有时有阴蒂增大。表型谱从完全雄激素控制下的性早熟，伴早发肾上腺衰竭到出生时阴蒂仅增大，伴迟发性肾上腺衰竭均有。先天性肾上腺功能不全患者并不表现出显著的肾上腺增大，该表现为先天性类固醇性肾上腺增生的典型表现。

【检测方法】

ELISA：为双抗体夹心法。

RIA：测该酶产物孕烯醇酮的量。

【标本要求与保存】

组织匀浆或血浆最少 50 ~ 100μl。

【参考区间】

此项目暂无参考区间。

【临床意义】

活性降低见于 CYP11A1 基因缺陷所致先天性肾上腺功能不全，伴 46XY 性反转。

二、21-羟化酶（21α-hydroxylase，21α-HO）

【生化及生理】

该酶为细胞色素 450C 羟化酶，它通过黄素蛋白-P450 还原酶从 NADPH 获得电子，将 17-羟孕酮氧化为 11-去氧化皮质醇，后者再经 11-羟化生成皮质醇。在盐皮质激素合成过程中，催化孕酮转变为 11-去氧皮质酮。该酶缺乏导致糖皮质和（或）盐皮质类固醇减少，ACTH 和雄激素分泌增多，患者出现男性化和失盐症状，严重时威胁生命。发病率在爱斯基摩人约为 1/500，白种人和黄种人为 1/5 万 ~ 1/2 万。

21-羟化酶编码基因为 CYP21，每条 6 号染色体均有 CYP21B 和 CYP21A 两个基因，仅 CYP21B 具有生物学功能，CYP21A 是假基因。CYP21B 和 CYP21A 基因长约 3.3kb，有 10 个外显子，98% 的序列同源。它们的排列从染色体的远着丝粒端到近着丝粒端为：C4A-CYP21A-XA-C4B-CYP21B-XB，这一串连排列关系在减数分裂时会造成不平衡配对，出现重复或缺失错误。约 95% 的突变是 CYP21B 和 CYP21A 之间重组错误，约 15% 是 CYP21A 外显子 3-8 的大段缺失整合到 CYP21B 的相同区域，约 80% 的患者有基因转换突变，通常是 CYP21A 的片段转换到 CYP21B。也有一些患者证明是真正的点突变，没有基因转换。这些突变引起 21-羟化酶活性降低，或完全无活性。如 IleI72Asn 突变，临床表现为单纯男性化型，酶活性检查发现只有正常人的 3% ~ 7%，但是仍有充足的醛固酮分泌，因而没有发生失盐症状。失盐型多有严重的酶活性丧失，而非经典型酶的活性保存较多。

酶缺陷及生化改变在 CYP21 缺陷症患者主要是由于 CYP21 活性降低或丧失，孕酮和 17-羟孕酮不能被转化为 DOC 和 11-去氧皮质醇，皮质醇合成减少，其对下丘脑和腺垂体的反馈抑制作用减弱，ACTH 分泌增加，刺激肾上腺皮质（主要为束状带）增生，产生过量的 11-去氧皮质酮和 11-去氧皮质醇，一部分则通过 17-0HP/17，20 裂链酶转而进入雄激素合成途径。若 CYP21 完全缺乏，则皮质醇分泌绝对不足；若缺陷不完全，则可通过 ACTH 分泌增加，代偿性使皮质醇的分泌达正常，但在应激时多出现缺乏症状。

【检测方法】

ELISA：为双抗体夹心法。

RIA：测定该酶催化 17-羟孕酮转化成脱氧皮质醇过程中 17-羟孕酮的量。

【标本要求与保存】

血清或血浆，组织匀浆。

【参考区间】

此项目暂无参考区间。

【临床意义】

活性降低见于 21-羟化酶缺乏症。

三、21-羟化酶抗体（21-Hydroxylase Antibody）

【生化及生理】

当体内发生对 21-羟化酶自身免疫反应时，会出现 21-羟化酶的抗体使得该酶的功能受到损害。慢性原发性肾上腺功能不全（艾迪生病，Addison's disease）常常由内在的自身免疫破坏肾上腺皮质引起，并以血清存在肾上腺皮质自身抗体为特征。可散发，亦可与其他自身免疫性内分泌疾病同时出现，共同构成 Ⅰ 或 Ⅱ 型自身免疫多腺性综合征（autoimmune polyglandular syndrome，APS）。微体自身抗原21-羟化酶(55kD)已显示为与自身免疫性艾迪生病相关的基本抗原。21-羟化酶抗体为自身免疫性艾迪生病的标志物,无论是单独存在或是作为Ⅰ或Ⅱ型自身免疫多腺性综合征的一部分。

【检测方法】

放射免疫测定法:以^{125}I或^{35}S标记人重组的21-羟化酶,将其与样品的自身抗体结合沉淀,计数测定自身抗体的量。

【标本要求与保存】

血清。

【参考区间】

此项目暂无参考区间。

【临床意义】

21-羟化酶抗体为自身免疫性艾迪生病的标志物,无论是单独存在或是作为Ⅰ或Ⅱ型自身免疫多腺性综合征的一部分。其升高标志体内存在针对21-羟化酶的自身免疫反应。

四、3β-羟类固醇脱氢酶(3β-hydroxysteroid dehydrogenase,3β-HSD)

【生化及生理】

该酶亦称为$\triangle^{5,4}$异构酶,以NAD^+或$NADP^+$为受体,作用于供体CH-OH基团上脱氢为氧化还原酶。存在于滑面内质网,分别催化孕烯醇酮、17-羟孕烯醇酮、脱氢表雄酮和雄烯二醇生成孕酮、17-羟孕酮、雄烯二酮和睾酮的反应。在人类有两种同工酶类型分别由HSD3B1和HSD3B2基因编码。酶缺乏可致醛固酮、氢化可的松和雄酮的合成均受阻,表现为肾上腺皮质功能不全。在睾丸亦由于睾酮分泌障碍表现为功能低下。呈男性假两性畸形,患儿几乎都有隐睾、阴囊分裂和不同程度的尿道下裂。受累儿童多在出生后不久就出现明显的失盐症状。可采用激素疗法及手术治疗。

【检测方法】

分光光度法:在酶反应时以340nm测定反应中NADH或NADPH的生成,监测酶活性。

ELISA:双抗体夹心法。

【标本要求与保存】

血清或血浆,组织匀浆。

【参考区间】

此项目暂无参考区间。

【临床意义】

酶活性降低见于3β-羟类固醇脱氢酶缺乏症。

五、17α-羟化酶(17α-hydroxylase,17α-HO)

【生化及生理】

该酶又称为细胞色素P45017A1(cytochrome P450 17A1)及17,20裂解酶(17,20 lyase/17,20 desmolase),该酶由CYP17A1基因编码,这一基因为细胞色素P450超家族的一员,编码的细胞色素P450蛋白为加单氧酶,催化多种反应,包括药物的代谢和胆固醇、类固醇和其他脂的合成。17α-羟化酶(17α-HO)和17,20-裂解酶两种活性均由同一个酶蛋白完成,是类固醇代谢中的一个关键酶,由其催化生成孕激素、盐皮质激素、糖皮质激素、雄激素和雌激素。基因突变致17α-羟化酶和17,20-裂解酶缺陷,假两性畸形和肾上腺增生症。CYP17A缺陷极少见,属常染色体隐性遗传疾病,由编码该酶的CYP17基因突变而引起。CYP17在肾上腺和性腺中均参与类固醇激素的生物合成。编码CYP17的基因为单拷贝基因,位于第10号染色体长臂(10q24-25),有8个外显子和7个内含子,长约13kb。目前已发现CYP17的15种基因突变类型。CYP17A基因突变致CYP17A缺陷,引起肾上腺皮质醇合成不足,ACTH分泌增多,盐皮质激素特别是皮质酮和11-去氧皮质酮(11-DOC)合成增加,可为正常的30~60倍。但该症患者一般没有肾上腺皮质功能减退的表现,因为该酶缺陷时皮质酮分泌大量增加,而皮质酮本身具有一定程度的糖皮质激素活性。

【检测方法】

利用该酶催化孕酮生成产物17α-羟孕酮。有两种方法检测,较早使用同位素标记的方法检测底物[17α-^3H]孕酮,目前用液相色谱/质谱测定产物17α-羟孕酮。

【标本要求与保存】

组织匀浆。

【参考区间】

此项目暂无参考区间。

【临床意义】

酶活性降低见于17α-羟化酶缺乏症。

六、11β-羟化酶(11β-hydroxylase,11β-HO)

【生化及生理】

又称为CYP11B1,该酶位于腺粒体内膜,催化11-去氧皮质醇和11-去氧皮质酮(DOC)分别转变为皮质醇和皮质酮。人类的 CYP11B 有两种同工酶，即 CYP11B1（11β-羟化酶）和 CYP11B2（ALD 合成酶），由第 8 号染色体长臂（8q21-q22）上的两个基因（7kb）编码。各有 9 个外显子。两个基因具有高度同源性（外显子序列达 95%，内含子序列约 90%），两基因相距约 30kb。两种同工酶均能使 11-去氧皮质酮和 11-去氧皮质醇发生 11β-羟化，分别生成皮质酮和皮质醇。另外 CYP11B2 还可使皮质酮 18-羟化和 18-脱氢生成醛固酮。CYP11B1 的 18-羟化作用仅为 CYP11B2 的 1/10，因此不是合成醛固酮的主要酶。CYP11B1 主要在束状带催化皮质醇的合成，而 CYP11B2 主要在球状带催化醛固酮的合成。正常肾上腺内，CYP11B2 基因的表达水平低，而 CYP11B1 基因的表达水平高，CYP11B1 基因的转录受 cAMP 的调节。表达过程主要受 ACTH 调节。

CYP11B1 基因突变可致 11β-羟化酶缺乏症，为常染色体隐性遗传。由于 CYP11B 缺陷，11-去氧皮质酮（DOC）和 11-去氧皮质醇不能被进一步转化为皮质酮和皮质醇，皮质醇的合成减少。ACTH 分泌增加刺激肾上腺皮质的束状带增生，产生过量的皮质酮和皮质醇的前体物质。这些前体物质中的一部分通过 17α-羟化酶/17，20-裂链酶转而进入肾上腺性激素合成途径。此外，DOC 是一种弱的盐皮质激素，CYP11B 缺陷症时 DOC 升高，引起钠潴留和血容量增加，进而抑制血浆肾素活性（PRA），导致球状带 ALD 分泌减少，而肾上腺性激素合成增加，DHEA、雄烯二酮和睾酮升高。

【检测方法】

高效液相色谱法：测定 11β-羟化酶催化 11-去氧皮质酮生成的产物皮质酮，以监测酶活性。

【标本要求与保存】

组织匀浆。

【参考区间】

此项目暂无参考区间。

【临床意义】

酶活性降低见于 11β-羟化酶缺乏症。

七、醛固酮合成酶（aldosterone synthase）

【生化及生理】

该酶属类固醇羟化酶（细胞色素 P450 氧化酶系），参与醛固酮的合成。由 CYP11B2 基因为其编码（参见 11β-羟化酶）；催化皮质酮 18-羟化和 18-脱氢生成醛固酮，又称为 18-羟化酶（18-hydroxylase）、18-羟脱氢酶（18-hydroxydehydrogenase）或 18-甲基氧化酶（18-methyloxidase）；分布于肾上腺皮质的球状带细胞的线粒体内膜。基因突变可致该酶缺陷症。

【检测方法】

高效液相色谱法：利用醛固酮合成酶具有弱的 17β-羟化酶将底物脱氧皮质酮转化为皮质酮，再以皮质酮为底物由其 18-脱氢酶的活性催化生成醛固酮；以高效液相色谱分析醛固酮的生成量，来测定酶活性。

【标本要求与保存】

组织匀浆。

【参考区间】

此项目暂无参考区间。

【临床意义】

活性降低见于醛固酮合成酶（18-甲基氧化酶）缺陷症。

（彭剑雄）

第三十四章
器官移植的生物化学检验

机体丧失功能的器官，可通过器官移植重建其生理功能。器官移植应用于临床治病救人已有近半个世纪的历史。历经五十余年的发展，器官移植技术、移植免疫基础研究以及各种免疫抑制剂已经取得了巨大进展，骨髓移植、肾脏移植、肝脏移植、心脏移植等已经成为临床工作的常规手段，使得许多依靠传统方法难以救治的患者重新获得生命。器官移植及其相关技术也是20世纪末医学科学发展的一个重要里程碑。

第一节 概 述

将正常的组织或器官替换受损或失去功能的组织或器官，或将正常的组织或器官从自体某一部位转移到另一部位，借以维持和重建机体的生理功能的方法称为移植（transplantion）。而将一个个体的细胞、组织或者器官通过外科手术或其他方式移到自己体内或另一个个体的某一个部位的方法称为移植术。提供细胞、组织或者器官的称为供体或供者（donor）；接受细胞、组织或者器官的称为受体或者受者（recipient）；被移植的细胞、组织或器官称为移植物（transplant，graft）。

常见的移植类型有：①自体移植（autograft），在同一个个体上将移植物从一个部位移植到另一部位，即供体和受体为同一个个体。移植后不会发生免疫排斥，移植物可以长期存活。如将烧伤患者的正常皮肤移植到烧伤区，由于移植物源于自身，受体对供体不会发生免疫排斥，从而可以使移植物存活。②同质移植（isograft），供者和受者虽然不是同一个体，但有着完全相同的抗原结构，移植后不会发生免疫排斥，移植物可长期存活。如同卵双生的个体或纯系动物之间进行的移植。③同种异体移植（allograft），简称为同种移植，供者和受者属于同一种族，但不是同一个体，如人与人、狗与狗之间的移植。移植后受体对移植抗原发生免疫排斥反应，即供体和受体组织不相容。只有降低或抑制宿主的免疫应答方可延长移植物存活时间。④异种移植（xenograft），供体和不同种受体间的移植。如将猩猩或猪的器官移植给人。由于供体和受体之间的组织不相容，发生强烈的移植排斥反应，移植物不易存活。

移植是现代医学发展的一个重要领域，移植免疫学（transplantation immunology）就是研究受体接收同体或异种移植物后，由于供体和受体的组织相容性抗原不同，移植物和受体免疫系统相互作用所产生的免疫应答及由此引起的移植排斥反应机制及如何采用各种有效措施预防和减轻排斥反应，维持和延长移植物存活的科学。器官移植的成功有赖于对移植免疫学的充分认识。移植免疫学半个多世纪的发展，使人们认识到针对移植组织或器官的排斥反应是由免疫机制介导的。移植物能否长期存活并保持良好的功能，与供体和受体之间的组织相容性密切相关。

要使器官移植获得较高的成功率，除了要不断提高手术技术和改进各种医疗器械，如使用体外循环的心肺机等，最重要的是要寻找免疫排斥反应的根源和解决器官移植中免疫排斥的方法。移植成功的关键取决于供、受体间组织相容性抗原是否一致或相近。

一、组织相容性抗原

组织相容性抗原是指与移植排斥反应有关的抗原，它们能够引起受者对移植物或者移植物对受者的免疫反应。其中，能引起较强排斥反应的组织相容性抗原称为主要组织相容性抗原，编码主要组织相容性抗原是一组密切连锁的基因，称为主要组织相容性复合体（major histocompatibility complex，MHC）；引起较弱排斥反应的组织相容性抗原称为次要组织相容性抗原（mH 抗原），由次要组织相容性复合体（minor histocompatibility complex）所编码。MHC 抗原在不同物种位于不同的染色体上，如人 MHC 又称人白细胞抗原（human leucocyte antigen，HLA），在第 6 号染色体，小鼠 MHC（又称 H-2）在 17 号染色体上，不同动物 MHC 有不同的编码代号。

（一）主要组织相容性复合体

主要组织相容性复合体（MHC）编码两类主要蛋白：HLA-Ⅰ类（HLA-A、B 和 C）和 HLA-Ⅱ类（HLA-DP、DQ 和 DR），以及其他一些与加工抗原有关的蛋白。最近研究发现 HLA-Ⅲ类分子亦具有极其重要的免疫功能。Ⅰ类分子广泛表达于所有有核细胞表面，但不同组织细胞的表达水平差异很大：淋巴细胞表面Ⅰ类抗原的密度最高，肾、肝、肺、心及皮肤次之，肌肉、神经组织和内分泌细胞上抗原最少，而成熟红细胞、胎盘滋养层细胞上未能检出，血清、尿液中及初乳等体液中也有可溶性形式存在的Ⅰ类抗原。干扰素、肿瘤坏死因子在体内外均可增强各种细胞对Ⅰ类分子的表达。Ⅱ类分子主要表达于 B 淋巴细胞、巨噬细胞和树突状细胞表面，γ-干扰素能上调许多类细胞Ⅱ类抗原的表达，包括内皮细胞、上皮细胞和 T 淋巴细胞等。一些正常情况下不表达Ⅱ类分子的细胞，在免疫应答过程中亦可受细胞因子的诱导表达Ⅱ类分子，因此Ⅱ类分子的表达被看成是抗原递呈能力的标志。

MHC 的生理功能：产生于细胞内的内源性抗原（病毒和癌基因产物）由Ⅰ类分子提呈，被 $CD8^+$ 杀伤性 T 淋巴细胞所识别，从而清除病毒感染的细胞或肿瘤细胞。存在于细胞外体液中的外源性抗原（毒素和细菌）可提呈于Ⅱ类分子表面，并被 $CD4^+$ 辅助性 T 细胞所识别，活化的辅助性 T 细胞可产生细胞因子，从而增强 T 细胞的活性，并能诱导 B 细胞分泌抗体，以清除外源性抗原。在组织或器官移植过程中，Ⅱ类分子是引起移植排斥反应的重要靶抗原，包括引起宿主抗移植物反应和移植物抗宿主反应。在免疫应答中，Ⅱ类抗原主要是协调免疫细胞间的相互作用，调控体液免疫和细胞免疫应答。MHC 具有高度多态性，保证了一种动物能对不断变化的病原体产生有效的免疫反应。也正是由于一种动物 HLA 分型是巨大的，才导致了移植排斥反应的发生。

（二）次要组织相容性复合体

次要组织相容性抗原在同种异体移植排斥反应中亦十分重要。任何自身蛋白，只要它被降解后的肽段带有同种差异，并能被 MHC 分子递呈，那么这种自身蛋白就能作为次要组织相容性抗原作用。次要组织相容性抗原包括非 ABO 血型抗原及性染色体相关抗原。例如男性 Y 染色体上有编码次要组织相容性抗原的基因，称为 H-Y 基因，女性受者可对男性供者 H-Y 抗原产生排斥反应。另外，在不使用免疫抑制剂的情况下，即使主要组织相容性抗原完全相同的同胞兄弟姐妹间进行移植，仍会发生移植排斥，这由次要组织相容性抗原所引起，这些抗原可能定位于其他染色体上。

HLA 是目前所知人体最复杂的遗传多态性系统。HLA 研究涉及免疫学、生物学、遗传学、分子生物学等多个学科，并已发展成为一个独立的分支学科。迄今 HLA 研究已达到相当深入的水平，并在诸多方面取得显著进展，包括 HLA 复合体结构，HLA 分子结构及其表达的调控；HLA 分子功能，尤其是在抗原处理、提呈于 T 细胞识别中的作用；HLA 的 DNA 分型及多态性研究；HLA 与疾病的关系；HLA 与移植的关系等。HLA 研究不仅使器官移植成为一种极有价值的治疗手段，并给基础与临床免疫带来了突破性进展。

二、移植排斥反应

移植排斥反应主要包括宿主抗移植物反应和移植物抗宿主反应。

（一）宿主抗移植物反应

受者对供者器官产生的排斥反应称为宿主抗移植物反应（host versus graft reaction，HVGR），根据移植物与宿主的组织相容程度，以及受者的免疫状态，移植排斥反应主要表现为三种不同的类型。

1. 超急性排斥反应　超急性排斥反应（hyperacute rejection reaction）指移植器官与受者血管接通后数分钟至 24 小时内发生的排斥反应，其特征是移植物血管迅速血栓闭塞，且血栓闭塞比炎症发生得要早，这是由于超急性排斥反应由预先存在的抗供者组织抗原的抗体与内皮细胞结合并激活补体系统而介导的，抗体和补体引起移植物内皮细胞一系列变化促进血管内血栓形成。

超急性排斥反应多数是由体液免疫介导。在移植的最初数日，往往是由预先存在的“天然抗体”IgM 介导的，如典型的 ABO 血型抗体。目前临床更常遇到的超急性排斥反应是由 IgG 介导的抗同种异体蛋白抗原的抗体，如抗 MHC 抗体、抗内皮细胞和单核细胞抗原的抗体。这些抗体在补体或 NK 细胞等参与下，通过溶细胞作用和抗体依赖细胞介导的细胞毒作用（ADCC）可造成血管内皮细胞损伤。这些抗体产生的途径是多方面的，如预先输血、预先的移植以及多次妊娠等。超急性排斥反应一旦发生，无有效方法治疗，终将导致移植失败。因此，通过移植前 ABO 及 HLA 配型可筛除不合适的器官供体，有助于在临床上避免超急性排斥反应的发生。

2. 急性排斥反应　急性排斥反应（acute rejection reaction）是排斥反应中最常见的一种类型，一般于移植后数天到几个月内发生，进行迅速。病变特征是以毛细血管和动脉内皮细胞坏死引起的脉管炎为主，故亦称急性脉管排斥反应。根据发病机制不同，可分为急性体液排斥和急性细胞排斥。急性体液排斥反应主要由受体循环中存在抗同种异型 MHC 等抗原的抗体或针对血管内皮细胞同种抗原的抗体并激活补体导致，其病理特征是沿血管内皮细胞表面有补体和抗体沉积、内皮细胞水肿、血管壁上有中性粒细胞浸润、内皮细胞坏死。急性细胞排斥反应主要由同种异型反应中 $CD8^+$ 和 $CD4^+$ 或 CTL 介导，该排斥反应是以实质细胞的坏死为特征，通常伴有淋巴细胞和巨噬细胞的浸润，这些浸润的白细胞参与移植物实质细胞的裂解过程。

3. 慢性移植排斥反应　慢性排斥反应（chronic rejection reaction）一般在器官移植术后数月至数年发生，引起移植器官功能不可逆的减退或丧失，可发生在急性排斥反应后，也可无急性排斥反应史。其主要病理特征是移植器官的毛细血管内皮细胞增生，使动脉腔狭窄，并逐渐纤维化。随着控制急性排斥反应治疗水平的提高，慢性排斥反应已成为移植失败的主要原因。慢性排斥反应的发病机制目前尚不明了，其中有细胞免疫应答，也有体液免疫应答。目前对慢性排斥尚无理想的治疗措施。

（二）移植物抗宿主反应

如果免疫攻击方向是由移植物针对宿主，即移植物中的同种异型反应性 T 细胞识别宿主同种异型组织抗原而诱发针对受者的排斥反应，称为移植物抗宿主反应（graft versus host reaction，GVHR）。GVHR 的发生需要一些特定的条件：①供、受者之间的组织相容性不合；②移植物中含有足够数量成熟的免疫细胞；③宿主的免疫功能状态低下（被抑制或免疫缺陷）。GVHR 主要见于骨髓移植后，是影响骨髓移植成功的首要因素，也可见于胸腺、小肠和肝移植以及免疫缺陷个体接受大量输血时。GVHR 是造成骨髓移植和干细胞移植失败的最主要原因之一，GVHR 的严重程度与供受者之间组织相容性程度密切相关。所以，骨髓移植和干细胞移植尤其强调组织配型的重要性，以减少或避免 GVHR 的发生。

第二节　组织配型检测

器官移植的成功不仅取决于熟练的外科手术，还受供、受体间免疫抗原相配程度的影响。为提高器官移植的存活效果，在施行同种异体器官移植术前，必须采用组织配型检测来选择移植物，以尽量减少移植物与受者之间的组织相容性抗原的差异。人类移植抗原主要由 ABO 血型抗原与人类白细胞抗原组成。器官移植前，除了 ABO 血型配型外，还必须作快速、准确的 HLA 配型检查，如血清学和细胞学配型，有条件时，还应作 DNA 分型。对于高致敏的患者，移植前一定要做交叉配型，并寻找 HLA 配型相近者，以避免移植后的排斥。

一、红细胞血型配型（erythrocyte blood group typing）

【生化及生理】

人红细胞血型抗原是重要的组织相容性抗原，ABO 血型抗原不仅只存在于红细胞表面，而且还广泛存在于消化道、皮肤上皮细胞、呼吸道、泌尿系统，以及人的体液中包括唾液、泪液、尿液、消化液、胆汁、乳液、羊水、体腔液及卵巢囊肿液。ABO 血型系统是人类血型系统中抗原免疫原性最强的一个血型系统，而且有着其他血型系统所没有的独特性质。具体表现在：血清中常存在反应强的抗体，而红细胞上缺乏相应的抗原，许多组织细胞分泌液中有规律地存在着A、B、H抗原，这两种特有的性质是ABO血型系统成为输血与器官移植中最重要的血型系统。Rh血型系统是人类红细胞血型系统中最具多态性者。它具有高度的免疫原性，仅次于ABO血型系统而具有重要临床意义。

【检测方法】

ABO血型鉴定：目前多采用试管法和微柱凝胶法，玻片法在临床上已趋于淘汰。

Rh(D)血型鉴定：盐水介质试管法和微柱凝胶法。

交叉配血试验：盐水介质法、聚凝胺法和微柱凝胶法。

此外，其他红细胞血型抗原系统（如Rh抗原）也可能影响移植物的存活时间。

【标本要求与保存】

新抽取的抗凝血或手指末梢血和血清。临床实验室多采用抗凝血，使用EDTA-K_2抗凝剂。最好在标本采集后两小时内完成检验，室温放置下不超过8小时，4～8℃保存不超过48小时。

【结果判断】

ABO血型鉴定：

微柱凝胶法：如红细胞悬浮在凝胶柱顶部或凝胶中，则为阳性结果；反之，如红细胞沉于凝胶底部（孔底），则为阴性结果；质控孔应为阴性结果。

试管法：见表34-1。

表34-1 ABO血型正反定型结果

分型血清+受检红细胞			受检者血型	受检者血清+试剂红细胞		
抗A	抗B	抗A、B		A细胞	B细胞	O细胞
+	−	+	A	−	+	−
−	+	+	B	+	−	−
−	−	−	O	+	+	−
+	+	+	AB	−	−	−

Rh(D)血型鉴定：

盐水介质试管法：取出试管先以肉眼观察有无溶血，再轻轻摇动试管，如有凝集，则为阳性结果。如无凝集，应在室温延长15～30分钟的反应时间，再看离心结果，如仍无凝集，则应用Rh(D)确认试剂确认为阴性后，方可发出阴性报告。

微柱凝胶法：参照ABO血型微柱凝胶法结果判断。

交叉配血试验：

盐水介质法：主侧管和次侧管均无溶血和凝集反应表示配血相合。任何一侧凝集（或溶血）或两侧均凝集（或溶血）为配血不合，应查明原因。

聚凝胺法：轻摇试管，肉眼可见明显凝集（如无凝集须重做），加解聚液1滴于管底，轻摇，凝集1分钟内散开呈均匀混悬液，为阴性结果，表示配血相合；凝集1分钟内不散开，为阳性结果，表示配血不相合。

微柱凝胶法：如红细胞悬液在反应管顶部或凝胶中，则为阳性结果；反之，如红细胞沉于凝胶底部（管底尖部），则为阴性结果；在同一张卡中，某结果与同时孵育离心的阴性管有差别，为可疑阳性反应(±)；微柱凝胶管中上清出现清澈透明红色，表示溶血反应(H)；同一个凝胶管中同时存在阳性和阴性红细胞为混合反应。除阴性反应可以输血外，其余反应均需结合临床仔细分析。

【临床意义】

移植前应检测供体与受体的血型是否相符，最佳选择是供、受体具有相同的血型，或至少符合输血原则，即O型可以移植给任何血型受体，A型与B型供体可以移植给同型血受体，也可以移植给AB型受体，但是不能给O型受体提供移植物，而AB型受体可以接受任何血型的移植物。若供者与受者ABO血型不配合，则受者血清中天然血型抗体与移植物血管内皮细胞表面的血型抗原结合，可激活补体，造成血管内皮细胞损伤和血管内凝血，引起超急性排斥反应。此外，其他红细胞血型抗原系统（如Rh抗原）也可能影响移植物的存活时间。

【影响因素】

(1) 所用器材必须干燥清洁、防止溶血，凝集和溶血的意义一样。为避免交叉污染，建议使用一次性器材。标准血清从冰箱取出后，应待其平衡至室温后再用，用毕后应尽快放回冰箱保存。

(2) 加试剂顺序：一般先加血清，然后再加红细胞悬液，以便核实是否漏加血清。

(3) 红细胞悬液不得过浓或过淡；离心速度和时间应严格控制；不得混用滴管、试管，不得将已取过标本的或污染的滴管与试管内容物接触。

(4) 正、反定型结果一致才可发报告，否则应检查原因。

(5) 操作前微柱凝胶卡、受检者标本必须离心。操作过程中动作轻柔，特别是观察反应结果时，应轻轻摇动试管，不可用力过大。

二、HLA 细胞学分型(HLA cytological typing)

【生化及生理】

Dausset 于 1958 年首先发现，肾移植后出现排斥反应的患者，以及多次接触输血的患者血清中含有能与供者白细胞发生反应的循环抗体。这些抗体所针对的靶分子即人主要组织相容性抗原。由于该抗原首先在白细胞表面被发现，且白细胞是开展相关研究的最适宜材料来源，故人类主要组织相容性抗原被称为人类白细胞抗原(human leucocyte antigen，HLA)。HLA 是由 HLA 基因复合体所编码的产物，是一个十分复杂的系统。HLA 复合体位于人第 6 对染色体短臂 21.3 区域，共有 6 个座位，即 HLA-A、HLA-B、HLA-C、HLA-DR、HLA-DQ、HLA-DP。每个座位上均有很多等位基因，为共显性复等位基因。

HLA 基因按传统分类分为 3 类：Ⅰ类、Ⅱ类和Ⅲ类基因。

HLA-Ⅰ类基因区：含经典Ⅰ类基因和非经典的 HLA-Ⅰ类基因，长约 2000kb。主要的基因有：①经典 HLA-Ⅰ类基因(HLA-Ⅰa)分为 HLA-A、B、C。HLA-Ⅰa 基因具有高度的多态性，每个等位基因均编码 HLA-Ⅰ类分子的重链(a 链)。②非经典Ⅰ类基因(HLA-Ⅰb)有 HLA-E、F 和 G3 个位点基因，其多态性及编码产物分布较局限。③假基因：HLA-H、J、L、K 和 X 都属于未检出表达产物的基因。④MIC 基因(MHC class Ⅰ chain-related，MIC)：包括 MICC、MICD、MICE。

HLA-Ⅱ类基因区：包括 DR、DQ、DP、DOA 和 DOB 及 TAP 和 LMP6 个亚区，长约 1000kb，其中 DR 亚区有一个 DRA 基因和 9 个 DRB 基因，命名为 DRB1 ~ DRB9。DRB1 基因是Ⅱ类区域中多态性最丰富的基因，DRB2，DRB6 ~ DRB9 是假基因。

HLA-Ⅲ类基因区：此区域是人类基因组中密度最大的区域，在Ⅰ类区和Ⅱ类区之间，长约 1000kb，主要编码与补体的基因，如 C2、C4A、C4B、Bf 等。肿瘤坏死因子(TNF)和热休克蛋白(ASP 70)基因亦位于Ⅲ类基因区。

目前已确定 HLA 复合体共有 372 个等位基因，每个基因编码一种特异性抗原，主要表达在细胞膜上，或以游离状态存在于血液和体液中。HLA-A、B、C 座位上的基因编码的抗原成分称为Ⅰ类抗原。Ⅰ类抗原是一种膜糖蛋白，存在于所有有核细胞的膜上，以淋巴细胞上的密度最大，是组织排斥反应的主要抗原。Ⅱ类抗原是由 HLA-DR、DQ、DP 作为基因所编码的抗原。它是由两条糖基化的跨膜多肽链构成，分别称为 α 链和 β 链，其抗原特异性主要与 β 链有关。Ⅱ类抗原主要表达在 B 淋巴细胞、巨噬细胞和其他抗原递呈细胞上，与免疫应答及免疫调节有关。

HLA 作为代表个体特异性的主要组织相容性抗原，在器官移植排斥反应中起关键作用，多年来一直受到免疫学家和移植医师的广泛关注。确定不同个体所拥有的等位基因及其产物的特异性称为 HLA 分型，目前 HLA 分型技术常用于器官移植、骨髓移植时供者和受者组织相容性的配型，HLA 与某些疾病关联性，成分输血时 HLA 抗体所致的输血副作用等的研究。HLA 配型对器官移植的重要性已得到国际移植学界的公认，供受者间 HLA 的相容程度是影响移植物长期存活的主要因素之一，良好的配型有助于防止排斥反应的发生、提高移植成功率。目前，临床上对异基因骨髓移植要求供受者的 HLA-Ⅰ类和Ⅱ类基因完全相同，否则将发生严重的 GVHD。而在其他实体器官(如肾、心、肺、胰腺等)移植时，供受者间 HLA 的相配程度同样直接影响移植效果。HLA 配型对肾移植存活率的影响已经得到明确的证实，在其他影响肾移植的因素(如器官冷缺血时间、供者年龄等)存在的情况下，良好的供受者配型可降低其他因素的危害程度。

不同的器官移植，对 HLA 相容性的要求也不相同。骨髓、肾移植时要求最严，心、肝移植时则不然。对经产妇、多次输血或移植失败受者，移植前应定期检测血清 HLA 受体，一般每个月至少 1 次。术后 1 ~2周内，每天监测血清 HLA 抗体，以监测患者的免疫状态。

【检测方法】

HLA 分型技术包括细胞学分型法、血清学分型法和基因分型法。HLA Ⅰ类抗原、HLA-DR、HLA-DQ抗原可用血清学分型方法，HLA-DP 抗原用细胞学方法分型。目前应用分子生物学技术，已能在基因水平对 HLA Ⅱ类抗原的等位基因进行精确的分型，以 PCR 为基础的 HLA 基因分型技术正逐渐代替传统的血清学分型方法。

细胞学分型法：用混合淋巴细胞培养方法（mixed lymphocyte culture，MLC）测定特异性抗原，有两种方法：双相 MLC 和单相 MLC 方法。双相 MLC 是直接把未经任何处理的两个个体的淋巴细胞混合培养，如果它们的 HLA-D 抗原相同，或相容，则相互刺激作用很小，细胞无变化；反之，如双方 HLA-D 抗原不相容，则相互刺激作用就大，细胞被活化并产生增殖，增殖的程度与两个体的 HLA-D 抗原不配合程度成正比。而如果一方是先用丝裂霉素 C 或致死量射线处理，使其失去应答力，但仍保持刺激能力，把未处理的淋巴细胞和经上述处理的淋巴细胞一起培养的方法即为单相 MLC。经染色法或^{3}H-TdR 标志法分别计算已转化淋巴母细胞的百分率的放射性脉冲信号来判定组织相容性是否一致。

【标本要求与保存】

无菌采集 10～20ml 静脉血于无菌三角杯或血浆瓶中，每毫升全血需 20U 肝素抗凝。血样宜当天采集，运输中避免剧烈震荡，一般保持常温即可。长途运输要放适当培养剂，并置 15℃环境中。

【参考区间】

双相 MLC：自身对照组的转化率<5%。

单相 MLC：HLA-D 抗原检测：DNV<30% 为阳性；

HLA-DP 抗原检测：RRR60%～80% 为阳性。

【临床意义】

供受体的 HLA-D 根据 HLA-D 纯合子分型细胞得以鉴定。HLA-D 抗原是否一致，影响着器官移植是否成功。

【影响因素】

（1）细胞培养需要一个稳定的 pH 环境，因此 1640 培养液一定要调整到 pH 6.8～7.2。最好放在 5% 的 CO_2 培养环境中培养。如果没有条件，可进行密闭培养，试管口一定要密闭。

（2）在整个操作过程中，每一步操作都要严格无菌，所有器材都必须经高压灭菌，试剂要除菌过滤，器材过火焰时，要冷却后再接触细胞悬液，以免细胞受热失活。

（3）在接触过程中，注意不要把一种细胞悬液带进另一细胞悬液或培养液中，致使对照管转化率升高。在加细胞悬液时，力求把细胞悬液打得均匀，量要加得准，以免影响复管间的重复性。

三、HLA 血清学分型（HLA serotyping）

【生化及生理】

见“HLA 细胞学分型”。

【检测方法】

常用的血清学分型方法有微量细胞毒试验、特定细胞群反应抗体测定和淋巴细胞毒交叉配型试验等。

微量细胞毒试验：HLA-A、B、C、DR 和 DQ 抗原分型，目前普遍采用美国国立卫生研究院（NIH）标准微量淋巴细胞毒技术，亦即补体依赖性细胞毒实验（complement dependent cytotoxicity，CDC）。HLA 细胞毒抗体属于免疫球蛋白 IgG 和 IgM 类型的抗体。此抗体在补体存在的情况下，能够结合到带有相应抗原的活淋巴细胞表面上，并在膜上打洞，如淋巴细胞不带有相应抗原则无此作用。细胞膜被破坏了的死淋巴细胞，可以采用染色法（常用伊红或锥蓝）观察结果。CDC 分为微量法和半微量法，其方法即为将受者血清同供着淋巴细胞混合，孵育一定时间再加入补体，孵育后加入锥蓝染色观察结果，根据淋巴细胞的死活判定其表面是否有与分型血清中抗体相对应的抗原。

特定细胞群反应抗体测定：特定细胞群反应抗体（panel reactive antibody，PRA）是将已知抗原的淋巴细胞与患者血清及补体孵育。如患者血清中含有与淋巴细胞表面特异性结合的抗体，在补体存在的情况下，可发生细胞溶解作用，从而判断患者的免疫状态及 HLA 抗体的特异性。

淋巴细胞毒交叉配型试验：将分离纯化的供者细胞，加入受者的血清及兔补体，观察淋巴细胞死亡百分率。

【标本要求与保存】

淋巴细胞的主要来源有外周血、淋巴结和脾脏等。不论使用什么方法分离，总的要求是最终得到的淋巴细胞悬液至少有 90% 以上的细胞存活率，红细胞和多形核白细胞污染不超过 10%。抗凝剂一般使用肝素，去纤维是有效去除血小板的方法，但可使细胞总量减少。有些实验室用 ACD 抗凝，可保持较高的细胞活力。不论患者还是健康人血标本保存的时间，要视采血到分离细胞这段时间长短而定。在采血后加入等体积含有肝素的培养液，分离细胞后置培养液于4℃，可保存3天；如血标本要保存数周以上，则需保存在液氮中。

【参考区间】

微量细胞毒试验：通常以>50%（即>6分）为阳性；>80%为强阳性。

特定细胞群反应抗体测定：正常值应低于10%。

淋巴细胞毒交叉配型试验：阳性者死细胞百分率必须比对照血清高出30%，而对照血清的死细胞百分率必须<30%。

【临床意义】

（1）移植术前须检测受者体内是否存在抗移植物抗体。某些曾经多次接受输血或移植的患者体内存在有抗多种HLA抗原的抗体，移植后可发生超急排斥反应。用于器官移植前判断受者对供者有无预存抗体，是移植前检查受者血清中有无抗供者淋巴细胞抗体、预防超急性排斥反应的必需实验。

（2）供受体相同的HLA-A、B、C、DR和DQ抗原，是防止移植器官排斥反应的基本条件。

（3）实体器官移植前应检测受体血清是否存在PRA及其敏感程度。PRA在11% ~50%为轻度致敏，PRA>50%为高度致敏。PRA越高，移植器官的存活率越低。

【影响因素】

（1）淋巴细胞活力下降时易发生假阳性反应。造成活力下降的原因有：在保存和运输过程中细胞悬液介质的pH变化、外界温度变化以及剧烈振摇等；液氮保存的细胞，冻融后变得敏感；在分离过程中，不适当的pH、温度以及离心力等均可能使细胞膜受到损伤。

（2）由于疾病影响，部分白血病患者的HLA抗原可出现减弱甚至缺失，少数患者则可呈抗原增多现象，这将造成HLA分型错误。对这类患者建议在疾病缓解时或间隔半个月、1个月后复查，更应该对患者的父母及同胞进行分型，以借助遗传分析确定患者的型别。

（3）HLA抗血清中如混有纤维蛋白、脂肪以及其他杂质等颗粒，影响反应和读数，应高速离心去除；在细菌污染血清时，可以杀死淋巴细胞，产生假阳性结果。

（4）由于抗血清效价下降，反应结果似是而非。造成效价下降的原因有：抗血清多次冻融；运输过程中温度过高；使用单采技术得到血浆，恢复成血清后抗体效价下降；冻干过程中活力受到损失；血清中存在可溶性HLA抗原，在使用人血清作为补体或是HLA抗血清用人血清稀释时，可能中和一部分HLA抗体；加好血清的HLA分型盘，尽管低温贮存，仍有可能使血清效价减低，有时还会产生气泡，在运输时一般放在干冰中，如包装不严，CO_2可能破坏血清活性。

（5）如补体具有天然细胞毒性，则不论是否存在HLA抗原和抗体之间的相互作用，淋巴细胞总是要被杀死一部分，造成假阳性结果；在补体活性偏低时，HLA抗原和抗体的反应不能被充分显示，易出现弱反应甚至假阴性结果；试验系统中，补体量的不足或过多，也将影响结果。

四、HLA基因分型（HLA genotyping）

【生化及生理】

见“HLA细胞学分型”。

【检测方法】

目前已经出现多种检测HLA高度多态性基因的分析技术。编码各种HLA抗原表型的等位基因均可用相应的序列特异性引物进行扩增，扩增产物可通过琼脂糖凝胶电泳检出（PCR-SSP）；或将扩增产物再用多种内切酶消化切割成不同大小片段，直接在凝胶电泳上分析（PCR-RFLP）；或将扩增产物在不含变性剂的中性聚丙烯酰胺凝胶电泳时，分析单链DNA因碱基顺序不同所形成的不同构象和不同电泳迁移率（PCR-SSCP）；或将扩增产物用标记的人工合成序列特异性寡核苷酸探针进行杂交分析（PCR-SSO）等技术进行检测。目前常用HLA基因分型技术有：

顺序特异引物聚合酶链反应技术（polymerase chain reaction with sequence-specific primers，PCR-SSP）：根据HLA核苷酸碱基序列的多态性和已知的DNA序列，设计一系列等位基因型别特异性顺序引物。引物的3’端碱基根据多态性序列与其严格互补。因此，每一型别都具有特定的引物相对应。通过特定的PCR反应体系扩增各等位基因的型别特异性DNA片段，产生相对应的特异性扩增产物条带。如果是纯合子，产生一条与特异性引物相对应的扩增带；如果是杂合子则产生两条与特异引物相对应的扩增带。其特异性可精确到分辨出一个碱基的差异。该方法适用于实体器官移植配型，特别是临床急诊和尸体器官移植。

限制性片段长度多态性分析（restriction fragment length polimorphism，RFLP）：由于限制性内切酶具有独特的识别位点，通过计算机分析，选择能识别基因多态性序列的限制性内切酶，目的基因片段经PCR扩增后，利用该限制性内切酶进行酶切，电泳后产生不同的电泳图谱，分析后得出HLA的基因分型结果。该方法是敏感、特异，是目前最常用的HLA基因分型方法之一，理论上可精确识别单个碱基不同的序列及两个连锁的位点，也可用于点突变的检测，其检测时间较长，不适用于尸体移植快速配型。

聚合酶链反应单链构象多态性（polymerase chain reaction-single strand conformation polymorphism，PCR-SSCP）：相同长度的单链DNA因其碱基顺序不同，甚至单个碱基不同，所形成的构象不同，电泳时泳动速度和迁移率也不相同。通过PCR扩增包括发生单个碱基置换部位及两侧DNA片段，变性后进行SSCP分析，靶DNA中发生的碱基序列的改变会出现泳动移位。因此，供受者的SSCP带型一致者，其HLA基因相匹配，而电泳带型出现差异者，则不匹配。该法已成功地应用于HLA各等位基因多态性分析，在异基因骨髓移植配型中已应用于临床。同时还可以发现和确定新的等位基因和变异体，并应用于检测点突变等基础研究。

聚合酶链反应寡核苷酸探针杂交（polymerase chain reaction with sequence-specific oligonucleotide probe hybridization，PCR-SSO）：是核酸杂交的代表技术。其原理是采用PCR技术，以位点间或组间特异引物扩增目的基因DNA，其产物转移到固相支持体上，利用序列特异性寡核苷酸探针，通过Southern杂交的方法进行扩增片段的分析鉴定。PCR-SSO用于HLA基因分型，技术成熟、稳定，灵敏度高，特异性好，结果精确、可靠，样品需量甚微，易于普及。非放射性标记的PCR-SSO还克服了放射性标记的半衰期限制、污染与有害作用的影响等问题。分型结果的灵敏度和特异性大大优于血清学和细胞学方法，是目前应用最为普遍的基因分型之一。但PCR-SSO分型时间较长，对于尸体移植快速配型而言，显然是不适用的。

PCR-指纹图谱法（PCR-fingerprints）：在特异性扩增的DNA最后一个循环阶段退火期，其单链DNA除形成同一个体的完全互补的同质双链外，某些单链DNA还可以与不同个体的单链形成不完全互补的异质双链。不同的个体有不同的分子构象，在非变性聚丙烯酰胺凝胶电泳中呈现特异的电泳图谱，即为PCR指纹。该法适用于同种异型DR/Dw快速配型，主要用于骨髓移植无关供者的筛选。此法已初步应用于法医学鉴定和骨髓移植中。作为大器官移植配型的一种补充，具有一定的临床意义。但目前尚不能替代HLA基因配型。

PCR-测序（PCR-sequencing）：将特异扩增的DNA片段先克隆于Mϕ噬菌体，然后从重组的Mϕ噬菌体颗粒中分离得到单链DNA，以此作为模板进行DNA序列分析。此项技术的建立，为HLA分型提供了新的方法。PCR-测序无疑是目前HLA基因分型最可靠、最准确和最彻底的方法。但测序技术操作较为繁琐，检测时间较长，作为器官移植临床配型尚有较大的难度。

根据以上的HLA DNA分型技术，可分析器官移植的供体和受体之间HLA位点的差异。如位点及碱基序列完全相同，位点相同但单个或数个碱基序列不同，位点不同。供体和受体之间HLA位点及碱基序列是否一致，决定着移植器官是否能长期存活。位点不同可导致急性排斥反应，位点相同但单个或数个碱基顺序不同可导致慢性排斥反应或急性排斥反应。

第三节　移植后的实验室监测

由于近年来临床得益于有效免疫抑制剂的应用，使移植物存活率显著增高，但移植术后的宿主抗移植物反应及感染等并发症迄今仍是令人头疼的难题，因此对这些患者进行实验室监测，尤其是移植术后的前阶段至关重要。器官移植实验室监测内容包括：移植物功能监测，诊断排斥反应；免疫抑制剂血药浓度；局部或全身性感染。临床上不管是接受哪一种移植物的受体，移植术后都应经常对所用免疫抑制剂血药浓度和感染进行监测，而移植物的功能监测则依赖于不同移植器官特性。器官移植后实验室监测主要包括以下两个方面。

（1）免疫抑制剂血药浓度的动态监测：免疫抑制剂是对机体的免疫反应具有抑制作用的药物，能抑制与免疫反应有关细胞（T细胞和B细胞等巨噬细胞）的增殖和功能，能降低抗体免疫反应。器官移植后的患者多数要使用免疫抑制剂，适量的免疫抑制剂可以适当降低机体对移植器官的免疫反应性，避免或减少排斥反应的发生，使移植器官发挥其相应功能，从而维持受者生命，恢复正常的生活。但现阶段所有正在应用或试用中的免疫抑制剂对人体正常的免疫防御功能均有负影响作用，只是严重程度及不良反应表现不同而已，如若使用不当，一方面可因其本身对机体及移植器官的毒性作用，造成相应的器官功能障碍或移植器官丧失功能，导致患者死亡；另一方面可过度抑制机体免疫反应性，引起各种严重的甚至致命的感染或恶性肿瘤。因此，借助治疗药物检测（therapeutic drug monitoring，TDM）保证免疫抑制剂使用的有效性和安全性，实属必要。免疫抑制剂的TDM，已列为器官移植术后的常规检查项目。

（2）免疫反应性监测：在移植排斥反应中，免疫系统扮演了重要角色。移植术后，移植物与宿主相互作用，由于两者组织相容性抗原不同，宿主免疫系统将移植物视为异物，激活巨噬细胞，并在移植物内浸润、吞噬和处理其抗原，并释放IL-1，诱导同种异体特异性抗原的淋巴细胞转化成效应细胞，释放IL-2和IL-4等淋巴因子，使之转化为成熟的效应淋巴细胞如细胞毒性T细胞、自然杀伤细胞、浆细胞以及活化的巨噬细胞。γ-干扰素增加MHC Ⅱ抗原在移植物内表达。在活化效应细胞的细胞毒、特异性抗体、补体及肿瘤坏死因子等直接作用下导致移植物损伤。用免疫学方法可检测某些细胞因子与炎性介质，有助于对排斥反应的诊断。

一、环孢素（cyclosporin，CyA）

【生化及生理】

环孢素曾称环孢素A，是从环孢菌培养基中提取的含有11个氨基酸的高脂溶性环多肽大分子。原为抗真菌药物，但效果不理想，随后发现其具有极强的抑制细胞免疫的作用，1978年开始作用器官移植免疫抑制剂，显示了强大的免疫抑制作用，对提高移植器官的存活率有重要的作用。环孢素是目前临床上常用的强效免疫抑制剂，广泛用于器官移植术后抗排异反应和某些自身免疫性疾病的治疗。

【检测方法】

主要有高效液相色谱法（HPLC法）、免疫法、LC/MS-MS。HPLC法选择性好，结果可靠，但样品需经较复杂的预处理，耗时较长。免疫法简便，但免疫法受多种无活性的环孢素代谢物干扰，可产生30%以上的交叉免疫反应，测定结果较前者高，在解释结果时必须使用同方法的参考范围。

【标本要求与保存】

全血标本，EDTA抗凝。标本量2.0ml，至少0.5ml。标本在室温（25℃）、冷藏（4℃）或冷冻（-20℃）条件下稳定14天。可反复冻融3次。

【参考区间】

LC/MS-MS法：治疗浓度0.10～0.40μg/ml。不同的器官移植可采用不同的浓度，肾移植0.10～0.25μg/ml，肝移植0.10～0.40μg/ml，心脏移植0.10～0.40μg/ml，骨髓移植0.20～0.30μg/ml。

免疫法：术后1个月内为0.35～0.45μg/ml，第2个月内为0.25～0.35μg/ml，第3个月内为0.25～0.30μg/ml，第4个月起维持在0.15～0.25μg/ml。最小中毒浓度为0.60μg/ml。肾移植后抗排斥可将稳态浓度控制在上述治疗浓度范围的下界，而心、肝、胰等移植时，则应控制在上述治疗浓度范围的上界。

【临床意义】

环孢素在治疗剂量下，其生物利用度和药动学的个体差异及机体对环孢素敏感性和耐受性的差异很大，治疗中进行血药浓度监测对提高器官移植的存活率、减少毒性反应和排斥反应的发生具有重要的意义。

【注意事项】

（1）药物相互作用影响：同时使用可阻止干扰环孢素吸收的P-糖蛋白作用的药物或肝药酶抑制剂，如钙通道阻滞剂、大环内酯类、氨基糖苷类、磺胺类、两性霉素和咪唑类抗真菌药等，可促进环孢素吸收或干扰其消除，升高血药浓度。而苯妥因、利福平等肝药酶诱导剂则降低环孢素血药浓度。

（2）肝、肾、心脏功能状况：肝、肾、心移植后不同功能恢复期，以及长期用药过程中影响体内过程的任一环节发生改变，都将导致血药浓度变化。

（3）全血、血浆和血清均可作为检测标本。环孢素与红细胞及血浆蛋白都有很高的结合率，全血与血浆环孢素浓度之比约为2，说明与红细胞的结合更多，且其结合率受温度、血细胞比容等多种因素的影响，因此，一般认为测定全血环孢素的浓度比测定血浆或血清的浓度容易得到稳定的结果。

二、他克莫司(tacrolimus)

【生化及生理】

他克莫司又称普乐可复、FK-506 等，是链霉素属培养基中分离提取的大环内酯类药物，具有高度免疫抑制作用，主要通过抑制白介素-2(IL-2)的释放，全面抑制 T 淋巴细胞的作用，较环孢素强 100 倍，其活性在体内外试验中都已被证实。临床用于预防及治疗肝脏或肾脏移植术后的移植物排斥反应，包括应用其他免疫抑制药无法控制的移植物排斥反应。

【检测方法】

荧光偏振免疫法、放射免疫法或 LC/MS-MS。

【标本要求与保存】

全血标本，EDTA 抗凝。标本量 2.0ml，至少 0.5ml。标本在室温(25℃)保存 7 天，冷藏(4℃)或冷冻(-20℃)条件下稳定 14 天。可反复冻融 3 次。

【参考区间】

移植初期：15ng/ml。

移植两周后：3.0～8.0ng/ml。

他克莫司的治疗稳态最小全血浓度范围为 2～18ng/ml，最小全血中毒浓度为 20ng/ml。

【临床意义】

同环孢素。

【影响因素】

因他克莫司有极高的血浆蛋白结合率，在肝移植后早期高胆红素血症时，以及其他可降低其血浆蛋白结合率的情况，均可导致游离浓度升高而全血总浓度不变或反降低，应予以注意。其他影响血药浓度因素同环孢素。

三、外周血 T 细胞计数(peripheral blood T cell count)

【生化及生理】

T 细胞在分化成熟过程中，不同的发育阶段和不同亚类的淋巴细胞可表达不同的表面标志，包括分化抗原、黏附分子及膜受体等。根据这些特性，可检测外周血中 T 淋巴细胞及其亚群的数量，这对了解机体的免疫功能状态、判断受者是否会出现排斥反应具有重要参考意义。$CD4^+$、$CD8^+$细胞是相互关联、但意义不同的两个分子，是 T 细胞亚群的表面标志。表达 $CD4^+$ 的主要是辅助性 T 细胞，表达 $CD8^+$ 的主要是细胞毒性 T 细胞。

【检测方法】

可采用流式细胞仪或免疫荧光法。

【标本要求与保存】

全血，标本最好使用 EDTA 抗凝，其次使用肝素。EDTA-K_2 抗凝的标本 18℃可至少保存 3 天，肝素锂抗凝的标本 18℃可保存两天。

【参考区间】

$CD4^+$细胞：36.19%～46.75%；

$CD8^+$细胞：20.56%～28.60%。

【临床意义】

(1) 在急性排斥的临床症状出现前 1～5 天，T 细胞总数和 $CD4^+/CD8^+$ 比值升高，巨细胞病毒感染时比值降低。各家报道的比值不同，一般认为当比值>1.2 时，预示急性排斥即将发生；比值<1.08 则感染的可能性很大。如果能进行动态监测，对急性排斥和感染的鉴别诊断会有重要价值。

(2) 移植肾组织活检同时检测组织内 T 淋巴细胞亚群变化在肾移植患者急性排斥的诊断和治疗方面具有极其重要的意义。移植肾组织内 $CD4^+$、$CD8^+$增高，$CD4^+/CD8^+$ 比值>1.3 者对激素冲击敏感。反之，$CD4^+$、$CD8^+$增高，$CD4^+/CD8^+$ 比值<1.3，$CD8^+$细胞持续居高不降，并以血管旁分布为主要特征者，激素冲击的难度很大，预后不良，及时增加激素冲击治疗量亦无显效，临床上并出现一系列激素副作用，加重排斥反应的病情。

(3) 应用激素和免疫抑制剂治疗后常表现为 $CD4^+$下降，$CD4^+/CD8^+$降低。

(4) 可用于免疫调节剂治疗的观察。

【影响因素】

(1) 采用免疫法进行检测时，在洗涤过程中，离心速度不宜过高，时间不宜过长。洗涤液含 10% 小牛血清可对细胞起保护作用，并可减少非特异性反应。此外，荧光素标记抗体染色后最好立即计数，延迟计数不能超过 3 小时。

(2) 制备细胞悬液时，使用标准溶血剂以使红细胞充分溶解。

四、可溶性白细胞介素-2 受体(soluble interleukin-2 receptor，sIL-2R)

【生化及生理】

可溶性白细胞介素-2 受体是活化淋巴细胞膜白细胞介素-2 受体的 α 链成分，由细胞膜释放进入血液循环，一种复合性黏蛋白，同时具有与抗 Tac 单抗和白细胞介素-2 结合的信息，与白细胞介素-2 结合不需任何辅助因子。sIL-2R 随病情变化而消长。

【检测方法】

ELISA 法：可以购买到不同的试剂盒，并可以提供可比较的数据。

【标本要求与保存】

根据试剂盒，需 50～200μl 的血清或血浆。对样本没有特殊的检测前要求。如果样本保存时间较长（>1 天），建议在-20℃保存。

【参考区间】

血清或血浆中<1000U/ml。

【临床意义】

在急性排斥和病毒感染时 IL-2R 的血清含量升高，以巨细胞病毒感染时增高最明显。肾功能减退时血清肌酐值增高，而 IL-2R 明显降低。血清肌酐值和 IL-2R 同时增高对急性排斥的诊断有意义。血、尿 sIL-2R 群体水平的变化对急性排斥具有诊断价值。但是，单次测定血、尿 sIL-2R 结果受尿量、感染和肾功能等许多因素影响。肾组织内 IL-2R 的表达水平对急性排斥的诊断和鉴别诊断相对比较可靠。急性排斥过程中 sIL-2R 水平升高比血肌酐升高提前一天，对移植肾排斥早期诊断具有一定的意义。

【影响因素】

必须考虑到由于器官移植接受者经常进行抗体治疗（OKT3、ATG），可以观察到 SIL-2R 暂时性的假阳性升高。术后 2～3 天可以观察到 SIL-2R 浓度升高而无明显的临床相关症状。

五、白细胞介素-2（interleukin-2，IL-2）

【生化及生理】

白细胞介素-2 是一个分子量为 14 500 的糖蛋白，主要由活化的 $CD4^+$细胞产生，通过自分泌和旁分泌作用于分泌 IL-2 的细胞本身或邻近的 $CD4^+$和 $CD8^+$细胞，其主要生物学效应表现为：诱导活化 T 淋巴细胞及胸腺细胞生长，诱导 T 淋巴细胞产生淋巴因子，诱导 T 淋巴细胞的细胞毒作用，增强 NK 细胞、LAK 细胞及单核细胞的细胞毒作用，促进活化的 B 细胞增殖及分化，是机体免疫网络中最重要的调节分子。因此，IL-2 活性的检测已成为评价机体免疫功能的重要指标之一。

【检测方法】

ELISA 法。

【标本要求与保存】

血清或血浆，最好是血浆。尽可能在两小时内将血浆和细胞分离。如果样本保存时间较长（>1 天），建议在-20℃保存；如果保存时间超过 1 周，建议在-70℃保存。

【参考区间】

5～15 000U/L。

【临床意义】

IL-2 产生或表达异常与临床疾病有密切关系，通过测定人外周血、尿液或人激活淋巴细胞培养上清液中的 IL-2 水平，可对恶性肿瘤、心血管疾病、肝病、红斑狼疮、麻风病及艾滋病等进行诊断、疗效及预后测定，并用于器官移植后有无排斥反应的早期诊断。IL-2 增高可见于移植排斥反应，可引起心脏移植后的急性排斥反应。

【影响因素】

在血液凝集和与注射器接触过程中，免疫细胞的激活可以错误地导致细胞因子浓度的升高，所以建议用血浆（肝素、EDTA）来检测细胞因子。因为一些 ELISA 受抗凝剂的影响，所以要注意特殊 ELISA 试剂盒的使用说明。血液收集后，为了避免人为刺激血细胞而引起细胞因子的合成，应在两小时内将血细胞和血浆分离，在此之前标本应冷藏。

六、白细胞介素-6（interleukin-6，IL-6）

【生化及生理】

IL-6 是由机体多种细胞产生的具有多种生物活性的细胞因子。机体的淋巴类细胞及非淋巴类细胞均能产生 IL-6。IL-6 是机体复杂的细胞因子网络中的一个重要成员，促进并调节了诸如免疫系统、造血系统、炎症反应中多种细胞的增殖和分化。因此，IL-6 在机体的免疫应答、骨髓造血及炎症反应中发挥重要作用。在移植免疫中，IL-6 可刺激 B 细胞增殖及分化，促进成熟 B 细胞产生免疫球蛋白，也可直接促进 T 细胞增殖、分化，参与并诱导 T 淋巴细胞生成细胞毒性 T 淋巴细胞。在肾移植急性排斥反应发生时，肾小管上皮细胞、肾小球细胞、血管内皮细胞、间质细胞及间质浸润细胞等广泛部位明显地表现出 IL-6 的增多，这也提示 IL-6 在急性移植排斥反应中起了重要作用。

【检测方法】

ELISA 法：可以购买到不同的商品试剂盒，然而，它们的结果比较性有限。

【标本要求与保存】

根据试剂盒，需 50～200μl 的血清或血浆，最好是血浆。尽可能在两小时内将血浆和细胞分离。如果样本保存时间较长（>1 天），建议在-20℃保存；如果保存时间超过 1 周，建议在-70℃保存。尿标本，于 2000r/min，10 分钟离心后，用无菌冻存管保存，保存原则同血清或血浆标本。

【参考区间】

血清或血浆中<10ng/L；无适当的尿或其他体液中的参考范围。

【临床意义】

血、尿及局部组织液 IL-6 测定对器官移植具有鉴别排斥、监测排斥和疗效评价等重要作用。急性排斥反应时，体液中的 IL-6 明显升高，治疗有效后又迅速下降，治疗无效者 IL-6 则持续升高。血清 IL-6 升高具有预示即将发生排斥反应的作用，且 IL-6 水平的高低有助于区别排斥反应和药物中毒。对鉴别急性排斥反应和感染具有一定的参考价值。

【影响因素】

在血液凝集和与注射器接触过程中，免疫细胞的激活可以错误地导致细胞因子浓度的升高，所以建议用血浆（肝素、EDTA）来检测细胞因子。因为一些 ELISA 受抗凝剂的影响，所以要注意特殊 ELISA 试剂盒的使用说明。血液收集后，为了避免人为刺激血细胞而引起细胞因子的合成，应在两小时内将血细胞和血浆分离，在此之前标本应冷藏。

要得到准确的结果，重要的是一个好的预处理和根据 WHO 标准校正后的试验。如果要分析尿液，用早晨尿可得到最好的重复性。此外，必须考虑到由于器官移植接受者经常进行抗体治疗（OKT3、ATG），可以观察到 IL-6 暂时性的假阳性升高。术后 2～3 天可以观察到 IL-6 浓度升高而无明显的临床相关症状。

七、β_2-微球蛋白（β_2-microglobuin，β_2-M）

【生化及生理】

β_2-微球蛋白是一种分子量仅 11.8kD 的蛋白质分子，由 99 个氨基酸组成的单链多肽。它是细胞表面人类淋巴细胞抗原（HLA）的 β 链（轻链）部分（为一条单链多肽），分子内含一对二硫键，不含糖，与免疫球蛋白稳定区的结构相似。在健康人中 β_2-M 以相对稳定的速率合成，在天然细胞再生过程中被释放进入体液内。β_2-M 在血浆（清）和尿中含量极少，血浆中的 β_2-M 经肾小球滤过后 99.9% 被近曲小管重吸收，随后即被邻近的管状细胞分解。血清 β_2-M 浓度与排泄率和合成两者相关，健康人群其血清浓度相对稳定。浓度升高可见于恶性肿瘤，感染和某些免疫性疾病。由于 β_2-M 主要通过肾脏排泄，当肾小球和肾小管功能障碍时也可导致血清浓度和尿液排泌发生变化。

【检测方法】

免疫测定法，如放射免疫测定、酶或发光免疫测定、胶乳增强散射免疫测定。

【标本要求与保存】

血液或血浆；尿液：把任选尿液样本置于已加 2mol/L NaOH 0.5ml 的盛器内，使尿 pH>6.0，取此尿样本 10ml 送临床实验室检查。

【参考区间】

血清或血浆：0.8～2.4mg/L（<60 岁），≤3.0mg/L（>60 岁）。

尿样：≤200μg/g Cr，≤300μg/L。

肌酐清除率：0.03～0.12ml/min。

24 小时尿：33～363μg。

【临床意义】

肾移植患者血、尿 β_2-M 明显升高，提示机体发生排斥反应，因排异引起的淋巴细胞增多而使 β_2-M 合成增加，虽肾清除增多，而血 β_2-M 仍升高，且往往较较血肌酐升高更明显。测定 β_2-M 有助于诊断尚处于亚临床期肾发生的排斥反应。一般在移植后 2～3天血 β_2-M 上升至高峰，随后逐渐下降。肾移植后连续测定血、尿 β_2-M 可作为肾小球和肾小管病变的敏感指标。如肾移植虽有少尿，但血 β_2-M 下降者提示预后良好。在同种骨髓移植后，对于急、慢性排斥反应，监测 β_2-M 浓度是一项很好的指标。

【影响因素】

当 pH<6.0 时 β_2-M 在两小时内发生变性，即使在膀胱内也是同样的。因此作为该降解作用的结果是 β_2-M 不再采用免疫化学的方法予以检测。所以送检的尿液不应是清晨第一次尿（晨尿往往 pH<6.0），而通常收集在白天任意时间收集的尿标本。排尿后必须检测 pH，必要时可以在盛器内加几滴 2mol/L NaOH 使碱性化。

八、新蝶呤（neopterin）

【生化及生理】

新蝶呤即 D-赤-6-三羟丙基-蝶呤，是一种低分子量的物质。它由鸟苷三磷酸(GTP)经 GTP-环水解酶Ⅰ合成。仅在人类和灵长类检测到新蝶呤。在患者体液如血清、尿中,发现新蝶呤浓度升高与细胞免疫反应失常有关。在细胞免疫反应中主要由 T 细胞合成的 γ-干扰素刺激人巨噬细胞中的 GTP-环水解酶Ⅰ,而后致使新蝶呤产物增加释放。而新蝶呤的临床意义优于 γ-干扰素的测定,因为新蝶呤是惰性的,而且它在人体内的生物半衰期仅由肾排泄决定。相反,许多细胞因子如 γ-干扰素的生物半衰期则要受许多因素影响。例如,γ-干扰素释放后便快速和靶感受器结合或被可溶性受体中和。因此,局部合成的细胞因子通常不能达到血液循环,为此在血清和尿液中不能被检测到。

近年来,首次认为新蝶呤合成可能的意义是支持巨噬细胞中的细胞毒机制,由于新蝶呤能影响物质氧化特性的作用。在多种条件下疾病的进程,诸如感染、自身免疫失调、移植排斥和恶性肿瘤时细胞免疫系统被卷入或受影响。所以,从实验诊断观点来看,细胞免疫系统与这些失调过程紧密相联,使决定免疫激活作用的程度变得令人关注。由于简单的方法和十分敏感的程序使新蝶呤检测变得可行。

【检测方法】

高压液相层析法(HPLC 法)和免疫分析(ELISA 或放射免疫)。

【标本要求与保存】

首次晨尿(5ml);血清、血浆(1ml);脑脊液(0.5ml)。保存:避光保存,15~25℃至少可保存 3 天,4~8℃ 1 周,-20℃长期保存。

【参考区间】

血清:19~25 岁:2.6~8.0nmol/L。

　　>75 岁:4.7~14.7nmol/L。

脑脊液:3.2~5.2nmol/L。

尿液:参考区间见表 34-2。

表 34-2　尿液新蝶呤参考区间(单位:μmol/mol Cr)

年龄(岁)	男	女
	($\bar{X}$±SD)	($\bar{X}$±SD)
19~25	128±33	123±30
26~35	123±33	101±33
36~45	140±39	109±28
46~55	147±32	105±36
56~65	156±35	119±39
>65	151±40	133±38

【临床意义】

(1)器官移植后的病程监测:在实体器官(肾、肝、胰腺、心脏等)同种移植的受者住院期间每天测定新蝶呤水平是一个早期识别免疫并发症如移植排斥或病毒感染的敏感参数。新蝶呤水平一般平均于临床并发症出现前两天上升,偶尔达到 7 天。但是新蝶呤水平升高只是提示有发生免疫并发症危险,还需要进一步的其他鉴别诊断步骤检查。骨髓移植的患者骨髓再生不良与降低的新蝶呤水平有关。在造血再构建产生前平均第 7 天,新蝶呤水平就升高。在病毒感染或移植物抗宿主反应期间和之前,新蝶呤就有明显上升。因此,对骨髓移植患者的术后监测,新蝶呤测定对无并发症的术后过程和那些伴同病毒感染或移植物抗宿主反应之间的鉴别则是非常合适的。

(2)检测免疫调节治疗:新蝶呤的合成作为细胞介导免疫系统激活作用的一个部分,所以用新蝶呤来监测治疗中免疫系统细胞激活的尺度是合适的。尤其在用细胞因子如干扰素、白介素和 α-肿瘤坏死因子期间,呈现新蝶呤合成的剂量依赖刺激作用。所以监测新蝶呤的浓度变化可用于最有效地进行免疫调节治疗。

【影响因素】

(1)第一次晨尿优于 24 小时尿样。尿样和血样必须避光保存,因为新蝶呤对光敏感。把样本用铝箔裹住或用避光容器是可行的。

(2)新蝶呤的清除率和肌酐是一样的,因此肾小球滤过率的降低对尿中新蝶呤和肌酐的关系无影响。在肾小球滤过率减少时,新蝶呤在血液中积累,尿毒症患者血中新蝶呤浓度可能>200nmol/L。如果血清或血浆中的新蝶呤浓度要用来监测肾移植后的患者,建议计算一个新蝶呤/肌酐的比率,与晨尿的新蝶呤测定方法是可比的。

九、血清淀粉样蛋白 A(serum amyloid A protein,SAA)

【生化及生理】

血清淀粉样蛋白 A 是一种急性时相反应蛋白,属于载脂蛋白家族中的异质类蛋白质,相对分子量约 12 000。在急性时相反应中,经 IL-1、IL-6 和 TNF-α 刺激后,SAA 在肝脏中由被激活的巨噬细胞和成纤维细胞合成。SAA 分泌后,与 HDL、LDL 和 VLDL,尤其是 HDL3 结合。在急性相反应阶段由于 SAA 结合到 HDL 粒子增加，SAA 血浆浓度可升高到最初浓度的 100～1000 倍，但半衰期短，只有 50 分钟左右。SAA 的分解代谢作用是在肝细胞摄取 SAA-HDL 结合体后并在肝细胞内发生。在急性相反应中，分解代谢作用减弱。这表明，SAA 在急性相反应中的增加是由于 SAA 的合成增加和降解减少所引起。

与 C 反应蛋白（CRP）类似，SAA 的含量浓度是反映感染性疾病早期炎症的敏感指标，有助于诊断炎症、评估其活性、监控其活动及治疗。此外，SAA 浓度的测定对于肾移植急性排异反应的诊断比血清 Cr 更为敏感，在排除感染的情况下，SAA 的异常的升高对肾移植急性排异反应具有很大的诊断价值。

【检测方法】

酶标免疫测定，放射免疫测定，免疫散射法或免疫浊度法。基本上，目前 SAA 的检测还被限制在研究实验室，因为检测方法多种多样，也没有统一且有效的校准材料。

【标本要求与保存】

血清，血浆。

【参考区间】

<10mg/L，由测定方法决定。

【临床意义】

与 CRP 相仿，用以评估急性相反应进程。SAA 是个灵敏的参数，它在炎性反应大约 8 小时后开始升高，且超过参考范围上限时间早于 CRP，然而 CRP 在正常人中的中位数值与参考范围上限的差距，大约有 10 倍。在 SAA 中仅有 5 倍。轻微感染，例如，许多病毒感染，SAA 升高要比 CRP 更为常见。在感染性疾病中，SAA 的绝对上升要高于 CRP，因此 SAA 测定，尤其对“正常”与微小急性相反应可提供更好的鉴别。通常约 2/3 感冒患者 SAA 升高，但少于 1/2 的患者相同表现 CRP 升高。在病毒感染病例中，SAA 和 CRP 浓度升高见于腺病毒感染者。

SAA 和 CRP 的反应形式在急性感染的恢复阶段是平行的，这同时适用于细菌和病毒感染。

对于移植排异，SAA 检测是一个相当灵敏的指标。在对一项肾移植受者的研究中，97% 的发生排异的检查是依据 SAA 的升高。在不可逆转的移植排异检测中，其平均浓度达（690±29）mg/L，而可逆排异发作病例的相关水平为（271±31）mg/L。

【影响因素】

目前，少数商业化的检测方法表现出变异性，一旦 WHO 提供 SAA 参考品（目前研制正在进行中），可比性将得到改善。

十、γ-干扰素（interferon-γ，IFN-γ）

【生化及生理】

γ-干扰素又称Ⅱ型干扰素，主要由活化的 T 细胞（包括 Th0、Th1 细胞和几乎所有的 $CD8^+$T 细胞）、NK 细胞产生。IFN-γ 的诱生剂包括多种有丝分裂原，例如植物血细胞凝集素（PHA）、美洲商陆（PWM）、SPA、葡萄球菌肠毒素 A 和 B（SEA 和 SEB）以及抗淋巴细胞血清（ALS）和抗人 T 细胞 CD3 McAb 等。

IFN-γ 的生物学活性有高度种属特异性，除具有抗病毒、抗增殖活性外，其主要生物学活性为：免疫调节作用；激活巨噬细胞并促进其功能；促进多种细胞表达 HLA Ⅰ 和Ⅱ类分子；促进 Th0 细胞分化为 Th1 细胞，并抑制 Th2 细胞增殖；促进细胞毒性 T 细胞成熟及杀伤活性；促进 B 细胞分化、产生抗体及免疫球蛋白类别转换；激活中性粒细胞功能和 NK 细胞杀伤活性；激活血管内皮细胞等。

【检测方法】

MHC-Ⅱ类抗原诱导法和双抗体夹心 ELISA 法。

【标本要求与保存】

同 IL-2。

【参考区间】

ELISA 法：1.21～5.51μg/L。

【临床意义】

移植患者血清或别的体液中 IFN-γ 活性增高，提示有排斥反应发生。

十一、巨细胞病毒 pp65 抗原（cytomegalovirus pp65 antigen，CMV-pp65）

【生化及生理】

巨细胞病毒 pp65 抗原是 CMV-UL83 基因编码的早期即刻蛋白，相对分子质量 65 000，在 CMV DNA 复制前就有合成，调控随后的病毒基因的表达及 DNA 合成，是提示体内活动性 CMV 病毒复制的标志。

【检测方法】

免疫荧光法、免疫过氧化物酶法。

【标本要求与保存】

抽取患儿外周静脉血 3.0ml，2% EDTA-K_2 抗凝，用溶血素溶解血中红细胞，取 2×10^5 个细胞制片、固定和破膜。

【参考区间】

阴性。

【临床意义】

监测器官移植中巨细胞病毒感染并指导治疗。移植前采用ELISA法检测患者CMV特异性IgG和IgM，移植后开始每周检测CMV-pp65抗原，直到移植后100天或治疗后pp65抗原阴转、死亡或出院。如异基因骨髓移植患者首次检测到CMV-pp65抗原阳性细胞即开始更昔洛韦抗病毒治疗，外周血自体干细胞移植患者则在出现症状后用药。

【注意事项】

巨细胞病毒感染是肾移植术后最初3个月内最主要的感染并发症及死亡原因。早期诊断和及时预防性抗病毒治疗是降低移植术后CMV病发病率和病死率的关键。CMV感染的临床表现没有特性，诊断主要依据实验室检查。病毒培养敏感度低，技术要求高，耗时长，需1～6周。抗CMV抗体血清学检查方法简单，但CMV-IgM在原发性感染早期不出现，CMV-IgG在继发性感染中需升高4倍以上才有意义。肾移植受者使用强免疫抑制剂，CMV抗体产生常延迟或缺乏，影响阳性检出率，定性CMV-DNA-PCR检测假阳性率高，缺乏定量指标。上述方法的种种不足，限制了其在临床上的应用，不能满足指导预防性抗病毒治疗的要求。应用免疫组织化学法对感染细胞进行染色测定CMV-PP65抗原，特异性敏感性高达90%以上，6～8小时可获结果，最早在感染后数小时即可检出，达到早期快速诊断的目的，为CMV病的预防提供了可靠依据。CMV-PP65抗原血症还可作为指导预防性抗病毒治疗的指征，CMV-pp65抗原检测可确定预防性抗病毒治疗的疗程。

第四节　排斥反应和感染的检测

一、排斥反应的实验室诊断

移植后患者最严重的并发症是宿主对移植物的排斥反应，及时监测、诊断与采取有效治疗措施极为重要，这不仅防止移植物损伤，更重要的是确保患者的生命。

根据各种检验数据，从两方面诊断移植排斥反应。一方面，因为发生任何排斥反应都伴有移植器官功能损害，监测移植器官特异性成分有助于排斥反应的诊断；另一方面，发生任何排斥反应都与许多因子、炎性介质、急性时相蛋白释放及免疫活性细胞激活与增殖的免疫反应有关，因此，检测受者血清中这些成分的含量，有助于诊断排斥反应（表34-3）。但由于排斥反应与感染均能引起这些成分相同的改变，在分析异常检验结果时要注意两者的鉴别诊断。

表34-3　受者排斥反应的诊断

	器官功能	免疫应答	鉴别诊断
肝脏	胆红素、δ-胆红素、ALT、AST、GLU升高，胆汁量降低，肝脏合成功能指标如Ⅱ因子、Ⅴ因子及胆碱酯酶减少，PT延长	血清：新蝶呤、IFN-γ、IL-2、IL-6、可溶性HLAⅠ型抗原、SAA及$β_2$-M升高 尿：新蝶呤升高 胆汁：sIL-2受体、$β_2$-M、ICAM-1升高	CyA毒性，原发性移植物功能紊乱，机会感染，输乙肝、丙肝血或乙肝、丙肝复发
肾脏	血清：肌酐（>20%）和尿素升高 尿液：尿渗透压降低，肾小球和肾小管蛋白及ALT、GGT、N-乙酰-β-葡萄糖胺溶菌酶等分泌增加	血清：新蝶呤、SAA、CRP、IL-1、sIL-2R，IL-6、IFN-γ、肿瘤坏死因子α升高 尿：新蝶呤增高 尿细胞学：淋巴细胞出现	CyA毒性，肾动脉狭窄，输尿管阻塞，移植物功能迟缓，感染
心脏	无	血清：新蝶呤、IFN-γ、IL-2、sIL-2R、$β_2$-M升高、$CD4^+$/$CD8^+$比值增加，转铁蛋白阳性淋巴细胞增多 免疫生物分型：幼稚淋巴细胞和活化淋巴细胞增多 尿：新蝶呤升高	感染
肺	气体交换受损，PO_2下降	血清：新蝶呤、IFN-γ、IL-2、IL-2R升高 尿：新蝶呤升高 支气管肺泡灌洗液：多形核粒细胞和淋巴细胞升高	再灌注损伤，间质性肺水肿，弥漫性肺泡损伤，小儿支气管炎
胰腺	尿：α-淀粉酶降低 血清：α-淀粉酶降低、高血糖症、胰蛋白酶原升高	血清：新蝶呤、IFN-γ、IL-2、sIL-2R增加 尿：新蝶呤升高 胰液：新蝶呤升高	胰纤维化，感染

二、感染的实验室诊断

移植术后第一个月内，最常见的感染是细菌感染，如伤口、尿路感染及败血症，病原菌通常在术后或随移植物携带而侵入体内。用免疫抑制剂治疗会增加感染的危险性，尤其是机会感染。术后2～6个月间大多是病毒感染，感染率最高的是巨细胞病毒，如肝移植后的巨细胞病毒肝炎、胃肠道感染和脑炎。

诊断感染，通常有赖于实验室对病原微生物的分离培养，由于任何感染均能导致相应的免疫应答，检测免疫学标记物有助于诊断潜在的感染，但免疫学标记物及急性时相蛋白是非特异性的，发生排斥反应时也会使其在血清中含量增高（表34-4）。

表34-4　移植受者感染的诊断

病原体检查	评　　价
细菌	血、痰、尿、支气管分泌物和排出物细菌培养分离
病毒	巨细胞病毒：CMV-IgG，CMV-IgM，血清尿液及分泌物中直接早期抗原，血（白细胞）、尿、分泌物、活检组织中病毒检测，病毒核酸检测
	EB病毒：血液EB病毒抗原及抗EB病毒抗体
	单纯疱疹病毒：血液中抗HSV抗体，活检物及囊液病毒检测
	带状疱疹病毒：血液抗HIV抗体，囊液中病毒检测
	乙肝：HBs抗原，抗HBs抗体，抗HBc，病毒核酸检测
	丙肝：抗HCV，病毒核酸检测
真菌	血、痰、尿、支气管分泌物，活检物培养分离
	真菌抗原和抗体的血清学检测
弓形虫病	血清弓形虫抗体，活检物中弓形虫病原体检测
炎症标识	WBC计数和分类，急性时相蛋白，如C反应蛋白、血液及尿液新蝶呤

（曾俊萍　徐克前）

第三十五章 尿液的生物化学检验

泌尿系统的主要功能是生成和排泌尿液，从而调节内环境的酸碱和电解质平衡。血液成分经肾小球滤过、肾小管和集合管的重吸收、排泌及离子交换后形成尿液。尿液是机体中具有重要意义的体液成分之一，是一种易于获得的临床检验样本，尿液组成分及含量的变化，不仅能反映泌尿系统及其周围组织器官病变，而且能反映血液、循环、内分泌、代谢系统及肝、胆功能，反映局部或全身疾病情况，还能为临床疾病诊断、治疗监测以及预后判断等提供重要的信息，是实验室诊断中最常用的检验项目。

第一节 概　　述

一、尿液的正常组成

正常尿液含水分 96% ~97%，固体物 3% ~4%，正常成人每天由尿中排出总固体量约 60g，其中无机盐约 25g，有机物约 35g。无机盐中约 1/2 是钠和氯离子；有机物中主要是尿素（每天可排出约 30g），其次是少量的糖类、蛋白质、氨基酸、酶、激素以及其他种类繁多的代谢产物。

二、尿液标本的收集与保存

尿液是具有重要意义的排泄物，尿液成分的变化可以反映泌尿系统及其他组织器官的病变，其检验结果的准确性直接关系到疾病的诊断与治疗。为了保证尿液检验结果的可靠性，须坚持全面质量管理（total quality management，TQM），以保证尿液检验的质量。正确、合理、规范化的采集和处理尿液标本，是尿液分析（urinalysis）前质量保证的主要内容。不合格尿液标本的检测结果并不能反映患者的实际状态，即使使用质量最优的试剂、最好的仪器设备、最具经验的检验人员，也无法弥补标本采集、转运过程中的差错。因此，必须有书面详细规定尿液标本采集的各个环节的标准文件，并将文件分发给所有相关的工作人员。

（一）尿液标本采集一般要求

1. 患者准备　尿液标本采集，首先应告知患者关于尿液标本采集的目的，并用书面的形式具体指导尿液标本留取的方法。尿液标本采集的一般要求见表 35-1。

表 35-1　尿液标本采集的一般要求

项目	一般要求
患者要求	患者应处于平静状态，按常规生活饮食
生理状态	运动、性生活、月经、过度空腹或饮食、饮酒、吸烟及姿势和体位等可影响某些检查的结果
避免污染	①患者应先洗手并清洁外生殖器、尿道口及周围皮肤
	②女性患者应特别避免阴道分泌物或月经血污染尿液，男性患者要避免精液混入
	③还要避免化学物质（如表面活性剂、消毒剂）、粪便等其他污染物混入
采集时机	用于细菌培养的尿液标本须在使用抗生素治疗前使用无菌容器采集，以有利于细菌生长
特殊要求	①如采用导尿标本或耻骨上穿刺尿液标本，一般应由医护人员先告知患者及家属有关注意事项，然后由医护人员进行采集
	②采集婴幼儿尿，应由儿科医护人员指导，并使用小儿专用尿袋收集

2. 明确标记　在尿液采集容器和检验申请单

上，应准确标记患者姓名、门诊号或病历号、性别、年龄、检验项目、留取尿液日期和时间、尿量、标本种类等信息，或以条形码进行标识。

（二）尿液标本采集容器及器材准备

1. 容器要求 尿液标本采集容器的指标与要求见表35-2。

表35-2 尿液标本采集容器的指标与要求

指标	要求
材料	①透明、不渗漏、不与尿液发生反应的惰性环保材料制成 ②儿科患者尿液采集使用专用的清洁柔软的聚乙烯塑料袋
规格	①容积50~100ml，圆形开口且直径至少4~5cm ②底座宽而能直立、安全且易于启闭的密闭装置 ③采集计时尿（如24小时尿）容器的容积至少应达2~3L，且能避光
清洁度	容器应清洁、干燥、无污染（菌落计数小于10^4CFU/L）
标识	容器要标有患者的姓名、病历号或门诊号、检验联号（条形码），并留有空间以填写标本留取时间
其他	①用于细菌培养的尿液标本容器应采用特制的无菌容器 ②对于必须保存2h以上的尿液标本，建议使用无菌容器

2. 离心管 用于尿液沉渣检验的离心管应清洁、透明、有足够的强度，并有刻度，刻度应至少标明10ml、1ml、0.2ml，容积应大于12ml，试管底部呈锥形或缩窄形，试管口尽可能具有密封装置。最好使用不易破碎的一次性塑料试管。

3. 信息标记 尿液标本容器、离心管（试管）、载玻片必须便于标记和识别，且应保持洁净。信息标记必须粘贴于容器外壁上（不能粘贴于容器盖上），且牢固、防潮，即使在冰箱内仍能保持信息清晰完整。

（三）标本种类及采集方法

尿液标本类型的选择和收集方式取决于尿液检查的目的（通常包括化学检查、尿有形成分显微镜检查和细菌学检查等）、患者状况和检验要求。临床常用的尿液标本，依据时间或检测项目可以分为晨尿、计时尿、随机尿和特殊尿标本。尿液标本的类型及应用范围见表35-3。

表35-3 尿液标本的类型及应用范围

标本类型	应用范围
晨尿	常规检查、直立性蛋白尿检查、细胞学检查
随机尿	常规检查、细胞学检查
计时尿	化学定量检查、细胞学检查、清除率试验等
中段尿	常规检查、细胞学检查、微生物培养
导管尿（经尿道）	常规检查、微生物学培养
导管尿（经输尿管）	鉴别肾脏与膀胱感染
耻骨上穿刺尿	微生物（尤其厌氧菌）培养、常规检查、尿细胞学检查

1. 晨尿标本 晨尿（first morning urine）指清晨起床后、未进早餐和做运动之前第一次排出的尿液。晨尿一般在膀胱中的存留时间达6~8小时，各种成分较浓缩，已达检测或培养所需浓度。可用于肾脏浓缩功能的评价、绒毛膜促性腺激素（hCG）测定以及血细胞、上皮细胞、管型、结晶及细胞病理学等有形成分分析。住院患者最适宜收集晨尿标本，在标本采集前1天，应提供给患者尿液采集容器和书面采集说明，如外阴、生殖器清洁方法、留取中段清洁尿的注意事项等。晨尿采集后立即送检并在两小时内完成检测，否则应采取适当的防腐措施。但是，晨尿中高浓度的盐类冷却至室温可形成结晶，干扰尿液的有形成分检查。

第2次晨尿是指收集首次晨尿后2~4小时内的尿液，要求患者从前一天晚起到收集此次尿液标本时止，只饮水200ml，以提高细菌培养和有形成分计数的灵敏度。

2. 随机尿标本 随机尿（random urine）指患者无需任何准备、不受时间限制、随时排出的尿液标本。易受饮食、运动、用药等的影响，可能导致低浓度或病理临界值浓度的物质和有形成分的漏检。因而，随机尿不能准确反映患者的状况。但随机尿标本新鲜、易得，最适合于门诊、急诊患者的尿液筛检试验。

3. 计时尿标本 计时尿（timed collection urine）指采集规定时段内的尿液标本，如收集治疗后、进餐前或后、白天或卧床休息后3小时、12小时或24小时内的全部尿液。准确的计时和规范的操作（包括防腐方法、食物或药物禁忌等）是确保计时尿检验结果可靠的重要前提。计时尿常用于物质的定量测定、肌酐清除率试验和细胞学检查等。

（1）餐后尿：通常收集午餐后2~4小时内的尿液，有利于检出病理性尿胆原（为最大分泌时间、消化"碱潮"利于排出）、糖尿、蛋白尿。

（2）3小时尿：一般收集上午6~9时的尿液，6时尿液弃出，收集此后3小时全部尿液。多用于检查尿液有形成分，如1小时尿有形成分排泄率检查。

（3）12小时尿：即从晚上8时开始到次晨8时终止的12小时内全部尿液。女性留尿前要清洗外阴，夏天则要先加40%甲醛1ml防腐。检验当天，除正常饮食不再饮水，以利尿液浓缩（因低渗会使部分红细胞与管型溶解）。12小时尿用于尿液有形成分计数（如Addis计数）、微量白蛋白、球蛋白排泄率测定。

（4）24小时尿：要规范采集此类尿液标本最为困难，最常见的问题是未能采集到全部24小时内的尿量。因此，要求患者密切配合。

1）收集方法：必须明确告知患者尿液标本采集具体步骤，并提供书面说明。标本的采集步骤与要求见表35-4。

表35-4　24小时尿液标本采集步骤与要求

步骤	要　求
容器	容量最好大于4L，清洁、琥珀色、无化学污染，并预先加入合适的防腐剂（用浓盐酸作为防腐剂时一定要在收集第1次尿液以后再加入）
方法	在开始采集标本的当天（如早晨8点），患者排空膀胱并弃去尿液，从此时开始计时并留取尿液，将24小时的尿液全部收集于盛尿容器内
收集尿液	在结束留取尿液标本的次日（如早晨8点），患者排空膀胱中的尿液且留尿于同一容器内
测定尿量	准确测量并记录总量
混匀标本	将全部尿液送检，检测前必须充分混匀，再从中取出适量（一般约50ml）用于检验，剩余尿则弃去
避免污染	儿童24小时尿液标本采集过程中，应特别注意避免粪便污染

2）主要用途：因为尿液中许多成分呈现昼夜规律性变化，如尿液中儿茶酚胺、17-羟类固醇和电解质在清晨时浓度最低，而在下午或稍后浓度最高，故为避免尿液成分的昼夜变化，准确评价其排泄量，需采集24小时尿标本进行检查。24小时尿标本主要用于肌酐清除率试验、儿茶酚胺、17-羟皮质类固醇（17-羟）、17-酮类固醇（17-酮）、总蛋白质、白蛋白、尿素、肌酐、葡萄糖、尿香草扁桃酸（VMA）、电解质等化学物质定量或结核杆菌检查等。

4. 特殊尿标本

（1）尿三杯试验：患者一次连续排尿，分别留取前段、中段、末段的尿液，分装于3个尿杯中。第1、3杯各留取尿液10ml，第2杯（尿杯容量宜大些）留其余大部分尿。此试验多用于泌尿系统出血部位的定位和尿道炎的诊断等。

（2）尿红细胞形态检查：患者清洁外阴，保持正常饮食，不要大量饮水。清晨5～6时排去第1次尿液，留取第2次晨尿的中段尿10ml，倒入一次性锥形刻度离心管中，1500 r/min水平离心10分钟，弃上清液留取0.25ml尿沉渣备用。主要用于泌尿系统出血部位的判断。

（3）浓缩稀释试验：患者普通饮食，不再另外饮水。晨8时排尿弃去，自10时起至20时止，每隔两小时收集尿液1次，此后至次晨8时合并留1次，共7次尿液，测量并记录每次尿量与比重。主要用于评价远端肾小管的浓缩稀释功能。

（4）酚红排泄试验：试验前两小时禁止饮水，开始试验时饮水300～500ml，以利排尿。20分钟后排尿弃去，准确地静脉注射1ml酚红注射液，记录时间。注射后第15分钟、30分钟、60分钟及120分钟分别收集尿液，每次均排空膀胱，记录每次尿量，用于比色测定。主要反映肾脏近曲小管上皮细胞的主动排泌功能。

（5）中段尿（midstream urine）：留尿前先清洗外阴，女性应清洗尿道旁的阴道口，男性应清洗龟头；再用0.1%清洁液（如新洁尔灭等）消毒尿道口，但不能用抗生素和肥皂等清洗尿道口，以免影响细菌生长。在排尿过程中，弃去前、后时段排出的尿液，以无菌容器收集中间时段的尿液，主要可避免生殖道和尿道远端细菌的污染。中段尿标本一般用于细菌培养。

（6）导管尿（catheterized urine）、耻骨上穿刺尿（suprapubic aspiration urine）：主要用于尿潴留或排尿困难时的尿液标本采集（2岁以下小儿慎用），且须征得患者或家属同意。以无菌术采集尿液标本。

（7）直立性蛋白尿：对于有些无症状的尿蛋白阳性者，采取躺卧8小时后收集其尿液标本再进行尿蛋白检测，以证实患者是否有直立性蛋白尿。

（四）标本保存和处理

1. 尿液标本保存　尿液标本应在采集后两小时内分析完毕。对不能及时检验的尿液标本，必须进行适当处理或以适当的方式进行保存，可降低因标本送检延时引起的尿液理化性状改变（表35-5）。

表 35-5 尿液标本无防腐措施下的潜在变化

理化性质	变化及机制
颜色变化	因物质氧化或还原、尿色素原或其他成分分解或改变所致。如胆红素转化为胆绿素、血红蛋白转化为高铁血红蛋白、尿胆原转化为尿胆素
透明度	假性减低:因细菌繁殖、溶质析出所致,如结晶和无定形物质
气味	假性增加:因细菌繁殖或尿素分解形成氨所致
pH	假性升高:因细菌分解尿素形成氨、CO_2 挥发所致;假性降低:因细菌或酵母菌分解葡萄糖为代谢性酸类物质所致
葡萄糖	假性减低:因细胞或细菌降解糖所致
酮体	假性增高:因细菌将乙酰乙酸盐代谢成丙酮所致;假性减低:因丙酮挥发所致
胆红素	假性减低:因光氧化作用转变为胆绿素、水解为游离胆红素所致
尿胆原	假性减低:因氧化为尿胆素所致
亚硝酸盐	假性增加:因尿液标本采集后污染细菌繁殖所致;假性减低:因分解转变为氮所致
红/白细胞、管型	假性减低:因细胞和有形成分分解,特别在稀释的碱性尿液中
细菌	假性增加:因尿液标本采集后细菌繁殖所致

(1) 冷藏:冷藏(refrigeration)(4℃)是保存尿液标本最简便的方法,一般可保存6小时,但要避光加盖。在24小时内可抑制细菌生长,但有尿酸盐和磷酸盐沉淀影响显微镜检查结果的不足之处。因此,不推荐在两小时内可完成检测的尿液标本进行冷藏保存。冷藏保存主要用于尿电解质、肌酐、葡萄糖、总蛋白、白蛋白、重金属、药物筛查、促卵泡激素、雌三醇等检查。

(2) 防腐:尿液常规筛查尽量不要使用防腐剂(preservative),然而对计时尿标本和在标本收集后两小时内无法进行尿液检查、需检查的尿液成分不稳定,或需要远距离传送标本至特定实验室,此时,可加入特定的化学防腐剂,同时,尿液仍需冷藏保存。

1) 甲醛(formaldehyde):又称福尔马林(formalin)。对尿液中的细胞、管型等有形成分有固定作用。100ml 尿液加入 40% 甲醛 0.5ml。因甲醛具有还原性,不适于班氏法尿糖检查。

2) 甲苯(toluene):当甲苯量足够时,可在尿液标本表面形成一层甲苯薄膜,阻止尿液与空气的接触,达到防腐效果。100ml 尿液中加入甲苯 0.5ml。常用于尿糖、尿蛋白等化学成分的定性或定量分析。

3) 麝香草酚(thymol):尿液标本中加入麝香草酚,不但能抑制细菌生长,起防腐作用,同时又能较好地保存尿液中的有形成分。一般 100ml 尿液中加麝香草酚约 0.1g,可用于尿液显微镜检查,尤其是尿浓缩结核分枝杆菌检查,以及化学成分检验的标本保存。但过量使用麝香草酚可使尿蛋白定量试验(加热乙酸法)出现假阳性,还可干扰尿胆色素的检出。

4) 浓盐酸(hydrochloric acid):常用于定量测定17-羟皮质类固醇、17-酮类固醇、儿茶酚胺、草酸盐、钙、磷等的尿液标本防腐,每升尿液加 10ml 浓盐酸。浓盐酸具有极强的腐蚀性,常温下又容易挥发。所以,容器要求耐腐蚀、耐压。在收集第1次尿液时加入,使用时务必小心,以免烧灼皮肤、衣物。

5) 硼酸(boric acid):一般 100ml 尿液中加入 0.1g 硼酸,在24小时内可抑制细菌,只干扰常规尿液筛检的酸碱度,适用于尿蛋白、尿酸等检测的尿液标本防腐。

6) 冰乙酸(glacial acetic acid):加入 5 ~ 10ml 冰醋酸,可用于24小时尿液标本的防腐,适用于醛固酮、儿茶酚胺、雌激素等的定量检测。

7) 碳酸钠(sodium carbonate):每升尿液中加入 10g 以碱化尿液,用于尿卟啉检测的尿液标本防腐。

8) 叠氮钠(sodium azide):每升尿液中加入 1g,抑制细菌生长。用于尿液有形成分及24小时尿液蛋白质、葡萄糖定量检查等。

2. 尿液标本检验后处理

(1) 检验后尿液:检验后尿液标本一律视为有传染性生物污染源,必须经过 10g/L 过氧乙酸或漂白粉消毒处理后,才能排放入下水道内。

(2) 标本容器:如果所用的容器及试管等不是一次性的,必须在 30 ~ 50g/L 漂白粉或 10g/L 次氯酸钠溶液中浸泡两小时,也可用 5g/L 过氧乙酸浸泡 30 ~ 60 分钟,再用清水冲洗干净。

(3) 一次性尿杯:使用后的一次性尿杯,应先消毒,再烧毁;或与污染性医疗垃圾一样送专业医疗垃圾回收处理公司作无害化处理,但要做好记录。

(五) 尿液标本采集和处理的质量保证

为了保证尿液检验结果的准确性,一定要充分考虑并排除标本采集时的影响因素。例如患者状态、饮食、用药,尿液放置和保存的温度、时间,要用相应的标准化操作规程规范尿液标本的采集和处理,以达到质量保证的目的。

1. 尿液标本采集的影响因素

（1）生理性状态：在分析前质量管理过程中，患者的准备及生物学变异直接影响检测结果的准确性，主要包括年龄、性别、妊娠、月经等因素。这不是检验人员所能控制的因素，需要医师、护士、患者共同配合，才能使标本完全反映患者的实际状态（表35-6）。

表 35-6　患者生理状态对尿液检测的影响

因素	评　价
情绪	精神紧张和情绪激动可以影响神经-内分泌系统，使尿儿茶酚胺增高，严重时可出现生理性蛋白尿
年龄	不同年龄新陈代谢状态不同，检测指标也存在明显的差异，因此，应调查和设定不同年龄段参考区间，以消除年龄因素对结果的影响。如50岁以上的人，内生肌酐清除率会随肌肉量的减少而减低
性别	男女尿液有形成分参考区间不一，如女性尿白细胞参考区间往往比男性大
月经	月经周期影响尿红细胞检查
妊娠	妊娠期间，因 hCG 含量不断变化，在前7天往往难以检出，之后开始增高。在妊娠后期，由于产道微生物代谢物的污染，使尿白细胞定性检查出现假阳性

（2）生活习惯：不同生活习惯可影响尿液检验结果（表35-7）。

表 35-7　生活习惯对尿液检测的影响

因素	评　价
饮食	高蛋白膳食可使尿液中尿素、尿酸增高以及尿 pH 值降低。高核酸食物（如内脏）可导致尿酸明显增加；多食香蕉、菠萝、番茄可增加尿5-羟吲哚乙酸的排泄，某些餐后尿糖和尿 pH 值会增高
饥饿	长期饥饿可以使尿酸增高，酮体增加
运动	运动使人体各种生理功能处于一种与静止时完全不同的状态，也会导致尿液中许多成分发生改变。如长途跋涉后尿肌红蛋白可增高
饮酒	长期饮啤酒者尿液中尿酸增高

（3）尿液标本保存时间和温度对检验结果的影响：一般随着保存时间的延长，尿中有形成分将会有不同程度的破坏，细胞、管型将逐渐减少，而结晶、细菌逐渐增加。

2. 尿液标本采集的质量保证

（1）尿液标本采集标准操作程序：临床实验室要制订尿液标本采集的标准操作程序（SOP）的文件，内容包括：患者准备、标本容器、留取尿液方式和要求、尿量、运送时间与地点等。相关标准操作程序文件、标本采集手册等应装订成册下发到各病区及门诊护士站。

（2）检验项目选择和申请：①检验项目的选择：尿液检验与其他标本检验一样，根据病情的需要，以循证医学的观点，有的放矢地应用检验项目。在开出检验申请单时要注意不同尿液标本的要求，例如尿路感染患者需要检查尿液常规和细菌培养，应分别开出申请单，方便患者以不同方式留取标本。②检验申请单填写：纸质检验申请单应用钢笔书写，字迹清楚，检验目的明确，不得涂改，有申请医师的签名或盖章。医院信息系统（hospital information system，HIS）的电子检验申请单可以有效地解决手工书写容易出现的问题；打印检验报告单可以有效地防止因报告单的污染造成的交叉感染。检验申请单要有患者的基本信息，包含姓名、性别、年龄、科别、病房、门急诊（住院）号、床号、检验目的、临床诊断或疑似诊断、送检日期、医师签字等。③标识及条码管理系统：尿液标本调错是尿液检验最常见的差错。因此，采集后的尿液都应该有一个唯一标识，这个标识除编号之外还包括患者姓名等最基本的信息。解决标识错误的最好方式是应用条形码系统，它不仅是防止标本错误最有效的方式，而且条形码快速扫描能有效解决标本传送过程中的监控和签收责任的落实。

（3）标本采集前患者状态的控制：①告知：为了使检验结果有效地服务于临床，医护人员（包括实验室工作人员）应了解标本采集前患者状态要求和影响结果的非疾病性因素，并将相关的要求和注意事项以书面、影视等方式告知患者，如细菌培养中段尿、24小时尿液标本采集，要求患者给予配合，使所采集的标本尽可能少受非疾病因素的影响，保证标本能客观真实地反映当前的疾病状态。②控制：控制饮食、用药、活动及情绪等影响。

（4）尿液标本采集器材：标本采集器材如尿杯、试管应严格按标准采购，离心管、离心机、检测仪器应符合要求并定期严格校准，器材和仪器本身及工作环境随时保持整洁。

（5）标本采集后运送：①缩短转运时间：应尽量减少运送环节和缩短储存时间，标本传送应做到专人、专业且有制度保障，以避免标本传送过程中因客观、主观因素造成检测结果的不准确。②防止气泡产生:轨道传送带或气压管道运送时务必防止尿液产生过多的泡沫,防止因此引起细胞溶解。③注意生物安全:运送过程中同时要注意生物安全,应该意识到尿液是有潜在生物危害的标本,并应采取全面的预防措施,如防止标本漏出或侧翻,污染环境、器材和衣物等。

(6) 标本验收制度:加强制度建设,严格执行标本验收制度,对标本标识内容与检验申请单内容不一致、申请单的项目不全、标本类型错误、尿量不足、可见粪便或杂物污染、防腐剂使用不当、容器破损、标本流失等不合格标本可以拒收。对不合格标本要及时与送检部门相关人员联系,建议其重新核实或重新采集标本。对难以得到的尿液标本或再次采集确有困难,则可与临床协商后"继续"检验,但必须在检验报告上注明标本不合格的原因及"检验结果仅作参考"的说明。

第二节　尿液一般生化检测

尿液一般生化检验可分为定性检验和定量检验。通过干化学或湿化学手段定性检测尿液的酸碱度、蛋白质、葡萄糖、酮体、胆红素、尿胆原、亚硝酸盐、白细胞酯酶、比密、维生素 C、红细胞或血红蛋白、肌红蛋白等。通过分光光度法、火焰光度法、原子吸收分光光度法、离子选择性电极法、免疫化学法等定量检查手段检测尿液中的总蛋白、白蛋白、免疫球蛋白、葡萄糖、尿素、肌酐、电解质、渗透量、微量元素、氨基酸、酶、有机酸等成分用于确诊疾病及疗效观察。

一、尿液蛋白质(urine protein)

【生化及生理】

尿液蛋白质的排泄量取决于肾小球的滤过及肾小管重吸收功能。正常情况下,由于肾小球毛细血管滤过膜的孔径屏障和电荷屏障作用,血浆中相对分子质量高、中的球蛋白、白蛋白几乎不能通过滤过膜;相对分子质量小的蛋白质如 β_2-微球蛋白(β_2-microglobulin, β_2-M)、α_2-微球蛋白(α_2-microglobulin, α_2-M)、溶菌酶等可以通过滤过膜,但滤过量低,在近曲小管95%又被重吸收。因此,终尿中蛋白含量很少,仅为30~130mg/24h,一次随机尿中蛋白质为0~80mg/L,尿蛋白定性试验阴性。当肾小球的滤过功能、肾小管重吸收功能或两者同时出现损害时,尿中蛋白超过150mg/24h,(或超过100mg/L时,尿蛋白定性试验呈阳性),称为蛋白尿(proteinuria)。蛋白尿分为:

1. 病理性蛋白尿(pathological proteinuria)

(1) 肾小球性蛋白尿(glomerular proteinuria):是最常见的一种蛋白尿。由于肾小球滤过膜因炎症、免疫、代谢等因素损伤后滤过膜孔径增大、断裂和(或)静电屏障作用减弱,血浆蛋白质特别是白蛋白滤出,超出近端肾小管重吸收能力而形成的蛋白尿。若肾小球损害较重,球蛋白及其他大相对分子质量蛋白滤出也可增加。根据滤过膜损伤程度及尿蛋白的组分,尿蛋白分为两类:①选择性蛋白尿(selective proteinuria):以4万~9万相对分子质量中等的白蛋白为主,可伴随相对分子质量近似的蛋白如抗凝血酶、转铁蛋白、糖蛋白等及少量小相对分子质量 β_2-M、Fc 片段等。相对分子质量大的蛋白(IgG、IgA、IgM、C_3 等)则极少出现。免疫球蛋白/白蛋白清除率小于0.1,尿蛋白定性+++~++++,定量超过3.5g/24h,常见于肾病综合征。②非选择性蛋白尿(non-selective proteinuria):反映肾小球毛细管壁有严重断裂和损伤。尿蛋白以相对分子质量较大和中等的蛋白质同时存在为主,如IgG、IgM、C_3、白蛋白、Tamm-Horsfall 糖蛋白(T-H 糖蛋白)、分泌型 IgA 和下尿路分泌的少量黏液蛋白等。免疫球蛋白、白蛋白清除率大于0.5,尿蛋白定性+~++++,定量0.5~3.0g/24h。非选择性蛋白尿是一种持续性蛋白尿,有发展为肾衰的危险,常提示预后较差。常见于原发或继发肾小球疾病。

(2) 肾小管性蛋白尿(tubular proteinuria):指肾小管在受到感染、中毒损伤或继发于肾小球疾病时,因重吸收能力降低或抑制,而出现的以相对分子质量较小的蛋白为主的蛋白尿。尿 β_2-M、溶菌酶增高,尿液白蛋白正常或轻度增多;尿蛋白定性+~++,定量1~2g/24h。常见于肾小管损伤性疾病。

(3) 混合性蛋白尿(mixed proteinuria):肾脏病变同时或相继累及肾小球和肾小管而产生的蛋白尿。兼具两种蛋白尿特点,但各组分所占比例因病变损害部位不同而不一致,也可因肾小球或肾小管受损害程度的不同而有所差异。

(4) 溢出性蛋白尿(overflow proteinuria):肾小

球滤过、肾小管重吸收功能正常,血浆中相对分子质量较小或阳性电荷蛋白异常增多,经肾小球滤过,超过肾小管重吸收能力所形成的蛋白尿。异常增多的蛋白有游离血红蛋白、肌红蛋白、溶菌酶、本周蛋白(Bence-Jones protein,BJP)等,尿蛋白定性多+～++,常见于多发性骨髓瘤等。

(5) 组织性蛋白尿(histic proteinuria):指来源于肾小管代谢产生的、组织破坏分解的、炎症或药物刺激泌尿系统分泌的蛋白质,进入尿液而形成的蛋白尿。以T-H糖蛋白为主,尿蛋白定性±～+,定量0.5～1.0g/24h。

2. 生理性蛋白尿(physiologic proteinuria)　因机体内、外环境因素的变化所产生的蛋白尿,称生理性蛋白尿。

(1) 功能性蛋白尿(functional proteinuria):泌尿系统无器质性病变,尿内暂时出现少量蛋白质。常见于机体剧烈运动、发热、低温刺激、精神紧张、交感神经兴奋等生理状态时,引起肾血管痉挛或充血等暂时性功能性改变,使肾小球毛细血管壁通透性增高而导致功能性蛋白尿。当影响因素消除,尿蛋白自然消失。尿蛋白定性一般不超过+,定量小于0.5g/24h,多见于青少年。

(2) 体位性蛋白尿(postural proteinuria):又称直立性蛋白尿(orthotic proteinuria)。在直立时出现蛋白尿而卧位时尿蛋白消失,且不伴血尿、高血压、水肿等现象。直立体位时,可能前突的脊柱压迫肾静脉或因直立过久致肾脏下移,使肾静脉扭曲造成肾静脉淤血,淋巴、血流循环受阻。蛋白尿特点:卧位时尿蛋白阴性,起床活动或久立后尿蛋白阳性;平卧后又为阴性。多见于发育期少年。

(3) 偶然性蛋白尿(accidental proteinuria):由于血液、脓液、黏液或生殖系统排泌物,如白带、月经血、精液、前列腺液等混入尿液中,导致尿蛋白定性试验阳性的蛋白尿。因无肾脏本身的损害,故又称假性蛋白尿。

【检测方法】

试带法(reagent strip method):采用pH指示剂蛋白质误差原理。用于蛋白质测定的试剂膜块中含有溴酚蓝(或四溴酚蓝)、柠檬酸-柠檬酸盐缓冲剂和表面活性剂,溴酚蓝为酸碱指示剂同时也是灵敏的蛋白显色剂。在pH 3.2的条件下(由试剂膜块提供),当尿液中含有蛋白时,由于蛋白质离子对指示剂相反电荷的吸引而生成复合物,引起指示剂的进一步电离,指示剂发生颜色改变。根据尿液中蛋白质含量高低,试剂膜块产生由黄色经绿色到蓝色的颜色改变,颜色的深浅与蛋白质含量成正比。试带法用于尿蛋白定性或半定量测定。

磺基水杨酸法(sulfosalicylic acid method):又称磺柳酸法,磺基水杨酸是一种生物碱,在略低于蛋白质等电点的酸性环境中,磺基水杨酸根阴离子与蛋白质氨基酸阳离子结合,形成不溶性蛋白盐而沉淀。沉淀生成量或溶液反应后的浑浊程度,可反映蛋白质含量多少,为尿蛋白定性或半定量检查方法。

加热乙酸法(heat and acetic method):为尿蛋白定性测定经典方法,蛋白质遇热变性凝固,加酸使尿液pH降低并接近蛋白质等电点(PI 4.7),并使变性凝固的蛋白质在适量无机盐存在的条件下进一步沉淀,同时消除某些磷酸盐和碳酸盐析出所造成的浑浊干扰。

【标本要求与保存】

晨尿、随机尿、餐后尿。尿标本最好在采集后两小时内完成分析。

【参考区间】

阴性。

【临床意义】

(1) 生理性蛋白尿:生理性蛋白尿的产生源于机体内、外环境因素的变化。①功能性:见于剧烈运动后,发热、寒冷刺激、过度兴奋等。②体位性:见于青春发育期少年,如站立时间过长,"行军性"蛋白尿。③偶然性:见于尿中混入白带、经血、精液、前列腺液等。④摄入性:在输注成分血浆、白蛋白及其他蛋白制剂,摄入过多蛋白饮食后。⑤妊娠性:见于妊娠期妇女,与机体处于妊娠状态有关,分娩后可消失。

(2) 病理性蛋白尿

1) 肾前性蛋白尿:临床意义及特征见表35-8。

表35-8　肾前性蛋白尿的临床意义及特征

疾病类别	常见疾病	特征
浆细胞病	骨髓瘤、巨球蛋白血症、浆细胞白血病、重链病、单克隆免疫球蛋白血症	血清或尿中出现大量单克隆、多克隆免疫球蛋白或轻链、重链片段
血管内溶血性疾病	阵发性睡眠性血红蛋白尿	尿中出现大量游离血红蛋白
急性肌肉损伤	心肌梗死、挤压综合征、横纹肌溶解综合征	尿中出现大量肌红蛋白,严重者可致急性肾衰
酶类增高性疾病	急性单核细胞白血病、胰腺炎	尿溶菌酶或淀粉酶增高

2）肾性蛋白尿：①肾小球性蛋白尿：肾病综合征；原发性肾小球肾炎如急性肾炎、慢性肾炎、膜性肾炎、膜增生性肾炎、肾衰等；继发性肾小球疾病，如糖尿病肾病：为糖尿病微血管并发症之一，由于肾体积增大，肾小球毛细血管扩张，基底膜增厚，引起白蛋白排泄率增高，初期为间歇性，以后发展为持续性，尿蛋白量越多、病情越严重，为糖尿病肾病最主要的表现；狼疮性肾炎：肾小球毛细血管丛有免疫复合物沉积和基底膜增厚。②肾小管蛋白尿：肾小管间质病变：如间质性肾炎、肾盂肾炎、Fanconi 综合征、肾小管酸中毒等；重金属中毒：如汞、铋、砷等引起中毒性肾间质疾病；药物中毒：如庆大霉素、卡那霉素、多黏菌素、马兜铃、木通等；有机溶剂如苯中毒等；器官移植：如肾移植排斥反应等。③ 肾后性蛋白尿：泌尿、生殖系炎症反应：如膀胱炎、尿道炎、前列腺炎、精囊炎等；泌尿系结石、结核、肿瘤等；泌尿系邻近器官疾病：如急性阑尾炎、慢性盆腔炎、宫颈炎、盆腔肿瘤等；泌尿系邻近器官炎症或肿瘤刺激。

【影响因素】

（1）试带法：①主要用于尿液分析仪，必要时也用于肉眼观察。操作简便、快速、易于标准化，适于健康体检及临床筛检。②灵敏度和特异性：不同试带的灵敏度有一定差异，一般为 70～100mg/L，与使用的酸碱指示剂有关。试带法对白蛋白灵敏，对球蛋白敏感度仅为白蛋白的 1/100～1/50，可漏检本周蛋白，故试带法不完全适用于肾脏疾病的疗效观察及预后判断。基于考马斯亮蓝等染料结合蛋白质的原理，目前已研发出一种新型蛋白试带，对白蛋白、球蛋白、本周蛋白具有同样灵敏度。另一种采用单克隆抗体技术检测白蛋白的试带则可排除其他蛋白对反应的干扰，专门检测尿液中白蛋白。③最适尿液 pH 为 5～6，故在必要时应先调节样本的 pH 值，以防止因尿液 pH 变化对结果产生影响。尿液 pH>9.0，可导致假阳性；尿 pH<3.0，可导致假阴性。④药物因素：服用药物如奎宁、奎宁丁、嘧啶等或尿中含聚乙烯、吡咯酮、氯己定、磷酸盐、季胺盐消毒剂等可致尿液 pH>9.0，导致检测结果出现假阳性。大剂量滴注青霉素或庆大霉素、磺胺、含碘造影剂，可导致检测结果出现假阴性。⑤操作过程中如试带浸渍时间过短，反应不完全，或浸渍时间过长膜块中试剂流失，均可导致检测结果阳性反应程度降低甚至导致假阴性结果出现。

（2）磺基水杨酸法：①操作简便、反应灵敏、出结果时间快，与清蛋白、球蛋白、糖蛋白和本周蛋白均能发生反应。检测灵敏度达 0.05g/L，有一定的假阳性。CLSI 将其作为干化学法检查尿蛋白的参考方法，并推荐为检查蛋白的确证试验。②干扰因素：假阴性见于尿液偏碱（pH>9.0）或偏酸（pH<3.0），遇此情况需调整尿液 pH 至 5～6。③假阳性：尿中含高浓度尿酸、尿酸盐、草酸盐；含碘造影剂、大剂量青霉素钾盐；尿液中混入生殖系统分泌物。

（3）加热乙酸法：①方法经典而准确，操作略繁。检测尿蛋白特异性强、干扰因素少，与白蛋白和球蛋白均能反应，灵敏度为 150mg/L。②假阴性见于尿液偏碱（pH>9.0）或偏酸（pH<3.0），遇此情况需调整尿液 pH 至 5～6。③检测无盐或低盐饮食患者尿液，可出现检测结果阳性反应程度降低，甚至出现假阴性结果，测定前在尿中加入少许氯化钠溶液可纠正此现象。④假阳性见于尿液混有生殖系统分泌物。⑤遇尿液因盐类析出产生浑浊时，务必遵循加热-加酸-再加热的操作顺序，并控制乙酸加入量（约为尿量的 1/10），否则可影响结果判断。

二、尿液葡萄糖（urine glucose）

【生化及生理】

正常人尿中可有微量葡萄糖，用定性方法检测为阴性。尿液葡萄糖的排泄量取决于肾小球的滤过及肾小管重吸收功能，当血糖浓度达到 8.9～10.0mmol/L 的肾糖阈时，过滤的葡萄糖全部被肾小管重吸收。如果血糖浓度超过肾糖阈，尿中出现葡萄糖。它间接反映机体出现高血糖症。尿中糖的种类还受生理状况及食物的影响，妊娠后期和哺育期妇女，由于乳腺中的乳糖进入血液，因此尿中也有乳糖排出；进食大量水果，尿中果糖、木糖等可增加；进食大量葡萄糖后，尿中葡萄糖排出也增加。因此糖的测定可反映食物成分的变化、体内代谢情况和肾功能的变化。临床测定的尿糖主要指葡萄糖，而尿中的半乳糖、果糖、戊糖和黏多糖等检测，仅在诊断罕见的遗传病时进行。

【检测方法】

试带法（reagent strip method）：采用葡萄糖氧化酶-过氧化物酶法（glucose oxidase-peroxidase method）。葡萄糖试剂块含有葡萄糖氧化酶（glucose oxidase，GOD）、过氧化物酶（POD）、色素原等。葡萄糖氧化酶促使葡萄糖与氧作用，生成葡萄糖酸内酯及过氧化氢，后者与色素原在过氧化氢酶的作用下，使色素原呈现色泽变化，呈色的深浅与葡萄糖含量成正比。常见的色素原有邻联甲苯胺、碘化钾、4-氯-1-萘酚、4-氨基安替比林等。不同色素原反应后的呈色不同，有蓝色、红褐色、红色等。

班氏法（benedict 法）：在高热和强碱溶液中，葡萄糖或其他还原性物质，能将溶液中蓝色的硫酸铜还原为黄色的氢氧化亚铜沉淀，进而形成红色的氧化亚铜沉淀。根据沉淀的有无和色泽变化判断尿液中葡萄糖的含量。

【标本要求与保存】

晨尿、随机尿、餐后尿。尿糖定性检测最好在样本采集后两小时内完成。

【参考区间】

阴性。

【临床意义】

尿糖检测主要用于内分泌疾病如糖尿病及其他相关疾病的诊断、治疗监测、疗效观察。尿糖检测时应同时检测血糖，以提高诊断准确性。

（1）血糖增高性糖尿（hyperglycemic glycosuria）：①代谢性糖尿：由于内分泌激素分泌失常，糖代谢发生紊乱引起高血糖所致。典型的代谢性疾病：糖尿病。②内分泌性糖尿：甲状腺功能亢进、垂体前叶功能亢进、嗜铬细胞瘤、Cushing 综合征。

（2）血糖正常性糖尿（normoglycemic glycosuria）：又称肾性糖尿（renal parenchymal glycosuria）。因肾小管重吸收葡萄糖能力减低、肾糖阈减低所致。如肾性糖尿病、家族性糖尿、新生儿糖尿、妊娠或哺乳期糖尿。

（3）暂时性糖尿：①进食大量碳水化合物：如含糖食品、饮料或静脉注射大量高渗葡萄糖溶液后，血糖可短暂一过性增高，超过肾糖阈导致糖尿。②应激性糖尿：情绪激动、脑血管意外、颅脑外伤、脑出血、急性心肌梗死时。延髓血糖中枢受刺激或肾上腺素、胰高血糖素分泌过多，呈暂时性高血糖和一过性糖尿。

（4）其他糖尿：原尿中乳糖、半乳糖、果糖、戊糖、蔗糖的吸收率虽低于葡萄糖但尿中总含量并不高。当进食过多或受遗传因素影响时，机体糖代谢失调，这些糖的血浓度增高而出现相应的糖尿。

【影响因素】

（1）试带法：①灵敏度和特异性：试带法采用葡萄糖氧化酶法原理，虽然因色素原的不同可能导致方法不尽完全相同，但大多不与非葡萄糖还原物质发生反应，故试带法检测特异性强，灵敏度高（1.67～2.78mmol/L），操作简便快速，适用于自动化分析。②干扰因素：假阳性少见，除非尿标本被过氧化物或次氯酸盐污染。假阴性见于：标本久置，葡萄糖被细菌或细胞酶分解，或尿液酮体浓度过高（>0.46g/L）；尿液含低浓度葡萄糖（<14.0mmol/L）且维生素 C>500mg/L，因维生素 C 与试带中的试剂发生竞争性抑制反应产生假阴性；尿中含有 L-多巴、大量水杨酸盐，可导致阳性反应程度减低甚至出现假阴性结果。

（2）班氏法为非特异性测定葡萄糖的试验，可测定尿中所有还原性物质。包括：还原性糖类如半乳糖、果糖、乳糖；非糖还原性药物如水合氯醛、氨基比林、阿司匹林、青霉素、链霉素、维生素 C、异烟肼等。灵敏度低于试带法，当葡萄糖浓度达 8.33mmol/L 时才呈现弱阳性。多种抗生素对班氏法也有不同程度的影响，可能与班氏试剂中铜离子反应有关。本法稳定，试验要求及成本低。目前，利用班氏法原理已生产出药片型试剂，广泛应用于检测还原性物质，检测便捷，有助于筛查遗传性疾病（如半乳糖血症），如对两岁以下儿童做尿糖试验要求做含铜还原试验。

（3）不同化学物质对尿糖检测的影响见表 35-9。

表 35-9 不同化学物质对尿糖检测的影响

成分		葡萄糖氧化酶试带法	铜还原片剂法（班氏法）
葡萄糖		阳性	阳性
非葡萄糖成分	果糖	无反应	阳性
	半乳糖	无反应	阳性
	乳糖	无反应	阳性
	麦芽糖	无反应	阳性
	戊糖	无反应	阳性
	蔗糖	无反应	阳性
	酮体（大量）	可抑制反应	无反应
	肌酐	无反应	可能导致假阳性
	尿酸	无反应	阳性
	尿黑酸	无反应	阳性
药物	维生素（大量）	可延迟颜色反应	弱阳性
	头孢菌素等	无反应	阳性、棕褐色
	左旋多巴（大量）	假阴性	无反应
	萘啶酮酸	无反应	阳性
	葡萄糖苷酸	无反应	阳性
	对苯甲酸	无反应	阳性
	盐酸苯氮吡啶	橙色影响结果	不确定
	水杨酸盐	可减弱呈色	无反应
	X 射线造影剂	无反应	黑色
污染物	过氧化氢	假阳性	可掩盖阳性结果
	次氯酸	假阳性	不确定
	氟化钠	假阳性	无反应

三、尿液酸碱度(urine pH)

【生化及生理】

尿液酸碱度即尿液 pH 值,通过测定尿中游离 H^+的浓度表示。血浆经肾小球滤过,经肾小管酸化,终尿的 pH 值从 7.4 降至 6.0。尿 pH 的转变是在远曲小管和集合管完成的,尿 pH 值表示肾小管维持血浆和细胞外液中正常 H^+浓度的能力。肾脏主要通过钠的重吸收、对氢的分泌和氨的交换来维持正常的酸碱平衡。尿液的酸度主要是由于酸性磷酸盐的存在,其次受有机酸如焦葡萄糖酸、乳酸、柠檬酸等影响。这些酸性物质主要以盐的形式,如钠盐、钾盐、铵盐和钙盐排入尿中。尿液 pH 主要取决于尿中磷酸二氢钠和磷酸氢二钠的相对含量。尿液 pH 受饮食种类影响较大,如进食蛋白质较多,则由尿中排出的磷酸盐及硫酸盐增多,尿液 pH 较低;素食者尿液 pH 常>7.0。健康人在普通膳食条件下尿液 pH 值为 4.6～8.0(平均为 6.0),药物及疾病将引起尿液 pH 值的改变。

【检测方法】

试带法:采用双指示剂法,膜块中含溴麝香草酚蓝(pH 6.0～7.6)和甲基红(pH 4.6～6.2),变色范围为黄色(pH 5.0)-绿色(pH 7.0)-蓝色(pH 9.0),多由仪器判读,也可由肉眼目测与标准色板比较判断。

pH 试纸法:pH 广泛试纸是浸渍有多种指示剂混合液的试纸条,色泽范围为棕红至深黑色,与标准色板比较,肉眼可判断尿液 pH 近似值。

指示剂法:酸碱指示剂原理。常用 0.4g/L 溴麝香草酚蓝溶液,指示剂滴于尿液中,显黄色为酸性尿,显蓝色为碱性尿,显现绿色为中性尿。

pH 计法:又称电极法,银-氯化银指示电极通过盐桥与对 H^+灵敏的玻璃膜和参比电极(甘汞电极,$Hg\text{-}Hg_2Cl_2$)相连。当指示电极浸入尿液后,H^+通过玻璃膜,在指示电极和参比电极之间产生电位差,经酸度计测量其电位值后转换成 pH 读数。

【标本要求与保存】

晨尿、随机尿。标本应新鲜、标本容器未被污染。陈旧标本可因尿液中 CO_2 挥发或细菌生长使 pH 增高;细菌和酵母菌可使尿葡萄糖降解为酸和乙醇,则 pH 减低。

【参考区间】

正常饮食条件下:①晨尿,多偏弱酸性,pH 5.5～6.5,平均 pH 6.0。②随机尿,pH 4.5～8.0。

【临床意义】

尿 pH 值检测主要用于了解机体酸碱平衡情况,是临床上诊断呼吸性或代谢性酸/碱中毒的重要指标。同时,可通过了解尿 pH 的变化来调节结石患者的饮食摄入,通过酸碱制剂的干预来帮助机体解毒或药物排泄。

(1) 生理性变化:尿 pH 受食物摄取、机体进餐后所呈“碱潮”状态、生理活动和药物的影响。进餐后,因胃黏膜分泌盐酸以助消化、通过神经体液调节使肾小管的泌 H^+作用减低和 Cl^-重吸收作用增高,尿 pH 值呈一过性增高,即为碱潮(alkaline tide)。

(2) 病理变化:病理性状态下尿液 pH 变化见表 35-10。

表 35-10　常见影响尿液 pH 的因素

影响因素	尿　酸　性	尿　碱　性
食物	肉类、高蛋白及混合食物(含硫、磷)	蔬菜、水果(含钾、钠)
生理活动	剧烈运动、应激、饥饿、出汗	用餐后碱潮
药物	氯化铵、氯化钾、氯化钙、稀盐酸等	小苏打、碳酸钾、碳酸镁、枸橼酸钠、酵母、利尿剂等
肾功能	肾小球滤过增加而肾小管保碱能力正常	肾小球滤过功能正常而肾小管保碱能力丧失
疾病	①酸中毒、发热、慢性肾小球肾炎。②代谢性疾病:如糖尿病、痛风、低血钾性碱中毒(肾小管分泌 H^+增强,尿酸度增高)。③其他:如白血病、呼吸性酸中毒(因 CO_2 潴留)。④尿酸盐或胱氨酸尿结石	①碱中毒:如呼吸性碱中毒,丢失 CO_2 过多。②严重呕吐(胃酸丢失过多)。③尿路感染:如膀胱炎、肾盂肾炎、变形杆菌性尿路感染(细菌分解尿素产生氨)。④肾小管性酸中毒:肾小球虽滤过正常,但远曲小管形成氨和 H^+的交换功能受损,肾小管泌 H^+、排 H^+及 $H^+\text{-}Na^+$交换能力减低,机体明显酸中毒,尿 pH 呈相对偏碱性。⑤草酸盐或磷酸盐或碳酸盐尿结石
其他	尿液含酸性磷酸盐	尿内混入多量脓、血、细菌

（3）药物干预：①用氯化铵酸化尿液，可促进碱性药物中毒时从尿排泄，对使用四环素类、呋喃妥因治疗泌尿系统感染非常有利。②用碳酸氢钠碱化尿液，可促进酸性药物中毒时从尿排泄，常用于氨基糖苷类、头孢菌素类、大环内酯类、氯霉素等抗生素治疗泌尿系统感染时。③发生溶血反应时，口服 $NaHCO_3$ 碱化尿液，可促进溶解及排泄血红蛋白。

【影响因素】

（1）试带法：配套应用于尿液分析仪，是目前临床广泛应用的一种筛检方法。①首先应考虑试带检测范围能否最大限度满足临床对病理性尿液 pH 变化的需要，定期用弱酸和弱碱检查试带灵敏度，并确保试带未被酸碱污染，未吸潮变质，并在有效期内使用。②严格操作，按规定将试带浸入尿中，防止浸入时间过长导致试剂外溢，影响 pH 检测，或因浸入过量尿标本影响相邻项目的检测。

（2）指示剂法：①因一般指示剂不易溶于水，指示剂解离质点状态与未解离质点状态呈现的颜色不尽相同，故在配制指示剂溶液时，应先用少许碱液（如稀 NaOH 溶液）助溶，再加蒸馏水稀释到适当浓度，以满足指示剂颜色变化范围。②溴麝香草酚蓝指示剂的变色范围为 pH 6.0～7.6，当尿 pH 偏离此范围时，检测结果不准确；黄疸尿、血尿将直接影响结果判读。

（3）pH 计法：应经常校准 pH 计，确保处于正常状态。本法对测定温度有严格要求，当温度升高时 pH 值下降。故首先应调整仪器测定所需的标本温度。新型 pH 计可自动对温度进行补偿。

四、尿液酮体（urine ketone bodies）

【生化及生理】

酮体是乙酰乙酸（acetoacetic acid，占 20%）、β-羟丁酸（β-hydroxybutyric，占 78%）及丙酮（acetone，占 2%）的总称。酮体是机体脂肪氧化代谢产生的中间代谢产物，当糖代谢发生障碍、脂肪分解增高，酮体产生速度超过机体组织利用速度时，可出现酮血症（ketonemia），酮体血浓度一旦越过肾阈值，就可产生酮尿（ketonuria）。

【检测方法】

亚硝基铁氰化钠法：尿乙酰乙酸或丙酮与亚硝基铁氰化钠反应生成紫色化合物。但亚硝基铁氰化钠不与 β-羟丁酸发生反应。基于亚硝基铁氰化钠原理的尿酮体检测方法见表 35-11。

表 35-11　基于亚硝基铁氰化钠原理的尿酮体不同检测方法

方法类别	检测过程
试带法	含甘氨酸、碱缓冲剂，亚硝基铁氰化钠，在碱性条件下，后者与尿乙酰乙酸，丙酮起紫色反应
Lang 法	尿中先加固体亚硝基铁氰化钠，后加少量冰乙酸，反复振荡使其溶解，混匀，再沿管壁徐徐加入氢氧化铵液，丙酮或乙酰乙酸与亚硝基铁氰化钠反应，在与氨接触面上形成紫色环
Rothera 法	尿中加 50% 乙酸溶液，再加 200g/L 亚硝基铁氰化钠溶液，混匀，沿管壁徐徐加入浓氢氧化铵溶液，丙酮或乙酰乙酸与亚硝基铁氰化钠反应，尿液接触面出现紫色环
改良 Rothera 法	酮体粉法，将亚硝基铁氰化钠，硫酸铵，无水碳酸钠混合研磨成粉。在碱性条件下，丙酮或乙酰乙酸与亚硝基铁氰化钠和硫酸铵作用，生成紫色化合物
片剂法	含甘氨酸（与丙酮反应）和其他物质，可检测尿液、血清、血浆或全血酮体，与片剂上滴加样本，与比色板比较，判读结果

Gerhardt 法：高铁离子（$FeCl_3$，Fe^{3+}）与乙酰乙酸的烯醇式基团发生螯合，形成酒红色复合物，本法只测定乙酰乙酸。

【标本要求与保存】

随机尿，标本在检测前丙酮在室温下即可快速挥发，乙酰乙酸在菌尿中可被细菌降解，因此应使用新鲜尿标本并尽快检测。如采用密闭冷藏或冷冻保存标本，检测时先将标本恢复至室温后再操作。

【参考区间】

阴性。

【临床意义】

在正常情况下，血酮体和尿酮体存在一定的关系。当血酮体（乙酰乙酸与 β-羟丁酸）达到 80mg/L 时，尿酮体可达+；当血酮体达到 130mg/L 时，尿酮体可达+++。而相对于血酮体，尿酮体检测更加简便、快速。因此，尿酮体检查常被用于糖代谢障碍和脂肪不完全氧化性疾病或状态的辅助诊断。强阳性试验结果具有医学决定价值，只有约 10% 患者体内仅有 β-羟丁酸积聚的而产生阴性结果。

（1）不能有效利用碳水化合物：①早期诊断：由于糖尿病未控制或治疗不当，血酮体增高而引起酮症，出现酸中毒或昏迷，尿酮体检查有助于糖尿病酮症酸中毒早期诊断（尿酮体阳性）并能与低血糖、心脑疾病、乳酸中毒或高血糖高渗透性昏迷相鉴别（尿酮体阴性）。但当肾功能严重损伤肾阈值增高时，尿酮体排出反而减低，甚至完全消失。当高度怀疑为糖尿病酮症酸中毒时，即使尿酮体阴性也不能排除诊断，应进一步检查血酮体等。②治疗监测：糖尿病酮症酸中毒早期的主要酮体成分是 β-羟丁酸（一般试带法无法测定），而乙酰乙酸很少或缺乏，此时测得结果可导致对总酮体量估计不足。当糖尿病酮症酸中毒症状缓解之后，β-羟丁酸转变为乙酰乙酸，反而使乙酰乙酸含量比急性期早期增高，此时易造成对病情估计过重。

（2）碳水化合物摄入不足：如饥饿、饮食疗法、剧烈运动、寒冷等。

（3）碳水化合物丢失：如频繁呕吐（妊娠、疾病）、肾脏重吸收功能障碍、消化系统疾病。

（4）其他：①氯仿、磷等中毒或全身麻醉后，尿酮体可阳性。②服用双胍类降糖药（如降糖灵）等，由于药物抑制细胞呼吸，可出现血糖减低而尿酮体阳性的现象。③新生儿出现尿酮体强阳性，应怀疑遗传性疾病。

【影响因素】

（1）试带法：是目前临床最常用的尿酮体筛检方法。检测过程简易快速，尤其适合于床边检验。不同厂家试带对丙酮和乙酰乙酸的灵敏度不一。Chemstrip 试带灵敏度为：丙酮 700mg/L、乙酰乙酸 100mg/L，与 β-羟丁酸不起反应；Multistix，Ames 只对乙酰乙酸反应，灵敏度为 50～100mg/L；Acetest 对丙酮的灵敏度为 20～250mg/L。

（2）干扰因素：①假阳性见于尿中含较多量肌酐、肌酸，高色素尿，尿中含酞、苯丙酮、左旋多巴代谢物等。②假阴性：最主要原因是标本收集和保存不当；其次，亚硝基铁氰化钠对湿度、热度或光线很敏感，或试带受潮失活导致阳性反应程度减低。

五、尿液胆红素（urine bilirubin）

【生化及生理】

胆红素为橙黄色化合物，血浆中有 3 种：未结合胆红素（unconjugated bilirubin，UCB）、结合胆红素（conjugated bilirubin，CB）和 δ-胆红素。成人每日平均产生 250～350mg 胆红素，其中约 75% 来自衰老红细胞中血红蛋白的分解，另 25% 主要来自骨髓内未成熟红细胞的分解及其他非血红蛋白血红素分解产物。UCB 不溶于水，在血中与蛋白质结合不能通过肾小球滤膜。UCB 入肝后在葡萄糖醛酸转移酶作用下形成胆红素葡萄糖醛酸，即为 CB。CB 相对分子质量小，溶解度高，可通过肾小球滤膜由尿中排出。δ-胆红素是近年来在血浆中鉴定出的第三种胆红素，它的反应性与结合胆红素相似，但它是未结合胆红素与白蛋白通过非酶促反应形成的共价结合物，通常在血浆中含量很低。正常人血中 CB 含量很低（小于 4μmol/L），滤过量极少，因此，尿液胆红素常用检查方法为阴性；当血中 CB 增高，超过肾阈值时，结合胆红素即从尿中排出，尿胆红素试验可呈阳性反应。

【检测方法】

重氮法（diazotization method）：试带法多采用此原理，在强酸介质中结合胆红素与重氮盐起偶联反应，生成红色的复合物。其反应过程是重氮盐作用胆红素中央使其裂开，再结合形成两分子偶氮胆红素而呈现颜色变化，颜色深浅与胆红素含量成正比。常用重氮盐有二氯苯胺重氮盐、二氯重氮氟化硼酸盐、对氨基磺酸重氮盐。

氧化法（oxidation method）：①Harrison 法：胆红素被硫酸钡吸附而浓缩，与 $FeCl_3$ 反应，被氧化为胆青素、胆绿素和胆黄素复合物，呈蓝绿色、绿色或黄绿色。呈色快慢和深浅程度与胆红素含量成正比。②Smith 碘环法：胆红素被碘氧化成胆绿素，在尿液与试剂接触液面呈绿色环。

【标本要求与保存】

晨尿、随机尿，因胆红素在阳光照射下易转变成胆绿素，1 小时后下降约 30%，因此检测时应使用新鲜尿液标本，为避光宜用棕色容器收集标本。

【参考区间】

阴性。

【临床意义】

尿胆红素检测主要用于黄疸的诊断和黄疸类型的鉴别诊断。

（1）胆汁淤积性黄疸：又称阻塞性黄疸，因胆汁淤积使肝胆管内压增高,导致毛细胆管破裂,结合胆红素不能排入肠道而逆流入血由尿中排出,故尿胆红素阳性。可见于各种原因引起的肝内或肝外、完全或不完全梗阻,如胆石症、胆管癌、胰头癌、原发性胆汁性肝硬化、门脉周围炎、纤维化及药物所致胆汁淤滞等。

(2) 肝细胞性黄疸:见于各种使肝细胞广泛损害的疾病,如急性黄疸性肝炎、病毒性肝炎、肝硬化、中毒性肝炎、败血症。因肝细胞损伤,致使肝细胞对胆红素的摄取、结合、排泄功能受损。肝细胞摄取血浆中未结合胆红素能力减低,使 UCB 在血中浓度增高,但受损的肝细胞仍能将 UCB 转变为 CB。肝内的 CB 一部分经毛细胆管排泄,一部分经已损害或坏死的肝细胞反流入血,致血中 CB 增高并经肾排出,则尿胆红素试验呈阳性。在病毒性肝炎黄疸前期,当血清总胆红素增高或黄疸不明显时,尿胆红素阳性为最早出现阳性的检测指标之一,阳性率达 86%,因此尿胆红素的检测有利于病毒性肝炎的早期诊断。

(3) 溶血性黄疸:由于大量红细胞的破坏,形成大量的 UCB,超过肝细胞的摄取、结合、排泄能力;同时,由于溶血造成的贫血缺氧和红细胞破坏产物的毒性作用,削弱了肝细胞对胆红素的代谢功能,使 UCB 在血中潴留而引起黄疸。但肝细胞将 UCB 转变为 CB,并经胆管排泄均正常,因而血液中并无 CB 存在,故尿胆红素阴性。溶血性黄疸可见于各种溶血性疾病。

(4) 先天性高胆红素血症:①Dubin-Johnson 综合征:肝细胞对 CB 及某些阴离子(靛青绿、X 线造影剂)向毛细胆管排泄发生障碍,使血清 CB 增高,尿胆红素阳性。②Rotor 综合征:肝细胞对摄取 UCB 和排泄 CB 存在先天性障碍,使血液中 UCB 及 CB 增高,尿胆红素阳性。③Gilbert 综合征:肝细胞摄取 UCB 功能障碍及微粒体内葡萄糖醛酸转移酶不足,使血中 UCB 增高,尿胆红素阴性。④Crigler-Najjar 综合征:肝细胞缺乏葡萄糖醛酸转移酶,致 UCB 不能形成 CB,尿胆红素阴性。

【影响因素】

(1) 试带法操作简单,用于尿自动化分析仪。① 2,4-二氯苯胺重氮盐、对氨基磺酸重氮盐试带的灵敏度为 5 ~ 10mg/L,二氯重氮氟化硼酸盐试带的灵敏度为 2 ~ 5mg/L,目前多用此法作定性筛检试验。②干扰因素:尿蓝母产生橘红色或红色可干扰结果。③假阳性:见于患者接受大剂量氯丙嗪治疗或尿中含有盐酸苯偶氮吡啶代谢产物时。④假阴性:尿维生素 C 浓度达 1.42μmol/L 和存在亚硝酸盐时,可抑制重氮反应。⑤尿标本保存不当,尿胆红素遇光氧化而引起假阴性。

(2) 氧化法:①Smith 碘环法操作简单,但灵敏度低,只有当尿中胆红素含量达 17.1μmol/L 时出现阳性反应。②Harrison 法灵敏度较高(达 0.9μmol/L),假阳性见于水杨酸盐、阿司匹林、牛黄等使尿液呈橘黄色干扰检测。假阴性见于标本未避光保存。

六、尿液尿胆原(urobilinogen)

【生化及生理】

结合胆红素随胆汁排泄进入肠道,在肠道细菌的作用下,先脱去葡萄糖醛酸基,再逐步还原为中胆素原(mesobilirubinogen)、尿胆原、粪胆素原等,从粪便中排出为粪胆原(stercobilinogen)。从肠道重吸收的尿胆原,大部分经肝转化为结合胆红素再排入肠腔,小部分尿胆原从肾小球滤过或肾小管排出为尿胆原。无色尿胆原经空气氧化及光照后成黄色的尿胆素(urobilin)。

【检测方法】

Ehrlich 法:尿胆原在酸性溶液中,与对-二甲氨基苯甲醛反应,生成樱红色化合物。呈色深浅与尿胆原含量呈正比。

试带法:①醛反应法:原理基于改良的 Ehrlich 法。②偶氮法:在强酸性环境下,尿胆原与对甲氧基苯重氮四氟化硼酸盐发生偶联反应,生成胭脂红色化合物,呈色深浅与尿胆原含量呈正比。

【标本要求与保存】

收集新鲜尿标本,标本久置,尿胆原分解氧化成尿胆素;为提高尿胆原阳性检测率,可于检测前嘱咐患者口服少量 $NaHCO_3$ 碱化尿液,留取午餐后 2 ~ 4 小时后的尿标本送检。

【参考区间】

阴性或弱阳性(1:20 稀释后阴性)。

【临床意义】

UBG 检查结合血清胆红素、尿胆红素和粪胆原等的检查,主要用于黄疸的诊断和鉴别诊断(表 35-12)。

表 35-12　不同类型黄疸的鉴别诊断

标本	指标	健康人	溶血性黄疸	肝细胞性黄疸	梗阻性黄疸
血清	总胆红素	正常	增高	增高	增高
	未结合胆红素	正常	增高	增高	正常/增高
	结合胆红素	正常	增高/正常	增高	增高
尿液	颜色	浅黄	深黄	深黄	深黄
	尿胆原	阴性或弱阳性	强阳性	阳性	阴性
	尿胆素	阴性	阳性	阳性	阴性
	胆红素	阴性	阴性	阳性	阳性
粪便	颜色	黄褐	深色	黄褐或变浅	变浅或白陶土色
	粪胆素	正常	增高	减低/正常	减低/消失

(1) 溶血性黄疸:因体内有大量红细胞破坏,使血中 UCB 含量增高,导致肝细胞代偿性增高,更多的 CB 从胆道排入肠道,致 UBG 增高,粪胆原随之增高,粪便颜色加深。尿液 UBG 强阳性,尿胆素阳性。可见于各种先天性或后天获得性溶血性疾病,如珠蛋白生成障碍性贫血、遗传性球性红细胞增多症、自身免疫性溶血性贫血、新生儿溶血、输血后溶血、蚕豆病、蛇毒、阵发性睡眠性血红蛋白尿等,也可见于大面积烧伤等。

(2) 肝细胞性黄疸:因肝功能障碍,使胆素原肠-肝循环受损,UBG 可轻度或明显增高,尿胆素阳性。在反映肝细胞损伤方面,检测 UBG 比检测尿胆红素更灵敏,是早期发现肝炎的简易有效的方法。黄疸高峰期,由于胆汁淤积而 UBG 暂时减低,恢复期又增高,直至黄疸消退后恢复正常,因此尿 UBG 暂时缺乏后,是肝内胆汁淤积减轻的早期证据。如果 1 个月后,如尿胆原检测仍持续阳性,则考虑疾病可能转变为迁延型肝炎或慢性肝炎。

(3) 梗阻性黄疸:因无胆红素排入肠腔,粪便呈白陶土色,尿胆原阴性,尿胆素亦阴性。如胆总管癌、胰头癌和胆管炎所引起的完全或部分阻塞性黄疸。

(4) 其他 UBG 增高,也见于发热伴脱水、浓缩尿等。

【影响因素】

(1) 灵敏度和特异性:Ehrlich 醛反应法,用于尿胆原定性和定量。试带灵敏度:Ames 试带 2mg/L,URITEST 试带 1 ~ 2mg/L,COMBUR-TEST 试带 4mg/L,偶氮法试带 4mg/L。偶氮法不受胆红素干扰,对尿胆原检测较为特异。

(2) 干扰因素:醛反应法:①标本因素:标本中大量胆红素引起色泽干扰。②药物因素:酚噻嗪类、磺胺类、普鲁卡因、氯丙嗪类药物可使尿色变化,尿胆原检测出现假阳性。假阴性与尿中存在大量维生素 C 或长期服用广谱抗生素抑制肠道菌群等有关。③内源性物质:卟胆原、吲哚类化合物等可与 Ehrlich 醛试剂作用显红色,引起假阳性,可用氯仿抽提法鉴别和确证。④偶氮法:当尿标本含甲醛浓度 2000mg/L 或含亚硝酸盐 50mg/L 以上,检测灵敏度下降。

七、尿液血红蛋白(urine hemoglobinuria)

【生化及生理】

正常人,血浆中血红蛋白含量很低(<50mg/L),且与结合珠蛋白结合后,形成大分子化合物结合血红蛋白,后者不能从肾小球滤过。当发生大量血管内溶血时,由于红细胞大量破坏,大量血红蛋白释入血浆中,形成血红蛋白血症,溶血产生的血红蛋白超过了结合珠蛋白所能结合的能力,而游离存在于血浆中称为游离血红蛋白。游离血红蛋白因其相对分子质量较小,可经肾小球滤过,若其含量超过了肾阈值(约 1.5g/L)和肾小管重吸收能力时,便可出现在尿液中形成血红蛋白尿(hematuria)。酸性尿中的血红蛋白,可被氧化成高铁血红蛋白,其含量不同,尿可呈棕色、深棕色浓茶样或棕黑色酱油样外观。

正常人尿液中含有少量红细胞。当尿液中含血量很少,外观变化不明显,尿液需经离心沉淀镜检时发现红细胞数>3 个/高倍镜,称为显微镜血尿。当每升尿液含血量达到或者超过 1ml 时,尿液呈淡红色、洗肉水样,雾状或云雾状,混浊外观。含血量较多时,尿液可呈鲜红色、稀血样或混有血凝块,称为肉眼血尿。

【检测方法】

化学法:血红蛋白的亚铁血红素具有弱过氧化

物酶活性,可催化过氧化氢作为电子受体使色素原氧化而呈色,其色泽的深浅与尿中的血红蛋白(或红细胞量)成正比。常用的方法有邻联甲苯胺、氨基比林法。

试带法:检测原理基于传统的湿化学法。常用的色素原有邻联甲苯胺、氨基比林法、四甲基联苯胺等。

胶体金单克隆抗体法:采用胶体金标记的抗人血红蛋白的单克隆抗体,来测定尿液中血红蛋白。

【标本要求与保存】

随机尿、晨尿。

【参考区间】

阴性。

【临床意义】

(1) 尿中出现 Hb 是血管内溶血的证据之一,因此尿 Hb 测定有助于血管内溶血疾病的诊断。引起溶血的疾病有:①红细胞破坏:如心脏瓣膜修复术、大面积烧伤、剧烈运动、急行军、严重肌肉外伤和血管组织损伤。②生物因素:如疟疾感染、梭状芽胞杆菌中毒。③动植物所致溶血:如蛇毒、蜂毒、毒蕈。④微血管性溶血性贫血:如 DIC。⑤服氧化剂药物:如伯氨喹啉、乙酰水杨酸、磺胺、非那西汀。⑥免疫因素:如血栓形成性血小板减少性紫癜、阵发性寒冷性血红蛋白尿症、血型不合的输血。

(2) 引起血尿的原因大致可以分为 5 类:①泌尿生殖系统疾病:是引起血尿最常见的原因,如肾或尿路结石、结核、肿瘤,各型肾小球肾炎、肾炎、肾盂肾炎、多囊肾、肾下垂、肾血管畸形或病变,以及生殖系统炎症、肿瘤、出血(如前列腺炎、肿瘤、输卵管炎、宫颈癌等所致出血)。②全身性疾病:血液病如白血病、再生障碍性贫血、血小板减少性紫癜、血友病等;感染性疾病如感染性心内膜炎、败血症、肾病综合征出血热、高热、重症感冒;结缔组织疾病如系统性红斑狼疮、血管炎;内分泌代谢疾病如高血压肾病、肾动脉硬化病、心力衰竭、心血管神经症、痛风、糖尿病;③泌尿系统邻近器官疾病如急性阑尾炎、急性或慢性盆腔炎、宫外孕、结肠或直肠憩室炎症、恶性肿瘤,以及其他邻近器官疾病侵犯或刺激泌尿道时,也可出现血尿,但血尿程度多较轻。④药物毒副作用:如磺胺类、水杨酸类、抗凝血类、某些抗生素类、汞剂、环磷酰胺等药物,在使用过程中如产生不良反应时,可见不同程度的血尿。⑤其他:过敏性紫癜,器官移植(如肾移植)排斥反应后等。

【影响因素】

(1) 化学法:邻甲苯胺法灵敏度为 0.3~0.6mg/L。操作简单,但试剂稳定性差,特异性较低。假阳性见于尿中有大量铁盐、硝酸、铜、锌、碘化物等或有过氧化物酶或其他对热不稳定酶。

(2) 试带法:①基于化学法的原理,采用相同或不同的色素原物质,运用干化学试带技术,是目前广泛使用的尿 Hb 测定方法。不同试带灵敏度有所差异,一般为 150~300μg/L,除与游离 Hb 反应外,也与完整的红细胞反应,但在高蛋白、高比重尿中,红细胞不溶解,此时结果只反映 Hb 的量。试带法操作简单、快速,可作为尿 Hb 的筛检试验。②假阳性见于:尿液中含有对热不稳定酶、尿液被氧化剂污染或尿路感染时某些细菌产生过氧化物酶。③假阴性可由大剂量的 VitC 或其他还原物质导致;甲醛过量、大量亚硝酸盐则可延迟反应。

(3) 胶体金单克隆抗体法:灵敏度高(Hb 0.2mg/L),特异性强,不受鸡、牛、猪、羊、兔血红蛋白(500mg/L)、辣根过氧化物酶(200mg/L)干扰,可作为确证试验。

八、尿液肌红蛋白(urine myoglobin)

正常人血浆中肌红蛋白含量很低,尿中含量甚微,故不能从尿中检出。Mb 是横纹肌(心肌和骨骼肌)合成的一种相对分子质量为 17 800、结构及特性与血红蛋白相似、含有亚铁血红素单链的蛋白质。当横纹肌组织受损伤时,Mb 可大量释放至细胞外而进入血液循环,并可迅速通过肾小球滤过,其含量超过了肾小管重吸收能力时,便出现在尿液中形成肌红蛋白尿。

【检测方法】

隐血试验法:Mb 与血红蛋白结构相似,都具有类似过氧化物酶的活性,能用联苯胺或邻联甲苯胺等隐血试验方法检出。

Mb 溶解试验:在尿中加入 80% 饱和硫酸铵溶液,血红蛋白和其他蛋白沉淀,过滤后上清液再进行隐血试验,若阳性则为 Mb 定性试验阳性。

胶体金单克隆抗体法:采用胶体金标记的抗人肌红蛋白的单克隆抗体,来测定尿液中 Mb。

【标本要求与保存】

随机尿,在酸性尿中 Mb 不稳定,在碱性(pH 8~9)4℃条件下可稳定至少 1 周,如需保存,尿标本宜碱化后冷冻。

【参考区间】

阴性。

【临床意义】

Mb 尿检测主要用于鉴别是否发生肌肉损伤。①组织局部缺血:心肌梗死早期、动脉阻塞缺血。但一般情况下,不以尿 Mb 阳性作为心肌梗死的确诊依据,应检测血清 Mb,并结合其他心肌损伤标志物进行综合分析。②骨骼肌损伤:刀伤、枪弹贯通伤、挤压综合征、电击伤、烧伤、手术创伤等造成肌肉严重损伤者。③乙醇过量、可卡因或海洛因导致的急性肾功能衰竭是引起非外伤性肌红蛋白尿的原因。④阵发性 Mb 尿:易见于剧烈运动如马拉松长跑、长途行军后("行军性"肌红蛋白尿)、惊厥性疾病发作、肌肉疼痛性痉挛发作等。⑤原发性肌肉疾病:皮肌炎、多发性肌炎等。⑥代谢性疾病:如恶性高热、肌糖原累积症,或者某些中毒性疾病,如海蛇咬伤、鱼胆中毒等,有时也可见尿 Mb 增高。

【影响因素】

(1) 操作简便,试剂稳定性差,特异性较低,对 Mb 与 Hb 均起反应。

(2) Mb 溶解试验作为 Mb 检查的筛检试验,方法简单但操作较繁,灵敏度较低,部分正常人可出现假阳性。操作时动作轻缓,防止局部浓度过高的硫酸铵将待测 Mb 沉淀,引起假阴性。适当调节 pH 至 7.0～7.5,确保达到完全沉淀的目的。

(3) 胶体金单克隆抗体法,操作方便、快速,灵敏度高(>0.1mg/L)、特异性强,可取代硫酸铵定性沉淀试验。

九、尿液亚硝酸盐(urine nitrite)

【生化及生理】

尿中亚硝酸盐来源于体内的一氧化氮(NO)。体液中内皮细胞、巨噬细胞、粒细胞等使精氨酸在酶的作用下生成 NO,而 NO 极易在体内有氧条件下,氧化成亚硝酸盐和硝酸盐。病理情况下来自病原菌对尿硝酸盐的还原反应。

【检测方法】

Griess 法:NIT 先与对氨基苯磺胺(或对氨基苯砷酸)形成重氮盐,再与 3-羟基-1,2,3,4-四氢苯并喹啉(或 N-1-萘基乙二胺)结合形成红色偶氮化合物,颜色深浅与 NIT 含量成正比。

【标本要求与保存】

晨尿标本,尿在膀胱内停留时间长,细菌有充分作用时间,可提高标本检出的阳性率。及时送检,尽快测定。

【参考区间】

阴性。

【临床意义】

目前,尿 NIT 作为尿化学检测组合项目之一,主要用于尿路感染的快速筛查。阳性结果常表示尿中有细菌存在,但阳性程度与细菌数量不成比例。NIT 试验影响因素较多,结果阴性不能排除菌尿的可能,结果阳性也不能完全肯定泌尿系统感染,因此解释结果时可与白细胞酯酶、尿沉渣镜检结果综合分析。尿细菌培养法为确证试验。

【影响因素】

(1) 尿 NIT 阳性检出率取决于 3 个重要条件:尿中致病菌是否存在硝酸盐还原酶、尿在膀胱内是否停留足够细菌作用的时间(4 小时)、患者尿中是否存在适量硝酸盐。

(2) 该法灵敏度为 0.3～0.6 mg/L。

(3) 干扰因素:NIT 检测的干扰因素及评价见表 35-13。

表 35-13　NIT 检测的干扰因素及评价

因素	评　价
标本	高比重尿使试验灵敏度降低;假阳性见于陈旧尿、偶氮剂污染尿液
食物	尿中硝酸盐主要来源于正常饮食、体内蛋白质代谢,或由氨内源性合成。不能正常饮食的患者,体内缺乏硝酸盐,即使有细菌感染,也可出现阴性
致病菌	常见致病菌:大肠杆菌属(致病率最高)、克雷伯杆菌属、变形杆菌属、葡萄球菌属、假单胞菌属等。阳性诊断与大肠埃希菌感染符合率约为 80%。粪链球菌属感染时,则试验呈阴性。
药物	假阴性:利尿剂、大量维生素 C;假阳性:非那吡啶
尿停留膀胱内时间	晨尿标本较好,尿在膀胱内停留时间长,细菌有充分作用时间,否则,试验呈假阴性

十、尿液白细胞酯酶(urine leukocyte esterase)

【生化及生理】

白细胞中所含酯酶各不一致,但均系作用于短链脂肪酸的酯酶。白细胞的酯酶可分为非特异性及特异性两种。白细胞中常见酯酶有以下几种:氯乙酸 AS-D 萘酚酯酶、酸性 α-醋酸萘酚酯酶、α-丁酸萘酚酯酶、α-醋酸萘酚酯酶、醋酸 AS-D 萘酚酯酶等。尿白细胞酯酶试验与白细胞显微镜直接检测法有一定的互补作用。

【检测方法】

酯酶法:尿液白细胞检测试带膜块中含有吲哚酚酯和重氮盐,中性粒细胞胞质含有特异性酯酶,此酶作用于试带中吲哚酚酯,使其产生吲哚酚,后者与重氮盐形成紫红色缩合物,呈色深浅与中性粒细胞的多少呈一定的比例关系。

【标本要求与保存】

随机尿,标本应新鲜,若久置后粒细胞破坏,可导致试带法与镜检结果差异过大。

【参考区间】

阴性。

【临床意义】

用于协助诊断泌尿系统感染。肾移植后发生排斥反应时,尿中以淋巴细胞为主,因此白细胞酯酶检测呈阴性。此时,应以镜检白细胞结果为准。

【影响因素】

(1) 灵敏度与特异性:灵敏度 5 ~ 15/μl,特异性较强。只对粒细胞灵敏,而与淋巴细胞不发生反应。

(2) 干扰因素:①假阳性:主要见于尿标本被阴道分泌物或甲醛污染,在酸性环境中呈红色或深色的药物或食物影响,如高浓度胆红素、非那吡啶等。②假阴性:见于尿白细胞少于 10 ~ 25/μl;尿蛋白≥5g/L、葡萄糖≥30g/L、高比密尿液、尿中含维生素 C、庆大霉素、头孢菌素等。③健康人尿液 pH≥4.5,草酸多以草酸盐的形式存在,如尿标本中加酸化剂使尿 pH≤4.4,草酸盐被还原为草酸,则酯酶反应偏低或出现阴性。

十一、尿液比重(urine specific gravity)

【生化及生理】

尿比重指尿液在 4℃ 时与同体积纯水重量之比。是尿中所含溶质浓度的指标。尿液比重的高低与尿中水分、盐类及有机物的含量和溶解度有关,与尿液溶质(主要为氯化钠等盐类、尿素)的浓度成正比,同时受年龄、饮食和尿量影响。在病理情况下则受尿糖、尿蛋白及细胞成分、管型等影响。

【检测方法】

化学试带法:比重检测试带膜块中含有酸碱指示剂(溴麝香草酚蓝)和电解质共聚体(甲氧乙烯顺丁烯二酸或聚甲基乙烯酯马来酸钠),试剂中电解质共聚体是弱酸性离子交换体(—COOH 基)。在测试过程中尿中以盐类存在的电解质(M^+X^-),在溶液中解离出阳离子 M^+,(以钠离子为主),并和离子交换体中的氢离子置换,在溶液中释放出氢离子(H^+)。释放出氢离子(H^+)和酸碱指示剂反应而呈色。根据颜色的变化换算成尿液电解质浓度,以电解质浓度换算成比重。

折射计法:有座式临床折射计法和手提式折射计法。利用光线折射率与溶液中总固体量具有相关性而进行测定。

尿比重计法:用特制的比重计,测定 4℃ 时尿液与同体积纯水的重量(密度)之比。

超声波法:利用声波在不同特性物质中传播速度与密度关系的性质,通过测定声波的偏移来计算比重。

称量法:在同一温度下,分别称取同体积尿液和纯水的重量,进行比较,求得尿比重。

【标本要求与保存】

晨尿,随机尿。用比重计法检测比重需收集较多量的尿液标本。

【参考区间】

成人:随机尿 1.003 ~ 1.030;晨尿大于 1.020。

新生儿:1.002 ~ 1.004。

【临床意义】

尿比重测定用于估计肾脏浓缩稀释功能。

(1) 高比重尿:尿少时比重可增高,见于急性肾炎、肝病、心衰、周围循环衰竭、高热、脱水或大量排汗等。尿量增多同时比重增加,常见于糖尿病、急性肾小球肾炎或使用放射造影剂等。

(2) 低比重尿:尿液比重常小于 1.015 时,称为低张尿(hyposthenuria)或低比重尿。如尿液比重固定在 1.010±0.003(与肾小球滤过液比重接近)者,称为等张尿或等渗尿(isosthenuria),提示肾脏稀释浓缩功能严重损害。可见于急性肾衰多尿期、慢性肾衰、肾小管间质疾病、急性肾小管坏死等。尿崩症时,常呈严重的低比重尿(SG<1.003),甚至可低至 1.001。

(3) 尿比重易受生理和病理因素的影响,用于估计肾脏浓缩稀释功能时,24 小时连续多次测定尿比重,比单次测定更有参考价值。

【影响因素】

(1) 化学试带法：①操作简便、快速。灵敏度低、精密度差，测试范围窄。对过高或过低的尿比重不敏感，应以折射计法为参考。②不受高浓度的葡萄糖、尿素或放射性检测用造影剂的影响，但受强酸和强碱以及尿中蛋白质的影响较大。如尿 pH 大于 7.0，测定值应加 0.005。③只适合用作过筛试验，不能作为评价肾脏浓缩稀释功能变化的指标。④使用与仪器匹配、合格、有效期内的试带，每天用标准色带进行校准。

(2) 折射计法：①在 15～38℃ 温度范围内使用，使用前可以通过温度补偿装置进行调校。②仪器可用 10g/L、40g/L 和 100g/L 蔗糖溶液校正折射计，其折射率分别为 1.3344、1.3388 和 1.3479。③该法易于标准化、标本用量少(1 滴尿)，可重复测定，尤适合于少尿患者和儿科患者。测定结果比尿比重计法低 0.002。折射计法被美国临床实验室标准化学会(Clinical Laboratory Standard Institution, CLSI)和中国临床检验标准委员会(Chinese Committee for Clinical Laboratory Standards, CCCLS)建议为参考方法。

(3) 尿比重计法：①新购比重计应用纯水在规定温度下观察比重是否准确。在 15.5℃ 时，蒸馏水 SG 应为 1.000，8.5g/L NaCl 液为 1.006，50g/L NaCl 液为 1.035。②尿量须充足，以保证比重计悬浮于液面中央而不碰壁，测定时液面应无泡沫，读数应准确。③校正测定温度对测定的影响：尿液温度每高于或低于比重计标记温度 3℃，比重值相应加或减 0.001。④校正病理性蛋白尿、糖尿对测定的影响：每增加 10g/L 上述物质，比重值相应减 0.003 或 0.004。⑤尿液中含造影剂时可使尿液比重>1.050。⑥尿中盐类析出、尿素分解可使比重降低。遇盐类析出，应待盐类溶解后重新测定。

(4) 超声波法：易于自动化、标准化，但需特殊仪器；能应用于浑浊尿液标本比重测定，且与折射计法有良好的相关性。

(5) 称重法：准确性高，曾作为参考方法，但操作繁琐，易受温度变化的影响，不适用于日常尿液比重检测。

十二、尿液维生素 C(urine vitamin C)

【生化及生理】

维生素 C 又称抗坏血酸，其分子式为 $C_6H_8O_6$，分子量 176.12，是一种水溶性碳水化合物。食物中的 VitC 在小肠吸收，一旦吸收，就分布到体内所有的水溶性结构中。VitC 在抗坏血酸酶作用下脱氢，转化成脱氢 VitC，后者在有供氢体存在时，又能接收两个氢原子再转化为 VitC。主要经肾脏代谢排出，从尿中排出的除还原型外，还有多种代谢产物。

【检测方法】

还原法：试剂膜块中含有 2,6-二氯酚靛酚钠、中性红、亚甲基绿和磷酸盐缓冲剂等。在酸性条件下，维生素 C(具有 1,2-烯二醇还原性基团)，能将试带膜块中粉红色 2,6-二氯酚靛酚钠(氧化态)还原为无色的 2,6-二氯二对酚胺。呈色反应由绿或深蓝至粉红色变化，呈色深浅与维生素 C 含量成正比。

【标本要求与保存】

随机尿，标本不需处理。

【参考区间】

阴性。

【临床意义】

有报道指出约 22.8% 的尿液常规标本中可以检测出 VitC，浓度范围从 71～3395mg/L 不等(平均 372mg/L)，尿液中 VitC 水平反映外源性 VitC 的摄入量，可以反映体内 VitC 的营养状态。降低见于感染性疾病、长期静脉注射治疗、吸收不良、营养不良、肿瘤、烧伤、坏血病、应激状态、肾病、VitC 缺乏。尿液中含 VitC，可对隐血/血红蛋白、胆红素、葡萄糖、尿白细胞酯酶及亚硝酸盐的干化学检测产生严重的负干扰(表 35-14)。尿 VitC 定性或半定量检测主要用于判断尿液中 VitC 的存在是否对其他检测项目产生干扰，以便对检测结果进行合理解释。

表 35-14　维生素 C 对干化学检测项目的干扰

检测项目	干扰试验项目所需尿维生素 C 浓度(mg/L)	反应物
隐血/血红蛋白	≥90	试剂膜块中浸渍的 H_2O_2
胆红素	≥250	试剂膜块中浸渍的重氮盐
亚硝酸盐	≥250	反应过程中产生的重氮盐
葡萄糖	≥500	反应过程中产生的 H_2O_2
白细胞	≥250	试剂膜块中浸渍的重氮盐

【影响因素】

(1) 灵敏度和特异性：试带法只能检测左旋抗坏血酸，即还原型抗坏血酸，灵敏度(一般为 50～100mg/L)依试带不同而异。

(2) 干扰因素：假阳性：见于龙胆酸、L-多巴或尿 pH 大于 4.0 时的内源性酚及巯基化合物、半胱氨酸和硫代硫酸钠等。假阴性：碱性尿液(因 VitC 易分解)。

(3) 含有碘酸盐层的干化学检测试带,因碘酸盐可破坏 VitC 等干扰物质,故该类试带检测不受 VitC 的影响。

十三、尿渗量(urine osmolality)

【生化及生理】

渗量是一种溶液的依数性指标,以溶解于溶液中颗粒的数量为基础。尿液渗量简称尿渗量,是反映尿中具有渗透活性粒子(分子或离子等)数量的指标,与颗粒大小及所带电荷无关,反映溶质和水的相对排出速度,蛋白质和葡萄糖等大分子物质对其影响较小,是评价肾脏浓缩稀释功能较好的指标。

【检测方法】

溶液中有效粒子数量可以采用该溶液的冰点下降(液态到固态)或沸点上升的温度(ΔT)来表示。检测方法有冰点减低法(常用浓度计法,又名晶体渗透浓度计法)、蒸汽压减低法和沸点增高法。冰点是指是溶液固态和液态处于平衡状态时的温度。1 个 Osm 浓度的溶质可使 1kg 水的冰点下降 1.858℃,因此摩尔渗透量:

$$\text{Osm/kgH}_2\text{O} = \frac{\text{测量冰点下降度数}}{1.858}$$

冰点渗透压计的工作原理是通过溶液结冰曲线测定冰点下降温度值计算出尿渗量。

【标本要求与保存】

尿液标本收集于清洁、干燥容器内,不加防腐剂。因随机尿浓度的变化大,最好收集 24 小时尿液进行测定。尿液标本应离心除去不溶颗粒,而盐类结晶析出应使其溶解,不可除去。尿液渗量在 4℃ 条件下稳定 24 小时,冰冻条件可稳定数周。

【参考区间】

尿渗量:600 ~ 1000mOsm/kgH_2O(相当于 SG 1.015 ~ 1.025),最大范围 40 ~ 1400mOsm/kg H_2O。尿渗量/血浆渗量之比:(3.0 ~ 4.7):1。

【临床意义】

(1) 评价肾脏浓缩稀释功能:健康人禁水 12 小时后,尿渗量与血浆渗量之比应 >3,尿渗量 > 800mOsm/kg H_2O。若低于此值时,说明肾脏浓缩功能不全。等渗尿及低渗尿可见于慢性肾小球肾炎、慢性肾盂肾炎、多囊肾、阻塞性肾病等慢性间质性病变等。

(2) 鉴别肾性和肾前性少尿:肾小管坏死致肾性少尿时,尿渗量降低,常 <350mOsm/kgH_2O。肾前性少尿时肾小管浓缩功能仍好,故尿渗量较高,常 > 450mOsm/kgH_2O。

【影响因素】

(1) 由于试验条件不同,如溶液的浓度、过冷温度、样本的容量和热传导状态等不同,均影响结冰曲线的形态,继而影响冰点测定结果。因此,在操作过程中要对仪器状态进行严格检查,样本容积加入要准确。

(2) 测试过程中要保持测试探针位于样本中央,保持探针振幅适当,振幅太大,可使测试样本出现早冻现象,强震时探针应到达试管的一壁为宜,达不到管壁则可能产生不冻现象。

【附】　渗透溶质(osmolar clearance,Coms)和自由水清除率(free water clearence,C_{H2O})测定

为了准确地了解肾脏的浓缩、稀释功能,学者们设计了渗透溶质 Coms 和 C_{H2O} 测定。Coms 即 1 分钟内被肾脏清除了渗透分子的血浆量。自由水是不含溶质的水,C_{H2O} 为单位时间内从血浆中清除到尿液中不含溶质的水量,反映肾脏清除机体不需要的水分的能力,与尿渗量测定相比,更能精确地反映肾脏的浓缩稀释功能。

渗透溶质清除率可由下列公式计算:

$$C_{OSM}(\text{ml/min}) = \frac{U_{OSM} \times V}{P_{OSM}}$$

自由水清除率测定可由下列公式计算:

C_{H2O}(ml/分钟)= V-Uosom

其中 V:每分钟尿量;

Uosom:尿渗透浓度;

Posm:血渗透浓度

【参考区间】

正常人清晨空腹时 Coms:2 ~ 3ml/L。

C_{H2O}:100 ~ -25ml/h或-0.4 ~ 1.7ml/min。

【临床意义】

Coms 数值降低,说明远端肾小管清除渗透溶质的能力减弱或肾功能不全。C_{H2O} 是对肾脏浓缩稀释功能进行定量测定,是评价肾脏髓质功能的良好方法。健康人做肾脏浓缩试验时,C_{H2O} 为-10.7 ~ -0.4 ml/min;健康人做肾脏稀释试验时,C_{H2O} 为 1 ~ 9ml/min。在进行肾脏浓缩试验时,C_{H2O} 由负值变为正值,提示肾小管浓缩功能减退;在进行稀释试验时

C_{H2O}的正值变小，逐渐接近于0时，常提示肾小管稀释功能丧失；如C_{H2O}持续为0左右，则提示肾小管浓缩稀释功能均已丧失。另外，C_{H2O}的连续测定可作为急性肾功能不全的早期诊断及恢复期判断的一个灵敏指标。在急性肾功能不全的大部分过程中，肾脏浓缩能力完全丧失，此时的特点是$C_{H2O}=0$，当C_{H2O}值又恢复到满意的负值时，提示肾小管上皮细胞功能恢复。C_{H2O}的测定还有助于鉴别肾功能不全和肾外性氮质血症。氮质血症患者的日尿量>1L，但其$C_{H2O}<0.5$ml/L或接近于0，提示为非少尿性肾功能不全；若$C_{H2O}>0.5$ml/L，提示肾功能问题不大，而其氮质血症更可能由肾外因素引起。对于慢性肾盂肾炎、多囊肾等慢性间质性病变及慢性肾炎、肾血管性病变后期累及肾小管结构和间质后，C_{H2O}趋近于0。而C_{H2O}对肾移植后急性排异反应的早期发现也具有重要的价值，此时C_{H2O}常接近于0。

Uosom和C_{H2O}可受年龄、性别、季节、限水时间的不同或服用某些药物等多种因素的影响，当它们的结果有轻度改变时，则需考虑上述因素的可能影响。

十四、尿有机酸（urine organic acid）

【生化及生理】

有机酸是氨基酸、脂肪、糖中间代谢过程中所产生的羧基酸。由于某种酶的缺陷，导致相关的羧基酸及代谢产物的蓄积。有机酸代谢障碍又称有机酸血症（organic acidemia）或有机酸尿症（organic aciduria）。现已发现了50余种有机酸代谢异常，根据代谢阻断的途径可分为以下几类：①氨基酸代谢过程障碍：约占半数以上，多为氨基酸代谢第2、3步之后的中间代谢障碍。其中以分支链氨基酸中间代谢障碍最多，也可见于芳香族氨基酸、赖氨酸、色氨酸的代谢障碍。生化特点以有机酸蓄积为主，一般不伴氨基酸蓄积。②氨基酸以外的代谢异常：即糖、脂肪的中间代谢异常。如：乳酸、丙酮酸、三羧酸循环、酮体、谷胱甘肽循环、甘油酸等代谢障碍。③多部位的代谢障碍：某种因子的缺乏可导致一组酶的功能障碍，如：生物素代谢障碍所致多羧基酶缺乏症、电子传导黄素蛋白缺乏导致戊二酸尿症Ⅱ型（多种乙酰辅酶A脱氢酶缺乏症）。④线粒体脂肪酸β氧化异常（β氧化异常）：部分有机酸代谢异常是以急性脑病、瑞氏综合征、婴幼儿猝死的形式起病，脂肪酸β氧化异常则为其中的一组代表性疾患。脂肪酸氧化异常导致脂肪酸及其相关代谢产物的异常增加，能量代谢障碍。国内报道，有机酸尿症以甲基丙二酸尿症最多。不同的有机酸尿症患者其尿中相应的有机酸大量增加，表35-15列举了一些遗传性代谢病患者尿中的异常代谢物。检测尿中相应代谢物可为新生儿筛查、高危筛查并为疾病的诊断提供依据。

表35-15　一些遗传性代谢病患者尿中的异常代谢物

疾病名		化合物
芳香组氨基酸代谢障碍	苯丙酮尿症	苯乳酸、苯丙酮酸、2-羟基苯乙酸
	酪氨酸血症（肝肾型）	4-羟基苯乳酸、4-羟基苯丙酮酸、4-羟基苯乙酸（琥珀酰丙酮）
	黑酸尿症	尿黑酸
分支链氨基酸代谢障碍	枫糖尿症	2-羟基异己酸、2-羟基异戊酸、2-羟基-3-甲基戊酸
	异戊酸血症	3-羟基异戊酸、异戊酰甘氨酸
	甲基巴豆酰甘氨酸尿症	3-羟基异戊酸、3-甲基巴豆酰甘氨酸
	3-甲基戊烯二酸尿症	3-甲基戊烯二酸、3-羟基异戊酸、3-甲基戊二酸
	多种羧化酶缺乏症	3-羟基异戊酸、3-甲基巴豆酰甘氨酸、甲基枸橼酸、3-羟基丙酸、乳酸
	3-羟基-3-甲基戊二酸尿症	3-羟基-3-甲基戊二酸、3-甲基戊烯二酸、3-甲基戊二酸、3-羟基异戊酸
	3-酮硫解酶缺乏症	2-甲基-3-羟基丁酸、2-甲基乙酰乙酸、环硫甘氨酸
	丙酸血症	甲基枸橼酸、3-羟基丙酸、3-羟基戊酸、2-甲基-3-羟基戊酸、丙酰甘氨酸、环硫甘氨酸
	甲基丙二酸血症	甲基丙二酸、甲基柠檬酸
其他氨基酸代谢障碍	2-酮己二酸尿症	2-酮己二酸、2-羟基己二酸、2-氨基己二酸
	戊二酸尿症1型	戊二酸、3-羟基戊二酸、戊烯二酸

续表

	疾病名	化合物
其他代谢障碍	戊二酸尿症2型	乙基丙二酸、己二酸、辛二酸、2-羟基戊二酸
	5-氧合脯氨酸尿症	5-氧合脯氨酸
	鸟氨酸氨甲酰基转移酶缺乏症	尿嘧啶、乳清酸
	琥珀酰精氨酸尿症	琥珀酰精氨酸
	二羧基酸尿症	己二酸、辛二酸、癸二酸、羟基癸二酸、羟基十二烷二酸
	高草酸尿症1型	草酸、乙醇酸
	高草酸尿症2型	草酸、甘油酸
	Canavan病	N-乙酰门冬酰胺
糖代谢异常	半乳糖血症	半乳糖醇

【检测方法】

气相色谱-质谱法：由两部功能不同的仪器串联而成，其一为气相色谱仪，将混合物分离为相对单一的物质，它是利用各种成分在一种固定的液相和一种流动的气相中分配不同，而达到分离的目的。质谱作为其下游检测器对各种成分测定出其分子量和结构，达到定性和定量的目的。

串联质谱法：将被测物质分子电离成各种质荷比不同的带电粒子，由一级质谱（MS1）选择一定质量的离子进入碰撞室，产生子离子或中性分子，再经过二级质谱（MS2）检测，通过母离子与子离子或中性分子配对分析，显著提高了方法的特异性和灵敏性。

【标本要求与保存】

收集5～10ml晨尿或任意时间段尿液，无需防腐剂，-20℃保存。对于需远程协助检测的样本，可将标本收集于滤纸片上，晾干后送检。

【参考区间】

见附录2。

【临床意义】

主要用于新生儿筛查，确定是否有代谢性遗传病。尿有机酸含量增高见于甲基丙二酸血症、苯丙酮尿、酪氨酸血症、黑酸尿症、枫糖尿症、异戊酸血症、甲基巴豆酰甘氨酸尿症、3-甲基戊烯二酸尿症、3-羟基-3-甲基戊二酸尿症、甲基丙二酸血症、丙酸血症、2-酮己二酸尿症、多种羧化酶缺乏症、戊二酸血症Ⅰ型、戊二酸尿症Ⅱ型、5-氧合脯氨酸尿症、鸟氨酸氨甲酰基转移酶缺乏症、琥珀酰精氨酸尿症、二羧基酸尿症、高草酸尿症Ⅰ型、高草酸尿症Ⅱ型、Canavan病、半乳糖血症、3-酮硫解酶缺乏症、甲基巴豆酰辅酶A羧化酶缺乏症等。

【影响因素】

气相色谱-质谱技术主要通过检测尿液中有机酸以对氨基酸和有机酸代谢病进行诊断。串联质谱技术通过检测血液样品中物质的质荷比（相对分子质量），对物质进行定性和定量分析，可同时检测一滴血中70余种氨基酸和酰基肉碱，对30余种氨基酸、有机酸和脂肪酸氧化代谢病进行快速的筛查和诊断，使相关疾病的诊断检出率显著高于传统生化或酶学方法。但酰基肉碱是有机酸代谢的中间体，串联质谱通过检测血酰基肉碱水平对有机酸血症进行筛查和诊断，由于不同的有机酸血症可表现为同一种酰基肉碱的增高，所以串联质谱检测有机酸血症不如气相色谱-质谱技术特异性高。方法学的选择原则是视临床表现而定：若临床表现疑似氨基酸代谢病，首选串联质谱检测；若临床表现为不明原因的酸中毒，疑似有机酸血症，首选气相色谱-质谱检测；若临床表现为肝脏肿大、肌酸激酶增高、肌无力或心肌肥厚，疑似脂肪酸代谢病，首选串联质谱检测；对难以判断的患者，为缩短患者检测等候时间，节省等候期间的住院或其他费用，可同时进行两种方法的检测。

第三节　尿液蛋白质的检测

尿液蛋白质排泄增多就是蛋白尿，几乎是任何肾脏疾病的标志。与侵入性或技术性要求较高的诊断方法，如肾穿刺或超声波检查相比较，尿蛋白分析是一种简单和廉价的辅助诊断肾脏疾病的方法，而且尿蛋白分析在肾脏疾病的预防、筛选和随访中具有特殊的价值。

一、尿液总蛋白(urine total protein)

【生化及生理】

见尿液一般检验“蛋白质”。

【检测方法】

双缩脲法：用钨酸沉淀尿液中的蛋白质，用双缩脲反应进行定量。

考马斯亮蓝 G-250 染料结合法：在酸性介质中，考马斯亮蓝 G-250 与蛋白质的 NH_3^+基团作用，引起由棕色到蓝色的颜色变化，光谱吸收峰由 465nm 移至 595nm，与标准品比较，即可求得尿液蛋白质含量。

邻苯三酚红钼络合显色法：邻苯三酚红和钼酸络合形成复合物，其吸收峰为 475nm。该复合物在酸性条件下与蛋白质形成结合体，其吸收峰移至 604nm。与标准品比较，即可求得尿液蛋白质含量。

丽春红-S 染料结合法：在尿液标本中，加入蛋白质沉淀剂三氯乙酸及丽春红-S 染料，然后离心沉淀，蛋白质-染料结合物被沉淀，将沉淀物在碱液中溶解，640nm 比色测定，与标准品比较，即可求得尿液蛋白质含量。

【标本要求与保存】

晨尿，定时尿，24 小时收集混合尿 10ml 送检。24 小时尿以 10ml 甲苯或 1g 叠氮钠作防腐剂。

【参考区间】

28.4～64.6mg/L。

【临床意义】

见尿液一般检验“蛋白质”。

【影响因素】

(1) 先用磺基水杨酸法做蛋白质定性试验，如阴性则不必做定量试验，结果直接报告阴性。

(2) 双缩脲法不适于定性试验为微量的尿蛋白定量检测，此时应选用其他方法。

(3) 考马斯亮蓝 G-250 染料结合法：①使用高纯度染料试剂，否则影响试验结果。②尿蛋白定性在±～+取双倍样本量，结果除以 2 报告；尿蛋白定性在++以上，标本 2～10 倍稀释，结果乘以稀释倍数。③考马斯染料易沉着在比色杯上，不易洗脱。

(4) 丽春红-S 染料结合法：①本法灵敏度高，不受温度、药物等干扰，对白蛋白、白蛋白反应一致。②尿蛋白定性在++以上，将标本 2～10 倍稀释，结果乘以稀释倍数。③离心后上清液应全部倾出，但不能损失沉淀物，否则影响试验结果。

(5) 邻苯三酚红钼络合显色法：①本法灵敏度高，特异性强，干扰因素少，对白蛋白、白蛋白反应一致。②尿液蛋白质含量在 3.0g/L 内线性关系好。如标本蛋白质含量超过 3.0g/L，应稀释样本测定，结果乘以稀释倍数。③本法反应在 10 分钟达高峰，25 分钟后反应吸光度逐渐降低，宜在 10 分钟时完成比色。

二、尿液白蛋白(urine albumin)

【生化及生理】

白蛋白的相对分子量为 66 458，半径为 3.6nm，在体液 pH 7.4 的环境中带负电荷。正常的肾小球基底膜具有滤过功能，平均孔径为 5.5nm，带负电荷。因此，正常情况下白蛋白在肾小球的滤过甚微，约为血浆中白蛋白浓度的 0.04%。在生理情况下，肾小球滤过后超过 95% 的白蛋白在远端小管通过赖氨酸代谢后的细胞摄粒作用被重吸收，故尿中白蛋白含量很低。健康成人尿白蛋白排出量为：晨尿(6.5±5.1)mg/L；随机尿(4.8±2.6)mg/L。排泄率：男 0～11.6μg/min，女 0～15.9μg/min。病理情况下，肾小球滤过通透性增加和(或)肾小管重吸收能力降低，将导致尿中蛋白增加，白蛋白排出量增加。尿白蛋白测定的临床应用评价优于尿液总蛋白测定，可用于早期肾损伤的监测。1982 年，Viberti 提出“微量白蛋白尿”(microalbuminuria，MA)的概念。微量白蛋白尿是指尿中白蛋白超过健康人水平，但常规尿蛋白试验为阴性的低浓度白蛋白尿(尿白蛋白排泄率为 20～200μg/min)。为标准化和临床实践需要，国际上一致以尿白蛋白排泄率>20μg/min 或尿液总白蛋白>30mg/24h 作为微量白蛋白尿的临界值。

【检测方法】

ELISA 法：用针对人白蛋白的 F_6 单克隆抗体结合到聚苯乙烯固相载体表面，并保持其免疫活性，包被抗体与待检样本中白蛋白结合，加入酶结合 C_5 单抗，492nm 比色求得样本中白蛋白含量。

免疫比浊法：白蛋白与相应抗体形成抗原抗体复合物，反应液出现浊度。当保持反应液抗体过量时，形成的复合物随抗原量增高而增高，反应液浊度也随之增高，其结果与一系列标准品对照，即可计算出尿中白蛋白的含量。

【标本要求与保存】

晨尿,定时尿,24 小时收集混合尿 10ml 送检。24 小时尿以 10ml 甲苯或 1g 叠氮钠作防腐剂。

【参考区间】

3.9～24.4 mg/24h。

【临床意义】

尿微量白蛋白检测用于:

(1)糖尿病肾病:预防糖尿病肾病主要目标是早期检测出高危患者,以及检测出糖尿病肾病早期阶段。在此阶段通过有效治疗能防止和减少进行性肾功能减退。按照尿白蛋白的排泄量可区分微量白蛋白尿和大量白蛋白尿(表 35-16)。微量白蛋白尿是肾小球滤过功能异常的可靠信号。在已明确糖尿病诊断的基础上,如 6 个月内 3 次独立检测中两次尿白蛋白增高,则可确诊糖尿病肾病。早期糖尿病肾病通过优化代谢性治疗,肾病的发展可终止甚至可逆转。同时,微量白蛋白尿监测可评价疗效。大量白蛋白尿提示非选择性肾小球或混合性肾小球-肾小管蛋白尿,包括白蛋白和其他尿蛋白持续增高,并提示肾功能持续下降。因此,尿微量白蛋白检测应成为糖尿病患者每年必查项目或定期监测指标。

表 35-16 白蛋白尿的分类和界限值

	μg/分钟❶	mg/24h❷	mg/L❸	mg/gCr❸
正常	<20	<30	<20	<24
微量白蛋白尿	20～200	30～300	20～200	24～200
大量白蛋白尿	>200	>300	>200	>200

❶晚间或早晨 8～10 点收集尿液;❷24h 尿;❸晨尿

(2)高血压肾病:近年来研究表明,原发性高血压患者定期进行尿白蛋白检测有助于及早发现高血压肾病,尿白蛋白测定可用于判断高血压肾病病情和预后。目前建议,凡高血压患者及老年人群均应注意监测尿微量白蛋白,以期早期发现肾脏损害。

(3)尿微量白蛋白和其他并发症的关系:近年来对肾脏病患者尿液微量白蛋白检测已越来越受到重视,认为是诊断原发性或继发性肾小球疾病、肾小管间质病变、药物性或中毒性肾损害的敏感、可靠指标,并能帮助临床发现早期的肾损害。如妊娠先兆子痫、癌症化疗药物引起肾损害、急性感染性肾炎等疾病,监测患者尿微量白蛋白可发现早期肾损害并指导临床治疗。

【影响因素】

尿液微量白蛋白检测多采用免疫学方法。但因尿液中的白蛋白性质极其复杂,在经肾脏滤过时,受溶酶体酶的化学修饰作用,可产生<1%的完整白蛋白及>90%的白蛋白源性片段,疾病状态下此组分比例及性质还可能发生变化。常用的免疫分析方法只能检测具有免疫原性的完整白蛋白及白蛋白片段和多聚白蛋白聚合物。因此检测方法的局限性可能带来一定的实验误差。为此,临床上对于具有潜在危险的肾脏病患者,需要反复监测尿微量白蛋白的变化。

三、尿液免疫球蛋白(urine immunoglobulin)

【生化及生理】

免疫球蛋白是一组具有抗体活性的球蛋白,由浆细胞合成与分泌,存在于机体的血液、体液、外分泌液及部分细胞的表面。Ig 分为 IgG、IgA、IgM、IgD 和 IgE5 类。IgG 相对分子质量 16 万,是血清中主要的抗体成分;IgA 相对分子质量 17 万;IgM 相对分子质量 90 万。肾小球基底膜上皮细胞为精细滤器,只有相对分子质量小于 6 万的血浆蛋白质才能滤过,因此,正常情况下尿液内不会出现 IgG、IgA 和 IgM(或含量极微)。当肾小球病变导致滤过膜结构破坏时,大相对分子质量的血浆球蛋白被滤过,并出现在尿液中。因此,检测尿液中免疫球蛋白含量可对各种肾病的诊断及判断肾功能损害的程度提供可靠的指标。大量免疫球蛋白从尿中排出可引起肾中毒,因此尿中免疫球蛋白的存在增加肾脏功能障碍的风险,预后不良。

【检测方法】

采用酶联免疫吸附法或免疫散射/透射比浊法测定尿中 IgG、IgM、IgA 含量。

【标本要求与保存】、

晨尿,24 小时收集混合尿 10ml 送检。24 小时尿以 10ml 甲苯或 1g 叠氮钠作防腐剂。在 4～8℃可保存 48 小时,在-20℃可保存一个月。尿液经离心后取上清液检测。

【参考区间】

尿 IgG:0.1～0.5mg/L。

尿 IgM:0.02～0.04mg/L。

尿 IgA:0.4～1.0mg/L。

【临床意义】

尿 Ig 升高主要见于肾小球肾炎、肾炎性肾病、迁延性肾炎、乙肝的肾脏表现、肾病综合征及一些原发性肿瘤。尿免疫球蛋白和其他微量蛋白测定可早期诊断肾脏疾病,有助于肾脏疾病的分期和预后判断。肾小球轻度病变时尿中微量白蛋白升高,当肾小球进一步受损,尿 IgG、IgA 升高,肾小球严重病变时尿 IgM 升高。尿中微量白蛋白及 IgG 出现提示病变向慢性过渡,尿中 IgM 出现对预测肾衰有重要价值。全身性疾病累及肾脏时,尿中微量白蛋白及 IgG 作为肾小球受损的一个过筛试验。尿中 IgA 增加见于 IgA 肾病、膀胱炎与肾盂肾炎。

四、尿液游离免疫球蛋白轻链(urine free immunoglobulin light chain)

【生化及生理】

尿中游离免疫球蛋白轻链又称本周蛋白(Bence-Jones protein,BJP),能通过肾小球滤过膜,当浓度增高超过肾近曲小管重吸收的极限时,自尿中排出,即本周蛋白尿。BJP 在 pH 4.9±0.1 条件下,加热至 40~60℃时可发生凝固,温度升至 90~100℃时可再溶解,而温度减低至 56℃左右,又可重新凝固,故又称为凝溶蛋白,此为 BJP 的重要特性之一。免疫球蛋白的轻链单体相对分子质量为 2.3 万,二聚体相对分子质量为 4.6 万,乙酸纤维素蛋白电泳时可在 α_2 至 γ 球蛋白区带间出现"M"带,大多位于 γ 区带及 β-γ 区带之间;SDS-PAGE 蛋白电泳可见到突出的低相对分子质量蛋白区带。BJP 不能与抗重链或抗 Ig 的抗血清起反应,但能与抗 κ(kappa)和抗 λ(lambda)抗血清起反应,据此可将其进一步分型。BJP 主要通过两种机制损伤肾功能:肾小管对 BJP 具有重吸收及异化作用,当 BJP 通过肾排泄时,BJP 可在肾小管内沉淀,进而引起肾小管阻塞,抑制肾小管对其他蛋白成分的重吸收,损害肾脏近曲、远曲小管,因而导致肾功能障碍及形成本周蛋白尿;其次 κ 轻链相对分子质量小,且具有肾毒性,可直接损害肾小管细胞。

【检测方法】

热沉淀-溶解法:基于 BJP 在 56℃凝固、100℃溶解的特性而检测。

对甲苯磺酸法:基于对甲苯磺酸能沉淀相对分子质量较小的 BJP,而与相对分子质量较大的白蛋白和球蛋白不起反应的原理而检测。

蛋白电泳法:基于蛋白电泳的基本检测原理。

免疫电泳:基于区带电泳原理和免疫学特异性抗原抗体反应的原理。首先将待检标本经琼脂或琼脂糖电泳,进行初步区带分离,然后在琼脂或琼脂糖板上沿电泳方向挖一个与之平行的小槽,加入与抗原相应的抗血清,作双向免疫扩散。已分离成区带的各抗原成分与抗体在琼脂板上相遇,在两者比例恰当的位置形成免疫结合沉淀弧线。

免疫固定电泳:基于区带电泳原理和特异性抗原抗体反应的原理。与免疫电泳不同之处在于:是将抗血清直接加于电泳后蛋白质区带表面,或将浸有抗血清的滤纸贴于其上,抗原与对应抗体直接发生沉淀反应,形成的复合物嵌于固相支持物中。将未结合的游离抗原或抗体洗去,则出现被结合固定的某种蛋白。

免疫速率散射浊度法:基于可溶性抗原-抗体反应,形成不溶性抗原-抗体复合物的免疫学原理。光沿着水平轴照射,遇到小颗粒的免疫复合物时将导致光散射,散射光的强度与复合物的含量成正比,即待测抗原越多,形成抗原-抗体复合物越多,散射光强度越强。

【标本要求与保存】

晨尿,24 小时收集混合尿送检。24 小时尿以 10ml 甲苯或 1g 叠氮钠作防腐剂。在 4~8℃可保存 48 小时,在-20℃可保存一个月。尿液经离心后取上清液检测。

【参考区间】

定性试验:阴性。

定量:轻链 κ<5mg/L;

轻链 λ<5mg/L。

【临床意义】

尿 BJP 检测主要用于多发性骨髓瘤(MM)、原发性淀粉样变性、巨球蛋白血症及其他恶性淋巴增殖性疾病的诊断和鉴别诊断。尿免疫电泳或免疫固定电泳可发现 50%~80% 的患者尿 BJP 阳性,而用试带法筛检蛋白尿时可漏检 BJP。

(1) 多发性骨髓瘤患者尿中可出现 BJP 单克隆轻链。κ/λ 的比率为 2∶1。99% 多发性骨髓瘤患者在诊断时有血清 M-蛋白或尿 M-蛋白。早期尿 BJP 可呈间歇性排出,50% 病例每日大于 4g,最多达 90g。

(2) 巨球蛋白血症 80% 的患者尿中有单克隆轻链。

(3) 原发性淀粉样变性:70% 以上的患者血和尿中发现单克隆蛋白,89% 患者诊断时血或尿中有单克隆蛋白。

(4) 其他疾病:μ 重链病 2/3 病例有 BJP 尿。此外,恶性淋巴瘤、慢性淋巴细胞白血病、转移癌、慢性肾炎、肾盂肾炎、肾癌等患者尿中也偶见 BJP。

20%"良性"单克隆免疫球蛋白血症病例可查出BJP,但尿中含量低,多数小于60mg/L。经长期观察即使是稳定数年的良性BJP患者,仍有发展为多发性骨髓瘤或淀粉样变性病的可能性。不过也存在着良性BJP尿。一些患者有稳定的血清M蛋白和尿BJP,长达15年也未发展为多发性骨髓瘤或有关疾患。

【影响因素】

(1) 热沉淀-溶解法:该法灵敏度不高,一般需尿中BJP>0.3g/L,有时甚至高达2.0g/L,致使假阴性率高。用此法检测须具备3个条件:①标本新鲜。②尿液混浊时需离心取上清液。③若为蛋白尿,须先用加热乙酸法沉淀普通蛋白质,然后趁热过滤,取上清液检查。本方法要求标本量较大。

(2) 对甲苯磺酸法:该法操作简便、灵敏度高,BJP达3.0mg/L时即可检出,是较敏感的筛检试验方法。尿中存在白蛋白时不会产生沉淀反应,但若球蛋白大于5.0g/L可出现假阳性。

(3) 乙酸纤维素膜电泳:对BJP的阳性检出率可高达97%。电泳以相对分子质量大小来区分蛋白质,因此可见到突出的低相对分子质量蛋白区带;经乙酸纤维素膜电泳,BJP可在α_2至γ球蛋白区带间出现"M"带,但如尿中BJP含量较低,需预先浓缩10~50倍。为便于分析常需同时做患者及正常人血白蛋白电泳及浓缩后的尿液电泳。肌红蛋白、溶菌酶、游离重链、转铁蛋白、脂蛋白或多量细菌沉淀物等也可出现类似于"M"的区带,因此当乙酸纤维素膜上出现波峰或怀疑有相关疾病时,应进行免疫电泳。

(4) 免疫电泳:是电泳技术与双向免疫扩散技术的组合,方法简单易行,样品用量少,分辨率高,特异性强;但不同抗原物质在溶液中含量差异较大时,不能全部显现出来,需预先测量抗原与抗体的最适比例;电泳条件可直接影响沉淀线的分辨率;结果判断需积累一定的经验。

(5) 免疫固定电泳:采用特异抗体来鉴别由区带电泳分离出的蛋白,比区带电泳和免疫电泳更敏感。

(6) 免疫速率散射浊度法:是目前免疫学分析中比较先进的方法,能定量分析κ和λ轻链的浓度,测定结果可靠。

五、尿液α_2-巨球蛋白(urine α_2-macroglobulin)

【生化及生理】

α_2-巨球蛋白(α_2-M)是人体中重要的血浆蛋白之一,是一种大分子糖蛋白,含糖量约8%,由4个相同的亚单位组成,分子量为725 000左右,pI为5.0~5.5。α_2-M主要在肝细胞与单核-巨噬细胞系统中合成,半衰期约5天。正常情况下,血浆中每天约有超过10%量的α_2-M被代谢分解掉。α_2-M与蛋白酶形成复合物后可迅速地从血循环中被清除,这可能是由于α_2-M与蛋白酶结合后构象改变,释放出糖肽使疏水区暴露,易于被细胞受体识别,因而能很快地被肝、脾和骨髓的网状内皮细胞吞噬。α_2-M除能清除血中多余蛋白酶外,对组织蛋白酶也有抑制作用。在正常生理条件下,大分子的α_2-M不易进入组织,但在炎症时血管通透性增高,α_2-M可进入组织并与其中的弹性蛋白酶和胶原酶等结合形成复合物,防止组织的进一步水解破坏。α_2-M还能抑制病原体和寄生虫入侵机体时释放出来的多种蛋白酶,它对某些病毒也有抑制作用。α_2-M还能通过抑制体内多种蛋白酶的活性来调节机体的免疫反应。此外α_2-M是血纤溶酶的抑制剂,能阻止纤维蛋白的水解,与凝血有密切的关系。α_2-M是巨分子量蛋白,不能通过肾小球滤过膜,故尿中α_2-M含量甚微。

【检测方法】

采用酶联免疫吸附法或免疫散射/透射比浊法测定尿中α_2-M。

【标本要求与保存】

晨尿,24小时收集混合尿10ml送检。24小时尿用1g叠氮钠作防腐剂,一般储存于4℃,冻干后在-70℃可保存一年。尿液经离心后取上清液检测。

【参考区间】

<0.026mg/L。

【临床意义】

(1) 尿中α_2-M增高见于:①肾后性血尿,如损伤、肿瘤、尿结石、尿路感染、良性前列腺增生、月经血、结核、肾性感染。②其他疾病如肾小球基膜受损、肝病、肾病综合征、糖尿病肾病、某些良性肿瘤及恶性胸腹水、自身免疫性疾病、妊娠、口服避孕药等。

(2) 尿中α_2-M降低见于急性肾炎、急性胰腺炎、类风湿关节炎。

【影响因素】

(1) α_2-M对酸和热敏感,pH 4以下易失活,在pH 5.0~8.4范围内比较稳定。

(2) α_2-M测定前用磺基水杨酸法作蛋白定性试验,依据定性结果将尿液用稀释液稀释,具体稀释倍数按试剂盒说明书进行操作。

六、尿液 α_1-微球蛋白(urine α_1-microglobulin, α_1-MG)

【生化及生理】

α_1-微球蛋白为相对分子质量仅 26 000 的一种糖蛋白,由 167 个氨基酸组成。PI 为 4.5 ~ 5.5。α_1-MG 主要由肝细胞和淋巴细胞产生,广泛分布于体液及淋巴细胞膜表面。血浆中 α_1-MG 以两种形式存在,游离型或与 IgA 结合型。结合型 α_1-MG 不能通过肾小球滤过膜。游离型 α_1-MG 可自由通过肾小球,但约 99% 被近曲小管上皮细胞以胞饮形式重吸收并分解,故仅微量 α_1-MG 从尿中排泄。

【检测方法】

采用酶联免疫吸附法或免疫散射/透射比浊法测定尿中 α_1-MG。

【标本要求与保存】

晨尿,或 24 小时收集混合尿 10ml 送检。24 小时尿 1g 叠氮钠作防腐剂,尿液 pH 在 4 ~ 8,在 4 ~ 8℃可保存 1 周,在-20℃可保存一个月。尿液经离心后取上清液检测。

【参考区间】

<14.6mg/L。

【临床意义】

(1) 尿 α_1-MG 增高是反映和评价各种原因包括肾移植后排斥反应所致早期近端肾小管功能损伤的特异、灵敏指标。与 β_2-M 相比较,α_1-MG 不受恶性肿瘤的影响,酸性尿中不会出现假阴性,故检测结果更为可靠。

(2) 评估肾小球滤过功能:根据 α_1-MG 的排泄方式,血清 α_1-MG 增高提示肾小球滤过率减低所致的血潴留。内生肌酐清除率小于 100ml/min 时,血清 α_1-MG 即出现增高。血清和尿 α_1-MG 都增高,表明肾小球滤过功能和肾小管重吸收功能均受损。内生肌酐清除率小于 80ml/min 时,血清 β_2-M 开始增高。可见 α_1-MG 比 β_2-M 敏感。故测定血清 α_1-MG 比检测血肌酐或 β_2-M 在反映肾小球滤过功能和肾小管重吸收功能上更灵敏。在评估各种原因所致肾小球和近端肾小管早期功能损伤时,α_1-MG 和 β_2-M 均是较理想的指标,尤以 α_1-MG 为佳。

七、尿液 β_2-微球蛋白(urine β_2-microglobulin)

【生化及生理】

β_2-微球蛋白是一种相对分子质量仅 11 800、含 100 个氨基酸和 1 个二硫键的蛋白质,等电点为 5.7,因电泳时位于 β_2 区带而得名,是人体内除了成熟红细胞和胎盘滋养层细胞外,所有细胞特别是淋巴细胞和肿瘤细胞膜上人类白细胞抗原(human leukocyte antigen, HLA)的轻链蛋白组分。正常人 β_2-M 生成量相对恒定,150 ~ 200mg/d,随 HLA 的更新、代谢、降解释放入体液。因其相对分子质量小且不和血浆蛋白结合,可自由地经肾小球滤入原尿,其中 99% 由近端肾小管以胞饮形式重吸收,并在肾小管上皮细胞中分解破坏,因此,仅有微量 β_2-M 自尿中排出。

【检测方法】

采用酶联免疫吸附法或免疫散射/透射比浊法测定尿中 β_2-M。

$$\beta_2\text{-M 清除率}(C_{\beta_2\text{-M}}) = U_{\beta_2\text{-M}}/P_{\beta_2\text{-M}} \times V。$$

式中:$U_{\beta_2\text{-M}}$ 为尿中 β_2-M 浓度;$P_{\beta_2\text{-M}}$ 为血浆中 β_2-M 浓度;V 为单位时间内尿量。

【标本要求与保存】

新鲜尿,或 24 小时收集混合尿 10ml 送检。24 小时尿用 1g 叠氮钠作防腐剂,收集尿液需监测 pH,用 2mol/L 的 NaOH 调整 pH 值>6.0。尿液经离心后取上清液检测。

【参考区间】

β_2-M:随机尿 <0.2μg/ml。

【临床意义】

尿 β_2-M 检测主要用于评估肾脏早期损伤时肾小球和近端肾小管功能。①是反映近端肾小管受损非常灵敏和特异指标。当肾小管受损或肾脏产生 β_2-M 增多时,尿中 β_2-M 含量增加。见于肾小管间质性疾病、药物或毒物(如庆大霉素、卡那霉素、汞、镉、金制剂等的肾毒性)所致早期肾小管损伤。②肾移植术后若持续出现尿 β_2-M 增高,表明排斥反应未得到有效控制。③由于肾小管重吸收 β_2-M 的阈值为 5mg/L,超过阈值时,大量 β_2-M 从尿排泄。因此,应同时检查血 β_2-M,只有血 β_2-M 小于 5mg/L 时,尿 β_2-M 增高才反映肾小管损伤。此外,有主张以尿 β_2-M 增高作为上尿路感染的标志,但因上、下尿路感染均有大量白细胞浸润、坏死而释放出 β_2-M,故该指标不可靠。④β_2-M 清除率($C_{\beta_2\text{-M}}$)是鉴别轻度肾小管损伤的良好指标。肾小管损伤时,其重吸收率只要减少 10%,尿中 β_2-M 排泄量就要增加 30 倍左右,因而 $C_{\beta_2\text{-M}}$ 呈高值;无肾小管损伤时,$C_{\beta_2\text{-M}}$ 多在正常参考范围。

【影响因素】

晨尿不完全适用于 β_2-M 的检测(晨尿 pH 往往<6.0),β_2-M 在 pH 6.0 以下的酸性尿中在两小时内即发生变性,故尿液标本收集后应碱化并及时测定。若需批量检测,应将尿液调节至 pH 6.5～7.0,冷冻保存。

八、尿液转铁蛋白(urine transferrin)

【生化及生理】

转铁蛋白(Tf)是一种糖蛋白,相对分子质量为 77 000,PH 为 5.6～6.6,主要在肝脏中合成,半衰期为 7 天。Tf 是铁转运的主要蛋白,负责运载由消化道吸收的铁和由红细胞降解释放的铁,以 Tf-Fe^{3+} 的复合物形式进入到骨髓中,供幼稚红细胞和网织红细胞合成血红蛋白。血浆中 Tf 浓度受机体铁供应的调节,机体缺铁时,血浆中 Tf 浓度上升,经铁剂有效治疗后恢复到正常水平。在某些疾病状态下,因肾小球滤过膜的电荷屏障受损,带负电荷的 Tf 易于滤出,从而出现于尿中。由于 Tf 的分子半径小于白蛋白,且其等电点高于白蛋白,所以在肾损伤时,在尿白蛋白排出升高之前 Tf 即已升高,并先从尿中排出。故相比于微量白蛋白,Tf 能更敏感地反映肾脏功能受损情况。

【检测方法】

采用酶联免疫吸附法或免疫散射/透射比浊法测定尿中 Tf。

【标本要求与保存】

新鲜尿,在 4～8℃可保存 48 小时,在-20℃可保存一个月。尿液经离心后取上清液检测。

【参考区间】

0～2.0mg/L。

【临床意义】

尿 Tf 含量增高见于肾病综合征、急进性肾炎、慢性肾炎、膜性或增生性肾炎、糖尿病肾病、高血压肾病、慢性肺源性心脏病、红斑狼疮性肾炎。

【影响因素】

测定前用磺基水杨酸法进行蛋白定性试验,然后用生理盐水或试剂盒提供稀释液进行稀释。具体稀释倍数如下:蛋白定性结果(+),稀释 1000 倍;蛋白定性结果(++),稀释 3000 倍;蛋白定性结果(+++),稀释 10 000 倍;蛋白定性结果(++++),稀释 15 000倍。

九、尿液 Tamm-Horsfall 蛋白(urine Tamm-Horsfall protein)

【生化及生理】

Tamm-Horsfall 蛋白(THP)为尿中黏蛋白的一种,相对分子质量为 8 万～27 万,由 Henle 袢升支与远曲小管的上皮细胞内高尔基复合体产生,为一种肾特异性蛋白质,可作为这一段肾小管的抗体标志。THP 聚合可形成凝胶覆盖在肾小管上皮细胞膜上,阻止水分的通过,参与肾逆流倍增系统中浓度梯度的形成,起到保护尿道黏膜使之免受细菌及病毒损伤的作用。正常人可有少量 THP 排入尿中,当各种原因如梗阻、炎症、自身免疫性疾患等引起肾损伤时,尿中排出量增多,并与肾受损程度相一致。病理条件下,THP 为管型的主要基质成分,其多聚体是肾结石基质的重要前体物质。在高浓度电解质、酸性环境或尿流缓慢时,THP 易聚合而沉淀,当沉淀在远曲小管形成时便构成透明管型。当机体炎症、自身免疫性疾病、尿路梗阻性疾病等引起肾脏实质损伤时,THP 可沉着于肾间质并刺激机体产生相应的自身抗体。THP 在尿中的排泄量被认为是检测肾功能的一项新指标。

【检测方法】

采用酶联免疫吸附法测定尿中 THP。

【标本要求与保存】

随机尿,或 24 小时收集混合尿 10ml 送检。24 小时尿用 1g 叠氮钠作防腐剂,在 4～8℃可保存 48 小时,在-20℃可保存一个月。尿液经离心后取上清液检测。

【参考区间】

29.8～42.9mg/24h。

【临床意义】

(1) 作为远端肾小管病变定位标志物:THP 在尿中含量增高提示远端肾小管各种原因的病变、THP 覆盖层破坏和刺激分泌增高。可见于上尿路炎症、感染、梗阻,自身免疫性疾病、药物毒性、金属铜、镉等中毒所引起的肾小管-间质性炎。尿 THP 一过性增高,可见于重铬酸钾中毒和肾移植后急性排斥反应期。

(2) THP 持续维持较高水平:提示易于形成尿结石。尿中 THP 测定有助于判断泌尿道结石患者体外震波碎石治疗效果:手术成功者,尿中 THP 含量于术后第二天达高峰,以后逐渐减低;若 THP 无明显变化，则表明碎石治疗失败。

（3）用于泌尿系统结石形成机制的研究：结石患者尿中类黏蛋白增多，多个分子的THP与其他大分子物质聚合成为尿类黏蛋白，后者去掉涎酸聚合成为结石基质A。体外实验证明，尿类黏蛋白能促进草酸钙、磷酸钙结晶生成。对人泌尿系结石分析，也发现草酸钙与尿酸结石的THP含量高于磷酸铵镁结石，上尿路结石的THP含量高于下尿路结石，而且结石患者的24小时的THP排出量高于正常人。

十、尿液蛋白选择性指数（selective proteinuria index，SPI）

【生化及生理】

肾小球滤过膜是由毛细血管内皮细胞、基底膜、上皮细胞（足细胞，即肾小球囊的脏层）三层构成，是具有一定“选择性”的通透性滤过膜。滤过膜各层的空隙只允许一定大小的物质通过，而且和滤过膜的电荷有关。滤过分子大小一般以有效半径来衡量，小分子物质如尿素和葡萄糖，可自由通过滤过膜；中等大小分子物质如白蛋白的滤过则受到限制，大分子物质如纤维蛋白原，则不能滤过。滤过膜所带的电荷对其通透性有很大影响，正常时滤过膜表面覆盖一层带负电荷的蛋白多糖，使带负电荷的较大分子不易通过，如白蛋白，但在病理情况下滤过膜所带的电荷减少或消失，白蛋白等蛋白质滤过增加而出现蛋白尿。

由于肾小球滤过膜的受损害程度不同，尿中不同相对分子量的各种蛋白质的比例有差异，因此提出尿蛋白选择性的概念，即受损的肾小球滤过膜对血浆蛋白的滤过存在着选择性。当肾脏疾病较轻时，尿中仅有少量大分子蛋白质，以白蛋白为主，称为选择性蛋白尿。当病变较重时，除白蛋白外，尿中还有大量大分子蛋白质排出，则称为非选择性蛋白尿。

【检测方法】

目前临床上多采用尿IgG（分子量为150kD）和尿Tf（分子量为77kD）的清除率比值作为尿蛋白选择性指数检测方法。其计算公式为：

SPI＝（尿IgG/血IgG）/（尿Tf/血Tf）

【标本要求与保存】

空腹采集2ml血液，收集当日晨尿50ml送检。

【参考区间】

SPI<0.1，高度选择性蛋白尿。

【临床意义】

蛋白尿选择性指数可反映肾小球滤过膜的通透性，在某种程度上与肾小球疾病的病理学改变有一定的关系。其可预测治疗反应及估计预后，选择性高者预后好，反之预后差。SPI<0.1者，表明肾小球损害较轻，治疗反应和预后大多较好，如肾病综合征、肾小球肾炎早期等。SPI介于0.1～0.2之间为中度选择性蛋白尿，表示病情一般。SPI>0.2者属非选择性蛋白尿，表明肾小球损害较重，预后大多不良，如急性肾炎、糖尿病肾病等。

【影响因素】

SPI在评价肾小球滤过膜损伤时为一个较敏感指标，因没有考虑肾小管对所测蛋白的重吸收和分解的影响，且IgG和Tf均为内源性蛋白，滤过增加时肾小管重吸收和分解也相应增加，同时二者所带电荷也不同，故其可靠性受到一定影响。

十一、尿液SDS-PAGE（urine SDS-PAGE）

【生化及生理】

许多肾性、肾前性、肾后性及使交感神经兴奋的原因，如高热、剧烈体力活动、心理上应激和突然的体位改变（生理性）因素可引起尿蛋白。尿液蛋白电泳分析技术可以根据尿液中蛋白质成分的电荷特性、分子大小，甚至免疫原性将各类蛋白成分进行区分。根据尿液中主要蛋白成分即可判断肾小球滤过功能的受损程度，并对蛋白尿进行分类。

【检测方法】

十二烷基硫酸钠-聚丙烯酰胺凝胶电泳法（sodium dodecyl sulfate polyacrylamide gel electrophoresis，SDS-PAGE）亦称尿蛋白SDS盘状电泳。尿蛋白可与十二烷基硫酸钠反应，形成带有负电荷的复合物，消除尿液蛋白的电荷差异，电泳时尿液中各种蛋白组分向正极移动，通过聚丙烯酰胺交联网具有的分子筛效应，可将各种蛋白质按其相对分子质量大小的顺序，彼此分离出蛋白区带。相对分子质量愈大，电泳速率愈慢，反之则愈快。将尿蛋白定性检查阳性的尿液标本与已知相对分子质量的标准蛋白质（如IgG相对分子质量为150 000，转铁蛋白相对分子质量为90 000，白蛋白相对分子质量为65 000，溶菌酶相对分子质量为18 000）一起进行SDS盘状电泳，通过对照比较，可以判断蛋白组分的性质和相对分子质量范围，可以进行蛋白尿选择性和非选择性分析。

【标本要求与保存】

晨尿，或24小时收集混合尿20ml送检。尿液用0.1%叠氮钠作防腐剂。用叠氮钠防腐的尿液标本室温最多可储存45天，在4℃可储存6个月，加入50g/L蔗糖后可将尿液标本冷冻保存。

【参考区间】

各相对分子质量的尿蛋白均显示微量蛋白区带，以白蛋白区带为主。

【临床意义】

尿蛋白电泳主要用于蛋白尿的分型。按SDS-PAGE尿蛋白电泳结果，可分为低相对分子质量蛋白尿、中相对分子质量蛋白尿、高相对分子质量蛋白尿和混合型蛋白尿。

(1) 低相对分子质量蛋白尿：见于以肾小管损害为主的疾病，如急性肾盂肾炎、肾小管性酸中毒、慢性间质性肾炎早期、重金属及药物引起肾损害等。

(2) 中及高相对分子质量蛋白尿：见于以肾小球损害为主的疾病，如各类原发性、继发性肾小球肾炎和肾病综合征等。

(3) 混合性蛋白尿：见于整个肾单位受损的病理情况，如慢性肾炎晚期、严重间质性肾炎。

【影响因素】

(1) 用SDS处理蛋白质样品时加入的巯基醇，使很多不溶性蛋白质溶解，并与SDS定量结合。SDS是一种阴离子表面活性剂，可以将蛋白质解离成亚基，并使蛋白质分子带上SDS阴离子，带上大量负电荷，其量大大超过了蛋白质原有的电荷，从而掩盖了各种蛋白质原有的电荷差异，使得蛋白质的电泳迁移率仅仅反映蛋白质亚基相对分子质量的差别。因此，SDS-PAGE是目前分析蛋白质亚基组成和测定其相对分子质量的较好方法。

(2) 尿液标本电泳前须经过浓缩处理，依据尿蛋白定性的结果而确定浓缩倍数。正常人24小时尿中蛋白不超过150mg，其浓缩倍数以20为宜。为获得良好的分离效果，必须选择适宜的凝胶浓度。梯度凝胶因其包含5%～10%的凝胶浓度，且具有良好的浓缩效应，因此适宜于比较复杂的蛋白质分析。

第四节　尿液酶的检测

正常情况下健康人每日可有少量的尿酶排出。由于体内绝大多数酶的相对分子质量均很大，血清酶大多不能经由肾小球滤过而从尿中排出，故健康人尿酶主要来源于肾小管细胞，尤其是近曲小管细胞所富含的各种酶。病理条件下受血清酶浓度、酶自身性质及肾脏功能等因素的影响，血清酶可出现于尿液中。各种肾脏疾病，特别是肾小管细胞受到损害时细胞内酶可以从细胞内释出而进入尿液，尿酶的排出量可明显增多。由于尿酶测定方法较为简单、敏感，多年来尿酶测定不仅用于对泌尿系统疾病的诊断、鉴别诊断及预后判断，而且对其他系统疾病、恶性肿瘤以及先天性疾病亦有重要意义。

一、尿液溶菌酶(urine lysozyme)

【生化及生理】

溶菌酶(Lys)亦称胞壁质酶，系来源于单核细胞、中性粒细胞、巨噬细胞溶酶体的碱性蛋白质。Lys由18种氨基酸共120个氨基酸残基组成的碱性多肽，相对分子质量14 000～17 500(15 000)，PI为10.5～11.0。Lys广泛分布于人体各组织、体液、及各种分泌物中，正常时细胞外液如血液、泪液、尿液、脑脊液中均含有数量不等的Lys。作为一种非特异性免疫因素，Lys在一定条件下可使细菌胞壁的乙酰氨基多糖成分N-乙酰黏质酸和N-乙酰-D-氨基葡萄糖的四聚体之间的糖苷键水解，从而使细菌胞壁破裂。尿液中Lys自肾小球基底膜滤出，但90%以上被肾小球重吸收，因而尿液中很少或无Lys。

【检测方法】

光电比浊法：是用一种细菌悬液作为基质，加入待测标本并保温作用一定时间后，如标本中含有Lys，则细菌将被溶解，细菌悬液浊度减低。通过比浊而测定。

琼脂板扩散法：将含有腐生球菌的琼脂制成平皿并打孔，将尿液标本放入孔内，经过一定时间后，测量得到的溶菌环圈直径大小与样本中Lys浓度的对数成比例。

分光光度法：样本中Lys有明显的促进细菌代谢的作用，能使氯化三苯基四氮唑(triphenyl tetrazolium chloride，TTC)产生红色的还原物，于485nm测定其颜色的深浅，根据所得吸光度计算酶活性，或由标准曲线查出 Lys 浓度表示活性。

【标本要求与保存】

新鲜尿、晨尿、24 小时尿。采尿时应避免月经血、阴道分泌物、精液、前列腺、清洁剂等污染。Lys 检测需在样本采集后 8 小时内完成，样本不能及时检测，4～8℃冰箱保存可稳定 6 天。24 小时尿或不能及时检测的尿标本可加 0.1% 叠氮钠防腐。

【参考区间】

0～2mg/L。

【临床意义】

(1) 尿 Lys 增高：重金属（汞、镉）和氨基糖苷类抗生素中毒所致的肾小管坏死、急性肾小管坏死、范科尼综合征、急性肾盂肾炎、肾移植排异反应、急性粒细胞白血病、急性粒-单细胞白血病、单核细胞白血病、慢性髓细胞白血病、肾病综合征、肾梗死、肉样瘤病、肾结核、结节病、克罗恩病、局限性肠炎。

(2) 尿 Lys 降低：淋巴细胞性白血病、骨髓增生不良。

二、尿液 β-葡萄糖醛酸苷酶（urine β-D-glucuronidase，β-GD，GRS）

【生化及生理】

β-葡萄糖醛酸苷酶（β-GD 或 GRS）是一种催化葡萄糖酸 C_1 位上 β-葡萄糖苷键水解的糖蛋白，相对分子量为 280 000 的四聚体。GRS 在体内的功能尚未阐明，它并不能催化葡萄糖醛酸与类固醇激素或胆红素的结合，而是催化经过肝脏结合解毒的产物。这与体内的生理功能不相称。GRS 可能与溶酶体其他酶参与细胞器的降解及细胞的更新。此外，从多形核白细胞释放出的 GRS，在炎症时引起的组织损伤及杀灭细胞方面具有重要作用。

GRS 分布广泛，但以肾组织中近曲小管上皮细胞溶酶体含量最高。尿液 GRS 与血浆 GRS 无关，尿中 GRS 主要来源于肾小管、膀胱、输尿管的上皮细胞，少量来源于衬附在尿道的过渡细胞。尿液中 GRS 的另一来源是细菌，尿液中细菌的存在可能是活动性肾盂肾炎、无症状菌尿、尿道细菌感染等所致。产生 GRS 的细菌主要包括大肠杆菌、梭形藻属、拟杆菌属、志贺杆菌及克雷伯菌属。而其他的肠杆菌科和弧菌科细菌不产生此酶。

【检测方法】

分光光度法：以酚酞葡萄糖醛酸苷为底物，经 GRS 催化水解生成酚酞及葡醛酸，酚酞在反应体系中显红色，根据颜色的深浅可求出酶的活性。

ELISA 法：将特异性抗人 GRS 抗体吸附在酶标微孔板内，经与待测样本中 GRS 特异结合后，再与用辣根过氧化物酶标记的抗体结合，然后以邻苯二胺为底物产生呈色反应，490nm 波长测定其吸光度。

【标本要求与保存】

新鲜尿、晨尿。采尿时应避免月经血、阴道分泌物、精液、前列腺、清洁剂等污染。标本不能及时检测，需 4℃冰箱保存。

【参考区间】

10.6～28.4U/L。

【临床意义】

GRS 增高见于肾盂肾炎、狼疮性肾炎、急性肾小球坏死、急性肾衰、泌尿系统恶性肿瘤、肾移植后急性排斥反应、膀胱吸虫病、细菌性泌尿系感染。

【影响因素】

GRS 十分稳定，尿中浓度不受血细胞、细菌的影响；尿中该酶的抑制剂和激活剂亦易清除；低温保存两周，其活性不受影响。

三、尿液 N-乙酰-β-D-氨基葡萄糖苷酶（urine N-acetyl-β-D-glucosaminidase）

【生化及生理】

N-乙酰-β-D-氨基葡萄糖苷酶（NAG）是一种位于溶酶体内的酸性水解酶，相对分子质量约为 140 000，存在于所有组织中，以前列腺和近端肾小管溶酶体内含量较高。NAG 有多种同工酶，大多数组织有 A 和 B 型同工酶，少数组织还有微量的 I_1、I_2、S、P 型同工酶。肾组织有 A、B 及 I 三型同工酶。尿中 NAG 并不来源于血浆，因为：①NAG 在人的实质特别是近端肾小管上皮细胞含量丰富；②NAG 分子量大，肾小球不能滤过；③尿 NAG-A 相对含量较血浆高；④使用肾毒性药物时，尿中 NAG 排泄量与血浆 NAG 水平无关。肾小管细胞尤其是皮质近曲小管细胞内含有丰富的 NAG，当近曲小管细胞受损时，尿中 NAG 活性显著增高，且较其他尿酶增高更早，因此对肾小管损害的早期诊断有较大价值。

【检测方法】

在一定条件（37℃，适当 pH）下，NAG 水解 2-氯-4-硝基苯基-N-乙酰-β-D-氨基葡萄糖苷（CNP-NAG）的糖苷键，游离出 2-氯-4-硝基苯酚（CNP），在 400～410nm 波长比色测定 CNP 引起的吸光度变化。

注:酶活性单位定义为1L尿液中NAG在1分钟内水解CNP-NAG,每产生1μmol/L的CNP为1酶活力单位。

【标本要求与保存】

新鲜尿、晨尿。采尿时应避免月经血、阴道分泌物、精液、前列腺、清洁剂等污染。标本不能及时检测,需4℃冰箱保存,不可加防腐剂,不可冷冻。

【参考区间】

荧光光度法:3.20~9.58 U/g Cr。

速率法、对硝基苯酚比色法:<16 U/g Cr。

【临床意义】

尿NAG升高见于急/慢性肾小球肾炎、肾盂肾炎、肾动脉狭窄、肾脏肿瘤、肾移植排异反应、肾血管内溶血、糖尿病肾病、高血压肾病、重金属和氨基糖苷类抗生素引起肾毒性损害、多发性骨髓瘤。

【影响因素】

(1)检测NAG尿标本应使用新鲜尿,必要时可在4~8℃冰箱保存,两周内NAG活性下降4.8%。而室温放置1天,NAG活性下降13.5%,两周后活性几乎消失。

(2)尿液中红细胞、白细胞、葡萄糖、蛋白质、胆红素、酮体及青霉素药物对NAG活性无明显影响,随尿液中上皮细胞及维生素C含量增加NAG活性升高。尿素及肌酐的存在对NAG有明显的抑制作用,浓度过高会使NAG结果偏低。

四、尿液γ-谷氨酰基转肽酶(urine γ-glutamyl transferase)

【生化及生理】

谷氨酰转肽酶(γ-GT)系一种相对分子质量为90×10^6的糖蛋白。γ-GT分子中又包含相对分子质量为54×10^6和27×10^6的亚单位,分别称为“大亚单位”和“小亚单位”,酶的活性部位位于小亚单位上。γ-GT是谷氨酰循环的重要酶系之一,参与氨基酸的吸收、转运和利用,促进氨基酸透过细胞膜;催化谷胱甘肽分解,调节谷胱甘肽的含量。

人体各组织均含γ-GT,尤其分泌和吸收旺盛的组织细胞膜最为丰富,健康人血清γ-GT主要来自肝脏,少量来自肾脏、胰脏和小肠。肾脏是含γ-GT最多的脏器,尿γ-GT主要来自肾脏,主要分布在肾脏近曲小管上皮细胞的刷状缘及髓袢。由于该酶相对分子量大,不能通过肾小球滤过,故尿酶不受血浆酶活性的影响。测定尿γ-GT对肾损害的诊断有重要意义。

【检测方法】

重氮试剂法:γ-GT催化L-γ-谷氨酰-对硝基苯胺等人工合成底物,将其γ-谷氨酰基转移至受体甘氨酰甘氨酸,并释放黄色对硝基苯胺。在405~420nm波长测定其吸光度,并计算酶单位。

连续监测法:以L-γ-谷氨酰-3-羧基-对硝基苯胺为底物,甘氨酰甘氨酸作为γ-谷氨酰基的受体,在一定条件下,γ-GT催化底物生成γ-谷氨酰双甘肽和黄色2-硝基-5-氨基苯甲酸,在410nm波长连续监测吸光度的改变,以国际单位表示酶活性。

【标本要求与保存】

新鲜尿、晨尿。采尿时应避免月经血、阴道分泌物、精液、前列腺、清洁剂等污染。标本不能及时检测,需4℃或冰冻保存。

【参考区间】

男性:26~64U/L。

女性:21~51U/L。

【临床意义】

尿γ-GT增高见于急性肾炎、肾病、肾病综合征、急性肾缺血、急性肾功能衰竭、肾移植急性排斥反应、狼疮性肾炎、重金属或肾毒性药物引起肾损害。注射造影剂可引起尿γ-GT暂时性增高。

尿γ-GT降低见于肾实质恶性肿瘤、慢性肾脏疾病。

【影响因素】

尿液γ-GT浓度较高,尿标本不需预先浓缩,可直接用尿标本进行测定。尿中γ-GT比较稳定,在4℃或冰冻保存数日,酶活性变化不大。

五、尿液亮氨酸氨基肽酶(urine leucine aminopeptidase)

【生化及生理】

亮氨酸氨基肽酶(LAP)是一种水解蛋白质和多肽N-末端氨基酸的蛋白质水解酶,尤其是对以L-氨基酸为N-末端的多肽作用特别迅速。LAP也水解以苯丙氨酸、色氨酸、组氨酸或酪氨酸为末端的多肽,它还可以水解由氨基酸形成的酰胺。其相对分子量为75 000~80 000,由四个亚基组成。

LAP广泛分布于人体组织中,以肝脏、胰腺、肾脏、胆道、小肠和子宫肌层内含量丰富,各种体液、胆汁、十二指肠液、血液和尿液次之。

【检测方法】

LAP 作用底物 L-亮氨酸-对-硝基苯胺(l-leucy-p-nitroaniline),产生黄色的对硝基苯胺,405nm 波长测定对硝基苯胺生成速率而求得 LAP 活性值。

【标本要求与保存】

新鲜尿、晨尿。采尿时应避免月经血、阴道分泌物、精液、前列腺、清洁剂等污染。标本不能及时检测,需 4℃冰箱保存。

【参考区间】

3.84 ~9.24U/g Cr。

【临床意义】

尿 LAP 升高见于慢性酗酒、肾小球滤过紊乱、肾缺氧、急性炎症性肾病、泌尿生殖道肿瘤、中毒性肾损伤、肝硬化、急性肝炎、慢性活动性肝炎、胆道结石、胆汁阻塞、阻塞性肝胆疾病、急性酒精中毒、肝缺血、胰腺肿瘤、肝肿瘤胰腺炎、严重先兆子痫。

【影响因素】

(1) LAP 可能不是单一的酶,而是一群性质近似的酶,特异性不强,许多物质可以作底物,如亮氨酰胺、亮氨酰甘氨酸、亮氨酰双酚酞、L-亮氨酰-β-萘胺等。

(2) 干扰物:胆红素<20mg/24h,对测定几乎无影响。血红蛋白<400mg/24h,对测定几乎无影响。卡那霉素、链霉素、磺胺药物对测定有干扰。

六、尿液丙氨酸氨基肽酶(urine alamine aminopeptidase)

【生化及生理】

丙氨酸氨基肽酶(AAP)的分类名为 α-氨基肽水解酶(微粒体),作用于肽键,能使 α-氨基肽的肽键水解,故称丙氨酸氨基肽酶,又能水解一些氨基酸与芳香族胺类,形成肽键的酰胺类化合物,故又称芳香酰胺酶。

AAP 的相对分子量为 230 000,依据其组织来源分血清、肝、肾、尿四种同工酶,此酶不能通过肾小球滤膜。尿 AAP 来源于肾单位近曲小管上皮细胞刷状缘,在肾脏损害过程中常常最先受损,亚临床期就出现明显升高。因此测定尿 AAP,对肾损害的早期发现、诊断、疗效观察有一定的参考价值。

【检测方法】

AAP 能水解丙氨酸对硝基苯胺,使之释放出黄色的对硝基苯胺,通过 405nm 波长测定对硝基苯胺生成速率而求得 LAP 活性值。

【标本要求与保存】

新鲜尿、晨尿。采尿时应避免月经血、阴道分泌物、精液、前列腺、清洁剂等污染。标本不能及时检测,需 4℃冰箱保存。

【参考区间】

男性:7.3 ~15.7U/g Cr。

女性:5.0 ~9.6U/g Cr。

【临床意义】

尿 AAP 升高见于肾移植术后、肾肿瘤、肾小球肾炎、急/慢性肾盂肾炎、尿道疾病、肾小管损伤、肾毒性损害。

【影响因素】

本法尿液透析前后测定无明显差异,尿中氨基酸、氨、白蛋白、血红蛋白等对测定无明显干扰。顺铂、庆大霉素、甘露醇、氢化可的松等药物对测定有干扰。

七、尿液乳酸脱氢酶(urine lactate dehydrogenase)

【生化及生理】

乳酸脱氢酶(LDH)催化丙酮酸与乳酸之间的还原与氧化反应,是糖无氧酵解及糖异生的重要酶系之一。LDH 广泛存在于身体各组织细胞的细胞器中,以肾脏、心肌、骨骼最丰富,其次为肝、胰脏、脑和肺等,红细胞内也相当丰富。LDH 相对分子质量为 130 000 ~150 000,都含有 4 个亚基,每个亚基的相对分子质量为 35 000。亚基分为两类,一为骨骼肌型,以 M 表示;另一为心肌型,以 H 表示。根据亚基差异可有 5 种同工酶,即 $LDH_1(H_4)$、$LDH_2(H_3M)$、$LDH_3(H_2M_2)$、$LDH_4(HM_3)$、$LDH_5(M_4)$。在体内的分布,心肌中以 LDH_1、LDH_2 较多,骨骼肌以 LDH_5、LDH_4 较多,肾髓质以 LDH_4、LDH_5 较多,肾皮质以 LDH_1、LDH_2 较多。正常尿液以 LDH_1 为主,75% 来自血清,22% 来自肾脏和血细胞,3% 来自其他组织。女性尿液中混入生殖器官的分泌物而导致 LDH_5 增多;男性尿液中混入精液可导致 LDH_X 增多(LDH_X 为生精细胞特有的同工酶),尿液中 LDH 排出量随尿蛋白、白细胞及血中 LDH 多少而相应增减,多种肾脏疾病及某些全身性疾病尿 LDH 排出量增高。

【检测方法】

目前根据 LDH 催化反应的方向不同,有两大类测定方法,一大类以丙酮酸为底物(反应方向 P→L)的逆向反应;另一类以乳酸为底物(反应方向 L→P)的顺向反应。

P→L 连续监测法：以丙酮酸为底物和 NADH 为辅酶，经 LDH 催化生成乳酸和 $NADH^+$，在 340nm 处监测 $NADH^+$ 的生成速率，根据 △A/min 计算酶的活性单位（U/L）。

L→P 连续监测法：LDH 催化乳酸和 NAD^+，生成丙酮酸和 NADH，在 340nm 处监测 NADH 的生成速率，根据 △A/min 计算酶的活性单位（U/L）。

【标本要求与保存】

新鲜尿、晨尿。采尿时应避免月经血、阴道分泌物、精液、前列腺、清洁剂等污染。标本不能及时检测，需 4℃冰箱保存。

【参考区间】

男性：5～32U/L。

女性：5～28U/L。

儿童：2～24U/L。

【临床意义】

尿中 LDH 增加见于急性/慢性肾炎、尿路感染、肾移植急性排异反应、泌尿系恶性肿瘤、糖尿病肾损害、急性肾梗阻、多囊肾、肾缺血、肾结核及血吸虫病等。

【影响因素】

（1）L→P 法受检测系统中乳酸、NAD^+浓度影响较小，受产物抑制较弱，线性反应期长，且 NAD^+较稳定，价格低，重复性好。P→L 法的特点为反应速度快。

（2）尿中尿素、小分子多肽及草酸盐抑制酶活力，尿 pH 偏低也可能使 LDH 灭活。

八、尿液碱性磷酸酶（urine alkaline phosphatase）

【生化及生理】

碱性磷酸酶（AKP）为碱性环境下作用酯键，并催化磷酸单酯水解的一组酶，其特异性低，能水解多种磷酸酯，生成无机正磷酸；还具有转磷酸基或水解焦磷酸的作用，即催化磷酸酯中磷酸基团转移到另一种受体上，形成含醇基的化合物和磷酸酯。AKP 相对分子质量为 150 000～170 000，有肝型、小肠型和胎盘型三种不同类型 7 种同工酶，均为二聚体。AKP 分布于全身各组织，以肝、肾、胎盘、脾、小肠、胰、骨、胆、胃及脑等组织中含量较多，主要定位于细胞膜的表面，其生理功能因所在器官不同而异。正常人尿液可有少量 AKP 排出，66% 来自肾脏，在肾小管刷状缘上皮细胞特别丰富，30% 来自肠道，4% 来自其他组织，且大部分 AKP 是结合在尿液沉渣细胞中，少部分以游离形式存在。

【检测方法】

连续监测法：无色或微黄色对硝基酚硫酸钠在碱性条件下被 AKP 水解生成黄色对硝基酚，在 405nm 波长监测。根据吸光度增加速率推算 AKP 活性。

比色法：AKP 作用于磷酸麝香草酚酞和乙醇底物，水解生成麝香草酚酞和磷酸，后者与乙醇结合，使反应更顺利进行。用 NaOH 和 Na_2CO_3 改变反应系统的 pH 值而终止酶促反应，并使麝香草酚酞显蓝色，测定其吸光度，以每分钟每升样本生成 1μmol 的麝香草酚酞为酶活性单位。

【标本要求与保存】

新鲜尿、晨尿。采尿时应避免月经血、阴道分泌物、精液、前列腺、清洁剂等污染。标本不能及时检测，需 4℃冰箱保存。

【参考区间】

男性：1.62～3.86U/g Cr。

女性：5.15～10.00U/g Cr。

【临床意义】

尿 AKP 增高见于肾移植排异反应、氨基糖苷类抗生素肾损害、急性肾小管坏死、急性肾小球肾炎、狼疮性肾炎、肾盂肾炎和肾肿瘤。

【影响因素】

（1）AKP 活性受检测系统的缓冲液影响。常用于 AKP 测定的缓冲液有三类：①惰性型，如碳酸盐和巴比妥缓冲液；②抑制型，如甘氨酸缓冲液；③激活型，如 2-氨基-2-甲基-1-丙醇、Tris、二乙醇胺等缓冲液。激活型缓冲液能增进酶促反应速度，所测 AKP 活性要比惰性型缓冲液高。二乙醇胺的激活作用比 2-氨基-2-甲基-1-丙醇更强。因此不同检测系统其参考值不同。

（2）草酸盐、柠檬酸盐及 EDTA 可螯合镁离子，抑制酶活性。

（3）样本置室温、冰箱（4℃）AKP 活性出现缓慢升高，样本冷冻，AKP 活性降低，但标本复溶后，酶活性会缓慢恢复，质控血清或冻干质控血清亦出现类似现象。

九、甘氨酰脯氨酸二肽氨基肽酶（glycyl proline dipeptidyl aminopeptidase）

【生化及生理】

血清中甘氨酰脯氨酸二肽氨基肽酶（GPDA）是分子量为 220kD 的大分子量蛋白，不易通过肾小球基底膜。因此，尿中 GPDA 大多来源于肾脏，由于肾脏特别是肾小管中含有较丰富的 GPDA，当肾脏受损时，GPDA 便排入尿液，使尿中 GPDA 活性升高。因此，通过测定尿 GPDA 可判断早期肾脏损害的发生。

【标本要求与保存】

新鲜尿、晨尿。标本不能及时检测，需 4℃冰箱保存。

【参考区间】

8.8～16.4U/g Cr。

【临床意义】

诊断早期肾小管损伤的敏感而特异的指标。

第五节 尿液电解质和微量元素的检测

尿液中存在的无机盐主要有氯化钠、硫酸盐、磷酸盐、钾、钙、镁等盐类。正常人尿中电解质排泄量波动范围较大，因此尿电解质测定尽量采用 24 小时尿液，以便观察机体代谢状况及肾脏的分泌功能。尿电解质排泄的检查需根据临床需要，包括钠、钾、氯、钙、磷、镁、pH、氨和碳酸氢根等的测定。尿阴离子隙及尿钠排泄分数可计算得出，以作为某些疾病诊断的附加参数。

微量元素是指浓度低于 0.01% 的无机物，分为必需微量元素和非必需微量元素两大类。在人体内，铜、钴、铬、铁、碘、钼、锰、硒、锌元素属于必需微量元素，而铝、银、砷、金、钡、铋、铯、镉、铅、锑和钒等元素属于非必需微量元素，后者尚包括没有生理功能的元素和有毒重金属。人体如果存在的疾病表现和临床症状提示可能潜在全身性或特异性的必需微量元素的缺乏，或存在不同微量元素间的相互作用时，应该测定一种或多种微量元素。由于微量元素过量的发生率低，所以，中毒测定是微量元素测定的主要适应证。

一、尿液钠（urine natrium）

二、尿液钾（urine potassium）

【生化及生理】

肾脏的水盐排泄根据每天的饮食摄入的量而调节，从而使摄入与排泄保持动态平衡，并维持细胞外液量的稳定。每天通过饮食摄入的钠量为 100～150mmol。每天有约为体钠量的 10 倍，即 29 000mmol 的钠离子经肾小球滤过，99% 在肾小管被重吸收。肾脏的水钠吸收率的微小改变即会引起细胞外液量的明显改变。健康人若进食无盐饮食，3～5 天后钠排泄量会降至<3mmol/24h。肾排钠量的测定对高钠、低钠血症的鉴别有重要意义。

每天通过食物摄入的钾量为 40～100mmol，虽然有相当部分经肾小球滤过的钾会到达远曲小管，但大部分被重吸收，只有小部分被排泄掉。与钠代谢不同的是，若达到肾小管的钾超过一定的量，则超过的部分会被排泄掉。这是因为有醛固酮在远端肾小管的调节作用；细胞外液量的增加，肾远曲小管流量增加使远曲小管钠聚集增多，尽管有醛固酮的抑制作用，仍将导致钾排泄增多；酸中毒导致钾排泄增多，碱中毒导致钾排泄减少；服用利尿剂如噻嗪类、呋塞米和布美他尼，通过增加集合管 1/3 部分的流量来增加钾的排泄。测定肾排钾率是鉴别各类低钾、高钾血症的重要措施。

【检测方法】

火焰光度法：一种发射光谱分析法，样本用含有锂或铯的溶液稀释后，被丙烷气（或乙炔等其他燃气）吸入雾化室，雾化后燃烧，钠、钾离子得到能量后发射出 589nm、768nm 光谱，各波长的光通过各自的滤光片，被光检测器接收。锂或铯的发射信号作为内标准，以便与钠、钾的信号作比较。系统通过已知高、低浓度的分析物来校准。

离子选择电极（ion selective electrode，ISE）法：ISE 仪器上装有含玻璃膜的钠电极和含有液态离子交换膜（渗有缬氨霉素）的钾电极。ISE 仪器检测电极表面电位的改变，与参比电极电位变化的差值大小来估计样本中钠、钾的含量。分析系统的校准是采用钠、钾的校准液来定出参照值，作为计算因素存储在微处理器中，用作未知浓度样本的计算。ISE 分为间接法和直接法。间接法的样本被吸入分析室与大量的高离子强度稀释液混合后检测，足够量稀释的目的是为充分覆盖较大的电极表面。而直接法却不需任何稀释将样本与电极接触而测定。

酶分析法：①钠离子的酶法测定：在钠离子存在的条件下，β-半乳糖苷酶水解邻硝基酚-β-D-半乳吡喃糖苷，在 420nm 波长下测定产物邻硝基酚颜色产生的速率。②钾离子的酶法测定：钾离子可激活丙酮酸激酶，其浓度决定了磷酸烯醇丙酮酸盐的催化反应速度，接着丙酮分解为乳酸盐，在这一变化中，$NADH_2$ 被消耗，在 340nm 波长下检测其速率变化。

大环发色团比色法：大环离子载体分子由各原子按原子规律排列形成空腔，空腔中可高亲和力地固定或结合金属离子。这些化合物被称为多环、冠、穴状配体，如穴冠醚和球冠醚。不同的大环空腔大小不一，可固定或吸附不同的元素。当离子被固定时，发色团发生颜色改变，颜色的深浅与固定的离子多少有关。该法进行钠、钾测定时，使用 EDTA 掩蔽二价离子，通过调整试剂中一价离子掩蔽剂的含量来分别检测钠、钾离子的浓度。

【标本要求与保存】

24 小时尿或新鲜随机尿，50ml 送检。24 小时尿标本收集无需防腐剂。

【参考区间】

尿钠：51～100mmol/24h。

尿钾：130～217mmol/24h。

【临床意义】

（1）尿钠：尿钠量与血浆钠的含量、肾血流量、肾功能或泌尿道的畅通有关，又与肾上腺皮质功能有关。一般而言，在肾功能无损害、肾上腺皮质功能正常时，血浆钠含量高，尿钠也增多，反之则减少。在大量出汗、腹泻、发热期等有血浆容量减少及血浆钠含量降低时尿钠含量也降低。在有渗出性胸膜炎及腹膜炎时有较多的钠积聚在渗出液中，故尿钠减少；反之，在渗出液吸收期，尿钠排出量则可增加。当肾功能不全时，有时则有尿钠排出减少（如在急性肾功能衰竭之少尿期），有时则有尿钠排出增多（如在急性肾功能衰竭之多尿期，及失盐性肾炎）。尿钠含量测定常用于协助肾上腺皮质功能紊乱的诊断，慢性肾上腺皮质功能减退（艾迪生病）、西蒙病、席汉病等尿钠排出量增加。库欣综合征、原发性醛固酮增多症时尿钠排出量减低。

（2）尿钾：尿钾测定主要用来协助肾上腺皮质功能紊乱的诊断。当慢性肾上腺皮质功能降低（艾迪生病）或垂体前叶功能减退时，尿钾减低。库欣综合征、原发性醛固酮增多症时，尿钾含量增高。当肾功能衰竭少尿期，特别是尿毒症时，尿钾含量减低，而多尿期则可能有排钾增多。

【影响因素】

（1）尽可能采用 24 小时尿来测定尿钠、钾的排泄，这样可避免一天中排泄物波动及食物改变而引起的误差。

（2）新鲜随机尿钠、钾的测定结果反映当时的确切情况，特别适用于急性重症患者。

（3）火焰光度法测定尿钾，应将样本稀释 1000 倍测定，才能获得准确结果。采用其他方法测定尿钠、钾，如其浓度较高时，亦应将标本进行适当稀释，以求得准确结果。

（4）遇低浓度尿钠样本，可用已知高浓度样本进行对倍稀释，然后进行测定，结果经校正后报告。

（5）NH_4^+ 与钾离子直径相近，干扰大环发色团比色法钾测定。

【附】　钠排泄分数（fraction of urine natrium excretion，FENa）

钠排泄分数是测定尿中排泄的钠占肾小球滤过的钠的百分比，其计算公式如下：

$$\text{FENa}=\text{尿钠浓度}\times\text{血清肌酐浓度}/(\text{血清钠浓度}\times\text{尿肌酐浓度})\times 100$$

其中钠浓度单位为 mmol/L，肌酐浓度单位为 μmol/L。

FENa 是肾小管吸收钠的一个指标，且对急性少尿型肾衰的鉴别诊断很有价值。GFR 为 120ml/min，且钠排泄量为 120ml/24h 的健康人其 FENa 为 0.5。表 35-17 列出不同 FENa 的诊断意义。

表 35-17　FENa 鉴别急性肾衰

钠排泄分数（%）	评　价
<1	肾小管吸收钠功能良好
	急性肾小球肾炎
	肾前性氮质血症，如肝肾综合征
>1	肾小管吸收钠功能差
	急性肾小管坏死（FENa>3%）
	非少尿型急性肾小管坏死
	尿路梗阻
	鉴别诊断时应考虑
	慢性尿毒症
	利尿剂如呋塞米、布美他尼（FENa>19%）
	呕吐

三、尿液氯化物（urine chloride）

【生化及生理】

氯是细胞外液的主要阴离子，构成盐酸作为胃酸基本成分。氯化物以氯化钠形式存在，由食物和食盐供给。氯可自由地经肾小球滤过，99% 被肾小管重吸收，1% 从尿中排出。氯的排泄主要在肾随尿排出体外，其余随粪便及皮肤排出体外。

【检测方法】

汞滴定法：用硝酸汞滴定尿中氯化物，生成难以离解的氯化汞。用二苯卡巴腙为指示剂，当达到终点时过量的汞离子即与指示剂作用，生成紫蓝色的络合物，滴入硝酸汞的量与氯离子浓度相关。

离子选择电极法：ISE 仪器上装有氯电极，氯电极为由氯化银、氯化铁-硫化汞为膜性材料制成的固体膜电极，对标本中的氯离子有特殊响应。标本中的溴、碘离子对测定有一定的干扰，因量少可忽略不计。

分光光度法：氯离子与非游离的硫氰酸汞反应，形成非游离的氯化汞和游离的硫氰酸根离子，硫氰酸根离子与铁离子反应形成一种浅红色的硫氰酸铁复合物，在 408nm 波长有吸收峰。高氯酸可增加红色的强度。

库仑电量分析法：该方法是在库仑电量分析仪上测定从银电极上游离的银离子与尿中氯离子反应形成不溶的氯化银。当化学计量终点达到后，在混合液中的过量银离子会使仪器传感器计时器立即切断电源，计时器记录下反应所需时间，该时间与氯离子含量有关。标本中的溴、碘离子对测定有一定的干扰，因量少可忽略不计。

【标本要求与保存】

24 小时尿，或新鲜随机尿，50ml 送检。24 小时尿标本收集无需防腐剂。

【参考区间】

24 小时尿氯化物：

婴儿：2～10mmol/d。

儿童<6 岁：15～40mmol/d。

6～10 岁：女 36～110mmol/d；男 18～74mmol/d。

10～14 岁：女 64～176mmol/d；男 36～173mmol/d。

成人：110～250mmol/d。

>60 岁：95～195mmol/d。

【临床意义】

（1）尿氯增高：糖尿病性酸中毒、脱水、饥饿、肾上腺皮质功能减退、水杨酸盐中毒、艾迪生病、盐丢失性肾炎、佝偻病、巴氏综合征、肾上腺衰竭。

（2）尿氯减低：原发性醛固酮增多症、结肠绒毛瘤、低血氯代谢性碱中毒、肺气肿、腹泻、急性渗出性疾病、肾炎、急性肾衰、充血性心衰、幽门梗阻、恶病质、吸收不良综合征、肺炎、迁延性呕吐、伤寒热、猩红热。

【影响因素】

（1）尽可能采用 24 小时尿来测定尿氯的排泄，这样可避免一天中排泄物的波动及食物的改变而引起的误差。

（2）硫氰酸汞对氯离子反应并非特异，其他卤族元素如氟、碘、溴与其同样产生呈色反应。但在正常人尿中，上述元素含量低，可忽略不计。除非患者接受大量含上述离子的药物治疗时，可导致氯检测结果偏高。

（3）氯电极使用久后，电极膜上会出现黑色的氯化银，此时电极敏感性下降，用细沙纸轻磨即可。温度影响离子活性，故从冰箱取出的样本及试剂需恢复到室温时使用。

【附】　尿阴离子间隙

在很多情况下，电解质利尿引起的多尿是由于氯化物排泄的增加引起的。血管内注射氯化物、经口摄入过量的氯化物、肾氯化物丢失或使用袢利尿剂都可引起多尿。

测定尿阴离子间隙是用来判断除了氯离子外是否还有其他阴离子与钠离子结合，或除钠、钾外是否还有其他阳离子被排泄。可根据尿液 pH 按照下列公式计算：

（1）尿 pH<6.5：

尿阴离子间隙（mmol/L）= 钠（mmol/L）+钾（mmol/L）－氯（mmol/L）

（2）尿 pH>6.5：

尿阴离子间隙（mmol/L）= 钠（mmol/L）+钾（mmol/L）－氯（mmol/L）－碳酸氢根（mmol/L）

尿阴离子间隙的临床意义见表 35-18。

表 35-18　尿阴离子间隙的意义

尿阴离子间隙	评　价
正值	除了氯离子外一种或几种阴离子排泄增多，如碳酸氢根。提示肾远曲小管酸化功能受损，如肾小管性酸中毒。在远处肾小管酸中毒时，平均阴离子间隙是+32，且肾脏排氨降低与酸中毒的程度不相称
负值	除了钠、钾离子外还有其他阳离子排泄增多，如氨根。提示胃肠道丢失碳酸氢根增多，如腹泻时。腹泻及氯化铵引起的酸中毒患者平均阴离子间隙是－23，且肾脏排氨增多与酸中毒的程度不相称

四、尿液钙（urine calcium）

【生化及生理】

人体内钙每天更新大约 1%。钙的吸收主要位于十二指肠和空肠上端，通过胃黏膜上的钙结合蛋白系统。此种蛋白的合成受 1,25-$(OH)_2$-D_3、维生素 D 代谢的调控。而有些钙的吸收不依赖维生素 D。钙由肾脏和肠道排泄。肾小球滤过的原尿中 94% ~96% 的钙被肾小管重吸收。生理状态下,尿钙排泄≤7.5mmol(300mg)/24h。90% 排入肠道的钙和消化液一起被重吸收。

【检测方法】

原子吸收分光光度法:分析前样本用镧-盐酸溶液稀释,稀释样本被送到乙烷(或乙炔)火焰,基态钙原子吸收来自空心阴极灯 422.7nm 光波。用光电管或检测器在 422.7nm 测定钙的光吸收,其吸光度值与火焰里的钙离子浓度成比例。原子吸收分光光度法被 NCCLS 推荐为测定钙离子的参考方法。

邻-甲酚酞络合酮比色法:邻-甲酚酞络合酮是金属络合指示剂,也是酸碱指示剂,在碱性溶液(pH 11.0)中与钙及镁聚合,生成紫红色螯合物。进行钙测定时,在试剂中加入 8-羟基喹啉以消除标本中镁离子的干扰。

甲基麝香草酚蓝比色法:钙离子在碱性溶液中与甲基麝香草酚蓝结合,生成蓝色的络合物。在试剂中加入适当的 8-羟基喹啉,可消除镁离子对测定的干扰。

偶氮胂Ⅲ比色法:金属色素原偶氮胂Ⅲ,在微酸性或中性条件下,游离的偶氮胂Ⅲ在溶液中呈玫瑰红色,当与钙离子络合后即形成偶氮胂Ⅲ钙复合物,后者在 660nm 有最大吸收峰。血清或尿液中正常存在的其他阳离子不干扰本测定。

【标本要求与保存】

24 小时尿,或新鲜随机尿,10 ~20ml 送检。24 小时尿液标本收集采用每升尿液加 5ml 甲苯作为防腐剂。进行尿液钙测定时先将 24 小时尿液 10ml 滴加浓盐酸 1 滴,振摇,使钙盐溶解,离心或过滤后检测。

【参考区间】

2.7 ~7.5mmol/24h。

【临床意义】

(1) 增高:见于甲状旁腺功能亢进、肾上腺功能减退、多发性骨髓瘤、高钙血症、甲状腺功能亢进症、维生素 D 摄入过多、恶性肿瘤骨转移、结节病、肢端肥大症、溶解性骨癌、骨质疏松症、库欣综合征、肾小管功能障碍、肾小管酸中毒,以及摄入氯化铵、降钙素、皮质类固醇、生长激素、甲状旁腺激素等药物时。

(2) 降低:见于甲状旁腺功能低下、低钙血症、维生素 D 缺乏症、肾病综合征、急性胰腺炎、软骨病、佝偻病、慢性腹泻、家族性低尿钙高血钙综合征、钙摄入不足、黏液性水肿、尿毒症、妊娠晚期,以及摄入利尿剂、雌激素等时。

【影响因素】

(1) 尽可能采用 24 小时尿来测定尿钙的排泄,这样可避免一天中排泄物的波动及食物的改变而引起的误差。

(2) 如怀疑骨钙动员增加,患者需在上午 8:00 ~10:00禁食,收集 24 小时尿液。

(3) 为提高尿钙测定的准确性,尿液中加入 10ml 浓盐酸并将标本加热,尿液中不溶的草酸钙可被溶解。

(4) 尿钙的排泄量受种族、地域、季节、饮食条件的影响。

五、尿液无机磷(urine inorganic phosphorus)

【生化及生理】

人体中含磷总量约为 100g/kg,85% 分布在骨骼,15% 在软组织,0.3% 在细胞外液。食物中的磷在小肠吸收,以磷酸盐的形式经肾脏(占 70%)与肠道(占 30%)排泄,每天经肾小球滤过的磷可达 5g,85% ~95% 被近曲小管重吸收。

【检测方法】

磷钼酸法:利用无机磷在酸性溶液中与钼酸铵起反应生成磷钼酸络合物,无色的磷钼酸被不同的还原剂如氨萘磺酸、对甲氨基酚硫酸盐(米吐尔)、硫酸亚铁等还原成钼蓝,580nm 进行比色测定。

酶法:有不同的方法,如嘌呤核苷磷酸化酶和黄嘌呤氧化酶或蔗糖磷酸化酶和葡萄糖磷酸变位酶法,利用色素原产物的改变引起吸光度变化,进行比色测定。

【标本要求与保存】

24 小时尿,或新鲜随机尿,10 ~20ml 送检。进行尿液磷测定时先将 24 小时尿液 10ml 滴加浓盐酸 1 滴,振摇,使磷酸盐溶解,离心或过滤后检测。

【参考区间】

12.9 ~42mmol/24h。

【临床意义】

尿无机磷增加见于甲状旁腺功能亢进、代谢性酸中毒、痛风、肾小管疾病、抗维生素 D 佝偻病、甲状腺功能亢进等。

尿无机磷降低见于甲状旁腺功能减退、佝偻病、肾功能不全、维生素 D 缺乏、摄取高钙膳食及妊娠、哺乳期妇女等。

【影响因素】

(1) 尽可能采用 24 小时尿来测定尿无机磷的排泄,这样可避免一天中排泄物的波动及食物的改变而引起的误差。

(2) 磷钼酸法测定尿无机磷,先用 50% 盐酸将尿液 pH 调至 6.0,然后用蒸馏水作 1∶10 稀释后测定。

六、尿液镁(urine magnesium)

【生化及生理】

镁是人体内第四种重要的阳离子,镁在体内的分布与钾相似,约 1% 体内总储量在血浆中(其中 65% ~84% 为离子化镁),体内 60% 的镁存在于骨骼,40% 在骨骼肌中。整个小肠均可吸收镁(主要部位在回肠),与食物成分有线性依赖性,与肾脏镁排出相比,镁的吸收调节镁的内环境平衡作用较轻。由肾小球滤过的镁主要在亨利袢的长升支被重吸收,仅有少量在肾小管的远端被重吸收,后者的吸收尚依赖与血液中镁的浓度,绝大部分镁被重吸收,仅有 2% ~5% 由尿排出。镁的排泄与钙有关,受甲状旁腺激素的影响,增加钙的重吸收将会竞争性抑制镁的吸收,镁分泌量在高醛固酮血症时也增加,正常镁有主要通过肾脏排泄。

【检测方法】

CLG 比色法:Calmagite 即 1-(1-羟基-4-甲基-2-苯偶氮)-2-萘酚-4-磺酸,简写为 CLS。镁在碱性条件下与 CLG 染料生成一种红色络合物,颜色深浅与镁浓度成正比。加入钙螯合剂 EGTA 可以减少钙的干扰,加入氰化钾可避免形成重金属复合物,加入聚乙烯吡咯烷酮及表面活性剂可减少蛋白质的干扰。

甲基麝香草酚蓝法:甲基麝香草酚蓝与镁结合,形成蓝色复合物,在 600nm 测定其吸光度的变化,加入钙螯合剂 EGTA 可以减少钙的干扰。

【标本要求与保存】

24 小时尿,或新鲜随机尿,10 ~20ml 送检。进行尿液镁测定时先将 24 小时尿液 10ml 滴加浓盐酸 1 滴,振摇,离心或过滤后检测。

【参考区间】

2.1 ~8.2mmol/24h。

【临床意义】

尿镁增高见于各种原因的多尿,包括长期服用利尿剂、肾小管性酸中毒、原发性醛固酮增多症、皮质醇增多症、糖尿病治疗后期(尤其酮症酸中毒时)甲状旁腺功能亢进、皮质激素治疗、肿瘤骨转移及药物性肾损害。

尿镁降低见于长期禁食、厌食、吸收不良、甲状旁腺功能减退时。

【影响因素】

(1) 尿液含草酸盐过高影响镁测定,因为草酸盐可能络合镁。

(2) 尿液标本用酸化至 pH 为 1.0,如果有沉淀形成,可摇动混匀,或加热至 60℃ 重新溶解。标本按 1∶2 稀释后测定。

(3) EGTA 是金属络合物在碱性条件下可络合钙而不络合镁,但浓度过高也络合镁,故其称量应准确。

(4) CLG 有毒,如污染需用大量蒸馏水冲洗。

七、尿液铬(urine chromium)

【生化及生理】

在自然界,铬以 2 ~6 价的形式存在,但以三价和六价元素的出现率最高,六价铬具有基因毒性。在人体内,三价铬具有重要的生理功能。人体含铬约 60mg。铬经口、呼吸道、皮肤及肠道吸收,入血后通过转铁蛋白转运,几乎都分布于肌肉、肺、肾脏、肝脏、胰腺和脾脏。组织中铬含量是血浆铬含量的 10 ~100倍,因此有观点认为血浆铬不能作为人体铬营养状态的指标。铬主要由尿中排泄,少量从胆汁和粪便排泄,微量经皮肤丢失。

【检测方法】

原子吸收光谱(Atomic Absorption Spectroscopy, AAS)法:又称为原子吸收分光光度法。从空心阴极灯或光源中发射出一束特定波长的入射光,在原子化器中待测元素的基态原子蒸汽对其产生吸收,未被吸收的部分透射过去。通过测定吸收特定波长的光量大小,来求出待测元素的含量。原子吸收光谱分析法的定量关系可用郎伯-比尔定律 $A=a\times b\times c$ 来表示。式中,A 是吸光度,a 是吸光系数,b 是吸收池光路长度,c 是被测样品浓度。

中子活化分析(neutron activation analysis, NAA):一种以核反应为基础的分析方法,通过一定能量及流强的中子(包括热中子、共振中子和快中子)轰击待测试样,使稳定的原子核经过核反应转变为放射性原子核,由于放射性核不稳定,将放出α、β、γ射线进行衰变。使用高分辨率的谱仪测量放射性核素的特征γ射线全能峰的能量进行定性分析,测定特征γ射线的强度进行定量分析。选择不同的照射时间(长照或短照),以及不同的冷却时间进行测量,就可实现对同一份样品中的30~40个元素测定。分析灵敏度依据不同元素而异,分布在10^{-13}~10^{-6}量级。中子活化分析,则是更好的方法,但只能在一些设备先进的实验室进行。

【标本要求与保存】

5ml 24小时收集混合尿液。

【参考区间】

1.9~38.4nmol/24h。

【临床意义】

尿铬增高见于糖尿病、重度劳动、铬职业性接触、机械性损伤、糖摄入过多、特纳综合征。

【影响因素】

需注意包括样本收集、转运、储存及样本制备在内的预分析均有污染的危险,尤其在分析制备时。

八、尿液钴(urine cobalt)

【生化及生理】

正常成人体内含钴约为1.5mg,钴主要由消化道和呼吸道吸收。某些金属离子影响钴的吸收,因铁在十二指肠的转运与钴相似,所以这两种金属存在吸收竞争。钴通过小肠进入血浆后与三种钴胺传递蛋白(transcobalamin Ⅰ、Ⅱ、Ⅲ)结合后运至全身肝脏及全身,通常以肝、肾和骨骼中钴的含量较高,主要由尿中排泄,少量通过肠道、汗腺、头发等途径排泄。

【检测方法】

石墨炉原子吸收分光光度法。中子活化分析,则是更好的方法,但只能在一些设备先进的实验室进行。

【标本要求与保存】

随机尿。

【参考区间】

17.0~34.0nmol/L。

【临床意义】

尿钴升高见于职业性接触。

【影响因素】

(1)使用石墨炉原子吸收分光光度法可受到多种光和非光干扰物的影响,为纠正光的干扰,就必须采用本底补偿(Zeeman效应),在这个过程中,产生波动平行聚焦的电子通过磁场获得。

(2)使用石墨炉原子吸收分光光度法,只需稀释一个样本,无需预先分离基质成分,所以非光的干扰十分重要。这种引起的错误可以通过使用样本成分非常相似的基质干扰物校正测定过程而得以避免。

九、尿液铜(urine cuprum)

【生化及生理】

正常人体内含铜80~100mg。铜经消化道吸收,主要吸收部位在十二指肠和小肠上段。铜被吸收进入血液,与血浆中白蛋白疏松结合,形成铜-氨基酸-白蛋白络合物进入肝脏,该络合物中的部分铜离子与肝脏生成α_2-球蛋白结合,形成铜蓝蛋白,铜蓝蛋白是运输铜的基本载体。人体内以肝、脑、心及肾脏含铜量最高。其次为脾、肺和肠。肌肉和骨骼含铜量较低。铜经胆汁、肠壁、尿液和皮肤排泄。

【检测方法】

原子吸收分光光度测定法(AAS):对于接受青霉胺治疗者测定血清和尿铜首选无火焰AAS。

分光光度法:苯甲酸钠二磺酸盐(bathocuproindisulfonate)可使血清铜从与之相连的蛋白质中释放出来,被还原成Cu^+,并转化成一种有色复合物而被检出。

【标本要求与保存】

10ml 24小时收集混合尿液。

【参考区间】

成人:<1.0μmol/24h。

Wilson病:>3μmol/24h。

【临床意义】

尿铜升高:类风湿性关节炎、胆原性肝硬化、慢性活动性肝炎、急慢/性铜中毒、Wilson病、肾病综合征、肝豆状核变性综合征、蛋白尿。

尿铜降低:营养缺乏、甲减、促肾上腺激素增多症、蛋白营养不良。

【影响因素】

(1)在诊断Wilson病时,需口服1000mgD-青霉胺后收集24小时小时尿液作测定。

(2)尿液收集容器应预先清洗,并加入10ml浓盐酸。

十、尿液锰(urine manganese)

【生化及生理】

正常成人体内含锰 12～20mg。锰主要在小肠吸收,吸收入血的锰与血浆中β-球蛋白结合为转锰素,分布到全身,以骨骼、肝、脑、肾、胰、垂体含锰较多,小部分进入红细胞形成锰卟啉,迅速运至富含线粒体的细胞中,约有2/3潴留于线粒体内。锰的排泄主要经胆汁由肠道排泄(99%)、尿液排泄量较少。

【检测方法】

常用石墨炉原子吸收分光光度法。中子活化分析,则是更好的方法,但只能在一些设备先进的实验室进行。

【标本要求与保存】

随机尿。

【参考区间】

9.1～178nmol/L。

【临床意义】

尿锰升高见于慢性锰中毒(职业性、工业性接触)、矿物质补充。

【影响因素】

(1) 使用石墨炉原子吸收分光光度法因其检出的下限很低,这首先可导致矛盾的结果,如在测定时样本中物质的浓度逐渐下降,则应考虑污染的可能性增加。此外,长期使用石墨炉随着时间的延长可出现退化,增加连续测定的不精确性。测定参考样本可消除偏差。

(2) 使用石墨炉原子吸收分光光度法,可受到多种光谱和非光谱干扰,也会引起结果的不精确。为纠正光谱干扰,应使用 Zeeman 背景补偿法。由于在使用石墨炉原子吸收分光光度法测定时,需作样本稀释和制备基质,非光谱干扰也非常重要。基质引起的误差可以通过使用基质改良剂和类样本校正法得以避免。

十一、尿液钼(urine molybdenum)

【生化及生理】

正常成人体内含钼 8～10mg。钼主要在胃肠道吸收,吸收入血的钼绝大多数与红细胞结合,血浆中主要与 α_2-球蛋白结合。分布到全身,以骨骼(60%)、肝脏(20%)含钼较多。钼主要由尿液排泄。

【检测方法】

常用石墨炉原子吸收分光光度法、电感耦合等离子体原子发射光谱法(inductively coupled plasma atomic emission spectrometry,ICP-AES)。

【标本要求与保存】

10ml 24 小时收集混合尿液。

【参考区间】

416～625nmol/24h。

【临床意义】

尿钼升高见于工业性接触、肝炎、肝硬化、酒精性和药物性肝损伤、胆道阻塞、胰腺癌、肿瘤肝转移。

【影响因素】

检测钼时可与铜、钨和硫发生相互作用,这些是影响吸收或在分析时、在不恰当的制备样本时出现干扰的生物学因素。

十二、尿液镍(urine nickel)

【生化及生理】

正常成人体内含镍 8～10mg。镍主要在胃肠道吸收,吸收入血的钼绝大多数与红细胞结合,血浆中主要与 α_2-球蛋白结合。分布到全身,以骨骼(60%)、肝脏(20%)含镍较多。镍主要由尿液排泄。

【检测方法】

常用石墨炉原子吸收分光光度法。电感耦合等离子体原子发射分析测定法,只能在一些设备先进的实验室进行。

【标本要求与保存】

10ml 24 小时收集混合尿液。

【参考区间】

2～170nmol/24h。

【临床意义】

尿镍升高见于慢性镍中毒(职业性、工业性接触)。

【影响因素】

①铁和锌的相互作用即可阻碍吸收又可能干扰分析。②不恰当的制备样本环境。

十三、尿液硒(urine selenium)

【生化及生理】

正常成人体内含硒 14～21mg。硒主要在十二指肠吸收,吸收入血的硒大部分与主要与α-球蛋白或β-球蛋白结合。小部分与及低密度脂蛋白结合而运输。硒可分布到全身所有的软组织,以肝脏、胰腺、肾脏、脾脏含硒较多。硒主要由尿液排泄,部分经胆汁由粪便排泄,少量可通过汗液、肺和乳汁排泄。

【检测方法】

DAN 荧光分光光度法:荧光分析是测量物质被紫外线照射时所发射的荧光强度,以决定物质浓度的一种方法。在可用荧光测定的浓度范围内,若紫外线源的强度不变,则荧光强度与被测物质溶液浓度成正比。含硒标本经浓酸消化,加热以除去有机物,然后将 2,3-二氨基萘(DAN)加入稀释的标本中,再转移至十氢萘液中,标本中的硒与 DAN 反应,形成一种水溶性的硒化合物,采用荧光法测定硒化合物发射的荧光透光度,并与同样处理的标准液比较,测定样本中硒的浓度。

石墨炉原子吸收分光光度法。

【标本要求与保存】

10ml 24 小时收集混合尿液。标本冰箱保存可超过 1 周。

【参考区间】

0.09～2.03μmol/24h。

【临床意义】

尿硒升高:工业性中毒(电子、玻璃工业性接触)、肾衰。

尿硒降低:吸烟、血液透析、心肌疾病、分解代谢、食物中硒摄入减少、应激、妊娠、长期静脉营养。

【影响因素】

(1) 在硒测定中,尽管污染的危险性较小,然而用玻璃器皿时应事先做凯氏定氮分析。氮消耗量用毫克量 SeO_2,如果用同一凯氏管,易引起硒分析的交叉污染。

(2) 所有应用于测定硒的玻璃器皿必须经酸清洗,并与实验室其他玻璃器皿分开。除硒方法:①用洗涤剂和自来水清洗,再去离子水冲洗。②器皿浸入热的铬酸(25g 铬酸+2.5L 浓硫酸)溶液中,再用自来水、去离子水冲洗。③用 1∶1硝酸或浓硝酸浸泡 30 分钟,再用自来水、去离子水冲洗,然后用双蒸馏水冲洗。

十四、尿液锌(urine zinc)

【生化及生理】

正常成人体内含锌 2～3g。锌主要在十二指肠和空肠通过主动转运机制吸收,进入毛细血管后由血浆运输至肝及全身,分布于人体各组织器官内,视网膜、胰腺及前列腺含量较高。锌主要由粪便、尿液、汗液、乳汁及头发排泄,失血也是丢失锌的重要途径。

【检测方法】

原子吸收分光光度法。

【标本要求与保存】

5ml 24 小时收集混合尿液。标本冰箱保存可超过 1 周。

【参考区间】

3～21μmol/24h。

【临床意义】

尿锌升高:酒精中毒、关节炎、病毒性肝炎、甲状旁腺功能亢进、炎症疾病、系统性红斑狼疮、肿瘤、溶血性贫血、镰状细胞贫血、糖尿病、慢性肾病、锌中毒、急性反应期、分解代谢。

尿锌降低:锌缺乏、性腺功能减退性侏儒症。

【影响因素】

应避免玻璃管及聚乙烯管做尿锌测定的样本储存容器,因为少量的锌可持续从容器中弥散出来,使锌的浓度假性增高。聚丙烯材料制作的容器适用于尿锌测定。

十五、尿液碘(urine iodine)

【生化及生理】

正常成人体内含碘 20～25mg。碘主要从食物中摄入,食物中的无机碘溶于水形成碘离子,以消化道吸收为主,经门静脉进入体循环。吸收后的碘 70%～80%被甲状腺细胞内储存、利用,其余分布于血浆、肾上腺、皮肤、肌肉、卵巢和胸腺等处。碘的排出主要通过肾脏,每日碘的排出量约相当于肠道的吸收量,占总排出量的80%～85%,10%经粪便,5%通过汗腺、毛发及肺排出。

【检测方法】

硫酸铵消化-砷铈催化分光光度法:用硫酸铵在100℃条件下消化尿液,利用碘对砷铈氧化还原的催化作用,使黄色的 Ce^{4+} 被还原成无色 Ce^{3+},碘含量越高,反应褪色越快,控制反应温度和时间,于 420nm 波长下检测体系中剩余 Ce^{4+} 的吸光度,计算尿碘含量。

气相色谱分析:①衍生气相色谱分析:将尿样中碘先用 HCl-HNO_3 氧化为 IO_3^-,再在碱性条件下用

$NaHSO_3$ 还原 IO_3^-、ClO_3^- 为 I^-、Cl^-，转入酸性条件下用 $NaNO_2$ 氧化 I^- 为 I_2，而与 Cl^- 分离。I_2 与丁酮反应，生成碘丁酮，以玻璃填充柱，柱温为 110℃，进样器、检测器温度为 200℃，N_2 作为载气进行测定。②顶空气相色谱分析：是通过尿碘中离子与硫酸二甲酯在 70℃条件下，发生甲基化反应，对电负性较强的碘甲烷气体产物进行测定。

高效液相色谱法：高效液相色谱利用样本中的溶质在固定相与流动相之间的分配系数的不同，进行连续的无数次的交换和分配而达到分离的过程。

电感耦合等离子体原子发射分析测定法及中子活化法，只能在一些设备先进的实验室进行。

【标本要求与保存】

晨尿、早餐后 6 小时尿或 24 小时尿。采样时必须了解采样前 24 小时的膳食情况，采样的全过程避开有碘环境。晨尿、早餐后 6 小时尿，其比重应在 1.010～1.030 之间，过稀、过浓的尿样弃去不用。采样后密闭保存，尽快送检。若按尿样体积 1%（V/V）加入浓盐酸，于冰箱（4℃）内可保存两个月。-20℃可保存一年。

【参考区间】

100～200μg/L。

【临床意义】

（1）减低：见于地方性甲状腺肿、地方性克汀病（地方性呆小症）、甲状腺功能减退等。

（2）增高：见于高碘性地方性甲状腺肿、甲状腺功能亢进、甲状腺炎以及服用碘剂（如长期服用乙胺碘呋酮等）过量者。

（3）从碘缺乏的公共问题出发，一定样本量的群体尿碘值，可以反映该地区人群的碘营养水平，尿碘值可以作为评估碘缺乏病的流行病学指标。尿碘中位数<20μg/L，该地区人群重度碘缺乏；尿碘中位数 20～49μg/L，该地区人群中度碘缺乏；尿碘中位数 50～99μg/L，该地区人群轻度碘缺乏；尿碘中位数>100μg/L，该地区人群无碘缺乏。

【影响因素】

（1）尿碘测定原则上采用 24 小时尿液，以评价尿液中总的碘排泄量，真实反映尿碘水平。在流行病学调查时，可采用空腹晨尿或早餐后 6 小时尿。早餐后 6 小时，碘在体内代谢达到稳态，早餐后 6 小时尿与晨尿标本一样可以反映人体的碘营养状况。

（2）盛尿容器以玻璃瓶为佳，用塑料瓶保存的尿样，一个月后与玻璃瓶保存的尿样比较，尿碘值降低。

（3）试验所用玻璃器皿，按常规洗净，并用 1% $Na_2S_2O_3$ 溶液浸泡 12 小时以上，再用无碘水冲洗，晾干备用。实验环境避免碘污染。

十六、尿液氟（urine fluorides）

【生化及生理】

正常成人体内含氟 0.74～4.76g。氟的摄入主要来源于饮水和食物，通常的饮食即可供给人体足够的氟摄入量。氟化物经消化道和呼吸道吸收入血液。氟在血液中有两种存在形式，一是离子氟或称游离氟，另外 75% 是非离子氟或结合氟（氟与血浆蛋白结合或与其他无机离子结合）。但只有离子氟对骨、牙组织的生长发育、龋齿病的预防和其他医学方面具有重要意义。离子氟在血浆和组织细胞之间的分布很不均匀，血浆氟浓度大约高于细胞内的两倍，两者保持着动态平衡。氟溶于水，非常容易被吸收，血中的氟随体液循环分布到全身各个组织器官。氟与骨骼和牙齿的亲和力很强，其中的 90% 以上沉积在骨骼和牙齿中，其余分布于软组织中。氟的排出主要经肾脏排泄，由尿液排出的氟占总排泄量的 75% 左右。粪便排出摄氟量的 12%～20%，由汗腺排出的氟占 7%～10%。还有微量的氟可由泪液、头发、指甲排出。

【检测方法】

离子选择性电极法：尿液及氟标准液用离子强度缓冲溶液稀释，以甘汞电极为参比电极，氟离子选择性电极（氟化镧）为指示电极，在离子计或酸度计上测定其电位值，用半对数坐标纸，以等距离坐标表示电位值（mV），对数坐标表示氟标准液含量，绘制氟化物标准工作曲线，通过与标准曲线比较求得尿中氟含量。

氟试剂法：氟离子在 pH 4.1 的乙酸盐缓冲介质中，与氟试剂和硝酸镧反应，生成蓝色三元络合物，颜色的强度与氟离子浓度成正比。在 620nm 波长处定量测定氟化物（F^-）吸光度。与标准比较求得尿氟含量。

离子色谱法：尿液经酸化及微孔滤膜过滤处理后渗析进样，尿液中氟离子随碳酸盐-重碳酸盐淋洗液进入离子交换柱系统（由保护柱和分离柱组成），根据分离柱对各阴离子的不同亲和度而与尿中其他阴离子分离，已分离的氟离子流经阳离子交换柱或抑制器系统转换成高电导的强酸。由电导检测器测量氟离子的电导率，以保留时间定性，以峰高或峰面积定量。

【标本要求与保存】

晨尿、随机尿或 24 小时收集混合尿液 50ml 送检。若不能及时检测，尿液标本保存于冰箱，两周内完成检测。

【参考区间】

<0.053mmol/24h。

【临床意义】

降低：见于儿童龋齿、老年髋骨骨折。

增高：见于地方性氟病、职业性接触。

【影响因素】

（1）尿氟测定样本以晨尿和 24 小时尿为佳，随机尿氟结果经比重及肌酐校正后报告。比重校正 K 值为：$K=\frac{1.020-1.000}{\text{尿样比重}-1.000}$。

（2）离子选择性电极法使用总离子强度缓冲溶液（TISAB），既控制了测试液的离子强度，减弱氟离子活度系数的变化，又调节测试液的 pH 最佳范围，并有效地消除了 OH^-、H^+、Fe^{3+}、Al^{3+} 等的干扰。

（钟政永　卿之驹）

第三十六章 脑脊液的生物化学检验

中枢神经系统和其他组织器官一样，其化学组成与血液成分保持动态平衡。而血-脑之间的物质交换有其特殊之处。采用各种染料、毒素、微生物、抗体、药物、无机离子和代谢物质等研究表明，上述物质经循环系统入脑的速度比进入其他器官慢得多。这有利于维持中枢神经系统内环境的相对稳定。这说明在血-脑之间有一种选择性地阻止各种物质由血入脑的“屏障”存在，称为血脑屏障。这一屏障将血液与脑细胞间液分隔开，使彼此不能直接流通。但脑细胞间液和脑脊液却连通一起，故常将脑脊液看成是脑细胞间液的储存库。因此，分析血液和脑脊液中成分的差异，可推知屏障的功能状况。

第一节 概 述

血脑屏障(blood-brain barrier，BBB)是由脑毛细血管内皮细胞、基膜及星形胶质细胞突起形成的血管鞘构成。目前认为三层膜中主要由血管内皮细胞和细胞间的紧密连接构成了血脑屏障，基膜和星形胶质细胞对屏障起辅助作用。在脑室旁器官内，毛细血管内皮有窗孔，所以缺少血脑屏障。

一、脑脊液

脑脊液(cerebrospinal fluid，CSF)为无色透明的液体，充满在各脑室、蛛网膜下腔和脊髓中央管内。脑脊液由脑室中的脉络丛产生，与血浆和淋巴液的性质相似，略带黏性。血液、脑脊液、中枢神经组织三者之间关系密切。在体脑组织完全被 CSF 所包围。脑脊液主要由脉络丛生成，后者由褶皱的软脑膜血管及上皮共同组成，它突入脑室并不断地分泌脑脊液到脑室中。脑脊液又从脑室流到蛛网膜下腔，最后经硬脑膜窦返回静脉系统。供应脑及脊髓的血管行走于软脑膜之中，其中供应大脑的血管在此层中分支，分支的毛细血管广泛地伸入到脑实质中去。研究证明，这些毛细血管在超微结构上有别于脑外血管，血脑屏障功能的实现与此相关联。

由于血脑屏障的存在使得脑脊液的化学组成与血浆不同。与血浆相比，脑脊液的蛋白质浓度很低，每 100ml 人腰椎穿刺液含 31.3 或 40mg。由于这些蛋白质量各个级分与血浆的相应级分一致，它们显然主要来自血浆。从各种溶质的含量来看，人脑脊液除含有较血浆多的镁和氯外，其他成分均比血浆低，提示脑脊液不是血浆的不含蛋白质的单纯超滤液，而为一种特殊的分泌液，由溶质跨越脑室脉络丛(choroid plexus)的上皮细胞进行主动转运并配合水的被动扩散而生成。正常人的脑脊液分泌速度为 0.3 ~ 0.4ml/min，相当于尿生成速度的 1/3，如估测正常成人脑脊液的总容积为 100 ~ 150ml，则每天脑脊液总量约被置换 3 或 4 次。大脑各脑室的脉络丛是脑脊液生成的主要部位，但也有脉络丛外的脑脊液来源，如脑毛细血管的离子载体介导的转运，使血浆中各生化组分的波动很少能影响脑脊液中相应组分的浓度。

二、脑脊液的功能

脑脊液是透明清亮的液体，是中枢神经系统的内环境，它与脑及脊髓的细胞间液相互沟通，在脑室及蛛网膜下腔等处互相渗透。因此脑脊液可视为广义的脑细胞外液。脑脊液具有重要的功能：①在中枢神经系统内脑脊液循环流动，可运送营养物质至脑细胞，并带走其代谢产物。②脑脊液充满蛛网膜下腔，对脑、脊髓产生浮力，似脑的"水垫"起保护作用，可以免震荡时对脑的冲击；在颅骨某点受到打击时，可以分散压力，避免直接冲击。③脑脊液是脑内触脑脊液神经元感受内环境变化如 pH、温度、化学成分（激素、离子）等的窗口，亦是其分泌激素的运输通道。触脑脊液神经元具有感受和分泌的功能，如下丘脑第三脑室周围的触脑脊液神经元可将激素（包括垂体激素的促激素和抑制激素）分泌到脑脊液中，通过正中隆起处特化的室管膜细胞，即伸长细胞（tanycytes）输送到门脉系统，调节垂体前叶激素的分泌，该室管膜转运系统的功能也受到外周血循环中神经激素的反馈调节。另一方面触脑脊液神经元的树突又感受脑脊液中温度、化学成分的变化，反馈调节下丘脑的功能。有人认为下丘脑的渗透压感受器、温度感受器、葡萄糖感受器可能就是触脑脊液神经元的受体。触脑脊液神经元与脑区其他神经元有突触联系，因此它将神经系统的活动与体液调节联系起来，构成脑-脑脊液的神经体液回路。④通过脑脊液循环，对调整颅内的压力有一定的作用。

另外脑脊液还是了解血脑屏障功能状况及脑部病变的"窗口"和中枢神经系统治疗用药的一个途径。

三、脑脊液标本采集

（一）脑脊液检验的适应证和禁忌证

脑脊液检验需要进行腰椎穿刺采集标本，必要时行小脑延髓池和脑室穿刺。脑脊液穿刺的时机与疾病有关，化脓性脑膜炎于发病后 1～2 天、病毒性脑膜炎于发病后 3～5 天、结核性脑膜炎于发病后 1～3 周、疱疹性脑膜炎于流行性感冒前驱症状期开始后 5～7 天穿刺采集标本。由于脑脊液标本采集有一定的创伤性，因此，临床应用中必须要严格掌握其适应证和禁忌证。脑脊液检验的适应证包括①有脑膜刺激征者，可疑颅内出血者。②脑膜白血病和肿瘤颅内转移者。③原因不明的剧烈头痛、昏迷、抽搐或瘫痪者。④脱髓鞘疾病者。⑤中枢神经系统疾病椎管内给药治疗、麻醉和椎管造影者。禁忌证包括：①颅内高压者（易诱发脑疝）。②颅后窝占位性病变者。③处于休克、全身衰竭状态者。④穿刺局部有化脓性感染者。

（二）标本要求

腰椎穿刺成功后立即测定脑脊液压力，然后留取脑脊液标本于3 个无菌试管中，每个试管 1～2ml。第一管做病原生物学检验，第二管做化学和免疫学检验，第三管做理学和细胞学检验。标本采集后应立即送检，并于 1 小时内检验完毕。因标本放置过久，可造成细胞破坏、葡萄糖等物质分解、细菌溶解等，影响检验结果。脑脊液标本应尽量避免凝固和混入血液。若混入血液应注明，进行细胞计数时应做校正。

四、脑脊液检查

临床上脑脊液检查主要包括三个方面：①一般性状检查，包括脑脊液的颜色、透明度、凝固物和压力；②有形成分检查，主要通过显微镜对脑脊液进行细胞总数、白细胞计数、细胞分类检查，还可进行细菌、真菌等微生物检测；③脑脊液生化成分检测，本章重点介绍脑脊液生化检测项目。

第二节　脑脊液的生化检测

一、脑脊液葡萄糖（cerebrospinal fluid glucose）

【生化及生理】

正常脑脊液中葡萄糖与血液中葡萄糖呈恒定的比值，为血糖的 50%～80%（平均 60%），过去认为是由于血脑屏障可以通透葡萄糖所致，后来认识到这种通透并不是简单的弥散，而是膜运转，称为携带运转或携带弥散。脑脊液中葡萄糖含量取决于以下几种因素：①血液葡萄糖的浓度；②血脑屏障的通透性；③脑脊液中葡萄糖的酵解程度；④携带运转系统的功能。

【检测方法】

用于血液葡萄糖测定的葡萄糖氧化酶或己糖激酶法均适用于脑脊液葡萄糖的测定。但由于脑脊液中的葡萄糖含量较低，为血糖的 50%～80%，为了增高测定的敏感度，可将标本用量加倍，最后将计算出的结果除以 2 即可。己糖激酶法采用的葡萄糖 6-磷酸脱氧酶（G-6-PDH）是特异性很高的酶，与血中其他单糖及过氧化物无反应，因而优于葡萄糖氧化酶法，国外将己糖激酶法作为参考方法。

【标本要求与保存】

标本收集后应立即送检，一般不能超过1小时，久置可致葡萄糖含量降低，若要保存较长时间，应采用血糖抗凝管，一般检验每管收集2～3ml即可。

【参考区间】

儿童：2.8～4.5mmol/L(50～80mg/dl)。

成人：2.5～4.5mmol/L(45～80mg/dl)。

【临床意义】

(1) 葡萄糖降低见于急性化脓性脑膜炎、结核性脑膜炎、真菌性脑膜炎、脑部恶性肿瘤、神经梅毒和低血糖等。

(2) 葡萄糖增高见于糖尿病、影响到脑干的急性外伤或中毒、血性脑脊液、饱餐或静脉注射葡萄糖后、早产儿及新生儿等。

【影响因素】

(1) 葡萄糖氧化酶对β-葡萄糖有高度特异性，溶液中的葡萄糖α型占36%，β型占64%，其比例是恒定的，α型通过变旋反应方可转变成β型。国外试剂盒中大多含有变旋酶。自配试剂则以孵育时间来达到完成变旋过程。故新配制的葡萄糖标准液需放两小时以上，待变旋过程完成后方可使用。

(2) 葡萄糖氧化酶的特异性较强，干扰物较少，而过氧化氢酶易受一些还原性物质的影响，如尿酸、维生素C、谷胱甘肽均因能竞争H_2O_2而导致负偏差。当维生素C浓度为0.1g/L时有血糖0.28mmol/L负偏差，当维生素C浓度达1g/L则反应不显色。

二、脑脊液氯化物(cerebrospinal fluid chloride)

【生化及生理】

氯化物含量与血氯浓度、pH值、血脑屏障通透性和脑脊液蛋白质含量有关。

【检测方法】

氯化物测定有电极分析法(常用)、硝酸汞滴定法、电量分析法等。测定原理与血清氯化物测定相同。

【标本要求与保存】

标本采集后立即送检，室温下保存。

【参考区间】

成人：119.6～128.2mmol/L。

儿童：111～123mmol/L。

【临床意义】

(1) 脑炎、良性淋巴细胞性脑膜炎、神经梅毒以及其他各种非细菌性脑膜炎与脑肿瘤等，脑脊液内氯化物含量一般没有什么改变。

(2) 脑脊液内氯化物之测定主要用于脑膜炎的鉴别诊断与预后的观察。结核性脑膜炎时，氯化物含量显著减低；化脓性脑膜炎时亦减低，但减低程度较少。此外，当血液内氯化物含量减低时，如大叶性肺炎、呕吐、腹泻或大量出汗等，脑脊液内氯化物含量亦减低。

(3) 血液内氯化物含量增多，脑脊液内氯化物含量亦增多，主要见于尿毒症、肾炎、心力衰竭等。

【影响因素】

(1) 脑脊液混浊有血细胞者，则应离心沉淀，取上清液测定。

(2) 脑脊液若有颜色或呈脓性，则应制备无蛋白滤液，制备方法与血清氯化物测定同。

(3) 其他注意事项与血清氯化物测定同。

三、脑脊液总蛋白(cerebrospinal fluid total protein)

【生化及生理】

脑脊液蛋白质主要是经脉络膜上的毛细血管壁超滤作用而生成的，还有一些蛋白是CSF所特有的，由中枢神经系统合成。血液中绝大部分蛋白质不能通过血脑屏障进入CSF，使CSF中蛋白质含量明显低于血液，仅为血清蛋白质总量的1%以下，主要为清蛋白。不同穿刺部位的CSF标本其蛋白质含量有很大差异，CSF中蛋白质含量与年龄大小密切相关。

【检测方法】

正常时脑脊液的蛋白质含量较其他体液均低，因此测定时需选用敏感的方法。测定脑脊液蛋白质的方法介绍较多，主要围绕提高敏感度及白蛋白和球蛋白含量在形成浊度与成色上一致。目前CSF总蛋白测定主要采用浊度法、邻苯三酚红钼络合显色法、考马斯亮蓝G-250比色法、酚试剂法等，全国临床检验操作规程推荐采用浊度法和邻苯三酚红钼络合显色法。

浊度法：脑脊液中蛋白质与磺基水杨酸-硫酸钠试剂作用产生沉淀，所形成的浊度用比色法比浊，与同样处理的标准液比较，测得其蛋白含量。

考马斯亮蓝G-250比色法：考马斯亮蓝G-250(coomassie brilliant blue G-250，CBBG-250)在酸性溶

液时，呈棕色，吸收峰在465nm，当它与蛋白质的NH_4^+基团结合后，其颜色转变成蓝色，光谱吸收峰移至595nm。在595nm的吸光度与脑脊液中蛋白质含量在一定范围成正比。同样处理蛋白质标准管，便可求出脑脊液中蛋白质含量。

邻苯三酚红钼络合显色法：邻苯三酚红和钼酸络合形成红色复合物（吸收峰为475nm）。该复合物在酸性条件下与蛋白质形成结合体，其吸收峰为604nm，用比色法求出标本中蛋白质的含量。

【标本要求与保存】

在避免蒸发的条件下，CSF可在2℃和8℃保存5天。若标本5天之内不进行测定，则在收集后立刻置-20℃冷冻保存。

【参考区间】

健康成年人脑脊液蛋白150～450mg/L。

蛋白质含量与年龄成正比，儿童较低，成年人稍高，老年人又高于成年人。

【临床意义】

测定CSF总蛋白主要用于检查血-脑屏障对血浆蛋白质的通透性增加或检查鞘内分泌免疫球蛋白增加。血-脑屏障对血浆蛋白质通透性增加可由颅内压增高（由于脑肿瘤或脑内出血）引起，或由于炎症（细菌性或病毒性脑膜炎）、脑炎或脊髓灰质炎所引起。CSF总蛋白显著升高见于细菌性脑膜炎；少量升高发生于其他炎性疾病及肿瘤或出血。当穿刺部位以上CSF循环机械梗阻时（由于脊髓肿瘤），此时血浆蛋白均衡越过脑膜毛细血管壁进入停滞CSF，腰CSF蛋白则增加。关于CSF蛋白测定的临床意义，综合于表36-1。

表36-1　脑脊液蛋白测定的临床意义

临床情况	脑脊液蛋白含量（mg/L）
健康成年人	150～450
细菌性脑膜炎	1000～30 000
结核性脑膜炎	500～3000，偶可达10 000
浆液性脑膜炎	300～1000
脑炎	500～3000
癫痫	500～3000
神经梅毒	500～1500
多发性硬化症	250～800
脊髓肿瘤	1000～20 000
脑瘤	150～2000
脑脓肿	300～3000
脑出血	300～1500

【影响因素】

（1）浊度法：①脑脊液蛋白定量测定，必须先经离心沉淀，以排除细胞及细胞蛋白的影响。脑脊液如有可察觉的鲜血渗入，应在报告时加以说明。②浊度法是难得到准确结果的测定方法，影响因素较多，但因操作简便，结果对临床有诊断意义，故仍为大多数实验室采用。所以在操作时应注意实验时的温度、操作手法对形成浊度等影响。③脑脊液蛋白浓度过高时，一定要稀释后进行测定，否则对结果影响较大。④本法加试剂后10分钟内浊度进行性增加，到10分钟时达到顶点，因此必须严格掌握时间，才能得到正确结果，如遇絮状沉淀发生，应颠倒混合后进行比浊。⑤磺基水杨酸-硫酸钠试剂放置太长，会产生颜色或微细颗粒，应弃去重配。

（2）CBBG-250蛋白质复合物易黏附玻璃，可用95%乙醇或甲醇擦洗。

（3）邻苯三酚红钼络合显色法：①表面活性剂如十六烷基三甲基溴化铵、TritonX-100和Tween 80对本试验有干扰，故应避免表面活性剂的污染。②本法灵敏度高，同考马斯亮蓝G-250，且色素不吸附器皿，故应用较多。③本法蛋白含量在2g/L以下时呈线性。

四、脑脊液白蛋白（cerebrospinal fluid albumin）

【生化及生理】

脑脊液中的白蛋白既不在鞘内合成也不在鞘内代谢，因此脑脊液中的白蛋白全部通过血脑屏障来自血浆。

【检测方法】

免疫法。

【标本要求与保存】

检测采集的第3管脑脊液，标本可在常温、冷藏或冷冻情况下稳定14天，可反复冻融（freeze/thaw cycles）3次。

【参考区间】

110～480mg/L（11～48mg/dl）。

【临床意义】

同时测定血浆清蛋白，计算脑脊液清蛋白指数，用于评估血脑屏障通透性的程度。其值升高见于中枢神经系统炎症、创伤以及自身免疫系统疾病等。

【影响因素】

标本不能有血污染。

五、脑脊液蛋白指数(cerebrospinal fluid protein index)

六、脑脊液白蛋白指数(cerebrospinal fluid albumin index)

七、脑脊液免疫球蛋白指数(cerebrospinal fluid immunoglobulin index)

八、脑脊液免疫球蛋白G和白蛋白比率(cerebrospinal fluid immunoglobulin G and albumin ratio)

【生化及生理】

脑脊液蛋白指数包括清蛋白指数、IgG 和清蛋白比率及免疫球蛋白指数。

【检测方法】

脑脊液清蛋白指数=CSF 清蛋白(mg/dl)/血清清蛋白(g/dl)

IgG 和清蛋白比率=CSF 中 IgG(mg/dl)/CSF 中清蛋白(mg/dl)

免疫球蛋白指数=CSF 中 IgG(mg/dl)×血清清蛋白(g/dl)/CSF 中清蛋白(mg/dl)×血清 IgG(g/dl)

【标本要求与保存】

见“脑脊液蛋白”。

【参考区间】

清蛋白指数:

指数<9 时,血脑屏障无损坏;指数为 9～14,轻度受损;指数为 14～30,中度受损;指数为 30～100,严重受损;指数>100,血脑屏障功能丧失。

IgG 和清蛋白比率:<0.27。

免疫球蛋白指数:0.30～0.77。

【临床意义】

脑脊液中的清蛋白完全是通过血脑屏障来自血浆,因此清蛋白指数可用于评估血脑屏障通透性的程度。

在脱髓鞘病时,鞘内免疫球蛋白合成增加,IgG 和清蛋白比率升高。70% 多发性硬化病历该比率>0.27。

免疫球蛋白指数>0.77 时,表明鞘内 IgG 合成增加,见于90% 以上的多发性硬化症患者。

【影响因素】

标本不能有血污染。

九、脑脊液电泳(cerebrospinal fluid electrophoresis)

【生化及生理】

正常脑脊液蛋白电泳分带与血清有以下不同:①出现较多的前清蛋白而血清中较少;②β-球蛋白略高于血清;③γ-球蛋白仅及血清中的一半;④不存在纤维蛋白原;⑤在醋纤膜电泳时比血浆中多一个 τ-球蛋白成分,位于 β-和 γ-球蛋白之间。

【检测方法】

原理、试剂、方法同血清蛋白电泳。利用电泳法测定脑脊液(CSF)蛋白含量和各种成分是最准确又可靠的方法。既往采用琼脂糖凝胶(或醋酸纤维薄膜)电泳,脑脊液需浓缩 50 倍,标本经过浓缩(超滤法或透析法)后再进行电泳分析;近年来采用聚丙烯酰胺凝胶电泳、等电聚焦电泳(以聚丙烯酰胺或琼脂糖为介质)灵敏度更高。聚丙烯酰胺凝胶电泳具有分子筛效应和浓缩效应、无电渗作用等优点。

【标本要求与保存】

采用琼脂糖凝胶(或醋酸纤维薄膜)电泳标本需浓缩 50 倍,如需保存,标本应保存在 2～8℃。采用 PAGE,标本不需浓缩。

【参考区间】

前清蛋白 2%～7%;白蛋白 56%～76%;α_1-球蛋白 2%～7%;α_2-球蛋白 4%～12%;β-球蛋白 8%～18%;γ-球蛋白 3%～12%

【临床意义】

脑脊液蛋白电泳对中枢神经系统疾病的临床诊断可提供一定的参考依据。

脑脊液蛋白电泳异常的病理意义。

(1) 前白蛋白:它被认为是脑脊液内的特异蛋白,如前白蛋白百分含量升高,常见于与脑脊液形成机制障碍有关的疾病,如脑积水、脑外伤、脑萎缩与中枢神经系统退行性变等疾病。前白蛋白减低见于脑膜炎及其他脑内炎症。

(2) 白蛋白:它是一种特别适用的指示性蛋白,因为它既不在鞘内合成,也不在鞘内代谢。在无血液污染的脑脊液中,白蛋白是通过血脑屏障来自于血浆,脑脊液/血浆白蛋白比率可反映血-脑屏障功能的完整性。这种比率的增加可能是由于创伤、血脑屏障渗透性增加,或是蛛网膜下腔阻塞或脑膜炎所致脑脊液蛋白吸收障碍，虽然血浆白蛋白的变动可影响脑脊液白蛋白的浓度，但这种变动不会影响脑脊液屏障的渗透性，其比率可以用公式计算：脑脊液白蛋白（mg/dl）/血清白蛋白（g/dl）。

（3）α-球蛋白：在脑脊液中α-球蛋白增多，见于急性中枢神经系统炎症性病变和脑肿瘤患者，如急性细菌性脑膜炎、结核性脑膜炎、急性脊髓灰质炎、脑及脑膜转移性恶性肿瘤等。α-球蛋白减少，见于脑外伤急性期。

（4）β和τ-球蛋白：脂肪代谢障碍和神经系统退行性病变患者β和τ-球蛋白百分比有明显增高。前者见于脑血栓形成后动脉硬化症患者；后者则见于多发性硬化症、肌萎缩性侧束硬化症、周围性神经炎；若同时伴有α_1-球蛋白明显减少或消失，多见于中枢神经系统退化性变，如小脑萎缩、脊髓、小脑变性等。在颅脑外伤的急件期，可呈现低白蛋白、高β-球蛋白的特征，损伤严重时β-球蛋白持续性增高。β-球蛋白恢复至正常水平愈早、临床症状的恢复也愈快。

（5）γ-球蛋白：脑脊液中γ-球蛋白含量增高，最常见于脱髓鞘病，尤其是多发性硬化症。也可见于中枢神经系统感染，如亚急性硬化性全脑炎、麻痹性痴呆、病毒性脑炎、慢性细菌性脑膜炎等，γ-球蛋白开始增高，以后逐渐减低提示病情有恢复的可能。

表36-2　脑脊液蛋白电泳的临床意义

电泳区带	可能机制	增　加	减　少
前清蛋白	退行性病变	舞蹈病、帕金森病等	脑膜炎及其他脑内炎症
清蛋白	脑供血障碍	脑血管病如脑梗死、脑出血等	脑外伤急性期
α_1-球蛋白	急性炎症	急性细菌性脑膜炎、急性脊髓灰质炎等	
α_2-球蛋白	占位性病变	脑肿瘤、转移癌、胶质瘤	脑外伤急性期
β-球蛋白	脑组织萎缩	退行性变如周围神经炎、脑瘤、假脑瘤、胶质瘤、癫痫、重症脑外伤	
γ-球蛋白	免疫	多发性硬化症、慢性细菌性脑膜炎、脑脓肿、周围神经炎、脑瘤	

十、脑脊液氨基酸总量（cerebrospinal fluid total amino acid）

【生化及生理】

正常情况下CSF中氨基酸总量为血浆中含量的10%～30%。神经系统中存在有大量的游离氨基酸，这些物质除参与神经系统的一般代谢过程与维持细胞内外水分及电解质平衡外，还作为化学传递物质参与神经兴奋及抑制调节，对神经细胞有兴奋作用的氨基酸如谷氨酸、天冬氨酸等酸性氨基酸，具有抑制作用的如γ-氨基丁酸（GABA）与甘氨酸。

【检测方法】

茚三酮比色法。

【标本要求与保存】

腰椎穿刺后，取CSF 2ml加入磺基水杨酸钠5mg/ml振荡沉淀蛋白，立即放入冰壶，标本可在冷藏条件下稳定7天，冰冻条件下可稳定30天，必须在冰冻条件下运输。

【参考区间】

10～30mg/L。

【临床意义】

（1）增高见于椎管梗阻CSF变黄时，其脑脊液氨基酸含量显著增高；Shilder病、锥虫病、果糖血症、遗传性小脑共济失调患者、苯丙酮尿症、高脯氨酸血症和精氨酸血症的患者、晚期神经性梅毒患者、细菌性脑膜炎、浆液性脑膜炎等脑脊液氨基酸量增高；中枢神经系统变性疾患，如震颤麻痹、脊髓小脑变性和运动神经元病时，脑脊液中天冬氨酸含量增高。

（2）减少见于Huntinton舞蹈症、老年性精神病；多发性硬化症时脑脊液中11种氨基酸减少，但谷氨酸和鸟氨酸增高。

十一、脑脊液氨基酸组分（cerebrospinal fluid amino acid individual）

【生化及生理】

正常情况下CSF中氨基酸总量为血浆中含量的10%～30%。神经系统中存在有大量的游离氨基酸，这些物质除参与神经系统的一般代谢过程与维持细胞内外水分及电解质平衡外，还作为化学传递物质参与神经兴奋及抑制调节，对神经细胞有兴奋作用的氨基酸如谷氨酸、天冬氨酸等酸性氨基酸，具有抑制作用的如γ-氨基丁酸(GABA)与甘氨酸。

【检测方法】

HPLC 法或氨基酸分析仪。

【标本要求与保存】

腰椎穿刺后,取 CSF 2ml 加入磺基水杨酸钠 5mg/ml 振荡沉淀蛋白,立即放入冰壶,标本可在冷藏条件下稳定 7 天,冰冻条件下可稳定 30 天,必须在冰冻条件下运输。

【参考区间】

HPLC 法:

天冬氨酸(aspartic acid,Asp):0.1~3.3μmol/L。

谷氨酸(glutamic acid,Glu):3.4~5.8μmol/L。

丝氨酸(serine,Ser):29~38.8μmol/L。

组氨酸(histidine,His):7.3~12.7μmol/L。

甘氨酸(glycine,Gly):6.5~10.7μmol/L。

苏氨酸(threonine,Thr):19.8~45μmol/L。

精氨酸(arginine,Arg):29.4~41.6μmol/L。

丙氨酸(alanine,Ala):38.1~56.3μmol/L。

酪氨酸(tyrosine,Tyr):8.7~12.7μmol/L。

胱氨酸(cystine,Cys):0.1~2.1μmol/L。

蛋氨酸(methionine,Met):0.2~0.8μmol/L。

缬氨酸(valine,Val):14.6~22.8μmol/L。

苯丙氨酸(phenylalanine,Phe):9.7~14.3μmol/L。

异亮氨酸(isoleucine,Ile):4.8~8.2μmol/L。

亮氨酸(leucine,Leu):6.6~12μmol/L。

赖氨酸(lysine,Lys):17.9~26.5μmol/L。

【临床意义】

正常情况下 CSF 中氨基酸总量为血浆中含量的 10%~30%。在各种脑膜炎、脊髓阻塞水平以下变黄时,CSF 中氨基酸总量明显升高;晚期神经梅毒轻度升高;多发性硬化症、老年性精神病时降低。

CSF 中的氨基酸用色谱法可分离出 20 余种,氨基酸其临床意义如下。

(1) 细菌性脑膜炎、脑膜神经根炎、癌性脑膜炎、Garin-Bujadox-Bannnarth 等 CSF 谷氨酸、甘氨酸、异亮氨酸、亮氨酸、胱氨酸、苯丙氨酸、脯氨酸含量升高。

(2) 无菌性脑膜炎 CSF 中甘氨酸、亮氨酸升高。

(3) 结核性脑膜炎、乙型脑炎、脊髓灰质炎 CSF 色氨酸升高。

(4) 脑脓肿、全身性感染、精神分裂症甘氨酸、谷氨酸、缬氨酸、天冬氨酸含量升高,精神分裂症还可见丙氨酸增高。

(5) 肝昏迷、脑出血、癫痫、严重嗜睡病谷氨酰胺升高,而癫痫患者 CSFγ-氨基丁酸浓度降低。

(6) 许多神经系统变性病如帕金森病、运动神经元病、脊髓小脑变性 CSF 中天冬氨酸升高,谷氨酸降低。

(7) 癌症、胶质细胞瘤 CSF 中赖氨酸、苯丙氨酸浓度增高。

(8) 各种氨基酸尿症患者 CSF 中的氨基酸可发生相应的变化,如枫糖尿症 CSF 中缬氨基、亮氨酸、异亮氨酸等支链氨基酸含量常增高,精氨酸血症精氨酸含量升高,赖氨酸尿症 CSF 中赖氨酸增多。

十二、脑脊液 IgA(cerebrospinal fluid IgA)

【生化及生理】

生理情况下,血中 Ig 通过血-脑屏障进入 CSF 内。IgG 分子量略低于 IgA,较易通过血-脑屏障,而 IgA 略难,IgM 分子量大,更难通过血-脑屏障。所以 IgG、IgA、IgM 在 CSF 中的浓度依次递减。当脑组织或脑膜有病变时,脉络丛的通透性增加,血-脑屏障发生破坏,或自病变组织产生的病理性产物进入脑脊液,使脑脊液组分发生改变。

【检测方法】

免疫球蛋白的检测方法主要有免疫电泳法、免疫散射比浊法和免疫扩散法。原理同血清免疫。免疫比浊测定法具有灵敏、快速且能上机自动化测定的优点,在临床实验室得到广泛应用。

【标本要求与保存】

第 3 管脑脊液,可在常温、冷藏或冷冻情况下稳定 14 天,可反复冻融 3 次。

【参考区间】

0~6mg/L。

【临床意义】

(1) 增高常见于脑血管病、化脓性脑膜炎、结核性脑膜炎、病毒性脑膜炎、肿瘤等。

(2) 减低见于支原体脑脊髓膜炎、小脑性共济失调、癫痫等。

【影响因素】

标本应避免血液污染,影响测定结果。

十三、脑脊液 IgG(cerebrospinal fluid IgG)

【生化及生理】

生理情况下，血中 Ig 通过血-脑屏障进入 CSF 内。IgG 分子量略低于 IgA，较易通过血-脑屏障，而 IgA 略难，IgM 分子量大，更难通过血-脑屏障。所以 IgG、IgA、IgM 在 CSF 中的浓度依此递减。当脑组织或脑膜有病变时，脉络丛的通透性增加，血-脑屏障发生破坏，或自病变组织产生的病理性产物进入脑脊液，使脑脊液组分发生改变。

【检测方法】

免疫球蛋白的检测方法主要有免疫电泳法、免疫散射比浊法和免疫扩散法。原理同血清免疫。免疫比浊测定法具有灵敏、快速且能上机自动化测定的优点，在临床实验室得到广泛应用。

【标本要求与保存】

第 3 管脑脊液，可在常温、冷藏或冷冻情况下稳定 14 天，可反复冻融 3 次。

【参考区间】

10 ~ 40mg/L。

【临床意义】

(1) 增高常见于神经梅毒、化脓性脑膜炎、结核性脑膜炎、病毒性脑膜炎、神经系统肿瘤、多发性硬化症、舞蹈病、脊髓腔梗阻、系统性红斑狼疮、巨人症、Arnold-chian 畸形等。

(2) 减低见于癫痫、X 射线照射、变性疾病、服类固醇药物等。

【影响因素】

标本应避免血液污染，影响测定结果。

十四、脑脊液 IgM(cerebrospinal fluid IgM)

【生化及生理】

生理情况下，血中 Ig 通过血-脑屏障进入 CSF 内。IgG 分子量略低于 IgA，较易通过血-脑屏障，而 IgA 略难，IgM 分子量大，更难通过血-脑屏障。所以 IgG、IgA、IgM 在 CSF 中的浓度依此递减。当脑组织或脑膜有病变时，脉络丛的通透性增加，血-脑屏障发生破坏，或自病变组织产生的病理性产物进入脑脊液，使脑脊液组分发生改变。

【检测方法】

免疫球蛋白的检测方法主要有免疫电泳法、免疫散射比浊法和免疫扩散法。原理同血清免疫。免疫比浊测定法具有灵敏、快速且能上机自动化测定的优点，在临床实验室得到广泛应用。

【标本要求与保存】

第 3 管脑脊液，可在常温、冷藏或冷冻情况下稳定 14 天，可反复冻融 3 次。

【参考区间】

0 ~ 13mg/L。

【临床意义】

(1) 增高提示有中枢神经系统感染，如>30mg/L 表示为细菌性脑膜炎而非病毒性脑膜炎。多发性硬化症、肿瘤、血管通透性改变、锥虫病等也可增高。

(2) IgM 浓度明显增高，是急性化脓性脑膜炎的特点，可达 43.0 ~ 58.0mg/L。IgM 轻度增高(5.0 ~ 5.8 mg/L)，是急性病毒性脑膜炎的特征。若 IgM 超过 30mg/L 可排除病毒感染的可能。

【影响因素】

标本应避免血液污染，影响测定结果。

十五、脑脊液乳酸脱氢酶及同工酶(cerebrospinal fluid lactate dehydrogenase)

【生化及生理】

乳酸脱氢酶是一种糖酵解酶，能催化乳酸脱氢生成丙酮酸。乳酸脱氢酶存在于机体所有组织细胞的胞质内，其中以肾脏含量较高。其同工酶有五种形式，即 LD_1(H4)、LD_2(H3M)、LD_3(H2M2)、LD_4(HM3)及 LD_5(M4)，正常脑脊液中 LD 含量仅为血清的十分之一左右。

【检测方法】

脑脊液酶的检测方法同血清酶检测方法一致，常采用酶速率法，同工酶的检测用琼脂糖电泳法。

【标本要求与保存】

见“脑脊液总蛋白”。

【参考区间】

LD：正常参考值为 8 ~ 32U/L；LD_1：(26.1 ~ 28.3)%；LD_2：(26.1 ~ 27.9)%；LD_3：(23.0 ~ 24.6)%；LD_4：(16.1 ~ 19.1)%；LD_5：(1.6 ~ 3.2)%。

【临床意义】

LD 增高见于脑组织有坏死时，如细菌性脑膜炎、脑血管病、脑瘤和脱髓鞘病等。白血病、淋巴瘤、成神经细胞瘤及累及中枢神经系统的转移癌时，脑脊液中 LD 活力增高。恶性肿瘤仅在发展到相当阶段时 LD 活力才升高，故对肿瘤的早期诊断意义不大。病毒性脑膜炎时以 LD_1、LD_2 升高为主；细菌性脑膜炎以 LD_4、LD_5 升高为主。

【影响因素】

（1）检查前受检查者应停止服用肾上腺素、异丙肾上腺素、哌替啶、烟碱、阿司匹林等药物，并保持合理的饮食和作息；标本及时送检，但不可冷冻贮存，冷冻可致酶活性丧失。

（2）高温、剧烈震荡等物理作用可使酶蛋白变性失去活性，严重影响测定结果。

十六、脑脊液天冬氨酸氨基转移酶（cerebrospinal fluid aspartate transaminase）

【生化及生理】

由于血脑屏障的影响，脑脊液和血清中的氨基转移酶不能相互沟通，中枢神经系统以外的疾患，一般不影响脑脊液的氨基转移酶。因此，脑脊液氨基转移酶活性的测定，只反映中枢神经系统的病变。中枢神经系统疾病与肝脏疾病不同，AST 比 ALT 更有诊断价值。

【检测方法】

比色法：AST 酶促反应产生的草酸乙酰，通过过量的指示酶——苹果酸脱氢酶的作用转变成苹果酸，同时 NADH 氧化成 NAD^+，在 340nm 下检测吸光度的降低速率计算酶活力。

【标本要求与保存】

见“脑脊液总蛋白”。

【参考区间】

5～20U/L。

【临床意义】

AST 和 ALT 增高主要见于脑血管病变或炎症，如脑栓塞、脑萎缩、中毒性脑病、急性颅脑损伤、中枢神经转移癌等。

【影响因素】

肝脏毒性药物或导致胆汁阻塞的药物均可引起酶活性增高。

十七、脑脊液丙氨酸氨基转移酶（cerebrospinal fluid alanineaminotransferase）

【生化及生理】

见脑脊液天冬氨酸氨基转移酶的检测。

【检测方法】

比色法：ALT 催化基质中的丙氨酸和 α-酮戊二酸反应，生成谷氨酸和丙酮酸，后者在 2,4-二硝基苯肼作用，生成苯腙，在碱性条件下显色。

【标本要求与保存】

见“脑脊液总蛋白”。

【参考区间】

4～20U/L。

【临床意义】

升高见于脑转移癌、癌性神经痛、大脑或小脑变性、脑栓塞、中毒性脑病、脑外伤和神经系统炎症等。

【影响因素】

肝脏毒性药物或导致胆汁阻塞的药物均可引起酶活性增高。

十八、脑脊液腺苷酸激酶（cerebrospinal fluid adenylate kinase）

【生化及生理】

腺苷酸激酶催化腺苷三磷酸（ATP），使腺苷酸（AMP）磷酸化而生成腺苷二磷酸（ADP）反应。

【检测方法】

荧光分光光度法。

【标本要求与保存】

见“脑脊液总蛋白”。

【参考区间】

健康人群：阴性。

【临床意义】

健康人脑脊液里不存在 AK 活性。检测脑脊液中 AK 活性可用于一些神经系统疾病的辅助诊断。脑脊液 AK 活性增高可见于肾上腺脑白质营养不良、多发性硬化、变态反应性脑膜炎、病毒性脑膜炎、弓形体性脑膜炎、结核性脑膜炎、急性中毒性脑病及偏头痛等。但其活性与中枢神经系统疾病急性和（或）进行性病程有关。

【影响因素】

标本应避免血液污染，否则可导致假阳性结果。

十九、脑脊液腺苷脱氨酶（cerebrospinal fluid adenylate deaminase）

【生化及生理】

腺苷脱氨酶主要催化腺苷和脱氧腺苷，生成次黄嘌呤核苷和氨，是腺苷酸分解代谢的重要酶系之一。腺苷酸脱氨酶（ADA）在淋巴细胞内含量较高。

【检测方法】

比色法：腺苷脱氨酶催化腺嘌呤核苷水解，生成次黄嘌呤核苷和氨，用波氏显色剂测定氨的生成量，间接反映 ADA 的活力。

【标本要求与保存】

标本类型：脑脊液。

【参考区间】

0～8U/L。

【临床意义】

增高见于结核性脑膜炎、化脓性脑膜炎、脑出血、脑梗死、格林-巴利综合征等中枢神经系统疾病。结核性脑膜炎时 ADA 活性显著高于化脓性脑膜炎等，有利于鉴别诊断。

【影响因素】

不同来源酶的最适 pH 有所不同，一般在 pH 6.5～8.0之间。此酶透析后活性无明显下降，说明此酶作用时不需辅酶。有人报道 Tris、巴比妥、甘氨酸、双甘肽、三乙醇胺缓冲液可干扰此酶测定。

二十、脑脊液醛缩酶（cerebrospinal fluid aldolase）

【生化及生理】

醛缩酶（Ald）是一种醛裂合酶，在糖酵解作用中催化1，6-二磷酸果糖与磷酸二羟丙酮及甘油醛-3-磷酸的相互转变。反应可逆。3-磷酸甘油醛和磷酸二羟丙酮，两者互为异构体，在磷酸丙糖异构酶催化下可互相转变，当3-磷酸甘油醛在继续进行反应时，磷酸二羟丙酮可不断转变为 3-磷酸甘油醛，这样 1 分子 F-1，6-BP 生成 2 分子 3-磷酸甘油醛。

【检测方法】

酶偶联法。

【标本要求与保存】

标本采集后立即送检，如不能及时处理，应冷冻保存。

【参考区间】

连续监测法：0～10U/L。

【临床意义】

（1） CSF 中醛缩酶活性增加主要见于颅脑外伤和有些中枢神经系统疾患，如 GM2 神经节苷脂贮积症变异型 B 家族性黑矇性痴呆、重型颅脑外伤伴长期昏迷、急性脑膜炎、脑积水、神经梅毒、多发性硬化症以及脑瘤等。

（2） 结合 CSF 中其他酶类测定及蛋白电泳，有助于对上述疾病的诊断、病程观察及预后判断。

【影响因素】

标本应避免血液污染，影响测定结果。

二十一、脑脊液肌酸激酶（cerebrospinal fluid creatine kinase）

【生化及生理】

肌酸激酶通常存在于动物的心脏、肌肉以及脑等组织的细胞质和线粒体中，是一个与细胞内能量运转、肌肉收缩、ATP 再生有直接关系的重要激酶。它可逆地催化肌酸与 ATP 之间的转磷酰基反应。肌酸激酶有四种同工酶形式：肌肉型（MM）、脑型（BB）、杂化型（MB）和线粒体型（MiMi）。MM 型主要存在于各种肌肉细胞中，BB 型主要存在于脑细胞中，MB 型主要存在于心肌细胞中，MiMi 型主要存在于心肌和骨骼肌线粒体中。正常脑脊液 CK 活性不及血浆 CK 活性的 1/50，脑脊液肌酸激酶 CK-BB 主要分布在脑内神经元，是神经损伤的特异性生化标志。

【检测方法】

比色法，分光光度法和酶偶联法。

【标本要求与保存】

脑脊液标本采集后立即送检，如不能及时处理，应冷冻保存。

【参考区间】

0.5～2U/L。

【临床意义】

测定脑脊液中 CK 有助于了解脑组织被破坏和细胞通透性改变。CK 增高见于化脓性脑膜炎、进行性脑积水、继发性癫痫、多发性硬化症、蛛网膜下腔出血、脑瘤、脑供血不足和慢性硬膜下血肿等。

【影响因素】

标本血液污染可影响测定结果，应避免。

二十二、脑脊液乙酰胆碱酯酶（cerebrospinal fluid acetylcholinesterase）

【生化及生理】

乙酰胆碱酯酶也称真性胆碱酯酶或胆碱酯酶Ⅰ，它见于红细胞、中枢神经系统灰质内支配肌细胞的交感神经节的运动终板，存在于肺和脾内，但不存在于血浆内。此酶只水解乙酰胆碱酯类，降解神经递质乙酰胆碱成为胆碱和乙酸。该酶主要存在于神经肌肉接头与胆碱能神经系统中，在这些地方该酶的活性就是为了终止突触传递。

【检测方法】

碱性羟胺法、比色法、免疫扩散法等。

【标本要求与保存】

脑脊液标本采集后立即送检，如不能及时处理，应冷冻保存。

【参考区间】

此项目暂无参考区间

【临床意义】

阿尔茨海默病时升高。

二十三、脑脊液假胆碱酯酶(cerebrospinal fluid psuedocholinesterase)

【生化及生理】

假胆碱酯酶(PChE)又称非特异性胆碱酯酶、拟胆碱酯酶、胆碱酯酶Ⅱ、S型胆碱酯酶。它见于血浆、肝、肠黏膜、脾、胰腺和中枢神经系统白质内。它不仅能裂解胆碱酯类，还能裂解苯甲酰胆碱、丁酰胆碱、芳基和烷基酯类。

【检测方法】

速率法和比色法。

【标本要求与保存】

脑脊液标本采集后立即送检，如不能及时处理，应冷冻保存。

【参考区间】

此项目暂无参考区间。

【临床意义】

降低见于阿尔茨海默病。当血脑屏障破坏时，PChE和AChE活性增高；头部外伤、脑膜炎、脊髓灰质炎时PChE增高，而AChE活性减低。多发性硬化症时AChE显著增高，弥漫性硬化症、重症肌无力、恶性脑瘤、脑挫伤和格林-巴利综合征时也可增高。

二十四、脑脊液酸性磷酸酶(cerebrospinal fluid acid phosphatase)

【生化及生理】

酸性磷酸酶是一种在酸性条件下催化磷酸单酯水解生成无机磷酸的水解酶。

【检测方法】

比色法。

【标本要求与保存】

脑脊液标本采集后立即送检，如不能及时处理，应冷冻保存。

【参考区间】

此项目暂无参考区间。

【临床意义】

增高见于癫痫、脑肿瘤、脑膜炎及多发性硬化症等。

【影响因素】

标本应避免血液污染，影响测定结果。

二十五、脑脊液β-葡萄糖苷酶(cerebrospinal fluid β-glucosidase)

【生化及生理】

β-葡萄糖苷酶又称β-D-葡萄糖苷水解酶，能催化水解芳基或烃基与糖基间的糖苷键而释放葡萄糖。

【检测方法】

检测的方法有比色法、ELISA。

【标本要求与保存】

标本要求：标本类型：脑脊液。

【参考区间】

见“脑脊液总蛋白”。

【临床意义】

增高见于脱髓鞘性疾病、糖尿病性神经病、癫痫、脑肿瘤及细菌性脑膜炎等。

二十六、脑脊液甘氨酸(cerebrospinal fluid glycine)

【生化及生理】

甘氨酸是分子结构最简单的生糖氨基酸，在人体合成代谢过程中具有重要作用，也是人体内含量极多的胶原、弹性蛋白和胶蛋白等结构蛋白的主要组成氨基酸。甘氨酸具有对各种物质的解毒功能，还是一种重要的神经递质，在脑干和脊髓中是抑制性神经递质，而在大脑皮质和前脑等部位则是兴奋性神经递质。甘氨酸在脑干和脊髓中的抑制作用与维持正常肌张力有关。甘氨酸在脑内作为兴奋性神经递质是通过N-甲基-D-天冬氨酸型(NMDA)谷氨酸受体、α-氨基-3-羟-5-甲基-4-异噁唑丙酸(AMPA)受体和促代谢性谷氨酸受体3者发挥作用，其中NMDA型谷氨酸受体与神经系统的功能发育关系密切，当血中甘氨酸发生累积时可造成神经系统发育障碍、脑功能受损。

【检测方法】

检测方法有高效液相色谱法、GC-MS 等，同时测定脑脊液和血浆中甘氨酸，计算其比值。

【标本要求与保存】

脑脊液；肝素抗凝血，分离血浆后立即冰冻，两者均冰冻保存和运输。

【参考区间】

CSF：0.7～14.7μmol/L。

血浆：140～420μmol/L。

CSF/血浆甘氨酸比率：<0.04。

【临床意义】

用于诊断甘氨酸脑病（非酮症性高甘氨酸血症），一般非酮症性高甘氨酸血症时其比值>0.06。

【影响因素】

脑脊液标本应避免血液污染，血标本应避免溶血。

二十七、脑脊液色氨酸试验（cerebrospinal fluid tryptophan test）

【生化及生理】

5-HT 作为一种重要的中枢神经递质，在中枢神经系统疾病中已被广泛研究。在结核性脑膜炎患者 CSF 中有报道 5-HT 增高，且病情越严重者 5-HT 含量越高，认为与脑膜通透性增高有关，此外化脓性脑膜炎时 5-HT 和 5-HIAA 也增高，可能与感染时 5-HT 神经元活性增高有关，但机制未明。色氨酸试验的成色机制一般认为是吲哚衍生物与芳香族醛的化学反应。结核性脑膜炎 CSF 色氨酸试验呈阳性反应的原因，认为是结核杆菌分解 CSF 中蛋白产生的色氨酸所致，某些重要的神经化学物质如 5-HT、N-乙酰-5-甲氧基色胺等物质也被推测与其有关。

【检测方法】

脑脊液、浓盐酸、甲醛的混合液同亚硝酸钠溶液相接触处出现紫色环者为阳性；如出现棕黄色环或者根本无带色的环时，即为阴性。

【标本要求与保存】

见“脑脊液总蛋白”。

【参考区间】

阴性。

【临床意义】

本试验可作为诊断结核性脑膜炎的有力参考。本试验的阳性率在结核性脑膜炎时可达 90% 左右，但无特异性。在流行性乙型脑炎时，色氨酸试验的阳性率仅为 15%。

【影响因素】

（1）检查前受检查者应停止服用肾上腺素、异丙肾上腺素、哌替啶、烟碱、阿司匹林等药物，并保持合理的饮食和作息，检查时消除紧张焦虑的情绪。

（2）脑脊液内含有脓液、血液或有黄变症时，本试验也可呈现阳性反应。

二十八、李文生试验（Levinson test）

【生化及生理】

本试验为结核性脑膜炎与化脓性脑膜炎的简易鉴别诊察辅助手段，在实验室条件较差时考虑应用。

【检测方法】

利用磺基水杨酸和氯化汞两种不同的蛋白沉淀剂分别沉淀脑脊液中的蛋白质，由于其沉淀物的比例不同，可以鉴别结核性脑膜炎和化脓性脑膜炎。

【标本要求与保存】

见“脑脊液总蛋白”。

【参考区间】

正常脑脊液两管沉淀物均少，一般不超过 2mm。当脑脊液内蛋白质增多时，磺基水杨酸所致生物碱沉淀物形成快、重而坚实；氯化汞所形成的金属状沉淀呈絮状，形成较慢，且附着于管壁。

【临床意义】

（1）磺基水杨酸管沉淀物高于氯化物管两倍或以上，则多为化脓性脑膜炎。

（2）氯化汞管沉淀物高于磺基水杨酸管两倍或以上，则多为结核性脑膜炎。

（3）两管中沉淀相仿，无法鉴别诊断。

二十九、脑脊液乙酰胆碱（cerebrospinal fluid acetylcholine）

【生化及生理】

乙酰胆碱为中枢及周围神经系统中的重要神经递质，在自主神经及躯体运动神经的神经冲动转递过程中发挥作用。乙酰胆碱由轴突末梢释出之后，穿过突触间隙与突触后神经元或运动终板的细胞膜上的受体结合。在躯体运动神经系统，乙酰胆碱在神经肌肉连接处控制肌肉的收缩；在副交感神经，乙酰胆碱为节前及节后神经释出的神经递质；在交感神经，乙酰胆碱则为节前神经释出的神经递质。在神经细胞，由胆碱乙酰转移酶（胆碱乙酰化酶）催化胆碱和乙酰辅酶A生成乙酰胆碱。由于该酶存在于胞质中,因此乙酰胆碱在胞质中合成,合成后由小泡摄取并贮存。引起乙酰胆碱量子性释放的关键因素是神经末梢去极化引起的 Ca^{2+} 内流。释放进入突触间隙的乙酰胆碱作用于突触后膜胆碱能受体而发挥生理作用,随后被胆碱酯酶水解成胆碱和乙酸而失活。

乙酰胆碱是中枢胆碱能系统中重要的神经递质之一,其主要功能是维持意识的清醒,在学习记忆中起重要作用。脑内细胞外乙酰胆碱的变化主要反映胆碱能神经元的活动,皮层和海马等脑区的乙酰胆碱主要来源于基底前脑胆碱能神经元的纤维投射。研究显示脑内胆碱能递质系统活动与认知过程密切相关。人脑组织乙酰胆碱的含量会随着年龄的增高而下降。正常老人比青年时下降30%,而老年痴呆患者下降更为严重,可达70%~80%。

【检测方法】

高效液相色谱-电化学检测方法(HPLC-ECD)。

【标本要求与保存】

收集早晨餐前(7:00~8:00)脑脊液1ml置于0.5μmol毒扁豆碱试管中。

【参考区间】

60.6~70.6岁:25.5~43.5nmol/L(此项目暂无公认的参考区间)。

【临床意义】

降低见于阿尔茨海默病和血管性痴呆患者等。

三十、脑脊液多巴胺(cerebrospinal fluid dopamine)

【生化及生理】

多巴胺(DA)是脑内极其重要的神经递质,因为其作用特点又被称作快乐物质。脑内多巴胺神经元主要集中在中脑的黑质致密区、中脑腹侧被盖区、下丘脑及其脑室周围。多巴胺作用于多巴胺受体,通过一系列反应,改变细胞膜对离子的通透性,从而产生生理作用。多巴胺有调节躯体活动、精神活动、内分泌和心血管活动的作用。多巴胺能神经元的病变可导致多种疾病,如帕金森病、多巴胺反应性肌张力障碍、精神分裂症等。

【检测方法】

HPLC。

【标本要求与保存】

脑脊液。标本收集后的30分钟内使用4℃离心机离心,然后立即置于-20℃保存和运输。标本可在室温和冷藏条件下稳定6小时,冰冻条件下稳定30天。

【参考区间】

此项目暂无参考区间。

【临床意义】

(1)增高见于精神错乱、恐惧、幻觉、恶心、呕吐、晚期肾病。

(2)减低见于帕金森病。

【影响因素】

患者采前应避免精神紧张、剧烈运动,避免咖啡、茶叶和烟酒等,否则会引起检测结果假性升高。

三十一、脑脊液高香草酸(cerebrospinal fluid homovanillic acid)

【生化及生理】

高香草酸(HVA)是DA的主要代谢产物,脑脊液中的HVA不易通过血脑屏障,故测定其含量可间接地反映脑内DA的代谢情况。

【检测方法】

HPLC。

【标本要求与保存】

见"脑脊液多巴胺"。

【参考区间】

1.7~1.760μmol/L。

【临床意义】

(1)增高见于精神分裂症。

(2)降低见于帕金森病、癫痫。

三十二、脑脊液5-羟色胺(cerebrospinal fluid 5-hydroxytryptamine)

【生化及生理】

5-羟色胺(5-HT)是一种脑内血清素能神经元的递质,它主要影响人类的行为方式,如情绪、运动方式、攻击欲、摄食、睡眠以及调节体温。5-HT也与精神分裂症、焦虑、抑郁、疼痛、头痛、躁狂和类癌等疾病有关。

【检测方法】

常用方法为高效液相色谱法、酶学分析法、荧光法等。

【标本要求与保存】

见"脑脊液多巴胺"。

【参考区间】

<20ng/ml。

【临床意义】

（1）增高见于颅脑外伤与脑血管疾病。

（2）减低见于精神发育迟滞、帕金森病患者及抑郁性精神病等。

【影响因素】

（1）标本不宜溶血。

（2）某些食物富含5-HT，如香蕉、李子、西红柿和核桃等；某些药物会刺激5-HT的释放，如阿司匹林、促肾上腺皮质激素、MAO抑制剂、儿茶酚胺、利血平和烟碱等，因此收集标本前应避免这些食物和药物，否则会使检测结果假性升高。

三十三、脑脊液5-羟吲哚乙酸(cerebrospinal fluid 5-hydroxyindoleacetic Acid)

【生化及生理】

5-HT在单胺氧化酶作用下，降解为5-羟吲哚乙酸(5-hy-droxyindole acetic acid，5-HIAA)。

【检测方法】

常用方法为高效液相色谱法、酶学分析法、荧光法等。

【标本要求与保存】

见“脑脊液多巴胺”。

【参考区间】

荧光分光光计法：腰椎穿刺：5-HIAA：63.06～109.5ng/ml。

HPLC：脑室穿刺：5-HIAA：21.24～46.1mg/L。

【临床意义】

（1）升高：颅部外伤、化脓性脑膜炎、蛛网膜下腔出血等患者CSF中5-HIAA浓度增高，脑出血等5-HT升高。

（2）下降：忧郁型精神病、肌阵挛、Down综合征、微小脑功能障碍、苯酮尿症所致的精神发育迟滞患者CSF中5-HIAA含量减少，癫痫病5-HT与5-HIAA含量均下降。

三十四、脑脊液C-反应蛋白(cerebrospinal fluid C-reactive protein)

【生化及生理】

脑脊液CRP主要来自血浆，CSF中CRP的浓度取决于血清中CRP浓度，以及对血脑屏障的渗透性，是细菌性脑膜炎的重要诊断指标。

【检测方法】

CRP的检测方法大致可分为免疫沉淀法、免疫浊度法和标记免疫法三类。

【标本要求与保存】

见“脑脊液总蛋白”。

【参考区间】

成人：0.42～5.2μg/ml；新生儿：0.1～0.6μg/ml；幼儿：0.15～1.6μg/ml；学龄儿童：0.17～2.2μg/ml；孕妇可达4.4～46.8μg/ml。

【临床意义】

脑脊液C反应蛋白增高主要见于：①化脓性或结核性脑膜炎时，脑脊液和血浆中的C反应蛋白含量均增高，而浆膜性脑膜炎或脑炎时，C反应蛋白仅出现于脑脊液中，而血清中则没有；②中枢神经系统炎症患者急性期其活性明显增高，恢复期可消失。结合血清C反应蛋白、CSF蛋白定量等测定，可有助于鉴别诊断。

【影响因素】

类风湿因子(RF)干扰本试验，产生假阳性结果。

三十五、脑脊液髓鞘碱性蛋白(cerebrospinal fluid myelin basic protein)

【生化及生理】

髓鞘碱性蛋白(MBP)是组成中枢神经系统髓鞘的主要蛋白，为中枢神经组织所特有，约占髓鞘总蛋白质的30%。正常CSF中骨髓鞘碱性蛋白(MBP)含量极微。检测其在CSF中的含量，对脱髓鞘病的诊断及探索其病因有一定价值。

【检测方法】

放射免疫法或ELISA法。

【标本要求与保存】

见“脑脊液总蛋白”。

【参考区间】

放射免疫法：0.55～1.83μg/L。

CSF中游离型MBP(ELISA法)：0.47～3.25μg/L。

CSF中结合型MBP(ELISA法)：0.13～1.59μg/L。

【临床意义】

髓鞘碱性蛋白是脑神经细胞实质损伤的特异标记物。由于外伤或疾病引起神经组织细胞破坏，髓鞘碱性蛋白进入脑脊液，少部分可进入血液。神经组织损害后，几天内即释放至 CSF 中，故 CSF 中髓鞘碱性蛋白浓度升高，可反映神经髓鞘完整性的破坏。因此测定脑脊液中的髓鞘碱性蛋白的含量，是反映脑、神经组织细胞有实质性损伤的一个敏感和可靠的生化指标，其含量的高低还可以反映损伤的范围及其严重程度。

（1）MBP 增高主要见于多发性硬化症。多发性硬化症的急性期都表现为 MBP 明显增高，慢性活动者，约 50% 有 MBP 升高，但非活动者不增高。此外，MBP 增高也可见于其他脱髓鞘病，如横贯性脊髓炎合并系统性红斑狼疮、脑桥中心髓质溶解症及甲氨蝶呤髓病。结合 CSF 中酶学及 IgG 测定，可提高对多发性硬化症的诊断以及病程、疗效等的观察。

（2）其他 MBP 对急性脑血管疾病、新生儿缺氧缺血性脑病、急性脑外伤、精神疾病也有一定的参考价值。

【影响因素】

标本不宜污染。

三十六、脑脊液 Tau 蛋白（cerebrospinal fluid Tau protein）

【生化及生理】

Tau 蛋白是一种重要的微管相关蛋白，对微管的构成和保持稳定起着关键作用。Tau 蛋白的异常磷酸化及糖基化修饰最终导致神经纤维缠结的形成。神经元内存在大量神经纤维缠结是 AD 的重要特征之一。CSF 中的 Tau 蛋白主要来自坏死的神经细胞。已知 Aβ 沉积于神经细胞表面，由于其毒性作用致细胞内 Ca^{2+} 浓度升高，Ca^{2+} 经过 Ca^{2+} 依赖的蛋白激酶途径，使 Tau 蛋白磷酸化、Aβ 沉积及 Tau 磷酸化，经过多年，逐步形成淀粉样变斑块和神经纤维缠结，最终导致神经元的变性，死亡，从而产生 AD 的各种临床表现。

【检测方法】

常用 ELISA 法。

【标本要求与保存】

采集脑脊液标本后离心，立即检测，-70℃保存。

【参考区间】

89.0～149.8ng/L。

【临床意义】

Tau 蛋白主要用于 AD 的诊断。研究表明，AD 患者和其他各种原因引起的痴呆，CSF 中 Tau 蛋白含量明显高于对照组，但 AD 组比其他原因引起的痴呆病例组升高更加明显，表明 Tau 蛋白是中枢神经系统神经元变性的一个敏感指标，可用于 AD 的诊断与鉴别。Tau 蛋白和谷草转氨酶联合检测对 AD 的诊断特异性达 83%，而单纯检测 Tau 蛋白特异性仅为 50%。因此同时检测两者可提高 AD 诊断的特异性。

（龚霞　彭剑雄）

第三十七章 羊水的生物化学检验

羊水(amniotic fluid)是胚胎发育期间羊膜腔中的液体,由胎盘、胎儿肾脏、皮肤、黏膜、肺及肠等器官产生,其体积和化学组成被控制在一个动态的范围内,是胎儿在子宫内生活的环境。羊水的功能是保护胎儿(包括有利于胎儿的活动、缓冲可能的伤害并维持恒温)和保护母体(减少胎动引起的不适感)。羊水的监测可以反映胎盘的功能和胎儿的状况。

第一节 概 述

一、羊水量

在胚胎发育过程中,羊水量逐渐增多,在妊娠38周时达到最高峰。妊娠10周时羊水量约30ml,20周时约400ml,38周时约1000ml;此后羊水逐渐下降,足月时约800ml。在临床中常可见到羊水量的病理性改变:羊水过少(oligohydramnios)见于子宫内膜生长迟缓和胎儿输尿管异常(如双肾发育不全和尿道阻塞);羊水过多(polyhydramnios)见于妊娠期糖尿病、严重的Rh血型不相容、胎儿食管闭锁、多胎妊娠、无脑畸形和脊柱裂等。

二、羊水的组成

妊娠早期羊水主要是由母体血浆透过胎膜进入羊膜腔的漏出液,其成分与母体血浆相似,只是蛋白质含量与钠离子浓度稍低。母体、胎儿和羊水三者间通过不断进行液体交换,保持着羊水量动态平衡。随着妊娠的发展,胎儿在羊水交换中的作用越来越大。除上述途径外,胎儿消化道的吞咽、泌尿系的排尿、呼吸道的羊水出入及皮肤的吸收等,不仅使羊水量稳中有升,而且使羊水的成分发生了很多的改变。

羊水中98% ~99%是水,1% ~2%是溶质。溶质一半是有机物,一半是无机盐。此外还有极少量的细胞。羊水中的有机成分包括有蛋白质、氨基酸、脂肪、胆红素、葡萄糖、代谢产物(包括肌酐、尿酸和尿素等)、酶、激素和甲胎蛋白等;羊水中的无机成分包括电解质和气体等。羊水中有两类细胞:一类主要来自胎儿的表皮脱落细胞,一类来自羊膜。妊娠期12周前羊水中细胞很少,妊娠32周后来自羊膜的细胞减少,足月时来自胎儿的无核多角形细胞增多,这类细胞的增多,反映了胎儿的成熟。

三、羊水检查

羊水检查多在妊娠16 ~20周期间进行,通过羊膜穿刺术,采取羊水进行检查。检查项目包括细胞培养、性染色体鉴定、染色体核型分析、羊水甲胎蛋白测定、羊水生化检查等,以确定胎儿成熟程度和健康状况,诊断胎儿是否正常或患有某些遗传病。

羊水检查可以反映胎儿在宫内的生长情况、成熟程度、性别,以及帮助鉴别某些遗传性疾病的诊断。

第二节　羊水的生化检测

一、羊水钠(amniotic fluid sodium)

【生化及生理】

Na^+是细胞外液主要阳离子，在维持细胞外液容量、酸碱平衡、渗透压和细胞生理功能方面起重要作用。由于胎儿低渗尿进入羊水，羊水逐渐成为低渗，钠轻度下降。

【检测方法】

钠测定可通过原子吸收分光光度法、火焰发射分光光度法、离子选择电极法或紫外可见光分光光度法进行，临床实验室常采用的是离子选择电极法。

【标本要求与保存】

经腹部B超引导下行羊膜腔穿刺术或剖宫产时穿刺羊膜腔获取无血液和胎粪污染羊水标本。采抽出的羊水应立即送检，以免细胞成分崩解、化学成分及酶类的变质和失活。若不能立即送检，应放在4℃冰箱内保存，但不得超过24小时。羊水1000～2000r/min离心10分钟后，取其上清液做多项生化检查。

【参考区间】

羊水钠在早期妊娠时约相当于血清钠，足月妊娠时较血钠低7～10mmol/L。

【临床意义】

羊水钠检查可以预测胎儿成熟程度。羊水钠增加见于柯兴综合征，原发性醛固醇增多症，ACTH瘤，脑外伤，脑血管意外，心衰，肾衰，肝硬化，严重失水，钠摄入过多而肾功能不全等。

【影响因素】

红细胞中钠的含量仅为羊水中的1/10，故即使羊水中混有血液对钠浓度测定影响不会太大。

二、羊水钾(amniotic fluid potassium)

【生化及生理】

人体中的K^+98%存在于细胞内，细胞外液K^+仅占2%。正常情况下血清钾浓度为3.5～5.5mmol/L，细胞内液中K^+浓度为150.0mmol/L，二者相差约40倍，维持这种梯度平衡，主要依赖于细胞膜上的“钠-钾泵”的作用。体内钾的主要生理功能有：①参与酸碱平衡的调节；②维持细胞内液的渗透压；③维持肌肉、神经的应激性；④参与细胞内物质的合成代谢。由于胎儿低渗尿进入羊水，羊水逐渐成为低渗，钠与氯轻度下降，钾略有上升。

【检测方法】

钾测定可通过原子吸收分光光度法、火焰发射分光光度法、离子选择电极法或紫外可见光分光光度法进行，临床实验室常采用的是离子选择电极法。

【标本要求与保存】

见“羊水钠”。

【参考区间】

妊娠期间羊水钾略有上升，妊娠15周3.9mmol/L，妊娠25周4.0mmol/L，妊娠40周4.3mmol/L。

【临床意义】

胎儿宫内窘迫时，缺氧导致胎儿肾血流量明显减少、体内酸中毒及高钾血症等原因可直接刺激肾上腺皮质球状带分泌醛固酮增多，使肾的保钠排钾作用增强来维持血钠和血钾浓度平衡。由于Na^+的重吸收与K^+的分泌是同步的，当胎儿体内对Na^+增加的同时，肾小管分泌K^+增多。故胎尿中所含的Na^+减少而K^+增多。羊水中所含Na^+、K^+主要由胎尿排出，故测定羊水中Na^+、K^+浓度可反映胎儿体内的代谢状况。故在胎儿宫内窘迫时，当测得羊水中K^+浓度升高而Na^+显著降低时，结合胎儿心电图有ST段改变，即可判定胎儿体内酸中毒并高钾血症。

【影响因素】

若羊水标本中混有血液，则溶血后红细胞内K^+释放可造成测定结果假性增高。

三、羊水钙(amniotic fluid calcium)

【生化及生理】

孕妇血清中的钙离子通过被动转运而进入胎儿体内，经尿液排入羊水中。妊娠晚期钙的需要量达到250mg/d，甚至更多，故妊娠期妇女血清钙明显降低，比正常非孕妇女减少1/4以上。钙元素的作用对孕妇胎儿的功能、骨骼及肌肉等组织的发育、神经调节起着重要作用。

【检测方法】

钙的测定方法有滴定法(氧化还原滴定法、络合滴定法）、比色法（最常用的是邻甲酚酞络合酮法、甲基麝香草酚蓝法、偶氮胂Ⅲ法等）、火焰光度法、原子吸收分光光度法、同位素稀释质谱法等。IFCC 推荐的钙测定决定性方法为同位素稀释质谱法，参考方法为原子吸收分光光度法。WHO 和我国卫生部临床检验中心（1997 年）推荐的常规方法为邻甲酚酞络合酮法（O-CPC）。

【标本要求与保存】

见“羊水钠”。

【参考区间】

正常妊娠期间羊水钙浓度变化不大，为 2.25 ~ 2.50mmol/L。

【临床意义】

羊水钙缺乏时不仅限制了锌、铜、铁的代谢，也对胎儿本身的发育、成熟和组织器官的功能产生极不利的后果。

【影响因素】

（1）钙的测定受试管清洁度影响较大，因此必须保证试管清洁，严防外源性钙的污染。

（2）在碱性条件下，镁对钙测定有干扰，加入 8-羟基喹啉-5-磺酸可消除镁的干扰。

四、羊水氯（amniotic fluid chlorine）

【生化及生理】

氯是细胞外液的主要阴离子，具有调节机体渗透压和酸碱平衡的功能，并参与胃液中胃酸的生成。由于胎儿低渗尿进入羊水，羊水逐渐成为低渗，钠与氯轻度下降，钾略有上升。

【检测方法】

测定方法有同位素稀释质谱法、库仑滴定法、硫氰酸汞比色法、离子选择性电极法（ISE）、硝酸汞滴定法和酶法。同位素稀释质谱法是氯测定的决定性方法，临床常用的检测方法为 ISE 法。

【标本要求与保存】

见“羊水钠”。

【参考区间】

早期妊娠相当于血清氯化物，足月妊娠较血清氯化物低 1 ~ 3mmol/L。

【临床意义】

（1）羊水氯化物增加见于氯化物摄入过多，肾衰少尿期，换气过度，碱中毒，尿路阻塞等。

（2）羊水氯化物减低见于稀释性低钠血症，长期应用利尿剂、脱水剂，重症糖尿病，剧烈呕吐或腹泻，肾衰多尿期等。

【影响因素】

临床上干扰物最重要的是溴离子（Br^-），使用 ISE 法的溴离子表现出相当于 2.3 个氯离子的反应活度。本法不受血清蛋白质的干扰。

五、羊水镁（amniotic fluid magnesium）

【生化及生理】

由于胎儿低渗尿进入羊水，羊水逐渐成为低渗，钠与氯轻度下降，钾略有上升，而钙、镁、磷、锌、硫、锰均无显著变化。

【检测方法】

血清镁测定方法概括起来有比色法、荧光法、离子层析法，离子选择性电极法（ISE）、酶法、原子吸收分光光度法（AAS）、同位素稀释质谱法（ID-MS）等。其中决定性方法是 ID-MS，参考方法是 AAS 法。我国卫生部临床检验中心推荐甲基麝香草酚蓝（MTB）比色法、钙镁试剂（calmagite）法作为常规方法。

【标本要求与保存】

见“羊水钠”。

【参考区间】

正常妊娠期间羊水镁变化不大，为 0.41 ~ 8.82mmol/L。

【临床意义】

胎儿宫内窘迫时羊水中镁浓度降低，测定羊水中的镁对于预测胎儿呼吸情况有非常重要的意义。用于硫酸镁肠道外给药时，羊水镁浓度的监测。

【影响因素】

（1）镁的测定受试管清洁度影响较大，因此必须保证试管清洁，严防外源性钙的污染。

（2）红细胞内镁含量为血浆的 3 倍，血红蛋白大于 7g/L 时出现正干扰，因此应避免羊水标本混有血液。

六、羊水铁（amniotic fluid iron）

【生化及生理】

铁是人体必需微量元素之一，妊娠母体需额外动用 200 ~ 700mg 铁以满足胎儿需要。胎盘对母体的微量元素有聚集作用，胎儿肝脏是各种微量元素的储存池，其体内的微量元素通过肾脏排入羊水中。妊娠期妇女对铁的需要量增加，其随着妊娠期不同而有所不同。妊娠中期以后，铁需要量明显增加，到妊娠后期铁需要为平时需要量的3倍甚至更多。只有满足胎儿这些必需元素的需求，羊水中通过胎儿肾脏的排泄量才能达到一个相对稳定的程度。

【检测方法】

主要测定方法有原子吸收分光光度法、电量滴定法及化学比色法。目前多采用化学比色法。

【标本要求与保存】

见“羊水钠”。

【参考区间】

妊娠8～13周，羊水铁中位数浓度<1.8μmol/L（10μg/dl）。

【临床意义】

妊娠时母体铁缺乏会造成低血红素性贫血，使血红蛋白下降，引起母体和胎儿的缺氧，导致胎儿生长发育障碍。

【影响因素】

检查前慎用铁剂治疗或禁食含铁高的食物，如动物肝脏等；禁食能和铁络合的物质，如茶等。

七、羊水维生素A（amniotic fluid vitamin A）

【生化及生理】

维生素A具有多种生理功能，视力、生长、上皮组织和骨的发育以及精子的发生和胎儿的发育都需要维生素A。正常孕妇，早期血中维生素A水平下降，妊娠晚期上升，分娩时再次下降，分娩后又重新上升。

【检测方法】

测定血清视黄醇可评价维生素A的营养状况。测定视黄醇的最常用方法有：分光光度法、荧光测定法及高效液相色谱法。

【标本要求与保存】

见“羊水钠”。

【参考区间】

孕9～12周66%样本中水平低于可检测极限（HPLC），最大值为0.06μmol/L。

【临床意义】

胎儿为神经管缺损（无脑儿、脊柱裂等）时，放射免疫分析妊娠第4、5和6个月羊水中的维生素A其平均维生素A的浓度为5.7μg/100ml，显著高于正常孕妇3.81μg/100ml。

【影响因素】

酒精和某些药物会影响其测定。

八、羊水维生素B_{12}（amniotic fluid vitamin B_{12}）

【生化及生理】

维生素B_{12}又称钴胺素（cobalamin），是唯一含金属元素的维生素。维生素B_{12}在体内因结合的基团不同，因此可有多种存在形式，如羟钴胺素、氰钴胺素、甲钴胺素和5'-脱氧腺苷钴胺素，后两者是维生素B_{12}的活性型，也是血液中存在的主要形式。维生素B_{12}的主要生理功能有：①促进红细胞的发育和成熟，使机体造血功能处于正常状态，预防恶性贫血；②以辅酶的形式存在，可以增加叶酸的利用率，促进碳水化合物、脂肪和蛋白质的代谢；③具有活化氨基酸的作用和促进核酸的生物合成，可促进蛋白质的合成，它对婴幼儿的生长发育有重要作用。如果妊娠期内或婴儿期缺乏叶酸或维生素B_{12}，则可引起营养不良性大细胞性贫血。

【检测方法】

微生物学定量法、放射免疫法。

【标本要求与保存】

见“羊水钠”。

【参考区间】

孕9～12周中位数水平为987ng/L，最小值低于可检测极限，最大值为3040ng/L。

【临床意义】

孕妇妊娠的头三个月内，放射免疫分析孕妇血和羊水中维生素B_{12}和叶酸盐浓度降低，这是胎儿神经管缺损的象征。

【影响因素】

测定前应空腹，不宜过多食用富含维生素B_{12}的食物和药物，以免食物中叶酸和维生素B_{12}吸收干扰结果。

九、羊水维生素E（amniotic fluid vitamin E）

【生化及生理】

维生素E是生育酚（tocopherol，T）与三烯生育酚（Tocotrienol，T-3）的总称，是脂溶性维生素，为细胞膜上的重要组成成分，亦是细胞膜上的主要抗氧化剂。维生素E广泛存在于动植物食品中，植物油的维生素E含量较多，与亚油酸等多烯脂肪酸含量相平行。维生素E为多烯脂肪酸的抗氧化剂，在细胞膜上与膜磷脂的多价不饱和脂肪酸（pol-yunsaturatedfattyacid,PUFA)结合成复合物而稳定膜的结构,防止生物膜上PUFA和细胞中含硫基的酶受氧化剂的损害。当维生素E缺乏时红细胞膜上的PUFA易发生过氧化反应,使红细胞膜受损而产生溶血。

【检测方法】

最常用的方法是荧光测定法和高效液相色谱法。

【标本要求与保存】

见"羊水钠"。

【参考区间】

孕9~12周87%样本中水平低于可检测极限(HPLC);最大值为0.03μmol/L。

【临床意义】

早产儿缺乏维生素E时临床上出现贫血、水肿,鼻部有水样分泌物,面、颈及头部有丘疹样皮疹。

维生素E缺乏时可出现不同程度的溶血性贫血,故血红蛋白降低、网织红细胞增多及周围血象中可见异形红细胞增多。

【影响因素】

采血前禁食、禁用含维生素E的制剂,避免剧烈运动。标本避免溶血,采集后应及时处理以免氧化。

十、羊水维生素D(amniotic fluid vitamin D)

【生化及生理】

维生素D是类固醇衍生物,主要包括维生素D_2(又称麦角钙化醇,ergocalciferol)及维生素D_3(又称胆钙化醇cholecalciferol)。维生素D仅存于动物性食物中,植物性食物中一般没有维生素D,但含有维生素D原。维生素D原经紫外线照射后可转化为维生素D,食物中的维生素D在小肠吸收,吸收入血后主要与一种特异载体蛋白——维生素D结合蛋白(Vitamin-D-binding protein,DBP)结合被送至肝脏,在肝内经维生素D_3-25-羟化酶催化生成25-OH-D_3,之后再被转运至肾脏,在1α-羟化酶作用下生成1,25-$(OH)_2$-D_3,在24-羟化酶作用下生成24,25-$(OH)_2$-D_3,DBP可携带这两种羟基代谢物及其所有代谢产物,与靶器官的核受体或膜受体结合,发挥各种生物学作用。

【检测方法】

竞争性蛋白结合法、高效液相色谱法。

【标本要求与保存】

见"羊水钠"。

【参考区间】

羊水中的25-(OH)-D_3在妊娠中期为(1707±267)pg/ml,在妊娠末期为(810±76)pg/ml。1,25-$(OH)_2$-D_3在妊娠16~18周时为(149±32)pg/ml,在妊娠末期为(37.5±5.4)pg/ml,1,25-$(OH)_2$-D_3在妊娠期间变化不大。

【临床意义】

25-(OH)-D_3升高提示VD中毒,降低提示VD缺乏病(佝偻病,软骨病)、重症肝疾病、肾病综合征、日光照射减少等。1,25-$(OH)_2$-D_3升高提示VD依赖症Ⅱ型、妊娠后期、VD缺乏病、肿瘤性高钙血症等,降低提示VD依赖症Ⅰ型、慢性肾功能不全、重症VD缺乏、甲状旁腺功能减退、肿瘤性低磷血症性骨软化症、摄入钙过剩等。

【影响因素】

机体暴露于阳光后血清D_3增加,并随季节而变化。

十一、羊水氨基酸(amniotic fluid amino acids)

【生化及生理】

羊水中氨基酸浓度与母体血浆的浓度大致相同,随着孕周的增加,羊水主要来源为胎儿尿,故羊水的渗透压渐降,羊水中氨基酸的含量亦减少。

【检测方法】

高效液相色谱法。

【标本要求与保存】

每份样本取2ml羊水置无菌试管内(有血污染者均被剔除),置0~4℃冰箱存放待测。

【参考区间】

正常妊娠羊水中氨基酸水平随着孕周的增加而逐渐减少,丝氨酸、丙氨酸、赖氨酸和苏氨酸在羊水中呈高值。羟脯氨酸可能是代谢旺盛胎儿发育的一项指标。妊高征时,羊水中的组氨酸呈高值。

【临床意义】

临床上可通过羊水中氨基酸水平的差异估计孕安全。测定羊水中的氨基酸可诊断胱氨酸尿症、甘氨酸尿症等。胎儿宫内发育迟缓时羊水中氨基酸含量明显降低,尤其是必需氨基酸显著低于正常孕妇组。

【影响因素】

为避免临产宫缩对羊水中兴奋性氨基酸(天冬氨酸、谷氨酸)、抑制性氨基酸(甘氨酸)含量的影响,应于临产前剖宫产或引产时经羊膜囊无菌穿刺抽取。

十二、羊水胆红素(amniotic fluid bilirubin)

【生化及生理】

正常妊娠时,羊水中有少量的胆红素,妊娠 28 周以前的主要是未结合胆红素,以后随着胎儿肝逐渐发育成熟而使结合胆红素增加,未结合胆红素减少。

【检测方法】

在 450nm 波长下测定羊水的吸光度。

【标本要求与保存】

见"羊水钠"。注意避光。

【参考区间】

羊水胆红素早期妊娠<1. 28μmol/L(<0. 075mg/dl),足月妊娠>0. 43μmol/L(>0. 025mg/dl)。

【临床意义】

羊水胆红素检查可以反映胎儿在宫内的生长情况、成熟程度,以及帮助鉴别胎儿溶血性疾病的诊断。

可通过间断性采集羊水并检测羊水胆红素来监测胎儿是否发生溶血性疾病。吸光度的增加幅度(ΔA_{450},相对于基线吸光度值)与孕周及溶血疾病的程度具有较好的相关性。在孕周相同的情况下,ΔA_{450}升高幅度越大,溶血的程度就越高。A_{450}升高后,若持续下降表明预后良好,即胎儿可幸存;若继续升高或不变提示可能存在严重的胎儿成红细胞增多症。在有溶血性疾病时,羊水胆红素可作为观察指标,以决定是否继续观察,宫内输血、引产、妊娠后期继续升高,表示胎儿有胎内溶血症。

【影响因素】

羊水过多可导致假阴性结果,母体高胆红素血症或镰状细胞疾病也可导致羊水胆红素升高。当孕妇患有血胆红素增高(肝炎、溶血性贫血、胆汁淤积)或服用某些药物(酚噻嗪)时,则可出现羊水胆红素伪增。

十三、羊水卵磷脂(amniotic fluid lecithin)

【生化及生理】

肺表面活性物主要包括:脂质、蛋白质及碳水化合物。而具有表面活性作用的脂质主要是卵磷脂,羊水中极大部分卵磷脂及全部鞘磷脂来自于胎儿肺经支气管排出。在妊娠早期,羊水中卵磷脂浓度非常低,随着妊娠进展,卵磷脂水平逐渐升高,且在 35 周后卵磷脂水平出现剧烈上升。

【检测方法】

高效液相色谱。

【标本要求与保存】

见"羊水钠"。

【参考区间】

羊水中卵磷脂随孕周增加而增加,临产后增加更明显。

【临床意义】

测定羊水中卵磷脂,可以了解胎儿肺表面活性物之含量,预测胎儿肺成熟度,对于预防新生儿特发性呼吸窘迫综合征、提高围产儿健康水平有一定实际意义。

【影响因素】

氯仿抽提羊水中卵磷脂时必须充分振荡,氯仿量可根据需要适当增加 2～4ml,不影响测定结果。

十四、卵磷脂/鞘磷脂比值(lecithin/sphingomyelin ratio,L/S ratio)

【生化及生理】

羊水中在妊娠早期,羊水中卵磷脂浓度非常低,在 20 周时卵磷脂仅为总脂质的 21%,而此时鞘磷脂占总脂质的 51%。随着妊娠进展,鞘磷脂水平仍然相当恒定,而卵磷脂水平逐渐升高,且在 35 周后卵磷脂水平出现剧烈上升。在成熟肺,卵磷脂占总表面活性脂质的 50%～80%。由于鞘磷脂水平恒定,可作为参照,计算卵磷脂/鞘磷脂比值可准确地反映出羊水中卵磷脂的水平。L/S 比值不是匀速地逐渐增加,而是在 34～36 周时突然增加,与胎儿肺成熟度密切相关。卵磷脂/鞘磷脂比值在 2 以上,可认作是胎儿肺成熟,肺成熟的胎儿出生后很少发生呼吸窘迫综合征。

【检测方法】

L/S 比值:用氯仿-甲醇混合物从羊水提取磷脂后,用薄层层析分离磷脂各组分,染色后通扫描密度仪扫描计算 L/S 比值。

【标本要求与保存】

见"羊水钠"。

【参考区间】

由于不同的染色方法结果有差异,故不同染色方法的 L/S 比值参考范围有所不同。一般将 L/S 比值>2 作为肺成熟的判断值。

早期妊娠<1∶1，足月妊娠<2∶1。

【临床意义】

（1） L/S 比值大于 2.0，提示肺成熟。L/S 比值预报肺成熟符合率达 97% ~98%。但该试验主要用于反映胎儿肺成熟度，在描述胎儿肺不成熟度上并不可靠。如 L/S 比值在 1.5 到 2.0 之间，约有半数婴儿不会发生呼吸窘迫综合征（RDS）。

（2） 如母亲有糖尿病，则胎儿尽管 L/S>2.0（显示肺成熟），其发生 RDS 的频率仍然会增大，必须使用特殊的参考值，将 L/S 比定为 3。

【影响因素】

L/S 比值受下列因素影响：①肺成熟加快：高血压病、肾脏病、糖尿病、镰状细胞贫血、胎盘的过早分离（胎盘早期剥离）、破水超过 36 小时、宫内输血、使用糖皮质激素。②肺成熟迟缓：新生儿水肿（胎儿水肿）、糖尿病。

十五、泡沫稳定性指数（foam stability index，FSI）

【生化及生理】

当羊水中肺表面活性物质达到足够浓度时，能够形成一个高度稳定的膜，从而支撑泡沫的架构。羊水中其他物质包括蛋白质、胆盐、游离脂肪酸盐也支持泡沫的稳定，但乙醇能将该类物质从膜中除去。因此测定泡沫稳定指数可间接反映羊水中肺表面活性物质的含量。

【检测方法】

测定泡沫稳定指数的原理是：在固定体积的未稀释羊水中，逐渐增加乙醇量并混合，在羊水能支持泡沫稳定的情况下，记录所需乙醇的最大体积。

【标本要求与保存】

见“羊水钠”。

【参考区间】

FSI>0.47。

【临床意义】

FSI>0.47 为肺成熟。预测肺成熟度误差<1%，而预测肺不成熟度误差为 66%。

【影响因素】

实验必须在 20 ~25℃ 下进行，温度过高或过低都会影响泡沫的稳定性。含血液和胎粪的标本会出现假性肺成熟结果。

十六、荧光偏振试验（fluorescence polarization assay，FPA）

【生化及生理】

荧光偏振试验是一种定量免疫分析技术，其基本原理是荧光物质经单一平面的蓝偏振光（485nm）照射后，吸收光能跃入激发态，随后恢复至基态，并发出单一平面的偏振荧光（525nm）。偏振荧光的强弱程度与荧光分子的大小呈正相关，与其受激发时转动的速度呈反相关。FPIA 最适宜检测小至中等分子物质，常用于药物、激素的测定。

荧光偏振是目前最普遍使用的定量方法，比测定 L/S 比值更加精确。

【检测方法】

在羊水中加入荧光染料 NBD-PC 时，NBD-PC 可渗入磷脂形成的微粒和聚集体中，具有表面活性的磷脂含量越高，荧光偏振值越低。近来常使用低差别荧光染料 PC-16，此荧光染料不仅可与脂质微粒结合，也可与清蛋白结合，由于羊水中清蛋白含量较为恒定，同样可作为参照，此法用含磷脂和清蛋白的校正液进行校正，报告单位为 mg/g 清蛋白。大多数利用 FPA 法测定胎儿肺成熟度的实验室都使用这种方法。

【标本要求与保存】

见“羊水钠”。

【参考区间】

正常妊娠末 NBD-PC 荧光偏振值<260mP，磷脂/清蛋白>70mg/g。

【临床意义】

（1） NBD-PC 荧光偏振值<260mP 提示肺明显成熟，其值在 260 ~290mP 之间说明肺正向成熟过渡，>290mP 提示肺不成熟。以 260mP 作为临界值，该方法灵敏度为 94%，特异性为 84%。260mP 临界值很适于高危妊娠。对于需剖宫产的患者，230mP 临界值更合适。

（2） 如在羊水中血液污染超过 0.5%，会降低 P 值结果。故以<230mP 为明显成熟、>290mP 为不成熟、230 ~290mP 之间很难解释。

（3） 糖尿病孕妇的预报值同无糖尿病孕妇。大量研究表明糖尿病不影响 FPA 的医学决定水平。

（4） FPA 法的商品试剂：TDxFLM Ⅱ 使用的是 PC-16 来代替 NBD-PC 染料。两种实验的偏振结果高度线性相关。TDxFLM 试验报告形式为磷脂/清蛋白(mg/g),经评估其精密度很好。推荐的临界值是每克清蛋白含 70mg。对于高危妊娠,每克清蛋白含 50mg 更适宜。

【影响因素】

荧光偏振检测并不掺杂样品,因此样品可以被再次处理并被重新分析用于评价 pH、温度和盐浓度改变对结合的影响。

十七、板层小体计数(lamellar body count, LBC)

【生化及生理】

板层小体是肺泡Ⅱ型细胞质中特殊结构,是肺表面活性物质在细胞内存储的地方,它通过胞吐作用到达肺泡表面,可进入羊水中,因此在羊水中检测出 LBC 可用于评价胎肺成熟度。

【检测方法】

使用标准血细胞计数仪的血小板通道,可以对羊水中板层小体微粒直接进行计数测定。这些表面活性物质颗粒从 2～20fl 不等,用全血细胞的血小板计数和血小板大小测定的方法可对这些颗粒进行定量。这种新方法性价比好,结果可靠。

【标本要求与保存】

羊水采集后即取 2ml,室温下震荡两分钟以自动血细胞分析仪检测。经血小板孔道输出的数据即为 LBC,每份标本重复测定两次,取其均值。

【参考区间】

≥50 000/μl。

【临床意义】

板层小体计数是目前临床较为常用的评价胎肺成熟度的方法。羊水 LBC≥50 000/μl 表示胎儿肺成熟,16 000～49 000/μl 表示过渡状态,≤15 000/μl 表示胎儿肺不成熟。

【影响因素】

(1) 离心会使计数结果减少 8%,但不会提高方法的精密度。推荐使用未离心标本。作为参考值,该法阳性率较高,对婴儿呼吸窘迫综合征(IRDS)预测较准确,但假阳性也高,检测结果大于参考值的婴儿有 55% 不发生 IRDS。

(2) 超过 1% 的血液污染(V/V)能使板层小体计数结果降低 20%,胎粪污染标本和含大量黏液的阴道液体标本使计数结果偏高。对于这些污染标本不能使用计数法进行检测。

十八、羊水肌酐(amniotic fluid creatinine)

【生化及生理】

羊水中的肌酐来自胎儿尿,为胎儿代谢产物,其排泄量反映肾小球的成熟度。羊水肌酐范围较宽,为 159.1～353.6μmol/L,一般高于血浆值。

羊水中的代谢产物包括肌酐、尿酸、尿素等。例如羊水中的肌酐是肌组织肌酸的代谢产物,经胎儿的尿液而排至羊水中,故羊水中的肌酐值与胎儿肾的成熟程度有关。

【检测方法】

酶法、毛细管电泳法、高效液相色谱法、拉曼散射法、同位素稀释质谱法。

【标本要求与保存】

见“羊水钠”。

【参考区间】

早期妊娠 70.7～97.2μmol/L(0.8～1.1mg/dl)。

足月妊娠 159.1～353.6μmol/L(1.8～4.0mg/dl)。

【临床意义】

妊娠后期羊水肌酐>176.8μmol/L,表示胎儿的肌肉重量,并表明有功能的肾小球已有一百万,为胎儿肾脏成熟度;肌酐 132.6～175.9μmol/L 为可疑;肌酐小于等于 131.7μmol/L 为肾脏不成熟。

羊水肌酐降低者,胎儿虽成熟但出生体重过低。孕妇患肾脏病或妊娠高血压综合征(妊高征)时,羊水肌酐可伪增,故亦应检查孕妇的血清肌酐。

【影响因素】

(1) 羊水中肌酐浓度受羊水量和胎儿肌肉发育程度和影响。

(2) 孕妇血浆肌酐浓度会影响羊水肌酐浓度。

十九、羊水磷脂酰甘油(amniotic fluid phosphatidylglycerin)

【生化及生理】

肺表面活性物质由卵磷脂和磷脂酰甘油组成,卵磷脂占 80%～85%,其中饱和卵磷脂(saturated phosphatidylcholine,SPC)占 55%～60%,是卵磷脂的重要成分之一,而磷脂酰甘油(PG)能维持肺表面活性物质脂蛋白的结构完整,保证膜的活化和稳定性。

【检测方法】

薄层层析法、高效液相色谱法、酶法。

薄层层析法：取羊水 2ml，加氯仿 4ml 与甲醇 2ml。提取底层液 60℃蒸干，加氯仿 50μl。在硅胶 G 制备的薄层色谱板上点样。同时取 PG 标准液 5μl 点样吹干。2 次层析，25 分钟后烘干，取标准液和各斑点进行对照比较，点样处远端呈现出黑褐斑点为 PG(+)。不出现者为 PG(-)。

【标本要求与保存】

见“羊水钠”。

【参考区间】

阳性。

【临床意义】

测定磷脂酰甘油和饱和卵磷脂这两种物质的含量是预测呼吸窘迫综合征(RDS)的重要方法。

【影响因素】

羊水被血和胎粪污染时影响测定结果。

二十、羊水血型物质(amniotic fluid blood group substance)

【生化及生理】

血型物质是一种多糖类半抗原，它不仅存在于人的红细胞上，而且还广泛地存在于组织细胞及体液中，它有分泌型与非分泌型两类。体液中不含有血型物质的为非分泌型的，含有的为分泌型的。即 A 血型的人分泌 A 型物质，B 血型的人分泌 B 型物质，AB 血型的人分泌 A 及 B 型物质，O 血型的人分泌 H 物质。由于它们能与相应的抗体特异性地结合。利用羊水中血型物质预测胎儿 ABO 血型的方法理应是可行的。

【检测方法】

本试验是根据羊水中分泌的血型物质可将相应抗血清中抗体中和的原理设计的。将羊水与 0.2ml 最适稀释度的抗 A 抗 B 抗 H 血清 0.2ml 分别混匀，充分作用 10 分钟后，血型物质将抗体中和完全，再于各管加入相对应的 2% 标准 A 型、B 型、O 型红细胞悬液各 0.2ml，充分混匀。置室温 30 分钟，低速离心 1 分钟观察有无凝集，判断结果。

【标本要求与保存】

见“羊水钠”。

【参考区间】

胎儿血型。

【临床意义】

根据羊水中的血型物质可在妊娠期预测胎儿的血型，以便对母体胎儿血型不合者进行围生期监护、治疗和对新生儿作好抢救准备。

【影响因素】

实验中要注意控制温度，以免由于抗血清中冷凝集素未被完全吸收而造成结果判断错误。

二十一、羊水总蛋白(amniotic fluid total protein)

【生化及生理】

羊水中的蛋白质低，妊娠足月时，羊水中的蛋白质值为母体血清值的 1/20，约为 2.90g/L。在蛋白质组成成分中，白蛋白占 60% ~70%，起维持胶体渗透压的作用。前白蛋白比母血高，来自胎儿，随妊娠进展而逐渐增多，与妊娠 36 ~40 周时达高峰，超过预产期时则急骤下降。羊水中球蛋白与总蛋白比值在妊娠 16 ~42 周无特殊变化。

【检测方法】

总蛋白的测定方法有染料结合法、凯氏定氮法、比浊法、酚试剂法和紫外吸收法等，目前最常用的方法是双缩脲法。

【标本要求与保存】

见“羊水钠”。

【参考区间】

正常早期妊娠 3.6 ~8.4g/L，足月妊娠 0.7 ~4.5g/L。

【临床意义】

(1) 羊水中的蛋白质增多见于重症母婴 Rh 血型不合、胎死宫内、无脑儿等。

(2) 羊水中蛋白质减低见于慢性肝病、慢性感染、慢性消耗性疾病、肾病综合征、营养不良等。

【影响因素】

羊水中混有红细胞及葡聚糖、酚酞和溴磺酞钠对双缩脲法有明显干扰。

二十二、羊水铁蛋白(amniotic fluid ferritin)

【生化及生理】

铁蛋白主要为铁和亚叶铁蛋白复合物，铁蛋白的主要功能是贮存、吸收及释放铁分子，体内主要是以铁蛋白形式存在。

【检测方法】

放射免疫法。

【标本要求与保存】

见“羊水钠”。

【参考区间】

孕 8～13 周，中位数浓度为 2μg/L。

【临床意义】

妊娠过程血液稀释或者胎儿生长发育，铁的需求量增大，易使孕妇体内铁含量相对缺乏，造成缺铁性贫血。血液及羊水中铁蛋白含量的测定可为孕妇补铁提供依据。

二十三、羊水乳铁蛋白(amniotic fluid lactoferrin)

【生化及生理】

乳铁蛋白是一种分子量为 76.386kD 的结合性糖蛋白，在其多肽链上有两条碳水化合物侧链。乳铁蛋白存在于人乳及牛乳中，乳腺为主要分泌器官。乳铁蛋白具有多种重要的生理功能，广谱的抗菌功能、抗炎症功能和免疫生理调节功能。这些功能是通过乳铁蛋白直接获取铁离子或结合在细胞表面而使菌体通透性增加实现的。

【检测方法】

乳铁蛋白的检测方法包括酶联免疫吸附试验(ELISA)、放射免疫(RIA)、免疫印迹(Western Blot)及免疫组化方法。

【标本要求与保存】

见"羊水钠"。

【参考区间】

孕 8～13 周阴性，即小于 2mg/L。

【临床意义】

乳铁蛋白属于先天免疫系统的成分物质。除了能够结合和运输铁离子的主要功能外，乳铁蛋白还具有抗菌、抗病毒、抗寄生虫、催化、防癌抗癌、抗过敏和辐射防护的功能和属性。

【影响因素】

乳铁蛋白能与核酸结合，尤其更倾向于结合双链 DNA，这个性质有助于用亲和色谱法分离并纯化乳铁蛋白，只要在色谱柱上固定含 DNA 的吸附剂，例如固定有单链 DNA 的琼脂糖色谱柱，就能够达到分离纯化的效果。

二十四、羊水转铁蛋白(amniotic fluid transferrin)

【生化及生理】

转铁蛋白(Tf)是一种糖蛋白，是血浆中 β_1-球蛋白与铁结合而成的一种复合物，约占血浆总蛋白量的 3%。Tf 由肝脏合成，主要的生理功能是将无机铁从肝实质细胞和肠上皮细胞等处转运给骨髓的造血细胞，合成血红蛋白，故它是铁的主要运输者。

【检测方法】

酶联免疫吸附试验。

【标本要求与保存】

见"羊水钠"。

【参考区间】

孕 8～13 周阴性，即小于 0.08g/L。转铁蛋白在妊娠期间变化不大。

【临床意义】

羊水中转铁蛋白的测定对于了解妊娠期间铁代谢的特点有一定意义。

【影响因素】

转铁蛋白以 Tf-Fe^{3+} 的形式运输内源性与外源性铁，与成熟红细胞的生成有关。一分子 Tf 可以结合两个 Fe^{3+}(1mg 转铁蛋白可结合 1.3μg 铁)。Tf 的浓度受 Fe 供应的调节，缺铁时 Tf 升高。自由铁对机体有害，与 Tf 结合，还可防止 Fe 从肾丢失。

二十五、羊水甲胎蛋白(amniotic fluid α-fetoprotein)

【生化及生理】

甲胎蛋白(AFP)主要在胎儿肝脏及卵黄囊内合成，羊水中 AFP 来自胎儿尿，小部分来自胎儿胃肠道和羊膜、绒毛膜细胞。正常妊娠羊水中 AFP 在妊娠 15 周时最高，可达 40mg/L，20～22 周逐步下降，23 周后稳定下降，32 周后降至 25mg/L 并一直维持此水平至足月。开放性神经管缺陷的胎儿，如无脑儿和脊柱裂，胎血内的 AFP 可从暴露的神经组织和脉络丛渗入羊水，使 AFP 高于正常 10 倍以上。羊水中 AFP 测定对胎儿神经管缺陷诊断属非特异性的检查。

【检测方法】

AFP 测定需将妊娠中期羊水上清稀释 100 倍后，按血清 AFP 免疫学方法测定。

【标本要求与保存】

见"羊水钠"。

【参考区间】

妊娠 11～12 周：24mg/L。

妊娠 15～16 周：18mg/L。

妊娠 19～20 周：10mg/L。

妊娠26～30周:6mg/L。

妊娠36～40周:1mg/L。

【临床意义】

甲胎蛋白测定神经管缺陷在产前诊断中占有很大的比例。而羊水甲胎蛋白的测定是目前诊断神经管缺陷的常规方法。羊水甲胎球蛋白值高出正常值10倍,提示胎儿有开放性神经管异常或为无脑儿。羊水AFP降低见于妊娠毒血症。

【影响因素】

胎儿血液污染和多胎妊娠。胎儿血中AFP含量比羊水高150～200倍,故穿刺伤及胎儿及胎盘,可出现假性升高。

羊水AFP检测:母体血清AFP检测连续两次阳性时,再考虑是否决定行羊水AFP检查。

二十六、羊水乙酰胆碱酯酶(amniotic fluid acetylcholinesterase)

【生化及生理】

乙酰胆碱酯酶(AChE)是一种降解神经递质乙酰胆碱成为胆碱和乙酸的酶。该酶主要存在于神经肌肉接头与胆碱能神经系统中,在这些地方该酶的活性就是为了终止突触传递。乙酰胆碱酯酶具有极高的水解活性,每秒钟一分子的乙酰胆碱酯酶可以水解25 000分子的乙酰胆碱。经乙酰胆碱酯酶作用而产生的胆碱被重新利用,通过重摄取被转运进入神经末梢,在那里被重新利用以合成新的乙酰胆碱分子。

乙酰胆碱酯酶具有羧肽酶和氨肽酶的活性。乙酰胆碱酯酶参与细胞的发育和成熟,能促进神经元发育和神经再生。羊水中AChE活性远低于成人血清,主要为PChE,所含AChE活性甚微,神经管缺陷胎儿的羊水AChE明显升高。

【检测方法】

聚丙烯酰胺凝胶电泳。

【标本要求与保存】

见"羊水钠"。

【参考区间】

带型分析阴性。

【临床意义】

羊水中检测到乙酰胆碱酯酶且同时有AFP浓度升高,则发生神经管缺陷的可能性增加。AChE不是神经管缺陷的特异性检查,因为它在腹裂畸形、脐突出、膀胱水囊瘤、胎儿腹水、非整倍体畸形、宫内胎儿死亡、畸胎瘤、肾囊肿和胎儿血液污染时也增高。

【影响因素】

AChE活性测定可纠正羊水AFP的假阳性。

二十七、羊水碱性磷酸酶(amniotic fluid alkaline phosphatase)

【生化及生理】

碱性磷酸酶(ALP)属磷酸单酯水解酶,是一组特异的磷酸酯酶。该酶广泛分布于人体组织和体液,以骨、肝、乳腺、小肠、肾中含量较高。其大部分由骨细胞产生,小部分来自肝,经胆汁排入肠道。羊水中的碱性磷酸酶在妊娠19周左右活性最高,然后渐降,至29周后活性降至产前水平。在妊娠16～24周羊水ALP中3/4为小肠型,1/4为肝、骨、肾型。

【检测方法】

比色法和连续监测法。

【标本要求与保存】

见"羊水钠"。

【参考区间】

在孕8～12周,其中位数为5U/L,最小值<5U/L,最大值>24U/L,84%的病例测不到ALP活性。在怀孕期间此酶活性逐渐升高。

【临床意义】

胎儿胰腺纤维囊性变时由于肠黏膜表面微绒毛异常而致小肠型ALP极度下降,此外羊水ALP可协助诊断21-三体和18-三体综合征畸胎,其活性降低。

【影响因素】

若胎粪污染羊水,则羊水碱性磷酸酶比血清中的高10～35倍。

二十八、羊水γ-谷氨酰基转移酶(amniotic fluid gamma-glutamyltransferase)

【生化及生理】

γ-谷氨酰基转移酶(γ-GT)是催化谷胱甘肽上的γ-谷氨酰基转移到另一个肽或另一个氨基酸上的酶,属氧化还原酶类。γ-GT主要存在干细胞膜和微粒体上,参与谷胱甘肽的代谢。肾脏、肝脏和胰腺含量丰富,但血清中γ-GT主要来自肝胆系统。

【检测方法】

比色法和连续监测法。

【标本要求与保存】

见"羊水钠"。

【参考区间】

正常妊娠羊水γ-GT活性以妊娠14～15周时最为高，为母体血浆的10～100倍，然后渐降，至孕龄30～40周时，只有15周时的1/40。

【临床意义】

于15周左右测定γ-GT是产前早期诊断胰腺纤维囊性变的最佳指标，预测准确性达77%～84%。γ-GT下降的原因是富含γ-GT的小肠微绒毛停止发育或有酶的抑制物释入羊水所致。此外胎儿的染色体病，如21-三体或18-三体综合征畸胎γ-GT也明显下降。

【影响因素】

某些药物（如乙醇、苯巴比妥及苯妥英）可诱导微粒体合成该酶，使γ-GT升高达正常上限的4倍。

二十九、羊水人绒毛膜促性腺激素（amniotic fluid human chorionic gonadotrophin）

【生化及生理】

人绒毛膜促性腺激素（hCG）是由母体通过羊膜进入羊水中，在妊娠9周开始升高，在妊娠13～14周时达高峰，以后急剧减少，直至分娩，维持同一水平。

【检测方法】

电化学发光法、放射免疫法（RIA）和免疫金标试纸法。

【标本要求与保存】

见"羊水钠"。

【参考区间】

孕8～10周时最高水平为(68.1±8.42)U/ml，从孕18周开始，浓度降至(2.0±0.26)U/ml，分娩时，羊水中的hCG为0.34U/ml，相当于母血中的2.4%。

【临床意义】

联合甲胎蛋白（AFP）用于产前筛查唐氏综合征。

【影响因素】

hCG数值有性别差异，女性胎儿高于男性胎儿。

三十、羊水卵泡刺激素（amniotic fluid follicle stimulating hormone）

【生化及生理】

卵泡刺激素（FSH）又称促卵泡激素，是由垂体前叶嗜碱性细胞分泌的一种糖蛋白激素，分子量约为30kD，主要作用是促进女性子宫内膜生长、排卵、促进卵泡成熟，刺激男性精子发生。人卵泡刺激素促进卵泡颗粒层细胞增生分化，促进整个卵巢长大，作用于睾丸曲细精管可促进精子形成。下丘脑分泌的促卵泡激素释放激素控制卵泡刺激素的分泌。在月经周期中，血中FSH浓度及每日由尿排泄的FSH的量随周期变化而变化。卵泡刺激素分泌水平的降低将导致性腺功能的缺失。在男性精子数量不足的病症中尤为典型，在女性中表现为生育周期的停止。

【检测方法】

放射免疫法、化学发光免疫分析法和电化学发光免疫分析法等。

【标本要求与保存】

见"羊水钠"。

【参考区间】

妊娠3个月内：男1IU/L，女1IU/L。

妊娠3～6个月：男1.12U/L，女0.5～8.1U/L。

妊娠6～9个月：男1.0～3.4U/L，女1.0～1.8U/L。

【临床意义】

FSH增高见于乙醇中毒；降低见于垂体前叶功能减退症，无脑儿。

三十一、羊水促黄体生成素（amniotic fluid luteotropic hormone）

【生化及生理】

促黄体生成素（LH）是垂体嗜碱粒细胞分泌的一种激素。LH的产生受下丘脑促性腺释放激素的控制，同时受卵巢的正、负反馈调控。在男性中能刺激睾丸间质细胞分泌男性激素，在女性中刺激卵巢分泌女性雌激素，女性（LH）协同FSH共同作用维持卵巢的月经周期，导致排卵与黄体形成。

【检测方法】

放射免疫法、化学发光免疫分析法和电化学发光免疫分析法等。

【标本要求与保存】

见"羊水钠"。

【参考区间】

妊娠3个月内：男4～36（平均20）IU/L，女15～41（平均28）IU/L。

妊娠3～6个月：男5～130（平均69）IU/L，女92～336（平均214）IU/L。

妊娠 6～9 个月：男 8.8～15.2（平均 12）IU/L，女 1.8～7.8（平均 5）IU/L。

【临床意义】

LH 降低见于垂体前叶功能减退症，无脑儿等。

三十二、羊水催乳素（amniotic fluid prolactin）

【生化及生理】

催乳素（PRL）又名泌乳素，由垂体嗜酸性粒细胞所分泌，由 198 个氨基酸残基组成，分子量约 22 000。PRL 分子内部有 3 个二硫键，与 GH、胎盘产生的绒毛膜生长素有结构的相似性。外周血中的 PRL 有单体、二聚体与三聚体 3 种形式，后二者活性极低。PRL 的分泌呈脉冲式波动，有明显的昼夜节律变化。

【检测方法】

放射免疫法、化学发光免疫分析法和电化学发光免疫分析法等。

【标本要求与保存】

见“羊水钠”。

【参考区间】

妊娠 12 周前，浓度很低，妊娠 15～20 周迅速升至 2000～3000ng/ml，妊娠 20 周以后，又逐渐下降。

【临床意义】

PRL 降低见于 Rh 不合、异体免疫反应所致的羊水过多等。

三十三、羊水人胎盘生乳素（amniotic fluid human placental lactogen）

【生化及生理】

人胎盘生乳素（hPL）是由胎盘合体滋养层所产生的多肽类激素，具有促进孕妇乳腺发育和胎儿生长的功能。随妊娠期发展，母体血清 hPL 浓度增高，其浓度增加与胎盘组织的增大和合体滋养层组织的功能相关。在分娩前胎盘分泌 hPL 量达 1～2g/24h。是所有已知人类激素中分泌量最高的激素。

【检测方法】

放射免疫法、化学发光免疫分析法和电化学发光免疫分析法等。

【标本要求与保存】

见“羊水钠”。

【参考区间】

无公认参考区间。

【临床意义】

hPL 降低是胎儿宫内窒息的先兆，应在胎儿窒息之前终止妊娠。

三十四、羊水生长激素（amniotic fluid growth hormone）

【生化及生理】

生长激素（GH）的基因位于人类 17 号染色体上，包括两种亚型，人类正常生长激素（human normal growth hormone，HGH-N）、人类变异生长激素（human variant growth hormone，HGH-V）。HGH-N 的主要作用是对生长进行调节，可影响蛋白质、电解质、碳水化合物及脂肪代谢，另外它还能够刺激生长激素介质及其他生长因子发挥作用，而 HGH-V 基因主要存在于胎盘中的合体滋养细胞层。羊水中的 GH 来自胎儿，其浓度与胎儿发育有关。胎儿血中的 GH 值显著高于母血值，但母血中的 GH 值在妊娠期间无变化。

【检测方法】

放射免疫法、化学发光免疫分析法和电化学发光免疫分析法等。

【标本要求与保存】

见“羊水钠”。

【参考区间】

妊娠 20 周 10μg/L，足月妊娠 30μg/L。

【临床意义】

GH 系统无论在母体还是在胎儿都对胎儿生长发育起重要调节作用，其浓度的异常及生物活性降低是导致特发性胎儿宫内受限发病的原因之一，无脑儿时呈低值。

三十五、羊水胰岛素（amniotic fluid insulin）

【生化及生理】

胎儿第 8 周开始分泌胰岛素，8～10 周时，胎儿本身的胰岛素在调节其生化代谢过程中起着重要作用（其他详见第 7 章　糖代谢紊乱的检测）。

【检测方法】

胰岛素浓度目前常用的定量方法有放射免疫法、化学发光免疫分析法和电化学发光免疫分析法等。

【标本要求与保存】

见“羊水钠”。

【参考区间】

妊娠 22 周前:<5.0mIU/L。

妊娠 25 周:平均 5.1mIU/L。

妊娠 29 ~30 周:平均 6.5mIU/L。

妊娠 35 ~36 周:平均 6.9mIU/L。

妊娠 40 ~42 周:平均 9.1mIU/L。

【临床意义】

如羊水中胰岛素水平较同期孕妇低,则可能是死胎、胚胎发育不良、胎儿畸形。孕妇羊水中胰岛素还反映胎儿的成熟和存活,死胎羊水中胰岛素极低,甚至不能检出。胎儿后 3 个月如有胰岛素重度缺乏,胎儿难以存活。非胰岛素依赖性糖尿病母亲的糖尿病控制不良,羊水和脐血中的胰岛素显著升高。

【影响因素】

若抽取的羊水标本中混有血液,则红细胞中肽酶释放引起的溶血可导致胰岛素、C 肽和胰岛素原假性降低。

三十六、羊水胰高血糖素(amniotic fluid glucagon)

【生化及生理】

胰高血糖素为 29 个氨基酸残基组成的多肽,是由胰岛 A 细胞分泌的 160 个氨基酸残基构成的胰高血糖素转化而来,胰高血糖素的分泌受营养物质、自主神经、胰岛和胃肠道激素的调控。诱发胰高血糖素释放的典型因素是低血糖以及由应激引起的交感神经兴奋。在进食后,食物中的氨基酸和脂肪均可引起胰高血糖素分泌增加。

【检测方法】

放射免疫法。

【标本要求与保存】

见“羊水钠”。

【参考区间】

羊水中的胰高血糖素,在妊娠中期为 33.0 ~ 53.0pg/ml,在分娩时升至 79 ~155pg/ml。

【临床意义】

(1) 增高见于对胰岛素不敏感的糖尿病、胰高血糖素瘤(胰岛 α 细胞瘤)、急性胰腺炎、甲状腺功能减退症、肢端肥大症、库欣综合征、肝硬化、急性心肌梗死伴心源性休克,以及使用类固醇治疗后。

(2) 减低见于先天性 α 细胞缺乏症、慢性胰腺炎、腺垂体功能减退症、艾迪生病、胰高血糖素分泌减少症等。

三十七、羊水促肾上腺皮质激素(amniotic fluid adrenocorticotropic hormone)

【生化及生理】

促肾上腺皮质激素(ACTH)为腺垂体分泌的微量多肽激素,是肾上腺皮质活性的主要调节者。羊水中的 ACTH 值与胎儿血中 ACTH 值相近,刚分娩的新生儿尿 ACTH 为 160pg/ml,与羊水中的数值一致。

【检测方法】

电化学发光法。

【标本要求与保存】

见“羊水钠”。

【参考区间】

羊水中 ACTH 在妊娠 10 ~18 周时为 209pg/ml,妊娠 26 ~30 周时为 430pg/ml,妊娠 35 周以后降至 162pg/ml,无胎儿性别差异。

【临床意义】

无脑儿的羊水及脐血中的 ACTH 值均低。

三十八、羊水催产素(amniotic fluid oxytocin)

【生化及生理】

催产素为脑垂体后叶中有一种激素,在下丘脑的视上核合成,合成后沿神经束储存在脑垂体后叶,在一定条件和刺激下释放入血循环,为多肽类物质。

【检测方法】

电化学发光法。

【标本要求与保存】

见“羊水钠”。

【参考区间】

羊水中的催产素在妊娠末期 275pg/ml,在分娩时增至 695pg/ml,但也有分娩时变化不大的报道。

【临床意义】

催产素的主要作用为加强子宫收缩。在早、中期妊娠,催产素的作用仅产生局限性宫缩活动,不能传及整个子宫,也不能使宫颈扩张。接近足月妊娠时,肌细胞趋向于协调,催产素才能发挥其催产作用。

【影响因素】

羊水中有胎粪混入时,可使催产素值增高,因胎粪中催产素较高。

三十九、羊水前列腺素 F(amniotic fluid prostaglandin F)

【生化及生理】

前列腺素(prostaglandin,PG)是存在于动物和人体中的一类不饱和脂肪酸组成的具有多种生理作用的活性物质,由花生四烯酸转化而成多种形式的前列腺素,按结构可分为 A、B、C、D、E、F、G、H、I 等类型,各类型的前列腺素对不同的细胞可产生完全不同的作用。PGF 作用比较复杂,可使支气管平滑肌收缩,对胃液的分泌有很强的抑制作用,但对胃肠平滑肌却增强其收缩。妊娠时 PGE 能使子宫平滑肌收缩。

【检测方法】

液相色谱-质谱法(GC/MS)。

【标本要求与保存】

见“羊水钠”。

【参考区间】

羊水中的 PGF 在妊娠 15 ~35 周期间比较恒定(0.3 ~0.6ng/ml),在妊娠 36 ~37 周时增至 0.81ng/ml,在妊娠 38 ~39 周时为 1.33ng/ml,在妊娠 40 ~43 周时为 4.2ng/ml。一旦临产,其值和宫颈管扩张数值一致,宫颈管扩张至 3 ~4cm 时,PGF 为 3.7ng/ml;扩张至 7 ~8cm 时,PGF 为 8ng/ml;扩张至 10cm 时,PGF 为 10ng/ml。

【临床意义】

PGF 可促进子宫收缩,在分娩活动中具有重要作用。

【影响因素】

经腹部穿刺羊水的 PGE 值低于经阴道穿刺值(为 1/5 ~1/4),因经阴道穿刺后局部刺激产生 PGF 的缘故。

四十、羊水前列腺素 E(amniotic fluid prostaglandin E)

【生化及生理】

前列腺素 E 是一种小分子多肽。其作用为扩张血管,增加器官血流量,降低血管外周阻力,降低血压。PEG 主要在羊膜和蜕膜合成,通过胎膜扩散直接进入子宫肌,大部分不被代谢,在局部发挥作用。

【检测方法】

电化学发光免疫法。

【标本要求与保存】

见“羊水钠”。

【参考区间】

羊水中的 PGE 在妊娠 14 ~24 周时小于 10pg/ml;在妊娠 33 ~35 周时约为 0.14ng/ml;在妊娠 36 周起明显增多,为 0.25 ~0.39ng/ml;在妊娠 38 ~39 周时为 0.33 ~0.41ng/ml;临床后分别为 2.98 ~4.54ng/ml(宫口开大 1 ~3cm)、3.8 ~5.0ng/ml(宫口开大 4 ~5cm)、14.4 ~20.8ng/ml(宫口开大 6 ~7cm)及 17.3 ~27.9ng/ml(宫口开大 8cm 以上)。

【临床意义】

PGE 可促进子宫收缩,在分娩活动中具有重要作用。

四十一、羊水甲状腺素(amniotic fluid thyroxine homone)

【生化及生理】

甲状腺激素(TH)对人体的生长有重要的影响,是正常人体生长和骨骼成熟所必需的激素。胚胎期或新生儿期的甲状腺功能低下会导致呆小症,主要表现为智力和生长发育障碍。

【检测方法】

电化学发光免疫法

【标本要求与保存】

见“羊水钠”。

【参考区间】

妊娠 20 周前羊水甲状腺素平均 3.1nmol/L,足月妊娠时平均 8.3nmol/L。

【临床意义】

通过测定孕妇羊水和血中甲状腺素含量可以产前诊断呆小症,以利于早期治疗。

四十二、羊水皮质醇(amniotic fluid cortisol)

【生化及生理】

羊水中的皮质醇随宫缩的有无和胎儿的应激而变动。由于皮质醇能促使胎儿肺成熟,故测定羊水中的皮质醇可作为判断胎儿肺功能的指标,有无宫缩对测定值的评定有意义。胎儿、胎盘可将皮质醇转化为可的松,羊水中的皮质醇值和脐血中的皮质醇值有良好的相关性。

【检测方法】

竞争蛋白结合法、高分辨色谱分析法、放射免疫分析法、电化学发光免疫分析法等，现在最常用方法是电化学发光免疫分析法检测。

【标本要求与保存】

见"羊水钠"。

【参考区间】

妊娠末期，皮质醇浓度为 25～30ng/ml，临产时更多。

【临床意义】

皮质醇与子宫收缩有密切关系，皮质醇可能是加强子宫收缩力的重要因素。血清及羊水中的皮质醇水平在宫缩正常产妇中明显升高，而宫缩乏力及无宫缩产妇皮质醇水平则很低，因此在临床上，除了根据产妇的临床表现和胎心监护仪来确定宫缩强度外，还可通过测定孕妇血清及羊水中皮质醇的水平，辅助判定是否存在宫缩乏力。

先天性肾上腺皮质增生时，在妊娠末期羊水中的17-酮类固醇值比正常妊娠高 4 倍，故羊水中的17-酮类固醇值可反映胎儿肾上腺功能。先天性肾上腺皮质增生时 17-羟孕酮也呈高值。而无脑儿因肾上腺极度萎缩，其值呈明显降低。

【影响因素】

妊娠、使用避孕药和雌激素治疗会影皮质醇结合蛋白，导致皮质醇测定结果不准确；使用泼尼松龙、甲基泼尼松龙或泼尼松治疗的患者会出现假阳性；美替拉酮试验可导致 11-脱氧皮质醇升高，由于交叉反应也可出现假性皮质醇升高；患 21-羟基酶缺乏的患者，体内 21-脱氧皮质醇升高，因而可出现皮质醇升高。

四十三、羊水孕酮（amniotic fluid progesterone）

【生化及生理】

在早期妊娠，母体卵巢黄体可分泌足量孕酮来维持妊娠，黄体的这种持续分泌孕酮的功能由 hCG 刺激产生，一直持续到胎盘能够产生足够孕酮为止。实验证实：在妊娠期的前 50 天摘除黄体可导致早期流产，而在 50 天之后摘除黄体却没有影响，因为此时胎盘已经能够产生足够孕酮来维持妊娠。

【检测方法】

电化学发光免疫法

【标本要求与保存】

见"羊水钠"。

【参考区间】

妊娠 13～36 周羊水孕酮约为 55ng/ml，足月妊娠羊水孕酮约为 26ng/ml。

【临床意义】

孕酮可作为早孕监测及诊断胚胎停育或异位妊娠的指标，一般血清孕酮值小于 15ng/ml 的患者保胎失败较高，血清孕酮 15～30ng/ml 之间的患者采用黄体酮、hCG 等积极治疗，成功率较高。血清孕酮值大于 30ng/ml 的患者可不必药物治疗。

四十四、羊水睾酮（amniotic fluid testosterone）

【生化及生理】

是一种类固醇激素，由男性的睾丸或女性的卵巢分泌，肾上腺亦分泌少量睾酮，具有维持肌肉强度及质量、维持骨质密度及强度、提神及提升体能等作用。睾酮对男子生殖器官及其他重要器官的作用相当复杂，其生物化学过程尚未完全阐明。但是，睾酮可能影响许多身体系统和功能，包括：血生成，体内钙平衡，骨矿化作用，脂代谢，糖代谢和前列腺增生。

【检测方法】

电化学发光免疫法。

【标本要求与保存】

见"羊水钠"。

【参考区间】

孕 15～19 周，女性胎儿的羊水睾酮中位数浓度为 137pmol/L（30～257pmol/L），而男性胎儿为 712pmol/L（342～1577pmol/L）。

【临床意义】

（1）预测胎儿性别。

（2）妊娠合并糖尿病、母婴 Rh 血型不合、无脑儿羊水睾酮水平可降低。

（3）结合染色体检查，诊断胎儿性疾病。

四十五、羊水雌三醇（amniotic fluid estriol）

【生化及生理】

雌三醇（E_3）是雌二醇和雌酮的代谢产物，非妊娠期其值很低，主要由肝脏合成。妊娠期主要由胎儿胎盘合成，合成后通过母体血循环，在肝脏代谢，和硫酸或葡萄糖醛酸结合形成结合型 E_3。

【检测方法】

时间分辨荧光免疫方法、化学发光及电化学发光免疫方法。

【标本要求与保存】

见“羊水钠”。

【参考区间】

妊娠周期 16 ~ 20 周,3. 5 ~ 11. 1mmol/L。

妊娠周期 20 ~ 28 周,7. 3 ~ 27. 1mmol/L。

妊娠周期 28 ~ 32 周,13. 9 ~ 11. 1mmol/L。

妊娠周期 32 ~ 36 周,12. 5 ~ 53. 8mmol/L。

妊娠周期 36 ~ 38 周,16. 0 ~ 62. 5mmol/L。

妊娠周期 38 ~ 40 周,18. 7 ~ 68. 7mmol/L。

【临床意义】

(1) 直接反映胎儿-胎盘功能。

(2) 间接反映胎儿在宫内发育的情况。

(3) 雌三醇低于 1. 0mg/L,提示胎儿预后不良。

(4) 雌三醇水平突然下降,可能为先兆流产。

(5) 雌三醇减低,多见于母婴 Rh 血型不合、妊娠合并糖尿病、重度妊娠高血压综合征时的宫内死胎。

(6) 雌三醇持续性处于低值者,可见于胎盘性硫酸酯酶缺乏症。

(朱　燕)

第三十八章 浆膜腔积液的生物化学检验

人体的浆膜腔如胸腔、腹腔、心包腔等在正常情况下仅有少量液体。据估计正常成人胸腔液在20ml以下,腹腔液小于50ml,心包腔液为10~30ml,它们在腔内主要起润滑作用,一般不易采集到。在病理情况下则可能有多量液体潴留而形成浆膜腔积液。浆膜腔积液(serous fluid)指在疾病情况下,胸腔、腹腔或心包腔(总称为浆膜腔)内积聚的过多液体总称为浆膜腔积液。如果两个或两个以上的浆膜腔内同时出现积液,称为多浆膜腔积液。浆膜腔积液是以浆膜腔内液体产生为特征的病理过程,其最常见病因有急慢性炎症、心功能不全、原发或转移性肿瘤等,浆膜腔积液的检测可反映不同的诱因和不同的临床严重程度。

第一节 概 述

一、浆膜腔

人的浆膜腔主要有胸膜腔、腹膜腔、心包腔等。胸膜腔是由覆盖于左右肺表面、胸壁内表面、膈上面及纵隔侧面的浆膜,在肺根处互相延续,在两肺周围分别形成的两个完全封闭的腔,腔内仅含有20ml以下的浆液,可减少呼吸时的摩擦。腹膜是覆盖于腹盆壁和腹盆腔器官表面的浆膜,薄而光滑,由单层扁平上皮和结缔组织构成。腹腔是壁腹膜与脏腹膜互相延续移行,形成的一个不规则潜在性的囊状间隙,内有<50ml的液体。心包腔是由纤维性心包和浆膜性心包形成的锥形囊。浆膜性心包分壁、脏两层,壁层紧贴纤维性心包的内面。脏层衬于心肌层的表面。壁、脏两层在出入心脏大血管的根部相移行成的窄隙称心包腔,内含10~30ml浆液,起润滑作用,减少心脏在搏动时的摩擦。

正常情况下,浆膜腔液不断由壁层浆膜产生而又不断被脏层浆膜吸收。其产生和吸收的平衡机制,遵循Starling定律,取决于两层浆膜的毛细血管内静水压、浆膜腔内压力、血浆胶体渗透压和浆膜腔内液体的渗透压。正常时,浆膜两侧的毛细血管在血浆胶体渗透压相同,在壁层浆膜毛细血管静水压作用下产生液体,被脏层浆膜、淋巴系统重吸收以达到平衡状态。在病理情况下,腔内有大量液体潴留从而形成胸腔积液(hydrothorax)、腹腔积液(seroperitoneum)和心包腔积液(hydropericardium)。胸腔积液、腹腔积液和心包腔积液是临床常见的体征,其病因比较复杂。胸腔积液的主要病因有结核性胸膜炎和恶性肿瘤,且有向恶性肿瘤为主的方向发展的趋势。腹腔积液的主要病因为肝硬化、肿瘤和结核性腹膜炎等。心包积液的主要病因为结核性、非特异性和肿瘤性,其中结核性呈逐年减低的趋势,而肿瘤性则呈逐年上升趋势。

二、浆膜腔积液的分类

根据产生的原因及性质不同,又可以将积液分为漏出液和渗出液两大类,区分积液的性质对疾病的诊断和治疗有重要意义。漏出液是血管内的水分伴同营养物质通过毛细血管滤出,并在组织间隙或浆膜腔内积聚的非炎症性组织液,多为双侧性。渗出液多为炎症病灶内血管中的液体成分和细胞成分通过血管壁渗出进入组织或体腔内的炎症性积液,多为单侧性。

(一) 漏出液

漏出液(transudate)为非炎症性积液,其形成常见原因为：①血管内胶体渗透压下降：当血浆白蛋白浓度明显减少时，如肾病伴有蛋白大量丢失、重度营养不良、晚期肝硬化，一般血浆白蛋白低于 25g/L，就有出现浆膜腔积液的可能；②毛细血管流体静脉压升高：如静脉回流受阻、静脉栓塞、肿瘤压迫、充血性心功能不全和晚期肝硬化等；③淋巴回流受阻如淋巴管被血丝虫阻塞或者淋巴管被肿瘤所压迫等，这些胸、腹腔积液有可能是乳糜样的；④水、钠潴留可引起细胞外液增多，常见于晚期肝硬化、充血性心力衰竭和肾病等。

（二）渗出液

渗出液(exudate)多为炎症性积液。炎症时由于病原微生物的毒素、缺氧以及炎症介质作用使血管内皮细胞受损，血管通透性增加，以致血管内大分子物质如白蛋白，甚至球蛋白和纤维蛋白原都能通过血管壁而渗出。在渗出过程中，还有各种细胞成分的渗出。当血管严重受损时，红细胞也外溢，因此炎性渗出液中含有红细胞也是炎症反应的征象。渗出液化气产生多为细菌感染所致少数见于非感染病因。如外伤、血液、胆汁、胰液、胃液等刺激后。此外恶性肿瘤也可引起类似渗出液的积液。

三、浆膜腔积液穿刺的临床应用

浆膜腔积液的临床检测包括细胞学检查和生化成分测定。下列情况一般应该做浆膜腔积液穿刺检查：①诊断性穿刺，抽液检查明确病原学诊断，以及了解其性质和病因者。②渗出性胸膜炎积液过久不吸收，或发热持续不退，或为减轻大量积液所致的压迫，导致呼吸循环障碍者。③结核性胸膜炎化学疗法后中毒症状减轻仍有较多积液者。④肺炎后胸膜炎胸腔积液较多者。⑤外伤性血、气胸。⑥肝硬化等疾病所致大量腹水引起严重胸闷、气促者，可适量放液，缓解症状。⑦腹腔内注射药物治疗者。⑧拟行腹水回输者。⑨心包炎伴大量积液出现心包填塞症状者。

四、标本采集

胸腔积液、腹腔积液和心包腔积液标本需由临床医师在无菌条件下，对各积液部位行穿刺采集。送检标本最好留取中段液体于消毒容器内，常规及细胞学检查约留取 2ml，生化检验留 2ml，厌氧菌培养留 1ml。如查结核杆菌则约需 10ml。为防止出现凝块、细胞变性、细菌破坏自溶等，除应及时送检外，常规及细胞学检查宜用 1/60 标本量的 100g/L EDTA-Na_2 抗凝，并立即离心浓缩细胞，否则应在标本内加入乙醇至 10% 的浓度，置冰箱保存。生化检验宜采用肝素抗凝，需将积液离心后取上清检测，检查方法与血清化学检查方法相同，且常需要与血清中的某些化学成分同时测定，并对照观察。另留 1 管不加任何抗凝剂用以观察有无凝固现象。

第二节　浆膜腔积液的生化检测

一、浆膜腔积液酸碱度(serous fluid pH)

【生化及生理】

积液的酸碱度检测可以作为诊断某些疾病的参考指标。

【检测方法】

血气分析仪或电极法。

【标本要求与保存】

临床医师在无菌条件下，对各积液部位行穿刺采集。用无菌真空管收集，采用肝素锂抗凝。标本量 5.0ml，至少 1.0ml。立即检测，否则冷藏保存。

【参考区间】

7.4～7.5。

【临床意义】

pH 减低对化脓性积液、恶性肿瘤性积液的诊断、预后判断及指导治疗均有一定的临床价值。

（1）胸腔积液：胸腔积液 pH<7.4，提示炎性积液；pH<7.3，且伴有葡萄糖减低，提示有并发症的炎性积液、类风湿性积液和恶性积液等；pH<6.0，多由于胃液进入胸腔使 pH 减低所致，见于食管破裂，也可见于严重的脓胸。

（2）腹腔积液：腹腔积液有感染时，细菌代谢产生的酸性物质增多，使 pH 减低。pH<7.3 对自发性细菌性腹膜炎诊断的灵敏度和特异性均为 90%。

（3）心包腔积液：心包腔积液 pH 明显减低可见于风湿性、结核性、化脓性、恶性肿瘤性、尿毒症性心包炎等。

【影响因素】

pH 随温度的升高而下降，这主要是由于不同温度下氢离子活度不同所引起，故测定时实验室的温度最好控制在 20℃。

二、浆膜腔积液总蛋白（serous fluid total protein）

【生化及生理】

应用蛋白质沉淀剂比浊法或染料结合比色法检测积液中总蛋白含量。

【检测方法】

同脑脊液总蛋白。

【标本要求与保存】

见“浆膜腔积液酸碱度”。

【参考区间】

双缩脲法：25～30g/L。

【临床意义】

（1）渗出液蛋白定量>30g/L，常见于化脓性、结核性、恶性肿瘤、肝静脉血栓形成综合征等。积液总蛋白与血清总蛋白比值>0.5。

（2）漏出液蛋白定量<25g/L，常见于心功能不全、肾病变及肝硬化。积液总蛋白与血清总蛋白比值<0.5。

【影响因素】

（1）积液中如果有多量细胞或浑浊，应先离心以除去。如蛋白质浓度过高，应先用生理盐水稀释后重新测定。

（2）操作时应注意控制加入试剂的方式和比浊时间与标准管一致。

三、浆膜腔积液葡萄糖（serous fluid glucose）

【生化及生理】

渗出液中，葡萄糖含量明显减低是由于细菌和炎性细胞对葡萄糖的酵解作用增强、肿瘤细胞利用葡萄糖增多和葡萄糖从血浆转移到浆膜腔减低等所致。

【检测方法】

葡萄糖氧化酶法。

【标本要求与保存】

见“浆膜腔积液酸碱度”。

【参考区间】

葡萄糖氧化酶-过氧化物酶（GOD-POD）法：3.6～5.5mmol/L。

【临床意义】

（1）胸腔积液：胸腔积液葡萄糖含量<3.33mmol/L，或胸腔积液与血清葡萄糖比值<0.5，多见于类风湿性积液、恶性积液、非化脓性感染性积液、食管破裂性积液等。恶性积液中葡萄糖含量减低，提示肿瘤有广泛转移、浸润、预后不良。

（2）腹腔积液：30%～60% 结核性腹膜炎和 50% 恶性肿瘤性腹腔积液的葡萄糖减低，但因其灵敏度和特异性较低，常无实用价值。

（3）心包腔积液：心包腔积液中葡萄糖减低常见于细菌性、结核性、风湿性或恶性积液，但在鉴别诊断上价值不大。

【影响因素】

取积液标本后应及时测定，在室温葡萄糖可发生酵解。

四、浆膜腔积液胆固醇（serous fluid cholesterol）

五、浆膜腔积液甘油三酯（serous fluid triglyceride）

六、浆膜腔积液脂蛋白电泳（serous fluid lipoprotein electrophoresis）

【生化及生理】

胆固醇、三酰甘油均采用酶法测定，脂蛋白电泳采用琼脂糖凝胶电泳。积液中胆固醇、三酰甘油、脂蛋白电泳对真性乳糜性积液与假性乳糜性积液的鉴别有重要价值。

【检测方法】

同血清胆固醇、甘油三酯、脂蛋白电泳。

【标本要求与保存】

见“浆膜腔积液酸碱度”。

【参考区间】

胆固醇：1.6mmol/L。

甘油三酯：0.56mmol/L。

【临床意义】

（1）胆固醇：以 1.6mmol/L 为判断值，可鉴别漏出液与渗出液。浓度<1.6mmol/L 提示为漏出液，浓度>1.6mmol/L 提示为渗出液。胆固醇性胸膜炎的胸腔积液主要为胆固醇结晶，胆固醇含量可高达 26mmol/L。

（2）甘油三酯及脂蛋白电泳：浓度>1.24mmol/L

提示乳糜性积液；浓度在 0.68～1.24mmol/L 之间，需进一步做脂蛋白电泳，有区带时可证实为乳糜性积液；浓度<0.56mmol/L，且乳糜微粒区带不明显或缺如时，则为非乳糜性积液。腹水胆固醇、甘油三酯、脂蛋白电泳测定等对真性与假性乳糜积液的相互鉴别有一定的价值。

【影响因素】

如积液中总胆固醇>15.5mmol/L，应用生理盐水稀释后再重新测定。

七、浆膜腔积液乳酸脱氢酶(serous fluid lactate dehydrogenase)

【生化及生理】

乳酸脱氢酶几乎存在于所有组织中，人体以肾脏含量最高，心肌、骨骼肌、肝、红细胞依次减少。积液中的乳酸脱氢酶具有一定的诊断意义。

【检测方法】

同血清乳酸脱氢酶。

【标本要求与保存】

见“浆膜腔积液酸碱度”。

【参考区间】

<20U/L。

【临床意义】

(1) 积液中 LD 活性测定主要用于鉴别积液的性质。漏出液中的 LD 活性与正常血清接近，当 LD>200U/L，且积液 LD/血清 LD 比值>0.6，则为渗出液。

(2) 在各类渗出液中，化脓性积液 LD 活性最高，均值可达正常血清的 30 倍，且 LD 增高程度与感染程度呈正相关，其次是恶性积液，结核性积液 LD 略高于正常。在恶性积液中，由于恶性肿瘤细胞分泌大量 LD 导致积液 LD 活性增高，其积液 LD/血清 LD>1.0。

(3) LD 同工酶测定如 LD3、LD4、LD5 或仅 LD5 增高可疑为恶性肿瘤。

【影响因素】

检测 LD 的标本如不能及时检测应放置在室温下，置 4℃反而不稳定。

八、浆膜腔积液腺苷脱氨酶(serous fluid adenosine deaminase)

【生化及生理】

腺苷脱氨酶(ADA)是一种核苷酸氨基水解酶，为核酸代谢的重要酶类，广泛分布于人体各组织和细胞中，以红细胞和 T 淋巴细胞内含量最丰富。ADA 增高是 T 淋巴细胞对某些特殊病变局部刺激产生的一种反应，其与 T 淋巴细胞增殖、分化和数量有密切关系，因此 ADA 活性测定对结核性积液诊断和疗效观察有重要价值。

【检测方法】

同血清腺苷脱氨酶。

【标本要求与保存】

见“浆膜腔积液酸碱度”。

【参考区间】

<45U/L。

【临床意义】

(1) 鉴别结核性和恶性积液：ADA 活性增高主要见于结核性、风湿性积液，而恶性积液、狼疮性积液次之，漏出液最低。结核性积液 ADA 活性可高于 100U/L，其对结核性积液诊断的阳性率可达 99%。

(2) 观察疗效：当经抗结核药物治疗有效时，其 ADA 活性随之减低。因此，ADA 活性可作为抗结核治疗时疗效观察。

九、浆膜腔积液淀粉酶(serous fluid amylase)

【生化及生理】

淀粉酶(AMY)是一种水解酶，一般作用于可溶性淀粉、直链淀粉、糖原等 α-1，4-葡聚糖，水解 α-1，4-糖苷键。

【检测方法】

同血清淀粉酶。

【标本要求与保存】

见“浆膜腔积液酸碱度”。

【参考区间】

0～200U/L。

【临床意义】

淀粉酶检测主要用于判断胰源腹腔积液和食管穿孔所致的胸腔积液，以协助诊断胰源性疾病和食管穿孔等。腹腔积液淀粉酶增高主要见于胰腺炎、胰腺肿瘤或胰腺损伤，淀粉酶水平可高于血清数十倍。淀粉酶增高也可见于胃穿孔、十二指肠穿孔、急性肠系膜血栓形成和小肠狭窄等。

【影响因素】

离心后及时处理标本，如不能及时处理，应冷冻保存。

十、浆膜腔积液溶菌酶(serous fluid lysozyme)

【生化及生理】

溶菌酶主要存在于单核细胞、吞噬细胞、中性粒细胞及类上皮细胞的溶酶体中。在感染性积液中,由于这些细胞释放溶菌酶而使溶菌酶含量增高,而淋巴细胞、肿瘤细胞中不含有溶菌酶。因此,测定溶菌酶,对鉴别良性与恶性积液、结核性与其他性质积液有重要价值。

【检测方法】

同血清溶菌酶。

【标本要求与保存】

见"浆膜腔积液酸碱度"。

【参考区间】

0～5mg/L。

【临床意义】

(1) 94%结核性积液中溶菌酶含量超过30mg/L,明显高于癌性积液、结缔组织病。大多数结核性积液与血清中的Lys活性比值>1.0,而恶性积液与血清Lys比值<1.0。因此测定胸腔积液中Lys活性,对结核性胸膜炎的诊断有帮助,连续观察可估计预后。

(2) 同时检测胸腔积液中Lys和LD对鉴别胸腔积液的性质有帮助,结核性两者均升高,心力衰竭引起的漏出液两者均低,癌性胸腔积液时Lys低而LD活性高。

十一、浆膜腔积液纤维连接蛋白(serous fluid fibronectin)

【生化及生理】

纤维连接蛋白(FN)主要由成纤维细胞和血管上皮细胞产生,是一种存在于体液、结缔组织及细胞表面的多糖蛋白,是维持机体完整性和防御功能的重要物质。由于肿瘤细胞可合成和分泌FN,所以恶性腹腔积液FN明显高于非恶性腹腔积液。因此,FN可作为鉴别恶性与非恶性腹腔积液的指标之一。

【检测方法】

同血清纤维连接蛋白。

【标本要求与保存】

见"浆膜腔积液酸碱度"。

【参考区间】

阴性或1～5mg/L。

【临床意义】

FN对癌性腹水的诊断价值较大,癌性腹水FN为(173.9±65.9)mg/L,非癌性腹水为(13.4±6.8)mg/L,腹水FN>75mg/L可高度怀疑癌性腹水。

【影响因素】

样本放置时间过久、温度过高或反复冻融均可使抗体滴度下降,敏感性降低而造成假阴性结果或使定量测定的结果偏低。

十二、浆膜腔积液纤维蛋白(原)降解产物(serous fluid fibrinogen degradation product)

【生化及生理】

纤维蛋白(原)降解产物(FDP)为纤溶酶降解纤维蛋白(原)的结果,恶性、结核性积液FDP明显增高,且恶性积液FDP高于结核性,而结核性积液FDP又高于肝硬化性积液。

【检测方法】

同血浆纤维蛋白(原)降解产物。

【标本要求与保存】

见"浆膜腔积液酸碱度"。

【参考区间】

阴性或<5mg/L。

【临床意义】

在癌性积液中FDP明显高于结核性,而结核性又高于肝硬化引起的积液。因此积液中FDP≥1000mg/L时,考虑癌性可能性较大。

【影响因素】

由于胸腔积液、腹腔积液等标本含纤维蛋白原,故在检测前加等量凝血酶(10U/ml),置37℃温育30分钟,离心后取上清液进行检测。

十三、浆膜腔积液C-反应蛋白(serous fluid C-reactive protein)

【生化及生理】

C反应蛋白(CRP)为急性时相反应蛋白,感染性和恶性积液CRP含量明显增高,因此CRP对诊断感染性、恶性积液及鉴别渗出液和漏出液有重要价值。

【检测方法】

同血清C反应蛋白。

【标本要求与保存】

见"浆膜腔积液酸碱度"。

【参考区间】

<8mg/L。

【临床意义】

CRP 可用于漏出液及渗出液的鉴别判定。CRP <10mg/L 为漏出液，CRP>10mg/L 为渗出液，其灵敏度和特异性均为 80% 左右。

【影响因素】

检测 CRP 的样本尽量避免反复冻融或长菌，4℃保存的样本检测前要室温平衡。

（刘小兰　徐克前）

第三十九章 滑膜液的生物化学检验

关节腔(articular cavity)是由关节软骨与关节囊滑膜层所围成的密闭、潜在腔隙,内有少量滑液,可润滑关节、减少摩擦,腔内为负压,有利于关节的稳定。关节性炎症在临床上并非少见,按不同致病因素可分为化脓性关节炎、非化脓性关节炎、关节结核。由于各种因素影响常引起关节腔内积液,称为滑膜液(synovial fluid,SF),亦称关节腔液。滑膜液是指肩关节、肘关节、手关节、髋关节、膝关节、足关节等处的积液,它来自血管、毛细淋巴管的过滤液及滑膜细胞的分泌。关节发生炎症等疾病时,常累及滑膜,使其正常化学成分和细胞成分发生改变。准确地进行滑膜液检查对临床诊断、疾病治疗具有重要价值。

第一节 概 述

一、滑膜液

关节滑膜(synovial membrane)是包绕在关节周围的一层膜性组织,由富有血管的结缔组织和间质上皮构成,薄而光滑,衬于纤维囊的内面,紧贴关节软骨边缘。它不仅是一层保护关节的组织,而且还会产生关节液。滑膜内有丰富的血管和毛细淋巴管,可分泌滑膜液,为关节的活动提供“润滑液”。滑膜的血管网及淋巴网靠近关节腔,关节腔与这些网之间有良好的体液扩散和交换。因此,血液内的低分子量物质如葡萄糖可以很快地扩散到关节腔内,因而滑膜液中这类物质的含量几乎与血浆中含量一致;同样注射到关节腔内的某些小分子物质,也可以很快地进入血液。高分子量物质如蛋白常常难以通过滑膜,因而在血浆和滑膜液之间有一个浓度梯度。除了也存在于血浆中的物质以外,滑膜液具有透明质酸盐蛋白质复合物而呈现高黏度的特性。

二、滑膜液的一般性状检查

正常滑膜液内含 96% 的水和 4% 的固体,比密度为 1.010,微碱性(pH 7.3 左右),含少量细胞。

1. 量　正常在 0.1 ~ 2.0ml,炎症、外伤或化脓感染时量增多。

2. 透明度　正常为透明状,关节炎时因炎症细胞含量不同呈浑浊状或脓样。可用清、微浑、浑浊方式报告。

3. 黏稠度　正常滑膜液黏稠度高,拉丝长度可达 3 ~ 6cm,炎症时黏稠度降低。用拉丝试验检查黏稠度,方法简便易行。

4. 颜色　正常滑膜液为淡黄色或无色,新鲜出血为红色,陈旧出血为褐至黄褐色。如血液混合均匀者为病理性出血,因穿刺损伤血管引起的出血,呈不均匀的红色。

5. 凝块形成　正常滑液因不含纤维蛋白原和其他凝血因子,不凝固。炎症时可形成凝块。

6. 黏蛋白实验　取关节液 5ml 加入冰醋酸 1ml,观察黏蛋白形成索条状凝片的大小、坚度和沉淀状态。正常和变形性关节炎时,为坚固的凝固片,振摇后液体不变混。风湿性关节炎时,凝固片柔软、易碎,振摇后变浑浊。

三、关节腔积液穿刺的临床应用

关节腔积液穿刺检查包括一般性状检查、细胞学及生化成分检测。微生物进入关节腔一般比进入脑脊液容易,所以在感染过程中,关节受侵袭比较常见。

关节发生炎症时,常累及滑膜,使滑膜液的化学组成、细胞成分均发生改变,滑膜液的变化可直接反映关节炎症的性质和程度,因而滑膜液的检查具有重要的临床意义。以下情况需要进行关节腔积液穿刺检查:①采集积液,查找病原菌。②原因不明的关节积液。③疑为感染性关节炎、类风湿性滑膜炎等。④抽积液或向关节腔内注射药物,以达到治疗目的。⑤判定积液的性质及病因。

四、滑膜液标本采集

关节腔穿刺应由有经验的临床医师在严格的无菌操作下进行。即使大关节,如膝关节在正常情况下也只含 0.1~2ml 的滑膜液,因此"干抽"是常有之事。采集注意事项如下:

(一) 采集液处理

标本采集后,记录液体量,如数量较多应分装入3个无菌试管中。第1管做微生物学检查及一般性状检查。第2管用肝素抗凝(每毫升滑膜液用25U肝素)做细胞学及化学检查。滑膜液的化学检查除黏蛋白凝块形成试验外,常因黏稠度高而取样困难,必要时可用透明质酸酶降低其黏度后,再测定化学成分。如需做葡萄糖定量检测,应空腹时采集。第3管不加抗凝剂以观察有无凝固。

(二) 送检要求

草酸盐及 EDTA 粉剂不宜用作抗凝剂,以免影响显微镜检查。如果注射器中抽出液很少(仅几滴)时,应连同针头和注射器一起插入无菌橡皮塞一并送检,可做显微镜下观察及革兰染色。采取标本后应及时送检。

(三) 标本保存

如果滑膜液需保存,必须离心除去细胞,因为细胞内酶释放出来会改变滑膜液的成分。4℃下可保存10天,必要时置-20℃下冻结。如不能及时测补体或酶等应保存在-70℃以下。

第二节　滑膜液的生化检测

一、滑膜液葡萄糖(synovial fluid glucose)

【生化及生理】

正常滑膜液的葡萄糖含量大约与血液相同或略低。血液和滑膜液的糖含量相差小于 0.5mmol/L。

【检测方法】

同血清葡萄糖。

【标本要求与保存】

临床医师在严格的无菌操作下进行关节腔穿刺。采用肝素钠或肝素锂抗凝。标本量 2.0ml,至少 1.0ml。立即检测,否则冷藏保存。

【参考区间】

3.3~5.3mmol/L。

【临床意义】

化脓性关节炎时,由于白细胞增多将葡萄糖转化为乳糖,以及细菌对葡萄糖的消耗增多而使葡萄糖减低,使血糖与关节腔积液葡萄糖的差值增大(超过 2.2mmol/L)。结核性关节炎、类风湿性关节炎的葡萄糖液减低,但其减低程度较化脓性关节炎低。

【影响因素】

(1) 关节腔积液葡萄糖测定,一定要与空腹血糖测定同时进行,特别是禁食或低血糖时。

(2) 餐后血糖与积液葡萄糖的平衡较慢且不易预测。因此,以空腹时积液葡萄糖浓度为准。

(3) 滑膜液必须收集于含氟化物的试管中,以免滑膜液中白细胞持续糖代谢造成低糖假象。

二、滑膜液蛋白质(synovial fluid protein)

【生化及生理】

健康关节的滑膜是不允许高分子量蛋白透过。感染性关节炎时,由于滑膜渗出增多,使关节腔积液中的总蛋白、清蛋白、球蛋白和纤维蛋白原均增高,且关节腔积液中蛋白质高低可反映关节感染的程度。

【检测方法】

同脑脊液蛋白质。

【标本要求与保存】

见"滑膜液葡萄糖"。

【参考区间】

10~30g/L,清蛋白/球蛋白为 4∶1,无纤维蛋白原。

【临床意义】

(1) 一般情况下,关节腔积液中蛋白质增高最明显的是化脓性关节炎，其次是类风湿性关节炎和创伤性关节炎。

(2) 炎症类型滑膜液的 γ-球蛋白比例增加，伴清蛋白降低。

(3) 高分子量蛋白如 α_2-巨球蛋白在正常滑膜液仅占少量，而在炎症关节的滑膜液内轻度升高。

(4) 在出血性滑膜液时，蛋白测定可有助于关节积血的鉴别。蛋白含量达约 60g/L 强烈提示关节积血可能。

三、滑膜液乳酸(synovial fluid lactate)

【生化及生理】

同葡萄糖一样，乳酸浓度是局部炎症的一项指标。与葡萄糖不同，乳酸在炎症活动时浓度增加。虽然乳酸测定的特异性较差，但也许可作为早期诊断关节感染的指标之一。

【检测方法】

同血浆乳酸测定。

【标本要求与保存】

见"滑膜液葡萄糖"。

【参考区间】

无公认参考区间。

【临床意义】

(1) 化脓性关节炎关节腔积液的细胞对葡萄糖的利用和需氧量增高，同时也因局部炎症使血运不足及低氧代谢等导致乳酸含量增高。

(2) 类风湿性关节炎的积液中乳酸含量可轻度增高。

(3) 淋病奈瑟菌感染的关节腔积液中乳酸含量可正常。

四、黏蛋白凝块形成试验(mucin clot test)

【生化及生理】

正常关节腔液中含有大量的黏蛋白，是透明质酸与蛋白质的复合物，成黏稠状。在乙酸的作用下，形成坚实的黏蛋白凝块，有助于反映透明质酸的含量和聚合作用。

【检测方法】

黏蛋白遇醋酸产生沉淀，根据沉淀块的程度，可反映滑膜中透明质酸的聚合程度。黏蛋白凝块形成实验虽然有较长的历史，且临床上较少应用，但有助于支持关节腔液力学检查的阳性结果。同时，黏蛋白凝块形成试验仍是几种测定关节腔液透明质酸方法中最有效可行的方法。

【标本要求与保存】

见"滑膜液葡萄糖"。

【参考区间】

正常关节腔液的黏蛋白凝块形成良好。

【临床意义】

关节腔液黏蛋白凝块形成不良与透明质酸-蛋白质复合物被稀释或破坏以及蛋白质含量增高有关，多见于化脓性关节炎、结核性关节炎、类风湿性关节炎及痛风。而创伤性关节炎、红斑狼疮的黏蛋白凝块形成良好。

五、滑膜液类风湿因子(synovial fluid rheumatoid factor)

【生化及生理】

类风湿因子(RF)是一种巨球蛋白的自身抗体，可与变性或凝集 IgG 分子的 Fc 片段抗原决定簇反应。滑膜液的类风湿因子是由滑膜组织的浆细胞产生。

【检测方法】

乳胶凝集法、速率比浊法、ELISA 法等。

【标本要求与保存】

见"滑膜液葡萄糖"。

【参考区间】

阴性。

【临床意义】

约有 60% 的类风湿关节炎患者血清 RF 呈阳性，关节腔积液 RF 阳性率较血清高，但并非特异。许多感染性和非感染性疾病也可出现 RF 阳性，结核性关节炎的关节腔积液 RF 也呈阳性。

六、滑膜液抗核抗体(synovial fluid anti-nuclear antibody)

【生化及生理】

抗核抗体(ANA)是一类具有抗各种细胞核成分的自身抗体。ANA 可以与不同来源的细胞核起交叉反应，而无器官和种系特异性。ANA 除了存在于血清中，也可以存在于关节腔液、胸膜腔液和尿液中。

【检测方法】

免疫荧光法、放射免疫法、ELISA、免疫双扩散、对流免疫电泳及免疫印迹技术等。

【标本要求与保存】

见"滑膜液葡萄糖"。

【参考区间】

阴性。

【临床意义】

已证实有70%的系统性红斑狼疮和20%类风湿性关节炎的关节腔积液中可检测出ANA,因此,系统性红斑狼疮患者如有关节炎,可采集滑膜液标本检查ANA。

七、滑膜液补体(synovial fluid complement)

【生化及生理】

正常滑膜液中的补体仅为血清补体的10%。关节炎时,滑膜液中补体可增高至血清补体的40%~70%,与滑膜液中蛋白含量成正比,但在某些细菌性或结晶性关节炎时,补体可下降。

【检测方法】

免疫溶血法、免疫化学法。

【标本要求与保存】

见"滑膜液葡萄糖"。

【参考区间】

正常关节腔液中的补体含量约为血清补体的10%。

【临床意义】

风湿性关节炎患者血清补体多正常,而关节腔积液补体可减低30%。活动性系统性红斑狼疮患者血清和关节腔积液补体均减低。感染性关节炎、痛风和Reiter综合征患者关节腔积液补体含量可增高,且补体增高程度与关节腔积液蛋白质含量呈正相关。

【影响因素】

(1)滑膜液中补体含量只有与血清中补体水平相比较才有意义。

(2)补体检测中错误的可能来源:①穿刺后滑膜液没有立即离心。②样本没有立即检测,而是储存起来。③滑膜液没有储存于-70℃。

第三节　结晶检查

结晶检查也是关节腔积液检查的重要内容之一。除一般生物光学显微镜检查外,最好采用偏振光显微镜(polarizing microscope)检查,以进一步鉴别结晶的类型。结晶检查时用的玻片和盖玻片应该用乙醇处理并清洁后再用拭镜纸仔细擦干,以消除外来的颗粒。另一方面新鲜标本用盖玻片盖上后,其边缘最好用干净的指甲油封固,以阻止其蒸发,指甲油与滑膜液的交界处形成的结晶应忽略不计。

关节腔积液中,常见的结晶有尿酸盐结晶、焦磷酸钙结晶、磷灰石结晶、草酸钙结晶等,见于各种痛风。外源性结晶,多见于关节手术中手套的滑石粉脱落形成的结晶,以及治疗时注射的皮质类固醇形成的结晶,不同的结晶可同时存在。关节腔积液结晶检查主要用于鉴别痛风和假性痛风。

一、尿酸盐结晶(uric acid crystals)

在偏振光显微镜下呈双折射的针状或杆状,长度为5~20μm,当尿酸盐结晶方向与镜轴平行时呈黄色,垂直时显蓝色。与焦磷酸钙结晶不同,急性疾病时发现的结晶体沿着细胞边界后面伸展。约95%以上急性痛风性关节炎滑液中可发现尿酸盐结晶。细胞内有尿酸盐结晶是急性尿酸盐痛风的特征。另外,关节腔积液有尿酸盐结晶,不排除细菌感染的可能。

二、焦磷酸钙结晶(calcium pyrophosphate crystals)

呈棒状、菱形或棱晶形,长度1~20μm,宽约为4μm,有微弱的双折射,在补光的偏振光下呈蓝色。它们不如尿酸结晶数量多,吞噬的晶体也不沿细胞边界后延伸。鉴别于尿酸盐结晶的另一指标是它可溶于10% EDTA。多见于退行性关节炎和软骨钙质沉着症、甲状腺功能低下和甲状旁腺功能亢进的假性痛风。

三、磷灰石结晶(hydroxyapatite crystals)

呈双折射性,仅有1μm大小,可被细胞吞噬后成为胞质内的包涵体,偶见于关节钙化的积液中。

四、草酸钙结晶(calcium oxalate crystals)

与尿液中草酸钙结晶相似,可见于慢性肾功能衰竭、先天性草酸盐代谢障碍所致的急性或慢性关节炎。

五、脂类结晶(lipid crystals)

呈平板缺口状,慢性积液中可呈折射的针状或菱形,以胆固醇结晶最常见。见于风湿性关节炎、结核性关节炎、创伤性关节炎、无菌性坏死性关节炎。

（刘小兰　徐克前）

第四十章 前列腺液的生物化学检验

前列腺(prostate)是雄性哺乳动物生殖系统中的一个器官,属外分泌腺。前列腺的主要功能是分泌和储存前列腺液。它分泌的前列腺液(prostatic fluid),含有抗菌因子保护尿道,每天以0.5~2ml的量,经前列腺腺管,排到后尿道,随尿液排出体外。前列腺腺管内存有一定量前列腺液。前列腺液可与精子混合成精液。前列腺液常规检查一般指前列腺液外观检查和显微镜检查。前列腺液显微镜检查主要目的是观察有无细胞、磷脂小体数量和滴虫、精子、肿瘤细胞、淀粉样小体以及有无细菌。本章重点介绍前列腺液的生化成分检测。

第一节 概 述

一、前列腺

前列腺体积较小,是人体最小的器官之一,重约20g,位置隐蔽,不易诊察。前列腺外形如同一个倒放的栗子,医学书中常称其为圆锥体,似乎不如栗子更形象。它的底部横径4cm,纵径3cm,前后径2cm。

前列腺分为5叶,分别称作前叶、中叶、后叶和两侧叶,其中前叶很小,位于左右两侧叶和尿道之间,临床没有重要意义。后叶位于中叶和两侧叶的后面,在直肠指检时摸到的即为此叶,其中间有一个生理性中央沟,在直肠指检时,常根据这个中央沟是否变浅或消失来判断前列腺是否增大。前列腺经常产生增生的部位主要是中叶和两个侧叶。

前列腺为男性特有器官,是男性生殖器官中最大的附属性腺,受雄激素的控制,故在男性幼年期,前列腺较小,到发育期受性激素的影响而迅速增大。30岁以后前列腺腺体稳定,直到45岁以后,腺体若不呈增生状态,到了老年期前列腺组织会出现萎缩,体积也随之缩小。

二、前列腺的功能

前列腺是男性特有的性腺器官,被喻为男性的"生命腺",可见其地位之重要。前列腺的功能可以概述为以下几个方面:

(一)具有外分泌功能

前列腺是男性最大的附属性腺,亦属人体外分泌腺之一。它可分泌前列腺液,是精液的重要组成成分,对精子正常的功能具有重要作用,对生育非常重要。前列腺液的分泌受雄性激素的调控。

(二)具有内分泌功能

前列腺内含有丰富的5α-还原酶,可将睾酮转化为更有生理活性的双氢睾酮。双氢睾酮在良性前列腺增生症的发病过程中起重要作用。通过阻断5α-还原酶,可减少双氢睾酮的产生,从而使增生的前列腺组织萎缩。

(三)具有控制排尿功能

前列腺包绕尿道,与膀胱颈贴近,构成了近端尿道壁,其环状平滑肌纤维围绕尿道前列腺部,参与构成尿道内括约肌。发生排尿冲动时,伴随着逼尿肌的收缩,内括约肌则松弛,使排尿顺利进行。

(四)具有运输功能

前列腺实质内有尿道和两条射精管穿过,当射精时,前列腺和精囊腺的肌肉收缩,可将输精管和精囊腺中的内容物经射精管压入后尿道,进而排出体外。

三、前列腺液的功能

前列腺的一个重要功能就是分泌前列腺液。以用食指进入肛门,通过对直肠按摩的方法可取得前列腺液。正常的前列腺液为淡乳白色,有蛋白光泽,每日分泌量0.5~2.0ml。前列腺液为精液的一部分,占精液的15%~30%。前列腺液具有以下功能。

(一)促进受精卵的形成

前列腺液中含有蛋白分解酶和纤维蛋白分解酶,因此可帮助精子穿过重重屏障,如子宫颈内的黏液屏障和卵细胞的透明带,使得精子和卵细胞能够顺利结合。

(二)激发精子的活力

前列腺液中含有一种特殊的成分,能够使精子从精液中获取营养,激发精子的活力。

(三)促进精液的液化

前列腺液中的胰液凝乳蛋白酶可促进精液液化。

(四)提高精子的成活率

前列腺液略偏碱性,可中和女性阴道中的酸性分泌物,减少酸性物质对精子的侵蚀,提高精子的成活率。

(五)维持生殖泌尿系的卫生

前列腺位于膀胱的前方、直肠的下方,环绕着尿道,而且前列腺液中的锌离子具有杀菌的功效,使得前列腺液发挥了抵御外界病菌的作用,从而对维护生殖泌尿系统的健康有一定的帮助。

(六)提高性生活的质量

前列腺内布满大量的神经网和神经末梢,因此是一个性敏感部位,能够激发性冲动和性兴奋,从而有利于性生活的和谐。

四、前列腺疾病

前列腺疾病是男性常见多发病,几乎占泌尿外科的60%左右,70%的50岁以上的人不同程度地患有此病。前列腺病大抵分前列腺炎、前列腺增生和前列腺癌。其中前列腺炎发病率高,前列腺增生次之,前列腺癌居末位。此外前列腺结石、小儿前列腺炎、女性前列腺病也常在临床中可见。

(一)前列腺炎

常见于各年龄层男性的前列腺炎可分为急性及慢性。通常是由身体其他部位的细菌感染入侵前列腺所致。前列腺炎可完全或部分阻碍尿液由膀胱流出,导致尿液滞留。如此造成膀胱膨胀、衰弱、易受感染(因积存尿液里的细菌增加)。膀胱感染容易经由输尿管传至肾脏。急性前列腺炎的症状是阴囊到直肠之间疼痛、发热、尿频且有灼热感,尿液含血或脓。慢性前列腺炎的症状则是频尿及灼热感,尿液带血、下半背痛、阳痿。前列腺炎愈严重,排尿愈困难。

(二)前列腺增生

前列腺增生是老年男性的常见疾病之一。随着年龄的增加,男性或多或少都有前列腺增生的现象发生。有研究表明前列腺增生始于40岁以后,但60岁以上的老年人更为多见。前列腺增生的主要症状有排尿困难,轻者夜里起床小便次数增多,有尿不净或尿完后还有少量排出的现象;严重者出现尿流变细,甚或排不出的现象;同时常伴有腰酸腰痛、四肢无力、遗精等症状。

(三)前列腺癌

前列腺癌是一种常见的男性前列腺疾病,随着年龄的增长,其发病率增高。其发病率有明显的地区差异,欧美地区较高。前列腺癌起始时常无临床症状,仅能在体检时直肠指诊发现前列腺结节。前列腺癌起始于前列腺外周带,容易摸到。尿潴留和血尿可能和同时伴有前列腺增生有关,癌引起排尿困难和血尿时常属晚期。临床上有相当数目前列腺癌是前列腺增生手术标本病理检查发现的,亦有很多病例因转移症状就医。

五、前列腺液标本收集

所有受检患者需距排精(包括性交、手淫、梦遗排精)或距上次取前列腺液至少1天,一般多为2~7天。嘱受检者多饮水充盈膀胱,翻起包皮用去离子水彻底清洁尿道口后,按摩前列腺。前列腺按摩法,即先排尿后,从上向下按摩前列腺左右叶各2~3次,或者从前列腺的两侧向中线各按压2~3次,然后由中线向肛门口按压2~3次,再挤压会阴部尿道,白色的前列腺液便从尿道口流出。取样时应弃去第1滴前列腺液,前列腺液采集少则1~2滴,多则1ml,当标本特别少时,应特别注意及时送检,以免干涸。由于挤压可能有精囊液的同时排出,可呈乳白色液体。

用按摩法获取的前列腺液与射精时精液中含的前列腺液，两者所含的成分是不一致的，因为射精时排出的前列腺液是在性兴奋过程中排出，其中有些成分在性兴奋时可能会升高，且性高潮时前列腺收缩，将前列腺液全部排空，而前列腺按摩时取得的前列腺液只是部分前列腺液。

影响前列腺液常规检查的因素也比较多，如腺管堵塞、前列腺分泌功能差、按摩手法不正确、正在用中药西药情况及前列腺生理功能没有恢复。

前列腺急性感染时，原则上禁止按摩前列腺，以防止由于按摩后细菌进入血液而导致败血症。只有全身应用足够抗生素时，才可进行前列腺体按摩。

取前列腺液 0.2～0.5ml，滴入经去离子水洗净干燥的收集管，其中 1～2 滴进行常规检查，剩余标本进行生化检测。如不能及时进行检测，应封口后置-20℃冰箱内保存。对于前列腺常规检查，如前列腺外观、显微镜检查，可直接采用前列腺液，如果用于生化成分检测，需要对前列腺液离心后再进行生化测定。

第二节　前列腺液的生化检测

一、前列腺液酸碱度(prostatic fluid pH)

【生化及生理】

正常前列腺液外观呈稀薄的淡乳白色，每日正常分泌量为 0.5～2.0ml，为精液的组成部分，其 pH 值在 6.5 左右，呈微酸性；前列腺液总含脂 280mg/dl，其中磷脂占 65%，以卵磷脂为主。

【检测方法】

pH 精密试纸法。

【标本要求与保存】

患者均通过按摩收集前列腺液。

【参考区间】

pH：6.5～6.8。

【临床意义】

正常前列腺液的 pH 值为 6.5～6.8，偏酸性，慢性前列腺炎患者前列腺液的 pH 值可增至 8.0～8.2，趋向碱性。研究发现，前列腺液 pH 值变化与局部炎症反应密切相关，而与有无细菌并无联系。炎症反应越重，pH 值越高，当炎症消失后，pH 值逐渐恢复正常。故前列腺液 pH 值变化可作为评估慢性前列腺炎的一个指标，能反映炎症的严重程度和疗效。

【影响因素】

测定溶液的 pH 时，试纸不可事先用蒸馏水润湿，因为润湿试纸相当于稀释被检验的溶液，这会导致测量不准确。正确的方法是用蘸有待测溶液的玻璃棒滴在试纸的中部，待试纸变色后，再与标准比色卡比较来确定溶液的 pH。取出试纸后，应将盛放试纸的容器盖严，以免被实验室的一些气体玷污及试纸条受潮变性。

二、前列腺液锌(prostatic fluid zinc)

【生化及生理】

前列腺是身体中锌含量丰富的组织，每克组织内含 5mg 锌，锌含量与前列腺液杀菌能力及抗菌保护机制有关。前列腺液中有一种含 Zn 的强力抗菌因子，研究发现 Zn 以脂蛋白的形式聚集在前列腺周边上皮细胞线粒体内，其含量是血浆中 Zn 含量的 100 倍以上，能抑制线粒体中顺乌头酸酶的活性，增加柠檬酸盐的产生；并通过降低线粒体跨膜电位和抗调亡蛋白-2(Bcl-2)水平诱发细胞凋亡。此种脂蛋白具有直接杀菌和活化提高组织抗菌能力的作用，是局部免疫防御机制的重要因子。

【检测方法】

原子吸收分光光度法。

【标本要求与保存】

患者通过前列腺按摩收集前列腺液。标本量 0.5ml，至少 0.15ml。取前列腺液于 1.5ml 的 Eppendorf 管中，10 000r/min 离心 10 分钟，取上清 100μl 待检测。

【参考区间】

470～506μg/ml。

【临床意义】

由于锌含量与前列腺液杀菌能力及抗菌保卫机制有关，细菌性和非细菌性慢性前列腺炎患者 Zn 浓度均明显降低。而前列腺癌患者 Zn 浓度却明显升高，可能是前列腺代谢旺盛所致。

三、前列腺液柠檬酸（prostatic fluid citric acid）

【生化及生理】

前列腺液柠檬酸由前列腺上皮细胞分泌，在生理状态下主要以三价柠檬酸形式存在。柠檬酸的分泌受雄激素的控制与调节。柠檬酸水平与锌浓度成正相关（即一个增加时，另一个也成比例地增加）。发生炎症时，由于前列腺的分泌功能受到影响，柠檬酸可出现不同程度的下降。

【检测方法】

高效液相色谱法。

【标本要求与保存】

见“前列腺液锌”。

【参考区间】

7.0～10.0g/L。

【临床意义】

前列腺液柠檬酸是反映前列腺分泌功能的重要指标，前列腺炎患者下降。

四、前列腺液酸性磷酸酶（prostatic fluid acid phosphatase）

【生化及生理】

酸性磷酸酶主要来源于前列腺，随着年龄的增大，在前列腺液中的含量下降。它的含量与锌浓度成正相关。在患前列腺癌时，二者显著增高。

【检测方法】

见“血清酸性磷酸酶”。

【标本要求与保存】

见“前列腺液锌”。

【参考区间】

每克蛋白含100U。

【临床意义】

酸性磷酸酶的含量在前列腺癌时升高，可作为诊断、治疗、追踪随访前列腺癌的客观指标。与此同时，血清中前列腺酸性磷酸酶亦升高。

五、前列腺液 LDH_5/LDH_1（prostatic fluid LDH_5/LDH_1）

【生化及生理】

LDH系胞内葡萄糖催化酶，能促使乳酸与焦葡萄糖酸发生互变。LDH有5种同工酶，LDH1～LDH5。良性组织进行的是需氧代谢，LDH1和需氧代谢相关；而恶性病变以厌氧代谢为主，LDH5则与此类代谢有关，但两者往往同时存在。在良性组织中活力LDH1>LDH5，而在恶性组织和上皮损伤的组织中活力LDH5>LDH1。在正常前列腺液中LDH1占主要优势，但在前列腺炎症或前列腺恶性肿瘤使上皮细胞受损时则LDH5活力可以超过LDH1的活力，致LDH5/LDH1比值明显增高，故临床据此作为评估上皮细胞损害的程度指标。

【检测方法】

琼脂糖电泳法。

【标本要求与保存】

见“前列腺液锌”。

【参考区间】

正常男性前列腺液中LDH5/LDH1<1。

【临床意义】

正常男性前列腺液中LDH5/LDH1<1，而在前列腺炎时此比值显著升高，并且与前列腺液中白细胞计数呈正相关。因此，LDH5/LDH1比值可作为前列腺炎诊断及治疗的一个判断指标。前列腺癌患者该比值升高更为明显。

六、前列腺液高敏C反应蛋白（prostatic fluid high sensitive C-reaction protein）

【生化及生理】

高敏C反应蛋白（hs-CRP）是一种急性时相蛋白，发生炎症时含量增高。前列腺炎是男性最常见的泌尿生殖系统疾病，其中慢性前列腺炎占绝大多数，急性前列腺炎仅占少数。

【检测方法】

电化学发光免疫分析。

【标本要求与保存】

见“前列腺液锌”。

【参考区间】

0.8～6.6mg/L。

【临床意义】

前列腺液高敏C反应蛋白的检查对慢性前列腺炎的诊断、分型具有一定的参考价值。

（胡　敏）

第四十一章 粪便的生物化学检验

粪便检查是临床常规化验项目之一。通过此项检查可较直观地了解胃肠道一些病理现象，间接地判断消化道、胰腺、肝胆的功能状况。粪便检查分为肉眼一般性状观察、镜下检查和生物化学检测。本章重点介绍粪便的生物化学检测。

第一节 概 述

一、粪便

粪便(stool/feces)，又称屎，是食物在体内被消化吸收营养成分后剩余的产物。食物在口腔内被嚼碎后与唾液搅拌混合形成食团，经食管蠕动入胃，与胃酸、胃蛋白酶、内因子、黏液等胃液成分混合形成半液体状的食糜，食糜贮存于胃内，通过胃消化过程中不断地蠕动和幽门的作用，有节制地把酸性食糜送进十二指肠和小肠内。小肠是消化食物的主要场所，小肠内有胰腺分泌的胰蛋白酶、胰淀粉酶、脂肪酶、氨肽酶以及胆囊分泌的胆汁等物质，在这些物质的作用下，食糜和小肠黏膜充分接触以促进消化和吸收。通过上述一系列机械性消化和化学性消化，食物被分解成为结构简单的小分子物质，被机体、小肠、大肠吸收进入血液和淋巴循环，从而为机体新陈代谢提供了必不可少的物质和能量来源。未被吸收的食物残渣、消化道分泌物、无机盐、水、黏膜脱落物和大肠中的细菌等最终形成粪便，通过直肠由肛门排出体外。

二、粪便成分

(一) 正常成分

粪便成分主要有：①未被消化的食物残渣，如淀粉颗粒、肌肉纤维、植物纤维和植物细胞等。②已消化但未被吸收的食糜。③消化道分泌物，如酶、胆色素、黏液和无机盐等。④分解产物，如靛基质、粪臭素、脂肪酸和气体。⑤肠道脱落的上皮细胞。⑥细菌，如大肠埃希菌、肠球菌和一些过路菌等。

(二) 病理成分

食物的质和量，胃肠、胰腺、肝胆的功能状态或某些器质性病变，均可影响粪便的性状与组成。在病理情况下，粪便中可见血液、脓液、寄生虫及其虫卵、包囊体、致病菌、胆石或胰石等。粪便检查对某些消化道疾病及寄生虫感染患者，在临床诊断、治疗、防治上有着极其重要的意义，并可给临床提供可靠的依据。如：消化道出血鉴别与肿瘤筛检，隐血试验持续阳性提示有恶性肿瘤；了解胃肠道消化、吸收功能：根据粪便的性状组成，间接地判断胃肠、胰腺、肝胆系统的功能状况；肠道寄生虫感染：粪便检查找到寄生虫或其虫卵即可确诊；黄疸的鉴别诊断：根据粪便的外观、颜色、粪胆素测定，有助于判断黄疸的类型；肠道感染性疾病：了解消化道有无炎症。

第二节　粪便的生化检测

一、粪便 pH(fecal pH)

【生化及生理】

粪便酸碱度与食物性质、肠道功能状态有关。粪便酸碱度检查可协助诊断消化系统疾病。

【检测方法】

pH 试纸法,或用 pH 计测定。pH 试纸法简便,pH 计测定精确。

【标本要求与保存】

取新鲜随时粪便检验。标本采集后应于 1 小时内检验完毕。

【参考区间】

正常人粪便为中性、弱酸或弱碱性(pH 6.9~7.2)。

【临床意义】

(1) 生理变化:食肉者粪便呈碱性,食糖或脂类为酸性。

(2) 病理变化:①用于肠道吸收不良的筛查和小肠双糖酶缺乏症的评价。粪便 pH 增高见于高蛋白食物或蛋白质消化不良,腐败产氨(排气和粪便有氨臭),或使用抗生素,发酵菌被抑制产酸减少,或无食物摄入时的腹泻。粪便 pH 减低见于脂肪或碳水化合物消化不良发酵产酸、产气增加;糖尿病治疗使用 α-葡萄糖苷酶抑制剂时,双糖水解和吸收被抑制,葡萄糖在肠管内发酵产酸、产气增加(排气和粪便气味轻或无味)。②阿米巴痢疾及病毒性肠炎时粪便常呈酸性(pH 6.1~6.6)。③细菌性痢疾时粪便为碱性(pH 约 8.0),血吸虫患者的粪便为碱性。

【影响因素】

(1) 标本必须新鲜:陈旧标本可因细菌生长使 pH 增高,但也可因细菌和酵母菌作用,使粪便中葡萄糖降解为酸和乙醇而 pH 减低。

(2) 试纸法:应确保试纸未被酸碱污染,未吸潮变质,并在有效期内使用。pH 计法:应经常校准 pH 计,确保仪器在正常良好状态下检测。

二、粪便隐血试验(fecal occult blood test, FOBT)

【生化及生理】

隐血是指消化道出血量很少(每日出血量小于5ml),肉眼见不到粪便颜色改变,而且红细胞因被消化分解破坏,以致粪便涂片显微镜检查也未能发现红细胞,而需用化学法、免疫法等才能证实的出血。检查粪便隐血的试验称为粪便隐血试验。

粪便隐血检验对预防性用药是很重要的。通常粪便带血的实验室检查中以粪便隐血试验为一种最经济实用的方法。最近的研究表明,经常进行此项检查(不管有没有乙状结肠镜检查)可以明显地降低结直肠癌的病死率,这是一种经济实效的方法;而新的研究已经证明,粪便常规的免疫学分析还可以提供关于在胃肠道中不断变化的瘤或炎性疾病的较高的特异性和敏感性的信息。

【检测方法】

(1) 化学法:粪便隐血检验目前主要采用化学法,如邻甲联苯胺法、还原酚酞法、联苯胺法、匹拉米洞法、无色孔雀绿法、愈创木酯法等。化学法虽有多种色原性反应底物,但基本检测原理相似,即利用血红蛋白中的含铁血红素具有类似过氧化物酶的作用,最终氧化色原物而使之呈色。呈色的深浅反映了血红蛋白含量,即出血量的多少。

1) 邻联甲苯胺法、还原酚酞法:为高度灵敏的试验,血红蛋白 0.2~1.0mg/L 即可检出,消化道有 1~5ml 出血就可检出。邻联甲苯胺法为 1983 年中华医学会全国临床检验方法学学术讨论会推荐的方法,但易出现假阳性结果,是灵敏度过高的方法,粪便有微量血液即呈阳性反应。故高灵敏度试验阴性时,即确认隐血为阴性。还原酚酞法由于试剂极不稳定,放置可自发氧化变红也被淘汰。

2) 联苯胺法、氨基比林(匹拉米洞)法、无色孔雀绿法:为中度灵敏的试验,血红蛋白 1~5mg/L 即可检出,消化道有 5~10ml 出血即为阳性。隐血试验多选用中度灵敏的试验。联苯胺法因有致癌作用已被淘汰。无色孔雀绿法在未加入异喹啉时灵敏度较差,试剂的配制和来源均不如氨基比林法方便。

3) 愈创木酯法:需 6~10mg/L 血红蛋白才能检出,此时消化道出血可达 20ml,灵敏度低,受食物、药物影响因素少,假阳性很少,故如低灵敏度试验阳性时,即确认为隐血为阳性。

4) 试带法:目前国内外生产应用四甲基联苯胺

和愈创木酯为显色基质检测隐血，虽较为方便，但未能从根本上解决隐血试验方法中存在的问题（如食物因素的干扰）。

灵敏度和特异性：灵敏度与试剂类型、粪便血红蛋白浓度、过氧化物酶浓度及显色物质有关。为了减少粪便隐血假阳性和假阴性，一般宜采用中度灵敏度的方法；但也有建议联合使用灵敏度高和灵敏度低两种隐血试验方法。

（2）免疫学方法：免疫学方法较多，如免疫单向扩散法、对流免疫电泳、酶联免疫吸附试验、免疫斑点法、胶乳免疫化学凝聚法、放射免疫扩散法、反向间接血凝法等。目前，国内外多采用单克隆抗体免疫胶体金法，其原理为胶体金是由氯化金和枸橼酸合成的胶体物质，呈紫红色。胶体金与羊抗人血红蛋白单克隆抗体（羊抗人 Hb 单抗）和鼠 IgG 吸附在特制的乙酸纤维膜上，形成一种有标记抗体的胶体金物质，再在试带的上端涂上包被羊抗人 Hb 多抗和羊抗鼠 IgG 抗体。检测时，将试带浸入粪悬液中，悬液通过层析作用，沿着试带上行。如粪便中含有 Hb，在上行过程中与胶体金标记羊抗人 Hb 单抗结合，待行至羊抗人 Hb 多抗体线时，形成金标记抗人 Hb 单抗-粪 Hb-羊抗人 Hb 多抗复合物，在试带上显现 1 条紫红色线（被检测标本阳性）；试带上无关的金标记鼠 IgG 随粪悬液上行至羊抗鼠 IgG 处时，与之结合形成另一条紫红色线，为试剂质控对照线。

免疫胶体金法的优点较多：胶体金性质稳定，并能呈色；胶体金与单克隆抗体结合稳定性好，可定性和半定量测定，判断结果准确；灵敏度高，检测便捷、特异等。后带（post zone）现象为免疫法的缺点，当患者消化道大量出血时，粪便中的血红蛋白浓度过高，则抗原抗体不匹配，抗原（血红蛋白）过剩时，外观明显呈柏油样便，而粪便隐血试验却为阴性反应，即假阴性。

灵敏度和特异性：美国癌症学会（American Cancer Society，ACS）认为免疫法在特异性和灵敏度上等于或好于愈创木酯法，不受食物因素影响，无需禁食。一般血红蛋白仅为 0.2pg/ml 或每克粪便含量达 0.03mg 时就可呈阳性结果，且反应快速。免疫法隐血试验不受动物血红蛋白（500μg/ml）和辣根过氧化物酶（200pg/ml）等干扰。表明单克隆抗体隐血试验对人隐血具有高度特异性。用单克隆抗体法检测食用新鲜蔬菜、铁剂、维生素 C 患者的粪便均为阴性；而愈创木酯法检测均呈假阳性。

（3）血红蛋白荧光测定：采用卟啉荧光血红蛋白定量试验（Hemo-Quant test，HQT），以热草酸为试剂，使血红素为原卟啉进行荧光检测，除可测定粪便中未降解的血红蛋白外，还可测定血红素衍化物卟啉，克服了化学法和免疫法隐血试验受血红蛋白降解而影响检测结果的缺点，对上、下消化道出血有同样的灵敏度（每克粪便 2mg），但仍受外源性血红素、卟啉类物质干扰，且方法较复杂（手工法需 90 分钟），而未能推广。灵敏度是愈创木酯法的两倍，但特异性减低。

（4）转铁蛋白（transferrin，Tf）法：灵敏度达 2mg/L。单独或联合检测粪便中血红蛋白以外的其他血液成分，可作为消化道出血的有效标志。当胃肠道出血时，粪便中可出现大量的 Tf。Tf 抗菌能力强，稳定性高于 Hb。Tf 与粪便混悬液在 37℃孵育 4 小时后，抗原活性无明显变化，而 Hb 已丧失 65% 抗原活性。可见 Tf 兼有证实肠道出血的特异性和对抗细菌分解的稳定性，是检测消化道出血的良好指标。联合检测 Tf 和 Hb，均以每克粪便的 Hb 高于 10μg 为临界值，则结肠癌阳性率为 94.4%，结肠息肉阳性率为 53.3%，上消化道出血为 55%。故联合检测 Tf 和 Hb，假阴性减低，有助于筛检早期大肠癌。

（5）放射性核素铬（^{51}Cr）法：用^{51}Cr 标记红细胞，可测定出血量，灵敏度高于化学法，检测隐血特异。因价格贵和放射因素，限制了广泛应用，不适宜对人群筛检。

（6）HemeSelect 免疫法：运用反向被动血凝法原理，可检测完整的血红蛋白和球蛋白，主要用于检测结肠损害情况，但检测费用高。

【标本要求与保存】

最好自然排便，用竹签、小木棍、小匙等采取与容器或冲洗水不接触的粪便。有时血液与粪便并非均匀混合，应多点采取。痔出血在成形粪便的表面呈线状存在，应避开血液从粪块深部采样。容器用涂蜡纸盒或专用粪便标本盒。化学法测定应在禁食肉 3 天后留取；铁剂、抗溃疡药物和维生素 C 等也要控制。免疫法不受食物影响，但长时间放置血红蛋白分解变性，抗体不能识别。标本采集后应于 1 小时内检验完毕。

【参考区间】

阴性。

【临床意义】

粪便隐血试验主要用于消化道出血、消化道肿瘤筛检和鉴别。

（1）隐血试验阳性：见于消化道出血、药物（如阿司匹林、吲哚美辛、糖皮质激素等）致胃黏膜损伤、肠结核、Crohn 病、胃病（胃溃疡、各种胃炎）、溃疡性结肠炎、钩虫病、肾综合征出血热、结肠息肉以及消化道恶性肿瘤（如胃癌、结肠癌等）。

（2）消化性溃疡与肿瘤出血的鉴别：隐血试验对消化道溃疡的阳性诊断率为 40% ~70%，呈间断性阳性；治疗后，当粪便外观正常时，隐血试验阳性仍可持续 5 ~7 天，如出血完全停止，隐血试验即可转阴。消化道恶性肿瘤阳性率早期为 20%，晚期可达 95%，且呈持续阳性。

（3）对消化道肿瘤（胃癌、大肠癌）早期检查仍缺乏较好的手段，但临床研究证明，消化道肿瘤患者隐血试验阳性率平均为 87%，所以粪便隐血检查具有十分重要的意义。隐血试验连续检测可作为消化道恶性肿瘤普查的一个筛选指标，对早期发现结肠癌、胃癌等恶性肿瘤有重要的价值。

【影响因素】

（1）生理因素：胃肠道每天排出血液 0.5 ~1.5ml/24h，个别可达 3ml/24h，长跑运动员平均可达 4ml/24h。服用阿司匹林 2.5g，即可引起消化道出血 2 ~5ml/24h，免疫学检查法粪隐血可呈阳性。

（2）标本因素：因粪便标本陈旧灵敏度减低，血液在肠道停留过久，血红蛋白被细菌降解，血红素消失，则隐血试验出现假阴性。

（3）食物因素：含血红蛋白的动物血，如鱼、肉、肝脏，以及含过氧化物酶的叶绿素新鲜蔬菜可使化学法呈假阳性。而各种动物血红蛋白（500mg/L）、辣根过氧化物酶（200mg/L）对免疫法无干扰，故不必限制饮食。

（4）药物因素：患者服用大量维生素 C 或其他具有还原作用的药物，可使试验中的过氧化氢还原，不能再氧化色原物质，使化学法隐血试验出现假阴性。单克隆抗体胶体金法具有特异性强、灵敏度高、检测简便等优点，但正常人或某些患者服用刺激胃肠道药物后可造成假阳性。

（5）器材和试剂：过氧化氢浓度低或过氧化氢失效、试剂盒保存不当或失效等出现假阴性。

（6）操作过程：化学法假阴性见于试验反应时间不足、显色判断不准。免疫法如若直接使用低温保存（15℃以下）的标本试验，可出现假阴性结果。

三、粪便胆红素（fecal bilirubin）

【生化及生理】

胆红素是血红蛋白分解代谢的中间产物，是胆汁中的主要成分，其代谢产物有粪（尿）胆原、粪（尿）胆素等。当各种原因造成胆红素产生过多或肝细胞摄取、结合及排泄等过程发生障碍时，均可导致患者血、尿、粪便中胆红素及其代谢产物的改变，对这些物质进行检查，可协助临床诊断。

【检测方法】

Harrison 法：胆红素被硫酸钡吸附而浓缩，与 $FeCl_3$ 反应，被氧化为胆青素、胆绿素和胆黄素复合物，呈蓝绿色、绿色或黄绿色。呈色快慢和深浅程度与胆红素含量成正比。该法灵敏度较高，0.9μmol/L 或 0.5mg/L 胆红素即可出现阳性反应。

【标本要求与保存】

胆红素在强光下易变为胆绿素，应使用避光棕色容器和新鲜粪便标本检测粪便胆红素。标本采集后应于 1 小时内检验完毕。

【参考区间】

阴性。

【临床意义】

（1）成年人因大量应用抗生素、严重腹泻、肠蠕动加速等使胆红素来不及被肠道菌还原时，胆红素定性试验为阳性。

（2）婴幼儿因正常肠道菌群尚未建立，粪便胆红素常为阳性，粪便可呈金黄色。

【影响因素】

（1）粪便中水杨酸盐、阿司匹林、牛黄等可对 Harrison 法产生干扰，发生假阳性反应。

（2）由于胆红素不够稳定，尤其是阳光照射下更易分解，故标本未避光保存时易产生假阴性反应。

（3）当福氏试剂加入过多时，胆红素氧化过度，则生成胆黄素而不显绿色，易误认为阴性反应。

四、粪胆原（stercobilinogen）

五、粪胆素（stercobilin）

【生化及生理】

正常人胆汁中的胆红素在回肠末端和结肠经细菌作用后转变为尿（粪）胆原，其部分被肠道重吸收进入肠肝循环外，大部分在结肠被氧化为粪胆原，并随粪便排出体外，接触空气后变为粪胆素，为棕红色，故大便常呈棕红色。当各种原因造成胆红素产生过多或肝细胞摄取、结合及排泄等过程发生障碍时，均可导致患者粪便中粪胆原以及粪胆素的改变，对这些物质进行检查，可协助临床诊断。

【检测方法】

粪胆原的检测：粪胆素在碱性溶液中被硫酸亚铁还原为粪胆原，与对二甲氨基甲醛作用生成红色化合物。粪胆原定性或定量均采用 Ehrlich 方法。

粪胆素的检测：粪胆素与氯化汞作用，可形成红色化合物。如粪便悬液呈砖红色表示粪胆素阳性，如显绿色则表示有胆红素被氧化为胆绿素，如不变色，表示无胆汁入肠道。

【标本要求与保存】

新鲜粪便标本。标本采集后应于 1 小时内检验完毕。粪胆原定量试验应连续收集 3 天的粪便，每日将粪便混匀称重后取出约 20g 送检。

【参考区间】

粪胆素定性：阳性。

粪胆原定量：68 ~ 473μmol/d。

【临床意义】

粪胆原多少主要视排入肠腔的胆红素量来决定，因此对于鉴别黄疸类型有一定帮助。

(1) 阻塞性黄疸时，如系完全性阻塞，由于胆汁无法排入肠道，粪胆原含量极少甚至消失，不完全阻塞时则含量降低或正常。

(2) 肝细胞性黄疸患者粪便中粪胆原含量可正常，但常呈中等度减低。

(3) 溶血性黄疸及恶性贫血时粪便中粪胆原含量增多。各种溶血性疾病，如阵发性睡眠性血红蛋白尿症、珠蛋白生成障碍性贫血、自身免疫性溶血性贫血、蚕豆病、血型不合的输血反应及疟疾等可表现为强阳性。

(4) 当胆管结石、肿瘤等致胆道完全梗阻时，粪便中因无粪胆素而呈白陶土色。

【影响因素】

(1) 为避免粪胆原氧化成粪胆素，送检标本应新鲜。

(2) 测定粪胆素时，送检标本必须新鲜，标本中如有脂肪应先用乙醚抽提脂肪后再做试验。粪胆素结果反应为红色，如果粪便颗粒在煮沸后出现红色又有绿色，说明同时存在粪胆素和粪胆红素，常见于肠炎、腹泻等。

(3) 粪胆原定量试验必须在患者每日大便比较恒定的情况下才有诊断意义。硫酸亚铁必须新鲜配制。粪质加水及硫酸亚铁溶液不能放置太久，否则因粪胆原又再氧化而结果偏低。

六、粪便脂肪总量(fecal total fat)

七、粪便结合脂肪酸(fecal conjugated fatty acid)

八、粪便游离脂肪酸(fecal free fatty acid)

九、粪便中性脂肪(fecal neutral fat)

【生化及生理】

粪便脂肪主要来自食物，少部分来自胃肠道分泌、细胞脱落和细菌代谢。正常粪便中脂肪包括结合脂肪酸、游离脂肪酸和中性脂肪 3 种形式。每天排出量占干便的 10% ~25%，其中结合脂肪酸 5% ~15%，游离脂肪酸 5% ~13%，中性脂肪占 1% ~5%。粪便脂肪检查可作为了解消化功能和胃肠道吸收功能的参考指标。粪便脂肪检查方法有称量法和滴定法等，或者测定患者血清中的胡萝卜素、维生素 A，间接了解脂肪的吸收情况。

【检测方法】

(1) 粪便脂肪总量测定：①称量法：将粪便标本经盐酸处理后，使结合脂肪酸变为游离脂肪酸后，再用乙醚（或石油醚与乙醚等量混合）等脂肪溶剂萃取中性脂肪及游离脂肪，经蒸发除去乙醚后，可以在分析天平上精确地称其重量。②滴定法：将粪便中脂肪与氢氧化钾乙醇溶液一起煮沸皂化，冷却后加入过量的盐酸使脂皂变成脂酸，再以石油醚提取脂酸，取 1 份提取液蒸干，其残渣以中性乙醇溶解，以氢氧化钠滴定，计算总脂肪酸含量。

(2) 粪便结合脂肪酸测定：称量法：粪便中的中性脂肪以及游离脂肪酸都能溶于乙醚中，可以直接从干燥的粪便中提取而求得中性脂肪与游离脂肪酸的合并总量。从粪便脂肪总量中减除中性脂肪与游离脂肪酸的合并量，即可求得结合脂肪酸的含量。

(3) 粪便游离脂肪酸测定：滴定法：从中性脂肪及游离脂肪酸的混合物中用乙醇抽提其中的游离脂肪酸，用氢氧化钠溶液滴定提出液中的酸量，根据脂肪酸的平均分子量可以计算出游离脂肪酸的含量。

(4) 粪便中性脂肪测定：粪便中中性脂肪的含

量,可将脂肪总量减去结合脂肪酸及游离脂肪酸而求得,或从中性脂肪与游离脂肪酸合并重量中减去游离脂肪酸而求得。

【标本要求与保存】

粪便脂肪受食物性质影响,波动较大,应在饮食平衡状态下,即固定食物成分的试验餐 3 ~5 天后留取新鲜标本。为了正确采集粪便标本,可使用有色标志物如炭末(0.5 ~0.6g)或胭脂红(0.5 ~1.0g),在试验餐开始和结束时给予。将最初出现着色的粪便弃去,然后留取到最后出现着色便之前的粪便即试验餐便。脂肪染色镜检定性试验用随时新鲜粪便,可重复多次送检。

【参考区间】

成人粪便总脂量(以总脂肪酸计算):2 ~5g/24h,或为干粪便的 7.3% ~27.6%。在正常儿童中,粪便内脂肪总量平均比成人高 0.3 倍,婴儿可高 0.5 倍。在普通膳食下,正常成人每 24 小时粪便中的结合脂肪酸量为干粪便重量的 5% ~15%,游离脂肪酸量占 5% ~13%,中性脂肪为 1% ~5%。

【临床意义】

(1) 病理情况下,因脂肪消化吸收能力减退时,粪便脂肪总量大量增加,若 24 小时粪便脂肪总量超过 6g,称脂肪泻(steatorrhea)。粪便脂肪总量增加可见于:①胰腺疾病:慢性胰腺炎、胰腺癌、胰腺纤维囊性变等。②肝胆疾病:胆汁淤积性黄疸、病毒性肝炎、胆汁分泌不足、肝硬化等。③小肠病变:乳糜泻、蛋白性肠病、Whipple 病等。④其他:胃、十二指肠瘘,消化性溃疡等。

(2) 粪便结合脂肪酸测定用于筛查消化吸收功能。胆汁和胰腺外分泌任何一方障碍都会造成脂肪消化吸收不良,引起粪便中结合脂肪酸含量增加,例如肝胆疾病、胰腺疾病、胃和十二指肠疾病等。

(3) 阻塞性黄疸,胆汁分泌不足的肝胆疾病,肠道中缺乏胆汁时脂肪吸收障碍,乳糜泻、Whipple 病粪便中多为游离脂肪酸。

(4) 中性脂肪大量存在时,提示胰腺功能不全,因缺乏脂肪酶而使脂肪水解不全所致,可见于急、慢性胰腺炎、胰头癌、胰腺纤维囊性变、吸收不良综合征、小儿腹泻等。

十、粪便脂肪平衡试验(fecal fat balance test)

【生化及生理】

粪便脂肪平衡试验是在保持食物中脂肪含量的恒定状态下,测定粪便中脂肪含量,测定方法与脂肪总量测定相同,其结果较单独测定随机样品粪便内的脂肪含量的方法更为精确。

【检测方法】

在测定前 2 ~3 天给予脂肪含量为 100g 的标准膳食,自测定之日起,仍继续给予标准膳食,连续 3 天收集 24 小时粪便做总脂测定,然后用以下公式计算出脂肪吸收率。

$$\text{脂肪吸收率}(\%)=(\text{膳食总量}-\text{粪便总量})\times 100\%/\text{膳食总脂量}$$

【标本要求与保存】

先定量服食脂肪膳食,每日 50 ~150g,连续 6 天,从第 3 天起开始收集 72 小时内的粪便,将收集的标本混合称量,从中取出 60g 左右送检。如用简易法,可在正常膳食情况下收集 24 小时标本,混合后称量,从中取出 60g 的粪便送检。

【参考区间】

正常人脂肪吸收率为 91% ~99%,小于 90% 者为不正常。

【临床意义】

脂肪吸收率减低见于消化功能不良和小肠吸收不良。在所有小肠吸收的消化实验中,本实验最为敏感,因而对疑有消化不良和小肠吸收不良的患者可以首先考虑做这一检查,它是脂肪吸收功能的标准试验。但本试验不能区分是消化不良还是吸收不良。

十一、粪便肌肉纤维的定性试验(fecal muscle fibers qualitative test)

【生化及生理】

正常人大量食肉后,粪便中可看到少量肌肉纤维,但在一张标准盖片(18mm×18mm)范围内不应超过 10 个,为淡黄色条状、片状,有纤细的横纹,如加入伊红可染成红色。

【检测方法】

粪便显微镜检查法。

【标本要求与保存】

随时新鲜粪便。标本采集后应于 1 小时内检验完毕。

【参考区间】

没有肌肉纤维或大量食肉后可见少量肌肉纤维。

【临床意义】

日常食用的肉类主要是动物的横纹肌，经蛋白酶消化分解后大部分消失。在病理情况下，肌肉纤维增多可见于腹泻、肠蠕动亢进或蛋白质消化不良等。当胰腺外分泌功能减退时，不但肌肉纤维增多，且其横纵纹易见，甚至可见到细胞核，是由于胰腺分泌核酸酶减低，未能被消化，提示胰腺功能严重不全。

十二、粪便胰弹性蛋白酶(fecal pancreatic elastase)

【生化及生理】

粪胰弹性蛋白酶是肠道内一种分解蛋白质的内切酶，因其在肠道内分解破坏相对较少，故粪便内的胰蛋白酶含量与十二指肠内的含量相关，测定粪便中的胰蛋白酶含量即可了解胰腺的外分泌功能。

【检测方法】

粪便胰蛋白酶测定可采用 *p*-甲苯磺酰-1-精氨酸甲基酯法和 ELISA 法。

p-甲苯磺酰-1-精氨酸甲基酯法：粪便中的胰蛋白酶与苯甲酰-L-精氨酰-P-溴苯胺盐酸结合产生明显的黄色反应，当其含量减低时反应颜色变淡。

【标本要求与保存】

新鲜粪便标本，且标本中不得混有尿液。标本采集后应于 1 小时内检验完毕。

【参考区间】

p-甲苯磺酰-1-精氨酸甲基酯法：每克粪便中含量>20μg。

ELISA 法：每克粪便中的含量>200μg。

【临床意义】

胰腺疾病时，粪便胰蛋白酶活性明显减低，可用于诊断或排除慢性胰腺炎、囊性纤维化、胰腺癌、1型糖尿病以及 Shwachman-Diamond 综合征等原因所引起的胰腺外分泌功能不全。

（刘小兰　徐克前）

第四十二章 其他体液的生物化学检验

随着科学技术和医学研究的日益发展，越来越多的检查方法随之出现，例如核磁共振（MRI）、心脑血管造影等，但是体液检查仍是不可缺少的辅助检查手段。体液标本的检查对于组织器官或周围组织器官以及全身疾病的诊断、治疗、预后判断都具有重要的指导意义。除了常见的血液、尿液、脑脊液之外，还有很多其他体液用于临床检测。例如，唾液中的药物多数由血浆中的游离药物被动扩散而来，而唾液中仅有极少量蛋白，因此唾液中的药物极难被结合，所以其药物浓度与血浆中游离药物浓度高度相关，由于唾液采集方便，对患者没有损伤，故唾液中药物浓度的测定对指导临床用药具有重要的作用。除唾液外，本章还介绍了胃液、十二指肠液、汗液、痰液和泪液的生化检测。随着技术的不断进步，有理由相信将会有更多的体液用于临床检测。

第一节　概　　述

一、体液的类型

细胞外液按照其存在部位是血管内还是血管外，可分为血管内体液（intravascular fluid）和血管外体液（extravascular fluid）。血管内体液简称血管内液，它是存在于血管中的液体，即血浆，占体重的4% ~5%，占细胞外液的1/5。血管外体液主要包括组织液（interstitial fluid）、跨细胞液（transcellular fluid）。组织液是存在于组织细胞间隙中的液体，是细胞外液的主要成分，是血液与组织细胞间进行物质交换的媒介。细胞外液的4/5为组织液，占体重的15% ~20%。绝大部分组织液呈凝胶状态，不能自由流动，因此不会因重力作用流到身体的低垂部位；将注射针头插入组织间隙，也不能抽出组织液。但凝胶中的水及溶解于水和各种溶质分子的弥散运动并不受凝胶的阻碍，仍可与血液和细胞内液进行物质交换。跨细胞液是由上皮细胞分泌的、分布在一些密闭的腔隙中的液体，是组织间液极少的一部分。如关节液、腹腔液等。又称为透细胞液、穿细胞液，或分泌液（secreted fluid）。

人的体液（body fluid）标本种类繁多，各种体液包括羊水（amniotic fluid）、房水（aqueous humour）、玻璃体液（vitreous humour）、胆汁（bile）、血液（blood）、乳汁（breast milk）、脑脊液（cerebrospinal fluid）、耳垢（cerumen/earwax）、乳糜（chyle）、食糜（chyme）、内淋巴（endolymph）、外淋巴（perilymph）、粪便（feces）、女性精液（female ejaculate）、胃酸（gastric acid）、胃液（gastric juice）、淋巴（lymph）、黏液（mucus）、鼻涕（*nasal drainage*）、痰（*phlegm*）、心包液（pericardial fluid）、腹水（peritoneal fluid）、胸膜液（pleural fluid）、脓（pus）、关节液（rheum）、唾液（saliva）、皮脂（sebum/skin oil）、精液（semen）、痰液（sputum）、滑膜液（synovial fluid）、泪液（tears）、汗液（sweat）、阴道分泌物（vaginal secretion）、呕吐物（vomit）、尿液（urine）等。除了常见的血液、尿液、脑脊液、胸水、腹水、关节腔液和心包液以外，还有胃液、十二指肠液、胆汁、痰液、唾液、泪液、汗液、淋巴液以及宫颈黏液等。这些体液的内含物包括无机物和有机物，它们既可来自周围血管供应的血液和周围的组织液，也可是腺体自身分泌。如淋巴液来自周围的组织液，它的作用是将组织液的蛋白质分子、不能被毛细血管重吸收的大分子物质以及组织中的红细胞和细菌等带回到血液中，此外它对脂肪的吸收起着重要的作用,由肠道吸收的脂肪的80%～90%都经由淋巴液这一途径被输送入血,同时淋巴回流可调节体液平衡,具有防御和免疫功能;胃壁细胞分泌盐酸保持胃液的酸度,胃酸分泌过多会出现反胃、溃疡,胃酸过少会影响胃的消化功能;唾液是由唾液腺分泌的,它不仅含有唾液腺合成的和来自血液的内源物质,还可含有一些外源物质,如微生物、药物和毒物。

二、胃液

胃液(gastric juice)是由胃壁黏膜各种细胞分泌物组成的液体。人的纯净胃液是一种无色透明酸性液体,pH 0.9～1.5,比重为1.006～1.009,其成分有无机物如盐酸、钾、钠、碳酸氢盐等,有机物包括胃蛋白酶原、凝乳酶、内因子、分泌素、黏蛋白等。若有十二指肠液反流,胃液中还可出现胆汁酸等。

胃液分泌有三个主要作用:①启动蛋白质的消化;②将摄入的食物进行物理与化学的预处理,使其成为一种能适应小肠消化的混合物;③分泌的内因子能促进维生素 B_{12} 在小肠内的吸收。通过胃液分析可以了解胃的分泌、运动及消化功能,还可协助诊断与胃液成分改变有关的疾病如恶性贫血等,这是多年来临床上研究与诊断胃肠疾病的重要手段。胃液分析包括空腹与给刺激剂后的胃液,其中胃酸分泌的检查占重要位置。虽然近年来有了内镜等更为直观的检查手段,胃液检查的必要性有所下降,但目前仍然是一个不能取代的检查项目。

三、十二指肠液

十二指肠液(duodenal juice)由胰腺外分泌液、胆汁、十二指肠分泌液以及胃液组成。十二指肠引流液是指空腹时用十二指肠管进行引流术得到的十二指肠液(D管)、胆总管液(A管)、胆囊液(B管)、肝胆管液(C管)的总称。由于以上各液共同排泌于十二指肠,故很难得到单一的纯分泌物。十二指肠液检查是通过口腔插入十二指肠引流管把十二指肠液引出来,从而对酸碱度、酶、细胞学、细菌等进行检查,对胰腺、胆道、肝病进行诊断。

十二指肠引流液应在空腹时采取,以尽可能减少胃液的干扰。在空腹状态下使用双腔管,可以分别采取胃液和十二指肠引流液,以尽可能地防止胃液流入十二指肠。

四、唾液

唾液(saliva)是腮腺、颌下腺、舌下腺和散在小唾液腺的分泌液,在口腔内起帮助消化、润湿和保护黏膜的作用。唾液成分中水占99%以上,固体成分占约0.7%,其中有机物约占0.5%,无机物约占0.2%,此外,还有少量白细胞、上皮细胞(来自口腔黏膜和唾液腺)、痕量作用物以及口腔中的微生物。唾液中不仅含有唾液腺合成的和来自血液的内源物质,还可含有一些外源物质,如微生物、药物和毒物。故唾液除用于口腔内环境和唾液腺功能检查外,尚可用于某些全身性、代谢性疾病的实验室诊断以及药物的监测、药物中毒的急诊检验等。因为唾液标本易于收集且对机体无损害,故该项检验日益受到重视。

唾液采集一般在早晨、空腹、安静房间里进行,采用坐位或抱位。在采集过程中,要求患者不能吞咽或移动舌头和嘴唇。唾液标本主要有全唾液和单一腺体唾液采集两种方式。

全唾液的采集:①吐唾法:让唾液在口底聚集,要求受试者定时将唾液吐入容器内,进行采集。②拭子法:将预先称重的牙科棉卷放置在受试者口内各大涎腺开口处,采集结束后对棉卷重新称重。③滴取法:手持带漏斗的容器,让唾液沿下嘴唇滴入容器中,结束时受试者将口内剩余唾液全部吐入容器。④吸引法:使用真空吸引器将唾液自口底持续吸入,结束时环绕口腔前庭及口底吸引1周,吸取剩余唾液。

单一腺体唾液的采集:①腮腺:将特殊的装置分别放在左右腮腺导管的开口处进行唾液采集,称之为插管法,被认为是采集唾液的金标准。②颌下腺和舌下腺:颌下腺和舌下腺有着特殊的解剖关系,常共同开口于 Wharton 管,不能进行各自采集,所以混合采集。插管法:由于腺体导管开口小,较难进入,临床上少用;隔离法:用棉卷将两侧腮腺导管口挡住,让分泌物集中于口底部,进行采集。

小唾液腺分泌物的采集:利用色层分析纸收集。首先,用无菌纱布将待测区黏膜擦干,然后将色层分析纸条贴于黏膜上,两分钟后用湿度仪测其含水率。

以上是无刺激下的唾液采集,如果不能获得足够唾液,可采用刺激下的唾液采集,如酸刺激法、咀嚼刺激法、方糖法。

唾液标本收集后应立即送检。室温下放置后CO_2逸出,pH上升,细菌繁殖,析出沉淀,化学成分发生变化。唾液检查宜采用新鲜标本,否则应冷冻保存。

唾液腺分泌的影响因素很多,诸如口腔内的理化刺激、机体对水的摄入量、情绪变化、环境因素、药物以及采集唾液的方法和时间等都影响唾液的分泌速度和成分,因此唾液成分不够恒定。进行唾液分析必须严格控制实验条件,尤其是标本采集方法和时间,否则实验结果无可比性。

自1901年Michaets和1903年Kirk首先应用唾液分析作为诊断疾病方法以来,越来越多的医学工作者认识到唾液分析的重要性,认为与血液标本相比,唾液是一种更容易操作、快速、经济、无创性的用于检测的重要标本,可作为诊断许多疾病的辅助工具。

五、汗液

汗液(sweat)是由汗腺分泌的液体,其比重介于1.002~1.003之间,pH值4.2~7.5。汗液中98%~99%的成分主要是水,1%~2%为少量尿素、乳酸、脂肪酸等。在人体生理中,小汗腺分泌的汗液,主要包括水、氯化钠、钾、钙、尿素、乳酸及氨基酸等;大汗腺分泌的汗液,除水外主要有铁、脂质(中性脂肪、脂肪酸、胆固醇及类脂质)、荧光物质、有臭物质。

汗液的来源是出汗。由于外界气温升高或体内产热增加所致的热刺激引起的发汗称知觉发汗,精神紧张亦引起发汗。汗液的主要作用是降温、保护和排泄。

汗液与疾病有着密切的关系,可以从汗的颜色、气味、部位以及有否伴随症状等方面来捕捉、分析和判断其与疾病的关系。汗液呈现黄色,多是由于血液中一种称为胆红素的物质浓度过高所引起,主要见于肝胆疾病,如急慢性肝炎、胆囊炎、肝硬化等。汗液散发出尿味,汗干后也会在皮肤上留下结晶物,常见于尿毒症患者。汗液带有特殊的腥味,多见于肝硬化。汗液飘出香味来,常是糖尿病患者的体征。左右半身或上下半身出汗,多见于风湿、偏瘫患者,有时也是脑卒中发生的信号。出汗仅限于额头,若出汗量少,且无其他症状,属正常现象。若发生在患者身上,则可能是病情加重的征兆。鼻翼两侧出汗,多是肺虚的表现。出汗局限于两乳之间,可能是精神疲乏、体力劳累而伤及心脾所致。出汗限于生殖器周围,常与肾病有关。手脚等四肢出汗多因血虚、阳亏引起。若因精神紧张而导致手足出汗则属正常。

汗液电解质检查,对诊断内分泌代谢性疾病有重要临床意义。

六、痰液

痰液(sputum)是气管、支气管和肺泡所产生的分泌物。正常情况下,此种分泌物甚少,在呼吸道黏膜受刺激时,分泌物增多,痰液增多,但多为清晰、水样,无临床意义。病理情况下如肺部炎症、肿瘤时,痰量增多,主要由分泌物和炎性渗出物所组成,且不透明并有性状改变。

痰液的采集必须注意两个环节,即所留的痰标本必须是从肺部咳出(不要混入唾液、鼻咽分泌物、食物、漱口水等)及痰液必须十分新鲜(送检标本在1小时内处理,以防细胞自溶)。采集方法通常包括:让患者自然咳痰,清晨留取,用清水反复漱口三次,以清除口腔中的细菌。无痰者可用加温45℃左右的10%的盐水雾化吸入。痰咳出后立即放入干净消毒的痰盒内,封好盖子,立即送检。

痰液检查一般包括颜色、性状、显微镜观察等。目前也对痰液进行生化物质的检测。痰液的检查对肺结核(pulmonary tuberculosis)、肺部肿瘤、肺吸虫病(paragonimiasis)等有确诊的价值;对于支气管哮喘(bronchial asthma)、支气管扩张症(bronchiectasis)、慢性支气管炎(chronic bronchitis)等可作辅助诊断;检查痰液有助于观察疗效和预后判断。

七、泪液

泪液(tears)是由泪腺分泌的一种水样液体,在眼球表面形成泪膜。泪液95%以上由主泪腺分泌,少部分泪液来自副泪腺。泪液分泌包括基础分泌和反射分泌。前者的分泌活动无神经支配,日夜不停;后者的分泌受交感神经、副交感神经和感觉神经等支配。当机体受到局部、全身或精神刺激时,通过神经反射产生泪液分泌效应,大量分泌泪液,形成泪流。

泪液是一种弱碱性透明液体,pH 7.2,由黏液、浆液和脂质组成。黏液比例<0.6%(睡眠时可达2%);浆液占98%以上,其中水分占绝大部分,固体成分约占1.8%,包括蛋白质、糖和无机盐,还包括

溶菌酶、多种免疫球蛋白、补体、乳铁蛋白等多种复杂成分;脂质占 1.4%,散布于浆液表面形成脂膜,可反射光线,减少泪液蒸发等。

一般认为泪液成分的浓度测定结果受标本采集方法的影响。如果泪液分泌量少,可以用机械法或化学物质刺激结膜增加泪液分泌,使标本量及某些由泪腺分泌产生的物质量增加,以便于对泪液进行分析。但是刺激使泪液分泌增加,势必造成泪液某些成分的稀释,对稀释的程度又很难控制。所以目前多用特制毛细管或滤纸取样法,以采集无刺激标本。泪液检验主要用于评价泪腺功能、辅助眼病及某些全身性疾病的诊断和治疗药物的监测。

第二节　胃液的生化检测

一、胃酸分泌量(gastric acid output)

【生化及生理】

五肽胃泌素为人工合成产物,具有胃泌素的全部生理活性。胃酸分泌量是以五肽胃泌素等做刺激物,定时留取基础胃液,测定单位时间内胃酸的分泌量。可用基础胃酸分泌量(basal acid output,BAO)、最大胃酸分泌量(maximal acid output,MAO)、高峰胃酸分泌量(peak acid output,PAO)等种类。

【检测方法】

五肽胃泌素法、试验餐和组胺法、胰岛素法、无管胃液分析法、胃内滴定法等,其中五肽胃泌素法是目前标准的胃酸刺激法。

基础胃酸分泌量:指在无食物、药物刺激状况下连续 5 小时的胃酸分泌量。测定基础胃液量,取其中 10ml 加 2.0g/L 酚红指示剂 3 滴,黄色表示胃液存在,用 0.1mol/L 氢氧化钠溶液滴定至出现红色为止。计算出总酸的毫摩尔每升的量,结合 1 小时胃液量,计算出 BAO,用 mmol/h 表示。

最大胃酸分泌量:进行五肽胃泌素试验前须先测定基础胃酸分泌量(BAO),然后按 6μg/kg 的剂量计算,肌注五肽胃泌素,注射后每 15 分钟留一标本,一小时共 4 次。以酚红为指示剂,用 0.1mol/L 氢氧化钠溶液分别测定每个胃液标本中的可滴定盐酸,并计算每个样本中的胃酸分泌量,以 mmol/15min 表示,4 次胃酸分泌量之和即为最大胃酸分泌量,用 mmol/h 表示。

高峰胃酸分泌量:取上述 4 个胃液标本中最高两次胃酸分泌量之和乘以 2,即为高峰胃酸分泌量,用 mmol/h 表示。

【标本要求与保存】

要进行胃液分析的患者,必须停用所有影响试验结果的药物,除非检查的目的是为了观察药物对胃酸分泌的治疗效果。试验前一天的晚餐只能进一些清淡的流食,试验前 12 小时内不能再进食或饮水。H_2 受体拮抗剂或抗胆碱能药和抗酸剂必须分别在 72 小时或 24 小时之前停用。如果检查目的是为了了解 H_2 受体拮抗剂对泌酸的作用则不能停药,此时胃酸测定应在早晨服药后一小时进行。

【参考区间】

BAO:1.9~5.9mmol/h。

MAO:3~23mmol/L(男性),女性略低。

PAO:12.2~29.0mmol/h。

BAO/MAO:0.2。

【临床意义】

胃酸分泌量测定对诊断疾病的特异性较差,仅在十二指肠溃疡、胃泌素瘤、胃癌等的诊断中有一定意义。因此,应结合临床情况及其他检查综合分析,才能做出比较正确的诊断。

(1) 胃酸分泌增加:十二指肠球部溃疡患者,BAO 和 PAO 较正常数值显著增高,是本病的一大特征。如 BAO 和 PAO 皆高于参考值上限,亦有上消化道出血等临床症状,一般即可考虑本病;如 BAO<10mmol/L 一般可排除十二指肠溃疡;若 PAO>40mmol/h,提示将并发出血或穿孔;十二指肠溃疡术后 BAO 与 PAO 均明显下降;BAO 和 PAO 升高提示溃疡复发。胃泌素瘤(艾-卓综合征)患者 BAO 常大于 15mmol/L,基础胃液量>200ml/h,BAO/PAO>60%,此种情况对诊断该病极有帮助。

(2) 胃酸分泌减少:与胃黏膜受损害的程度及范围有关。胃炎时 MAO 轻度降低,萎缩性胃炎时可明显下降,严重者可无酸。部分胃溃疡患者胃酸分泌也可降低。胃酸减少还可见于恶性贫血,成人恶性贫血患者其胃酸分泌多下降,刺激前后胃液 pH 值均可能在 6 以上。胃大部切除术后 BAO、PAO 亦显著下降。进行性胃癌的 PAO 较正常低,胃内溃疡并伴有 PAO 明显降低者,应考虑溃疡性胃癌、特别是无酸时，胃癌的可能性极大。此外艾迪生病、西蒙病等，亦可使胃酸不同程度地减低。

（3）胃泌素刺激后如胃液 pH>7 为真正胃酸缺乏，pH 3.7~7 为胃酸过低。当 BAO 与 MAO 都降低时测定胃液 PH 值也有一定意义，胃癌、萎缩性胃炎严重者可呈真性胃酸缺乏。

【影响因素】

影响胃酸分泌的因素很多，除病理因素外还受性别、年龄、精神因素、食欲好坏、饮酒等因素的影响。一个人的 BAO 随时都可能有变化，并有生理节律，上午 5~11 时分泌最低，下午 2~11 时分泌最高。MAO 较为稳定，日间差小，与性别、体重、年龄有关。儿童 MAO 较成人为低，但当以“mmol/(kg·h)”表示时与成人相近。实验技术也会影响测定结果。因此应结合临床情况及其他检查综合分析，才能得出比较正确的判断。

二、胃液尿素(gastric juice urea)

【生化及生理】

胃液中尿素酶是细菌代谢产物，而非胃黏膜本身所固有。幽门螺旋杆菌（HP）是人胃内唯一产生大量尿素酶的细菌。利用尿素酶可以分解尿素的原理，测定胃液中尿素浓度可以判断是否感染 HP。

【检测方法】

尿素的测定方法大体上可归纳为酶法和化学法。

酶偶联速率法：用尿素酶将尿素分解成铵离子（NH_4^+）和碳酸根，然后用谷氨酸脱氢酶法，测定反应过程中铵离子的生成量。

脲酶-波氏比色法：尿素酶将尿素分解成铵离子（NH_4^+）和碳酸根；铵离子在碱性介质中与苯酚及次氯酸反应，检测蓝色吲哚酚的生成量。该过程用亚硝基铁氰化钠催化。蓝色吲哚酚的生成量与尿素含量成正比，在波长 560nm 处比色测定。

二乙酰一肟显色法：二乙酰一肟与强酸作用，产生二乙酰。在酸性环境中加热，尿素与二乙酰缩合，生成红色的色原二嗪（diazine），称为 Fearon 反应。在 540nm 处比色测定二嗪含量。

【参考区间】

>1mmol/L。

【临床意义】

尿素测定是用于检查胃有无幽门螺旋杆菌感染。感染 HP 患者胃液中尿素浓度明显降低。如胃液中尿素浓度低于 1mmol/L 提示有感染，测定不出时可以确诊。本实验对不能做胃镜检查者有一定的实用价值。

【影响因素】

当有肾功能不全时可出现假阴性。

三、胃液乳酸(gastric juice lactic acid)

【生化及生理】

乳酸是一种弱有机酸，是无氧糖酵解的终产物，是由乳酸脱氢酶的作用使丙酮酸还原而生成的。胃液中除因食物发酵所致外，癌细胞对葡萄糖进行无氧酵解也可以产生乳酸。

【检测方法】

同血浆乳酸测定。

【参考区间】

正常胃液中含量极少，定性试验阴性。

【临床意义】

乳酸测定主要用于观察胃内食物潴留及协助诊断胃癌。

（1）幽门梗阻和胃扩张：当胃液呈低酸或无酸状态又有幽门梗阻或胃扩张，引起食物滞留时，经细菌分解后可以产生乳酸，故定性检查呈阳性。

（2）胃癌：当 BAO 减低或 pH>3.5 时，应检查乳酸。乳酸的多少与胃癌发展及病灶大小正相关。因此，乳酸测定可作为诊断胃癌的筛检试验，但其缺乏特异性，现已少用。

四、胃液隐血试验(gastric juice occult blood test)

【生化及生理】

胃液隐血试验主要用于检查胃液中微量血液。

【检测方法】

同粪便隐血检测。

【参考区间】

阴性。

【临床意义】

当急性胃炎、胃溃疡、胃癌时，胃可有不同程度的出血而使隐血试验呈阳性。多次连续检查的临床意义更大。溃疡病隐血试验阳性，多为间歇性；胃癌隐血试验阳性多为持续性。

【影响因素】

由于一般所用隐血试验比较敏感，故如有牙龈出血、吞咽胃管损伤时，隐血试验也可呈现阳性。胃液中 Vit C 过多，可抑制反应而出现假阴性。因此，胃液隐血试验结果要紧密结合临床表现，才能显示其应用价值。

五、胃液锌(gastric juice zinc)

【生化及生理】

正常成人体内含锌约 2.9g，主要分布在前列腺、肝、肾和肌肉中。锌既是多种酶的必要成分，如红细胞的碳酸酐酶、醇脱氢酶、羧肽酶、醛缩酶、核糖核酸和脱氧核糖核酸聚合酶等，又能与膜蛋白的巯基、羧基、磷脂的磷酸根及糖蛋白中唾液酸的羧基等结合，以稳定膜结构和防止膜脂类过氧化，从而维持机体正常生理状态。锌被肠黏膜细胞吸收后与血清蛋白结合进入血液，主要由粪便排泄。

【检测方法】

胃液锌的检测方法有阳极溶出伏安法和原子吸收分光光度法等。

【参考区间】

6.95～14.41μmol/L。

【临床意义】

胃液锌升高见于胃癌，降低见于胃溃疡。

【影响因素】

(1) 操作全过程都要严格防止锌污染。因橡胶制品含锌较高，故标本不宜与橡皮制品接触。

(2) 标本、去离子水、试剂应存在聚乙烯制品的容器内，不可用玻璃容器。

第三节　十二指肠液的生化检测

一、促胰酶素-促胰液素试验(pancreozymin-secretin test)

【生化及生理】

给胰腺以刺激，引起胰腺外分泌活动，采取给刺激物前、后的十二指肠液和血液，测定各项指标。从给刺激前、后各项指标的变化来评价胰腺外分泌功能。促胰液素(secretin)是十二指肠分泌的一种 27 肽激素，能调节肠、胰、肝、胆管的水盐代谢，促进胃酸分泌、促进胃液素释放和胃肠运动。

【检测方法】

给患者注射促胰酶素和促胰液素，前者引起富含酶的黏稠胰液分泌，后者引起富含电解质和 HCO_3^- 的胰液分泌，通过十二指肠引流管采集胰液，检查胰液流出量、胰液中 HCO_3^- 浓度和淀粉酶的排出量，用于评价胰腺的外分泌功能。

【标本要求与保存】

患者空腹 12 小时以后，插入胃十二指肠双腔管，其近端孔在胃窦部，远端孔在十二指肠乳头部，插管位置要准确。然后持续负压吸引胃液，胃内容物应尽量吸引充分，当十二指肠液变清并呈碱性反应时，先收集 20 分钟十二指肠液作为基础分泌，然后静脉注射 1U/kg 的促胰液素(试验前需做过敏试验)，以后每隔 20 分钟抽取 1 次十二指肠液，共收集 4 次，测定每份标本的容量、碳酸氢盐的浓度及排出量、淀粉酶、脂肪酶、胰蛋白酶含量，必要时也可做隐血、胆红素及寄生虫、细胞学检查等。

【参考区间】

胰液流出量：70～230ml/h。

最高碳酸氢盐浓度：70～125mmol/L。

淀粉酶排出量：880～7400 Somogyi 单位/公斤。

【临床意义】

注射促胰液素后，如果出现测定的胰液总量、碳酸氢盐降低、淀粉酶排出量减少等现象时，即为异常表现。慢性胰腺炎及晚期胰腺癌等广泛的胰腺病变时，可见到胰液总量减少，最大碳酸氢盐浓度降低，胰酶分泌减少。当胰腺癌压迫胰管引起梗阻时，胰液分泌量明显减少。而慢性胰腺炎若胰管部分梗阻时，由于胰液淤积，则主要表现为碳酸氢盐浓度降低。如果慢性胰腺炎的病变主要为胰腺的纤维化时，可见胰液的分泌量明显减少。此项试验对慢性胰腺炎的诊断敏感性为 75%～90%，特异性为 80%～90%，试验结果的异常程度通常可以表示癌的部位和大小。胰液流出量异常增加可见于肝硬化，可能因为肝胆汁分泌亢进引起消化道内分泌的改变。

二、十二指肠液胰蛋白酶(duodenal juice trypsin)

【生化及生理】

胰蛋白酶为蛋白酶的一种，在脊椎动物中，作为消化酶而起作用。在胰腺是作为酶的前体胰蛋白酶原而被合成的，它作为胰液的成分而分泌。它是肽链内切酶，能把多肽链中赖氨酸和精氨酸残基中的羧基侧切断，是特异性最强的蛋白酶。

【检测方法】

放射免疫分析、酶速率法。

【标本要求与保存】

见“促胰酶素-促胰液素试验”。

【参考区间】

150～600μg/ml。

【临床意义】

十二指肠引流液胰蛋白酶降低见于胰腺分泌功能不全、胰胆管阻塞等疾病。

【影响因素】

口服酶制剂，可引起酶活性升高。

三、十二指肠液γ-谷氨酰基转肽酶(duodenal juice glutamyltranspeptidase)

【生化及生理】

γ-谷氨酰转肽酶(γ-GT)主要由肝细胞线粒体产生，存在于肝细胞胞质和肝内胆管上皮中，经胆管排入十二指肠中。当肝细胞病变或肝外胆管堵塞时，引起血清γ-GT升高。应用血清γ-GT鉴别诊断先天性肝外胆道闭锁和肝炎综合征时，有部分病例重叠，影响诊断。由于胆道闭锁时γ-GT不能经胆道排出，导致十二指肠中γ-GT缺乏。

【检测方法】

见“血清γ-谷氨酰转肽酶”。

【标本要求与保存】

见“促胰酶素-促胰液素试验”。

【参考区间】

0～5IU/L。

【临床意义】

测定十二指液γ-GT活性能反映肝细胞病变的严重性及毛细胆管淤积程度和胆道是否通畅，因此测定十二指肠液中γ-GT活性有助于早期鉴别新生儿肝炎与胆道闭锁。

四、十二指肠液胆红素(duodenal juice bilirubin)

【生化及生理】

血清胆红素浓度与十二指肠液胆红素浓度取决于肝细胞功能及胆道是否通畅。胆道闭锁血清胆红素浓度与十二指肠液胆红素浓度呈分离现象，胆道闭锁时肝细胞所产生的胆汁排出障碍，毛细肝管内压力增加以致管壁破裂，胆汁反流，大量胆红素经血窦或淋巴管吸收而进入大循环血液内，使血中总胆红素升高，当血中浓度升高达一定量时少量胆红素从肠腺分泌排出肠腔，十二指肠液中有微量胆红素，但缺乏胆汁酸。

【检测方法】

见“血清胆红素”。

【标本要求与保存】

见“促胰酶素-促胰液素试验”。

【参考区间】

阴性。

【临床意义】

十二指肠液胆红素定量测定能了解胆道是否通畅及胆汁分泌量，从而迅速作出二者的鉴别诊断。

五、十二指肠液胆汁酸(duodenal juice bile acid)

【生化及生理】

十二指肠液胆红素、胆汁酸含量能反映肝细胞病变的严重性及毛细胆管淤积程度和胆道是否通畅，因此测定十二指肠液中胆红素、胆汁酸有助于早期鉴别新生儿肝炎与胆道闭锁。

【检测方法】

见“血清胆汁酸”。

【标本要求与保存】

见“促胰酶素-促胰液素试验”。

【参考区间】

阴性。

【临床意义】

先天性肝外胆道闭锁和肝炎综合征的鉴别诊断。

第四节　唾液的生化检测

一、唾液非蛋白氮类物质(saliva non protein nitrogen species)

【生化及生理】

血浆中的尿素、肌酐和尿酸等非蛋白氮类物质可通过唾液腺细胞进入唾液,在唾液中的浓度与血浆中浓度相关。测定以上物质在唾液中的含量的临床意义与血液相同。

【检测方法】

见血浆尿素、肌酐和尿酸。

【标本要求与保存】

用4%的柠檬酸溶液将消毒棉签浸湿压在舌根下方,刺激唾液腺,用无菌的塑料痰培养盒收集自然流出的清亮唾液1~2ml,分装于EP管中并标记,立即检测。如果不能立即检测,则储存于-20℃冰箱,检测前,先将标本在室温下复溶。

【参考区间】

成人静止性唾液:尿素3.6~4.8mmol/L;

肌酐32.7~46.9μmol/L;

尿酸0.40~1.25mmol/L。

【临床意义】

唾液尿素、肌酐、尿酸增高的原因多见于各种原因引起的肾功能受损的疾病,例如急性肾小球肾炎、急性肾衰竭、慢性肾衰竭等。

(1) 唾液尿素氮测定,可作为肾功能的一个指标。肾功能减退时,唾液尿素升高。

(2) 唾液肌酐升高,可见于:①GFR(肾小球滤过率)减低:肾疾病、肾功能不全、心功能不全、脱水等。②血液浓缩(多伴有GFR减低):脱水、烧伤、恶病质、休克等。③肌量增加:肢端肥大症、巨人症。④其他:甲状腺功能减低。唾液肌酐降低可见于肌萎缩、肌营养不良、血液稀释、输液过量。

二、唾液淀粉酶(saliva amylase)

【生化及生理】

唾液中的淀粉酶(AMY)主要由腮腺合成和分泌。正常人唾液中该酶活性很高,约为血清淀粉酶活性的10^5倍。唾液淀粉酶活性能反映腮腺的分泌功能。

【检测方法】

同血清AMY。

【标本要求与保存】

见"唾液非蛋白氮类物质"。

【临床意义】

当腮腺实质因感染、恶性肿瘤等原因被破坏以及腺泡萎缩或发育不全而致功能缺损时,α-淀粉酶的合成和分泌减少,唾液淀粉酶活性减低。

三、唾液溶菌酶(saliva lysozyme)

【生化及生理】

唾液溶菌酶因为具有抑菌作用,可抑制口腔内变形杆菌等细菌的生长,而这些变形杆菌通常是龋齿的重要致病菌之一,它在口腔内的存在和数量多少通常与龋齿的发生密切相关,因此唾液溶菌酶的存在可以阻止齿龈炎和龋齿的发生,抑制菌斑和牙结石的生成。

【检测方法】

同血清溶菌酶。

【标本要求与保存】

见"唾液非蛋白氮类物质"。

【参考区间】

1.5~1.9mg/L。

【临床意义】

唾液溶菌酶降低容易导致口腔感染。升高可见于口眼干燥综合征。

四、唾液电解质(saliva electrolytes)

【生化及生理】

唾液中有多种电解质,如钾、钠、氯、钙、镁等。影响唾液电解质浓度的因素较多,一日内各种电解质的变化有一定的规律性,故每次测定采集标本的时间应一致,以便作动态观察。

【检测方法】

唾液钠、钾的测定方法有离子选择电极法、火焰光度法以及酶法测定。

唾液氯的测定方法有离子选择电极法、电量分析法、硫氰酸汞比色法和硝酸汞滴定法。

唾液钙的测定方法有甲基麝香草酚蓝比色法、邻-甲酚酞络合酮比色法等。

【标本要求与保存】

见“唾液非蛋白氮类物质”。

【参考区间】

钠离子：未刺激，2～21mmol/L（低于血浆浓度）；刺激后，约为44mmol/L。

钾离子：未刺激，10～36mmol/L（高于血浆浓度）；刺激后，18～19mmol/L。

氯离子：未刺激，5～40mmol/L（低于血浆浓度）；刺激后，18～19mmol/L。

钙离子：未刺激，1.2～2.8mmol/L（与血浆浓度相同）。

镁离子：未刺激，0.08～0.5mmol/L。

碳酸氢根离子：未刺激，25mmol/L（高于血浆浓度）。

磷酸根离子：未刺激，1.4～39mmol/L。

【临床意义】

（1）唾液钠、氯增高见于腮腺炎、干燥综合征、唾液囊性纤维性变、Sjogren 综合征、头颈部肿瘤放射治疗后及类风湿性关节炎等；减低见于充血性心力衰竭和肾上腺皮质功能亢进。

（2）唾液钾增高，见于原发性醛固酮增多症和洋地黄中毒等。

（3）唾液氯增高见于囊性纤维变性症、腮腺炎、口眼干燥综合征。唾液氯降低见于充血性心力衰竭、肾上腺皮质功能亢进。

（4）唾液钙增高见于唾液腺囊性纤维性变。

五、唾液蛋白质（saliva proteins）

【生化及生理】

唾液中的蛋白质可来自于机体的分泌，或源于牙周组织和唾液腺组织本身，也可来自口腔内的微生物。近期常用 ELISA 或蛋白电泳法进行唾液蛋白质的检测。患有某些全身性的疾病、摄入不同的食物、局部口腔病变都会对唾液中蛋白质的含量和构成产生影响。如糖尿病患儿的唾液中总蛋白含量明显增高，蛋白质摄入高的儿童唾液总蛋白含量较高，患有龋病的儿童其唾液中低分子蛋白含量较高。唾液中的蛋白质以黏蛋白为主，其他蛋白质含量较低。

【检测方法】

唾液白蛋白测定方法有溴甲酚绿或溴甲酚紫法。

唾液甲胎蛋白（AFP）测定多用免疫学方法，有 RIA、ELISA 等。

【标本要求与保存】

见“唾液非蛋白氮类物质”。

【参考区间】

唾液白蛋白：未刺激，低于10mg/L。

唾液中甲胎蛋白：9.4～19.2ng/L。

【临床意义】

（1）白蛋白：正常成人唾液中白蛋白浓度很低。当唾液腺患炎症、肿瘤等时，血液唾液屏障破坏，血浆白蛋白进入唾液，白蛋白增高。Sjogren 综合征患者唾液白蛋白增高与腺体破坏程度呈正相关。

（2）甲胎蛋白：肝癌时唾液 AFP 增高，且与血清 AFP 显著相关。

六、唾液黏蛋白（saliva mucin）

【生化及生理】

人唾液黏蛋白是蛋白质和糖类共价形成的复合物，糖类成分为干重的70%～85%。根据其结构和功能的不同，唾液黏蛋白分为高相对分子量黏蛋白（MG1）和低相对分子量黏蛋白（MG2）。MG1 具有好的组织覆盖作用，起润滑、维持口腔黏膜完整性的作用；MG2 起调节口腔中微生物的作用。

【检测方法】

见血清黏蛋白。

【标本要求与保存】

见“唾液非蛋白氮类物质”。

【参考区间】

0.8～6.0g/L。

【临床意义】

唾液黏蛋白对口腔有保护作用。

七、唾液激素（saliva hormones）

【生化及生理】

多种激素可以从唾液中检测到，且其在唾液中的浓度与血液中的浓度具有很好的相关性。通常这些激素都是一些低分子量的类固醇或肽类激素，可以通过超滤或被动扩散测出其在唾液中的浓度。在代替血液或尿液用作诊断或监测某种病理状态方面，唾液具有很多的优点，最重要的是，唾液中的激素是游离形式，它的浓度能很好反映激素作用的效能，而不像血液中的激素，95%是以与其他蛋白结合形式存在，不能很好地反映它的可利用性，另外，唾液标本容易获取、收集方法无创且费用低廉。唾液中常测定的激素包括性激素、甲状腺激素、肾上腺激素等。

【检测方法】

激素的测定一般采用灵敏度高、特异性强的免疫学检测方法。此外还有生物活性法、受体结合竞争法、HPLC、高效毛细管电泳法。

【标本要求与保存】

见“唾液非蛋白氮类物质”。

【参考区间】

脱氢表雄酮：成人3～10ng/ml。

皮质醇：06：00～08：00 AM 3.7～9.5ng/ml。

11：00～1：00 PM 1.2～3.0ng/ml。

04：00～05：00 PM 0.6～1.9ng/ml。

10：00～午夜0.4～1.0ng/ml。

女性：雌酮：16～55pg/ml。

雌二醇：绝经后：0.5～1.7pg/ml。

绝经前：1.3～3.3pg/ml。

【临床意义】

皮质醇、醛固酮、脱氢雄甾醇、睾酮、孕酮、雌二醇、雌三醇等可通过唾液测定，用于评价肾上腺皮质功能和生殖医学研究。

（1）唾液皮质醇升高见于库欣综合征、使用糖类固醇、妊娠末期；降低见于垂体功能减退症、艾迪生病、ACTH不应症、先天性肾上腺皮质增生症、CBG（类皮质酮结合球蛋白）缺乏症。

（2）唾液睾酮升高，在男性可见于下列疾病：①代谢性：甲状腺功能亢进症；②肿瘤：睾丸间质细胞瘤；③药物性：LH-RH和hCG。在女性可见于下列疾病：①卵巢：多囊卵巢综合征、含睾丸细胞恶性瘤等；②肾上腺：21-羟化酶缺乏症、11β-羟化酶缺乏症、库欣综合征、男性化肾上腺肿瘤等；③特发性多毛症；④Turner综合征（卵巢发育不全）；⑤甲状腺功能亢进症；⑥妊娠；⑦使用ACTH。唾液睾酮降低，在男性可见于：①睾丸间质细胞缺乏症；②青春期迟发症：低促性腺激素不全症。

（3）唾液醛固酮升高见于原发性醛固酮增多症（肾上腺皮质瘤）、肾上腺皮质增生症、糖皮质类固醇反应性醛固酮增多症、继发性醛固酮增多症（恶性高血压、肾血管性高血压症、水肿性疾病、充血性心力衰竭、肝硬化腹水、肾病综合征、肾素产生肿瘤、Baetter综合征（高醛固酮症和低血钾性碱中毒的肾小球旁器增生综合征）等。降低见于肾上腺皮质功能减退症、低肾素性低醛固酮性酸中毒（继发于糖尿病与痛风）等。

八、唾液治疗药物监测（saliva therapeutic drug monitoring）

【生化及生理】

血浆中游离型药物可进入唾液，研究结果证明，许多药物在唾液与血浆中的浓度之比值同血浆中游离型药物浓度与其总浓度的比值近似，说明唾液中的药物浓度与血浆中的游离型药物浓度大体一致。

【检测方法】

检测方法有光谱法、色谱法、免疫化学法、毛细管电泳技术、离子选择电极法以及抑菌试验等。

【标本要求与保存】

需对唾液样本进行预处理，预处理包括去蛋白、提取和化学衍生物化学反应。唾液样本中或多或少含有蛋白质，蛋白质对多种测定方法构成干扰，还会污染、损害仪器，因此需要去蛋白。提取是为了尽可能选择性地浓集待测组分。通过化学反应，特异性地引入显色（可见光分光法）、发光（紫外、荧光、磷光、化学发光）基团，提高检测灵敏度和特异性。

【临床意义】

唾液药物浓度测定可在一定程度上反映血浆中的药物浓度，为治疗药物的监测和药物代谢动力学研究提供了方便。

九、唾液毒物分析（saliva toxicological analysis）

【生化及生理】

唾液可用于分析毒物，尤其是外源性的。第一是汞，进入体内的汞能部分排入唾液，且与血浆浓度呈正相关。二是乙醇，饮酒后乙醇很快被吸收进入血浆，继而从唾液排出，唾液中乙醇浓度略高于血浆中浓度。

【检测方法】

汞的检测方法有电感耦合等离子体-质谱法（ICP-MS）和原子吸收分光光度法。

乙醇的测定方法有物理和化学方法，物理方法有气象色谱法、密度瓶法、酒精计法和折射计测定法。化学方法有重铬酸钾比色法、摩尔盐法、碘量滴定法等。

【临床意义】

（1）唾液汞含量升高可用于汞中毒的诊断及对汞作业者的职业病调查。

（2）测定唾液中的乙醇浓度对急性乙醇中毒的诊断与抢救具有实用的价值。

第五节　汗液的生化检测

汗液电解质(sweat electrolytes)

【生化及生理】

汗液中主要的电解质是钠离子和氯离子，还有少量的钾和钙。汗液电解质的变化与疾病发生有着密切关系。例如，囊性纤维化(cystic fibrosis，CF)，其主要病理改变为外分泌腺功能紊乱，可引起慢性肺部疾病、胰腺外分泌功能低下以及汗液氯化钠含量增高等特征性病变。

【检测方法】

采用定量匹鲁卡品离子渗透试验，测定汗液钠离子和氯离子，是诊断 CF 的重要方法。

【标本要求与保存】

在安静环境中，用去离子水擦拭取汗部位两次，稍作室内运动待其自然汗出后，用特制刮板收取上臂、颈下、腋窝、背部汗液 2ml 左右。装入经去离子水洗净烘干的加盖离心管内，离心 5000r/min，5 分钟，取上清液进行检测。否则，冷冻保存。

【参考区间】

氯化物：4～60mmol/L(4～60mEq/L)。

钠：10～40mmol/L(10～40mEq/L)。

钾：9mmol/L(9mEq/L)。

【临床意义】

汗液电解质增高见于囊性纤维化、未治疗的艾迪生病、葡萄糖-6-磷酸酶缺乏症、糖原贮积症。

第六节　痰液的生化检测

一、痰液分泌型 IgA(sputum secretory IgA)

【生化及生理】

痰中分泌型 IgA(sIgA)为呼吸道上皮组织所分泌，其免疫生物活性有凝集微粒抗原，中和病毒或抑制病毒生长，阻止细菌、病毒入侵等作用。

【检测方法】

单向免疫扩散法、ELISA 法、放射火箭电泳自显影法。

【标本要求与保存】

一般检查应以清晨第一口痰为宜。采集时应先漱口，然后用力咯出气管深处痰液，盛于清洁容器内送检。

【参考区间】

1.82～2.24mg/L。

【临床意义】

sIgA 缺乏，黏膜抵抗力下降，容易诱发呼吸道感染，而长期呼吸道感染反过来又引起局部 sIgA 减少；经治疗后，免疫功能改善，痰中 sIgA 可回升。支气管哮喘、过敏性肺炎时，痰中 sIgA 可增高。

二、痰液乳酸脱氢酶(sputum lactate dehydrogenase)

【生化及生理】

乳酸脱氢酶(LD)存在于机体所有组织细胞的胞质内，是一种糖酵解酶，能催化乳酸脱氢生成丙酮酸。乳酸脱氢酶是参与糖无氧酵解和糖异生的重要酶。

【检测方法】

同血清 LD。

【标本要求与保存】

见“痰液分泌型 IgA”。

【参考区间】

无公认参考区间。

【临床意义】

在慢性气管炎患者，比正常人高 1.5 倍以上，经治疗以后明显减少，检测乳酸脱氢酶可以监测慢性气管炎患者的临床疗效。

三、痰液唾液酸(sputum sialic acid)

【生化及生理】

唾液酸(SA),学名为“N-乙酰基神经氨酸”,为天然存在的碳水化合物。最初从颌下腺黏蛋白中分离得到,因此而得名,通常以低聚糖、糖脂或者糖蛋白的形式存在。人体中,脑的唾液酸含量最高,脑灰质中的唾液酸含量是肝、肺等内脏器官的15倍。唾液酸的主要食物来源是母乳,也存在于牛奶、鸡蛋和奶酪中。

在医学中,含有唾液酸的糖脂叫做神经节苷脂,它在大脑和神经系统的产生和发育中发挥非常重要的作用。足够的唾液酸供应对于低出生体重儿脑功能的正常发育可能尤其重要。唾液酸同时也是流感病毒的受体,是流感病毒结合在黏液细胞中的结合位点。

【检测方法】

唾液酸的检测方法有间苯二酚比色法、5-甲基-间苯二酚比色法、荧光分光光度法、酶速率法、高效液相色谱法以及毛细管电泳法。酶速率法较常用。

【标本要求与保存】

见“痰液分泌型IgA”。

【参考区间】

无公认参考区间。

【临床意义】

在慢性气管炎患者,比正常人高1.5倍以上,经治疗以后明显减少,检测唾液酸可以监测慢性气管炎患者的临床疗效。

第七节 泪液的生化检测

一、泪液pH(tears pH)

【生化及生理】

泪液pH与二氧化碳含量有关。

【检测方法】

泪液pH常用精密的pH试纸测定。亦可直接将微电极放入下穹隆,测定结果较准确。

【标本要求与保存】

用施墨试验滤纸条刺激后,用取指血用20μl毛细管吸取泪液。

【参考区间】

正常人泪液pH变动范围较宽,介于6.4~7.7之间。

飞行人员泪液pH值与普通正常人相比,平均值偏低(偏酸)者所占比例偏高。

【临床意义】

闭眼时间较长后pH稍降低。干性角结膜炎、角膜损伤和春季结膜炎患者泪液pH常增高,而沙眼和细菌性结膜炎患者的泪液PH不增高。对眼病患者进行人工泪液补液治疗时,需严格控制泪液pH值,以期能较好地溶解黏液、改善眼部症状,故人工泪配制后须测定和校准pH。需要检查疑似眼部疾病的人群亦可检测泪液pH。

二、泪液溶菌酶(tears lysozyme)

【生化及生理】

溶菌酶是一种非特异性免疫物质,广泛存在于人体各种体液中,其中泪液中含量最高。溶菌酶具有溶解革兰阳性菌细胞壁的特性。在泪液中,溶菌酶与乳铁蛋白、β-溶素共同作用,起到抑菌效应。

【检测方法】

琼脂平皿抑菌法、免疫分析法。

【标本要求与保存】

见“泪液pH”。

【参考区间】

8.9~12.7mg/ml。

【临床意义】

眼睛感染的监测,如单纯疱疹性角膜炎、虹膜睫状体炎、干燥性角结膜炎等。

三、泪液乳铁蛋白(tears lactoferrin)

【生化及生理】

乳铁蛋白(LF)是一种可以结合铁离子的糖基化蛋白,它广泛存在于人体的多种体液和分泌液中,是泪液蛋白中的主要成分之一。它具有抗菌、抗病毒、免疫调节等生理作用，而且它在泪液中的含量还是临床上诊断干眼的重要标准。

【检测方法】

免疫扩散法、免疫比浊法、ELISA 等。

【参考区间】

正常人泪液乳铁蛋白含量为 1.04 ~ 2.23g/L，40 岁后逐渐下降，70 岁以上为 0.85 ~ 1.63g/L。

【临床意义】

原发性 SS(干燥综合征)、继发性 SS 和 KCS(干燥性角膜结膜炎)不伴 SS 的患者泪液乳铁蛋白水平均降低，并与其眼表损害程度有很大关系。由于眼表损害在很大程度上取决于泪腺的分泌功能，而泪腺分泌功能又可通过乳铁蛋白水平来评估。重症 KCS 患者泪液 LF 水平较正常者有明显下降。各种类型的干眼症，泪液乳铁蛋白水平均有不同程度的减少，可用它作为诊断各种干眼病(尤其是 KCS)的敏感、可靠的指标。有研究认为，反射性泪液 LF<1g/L 即可确诊干眼病。

四、泪液补体 3(tears C3)

【生化及生理】

C3 是由 α 和 β 两条肽链通过二硫键连结组成，为 β1 球蛋白，沉降系数 9.5S，分子量 180kD，含糖量约 2.2%，是血清中含量最多的补体成分，约占总补体含量的 1/3 以上，在补体系统激活过程中，无论是经传统途径还是旁路途径，均需 C3 活化后，才能推进后续补体成分(C5 ~ C9)的连锁反应，因此它在两条激活途径中起关键作用。C3 主要在肝实质细胞被合成分泌，少量由巨噬细胞和单核细胞合成。

【检测方法】

检测方法有单项免疫扩散法、免疫比浊法和火箭免疫电泳法。

【参考区间】

小于 20mg/L。

【临床意义】

泪液中活化补体 C3 增高见于病毒性角膜炎，降低见于虹膜炎。

（刘小兰　徐克前）

第四十三章 有毒金属的测定

随着环境污染、职业暴露等问题的日益严重，人类健康问题与有毒金属之间的关系越来越受到重视。环境中多种金属元素可通过呼吸道、消化道和皮肤接触等途径进入人体，而一些金属元素如汞、镉、铅等在较低剂量时即可对人体产生明显的毒性作用。这些有毒的金属污染物质，在环境中或者在处理过程中易发生化学反应，可能会生成比原来毒性更强的污染物，如汞可以转化为甲基汞，毒性更强，构成二次污染。这些有害金属通常半衰期较长，在体内蓄积产生毒性作用；可通过富集作用在人体内达到很高的浓度，如镉可以在人体的肝脏、肾脏等器官组织中蓄积，造成器官组织的损伤；有毒金属对人体的危害以慢性中毒和远期效应为主。此外有毒金属如铅、镉等都具有毒性并且在自然界难以降解，并可产生生物蓄积，长期威胁人类的健康与生存。我国卫生部办公厅2010年印发了《重金属污染诊疗指南(试行)》(卫办医政发〔2010〕171号)，对严重威胁我国人民健康的铅、镉、砷、铬、汞等重金属中毒的诊治作出了规定。

第一节 概　　述

一、有毒金属和重金属

有毒金属(toxic metal)是指那些有毒性的无机元素，少量就会引起组织器官的功能损伤和改变。有毒金属一般多为重金属。重金属(heavy metal)是指相对密度大于5的元素，有金、银、铜、铅、锌、镍、钴、镉、铬和汞等45种。从毒性方面说的重金属，主要是指汞、镉、铅、铬以及类金属砷等生物毒性显著的重金属，也指具有一定毒性的一般重金属如锌、铜、钴、镍、锡等。目前最引起人们注意的是汞、镉、铬等。在本章中，有讨论砷，因为它类似金属，具有毒性特征。汞因为便宜、有效、快捷，常被添加于化妆品中用于美白，但是汞有毒，其与脂肪结合形成黑色物质，所以速效美白后会出现更严重的斑点，而且由于汞进入人体内后极难排出，形成积蓄性中毒，对人体的肝、肾、神经、骨骼等将会造成严重的损害。需要注意的是，将有毒金属视为有害或无害是有相对的意义的。某些有毒金属在低浓度时是无害的，高浓度时可能是有害的(如砷)。随着研究的深入将会发现更多与人体相关的有毒金属。

二、重金属中毒的预防

重金属对活的有机体有严重的毒理效应，所以重金属污染给人类带来了严重的威胁。重金属能够抑制人体化学反应酶的活动，使得细胞质中毒，从而伤害神经组织，还可导致直接的组织中毒，损害人体解毒功能的关键器官——肝、肾等器官。因此，在有毒金属中毒时通常有肝、肾以及脑部的症状出现，在有以下一些状况发生时：无法解释的肾脏疾病，双边周围神经病变，急性精神功能改变，鼻或喉部上皮细胞的急性炎症，有有毒金属暴露历史时，尤其是有职业接触时，临床医师要考虑到有毒金属中毒的可能性，可对患者进行有毒金属的检测。

重金属中毒的预防主要是对高风险人群进行筛查、复查和专项检查。《重金属污染诊疗指南(试行)》对此制定了一系列标准(表43-1)。

表 43-1 重金属污染潜在高风险人群健康体检项目一览表

污染物	筛查	复查	专项体检(复查后仍异常者)		
			症状询问	体格检查	实验室检查
铅	血铅	静脉血铅:筛查血铅增高者(儿童血铅≥100μg/L;成人血铅≥1.9μmol/L(400μg/L))予以复查	重点询问神经系统和贫血症状,如头痛、头晕、乏力、失眠、烦躁、多梦、记忆力减退、四肢麻木、腹痛、食欲减退、便秘等	①儿科/内科常规检查; ②神经系统常规检查	①儿童:静脉血铅; ②成人及经静脉血铅复查证实为中度以上儿童铅中毒者:血常规、尿常规、肝功能、血铅或尿铅; ③成人:尿δ-ALA(尿δ-氨基-γ-酮戊酸)、血ZPP(红细胞锌原卟啉)、EP(血红细胞游离原卟啉)
镉	尿镉	尿镉:筛查尿镉增高者(尿镉≥5μmol/mol 肌酐(5μg/g 肌酐))予以复查	重点询问有关肾脏疾病和骨质疏松症的病史及相关症状	内科常规检查	血常规、尿常规、尿镉、尿 β_2-微球蛋白/尿视黄醇结合蛋白、肝功能、肾功能、X 线检查(骨盆、尺桡骨、胫腓骨)
砷	尿砷	发砷或尿砷:筛查尿砷增高者(超过当地正常参考值)予以复查	重点询问乏力,头痛、头晕、失眠、四肢远端麻木、疼痛,双下肢沉重感、消化不良、肝区不适等症状	①内科常规检查:重点检查消化系统,如肝脏大小、硬度、肝区叩痛等; ②神经系统检查:重点是周围神经系统,如感觉、肌力; ③皮肤科检查:重点检查皮炎、皮肤过度角化、皮肤色素沉着,即重点检查躯干部及四肢有无弥漫的黑色或棕褐色的色素沉着和色素脱失斑,指、趾甲 Mees 纹,手、足掌皮肤过度角化及脱屑等	血常规、尿常规、肝功能、心肌酶谱、心电图、肝脾 B 超、发砷或尿砷、神经-肌电图
铬			重点询问呼吸系统、鼻咽部、皮肤疾病史症状	①内科常规检查; ②鼻咽部常规检查; ③皮肤科常规检查	血常规、尿常规、肝功能、胸部 X 射线摄片、心电图
汞	尿汞	尿汞:筛查尿汞增高者[尿汞>2.25μmol/mol 肌酐(4μg/g 肌酐)]予以复查	重点询问神经精神症状,如头痛、头晕、乏力、失眠、烦躁、多梦、记忆力减退、易激动、多汗等及肾脏病史等	①内科常规检查; ②口腔科常规检查:重点检查口腔黏膜、牙龈; ③神经系统常规检查(注意眼睑、舌、手指震颤的检查)	血常规、尿常规、心电图、肝功能、尿 β_2-微球蛋白/尿视黄醇结合蛋白、尿汞

三、重金属中毒诊断标准

重金属污染可能产生的人体健康损害,涉及神经系统、呼吸系统、消化系统、血液系统、肾脏、心血管及皮肤等组织器官,涉及多临床学科。

(一) 机构和条件

出具重金属污染中毒诊断的医疗卫生机构和相关专业技术人员,应当具备以下基本要求。机构类型必须是:①承担国家级和省级中毒救治基地职能的医疗机构。②具备职业性铅、镉、砷、铬、汞中毒诊断资质的医疗卫生机构。③卫生行政部门确定的承担铅、镉、砷、铬、汞污染人群中毒诊断的医疗卫生机构。

机构条件必须是:①具有独立法人资格。②持有《医疗机构执业许可证》,或卫生行政部门核发的卫生机构执业许可证。③具备开展铅、镉、砷、铬、汞中毒诊断的质量管理体系,且有效运行。④具备毒物检测实验室,经省级以上卫生行政部门指定机构组织的实验室室间质量评价合格,或者具有地市级以上标准计量部门颁发的计量认证或审查认可合格证书;所需仪器设备的种类、数量和性能等能满足检测工作需要并定期进行计量检定,有检定状态标识,运行良好;毒物检测实验室经国家或省级卫生行政部门组织的重金属检测质量控制考核,成绩合格;毒物检测技术负责人具备中等以上专业技术职称。⑤铅、镉、砷、铬、汞中毒诊断医师必须取得执业医师资格。⑥铅、镉、砷、铬、汞中毒诊断医师应当具有中级以上卫生专业技术职称任职资格,重金属中毒诊断技术负责人应当具备高级专业技术职务任职资格,从事相关诊断工作 5 年以上。⑦具备开展铅、镉、砷、铬、汞污染潜在高风险人群健康体检的技术服务能力。

(二) 重金属中毒的诊断标准

重金属污染中毒诊断是一项技术要求很高、政策性很强的工作,诊断过程中,应当认真开展流行病学调查工作,认真筛查受污染区域的人群,结合环境监测指标,全面分析患者的症状、体征、辅助检查等实验室指标,并排除其他病因所致类似疾病后作出铅、镉、砷、铬、汞中毒诊断。

铅、镉、砷、铬、汞中毒诊断参考标准,详见表 43-2。

表 43-2 铅、镉、砷、铬、汞中毒诊断参考标准

污染物	职业卫生标准	卫生行业标准	部门标准
铅	GBZ 37-2002 职业性慢性铅中毒诊断标准		卫生部《儿童高铅血症和铅中毒分级和处理原则(试行)》
		WS/T 112-1999 职业接触铅及其化合物的生物限值	
镉	GBZ17-2002 职业性镉中毒诊断标准		
		WS/T 113-1999 职业接触镉及其化合物的生物限值	
砷	GBZ 83-2002 职业性慢性砷中毒诊断标准	WS/T 211-2001 地方性砷中毒诊断标准	
		WS 277-2007 地方性砷中毒病区和划分标准	
铬	GBZ 12-2002 职业性铬鼻病诊断标准		
汞	GBZ 89-2007 职业性汞中毒诊断标准		

四、检测方法

近年来，已有很多方法可用于测定有毒金属，包括原子吸收分光光度法（AAS）、原子荧光法（AFS）、阳极溶出法、电感耦合等离子体法（ICP）、电感耦合等离子体-质谱法（ICP-MS）等。电感耦合等离子体-质谱法准确，而且可同时测定多个元素，其缺点是仪器成本高。阳极溶出法的检测速度快，结果准确，可用于现场等环境应急检测。目前以原子吸收分光光度法及其改良法在临床有毒金属检验中作为常规方法，电感耦合等离子体质谱法由于可同时检测多个有毒金属，目前应用也越来越广泛。

第二节　有毒金属的检测

一、血液铝(blood aluminum)

二、血浆铝(plasma aluminum)

三、血清铝(serum aluminum)

【生化及生理】

铝（Al）是一种在自然界分布较广的无害元素，但在体内蓄积时，可对人体产生毒性作用。铝主要由胃肠道吸收入血，与转铁蛋白结合在血液中运输。结缔组织、淋巴结、肾上腺、甲状旁腺中含铝量较高。铝主要经肾由尿排出，部分可由粪便和胆汁排出。在中枢神经系统，低浓度的铝就会产生高毒性作用。研究表明阿尔茨海默症患者脑部组织铝含量高于正常人，提示其发生可能与铝相关。在铝生产或加工厂的工人中毒都有不典型的症状，如咳嗽以及由于进行性肺纤维化引起的呼吸困难，到后期可能导致支气管肺炎和气胸。临床上常用铝作为磷酸结合剂用于肾病患者的透析，这是引起透析患者铝中毒的原因。

【检测方法】

原子吸收光谱法、电感耦合等离子体-质谱法（ICP-MS）、比色法、荧光法。

【标本要求与保存】

全血、血浆或血清，EDTA、肝素抗凝。标本量7ml，至少0.6ml。标本在室温（25℃）、冷藏（4℃）或冷冻（-20℃）条件下稳定14天。可反复冻融3次。

【参考区间】

环境接触限值：0～9μg/L。

铝中毒：>60μg/L。

透析治疗的患者：<40μg/L。

【临床意义】

长期暴露于高铝环境时易从外界环境中摄取铝，胃肠外营养的成人及婴幼儿（成人较少见）、烧伤并伴有肾衰竭的患者或慢性肾衰竭的患者易从药物摄取铝，造成铝在体内的蓄积，引起毒性作用。铝的毒性可导致机体许多脏器受损，临床主要表现为高铝血症（hyperaluminaemia）、消化道症状、铝贫血（aluminum induced anemia）、骨软化症或再生障碍性骨骼疾病、铝脑病等。当铝在体内含量非常高时，会引起猝死。

【影响因素】

（1）转铁蛋白是血浆中最主要的铝的蛋白结合物和载体，80%的铝与转铁蛋白结合后在血液中运输，其余20%的铝呈游离状态或与其他的小分子（如柠檬酸）形成复合物在血液中运输。转铁蛋白上携带的铝较易被细胞摄取。

（2）钙剂、酸性胃液及口服柠檬酸能促进铝的吸收，而H_2受体阻滞剂减少铝的吸收。

（3）在采血、获得血清、运送和准备样本时，必须避免普遍存在的铝的污染。

四、尿液铝(urine aluminum)

【生化及生理】

铝是一种在自然界分布较广的无害元素，但体内铝过量可引起神经行为功能的损害，长期吸入金属铝尘或铝化物可导致肺部弥漫性纤维化。随着铝制造及加工业的迅猛发展，职业铝接触者越来越多。尿铝是诊断铝吸收或中毒的重要指标之一，因此测定职业铝接触者尿铝具有重要意义。

【检测方法】

见“血液铝”。

【标本要求与保存】

塑料管收集随机尿或24小时尿（首选24小时

尿),不加防腐剂。标本量5ml,至少1.5ml。标本在室温(25℃)、冷藏(4℃)或冷冻(-20℃)条件下稳定14天。可反复冻融3次。

【参考区间】

环境接触限值:

随机尿:<50μg/g Cr。

24小时尿:0~32μg。

【临床意义】

(1) 血液中的铝大部分经肾由尿排出体外,因此尿液铝是诊断铝吸收或中毒的重要指标之一,特别是对职业铝接触者而言,尿液铝的检测具有重要意义。

(2) 对于肾病透析患者来说,监测尿液铝的含量可以防止铝在体内的过量蓄积,以减少透析液中铝对患者的毒性作用。

【影响因素】

体内血液铝的含量与尿液铝呈一定的正相关关系。当血液铝水平高时,尿液铝的分泌量明显增高。因此,所有可促进铝吸收的因素均可引起尿液铝水平的升高。

五、血液砷(blood arsenic)

六、血浆砷(plasma arsenic)

七、血清砷(serum arsenic)

八、尿液砷(urine arsenic)

【生化及生理】

砷(As)是一种有毒的类金属,以三种不同晶格结构的类金属形式存在于自然界,但砷化物与砷酸盐化合物更容易被发现,砒霜(三氧化二砷,As_2O_3)就是一种被我们熟知的砷化物。砷及其化合物经呼吸道、消化道和皮肤吸收入血后主要与血红蛋白结合,分布在肾、肝、脾、肌肉等处。砷的排泄主要通过肾脏随尿排出,小部分经毛发、指甲、皮肤、胆汁等途径排泄。

砷的毒性主要与其化合物有关,无机砷氧化物及含氧酸是最常见的砷中毒的原因。鱼、海产品、谷类、酒和粮谷制品是砷的主要膳食来源。砷对细胞中的巯基(-SH)有很强的亲和力,破坏了细胞的氧化还原能力,影响细胞正常代谢,引起组织损害和机体障碍。砷中毒可引起剧烈恶心、呕吐、腹痛、腹泻、休克、心肌的脂肪变性和坏死、肝肾功能损害及神经、血液系统的异常。临床上常通过检测血液砷和尿液砷水平确定是否砷中毒。

【检测方法】

电感耦合等离子体-质谱法(ICP-MS)、流式原子吸收光谱法(flow injection atomic absorption spectrometry,FIAS)、中子活化分析。

【标本要求与保存】

全血、血浆或血清,EDTA、肝素抗凝。标本量2.0ml,至少0.6ml。标本在室温(25℃)、冷藏(4℃)或冷冻(-20℃)条件下稳定14天。可反复冻融3次。

塑料管收集随机尿或24小时尿(首选24小时尿),不加防腐剂。标本量5ml,至少1.5ml。标本在室温(25℃)、冷藏(4℃)或冷冻(-20℃)条件下稳定14天。可反复冻融3次。

【参考区间】

血液:2~23μg/L。

尿液:0~50μg/L。

【临床意义】

(1) 砷中毒:砒霜中毒为砷中毒的常见类型,多因误服或药用过量。生产加工过程吸入其粉末、烟雾或污染皮肤中毒也常见。三氧化二砷经口服0.01~0.05g即可中毒,0.06~0.20g即可致死,在含砷化氢为1mg/L的空气中,呼吸5~10分钟,可发生致命性中毒。砷中毒死亡者尸体皮肤呈脱水状,口唇、指甲明显青紫。检测血液中砷的含量可以监测近期或急性砷暴露。

(2) 砷缺乏:砷缺乏主要表现为生长抑制和生殖异常,后者表现为受精能力的损伤和围产期死亡率的增加。缺砷时各器官内矿物质含量均发生改变。

【影响因素】

(1) 检测前72小时避免红酒、海鲜等富含砷的食物,以排除干扰。

(2) 砷在血液中的半衰期较短,因此在测定血药浓度时有一定的局限性,仅用于监测近期或急性暴露。

九、血液铅(blood lead)

十、尿液铅(urine lead)

【生化及生理】

铅(Pb)是一种具有神经毒性的重金属元素,很少以游离状态存在于自然界中。其理想血浓度为0，主要经呼吸道、消化道和皮肤吸收，入血后随血流分布到全身各器官和组织。铅的排泄大部分经肾脏由尿排出，小部分通过胆汁分泌排入肠腔，然后随粪便排出，微量由乳汁、汗、唾液、头发及指甲脱落排出体外。

目前认为铅中毒最重要的机制是卟啉代谢紊乱，导致血红蛋白的合成障碍。铅可致血管痉挛，也可直接作用于成熟红细胞引起溶血，还可使大脑皮质功能紊乱，从而引起一系列神经系统症状。

【检测方法】

铅检测方法有原子荧光测定法、阳极溶出伏安法（ASV）、原子吸收分光光度法、电感耦合等离子体-质谱法（ICP-MS）等。

【标本要求与保存】

全血标本，EDTA 抗凝，标本不能有凝块。标本量 7ml（成人），3ml（儿童，静脉血）或 0.5ml（儿童，毛细血管血），至少 0.5ml。标本在室温（25℃）、冷藏（4℃）或冷冻（-20℃）条件下稳定 14 天。可反复冻融 3 次。

塑料管收集随机尿或 24 小时尿（首选 24 小时尿），不加防腐剂。标本量 5ml，至少 2.5ml。标本在室温（25℃）、冷藏（4℃）或冷冻（-20℃）条件下稳定 14 天。可反复冻融 3 次。

【参考区间】

环境接触限值：

血液：0～190μg/L。

尿液：<50μg/L。

疾病预防控制中心（CDC）制定需要静脉血检测血铅的儿童血铅水平见表 43-3。

表 43-3　血铅水平（CDC）

筛选的血铅水平（μg/dL）	静脉血血铅诊断时间
10～19	3 个月内
20～44	1 个星期至 1 个月
45～59	48 小时
60～69	24 小时
≥70	立刻检测

【临床意义】

铅中毒对机体的影响是多器官、多系统、全身性的，临床表现复杂，且缺乏特异性。主要表现为神经系统异常、贫血、心血管疾病、胃肠功能紊乱、儿童发育障碍、骨质疏松等，主要累及神经、血液、消化、泌尿和心血管系统。当口服铅达到 5mg/kg 时可导致患者死亡。检测血液铅水平可帮助临床找到病因，监控铅中毒的发生及发展，对于铅中毒患者而言极为重要。近年来，铅接触对内分泌、生殖系统的影响也已引起重视，因此更有必要进行血液铅的测定。

急性铅中毒，如大量摄入醋酸铅或抗锈剂后，一般很少发生，临床症状为胃结肠炎、痉挛、溶血、肝损伤、呼吸失调和瘫痪。

慢性铅中毒有渐进性症状，如头痛、疲劳、烦躁、厌食等典型症状。

【影响因素】

（1）美国国家疾病控制中心制定的儿童铅中毒标准是以血铅为依据的，是因为血铅容易测定，并且与其他指标相关性较好，且有标准方法，一直为各实验室所采用，便于相互比较。在稳定、低水平铅接触状态下，血铅也能较好反映儿童体内铅负荷状况。而发铅、指甲等受外界环境污染的影响很大，测定的铅含量不能反映身体内的真实情况。

（2）首选静脉采血，因毛细血管采血可能由于皮肤表面的污染而使铅含量人为升高。采血前需彻底清洁皮肤，避免污染。用血清不合适，因为血铅主要与红细胞结合，血铅测定比尿液测定要好，干扰少。

（3）铅在体内的半衰期很长，并长期在体内蓄积，因此职业暴露的采样时间不受限制，接触铅以后可在任何时间进行采样。

十一、血液镉（blood cadmium）

十二、尿液镉（urine cadmium）

【生化及生理】

镉（Cd）是有毒元素，在自然界中主要存在于锌、铜和铅矿内，其中以锌矿石含量最高。镉的主要吸收途径为呼吸道及消化道，也可经皮肤吸收，主要分布于肾、肝、骨组织中。镉的排泄主要由粪便排出，其次经肾由尿排出，少量可随胆汁排出。

镉化合物可抑制肝细胞线粒体氧化磷酸化过程，对各种氨基酸脱羧酶、过氧化酶、组氨酸酶、脱氢酶均有抑制作用，从而使组织代谢发生障碍。镉还可直接损伤组织细胞和血管，引起水肿、炎症和组织损伤。

【检测方法】

电感耦合等离子体-质谱法（ICP-MS）或原子吸

收分光光度法。

【标本要求与保存】

全血标本,EDTA 抗凝,标本不能有凝块。标本量 7ml,至少 0.6ml。标本在室温(25℃)、冷藏(4℃)或冷冻(-20℃)条件下稳定 14 天。可反复冻融 3 次。

塑料管收集随机尿或 24 小时尿(首选 24 小时尿),不加防腐剂。标本量 5ml,至少 2.5ml。标本在室温(25℃)、冷藏(4℃)或冷冻(-20℃)条件下稳定 14 天。可反复冻融 3 次。

【参考区间】

环境接触限值:

血液:0.3～1.2μg/L。

24 小时尿液:<3.0μg。

随机尿:<2.0μg/g Cr。

【临床意义】

镉中毒主要因接触无机镉烟雾或无机镉盐引起。临床表现为口干、口内金属味、咽痛、乏力、呼吸困难、蛋白尿、骨变形、肝坏死等,主要累及肺、肝、肾、骨骼、睾丸等。镉的致癌、致畸及致突变作用已受到学者的广泛关注。日本发现的"痛痛病"就是因为摄食被镉污染的水源而引起的一种慢性镉中毒,其特点是:①肾小管重吸收障碍;②骨软化症;③消化道吸收不良。血液镉检测可监控近期或急性镉中毒,以防止毒性作用进一步发展。

【影响因素】

(1) 镉在体内的半衰期很长,并长期在体内蓄积,因此职业暴露的采样时间不受限制。

(2) 使用一次性注射器和含镉少的塑料容器,尽可能减少污染。

十三、血液汞(blood mercury)

十四、尿液汞(urine mercury)

【生化及生理】

汞(Hg)俗称水银,是银白色液态金属,游离存在于自然界并存在于辰砂、甘汞及其他几种矿中。摄入过量的汞和汞化合物都可能对人体造成伤害,因此认为汞是有毒金属元素。汞及其化合物主要以蒸气和粉尘形式通过呼吸道、皮肤及消化道等不同途径侵入人体(皮肤完好时短暂接触不会中毒),主要分布在脑、肾中,其次是肺、肝脏、甲状腺、睾丸等。汞主要经肾由尿排出,粪便也是汞排出的重要途径。此外,汞还能经肺、汗液、乳汁、唾液、毛发脱落等途径排出。

汞的毒性作用主要是由于汞离子与酶的巯基(-SH)结合,使酶活性丧失,影响细胞的正常代谢而出现中毒症状。汞在红细胞和其他组织中被氧化成 Hg^{2+},并与蛋白质结合而蓄积,很难再被释放。

【检测方法】

电感耦合等离子体-质谱法(ICP-MS)或原子吸收分光光度法。

【标本要求与保存】

见"血液镉"、"尿液镉"。

【参考区间】

环境接触限值:

血液:0～14.9μg/L。

尿液:<5.0μg/g Cr。

【临床意义】

急性汞中毒主要因口服汞或汞化合物,慢性汞中毒多见于职业性中毒或吸入汞蒸气所致。有机汞中毒常见于环境污染,而无机汞中毒常因误用和误服。临床表现为头晕、头痛、多汗、易兴奋、精神障碍、乏力、口腔炎等,主要累及肾脏、心血管和神经系统。汞中毒的三个典型症状为:关节受损、震颤及视域的缩小。血液汞可监控暴露于汞环境中时体内的汞水平,防止汞中毒发生和发展。

【影响因素】

(1) 汞在体内半衰期较短,因此需在长时间接触汞之后的 4～5 天内检测体内汞水平。且血液汞测定虽然能在一定程度上反映体内汞的吸收量,但常与汞中毒的临床症状和严重程度无平行关系,因此需了解接触史,以免造成误诊。

(2) 研究发现,约 6% 的育龄妇女血液汞水平高于参考值,为正常现象。

十五、血清铊(serum thallium)

十六、血浆铊(plasma thallium)

十七、尿液铊(urine thallium)

【生化及生理】

铊(Tl)是一种稀少而分布广泛的金属元素,以低浓度分布在长石、云母和铁、铜的硫化物矿中,毒性极大,主要以化合物的形式存在于自然界中。铊主要分布于肝、肾、胰、脾、肌肉、骨骼和神经组织，皮肤和毛发中含一定量铊。铊的排泄主要通过肾脏和肠道排出，少数可通过乳汁、汗腺、泪液、毛发和唾液排出。

铊的毒性反应机制是多方面的，至今尚不完全清除。目前存在的机制主要包括：①1 价铊离子与钾离子化学性质相似，在生物体内会与钾离子发生竞争，影响有钾离子参与的生理活动如神经冲动的传导等；②与蛋白质中的巯基结合，致使其失去生理活性，当铊离子与角蛋白中的巯基结合时会影响角蛋白的合成，导致脱发和 mess 纹的产生；③与核黄素结合，干扰生物氧化的过程，引起外周神经炎；④干扰 DNA 的合成并抑制有丝分裂；⑤穿过胎盘对胎儿造成损害，还能够穿过血脑屏障。

【检测方法】

电感耦合等离子体-质谱法（ICP-MS）或原子吸收分光光度法。

【标本要求与保存】

血清或血浆，EDTA 抗凝。标本量 2.0ml，至少 0.5ml。尽快分离标本，立即检测，否则冷冻保存。

塑料管收集随机尿或 24 小时尿（首选 24 小时尿），不加防腐剂。标本量 5ml，至少 1.5ml。立即检测，否则冷冻保存。

【参考区间】

环境接触限值：

血清/血浆：<24.5nmol/L。

尿液：0～0.9μg/g Cr。

【临床意义】

铊中毒是机体摄入含铊化合物后产生的中毒反应。铊中毒的典型症状有：毛发脱落（最典型症状）、胃肠道反应、神经系统损伤等。铊中毒者的手甲上通常都留有米氏线，为铊中毒的确诊依据。铊具有强蓄积性毒性，可以对患者造成永久性损害，包括肌肉萎缩、肝肾的永久性损伤等。人体摄入铊化合物可以通过误食含铊化合物、饮用含铊水源、食用含铊果蔬、职业接触等途径。检测尿液铊水平有助于诊断铊中毒，尽可能挽救患者生命。

【影响因素】

（1）铊在体内的排出十分缓慢。铊能通过血脑屏障，但进入速度比其他器官慢，降低速度也比其他器官慢。高钾食物能增加肾脏对铊的清除。因此，在脱离铊环境一段时间后仍能测定尿铊水平协助诊断铊中毒。

（2）血液样本容器不能含有聚苯乙烯。

十八、血液铋（blood bismuth）

十九、尿液铋（urine bismuth）

【生化及生理】

铋（Bi）是一种天然放射性元素，在自然界中以游离金属和矿物的形式存在。毒性最强的铋化合物为铋化氢，其毒性强于磷化氢及砷化氢。铋吸收后主要分布在肝、肾及其他组织中，以肾脏最多。铋主要经肾由尿排泄。

【检测方法】

电感耦合等离子体-质谱法（ICP-MS）或原子吸收分光光度法。

【标本要求与保存】

见“血液镉”、“尿液镉”。

【参考区间】

环境接触限值：

血液：<10.0μg/L。

尿液：0.3～4.6μg/L。

【临床意义】

急性铋中毒大多由于药用过量所致（医治腹泻时应用多量硝酸铋），症状往往以口臭和口腔炎开始，可发展到全身乏力、恶心、体重减轻和抑郁症等。慢性的铋中毒常与吸入铋有关，临床表现较轻微。检测血液铋含量可监测体内铋水平的高低。

【影响因素】

用王水或硝酸溶解样品后，ICP-MS 法测得的结果更为准确。

（蒋洪敏　钟政永）

第四十四章 有毒有机物的测定

有毒有机物种类繁多，主要包括有机氯农药、多氯联苯、多环芳香烃、染料等。有毒有机物引起的环境问题是影响人类生存与健康的重大问题。近年来，随着工农业生产的快速发展，大量的有毒有机物被排放到人类赖以生存的环境当中。农田施用的农药、化工厂排放的工业废水、煤、石油等燃料的不完全燃烧和各种车辆排放的尾气均是有毒有机物的重要来源。为了预防和降低有毒有机物对人类健康的危害，一方面，我们要动员全社会参与环境保护，推进绿色创建活动，倡导绿色生产、生活方式，引导企业增强社会责任感，完善健全新闻发布和重大环境信息披露制度；另一方面，我们要加强对接触有毒有机物人员特别是职业者的保护，定期检查血液或尿液中有毒有机物水平。对于有毒有机物中毒患者，需及时准确地测定血液或尿液中毒物质的含量，为中毒患者的诊断和治疗提供实验依据。

第一节　概　　述

一、有毒有机物

有毒有机物(toxic organic compounds)是指具有毒性、持久性和生物蓄积性，能产生致癌、致畸、致突变效应、生态食物链毒理学效应、环境“雌性化”效应、促发赤潮及藻毒素效应，对人类健康可产生长远的危害和影响的一类有机污染物。主要包括有机氯农药、多氯联苯、多环芳烃、高分子聚合物(塑料、人造纤维、合成橡胶)、染料等有机化合物。它们的共同特点是大多数为难降解有机物，或持久性有机物。它们可通过空气、水和食物等多条途径进入人体，造成慢性中毒、致癌、致畸、致突变等生理危害。

二、常见类型

(一) 芳香烃类物质

芳香烃类物质(aromatic hydrocarbon)包括苯及其同系物质，此类物质具有芳香气味，易挥发，常作为溶剂或稀释剂，主要在油漆、喷漆、涂料等生产中使用。本类物质属于中低毒类，由于违规操作、防护不当或误服可引起急性中毒，重者可引起死亡。

急性芳香烃类物质中毒主要表现为不同程度的麻醉症状，常具有先兴奋而后抑制的规律。例如急性苯中毒的作用机制是因苯的亲脂性，可附于神经细胞表面，抑制生物氧化，影响神经递质，麻醉中枢神经系统。急性二甲苯中毒，其毒性是对中枢神经系统和自主神经系统产生的麻醉作用以及对黏膜的刺激作用。油漆稀释剂常为二甲苯、汽油或松节油的混合液，二甲苯经消化道吸收后，60% ~80%的二甲苯在肝内氧化成甲基苯甲酸等代谢产物，甲基苯甲酸主要与甘氨酸结合成为甲基马尿酸，随尿排出。

(二) 有机氯农药

有机氯农药(organochlorine pesticide)是一类人工合成化合物，可分为以苯为原料和以环戊二烯为原料的两大类。以苯为原料的有机氯农药杀虫剂包括：①六六六(BHC)：有 α、β、γ 等异构体，若 γ 异构体含量在99%以上则称为“林丹”(lindane)。②滴滴涕：有 o,p′-DDD、o,p′-DDE、o,p′-DDT、p,p′-DDD、p,p′-DDE、p,p′-DDT 六种异构体。③六氯苯(HCB)等。以环戊二烯为原料的有机氯农药包括氯丹(cis-chlordane 和 trans-chlordane)、七氯(heptachlor)、环氧七氯(heptachlor epoxide)、狄氏剂(dieldrin)、异狄氏剂(endrin)等。

人血清有机氯农药残留主要采用气相色谱-电子捕获仪(GC-ECD)法检测,具体方法如下:取血清0.5ml加于10ml比色管中,加入甲酸0.2ml,充分混合后静置30分钟,加入正己烷5ml超声提取10分钟,静置后取上层有机相过无水硫酸钠,然后加正己烷润洗无水硫酸钠,所得滤液用正己烷定容至5ml。取滤液2ml,加浓硫酸0.2ml磺化。静置分层后取磺化后的滤液1ml,放入真空干燥机中干燥近干,取出加入正己烷定容至1ml,采用气相色谱-电子捕获仪(GC-ECD)进行检测,色谱柱为DB-5毛细管柱(30m×0.32mm),柱温为270℃,检测器温度为300℃,进样口温度为250℃,载气为氮气流量为1.43ml/min,外标法定量检测血清中的有机氯及其代谢产物。

有机氯农药结构稳定,不容易被氧化、难分解、毒性大,易溶于有机溶剂,尤其是脂肪组织中,并且可以通过大气和水的输送而影响到区域和全球的环境,因此它是高效、高毒和高残留农药,极易在环境中积累,并可通过食物链富集,造成人体内分泌系统紊乱,使生殖和免疫系统受到破坏,并诱发癌症和神经性疾病。因此,检测人群血清中的有机氯农药残留量有助于了解当地有机氯农药污染情况,对于治疗和预防有机氯农药中毒特别是职业性中毒也具有重要意义。

(三) 含氯有机物

含氯有机物(chloric organic compound)是一种广泛存在于生态环境中、难以降解并具有潜在毒性(致癌、致突变)的典型有机污染物,如多氯联苯和有机氯农药。由于它们水溶性低、辛醇-水分配系数高,更易进入富有机质的颗粒物中,并优先累积于沉积物之中。

目前测试有机化合物中氯元素含量的方法有多种,一般都需先将有机化合物降解为无机氯,再通过化学滴定、比浊分光光度法、离子色谱等方法进行测定。

(四) 酮类有机物

酮类有机物(ketonic organic compound)是羰基与两个烃基相连的化合物。根据分子中烃基的不同,酮可分为脂肪酮、脂环酮、芳香酮、饱和酮和不饱和酮。芳香酮的羰基直接连在芳香环上,按羰基数目又可分为一元酮、二元酮和多元酮。羰基嵌在环内的,称为环内酮,酮分子间不能形成氢键,其沸点低于相应的醇,但羰基氧能和水分子形成氢键,所以低碳数酮(低级酮)溶于水。低级酮是液体,具有令人愉快的气味,高碳数酮(高级酮)是固体。

酮类化学性质活泼,易与氢氰酸、格利雅试剂、羟胺、醇等发生亲核加成反应,可还原成醇。受羰基的极化作用,有α-H的酮可发生卤代反应;在碱性条件下,具有甲基的酮可发生卤仿反应。由仲醇氧化、芳烃的酰化和羧酸衍生物与有机金属化合物反应制备。丙酮、环己酮是重要的化工原料。

第二节　芳香烃类物质中毒的检测

一、血液苯(blood benzene)

二、尿液苯(urine benzene)

【生化及生理】

苯(分子式:C_6H_6)在常温下为一种无色、有甜味的透明液体,并具有强烈的芳香气味,挥发性大,暴露于空气中很容易扩散。人和动物吸入或皮肤接触大量苯进入体内,会引起急性和慢性苯中毒。一部分苯可通过尿液排出,未排出的苯则首先在肝中细胞色素P450单加氧酶作用下被氧分子氧化为环氧苯,继续代谢为苯酚、邻苯二酚、对苯二酚等,以葡萄糖苷酸或硫酸盐结合物形式随尿排出。

【检测方法】

芳香烃类物质如苯、甲苯、乙苯、苯乙烯和二甲苯等均为挥发性有机物,检测血中这类物质的含量能反映个体接触这类物质的程度,是评价芳香烃类物质对人体健康危害程度的重要指标。目前检测血中苯、甲苯、乙苯、苯乙烯和二甲苯的方法均涉及气相色谱技术,根据样品的处理和进样方式的不同通常分为顶空法、固相萃取、超临界流体萃取和吹扫-捕集法等。这些方法有各自的优缺点:顶空气相色谱法简单、快速、操作强,但富集效果不好,灵敏度较低;固相萃取气相色谱法简单,所需溶剂量少,但操作步骤多,易造成分析物流失,重复性较差;超临界流体萃取气相色谱法则要求使用大量高纯度CO_2,而吹扫-捕集气相色谱法则需要高纯度氮气作为载气进行抽提。

与上述方法相比，顶空固相微萃取气相色谱法具有明显优势，该法集采样、分离、富集、进样于一体，装置简单、实用。样品处理过程中不需使用有毒有机溶剂，不会造成待测物质的丢失，整个提取、富集过程仅需要10分钟，是目前检测血中芳香烃类物质较理想的方法。

【标本要求与保存】

临床实验室推荐以全血作为检测标本，使用肝素抗凝剂。标本量20ml，至少2.5ml。样本应在4～6℃下密封保存送实验室。由于芳香烃类物质均易挥发，血样保存极不稳定。如样品中的苯含量从第二天就开始下降约10%，而7天后下降50%以上，因此血液标本采集后应在1天内完成检测。

尿液标本，塑料容器，不加防腐剂。标本量15ml，至少5.2ml。样本应密封保存送实验室。标本在室温（25℃）保存7天，冷藏（4℃）或冷冻（-20℃）条件下稳定14天。可反复冻融3次。

【参考区间】

职业接触限（尿液）：<20.0mg/L。

【临床意义】

芳香烃类物质易挥发，吸入高浓度芳香烃类物质可引起急性中毒。急性轻度中毒表现为头痛、头晕、咳嗽、胸闷、兴奋、步态蹒跚，并可有轻度黏膜刺激症状；重度中毒可出现视物模糊，震颤、呼吸浅而快、室性心律不齐、抽搐、谵妄和昏迷。少数严重病例可出现呼吸和循环衰竭，心室颤动。抢救及时经数小时或数天可恢复健康，但严重者也可因呼吸中枢麻痹死亡。误服芳香烃类物质后除可引起全身性中毒外，还可引起口腔、咽喉、食管和胃黏膜刺激症状。芳香烃类化合物已经被世界卫生组织确定为强烈致癌物质。

长期低浓度接触可发生慢性中毒，以血液系统和神经衰弱症候群为主，表现为血白细胞、血小板和红细胞减少、头晕、头痛、记忆力下降、失眠等。严重者可发生再生障碍性贫血，甚至白血病、死亡。

测定血液中芳香烃类物质含量有助于确定有机毒物类型和判断中毒程度，对于治疗和预防芳香烃类物质中毒特别是职业性中毒具有重要意义。

三、血液甲苯（blood toluene）

四、尿液甲苯（urine toluene）

【生化及生理】

甲苯（分子式：C_7H_8）为无色澄清液体，有类似苯的芳香气味。吸入体内的甲苯，20%由呼吸道以原形呼出，80%先后被氧化为苯甲醇、苯甲醛、苯甲酸、马尿酸等，经肾脏而被排出体外。

【检测方法】

气相色谱。

【标本要求与保存】

见“血液苯”、“尿液苯”。

【参考区间】

环境接触限：未检出。

职业接触限（尿液）：<0.3mg/L。

【临床意义】

测定血液中芳香烃类物质含量有助于确定有机毒物类型和判断中毒程度，对于治疗和预防芳香烃类物质中毒特别是职业性中毒具有重要意义。

五、尿液乙苯（urine ethyl benzene）

【生化及生理】

乙苯（分子式：$C_6H_5C_2H_5$）为无色液体，有芳香气味，可经消化道、呼吸道及皮肤进入人体。吸入人体内的乙苯，有40%～60%以原形由呼气排出体外；40%在体内被氧化先后转化为苯乙醇和酚，最后与硫酸根和葡萄糖醛酸结合随尿排出体外。

【检测方法】

气相色谱。

【标本要求与保存】

见“尿液苯”。

【参考区间】

环境接触限：未检出。

职业接触限（尿液）：700mg/g Cr。

【临床意义】

测定血液中芳香烃类物质含量有助于确定有机毒物类型和判断中毒程度，对于治疗和预防芳香烃类物质中毒特别是职业性中毒具有重要意义。

六、尿液苯乙烯（urine styrene）

【生化及生理】

苯乙烯（分子式：C_8H_8）为无色、有特殊香气的油状液体，可经消化道、呼吸道、皮肤等途径进入人体。进入人体的苯乙烯约90%经肝脏代谢为扁桃酸、苯酞甲酸、苯乙醇酸和苯乙醛酸等由尿排出。

【检测方法】

气相色谱。

【标本要求与保存】

见“尿液苯”。

【参考区间】

环境接触限:未检出。

职业接触限(尿液):800mg/g Cr。

【临床意义】

测定血液中芳香烃类物质含量有助于确定有机毒物类型和判断中毒程度,对于治疗和预防芳香烃类物质中毒特别是职业性中毒具有重要意义。

七、尿液二甲苯(urine xylenes)

【生化及生理】

二甲苯(分子式:C_8H_{10})为无色透明液体,有芳香烃的特殊气味。可经消化道、呼吸道、皮肤等途径进入人体。吸入的二甲苯3%～6%以原形由呼气排出体外,90%以上经肝脏代谢为相应的苯甲酸,进一步与葡萄糖醛酸或甘氨酸结合生成甲基马尿酸等物质由尿排出。

【检测方法】

高效液相色谱。

【标本要求与保存】

见“尿液苯”。

【参考区间】

环境接触限:未检出。

职业接触限(尿液):1.5g/g Cr。

【临床意义】

测定血液中芳香烃类物质含量有助于确定有机毒物类型和判断中毒程度,对于治疗和预防芳香烃类物质中毒特别是职业性中毒具有重要意义。

八、尿液扁桃酸(urine mandelic acid)

【生化及生理】

扁桃酸属于果酸的一种,呈白色结晶性粉末,分子式为$C_8H_8O_3$。机体内源性扁桃酸是肾上腺素和去甲肾上腺素被单胺氧化酶和儿茶酚胺-O-甲基转移酶代谢的产物。生理条件下,体内扁桃酸含量很低,但接触芳香烃类物质如苯乙烯后,扁桃酸含量迅速升高。

【检测方法】

尿液扁桃酸检测可采用气相色谱法、反相高效液相色谱法、高效液相色谱法(HPLC)等方法。

【标本要求与保存】

见“尿液苯”。

【参考区间】

职业接触限(尿液):10～15μg/L。

【临床意义】

扁桃酸又名苦杏仁酸,由于其具有较强的抑菌作用,可直接口服用于治疗泌尿系统感染疾病和青春痘,扁桃酸栓还可用于治疗滴虫病。从药物代谢的角度来说,其是环境污染物苯乙烯在生物体中的尿中主要代谢物,检测尿液中扁桃酸含量可评估受检人员接触苯乙烯的程度。

九、尿液甲基马尿酸(urine methylhippuric acid)

十、尿液2-甲基马尿酸(urine 2-methylhippuric acid)

十一、尿液3,4-甲基马尿酸(urine 3,4-methylhippuric acid)

【生化及生理】

甲基马尿酸的分子式为$C_{10}H_{11}NO_3$。从食物摄入的苯甲酸输送到肝脏代谢为马尿酸。人体接触二甲苯后,90%以上经肝脏代谢为相应的苯甲酸,进一步与葡萄糖醛酸或甘氨酸结合生成甲基马尿酸、2-甲基马尿酸、3,4-甲基马尿酸等物质。

【检测方法】

二甲苯代谢产物尿液甲基马尿酸、2-甲基马尿酸和3,4-甲基马尿酸的检测可采用高效液相色谱法、反相高效液相色谱法、气相色谱法等方法。

【标本要求与保存】

见“尿液苯”。

【参考区间】

职业接触限(尿液):10～100μg/L。

【临床意义】

甲基马尿酸、2-甲基马尿酸和3,4-甲基马尿酸是二甲苯的代谢产物,通常从尿液中排泄。二甲苯常用作油漆溶剂,汽油和日常用品包括一些杀虫剂中均含有二甲苯。在一些有害废物堆积场所,经常发现二甲苯的存在,吸入二甲苯通常会引起皮肤刺激、恶心、呕吐和腹痛等症状,测定尿液甲基马尿酸、2-甲基马尿酸和3,4-甲基马尿酸的含量可确定和判断二甲苯中毒程度,有助于对中毒处理和治疗。

十二、尿液邻甲酚(urine o-cresol)

【生化及生理】

邻甲酚分子式为 C_7H_8O,无色或略带淡红色结晶,有苯酚气味,有毒。邻甲酚可通过破损皮肤、胃肠道及呼吸道的黏膜而吸收。在体内部分被氧化为氢醌和焦儿茶酚,大部分是以原形或与葡萄糖醛酸和硫酸根结合,从尿中排出。人吸入甲苯后,经肝脏代谢为苯甲醇、苯甲醛、苯甲酸、马尿酸等,大约有1%的甲苯经氧化后形成邻甲酚。

【检测方法】

尿液邻甲酚检测可采用可用气相色谱分离,氢火焰检测器检测(GC/FID)、气质联谱、高效液相色谱法(HPLC)等方法。

【标本要求与保存】

见"尿液苯"。

【参考区间】

职业接触限(尿液):0.5~50μg/L。

【临床意义】

甲苯作为世界范围内最广泛使用的有机溶剂应用于生产油漆、涂料、墨水、黏胶剂、清洗剂。长期接触甲苯可导致黏膜刺激症、中枢神经系统功能下降和内分泌紊乱等急慢性中毒症状。甲苯在人体内的主要代谢产物为马尿酸,大约有1%的甲苯经氧化后形成邻甲酚。尿中邻甲酚是接触甲苯特异敏感的生物监测指标,可与尿中马尿酸和终末呼出气甲苯一起作为接触甲苯的一组生物监测指标。

十三、尿液游离和结合苯酚(urine free and conjugated phenol)

【生化及生理】

苯酚又名石炭酸,分子式为 C_6H_6O,是最简单的酚类有机物,呈弱酸性,常温下为一种无色晶体,有毒。苯酚可通过皮肤、胃肠道及呼吸道进入人体,经肝脏代谢后随尿排出。

【检测方法】

尿液游离和结合苯酚检测可采用气相色谱法、反相高效液相色谱法、高效液相色谱法(HPLC)等方法。

【标本要求与保存】

见"尿液苯"。

【参考区间】

职业接触限(尿液):10~100μg/L。

【临床意义】

苯酚是一种常见的化学品,是生产某些树脂、杀菌剂、防腐剂以及药物(如阿司匹林)的重要原料。苯酚对皮肤、黏膜有强烈的腐蚀作用,可抑制中枢神经或损害肝、肾功能。尿中游离和结合苯酚可用于评估是否接触苯酚。

第三节 有机氯农药中毒检测

一、血清α-六氯化苯(serum α-benzene hexachloride,α-BHC)

二、血清β-六氯化苯(serum β-benzenehexachloride,β-BHC)

三、血清林丹(serum Lindane)

【生化及生理】

六氯化苯即1,2,3,4,5,6-六氯化苯,又称六氯环己烷(hexachlorocyclohexane,HCH)。分子式 $C_6H_6Cl_6$。因分子中含有碳、氢、氯原子各6个,故其商品名为"六六六"。六氯化苯为白色晶体,有八种同分异构体,分别称为α、β、γ、δ、ε、η、θ和ξ。六氯化苯对昆虫有触杀、熏杀和胃毒作用,其中γ异构体杀虫效力最高,α异构体次之,δ异构体又次之,β异构体效率极低。γ-六氯化苯又称林丹。

六氯化苯对酸稳定,在碱性溶液中或锌、铁、锡等存在下易分解,长期受潮或日晒会失效。六氯化苯在工业上是由苯与氯气在紫外线照射下合成的。

六氯化苯过去主要用于防治蝗虫、稻螟虫、小麦吸浆虫和蚊、蝇、臭虫等害虫。由于它对人、畜都有一定的毒性,在体内沉积不易降解排出,对神经系统和肝脏损害较大,目前已不再使用。

【检测方法】

气相色谱。

【标本要求与保存】

血清或血浆,肝素抗凝。标本量5.0ml,至少

2.1ml。室温保存。

【参考区间】

职业接触限：

α-BHC：<1.0μg/L。

β-BHC：<2.4μg/L。

林丹：<1.0μg/L。

【临床意义】

评估是否接触六氯化苯以及是否中毒的监测指标。

四、血清顺-氯丹(serum β-chlordane)

五、血清反-氯丹(serum α-chlordane)

【生化及生理】

氯丹，别名八氯-六氯-甲撑茚；1,2,4,5,6,7,8,8-八氯-3a,4,7,7a-四氢-4,7-甲撑茚满，M-410，分子式：$C_{10}H_6Cl_8$。无色或淡黄色液体。不溶于水，溶于有机溶剂(脂链烃、芳香烃、酯类、酮类、醚类)。氯丹通常以混合物的形态存在，其主成分氯丹占60%，另外含有结构类似的双环五碳双烯化合物，带有6~9个氯原子不等。在高温或碱性的环境下会分解。在结构上有顺式(cis-)、反式(trans-)两种异构物(分别称为β-氯丹，α-氯丹)。β-氯丹(顺式)的毒性是α-氯丹的十倍。

氯丹是非内吸性触杀、胃毒性杀虫剂，具有长残留期，在杀虫浓度下植物无药害；杀灭地下害虫，如蝼蛄、地老虎、稻草害虫等，对防治白蚁效果显著。

小儿和成人妇女经口误服本品剂量为10mg和104mg/kg，即可引起中毒和死亡；人经皮肤污染后，相隔10分钟后即可产生全身中毒症状而死亡。

【检测方法】

气相色谱。

【标本要求与保存】

血清或血浆，肝素抗凝。标本量5.0ml，至少2.1ml。室温保存。

【参考区间】

职业接触限：

α-氯丹：<1.0μg/L。

β-氯丹：<1.0μg/L。

【临床意义】

评估是否接触氯丹以及是否中毒的监测指标。

六、血清狄氏剂(serum dieldrin)

【生化及生理】

狄氏剂又名六氯-环氧八氢-二甲撑萘。分子式$C_{12}H_8Cl_6O$，对酸或碱稳定。可经过吸入、食入、经皮吸收。对神经系统、肝脏、肾脏有明显的毒性作用。可迅速经皮吸收而中毒，症状类似艾氏剂和滴滴涕，蓄积于脂肪中。吸入可引起呼吸道刺激症状；误服中毒可出现头晕、恶心、呕吐、全身无力、共济失调、肌肉抽动、震颤、四肢无力、食欲缺乏、情绪激动等。部分患者可有肝、肾损伤及周围神经炎。

【检测方法】

气相色谱。

【标本要求与保存】

血清或血浆，肝素抗凝。标本量5.0ml，至少2.1ml。室温保存。

【参考区间】

职业接触限：<1.4μg/L。

【临床意义】

评估是否接触狄氏剂以及是否中毒的监测指标。

七、血清异狄氏剂(serum endrin)

【生化及生理】

异狄氏剂又名1,2,3,4,10,10-六氯-6,7-环氧-1,4,4a,5,6,7,8,8a-八氢-1,4-挂-5,8-挂-二甲撑萘。分子式：$C_{12}H_8Cl_6O$。白色晶体。不溶于水，难溶于醇、石油烃，溶于苯、丙、二甲苯。本品为高毒杀虫剂。侵入人体途径：吸入、食入。中毒后症状有头痛、眩晕、乏力、食欲缺乏、视力模糊、失眠、震颤等，重者引起昏迷。

【检测方法】

气相色谱。

【标本要求与保存】

血清或血浆，肝素抗凝。标本量5.0ml，至少2.1ml。室温保存。

【参考区间】

职业接触限：<1.0μg/L。

【临床意义】

评估是否接触异狄氏剂以及是否中毒的监测指标。

八、血清七氯(serum heptachlor)

九、血清环氧七氯(serum heptachlor epoxide)

【生化及生理】

七氯又名七氯化茚。分子式:$C_{10}H_5Cl_7$。白色结晶,带樟脑气味。不溶于水。对光、湿气、酸、碱、氧化剂均稳定。环氧七氯为七氯在土壤内、植物体上或植物体内氧化的产物,是一种杀虫剂。分子式:$C_{10}H_5Cl_7O$。

用于防治地下害虫及蚁类,杀虫力比氯丹强,该品具有触杀、胃毒和熏蒸作用,对作物无药害,对人畜毒性较小。

通常将七氯归于神经中毒类。动物吸收七氯是相当快的。七氯在动物体中被迅速地代谢成七氯环氧化物,而它在体内脂肪中可存在很长时间。七氯环氧化物在组织中相对含量随接触时间延长而增加。这种代谢物的毒性数据很少,但其迹象与七氯相似。

【检测方法】

气相色谱。

【标本要求与保存】

血清或血浆,肝素抗凝。标本量 5.0ml,至少 2.1ml。室温保存。

【参考区间】

职业接触限:

七氯:<1.0μg/L。

环氧七氯:<1.0μg/L。

【临床意义】

评估是否接触七氯或环氧七氯以及是否中毒的监测指标。

十、血清六氯苯(serum hexachlorobenzene,HCB)

【生化及生理】

六氯苯又名六氯环己烷。分子式为 C_6Cl_6。六氯苯在常温下为无色的晶状固体,熔点为230℃,于822℃升华。难溶于水,在水中的溶解度为5μg/L,微溶于乙醇,溶于热的苯、氯仿、乙醚,是一种选择性的有机氯抗真菌剂。

人体接触后,引起眼刺激、烧灼感、口鼻发干、疲乏、头痛、恶心等。中毒时可影响肝脏、中枢神经系统和心血管系统。可致皮肤溃疡。

【检测方法】

气相色谱。

【标本要求与保存】

血清或血浆,肝素抗凝。标本量 5.0ml,至少 2.1ml。室温保存。

【参考区间】

职业接触限:<1.0μg/L。

【临床意义】

评估是否接触六氯苯以及是否中毒的监测指标。

十一、血清 o,p′-二氯苯三氯乙烷(serum dichlorodiphenyltrichloroethane,o,p′-DDT)

十二、血清 p,p′-二氯苯三氯乙烷(serum dichlorodiphenyltrichloroethane,p,p′-DDT)

【生化及生理】

二氯苯三氯乙烷俗名 DDT,化学式:$(ClC_6H_4)_2CH(CCl_3)$。DDT 为白色或微黄固体,组成一般为70%的 p,p′-DDT 及20%的 o,p′-DDT,后者杀虫活性较弱,是主要的副产物。DDT 是高度疏水的无色结晶固体,有微弱的特征气味。几乎不溶于水,易溶于多数有机溶剂和油脂中。溶于煤油,可制成乳剂,对人类毒性低,曾经是最著名的合成农药和杀虫剂。后来人们发现 DDT 不易降解,积累下来对鱼类和鸟类生存繁殖不利,破坏生态平衡,因此在世界大部分地区已经停止使用 DDT,只有少数地区继续使用以对抗疟疾。

DDT 的主要代谢产物是二氯苯二氯乙烯(DDE),其代谢最终产物则为亲水性的邻-(4-氯苯基)-4-氯苯乙酸(DDA),它可以随尿排出动物体外。此外在昆虫和其他动物组织中,还可以发现进一步代谢的产物二氯苯二氯乙烷(DDD)。

DDT 具有中等的急性毒性,从半数致死量的角度来看 DDT 对温血动物的毒性是相当低的。但是问题在于,DDT 以及其主要代谢产物 DDE,由于具有较高的亲脂性,因此容易在动物脂肪中积累,造成长期毒性。此外,DDT 还具有潜在的基因毒性、内分泌干扰作用和致癌性,也可能造成包括糖尿病在内的多种疾病。DDT 的代谢物 DDE 并且是一种抗雄激素。

DDT 轻度中毒可出现头痛、头晕、无力、出汗、失眠、恶心、呕吐,偶有手及手指肌肉抽动震颤等症状。重度中毒常伴发高热、多汗、呕吐、腹泻;神经系统兴奋,上、下肢和面部肌肉呈强直性抽搐,并有癫痫样抽搐、惊厥发作;出现呼吸障碍、呼吸困难、发绀,有时有肺水肿,甚至呼吸衰竭;对肝肾脏器损害,使肝肿大,肝功能改变;少尿,无尿,尿中有蛋白、红细胞等;对皮肤刺激可发生红肿、灼烧感、瘙痒,还可有皮炎发生,如溅入眼内,可使眼暂时失明。DDT 一般毒性与六六六相同,属神经及实质脏器毒物,对人和大多数其他生物体具有中等强度的急性毒性。它能经皮肤吸收,是接触中毒的典型代表,由于其在常压时即使在 12℃以下,也有一定的蒸发,所以吸入 DDT 蒸气亦能引起中毒。

【检测方法】

气相色谱。

【标本要求与保存】

血清或血浆,肝素抗凝。标本量 5.0ml,至少 2.1ml。室温保存。

【参考区间】

职业接触限:

o,p′-DDT:<1.0μg/L。

p,p′-DDT:<2.7μg/L。

【临床意义】

评估是否接触 DDT 以及是否中毒的监测指标。

十三、血清 o,p′-二氯苯二氯乙烯(serum dichlorodiphenyldichloroethylene,o,p′-DDE)

十四、血清 p,p′-二氯苯二氯乙烯(serum dichlorodiphenyldichloroethylene,p,p′-DDE)

【生化及生理】

二氯苯二氯乙烯,俗名 DDE,滴滴伊,是滴滴涕(DDT)消除氯化氢后形成的化合物,是 DDT 的主要代谢产物之一。由于具有亲脂性,因此能储存于脂肪组织中并具有积累作用。有研究显示 DDE 是一种内分泌干扰物和弱的抗雄激素。

【检测方法】

气相色谱。

【标本要求与保存】

血清或血浆,肝素抗凝。标本量 5.0ml,至少 2.1ml。室温保存。

【参考区间】

职业接触限:

o,p′-DDE:<1.0μg/L。

p,p′-DDE:<52.0μg/L。

【临床意义】

评估是否接触 DDE 以及是否中毒的监测指标。

十五、血清 o,p′-二氯苯二氯乙烷(serum o,p′-dichlorodiphenyldichloroethane,o,p′-DDD)

十六、血清 p,p′-二氯苯二氯乙烷(serum p,p′-dichlorodiphenyldichloroethane,p,p′-DDD)

【生化及生理】

二氯苯二氯乙烷俗名 DDD,是 DDT 主要代谢产物之一。用作杀虫剂。用于果树和蔬菜害虫的防治。毒性很低。可由二氯乙醛与氯苯缩合而得。工业品 DDT 根据来源一般含有 0.3%或<4%的 DDD。

【检测方法】

气相色谱。

【标本要求与保存】

血清或血浆,肝素抗凝。标本量 5.0ml,至少 2.1ml。室温保存。

【参考区间】

职业接触限:

o,p′-DDD:<1.0μg/L。

p,p′-DDD:<1.0μg/L。

【临床意义】

评估是否接触 DDD 以及是否中毒的监测指标。

第四节　含氯有机物中毒检测

一、血清多氯联苯(serum polychlorinated biphenyls,PCBs)

【生化及生理】

多氯联苯又称多氯联二苯,是许多含氯数不同的联苯含氯化合物的统称。在多氯联苯中,部分苯环上的氢原子被氯原子置换,一般式为 $C_{12}H_nCl_{(10-n)}$($0 \leqslant n \leqslant 9$)。依氯原子的个数及位置不同,多氯联苯共有 209 种异构体存在。其中大多数为非平面化合物,有一类是由多个单体混合以其中氯元素的百分含量多少而成的一组物质称为芳氯物(aroclors)。PCB抗氧化性强,热稳定性高,极难溶于水。溶于有机溶剂。极难分解,具有较低的蒸气压、良好的电绝缘性及很好的耐热性(完全分解需1000~1400℃)。

PCBs主要通过食物链对人体有持久的毒性。多氯联苯属于致癌物质,容易累积在脂肪组织,造成脑部、皮肤及内脏的疾病,并影响神经、生殖及免疫系统。

【检测方法】

多氯联苯是一种化学性质极其稳定的含不等量氯原子和苯环的氯代烃类化合物,其同系物和同族物理论上有209种,其中大多数为非平面化合物,有一类是由多个单体混合以其中氯元素的百分含量多少而成的一组物质称为芳氯物(aroclors),如:Aroclors 1254、1260、1242、1248等。前二位数字表示的是单体化合物分子的类型,如"12"表示氯代联苯,后二位数表示所含的氯的百分含量,如Aroclor1254表示氯代联苯的含量为54%。PCB在血清中的浓度很低。对PCB的检测要求比较高,PCB的测定方法很多,有气相色谱法、气相色谱质谱联用法、生物分析法、免疫分析法等,常用的是气相色谱法(GC-ECD)或GC-MS。

【标本要求与保存】

血清或血浆,血清首选,EDTA或肝素抗凝。标本量3.0ml。尽快分离标本。标本可在室温保存3天,或冷藏、冷冻保存。

【参考区间】

环境接触限:未检出。

饮用水含量:<0.5μg/L。

【临床意义】

多氯联苯具有突出的"三致"作用(致癌、致突变、致畸形)和环境持久性、生物蓄积性,对免疫系统、生殖系统、神经系统和内分泌系统均会产生不良影响,甚至引起肝损伤乃至致癌等危害,对人类健康危害极大,是斯德哥尔摩公约首批优先控制的12种持久性有机污染物之一,但由于其化学性质稳定,在自然环境中难降解,半衰期长,并且可通过食物链富集而危害人类的健康,因此监测生物体内的PCBs污染水平成为国际社会广泛关注的问题。对PCB的检测和评价于环境保护和摸清环境中PCB的污染程度及对人体可能造成的危害影响具有重要的意义。

二、血液三氯乙烯(blood trichloroethylene)

三、尿液三氯乙烯(urine trichloroethylene)

四、尿液三氯乙酸(urine trichloroacetic acid)

五、尿液三氯乙醇(urine trichloroethanol)

【生化及生理】

三氯乙烯是一种无色易挥发性液体,微溶于水,可溶于甲醇等有机溶剂。TCE主要通过呼吸道侵入人体,同时也可经皮肤或消化道侵入。其进入人体后主要通过血循环到达肝脏并被氧化成三氯乙酸(TCA)或被还原成三氯乙醇,随后主要经肾随尿排出体外,但仍有相当一部分贮存于人体重要组织器官中如脑、肾等。

【检测方法】

血液中的三氯乙烯及其代谢物尿液中的三氯乙酸和三氯乙醇的检测方法较多,主要采用顶空气相色谱ECD检测法,该法简单、快速、灵敏,适用于三氯乙烯中毒的法医学鉴定。

【标本要求与保存】

空腹全血,肝素抗凝。标本量10.0ml。在4~6℃下密封保存,由于三氯乙烯易挥发,血样保存极不稳定,因此血液标本采集后应在1天内完成检测,否则应该冷冻保存。

采用班末尿,即下班前1小时的尿。用干净的聚乙烯塑料瓶采集尿液10ml,不加防腐剂,加盖密封,尽快送实验室检验分析。否则冷冻保存。

【参考区间】

环境接触限:未检出。

我国职业接触三氯乙烯的生物限值,采用尿三氯乙酸:0.3mmol/L(50mg/L)。

【临床意义】

三氯乙烯作为有机溶剂在电子厂、玩具厂、印刷厂等作为清洗剂广泛使用,易导致职业中毒事件。三氯乙烯具有高挥发性、高脂溶性,并在人体有蓄积作用,对中枢神经系统的抑制毒性作用很强。吸入性中毒一般数小时内可出现一系列神经系统症状,亦可累及心脏、肝脏、肾脏等器官,严重者可致死亡。长期接触三氯乙烯可致多发性皮肤病变。

由于三氯乙烯中毒往往发病急骤,病情严重而且发展迅速,临床表现无明显特异性,容易出现误诊漏诊。如治疗不当、不及时,病死率可高达30%,因此监测工人血液三氯乙烯及尿液三氯乙酸的水平,能预防三氯乙烯中毒或为三氯乙烯中毒的诊断提供依据。

六、血清四氯乙烯(serum tetrachloroethylene)

【生化及生理】

四氯乙烯又称全氯乙烯,呈无色液体,有氯仿样气味,毒性大,分子式为 C_2Cl_4。四氯乙烯可通过皮肤、胃肠道及呼吸道进入人体,大部分四氯乙烯经肺以原形排出,少量经肝代谢为三氯乙酸,最后随尿排出体外。

【检测方法】

血清四氯乙烯的检测可采用顶空气相色谱电子捕获检测器(HS-GC/ECD)分析法、带捕集阱顶空气相色谱法等方法。

【标本要求与保存】

见"血液三氯乙烯"。

【参考区间】

环境接触限:未检出。

【临床意义】

四氯乙烯又称全氯乙烯(perchloroethylene),被广泛用于干洗和金属除油,也被用来制造其他化学品和消费品。四氯乙烯与癌症及中枢神经系统、肝脏、肾脏损害有关。慢性中毒可以引起功能性中枢神经系统抑制,出现头晕、嗜睡、恶心等症状,急性中毒可使人昏迷,严重时可致死。检测血清四氯乙烯水平能预防四氯乙烯中毒或为四氯乙烯中毒的诊断提供依据。临床上常用尿液三氯乙酸作为监测是否存在四氯乙烯中毒的指标。

第五节　酮类有机物中毒的检测

一、血液丁酮(blood butanone)

二、尿液丁酮(urine butanone)

【生化及生理】

丁酮化学名甲基乙基酮(methyl ethyl ketone,MEK),分子式为 C_4H_8O,无色可燃液体,带有一种强烈的奶油糖果的甜味,类似于丙酮,用作溶剂、变性剂、催化剂,也用于制取过氧化甲乙酮。甲基乙基酮可通过皮肤、胃肠道及呼吸道进入人体,经肝脏代谢后随尿液排出体外。

【检测方法】

气相色谱法。

【标本要求与保存】

全血,肝素抗凝。标本量10.0ml。常温密闭保存,尽快检测,否则冷藏或冷冻保存。

随机尿,不加防腐剂。标本量30ml。常温密闭保存,尽快检测,否则冷藏或冷冻保存。

【参考区间】

环境接触限:未检出。

职业接触限(尿液):2.6mg/g Cr。

【临床意义】

丁酮为无色液体,有似丙酮的气味。常用作润滑油脱蜡、涂料工业及多种树脂溶剂,也是制备医药、染料、洗涤剂、香料、抗氧化剂以及某些催化剂的中间体。对眼、鼻、喉、黏膜有刺激性,可引起头痛、头晕等症状,长期接触可致皮炎。尿液是评估丁酮职业人员接触程度的首选标本。

三、血液甲基异丁基甲酮(blood methyl isobutyl ketone)

【生化及生理】

甲基异丁基甲酮分子式为 $C_6H_{12}O$,无色,有愉快气味,液体。性质稳定。微溶于水,与多数有机溶剂互溶。蒸气与空气形成爆炸性混合物,具有强的局部刺激性和毒性。甲基异丁基甲酮可通过皮肤、胃肠道及呼吸道进入人体,经肝脏代谢后随尿液排出体外。

【检测方法】

血液甲基异丁基甲酮检测采用气相色谱方法。

【标本要求与保存】

全血,肝素抗凝。标本量10.0ml。常温密闭保存,尽快检测,否则冷藏或冷冻保存。

【参考区间】

环境接触限:未检出。

职业接触限值:50ppm。

【临床意义】

甲基异丁基甲酮为水样透明液体,有令人愉快的酮样香味。常用作喷漆、硝基纤维、某些纤维醚、樟脑、油脂、天然和合成橡胶的溶剂。人吸入时会引起中枢神经系统的抑制和麻醉及恶心、呕吐、食欲不振、腹痛等症状。检测血液甲基异丁基甲酮含量可评估职业人员接触该物质的程度。

四、血液甲基正丁酮(blood methyl butyl ketone)

【生化及生理】

甲基正丁酮分子式为 $C_6H_{12}O$，呈无色液体。有愉快气味。甲基正丁酮可通过皮肤、胃肠道及呼吸道进入人体，经肝脏代谢后随尿液排出体外。

【检测方法】

血液甲基异丁基甲酮检测采用气相色谱方法。

【标本要求与保存】

全血，肝素抗凝。标本量10.0ml。常温密闭保存，尽快检测，否则冷藏或冷冻保存。

【参考区间】

环境接触限：未检出。

职业接触限值：50ppm。

【临床意义】

甲基异丁基甲酮为水样透明液体，有令人愉快的酮样香味。常用作喷漆、硝基纤维、某些纤维醚、樟脑、油脂、天然和合成橡胶的溶剂。人吸入时会引起中枢神经系统的抑制和麻醉和恶心、呕吐、食欲不振、腹痛等症状。检测血液甲基异丁基甲酮含量可评估职业人员接触该物质的程度。

第六节　其他有机物中毒的检测

一、血液甲醇(blood methanol)

【生化及生理】

甲醇为无色澄清液体，有刺激性气味，分子式为 CH_3OH。甲醇可通过皮肤、胃肠道及呼吸道进入人体，在体内不易排出，会发生蓄积，在体内氧化生成甲醛和甲酸。甲醇本身毒性低，其代谢产物甲醛和甲酸毒性大，因此可以通过抑制代谢的方法来解毒。

【检测方法】

血液甲醇检测方法包括气相色谱法(GC)、气相色谱-质谱法(GC-MS)等，其中GC为常规方法。

【标本要求与保存】

全血或血清，氟化钠抗凝。标本量7.0ml，至少0.5ml。由于甲醇易挥发，注意保持样本密封。立即检测，否则冷藏或冷冻保存。

【参考区间】

环境接触限：未检出。

【临床意义】

又称“木醇”或“木精”，是无色、有酒精气味、易挥发的液体。主要用于制造甲醛和农药等，并用作有机物的萃取剂和酒精的变性剂等。甲醇对人体有毒，误饮5～10ml能双目失明，大量饮用会导致死亡。职业接触甲醇的工人体检、临床上甲醇中毒的诊断治疗，都需要测定血液甲醇浓度。

二、尿液二甲基乙酰胺(urine dimethylacetamide)

【生化及生理】

二甲基乙酰胺又称“N-甲基乙酰胺”、“二甲替乙酰胺”或“乙酰二甲胺”，分子式为 C_4H_9NO，为无色液体。主要用作溶剂、去漆剂、催化剂等，在医药和农药上大量用来合成抗菌素和农药杀虫剂。动物实验研究表明二甲基乙酰胺可引起视网膜萎缩，脑电波改变，肺、胃、肝、肾等器官损伤，并存在胚胎毒性和致畸作用；人体长期接触可导致肝脏损伤。可通过皮肤、胃肠道及呼吸道进入人体。二甲基乙酰胺经过肝脏P450代谢后随尿排出体外。

【检测方法】

血液二甲基乙酰胺检测方法包括气相色谱法(GC)、紫外分光光度法、高效液相色谱法等，其中GC为常规方法。

【标本要求与保存】

随机尿，不加防腐剂。标本量5.0ml，至少1.0ml。

【参考区间】

环境接触限：未检出。

职业接触限：30mg/g Cr。

【临床意义】

职业接触二甲基乙酰胺的工人应定期检测尿液

该物质的浓度。

三、血液有机磷农药(blood organophosphorus pesticide)

【生化及生理】

有机磷农药绝大多数为杀虫剂,如常用的对硫磷、内吸磷、马拉硫磷、乐果、敌百虫及敌敌畏等。有机磷农药多为磷酸酯类或硫代磷酸酯类,可以合成多种有机磷化合物。

有机磷类农药对人的危害作用从剧毒到低毒不等。能抑制乙酰胆碱酯酶,使乙酰胆碱积聚,引起毒蕈碱样症状、烟碱样症状以及中枢神经系统症状,严重时可因肺水肿、脑水肿、呼吸麻痹而死亡。重度急性中毒者还会发生迟发性猝死。某些种类的有机磷中毒可在中毒后 8～14 天发生迟发性神经病,有机磷中毒者血胆碱酯酶活性降低。

【检测方法】

气相色谱、液相色谱、免疫学分析。

【标本要求与保存】

全血或血清,氟化钠抗凝。标本量 7.0ml,至少 0.5ml。由于易挥发,注意保持样本密封。立即检测,否则冷藏或冷冻保存。

【参考区间】

环境接触限:未检出。

【临床意义】

(1) 评估是否接触有机农药以及是否中毒的监测指标。

(2) 有机磷农药中毒时,胆碱酯酶的作用被抑制,会出现乙酰胆碱聚集,引起胆碱能神经过度兴奋,出现大汗、流涎、肌肉纤维颤动或抽搐等症状。检测血清胆碱酯酶活性是诊断有机磷农药中毒的重要依据之一。

四、血液氰化物(blood cyanide)

五、尿液氰化物(urine cyanide)

【生化及生理】

氰化物特指带有氰基(CN)的化合物,其中的碳原子和氮原子通过三键相连接。氰化物可通过消化道、呼吸道和皮肤等途径进入人体,氰离子进入血液后经血流迅速分布至全身,抑制体内多种酶的活性,致使呼吸链中其他各成分均处于还原状态而不被氧化,造成组织缺氧,导致机体陷入内窒息状态而迅速死亡。

【检测方法】

血液、尿液中氰化物含量检测有气相色谱法、高效液相色谱、化学法等,其中 HPLC 法具有灵敏度高、操作简便迅速、不产生新的污染物的特点而被广泛采用。

【标本要求与保存】

全血,氟化钠抗凝。标本量 1.0ml,至少 0.5ml。由于易挥发,注意保持样本密封。立即检测,否则冷藏或冷冻保存。

随机尿,不加防腐剂。标本量 10.0ml,至少 1.0ml。立即检测,否则冷藏或冷冻保存。

【参考区间】

环境接触限:未检出。

【临床意义】

氰化物为系剧毒物质,广泛应用于冶金、电镀等化工生产中。口服氢氰酸或氰化钠(钾)的致死量为 0.7～3.5mg/kg 或 1～2mg/kg。很多含氰化物的物质(如苦杏仁)都可引起急性中毒。检测血液和尿液中氰化物含量是诊断氰化物中毒的重要依据。

六、血液鹅膏毒肽(blood amanita toxin)

七、尿液鹅膏毒肽(urine amanita toxin)

【生化及生理】

鹅膏毒肽为鹅膏菌多肽毒素中的一种,来源于野生毒蘑菇。鹅膏毒肽已经分离出 9 种鹅膏毒肽,其中 α-鹅膏毒肽、β-鹅膏毒肽和 γ-鹅膏毒肽毒性大。鹅膏毒肽能够被消化道吸收,经血液循环很快进入肝细胞,并与 RNA 聚合酶相结合,抑制 mRNA 的生成。鹅膏毒肽与聚合酶解离后,被排进胆汁中,随胆汁流入肠中,在小肠处被吸收,经过血液循环,又被肝脏重新吸收,从而形成肠肝循环,如此反复对肝脏造成损害。

【检测方法】

血液、尿液鹅膏毒肽含量检测可采用放射性免疫测定法、毛细管区带电泳法、反相高效液相色谱法、免疫亲和柱净化液相色谱质谱联用法和超高效液相色谱三重四极杆质谱法等多种方法。

【标本要求与保存】

1.0ml 血浆样本或 1ml 尿样本置冰箱(2～8℃)

保存。

【参考区间】

环境接触限:未检出。

【临床意义】

检测血液和尿液中鹅膏毒肽含量是诊断毒蘑菇中毒的重要依据。

八、血液百草枯(blood paraquat)

九、尿液百草枯(urine paraquat)

【生化及生理】

百草枯又名对草快、杀草快,是目前世界上使用最广泛的除草剂之一。分子式为 $C_{12}H_{14}Cl_2N_2$。百草枯可经完整皮肤、呼吸道和消化道吸收,但吸收并不完全,吸收后随血液分布至全身各组织器官,以肺中含量最高,可达血中含量数十倍。在体内很少降解,常以原形物随粪、尿排出,少量可经乳汁排出,经口染毒约30%随粪排出。

【检测方法】

血液、尿液百草枯含量检测方法包括紫外分光光度法、气相色谱法、液相色谱法、毛细管电泳法、气-质联用法、液-质联用法、毛细管-质谱联用法等。

【标本要求与保存】

1.0ml 血浆样本或 1.0ml 尿样本置冰箱(2～8℃)保存。

【参考区间】

环境接触限:未检出。

【临床意义】

虽然百草枯为中等毒性农药,但对人畜毒性强,目前尚无特效解毒药,中毒死亡率较高。对中毒患者血液、尿液百草枯浓度检测和监测对临床救治有很大作用。

(彭军　罗秀菊)

第四十五章 成瘾性物质的测定

据世界卫生组织报告,目前全球每年约有20万人死于违禁药物的应用,500万人死于吸烟有关的疾病,180万人死于酒精相关的疾病,上千万人因使用违禁药品而丧失劳动力。中国违禁药品使用人口每年以15%~20%速度递增,吸毒人数已达200万之多。中国是世界最大的烟草生产国和消费国,13亿人口中有3.5亿烟民;中国酒文化丰富,每年消耗的酒足以灌满3个西湖,有近3000万人成为酒瘾患者。因此,成瘾性物质使用已经成为包括中国在内当今世界严重的公共卫生问题之一。

第一节 概 述

一、成瘾

成瘾(addiction)指已知有不良后果的情形下,仍持续地使用药物或特定物质(烟、酒精),或是持续出现特定行为(赌、暴食),或者是会导致上述情形的神经受损。它是生理,或心理,或二者同时具备的一种依赖症。

成瘾性是指患者对药物产生了生理上依赖,与习惯性的根本区别在于停药后产生戒断症状。如长期服用安眠药的患者突然停药,可出现乏力、焦虑、恶心、呕吐、肌肉震颤,严重的还发生神志模糊。成瘾性和戒断症状是临床用药中的一个严重问题。因此,应遵照医嘱,不能擅自用药。

二、成瘾性物质

成瘾性物质(addictive substances)是指能够影响人类情绪、行为、改变意识状态,并能使人成瘾的一类化学物,又称为精神活性物质,通常分为违禁性成瘾物质(如鸦片、海洛因、冰毒、摇头丸、大麻等)和非违禁性成瘾物质(如镇静催眠药、美沙酮、可待因、烟草、酒精等)。

使用成瘾性物质的危害性包括:①直接危害人们身体健康。成瘾性物质是很多慢性疾病的危险因素,如长期吸烟、饮酒促进肺癌、肝硬化等疾病的发生发展;共用注射器吸食毒品时会加速感染性疾病如艾滋病、乙肝等传播;酒精是食管癌、肝癌、肝硬化、自杀、癫痫发作和交通事故的重要原因。②加重社会和家庭经济负担。对成瘾性物质依赖治疗需高额的医疗费用,由此引发的早死、残疾而造成的间接经济损失则难以估计。③扰乱社会安定,破坏家庭和谐。吸毒人员一旦对违禁成瘾药物形成依赖,为了获得药物,往往会不择手段,走上犯罪道路,给社会、家庭造成极大的危害。

成瘾性物质危害如此之大,因此,快速、准确地检测体内成瘾性物质的水平含量非常重要。成瘾性物质种类繁多,国内对于成瘾性物质的检验分散在不同的部门,如医院、防疫站、戒毒所、公安和交警等部门。国内目前尚无专著介绍常见成瘾性物质的检验方法,本章节中介绍的检测指标和方法均来自查阅的参考文献,仅供读者参考。

第二节　成瘾性物质的检测

一、血液乙醇(blood ethanol)

二、尿液乙醇(urine ethanol)

【生化及生理】

乙醇俗称酒精,化学结构式为 C_2H_5OH,在常温、常压下是一种易燃、易挥发的无色透明液体。饮酒后,乙醇很快通过胃和小肠的毛细血管进入血液。血液中酒精的浓度在 30~45 分钟内将达到最大值,随后逐渐降低,血液中酒精水平超过 1000mg/L 时,通常会引起明显的乙醇中毒。在体内,乙醇先经乙醇脱氢酶作用氧化为乙醛,再经乙醛脱氢酶作用生成乙酸,最后代谢为二氧化碳和水。

【检测方法】

血液酒精检测方法包括化学法(如用酸性重铬酸盐氧化分光光度法)、酶法、气相色谱法(GC)等,也可采用全自动血液酒精检测仪,其中 GC 为常规方法。

【标本要求与保存】

全血或血清,全血首选,氟化钠抗凝。标本量 7.0ml,至少 0.5ml。必须用具塞管密封保存。立即检测,否则冷藏。

随机尿,密封塑料管收集,不加防腐剂。标本量 5.0ml,至少 1.6ml。立即检测,否则冷藏。

【参考区间】

未检出。

【临床意义】

大量饮酒所造成的酒精急性中毒,可以使人丧命,即使少量喝酒所造成的慢性中毒也会对消化、呼吸、神经等系统造成危害。酒后驾车造成的交通事故频频发生,从这个意义上说酒精正在成为“马路杀手”。我国规定血液酒精浓度大于 20mg/100ml、小于 80mg/100ml 时为酒后驾车,大于或等于 80mg/100ml 时则为醉酒驾驶。

三、血清糖缺失性转铁蛋白(serum carbohydrate-deficient transferrin,CDT)

【生化及生理】

转铁蛋白(Tf)是人体内负责铁转运的最重要的蛋白质,每分子 Tf 最多可结合 2 分子 Fe^{3+}。Tf 是糖蛋白,其分子中部存在“N-多糖链”,可以分支成 2 或 3 个类似“天线”结构,“天线”大多以 1 分子带负电的唾液酸为终端。等电聚焦电泳(IEF)按相近的等电点分离 Fe^{3+} 饱和 Tf 出现 4 种异构体:5 分子唾液酸-Tf(pI5.2),4 分子唾液酸-Tf(pI5.4),3 分子唾液酸-Tf(pI5.6)和 2 分子唾液酸-Tf(pI5.7)。健康者血清中最常见的 Tf 同型体是 4 分子唾液酸-Tf,占总量的 64%~80%,两分子唾液酸-Tf 占血清 Tf 总量小于 2.5%。然而在高酒精耗量时两分子唾液酸-Tf 的量可增加 10~15 倍,在过度饮酒后,还可能出现无唾液酸-Tf(pI5.9)及单唾液酸-Tf。因此将含双唾液酸、单唾液酸和无唾液酸的转铁蛋白统称为糖缺失性转铁蛋白。它们在酒精中毒者血清中升高,戒酒后消失,半衰期约为 14 天。在正常人体内 CDT 含量极低,酒精中毒者体内的乙醇能使转铁蛋白上连有唾液酸的“N-多糖链”缺失,而连有半乳糖、甘露糖的糖链不受影响,造成转铁蛋白中唾液酸含量下降,CDT 升高。

【检测方法】

血清 CDT 检测主要有电泳法和免疫法两类,电泳法可用毛细管电泳或等电聚焦电泳。免疫法有免疫比浊法、酶联免疫法(EIA)或放射免疫法。一般采用 CDT 占总 Tf 的百分比表示。

【标本要求与保存】

血清。标本量 1.0ml,至少 0.75ml。立即分离血清,避免溶血。标本在室温(25℃)或冷藏(4℃)稳定两天,冷冻(-20℃)稳定 7 天。可反复冻融 3 次。

【参考区间】

<1.4%。

【临床意义】

酒精性肝病的诊断指标。①长期饮酒过量而就诊当时未饮酒,但仍疑似为酒精性肝病者的筛查;②监测长期酒精摄入情况,包括孕妇,区分酒精依赖与单次酒精饮用过度;③戒酒期间饮酒情况的监测;④辅助评估能否重新获得驾照;⑤创伤性患者中鉴别慢性酒精中毒,以防止创伤后并发症。

【注意事项】

自 1976 年血清糖缺失转铁蛋白报道以来,已被广泛用于酒精性肝病的实验诊断。该项目是目前唯一较特异的实验诊断指标。用不同的检测设备、检测方法和不同的人群,CDT 值有所不同,其特异性、敏感性也有差别。检测结果差异还与转铁蛋白异构体结构多样性相关,CDT 定义不确定是导致其检测结果和意义判断分歧的重要因素之一。

四、血液尼古丁(blood nicotine)

五、血浆尼古丁(plasma nicotine)

六、血清尼古丁(serum nicotine)

七、尿液尼古丁(urine nicotine)

【生化及生理】

烟碱,俗名尼古丁,分子式为 $C_{10}H_{14}N_2$,是一种存在于茄科植物中的生物碱,也是烟草的重要成分。尼古丁大部分是经由点燃烟品时产生,吸入的分量足够对人体产生多种作用,如四肢末梢血管收缩、心跳加快、血压上升、呼吸变快、精神状况改变等,是多种疾病的风险因素。尼古丁进入血液后,可透过血脑屏障进入脑部,$t_{1/2}$约两小时。肝尼古丁是主要代谢器官,代谢产物为可替宁。

【检测方法】

尿液中尼古丁与其代谢产物的筛查可采用 ELISA 试剂盒,操作方法按厂家提供的说明书进行。定量测定方法包括薄层色谱法、容量法、电导滴定法、气相色谱法(GC)、液相色谱法(LC)和液相色谱-串联质谱(LC-MS/MS)等,其中 LC-MS/MS 为常规方法。

【标本要求与保存】

全血、血浆或血清,EDTA 或肝素抗凝。标本量 1.0ml,至少 0.5ml。标本在室温(25℃)、冷藏(4℃)或冷冻(-20℃)稳定 14 天。

随机尿,不加防腐剂。标本量 1.0ml,至少 0.5ml。标本在室温(25℃)、冷藏(4℃)或冷冻(-20℃)稳定 14 天。

【参考区间】

未检出。

【临床意义】

吸烟引起的危害是当今世界最严重的公共卫生问题之一,是人类健康所面临的危险因素。每年因吸烟相关疾病所致死亡人数超过 100 万,吸烟者的平均寿命要比不吸烟者缩短 10 年,吸烟危害已经引起社会的广泛关注。尼古丁是烟草中最重要的化学成分,是一种有毒的生物碱。烟草吸入可以通过检测尼古丁及其代谢物来确定。科学、快速和准确地检测尿液中尼古丁的含量将为控烟流行病学研究提供实验室数据和资料,为减少非吸烟人群的被动吸烟、保护人们的身体健康具有重要意义。

八、血清咖啡因(serum caffeine)

九、血浆咖啡因(plasma caffeine)

【生化及生理】

咖啡因是一种植物生物碱,化学式为 $C_8H_{10}N_4O_2$。咖啡因在摄取后 45 分钟内被胃和小肠完全吸收,可分布到身体各组织器官。咖啡因主要在肝脏代谢,由细胞色素氧化酶 P450 酶系统氧化,生成三个初级代谢产物副黄嘌呤(84%)、可可碱(12%)和茶碱(4%),这些化合物进一步代谢,最终通过尿液排泄出体外。

【检测方法】

尿液咖啡因检测方法有碘量法、免疫法、气相色谱法(GC)、高效液相色谱法(HPLC)、液相色谱-质谱联用法(LC/MS-MS)等。筛查采用免疫学方法,确认采用 LC/MS-MS 法。

【标本要求与保存】

血浆或血清,EDTA 或肝素抗凝。标本量 1.0ml,至少 0.3ml。标本在室温(25℃)、冷藏(4℃)或冷冻(-20℃)稳定 14 天。

【参考区间】

健康人:未检出。

毒性浓度:>50.0μg/ml。

治疗浓度:3.0~15.0μg/ml。

【临床意义】

(1) 咖啡因是一种黄嘌呤生物碱化合物,是一种中枢神经兴奋剂,能够暂时地驱走睡意并恢复精力,含有咖啡因成分的饮料如咖啡、茶等饮用普遍。适度饮用咖啡因能提神、解除疲劳,但大剂量服用咖啡因则能够导致"咖啡因中毒"。咖啡因中毒包括上瘾和一系列的身体与心理的不良反应。检测咖啡因浓度有助于咖啡因中毒的诊断。

(2) 咖啡因可用于疾病治疗监测。

十、安非他明筛查试验(amphetamine screening test)

十一、安非他明确认试验(amphetamine confirmation test)

【生化及生理】

安非他明即苯丙胺,是中枢神经系统与周边神经系统交感区的刺激物,分子式为 $C_9H_{13}N$,其甲基化产物甲基苯丙胺即为冰毒。苯丙胺由化学方法合成,纯品为无色至淡黄色油状碱性液体,其盐酸盐或硫酸盐为微带苦味之白色结晶体粉末。苯丙胺口服吸收迅速,于1~2小时达血药浓度,约50%经肝脏代谢,30%~50%以原形经肾脏排泄,血浆 $t_{1/2}$ 10~13小时。

【检测方法】

尿液安非他明检测采用ELISA试剂盒或胶体金标记免疫试剂盒、气相色谱法(GC)、高效液相色谱法(HPLC)、薄层层析法(TLC)、气相色谱-质谱联用法(GC-MS)和高效液相色谱-质谱联用法(HPLC-MS)等。

筛查试验采用免疫学方法。如果筛查试验为阳性,进一步采用确认试验。确认试验采用GC-MS法。可用全血或尿液标本。

【标本要求与保存】

全血标本,氟化钠抗凝。标本量12.0ml,至少4.0ml。标本在室温(25℃)、冷藏(4℃)或冷冻(-20℃)稳定14天。

随机尿,不加防腐剂。标本量30.0ml。

【参考区间】

未检出。

【临床意义】

安非他明是刺激剂的一种,能够增加人的机敏性,暂时减轻疲劳感并增加攻击性。重复使用会成瘾,中毒症状包括多话、头痛、错乱、高热、血压上升、盗汗、瞳孔放大、食欲丧失。大剂量使用引起精神错乱,思想障碍,类似妄想性精神分裂症,多疑、幻听、被害妄想等,长期使用导致器官性脑症候群。检测安非他明浓度有助于预防和诊断安非他明中毒。

十二、血清苯巴比妥(serum phenobarbital)

十三、苯巴比妥筛查试验(phenobarbital screening test)

十四、苯巴比妥确认试验(phenobarbital confirmation test)

【生化及生理】

苯巴比妥为白色结晶粉末,微苦,分子式为 $C_{12}H_{12}N_2O_3$。苯巴比妥在胃和小肠中被吸收,达峰浓度时间为1~3小时,$t_{1/2}$ 为~96小时。苯巴比妥主要在肝脏代谢,包括5位取代基的氧化,水解开环等,部分代谢为羟基苯巴比妥,再和葡萄糖醛酸结合后随尿液排出体外。

【检测方法】

尿液苯巴比妥检测采用ELISA试剂盒或胶体金标记免疫试剂盒、气相色谱法(GC)、高效液相色谱法(HPLC)、薄层层析法(TLC)、气相色谱-质谱联用法(GC-MS)和高效液相色谱-质谱联用法(HPLC-MS)等。

筛查试验采用免疫学方法。如果筛查试验为阳性,进一步采用确认试验。确认试验采用GC-MS法。均采用尿液标本。

【标本要求与保存】

血浆或血清,EDTA或肝素抗凝。标本量2.0ml,至少0.6ml。标本在室温(25℃)、冷藏(4℃)或冷冻(-20℃)稳定14天。

随机尿,不加防腐剂。标本量30.0ml。

【参考区间】

未检出。

【临床意义】

苯巴比妥可减轻吸毒者成瘾者的焦虑,但与鸦片类毒品混合服用可进一步加强毒品的刺激性,容易造成中毒事件。科学、快速和准确地筛选和确定血液或尿液中巴比妥含量对于中毒诊断和禁毒工作意义重大。

十五、苯二氮䓬类筛查试验(benzodiazepines screening test)

十六、苯二氮䓬类确认试验(benzodiazepines confirmation test)

【生化及生理】

苯二氮䓬类多为1,4-苯并二氮䓬的衍生物,苯二氮䓬类药物包括三唑仑、咪达唑仑、氯羟安定、艾司唑仑、地西泮、硝基安定等。哺乳动物和人的中枢神经系统中存在对苯二氮䓬具有高亲和力、立体特异性和可饱和性的结合位点。苯二氮䓬类口服吸收良好,约1小时达血药峰浓度,主要在肝药酶作用下进行生物转化。多数药物的代谢产物具有与母体药物相似的活性,而其半衰期则比母体药物更长,苯二氮䓬类及其代谢物最终与葡萄糖醛酸结合而失活,经肾排出。

【检测方法】

尿液苯二氮䓬类药物的检测可采用胶体金标记免疫试剂盒、气相色谱法(GC)、液相色谱-质谱联用法(LC-MS)、气相色谱-质谱联用法(GC-MS)等。

筛查试验采用免疫学方法。如果筛查试验为阳性,进一步采用确认试验。确认试验采用GC-MS法。均采用尿液标本。

【标本要求与保存】

随机尿,不加防腐剂。标本量30.0ml。标本在室温(25℃)、冷藏(4℃)或冷冻(-20℃)稳定14天。

【参考区间】

未检出。

【临床意义】

苯二氮䓬类药物可缩短入睡时间、减少觉醒时间和次数、增加总睡眠时间,是目前使用最广泛的催眠药。苯二氮䓬类药物可减轻吸毒者成瘾者的焦虑,但与鸦片类毒品混合服用可进一步加强毒品的刺激性,容易造成中毒事件。刑事案件中常有投毒此类药物的案例,临床中误服过量该类药物的病例也时有发生,科学、快速和准确地筛选和确定血液或尿液中苯二氮䓬类药物的含量对于中毒诊断和刑事案件侦破具有重要意义。

十七、血清丁丙诺啡(serum buprenorphine)

十八、丁丙诺啡筛查试验(buprenorphine screening test)

十九、丁丙诺啡确认试验(buprenorphine confirmation test)

【生化及生理】

丁丙诺啡分子式为$C_{29}H_{41}NO_4$,临床上常用盐酸丁丙诺啡,呈白色结晶性粉末。丁丙诺啡是一种高亲脂性药物,注射或舌下含化起效都比较快,在肝中代谢,由胆汁、粪便排泄。

【检测方法】

尿液丁丙诺啡筛查可采用丁丙诺啡筛选试剂盒,快速检测人是否在24小时内滥用丁丙诺啡,操作方法按厂家提供的说明书进行。丁丙诺啡的确认实验则可采用薄层色谱法、高效液相色谱法(HPLC)、液相色谱-质谱联用法(LC-MS)、气相色谱-质谱联用法(GC-MS)等。

筛查试验采用免疫学方法。如果筛查试验为阳性,进一步采用确认试验。确认试验采用LC/MS-MS法。均采用尿液标本。

【标本要求与保存】

血清。标本量0.25ml,至少0.1ml。尽快分离血清。标本在室温(25℃)、冷藏(4℃)或冷冻(-20℃)稳定14天。

随机尿,不加防腐剂。标本量30.0ml。标本在室温(25℃)稳定34天。

【参考区间】

未检出。

【临床意义】

与传统的吗啡、美沙酮等药物相比,丁丙诺啡具有明显优势,已被广泛用于临床镇痛和阿片类毒品依赖的脱瘾药,但长期使用仍可产生耐受性和成瘾,使其由戒毒药品转化为滥用药品。近年来,使用丁丙诺啡替代吸食(注射)海洛因的吸毒人员不断增多,因而科学、快速和准确地筛选和确定血液或尿液中丁丙诺啡含量,对指导临床安全用药以及法医毒物分析的研究具有重要的意义。

二十、可卡因筛查试验（cocaine screening test）

二十一、可卡因确认试验（cocaine confirmation test）

【生化及生理】

可卡因呈白色晶体状，味苦而麻，分子式为 $C_{17}H_{21}NO_4$。可通过鼻吸入和静脉注射进入体内，极易成瘾。可卡因在体内吸收迅速，约50%以上进入循环系统，主要通过肝脏和血浆酯酶迅速代谢，主要代谢物苯甲酰芽子碱，由肾脏随尿排泄，约1%以原形随尿排出。

【检测方法】

筛查试验采用免疫学方法，如果筛查试验为阳性，进一步采用确认试验。确认试验采用 GC/MS 法。可采用血液或尿液标本。

【标本要求与保存】

全血标本，氟化钠抗凝。标本量 3.0ml，至少 1.0ml。标本在室温（25℃）稳定 7 天，否则冷藏（4℃）保存，不要冷冻。

随机尿，不加防腐剂。标本量 30.0ml。标本在室温（25℃）稳定 7 天，否则冷藏（4℃）保存，不要冷冻。

【参考区间】

各种方法检测区间有较大差别，最低检出限范围为 40～100μg/L。

【临床意义】

可卡因为中枢神经系统兴奋剂，容易成瘾，近年来，国际上滥用可卡因呈现日趋严重的趋势，因此建立可卡因及其代谢物在血液中的分析检测方法具有重要的现实意义。

二十二、尿液芬太尼（urine fentanyl）

【生化及生理】

芬太尼分子式为 $C_{22}H_{28}N_2O$，临床上常用其枸橼酸盐，呈白色结晶性粉末。临床一般采用静脉注射或肌内注射给药。静脉注射 1 分钟即起效，4 分钟达高峰，维持 30～60 分钟，$t_{1/2}$ 为约 3.7 小时，主要在肝脏代谢，代谢产物与约 10% 的原形药由肾脏排出。

【检测方法】

尿液中芬太尼的检测常用免疫法和 LC/MS-MS。

【标本要求与保存】

随机尿，不加防腐剂。标本量 30.0ml。标本在室温（25℃）稳定 3 天，否则冷藏（4℃）或冷冻。

【参考区间】

未检出。

【临床意义】

芬太尼是一种麻醉性镇痛药，作用强度为吗啡的 60～80 倍，其作用迅速，维持时间短，不释放组胺，对心血管功能影响小，广泛应用于各种外科手术，尤其是心血管手术，但应用不当，会出现恶心、低血压、精神错乱、幻觉、欣快等副作用。科学、快速和准确地筛查和确定尿液中芬太尼含量对于指导芬太尼用药，预防和减少不良反应的发生很重要。

二十三、尿液麦角酸二乙基酰胺（urine lysergic acid diethylamine）

【生化及生理】

麦角酸二乙基酰胺（LSD）分子式为 $C_{16}H_{16}N_2O_2$，俗称摇头丸、一粒砂、蟑螂屎等，是一种无色、无臭、无味的液体，属于半合成的生物碱类物质。麦角酸二乙基酰胺的肠道吸收及鼻黏膜吸收良好，血药浓度高峰在吸食后 30～60 分钟达到，组织中分布容积约 0.27L/kg，$t_{1/2}$ 为约 36 小时，主要在肝脏转化，代谢物最终与葡萄糖醛酸结合经肾排出，尿中的麦角酸二乙基酰胺可在吸食或口服后 34～120 小时内测得。长期或大量滥用 LSD 除记忆力受到损害，并出现抽象思维障碍等严重毒副作用。

【检测方法】

尿液麦角酸二乙基酰胺的检测可采用免疫法、气相色谱-质谱联用法（GC-MS）等，其中免疫法为常规方法。

【标本要求与保存】

随机尿，不加防腐剂。标本量 30.0ml。标本在室温（25℃）、冷藏（4℃）或冷冻（-20℃）稳定 14 天。

【参考区间】

未检出。

【临床意义】

少量的 LSD 经尿液排泄，尿中的 LSD 可在吸食或口服后 34～120 小时内检测到。及时检测尿液 LSD 浓度有助于预防和诊断 LSD 中毒。

二十四、血液二亚甲基双氧苯丙胺(blood methylenedioxymethamphetamine)

二十五、二亚甲基双氧苯丙胺筛查试验(methylenedioxymethamphetamine screening test)

二十六、二亚甲基双氧苯丙胺确认试验(methylenedioxymethamphetamine confirmaiton test)

【生化及生理】

二亚甲基双氧苯丙胺(MDMA)俗称摇头丸，是一种化学合成毒品，分子式为 $C_{11}H_{15}NO_2$。口服 MDMA 后 30～60 分钟开始起作用，血药浓度高峰约在服药后 90 分钟，药效可维持 8 小时以上。MDMA 在体内代谢经 N-脱甲基形成 MDA，65% 经尿排除。

【检测方法】

尿液中 MDMA 的筛查可采用胶体金标记免疫试剂盒，操作方法按厂家提供的说明书进行。MDMA 的确认实验则可采用 GC-MS。

筛查试验采用免疫学方法，如果筛查试验为阳性，进一步采用确认试验。确认试验采用 GC/MS 法。均采用尿液标本。

【标本要求与保存】

血清、血浆或全血标本，氟化钠抗凝。标本量 3.0ml。尽快分离血清或血浆。标本立即检测，否则冷藏或冷冻保存。

随机尿，不加防腐剂。标本量 30.0ml。标本在室温(25℃)稳定 7 天，否则冷藏(4℃)保存。

【参考区间】

未检出。

【临床意义】

MDMA 俗称“摇头丸”或“迷魂药”，属苯丙胺类兴奋剂，为人工合成的有机胺类化合物，对中枢神经和交感神经系统具有强烈的作用，被认为是 21 世纪流行最广泛的毒品。科学、快速和准确地筛查和确定尿液中 MDMA 含量对于禁毒工作意义重大。

二十七、血清安眠酮(serum methaqualone)

二十八、血浆安眠酮(plasma methaqualone)

二十九、安眠酮筛查试验(methaqualone screening test)

三十、安眠酮确认试验(methaqualone confirmaiton test)

【生化及生理】

安眠酮又称甲苯喹唑酮，又名甲喹酮、海米那、眠可欣。分子式为 $C_{16}H_{14}ON_2$。安眠酮为白色结晶性粉末，味微苦，不溶于水，易溶于乙醇和氯仿。口服易吸收，服药后 10～30 分钟起效，可持续 6～8 小时，$t_{1/2}$ 为 19～40 小时，在肝脏代谢后由尿排出。安眠酮属于中枢神经的安定药类，是国家管制的精神药品。小剂量服用安眠酮使服用者从消沉状态进入极端神经质和兴奋状态。长期使用安眠酮，会形成依赖性，造成毒物癖。

【检测方法】

尿液安眠酮的检测可采用免疫法、紫外分光光度法、气相色谱(GC)和气相色谱-质谱法(GC/MS)等。筛查采用免疫学方法，确认采用 GC-MS 法。

【标本要求与保存】

血清或血浆，肝素抗凝。标本量 3.0ml，至少 0.6ml。立即分离标本。标本在室温(25℃)稳定 3 天，否则冷藏(4℃)或冷冻(-20℃)稳定保存。

随机尿，不加防腐剂。标本量 30.0ml。

【参考区间】

未检出。

【临床意义】

检测尿液安眠酮浓度有助于预防和诊断安眠酮中毒。

三十一、美沙酮筛查试验(methadone screening test)

三十二、美沙酮确认试验(methadone confirmation test)

【生化及生理】

美沙酮分子式为 $C_{21}H_{27}NO$，是一种人工合成的麻醉药品，药效与吗啡类似。口服吸收良好，服药后30分钟起效，4小时血药浓度达高峰，作用持续时间24～36小时，$t_{1/2}$为15～18小时，主要在肝脏代谢，由肾脏及胆汁排泄。美沙酮属于二苯基甲烷类，用于海洛因成瘾患者治疗过程中的替代品。由于它的处方比较容易得到，因此常被一些人滥用。另外，美沙酮可能是一种新的白血病治疗药物，尤其是对化疗和放射线治疗已经无效的癌症患者。

【检测方法】

尿液美沙酮的检测可采用胶体金标记免疫试剂盒、气相色谱法（GC）、高效液相色谱法（HPLC）和气相色谱-质谱联用法（GC-MS）等。

筛查试验采用免疫学方法。如果筛查试验为阳性，进一步采用确认试验。确认试验采用GC-MS法。

【标本要求与保存】

血浆或血清，EDTA或肝素抗凝。标本量1.0ml，至少0.3ml。标本在室温（25℃）、冷藏（4℃）或冷冻（-20℃）稳定14天。

随机尿，不加防腐剂。标本量30.0ml。

【参考区间】

健康人：未检出。

治疗浓度：100～400ng/ml。

毒性浓度：>2000ng/ml。

【临床意义】

科学、快速和准确地筛查和确定血清、尿液中美沙酮含量对于中毒诊断和禁毒工作意义重大。

三十三、血液吗啡（blood morphine）

三十四、血浆吗啡（plasma morphine）

三十五、血清吗啡（serum morphine）

【生化及生理】

吗啡分子式为$C_{17}H_{19}NO_3$，是一种白色有丝光的针状结晶或结晶性粉末，味苦有毒，无臭，遇光易变质，易溶于水，微溶于乙醇。吗啡经皮下或肌内注射给药吸收迅速，30分钟后即可吸收60%，血浆消除半衰期个体差异大，为3～21小时。吗啡主要在肝脏代谢，60%～70%在肝内与葡萄糖醛酸结合，10%脱甲基成去甲基吗啡，20%为游离型。主要经肾脏排出，少量经胆汁和乳汁排出。

【检测方法】

尿液吗啡的检测可采用胶体金标记免疫试剂盒、气相色谱法（GC）、高效液相色谱法（HPLC）、薄层色谱法（TLC）和气相色谱-质谱联用法（GC-MS）等，其中LC/MS-MS为常规方法。

【标本要求与保存】

全血、血浆或血清，EDTA或肝素抗凝。标本量1.0ml，至少0.3ml。标本在室温（25℃）、冷藏（4℃）或冷冻（-20℃）稳定14天。

【参考区间】

未检出。

【临床意义】

吗啡主要用于中到重度疼痛治疗，例如癌症疼痛。反复使用吗啡将引起机体耐受成瘾。科学、快速和准确地筛选和确定血液或尿液中吗啡含量对于中毒诊断和禁毒工作意义重大。

三十六、血液丙氧酚（blood propoxyphene）

三十七、丙氧酚筛查试验（propoxyphene screening test）

三十八、丙氧酚确认试验（propoxyphene confirmation test）

【生化及生理】

丙氧酚又称右丙氧芬，呈白色粉末，味苦，分子式为$C_{22}H_{29}NO_2$。口服后吸收快，有首过效应，生物利用度为30%～70%，$t_{1/2}$为8～24小时，主要在肝脏代谢，代谢产物去甲丙氧酚，从尿中排泄。

【检测方法】

血液中丙氧酚和去甲丙氧酚的检测用液相色谱-质谱联用法（LC-MS）。

尿液中丙氧酚的筛查可采用ELISA试剂盒，而丙氧酚和去甲丙氧酚的确认实验通常采用气相色谱-质谱联用法（GC-MS）。

【标本要求与保存】

血浆或血清，EDTA或肝素抗凝。标本量1.0ml，至少0.3ml。标本在室温（25℃）、冷藏（4℃）或冷冻（-20℃）稳定14天。

随机尿，不加防腐剂。标本量30.0ml。

【参考区间】

血清/血浆：健康人：未检出。

治疗浓度：100～400ng/ml。

毒性浓度：>500ng/ml。

尿液：未检出。

【临床意义】

丙氧芬是一种合成的阿片类药物，结构与美沙酮相似，其代谢产物为去甲丙氧芬，有弱阿片活性，可以引起惊厥，2005 年英国当局已经宣布逐渐从市场撤退丙氧芬这一药物。检测尿液中丙氧酚和去甲丙氧酚含量有利于丙氧芬的中毒诊断。

三十九、阿片类药物筛查试验(opiates screening test)

四十、阿片类药物确认试验(opiates confirmation test)

【生化及生理】

阿片类药物主要包括可待因、双氢可待因、氢吗啡酮、羟考酮、美沙酮、吗啡、芬太尼、哌替啶(度冷丁)和曲马多等，临床上主要用于镇痛，其作用机制主要通过与阿片受体结合，抑制 P 物质的释放，从而阻止疼痛传入脑内。

【检测方法】

阿片类药物(如吗啡)可采用胶体金标记免疫法和气相色谱-质谱联用法(GC-MS)，其中 GC-MS 为常规方法。

筛查试验采用免疫学方法。如果筛查试验为阳性，进一步采用确认试验。确认试验采用 GC-MS 法。均采用血液标本。

【标本要求与保存】

全血，EDTA 或氟化钠抗凝。标本在室温(25℃)稳定 7 天，否则冷藏(4℃)或冷冻(-20℃)稳定保存。

【参考区间】

未检出。

【临床意义】

阿片类镇痛药主要用于中到重度疼痛治疗，例如癌症疼痛。反复使用阿片类物质将引起机体耐受成瘾。科学、快速和准确地筛选和确定血液或尿液中的阿片类物质含量对于中毒诊断和禁毒工作意义重大。

四十一、血液羟氢可待酮(blood oxycodone)

四十二、羟氢可待酮筛查试验(oxycodone screening test)

四十三、羟氢可待酮确认试验(oxycodone confirmation test)

【生化及生理】

羟氢可待酮分子式为 $C_{18}H_{21}NO_4$，为阿片类镇痛药，肌内注射的等效镇痛效力为吗啡的约 10 倍。口服效果差，为肌内注射的效果 1/10～1/6，肌内注射或皮下注射，作用持续 4～6 小时。

【检测方法】

血液标本采用 LC/MS-MS 法。

尿液可采用免疫法或气相色谱-质谱联用法(GC-MS)法。

筛查试验采用免疫学方法。如果筛查试验为阳性，进一步采用确认试验。确认试验采用 GC-MS 法。均采用尿液标本。

【标本要求与保存】

血清、血浆或全血，EDTA 或肝素抗凝。标本量 0.3ml，至少 0.1ml。尽快分离标本。立即检测，否则冷藏(4℃)或冷冻(-20℃)稳定保存。

随机尿，不加防腐剂。标本量 30.0ml。标本在室温(25℃)稳定 7 天，否则冷藏(4℃)稳定保存。

【参考区间】

未检出。

【临床意义】

快速和准确地筛选和确定血液或尿液中羟氢可待酮含量对于中毒诊断和禁毒工作意义重大。

四十四、血液氧吗啡酮(blood oxymorphone)

四十五、氧吗啡酮筛查试验(oxymorphone screening test)

四十六、氧吗啡酮确认试验(oxymorphone confirmation test)

【生化及生理】

氧吗啡酮分子式为 $C_{17}H_{19}NO_4$，为阿片类镇痛药,肌内注射的等效镇痛效力为吗啡的约10倍。口服效果差,为肌内注射的效果1/10~1/6,肌内注射或皮下注射,作用持续4~6小时。

【检测方法】

血液标本采用LC/MS-MS法。

尿液可采用免疫法或气相色谱-质谱联用法(GC-MS)法。

筛查试验采用免疫学方法。如果筛查试验为阳性,进一步采用确认试验。确认试验采用GC-MS法。均采用尿液标本。

【标本要求与保存】

血清、血浆或全血,EDTA或肝素抗凝。标本量0.3ml,至少0.1ml。尽快分离标本。立即检测,否则冷藏(4℃)或冷冻(-20℃)稳定保存14天。

随机尿,不加防腐剂。标本量30.0ml。标本在室温(25℃)稳定7天,否则冷藏(4℃)稳定保存。

【参考区间】

未检出。

【临床意义】

快速和准确地筛选和确定血液或尿液中氧吗啡酮含量对于中毒诊断和禁毒工作意义重大。

四十七、血液苯环己哌啶(blood phencyclidine)

四十八、苯环己哌啶筛查试验(phencyclidine screening test)

四十九、苯环己哌啶确认试验(phencyclidine confirmation test)

【生化及生理】

苯环己哌啶俗称普斯普剂(PCP),1956年由美国底特律一个化学实验室首次合成,分子式为$C_{17}H_{25}N$。PCP可吃、可吸、可闻、可注射,几分钟到1小时之间便会产生效果。PCP会在体内停留很长的时间,$t_{1/2}$为11~51小时。

【检测方法】

血液、尿液中苯环己哌啶可采用采用ELISA、胶体金标记免疫和气相色谱-质谱联用法(GC-MS)等。

筛查试验采用免疫学方法。如果筛查试验为阳性,进一步采用确认试验。确认试验采用GC-MS法。均采用尿液标本。

【标本要求与保存】

全血,氟化钠抗凝。标本量3.0ml,至少1.0ml。标本在室温(25℃)、冷藏(4℃)或冷冻(-20℃)稳定保存14天。

随机尿,不加防腐剂。标本量30.0ml。标本在室温(25℃)稳定7天,否则冷藏(4℃)稳定保存。

【参考区间】

未检出。

【临床意义】

苯环己哌啶也称作普斯普剂、天使丸、天使粉等,是一种有麻醉作用的致幻类药物。大剂量用药后出现情绪不稳、兴奋躁动、失去痛感、神经麻木,并自感失重,继而注意力不能集中,产生思维障碍,逐渐出现幻觉,有的还因此导致进攻行为或自残行为。服用苯环己哌啶引起的自杀、杀人等行为较其他致幻剂严重。科学、快速和准确地筛选和确定血液或尿液中苯环己哌啶含量对于中毒诊断和禁毒工作意义重大。

五十、尿液四氢大麻酚(urine tetrahydrocannabinol,THC)

【生化及生理】

大麻主要有效化学成分为四氢大麻酚(THC),分子式为$C_{21}H_{30}O_2$。它是一种芳香类萜,因此难溶于水,但易溶于多数有机溶剂中。四氢大麻酚是一种经典大麻素受体激动剂,通过中枢型受体CB_1和末梢型受体CB_2发挥作用。抽吸大麻后10%~20%的四氢大麻酚通过肺部吸收进入体内,吸入量的多少与抽吸的速度、抽吸的总时间、吸毒的程度、吸入后屏气时间长短及"大麻烟"的品种有关,平均吸入量为18%。大麻抽吸后起效极快,数秒钟即有感觉,最慢者数分钟出现效应。

四氢大麻酚的代谢过程主要在肝脏中进行,为细胞色素P450酶类所催化。>55%的四氢大麻酚从粪便中排泄,约20%从尿液排泄。人体内的四氢大麻酚主要被代谢为11-羟基-THC,该代谢物仍有精神活性,继续被代谢则产生11-正-9-羧基-THC。从人类和动物体内可鉴定出超过100种四氢大麻酚的代谢物,但其中以11-羟基-THC和11-正-9-羧基-THC含量最高。四氢大麻酚的代谢过程主要在肝脏中进行,为细胞色素P450酶类CYP2C9、CYP2C19和CYP3A4所催化。>55%的THC从粪便中排泄,约20%的THC从尿液排泄。粪便中主要检测到11-

羟基-THC。通过尿液排泄的主要代谢物则为11-正-9-羧基-THC的葡萄糖醛酸酯及游离的11-正-9-羧基-THC。

【检测方法】

尿液四氢大麻酚的检测可采用胶体金标记免疫试剂盒、气相色谱法（GC）、高效液相色谱法（HPLC）、气相色谱-质谱联用法（GC-MS）和高效液相色谱-质谱联用法（HPLC-MS）等，其中GC-MS为常规方法。

【标本要求与保存】

随机尿，不加防腐剂。标本量30.0ml。

【参考区间】

未检出。

【临床意义】

大麻来源于大麻花叶部分，是最古老、最有名的致幻剂，是目前最常见的滥用药物之一。滥用高剂量的大麻会产生焦虑、狂妄、抑郁、神志混乱等精神症状，危害极大。科学、快速和准确地筛选和确定血液或尿液中大麻含量对打击吸毒和刑事案件侦破意义重大。

五十一、大麻素筛查试验（cannabinoid（marijuana）screening test）

五十二、大麻素确认试验（cannabinoid（marijuana）confirmation test）

【生化及生理】

大麻素是从印度大麻里发现的一组萜酚类化合物，目前已鉴定了60多种大麻素类似成分，其中以四氢大麻酚为主，其分子式为$C_{21}H_{30}O_2$。抽吸大麻后10%～20%的四氢大麻酚通过肺部吸收进入体内，吸入量的多少与抽吸的速度、抽吸的总时间、吸毒的程度、吸入后屏气时间长短及“大麻烟”的品种有关，平均吸入量为18%。大麻抽吸后起效极快，数秒钟即有感觉，最慢者数分钟出现效应。四氢大麻酚的代谢过程主要在肝脏中进行，为细胞色素P450酶类所催化。>55%的四氢大麻酚从粪便中排泄，约20%从尿液排泄。

【检测方法】

大麻素的筛查试验可采用胶体金标记免疫试剂盒，操作方法按厂家提供的说明书进行。大麻素的确认试验则可采用气相色谱法（GC）、高效液相色谱法（HPLC）、气相色谱-质谱联用法（GC-MS）和高效液相色谱-质谱联用法（HPLC-MS）等。均采用尿液标本。

【标本要求与保存】

随机尿，不加防腐剂。标本量30.0ml。标本在室温（25℃）、冷藏（4℃）或冷冻（-20℃）稳定14天。

【参考区间】

未检出。

【临床意义】

大麻来源于大麻花叶部分，是最古老、最有名的致幻剂，是目前最常见的滥用药物之一。滥用高剂量的大麻会产生焦虑、狂妄、抑郁、神志混乱等精神症状，危害极大。科学、快速和准确地筛选和确定血液或尿液中大麻含量对打击吸毒和刑事案件侦破意义重大。

（彭军　罗秀菊）

第四十六章 治疗药物监测

治疗药物监测是临床医学和临床药学领域崛起的一门新兴边缘学科，其目的是结合药代动力学原理，通过测定血液中药物浓度（血药浓度）使给药方案个体化，以提高药物治疗水平，达到临床安全、有效、合理用药。目前，临床用药主要是参照教材上推荐的平均剂量给药，由于忽略了个体差异，结果是部分患者得到有效治疗，部分则未能达到预期的疗效，部分甚至出现毒性反应。如苯妥英钠治疗癫痫时浓度范围较窄，当血药浓度偏低时达不到治疗效果，但过高时药物本身也可诱导癫痫发作。仅靠临床观察，很难区别是剂量不足未达到疗效还是药物过量引起的毒性反应。

近年来的临床实践证明治疗性药物血药浓度监测具有重要临床意义，包括使给药方案个体化、防止药物过量中毒、判断患者用药的依从性和降低治疗费用等。例如，通过治疗性药物监测和个体化给药方案，使癫痫发作的控制率从47%提高到74%。目前在美、英、加拿大等医疗先进国家，治疗性药物监测已成为一项日常医疗工作。近年来，国内很多医院也陆续开展多种药物的血药浓度测定，已开展的监测药物主要包括抗惊厥类药物、强心苷类药物、抗心律失常类药物、三环类抗抑郁药、氨基糖苷类抗菌药等。这些药物大都具有治疗指数低、安全范围窄和毒副作用强的特点。医师可根据患者血药浓度和临床反应来调整治疗方案和给药剂量。

第一节 概 述

一、治疗药物监测

治疗药物监测（therapeutic drug monitoring，TDM）是应用现代先进的体内药物分析技术，定量测定血液或其他体液中药物或其代谢产物的浓度，再依据药代动力学原理制定合理的给药方案，实现临床给药方案个体化，以达到提高疗效、避免或减少毒副反应的目的。

传统的药物治疗方法是参照药品说明书上推荐的平均剂量给药，其结果是仅部分患者得到有效治疗，而其他患者未能达到预期的疗效，或者出现了毒性反应。不同的患者对剂量的需求不同，医师可以通过TDM来制定个体化的给药方案。相对于经验性用药，TDM有以下优点：①实现给药方案个体化：通过TDM能够尽快为患者制定合理的给药方案，即对单一患者确定最佳的给药方式与治疗剂量，尤其是为具有特殊药代动力学的患者如婴幼儿、老年人和肝肾功能不全者制定符合其自身特点的给药方案。这是TDM最主要的用途。②避免药物毒性：监测血药浓度不仅能够及时发现药物过量所致的中毒反应，还能为判断中毒程度、调整用药方案提供科学依据。例如扑热息痛的氧化代谢的中间产物有肝毒性，可致急性肝坏死甚至死亡，但服用中毒剂量的扑热息痛的初期中毒症状并不明显，一般在用药3天后才出现，此时已延误了治疗机会，进行血药浓度测定可达到早期诊断与治疗的目的。③确定患者是否按医嘱服药，提高用药的依从性。部分患者担心药物不良反应较大，不遵从医嘱，私自减小剂量，导致血药浓度低于有效浓度范围，病情不能得到有效控制。医师可以通过监测血药浓度这一客观数值，了解患者的用药依从性。④用于医疗鉴定：当涉及某些医学法律问题时，TDM可提供客观依据，如氨基糖苷类抗生素治疗泌尿系统感染出现肾衰竭时，借助 TDM 可明确肾衰竭是本身疾病所致还是用药过量所致。

二、治疗性药物监测过程

准确、可靠的 TDM 测定结果是保证患者个体化治疗的必要条件。在 TDM 工作中常用的标本是血浆、血清及唾液。除采取正确的标本处理过程之外，应根据测定药物的有效血药浓度水平所决定的灵敏度要求、是否需同时检测多种药物或活性代谢物、可供选用的仪器设备及检测经济成本等，综合考虑，确定能满足临床要求的可行方法。

（一）标本处理过程

在 TDM 工作中可检测的标本有血浆、血清、唾液、尿液和脑脊液等，常用的标本是血浆、血清及唾液。由于生物样品成分复杂，存在各种直接或间接干扰药物测定结果的物质，因此，常需根据不同的测定方法，进行相应的样品预处理，除去干扰物质。

1. 常用标本与收集　血浆与血清是 TDM 最常用的样品。药物在血液中与血浆蛋白可逆结合，即血液中药物的存在有两种形式：游离型和结合型。游离药物浓度与药理效应的关系更密切，测定游离型的药物浓度更有利于用药的调整，但因游离药物浓度的测定较复杂、难以实施，在 TDM 中通常测定的药物浓度是血液中药物的总浓度。

（1）血浆：血样采集后应及时离心分离，将采集的血样置于含有肝素或柠檬酸盐抗凝剂处理过的试管中，缓慢转动试管使其充分混合，然后离心，上清液即为血浆。样品短期可置 4℃ 冰箱中保存，长期保存则需置-20℃ 冰箱中冷冻。

（2）血清：采集的血样于室温下放置 30～60 分钟，或将抽取的血样置于促凝管中，待血液凝固后，离心分离出血清。保存方法同血浆。

（3）唾液：唾液采样时应尽可能在刺激少、安静的状态下进行，一般在漱口后 15 分钟，收集口内自然流出或经舌在口内搅动后的混合液，经离心后取上清液作为测定药物浓度的样品。唾液中的药物几乎均以游离态存在，与血中的游离药物浓度成一定的比值，用以反映作用部位药物浓度较总血药浓度更适合。

（4）尿液：尿液 pH 随饮食成分、水电解质和酸碱平衡状态的改变而变化，在 TDM 的实际工作中以尿为标本甚少。但对用作治疗泌尿道感染的药物，及可产生肾小管损害的药物，检测尿药浓度则有其特殊意义。

（5）脑脊液：直接测定脑脊液中的药物浓度可排除血脑屏障对药物分布的影响，且脑脊液中蛋白质少，对作用于中枢神经系统的药物，更接近于靶位浓度。

2. 取样时间　取样时间对测定结果的临床价值影响大，是开展 TDM 必须考虑的基本环节。由于各种药物的药动学性质及用药后达到稳态血药浓度及稳态后出现峰、谷浓度的时间均不相同，故须根据各种被监测药物的药动学性质、体内代谢过程，选择其取样时间，使测出的血药浓度能真实反映药物的峰、谷浓度，并能作为给药方案调整的可靠依据。

（1）监测、调整用药方案：应在达到稳态血药浓度后再取样。恒速静脉滴注时，稳态血药浓度维持在恒定的水平，达稳态后任何时间均可取样；多剂量间隔用药时，稳态血药浓度在一定时间范围内波动，应根据实际需要来确定何时取样。对巩固疗效或控制症状发作的长期用药，观察药物浓度波动是否低于有效血药浓度，应在给药前（谷浓度）取样测定；对已达疗效，但需了解长期用药是否可能产生慢性毒性时，需观察药物浓度的波动是否达到中毒浓度，应测定峰值浓度，宜在峰值时间取样，若未知个体的峰值时间，可参考群体的峰值时间取样测定。

（2）急性药物中毒的诊断和治疗效果监测：前者应立即取样测定，后者则可根据实际需要确定取样时间，监测抢救效果。

（3）计算个体药代动力学参数：按以下两个原则进行：①在血药浓度一时间曲线中每个时相取样不少于 3～4 点。此外，在曲线有关相转折点附近至少有两个点，以便较准确地确定转折点。②消除相取样时间尽量长，一般时间跨度为 3～5 个生物半衰期。

3. 样品预处理　TDM 工作中，由于生物样品的成分复杂，干扰杂质多，大多不能直接使用收集的标本，而是在测定标本前，需根据所采用的分析方法不同对相应的样品进行必要的预处理，以除去干扰，提高检测灵敏度和特异性，并降低对仪器的污染和损害。

（1）去蛋白：血浆中含有大量的蛋白质，在测定时会形成泡沫、浑浊或沉淀而干扰测定，因而在测定前需进行去蛋白处理。除去样本中蛋白质的方法主要有沉淀离心法、层析法、超滤法和超速离心法，其中沉淀离心法因简便快捷而被最常选用。沉淀离心法常用的有机溶剂包括甲醇、乙腈、丙酮及乙醇等。

(2) 提取：是尽可能选择性地浓集待测组分，以提高检测的灵敏度或减少样品中杂质的干扰。临床常用的提取方法包括液-液提取和液-固提取。

(3) 化学衍生物化学反应：光谱法和色谱法监测药物，常需根据待测药物的化学结构和监测方法的要求，通过化学反应，特异地引入显色、发光基团，达到提高灵敏度的目的。气相色谱常需将待测组分烷化、硅烷化、卤化或酰化，以提高热稳定性和挥发性，改善分离效果并满足检测的需要。高效液相色谱法有时也要求对待测物进行必要的衍生物化学处理，以提高分离效果。

(二) 治疗药物浓度测定的常用方法

在 TDM 中常用的分析方法主要有光谱法、色谱法和免疫化学法。一方面，体液中药物浓度较低，多数以每升体液毫克或微克水平存在，且其检测易受结构相似的内源性物质和与原形药仅有微小差别的代谢物的干扰，因而对检测方法的专一性、灵敏度、准确度都有较高的要求；另一方面，药物的有效浓度范围和中毒水平，是结合大量的临床观察确定的，要求各实验室建立的测定方法具有高度的可比性。

1. 光谱法　多数药物或代谢物本身在紫外光区即存在吸收峰；一些药物或代谢物受激发后，也可发射荧光；一些药物还可通过特异的显色反应用可见光分光光度法检测。但常用的可见光分光光度法、紫外光度法和荧光光度法，用于体液中药物检测时，都存在灵敏度低、特异性差、易受内源性物质、代谢产物、联用药物的干扰等缺点。

2. 色谱法　色谱法又叫层析法。它是一种依据样本中各组分理化性质的不同，通过层析作用达到分离，并以适当的方法进行定量检测的技术。色谱法主要包括高效液相色谱法(high performance liquid chromatography，HPLC)、气相色谱法(gas chromatography，GC)、液相色谱-质谱联用(HPLC-MC)等，其主要特点是各组分经分离后测定，专一性好，分辨率、准确性、灵敏度高，且可同时测定多种药物。

HPLC-MC 是利用液相色谱分离，质谱检测，比高效液相色谱中的紫外、荧光检测器定量专一性更好、准确性更高，结果更可靠，但仪器昂贵，样品检测成本高。

3. 免疫化学法　免疫化学法根据标记物性质不同，可分为放射免疫法(radioimmunoassay，RIA)、荧光免疫法和酶免疫法(enzyme immunoassay，EIA)三类，其优点是灵敏度极高，大多可达纳克(ng)甚至皮克(pg)水平，可满足所有药物 TDM 的要求；所需标本量少，样本一般不需预处理，操作简便，有商品化试剂盒供应；还可利用一般生化、荧光自动分析仪进行自动化操作。但在 TDM 中免疫法存在的主要问题是特异性易受干扰。

4. 其他技术

(1) 毛细管电泳技术：毛细管电泳技术(capillary electrophoresis，CE)采用高电场强度的电泳方式，具有微量、高效、灵敏并可进行自动化检测等特点。应用毛细管电泳分离药物、药物对映体、研究药物蛋白结合已越来越引起大家的重视。

(2) 抑菌试验：曾用于测定体液中的抗菌药物浓度。该方法简便易行，利用临床细菌室即可开展。但其特异性、灵敏度、重复性均差，并易受同时使用的其他抗菌药物的干扰，已较少使用。

第二节　抗惊厥类药物的监测

一、苯妥英(phenytoin)

【生化及生理】

苯妥英呈白色粉末状，分子式为 $C_{15}H_{12}N_2O_2$，用于抗癫痫和抗心律失常。口服吸收较慢，静脉注射吸收快速，肌内注射吸收不完全。口服 4～12 小时血药浓度达峰值，$t_{1/2}$变异范围很大(7～42 小时)，主要在肝内代谢，代谢物无药理活性，其中主要为羟基苯妥英(占 50%～70%)，经肾排泄，碱性尿排泄较快。

【检测方法】

总苯妥英采用免疫分析法，游离苯妥英需经超滤后再免疫分析。

【标本要求与保存】

血清或血浆，肝素抗凝。取样时间：静脉注射后 2～4 小时，口服后 3～8 小时。标本量 1.0ml，至少 0.8ml。标本在室温(25℃)、冷藏(4℃)或冷冻(-20℃)稳定 14 天。可反复冻融 3 次。

【参考区间】

治疗浓度：游离苯妥英：1.0～2.0μg/ml。

总苯妥英:10.0~20.0μg/ml。

毒性浓度:总苯妥英:>20.0μg/ml。

【临床意义】

苯妥英为一有效的抗癫痫药物,有效血药浓度为10~20mg/L,血药浓度超过20mg/L易产生眼球震颤及共济失调毒性反应,超过35mg/L往往出现严重毒性。因该药具典型的非线性动力学特征,其动力学参数个体差异很大,且药物本身治疗窗窄,用药稍有不当即可造成毒性反应或疗效不佳,对服药患者进行血药浓度监测,对个体化药物治疗非常重要。

二、扑米酮(primidone)

三、苯巴比妥(phenobarbital)

【生化及生理】

扑米酮为白色结晶性粉末,分子式为$C_{12}H_{14}N_2O_2$。口服易吸收,2~5小时达血药浓度高峰,$t_{1/2}$为3~12小时。在体内扑米酮或氧化成苯巴比妥或裂解为苯乙基丙二酰胺或以原形随尿排出体外。

【检测方法】

扑米酮浓度的测定可采用免疫法、高效液相色谱法、电动毛细管色谱法等多种方法。

【标本要求与保存】

血清或血浆,肝素抗凝。取样时间:采血时间应在最后一次服药后2~4小时(确定峰值)或下次服用前(确定谷值)。标本量1.0ml,至少0.3ml。标本在室温(25℃)、冷藏(4℃)或冷冻(-20℃)稳定14天。可反复冻融3次。

【参考区间】

治疗浓度(扑米酮):5.0~12.0μg/ml。

治疗浓度(苯巴比妥):15.0~40.0μg/ml。

【临床意义】

扑米酮为传统的一线抗癫痫治疗药物,其抗惊厥效果主要由转化产物苯巴比妥所介导。监测扑米酮治疗时,最好同时检测扑米酮和苯巴比妥的血药浓度。扑米酮浓度>15mg/L时认为是有毒性的。

四、卡马西平(carbamazepine)

【生化及生理】

卡马西平分子式为$C_{15}H_{12}N_2O$,口服吸收缓慢,2~6小时后血药浓度达到峰值,药物主要由肝脏代谢,并能诱发自身代谢,主要代谢产物10,11-环氧化卡马西平,代谢产物72%经肾脏排出,28%随粪便排出。

【检测方法】

总卡马西平采用免疫分析法,游离卡马西平需经超滤后再免疫分析。

【标本要求与保存】

血清或血浆,肝素抗凝。取样时间:采血时间应在下次服用前。标本量1.0ml,至少0.3ml。标本在室温(25℃)、冷藏(4℃)或冷冻(-20℃)稳定14天。可反复冻融3次。

【参考区间】

治疗浓度:游离卡马西平:0.6~4.2μg/ml。

总卡马西平:6.0~12.0μg/ml。

毒性浓度:总卡马西平:>12.0μg/ml。

【临床意义】

卡马西平是部分性发作首选治疗癫痫的药物,在临床上应用广泛。由于卡马西平药代动力学具有缓慢和不完全的小肠吸收、低肾脏排泄等特点,对其血药浓度进行监测尤为重要。毒性剂量(15mg/L)的卡马西平会使患者产生惊厥前症状。

五、乙琥胺(ethosuximide)

【生化及生理】

乙琥胺别名柴郎丁,分子式为$C_7H_{11}NO_2$。1次给药后1~4小时可达血高峰值,可迅速通过血脑屏障。在体内部分经肝代谢,以原形及肝脏代谢物共同自尿排出体外。

【检测方法】

乙琥胺浓度的测定可采用免疫法、高效液相色谱法等多种方法。

【标本要求与保存】

血清或血浆,EDTA或肝素抗凝。取样时间:口服后2~4小时,或下次服用前。标本量1.0ml,至少0.6ml。标本在室温(25℃)、冷藏(4℃)或冷冻(-20℃)稳定14天。可反复冻融3次。

【参考区间】

治疗浓度:40.0~100.0μg/ml。

毒性浓度:>100.0μg/ml。

【临床意义】

乙琥胺用于癫痫小发作治疗。血清浓度高于150mg/L通常视为有毒性。失神的发生率通常随毒性剂量而升高。

六、丙戊酸(valproic acid)

【生化及生理】

丙戊酸亦称二丙基乙酸，分子式为 $C_8H_{16}O_2$。口服胃肠吸收迅速而完全，1～4小时血药浓度达峰值。大部分由肝脏代谢，与葡萄糖醛酸结合或进一步被氧化后，由肾排出，少量随粪便排出及呼出。

【检测方法】

总丙戊酸采用免疫分析法，游离丙戊酸需经超滤后再用LC/MS-MS检测。

【标本要求与保存】

血清或血浆，肝素抗凝。取样时间：口服后1～2小时，或下次服用前。标本量1.0ml，至少0.6ml。标本在室温(25℃)、冷藏(4℃)或冷冻(-20℃)稳定14天。可反复冻融3次。

【参考区间】

治疗浓度：游离丙戊酸：4.0～12.0μg/ml。

总丙戊酸：50.0～100.0μg/ml。

毒性浓度：总丙戊酸：>120.0μg/ml。

【临床意义】

丙戊酸为广谱抗癫痫药，对人的各型癫痫如对各型小发作、肌阵挛性癫痫、局限性发作、大发作和混合型癫痫均有效。在药效和血药浓度之间似乎没有直接联系，因此丙戊酸的常规测量对确定最佳剂量意义不大。

七、拉莫三嗪(lamotrigine)

【生化及生理】

拉莫三嗪俗称利必通，分子式为 $C_9H_7N_5Cl$，在肠道内迅速而完全地被吸收，无明显的首过代谢。口服给药2.5小时后血药浓度达峰值。拉莫三嗪的清除主要是在肝脏代谢，与葡萄糖醛酸结合后由尿排出，约10%以原形从尿液排出。

【检测方法】

血清拉莫三嗪浓度的测定可采用高效液相色谱法、反相高效液相色谱法、高效液相色谱-串联质谱法等多种方法。

【标本要求与保存】

血清或血浆，EDTA或肝素抗凝。标本量1.0ml，至少0.6ml。标本在室温(25℃)、冷藏(4℃)或冷冻(-20℃)稳定14天。可反复冻融3次。

【参考区间】

治疗浓度2.0～20.0μg/ml。

【临床意义】

拉莫三嗪为苯三嗪类的新一代广谱抗癫痫药，血药浓度>15mg/L时，毒性反应的概率会增加；治疗难治性癫痫时，有效浓度在3～14mg/L；5～13mg/L时，出现副反应缓慢；13～14mg/L时副反应发生概率剧增。

第三节　强心苷类药物的监测

一、地高辛(digoxin)

【生化及生理】

地高辛为白色结晶或结晶性粉末，无臭、味苦，分子式为 $C_{41}H_{64}O_{14}$。口服主要经小肠上部吸收，吸收不完全，血浆浓度达峰时间2～3小时，获最大效应时间为4～6小时，血浆 $t_{1/2}$ 33～36小时，地高辛在体内转化代谢很少，主要以原形由肾排出。

【检测方法】

血清地高辛浓度的测定可采用电化学发光免疫分析等多种方法。

【标本要求与保存】

血清或血浆，EDTA或肝素抗凝。采血时间应在前一次用药后8～14小时。标本量1.0ml，至少0.6ml。标本在室温(25℃)、冷藏(4℃)或冷冻(-20℃)稳定14天。可反复冻融3次。

【参考区间】

治疗浓度：总地高辛：0.9～2.0ng/ml。

毒性浓度：总地高辛：>2.5ng/ml。

【临床意义】

地高辛是临床常用的强心药，治疗窗窄，个体差异大，治疗量也可能出现毒性反应，是临床上常规监测血药浓度的药物。血药浓度监测在预防出现地高辛中毒方面起很大作用。由于影响地高辛血药浓度的因素很多，在解释地高辛血清浓度时需与整体情形相结合才有意义。

二、洋地黄毒苷(digitoxin)

【生化及生理】

洋地黄毒苷为白色结晶性粉末，无臭、味极苦，分子式为 $C_{41}H_{64}O_{13}$。口服吸收迅速，部分在肝脏代谢，原形药物及其代谢产物主要从胆汁排泄，并存在肝肠循环现象，消除半衰期个体差异较大(13～48 小时)。

【检测方法】

血清洋地黄毒苷浓度的测定可采用均相酶扩大免疫分析法、荧光偏振免疫分析法、酶联免疫吸附试验法、放射免疫法等多种方法。

【标本要求与保存】

血清。采血时间应在前一次用药后 8～24 小时。标本量 1.0ml，至少 0.6ml。标本在室温(25℃)、冷藏(4℃)或冷冻(-20℃)稳定 14 天。可反复冻融 3 次。

【参考区间】

治疗浓度：10～30ng/ml。

【临床意义】

与地高辛相近。

第四节　抗心律失常类药物的监测

一、利多卡因(lidocaine)

【生化及生理】

利多卡因分子式为 $C_{14}H_{22}N_2O$，口服生物利用度低，肌注后吸收完全，5～15 分钟起效，静注后立即起效(45～90 秒)。90%经肝脏代谢，代谢物单乙基甘氨酰二甲苯胺及甘氨酰二甲苯胺，最终随尿排出体外，约 10%以原形排出。

【检测方法】

血清利多卡因的测定可采用免疫法、毛细管区带电泳法、高效液相色谱法、反相高效液相色谱法等多种方法。

【标本要求与保存】

血清。采血应在输液给药时进行。标本量 1.0ml，至少 0.6ml。标本在室温(25℃)、冷藏(4℃)或冷冻(-20℃)稳定 14 天。可反复冻融 3 次。

【参考区间】

治疗浓度：1.5～5.0μg/ml。

毒性浓度：>5.0μg/ml。

【临床意义】

利多卡因是局部麻醉药，也有抗心律失常的活性，在抗心律失常药分类中属ⅠB 类抗心律失常药，临床用于需要迅速控制的严重室性心律失常。利多卡因口服生物利用度低，在肝脏迅速被酰胺酶代谢，有明显的首过效应，作用时程短，因此须迅速静脉注射给药。持续静脉输注利多卡因抗心律失常时间越长，利多卡因的不良反应也随之增加，长时间持续应用风险大于收益，在利多卡因用药时间较长不能停药的情况下，要注意定时监测利多卡因血药浓度，或考虑改用其他有效的抗心律失常药。

二、普鲁卡因(procaine)

【生化及生理】

普鲁卡因又称奴佛卡因，呈白色结晶或结晶性粉末，分子式为 $C_{13}H_2ON_2O_2$。注射给药后 1～3 分钟起效，普鲁卡因在血浆中能被酯酶水解，转变为对氨苯甲酸和二乙氨基乙醇，代谢产物均经肾脏排泄，但尿中可有原形药排出。

【检测方法】

血清普鲁卡因的测定可采用毛细管电泳-电化学发光、毛细管气相色谱法、气相色谱、气相色谱-质谱联用高效液相色谱法等多种方法。

【标本要求与保存】

血清或血浆，肝素抗凝。采血时间应在最后一次服药后 1～5 小时(确定峰值)或下次服用前(确定谷值)，常温保存样本，尽快完成检测，时间超过 7 天，置冰箱保存。

【参考区间】

治疗浓度：4.0～10.0μg/ml。

【临床意义】

普鲁卡因是一常用的抗心律失常药，临床上主要用于预防和治疗房室心律不齐，因其有效治疗浓度个体差异很大，对服药患者进行血药浓度监测，对个体化药物治疗非常重要。

三、奎尼丁(quinidine)

【生化及生理】

奎尼丁为金鸡纳皮含生物碱，是奎宁的异构体，其硫酸盐呈白色细针状结晶、无臭、味极苦，分子式为 $C_{20}H_{24}N_2O_2$。口服后吸收快而完全，肌注吸收不规则。口服 30 分钟后起作用，1～3 小时达最高血药浓度，主要经肝脏代谢，由肾脏排泄，约 18% 以原形随尿排出。

【检测方法】

奎尼丁的测定可采用荧光法、气质色谱联用法、酶免疫测定法、高效液相色谱法、反相高效液相色谱法等多种方法。

【标本要求与保存】

血清或血浆，肝素抗凝。采血时间应在最后一次服药后 1～3 小时(确定峰值)或下次服用前(确定谷值)，常温保存样本，尽快完成检测，时间超过 7 天，置冰箱保存。

【参考区间】

治疗浓度:2.0～5.0μg/ml。

【临床意义】

奎尼丁因是一常用的抗心律失常药，临床上连续口服奎尼丁可用于治疗和预防房室心律失常。奎尼丁抗心律失常作用疗效确切，由于该药的安全范围窄，个体差异大，易产生毒性反应，故对此药进行血浓度监测具有重要的临床意义。

四、丙吡胺(disopyramide)

【生化及生理】

丙吡胺分子式为 $C_{21}H_{29}N_3O$，临床上常用其磷酸盐，呈白色或类白色结晶性粉末、无臭、味苦。口服吸收较好，经两小时血药浓度达高峰，$t_{1/2}$ 为 6～7 小时，在肝内代谢脱去异丙基，主要经肾排泄，总排出达 65%～96%，47%～67% 为原形，11%～37% 为代谢物。

【检测方法】

血清丙吡胺的测定可采用免疫法、高效液相色谱-电化学发光法、毛细管电泳电化学发光等多种方法。

【标本要求与保存】

血清或血浆，EDTA 或肝素抗凝。采血时间应在最后一次服药后 2～3 小时(确定峰值)或下次服用前(确定谷值)。标本量 1.0ml，至少 0.6ml。标本在室温(25℃)、冷藏(4℃)或冷冻(-20℃)稳定 14 天。可反复冻融 3 次。

【参考区间】

治疗浓度:2.0～5.0μg/ml。

毒性浓度:>5.0μg/ml。

【临床意义】

丙吡胺是一常用的抗心律失常药，临床上连续口服丙吡胺可用于治疗和预防房室心律失常。该药的安全范围窄，个体差异大，易产生毒性反应，故对此药进行血浓度监测具有重要的临床意义。

第五节　三环类抗抑郁药的监测

一、阿米替林(amitriptyline)

【生化及生理】

阿米替林呈无色结晶或白色粉末、无臭、味苦，分子式为 $C_{20}H_{23}N$。临床上常用其盐酸盐。口服吸收完全，8～12 小时血药浓度达高峰，$t_{1/2}$ 为 32～40 小时，部分经肝脏代谢为去甲替林(nortriptyline)，由肾脏及肠道排出。

【检测方法】

血清阿米替林的测定可采用高效液相色谱法、LC/MS-MS 等多种方法。

【标本要求与保存】

血清或血浆，EDTA 或肝素抗凝。采血时间应在达稳态后任一次用药前。标本量 1.0ml，至少 0.6ml。标本在室温(25℃)、冷藏(4℃)或冷冻(-20℃)稳定 14 天。可反复冻融 3 次。

【参考区间】

治疗浓度(阿米替林+去甲替林)：120～250ng/ml。

【临床意义】

阿米替林属三环类抗抑郁药，常见不良反应包括 M 胆碱受体阻断作用所致的阿托品样副作用，以及体位性低血压、严重的心律失常、心力衰竭、抽搐、昏迷等毒性反应，其治疗作用和毒性反应均与血药浓度密切相关，血清浓度>500μg/L 时，说明用药剂量达中毒剂量。

二、去甲替林(nortriptyline)

【生化及生理】

去甲替林呈白色或灰白色粉末、味臭,分子式为$C_{19}H_{21}N$。去甲替林是阿米替林的代谢产物,口服吸收迅速,可进一步代谢为10-羟基去甲替林,大部分以羟基代谢物随尿液排泄,少量以原形随尿排出。

【检测方法】

血清去甲替林的测定可采用高效液相色谱法、LC/MS-MS等多种方法。

【标本要求与保存】

血清或血浆,EDTA或肝素抗凝。采血时间应在达稳态后任一次用药前。标本量1.0ml,至少0.6ml。标本在室温(25℃)、冷藏(4℃)或冷冻(-20℃)稳定14天。可反复冻融3次。

【参考区间】

治疗浓度:50~150ng/ml。

毒性浓度:>500ng/ml。

【临床意义】

去甲替林为阿米替林的代谢产物,具有抗抑郁作用,起效快,适用于伴有紧张、焦虑的抑郁症患者,亦可用于焦虑状态,其治疗作用和毒性反应均与血药浓度密切相关,血清浓度>500μg/L时,说明用药剂量达中毒剂量。

三、丙米嗪(imipramine)

【生化及生理】

丙米嗪呈白色结晶性粉末,分子式为$C_{19}H_{25}ClN_2$。丙米嗪口服后吸收迅速,96%与血浆蛋白结合。体内分布以脑、肾、肝中较多,$t_{1/2}$为6~20小时。经肝脏代谢为去甲丙米嗪,70%由尿排出,22%由粪便排泄。

【检测方法】

血清丙米嗪的测定可采用高效液相色谱法、LC/MS-MS等多种方法。

【标本要求与保存】

血清或血浆,EDTA或肝素抗凝。采血时间应在达稳态后任一次用药前,常温保存样本,尽快完成检测,时间超过3天,置冰箱保存。

【参考区间】

治疗浓度(丙米嗪+去甲丙米嗪):150~250ng/ml。

毒性浓度:>500ng/ml。

【临床意义】

丙米嗪用于治疗各种抑郁症,尤以情感性障碍抑郁症疗效显著。亦可用于反应性抑郁、抑郁性神经症,大剂量应用时可出现心律不齐、心功能紊乱、焦虑和短暂意识模糊,其治疗作用和毒性反应均与血药浓度密切相关,血清浓度>400μg/L时,说明用药剂量达中毒剂量。

四、去甲丙米嗪(desipramine)

【生化及生理】

去甲丙米嗪又名地昔帕明,分子式为$C_{18}H_{22}N_2$,是丙米嗪代谢产物,吸收快速而完全,2~8小时达血药浓度峰值,$t_{1/2}$为12~54小时,主要由尿液或粪便排泄。

【检测方法】

血清地昔帕明的测定可采用高效液相色谱法、液相色谱-串联质谱法、气相色谱法等多种方法。

【标本要求与保存】

血清或血浆,EDTA或肝素抗凝。采血时间应在达稳态后任一次用药前,常温保存样本,尽快完成检测,时间超过3天,置冰箱保存。

【参考区间】

治疗浓度:150~250ng/ml。

毒性浓度:>500ng/ml。

【临床意义】

地昔帕明即去甲丙米嗪,其临床应用及副作用与丙米嗪相似,血清浓度>400μg/L时,用药剂量达中毒剂量。

五、多虑平(doxepin)

【生化及生理】

多虑平呈白色结晶性粉末,有少许氨味,分子式为$C_{19}H_{21}NO$。口服吸收良好,代谢迅速,$t_{1/2}$为8~24小时。代谢产物为去甲多虑平,以游离形式或与葡萄糖醛酸等结合随尿排出体外。

【检测方法】

血清多虑平的测定可采用高效液相色谱法、紫外分光光度法、液相色谱-串联质谱法等多种方法。

【标本要求与保存】

血清或血浆,EDTA或肝素抗凝。采血时间应在达稳态后任一次用药前，常温保存样本，尽快完成检测，时间超过 3 天，置冰箱保存。

【参考区间】

治疗浓度（多虑平 + 去甲多虑平）：150 ~ 250ng/ml。

毒性浓度：>500ng/ml。

【临床意义】

多虑平，适用于各种抑郁症，其抗抑郁作用不如丙米嗪、阿米替林，但镇静作用明显。治疗初期可出现嗜睡与抗胆碱能反应，长期服用多虑平会损坏肝脏，血清浓度>500μg/L 时，提示用药剂量达中毒剂量。

第六节　氨基糖苷类药物的监测

一、阿米卡星（amikacin）

【生化及生理】

阿米卡星（丁胺卡那霉素），呈白色或类白色结晶性粉末、无味，分子式为 $C_{22}H_{43}N_5O_{13}$。肌内注射后迅速被吸收，血药浓度于注射后 0.75 ~ 1.5 小时达峰值，$t_{1/2}$ 为 2 ~ 2.5 小时，在体内不代谢，主要经肾小球滤过随尿以原形排出。

【检测方法】

血清阿米卡星的测定可采用微生物法、荷移-同步荧光光谱法、高效液相色谱法等多种方法。

【标本要求与保存】

血清或血浆，肝素抗凝。采血时间应在静脉注射结束后 30 分钟或肌内注射结束后 1 小时（峰值）或下次服用前（确定谷值）。标本量 1.0ml，至少 0.6ml。标本在室温（25℃）、冷藏（4℃）或冷冻（-20℃）稳定 14 天。可反复冻融 3 次。

【参考区间】

治疗浓度：峰值 20.0 ~ 30.0μg/ml，谷值 1.0 ~ 8.0μg/ml。

毒性浓度：峰值>30.0μg/ml，谷值>8.0μg/ml。

【临床意义】

阿米卡星属第三代氨基糖苷类抗生素，具有强大的抗 G^- 菌的作用，疗效确切而且成本低，但其潜在的耳毒性、肾毒性等副作用限制了其临床应用，定期监测血药浓度并实施个体化给药可有效预防阿米卡星的耳毒性和肾毒性。

二、庆大霉素（gentamicin）

【生化及生理】

庆大霉素分子式为 $C_{21}H_{43}N_5O_7$，临床上常用其硫酸盐，呈白色或类白色结晶性粉末、无味。肌注后吸收迅速而完全，注射后 30 ~ 60 分钟血药浓度达峰值，$t_{1/2}$ 为 2 ~ 3 小时，在体内不代谢，主要经肾小球滤过随尿以原形排出。

【检测方法】

血清庆大霉素的测定可采用酶联免疫法、微生物法、高效液相色谱法等多种方法。

【标本要求与保存】

血清或血浆，肝素抗凝。采血时间应在静脉注射结束后 30 分钟或肌内注射结束后 1 小时（峰值）或下次服用前（确定谷值）。标本量 1.0ml，至少 0.6ml。标本在室温（25℃）、冷藏（4℃）或冷冻（-20℃）稳定 14 天。可反复冻融 3 次。

【参考区间】

治疗浓度：峰值 6.0 ~ 10.0μg/ml，谷值 0.5 ~ 1.5μg/ml。

毒性浓度：峰值>12.0μg/ml，谷值>2.0μg/ml。

【临床意义】

庆大霉素抗菌范围广、抗菌活性较强，有抗生素后效应，临床治疗革兰阴性细菌所致的感染效果好，常用于外科各种感染，但庆大霉素毒性较大，主要有对第八对颅神经损害和肾损害，定期监测血药浓度并实施个体化给药可有效预防庆大霉素的耳毒性和肾毒性。

三、奈替米星（netilmicin）

【生化及生理】

奈替米星分子式为 $C_{21}H_{41}N_5O_7$，临床上常用其硫酸盐，呈白色或类白色或疏松块状物。肌注后迅速吸收，血药峰浓度在 30 ~ 60 分钟内出现，$t_{1/2}$ 为 2 ~ 2.5 小时，在体内不代谢，主要经肾小球滤过随尿以原形排出。

【检测方法】

血清奈替米星的测定可采用免疫法、反相高效液相色谱-荧光检测法、高效液相色谱-共振瑞利散射光谱法等多种方法。

【标本要求与保存】

血清或血浆，肝素抗凝。采血时间应在静脉注射结束后30分钟或肌内注射结束后1小时(峰值)或下次服用前(确定谷值)。标本量1.0ml，至少0.6ml。标本在室温(25℃)、冷藏(4℃)或冷冻(-20℃)稳定14天。可反复冻融3次。

【参考区间】

治疗浓度：峰值6.0～10.0μg/ml，谷值0.5～1.5μg/ml。

毒性浓度：峰值>12.0μg/ml，谷值>2.0μg/ml。

【临床意义】

奈替米星因其耐酶的特点而常作为庆大霉素、妥布霉素耐药菌感染的替代治疗。虽然不良反应较其他同类抗生素少，但仍可引起耳、肾毒性。定期监测血药浓度并实施个体化给药可有效预防奈替米星的耳毒性和肾毒性。

四、妥布霉素(tobramycin)

【生化及生理】

妥布霉素分子式为$C_{18}H_{37}N_5O_9$，临床上常用其硫酸盐，呈白色结晶性粉末。肌注后吸收迅速而完全，血药峰浓度在约60分钟内出现，$t_{1/2}$为1.9～2.2小时，在体内不代谢，主要经肾小球滤过随尿以原形排出。

【检测方法】

血清妥布霉素的测定可采用采用酶联免疫法、高效液相色谱-间接光度检测法、薄层色谱测定法等多种方法。

【标本要求与保存】

血清或血浆，肝素抗凝。采血时间应在静脉注射结束后30分钟或肌内注射结束后1小时(峰值)或下次服用前(确定谷值)。标本量1.0ml，至少0.6ml。标本在室温(25℃)、冷藏(4℃)或冷冻(-20℃)稳定14天。可反复冻融3次。

【参考区间】

治疗浓度：峰值6.0～10.0μg/ml，谷值0.5～1.5μg/ml。

毒性浓度：峰值>12.0μg/ml，谷值>2.0μg/ml。

【临床意义】

妥布霉素对革兰阴性菌特别是对绿脓杆菌高效，其抗菌谱、作用与庆大霉素相似，作用比庆大霉素强2～4倍，对庆大霉素中度耐药的绿脓杆菌对本品仍然敏感，虽然不良反应较其他同类抗生素少，但仍可引起耳、肾毒性。定期监测血药浓度特别是对肾功能不全者可有效预防妥布霉素的耳毒性和肾毒性。

第七节 其他需要监测的药物

一、茶碱(theophylline)

【生化及生理】

茶碱呈白色结晶或结晶性粉末、味苦，分子式为$C_7H_8N_4O_2$。口服易被吸收，血药浓度达峰时间为4～7小时，$t_{1/2}$约为9小时，主要在肝脏代谢，由尿排出，其中约10%为原形物。

【检测方法】

血清茶碱的测定可采用反相高效液相色谱法、高效液相色谱法、干化学法等多种方法。

【标本要求与保存】

血清或血浆，肝素抗凝。采血时间点：静脉注射后4～8、12、24、48小时；服用上次维持剂量后1小时(确定峰值)；服用下次维持剂量前(确定谷值)。标本量1.0ml，至少0.6ml。标本在室温(25℃)、冷藏(4℃)或冷冻(-20℃)稳定14天。可反复冻融两次。

【参考区间】

治疗浓度：新生儿5.0～10.0μg/ml，成人10.0～20.0μg/ml。

毒性浓度：新生儿>10.0μg/ml，成人>20.0μg/ml。

【临床意义】

茶碱是甲基嘌呤类药物，具有强心、利尿、扩张冠状动脉、松弛支气管平滑肌和兴奋中枢经系统等作用，主要用于治疗支气管哮喘、肺气肿、支气管炎、心脏性呼吸困难等疾病。茶碱口服吸收不稳定，其在体内清除影响因素多，且个体差异很大，有效血浓度安全范围很窄，血中的浓度较难控制，故易发生中毒。如血浓度18～20mg/L时扩张支气管，超过20mg/L即能引起毒性反应，监测血液浓度非常重要。

二、咖啡因(caffeine)

【生化及生理】

咖啡因是一种植物生物碱,化学式为 $C_8H_{10}N_4O_2$。咖啡因在摄取后 45 分钟内被胃和小肠完全吸收,可分布到身体各组织器官。咖啡因主要在肝脏代谢,由细胞色素氧化酶 P450 酶系统氧化,生成三个初级代谢产物副黄嘌呤(84%)、可可碱(12%)和茶碱(4%),这些化合物进一步代谢,最终通过尿液排泄出体外。

【检测方法】

血清咖啡因的测定可采用高效液相色谱法、LC/MS-MS 等多种方法。

【标本要求与保存】

血清或血浆,EDTA 或肝素抗凝。采血时间点:早产儿在肌注后 1 小时;服用下次维持剂量前(确定谷值)。标本量 1.0ml,至少 0.6ml。标本在室温(25℃)、冷藏(4℃)或冷冻(-20℃)稳定 14 天。可反复冻融 3 次。

【参考区间】

治疗浓度:3.0 ~ 15.0μg/ml。

毒性浓度:>50.0μg/ml。

【临床意义】

咖啡因是一种黄嘌呤生物碱化合物,是一种中枢神经兴奋剂,能够暂时地驱走睡意并恢复精力。咖啡因可用于新生儿窒息的治疗,早产儿以茶碱治疗时也可生成数量不定的咖啡因。由于排泄缓慢,需监测早产儿血清咖啡因浓度以避免其毒性。

三、甲氨蝶呤(methotrexate)

【生化及生理】

甲氨蝶呤呈橙黄色结晶性粉末,分子式为 $C_{20}H_{22}N_8O_5$。口服吸收良好,1 ~ 5 小时血药浓度达最高峰,部分经肝脏代谢转化为谷氨酸盐,部分由胃肠道细菌代谢,主要经肾排泄,约 10% 的药物由胆汁排泄。

【检测方法】

血清甲氨蝶呤的测定可采用高效液相色谱法、高效液相色谱-串联质谱法等多种方法。

【标本要求与保存】

血清或血浆,EDTA 或肝素抗凝。采血时间点:开始用药后 24 小时、48 小时和 72 小时。标本量 1.0ml,至少 0.6ml。标本在室温(25℃)、冷藏(4℃)或冷冻(-20℃)稳定 14 天。可反复冻融 3 次。

【参考区间】

治疗浓度:0.02 ~ 5.0μmol/L。

毒性浓度:24 小时后,>5.0μmol/L;48 小时后,>0.5μmol/L;72 小时后,>0.05μmol/L。

【临床意义】

甲氨蝶呤为抗叶酸类抗肿瘤药,主要通过对二氢叶酸还原酶的抑制而阻碍肿瘤细胞的合成,抑制肿瘤细胞的生长与繁殖。血清甲氨蝶呤浓度超过阈值时会出现较重的毒性作用,其强度取决于超过阈值的时间长度,而不是超过阈值的程度。对甲氨蝶呤血药浓度的监测有助于早期发现可能对患者造成的危险。

四、锂(lithium)

【生化及生理】

锂是最轻的金属,呈银白色,质较软,化学符号为 Li,临床上常用其碳酸盐(碳酸锂)治疗躁狂症。口服吸收快而完全,单次服药后经 0.5 小时血药浓度达峰值,$t_{1/2}$ 为 12 ~ 24 小时,体内不代谢,绝大部分以原形从肾排出。

【检测方法】

血清锂的测定可采用电化学法、原子吸收分光光度法等多种方法。

【标本要求与保存】

血清。采血时间在上次给药后 12 小时。标本量 1.0ml,至少 0.6ml。标本在室温(25℃)、冷藏(4℃)或冷冻(-20℃)稳定 14 天。可反复冻融 3 次。

【参考区间】

治疗浓度:0.6 ~ 1.4mmol/L。

毒性浓度:>1.5mmol/L

【临床意义】

碳酸锂作为精神科常用药物之一,主要用于躁狂症和双相情感障碍患者。碳酸锂使用的安全范围极小,个体差异较大,给予同样常规剂量,有些患者已发生不良反应。若血清浓度超出 1.34mmol/L,易引起中毒,应调整剂量和治疗方案。

五、万古霉素(vancomycin)

【生化及生理】

万古霉素是抗生素的一种,分子式为

$C_{66}H_{74}ClN_9O_{24}$，治疗全身性感染时，万古霉素需要经过静脉给药，因为万古霉素不被肠道吸收，静脉滴注可透入各浆膜腔，广泛分布于各组织，但不易穿透血脑屏障，血浆 $t_{1/2}$ 为 5～11 小时，主要以原形通过肾经尿排泄。

【检测方法】

免疫法。

【标本要求与保存】

血清或血浆，肝素抗凝。采血时间在静脉注射给药 1 小时（确定峰值）或下次给药前（确定谷值）。标本量 1.0ml，至少 0.6ml。标本在室温（25℃）保存 3 天，冷藏（4℃）或冷冻（-20℃）稳定 14 天。可反复冻融 3 次。

【参考区间】

治疗浓度：25～40mg/L（峰），5～10mg/L（谷）。

【临床意义】

万古霉素属于万古霉素类抗生素，药力较强，在其他抗生素对病菌无效时会被使用。主要用于葡萄球菌（包括耐青霉素和耐新青霉素株）、难辨梭状芽胞杆菌等所致的系统感染和肠道感染，如心内膜炎、败血症、伪膜性肠炎等。万古霉素耳毒性、肾损害严重，与剂量大小有关。定期监测血药浓度并实施个体化给药可有效预防万古霉素的耳毒性和肾毒性。

六、氟胞嘧啶（flucytosine）

【生化及生理】

氟胞嘧啶呈白色或类白色结晶性粉末，分子式为 $C_4H_4FN_3O$。口服吸收迅速而完全，口服后 2～4 小时血药浓度达峰值，$t_{1/2}$ 为 2.5～6 小时，约有 90% 以上药物自肾小球滤过，以原形自肾清除。

【检测方法】

血清锂的测定可采用高效液相色谱法、紫外分光光度法等多种方法。

【标本要求与保存】

采血时间在静脉注射给药结束后 30 分钟或口服后 1 小时（确定峰值）；下次给药前（确定谷值），常温保存样本，尽快完成检测，时间超过 3 天，置冰箱保存。

【参考区间】

治疗浓度：50～100mg/L（峰），25～50mg/L（谷）。

【临床意义】

氟胞嘧啶为抗真菌类药物，临床用于白色念珠菌及新生隐球菌等的感染，单用效果差，与两性霉素 B 合用，有协同作用，可增加疗效。但两性霉素 B 亦可增强氟胞嘧啶的毒性。氟胞嘧啶血药浓度>125mg/L 时被认为有毒性作用，需调整剂量和治疗方案。

七、环孢素（cyclosporin）

【生化及生理】

环孢素呈白色或类白色结晶性粉末、无味，分子式为 $C_{62}H_{111}N_{11}O_{12}$。口服吸收不规则、不完全、个体差异较大。口服后达峰时间约为 3.5 小时，$t_{1/2}$ 为 10～27 小时，由肝脏代谢，大部分经胆道排泄至粪便中排出，少量经肾脏排泄。

【检测方法】

血清环孢素的测定可采用免疫法、高效液相色谱法-质谱联用法等多种方法。

【标本要求与保存】

全血，EDTA 抗凝。采血时间在下次剂量前。标本量 1.0ml，至少 0.6ml。标本在室温（25℃）保存 3 天，冷藏（4℃）或冷冻（-20℃）稳定 14 天。可反复冻融 3 次。

【参考区间】

治疗浓度：100～400μg/L。

【临床意义】

环孢素为免疫抑制剂药物，主要用于治疗免疫性疾病和预防同种异体器官或组织移植所发生的排斥反应等。血药浓度>350μg/L 时可能产生毒性作用，需调整剂量和治疗方案。

（罗秀菊　彭军）

附录1
常用生物化学检验项目参考区间

检测项目	标　本	状　况	参考值范围	单　位
乙醛	全血(草酸盐抗凝)		<4.5	μmol/l
		职业暴露	<11.4	μmol/l
		毒性	22.7~45.4	μmol/l
乙酰基天冬氨酸	尿液		<14	mmol/mol 肌酐
α1-酸性糖蛋白	血清	成人(20~60岁)	0.5~1.2	g/L
顺式乌头酸	尿液	0~1月	5~31	mmol/mol 肌酐
		1~6月	10~97	mmol/mol 肌酐
		6月~5岁	10~97	mmol/mol 肌酐
		>5岁	3~44	mmol/mol 肌酐
己二酸	尿液	0~1月	9~37	mmol/mol 肌酐
		6月~5岁	<16	mmol/mol 肌酐
		>5岁	<6	mmol/mol 肌酐
二酰肉碱	尿液	0~7月	0.04~0.40	mmol/mol 肌酐
		8月~7岁	0.01~0.81	mmol/mol 肌酐
		>7岁	0.00~0.13	mmol/mol 肌酐
促肾上腺皮质激素	血浆,EDTA	脐带血	11~125	pmol/L
		新生儿	2.2~41	pmol/L
		成人(08:00~09:00)	<26	pmol/L
		成人(24h,仰卧)	<19	pmol/L
丙胺酸	血浆	早产儿,1天	274~476	μmol/L
		新生儿,1天	236~410	μmol/L
		1~3月	134~416	μmol/L
		2~6月	177~413	μmol/L
		9月~2岁	99~313	μmol/L
		3~10岁	137~305	μmol/L
		6~18岁	193~545	μmol/L
		成人	210~661	μmol/L
	尿液,24h	10天~7周	46~104	μmol/d
		3~12岁	102~439	μmol/d
		成人	88~541	μmol/d
		0~1月	62.6~334.1	μmol/mol 肌酐

续表

检测项目	标本	状况	参考值范围	单位
		1～6月	59.3～324.8	μmol/mol 肌酐
		6月～1岁	48.4～233.2	μmol/mol 肌酐
		1～2岁	44.0～169.2	μmol/mol 肌酐
		2～3岁	28.8～195.0	μmol/mol 肌酐
β-丙氨酸	血浆		<49	μmol/L
			<29	μmol/L
	尿液,24h	3～16岁	<42	μmol/d
		成人	<93	μmol/d
			14	mmol/mol 肌酐
丙氨酸氨基转氨酶	血清	成年男性	<0.77	μkat/L
		成年女性	<0.58	μkat/L
白蛋白	血清	0～4天	28～44	g/L
		4天～14岁	38～54	g/L
		14～18岁	32～45	g/L
		成人(20～60岁)	35～52	g/L
		60～90岁	32～46	g/L
		>90岁	29～45	g/L
	尿液,24h		3.9～24.4	mg/d
	脑脊液,腰刺		177～251	mg/L
醛缩酶	血清	10～24月	0.17～0.68	μkat/L
		25月～16岁	0.09～0.34	μkat/L
		成人	0.04～0.13	μkat/L
醛固酮	血清	脐带血	1.11～5.54	nmol/L
		早产儿	0.53～3.91	nmol/L
		足月儿		
		3天	0.19～5.10	nmol/L
		1周	0.03～4.85	nmol/L
		1～12月	0.14～2.49	nmol/L
		1～2岁	0.19～1.50	nmol/L
		2～10岁(仰卧)	0.08～0.97	nmol/L
		2～10岁(直立)	0.14～2.22	nmol/L
		10～15岁(仰卧)	0.06～0.61	nmol/L
		10～15岁(直立)	0.11～1.33	nmol/L
		成人(仰卧)	0.08～0.44	nmol/L
		成人(直立)	0.19～0.83	nmol/L
	尿液,24h	新生儿(1～3天)	20～140	μg/g 肌酐
		儿童4～10岁	4～22	μg/g 肌酐
		成人	1.5～20	μg/g 肌酐
铝	血清,血浆		<0.2	μmol/L
		血液透析患者	0.74～20.4	μmol/L

续表

检测项目	标　本	状　况	参考值范围	单　位
		铝药物治疗	<1.11	μmol/L
	尿液		0.09～1.11	μmol/L
氨氮	血浆(肝素)	新生儿	64～107	μmol 氮/L
		0～2 周	56～92	μmol 氮/L
		>1 月	21～50	μmol 氮/L
		成人	11～32	μmol 氮/L
	尿液(24h)	婴儿	40～207	mmol 氮/d
		成人	10～107	mmol 氮/d
淀粉酶	血清(IFCC,37℃)	成人	0.48～1.70	μkat/L
3a-雄甾烷二醇葡萄糖醛酸	血清	青春期儿童	0.2～1.3	nmol/L
		成年男性	5.5～32	nmol/L
		成年女性	1.3～6.4	nmol/L
雄烯二酮	血清	青春期儿童	<0.2	nmol/L
		成人	2.6～7.2	nmol/L
		绝经后妇女	3.0～9.6	nmol/L
抗利尿激素(ADH)	血浆(EDTA)	mOsm/kg		
		270～280	<1.4	pmol/L
		280～285	<2.3	pmol/L
		285～290	0.9～4.6	pmol/L
		290～294	1.9～6.5	pmol/L
		295～300	3.7～11.1	pmol/L
锑	血浆(肝素)		1.15～7.39	nmol/L
	尿液		<82.1	nmol/L
		毒性	>8.21	μmol/L
α_1-抗胰蛋白酶	血清	成人(20～60 岁)	0.9～2.0	g/L
载脂蛋白 A-1	血清	4～5 岁男性	1.09～1.72	g/L
		女性	1.04～1.63	g/L
		6～11 岁男性	1.11～1.77	g/L
		女性	1.10～1.66	g/L
		12～19 岁男性	0.99～1.65	g/L
		女性	1.05～1.80	g/L
		20～29 岁男性	1.05～1.73	g/L
		女性	1.11～2.09	g/L
		30～39 岁男性	1.05～1.73	g/L
		女性	1.10～1.89	g/L
		40～49 岁男性	1.03～1.78	g/L
		女性	1.15～1.95	g/L
		50～59 岁男性	1.07～1.73	g/L
		女性	1.17～2.11	g/L
		60～69 岁男性	1.11～1.84	g/L
		女性	1.20～2.05	g/L

续表

检测项目	标　本	状　况	参考值范围	单　位
		>69岁男性	1.09~1.80	g/L
		女性	1.18~1.99	g/L
载脂蛋白B	血清	4~5岁男性	0.58~1.03	g/L
		女性	0.58~1.04	g/L
		6~11岁男性	0.56~1.05	g/L
		女性	0.57~1.13	g/L
		12~19岁男性	0.55~1.10	g/L
		女性	0.53~1.19	g/L
		20~29岁男性	0.59~1.30	g/L
		女性	0.59~1.32	g/L
		30~39岁男性	0.63~1.43	g/L
		女性	0.70~1.32	g/L
		40~49岁男性	0.71~1.52	g/L
		女性	0.75~1.36	g/L
		50~59岁男性	0.75~1.60	g/L
		女性	0.75~1.68	g/L
		60~69岁男性	0.81~1.56	g/L
		女性	0.75~1.73	g/L
		>69岁男性	0.73~1.52	g/L
		女性	0.79~1.68	g/L
精氨酸	血浆	早产儿,1天	10~90	μmol/L
		新生儿,1天	22~88	μmol/L
		1~3月	22~74	μmol/L
		2~6月	56~142	μmol/L
		9月~2岁	11~65	μmol/L
		3~10岁	23~86	μmol/L
		6~18岁	44~130	μmol/L
		成人	21~138	μmol/L
	尿液,24h	10天~7周	<7	μmol/d
		3~12岁	<29	μmol/d
		成人	<288	μmol/d
		成人	0~2.7	mmol/mol肌酐
砷	全血(肝素)		0.03~0.31	μmol/L
		慢性中毒	1.33~6.65	μmol/L
		急性中毒	7.98~124	μmol/L
	尿液,24h		0.07~0.67	μmol/d
抗坏血酸(维生素C)	血浆	1~3月	6~33	μmol/L
		3月~6岁	72~144	μmol/L
		6~18岁	32~62	μmol/L
		成人	30~69	μmol/L

续表

检测项目	标　本	状　况	参考值范围	单　位
	尿液,24h	成人	34～100	μmol/d
		成人	1.8～8.6	mmol/mol 肌酐
天冬氨酸氨基转氨酶	血清	成年男性	<0.60	μkat/L
		成年女性	<0.53	μkat/L
天冬氨酸	血浆	早产儿,1天	0～30	μmol/L
		新生儿,1天	<16	μmol/L
		1～3月	0～8	μmol/L
		9月～2岁	<9	μmol/L
		19月～10岁	<20	μmol/L
		6～18岁	<14	μmol/L
		成人	<24	μmol/L
	尿液,24h	3～12岁	<38	μmol/d
		成人	<197	μmol/d
		成人	0.1～3.7	mmol/mol 肌酐
壬二酸	尿液		<1.1	mmol/mol 肌酐
铍	尿液,24h	阴性	检测不到	μmol/L
		中毒	>2.22	μmol/L
总胆红素	血清	脐带血(早产儿)	<34.2	μmol/L
		脐带血(足月儿)	<34.2	μmol/L
		0～1天(早产儿)	17～187	μmol/L
		0～1天(足月儿)	34～103	μmol/L
		1～2天(早产儿)	103～205	μmol/L
		1～2天(足月儿)	103～171	μmol/L
		3～5天(早产儿)	171～240	μmol/L
		3～5天(足月儿)	68～137	μmol/L
		成人	0～34	μmol/L
	尿液		阴性	
	羊水	28周	<1.28	
		40周	<0.43	
结合生物素	血清		0.0～3.4	
	全血	健康的	0.5～2.20	nmol/L
		缺乏的	<0.5	nmol/L
肾上腺素	血浆	成人		
		仰卧(30分钟)	<273	pmol/L
		坐(15分钟)	<328	pmol/L
		站立(30分钟)	<491	pmol/L
去甲肾上腺素	血浆	成人		
		仰卧(30分钟)	650～2423	pmol/L
		坐(15分钟)	709～4019	pmol/L
		站立(30分钟)	739～4317	pmol/L

续表

检测项目	标　本	状　况	参考值范围	单　位
多巴胺	血浆			
		成人		
		仰卧(30分钟)	<475	pmol/L
		坐(15分钟)	<475	pmol/L
		站立(30分钟)	<475	pmol/L
肾上腺素	尿液(24h)	0~1岁	0~14	nmol/d
		1~2岁	0~19	nmol/d
		2~4岁	0~33	nmol/d
		4~7岁	1~55	nmol/d
		7~10岁	1~55	nmol/d
		10~15岁	3~109	nmol/d
		>15岁	3~109	nmol/d
去甲肾上腺素	尿液(24h)	0~1岁	0~59	nmol/d
		1~2岁	6~100	nmol/d
		2~4岁	24~171	nmol/d
		4~7岁	47~266	nmol/d
		7~10岁	77~384	nmol/d
		10~15岁	89~473	nmol/d
		>15岁	89~473	nmol/d
多巴胺	尿液(24h)	0~1岁	0~555	nmol/d
		1~2岁	65~914	nmol/d
		2~4岁	261~1697	nmol/d
		4~7岁	424~2612	nmol/d
		7~10岁	424~2612	nmol/d
		10~15岁	424~2612	nmol/d
		>15岁	424~2612	nmol/d
铜蓝蛋白	血浆	脐带血	0.050~0.33	g/L
		出生~4个月	0.15~0.56	g/L
		5~6月	0.26~0.83	g/L
		7~36月	0.31~0.90	g/L
		4~12岁	0.25~0.45	g/L
		13~19岁(男性)	0.15~0.37	g/L
		13~19岁(女性)	0.22~0.50	g/L
		成人(男性)	0.22~0.40	g/L
		未避孕成年女性	0.25~0.60	g/L
		避孕成年女性	0.27~0.66	g/L
		有孕成年女性	0.3~1.20	g/L
	血清	成人(20~60岁)	0.2~0.6	g/L
氯化物(Cl)	血清,血浆	脐带血	96~104	mmol/L
		早产儿	95~110	mmol/L
		0~30天	98~113	mmol/L

续表

检测项目	标　本	状　况	参考值范围	单　位
		成人	98 ~ 107	mmol/L
		>90 岁	98 ~ 111	mmol/L
	尿液(24h)	婴儿	2 ~ 10	mmol/L
		儿童<6 岁	15 ~ 40	mmol/L
		6 ~ 10 岁男	36 ~ 110	mmol/L
		女	18 ~ 74	mmol/L
		10 ~ 14 岁男	64 ~ 176	mmol/L
		女	36 ~ 173	mmol/L
		成人	110 ~ 250	mmol/L
		>60 岁	95 ~ 195	mmol/L
	汗液(离子导入)	正常值	5 ~ 35	mmol/L
		临界值	30 ~ 70	mmol/L
		囊肿性纤维化	60 ~ 200	mmol/L
			5th ~ 95th	mmol/L
胆固醇	血清	0 ~ 4 岁男性	2.96 ~ 5.26	百分比
		女性	2.90 ~ 5.18	百分比
		5 ~ 9 岁男性	3.23 ~ 4.89	百分比
		女性	3.39 ~ 5.10	百分比
		10 ~ 14 岁男性	3.21 ~ 5.29	百分比
		女性	3.24 ~ 5.31	百分比
		15 ~ 19 岁男性	3.06 ~ 4.95	百分比
		女性	3.08 ~ 5.39	百分比
		20 ~ 24 岁男性	3.06 ~ 5.49	百分比
		女性	3.14 ~ 6.14	百分比
		25 ~ 29 岁男性	3.37 ~ 6.06	百分比
		女性	3.37 ~ 5.99	百分比
		30 ~ 34 岁男性	3.68 ~ 6.68	百分比
		女性	3.45 ~ 5.87	百分比
		35 ~ 39 岁男性	3.81 ~ 6.92	百分比
		女性	3.60 ~ 6.45	百分比
		40 ~ 44 岁男性	3.89 ~ 6.74	百分比
		女性	3.78 ~ 6.71	百分比
		45 ~ 49 岁男性	4.22 ~ 7.12	百分比
		女性	3.83 ~ 6.94	百分比
		50 ~ 54 岁男性	4.04 ~ 7.10	百分比
		女性	4.22 ~ 7.28	百分比
		55 ~ 59 岁男性	4.17 ~ 7.25	百分比
		女性	4.33 ~ 7.61	百分比
		60 ~ 64 岁男性	4.22 ~ 7.43	百分比
		女性	4.46 ~ 7.77	百分比
		65 ~ 69 岁男性	4.30 ~ 7.46	百分比
		女性	4.33 ~ 7.54	百分比

续表

检测项目	标本	状况	参考值范围	单位
		>69岁男性	3.73~6.87	百分比
		女性	4.48~7.25	百分比
		患冠脉心脏疾病风险		
		儿童		
		正常值	<4.4	百分比
		临界高值	4.40~5.15	百分比
		高值	>5.15	百分比
		成人		
		正常值	<5.18	百分比
		临界高值	5.18~6.19	百分比
		高值	>6.19	百分比
胆碱酯酶(37℃)	血清	男性	0.68~1.33	μkat/L
		女性	0.56~1.29	μkat/L
绒毛膜促性腺激素	血清	男性及未孕女性	<5.0	
		有孕女性(妊娠周数)		
		4周	5~100	IU/L
		5周	200~3000	IU/L
		6周	10 000~80 000	IU/L
		7~14周	90 000~500 000	IU/L
		15~26周	5000~80 000	IU/L
		27~40周	3000~15 000	IU/L
		滋养细胞疾病	>100 000	IU/L
	尿液		阴性	
			在错过月经的第一天,有一半检测出怀孕	
铬	全血(肝素)		14~538	nmol/L
	血清		2~3	nmol/L
	尿液(24h)		1.9~38.4	nmol/d
	红细胞		384~692	nmol/L
糜蛋白酶(37.C)	粪便		12	U/g 粪便
反式肉桂酰甘氨酸	尿液		0.1~8.0	mmol/mol 肌酐
柠檬酸	尿液	0~1月	<1046	mmol/mol 肌酐
		1~6月	104~268	mmol/mol 肌酐
		6月~5岁	0~656	mmol/mol 肌酐
		>5岁	87~639	mmol/mol 肌酐
钴	血清		1.9~7.6	nmol/L
	尿液		17.0~34.0	nmol/L
	红细胞		272~781	nmol/kg
C_3	血清	成人(20~60岁)	0.9~1.8	g/L
C_4	血清	成人(20~60岁)	0.1~0.4	g/L

续表

检测项目	标本	状况	参考值范围	单位
铜	血清	出生~6个月	3.14~10.99	μmol/L
		缺乏	<5	μmol/L
		6岁	14.13~29.83	μmol/L
		12岁	12.56~25.12	μmol/L
		成人		
		男性	10.99~21.98	μmol/L
		女性	12.56~24.34	μmol/L
		缺乏	8	μmol/L
		怀孕长时间	18.53~47.41	μmol/L
		黑人	8%~12%或者更高	
	尿液(24h)	成人	1	μmol/24h
		Wilson病	>3	μmol/24h
游离皮质醇	血清	0800h	17~44	nmol/L
		1600h	6~25	nmol/L
	唾液	0700h	4~30	nmol/L
		2200h	2~6	nmol/L
	尿液(24h)	儿童		
		1~10岁	6~74	nmol/d
		2~11岁	3~58	nmol/d
		11~20岁	14~152	nmol/d
		12~16岁	6~105	nmol/d
	成人	浓缩	55~248	nmol/d
		未浓缩	207~745	nmol/d
总皮质醇	血清	脐带血	138~469	nmol/L
		婴儿(1~7天)	55~304	nmol/L
		儿童(1~16岁)		nmol/L
		0800h	83~580	nmol/L
		成人		
		0800h	138~635	nmol/L
		1600h	83~441	nmol/L
		2000h	<50%0800的值	nmol/L
C反应蛋白	血清	成人(20~60岁)	<5	mg/L
高敏C反应蛋白	血清	美国男性	0.3~8.6	mg/L
		美国白人男性	0.2~12.3	mg/L
		非裔美国男性	0.1~8.2	mg/L
		墨西哥裔美国男性	0.2~6.3	mg/L
		欧洲男性	0.3~8.6	mg/L
		日本男性	<7.8	mg/L
		美国女性	0.2~9.1	mg/L
		欧洲女性	0.3~8.8	mg/L

续表

检测项目	标　本	状　况	参考值范围	单　位
肌酸激酶	血清	男性	0.78～2.90	μkat/L
		女性	0.58～2.47	μkat/L
肌酸激酶同工酶	血清	MB	<5.0	μg/L
		相对指标	<0.039	
		MB/总 CK		活动分数
肌酸激酶亚型	血清	$CK\text{-}3_1$	0.42～0.75	活动分数
		$CK\text{-}3_2$	0.18～0.51	活动分数
		$CK\text{-}3_3$	0.02～0.14	活动分数
肌酐酶	血清	0～1岁	4～29	μmol/L
		2～5岁	4～40	μmol/L
		6～9岁	18～46	μmol/L
		10岁	19～52	μmol/L
		成年男性	55～96	μmol/L
		成年女性	40～66	μmol/L
肌酐(Jaffe反应)	血清	脐带血	53～106	μmol/L
		新生儿(1～4天)	27～88	μmol/L
		婴儿	18～35	μmol/L
		儿童	27～62	μmol/L
		青少年	44～88	μmol/L
	18～60岁	18～60岁男性	80～115	μmol/L
		女性	53～97	μmol/L
		60～90岁男性	71～115	μmol/L
		女性	53～106	μmol/L
		>90岁男性	88～150	μmol/L
		女性	53～115	μmol/L
肌酐(Jaffe反应、手工)	尿液(24h)	婴儿	71～117	μmol/kg/d
		儿童	71～194	μmol/kg/d
		青少年	71～265	μmol/kg/d
		成年男性	124～230	μmol/kg/d
		成年女性	97～177	μmol/kg/d
肌酐清除率	血清	男性	<1009	ng/L
		绝经前妇女	<574	ng/L
	尿液	男性	0～505	mg/mol 肌酐
		绝经前妇女	0～476	mg/mol 肌酐
氰化物	全血(草酸盐抗凝)	非吸烟者	<7.7	μmol/L
		吸烟者	<15.4	μmol/L
		硝普钠治疗	<3850	μmol/L
		中毒	>38.5	μmol/L
胱氨酸	血清	早产儿,1天	45～85	μmol/L
		新生儿,1天	36～84	μmol/L
		1～3月	13～96	μmol/L

续表

检测项目	标　本	状　况	参考值范围	单　位
		2～6月	53～81	μmol/L
		3～10月	45～77	μmol/L
		6～18月	36～58	μmol/L
		成人	33～117	μmol/L
	尿液(24h)	10天～7周	18～28	μmol/d
		3～12岁	41～257	μmol/d
		成人	<317	μmol/d
镉	尿液		0.1～2.0	
	全血(肝素)	非吸烟者	2.7～10.7	nmol/L
		吸烟者	5.3～34.7	nmol/L
	尿液(24h)	毒性范围	0.9～26.7	μmol/L
降钙素	血清,血浆	男性	<8.8	ng/L
		女性	<5.8	ng/L
游离钙离子	血清,血浆(肝素)	成人	1.15～1.33	mmol/L
总钙	血清,血浆(肝素)	成人	2.15～2.55	mmol/L
β-胡萝卜素	血清	高效液相色谱	0.19～1.58	μmol/L
癌胚抗原15-3	血清		<30	kμ/L
癌胚抗原19-9	血清		<37	kμ/L
癌胚抗原27-29	血清		<37.7	kμ/L
癌胚抗原50	血清		<14～20	kμ/L
癌胚抗原72-4	血清		<6	kμ/L
癌胚抗原125	血清		<35	kμ/L
癌胚抗原242	血清		<20	kμ/L
癌胚抗原549	血清		<11	kμ/L
二氧化碳分压	动脉全血(肝素)	新生儿	3.59～5.32	kPa
		婴儿	3.59～5.45	kPa
		成年男性	4.66～6.38	kPa
		成年女性	4.26～5.99	kPa
二氧化碳总含量(tCO_2)	脐带血		14～22	mmol/L
	血浆,血清	成人	23～29	mmol/L
		>60岁	23～31	mmol/L
		>90岁	20～29	mmol/L
	毛细血管采血	早产儿,1周	14～27	mmol/L
		新生儿	13～22	mmol/L
		婴儿	20～28	mmol/L
		儿童	20～28	mmol/L
		成人	20～28	mmol/L
	全血	动脉	19～24	mmol/L
		静脉	22～26	mmol/L
一氧化碳	全血(EDTA)	非吸烟者	0.005～0.015	HbCO百分数
		吸烟1～2包/天	0.04～0.05	HbCO百分数
		吸烟>2包/天	0.08～0.09	HbCO百分数

续表

检测项目	标本	状况	参考值范围	单位
		中毒	>0.20	HbCO 百分数
		致命	>0.5	HbCO 百分数
癌胚抗原	血清	非吸烟者	<3	μg/L
		吸烟者	<5	μg/L
游离脱氢表雄酮	血清	儿童		
		6~9 岁男性	0.45~6.49	nmol/L
		女性	0.62~6.55	nmol/L
		10~11 岁男性	1.07~7.11	nmol/L
		女性	3.88~7.77	nmol/L
		12~14 岁男性	2.88~8.95	nmol/L
		女性	3.40~12.5	nmol/L
		成年男性	6.25~43.4	nmol/L
		成年女性	4.51~34.0	nmol/L
硫酸脱氢表雄酮	血清	儿童		
		1~5 天男性	0.3~6.9	μmol/L
		女性	0.3~6.7	μmol/L
		1 月~5 岁男性	0.03~1.1	μmol/L
		女性	0.1~1.5	μmol/L
		6~9 岁男性	0.07~3.9	μmol/L
		女性	0.07~3.8	μmol/L
		10~11 岁男性	0.4~3.1	μmol/L
		女性	0.4~7.0	μmol/L
		12~17 岁男性	0.5~15.0	μmol/L
		女性	0.5~14.4	μmol/L
	青春期水平 Tanner 分期	1 期男性	0.1~7.2	μmol/L
		1 期女性	0.1~3.4	μmol/L
		2 期男性	0.4~10.3	μmol/L
		2 期女性	0.4~4.0	μmol/L
		3 期男性	1.6~13.6	μmol/L
		3 期女性	0.5~14.4	μmol/L
		4 期男性	1.8~15.1	μmol/L
		4 期女性	0.9~13.1	μmol/L
		5 期男性	4.4~13.5	μmol/L
		5 期女性	2.0~14.3	μmol/L
		成人		
		18~30 岁男性	3.4~16.7	μmol/L
		女性	1.2~10.3	μmol/L
		31~50 岁男性	1.6~12.2	μmol/L
		女性	0.8~10.2	μmol/L
		51~60 岁男性	0.5~11.1	μmol/L
		女性	0.3~7.7	μmol/L

续表

检测项目	标本	状况	参考值范围	单位
		绝经后妇女	0.8~7.0	μmol/L
11-脱氧皮质醇	血清	脐带血	9~16	nmol/L
		儿童和成人	0.6~4.6	nmol/L
脱氧吡啶啉	尿液	男性	2.3~5.4	nmol/L
		绝经前妇女	3.0~7.4	μmol/mol 肌酐
双氢睾酮	血清	儿童,青春期	<0.10	nmol/L
		成年男性	1.03~2.92	nmol/L
		成年女性	0.14~0.76	nmol/L
十二烷二酸	尿液		<0.06	mmol/mol 肌酐
左旋多巴	血浆,血清	血压正常的成人	5.3~12.0	nmol/L
二羟苯乙酸	血浆,血清	血压正常的成人	4.0~15.7	nmol/L
二羟丙氧甲基鸟苷	血浆,血清	血压正常的成人	4.7~7.1	nmol/L
胰腺癌相关抗原	血浆,血清	血压正常的成人	<401	KU/l
雌二醇	血清	儿童		
		1~5岁男性	11~37	pmol/L
		女性	18~37	pmol/L
		6~9岁男性	11~37	pmol/L
		女性	18~220	pmol/L
		10~11岁男性	18~37	pmol/L
		女性	18~1100	pmol/L
		12~14岁男性	18~110	pmol/L
		女性	92~1505	pmol/L
		15~17岁男性	18~165	pmol/L
		女性	147~1505	pmol/L
		成年男性	37~184	pmol/L
		成年女性		
		早卵泡期	73~550	pmol/L
		晚卵泡期	147~1258	pmol/L
		排卵期	550~2753	pmol/L
		黄体期	110~1652	pmol/L
		绝经后	<74	pmol/L
		青春期水平,Tanner分期		
		1期　男性	11~35	pmol/L
		女性	18~37	pmol/L
		2期　男性	11~37	pmol/L
		女性	18~422	pmol/L
		3期　男性	18~55	pmol/L
		女性	18~660	pmol/L
		4期　男性	11~147	pmol/L
		女性	92~1267	pmol/L
		5期　男性	55~165	pmol/L
		女性	92~1505	pmol/L

续表

检测项目	标本	状况	参考值范围	单位
游离雌三醇(未结合)	血清	男性及未孕女性	<6.9	nmol/L
		有孕女性(妊娠周数)		
		16	1.04~3.64	nmol/L
		18	2.19~7.98	nmol/L
		34	18.4~63.5	nmol/L
		35	18.0~91.6	nmol/L
		36	28.4~97.5	nmol/L
		37	27.8~104.0	nmol/L
		38	29.8~131.9	nmol/L
		39	25.0~119.0	nmol/L
		40	33.3~100.3	
	羊水	有孕女性(妊娠周数)		
		16~20	3.5~11	nmol/L
		20~24	7.3~27	nmol/L
		24~28	7.3~27	nmol/L
		28~32	14~47	nmol/L
		32~36	12~54	nmol/L
		36~38	16~62	nmol/L
		38~40	19~69	nmol/L
总雌三醇(E_3)	血清	妊娠周数		
		34	132~486	nmol/L
		35	108~486	nmol/L
		36	121~1145	nmol/L
		37	156~902	nmol/L
		38	167~1215	nmol/L
		39	205~1978	nmol/L
		40	330~1596	nmol/L
	尿液(24h)	男性	3.5~38.2	nmol/d
		女性		
		滤泡期	0~52.0	nmol/d
		排卵期	45.1~187.4	nmol/d
		黄体期	27.8~208.2	nmol/d
		绝经后	0~38.2	nmol/d
		妊娠		
		第一个3个月	0~2776	nmol/d
		第二个3个月	2776~41,640	nmol/d
		第三个3个月	17,350~173,500	nmol/d
	羊水	妊娠周数		
		21~32	17~174	nmol/L
		33~35	312~833	nmol/L
		36~41	521~739	nmol/L

续表

检测项目	标本	状况	参考值范围	单位
雌酮	血清	男性	55~240	
		女性		
		早卵泡期	55~555	pmol/L
		晚卵泡期	370~925	pmol/L
		黄体期	55~740	pmol/L
		绝经后	55~204	pmol/L
乙醇	全血(草酸盐抗凝)	损伤	11~22	mmol/L
		中枢神经系统抑郁症	>21.7	mmol/L
		死亡报道	>86.8	mmol/L
乙基丙二酸	尿液(24h)		0.4~17	mmol/mol 肌酐
铁	血清	新生儿	25~200	μg/L
		1个月	200~600	μg/L
		2~5月	50~200	μg/L
		6月~15岁	7~140	μg/L
		成年男性	20~250	μg/L
		成年女性	10~120	μg/L
甲胎蛋白(AFP)	血清	第一个3个月的胎儿	2.0~4.0	g/L
		脐带血	<0.05	g/L
		1岁儿童	<30	μg/L
		成人(85%人群)	<8.5	μg/L
		成人(100%人群)	<15	μg/L
	母体血清	妊娠周数		
		14	25.6	μg/L(中位数)
		15	29.9	μg/L(中位数)
		16	34.8	μg/L(中位数)
		17	40.6	μg/L(中位数)
		18	47.3	μg/L(中位数)
		19	55.1	μg/L(中位数)
		20	64.3	μg/L(中位数)
		21	74.9	μg/L(中位数)
	血清			
		肿瘤标志物		
		早期标志物	10~20	μg/L
		癌症	>1000	μg/L
	羊水	妊娠周数		
		15	16.3	mg/L(中位数)
		16	14.5	mg/L(中位数)
		17	13.4	mg/L(中位数)
		18	12.0	mg/L(中位数)
		19	10.7	mg/L(中位数)
		20	8.1	mg/L(中位数)

续表

检测项目	标本	状况	参考值范围	单位
氟化物	血清		10.5～168	μmol/L
叶酸		血清	6.0～28.0	nmol/L
		红细胞	237～948	nmol/L
		S缺乏症	<3.2	nmol/L
		红细胞不足	<252	nmol/L
促卵泡刺激激素	血清	男性(23～70岁)	1.4～15.4	IU/L
		女性		
		滤泡期	1.4～9.9	IU/L
		排卵期	0.2～17.2	IU/L
		黄体期	1.1～9.2	IU/L
		绝经后	19.3～100.6	IU/L
果糖胺	血清	儿童		
		成人	205～285	μmol/L
富马酸	尿液	0～1月	10～45	mmol/mol肌酐
		1～6月	4～45	mmol/mol肌酐
		6月～5岁	1～27	mmol/mol肌酐
		>5岁	2～4	mmol/mol肌酐
肾小球滤过率(内源性标志物)	血清、血浆、尿液	男性17～24岁	0.90～1.26	$mL/s/m^2$
		25～34岁	0.75～1.41	$mL/s/m^2$
		35～44岁	0.71～1.33	$mL/s/m^2$
		45～54岁	0.72～1.24	$mL/s/m^2$
		55～64岁	0.67～1.18	$mL/s/m^2$
		65～74岁	0.59～1.10	$mL/s/m^2$
		75～84岁	0.50～0.98	$mL/s/m^2$
		女性40～49岁	0.63～1.19	$mL/s/m^2$
		50～59岁	0.56～1.06	$mL/s/m^2$
		60～69岁	0.48～1.07	$mL/s/m^2$
		70～79岁	0.44～1.01	$mL/s/m^2$
		>80岁	0.46～0.82	$mL/s/m^2$
胰高血糖素	血浆(肝素或EDTA)	成人	70～180	ng/L
	羊水	妊娠中期	23～63	ng/L
		分娩期	41～193	ng/L
葡萄糖	血清(空腹)	脐带血	2.5～5.3	mmol/L
		早产儿	1.1～3.3	mmol/L
		婴儿	1.7～3.3	mmol/L
		新生儿　1天	2.2～3.3	mmol/L
		>1天	2.8～4.5	mmol/L
		儿童	3.3～5.6	mmol/L
		成人	4.1～5.6	mmol/L
		>60岁	4.6～6.4	mmol/L

续表

检测项目	标本	状况	参考值范围	单位
		>90 岁	4.2～6.7	mmol/L
	全血(肝素)	成人	3.5～5.3	mmol/L
	脑脊液	婴儿、儿童	3.3～4.5	mmol/L
		成人	2.2～3.9	mmol/L
	尿液		0.1～0.8	mmol/L
	24 小时尿		<2.8	mmol/d
红细胞葡萄糖-6-磷酸酶	全血(ACD,EDTA,肝素)		510～1050	U/mmol Hb
			0.23～0.47	nU/RBC
			2.69～5.53	kU/L RBC
谷氨酸	血浆	早产儿,1 天	0～135	μmol/L
		新生儿,1 天	20～107	μmol/L
		6 个月～3 岁	19～100	μmol/L
		3～10 岁	23～250	μmol/L
		6～18 岁	7～65	μmol/L
		成人	14～192	μmol/L
	24 小时尿	10 天～7 周	2～10	μmol/L
		成人	<230	μmol/L
		成人	1.5～4.7	mmol/mol 肌酐
谷氨酸盐	血浆	3 个月～6 岁	475～746	μmol/L
		6～18 岁	360～740	μmol/L
		成人	396～711	μmol/L
	24 小时尿	10 天～7 周	85～177	μmol/d
		3～12 岁	140～779	μmol/d
		成人	300～1040	μmol/d
		成人	2～60	mmol/mol 肌酸
γ-谷氨酰转移酶	血清	男性	<0.94	μkat/L
		女性	<0.65	μkat/L
戊二酸	尿液		0.5～13	mmol/mol 肌酐
糖化血红蛋白(HbA1c)	全血(EDTA,肝素,草酸盐)	诊断临界值	<6.5	Hb%
			4～5.6	Hb%
甘油酸	尿液	0～1 个月	<40	mmol/mol 肌酐
		1～6 个月	<185	mmol/mol 肌酐
		6 个月～5 岁	<71	mmol/mol 肌酐
		>5 岁	<61	mmol/mol 肌酐
甘氨酸	血浆	早产儿,1 天	0～1010	μmol/L
		新生儿,1 天	224～514	μmol/L
		1～3 个月	106～222	μmol/L
		2～6 个月	175～296	μmol/L
		9 个月～2 岁	56～308	μmol/L
		3～10 岁	117～223	μmol/L

续表

检测项目	标　本	状　况	参考值范围	单　位
		6～18岁	158～302	μmol/L
		成人	120～554	μmol/L
	24小时尿	10天～7周	194～787	μmol/d
		3～12岁	165～1420	μmol/d
		成人	785～3918	μmol/d
		成人	18.2～163	mmol/mol 肌酐
羟基乙酸	尿液	0～1个月	<63	mmol/mol 肌酐
		1～6个月	<105	mmol/mol 肌酐
		6个月～5岁	3～121	mmol/mol 肌酐
		>5岁	<167	mmol/mol 肌酐
水合乙醛酸	尿液	0～1个月	<14	mmol/mol 肌酐
		1～6个月	<17	mmol/mol 肌酐
		6个月～5岁	<8	mmol/mol 肌酐
		>5岁	<10	mmol/mol 肌酐
生长激素	血清	基础值	2～5	μg/L
		胰岛素耐量实验	>10	μg/L
		精氨酸	>7.5	μg/L
		左旋多巴	>7.5	μg/L
触珠蛋白	血清	儿童	0.2～1.6	g/L
		成人(20～60岁)	0.3～2.0	g/L
高密度脂蛋白	血清	5～9岁　男性	0.99～1.94	mmol/L
		女性	0.93～1.89	mmol/L
		10～14岁男性	0.96～1.92	mmol/L
		女性	0.96～1.82	mmol/L
		15～19岁男性	0.78～1.63	mmol/L
		女性	0.91～1.92	mmol/L
		20～24岁男性	0.78～1.63	mmol/L
		女性	0.86～2.05	mmol/L
		25～29岁男性	0.81～1.63	mmol/L
		女性	0.96～2.15	mmol/L
		30～34岁男性	0.73～1.63	mmol/L
		女性	0.94～2.00	mmol/L
		35～39岁男性	0.75～1.61	mmol/L
		女性	0.88～2.13	mmol/L
		40～44岁男性	0.70～1.74	mmol/L
		女性	0.88～2.28	mmol/L
		45～49岁男性	0.78～1.66	mmol/L
		女性	0.88～2.26	mmol/L
		50～54岁男性	0.73～1.63	mmol/L
		女性	0.96～2.39	mmol/L
		55～59岁男性	0.73～1.84	mmol/L
		女性	0.96～2.36	mmol/L

续表

检测项目	标本	状况	参考值范围	单位
		60~64岁男性	0.78~1.92	mmol/L
		女性	0.99~2.39	mmol/L
		65~69岁男性	0.78~1.95	mmol/L
		女性	0.91~2.49	mmol/L
		>69岁 男性	0.80~1.95	mmol/L
		女性	0.86~2.39	mmol/L
	血清	ATPⅢ分级		
		低	<0.40	g/L
		高	>0.59	g/L
组氨酸	血浆	早产儿,1天	10~90	μmol/L
		新生儿,1天	49~114	μmol/L
		1~3个月	43~83	μmol/L
		2~6个月	96~137	μmol/L
		9个月~2岁	24~112	μmol/L
		3~10岁	24~85	μmol/L
		6~18岁	64~106	μmol/L
		成人	32~107	μmol/L
	24小时尿	10天~7周	103~249	μmol/d
		3~12岁	306~1285	μmol/d
		成人	470~2843	μmol/d
		成人	1~103	mmol/mol 肌酐
同型半胱氨酸	血清,血浆	叶酸补充饮食		
		<15岁	<8	μmol/L
		15~65岁	<12	μmol/L
		>65岁	<16	μmol/L
		没有补充叶酸		
		<15岁	<10	μmol/L
		15~65岁	<15	μmol/L
		>65岁	<20	μmol/L
尿黑酸	尿液		<11	mmol/mol 肌酐
高香草酸	24小时尿	3~6岁	8~24	μmol/d
		6~10岁	12~26	μmol/d
		10~16岁	13~48	μmol/d
		16~83岁	8~48	μmol/d
	尿液	0~6个月	<23	mmol/mol 肌酐
		6个月~5岁	<6	mmol/mol 肌酐
		3~6岁	3.4~9.6	mmol/mol 肌酐
		6~10岁	2.7~7.1	mmol/mol 肌酐
		10~16岁	2.0~6.4	mmol/mol 肌酐
3-羟丁酸	尿液	0~5岁	<6	mmol/mol 肌酐
		>5岁	<11	mmol/mol 肌酐

续表

检测项目	标本	状况	参考值范围	单位
2-羟戊二酸	尿液		<16	mmol/mol 肌酐
5-羟基吲哚乙酸	血浆		27～70	nmol/L
	尿液	0～5 岁	<13	mmol/mol 肌酐
		>5 岁	<10	mmol/mol 肌酐
4-羟基苯乳酸水合物	尿液	0～1 个月	<51	mmol/mol 肌酐
		>1 个月	<11	mmol/mol 肌酐
4-羟苯丙酮酸	尿液	0～1 个月	<21	mmol/mol 肌酐
		>1 个月	<6	mmol/mol 肌酐
17-羟孕酮	血清，血浆	脐带血	27.3～151.5	nmol/L
		早产儿	0.8～17.0	nmol/L
		新生儿，3 天	0.2～2.7	nmol/L
		青春期前儿童	0.1～2.7	nmol/L
		青春期 tanner 分期		
		1 期　男性	0.1～2.7	nmol/L
		女性	0.1～2.5	nmol/L
		2 期　男性	0.2～3.5	nmol/L
		女性	0.3～3.0	nmol/L
		3 期　男性	0.3～4.2	nmol/L
		女性	0.3～4.7	nmol/L
		4 期　男性	0.9～5.4	nmol/L
		女性	0.5～7.0	nmol/L
		5 期　男性	0.7～5.3	nmol/L
		女性	0.6～8.0	nmol/L
		成人　男性	0.8～6.0	nmol/L
		女性　卵泡期	0.4～2.1	nmol/L
		黄体期	1.0～8.7	nmol/L
		怀孕期	6.0～36.0	nmol/L
		ACTH 后	<9.6	nmol/L
		绝经后	<2.1	nmol/L
羟脯氨酸	血浆	早产儿，1 天	0～120	μmol/L
		6～18 岁　男性	<50	μmol/L
		女性	<44	μmol/L
		成人　男性	<42	μmol/L
		女性	<34	μmol/L
	24 小时尿	成人	<11	μmol/d
		成人	16～31	mmol/mol 肌酐
免疫球蛋白 A	血清	婴儿，4 天	0.0～0.02	g/L
		成人　20～60 岁	0.7～4.0	g/L
		>60 岁	0.9～4.1	g/L
	脑脊液		0.0～0.006	g/L
	唾液		<0.11	g/L

续表

检测项目	标本	状况	参考值范围	单位
免疫球蛋白 D	血清	20～60 岁	0～160	kIU/L
			0～384	μg/L
免疫球蛋白 E	血清	20～60 岁	0～380	μg/L
免疫球蛋白 G	血清	新生儿,4 天	7.0～14.8	g/L
		成人　20～60 岁	7.0～16.0	g/L
		>60 岁	6.0～15.6	g/L
	脑脊液		0～0.055	g/L
免疫球蛋白 M	血清	新生儿,4 天	0.05～0.30	g/L
		成人　20～60 岁	0.4～2.3	g/L
		>60 岁	0.3～3.6	g/L
	脑脊液		0.0～0.013	g/L
抑制素 A	血清	男性	1.0～3.6	ng/L
		女性(月经周期:周期天数)		
		卵泡早期(-14 到-10 天)	5.5～28.2	ng/L
		卵泡中期(-9 到-4 天)	7.9～34.5	ng/L
		卵泡后期(-3 到-1 天)	19.5～102.3	ng/L
		月经期(0 天)	49.9～155.5	ng/L
		黄体前期(1 到 3 天)	35.9～132.7	ng/L
		黄体中期(4 到 11 天)	13.2～159.6	ng/L
		黄体后期(12 到 14 天)	7.3～89.9	ng/L
		体外受精,峰值水平	354～1690	ng/L
		多囊卵巢综合征,排卵	5.7～16.0	ng/L
		绝经后	1.0～3.9	ng/L
		孕妇　怀孕周期		
		15 周	174(中位数)	ng/L
		16 周	170(中位数)	ng/L
		17 周	173(中位数)	ng/L
		18 周	182(中位数)	ng/L
		19 周	198(中位数)	ng/L
		20 周	222(中位数)	ng/L
胰岛素	血清	成人	12～150	pmol/L
胰岛素样生长因子 I	血清	1～2 岁　男性	31～160	μg/L
		女性	11～206	μg/L
		3～6 岁　男性	16～288	μg/L
		女性	70～316	μg/L
		7～10 岁　男性	136～385	μg/L
		女性	123～396	μg/L
		11～12 岁男性	136～440	μg/L
		女性	191～462	μg/L
		13～14 岁男性	165～616	μg/L
		女性	286～660	μg/L

续表

检测项目	标　本	状　况	参考值范围	单　位
		15~18岁男性	134~836	μg/L
		女性	152~660	μg/L
		19~25岁男性	202~433	μg/L
		女性	231~550	μg/L
		25~85岁男性	135~449	μg/L
		女性	135~449	μg/L
胰岛素样生长因子Ⅱ	血清	儿童　青春期前	334~642	μg/L
		青春期	245~737	μg/L
		成人	288~736	μg/L
		生长激素缺乏	51~299	μg/L
铁		建议实验室建立自己的参考区间		
异柠檬酸	尿液	0~1个月	0~368	mmol/mol 肌酐
		1~6个月	0~67	mmol/mol 肌酐
		6个月~5岁	0~77	mmol/mol 肌酐
		5岁以上	16~99	mmol/mol 肌酐
异亮氨酸	血浆	早产儿,1天	20~60	μmol/L
		新生儿,1天	27~53	μmol/L
		1~3个月	45~73	μmol/L
		2~6个月	38~123	μmol/L
		9个月~2岁	26~94	μmol/L
		3~10岁	28~84	μmol/L
		6~18岁	38~95	μmol/L
		成人	37~98	μmol/L
	尿液	10天~7周	trace-3	μmol/d
		3~12岁	15~53	μmol/d
		成人	38~183	μmol/d
		成人	0.8~4.4	mmol/mol 肌酐
L-乳酸盐	全血(肝素)	卧床　静脉	0.56~1.39	mmol/L
		动脉	0.36~0.75	mmol/L
	脑脊液	儿童	1.78~1.88	mmol/L
	24小时尿	成人	5.5~22	mmol/d
		0~1个月	46~348	mmol/mol 肌酐
		1~6个月	57~346	mmol/mol 肌酐
		6个月~5岁	21~38	mmol/mol 肌酐
		>5岁	20~101	mmol/mol 肌酐
	胃液		阴性	
乳酸脱氢酶	血清	L→P法,总活性		
		24个月~12岁	3.1~6.1	μkat/L
		12~60岁	2.1~3.7	μkat/L

续表

检测项目	标本	状况		参考值范围	单位
铅	全血(肝素)	儿童		<1.21	μmol/L
		成人		<1.21	μmol/L
		中毒		>4.78	μmol/L
	24小时尿			<0.39	μmol/L
亮氨酸	血浆	早产儿,1天		20～120	μmol/L
		新生儿,1天		47～109	μmol/L
		1～3个月		44～164	μmol/L
		9个月～2岁		45～155	μmol/L
		3～10岁		56～178	μmol/L
		6～18岁		79～174	μmol/L
		成人		75～175	μmol/L
	24小时尿	10天～7周		7～15	μmol/d
		3～12岁		23～84	μmol/d
		成人		20～62	μmol/d
		成人		0～6.8	mmol/mol肌酐
脂肪酶	血清	成人		<0.65	μkat/L
低密度脂蛋白	血清	5～9岁	男性	1.63～3.34	mmol/L
			女性	1.76～3.63	mmol/L
		10～14岁	男性	1.66～3.44	mmol/L
			女性	1.76～3.52	mmol/L
		15～19岁	男性	1.61～3.37	mmol/L
			女性	1.53～3.55	mmol/L
		20～24岁	男性	1.53～3.81	mmol/L
			女性	1.48～4.12	mmol/L
		25～29岁	男性	1.81～4.27	mmol/L
			女性	1.84～4.25	mmol/L
		30～34岁	男性	2.02～4.79	mmol/L
			女性	1.81～4.04	mmol/L
		35～39岁	男性	2.10～4.90	mmol/L
			女性	1.94～4.45	mmol/L
		40～44岁	男性	2.25～4.82	mmol/L
			女性	1.92～4.51	mmol/L
		45～49岁	男性	2.51～5.23	mmol/L
			女性	2.05～4.82	mmol/L
		50～54岁	男性	2.31～5.10	mmol/L
			女性	2.28～5.21	mmol/L
		55～59岁	男性	2.28～5.26	mmol/L
			女性	2.31～5.44	mmol/L
		60～64岁	男性	2.15～5.44	mmol/L
			女性	2.59～5.81	mmol/L

续表

检测项目	标　本	状　况	参考值范围	单　位
		65～69岁　男性	2.54～5.44	mmol/L
		女性	2.39～5.73	mmol/L
		>69岁　男性	2.28～4.82	mmol/L
		女性	2.49～5.34	mmol/L
		冠心病风险		
		理想状态	<2.59	mmol/L
		接近理想	2.59～3.34	mmol/L
		边缘升高	3.37～4.12	mmol/L
		高危	4.15～4.90	mmol/L
		极高危	>4.90	mmol/L
卵磷脂/鞘磷脂	羊水	胎儿状态		
		成熟程度　未成熟	<1.5	
		过渡期	1.6～2.4	
		成熟	>2.5	
		糖尿病	>2.5	
黄体生成素	血清,血浆	男性23～70岁	1.2～7.8	IU/L
		女性　卵泡期	1.7～15.0	IU/L
		月经期峰值	21.9～56.6	IU/L
		黄体期	0.6～16.3	IU/L
		绝经后	14.2～52.3	IU/L
赖氨酸	血浆	早产儿,1天	70～310	μmol/L
		新生儿,1天	114～269	μmol/L
		1～3个月	37～169	μmol/L
		9个月～2岁	45～144	μmol/L
		3～10岁	71～151	μmol/L
		6～18岁	108～233	μmol/L
		成人	83～238	μmol/L
	24小时尿	10天～7周	39～75	μmol/d
		3～12岁	64～642	μmol/d
		成人	21～1048	μmol/d
		成人	3.2～9.2	mmol/mol 肌酐
α_2-巨球蛋白	血清	成人	1.3～3.0	g/L
镁	血清	AAS法		
		新生儿,2～4天	0.62～0.91	mmol/L
		5个月～6岁	0.70～0.95	mmol/L
		6～12岁	0.70～0.86	mmol/L
		>12岁	0.66～1.07	mmol/L
	24小时尿		1.0～24.0	mEq/24h
镁(游离)	血清		0.45～0.60	mmol/L
羟基丁二酸	尿液	0～1个月	0～52	mmol/mol 肌酐
		1～6个月	8～73	mmol/mol 肌酐

续表

检测项目	标本	状况	参考值范围	单位
		6个月~5岁	4~57	mmol/mol 肌酐
		>5岁	17~47	mmol/mol 肌酐
锰	全血(肝素)		90~270	nmol/L
	血清		9~24	nmol/L
	尿液	用非金属容器收集	9.1~178	nmol/L
		中毒浓度	>342	nmol/L
汞	全血(EDTA)		3.0~294.4	nmol/L
	24小时尿	正常值	<99.8	nmol/L
		中毒浓度	>748.5	nmol/L
		致死浓度	>3992	nmol/L
甲氧基肾上腺素类物质				
游离甲氧基去甲肾上腺素	血清,血浆	高血压成人	0.13~0.79	nmol/L
		血压正常成人	0.10~0.55	nmol/L
		血压正常儿童	0.12~0.45	nmol/L
游离甲氧基肾上腺素	血清,血浆	高血压成人	0.06~0.37	nmol/L
		血压正常成人	0.06~0.34	nmol/L
		血压正常儿童	0.05~0.48	nmol/L
总甲氧基去甲肾上腺素	血清,血浆	高血压成人	4.1~30.7	nmol/L
		血压正常成人	3.4~16.6	nmol/L
		血压正常儿童	4.7~13.1	nmol/L
总甲氧基去甲肾上腺素	24小时尿	0~3个月	257~852	nmol/L
		4~6个月	171~607	nmol/L
		7~9个月	230~595	nmol/L
		10~12个月	127~562	nmol/L
		1~2岁	175~647	nmol/L
		2~6岁	274~604	nmol/L
		6~10岁	255~964	nmol/L
		10~16岁	289~1586	nmol/L
		成人	573~1933	nmol/L
总甲氧基去甲肾上腺素	随机尿	0~3个月	947~2070	mmol/mol 肌酐
		4~6个月	454~1354	mmol/mol 肌酐
		7~9个月	365~645	mmol/mol 肌酐
		10~12个月	167~689	mmol/mol 肌酐
		1~2岁	216~787	mmol/mol 肌酐
		2~6岁	64~376	mmol/mol 肌酐
		6~10岁	63~279	mmol/mol 肌酐
		10~16岁	59~254	mmol/mol 肌酐
总甲氧基肾上腺素	血清,血浆	高血压成人	1.7~10.4	nmol/L
		血压正常成人	1.7~9.3	nmol/L
		血压正常儿童	1.9~10.1	nmol/L

续表

检测项目	标　本	状　况	参考值范围	单　位
总甲氧基肾上腺素	24小时尿	0~3个月	30~188	nmol/L
		4~6个月	31~213	nmol/L
		7~9个月	61~210	nmol/L
		10~12个月	43~510	nmol/L
		1~2岁	34~264	nmol/L
		2~6岁	56~501	nmol/L
		6~10岁	275~701	nmol/L
		10~16岁	200~1231	nmol/L
		成人	375~1506	nmol/L
总甲氧基肾上腺素	随机尿	0~3个月	116~407	mmol/mol 肌酐
		4~6个月	89~328	mmol/mol 肌酐
		7~9个月	86~302	mmol/mol 肌酐
		10~12个月	85~374	mmol/mol 肌酐
		1~2岁	23~302	mmol/mol 肌酐
		2~6岁	42~289	mmol/mol 肌酐
		6~10岁	69~183	mmol/mol 肌酐
		10~16岁	26~176	mmol/mol 肌酐
甲醇	全血(氟化物/草酸盐)	正常值	<0.05	mmol/L
		中毒	>6.24	mmol/L
	尿液	有职业暴露史	<1.56	mmol/L
	呼气		0.03	mmol/L
		有职业暴露史	0.08	mmol/L
高铁血红蛋白	全血(EDTA，肝素，ACD)		0.0004~0.0152	(总血红蛋白中所占比例)
			9.3~37.2	μmol/L
蛋氨酸	血浆	早产儿,1天	25~45	μmol/L
		新生儿,1天	9~41	μmol/L
		1~3个月	3~39	μmol/L
		2~6个月	16~49	μmol/L
		9个月~2岁	3~29	μmol/L
		3~10岁	11~16	μmol/L
		6~18岁	16~37	μmol/L
		成人	6~40	μmol/L
	24小时尿	10天~7周	0.7~13	μmol/d
		3~12岁	20~95	μmol/d
		成人	<63	μmol/d
		成人	0~7.2	mmol/mol 肌酐
2-甲基丁炔醇	尿液		0.2~5	mmol/mol 肌酐
甲基琥珀酸	尿液		0~12	mmol/mol 肌酐
$β_2$-微球蛋白	血清	婴儿	3.0(平均数)	mg/L
		0~59岁	1.9(平均数)	mg/L

续表

检测项目	标本	状况		参考值范围	单位
		60～69岁		2.1(平均数)	mg/L
		>70岁		2.4(平均数)	mg/L
钼	血清			1.0～31.3	nmol/L
	24小时尿			416～625	nmol/d
黏蛋白样癌相关抗原	血清			<14	kU/L
烟酸	24小时尿			17.5～46.7	μmol/d
镍	血清或血浆(肝素)			2.4～17.0	nmol/L
	全血			17～476	nmol/L
	24小时尿			2～170	nmol/d
氨基末端肽	血清	男性		5.4～24.2	nmolBCE/L（BCE：相当骨胶原的量）
		绝经前妇女		6.2～19.0	nmolBCE/L
	尿液	男性		3～63	nmolBCE/mmol 肌酐
		绝经前妇女		5～65	nmolBCE/mmol 肌酐
核基质蛋白-22	血清			<10	kU/L
乳清酸	尿液	0～1个月		1.4～5.3	mmol/mol 肌酐
		1～6个月		1.0～3.2	mmol/mol 肌酐
		6个月～5岁		0.5～3.3	mmol/mol 肌酐
		>5岁		0.4～1.2	mmol/mol 肌酐
骨钙素	血清	成年男性		3.0～13.0	μg/L
		成年女性	绝经前	0.4～8.2	μg/L
			绝经后	1.5～11.0	μg/L
草酸	尿液	0～1个月		51～931	mmol/mol 肌酐
		1～6个月		7～567	mmol/mol 肌酐
		6个月～5岁		7～352	mmol/mol 肌酐
		>5岁		<188	mmol/mol 肌酐
2-酮戊二酸	血清	0～1个月		22～567	mmol/mol 肌酐
		1～6个月		63～552	mmol/mol 肌酐
		6个月～5岁		36～103	mmol/mol 肌酐
		>5岁		41～82	mmol/mol 肌酐
氧分压	脐带血	动脉		0.8～4.0	kPa
		静脉		2.3～5.5	kPa
	全血	动脉	出生	1.06～3.19	kPa
			5～10分钟	4.39～9.96	kPa
			30分钟	4.12～11.31	kPa
			1小时	7.32～10.64	kPa
			1天	7.18～12.64	kPa
			2天～60岁	11.04～14.36	kPa

续表

检测项目	标本	状况	参考值范围	单位
		>60 岁	>10.64	kPa
		>70 岁	>9.31	kPa
		>80 岁	>7.98	kPa
		>90 岁	>6.65	kPa
氧饱和度	全血	动脉　新生儿	0.40～0.90	(饱和度分数)
		其后	0.94～0.98	
催产素	血浆(EDTA)	男性	1.0～1.9	mU/L
		女性　未怀孕	1.0～1.8	mU/L
		分娩的第二阶段	3.2～5.3	mU/L
泛酸	全血		1.57～2.66	μmol/L
	24 小时尿		5～68	μmol/d
完整甲状旁腺激素	血清		10～65	ng/L
甲状旁腺激素(1～84)	血清		6～40	ng/L
甲状旁腺激素相关肽	血清		<1.4	pmol/L
pH	全血	脐带血　动脉	7.18～7.38	
		静脉	7.25～7.45	
		新生儿　早产,48 小时	7.35～7.50	
		足月妊娠　出生	7.11～7.36	
		5～10 分钟	7.09～7.30	
		30 分钟	7.21～7.38	
		1 小时	7.26～7.49	
		1 天	7.29～7.45	
		儿童,成人　动脉	7.35～7.45	
		静脉	7.32～7.43	
		成人　60～90 岁	7.31～7.42	
		>90 岁	7.26～7.43	
苯丙氨酸	滤纸全血		<122	μmol/L
	血浆	早产儿	121～454	μmol/L
		新生儿	73～205	μmol/L
		苯丙酮尿症,2～3 天	>272	μmol/L
		未治疗苯丙酮尿症	907～1815	μmol/L
		成人	48～109	μmol/L
	24 小时尿	10 天～7 周	7～10	μmol/d
		3～13 岁	24～106	μmol/d
		成人	<100	μmol/d
		成人	1.3～6.9	mmol/mol 肌酐
3-苯基丙基甘氨酸	尿液		<0.7	mmol/mol 肌酐
磷酸盐	血清,血浆(肝素)	儿童	1.29～2.26	mmol/L
		成人	0.81～1.45	mmol/L
	24 小时尿	成人	12.9～42.0	mmol/d

续表

检测项目	标本	状况		参考值范围	单位
抗酒石酸酸性磷酸酶	血清	儿童		0.05～0.15	μkat/L
		成人		0.03～0.08	μkat/L
碱性磷酸酶	血清	4～15岁	男性	0.91～6.23	μkat/L
			女性	0.91～6.23	μkat/L
		20～50岁	男性	0.90～2.18	μkat/L
			女性	0.71～1.67	μkat/L
		>60岁	男性	0.95～2.02	μkat/L
			女性	0.90～2.40	μkat/L
骨特异性碱性磷酸酶	血清	免疫吸附法			
			男性	15.0～41.3	U/L
			绝经前女性	11.6～29.6	U/L
碱性磷酸酶同工酶					
总活性百分比	胆汁	<1岁		3～6	
		1～15岁		2～5	
		成人		1～3	
		孕妇		1～3	
		绝经后妇女		0～12	
	肝脏	<1岁		20～34	
		1～15岁		22～34	
		成人		17～35	
		孕妇		5～17	
		绝经后妇女		17～48	
	骨	<1岁		8～19	
		1～15岁		5～17	
		成人		13～21	
		孕妇		53～69	
		绝经后妇女		7～15	
	胎盘	<1岁		20～30	
		1～15岁		21～30	
		成人		13～19	
		孕妇		8～14	
		绝经后妇女		8～21	
	肾	<1岁		1～3	
		1～15岁		0～1	
		成人		0～2	
		孕妇		3～6	
		绝经后妇女		0～2	
	肠	<1岁		0～2	
		1～15岁		0～1	
		成人		0～1	
		孕妇		0～1	
		绝经后妇女		0～1	

续表

检测项目	标本	状况	参考值范围	单位
活性分数	胆汁	<1 岁	0.03～0.06	
		1～15 岁	0.02～0.05	
		成人	0.01～0.03	
		孕妇	0.01～0.03	
		绝经后妇女	0.0～0.12	
	肝	<1 岁	0.20～0.34	
		1～15 岁	0.22～0.34	
		成人	0.17～0.35	
		孕妇	0.05～0.17	
		绝经后妇女	0.17～0.48	
	骨	<1 岁	0.20～0.30	
		1～15 岁	0.21～0.30	
		成人	0.13～0.19	
		孕妇	0.08～0.14	
		绝经后妇女	0.08～0.21	
	胎盘	<1 岁	0.08～0.19	
		1～15 岁	0.05～0.17	
		成人	0.13～0.21	
		孕妇	0.53～0.69	
		绝经后妇女	0.07～0.15	
	肾	<1 岁	0.01～0.03	
		1～15 岁	0.0～0.01	
		成人	0.0～0.02	
		孕妇	0.03～0.06	
		绝经后妇女	0.0～0.02	
	肠	<1 岁	0.0～0.02	
		1～15 岁	0.0～0.01	
		成人	0.0～0.01	
		孕妇	0.0～0.01	
		绝经后妇女	0.0～0.01	
庚二酸	尿液		<1.1	mmol/mol 肌酐
胆色素原	24 小时尿		<10	μmol/L
卟啉类化合物	24 小时尿		20～320	nmol/L
	排泄物		10～200	nmol/Lg(干重)
	红细胞		0.4～1.7	μmol/L 红细胞
钾	血清	早产儿脐带血	5.0～10.2	mmol/L
		早产儿,48 小时	3.0～6.0	mmol/L
		新生儿脐带血	5.6～12.0	mmol/L
		新生儿	3.7～5.9	mmol/L
		婴儿	4.1～5.3	mmol/L

续表

检测项目	标　本	状　况	参考值范围	单　位
		儿童	3.4~4.7	mmol/L
		成人	3.5~5.1	mmol/L
	血浆(肝素)	男性	3.5~4.5	mmol/L
		女性	3.4~4.4	mmol/L
	24小时尿	6~10岁　男性	17~54	mmol/d
		女性	8~37	mmol/d
		10~14岁　男性	22~57	mmol/d
		女性	18~58	mmol/d
		成人	25~125	mmol/d
胰岛素原	血清		1.1~6.9	pmol/L
催乳素	血清	脐带血	45~539	μg/L
		儿童,Tanner分期		
		1期　男性	<10	μg/L
		女性	3.6~12	μg/L
		2~3期男性	<6.1	μg/L
		女性	2.6~18	μg/L
		4~5期男性	2.8~11	μg/L
		女性	3.2~20	μg/L
		成人　男性	3.0~14.7	μg/L
		女性	3.8~23.0	μg/L
		妊娠末3个月	95~473	μg/L
脯氨酸	血浆	早产儿,1天	80~380	μmol/L
		新生儿,1天	107~277	μmol/L
		1~3个月	77~325	μmol/L
		9个月~2岁	51~185	μmol/L
		3~10岁	68~148	μmol/L
		6~18岁	58~324	μmol/L
		成人	102~336	μmol/L
	24小时尿	10天~7周	28~96	μmol/d
		3~12岁	Trace(微量)	μmol/d
		成人	Trace(微量)	μmol/d
		0~1月	7.91~259.9	μmol/mol肌酐
		1~6个月	<67.8	μmol/mol肌酐
		6个月~1岁	<33.9	μmol/mol肌酐
		1~2岁	<30.5	μmol/mol肌酐
		2~3岁	<24.9	μmol/mol肌酐
丙酰肉碱	血浆	0~7天	0.07~1.85	μmol/L
		8天~7岁	0.17~1.27	μmol/L
		>7岁	0.17~1.49	μmol/L
	全血斑		0.55~8.01	μmol/L
	胆汁斑		0.36~8.10	μmol/L

续表

检测项目	标本	状况	参考值范围	单位
	尿液	0~7天	0.01~0.20	mmol/mol肌酐
		8天~7岁	0.01~1.20	mmol/mol肌酐
		>7岁	0.00~0.06	mmol/mol肌酐
前列腺特异性抗原	血清	男性 40~49岁	0~2.5	μg/L
		50~59岁	0~3.5	μg/L
		60~69岁	0~4.5	μg/L
		70~79岁	0~6.5	μg/L
总蛋白	血清	脐带血	48~80	g/L
		早产儿	36~60	g/L
		新生儿	46~70	g/L
		1周	44~76	g/L
		7个月~1岁	51~73	g/L
		1~2岁	56~75	g/L
		>2岁	60~80	g/L
		成人(活动)	64~83	g/L
		成人(休息)	60~78	g/L
		>60岁	比成人低0~2	g/L
	24小时尿	成人	10~140	mg/L
	排泄物	成人	<0.1	g/d
		孕妇	<0.15	g/d
	脑脊液	早产儿	150~1300	g/L
		足月新生儿	400~1200	g/L
		<1个月	200~800	g/L
		>1个月	150~400	g/L
		脑室液	50~150	g/L
		脑池液	150~250	g/L
	羊水	怀孕早期	2.0~17.0	g/L
		怀孕晚期	1.8~7.1	g/L
焦谷氨酸	尿液		<62	mmol/mol肌酐
丙酮酸	全血	成人 动脉	0.02~0.08	μmol/L
		静脉	0.03~0.10	μmol/L
	脑脊液	成人	0.06~0.19	μmol/L
	24小时尿	成人	<1.1	mmol/d
	尿液	0~1个月	24~123	mmol/mol肌酐
		1~6个月	8~90	mmol/mol肌酐
		6个月~5岁	3~19	mmol/mol肌酐
		>5岁	6~9	mmol/mol肌酐
视黄醇结合蛋白	血清	出生	0.011~0.034	g/L
		6个月	0.018~0.05	g/L
		成人	0.03~0.06	g/L

续表

检测项目	标本	状况	参考值范围	单位
反三碘甲状腺原氨酸	血清	脐带血(>37周)	2.00~4.62	nmol/L
		儿童 1天	1.28~2.99	nmol/L
		2天	1.65~3.22	nmol/L
		3天	1.57~2.56	nmol/L
		1个月~20岁	0.15~0.54	nmol/L
		成人	0.15~0.43	nmol/L
		孕妇血清(15~40周)	0.17~0.51	nmol/L
		羊膜血清(17~22周)	2.51~9.22	nmol/L
核黄素(维生素 B_2)	血清		106~638	nmol/L
	红细胞		266~1330	nmol/L
	尿液		>24	μmol/mol 肌酐
	24小时尿		>266	nmol/L
葵二酸	尿液	0~1个月	3~16	mmol/mol 肌酐
		1~6个月	3~26	mmol/mol 肌酐
		>6个月	<9	mmol/mol 肌酐
硒	血清	婴儿(缺硒)	<0.10	μmol/L
		<2岁	0.2~0.9	μmol/L
		2~4岁	0.5~1.3	μmol/L
		4~16岁	0.7~1.7	μmol/L
		成人	0.8~2.0	μmol/L
	全血(肝素)		0.74~2.97	μmol/L
	24小时尿		0.09~2.03	μmol/L
		中毒浓度	>5.08	μmol/L
丝氨酸	血浆	新生儿,1天	94~243	μmol/L
		1~3个月	76~152	μmol/L
		9个月~2岁	33~128	μmol/L
		3~10岁	79~112	μmol/L
		6~18岁	71~181	μmol/L
		成人	65~193	μmol/L
	24小时尿	10天~7周	59~235	μmol/d
		3~12岁	155~540	μmol/d
		成人	129~1387	μmol/d
		成人	0~50.8	mmol/mol 肌酐
5-羟色胺	全血		280~1140	nmol/L
			0.5~7.0	nmol/10^9 血小板
	血清		170~1140	nmol/L
	24小时尿		340~950	nmol/d
	尿液		25~66	μmol/mol 肌酐
	脑脊液		5.7~12.0	nmol/L
	富血小板血浆		2.07~5.55	nmol/10^9 血小板
	分离血小板		0.88~6.16	nmol/10^9 血小板
	贫血小板血浆		0~22.5	nmol/L

续表

检测项目	标本	状况		参考值范围	单位
钠	血清	早产儿脐带血		116～140	mmol/L
		早产儿,48小时		128～148	mmol/L
		新生儿脐带血		126～166	mmol/L
		新生儿		133～146	mmol/L
		婴儿		139～146	mmol/L
		儿童		138～145	mmol/L
		成人		136～145	mmol/L
		>90岁		132～146	mmol/L
	24小时尿	6～10岁	男性	41～115	mmol/L
			女性	20～69	mmol/L
		10～14岁	男性	63～177	mmol/L
			女性	48～168	mmol/L
		成人	男性	40～220	mmol/L
			女性	27～287	mmol/L
辛二酸	尿液	0～6个月		4～20	mmol/mol 肌酐
		>6个月		<9	mmol/mol 肌酐
丁二酸	尿液	0～1个月		35～547	mmol/mol 肌酐
		1～6个月		34～156	mmol/mol 肌酐
		6个月～5岁		16～118	mmol/mol 肌酐
		>5岁		29～87	mmol/mol 肌酐
生物有效性睾酮	血清	成人	男性	2.29～14.5	nmol/L
			女性	0.02～0.17	nmol/L
游离性睾酮	血清	脐带血	男性	17.4～76.3	pmol/L
			女性	13.9～55.5	pmol/L
		新生儿,1～15天	男性	5.2～107.5	pmol/L
			女性	1.7～8.7	pmol/L
		1～3个月	男性	11.5～62.5	pmol/L
			女性	0.3～4.5	pmol/L
		3～5个月	男性	2.4～48.6	pmol/L
			女性	1.0～3.8	pmol/L
		5～7个月	男性	1.4～16.6	pmol/L
			女性	0.7～2.1	pmol/L
		6～9岁	男性	0.3～11.1	pmol/L
			女性	0.3～3.1	pmol/L
		10～11岁	男性	2.1～19.8	pmol/L
			女性	3.5～18.0	pmol/L
		12～14岁	男性	4.9～541	pmol/L
			女性	3.5～18.0	pmol/L
		15～17岁	男性	278～552	pmol/L
			女性	3.5～18.0	pmol/L
		成人	男性	174～729	pmol/L
			女性	3.5～29.5	pmol/L

续表

检测项目	标本	状况			参考值范围	单位
总睾酮	血清	脐带血		男性	0.45～1.91	nmol/L
				女性	0.17～1.56	nmol/L
		早产儿		男性	1.28～6.87	nmol/L
				女性	0.17～0.76	nmol/L
		新生儿		男性	2.6～13.9	nmol/L
				女性	0.69～2.22	nmol/L
		青春期前儿童				
			1～5月	男性	0.03～6.14	nmol/L
				女性	0.03～0.17	nmol/L
			6～11月	男性	0.07～0.24	nmol/L
				女性	0.07～0.17	nmol/L
			1～5岁	男性	0.07～0.87	nmol/L
				女性	0.07～0.35	nmol/L
			6～9岁	男性	0.10～1.04	nmol/L
				女性	0.07～0.69	nmol/L
		青春期	1期	男性	0.07～0.80	nmol/L
				女性	0.07～0.35	nmol/L
			2期	男性	0.17～2.43	nmol/L
				女性	0.17～1.04	nmol/L
			3期	男性	0.52～9.72	nmol/L
				女性	0.35～1.04	nmol/L
			4期	男性	3.64～18.91	nmol/L
				女性	0.52～1.39	nmol/L
			5期	男性	9.19～27.76	nmol/L
				女性	0.35～1.39	nmol/L
		成人		男性	9.00～34.72	nmol/L
				女性	0.52～2.43	nmol/L
十四烷酸	尿				<0.5	mmol/mol 肌酐
铊	全血	正常人群			<24.5	nmol/L
		中毒人群			0.5～390	μmol/l
	24小时尿	正常人群			<9.8	nmol/L
		中毒人群			4.9～97.8	μmol/L
硫氰酸	血清	非吸烟人群			<69	μmol/L
		吸烟人群			<207	μmol/L
		硝普盐治疗人群			103～500	μmol/L
		中毒人群			>862	μmol/L
苏氨酸	血浆	早产儿	1天		95～335	μmol/L
		新生儿	1天		114～335	μmol/L
			1～3月		64～224	μmol/L
			2～6月		191～364	μmol/L
			3～10岁		42～95	μmol/L
			6～18岁		74～202	μmol/L

续表

检测项目	标本	状况	参考值范围	单位
		成人	79～193	μmol/L
	24小时尿	10天～7周	13～100	μmol/d
		3～12岁	85～249	μmol/d
		成人	120～392	μmol/d
		成人	0～27	mmol/mol 肌酐
甲状腺球蛋白	血清	甲状腺机能正常成人	3～42	μg/L
		无胸腺患者	<5	μg/L
促甲状腺激素	血清	28～36周早产儿	0.7～27.0	mIU/L
		>37周脐带血	2.3～13.2	mIU/L
		儿童　新生儿～4天	1.0～39.0	mIU/L
		2～20周	1.7～9.1	mIU/L
		21周～20岁	0.7～6.4	mIU/L
		成人　21～54岁	0.4～4.2	mIU/L
		55～87	0.5～8.9	mIU/L
		怀孕　前三个月	0.3～4.5	mIU/L
		中间三个月	0.5～4.6	mIU/L
		后三个月	0.8～5.2	mIU/L
	全血(脚后跟采血)	新生儿筛查	<20	mIU/L
甲状腺素结合球蛋白	血清	脐带血	36～96	mg/L
		儿童　4～12月	31～56	mg/L
		1～5岁	29～54	mg/L
		5～10岁	25～50	mg/L
		10～15岁	21～46	mg/L
		成人　男性	12～35	mg/L
		女性	14～30	mg/L
		女性(口服避孕药)	15～55	mg/L
甲状腺素	血清	脐带血	95～168	nmol/L
		儿童　1～3天	152～292	nmol/L
		1～2周	126～214	nmol/L
		1～4月	93～186	nmol/L
		4～12月	101～213	nmol/L
		1～5岁	94～194	nmol/L
		5～10岁	83～172	nmol/L
		1～15岁	72～151	nmol/L
		成人(15～60岁)男性	59～135	nmol/L
		女性	65～138	nmol/L
		成人(>60岁)	65～138	nmol/L
		新生儿筛查1～5天	>97	nmol/L
		6天	>84	nmol/L
游离甲状腺素	血清	新生儿(1～4天)	28.4～68.4	pmol/L
		儿童(2周～20岁)	10.3～25.8	pmol/L

续表

检测项目	标本	状况		参考值范围	单位
		成人(21～87岁)		10.3～34.7	pmol/L
		怀孕	前三个月	9.0～25.7	pmol/L
			中间三个月	6.4～20.6	pmol/L
			后三个月		
游离甲状腺素指数	血清	脐带血		77～170	nmol/L
		婴儿	1～3天	128～226	nmol/L
			1周	97～195	nmol/L
			1～12月	65～168	nmol/L
		儿童	1～10岁	70～165	nmol/L
		青春期儿童和成人		54～168	nmol/L
铁转移蛋白	血清	新生儿		1.17～2.5	g/L
		20～60岁		2.0～3.6	g/L
		>60岁		1.6～3.4	g/L
红细胞转酮醇酶	红细胞			48.4～83.9	kU/mol Hb
转运甲状腺素蛋白	血清	成人(20～60岁)		0.2～0.4	g/L
甘油三酯	血清	0～4岁	男性	0.33～1.12	mmol/L
			女性	0.39～1.27	mmol/L
		5～9岁	男性	0.32～0.96	mmol/L
			女性	0.36～1.43	mmol/L
		10～14岁	男性	0.38～1.26	mmol/L
			女性	0.44～1.36	mmol/L
		15～19岁	男性	0.43～1.62	mmol/L
			女性	0.41～1.43	mmol/L
		20～24岁	男性	0.50～1.87	mmol/L
			女性	0.42～1.90	mmol/L
		25～29岁	男性	0.57～2.31	mmol/L
			女性	0.48～1.80	mmol/L
		30～34岁	男性	0.52～2.86	mmol/L
			女性	0.45～1.84	mmol/L
		35～39岁	男性	0.59～3.57	mmol/L
			女性	0.45～2.32	mmol/L
		40～44岁	男性	0.63～3.60	mmol/L
			女性	0.51～2.16	mmol/L
		45～49岁	男性	0.64～3.16	mmol/L
			女性	0.50～2.52	mmol/L
		50～54岁	男性	0.71～3.54	mmol/L
			女性	0.60～2.52	mmol/L
		55～59岁	男性	0.68～2.95	mmol/L
			女性	0.67～3.16	mmol/L
		60～64岁	男性	0.64～2.71	mmol/L
			女性	0.65～2.90	mmol/L

续表

检测项目	标本	状况	参考值范围	单位
		65~69岁　男性	0.61~2.90	mmol/L
		女性	0.64~2.94	mmol/L
		>69岁　男性	0.71~2.70	mmol/L
		女性	0.68~3.27	mmol/L
		推荐Ct值		
		正常	<1.70	mmol/L
		高	1.70~2.25	mmol/L
		高甘油三酯血症	2.26~5.64	mmol/L
		非常高	>5.64	mmol/L
游离三碘甲状腺原氨酸	血清	脐带血	0.2~6.0	pmol/L
		儿童和成人	3.2~6.8	pmol/L
		孕妇	3.1~5.9	pmol/L
总三碘甲状腺原氨酸	血清	脐带血	0.08~2.17	nmol/L
		儿童　1~3天	1.54~11.40	nmol/L
		1~11月	1.62~3.77	nmol/L
		1~5岁	1.62~4.14	nmol/L
		6~10岁	1.44~3.28	nmol/L
		11~15岁	1.26~3.28	nmol/L
		青春期16~20岁	1.23~3.23	nmol/L
		成人20~50岁	1.08~3.14	nmol/L
		50~90岁	0.62~2.79	nmol/L
		怀孕　第一个3个月	1.25~2.93	nmol/L
		第二个3个月	1.54~4.00	nmol/L
		第三个3个月		
色氨酸	血浆	早产儿1天	0~60	μmol/L
		新生儿1天	<67	μmol/L
		1~16岁	24~79	μmol/L
		>16岁	20~95	μmol/L
	24小时尿	成人	25~191	μmol/d
		成人	<16.5	mmol/mol 肌酐
肿瘤相关胰蛋白酶抑制物	血清		3~21	μg/L
	尿		7~51	μg/L
酪氨酸	血浆	早产儿1天	0~320	mmol/L
		新生儿1天	42~99	mmol/L
		1~3月	30~134	mmol/L
		2~6月	72~216	mmol/L
		9月~2岁	11~122	mmol/L
		3~10岁	31~71	mmol/L
		6~18岁	43~88	mmol/L
		成人	22~87	mmol/L
	24小时尿	10天~7周	22~40	μmol/d

续表

检测项目	标　本	状　况	参考值范围	单　位
		3～12岁	40～168	μmol/d
		成人	66～304	μmol/d
		成人	0～14.2	mmol/mol 肌酐
尿嘧啶	尿	0～6月	<33	mmol/mol 肌酐
		6月～5岁	<22	mmol/mol 肌酐
		>5岁	<18	mmol/mol 肌酐
尿素氮	血清	脐带血	7.5～14.3	mmol/L
		早产儿(1周)	1.1～8.9	mmol/L
		新生儿	1.4～4.3	mmol/L
		儿童	1.8～6.4	mmol/L
		成人	2.1～7.1	mmol/L
		成人(>60岁)	2.9～8.2	mmol/L
	24小时尿		0.43～0.71	mol/d
尿酸(磷钨酸盐)	血清	成人　男性	0.26～0.45	mmol/L
		女性	0.13～0.39	mmol/L
		>60岁男性	0.25～0.47	mmol/L
		女性	0.20～0.43	mmol/L
尿酸酶		儿童	0.12～0.32	mmol/L
		成人　男性	0.21～0.42	mmol/L
		女性	0.15～0.35	mmol/L
	24小时尿	去嘌呤饮食　男性	<2.48	mmol/L
		女性	稍低	mmol/L
		低嘌呤饮食　男性	<2.83	mmol/L
		女性	<2.36	mmol/L
		高嘌呤饮食	<5.90	mmol/L
		正常饮食	1.48～4.43	mmol/L
	尿	0～1月	359～2644	mmol/mol 肌酐
		1～6月	359～2644	mmol/mol 肌酐
		6月～5岁	185～1134	mmol/mol 肌酐
		>5岁	199～1034	mmol/mol 肌酐
缬氨酸	血浆	早产儿1天	30～230	μmol/L
		新生儿1天	80～246	μmol/L
		1～3个月	96～292	μmol/L
		9个月～2岁	57～262	μmol/L
		3～10岁	128～283	μmol/L
		6～18岁	156～288	μmol/L
		成人	141～317	μmol/L
	尿	10天～7周	12～27	μmol/d
		3～12岁	15～51	μmol/d
		成人	21～102	μmol/d
		成人	1.9～5.9	mmol/mol 肌酐

续表

检测项目	标　本	状　况	参考值范围	单　位
香草扁桃酸	24小时尿	3~6岁	5~13	μmol/d
		6~10岁	10~16	μmol/d
		10~16岁	12~26	μmol/d
		16~83岁	7~33	μmol/d
	尿	0~1个月	<16	mmol/mol 肌酐
		1~6个月	<11	mmol/mol 肌酐
		6月~5岁	<8	mmol/mol 肌酐
		3~6岁	2.3~6.2	mmol/mol 肌酐
		6~10岁	2.3~4.3	mmol/mol 肌酐
		10~16岁	1.7~5.0	mmol/mol 肌酐
维生素A	血清	1~6岁	0.70~1.40	μmol/L
		7~12岁	0.91~1.71	μmol/L
		13~19岁	0.91~2.51	μmol/L
		成人	1.05~2.8	μmol/L
维生素B_1	全血		90~140	nmol/L
	红细胞		40.3~85.0	μmol/L
维生素B_2	血浆(EDTA抗凝)		20~121	nmol/L
		缺乏	<20.2	nmol/L
维生素B_{12}	血清	正常值	151~497	pmol/L
		可接受值	>147	pmol/L
		缺乏	<110	pmol/L
维生素C	血清		23~85	μmol/L
		缺乏	<11	μmol/L
	粒细胞		1.14~3.01	fmol/10^8 红细胞
		缺乏	<0.57	fmol/10^8 红细胞
25-羟维生素D	血清		25~162	nmol/L
1,25-二羟维生素D			36~144	pmol/L
维生素E	血清	早产儿	2.3~11.6	μmol/L
		初生婴儿		μmol/L
		儿童	7~21	μmol/L
		青少年	14~23	μmol/L
		成人	12~42	μmol/L
维生素K	血清		0.29~2.64	nmol/L
锌	血清		12~18	μmol/L
		缺乏	<5	μmol/L
	24小时尿		3~21	μmol/24h

注释:英文缩写词

Amf:羊水;CSF:脑脊液;EDTA:乙二胺四乙酸;F^-:氟离子;F^-/Ox:氟离子和草酸盐;Hep:肝素;Occup. exp:职业暴露;Ox:草酸盐;P:血浆;Plt:血小板;RBC:红细胞;S:血清;Sal:唾液;U:尿液;WB:全血

（邓爽　陈逸平　范烺）

附录2

不同年龄组尿液有机酸参考值

化合物		早产 ≤36周	足月新生儿 >36周	儿童 ≤5岁	儿童 >5岁	成人	应考虑的疾病
总有机酸[a]	均值	12.8	13.1	—	—	6.2	任何内源性或外源性的有机酸
	最小值	6	3.8	—	—	4.5	
	最大值	35	34.5	—	—	11	
乳酸[b]	均值	49	51	86	76	25	线粒体和生物素病;二氢硫辛酰胺酸酶(E_3)缺乏病;循环衰竭;细菌
	最小值	1	0.5	33	35	1	
	最大值	927	156	285	131	46	
己酸	均值	0.02	0.03	0.8	0.4	—	中链乙酰辅酶A脱氢酶缺乏症
	最小值	n. d.	n. d.	n. d.	n. d.	—	
	最大值	0.5	0.4	2.3	2.2	—	
乙醇酸	均值	16.4	9.9	98	105	35	高草酸尿症,Ⅰ型
	最小值	6	1	0.2	43	18	
	最大值	53	40	198	172	55	
草酸	均值	n. d.	n. d.	0.6	0.5	0.3	高草酸尿症
	最小值	n. d.	n. d.	n. d.	n. d.	n. d.	
	最大值	n. d.	n. d.	19	17	5	
2-羟基丁酸	均值	1.8	0.2	2	2.5	n. d.	线粒体病;酮症
	最小值	n. d.	n. d.	0.2	n. d.	n. d.	
	最大值	61	2	5.1	7.3	n. d.	
3-羟基丙酸	均值	1.4	4	7.3	6.6	—	丙酸和甲基丙二酸血症;生物素病;3-羟基异丁酸尿症;细菌
	最小值	n. d.	n. d.	1.0	n. d.	—	
	最大值	8	19	36	20	—	
3-羟基丁酸	均值	2.0	1.9	3.6	1.6	0.7	酮症;解酮作用缺陷
	最小值	n. d.	n. d.	n. d.	n. d.	n. d.	
	最大值	30	9	11.1	7.6	2	
3-羟基异丁酸	均值	10.9	5	54.8	45.1	11	3-羟基异丁酸尿症;线粒体病;酮症
	最小值	n. d.	n. d.	20.2	12.8	4.1	
	最大值	82.5	38	118	137	19	

续表

化合物		早产 ≤36 周	足月新生儿 >36 周	儿童 ≤5 岁	儿童 >5 岁	成人	应考虑的疾病
2-羟基异丁酸	均值	0.2	0.2	0.5	1.4	n. d.	枫糖尿症；二氢硫辛酰胺脱氢酶 (E_3) 缺乏症；酮症
	最小值	n. d.	n. d.	n. d.	n. d.	n. d.	
	最大值	4	3	1.3	11.9	n. d.	
2-甲基-3 羟基丁酸	均值	2.4	2	11.2	8.9	—	3-氧化硫解酶缺乏症；丙酸和甲基丙二酸血症；酮症
	最小值	n. d.	n. d.	3.2	1	—	
	最大值	7.5	7.5	26.6	22.3	—	
3-羟基异戊酸	均值	3.5	0.02	31.7	21.2	11	所有亮氨酸降解缺陷；生物素病；酮症
	最小值	n. d.	n. d.	10.4	9.8	6.9	
	最大值	17	18	67	50.2	25	
甲基丙二酸	均值	n. d.	0.2	n. d.	n. d.	n. d.	甲基丙二酸血症；丙二酸尿症
	最小值	n. d.	n. d.	n. d.	n. d.	n. d.	
	最大值	n. d.	5	n. d.	n. d.	n. d.	
2-乙基-3 羟基丙酸	均值	3	0.8	6.6	3.9	—	3-羟基异丁酸尿症
	最小值	n. d.	n. d.	n. d.	n. d.	—	
	最大值	18	12	19.9	19.8	—	
2-羟基异己酸	均值	n. d.	0.02	n. d.	n. d.	n. d.	枫糖尿症；二氢硫辛酰胺脱氢酶 (E_3) 缺乏症
	最小值	n. d.	n. d.	n. d.	n. d.	n. d.	
	最大值	n. d.	5	n. d.	n. d.	n. d.	
3-羟基戊酸	均值	n. d.	n. d.	n. d.	n. d.	n. d.	丙酸和甲基丙二酸血症
	最小值	n. d.	n. d.	n. d.	n. d.	n. d.	
	最大值	n. d.	n. d.	n. d.	n. d.	n. d.	
4-羟基丁酸	均值	0.1	n. d.	n. d.	n. d.	0.6	4-羟基丁酸尿症
	最小值	n. d.	n. d.	n. d.	n. d.	n. d.	
	最大值	1.5	n. d.	n. d.	n. d.	2.8	
2-羟-3 甲基戊酸	均值	0.11	0.3	n. d.	n. d.	n. d.	枫糖尿症；二氢硫辛酰胺脱氢酶 (E_3) 缺乏症
	最小值	n. d.	n. d.	n. d.	n. d.	n. d.	
	最大值	2	5	n. d.	n. d.	n. d.	
苯甲酸	均值	2.5	0.2	2.2	1.9	4.2	苯甲酸治疗；细菌
	最小值	n. d.	n. d.	0.6	n. d.	1.9	
	最大值	31	7	7.7	4.3	6.5	
辛酸	均值	1.1	0.3	0.8	0.4	—	中链乙酰辅酶 A 脱氢酶缺乏症
	最小值	n. d.	n. d.	n. d.	n. d.	—	
	最大值	7	4	7.7	3	—	
3-羟基异戊酸	均值	n. d.	n. d.	n. d.	n. d.	n. d.	异戊酸血症
	最小值	n. d.	n. d.	n. d.	n. d.	n. d.	
	最大值	n. d.	n. d.	n. d.	n. d.	n. d.	

续表

化合物		早产 ≤36 周	足月新生儿 >36 周	儿童 ≤5 岁	儿童 >5 岁	成人	应考虑的疾病
甘油	均值	n. d.	n. d.	n. d.	n. d.	n. d.	甘油尿症；油膏
	最小值	n. d.	n. d.	n. d.	n. d.	n. d.	
	最大值	n. d.	n. d.	n. d.	n. d.	n. d	
乙基丙二酸	均值	1. 2	0. 4	5. 7	1. 7	2. 5	短链乙酰辅酶 A 脱氢酶缺乏症；戊二酸尿症，Ⅱ型；线粒体病
	最小值	n. d.	n. d.	1. 7	n. d.	0. 4	
	最大值	8. 5	6. 5	14. 6	8. 4	4. 2	
马来酸	均值	0. 9	n. d.	n. d.	n. d.	n. d.	
	最小值	n. d.	n. d.	n. d.	n. d.	n. d.	
	最大值	34	n. d.	n. d.	n. d.	n. d.	
琥珀酸	均值	53. 4	39. 8	44. 1	21. 6	7. 5	线粒体病
	最小值	5	13	17. 6	4. 9	0. 5	
	最大值	139	125	79. 2	81. 3	16	
甲基琥珀酸	均值	n. d.	n. d.	4. 2	1. 2	n. d.	短链乙酰辅酶 A 脱氢酶缺乏症
	最小值	n. d.	n. d.	n. d.	n. d.	n. d.	
	最大值	n. d.	n. d.	8. 8	4. 4	n. d.	
甘油酸	均值	17. 4	5. 3	12. 1	12. 5	1. 7	高草酸尿症，Ⅱ型；D-甘油酸尿症
	最小值	2	0. 2	4. 2	2. 6	0. 2	
	最大值	119	40. 5	32. 2	28. 2	6	
尿嘧啶	均值	0. 2	0. 8	17	14. 6	—	二氢嘧啶脱氢酶缺乏症；尿素循环障碍
	最小值	n. d.	n. d.	6. 9	1. 4	—	
	最大值	2	5	56. 4	64. 5	—	
延胡索酸	均值	6. 4	6. 8	4. 2	1. 5	0. 4	延胡索酸尿症；线粒体病
	最小值	n. d.	1	1. 4	n. d.	0. 2	
	最大值	20. 5	14	9. 9	3. 7	0. 8	
2,3-二羟基丁酸	均值	46. 3	14	94. 2	100	—	
	最小值	13	2	32. 1	34. 2	—	
	最大值	148	26. 5	152	190	—	
异丁酰甘氨酸	均值	0. 12	n. d.	n. d.	n. d.	n. d.	3-羟基异丁酸尿症；戊二酸尿症Ⅱ型
	最小值	n. d.	n. d.	n. d.	n. d.	n. d.	
	最大值	4. 5	n. d.	n. d.	n. d.	n. d.	
5-羟基己酸	均值	0. 1	n. d.	1. 5	1. 6	n. d.	中链乙酰辅酶 A 脱氢酶缺乏症；中链甘油三酰饮食
	最小值	n. d.	n. d.	0. 1	n. d.	n. d.	
	最大值	5	n. d.	4. 9	5. 4	n. d.	
戊二酸	均值	0. 8	0. 3	2. 4	0. 6	1. 3	戊二酸尿症Ⅰ、Ⅱ、Ⅲ型
	最小值	n. d.	n. d.	n. d.	n. d.	0. 6	
	最大值	3. 5	3	5. 3	3. 8	2. 6	

续表

化合物		早产 ≤36 周	足月新生儿 >36 周	儿童 ≤5 岁	儿童 >5 岁	成人	应考虑的疾病
2,4-二羟基丁酸	均值	19.9	10.3	48.7	49.6	—	
	最小值	5	2	23.6	11.9	—	
	最大值	49	26	93.1	179	—	
3-甲基戊二酸	均值	n. d.	n. d.	n. d.	n. d.	n. d.	3-甲基戊烯二酸血症;3-羟-3-甲基戊二酸血症
	最小值	n. d.	n. d.	n. d.	n. d.	n. d.	
	最大值	n. d.	n. d.	n. d.	n. d.	n. d.	
丙酰甘氨酸	均值	n. d.	n. d.	n. d.	n. d.	n. d.	丙酸和甲基丙二酸血症
	最小值	n. d.	n. d.	n. d.	n. d.	n. d.	
	最大值	n. d.	n. d.	n. d.	n. d.	n. d.	
丙二酸	均值	n. d.	n. d.	n. d.	n. d.	n. d.	丙二酸尿症
	最小值	n. d.	n. d.	n. d.	n. d.	n. d.	
	最大值	n. d.	n. d.	n. d.	n. d.	n. d	
3,4-二羟基丁酸	均值	112	45.1	207	151	—	4-羟基丁酸尿症
	最小值	16	141	109	58	—	
	最大值	396	142	454	320	—	
3-甲基戊烯二酸	均值	1.3	0.9	7.7	2.5	—	3-甲基戊烯二酸血症;3-羟-3-甲基戊二酸血症
	最小值	n. d.	n. d.	n. d.	n. d.	—	
	最大值	5	9	19	11.4	—	
戊烯二酸	均值	0.6	0.9	n. d.	n. d.	n. d.	戊二酸血症,Ⅰ型
	最小值	n. d.	n. d.	n. d.	n. d.	n. d.	
	最大值	9	11	n. d.	n. d.	n. d.	
乙铨酸	均值	7.4	1.7	3	2.4	—	高乙醛酸尿症,Ⅰ型
	最小值	n. d.	n. d.	0.29	0.2	—	
	最大值	22.5	20	15.9	5.7	—	
异戊酰甘氨酸	均值	n. d.	n. d.	n. d.	n. d.	n. d.	异戊酸血症;生物素病;戊二酸尿症,Ⅱ型
	最小值	n. d.	n. d.	n. d.	n. d.	n. d.	
	最大值	n. d.	n. d.	n. d.	n. d.	n. d.	
扁桃酸	均值	23	2.1	—	—	—	苯丙酮尿症
	最小值	n. d.	n. d.	—	—	—	
	最大值	134	22.5	—	—	—	
苹果酸	均值	18.5	18.2	5.6	2.3	2	
	最小值	4	5	2.2	n. d.	0.7	
	最大值	54	38	16.2	5.5	5.3	
己二酸	均值	3.6	2.8	5.9	1.1	5.1	中链乙酰辅酶A脱氢酶缺乏症;中链甘油三酰饮食;酮中毒;甚长链乙酰辅酶A脱氢酶缺乏症
	最小值	n. d.	n. d.	n. d.	n. d.	0.8	
	最大值	15	32	34.3	5.3	35	

续表

化合物		早产 ≤36周	足月新生儿 >36周	儿童 ≤5岁	儿童 >5岁	成人	应考虑的疾病
丙酮酸	均值	9.6	27.8	10.1	9.6	5.4	线粒体病和生物素病；二氢硫辛酰胺(E_3)脱氢酶缺乏症
	最小值	0.5	4.5	5.1	3.5	2.6	
	最大值	187	130	22.6	17.3	7.9	
2-氧代丁酸	均值	0.5	10.5	n. d.	n. d.	n. d.	
	最小值	0	0	n. d.	n. d.	n. d.	
	最大值	12	115	n. d.	n. d.	n. d.	
5-氧代脯氨酸	均值	11.6	15.4	58.1	34	26	5-氧代脯氨酸尿症；Hawkinsin尿症
	最小值	n. d.	n. d.	25.8	1.7	0.9	
	最大值	40.6	42.5	92.2	80.9	63	
硫代乙醇酸	均值	19.8	n. d.	n. d.	n. d.	n. d.	早产儿
	最小值	n. d.	n. d.	n. d.	n. d.	n. d.	
	最大值	263	n. d.	n. d.	n. d.	n. d.	
3-甲基己二酸	均值	0.1	0.6	n. d.	n. d.	n. d.	
	最小值	n. d.	n. d.	n. d.	n. d.	n. d.	
	最大值	1.5	4	n. d.	n. d.	n. d.	
2-氧代戊丙酸	均值	1.1	n. d.	n. d.	n. d.	n. d.	枫糖尿病；二硫辛酰胺脱氢酶(E_3)缺乏症
	最小值	n. d.	n. d.	n. d.	n. d.	n. d.	
	最大值	36	n. d.	n. d.	n. d.	n. d.	
甲羟戊酸	均值	0.4	0.4	0.2	0.2	0.1	甲羟戊酸尿症
	最小值	0.3	0.3	0.1	0.1	0.1	
	最大值	0.7	0.4	0.3	0.2	0.2	
3-甲基巴豆酰甘氨酸	均值	n. d.	0.2	n. d.	n. d.	n. d.	3-甲基巴豆酰辅酶A羧化酶缺乏症；3-羟-3-甲基戊二酸血症；生物素病
	最小值	n. d.	n. d.	n. d.	n. d.	n. d.	
	最大值	n. d.	2.5	n. d.	n. d.	n. d.	
甲基巴豆酰氨酸	均值	n. d.	n. d.	n. d.	n. d.	n. d.	3-氧化硫解酶缺乏症
	最小值	n. d.	n. d.	n. d.	n. d.	n. d.	
	最大值	n. d.	n. d.	n. d.	n. d.	n. d.	
2-羟基苯乙酸	均值	0.03	n. d.	n. d.	n. d.	n. d.	苯丙酮尿症
	最小值	n. d.	n. d	n. d.	n. d.	n. d.	
	最大值	1	n. d.	n. d.	n. d	n. d.	
2-羟基戊二酸	均值	11.3	20	12.1	7.4	2.2	D-和L-二羟基戊二酸尿症；戊二酸尿症，Ⅱ型
	最小值	4	5	5	1.3	0.8	
	最大值	30	69.5	26.8	13.9	52	
3-羟基戊二酸	均值	0.03	0.7	2.2	1.6	—	戊二酸尿症；Ⅱ型
	最小值	n. d.	n. d.	1	n. d.	—	
	最大值	1	3	4.2	4.6	—	

续表

化合物		早产 ≤36 周	足月新生儿 >36 周	儿童 ≤5 岁	儿童 >5 岁	成人	应考虑的疾病
乙酰乙酸	均值	0.08	0.1	1.6	1.1	n. d.	酮中毒;解酮作用缺陷
	最小值	n. d.	n. d.	0.2	n. d.	n. d.	
	最大值	1.5	1.5	5.8	5	n. d.	
苯乳酸	均值	n. d.	n. d.	0.3	0.02	n. d.	苯丙酮尿症
	最小值	n. d.	n. d.	n. d.	n. d.	n. d.	
	最大值	n. d.	n. d.	1.3	0.2	n. d	
2-甲基乙酰乙酸	均值	n. d.	n. d.	n. d.	n. d.	n. d.	3-氧代硫解酶缺乏症
	最小值	n. d.	n. d.	n. d.	n. d.	n. d.	
	最大值	n. d.	n. d.	n. d.	n. d	n. d.	
3-羟-3 甲基戊二酸	均值	28	22	22	10.3	3	3-羟-3-甲基戊二酸血症
	最小值	22	15	6.2	n. d.	n. d.	
	最大值	40	43	49.7	28	10	
2-氧代异己酸	均值	n. d.	1.2	n. d.	n. d.	n. d.	枫糖尿症;二氢硫辛酰胺脱氢酶(E_3)缺乏症
	最小值	n. d.	n. d.	n. d.	n. d.	n. d.	
	最大值	n. d.	7	n. d.	n. d.	n. d.	
2-氧代-3-甲基戊酸	均值	n. d.	1	n. d.	n. d.	n. d.	枫糖尿症;二氢硫辛酰胺脱氢酶(E_3)缺乏症
	最小值	n. d.	n. d.	n. d.	n. d.	n. d.	
	最大值	n. d.	7	n. d.	n. d.	n. d.	
己酰甘氨酸	均值	n. d.	n. d.	n. d.	n. d.	n. d.	枫糖尿症
	最小值	n. d.	n. d.	n. d.	n. d.	n. d.	
	最大值	n. d.	n. d.	n. d.	n. d.	n. d.	
4-羟基苯乙酸	均值	17.9	33.3	37	19.4	11	酪氨酸血,各型;细菌症
	最小值	3	3	12.3	7.4	3.5	
	最大值	78	240	174	30.1	22	
N-乙酰天冬氨酸	均值	13	15.4	20.2	11.2	—	刀豆氨酸病
	最小值	8	5	7	6	—	
	最大值	31	34	40.8	21.6	—	
2-羟基己二酸	均值	0.3	0.1	0.9	0.4	—	二氧代己二酸尿症
	最小值	n. d.	n. d.	n. d.	n. d.	—	
	最大值	4	1	2.8	1.5	—	
辛烯二酸	均值	0.4	0.1	1.9	1.4	—	枫糖尿症;过氧化物酶体病
	最小值	n. d.	n. d.	n. d.	n. d.	—	
	最大值	1	2	2.8	2.5	—	
3-羟基己二酸	均值	0.6	2.1	7.9	3.6	—	长链 3-羟基乙酰辅酶 A 脱氢酶缺乏症
	最小值	n. d.	n. d.	n. d.	n. d.	—	
	最大值	6	7.5	15.7	13.3	—	

续表

化合物		早产 ≤36周	足月新生儿 >36周	儿童 ≤5岁	儿童 >5岁	成人	应考虑的疾病
辛二酸	均值	2.8	0.3	2.2	1.4	0.5	枫糖尿症；长链乙酰辅酶A脱氢酶缺乏症；戊二酸尿症，Ⅱ型；中链甘油三酯饮食；酮症
	最小值	n. d.	n. d.	n. d.	n. d.	n. d.	
	最大值	16	20	10.1	8.8	2.9	
乌头酸	均值	19.1	23.8	106	79	13	
	最小值	8	10	26.87	20.5	2.7	
	最大值	38.5	54	180	135	44	
乳清酸	均值	0.03	n. d.	1.6	0.7	n. d.	尿素循环障碍；乳清酸尿症
	最小值	n. d.	n. d.	0.02	n. d.	n. d.	
	最大值	1	n. d.	3.6	1.9	n. d.	
同型香草酸	均值	6.8	7	7.4	4.8	2.3	神经母细胞瘤
	最小值	4	2.5	4.2	0.7	0.9	
	最大值	15	18.5	13.2	10.3	5.5	
壬二酸	均值	0.4	0.3	6.4	9.1	4.8	酮症；过氧化物酶体病
	最小值	n. d.	n. d.	n. d.	n. d.	1.3	
	最大值	4	4	15.4	46.7	15	
尿黑酸	均值	n. d.	n. d.	n. d.	n. d.	n. d.	尿黑酸症
	最小值	n. d.	n. d.	n. d.	n. d.	n. d.	
	最大值	n. d.	n. d.	n. d.	n. d.	n. d.	
马尿酸	均值	62.2	48	495	275	290	
	最小值	n. d.	2	119	58	170	
	最大值	162	122	1390	746	390	
异柠檬酸	均值	39.5	40.3	52.8	68.2	58	
	最小值	25	19.5	11.3	34	36	
	最大值	65	120	81.4	141	84	
柠檬酸	均值	401	480	385	386	155	
	最小值	93	117	75	120	70	
	最大值	1022	1422	667	582	226	
甲基柠檬酸	均值	n. d.	n. d.	2.5	2.2	0.1	丙酸和甲基丙二酸血症；生物素病
	最小值	n. d.	n. d.	0.5	0.2	n. d.	
	最大值	n. d.	n. d.	5.3	5.8	2	
癸烯二酸	均值	1.3	0.5	0.4	0.2	—	枫糖尿症；甚长链乙酰辅酶A脱氢酶缺乏症；过氧化物酶体病
	最小值	n. d.	n. d.	n. d.	n. d.	—	
	最大值	13.5	7.5	3.1	1.6	—	
3-甲氧-4-羟基扁桃酸	均值	1.78	2.92	—	—	—	
	最小值	n. d.	n. d.	—	—	—	
	最大值	8	14	—	—	—	

续表

化合物		早产 ≤36周	足月新生儿 >36周	儿童 ≤5岁	儿童 >5岁	成人	应考虑的疾病
香草扁桃酸	均值	n. d.	n. d.	8	9	—	神经母细胞瘤
	最小值	n. d.	n. d.	0. 7	1	—	
	最大值	n. d.	n. d.	17	5	—	
癸二烯二酸	均值	2	n. d.	0. 4	0. 05	n. d.	
	最小值	n. d.	n. d.	n. d.	n. d.	n. d.	
	最大值	53	n. d.	2. 6	0. 5	n. d.	
癸二酸	均值	3. 3	0. 04	0. 1	0. 1	n. d.	枫糖尿症；甚长链乙酰辅酶A脱氢酶缺乏症；戊二酸尿症，Ⅱ型；中链甘油三酯饮食；酮症
	最小值	n. d.	n. d.	n. d.	n. d.	n. d.	
	最大值	40	57	1. 4	1. 5	n. d.	
4-羟基苯乳酸	均值	16. 5	3. 7	1. 3	1	1. 1	酪氨酸血症，各型；Hawkinsin尿症；过氧化物酶体病；线粒体病
	最小值	n. d.	n. d.	0. 03	n. d.	0. 2	
	最大值	74. 5	48	3. 1	3. 6	2. 6	
2-酮戊二酸	均值	56	115	66	36	24	2-酮戊二酸尿症；二氢硫辛酰胺(E_3)脱氢酶缺乏症；线粒体病
	最小值	n. d.	4	29. 8	2. 4	4	
	最大值	233	524	117	94. 8	74	
苯丙酮酸	均值	5	6. 1	n. d.	n. d.	n. d.	苯丙酮尿症
	最小值	n. d.	n. d.	n. d.	n. d.	n. d.	
	最大值	19. 5	15. 5	n. d.	n. d.	n. d.	
苯丙酰-丙酰甘氨酸	均值	n. d.	n. d.	n. d.	n. d.	n. d.	枫糖尿症
	最小值	n. d.	n. d.	n. d.	n. d.	n. d.	
	最大值	n. d.	n. d.	n. d.	n. d.	n. d.	
2-羟基癸二酸	均值	n. d.	n. d.	n. d.	n. d.	n. d.	过氧化物酶体病
	最小值	n. d.	n. d.	n. d.	n. d.	n. d	
	最大值	n. d.	n. d.	n. d.	n. d.	n. d.	
2-氧代己二酸	均值	1. 3	n. d.	n. d.	n. d.	n. d.	2-氧代己二酸尿症
	最小值	n. d.	n. d.	n. d.	n. d.	n. d.	
	最大值	29	n. d.	n. d.	n. d.	n. d.	
3-氧代己二酸	均值	n. d.	0. 04	n. d.	n. d.	n. d.	
	最小值	n. d.	n. d.	n. d.	n. d.	n. d.	
	最大值	n. d.	1. 5	n. d.	n. d.	n. d.	
3-羟-癸二酸	均值	2. 7	4	2. 3	0. 2	n. d.	长链3-羟基乙酰辅酶A脱氢酶缺乏症
	最小值	n. d.	n. d.	n. d.	n. d.	n. d.	
	最大值	19	65. 5	9. 1	2	n. d.	
N-乙酰酪氨酸	均值	75	1. 6	n. d.	n. d.	n. d.	酪氨酸血症，各型
	最小值	n. d.	n. d.	n. d.	n. d.	n. d.	
	最大值	781	6. 4	n. d.	n. d.	n. d.	

续表

化合物		早产 ≤36周	足月新生儿 >36周	儿童 ≤5岁	儿童 >5岁	成人	应考虑的疾病
吲哚乳酸	均值	n. d.	0.5	0.46	0.1	n. d.	
	最小值	n. d.	n. d.	n. d.	n. d.	n. d.	
	最大值	n. d.	8	3.4	0.6	n. d.	
5-羟-吲哚己酸	均值	6.9	4.4	4.7	3	1.5	
	最小值	n. d.	n. d.	0.2	n. d.	n. d.	
	最大值	57	11.5	11.5	8.7	7.2	
辛二酰甘氨酸	均值	0.8	n. d.	n. d.	n. d.	n. d.	枫糖尿症
	最小值	n. d.	n. d.	n. d.	n. d.	n. d.	
	最大值	15	n. d.	n. d.	n. d.	n. d.	
4-羟-苯丙酮酸	均值	18.2	8	0.03	0.02	n. d.	酪氨酸血症，各型；Hawkinsin尿症
	最小值	n. d.	n. d.	n. d.	n. d.	n. d.	
	最大值	276	74	0.4	0.3	n. d.	
琥珀酰丙酮	均值	n. d.	n. d.	n. d.	n. d.	n. d.	酪氨酸血症，Ⅰ型
	最小值	n. d.	n. d.	n. d.	n. d.	n. d.	
	最大值	n. d.	n. d.	n. d.	n. d.	n. d.	

参考值取自：30个早产儿（≤36周胎龄），34个足月新生儿（≥36周胎龄），13名5岁以下的儿童，20名5岁以上的儿童和9名对照组成人。所有测试对象都是没有明显症状，特别是没有代谢性疾病的健康个体。化合物按层析出现的顺序排列，即以它们的亚甲单位（MUs）顺序排列（DB5内径为30mm×0.25mm硅绒毛细管柱，膜厚1μm；J&W Rancho Cordova，CA，USA）

缩写词："n. d."代表不能检出（<1mmol/mol肌酐）；"—"代表无法确定

最后一栏所标的疾病是由不同的有机酸升高提示的

a总有机酸，单位为eq/mol肌酐；b单个有机酸，单位为mmol/mol肌酐

（邓　爽）

附录3

治疗药物和药物毒性水平

检测项目	标本	状况	参考区间	单位
对乙酰氨基酚	血清或血浆	治疗浓度	66～199	μmol/L
		中毒浓度		
		给药后4小时	>1324	μmol/L
		给药后12小时	>331	μmol/L
阿米卡星	血清或血浆	治疗浓度		
		峰浓度	43～60	μmol/L
		谷浓度		
		轻度感染	2～7	μmol/L
		重度感染	7～14	μmol/L
		中毒浓度		
		峰浓度	>68	μmol/L
		谷浓度	>17	μmol/L
		峰浓度/最低抑菌浓度	>17	μmol/L
氨基己酸	血清或血浆	治疗浓度		
		谷浓度	762～3048	μmol/L
胺碘酮	血清或血浆	治疗浓度	1～3	μmol/L
		中毒浓度	>4	
阿米替林+去甲阿米替林	血清或血浆	治疗浓度	289～722	nmol/L
		中毒浓度	>1805	nmol/L
异戊巴比妥	血清或血浆	治疗浓度	4～22	μmol/L
		中毒浓度	>44	μmol/L
阿莫沙平+8-羟基阿莫沙平	血清或血浆	治疗浓度	638～1914	nmol/L
		中毒浓度	>1914	nmol/L
苯丙胺	血清或血浆	治疗浓度	148～222	nmol/L
		中毒浓度	>1480	nmol/L
溴化物即溴	血清或血浆	治疗浓度	9～19	mmol/L
		中毒浓度	>16	mmol/L
安非他酮	血清或血浆	治疗浓度	91～362	nmol/L
		中毒浓度	>362	nmol/L
咖啡因	血清或血浆	治疗浓度	41～103	μmol/L
		中毒浓度	>103	μmol/L

续表

检测项目	标本	状况	参考区间	单位
卡马西平	血清或血浆	治疗浓度	17~51	μmol/L
		中毒浓度	>63	μmol/L
10,11-环氧卡马西平(卡马西平代谢物)	血清或血浆	治疗浓度	2~16	μmol/L
		中毒浓度	>32	
羧苄西林	血清或血浆	治疗浓度	根据特定微生物的最低抑菌浓度而定	
		中毒浓度	>660	μmol/L
水合氯醛即三氯乙醇	血清或血浆	治疗浓度	13~80	μmol/L
		中毒浓度	>134	μmol/L
氯霉素	血清或血浆	治疗浓度	31~77	μmol/L
		中毒浓度	>77	μmol/L
		灰婴综合征	>124	μmol/L
利眠宁	血清或血浆	治疗浓度	2~3	μmol/L
		中毒浓度	>17	μmol/L
氯丙嗪	血清或血浆	治疗浓度		
		成人	94~942	nmol/L
		儿童	126~251	nmol/L
		中毒浓度	>2355	nmol/L
西咪替丁	血清或血浆	治疗浓度		
		谷浓度	2~5	μmol/L
		中毒浓度	>5	μmol/L
环丙沙星	血清或血浆	治疗浓度		
		峰浓度(口服给药)	2~5	μmol/L
		峰浓度(静脉给药)	<15	μmol/L
		中毒浓度	>15	μmol/L
氯米帕明+去甲氯米帕明	血清或血浆	治疗浓度	556~1431	nmol/L
		中毒浓度	>1272	nmol/L
氯硝西泮	血清或血浆	治疗浓度	63~222	nmol/L
		中毒浓度	>254	nmol/L
可乐定	血清或血浆	治疗浓度	4~9	nmol/L
氯䓬酸钾(见去甲地西泮)				
氯氮平	血清或血浆	治疗浓度	1071~1836	nmol/L
		中毒浓度	>2754	nmol/L
可待因	血清或血浆	治疗浓度	33~334	nmol/L
		中毒浓度	>3340	nmol/L
环孢素 A	全血	治疗浓度(给药后 12h)	42~291	nmol/L
		中毒浓度	>291	nmol/L
地拉韦啶	血清或血浆	治疗浓度		
		谷浓度	5~14	μmol/L
		峰浓度	25~29	μmol/L

续表

检测项目	标本	状况	参考区间	单位
		中毒浓度	>29	μmol/L
地昔帕明	血清或血浆	治疗浓度	375～1126	nmol/L
		中毒浓度	>1502	nmol/L
地西泮+去甲地西泮	血清或血浆	治疗浓度	351～3512	nmol/L
		中毒浓度	>17 559	nmol/L
洋地黄毒苷	血清或血浆（给药后8h）	治疗浓度	13～39	nmol/L
		中毒浓度	>59	nmol/L
地高辛	血清或血浆（给药后12h）	治疗浓度	0.6～3	nmol/L
		心衰患者治疗浓度	0.6～1	nmol/L
		中毒浓度	>2	nmol/L
丙吡胺	血清或血浆	治疗浓度	8～22	μmol/L
		中毒浓度	>15	μmol/L
多虑平+去甲多虑平	血清或血浆	治疗浓度	179～537	nmol/L
		中毒浓度	>1790	nmol/L
依非韦仑	血清或血浆	治疗浓度	3～13	μmol/L
		中毒浓度	>13	μmol/L
麻黄碱	血清或血浆	治疗浓度	0.3～0.6	μmol/L
		中毒浓度	>12	μmol/L
乙氯维诺	血清或血浆	治疗浓度	14～55	μmol/L
		中毒浓度	>138	μmol/L
乙琥胺	血清或血浆	治疗浓度	283～708	μmol/L
		中毒浓度	>1062	μmol/L
依维莫司	全血	治疗浓度	3～16	nmol/L
		中毒浓度	>16	nmol/L
非尔氨酯	血清或血浆	治疗浓度	126～252	μmol/L
		中毒浓度	>504	μmol/L
非诺洛芬	血清或血浆	治疗浓度	82～268	μmol/L
氟米尼	血清或血浆	治疗浓度	0.5～2	μmol/L
		中毒浓度	>2	μmol/L
5-氟胞嘧啶	血清或血浆	峰浓度	>194	μmol/L
		中毒浓度	>775	μmol/L
氟西汀+去甲氟西汀	血清或血浆	治疗浓度	388～969	nmol/L
		中毒浓度	>3230	nmol/L
氟奋乃静	血清或血浆	治疗浓度	1～5	nmol/L
		中毒浓度	>229	nmol/L
氟西泮	血清或血浆	中毒浓度	>0.5	μmol/L
加巴喷丁	血清或血浆	治疗浓度	12～117	μmol/L
		中毒浓度	>70	μmol/L
庆大霉素	血清或血浆	治疗浓度		

续表

检测项目	标　本	状　况	参考区间	单位
		峰浓度		
		轻度感染	11～17	μmol/L
		重度感染	17～21	μmol/L
		谷浓度		
		轻度感染	<2	μmol/L
		中度感染	<4	μmol/L
		重度感染	<8	μmol/L
		中毒浓度		μmol/L
		峰浓度	>21	μmol/L
		谷浓度	>4	μmol/L
		峰浓度/最低抑菌浓度	>21	μmol/L
格鲁米特	血清或血浆	治疗浓度	9～28	μmol/L
		中毒浓度	>23	μmol/L
氟哌啶醇	血清或血浆	治疗浓度	13～45	nmol/L
		中毒浓度	>112	nmol/L
氢吗啡酮	血清或血浆	治疗浓度	4～11	nmol/L
		中毒浓度	>350	nmol/L
布洛芬	血清或血浆	治疗浓度	49～243	μmol/L
		中毒浓度	>970	μmol/L
丙咪嗪	血清或血浆	治疗浓度	536～1071	nmol/L
		中毒浓度	>1428	nmol/L
茚地那韦	血清或血浆	治疗浓度		
		谷浓度	>0. 14	μmol/L
		峰浓度	11～14	μmol/L
		中毒浓度	>14	μmol/L
异烟肼	血清或血浆	治疗浓度	7～51	μmol/L
		中毒浓度	>146	μmol/L
伊曲康唑+羟基伊曲康唑	血清或血浆	治疗浓度	>2	μmol/L
卡那霉素	血清或血浆	治疗浓度		
		峰浓度	52～72	μmol/L
		谷浓度		μmol/L
		轻度感染	2～8	μmol/L
		重度感染	8～17	μmol/L
		中毒浓度		
		峰浓度	>72	μmol/L
		谷浓度	>21	μmol/L
		峰浓度/最低抑菌浓度	>21	μmol/L
拉米夫定	血清或血浆	治疗浓度	>2	μmol/L
拉莫三嗪	血清或血浆	治疗浓度	10～59	μmol/L
左乙拉西坦	血清或血浆	治疗浓度	71～270	μmol/L

续表

检测项目	标　本	状　况	参考区间	单位
利多卡因	血清或血浆≥单次剂量后45分钟	治疗浓度	6~21	μmol/L
		中毒浓度	>26	μmol/L
锂	血清或血浆	治疗浓度	0.5~1	mmol/L
		中毒浓度	>2	mmol/L
劳拉西泮	血清或血浆	治疗浓度剂量	156~746	nmol/L
马普替林	血清或血浆	治疗浓度	450~720	nmol/L
		中毒浓度	>1080	nmol/L
麦啶	血清或血浆	治疗浓度	283~2020	nmol/L
		中毒浓度	>4004	nmol/L
甲苯比妥	血清或血浆	治疗浓度	4~28	μmol/L
		中毒浓度	>61	μmol/L
甲丙氨酯	血清或血浆	治疗浓度	28~55	μmol/L
		中毒浓度	>275	μmol/L
美沙酮	血清或血浆	治疗浓度	320~1280	nmol/L
		中毒浓度	>6460	nmol/L
甲基苯丙胺	血清或血浆	治疗浓度	0.07~0.34	μmol/L
		中毒浓度	>3	μmol/L
甲喹酮	血清或血浆	治疗浓度	8~12	μmol/L
		中毒浓度	>40	μmol/L
甲氨蝶呤	血清或血浆	中毒浓度		
		高剂量治疗后24小时	≥22	μmol/L
		高剂量治疗后48小时	≥2	μmol/L
		高剂量治疗后72小时	≥0.2	μmol/L
甲琥胺(去甲甲琥胺)	血清或血浆	治疗浓度	53~212	μmol/L
		中毒浓度	>212	μmol/L
甲基多巴	血清或血浆	治疗浓度	5~24	μmol/L
		中毒浓度	>33	μmol/L
甲乙哌酮	血清或血浆	治疗浓度	43~55	μmol/L
		中毒浓度	273	μmol/L
美西律	血清或血浆	治疗浓度	3~11	μmol/L
		中毒浓度	>11	μmol/L
吗啡	血清或血浆	治疗浓度	35~280	nmol/L
		中毒浓度	>700	nmol/L
霉酚酸酯(霉酚酸)	血清或血浆	治疗浓度	4~11	μmol/L
		中毒浓度	>38	μmol/L
奈法唑酮	血清或血浆	治疗浓度	53~5325	nmol/L
		中毒浓度	>5325	nmol/L
那非那韦	血清或血浆	治疗浓度	>2	μmol/L

续表

检测项目	标本	状况	参考区间	单位
		中毒浓度	>11	μmol/L
奈替米星	血清或血浆	治疗浓度		
		峰浓度		
		轻度感染	10～17	μmol/L
		重度感染	17～21	μmol/L
		谷浓度		
		轻度感染	<2	μmol/L
		中度感染	<4	μmol/L
		重度感染	<8	μmol/L
		中毒浓度		
		峰浓度	>21	μmol/L
		谷浓度	>4	μmol/L
奈韦拉平	血清或血浆	治疗浓度	<13.2	μmol/L
		中毒浓度	>45.1	μmol/L
去甲二氮杂䓬(几种苯二氮䓬类的活性代谢产物)	血清或血浆	治疗浓度	376～1880	nmol/L
		中毒浓度	>1880	nmol/L
去甲替林	血清或血浆	治疗浓度	266～646	nmol/L
		中毒浓度	>1900	nmol/L
奥氮平	血清或血浆	治疗浓度	64～256	nmol/L
		中毒浓度	>3200	nmol/L
奥沙西泮	血清或血浆	治疗浓度	0.7～5	μmol/L
奥卡西平(单羟基奥卡西平)	血清或血浆	治疗浓度	12～139	μmol/L
		中毒浓度	>159	μmol/L
羟考酮	血清或血浆	治疗浓度	32～317	nmol/L
		中毒浓度	>634	nmol/L
副醛	血清或血浆	治疗浓度		
		镇静	76～757	μmol/L
		麻醉	>1514	μmol/L
		中毒浓度	>1514	μmol/L
		致死浓度	>3785	μmol/L
帕罗西汀	血清或血浆	治疗浓度	213～365	nmol/L
喷他佐辛	血清或血浆	治疗浓度	0.2～0.7	μmol/L
		中毒浓度	>4	μmol/L
戊巴比妥	血清或血浆	治疗浓度		
		催眠	4～22	μmol/L
		药物诱发昏迷浓度	88～221	μmol/L
		中毒浓度	>44	μmol/L
奋乃静	血清或血浆	治疗浓度	2～6	μmol/L
		中毒浓度	>30	μmol/L

续表

检测项目	标本	状况	参考区间	单位
非那西汀	血清或血浆	治疗浓度	6～167	μmol/L
		中毒浓度	279～1395	μmol/L
苯巴比妥	血清或血浆	治疗浓度	43～173	μmol/L
		中毒浓度		
		迟钝、共济失调、眼球震颤	151～345	μmol/L
		昏迷，有反射	280～504	μmol/L
		昏迷，无反射	>431	μmol/L
苯琥胺+去甲苯琥胺	血清或血浆	治疗浓度	212～317	μmol/L
保泰松	血清或血浆	治疗浓度	162～324	μmol/L
		中毒浓度	>324	μmol/L
苯妥英	血清或血浆	治疗浓度	40～79	μmol/L
		游离浓度	4～8	μmol/L
		中毒浓度	>79	μmol/L
泊沙康唑	血清或血浆	治疗浓度	>2	μmol/L
扑米酮+苯巴比妥	血清或血浆	治疗浓度	23～46	μmol/L
		中毒浓度	>69	μmol/L
普鲁卡因酰胺+乙酰卡尼(NAPA)	血清或血浆	治疗浓度	17～42	μmol/L
			43～65(NAPA)	μmol/L
		中毒浓度	>51	μmol/L
			>144(NAPA)	μmol/L
心律平	血清或血浆	治疗浓度	1.5～6	μmol/L
		中毒浓度	>6	μmol/L
丙氧芬	血清或血浆	治疗浓度	0.3～1	μmol/L
		中毒浓度	>2	μmol/L
普萘诺尔	血清或血浆	治疗浓度	77～386	nmol/L
普罗替林	血清或血浆	治疗浓度	266～988	nmol/L
		中毒浓度	>1900	nmol/L
喹硫平	血清或血浆	治疗浓度	2～4	μmol/L
		中毒浓度	>156	μmol/L
奎尼丁	血清或血浆	治疗浓度	6～15	μmol/L
		中毒浓度	>19	μmol/L
利培酮+9-羟基利培酮	血清或血浆	治疗浓度	49～146	nmol/L
利托那韦	血清或血浆	治疗浓度	>3	μmol/L
		中毒浓度	>31	μmol/L
水杨酸	血清或血浆	治疗浓度		μmol/L
		镇痛	<0.7	mmol/L
		解热，抗炎	1～2	mmol/L
		中毒浓度	>0.7	mmol/L
		一次给药或慢性摄入24h以上致死浓度	>4	mmol/L

续表

检测项目	标本	状况	参考区间	单位
沙奎那韦	血清或血浆	治疗浓度	>0.4	μmol/L
		中毒浓度	>9	μmol/L
司可巴比妥	血清或血浆	治疗浓度	4.2~8.4	μmol/L
		中毒浓度	>21.0	μmol/L
舍曲林	血清或血浆	治疗浓度	33~164	nmol/L
		中毒浓度	>981	nmol/L
西罗莫司	全血	治疗浓度	4~22	nmol/L
		中毒浓度	>22	nmol/L
索他洛尔	血清或血浆	治疗浓度	4~11	μmol/L
链霉素	血清或血浆	治疗浓度		
		谷浓度	<9	μmol/L
		峰浓度	34~52	μmol/L
		峰浓度/最低抑菌浓度	>17.2	μmol/L
		中毒浓度	>86	μmol/L
磺胺类药	血清或血浆	治疗浓度	29~87	mmol/L
		中毒浓度	>116	mmol/L
他克罗姆	全血	治疗浓度	4~25	nmol/L
		中毒浓度	>25	nmol/L
替考拉宁	血清或血浆	峰浓度	>5	μmol/L
茶碱	血清或血浆	治疗浓度		
		支气管扩张	44~111	μmol/L
		早产儿呼吸暂停	33~72	μmol/L
		中毒浓度	>111	μmol/L
硫喷妥	血清或血浆	催眠	4~21	μmol/L
		昏迷	124~413	μmol/L
		麻醉	29~536	μmol/L
		中毒浓度	>41	μmol/L
硫利达嗪	血清或血浆	治疗浓度	0.5~5	μmol/L
		中毒浓度	>27	μmol/L
噻加宾	血清或血浆	治疗浓度	53~532	nmol/L
		中毒浓度	>1383	nmol/L
妥布霉素	血清或血浆	治疗浓度		
		峰浓度		
		轻度感染	11~17	μmol/L
		重度感染	17~21	μmol/L
		谷浓度		μmol/L
		轻度感染	<2	μmol/L
		中度感染	<4	μmol/L
		重度感染	<9	μmol/L
		中毒浓度		

续表

检测项目	标　本	状　况	参考区间	单位
		峰浓度	>21	μmol/L
		谷浓度	>4	μmol/L
		峰浓度/最低抑菌浓度	>21	μmol/L
妥卡尼	血清或血浆	治疗浓度	31～78	μmol/L
		中毒浓度	>78	μmol/L
甲苯磺丁脲	血清或血浆	治疗浓度	333～888	μmol/L
		中毒浓度	>2368	μmol/L
托吡酯	血清或血浆	治疗浓度	15～59	μmol/L
		中毒浓度	>36	μmol/L
曲唑酮	血清或血浆	治疗浓度	1748～4020	nmol/L
		中毒浓度	>10 720	nmol/L
三甲丙咪嗪	血清或血浆	治疗浓度	510～1190	nmol/L
		中毒浓度	>1700	nmol/L
丙戊酸	血清或血浆	治疗浓度	346～693	μmol/L
		中毒浓度	>693	μmol/L
万古霉素	血清或血浆	治疗浓度		
		峰浓度	14～28	μmol/L
		谷浓度	>7	μmol/L
		中毒浓度	>55	μmol/L
文拉法辛+去甲文拉法辛	血清或血浆	治疗浓度	704～1444	nmol/L
		中毒浓度	>3610	nmol/L
氨己烯酸	血清或血浆	治疗浓度	6～279	μmol/L
伏立康唑	血清或血浆	治疗浓度	3～17	μmol/L
		中毒浓度	>17	μmol/L
华法林	血清或血浆	治疗浓度	3～32	μmol/L
		中毒浓度	>32	μmol/L
齐多夫定	血清或血浆	治疗浓度	>0. 8	μmol/L
唑尼沙胺	血清或血浆	治疗浓度	47～188	μmol/L

（罗秀菊）

附录4
常用生化检验项目危急值

检测项目	标本	警戒低值	警戒高值	单位
血气分析				
pH	动脉血	7.2	7.6	mmHg
PCO_2	动脉血	20	70	mmHg
PO_2	动脉血	40		mmHg
PO_2(儿童)	动脉血	45	125	mmHg
PO_2(新生儿)	动脉血	35	90	mmHg
生化检测				
白蛋白(儿童)	血清或血浆	17	68	g/L
氨(儿童)	血浆		109	μmol/L
胆红素(新生儿)	血清或血浆		150	mg/L
钙	血清或血浆	60	130	mg/L
钙(儿童)	血清或血浆	65	127	mg/L
离子钙	血浆	0.75	1.6	mmol/L
总二氧化碳	血清或血浆	10	40	mmol/L
氯	血清或血浆	80	120	mmol/L
肌酐	血清或血浆		50	mg/L
肌酐(儿童)	血清或血浆		38	mg/L
葡萄糖	血清或血浆	400	4500	mg/L
葡萄糖(儿童)	血清或血浆	460	4450	mg/L
葡萄糖(新生儿)	血清或血浆	300	3250	mg/L
脑脊液葡萄糖	脑脊液	400	2000	mg/L
脑脊液葡萄糖(儿童)	脑脊液	310		mg/L
乳酸	血浆		3.4	mmol/L
乳酸(儿童)	血浆		4.1	mmol/L
镁	血清或血浆	10	47	mg/L
渗透压	血清或血浆	250	325	mOsm/kg
磷	血清或血浆	10	89	mg/L
钾	血清或血浆	2.8	6.2	mmol/L
钾(新生儿)	血清或血浆	2.8	7.8	mmol/L
蛋白质(儿童)	血清或血浆	34	95	g/L
脑脊液蛋白质(儿童)	脑脊液		1880	mg/L

续表

检测项目	标　本	警戒低值	警戒高值	单位
钠	血清或血浆	120	160	mmol/L
尿素氮	血清或血浆		800	mg/L
尿素氮(儿童)	血清或血浆		550	mg/L
尿酸	血清或血浆		130	mg/L
尿酸(儿童)	血清或血浆		120	mg/L
纤维蛋白原		1000	8000	mg/L
凝血酶原时间			30	s
活化部分凝血活酶时间			78	s

（陈逸平）

中英文名词对照索引

A

B

C

D

E

F

G

H

I

J

精子尾部低渗肿胀试验	sperm tail hypoosmotic swelling test, HOST	629
竞争性免疫分析	competitive immunoassay	86
静脉葡萄糖耐量试验	intravenous glucose tolerance test, IGTT	492
菊粉清除率试验	inulin clearance rate, C_{In}	372
巨催乳素	macroprolactin	351
巨细胞病毒 pp65 抗原	cytomegalovirus pp65 antigen, CMV-pp65	683
巨幼细胞贫血	megaloblastic anemia, MA	518
聚丙烯酰胺凝胶电泳	polyacrylamide gel electrophoresis, PAGE	54
决定性方法	definitive method	25
绝对危险度减少率	absolute risk reduction, ARR	18
均数	mean	14
均相免疫分析	homogeneous immunoassay	87

K

K 系数	K factor	57
Ki-67 蛋白	Ki-67 protein, Ki-67	470
卡马西平	carbamazepine	831
卡托普利抑制试验	Captopril inhibitory test	339
咖啡因	caffeine	838
抗 Jo-1 抗体	anti-Jo-1 antibodies, anti-Jo-1	592
抗 Scl-70 抗体	anti-scleroderma 70 antibodies, anti-Scl70	591
抗 Sm 抗体	anti-Smith antibodies, anti-Sm	590
抗 SS-A/Ro 抗体	anti-Sjögren' s syndrome antibodies, anti-SS-A	590
抗 SS-B 抗体	anti-Sjögren' s syndrome B antibodies, anti-SS-B	591
抗蛋白酶 3 抗体	anti-proteinase 3 antibodies	433
抗肝/肾微粒体抗体	anti-liver/kidney microsomal antibodies, LKM Ab	603
抗肝特异性脂蛋白抗体	anti-1iver specific lipoprotein antibodies	602
抗肝细胞膜抗体	anti-liver membrane antibodies, A-LMA	602
抗肝细胞溶质抗原 1 型抗体	anti-liver cytosol antibody type 1, LC-1 Ab	606
抗核抗体	anti-nuclear antibodies, ANA	586
抗核 RNP 抗体	anti-nuclear ribonucleoprotein, anti-nRNP	593
抗核膜抗体	anti-nuclear membrane antibodies	595
抗核糖体 P 蛋白抗体	anti-ribosomal phosphoprotein antibodies, anti-rRNP	592
抗核小体抗体	anti-nucleosome antibodies, AnuA	588
抗红细胞抗体	red cell antibodies	599
抗红细胞自身抗体	anti-red blood cell autoantibody	540
抗坏血酸-氰化物试验	ascorbate-cyanide test	532
抗环瓜氨酸肽抗体	anti-cyclic citrullinated peptide antibodies, anti-CCP	597
抗肌内膜抗体	anti-endomysial antibody, EMA	609
抗肌炎-硬皮病抗体	anti-PM-Scl antibodies, anti-PM-Scl	594
抗甲状腺过氧化物酶抗体	anti-thyroid peroxidase antibodies, anti-TPO	323
抗甲状腺球蛋白抗体	anti-thyroid globulin antibodies, A-TG	323
抗甲状腺微粒体抗体	anti-thyroid microsomal antibody, anti-TMAb	324
抗角蛋白抗体	anti-keratin antibodies, AKA	597
抗精子抗体	anti-spermatozoa antibodies, AsAb	619
抗精子抗体免疫珠试验	anti-sperm antibody immunobead test	627

L

M

N

脑脊液丙酮酸	cerebrospinal fluid pyruvic acid	497
脑脊液蛋白指数	cerebrospinal fluid protein index	733
脑脊液电泳	cerebrospinal fluid electrophoresis	733
脑脊液多巴胺	cerebrospinal fluid dopamine	508,741
脑脊液甘氨酸	cerebrospinal fluid glycine	511,739
脑脊液高香草酸	cerebrospinal fluid homovanillic acid	509,741
脑脊液肌酸激酶	cerebrospinal fluid creatine kinase	738
脑脊液假胆碱酯酶	cerebrospinal fluid psuedocholinesterase	739
脑脊液氯化物	cerebrospinal fluid chloride	731
脑脊液免疫球蛋白 A	cerebrospinal fluid immunoglobulin A,IgA	184
脑脊液免疫球蛋白 G	cerebrospinal fluid immunoglobulin G,IgG	183
脑脊液免疫球蛋白 G 和白蛋白比率	cerebrospinal fluid immunoglobulin G and albumin ratio	733
脑脊液免疫球蛋白 M	cerebrospinal fluid immunoglobulin M,IgM	185
脑脊液免疫球蛋白指数	cerebrospinal fluid immunoglobulin index	733
脑脊液葡萄糖	cerebrospinal fluid glucose	730
脑脊液醛缩酶	cerebrospinal fluid aldolase	738
脑脊液乳酸	cerebrospinal fluid lactic acid	496
脑脊液乳酸脱氢酶及同工酶	cerebrospinal fluid lactate dehydrogenase	736
脑脊液色氨酸试验	cerebrospinal fluid tryptophan test	740
脑脊液生物蝶呤	cerebrospinal fluid biopterin,Bio	654
脑脊液酸性磷酸酶	cerebrospinal fluid acid phosphatase	739
脑脊液髓鞘碱性蛋白	cerebrospinal fluid myelin basic protein	742
脑脊液天冬氨酸氨基转移酶	cerebrospinal fluid aspartate transaminase	737
脑脊液腺苷酸激酶	cerebrospinal fluid adenylate kinase	737
脑脊液腺苷脱氨酶	cerebrospinal fluid adenylate deaminase	737
脑脊液新蝶呤	cerebrospinal fluid neopterin,Neo	410,654
脑脊液乙酰胆碱	cerebrospinal fluid acetylcholine	505,740
脑脊液乙酰胆碱酯酶	cerebrospinal fluid acetylcholinesterase	738
脑脊液总蛋白	cerebrospinal fluid total protein	731
内啡肽	endorphin,EP	513
内皮素-1	endothelin-1,ET-1	559
内生肌酐清除率	endogenous creatinine clearance,Ccr	370
内因子	intrinsic factor,IF	392
内因子阻滞抗体	intrinsic factor blocking antibody,IFBA	393
内源性阿片肽	endogeneous opioid peptide,EOP	391
能力验证	proficiency testing,PT	46
黏蛋白	mucoprotein,M	204
黏蛋白凝块形成试验	mucin clot test	769
乌氨酸	ornithine,Orn	110
乌氨酸氨基甲酰转移酶	ornithinecarbamoyltransferase,OCT	167
尿比密试验	urine specific gravity test	381
尿卟啉原脱羧基酶	uroporphyrinogen decarboxylase,URO-D	549
尿雌激素/肌酐比值	urine estrogen and creatinine ratio,E/C	637
尿胆红素	urine bilirubin	356
尿激酶型纤溶酶原激活剂活性	urokinase type plasminogen activator activity,u-PA:A	579
尿结石铵盐	urinary calculi ammonium	398
尿结石胞苷	urinary calculi cytidine	400

P

Q

R

S

T

糖尿病 diabetes mellitus, DM 485
糖尿病前期 prediabetes 486
糖尿病酮症酸中毒 diabetic ketoacidosis, DKA 487
糖原累积病 glucogen storage disease, GSD 646
糖原磷酸化酶 BB glycogen phosphorylase BB, GPBB 424
糖原磷酸化酶 glycogen phosphorylase, GP 163
糖原磷酸化酶同工酶 glycogen phosphorylase isoenzyme 179
特异度 specificity, SPE 30
特异性 specificity 27
体液 body fluid 271
天冬氨酸氨基转移酶 aspartate aminotransferase, AST 149
天冬氨酸氨基转移酶同工酶 aspartate aminotransferase isoenzyme 178
同工酶 isozyme, isoenzyme 172
同位素标记免疫分析 isotope-labeled immunoassay 87
同位素稀释质谱法 isotopie dilution mass spectrometry, ID-MS 68
同型半胱氨酸 homocysteine, HCY 432
同型胱氨酸尿症 homocystinuria, HCU 645
铜蓝蛋白 ceruloplasmin, Cp 139
酮类有机物 ketonic organic compound 805
统计描述 statistical description 12
统计推断 statistical inference 12
透明质酸 hyaluronic acid, hyaluronan 365
透射比浊仪 turbidimetry 52
脱-γ-羧基凝血酶原 des-Gamma-carboxy-prothrombin, DCP 466
脱氧吡啶酚 deoxypyridinoline, Dpd 446
脱氧皮质酮 deoxycorticosterone, DOC 338
妥布霉素 tobramycin 837
唾液 saliva 784
唾液蛋白质 saliva proteins 791
唾液电解质 saliva electrolytes 790
唾液淀粉酶 saliva amylase 790
唾液毒物分析 saliva toxicological analysis 792
唾液非蛋白氮类物质 saliva non protein nitrogen species 790
唾液睾酮 salivary testosterone 340
唾液激素 saliva hormones 791
唾液黏蛋白 saliva mucin 791
唾液溶菌酶 saliva lysozyme 790
唾液酸 sialic acid, SA 203, 483
唾液酰基转移酶 sialyltransferase, ST 476
唾液游离皮质醇 saliva free cortisol, SFC 330
唾液治疗药物监测 saliva therapeutic drug monitoring 792

V

vWF 瑞斯托霉素辅因子 vWF ristocetin cofactor, vWF: Rcof 558

W

X

血小板相关免疫球蛋白 G platelet associated immunoglobulin G, PAIgG 562
血小板相关免疫球蛋白 M platelet associated immunoglobulin M, PAIgM 562
血氧饱和度 hemoglobin oxygen saturation, SaO_2 274
血氧含量 hemoglobin oxygen 274
血液 pH blood pH 272
血液百草枯 blood paraquat 816
血液苯 blood benzene 805
血液苯环己哌啶 blood phencyclidine 826
血液铋 blood bismuth 803
血液丙氧酚 blood propoxyphene 824
血液丁酮 blood butanone 813
血液鹅膏毒肽 blood amanita toxin 815
血液二亚甲基双氧苯丙胺 blood methylenedioxymethamphetamine 823
血液二氧化碳分压 blood partial pressure of carbon dioxide, PCO_2 273
血液镉 blood cadmium 801
血液汞 blood mercury 802
血液甲苯 blood toluene 806
血液甲醇 blood methanol 814
血液甲基异丁基甲酮 blood methyl isobutyl ketone 813
血液甲基正丁酮 blood methyl butyl ketone 814
血液流变学 hemorheology, HR 555
血液铝 blood aluminum 799
血液吗啡 blood morphine 824
血液尼古丁 blood nicotine 819
血液铅 blood lead 800
血液羟氢可待酮 blood oxycodone 825
血液氰化物 blood cyanide 815
血液三氯乙烯 blood trichloroethylene 812
血液砷 blood arsenic 800
血液氧分压 blood partial pressure of oxygen, PO_2 272
血液氧吗啡酮 blood oxymorphone 825
血液乙醇 blood ethanol 818
血液有机磷农药 blood organophosphorus pesticide 815
血脂 blood lipids 431
循环核酸 circulating nucleic acid 482
循环免疫复合物 circular immune complex, CIC 188
循环肿瘤细胞 circulating tumor cells, CTCs 451, 482
循证检验医学 evidence-based laboratory medicine, EBLM 34
循证医学 evidence-based medicine, EBM 33

Y

亚型 isoform 172
岩藻糖 fucose 203
炎性标记物 inflammatory marker 408
炎症 inflammatory 408
羊水 amniotic fluid 744

Z

参考文献

1. Thomas L. 临床实验诊断学. 吕元,译. 上海科技出版社,2004
2. 叶应妩,等主编. 全国临床检验操作规程. 第3版. 南京:东南大学出版社,2006
3. 王鸿利,主编. 实验诊断学. 第2版. 北京:人民卫生出版社,2010
4. 府伟灵,徐克前. 临床生物化学检验. 第5版. 北京:人民卫生出版社,2012
5. 王继贵. 临床生化检验. 第2版. 长沙:湖南科技出版社,1996
6. 陈灏珠. 实用内科学. 第13版. 北京:人民卫生出版社,2009
7. 王兰兰. 医学检验项目选择与临床应用. 北京:人民卫生出版社,2010
8. 王兰兰,许化溪. 临床免疫学检验. 第5版. 北京:人民卫生出版社,2012
9. 陈慰峰. 医学免疫学. 第4版. 北京:人民卫生出版社,2005.
10. 郑铁生. 临床生物化学实验诊断与病例分析. 北京:中国医药科技出版社,2010
11. 孙龙安. 医学特种检验与实验室诊断. 北京:人民军医出版社,2002
12. 王惠萱. 临床疾病检验项目选择与应用. 北京:人民军医出版社,2010
13. 胡成进. 检验结果临床解读. 北京:人民军医出版社,2010
14. 向红. 医学检验项目指南. 北京:人民卫生出版社,2011
15. 许文荣. 临床血液学检验. 第5版. 北京:人民卫生出版社,2012
16. 王鸿利. 实用检验医学. 北京:人民卫生出版社,2008
17. N. 布劳. 代谢性疾病实验室诊断指南. 乐俊河,译. 北京:科学出版社,2001
18. 丛玉隆,王前. 临床实验室管理学. 北京:人民卫生出版社,2011
19. 贺石林,陈修. 医学科研方法导论. 北京:人民卫生出版社,1998
20. 王家良,等主编. 临床流行病学. 第3版,人民卫生出版社,2008.
21. 曾泳淮. 分析化学. 第2版. 北京:高等教育出版社,2004
22. Burtis CA, Ashwood ER, Bruns DE. Tietz Textbook of Clinical Chemistry and Molecular Diagnostics. 5th Edition. Missouri: Elsevier Inc, 2012
23. Lawrence A. Kaplan, Amadeo J. Pesce. Clinical Chemistry. 5th Edition. Mosby, 2010.
24. Rober RR, Thomas AF, William T S, et al. Clinical Immunology Principles and Practice. 2nd Edition. Mosby, 2001.
25. www.labcorp.com
26. www.questdiagnostics.com
27. www.labtestonline.org